# 腹部疾病影像诊断流程

**主　编**　高　波　王　青　吕　翠

**主　审**　王学建　李健丁

**副主编**　于德新　曲林涛　李飞宇　乔　英　王其军

**编　者**（以姓氏笔画为序）

于本霞　于德新　马　民　王　争　王　青　王大伟　王汝佳　王其军
王国华　王学建　王洪波　邓　艳　石智红　申旭东　曲林涛　吕　翠
吕玉波　吕永滨　吕薇薇　朱建忠　乔　英　刘　炎　刘凤杰　刘红光
刘奉立　刘晓亮　闫　华　闫呈新　孙军燕　李万湖　李飞宇　李健丁
杨　辉　沈桂权　宋　磊　迟晓晓　张　刚　张　伟　张　梅　陈　征
陈勇华　苑　康　易　和　岳风斌　赵连新　赵登玲　修建军　姜保东
贺敬红　高　波　郭　浩　黄诚辉　崔二峰　隋言彬　董建军　韩志江
曾　瑜　谢海柱

**特别鸣谢单位**

山东大学齐鲁医院
山东省烟台市莱阳中心医院
北京大学第一医院
山西医科大学第一医院
山东省青岛市黄岛区人民医院
贵州医科大学附属医院
四川大学华西医院
烟台毓璜顶医院

人民卫生出版社

**图书在版编目（CIP）数据**

腹部疾病影像诊断流程/高波，王青，吕翠主编.—北京：人民卫生出版社，2016

ISBN 978-7-117-22745-2

Ⅰ.①腹…　Ⅱ.①高…②王…③吕…　Ⅲ.①腹腔疾病-影像诊断　Ⅳ.①R572.04

中国版本图书馆CIP数据核字（2016）第125952号



**腹部疾病影像诊断流程**

**主　　编**：高波　王青　吕翠
**出版发行**：人民卫生出版社（中继线 010-59780011）
**地　　址**：北京市朝阳区潘家园南里19号
**邮　　编**：100021
**E - mail**：pmph @ pmph.com
**购书热线**：010-59787592　010-59787584　010-65264830
**印　　刷**：北京汇林印务有限公司
**经　　销**：新华书店
**开　　本**：787×1092　1/16　**印张**：74　**插页**：4
**字　　数**：1801千字
**版　　次**：2016年9月第1版　2016年9月第1次印刷
**标准书号**：ISBN 978-7-117-22745-2/R·22746
**定　　价**：228.00元
**打击盗版举报电话：010-59787491　E-mail：WQ @ pmph.com**
（凡属印装质量问题请与本社市场营销中心联系退换）

# 序一

面对繁多的影像学检查手段，临床医师如何合理选择？面对复杂的临床信息，影像医师如何寻找最佳诊断途径？临床医师、影像医师在日常工作中最常遇到三种情况：一是发现某一部位有病变后，如何准确定位及需要考虑哪些疾病；二是病变出现某些影像征象后，需要考虑最常见的疾病有哪些以及如何鉴别；三是如果通过影像学检查仍然不能确定诊断，必须结合临床信息（发病率、症状、体征、相关实验室检查等）进行鉴别。目前多数专著通常根据疾病的命名，描绘疾病的症状、体征和影像学相关内容，而在实际的临床工作中需要从病人的症状和体征入手，在具体疾病诊断并不明确的情况下，这就面临着如何选择最优影像学检查方法的问题。如何将书本知识转化为临床经验，这需要一个长期的临床思维训练过程，而疾病诊断路径或流程就是训练临床诊断思维的重要方法之一。

本书以腹部疾病临床诊断思维为切入点，将影像学与临床表现紧密联系起来，从临床医师角度“审视”影像，通过合理选择影像检查方法和时机，有助于指导临床医师正确分析影像征象，总结影像学和疾病演变存在的规律特点，进而协助临床医师做出正确决策。本书的出版必将有助于提高临床医师的影像学诊断水平，是影像诊断医师及内科、外科、妇科、儿科等专科医师及全科医师的必备参考书。

祝愿并相信，本书的出版将会对我国腹部影像诊断学进而整个医学影像学及相关学科的发展发挥积极的推动作用！

四川大学华西医院放射科
2015年9月

# 序二

影像诊断学在广度和深度方面正迅猛发展,新理论、新概念、新技术不断涌现。传统X线、超声、CT、MRI及内镜都是腹部疾病常用的检查方法,近几年来,CT、MRI技术越来越多地应用于腹部疾病的诊断、疗效评估及预后判断。由于腹部器官形态的多样性,且大部分器官为非对称性的单一器官,对检查方法的选择提出了更高的要求。只有深刻理解各项技术的特点,明确临床的检查目的,才能做到有的放矢,选择行之有效的检查方法,既可达到诊治疾病的目的,又可减少医疗资源的合理使用,节约医疗费用。

由高波副主任医师、王青教授等合作编写的这本《腹部疾病影像诊断流程》专著,以腹部疾病临床诊断思路为切入点,详细介绍了如何合理选择影像检查方法和时机,系统总结了疾病症状、体征和影像学特点,对疾病的诊断和鉴别诊断具有重要临床价值。我相信,本书不仅会“授人以鱼”,更会“授人以渔”。全书资料丰富,文笔流畅,图像清晰,从学术性、实用性和可读性方面来看都是一本很好的参考书。

我非常高兴将本书推荐给广大读者,希望大家能从中受益!

山东大学齐鲁医院放射科

2015年9月

# 前言

腹部疾病种类繁杂，临床表现多样，再加上临床症状、体征的相似性，使得腹部疾病的鉴别诊断变得非常复杂和困难。随着CT、MRI、DSA、SPECT、PET等影像技术的普及和不断发展，影像诊断学在腹部疾病的临床应用中所占的比重越来越大，影像医师在疾病的诊断和指导治疗方面担负着重要使命。“流程”一词的英文表述为“protocol”或“algorithm”，流程包括做事的顺序和方法，疾病的诊治流程应当被视为以循证医学、个案报道和临床医生经验为基础的合理的诊断和治疗过程，也包括标准化、合理化和最优化过程。但绝不是束缚医生规范医疗行为的死板教条，要结合实际医疗水平条件更新完善、与时俱进。美国已推行放射学适宜性标准(appropriateness criteria)多年，临床医学还有大量问题缺乏指南和证据，有些过度医疗问题只能说是我们还缺乏标准，如何判定也有不同的观点。据此，我们组织编写了《腹部疾病影像诊断流程》一书。

本书以临床工作思维为切入点，通过指导临床医师合理选择影像检查方案和时机，以科学的思维方式正确读片，将影像表现与临床工作紧密结合起来，总结影像学和疾病演变存在的相同点与不同点，有效协助临床医师做出准确决策。全书在编写体例上，打破传统按疾病介绍的方式，以影像学表现、征象为主线分类阐述，兼顾临床症状、体征的合理编排，并将腹部疾病影像诊断思维糅合其中；在总体架构上，按照不同器官、部位系统阐述，囊括了腹部各个器官常见、不常见疾病的影像学表现，力求全方位、多层次地论述疾病的诊断及鉴别要点。值得一提的是，全书以流程图的形式说明疾病的诊断和鉴别诊断流程，图文并茂、浅显易读，以适应腹部影像初学者、一般影像学医师和临床医师不同层次的学习要求。

本书的编写得到了国内20余家大学附属医院、教学医院具有中、高级职称的50余位腹部影像医师的全力参与和支持。历经两年的辛苦耕耘，很多地方经过反复推敲、讨论，查阅了大量资料文献，征求了不同专业专家的意见和建议，几易其稿，最终得以付梓。本书从酝酿到编写、校稿过程中自始至终得到了国内放射医学界卓有声望的宋彬教授、马祥兴教授、李健丁教授、王学建教授等多位专家、前辈的精心指导和鼓励鞭策，美国南加州大学Keck医院体部影像部主任Palmer教授也对本书的部分内容提出了很多建设性意见和建议；烟台毓璜顶医院及兄弟医院的各位专家同道、人民卫生出版社始终给予了大力帮助和支持，同时本书的出版还得到了国家自然基金面上项目(81471645)的资助。在此我代表编委会向所有关心、爱护与帮助本书编写、出版及发行的各位老师深表感谢！

四川大学华西医院宋彬教授、山东大学齐鲁医院马祥兴教授在百忙中欣然为本书作序，同时也有幸邀请到了浙江大学医学院附属第二医院放射科张敏鸣教授、吉林大学第一医院放射科张惠茅教授、河北医科大学第二医院放射科全冠民教授为本书撰写书评，在此我向各位专家表示深深的谢意！

由于时间紧迫，加上本人才疏学浅，书中缺点或错误在所难免，祈盼各位同道不吝赐教，以便及时修正提高。

高　波

2015 年秋于美国洛杉矶

# 目录

# 第一章　总论

## 第一节　影像学在腹部疾病中的价值

21 世纪以来影像学发展日新月异，各种检查手段层出不穷，CT、MRI 软硬件设备及技术的创新、无线视频胶囊内镜以及内镜超声等技术的应用，可谓百花齐放，以至于临床医生不知如何选择。只有深刻了解各项技术的特点及优缺点，才能做到有的放矢，既给予病患者最恰当的检查方式，又避免医疗资源的浪费及医疗费用的不必要开支。

2013 年初由全国肿瘤登记中心发布的《2012 中国肿瘤登记年报》描述了中国癌症发病形势。中国每年新发癌症病例约 350 万，因癌症死亡约 250 万。从病种看，居全国恶性肿瘤发病第一位的是肺癌，其次为胃癌、结直肠癌、肝癌和食管癌；前 10 位恶性肿瘤占全部恶性肿瘤的 76.39%，消化系统肿瘤占其五，胃肠道肿瘤占其三。

腹部器官、疾病众多。本节仅以胃肠道疾病为例来说明影像学在其中的价值。

### 一、胃肠道影像学检查方法

一般而言，疑有腹部外科疾病如空腔脏器破裂、胃肠道梗阻及腹部不透 X 线异物，应首选 X 线平片检查；疑病变位于胃肠道腔内，比如浅表溃疡、早期或炎症时，因病变位于黏膜面，则应选择胃肠道气钡双对比造影和内镜检查；要了解胃肠道病变，尤其是肿瘤病变向胃肠道外侵犯及淋巴转移情况，则应选择 CT 扫描。胆囊和胆道病变是临床上较常见的疾病，超声由于简便易行、准确性较高，常作为首选检查方法，但是在显示胆总管下段及胆胰结合部病变时 CT 优于超声，可作为超声检查的补充。磁共振胆道成像（MRCP）能显示胆道梗阻平面、梗阻端形态、腔内及管壁情况，其准确性与经皮肝穿刺胆管造影（PTC）接近。对于位置深在的胰腺、后腹膜肿瘤，常规 X 线平片、胃肠道造影及其他相关造影检查只能间接显示这些器官轮廓和特征，CT、MRI 能直接显示这些器官内部结构及微小病变，极大地提高了病变检出的敏感性和准确性，尤其是对癌肿的早期诊断和鉴别诊断极为有益。双期强化螺旋 CT 扫描具有优良的空间分辨率，可作为胰腺疾病的首选方法。

**1. 消化道钡剂造影**　禁忌证较少，病人较易接受，仅钡剂口味稍有不适，工作易于开展。应用不同的体位及投照角度，气钡像、黏膜像、充盈相及压迫像技术的应用，消化道全程均可检查，几无盲区，对胃肠道黏膜、黏膜下病变显示良好，消化管腔外压性改变亦可显示，利于观察病变纵向的累及范围，并可了解胃肠道形态及动力学改变，但不能显示胃肠道周围及周边脏器受侵犯情况。

**2. 内镜检查** 内镜检查病变显示直观，通过组织活检，可同时获得病理结果。缺点是禁忌证、并发症较多，操作技术复杂，仅能显示黏膜及黏膜下病变，存在盲区（如胃底部），管腔狭窄或迂曲反折处无法通过，检查有一定痛苦，部分患者不易接受。无线视频胶囊内镜（WCE）虽可检查整个消化管腔，但费用较高，无法自主选择观察部位及角度，仍存在盲区，影响检查效果。

**3. CT 检查** CT 胃肠道检查禁忌证较少，可同时获得病变的大小和腔壁增厚的范围、程度及周围脏器的浸润、转移情况，有助于疾病的定性及分期。多排螺旋 CT 可进行薄层扫描及多平面重组（MPR）、容积重建（VR）等多种后处理技术，极大地提高了诊断的敏感性和特异性。比较患者对乙状结肠镜与 CT 结肠显像两种检查方式在筛查结直肠癌中的反应，发现更多的患者愿意通过结肠 CT 进行筛查，这一倾向在男性患者比女性患者更为突出。CT 动脉灌注是反映胃肠癌肝转移化疗后效果和患者生存时间的最佳预测指标。能谱 CT 单能量成像对评估局限于黏膜内胃癌的准确性及图像质量分析具有重要价值，40 ~ 70keV 单能图像可以在保证图像质量的前提下，提高对局限于黏膜内胃癌的检出率。能谱 CT 图像对胃癌分期的准确性明显高于常规 CT。

**4. MRI 检查** 随着高场强、超高场 MRI 的普及、快速采集序列的成熟和多通道线圈及并行采集技术的应用，单帧图像可在亚秒时间内获得，使胃肠道的 MRI 检查逐渐走上前台。MRI 可任意平面、多参数成像，软组织分辨率高，信号多样利于区分组织成分，可以同时显示胃肠道及周边结构，而且无电离辐射，在某些方面显示出一定的优势。MRI 三维容积快速 $T_2$WI 序列与常规二维 $T_2$WI 相比具有明显优势。

弥散加权成像（DWI）有助于病变探查及定性病灶，还可作为实体肿瘤的一个生物学标记物用以早期评估治疗效果。而近年来磁共振全身类 PET 成像即磁共振全身弥散加权成像（whole body diffusion weighted imaging，WB-DWI）因其可视性和可量化性也越来越受到关注。它一次性大范围扫描可同时获取多个系统的影像，具有覆盖范围大、检查时间短、无需对比剂、无创、敏感性高等优点，能有效协助寻找恶性肿瘤原发灶部位及淋巴转移、远处脏器转移，达到类 PET 影像效果，可对病变的良、恶性作出初步诊断。LeBihan 等提出体素内不相干运动（intravoxel incoherent motion，IVIM）的概念，通过双指数模型获取分别反映组织扩散和微循环毛细血管灌注效应的参数，分别量化其中的扩散运动成分和血流灌注成分；IVIM DWI 提供了在 DWI 中同时测量组织内水分子随机运动（扩散效应）和毛细血管网中血液流动（灌注效应）的数学模型，可用于良、恶性病变的鉴别。

**5. 超声** 动态超声造影（DCE-US）具有监测不同类型的肿瘤中不同的抗血管生成治疗效果的潜力，是预测肿瘤进展的首要功能性成像技术。声辐射力脉冲弹性成像（ARFI）弹性区间可作为结肠癌肝转移患者开始化疗后 48 小时内预测化疗反应的生物标志物。超声内镜（EUS）除可获得内镜获得的信息外，尚可获得胃肠道的层次结构的组织学特征及周围邻近脏器的超声图像，有助于判断肿瘤的侵犯深度及外科手术切除的可能性；缺点是严重依赖于操作者个人技术与经验。

**6. PET-CT** PET-CT 将 PET 和 CT 融为一体，由 PET 提供病灶详尽的功能与代谢等分子信息，CT 提供病灶的精确解剖定位，一次显像可获得全身各方位的断层图像，达到早期发现病灶和诊断疾病的目的。但其对空腔脏器（胃、肠）病变显示尚存在盲区，因此尚不能取代其他常规检查。PET-CT 与增强 CT、MRI 各有其优势和限度，综合应用才能充分发挥其最大价值。PET-CT 的优势在于：① 肿瘤分期和治疗计划的制订；② 确定转移灶性质后寻找原发灶；③ 鉴别病变良恶性；④ 肿瘤治疗后随访了解残存、复发及转移情况；⑤ 穿刺活检定位；⑥ 制订适形放疗计划。

**7. PET-MRI**　MRI 准确定位的同时也保证了 PET 示踪剂可减低到最小剂量，提供了尽可能多的信息，提高了疾病诊断的准确性，与 PET-CT 相比在疾病筛查方面有更卓越的性能。PET-MRI 技术的引进对肿瘤分期有着实质意义上的影响，并为一些肿瘤分期、再分期类型的标准治疗过程及肿瘤治疗疗效提供依据。在腹部恶性肿瘤患者中，PET-MRI 对于评估结直肠肿瘤患者的局部分级、淋巴结分级具有很大帮助。

PET-MRI 是一种无创且非常有前景的对结直肠肿瘤准确分级的影像学检查方法。从全球范围来讲，PET-MRI 系统的临床应用和实用性仅有有限的文献报道。PET-MRI 的出现指导着科研、临床及转化医学等多个领域往更高、更远的方向发展，未来将成为肿瘤、脑部疾病和冠心病这三大威胁人类生命健康的疾病的最佳诊断手段；对于肿瘤的诊断评估而言，PET-MRI 可能是最适合、最准确的成像方式。PET-MRI 无疑是分子影像舞台上最耀眼的一颗明珠，它在科研、临床中所展现出来的优势，将在很大程度上影响整个影像学、医学的发展方向。

## 二、影像学在消化道疾病诊断及治疗中的价值

**1. 口咽部**　MRI、CT 检查主要用于了解有无占位性病变，钡剂造影除可观察形态学改变外，尚可用于神经系统、骨骼肌肉系统等病变所引起的吞咽功能障碍的研究。

**2. 食管**　推荐钡剂造影，大多数病变均可显示并作出明确诊断，尚可获得食管动力学信息，内镜的优势在于可通过组织活检获得病理学资料，CT、MRI 及超声内镜可进一步显示病变侵犯深度、范围以及周围组织如淋巴结情况，有助于确定肿瘤分期。

**3. 胃及十二指肠**　首先推荐胃镜，可确定肿瘤位置，同时获得组织标本进行病理检查及进行胃液分析。超声内镜有助于判定胃癌浸润深度、胃周淋巴结转移情况，主要对 T1 ~ T3 和 N1 期病例的敏感性和特异性较好，但对于 T4 和 N2 期以上病例，CT 明显优于超声内镜。病人情况不许可或病人不愿接受时可选上消化道气钡双对比造影（DC）。CT 为术前分期的常规检查方法；新辅助化疗后，能谱 CT 胃肿瘤碘浓度的改变与病理学进展有好的相关性，优于单纯的肿瘤体积的评估。MRI 灌注参数在定量评估胃肿瘤分期及病理学分型上是可行的；表观弥散系数（ADC）定量有望成为定量反映肿瘤侵袭性的标志，可用于对胃癌的治疗及预后进行评估。

**4. 小肠**　口服法 CT 小肠灌肠检查相比插管小肠造影，无明显痛苦，病变显示阳性率相似。稀钡口服法小肠灌肠造影可全程跟踪摄片及透视观察，同时可观察小肠动力学改变，压迫法尚可了解肠管的活动度。无线视频胶囊内镜检查，如有梗阻或狭窄无法通过时需手术取出。小肠累及的长度、黏膜强化程度减低的程度、黏膜结构的紊乱程度、肠系膜静脉栓子以及其他腹部器官的梗死与小肠缺血肠段预后不良相关。CT 能够帮助放射学医师很好地对小肠梗阻的情况进行诊断和分析。比较手术组与非手术组小肠梗阻患者的影像学特点，在 CT 检查中小肠粪石征、绞窄或闭袢性梗阻合并腹水、结节或系膜模糊等征象在手术组患者中较多。

对于可疑成人急性阑尾炎在不同时间段发病规律的研究，多排螺旋 CT（multi-detector computed tomography，MDCT）检测急性阑尾炎情况与其发病率的时间段变化有关。经验丰富的腹部影像学医师可以通过非对比增强 CT 图像准确地诊断急性阑尾炎，而 CT 增强图像可以帮助经验尚浅的影像学医师提高诊断急性阑尾炎的准确性。过于肥胖的患者急性阑尾炎的诊断需要 CT 进一步检查，但超声对急性阑尾炎的诊断与炎症标记物水平无关。使用口服对比来鉴别肠道病变及征象，需要对比剂在肠道的准备时间更长。阑尾正常的患者中，有对比剂填充的阑尾直径在常规增强 CT 扫描明显高于右下腹压迫增强 CT 扫描。MRI 对阑尾炎的诊断准确性接近 CT，两者之间有较好的一致性。

**5. 结肠** 首先推荐肠镜检查，病人情况不许可、病人不愿接受或结肠镜检查失败时可选双重对比钡灌肠（DCBE），亦可选 CT 结肠成像（CTC）、MRI 结肠造影（MRC），优点：无创、简便、安全性高，受检者的依从性好；可评价全结肠，包括因肠腔狭窄使得结肠镜无法通过的病例；能同时观察腹腔内的情况，有助于术前分期及发现结肠外病变。研究显示对于直径在>6mm、>8mm 及>10mm 病变的检出，CTC 与光学结肠镜检查的敏感性分别为 86% VS90%、93% VS90% 和 92% VS88%。CTC 用于结肠癌的早期筛查，受检者接受程度远较肠镜为高。美国肿瘤学会、美国放射学会和全美多学科联合工作组及新加坡等国均将其列入结肠直肠腺癌筛查指南。能谱 CT 结肠显像运用虚拟结肠标记法检测息肉，是一种新的可靠的显示结肠结构的方法。

**6. 直肠** 肛肠镜可直观显示病变，通过活检可获得病理结果。直肠腔内超声（AES）能显示直肠各层结构，是目前评价直肠病变肠壁浸润深度最准确的方法，对肠旁淋巴结转移情况也能做出较准确的判断；但不适于高位直肠癌和明显肠腔狭窄的患者，操作及诊断依赖于操作者技术水平。高分辨 MRI 大大提高了图像的空间分辨率，能够清晰显示直肠及其周边结构，对术前分期、术后随访显示出强大优势。X 线排粪造影、MRI 排粪造影等技术尚可了解盆底肌功能情况，在诊断直肠黏膜脱垂、会阴下垂等方面前者较好，而在诊断膀胱下垂、子宫下垂以及其他盆腔及盆底占位 MRI 更具优势。对比 CT 轴面及多平面重组和 MRI 图像，多排 CT 对肿瘤特征的显示与 MRI 相比一致性较好。

**7. 肛门及肛门周围** MRI 已成为肛瘘术前分类的主要手段。它可以清楚显示窦道内口及其走行、分支情况，对肛瘘进行准确的分类，还可以发现其他检查无法诊断的疾病，对指导手术治疗、患者预后评估均具有重要意义。直肠腔内超声可直接显示肛门括约肌复合体自然状态下的细节，但它很难清晰显示肛瘘走行，并高度依赖于超声医师的经验。

综上所述，各种胃肠道检查手段各具优势，实际临床实践中应根据病人情况、医疗条件及临床需求做出相应选择，对于临床治疗方案选择、术前分期提供更加可靠的依据。腹部影像学的发展日新月异，能谱和双源 CT、功能 MRI 技术对于腹部疾病尤其是胃肠道系统的应用是目前和将来临床和科研的重要研究方向。

（高波　王学建）

## 参考文献

1. Bamberg F，Kauczor HU，Weckbach S，et al. Whole-body mr imaging in the german national cohort：rationale，design，and technical background. Radiology，2015，277（1）：206-220.

2. Fraum TJ, Fowler KJ, McConathy J, et al. PET/MRI for the body imager: abdominal and pelvic oncologic applications. Abdom Imaging, 2015, 40(6): 1387-1404.
3. Kruskal JB, Reedy A, Pascal L, et al. Quality initiatives: lean approach to improving performance and efficiency in a radiology department. Radiographics, 2012, 32(2): 573-587.
4. Laghi A. Computed tomography colonography in 2014: an update on technique and indications. World J Gastroenterol, 2014, 7; 20(45): 16858-16867.
5. Mauri G, De Beni S, Forzoni L, et al. Virtual navigator automatic registration technology in abdominal application. Conf Proc IEEE Eng Med Biol Soc, 2014, 2014: 5570-5574.
6. Paparo F, Piccardo A, Bacigalupo L, et al. Multimodality fusion imaging in abdominal and pelvic malignancies: current applications and future perspectives. Abdom Imaging, 2015, 40(7): 2723-2737.
7. Shinagare AB, Ip IK, Lacson R, et al. Gastrointestinal stromal tumor: optimizing the use of cross-sectional chest imaging during follow-up. Radiology, 2015, 274(2): 395-404.
8. Silverman SG, Israel GM, Trinh QD. Incompletely characterized incidental renal masses: emerging data support conservative management. Radiology, 2015, 275(1): 28-42.
9. Suzuki C, Jacobsson H, Hatschek T, et al. Radiologic measurements of tumor response to treatment: practical approaches and limitations. Radiographics, 2008, 28(2): 329-344.
10. Tackett JJ, Muise ED, Cowles RA. Malrotation: Current strategies navigating the radiologic diagnosis of a surgical emergency. World J Radiol, 2014, 28; 6(9): 730-736.
11. Tirumani SH, Ojili V, Gunabushanam G, et al. MDCT of abdominopelvic oncologic emergencies. Cancer Imaging, 2013, 13(2): 238-252.
12. Wehrl HF, Sauter AW, Divine MR, et al. Combined PET/MR: a technology becomes mature. J Nucl Med, 2015, 56(2): 165-168.
13. 鲁果果，高雪梅，程敬亮，等. 单、双指数模型扩散加权成像鉴别诊断肝脏良、恶性肿瘤的价值. 中华放射学杂志，2015，49(1): 47-51.
14. 汤浩，李建军，王梓，等. RSNA2014 腹部影像学. 放射学实践，2015，30(1): 4-7.
15. 薛鹏，尚英杰，张伟，等. 磁共振全身类 PET 成像在恶性肿瘤中的应用. 实用放射学杂志，2013，29(7): 1158-1163.

## 第二节 腹部疾病影像诊断思维

传统经验医学向循证医学的转变，要求我们临床医师不能单纯凭借经验或者直觉的判断，而是要基于客观的临床证据做出合理的决策。现代医学影像技术的迅猛发展，使我们在临床实际工作中经常面临着两个问题：一是如何选择合理经济的影像检查手段；二是面对众多繁杂的影像检查结果，如何去伪存真、对比分析、相互印证得出一个比较合理的诊断。

### 一、熟悉各种影像学检查之间的关系

各种影像学检查技术在疾病的诊治过程中发挥着极其重要和各自不同的作用，彼此之间互相联系、互相渗透、互相印证，任何一种技术无论它如何优越和先进都不能完全取代其他技术。不同影像检查技术在临床应用中都有其重要价值，尽管某些设备在某些部位的检查中已有局限甚至不是首选，但其作用仍不可忽视。

与传统X线相比，新的成像技术以断面成像为共同特点。依照成像原理不同规定了层面内的各类组织、结构的不同信息特征即密度（CT）、信号（MRI）、回声（US）及靶器官放射性核素的活性（ECT），并常常涉及数层面间一定范围内的整体形态，需要临床医师依据层面的衔接关系或参考其他轴向的图像依靠抽象思维来完成。CT仅为横断面成像，MRI除横断面外可冠状位、矢状位成像，超声可以横断位、冠状位、矢状位多方位成像。所以临床医师在阅片时首先要从整体上把握图像的三维方向、角度以及层面关系，如看超声图像时要先明确探头的位置，阅读CT片时脑子里先要有立体的图像，按照扫描层面的顺序前后几个层面结合起来整体观察。

任何一种检查都有各自的局限，从而体现了各种不同检查手段的互补性及相互依赖性。因此，对成像检查手段的选择既不是排他性，也不应刻板教条化。应根据诊断需要科学排布，做到有的放矢，使就诊病人按照规范检查程序及临床需要选择成像方法，这样才能做到合理、快捷、准确，并有助于实现当代影像诊断学的总体优势。

对每一种特定的疾病和组织器官来说都有不同的筛查方法和首选检查方法以及必要的补充检查方法。要强调首选检查的重要地位，同时不能忽略其他检查方法尤其是一些传统检查方法作用。例如胃癌，胃镜可以进行病理分期分型的诊断，但是手术前还应行传统的钡剂上消化道造影检查，以明确癌灶可能浸润的范围，食管、十二指肠形态活动度，胃体积的大小，从而决定行全胃还是上半胃或下半胃切除以及胃切除范围的大小。如小弯侧的胃癌位置偏高，通过造影显示胃体积较大，小弯侧、有足够距离且不僵硬活动度好，则术前估计行下半胃手术的可能性大。显然，这些仅通过胃镜的检查是不够的。临床医师应掌握好各种影像技术在不同疾病中的地位，讲求诊断的效率和效益，逐渐形成各种疾病的最佳影像学检查流程。

## 二、密切结合临床资料

各种设备成像方式不同，但形态学与病理生理基础是一致的。影像分析与诊断的基础是解剖和病理生理，不同设备所表现的程度和表现有很大不同，但都是人体内部结构和器官形成的影像，反映了组织器官不同的生理功能状况和病理变化。熟知这一点就可以比较好地指导临床优化选择检查技术，以得到较早的和较准确的诊断依据。影像学的各种结果最终还是要用来解释各种临床症状和体征，指导下一步的治疗工作，不能单凭一种或几种影像设备的检查来诊断疾病。树立整体观念，综合分析影像学检查结果和临床资料，结合病人的具体情况提出诊断和治疗方案。尽管目前有多种影像检查手段，依然不能摆脱“同影异病”“同病异征”这一形态学诊断的固有限度。因此，在归纳全部影像学信息的同时，仍然要把掌握全面的临床资料放到同等重要地位。

根据手术后的病例检查结果，通过大样本病例的统计分析可以评价相应的影像学检查技术的地位。影像诊断与手术进行对照观察，分析比较哪种影像检查更符合术中探查情况，对于不符合的病例要认真地分析，吸取经验教训，弄清楚错误的根本原因，分析是技术问题、认识问题还是该影像检查的限度，做出正确的结论。

**1. 正确的术前诊断是手术成功与否的关键** 一种疾病治疗的效果，首先取决于诊断的正确与否。只有在诊断正确的前提下，才有可能获得成功的治疗。反之，在错误诊断基础上进行的不恰当手术治疗，不仅难以治愈疾病，还可能造成新的创伤性损害，使病情复杂化，增加了后续治疗的难度。据报道有诊断价值的信息70%来自病史、20%来自体格检查，其余10%来自实验室和辅助检查。目前这一情况正在发生变化，影像学检查的作用越来越突出，并已成为大多数腹部疾病诊治的首选检查手段。

**2. 综合临床和各种影像学资料进行术前再诊断** 外科医师有着无可比拟的优势，可以通过术中探查直接验证各种影像学检查的结果，从而不断积累经验提高自己的读片能力。入院诊断根据病史体征以及首选的影像学检查来获得。这就要求外科医师在决定治疗方针或手术方法之前，在综合分析已有的临床和影像学资料的基础上，完善相关的其他次要的辅助检查，进行术前再诊断。主要诊断应完整，不丢三落四。例如对肠梗阻的诊断，在对比分析腹部X线平片和CT、超声检查之后，还要指出是小肠还是结肠、高位还是低位、完全还是不完全，是粘连性还是粪石、肿瘤的梗阻，还要有其他诊断以及全身各重要脏器功能的评价：门静脉高压症病人肝功能如何，肠梗阻病人有无腹部外伤手术史等，这样才能形成一个完整而全面的术前诊断。

**3. 多模影像学是制定手术方案的需要** 以特异性最高的影像学检查为主要依据，结合其他多种检查手段，通过对比分析、仔细推敲形成病变部位的立体构象，做出该病变性质、部位、大小、数量的判断，以及与周围重要脏器的毗邻关系，远处脏器有无转移，从而决定是否能手术和如何进行手术。根据局部病变的立体构象，本着量体裁衣、重点突出、标本兼顾的原则，提出所有可能的手术方案；结合病例的具体情况和外科医师对手术方案的熟悉程度，选择一种或几种手术预案。同时，一个优秀的外科医师还要全面掌握患者的临床资料，对于手术中可能发生的各种情况，在术前要做出准确的评估。

综上所述，临床医师一定要学会运用多模影像学的方法，熟练掌握影像学检查之间的关系及其优缺点，在综合分析已有的临床和影像学资料的基础上，完善相关的其他次要的辅助检查，做出准确的临床诊断，制定完备的手术方案，使病人获得最佳的手术治疗。

## 三、重视循证医学在影像学中的作用

循证医学（evidence-based medicine，EBM）是指在疾病的诊治过程中，将个人的临床专业知识与现有的最好研究证据、病人的选择结合起来进行综合考虑，为每位患者作出最佳的个性化诊疗决策。同时，患者的积极参与是EBM的重要内涵，他们对诊疗决策的期望、要求与合作是医务工作者必须时时关注的问题。

EBM是由加拿大临床流行病学家Sackett创始，并由Guyatt等于1992年正式提出并作了全面阐述。他们明确提出了临床医学应认真、慎重地将临床研究中得到的最新、最好的成果（证据）用于指导、解决临床问题。与建立在以经验医学为主的传统医学模式不同的是，现代医学模式在经验医学和实验医学的同时，强调EBM对临床诊疗的重要价值。EBM的出现对临床医学研究及临床实践产生了巨大的影响，已成为医学发展史上的又一个里程碑。

在医学影像学新方法、新技术层出不穷的今天，我们必须重视、进而发展循证放射学（evidence-based radiology，EBR），根据EBM的理念进行医学影像学的诊断性、介入治疗性试验设计和文献评估。现代医学影像学的飞速发展使得相关信息海量增长，如何从那些浩瀚的文献中寻找到合理的证据，并恰当地对这些证据的可靠性及有效性进行判断是摆在我们面前的重要问题。鉴于医学期刊的文献水平不一、可能存在的发表偏倚等问题，需要有严格的质量评价体系,对符合标准者可取为最佳证据。

循证医学对这些资料的系统评价主要对随机对照试验(RCT)、临床对照试验(CCT)及其他临床试验研究进行系统评价(systematic review)或 meta 分析(meta analysis),对这些医学新证据(资料)的可靠性和有效性进行客观的评价。Cook 等提出的证据(资料)可靠性分级有助于我们将注意力着重于可靠性较高的文献并高效地获得最佳证据(资料):

一级:严格设计和实施的多项较大样本量的前瞻性 RCT 的综合分析结果(如 meta 分析),或得到明确结论的大样本 RCT,其可靠性最高,可作为金标准;

二级:严格设计和实施的前瞻性 RCT(但样本量较少)的综合分析结果,其有较高的可靠性,建议采用;

三级:设计良好的前瞻性研究,如非随机的、单组对照的、前后队列、时间序列或配对病例对照系列,其有一定的可靠性,可以采用;

四级:设计良好的研究(非前瞻性、非随机性),如比较和相关描述的病例研究,其可靠性较差,可供参考;

五级:个案报道和临床总结(非前瞻性、非随机、无对照),其可靠性最差,仅供参考。

分级并非是说那些五级水平的文献就不值得阅读,而是提示这些文献提供的证据(资料)可靠性很差,多数难以推广。必须注意,有时五级的文献也有极大的临床意义。

EBR 可以由一些专业机构、学术组织或临床中心负责指导方针(guideline)的制定,大家可以遵照实行,即所谓自上而下的 EBR;也可以由放射科的医师以自己的专业知识和经验为基础,开始提出问题,检索证据(文献),评估文献水平,应用证据(根据概率或似然比)和最终评价共五步骤,即所谓自下而上的 EBR。作为一个影像科,或作为一个影像科医师个人,要实现 EBR 都得有一个学习或边学边用的过程。当在放射诊断工作中发现知识差距时,包括背景性和前景性知识差距,都得或多或少地花费一些时间,遵循上述步骤才能有效实现 EBR。对一位长期自觉实践 EBR 的影像科医师,在日常工作中其诊断常常是自然而然的,既是基于其专业知识和经验,又是基于循证的。不过即使是按 EBR 观点和方法作诊断多年的医师,也难免存在知识差距,这就需要不断进行知识更新,终身学习。每位影像学医师都学好用好 EBM 和 EBR 的基本知识、基本技能和基本理论,努力实践 EBM 和 EBR,按其观点和方法作出影像学诊断。

如临床工作中 MRI 检查已经在前列腺癌(prostate cancer,PCa)的早期诊断、疗效评估及预后中发挥了重要作用,但其敏感性、特异性尚需进一步提高,如何早期发现 PCa 仍是医师工作的重点之一。随着新的影像检查方法和技术不断更新,需要临床、影像科医师探索出更敏感、更有效的 PCa 检出方法,如多模影像、图像融合等。这就需要临床、影像、病理等专业医师多方密切合作,按照循证医学要求严格设计大样本、多中心的临床试验研究,制定出更加规范化、系统化并切实可行的检查方案和流程。

(高波　王学建)

## 参考文献

1. Gans SL,Pols MA,Stoker J,et al. Guideline for the diagnostic pathway in patients with acute abdominal pain.

Dig Surg,2015,32(1):23-31.
2. Heller MT,Tublin ME. In search of a consensus:evaluation of the patient with hematuria in an era of cost containment. AJR Am J Roentgenol,2014,202(6):1179-1186.
3. Maehara CK,Silverman SG,Lacson R,et al. Journal club:Renal masses detected at abdominal CT:radiologists' adherence to guidelines regarding management recommendations and communication of critical results. AJR Am J Roentgenol,2014,203(4):828-834.
4. Noone TC,Semelka RC,Chaney DM,et al. Abdominal imaging studies:comparison of diagnostic accuracies resulting from ultrasound,computed tomography,and magnetic resonance imaging in the same individual. Magn Reson Imaging,2004,22(1):19-24.
5. Sebastian S,Araujo C,Neitlich JD,et al. Managing incidental findings on abdominal and pelvic CT and MRI, Part 4:white paper of the ACR Incidental Findings Committee II on gallbladder and biliary findings. J Am Coll Radiol,2013,10(12):953-956.
6. Silverman SG,Israel GM,Trinh QD. Incompletely characterized incidental renal masses:emerging data support conservative management. Radiology,2015,275(1):28-42.
7. Wu MZ,McInnes MD,Macdonald DB,et al. CT in adults:systematic review and meta-analysis of interpretation discrepancy rates. Radiology,2014,270(3):717-735.
8. 高培毅,薛爱华. 重视和发展循证医学影像学. 中华放射学杂志,2001,35(8):565-566.
9. 贺丽英,郭佑民,钱晓军,等. 阴性法 CT 胆胰管成像与磁共振胆胰管成像及 MRI 对胆道梗阻性疾病良恶性鉴别诊断的循证影像学研究. 中华临床医师杂志(电子版),2011,5(6):1616-1622.
10. 沈天真,陈星荣. 再论如何正确作出影像学诊断——按循证放射学的观点和方法作诊断. 中国医学计算机成像杂志,2007,13(4):225-226.
11. 王良,陈敏,沈钧康. 倡导循证,推动前列腺疾病影像学的规范化发展. 中华放射学杂志,2014,48(7):529-530.

## 第三节　临床与科研

医学模式的转变对影像学医师提出了更高的要求,社会和学科的发展不仅期望影像学医师检查、诊断能力强,也需要他们具备较高的学术与科研水平,只有临床能力与学术科研并重者才能适应医学科学的发展。医学水平的提高有赖于相关学科的发展,影像学的进步也是如此,因此对影像学医师的要求和期望也越来越高。

临床实践与科学研究两者的关系是当前临床医师一直纠结的一个重要问题。国内袁涛等根据对待临床能力与科学研究关系的态度,将影像学医师分为三类:第一类重临床轻科研,第二类轻临床重科研,第三类是临床和科研兼顾;与这种划分相对应的是影像学医师具有三种不同的发展前景:第一类最终只能是影像学医师里的"熟练工",不能成为合格的学科发展领头人,不能跻身于影像学界的前列;第二类可能会成为"知名教授",但极有可能变成不会看片子的"讲课专家",更不可能成为影像学科区域性或全国性合格的"领头羊";最后一类影像学医师集上述两种人的长处于一身,是理想的新一代影像学医师。但是同时兼顾影像学临床与科研工作需要耗费巨大的精力,因此全身心地投入本专业是对此种医师的基本要求,否则将会出现临床与科研两无所成的尴尬结局。只要亚专业临床实践及科学研究的方向和选题正确,这一类影像学医师必将成为影像学临床与科研工作的中流砥柱,同时也是影像学发展的希望;如他们居于影像学科领导地位,将使学科充满勃勃生机,肯定会赢得临床工作与科学研究的双丰收。

一般认为,临床与科研的密切结合才是解决这类问题的最好途径。如在临床实践中发现问题,激发科研动力,寻找解决问题的方法,这是医学研究生的基本功。外部的医疗环境与科研条件固然必不可少,但影像学医师充分协调好影像学实际工作与科研之间的关系、挖掘自身的潜力才是最重要的。纵观知名影像学专家成才之路,辩证处理临床与科研关系,打好理论基础、夯实影像学临床基础、根据影像学临床工作的问题及学科发展趋势进行科学研究。要成为一名医术过硬的医师与影像学领域合格的"通才",就要学会从实践中不断总结经验和教训,构建自己独有的知识体系,获得技能特长,才能有所成就。一名医学生花上3~6年时间读完硕士和博士课程,还需要大约15年毫不放松的学习和实践才能成长和培养成为一名合格的影像科医师。

日常工作中只要细心观察、善于思考,就能发现很多需要研究的课题,这些问题的本身就是目前亟需解决的难点,这些问题的阐明对影像学及相关学科的发展都有很大的促进作用。结合临床的研究对解决当前的难题具有现实意义,但影像学的科学研究还应包括顺应学科发展趋势的开拓性工作,这方面探索对近期的临床实践可能缺乏直接的指导意义,但更具有前瞻性和独创性,代表学科发展的前沿和该学科的研究水平,也是有科研实力的影像学医师必须考虑的课题。

因此,影像学临床能力与科研水平是合格影像学医师必须具备的两种基本素质。良好的临床技能是科学研究的基础和源泉,科学研究是提高临床工作能力的必由之路。没有较高的临床能力,科研很难达到一定水平;与之相应,临床能力达到一定水平,如果没有科研作为发展的动力及解决问题的方法,影像学医师诊疗水平也很难再有提高,更谈不上有所创新。

总之,临床能力与科研水平是影像学医师发展的双翼,两者不可偏废。临床工作能力是基础和动力,科研则是提高临床诊疗水平的加速器,高明的医术才是每个影像学医师追求的终极目标。

(高波　李健丁)

## 参考文献

1. Breed T. Philosophy of leadership in radiology education. Radiol Technol,2014,86(2):217-219.
2. Brink JA. The art and science of medical guidelines:what we know and what we believe. Radiology, 2010,254(1):20-21.
3. European Society of Radiology(ESR). Research education in Europe:an opinion paper by the European Society of Radiology. Insights Imaging,2015,6(2):157-162.
4. Madewell JE. Lifelong learning and the maintenance of certification. J Am Coll Radiol,2004,1(3):199-203;discussion 204-207.
5. Straus CM,Webb EM,Kondo KL,et al. Medical student radiology education:summary and recommendations from a national survey of medical school and radiology department leadership. J Am Coll Radiol,2014,11(6):606-610.
6. Webber GR,Baumgarten DA,Chen Z,et al. A survey of diagnostic radiology residency program directors and the increasing demands of program leadership. J Am Coll Radiol,2013,10(7):523-526.

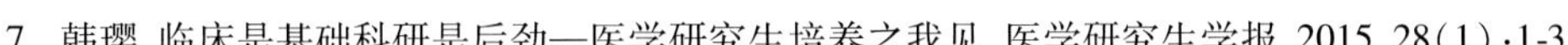


7. 韩璎. 临床是基础科研是后劲—医学研究生培养之我见. 医学研究生学报,2015,28(1):1-3.
8. 李晓婷,张晓鹏,李艳玲,等. 我国影像临床试验注册情况及其对科研管理的启示. 中国医院管理,2013,33(9):62-64.
9. 王曼玲,孙兴龙. 浅析医学影像诊断与临床的关系. 川北医学院学报,2004,19(4):97-98.
10. 袁涛,全冠民. 影像学医师临床能力与科研水平辩证关系与对策. 医学与哲学,2007,28(6):3-4,10.

# 第二章 影像学检查技术及方法

## 第一节 X 线消化道造影

X 线消化道造影在临床诊疗工作中占的比重很大，早已成为消化道疾病的常规检查方法。大致可以分为上消化道造影、小肠造影、结肠气钡双对比造影以及经内镜逆行胰胆管造影和 T 管造影。单纯的钡剂造影仅能显示消化道的总体轮廓，对于一些微小病灶的显示非常困难。气钡双重造影可以使消化道呈现良好的对比显示，易于发现阳性结果，因此在临床中应用广泛。

### 一、上消化道造影

食管造影检查前患者只需要禁食 4 小时，一般不需要做其他准备。造影剂为硫酸钡混悬液或泛影葡胺，造影前需要常规胸部透视，除外胸部病变。检查时需要多个角度观察食管情况，当怀疑食管静脉曲张时患者应卧位；怀疑食管异物时应在硫酸钡中加入少量消毒棉花行钡棉检查。食管造影对咽部或食管肿瘤、食管异物、食管狭窄程度和食管静脉曲张等食管病变的显示清晰，且操作简便易行、禁忌人群少，除少数食管穿孔和静脉曲张破裂出血的病人不能做以外，一般疑有食管病变的其他患者都可以行此检查，已经成为食管病变的首选检查方法。有国外学者通过比较发现，食管吞钡检查在滑动性食管裂孔疝肥胖患者术前术后的诊断评估方面价值要优于食管内镜，可以帮助临床更好地控制病人的反流和呕吐症状（图 2-1-1）。

胃肠造影患者检查前需要禁食 6 小时，检查前数天禁止服用不透 X 线和对胃肠功能有影响的药物和食物。造影剂为硫酸钡混悬液或泛影葡胺，造影检查前先行胸腹透视，排除一些肠梗阻、消化道出血（可于出血停止、病情基本稳定数天后进行）、穿孔等禁忌病变。检查前病人先口服产气剂，钡剂用量约 150～200ml。可用于上腹部肿块的发现、上消化道梗阻及其部位的诊断，也是上消化道术后复查的常规检查。

### 二、小肠气钡双对比造影

患者应禁食 12 小时，禁饮 4 小时，检查前 30 分钟～1 小时口服促胃肠蠕动药（莫沙比利）10mg；10 分钟后口服产气胶囊；再过 10 分钟后口服稀释硫酸钡溶液 200～300ml；过 10 分钟后再次口服产气胶囊和稀钡 200～300ml。然后过 10～20 分钟开始间断分次检查，直至

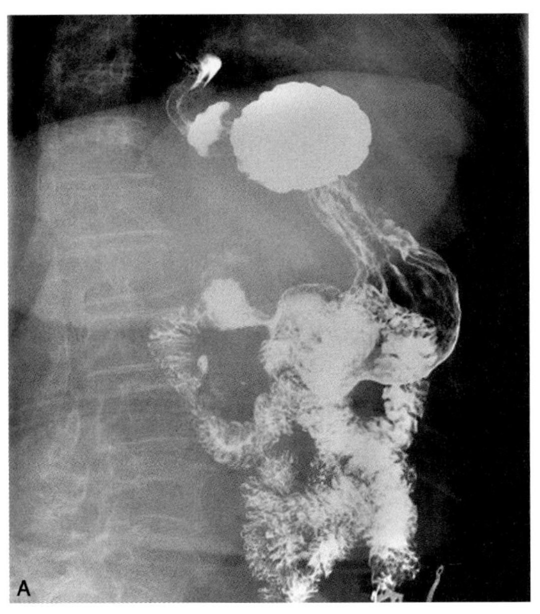


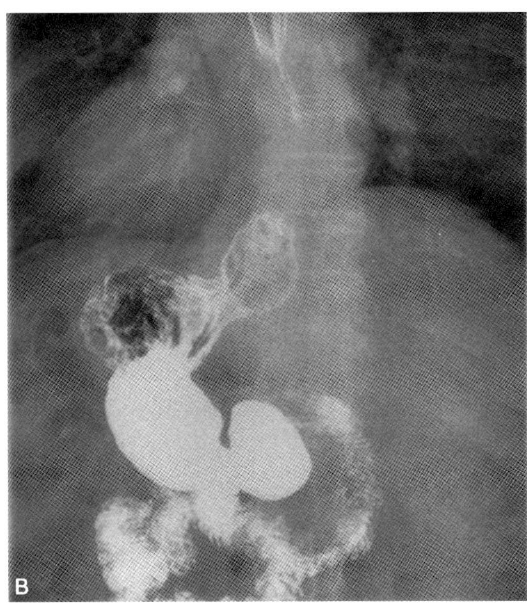


**图 2-1-1　滑动性食管裂孔疝**

女,76 岁。烧心 10 余年,发现胃食管反流病史 8 年余。A. 立位片示胃底位于膈下;B. 卧位片示胃底疝入膈上

钡剂到达回盲部。X 线小肠造影在小肠出血、炎症、肿瘤和息肉的显示良好,并且对于小肠梗阻的诊断价值已得到肯定(图 2-1-2)。但应该指出的是,消化道穿孔、完全梗阻以及年老体弱不能耐受等人群不宜行此检查。近年来,CT 及 MR 小肠造影对于小肠病变的显示研究迅猛(详见本章第三节、第四节),可以明确肠壁及肠管周围病变,弥补了 X 线小肠造影显影的不足,临床诊疗中可将二者结合起来互为补充。

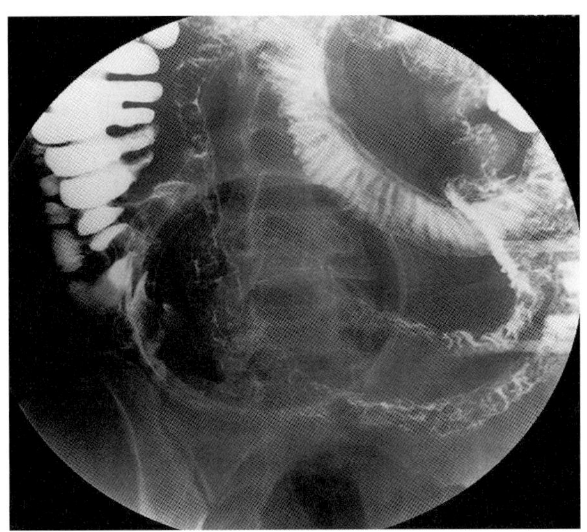

**图 2-1-2　小肠克罗恩病**

男,26 岁。反复发热 1 年,右下腹痛 1 个月。小肠气钡双对比造影显示小肠多发节段性狭窄,黏膜皱襞破坏

## 三、结肠气钡双对比造影

X 线结肠造影检查前准备应充分，提前 3 天进食少渣食物，提前 1 天进流质食物，并开始用泻药，大量饮水；检查当日服用开塞露，对于大便次数较少的患者，应做清洁洗肠。检查前静脉注射平滑肌松弛剂（如抗胆碱药等，但患有心脏疾患、前列腺增生、青光眼的患者禁用），目的是降低肠道张力，消除肠道痉挛，从而更好地显示胃肠道黏膜和一些微小的病变。检查时经肛门灌入钡剂，当钡剂到达结肠脾曲时停止，再经肛门向患者结肠内注入空气，当气体推动钡剂到达盲肠、整个结肠充气充分时停止。此项检查有绝对禁忌证，即中毒性巨结肠、假膜性结肠炎、结肠穿孔或坏死、直肠活检术后 24 小时内的病人不能行此检查。结肠双对比造影可以发现和明确腹部肿块的浸润范围、排查黑便或贫血的原因、明确结肠梗阻的部位和类型（图 2-1-3）。有学者将其改良后发现在小儿先天性巨结肠的诊断中作用更加突出，降低结肠气钡检查中的辐射剂量的研究也已开展，以求更好地优化其应用。此外，结肠气钡造影结合 CT 容量分析可以对结肠肿瘤的放疗效果进行评估和预测肿瘤复发可能。下消化道出血如果发生在阑尾，是临床治疗很棘手的问题，几乎不可能用内镜止血。Konno 等证实了治疗性钡灌肠治疗阑尾部位出血的可能性，值得临床推广应用。

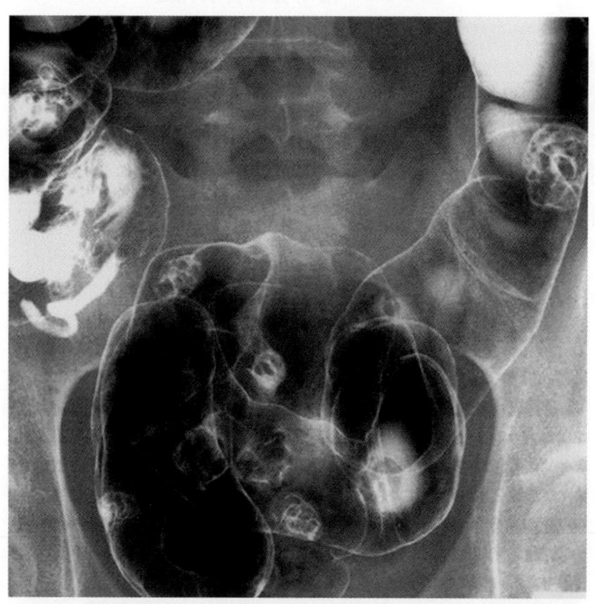

**图 2-1-3　结肠息肉**

气钡双重造影检查示多发突向腔内的息肉，部分有蒂息肉呈内外双环的“墨西哥帽”征

## 四、内镜逆行胰胆管造影（ERCP）

内镜逆行胰胆管造影（endoscopic retrograde cholangiopancreatography，ERCP）是直接胆道造影的一种，是在 X 线引导下利用内镜经十二指肠插管直接注入造影剂使胰胆管显影的方法。近年来，磁共振胰胆管成像（magnetic resonance cholangiopancreatography，MRCP）在胰胆管疾病显示方面的价值得到了广泛认可（详见本章第四节），已经基本取代 ERCP 成为胆道

疾病的首选检查方法。但不可否认的是，ERCP 除具有诊断功能外，还兼具治疗作用，并且由于其微创直观，在明确病因的同时可进行取石碎石、病理活检等操作，因此在临床诊疗中仍然应用广泛（图 2-1-4）。ERCP 是胆道结石治疗的首选方法，在清除一些较大的胆总管结石时，可以加用缩胆囊素来促进清除。此外，ERCP 也是 Oddi 括约肌功能障碍诊断的金标准。另外，ERCP 微创治疗对儿童胰胆管疾病的价值也是不容忽视的。值得注意的是，ERCP 可以诱发急性胰腺炎等胰腺病变的发生，对胰腺癌高危患者来说，在 ERCP 术后放置胰腺支架可以有效预防胰腺炎等并发症，并且十分安全。

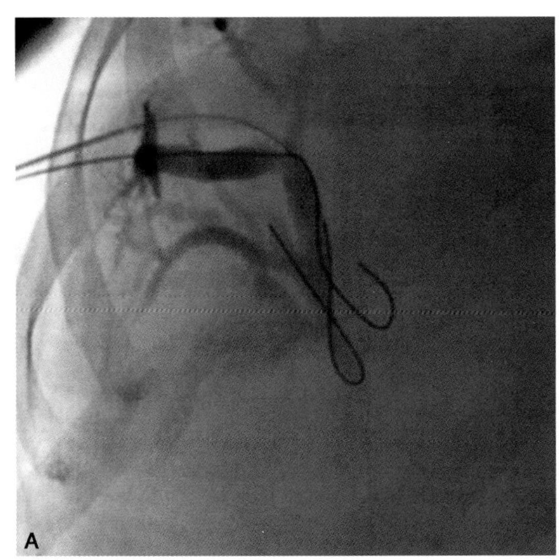


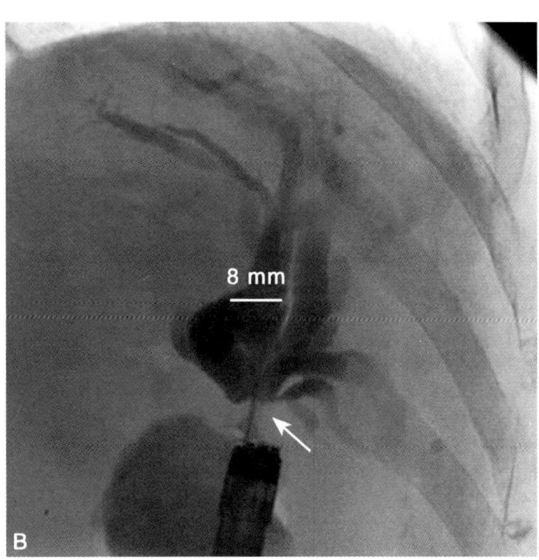


**图 2-1-4　胆管炎**

A. 复发性胆管炎患者行肝-空肠切除术未成功急行经皮引流术；B. 双球囊小肠镜-内镜逆行胆胰管造影显示成功通过高度狭窄部（长 3mm，白箭头）到达扩张胆管内（宽 8mm）

## 五、T 管 造 影

T 管造影是胆道术后常规胆道检查方法，是经引流管注射造影剂（一般为泛影葡胺）来使胆道系统显影，用以了解术后胆道情况（图 2-1-5）。传统的 T 管造影受诸多因素的影响，往往显影质量不高影响术后的评估，并且患者的不良反应较多。有学者采用造影剂滴入法，即将造影剂在 T 管距腹壁约 5cm 处滴入，可明显降低胆道感染的发生率。因此改良 T 管造影是目前临床应用和研究的主要方向，值得更加深入的探究。

## 六、X 线排粪造影

X 线排粪造影是将造影剂注入直肠，模仿真实的排便过程，动静态结合观察患者“排便”时直肠肛管的检查技术，可以用来诊断直肠肛管部位的器质性和功能性病变，在便秘患者的原因筛查中应用广泛，尤其是直肠前突等出口性梗阻病因的诊断中价值确切。近年来 MR 排粪造影的价值正在探索之中（详见本章第四节），国内外研究发现，X 线排粪造影在显示直肠及黏膜病变、评估脱肛大小和盆底深度方面优于 MR 排粪造影，但后者在显示直肠外并发症等方面价值更大，临床工作中二者可相互补充（图 2-1-6）。

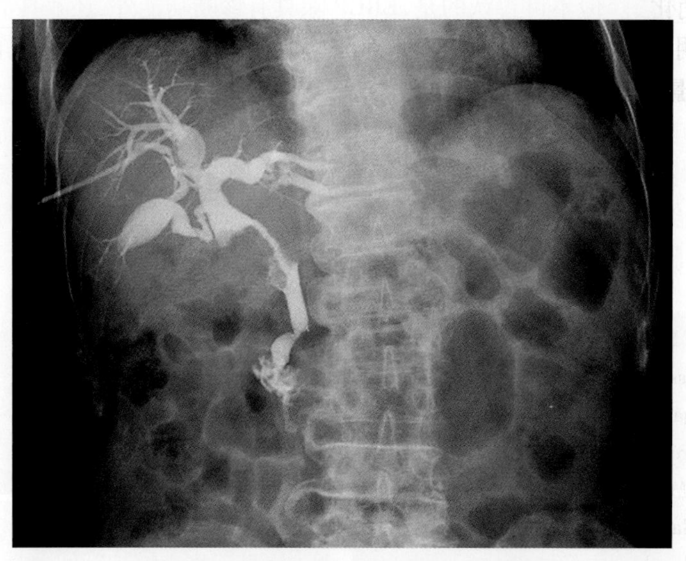

图 2-1-5　胆管癌支架置入术后 T 管造影

男,78 岁。皮肤巩膜黄染伴皮肤瘙痒 10 天,小便色黄并进行性加重。T 管造影可见对比剂顺利进入肝内外胆管,肝外胆管及肝内胆管分支扩张,胆总管局限性充盈缺损并见支架植入

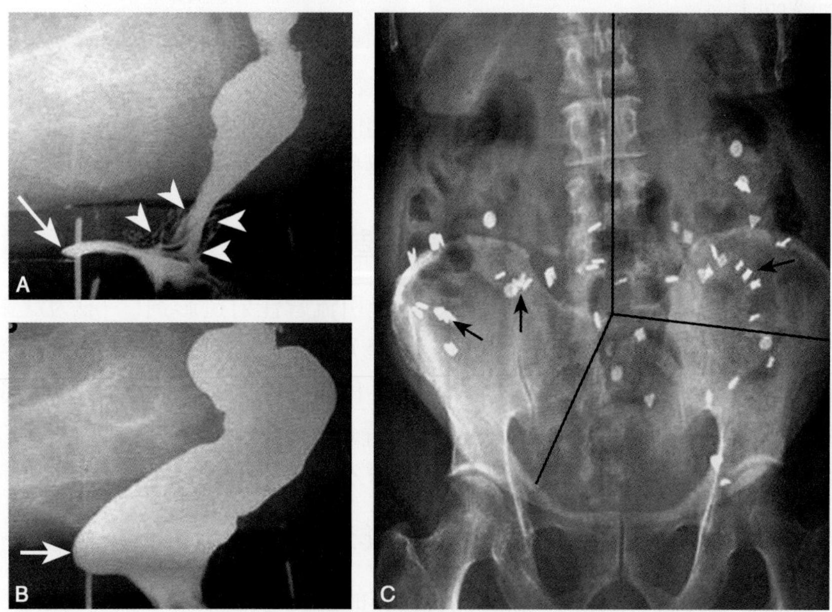


图 2-1-6　排粪造影

A. 排粪造影显示直肠前突(白长箭)伴肛内翻(白箭头)及排便时不完全性直肠排空;B. 排粪造影显示用力时直肠膨出(白短箭);C. 结肠传输试验,60 小时后腹部 X 线平片显示滞留标记物(黑箭)分布于整个结肠

总之，X 线消化道造影是消化道疾病首选的检查手段，为消化道病变的早期发现和定性提供首要资料，明确消化道造影的适用和禁忌范围、合理选择正确的造影方法对临床诊疗至关重要。随着造影技术的不断完善，必将在消化道疾病的临床诊疗和科研方面发挥更大的价值。

（郭浩　董建军　高波）

## 参考文献


1. Fornari F, Gurski RR, Navarini D, et al. Clinical utility of endoscopy morbidly obese patients: a study before and after gastric bypass. Obes Surg, 2010, 20(6): 702-708.
2. Kawaquchi Y, Oqawa M, Omata F, et al. Randomized controlled trial of pancreatic stenting to prevent pancreatitis after endoscopic retrograde cholangio-pancreatography. Word J Gastroenterol, 2012, 18(14): 1635-1641.
3. Konno Y, Fujiya M, Tanaka K, et al. A therapeutic bariumenema is a practical option to control bleeding from the appendix. BMC Gastroenterol, 2013; 13: 152.
4. Limketkai BN, Chandrasekhara V, Kalloo AN, et al. Comparison of performance and safety of endoscopic retrograde cholangiopancreatography across pediatric age groups. Dig Dis Sci, 2013, 58(9): 2653-2660.
5. Maataoui A, Voql TJ, Jacobi V, et al. Enteroclysis: Current clinical value. Word J Radiol, 2013, 5(7): 253-258.
6. Murono K, Kawai K, Tsuno NH, et al. Bariumenema and CT volumetry for predicting pathologic response to preoperative chemoradiotherapy in rectal cancer patients. Dis Colon Rectum, 2014, 57(6): 715-724.
7. Tao T, Zhang QJ, Zhang M, et al. Using cholecystokinin to facilitate endoscopic clearance of large common bile duct stones. Word J Gastroenterol, 2014, 20(29): 10121-10127.
8. 何宪国，樊新云，刘向东. 排粪造影在出口梗阻型便秘中的 X 线测量与诊断. 中国临床医学影像杂志，2011, 22(3): 181-183.
9. 李德春，李瑞红，权斌. 经长导管小肠减压与选择性小肠造影在老年小肠梗阻中的应用. 中国临床医师杂志（电子版），2010, 4(8): 1401-1403.
10. 邱洪明，郭光远，王燕，等. 直肠前突手术前后的动态 X 线和 MR 排粪造影. 中国医学计算机成像杂志，2012, 18(1): 37-41.


# 第二节　超　　声

超声技术是腹部影像学检查的重要组成部分，彩色多普勒血流成像（color doppler flow imaging, CDFI）、超声造影、超声弹性成像等新技术的不断发展，扩展了超声的应用范围，为血流动力学分析、血管成像和肿瘤良恶性鉴别等方面提供了新的平台。

## 一、彩色多普勒血流成像

CDFI（color Doppler flow imaging, CDFI）是一种利用多普勒原理进行血流显像的技术，通过将血流运动的方向、速度和性质调配出颜色和亮度，在二维图像上叠加以显示血流信息。CDFI 在腹部的应用广泛，可以实时了解病变或脏器的血供情况，对病变的性质和脏器的功能状态进行客观判断。很多肝脏肿瘤是富血供的，如原发性肝癌、肝海绵状血管瘤、转移性肝癌等，在普通声像图上鉴别困难，但利用 CDFI 发现这些肿瘤血管内血流的差异将有助于病变良恶性的鉴别。利用 CDFI 还可以很容易的鉴别扩张的肝内胆管和血管。此外，CD-

FI 可以准确地显示 Budd-Chiari 综合征的血管阻塞部位、范围、程度和侧支循环状况等信息，对 Budd-Chiari 综合征的分型及术前术后肝功能评价意义确切。研究证实 CDFI 对脾脏血管解剖结构显示良好，可以指导脾切除术的进行，提高手术的安全性。对于主动脉夹层，CDFI 还可以动态观察真假腔血流状况及提示血栓的形成（图 2-2-1）。早期糖尿病肾病患者的肾动脉血流特点为高速低阻，利用 CDFI 测量肾动脉血流参数对于早期糖尿病肾病的诊断有重要价值。另外，CDFI 还可以准确判断肾动脉粥样硬化性狭窄，可作为其首选检查方法。

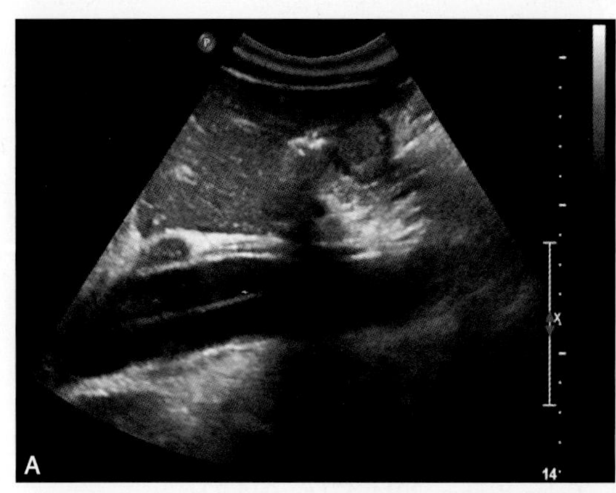


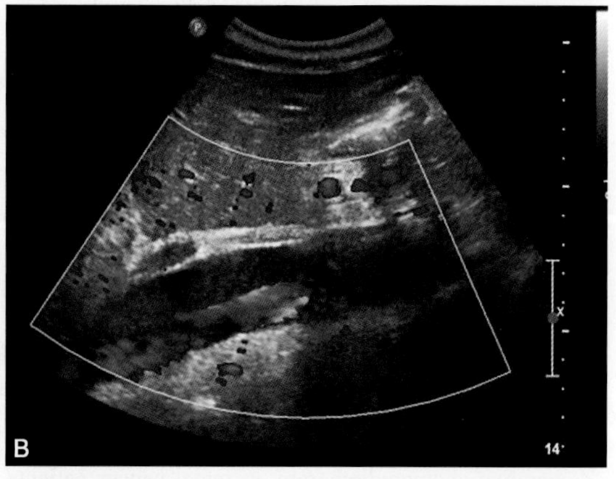


**图 2-2-1　夹层动脉瘤**

男，48 岁。突发胸背部及腹部疼痛不适 10 天，加重 1 天。A. 常规超声检查示腹主动脉管腔内线状强回声内膜漂浮，将管腔分为真假两腔；B. CDFI 显示真腔内血流信号，假腔内未见明显血流信号，提示假腔内血栓形成

## 二、超 声 造 影

超声造影（contrast-enhanced ultrasound，CEUS）技术是在常规超声检查的基础上，通过静脉注射造影剂（国内应用最广泛的为声诺维，活性成分为惰性气体六氟化硫）来增大超声回波信号，进行连续动态成像的超声技术。利用超声造影可以增强低流速、低流量的血流信号，进而提高各组织的对比显示效果，有利于发现病变组织。

目前，CEUS 应用于肝脏最多也最为成熟，在肝脏占位性病变如肝转移瘤的检测、原发性肝癌的诊断和介入治疗、肝移植术前评估等方面有着重要价值。随着超声造影技术的不断发展，其在腹部疾病的影像学检查中应用越来越广泛，在慢性肾病、胰腺囊实性病变的诊断与鉴别诊断以及腹部外伤等病变诊断中的价值也得到了初步探索（图 2-2-2）。吕发勤等通过对 105 例行超声造影引导注射治疗的腹部实质性脏器创伤患者的效果研究，发现其治疗率为 55.2%，高于保守治疗的 26.7% 和手术治疗的 18.1%，因此利用 CEUS 可以对腹部创伤患者的伤情进行准确分类，使患者得到快速有效安全的治疗。在血管显示方面，CEUS 和 CT 血管造影（CT angiography，CTA）比较，优势在于可以实时动态地观察组织的血流状况，并且对病人没有辐射损伤。郑艳玲等通过对 CEUS 和 CTA 对腹主动脉瘤的显示价值研究，发现两者在腹主动脉瘤术前术后的评估方面有很好的一致性，可以在腹部血管检查中互为补充。

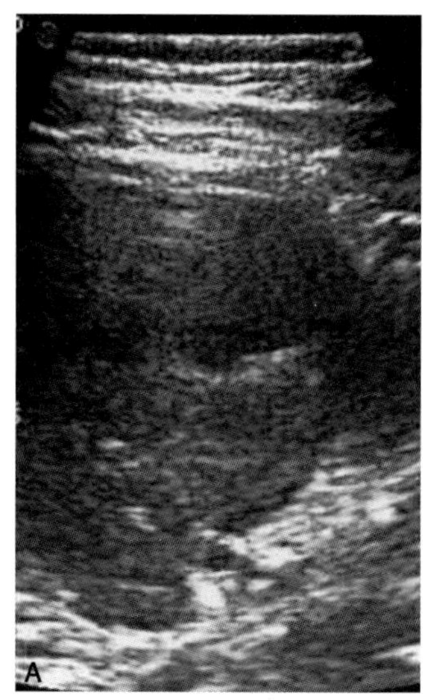


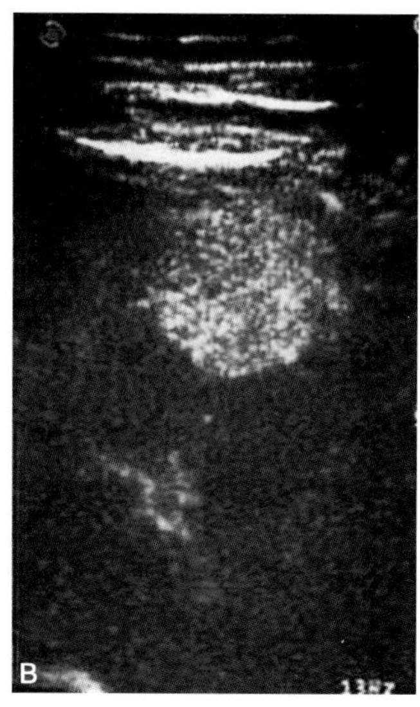


**图 2-2-2　原发性肝细胞肝癌**

男,48 岁。原发性肝细胞肝癌患者。A. 常规超声发现肝左叶低回声灶,边界模糊;B. 超声造影肝左叶病灶显示清晰

## 三、超声弹性成像

弹性成像的概念由来已久,近年来发展迅速,丰富了二维灰阶超声的应用,为临床诊疗工作提供了新的工具。所谓超声弹性成像,就是利用超声成像的方法,经过一系列的图像处理技术来反映组织内部的软硬程度,从而间接提供组织的内部信息,在腹部疾病诊疗过程中的应用前景非常广阔。

目前在腹部疾病中应用较多的弹性成像技术是声辐射力脉冲成像(acoustic radiation force impulse,ARFI),它包括声触诊组织定量(virtual touch tissue quantification,VTQ)技术和声触诊组织成像(virtual touch tissue imaging,VTI)技术,能对组织的硬度进行定量测量和定性诊断。Park MK 等人研究发现,良恶性胰腺癌的平均剪切波速度(shear wave velocities,SWV)无统计学差异,但恶性胰腺癌患者正常胰腺背景实质的平均 SWV 显著高于良性患者,且 ARFI 能利用 VTQ 和 VTI 测量病变与正常胰腺实质之间的相对刚度,在良恶性胰腺癌的鉴别中价值确切。李银燕等通过对 77 例轻、中、重度脂肪肝患者进行超声弹性成像并与对照组比较评分,发现超声弹性成像评价脂肪肝的敏感性、特异性分别为 96.1% 和 93.3%;张大鹍等的研究结果也证明非酒精性脂肪肝病(NAFLD)患者脂肪肝程度与肝脏的 ARFI 测值存在正相关。ARFI 在评价慢性肝病患者肝纤维化分期中的临床价值也有了一定进展,VTQ 值与肝纤维化程度有很强的相关性。孟洁等人通过对肝脏占位性病变的良恶性的研究,发现 ARFI 对良恶性病变的诊断敏感性为 83.89%,特异性为 80.00%,准确性为 91.18%,且恶性结节的弹性评分明显高于良性结节。此外,ARFI 对正常肾脏也进行了初步研究,田飞等对 380 名健康体检者的 760 个正常肾脏进行 ARFI 成像,初步描绘出了正常肾脏各部位的弹性系数参考范围,为肾脏疾病的弹性成像诊断打下了初步基础(图 2-2-3)。

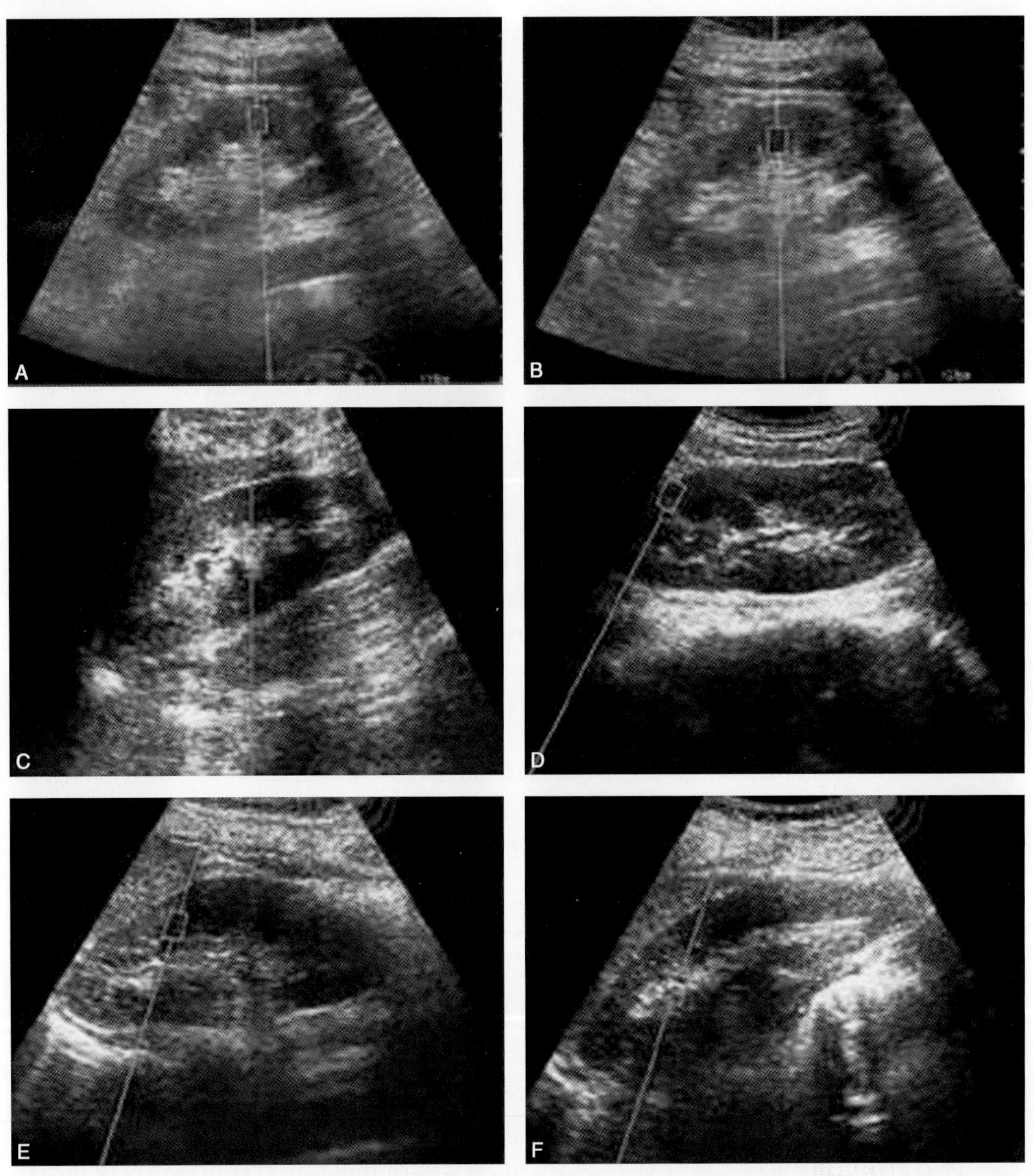


**图 2-2-3　测量不同角度下肾皮质、髓质及肾窦的 SWV 值**

A. 垂直取样时测量正常肾皮质区 SWV(SWV 值为 3.35m/s);B. 垂直取样时测量正常肾髓质区 SWV(SWV 值为 2.30m/s);C. 垂直取样时正常肾窦 SWV(SWV 值为 1.07m/s);D. 取样线与垂直方向呈 30°角时测量正常肾皮质 SWV(SWV 值为 3.02m/s);E. 取样线与垂直方向呈 30°角时测量正常肾髓质 SWV(SWV 值为 2.05m/s);F. 取样线与垂直方向呈 30°角时正常肾窦 SWV(SWV 值为 0.97m/s)

(郭浩　苑康　高波)

## 参 考 文 献


1. Cantisani V, Grazhdani H, Fioravanti C, et al. Liver metastases: Contrast-enhanced ultrasound compared with computed tomography and magnetic resonance. World J Gastroenterol, 2014, 20(29): 9998-10007.
2. Fontanilla T, Noblejas A, Cortes C, et al. Contrast-enhanced ultrasound of liver lesions related to arterial thrombosis in adult liver transplantation. J Clin Ultrasound, 2013, 41(8): 493-500.
3. Goertz RS, Sturm J, Pfeifer L, et al. ARFI cut-off values and significance of standard deviation for liver fibrosis staging in patients with chronic liver disease. Ann Hepatol, 2013, 12(6): 935-941.
4. Park MK, Jo J, Kwon H, et al. Usefulness of acoustic radiation force impulse elastography in the differential diagnosis of benign and malignant solid pancreatic lesions. Ultrasonography, 2014, 33(1): 26-33.
5. Son CY, Kim SU, Han WK, et al. Normal liver elasticity values using acoustic radiation force impulse imaging: a prospective study in healthy living liver and kidney donors. J Gastroenterol Hepatol, 2012, 27(1): 130-136.
6. Xu M, Xie XY, Liu GJ, et al. The application value of contrast-enhanced ultrasound in the differential diagnosis of pancreatic solid-cystic lesions. Eur J Radiol, 2012, 81(7): 1432-1437.
7. Xu WL, Li SL, Wang Y, et al. Role of color Doppler flow imaging in applicable anatomy of spleen vessels. World J Gastroenterol, 2009, 15(5): 607-611.
8. Zheng SG, Xu HX, Liu LN. Management of hepatocellular carcinoma: The role of contrast-enhanced ultrasound. World J Radiol, 2014, 6(1): 7-14.
9. 李银燕，王学梅，张义侠，等. 超声弹性成像评分在脂肪肝分度中的应用价值. 中国临床医学影像杂志，2009，20(12)：911-913.
10. 孟洁，张凤娟，周军华，等. 声辐射力脉冲成像技术对肝占位性病变的诊断价值. 临床超声医学杂志，2012；14(9)：613-615.
11. 田飞，孟冬梅，王正滨，等. 声辐射力脉冲成像技术对正常肾脏的定量研究. 中华医学超声杂志(电子版)，2012，9(10)：910-914.
12. 张大鹍，赵媛媛，李志艳，等. 非酒精性脂肪性肝病患者肝脏声辐射力脉冲成像的临床观察. 临床肝胆病杂志，2011，27(5)：518-20.
13. 郑艳玲，徐辉雄，黄雪玲，等. 腹主动脉瘤超声造影表现与 CT 血管成像的比较. 中华医学超声杂志(电子版)，2010，7(5)：783-788.


# 第三节　CT

计算机体层摄影术(computed tomography，CT)是腹部疾病诊断和鉴别诊断的重要影像学检查手段。CT 常用的检查技术有平扫、增强扫描、血管造影以及灌注成像、能量成像等，并且具有多种后处理功能，可做图像的二维和三维重建，更好地显示腹部病变及解剖结构，对确定腹部病变的部位、大小、范围有较大优势，如果为肿瘤性病变还可了解病变与邻近结构的关系、有无转移、门静脉和腔静脉有无瘤栓等。近年来 CT 技术发展迅速，双源 CT 和能量 CT 的诞生使 CT 步入了一个新的时代，可以从能量的水平对病变进行成像与分析，克服了以往 CT 成像的单一参数缺点，推动了临床诊治和科研水平的提升。

## 一、CT 平扫和增强

腹部 CT 平扫常规采用横断层面，也可做冠状层面扫描。层厚 5 ~ 10mm，层距 5 ~

10mm，层间隔为0，进行无间隙扫描，采用标准算法或软组织算法均可。CT平扫密度分辨率和空间分辨率高，并且后处理功能强大，广泛应用于腹部疾病的检查当中。CT增强扫描需要静脉团注碘对比剂后按照普通平扫的方式扫描，一般流速2～4ml/s，对比剂用量为50～100ml。可以手动或者应用造影剂动态跟踪（smartprep）技术激发增强扫描的过程。如怀疑海绵状血管瘤、肝内胆管细胞型肝癌等疾病可对感兴趣区采用动态增强扫描，观察病变的血供变化，为定性疾病提供血流方面的依据。CT增强扫描可分为常规增强扫描、动态增强扫描和多期增强扫描等方式，目的是增加病灶和周围结构的对比显示和了解病变的血供状况，对病变的检出和定性有重要意义。

## 二、CT造影检查

CT造影检查分为非血管造影和血管造影，前者在腹部CT检查中应用非常广泛，是指对某一器官先进行非血管造影，再进行CT扫描的检查方法，可以有效地增加图像的对比度，有助于病灶的检出，其中CT小肠造影（CT enterography，CTE）是目前临床应用和研究的热点。CTE即在腹部检查中，口服大剂量对比剂（一般为2.5%等渗甘露醇）以充盈小肠，再进行多层螺旋CT（multislice CT，MSCT）扫描并重建成像的方法（图2-3-1）。与传统的X线小肠气钡双对比造影相比，CTE可以更加直观地显示小肠内外和小肠壁的病变及其浸润范围、与周围结构的关系等，而且CT具有MPR、MIP、VR等多种后处理三维重建功能，在许多小肠病变如小肠克罗恩病、小肠梗阻、出血尤其是模糊的消化道出血以及小肠肿瘤诊断方面的价值得到了研究证实，可以作为X线小肠造影的有力补充，在临床工作中应用已日渐普及。Paparo等发现CTE检出克罗恩病回结肠吻合术后病变的敏感性和特异性分别为95.35%、75%，诊断准确率92.15%，可以对患者术后情况进行良好评价。

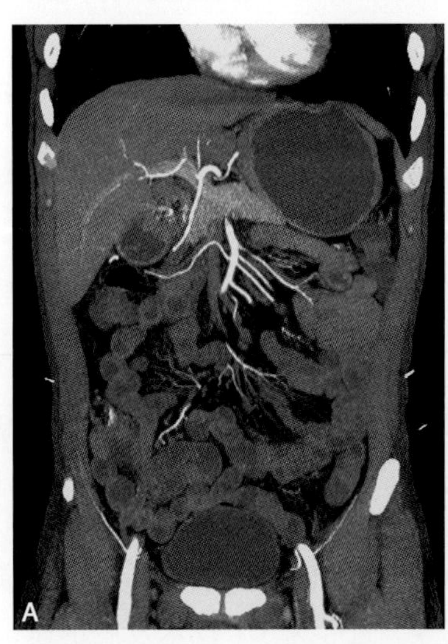


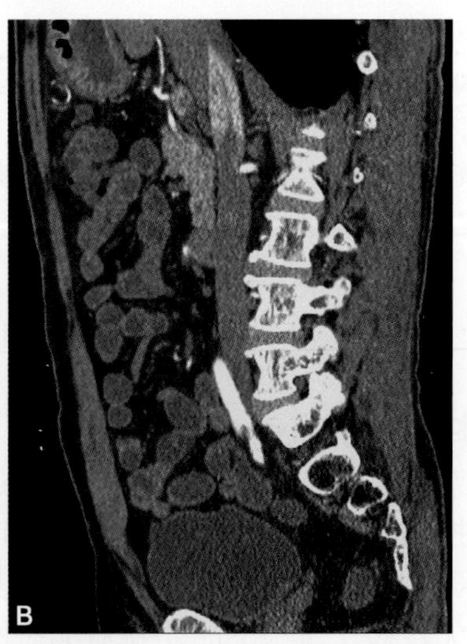


**图2-3-1　CT小肠造影**

口服等渗甘露醇对比剂后行CT小肠造影，冠状位（A）、矢状位（B）重建清晰显示肠管内外及邻近解剖结构

CT血管造影（CT angiography，CTA）是将CT增强和薄层快速扫描技术相融合的一种检查方法。一般采用非离子型碘对比剂，经肘静脉注射，剂量为1～2ml/kg，速率为3～5ml/s，

扫描完成后将采集到的数据导入工作站进行三维图像重建。CTA 不仅在诊断血管性病变和血管变异的过程中具有重要价值，还可以明确病变与血管、周围解剖结构之间的关系，在腹部肿瘤性病变和外周血管性病变的诊断中发挥着重要作用。与数字减影血管造影（digital subtraction angiography，DSA）比较，重组 CTA 图像具有创伤小、收费低、检查简便并且能多角度观察等优点。随着 MSCT 的发展，可以对原始数据进行任意方位的重组，获得高分辨率的重组图像，极大地提高了 CTA 的临床应用价值。CTA 图像不仅可以对腹主动脉、门静脉及下腔静脉进行精确显像，为腹主动脉瘤等一些血管性病变术前进行准确评估（图 2-3-2），而且能够对小血管病变如肠系膜上动脉病变、肾动脉粥样硬化等肾血管性病变、肿瘤对小血管的侵犯程度进行准确显示，极大降低了常规扫描中部分容积效应等所造成的影响，可以早期发现小动脉粥样硬化引起的脏器缺血，并准确评估肿瘤对小血管的浸润程度，在腹部病变的诊断中发挥着重要作用。

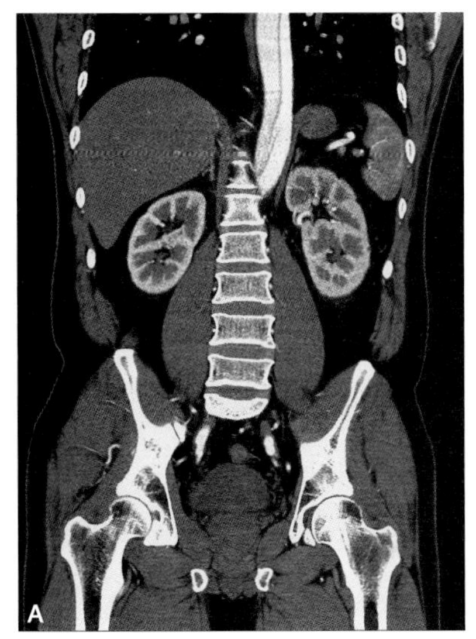


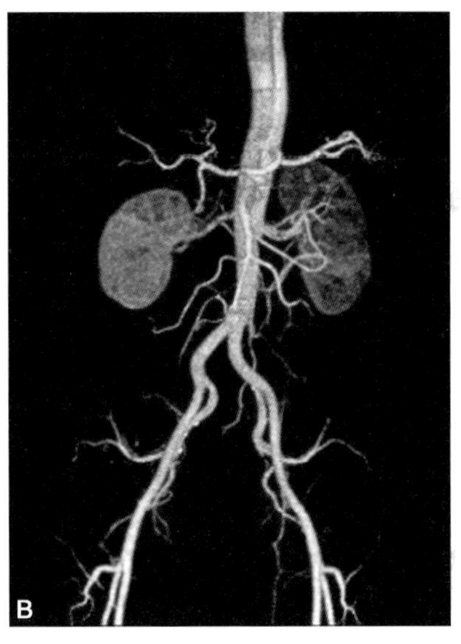


**图 2-3-2　夹层动脉瘤**

男，44 岁。突发上腹痛半天。A. 主动脉 CTA 显示主动脉管腔内可见真假两腔；B. VR 重建可以对病变进行三维立体显示

## 三、CT 灌注成像

CT 灌注成像（CT perfusion，CTP）一般采用非离子型碘造影剂，造影剂的用量少于常规增强扫描，注射速率恒定，一般为 5 ~ 7ml/s，时间间隔一般为 3 ~ 5s。通过快速动态扫描获得选定层面的时间-密度曲线，能够反映肝脏组织血液灌注量的变化。在工作站经过后处理，得到肝脏血流量（blood flow，BF）、血容量（blood volume，BV）、到达峰值时间（time to peak，TTP）、平均通过时间（mean transit time，MTT）图，来评价肝脏组织和病变组织的血流灌注状态。目前，肝脏 CTP 主要用于肝脏肿瘤的鉴别诊断、弥漫性肝病如肝硬化术前肝脏功能分级、术后血流灌注情况评估（图 2-3-3，见文末彩图）以及小肝癌的早期诊断等方面。Hayano 等通过研究发现，肝脏转移瘤的 BF、BV 低于肝细胞肝癌，而 MTT 则高于肝细胞肝癌，且 BV 是两者鉴别的特征性价值指标。

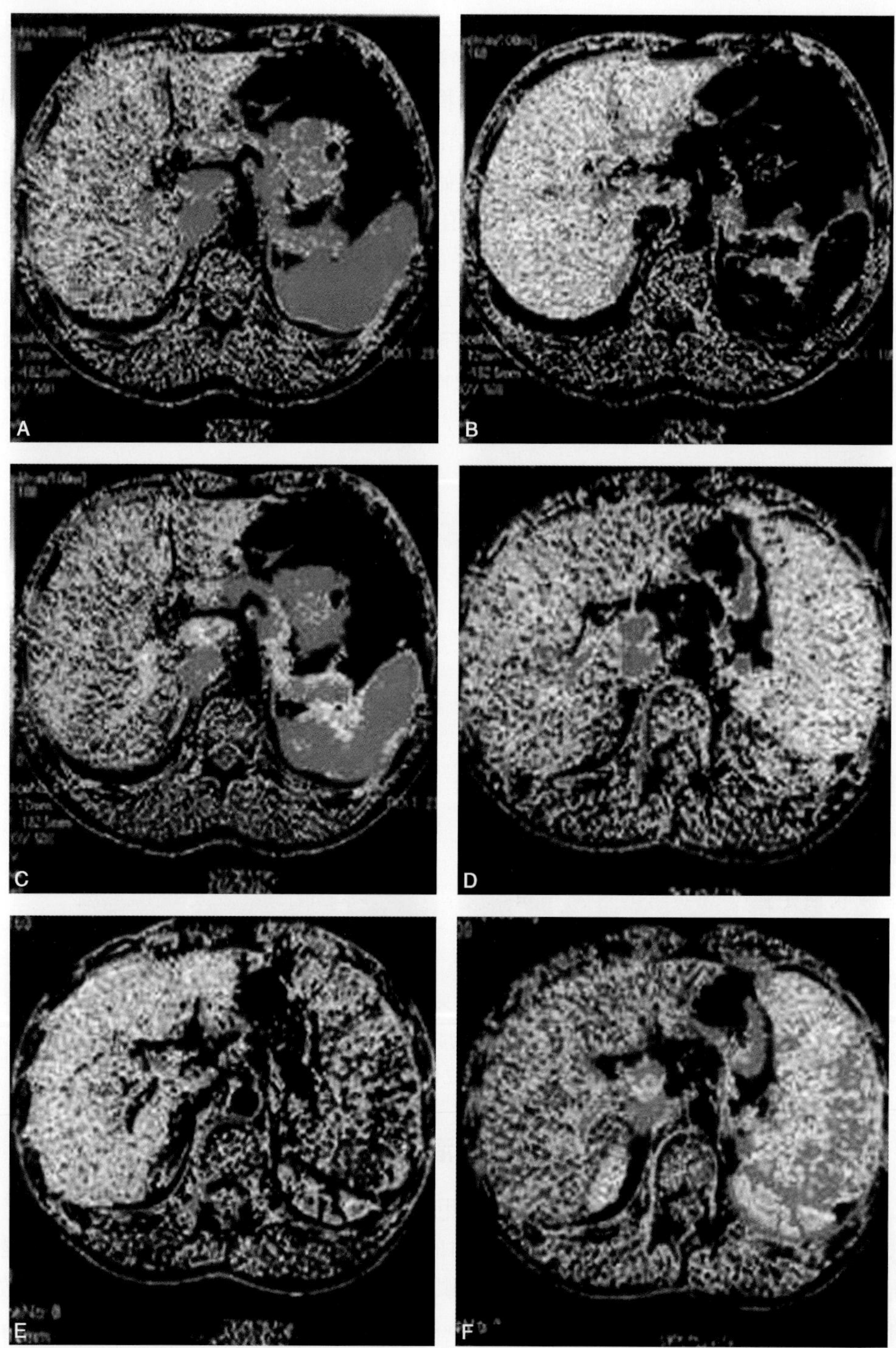

**图 2-3-3 正常肝脏及肝硬化肝脏灌注成像**

A～C. 分别为对照组的肝动脉灌注(hepatic artery perfusion,HAP)、门静脉灌注(portal vein perfusion,PVP)及肝灌注指数(hepatic perfusion index,HPI)灌注图;D～F. 分别为肝硬化组的 HAP、PVP、HPI 灌注图,肝硬化组的 HAP、PVP、HPI 灌注较正常肝脏明显降低[中国医师杂志,2009,11(5):606-608]

肝脏 CTP 作为一种功能成像，可以准确地评估肝脏的微循环血流动力学状态，代谢变化的信息，在肝脏功能分级、肝脏肿瘤术前及术后的肝血流评价等方面有着独特的优势。此外，还可以对肝动脉、门静脉进行精确评价，弥补了 CTA 对门静脉成像的时间等因素把握不足而导致门静脉成像不清晰的缺陷。MSCT 的发展，推动了容积成像、动态扫描和功能成像技术的日臻完善，进一步扩展了 CT 技术在腹部器官扫描中的应用。

## 四、CT 能量成像

CT 能量成像的概念由来已久，但受制于扫描条件的限制，沉寂了一段时间。随着双源 CT 和宝石能谱 CT 的出现，CT 能量成像逐渐成为现实。双源 CT 采用单次扫描采集两组不同能量数据实现能量成像；能谱 CT 采用瞬时双 kVp 技术，模拟物质在单能量 X 线光源下的成像，有别于传统 CT 的混合能量成像，通过在原始数据空间的重建可以获得 101 组单能量图像，还可以获得物质的能谱曲线，对其进行定量观察，克服了单一参数 CT 值的缺陷，对物质进行能量层面的分析。两种能量成像技术对设备的要求和成像方法不同，但都可以在一定程度上实现物质的分离，在去除伪影，提高图像质量、定量测量物质的成分等方面提供了崭新的工具，具有广阔的应用前景。

**1. 提高图像质量**　能谱 CT 通过重建出 101 幅 40 ~ 140keV 单能量图像等同的实现了物质在单色 X 线源的情况下可能获得的图像。这种单能量图像可以有效去除线束硬化伪影所造成的 CT 值不准确。利用宝石能谱 CT 自带的 Optimal CNR 工具找到最佳单能量点，并得到最佳单能量点所对应的最佳单能量图像。最佳单能量图像可以有效地提高病灶的 CNR，有助于病灶及周围解剖细节地显示。对于肝脏而言，有研究发现最佳单能量点为 70keV，在此能量点图像的质量最高；也有学者证实低能量区间（40 ~ 70keV）成像对一些微小病灶如小肝癌的发现价值更大。

**2. 碘物质定量分析**　人体多数组织都含有水，而临床上最常用的对比剂是碘，因此水和碘作为常用的基物质对可以反映大多数组织的组分，当然这种组成不是真正意义上的化学组分，而是用这两种基物质把所有组织的 X 线衰减反映出来。王明亮和王乐等人经过研究发现，在碘（水）基物质图像上测得的碘浓度与真实碘浓度明显相关。在碘（水）基图像上含碘成分可以特异性显示（图 2-3-4），也可以测得体素内碘的密度，这样就避免了传统 CT 图像的各种伪影导致的 CT 值不准确，从而难以分辨病灶中有无真正强化的缺点。

**3. 能谱曲线**　所谓能谱曲线，简单来说就是物质的衰减随 X 线能量变化的曲线，而物质的衰减可以用 CT 值来表示，这条曲线可以反映物质的化学组分，由此可对物质的性质进行鉴别。在获取的任一单能量图像上，任意选取一个 ROI，其平均能谱曲线都可以在工作站得到。从能谱曲线上可以直观地观察物质的衰减特性，并得到 40 ~ 140keV 时的 101 个单能量点的平均 CT 值与标准差。为了便于临床应用，所有测量的能谱曲线均经过了标准化处理（相对于水）。多数物质的标准化能谱曲线呈衰减趋势，即随着能量地逐渐增高 CT 值逐渐降低，但少数物质，如脂肪，其标准化能谱曲线为上升趋势，即随着能量地逐渐升高物质的 CT 值也逐渐升高。每一种物质都有其特定的能谱曲线，由此可以推断出不同的能谱曲线代表的不同结构和病理类型（图 2-3-5，图 2-3-6，见文末彩图），同样，相似的能谱曲线提示相同或类似的结构和病理类型，可以为不同性质肿瘤和积液的鉴别等临床应用提供新的工具。

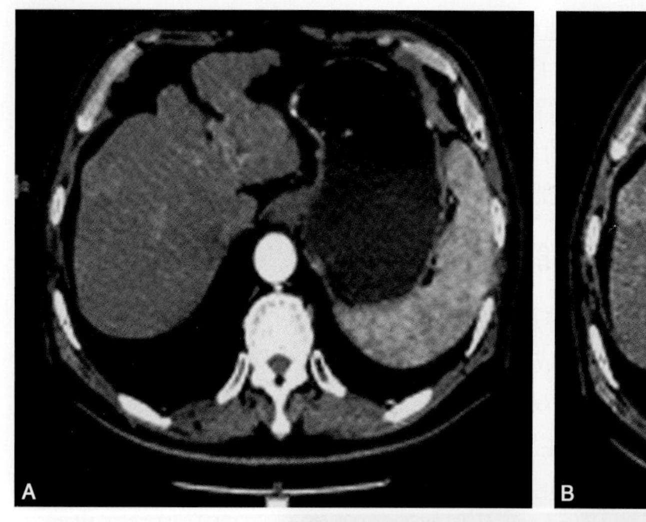


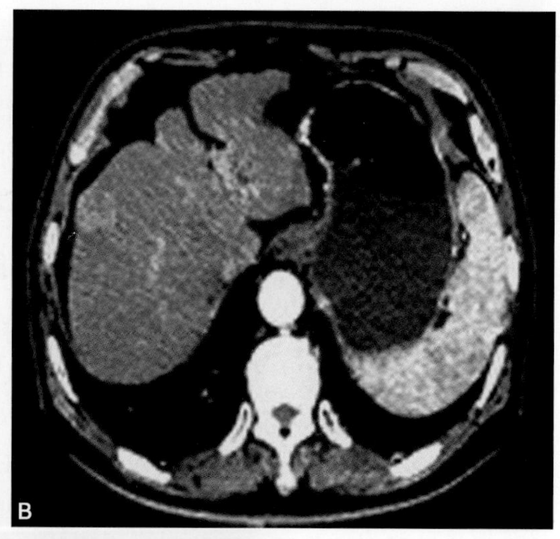


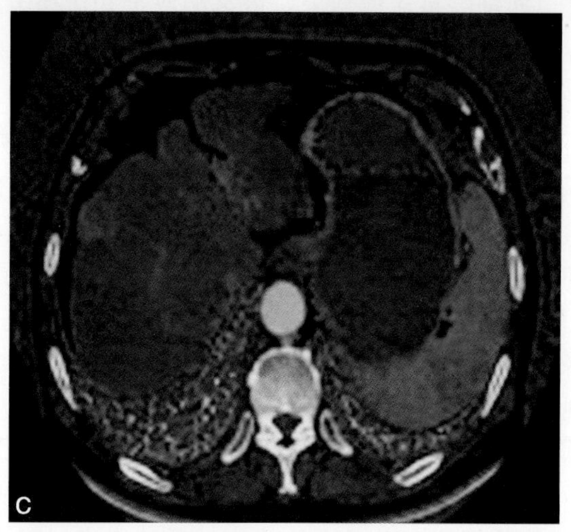


**图 2-3-4　肝癌最佳单能量成像及碘(水)基图像**

男,54 岁。原发性肝细胞肝癌患者。A. 常规混合能量图像,病灶显示欠佳,边缘显示不清;B. 最佳单能量图像,病灶细节及边缘显示清晰,优于常规混合能量图像;C. 碘(水)基图像,可见到较明显的碘剂沉积

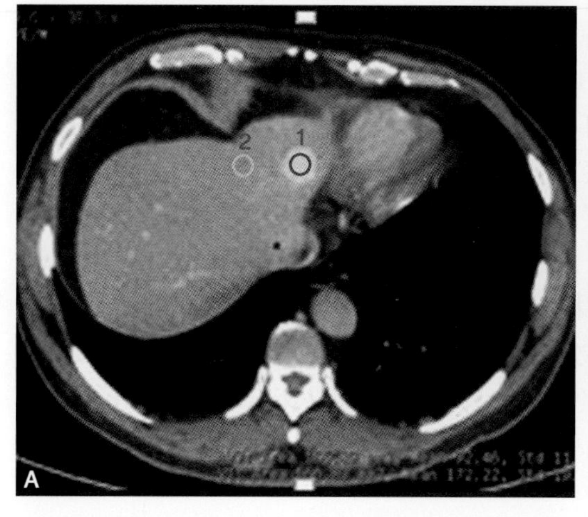


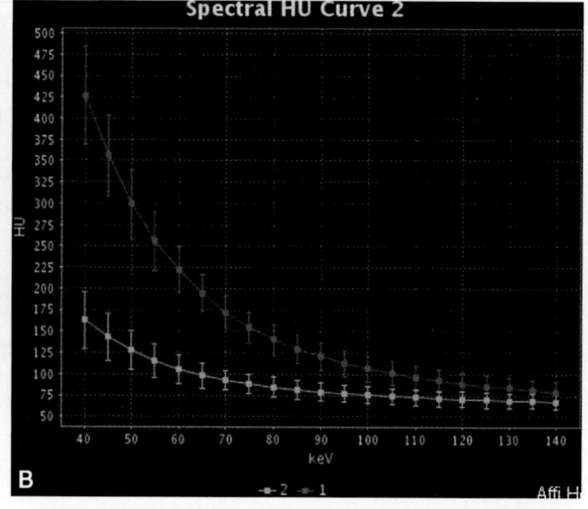

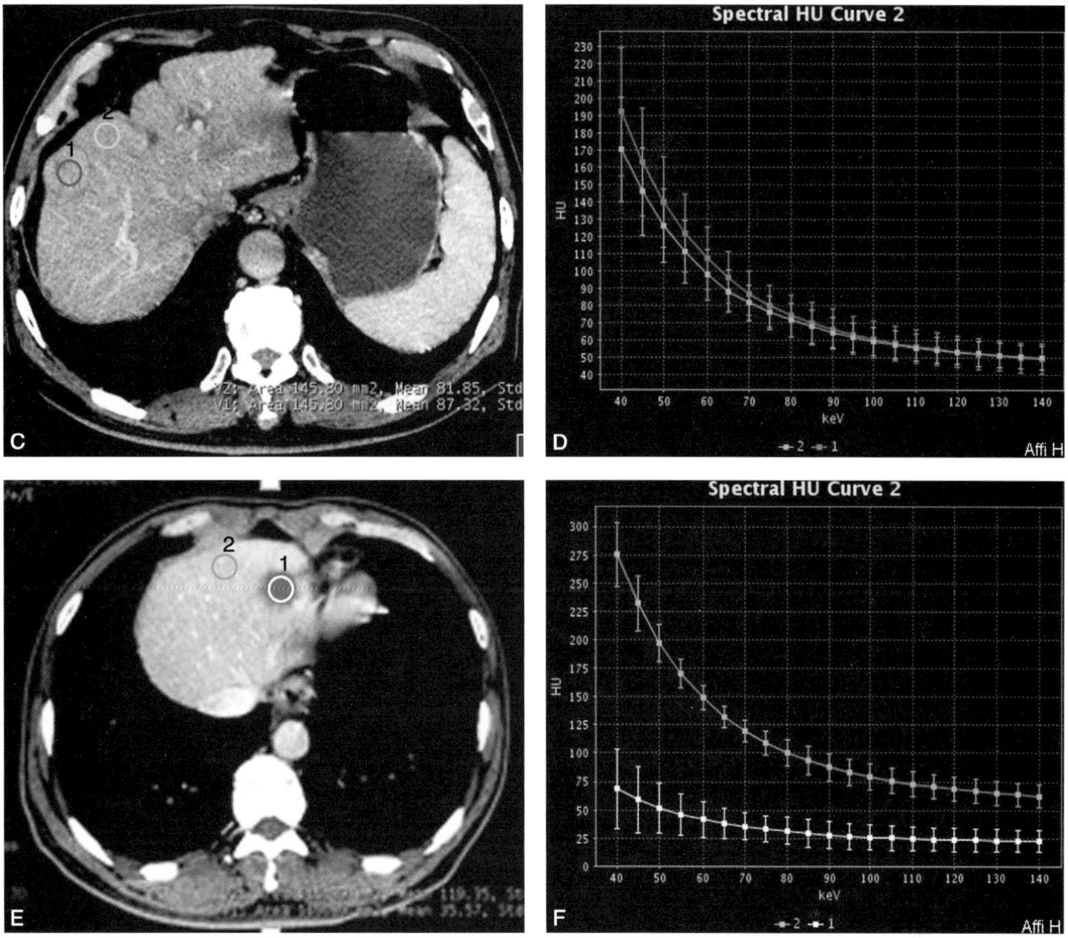

**图 2-3-5　三种肝脏病灶与正常肝实质能谱曲线对比**

图 A、B. 男，56 岁。肝血管瘤。肝小血管瘤（红色）与正常肝实质（蓝色）的能谱曲线对比；图 C、D. 男，67 岁。肝右叶肝癌。小肝癌（绿色）与正常肝实质（蓝色）的能谱曲线对比；图 E、F. 男，62 岁。胃癌肝转移。肝小转移瘤（黄色）与正常肝实质（蓝色）的能谱曲线对比

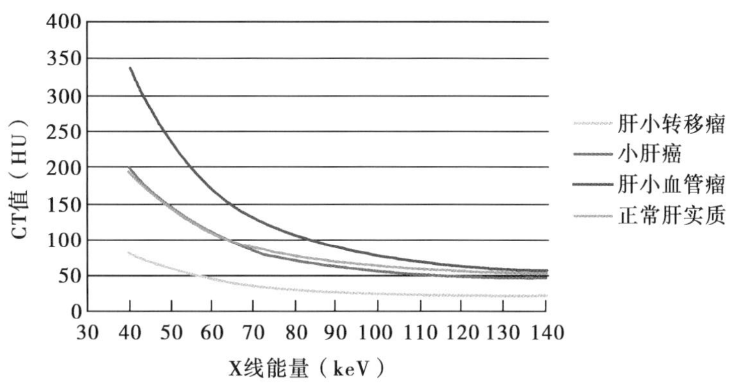


**图 2-3-6　三种肝脏病灶在不同 keV 下的平均衰减曲线**

总之，能量成像的出现为CT的临床应用及科研提供了崭新的平台，在腹部疾病的诊断和分析中具有良好的应用前景。随着科研水平的不断提升，CT能量成像的价值将会得到更大的认可和更广泛的应用。

（郭浩　刘晓亮　高波）

## 参考文献


1. Al-Hawary MM，Kaza RK，Platt JF. CT Enterography：Concepts and Advances in Crohn's Disease Imaging. Radiol Clin North Am，2013，51（1）：1-16.
2. Hayano K，Desai GS，Kambadakone AR，et al. Quantitative characterization of hepatocellular carcinoma and metastatic livertumor by CT perfusion. Cancer Imaging，2013，13（4）：512-519.
3. Huprich JE，Fletcher JG，Fidler JL，et al. Prospective blinded comparison of wireless capsule endoscopy and multiphase CT enterography in obscure gastrointestinal bleeding. Radiology，2011，260（3）：744-751.
4. Lv P，Lin XZ，Chen K，et al. Spectral CT in patients with small HCC：investigation of image quality and diagnostic accuracy. Eur Radiol，2012，22（10）：2117-2124.
5. Paparo F，Revrlli M，Puppo C，et al. Crohn's disease recurrence in patients with ileocolic anastomosis：value of computed tomography enterography with water enema. Eur J Radiol，2013，82（9）：e434-440.
6. Soyer P，Hristova L，Boudqhene F，et al. Small bowel adenocarcinoma in Crohn disease：CT-enterography features with pathological correlation. Abdom Imaging，2012，37（3）：338-349.
7. Soyer P. Obscure gastrointestinal bleeding：difficulties in comparing CT enterography and video capsule endoscopy. Eur Radiol，2012，22（6）：1167-1171.
8. Theillac M，Jouvet JC，Boussel L. Meckel's diverticulum revealed by microcytic anemia：the contribution of CT enteroclysis. Diagn Interv Imaging，2014，95（6）：625-627.
9. Wu YW，Tang YH，Hao NX，et al. Crohn's disease：CT enterography manifestations before and after treatment. Eur J Radiol，2012，81（1）：52-59.
10. Yamada Y，Jinzaki M，Tanami Y，et al. Virtual monochromatic spectral imaging for the evaluation of hypovascular hepatic metastases：the optimal monochromatic level with fast kilovoltage switching dual-energy computed tomography. Invest Radiol，2012，47（5）：292-298.
11. 郭浩，邵伟光，张东雯，等. CT能谱曲线对肝脏小肿瘤性病变的鉴别诊断价值初探. 中国医学影像技术，2014，30（4）：552-555.
12. 鞠烨，刘爱连，汪禾青，等. 能谱曲线鉴别诊断良恶性浆膜腔积液. 中国医学影像技术，2012，28（12）：2239-2242.
13. 王乐，刘斌，汪洁，等. 能谱CT对碘含量测量准确性的实验研究. 放射学实践，2012；27（3）：264-267.


# 第四节　磁共振成像

磁共振成像（magnetic resonance imaging，MRI）是腹部疾病诊断中非常重要的影像学检查方法。MRI在腹部成像的优势在于可以进行任意角度的图像重组、可获得同向性的高空间分辨率和高组织分辨率图像，有助于腹部疾病的全面显示。随着MRI技术的不断发展，对腹部一些微细结构如胰胆管、输尿管等结构的显示具有明显的优势，而且没有电离辐射，可以进行任意方位、多参数成像，已经成为许多腹部疾病诊断不可或缺的影像检查。目前，高

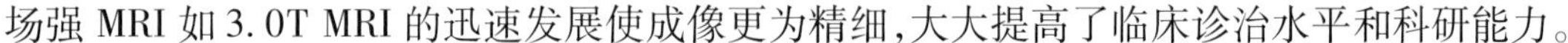

场强 MRI 如 3.0T MRI 的迅速发展使成像更为精细，大大提高了临床诊治水平和科研能力。

## 一、磁共振平扫和增强

MRI 检查序列多样，$T_1$WI、$T_2$WI、$T_2$-STIR、DWI 等序列在腹部检查中广泛应用，在诊断过程中必须进行综合分析。MRI 腹部检查前 6~8 小时病人应禁食禁水，并在医务人员指导下进行呼吸训练。常规采用横断面和冠状面成像，根据需要补充矢状位图像。层厚为 6~8mm，间距为 2mm。腹部增强扫描时经静脉注射顺磁性对比剂 Gd-DTPA，目前也有国外学者发现锰聚合物作为对比剂在慢性肾病患者的增强检查中具有一定优势。一般采用动态增强扫描，对比剂用量为 0.1~0.2mmol/kg，采用高压注射器或手动注射。注射完对比剂后开始扫描，连续采集 4~6 次，根据需要可以进行延迟扫描。与 CT 相比，MRI 无电离辐射、选择参数多样且图像组织分辨率高，是腹部疾病诊断中不可或缺的检查手段。腹部疾病种类繁多，在 MRI 平扫和增强图像上表现各异，每一种表现形式都有其自身特征和病理基础。了解并掌握腹部基本病变的 MR 信号特征，对于腹部疾病的诊断非常重要。结合腹部常见病变的平扫和强化特点以及临床发生过程，才能对疾病性质做出综合判断。值得注意的是，有些腹部病灶的强化方式并不典型，如一些不典型肝癌和血管瘤强化方式可多样，并不符合典型的“快进快出”和“早出晚归”征象，并且同一病灶 MRI 增强扫描强化方式有时与 CT 增强扫描强化方式有一定差别，这可能是由于两者在扫描时间上和分辨率方面的不一致、不同造影剂在人群中的适应性差异等因素造成，在临床诊断过程中需要综合考虑。

对比剂在腹部疾病中的应用及不良反应参考本章第七节。

## 二、磁共振血管成像

磁共振血管成像（magnetic resonance angiography，MRA）由于无创性、可在三维空间显影、操作简便易行等优势越来越多的应用于血管疾病的诊断中。其中，时间飞越法（TOF）和相位对比（PC）法主要用于评价脑血管病变，在腹部应用最多的是 3D 动态增强磁共振血管成像（three dimensional dynamic contrast enhanced magnetic resonance angiography，3D DCE-MRA）。扫描时，患者经肘静脉注射对比剂钆喷酸葡胺（Gd-DTPA），剂量一般为 0.6ml/kg，流速为 3ml/s，扫描层厚 4mm，层间距 2mm。扫描完成后通过容积再现（VR）及最大密度投影（MIP）技术进行重建，对血管进行三维显示。3D DCE-MRA 在腹部血管性病变如门静脉瘤、腹主动脉瘤、肾血管病变的诊断中的价值已经得到了研究证实，为腹部血管成像提供了新的工具。

## 三、弥散加权成像

弥散加权成像（diffusion-weighted imaging，DWI）技术早已广泛应用于颅内、腹部及盆腔等部位疾病的诊断当中，通过观察活体内水分子的微观运动进行成像，来反映组织内水分子的弥散运动状况，即为 DWI 技术。由于腹部器官易受呼吸、肠管蠕动等因素的影响，因此单次激发平板回波成像（echo planar imaging，EPI）和并行采集（如 ASSET）等技术被应用在腹部 DWI 成像中，使扫描采集时间大大缩短，减少了运动伪影的产生，使 DWI 技术在腹部得以应用。

在 DWI 图像中，表观弥散系数 ADC（apparent diffusion coefficient，ADC）可以用来评估弥散成像结果，也是 DWI 图像对比显示的主要取决因素。组织弥散受限程度越小，ADC 值越高，信号衰减程度越大，在 DWI 图像上呈灰黑色；相反，弥散受限程度越大，ADC 值越低，信号衰减程度越小，在 DWI 图像上呈白色。对恶性肿瘤而言，肿瘤细胞核增大，核浆比增高，排列紧密，导致水分子弥散受限，ADC 较正常组织低，在 DWI 图像上呈明显高信号(图 2-4-1)。

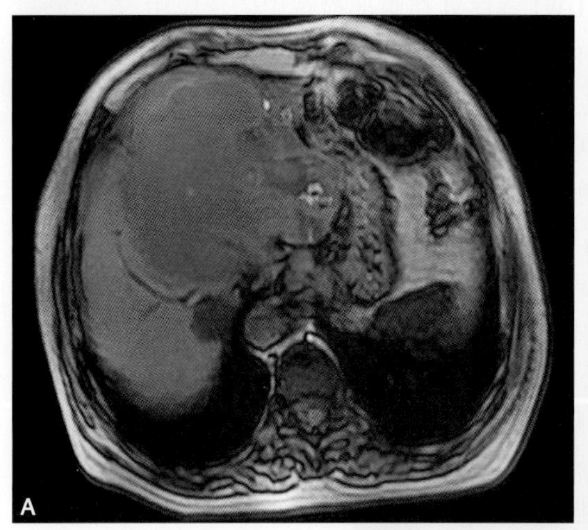


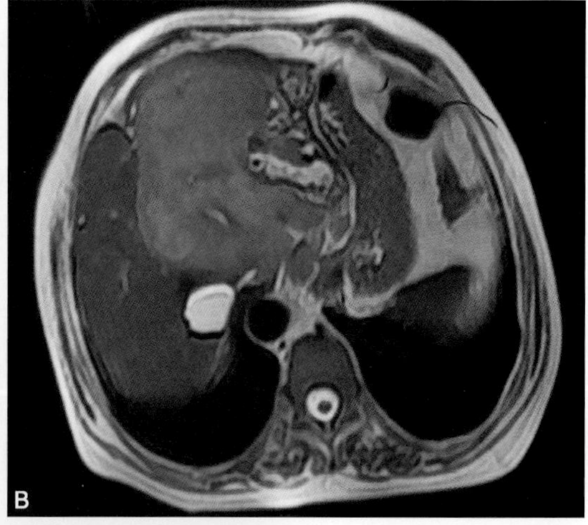


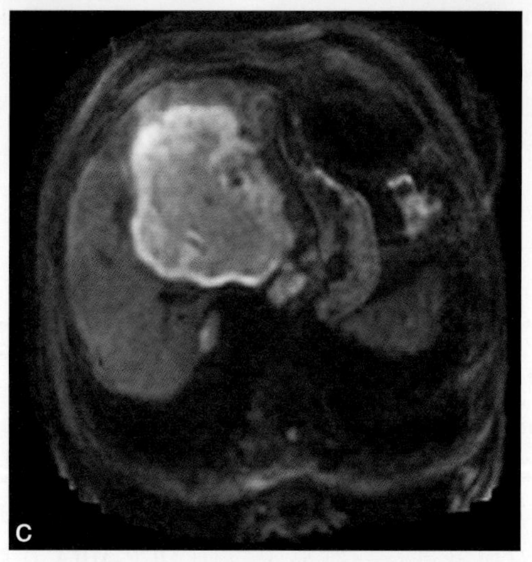


**图 2-4-1　原发性肝细胞肝癌**

女，71 岁。原发性肝细胞肝癌患者。A、B. MRI 平扫 $T_1$WI 病灶呈稍低信号，$T_2$WI 病灶呈稍高信号；C. DWI病灶呈明显高信号

有学者用 ADC 值来区分不同的肾上腺肿瘤，已证实其在皮质腺瘤、嗜铬细胞瘤、肾上腺转移瘤鉴别诊断中的作用；ADC 值也可以为前列腺癌和良性前列腺增生的区分提供定量依据。DWI 在肝硬化诊断中的应用也有了一定探索，文献报道肝硬化的 ADC 值低于正常肝组织，可能是由于肝硬化的病人肝脏中纤维组织增加，破坏了肝脏的微循环使其血流灌注下降所致。但是 ADC 值对早期肝脏纤维化发现困难，也不能对其进行有效分期。国外研究发现，采用多 b 值扫描，观察肝脏细胞膜上 AQP 表达和高 b 值下 ADC 值变化的相关性，可以发现并准确评价早期肝脏纤维化。有国外学者发现，ADC 值和反映组织代谢情况的 SUV 值在评价腹膜转移时呈现负相关，在腹膜转移的诊断中有很高价值。Inoue 等通过研究子宫内膜

癌患者 ROI 的选择与 ADC 值之间的关系发现，ADC 值能够稳定的评估肿瘤的弥散程度，不受 ROI 形状的影响。

## 四、磁共振水成像

MR 水成像技术是对体内缓慢流动或静态的液体成像的技术。其原理是采用重 $T_2$WI 技术，使 $T_2$值较短的组织如实质性器官和流动的血液横向磁化矢量衰减多，组织信号很低；使具有长 $T_2$弛豫时间的静态液体横向磁化矢量衰减少，呈现高信号。

MR 水成像技术的临床应用主要包括磁共振胰胆管成像（magnetic resonance cholangio-pancreatography，MRCP）和磁共振尿路成像（magnetic resonance urography，MRU），由于其无创、无辐射损伤、无需对比剂、适用人群广等独特优势，逐渐成为经内镜逆行性胰胆管造影（endoscopic retrograde cholangio-pancreatography，ERCP）和静脉肾盂造影（intravenous pyelography，IVP）等有创检查的有效补充甚至替代检查。Govindarajan 等研究发现，MRCP 检查前让患者口服糖浆可以提高成像质量，并且没有任何副作用。Siles 等也对 MRCP 在 3 个月以下儿童胆道闭锁成像方面的价值进行了前瞻性的研究，初步证实了其在术前评估中的作用。MRCP 对胆道梗阻性病变的显示较为敏感，可以立体观察胆道狭窄的部位及原因（图 2-4-2）。

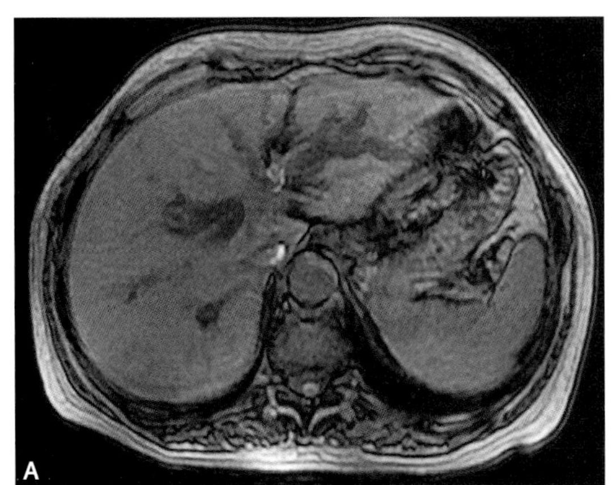


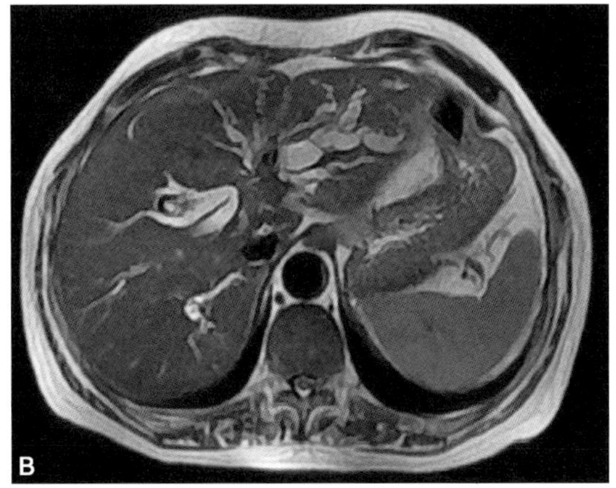


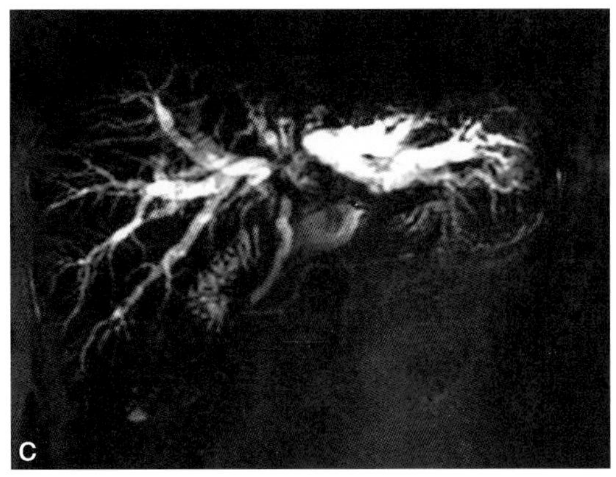


**图 2-4-2　肝门区胆管癌**

女，58 岁。20 天前无明显诱因眼黄、皮肤发黄，尿色加深。A、B. MRI 平扫 $T_1$WI 病灶呈稍低信号，$T_2$WI 病灶呈稍高信号；C. MRCP 示肝左右胆管明显扩张，肝门区胆管示充盈缺损

Cavdar 等对 MRCP 和 ERCP 在胆道成像方面进行对比研究,发现 MRCP 在发现胆道结石的阳性率方面与 ERCP 相近,可以在一定程度上取代 ERCP,从而减少不必要的风险。在胰腺疾病的诊断方面,胰泌素 MRCP 已经成为胰腺分裂症诊断的首选检查方法。MRU 可以获得任意平面的高对比度和高空间分辨率泌尿系统图像,在儿童泌尿系统成像和病变检出方面的价值独特(图 2-4-3),是近期国外研究的热点。总之,随着 MR 水成像技术的不断完善,在临床和科研方面的价值将会得到越来越多的体现。

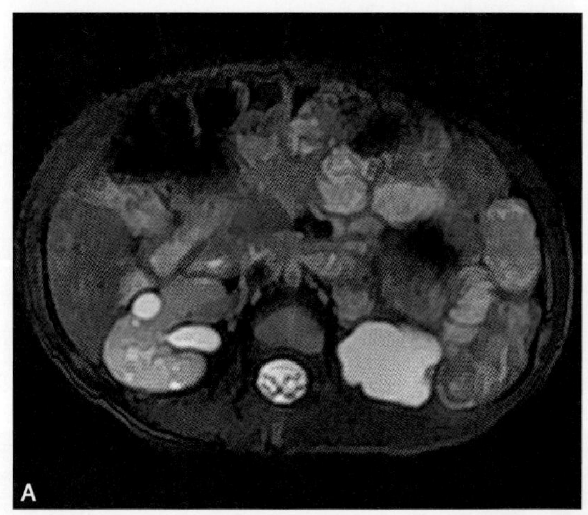


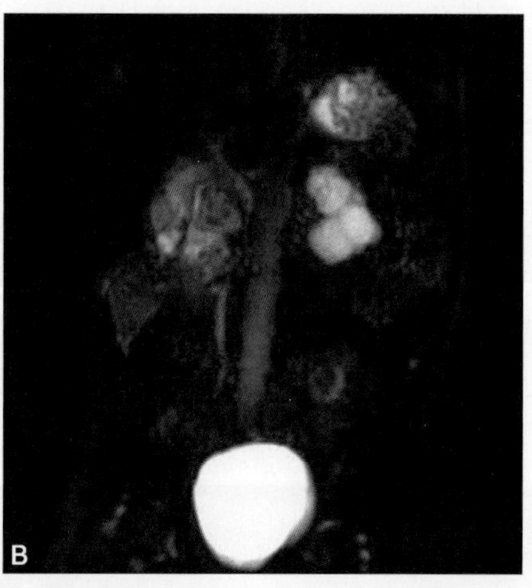


**图 2-4-3 左肾积水**

男,3 岁。先天性左肾积水;右肾多发囊肿。A. $T_2$WI 左肾呈不规则囊状高信号影,右肾实质内见多发小囊状高信号影;B. MRU 示左肾积水明显,左侧输尿管未见明确显示

## 五、灌注加权成像

灌注加权成像(perfusion-weighted imaging,PWI)是一种通过分析组织微循环血流动力学状况来反映局部组织功能的 MRI 检查技术。通过静脉团注对比剂使局部磁场不均,从而造成组织磁化率的改变,相应的 MR 信号随之改变。根据采集到的信息绘制出对比剂通过组织时的时间-灌注曲线,计算出相应的灌注参数,来间接地评价组织功能。对肝脏 PWI 来说,可以计算出局部肝组织血容量(regional hepatic blood volume,rHBV)和局部肝组织血流量(regional hepatic blood flow,rHBF)、平均通过时间(mean transit time,MTT)和峰值时间(time to peak,TTP)等灌注参数。目前在肝脏局灶性病变的诊断、肝癌介入手术前后肝血流灌注状况及肝功能评估等方面已经有所应用。马霄虹等通过对胰腺癌与正常胰腺 PWI 定量分析发现,正常胰腺与胰腺癌非病变区域 TTP 之间的差异可以一定程度反映胰腺癌非病变区域的恶变潜能,从而指导手术计划的制定。

## 六、磁敏感加权成像

磁敏感加权成像(susceptibility-weighted imaging,SWI)原理是采用 3D 梯度回波序列,并且在三个方向均有流动补偿,对微小出血灶、小静脉和铁质沉积的显示非常敏感。SWI 在腹部的应用有一定的局限性,最大的挑战就是呼吸和运动的影响。此外,对于由磁化率差异过大导致的磁化伪影,可以应用相位优化技术给以减轻。ESWAN(Enhanced T2 star weighted angiography）序列是 GE 公司近年来推出的建立在 SWI 理论基础上的新序列，与 SWI 序列相比，具有缩短扫描时间、提高图像信噪比等优势，而且一次扫描可以获得多个参数，为临床提供更多的信息，目前已经在肝硬化、纤维化中铁质沉积的研究中开展（图 2-4-4）。李莉莉等通过对良性前列腺增生和前列腺癌的 ESWAN 成像特征进行分析，发现 ESWAN 可以较好的显示前列腺癌中的微出血，为二者的鉴别提供有价值的信息。

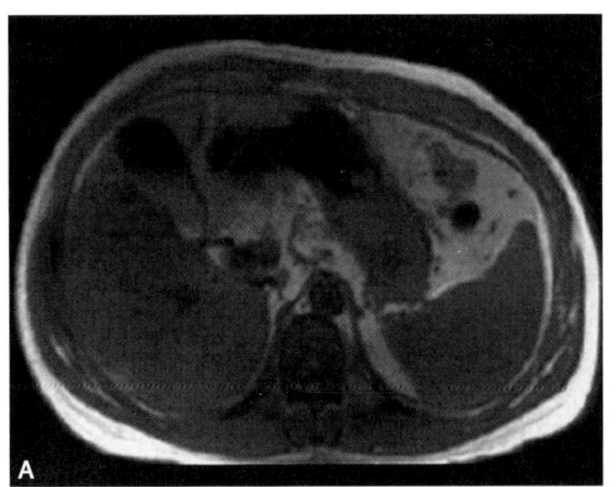


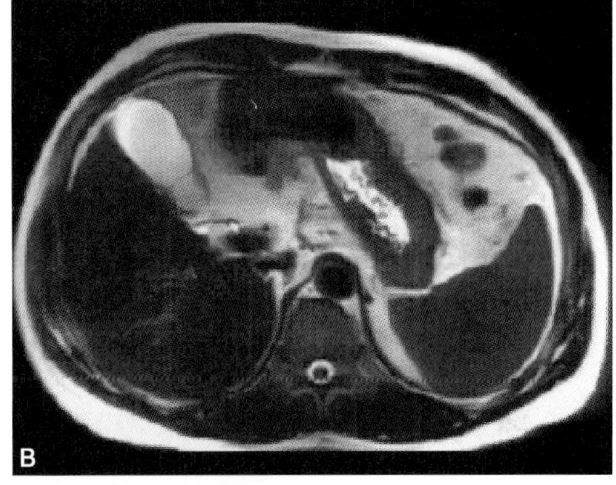


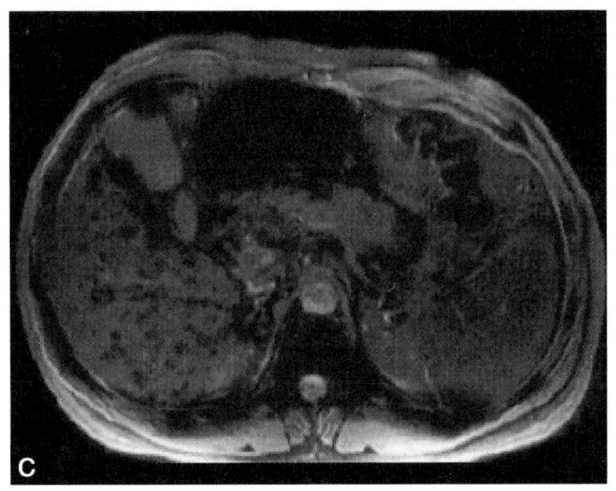


**图 2-4-4　肝硬化患者铁异常沉积再生结节（SN）显示**

男，52 岁。肝硬化患者。A. $T_1$WI；B. $T_2$WI；C. SWI。SWI 序列显示 SN 的数目及对比度优势明显

## 七、磁共振肠道造影

MR 小肠造影近年来在临床中应用越来越多，因其无辐射损伤、良好的软组织分辨率、直观全面显示肠管内外情况等优势，已成为小肠疾病不可或缺的检查手段。其中尤以口服法 MR 小肠造影应用最多，即患者口服 2.5% 甘露醇等渗溶液使小肠充分扩张，再行 MRI 检查。MR 小肠造影在小肠克罗恩病的诊断及术前术后评估方面的应用是目前国外研究的热点（图 2-4-5）。Fidler 等指出，MR 小肠造影的优势在于无电离辐射、提供肠管扩张和运动的动态信息、提高软组织对比度和相对安全的造影剂等方面。国内研究也发现，与传统的钡剂灌肠相比，MR 小肠造影对小肠外病变显示更好，具有广阔的临床应用前景和巨大的科研价值。

对 MR 排粪造影在直肠梗阻型病变和盆底功能性病变诊断中的价值研究也很活跃，愈来愈多的研究成果支持其作为 X 线排粪造影的有力补充。

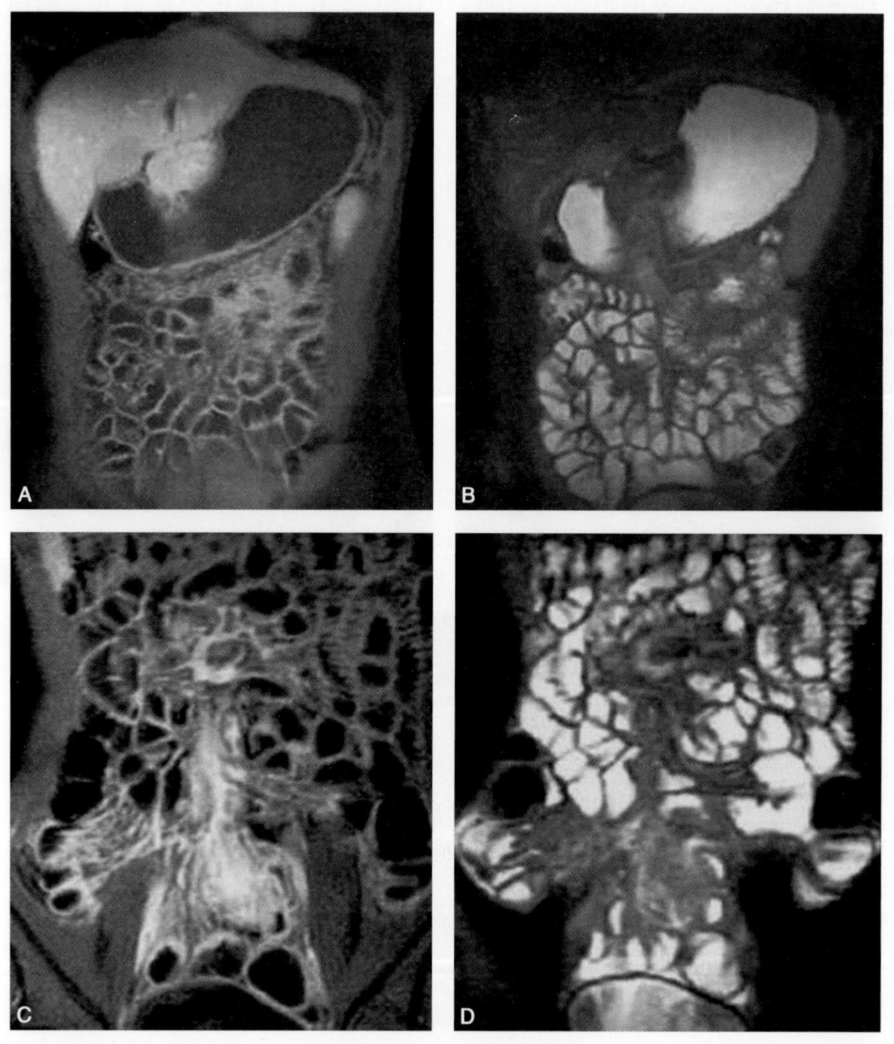

**图 2-4-5　MR 小肠造影**

图 A、B. MR 小肠造影正常所见；图 C、D. 克罗恩病 MR 小肠造影：多节段回肠肠壁增厚，增强明显，肠系膜缘病变重，病变肠管附近的直小血管明显增多

## 八、磁共振波谱成像

磁共振波谱（magnetic resonance spectroscopy，MRS）技术近年来是临床应用和科研的热点，该技术可对组织器官的代谢状况和生化组成进行无创检测和分析。目前主要用于中枢神经系统疾病的诊断，在腹部组织器官的应用研究也得到了一定进展，具有广阔的临床和科研前景。

MRS 的成像基础为化学位移现象。所谓化学位移，是指原子的原子核由于在化合物中所处环境不同，即使在相同静磁场中的同一种原子核，磁共振频率也不同，在 MR 中的共振频率也就不同；把这些共振峰的变化转化为数值波谱，来反映相应代谢物的浓度，即为 MRS。肝脏

MRS 检查中经常用到的原子核有$^{1}H$、$^{31}P$：$^{1}H$-MRS 主要用于脂肪性肝病的诊断中，在肝细胞型肝癌的检测中的基础研究也早已开展；$^{31}P$-MRS 在肝脏的应用范围非常广泛，可以评价肝转移瘤动脉栓塞术后的疗效、病毒性肝炎及肝纤维化的严重程度。有国外学者通过对不同程度 HCV 患者进行$^{31}P$-MRS 成像，计算得到肝脏代谢产物磷酸单酯酶（phosphomonoester，PME）和磷酸二酯酶（phosphodiesterase，PDE）的比值，发现随着疾病严重程度的增高，PME/PDE 也逐渐升高。MRS 还可以监测高能磷酸的代谢状况，为糖尿病人治疗计划的制定和调整提供依据。此外，MRS 也应用于肾移植术后肾功能障碍的诊断中。前列腺不易受呼吸和运动的影响，是 MRS 应用中研究较多的部位之一。$^{1}H$-MRS 可准确测量前列腺枸橼酸盐水平，其在正常前列腺和前列腺肥大者中水平较高，而在前列腺癌中水平较低。

总之，MRS 在腹部疾病诊疗中的应用正在不断探索深入中，可以为我们提供组织分子代谢水平的影像信息，大大提高了临床和科研水平。

## 九、磁共振弹性成像

弹性成像的概念由来已久，是利用人体不同组织之间和正常组织与病变之间弹性的不同进行成像，来反映组织的弹性特征，从而为疾病的诊断提供信息。磁共振弹性成像（magnetic resonance elastography，MRE）被形象地称为“影像触诊”，是近年来临床应用和科研的热点。简单解释为通过对组织施加一个内部或外部的激励，使组织产生周期性的位移，再将组织的这种响应转化为与弹性有关的定量数据的成像方法。MRE 作为一种无创的检查方法，近两年在肝脏纤维化的分级与评估方面发展迅猛，并已初具成果。Venkatesh 等发现 HBV 患者肝脏纤维化程度的 MRE 分析与 Fibro-C-Index 和病理学分期具有良好的相关性，并且 MRE 与 Fibro-C-Index 对肝脏纤维化阶段的划分有着相似的精确度。此外，有国内学者发现 MRE 产生的 60Hz 低频率机械波在腹主动脉管腔内沿其长轴传播良好（图 2-4-6，见文末彩图）；并

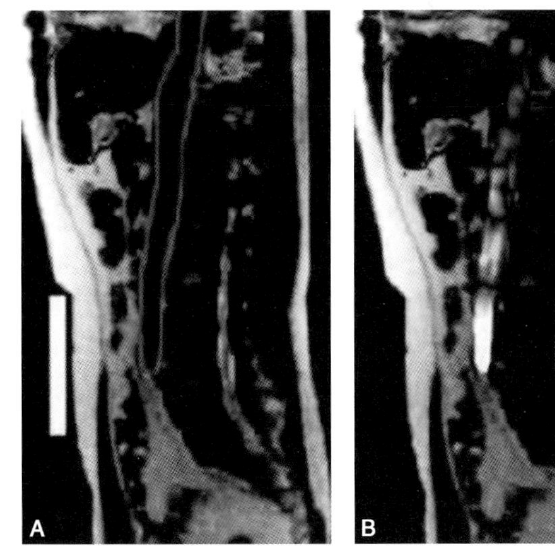


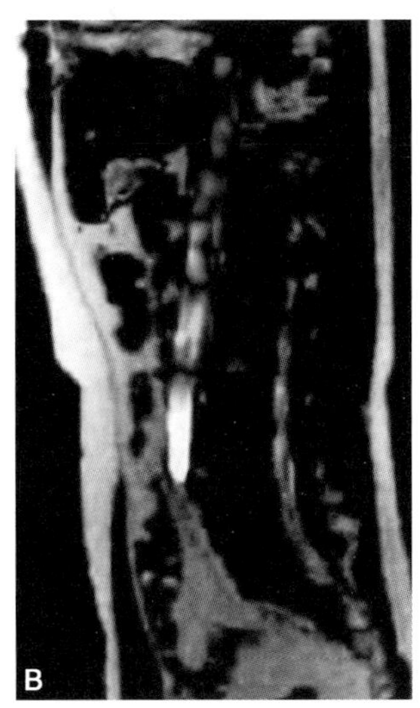


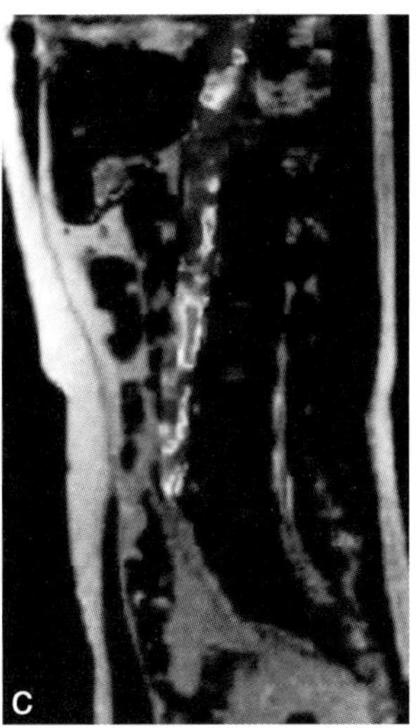


**图 2-4-6　采用 MRE 获得的健康志愿者的腹主动脉波形图**

A. 矢状位 $T_2$WI 显示腹主动脉（红色描绘的轮廓）以及震动装置放置的位置（黄色框）；B. 将获得的波形图叠加在 $T_2$WI 上，频率 60Hz，机械波沿着长轴在腹主动脉内传播，肠系膜上动脉及腹腔干开口以上机械波明显衰减，显示欠佳；C. 停止外部震动时，主动脉内无机械波传播显示

通过测量机械波的波长，来初步评估出腹主动脉的硬度，对 MRE 在腹主动脉瘤等腹部血管性病变的评估和治疗中的应用进行了初步探索。

（郭浩　刘晓亮　岳风斌）

## 参考文献


1. Amzallag-Bellenger E, Oudjit A, Ruiz A, et al. Effectiveness of MR enterography for the assessment of small-bowel diseases beyond Crohn disease. Radiographics, 2012, 32(5): 1423-1444.
2. Aube C, Racineux P, Lebigot J, et al. Diagnosis and quantification of hepatic fibrosis with diffusion weighted MR imaging preliminary results. Radiology, 2004, 85(3): 301-306.
3. Bian J, Sha L, Yang C, et al. Three-dimensional dynamic contrast-enhanced MR angiography for evaluating recipient vessels in orthotopic liver transplantation. Hepatobiliary Pancreat Dis Int, 2008, 7(5): 476-480.
4. Cavdar F, Yildar M, Tellioqlu G, et al. Controversial issues in biliary pancreatitis: When should we perform MRCP and ERCP? Pancreatology, 2014, 14(5): 411-414.
5. Cheng XQ, Zuo CJ, Tian JM, et al. Portal vein aneurysms with multiple associated findings. VASA, 2010, 39(4): 312-318.
6. Cuthbertson DJ, Weickert MO, Lythgoe D, et al. External validation of the fatty liver index and lipid accumulation product indices, using 1H-magnetic resonance spectroscopy, to identify hepatic steatosis in healthy controls and obese, insulin-resistant individuals. Eur J Endocrinol, 2014, 171(5): 561-569.
7. Donati F, Boraschi P, Gigoni R, et al. Focal nodular hyperplasia of the liver: diffusion and perfusion MRI characteristics. Magn Reson Imaging, 2013, 31(1): 10-16.
8. Fidler JL, Guimaraes L, Einstein DM. MR imaging of the small bowel. Radiographics, 2009, 29(6): 1811-1825.
9. Govindarajan A, Lakshmanan PM, Sarawagi R, et al. Evaluation of Date Syrup as an Oral Negative Contrast Agent for MRCP. AJR Am J Roentgenol, 2014, 203(5): 1001-1005.
10. Hida T, Nishie A, Asayama Y, et al. Apparent diffusion coefficient characteristics of various adrenal tumors. Magn Reson Med Sci, 2014, 13(3): 183-189.
11. Inoue C, Fujii S, Kaneda S, et al. Apparent diffusion coefficient (ADC) measurement in endometrial carcinoma: effect of region of interest methods on ADC values. J Magn Reson Imaging, 2014, 40(1): 157-161.
12. Kim SR, Imoto S, Nakajima T, et al. Scirrhous hepatocellular carcinomadisplaying atypical findings on imaging studies. World J Gastroenterol, 2009, 15(18): 2296-2299.
13. Noren B, Dahlqvist O, Lundberg P, et al. Separation of advanced from mild fibrosis in diffuse liver disease using 31P magnetic resonance spectroscopy. Eur J Radiol, 2008, 66(2): 313-320.
14. Park SY, Kim CK, Park BK, et al. Comparison of apparent diffusion coefficient calculation between two-point and multipoint B value analyses in prostate cancer and benign prostate tissue at 3 T: preliminary experience. AJR Am J Roentgenol, 2014, 203(3): W287-294.
15. Riffel P, Michaely HJ, Morelli JN, et al. Zoomed EPI-DWI of the pancreas using two-dimensional spatially-selective radiofrequency excitation pulses. PloS one, 2014, 9(3): e89468.
16. Runge JH, Bakker PJ, Gaemers IC, et al. Quantitative determination of liver triglyceride levels with 3t(1)h-mr spectroscopy in mice with moderately elevated liver fat content. Acad Radiol, 2014, 21(11): 1446-1454.
17. Runge JH, Bohte AE, Verheij J, et al. Comparison of interobserver agreement of magnetic resonance elastography with histopathological staging of liver fibrosis. Abdom Imaging, 2014, 39(2): 283-290.
18. Rustagi T, Njei B. Magnetic resonance cholangiopancreatography in the diagnosis of pancreas divisum: a system-

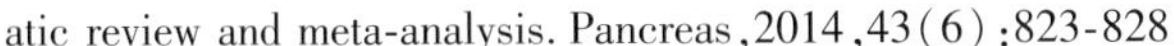

atic review and meta-analysis. Pancreas,2014,43(6):823-828.
19. Siles P,Aschero A,Gorincour G,et al. A prospective pilot study:can the biliary tree be visualized in children younger than 3 months on Magnetic Resonance Cholangiopancreatography? Pediatr Radiol,2014,44(9):1077-1084.
20. Silva AC,Maglinte DD. Pelvic floor disorders:what's the best test? Abdom Imaging,2013,38(6):1391-1408.
21. Venkatesh SK,Xu S,Tai D,et al. Correlation of MR elastography with morphometric quantification of liver fibrosis(Fibro-C-Index)in chronic hepatitis B. Magn Reson Med,2014,72(4):1123-1129.
22. Vyhnanovská P,Dezortová M,Herynek V,et al. In vivo 31P MR spectroscopyof human kidney grafts using the 2D-chemical shift imaging method. Transplant Proc,2011,43(5):1570-1575.
23. Wang L,Li ZS,Lu JP,et al. Cavernous transformation of the portal vein:three-dimensional dynamic contrast-enhanced MR angiography. Abdom Imaging,2008,33(4):463-468.
24. Xu H,Li X,Yang ZH,et al. In vivo 1H MR spectroscopy in the evaluation of the serial development of hepatocarcinogenesis in an experimental rat model. Acad Radiol,2006,13(12):1532-1537.
25. Yu X,Lee EY,Lai V,et al. Correlation between tissue metabolism and cellularity assessed by standardized uptake value and apparent diffusion coefficient in peritoneal metastasis. J Magn Reson Imaging,2014,40(1):99-105.
26. 李静,周代全,陈伟,等. SWI技术在肝硬化铁质沉积再生结节中的应用. 中国医学影像技术,2012,28(4):805-807.
27. 李莉莉,王光彬,王锡臻,等. ESWAN在判断前列腺癌和良性前列腺增生微量出血的价值研究. 临床放射学杂志,2014,33(4):532-535.
28. 李秋菊,李加慧,赵周社,等. DWI多b值水通道蛋白分子成像在肝纤维化早期诊断的价值. 中国临床医学影像杂志,2014,25(10):719-723.
29. 马霄虹,赵心明,欧阳汉,等. 3.0T MR动态增强扫描对正常胰腺及胰腺癌的定量分析. 中国医学影像技术,2010,26(1):10-13.
30. 马霄虹,周纯武. MR扩散加权及灌注成像对肝癌介入治疗疗效的研究进展. 国际医学放射学杂志,2013,36(4):344-348.
31. 徐磊,王辉,张楠,等. 磁共振弹性成像评价主动脉壁硬度. 中国医学影像技术,2014,30(3):366-368.
32. 章士正,任小军,邓丽萍,等. 小肠MR造影. 磁共振成像,2013,4(5):389-393.

## 第五节 PET-CT

PET-CT将分子影像技术功能成像正电子发射断层显像(positron emission tomography,PET)和显示组织解剖层次的断层显像技术CT结合,不仅可以在细胞和分子水平反映组织的内部代谢信息,还可以进行准确定位,在临床诊疗过程中发挥着重要作用。PET-CT在腹部疾病的临床诊疗中应用非常广泛,主要用于腹部肿瘤的良恶性鉴别、肿瘤分期、指导放疗计划及疗效评估、辅助肿瘤的靶向治疗等方向。

**1. 肿瘤良恶性的鉴别** 恶性肿瘤对$^{18}$F-FDG的摄取能力有显著差异,绝大多数良性肿瘤对其摄取较少甚至不摄取,而一般恶性肿瘤对其摄取能力很强。PET-CT通过SUV值来定量反映病灶的这种摄取能力,进而判断病灶的性质。但需要注意的是,某些病变如炎症、活动性结核等对$^{18}$F-FDG的摄取能力也很强,在PET-CT图像上表现为放射影浓聚。潘锋等人通过对44例肾上腺肿瘤进行$^{18}$F-FDG PET-CT显像研究,发现其对肿瘤良恶性诊断的敏感性、特异性分别为93.7%、100%,肿瘤诊断准确性为82.9%,尤其对非功能性肿瘤鉴别优于CT和MRI。国内外学者的研究也进一步印证了[18]F-FDG PET-CT 显像对肿瘤良恶性鉴别的诊断价值。Otomi 等发现最大标准摄取值(SUVmax)的半定量分析是检测非良性胰腺病变的最准确方法。

**2. 肿瘤分期** PET-CT 可以全面的筛查肿瘤的全身转移状况,为肿瘤的分期提供可靠的影像依据(图 2-5-1)。林乐军等通过研究发现 PET-CT 显像结果与肾细胞癌分级有关,且阳性率与分级程度呈正相关,分级程度越高,阳性率越高,并且可以实时监测全身转移情况,在肾细胞癌的临床分期中价值确切。此外,在直肠癌和淋巴瘤的分期、肝脏恶性肿瘤的诊断分化程度及分期中的价值也得到了体现,对临床治疗方案的制定或调整有重要指导作用。但是其对胰腺癌分期的评估价值是有一定争议的,还需进一步探究。近期有学者用[11]C-乙酸盐 PET/CT 显像诊断肝脏肿瘤,发现在早期诊断方面其价值比[18]F-FDG PET-CT 更高,临床工作中可将二者联合应用来提高诊断准确率。

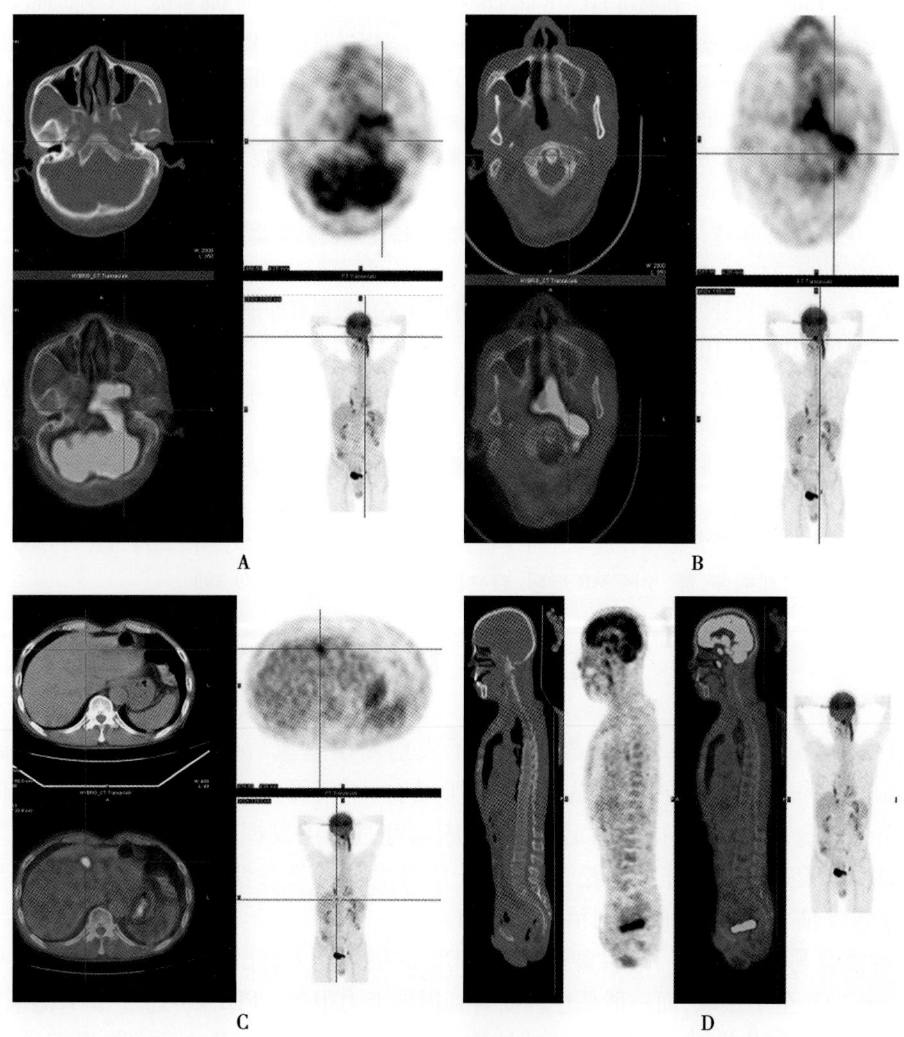


**图 2-5-1 鼻咽癌全身转移**

男,61 岁。鼻咽癌患者。A、B. PET-CT 扫描及融合图像显示鼻咽左后壁 FDG 高代谢占位并累及左颈部淋巴结;C. 肝脏 PET-CT 扫描及融合图像显示肝左叶 FDG 高代谢提示转移瘤;D. 矢状位 CT 重建及融合图像脊柱未见明显代谢异常

**3. 指导放疗计划制定及疗效评估**　PET-CT独有的生物靶容积(biological target volume, BTV)定位,可以明确肿瘤是否有残留、复发和治疗后的变化,精确指导放疗计划的制订,提高靶区照射剂量的同时大大减少了对正常组织的辐射损害,而且可以根据SUV值评价肿瘤的疗效,随时调整放疗计划。

此外,PET-CT对不同类型的肿瘤、不同种类的靶向治疗药物都有相应的分子探针,可以针对不同的病人检测其对治疗方案的敏感性,充当"侦察兵"的角色,实现真正意义上的个体化治疗。

(郭浩　高波)

## 参考文献


1. Denoyer D, Greguric I, Roselt P, et al. High-contrast PET of melanoma using(18)F-MEL050, a selective probe for melanin with predominantly renal clearance. J Nucl Med, 2010, 51(3): 441-447.
2. Einersen P, Epelboym I, Winner MD, et al. Positron emission tomography(PET) has limited utility in the staging of pancreatic adenocarcinoma. J Gastrointest Surg, 2014, 18(8): 1441-1444.
3. Otomi Y, Otsuka H, Terazawa K, et al. Comparing the performance of visual estimation and standard uptake value of F-18 fluorodeoxyglucose positron emission tomography/computed tomography for detecting malignancy in pancreatic tumors other than invasive ductal carcinoma. J Med Invest, 2014, 61(1-2): 171-179.
4. Sallak A, Besson FL, Pomoni A, et al. Conjunctival MALT lymphoma: utility of FDG PET/CT for diagnosis, staging, and evaluation of treatment response. Clin Nucl Med, 2014, 39(3): 295-297.
5. Sharma P, Karunanithi S, Chakraborty PS, et al. 18F-Fluoride PET/CT for detection of bone metastasis in patients with renal cell carcinoma: a pilot study. Nucl Med Commun, 2014, 35(12): 1247-1253.
6. Tan GJ, Berlangieri SU, Lee ST, et al. FDG PET/CT in the liver: lesions mimicking malignancies. Abdom Imaging, 2014, 39(1): 187-195.
7. Tsurusaki M, Okada M, Kuroda H, et al. Clinical application of 18F-fluorodeoxyglucose positron emission tomography for assessment and evaluation after therapy for malignant hepatic tumor. J Gastroenterol, 2014, 49(1): 46-56.
8. Win AZ. Renal cell carcinoma metastasis to the gallbladder detected by FDG-PET/CT. J Clin Med Res, 2014, 6(6): 482-486.
9. 林乐军,李善春,谭业颖,等. $^{18}$F-FDG PET/CT显像对肾细胞癌分级和临床分期及预后预测的价值. 中华肿瘤防治杂志, 2010, 17(4): 290-292.
10. 杨明丽,顾菲,李建军,等. PET/CT SUV值与胰腺癌三维适形放疗疗效的相关性分析. 中华肿瘤防治杂志, 2010, 17(1): 65-69.
11. 张占文,陈斐妮,吕清湖,等. 水灌肠$^{18}$F-FDG PET/CT鉴别诊断良恶性结直肠病变. 中国医学影像技术, 2013, 29(12): 2002-2006.


# 第六节　数字减影血管造影

数字减影血管造影(digital subtraction angiography, DSA)是注射造影剂前后连续成像,然后通过数字化处理把不需要的组织影像去掉,只观察血管影像的技术。DSA在全身血管性和肿瘤性病变的检查和治疗中应用非常广泛,具体到腹部,DSA在消化道出血的定位和定性、腹部大血管病变的诊断和介入治疗、腹部肿瘤的诊断和良恶性鉴别方面应用较多，是腹部病变临床诊疗重要的检查手段。目前，在保证图像质量的前提下降低 DSA 检查中的辐射剂量是国内外研究的热点，并且已经有了基础性的探索。由于 DSA 是有创检查，存在一定的危险性，因此现在 CTA 和 MRA 在腹部的应用逐渐增多（详见本章第三节、第四节），在很多疾病的诊断中甚至可以取代 DSA 作为首选检查，以减少不必要并发症的发生。

**1. 消化道出血** 采用 Seldinger 技术，一般上消化道造影选择腹腔动脉和肠系膜上动脉，下消化道出血选择肠系膜上动脉和肠系膜下动脉造影。无绝对禁忌证，但对于全身出血、凝血功能障碍、多脏器衰竭或严重感染的患者，行 DSA 造影检查时需谨慎。诊断消化道出血最可靠的 DSA 征象是造影剂溢出血管外（图 2-6-1）。DSA 可对消化道出血的部位、范围和程度清晰显示，这些与治疗方案的制定和患者预后息息相关。

**2. 腹部大血管病变的诊断和介入治疗** DSA 在腹腔内大血管病变如腹主动脉瘤、肾动脉狭窄（图 2-6-2）、肠系膜上动静脉的狭窄以及血栓性病变的诊疗中应用也非常广泛。在使用腔内隔绝术（EVGE）治疗腹主动脉瘤时，DSA 可对手术进程进行实时监控，准确显示动脉瘤瘤体及血液循环状态，根据实际情况和并发症随时调整手术方案或终止手术。旋转 DSA 成像技术是目前国内外研究的热点，在神经系统中的探索最为深入，也有学者对其在肺静脉狭窄的检测价值进行了前期的探索。此外，DSA 对下肢血管狭窄的显示非常清晰，可以准确定位狭窄部位及范围（图 2-6-3）。Hsieh 等通过比较三维旋转 DSA 与二维 DSA 在慢性下肢水肿病人髂静脉的显示发现前者在图像精度与发现病灶敏感性方面要高于后者，可以为临床诊断提供更有力的工具。旋转肾动脉 DSA 对肾动脉细节的显示非常清晰，也可以作为治疗手段应用于肾动脉瘤的栓塞治疗中。

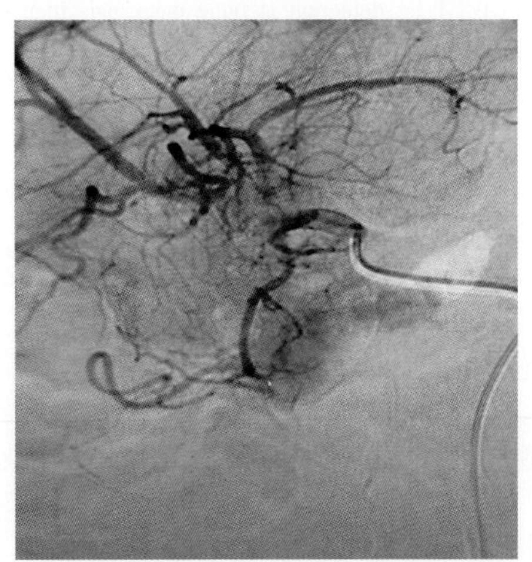

**图 2-6-1 上消化道出血**

DSA 造影可见到造影剂溢出血管外

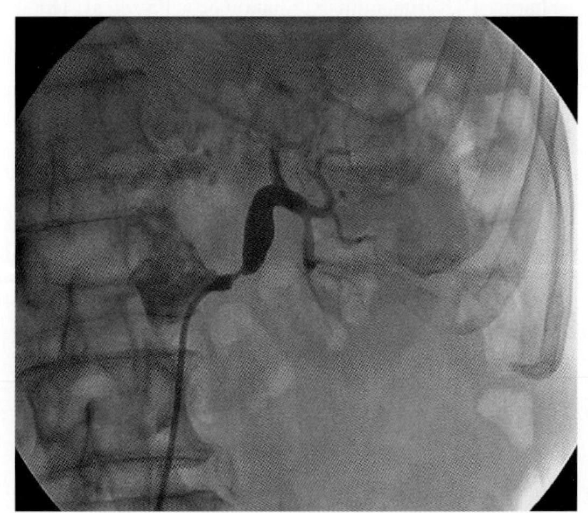

**图 2-6-2 肾动脉狭窄**

肾动脉造影显示左肾动脉起始段狭窄

**3. 腹部肿瘤的诊断及良恶性鉴别** 原发性肝癌的 DSA 表现多样，有国内学者已经对此进行了基础方面的研究。张强等通过与增强 CT 和 US 对比，发现 DSA 在检出肝硬化并发的微小肝癌方面价值更大。依据原发性肝癌的 DSA 血供表现可将原发性肝癌分为三种类型：富血供型、动静脉瘘型、乏血供型，其 DSA 表现各异，都有各自的一些特征：① 富血供型：可以观察到对比剂大部或全部充盈进入瘤体，瘤体的血供高于正常的肝组织，可见典型的“血管湖”，肿瘤染色多较明显（图 2-6-4）；② 动静脉瘘型：瘘口位于周围型者，多在动脉早期看到不规则扩张的门静脉与肝动脉平行，即为典型的“双轨征”；③ 乏血供型：未观察到或者仅观察到少量的新生血管，肿瘤无染色或染色较淡。原发性肝癌的 DSA 表现与肿瘤的恶性程度密切相关，李先浪等通过探讨原发性肝癌 DSA 表现特点与癌组织血管内皮生长因子（VEGF）表达的关系，发现 DSA 的表现特点可以一定程度反映癌组织的 VEGF 表达，而后者的水平又与癌细胞的生物学行为息息相关，从而可以根据肿瘤的 DSA 表现评估其恶性程度，对临床治疗方案的制定和预后都有重要意义。有学者研究发现，肝癌术后早期有多种 DSA 表现，每种表现都对应着术后不同的生理病理状态，可以为临床后续治疗提供有价值的信息。

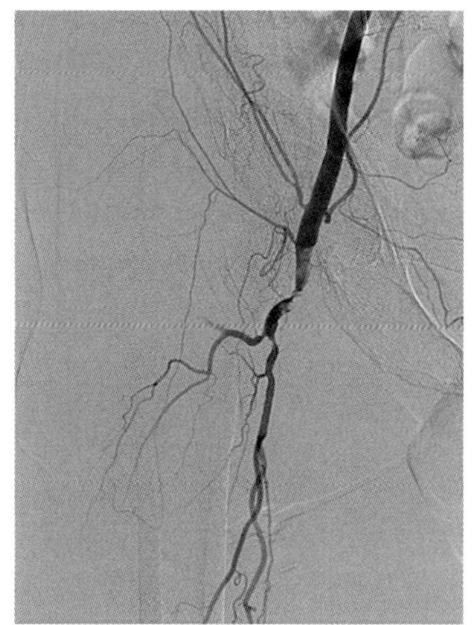

**图 2-6-3　下肢动脉狭窄**

髂动脉造影显示髂外动脉远端狭窄

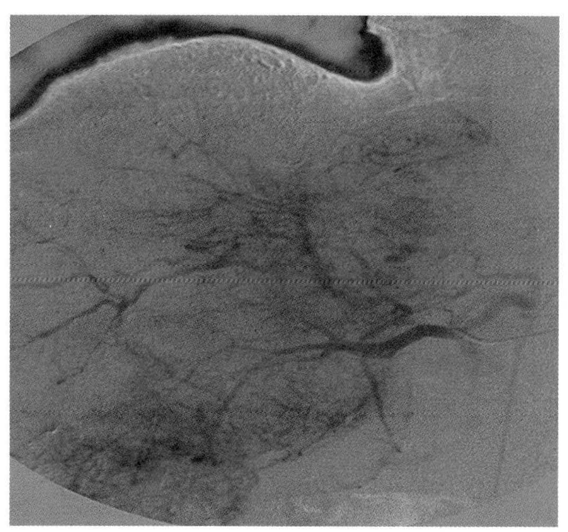

**图 2-6-4　肝癌**

男，60 岁。原发性肝细胞肝癌患者。DSA 可见肿瘤染色明显，局部呈“血管湖”样改变

（郭浩　高波）

## 参 考 文 献


1. Combaz X, Levrier O, Moritz J, et al. Three-dimensional rotational angiography in the assessment of the angioarchitecture of brain arteriovenous malformations. J Neuroradiol, 2011, 38(3): 167-174.
2. Kucukay F, Okten RS, Tekiner A, et al. Three-dimensional volume rendering digital subtractionangiography in comparison with two-dimensional digital subtractionangiography and rotational angiography for detecting aneurysms and their morphological properties in patients with subarachnoid hemorrhage. Eur J Radiol, 2012, 81(10): 2794-2800.
3. Lescher S, Samaan T, Berkefeld J. Evaluation of the pontine perforators of the basilar artery using digital subtraction angiography in high resolution and 3d rotation technique. AJNR Am J Neuroradiol. 2014, 35(10): 1942-1947.
4. Pearl MS, Torok CM, Messina SA, et al. Reducing radiation dose while maintaining diagnostic image quality of cerebral three-dimensional digital subtraction angiography: an in vivo study in swine. J Neurointerv Surg, 2014, 6(9): 672-676.
5. Racadio J, Strauss K, Abruzzo T, et al. Significant dose reduction for pediatric digital subtraction angiography

without impairing image quality: preclinical study in a piglet model. AJR Am J Roentgenol, 2014, 203(4): 904-908.

6. Seo JM, Park KB, Kim KH, et al. Clinical and multidetector CT follow-up results of renal artery aneurysms treated by detachable coil embolization using 3D rotational angiography. Acta radiologica, 2011, 52(8): 854-859.
7. Suh DC, Kim HS, Baek HJ, et al. Angioarchitecture of spinal dural arteriovenous fistula - evaluation with 3d rotational angiography. Neurointervention, 2012, 7(1): 10-16.
8. 付志刚,张晓磷,余成新,等. DSA 诊断不明原因下消化道出血. 中国介入影像与治疗学,2014,11(9):565-568.
9. 李先浪,先正元,石荣书,等. 原发性肝癌 DSA 表现特点与癌组织血管内皮细胞生长因子表达相关性研究. 介入放射学杂志,2010,19(5):377-381.
10. 王耀普,杨康健,赵思源,等. 兔肝癌模型的改良接种及其 DSA 影像分析. 介入放射学杂志,2010,19(3):214-216.
11. 徐国斌,易广新,鲁植艳,等. 原发性肝癌术后早期 DSA 影像表现. 临床放射学杂志,2013,32(8):1155-1158.

## 第七节　对比剂在腹部疾病中的临床应用

以医学成像为目的将某种特定物质引入人体内,以改变机体局部组织的影像对比度,这种被引入的物质称为“对比剂”(contrast medium),也称之为“造影剂”。

根据检查方式的不同,将对比剂分为 X 线对比剂、MRI 对比剂及超声对比剂。X 线对比剂目前主要包括消化道造影用的钡剂、CT 增强和血管造影用的碘剂:钡类对比剂包括硫酸钡干粉、硫酸钡混悬剂;碘类对比剂根据在溶液中是否分解为离子又分为离子型对比剂和非离子型对比剂,按分子结构分为单体型对比剂和二聚体型对比剂,按渗透压分为高渗对比剂、低渗对比剂和等渗对比剂;$CO_2$对比剂临床应用尚较少。MRI 对比剂主要是静脉内使用,包括最常用的钆对比剂,另外还有锰类对比剂、铁类对比剂,胃肠道内使用的铁类对比剂目前应用较少。超声对比剂用于超声波检查中。

### 一、碘对比剂及技术优化

随着现代医学的进展以及越来越多的精密设备和影像技术的应用,诊断用药也迅速发展,其中碘对比剂被广泛地应用于临床,如 CT 增强扫描、介入治疗、血管造影等。CT 增强扫描是将碘对比剂引入人体,以改变机体局部组织的影像对比度,有利于病变的定位、定性及鉴别诊断,在影像诊断中越来越重要。

#### (一)碘对比剂的分类

碘对比剂分为离子型对比剂和非离子型对比剂(表 2-7-1,表 2-7-2)。离子型对比剂是指对比剂能电离成阴离子和阳离子,以离子状态存在的对比剂,由于其带有电荷,渗透压高,所以容易干扰人体正常生理过程,可以使血浆渗透压、血容量等升高,造成肺动脉高压、心脏负荷加重等。非离子型对比剂是指无法电离,以分子状态存在的对比剂,但是它可以溶于水,由于其不带电荷,为低渗透剂,因此对正常生理过程干预少,而且非离子型对比剂生物安全性高、毒副作用小,越来越受重视,但其主要是国外产品,价格昂贵。碘对比剂按分子结构分为单体型和二聚体型对比剂,按渗透压分为高渗、低渗和等渗对比剂。

表 2-7-1　常用离子型碘对比剂的分类和理化性质

| 分类 | 通用名称 | 商品名 | 厂家 | 碘含量（mg/ml） | 渗透压（mOsm/kg） | 黏稠度（mPa·s） |
|---|---|---|---|---|---|---|
| 单体 | 复方泛影葡胺 76% | 泛影葡胺 | 上海信谊药业 | 370 | 2100 | 8.9 |
| | 复方泛影葡胺 65% | 安其格兰芬 | 德国拜耳先灵 | 300 | 1532 | 5 |
| 二聚体 | 碘托葡胺 | 必利显胆 | 加拿大万科灵有限公司 | 320 | 600 | 7.5 |

表 2-7-2　常用离子型碘对比剂的分类和理化性质

| 分类 | 通用名称 | 商品名 | 厂家 | 碘含量（mg/ml） | 渗透压（mOsm/kg） | 黏稠度（mPa·s） |
|---|---|---|---|---|---|---|
| 单体 | 碘帕醇 | 碘比乐 | 上海信谊药业 | 150 | 340 | 1.5 |
| | | | | 370 | 770 | 9.4 |
| | 碘海醇 | 欧乃派克 | 美国通用电气公司 | 300 | 672 | 6.3 |
| | | | | 350 | 842 | 10.4 |
| | 碘佛醇 | 安射力 | 美国万灵科医药有限公司 | 240 | 500 | 3.1 |
| | | | | 350 | 790 | 9 |
| | 碘普罗胺 | 优维显 | 拜耳先灵药业公司 | 300 | 590 | 4.7 |
| | | | | 370 | 800 | 9.9 |
| | 碘海醇 | 欧苏 | 江苏扬子江药业有限公司 | 140 | 290 | 1.5 |
| | | | | 350 | 780 | 10.6 |
| | 碘克酸 | 海赛显 | 法国加柏公司 | 320 | 600 | 7.5 |
| 二聚体 | 碘克沙醇 | 威士派克 | 美国通用电气公司 | 320 | 290 | 11.8 |

### （二）对比剂的药物动力学

由于碘对比剂只分布在血管和细胞间液中，不进入细胞内，不与血浆蛋白结合，所以注入对比剂后，对比剂迅速通过血管壁进入细胞间液，使血管浓度迅速下降，最终全量从肾脏中排泄。掌握碘对比剂药物动力学，对设计碘对比剂增强扫描方案具有重要意义。影响碘对比剂增强效果的因素众多，包括患者个体、碘药理特性、检查目的、数据采集速度等（表 2-7-3）。对于具备基本相同因素的患者，以相同的速度及剂量注射碘对比剂，增强效果一致，而以实质器官成像为目的，和以血管成像为目的对比剂就应该有所不同。

表 2-7-3　CT 增强动脉期对比剂动力学及其结果

| 分类 | 动力学 | 因素 |
|---|---|---|
| 受操作者影响因素 | 动脉强化与碘对比剂注射速率呈正比 | 增加对比剂注射速率或浓度 |
| | 随着注射时间延长动脉强化增加 | 延长对比剂注射时间 |
| | | 一般最少 10 秒才获得足够动脉强化 |

续表

| 分类 | 动力学 | 因素 |
|---|---|---|
| 受患者生理或病理影响因素 | 个体强化受心输出量影响 | 心输出量与动脉显影程度呈反比<br>根据体重调整注射速率、注射量,可减少动脉强化的个体间差异 |
| | 动脉充盈时间可能会生理性或病理性延迟 | 即使正常冠状动脉也需要几次心跳才能完全显影<br>动脉瘤内显影和不显影血液的混合延迟了强化时间<br>患病的下肢动脉树明显延迟显影 |

### (三)碘对比剂禁忌证

**1. 绝对禁忌证**　有明确严重甲状腺功能亢进表现的患者不能使用含碘对比剂。

**2. 慎用碘对比剂的情况**　① 肺动脉高压、支气管哮喘、心力衰竭等肺及心脏疾病;② 分泌儿茶酚胺的肿瘤;③ 妊娠和哺乳期妇女;④ 骨髓瘤和副球蛋白血症;⑤ 重症肌无力;⑥ 高胱氨酸尿。

### (四)碘对比剂的CT扫描技术优化

CT增强是最重要的CT检查之一。伴随着CT成像技术、重建方法的成熟和发展以及低剂量、高质量和能谱成像等先进技术的广泛应用,对比剂优化应用也在不断发展中,对对比剂的剂量、浓度以及注射方案等都有了新的要求。

碘含量与图像质量、血管的强化程度呈正相关,但过多的碘会给患者带来不同的损害。Sohn等学者研究发现CT扫描中碘对比剂注射对甲状腺癌患者放射性碘剂治疗有很大影响。如何在保证图像质量前提下优化对比剂的使用,一直是影像技术工作者努力探讨的重要临床问题。

**1. 对比剂剂量与浓度**　对比剂肾病在临床中越来越常见,如何减少其发生率已经越来越受各方关注。传统的对比剂使用固定对比剂用量,这样会使体重相对大的患者由于对比剂相对不足,而影响图像质量;而对于体重相对小的患者会由于对比剂相对过量,而加重患者脏器的损害。目前,多数影像医师认同Heiken等的观点,即按照体重来计量对比剂总量较为科学,且要与受检者质量及扫描时间相匹配,将CT增强扫描对比剂用量改为1.5~2.0ml/mg,对需要门脉成像的则需要剂量更大。对于冠状动脉CTA检查,不仅要求清楚显示冠状动脉,达到诊断要求,还要能指导心内科介入治疗的需求。Lell等学者正在探求建立一种对比剂注射协议,来降低CTA检查中患者的对比剂用量及浓度问题。目前高浓度与低浓度对比剂均在应用,研究显示,在相同注射速率的情况下对比剂浓度越高,血管的小分支显影越清楚,但是在低流速注射时,即使应用高浓度对比剂,由于血管内的对比剂浓度较低,增强效果并不理想。而且高浓度对比剂对肥胖患者有优势,可以显示更多级细小血管。

另外,在降低CTA辐射剂量方面,已有多种方法包括自动管电流调节及使用低管电压技术,其中低管电压CTA的应用研究主要集中在胸部血管和心脏,很少应用于腹部。近年来有研究将其应用于腹部,采用 90kV 管电压行腹部 CT 增强扫描,并与 120 kV 的增强扫描行对比研究,发现采用低管电压可在保证图像质量的前提下降低 20% 的对比剂用量。也有学者利用能谱 CT 最佳单能量成像来指导腹部动脉成像的低浓度对比剂的使用,发现对体质指数>25kg/m$^2$ 的患者应用 GSI 成像指导下低浓度 CTA 成像,图像质量要优于高浓度对比剂常规方式成像。碘的原子序数相对较高,降低管电压时 X 线能量减少,碘对比剂的衰减增高,CT 值增高,研究证明管电压从 120kV 变为 100kV,碘的 CT 值大约增加 17% ~26% ,原子序数较低,降低管电压时,这些物质的衰减变化不大,所以使用低电压扫描时,适当减少碘对比剂的用量,仍可达到与常规方法相似的血管对比(图 2-7-1)。

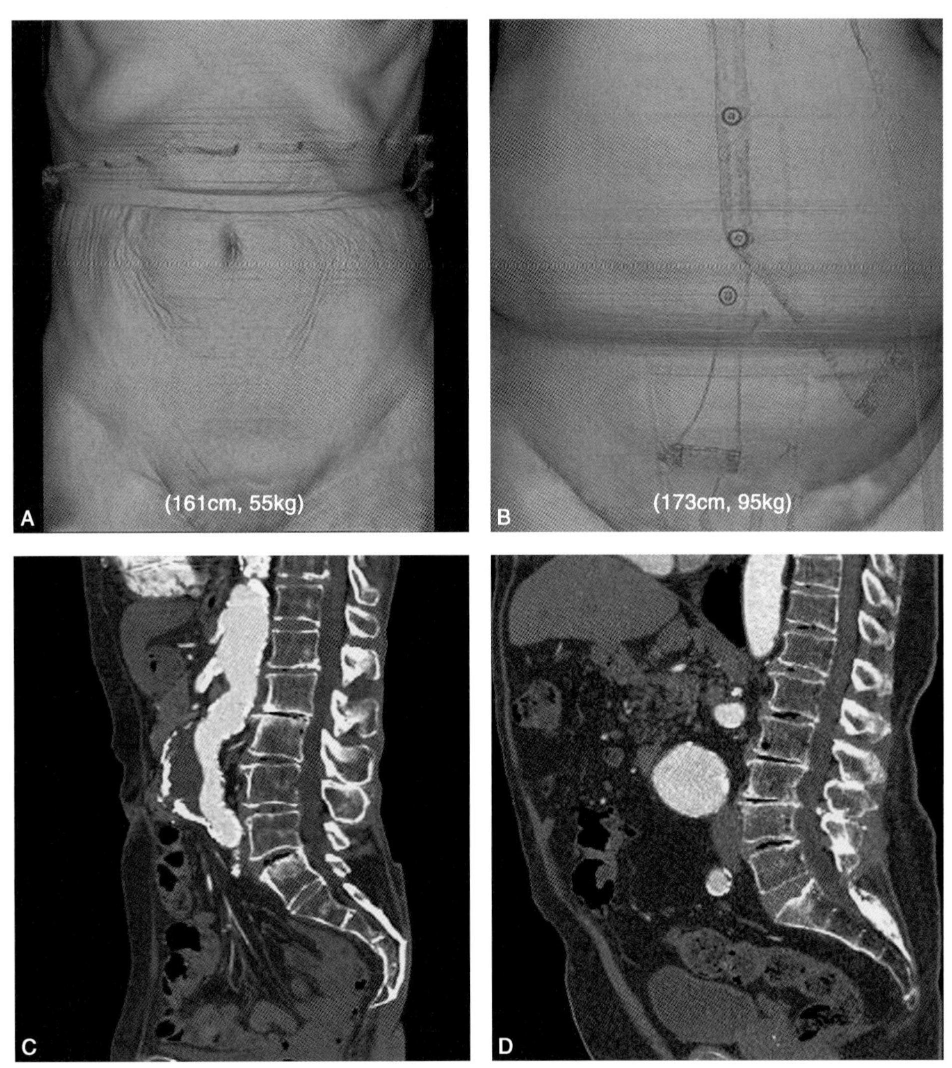


**图 2-7-1　不同患者腹部 CTA 参数比较**

A. 女,81 岁。体型瘦长,体重 55kg;B. 男,83 岁。体型肥胖,体重 95kg。腹部 CTA 扫描参数采用动脉管电流调节及体重调整对比剂注射量,VR 图像显示不同身体状态;C、D. 对应矢状位 CTA 重建图像质量比较,统一选择 250mA,自动管电流调节导致瘦长型患者有效 mA 为 136mA,而肥胖型为 270mA

由于多层螺旋CT的发展，扫描时间大大缩短，有些学者认为可以减少对比剂剂量以降低对比剂的毒性反应，但一味减少对比剂剂量势必会影响图像质量。因此，近几年低剂量高浓度对比剂使用已成为CT研究热点。在注射速度不变的情况下，使用低剂量高浓度对比剂，保证了血管内对比剂达到峰值时间，保证了图像质量，减少了不良反应的发生率，降低了对身体的损害。

**2. 注射方案** 对比剂注射速度不同，血管强化的程度和到达峰值的时间也不同，对比剂剂量固定，注射速度越快，到达靶血管的时间越早，强化峰值越高，越容易得到质量好的图像。目前一些研究采用的注射速率已达4～7ml/s，甚至更高，但注射速度过快（>5ml/s）容易发生对比剂血管外渗漏。

由于单相注射简单易行，所以最常用的还是单相注射，其次是双期注射。双期注射的优势是在不增加对比剂用量的前提下，延长平衡期到来的时间，维持靶部位长时间足够的强化程度。

## 二、MRI对比剂

MRI具有良好的软组织分辨率，对人体没有电离辐射，可以多平面、多序列成像，已被广泛应用于临床疾病的诊治过程中，MRI对比剂的应用提供了更丰富的影像信息。目前二乙三胺五乙酸钆（Gd-DTPA）被广泛应用于临床，还有一些对比剂也在研制开发中，如Fe的超顺磁性物质、肝脏特异性对比剂等。

### （一）概述

虽然MRI对比剂应用目的与碘对比剂相同，但作用机制与之完全不同，MRI对比剂是通过影响内外界弛豫效应和磁化率效应间接地改变组织的信号强度。它可以影响$T_1$、$T_2$弛豫时间，一般会使两者都缩短，但程度不同，以其中一种为主。

### （二）MRI对比剂分类

MRI对比剂根据在体内分布、磁特性以及对组织的特异性的不同分类也不同。

根据对比剂在体内分布不同分为细胞外液对比剂和细胞内液对比剂：① 细胞外液对比剂：细胞外液对比剂可在血管内与细胞外间隙自由通过，在体内非特异性分布，目前临床广泛应用的钆剂就属于此种类型；② 细胞内液对比剂：以某一组织或器官的一些细胞为靶点分布，像网状细胞性对比剂和肝细胞对比剂。

根据磁敏感性不同分为顺磁性对比剂、超顺磁性对比剂及铁磁性对比剂：① 顺磁性对比剂：由顺磁性金属元素组成，如Gd、Mn；② 超顺磁性对比剂：由磁化强度介于顺磁性和铁磁性之间的微晶组成；③ 铁磁性对比剂：为紧密排列的一组原子晶体组成，磁化后即使没有外加磁场的作用仍带有一定的磁性。

根据组织特异性分为选择特异性对比剂和非选择特异性对比剂：① 非选择特异性对比剂：对要增强的器官或组织没有选择性；② 选择特异性对比剂：对比剂会被某种组织吸收并将停留较长时间。

### （三）MRI对比剂增强机制

**1. 顺磁性对比剂的增强机制** 顺磁性金属元素（Gd、Mn等）的原子具有几个不成对的电子，这些未成对电子会产生较大的磁矩，使邻近的水分子质子的弛豫时间缩短。通过影响$T_1$时间，产生$T_1$正性对比剂，在$T_1$WI表现为高信号。但是，当这些金属元素以离子形式注入生物活体时，易在体内累积，具有很高的毒性，必须选择合适的配体与之结合形成配合物来降低毒性，临床上最多见的是该类金属元素与DTPA的螯合物。顺磁性对比剂缩短$T_1$或$T_2$弛豫时间，主要与顺磁性物质的浓度、磁矩及其结合水的分子数有关。另外，磁场强度、环境温度等也对弛豫时间有影响。不同浓度的顺磁性对比剂对$T_1$、$T_2$弛豫时间影响程度是不同的。顺磁性造影剂数目众多，又可分为小分子顺磁性造影剂和大分子顺磁性造影剂。

**2. 超顺磁性对比剂和铁磁性对比剂的增强机制**　这两类对比剂的磁矩和磁化率比顺磁性对比剂大的多，它可以使磁场不均匀，当质子通过这种磁场时，会改变横向磁化相位，缩短$T_2$或$T_2^*$时间，形成$T_2$或$T_2^*$的弛豫增强，增强信号呈黑色低信号。这两类对比剂对$T_1$效应较弱。

**（四）MRI对比剂的临床应用**

**1. 钆螯合物**　钆含有最多的不成对电子（7个），是最有效的顺磁性对比剂。但钆有细胞毒性，通常使用钆与其配体（如DTPA、DOPA）构成的螯合剂来减少细胞的损害。钆螯合物静脉注射给药后，迅速分布到肝、心、肾等器官中，从血管中弥散到血管外或组织间隙，不通过细胞膜（图2-7-2，图2-7-3）。但其不易通过血脑屏障，正常时不进入脑与脊髓，它可使某些正常结构强化，如垂体、静脉窦等；当血脑屏障被破坏时，如缺血、炎症、创伤、肿瘤，对比剂会进入到脑组织显示病变。

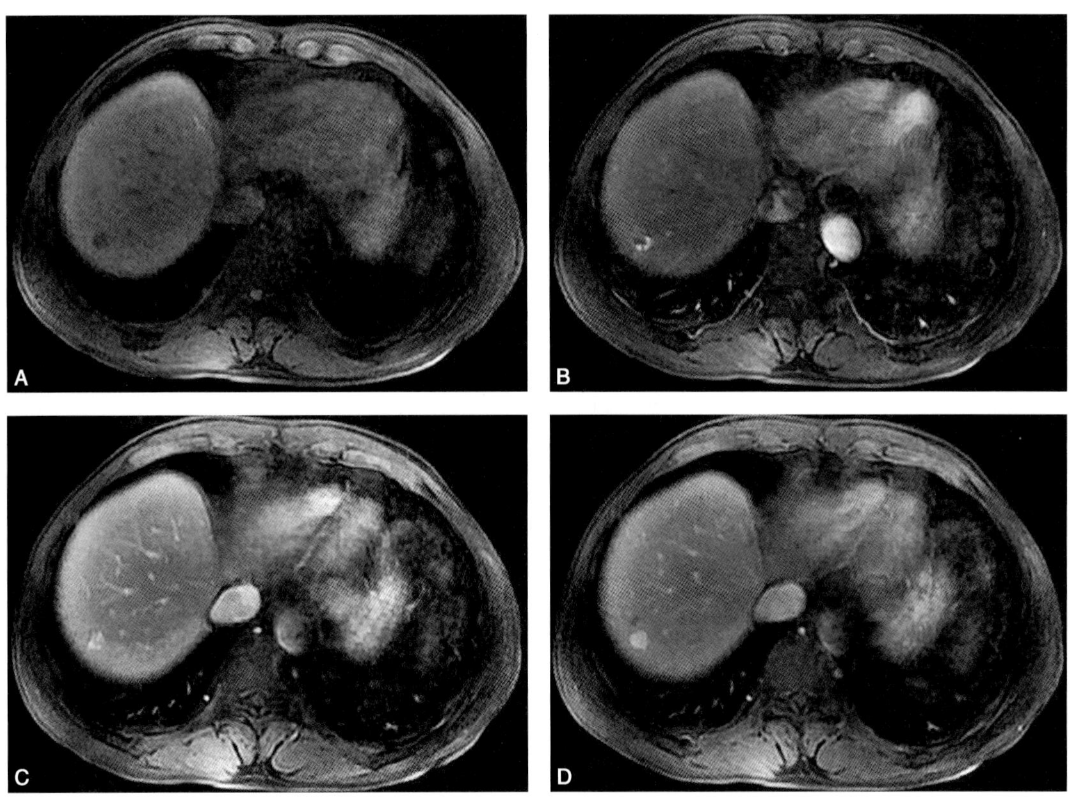


**图2-7-2　肝血管瘤**

A. MRI平扫示肝右叶一类圆形长$T_1$低信号小结节；B～D. MRI增强扫描动脉期病变从边缘开始呈结节样强化，静脉期病变逐渐向中心强化，延迟期病变明显均匀强化

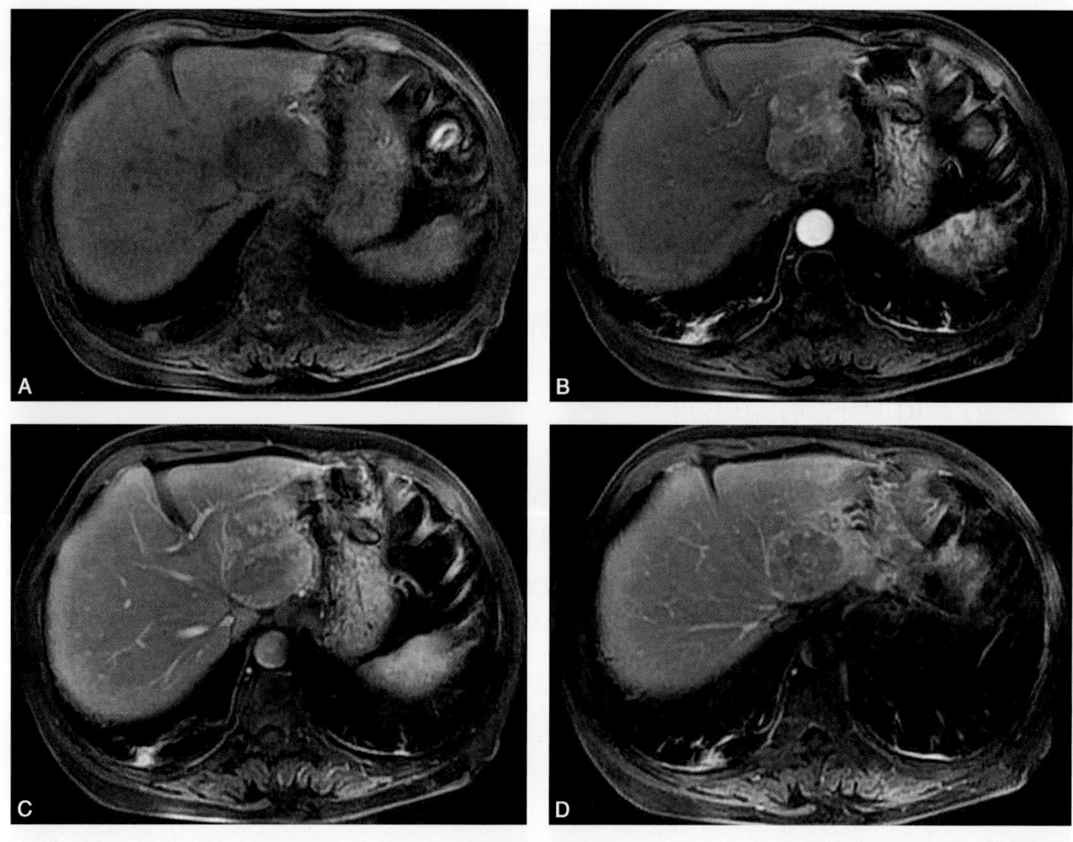


**图 2-7-3　肝癌**

A. MRI 平扫示肝左叶类圆形长 $T_1$ 信号；B ~ D. MRI 增强扫描动脉期病变呈不均匀明显强化，高于肝实质，静脉期病变强化程度与肝实质相似，延迟期病变强化程度降低，低于肝实质

**2. 网状内皮细胞对比剂**　主要为超顺磁性氧化铁(Superparamagnetic Iron Oxide，SPIO)颗粒。该类对比剂直径在 40 ~ 400mm，而血液中直径在 30 ~ 5000mm 颗粒主要被网状内皮系统清除，肝脏的 Kupffer 细胞可摄取该类对比剂，而肿瘤内一般少或无 Kupffer 细胞，通过增加肿瘤与正常肝实质对比来提高肿瘤的检出率，因此可以作为以网状内皮系统为靶器官的对比剂应用于肝、脾、淋巴结成像。对于大肝癌影像学检出一般较为明确，但治疗效果较差，目前研究重点为提高小肝癌的检出率。

**3. 肝细胞特异性对比剂**　肝细胞特异性对比剂分子结构特殊，可以被肝细胞摄取，是肝脏特异性对比剂。即在钆对比剂中加入芳香环，增加其亲脂性，以便与肝细胞结合，最后通过胆道排泄。该类对比剂主要用于提高肝脏肿瘤的检出，对鉴别是否为肝细胞来源的肿瘤也有较大的帮助，目前还有利用该类对比剂进行肝脏功能成像，包括 Gd-EOB-DTPA、Gd-BOPTA。Gd-EOB-DTPA、Gd-BOPTA 均可通过内外界弛豫效应和磁化率效应来间接地改变组织的信号强度，缩短 $T_1$、$T_2$ 弛豫时间。有研究证实，几种不同的对比剂相比较，Gd-EOB-DTPA 的弛豫率是最高的。Gd-EOB-DTPA 可以显著缩短组织的 $T_1$ 弛豫时间，这是由于其顺磁性成分以共价键连接到 EOB 基团，既是胆汁显著排泄的原因，也是蛋白结合率相对较高的原因，因其与蛋白质可逆的相互作用，故可以在肝细胞内提高 $T_1$ 的弛豫度。静脉注射 Gd-EOB-DTPA 后，通过肝细胞膜上的有机阴离子转运多肽 1，从细胞外间隙转运至肝细胞内，然后经胆小管多特异性有机阴离子转运体或多药抵抗相关蛋白 2 排泄至胆小管内。由于胆红素也要通过有机阴离子转运多肽 1 受体排泄，因此 Gd-EOB-DTPA 的胆汁排泄要依靠完好的肝功能。研究证实，在肝肾两个途径之一存在排泄障碍时，另一种途径可以代偿。由于 Gd-EOB-DTPA 分布在血管内和细胞外间隙，所以先出现动脉对比增强，然后出现静脉增强，随后正常肝细胞摄取部分造影剂使延迟图像中的肝实质强化。Gd-EOB-DTPA 约 50% 的注射剂量经胆道排泄，约 50% 经肾脏排泄，比例相似。肝功能正常者注射对比剂 5～10 分钟后，肝实质即开始强化，并随时间延长而趋于明显，直至 10～40 分钟后达到并保持在一个较高水平的强化平台上，注射对比剂 20 分钟后，肝实质与局灶性肝内病变信号强度对比最强。

典型肝细胞肝癌细胞不摄取 Gd-EOB-DTPA，于肝细胞期表现为低信号，此期肝细胞肝癌与肝脏信号对比最强，且边界最清晰，尤其有助于检测出乏血供肿瘤。Gd-EOB-DTPA 对比剂有助于鉴别肝细胞肝癌、再生结节和不典型结节。再生结节由于存在肝细胞功能和完整的有机阴离子转运多肽，其摄取和排泄对比剂通常正常，于肝细胞期与周围肝实质信号接近。部分不典型结节保持了摄取对比剂的能力而排泄障碍，细胞内胆汁淤积，表现为均匀或不均匀的高信号。随着不典型结节程度的增加，其有机阴离子转运多肽的表达逐渐减少，因而摄取对比剂的能力下降，于肝细胞期表现为低信号。

胆管细胞癌来源于胆管上皮的恶性肿瘤，由于含纤维成分，在注射 CT 增强对比剂及 Gd-DTPA 对比剂后，其强化特点为延迟期强化；而在 Gd-EOB-DTPA 增强的肝细胞期，由于周围肝实质强化明显，肿瘤则表现为相对低信号（图 2-7-4）。

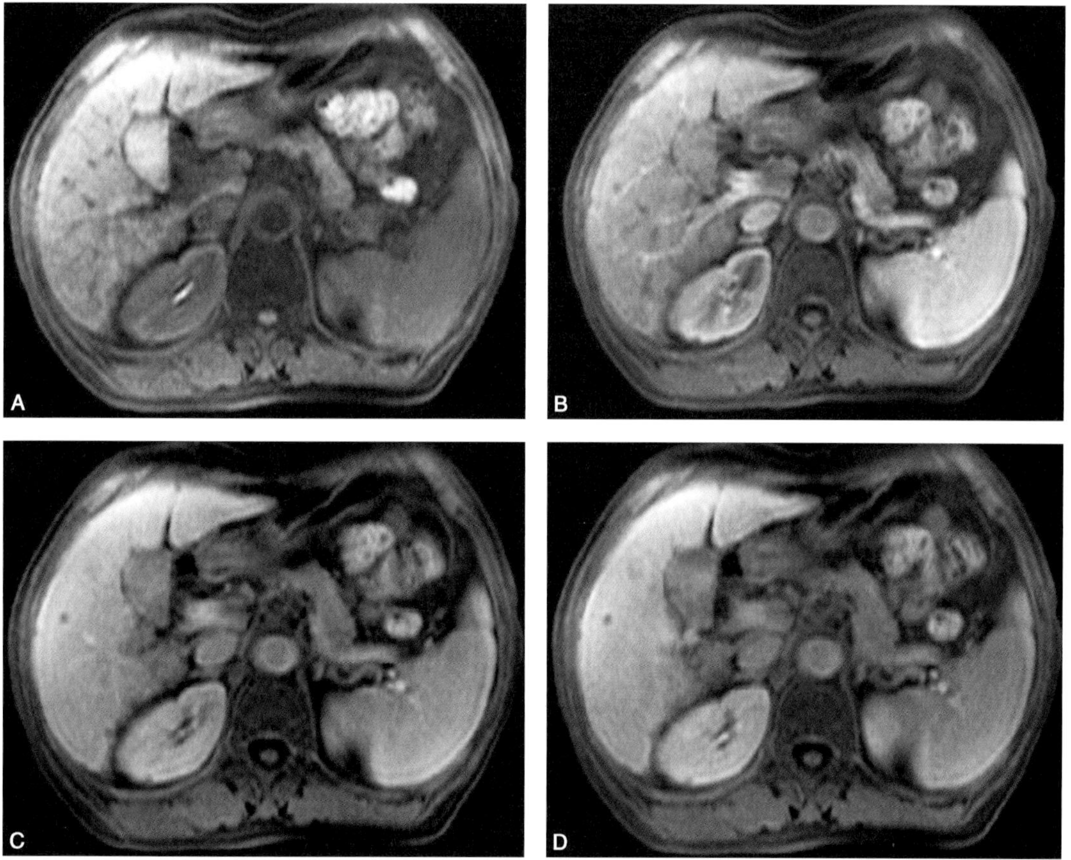

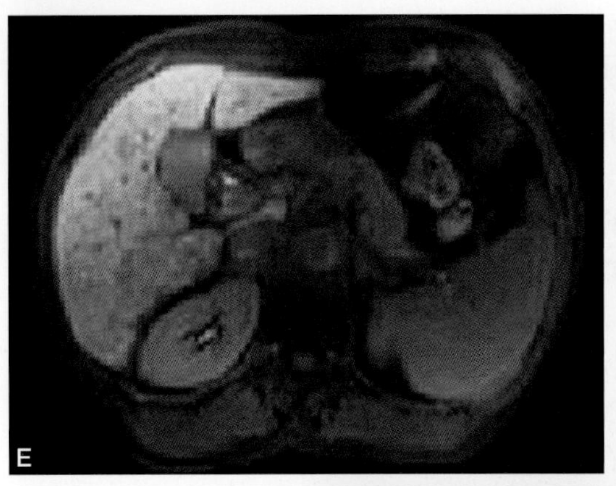

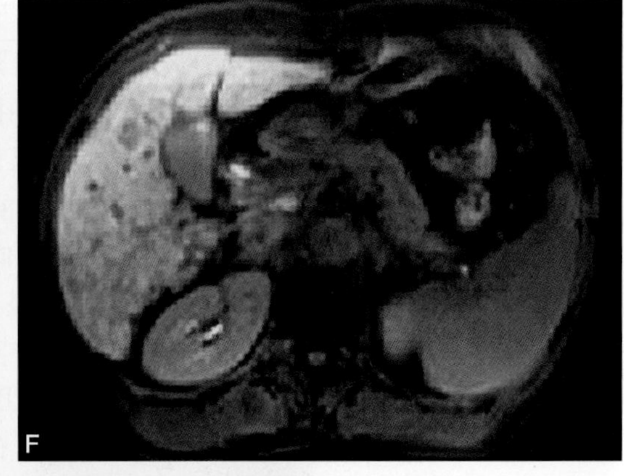

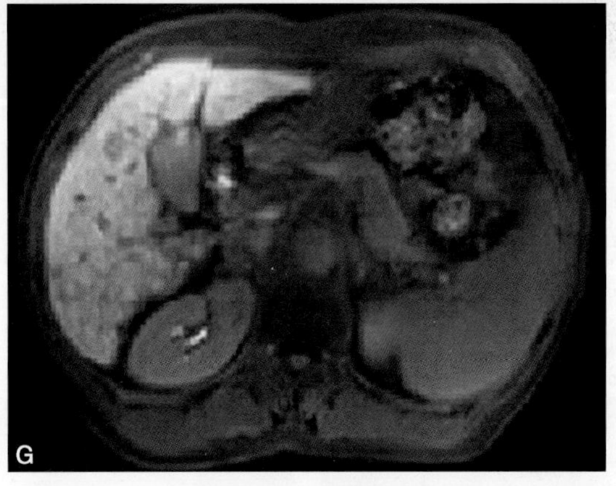

**图 2-7-4 肝细胞肝癌**

女,73 岁。肝细胞肝癌患者,注射 Gd-EOB-DTPA 增强后发现更多卫星结节。A. 增强前 GRE $T_1WI$ 在 V 段未见明显异常信号;B. 在 Gd-EOB-DTPA 增强后 20 秒仍未见明确病灶;C、D. 在 Gd-EOB-DTPA 增强后 60 秒、120 秒,隐约可见一类圆形低信号影;E ~ G. 在 Gd-EOB-DTPA 增强后 600 秒、900 秒、1200 秒病灶清晰可见

转移瘤内没有正常肝细胞,在肝胆特异期呈低信号,与周围强化的肝实质形成良好对比,有助于检出小的转移瘤,尤其是对直径 1cm 以下的微小结节更具优势。由于肝脏良性病变,如肝囊肿、血管瘤等在肝胆特异期也呈低信号,转移瘤的定性诊断需结合临床病史及 MRI 平扫、动态增强扫描综合分析(图 2-7-5)。

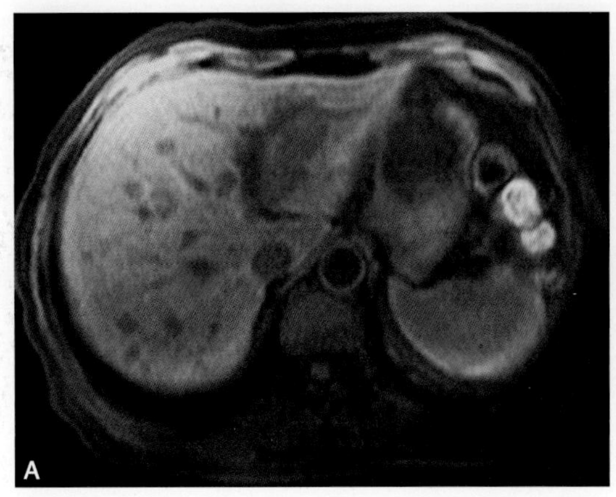

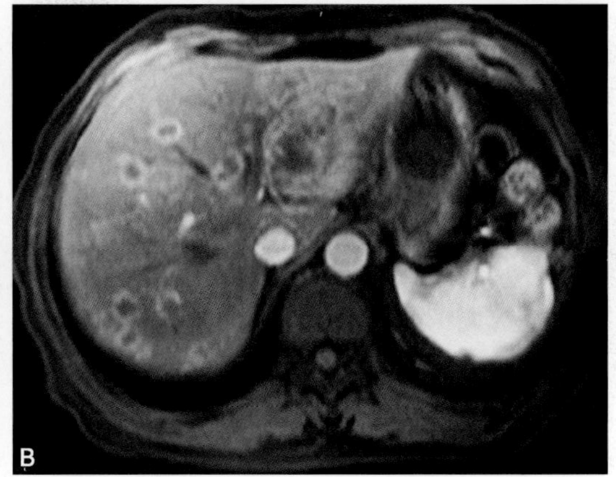

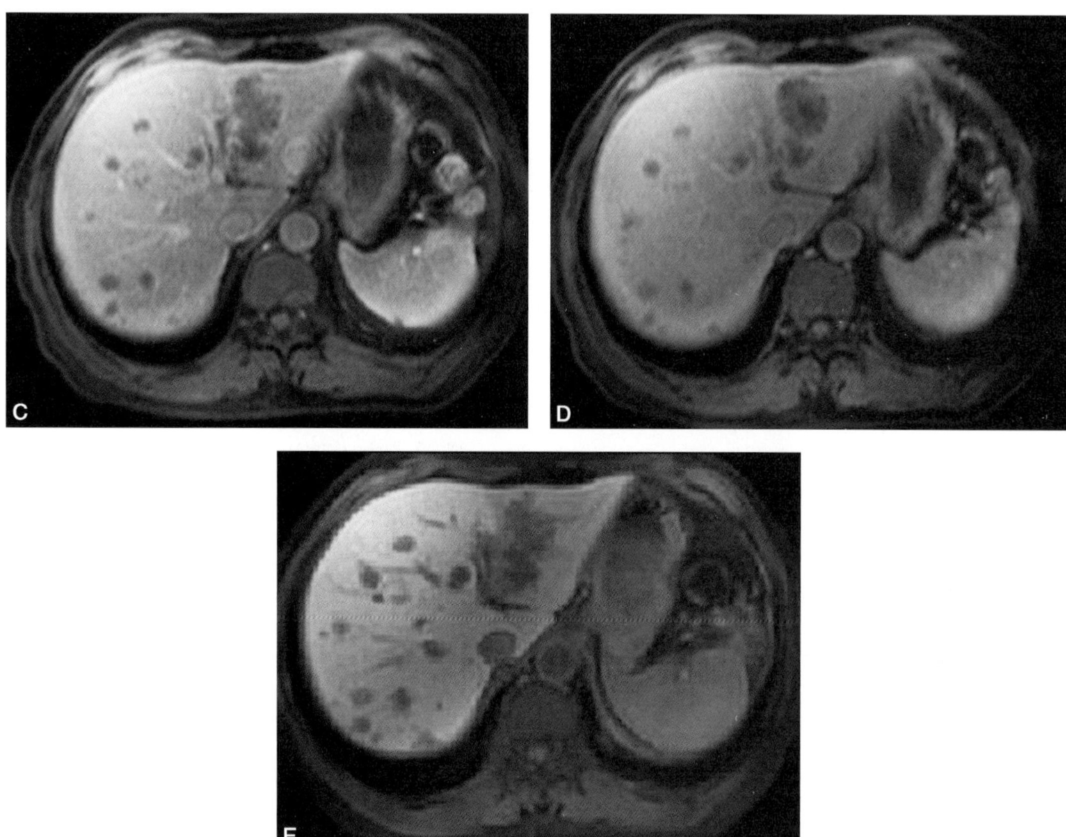


**图 2-7-5　肝转移瘤**

男,60 岁。胃癌肝转移患者。A ~ E. 注射 Gd-EOB-DTPA 后动脉期病灶可见环形强化,静态期呈明显低信号,并检出更多小转移灶

局灶性结节增生好发于年轻女性,在组织学上表现为外观正常的肝细胞组成的结节,内含与周围胆管系统不相连的异常胆管,病灶中心可见星状瘢痕,其内含纤维结缔组织和畸形血管。由于肝细胞持续摄取对比剂而胆管引流障碍,因此其肝细胞期表现为等或高信号;局灶性结节增生中心星状瘢痕含纤维结缔组织和畸形血管,Gd-DTPA 增强延迟期表现为高信号,而 Gd-EOB-DTPA 增强肝细胞期呈低信号(图 2-7-6)。

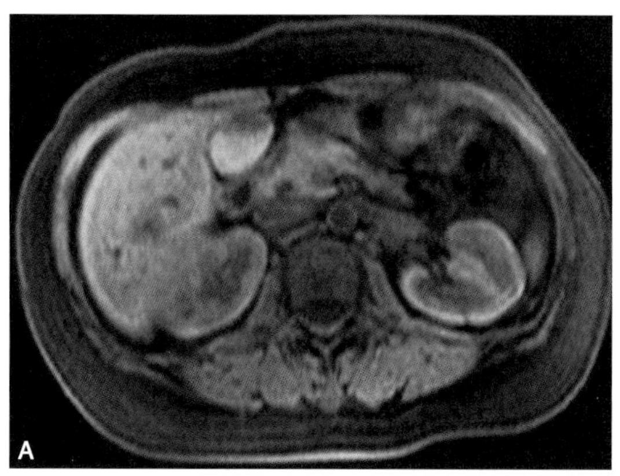


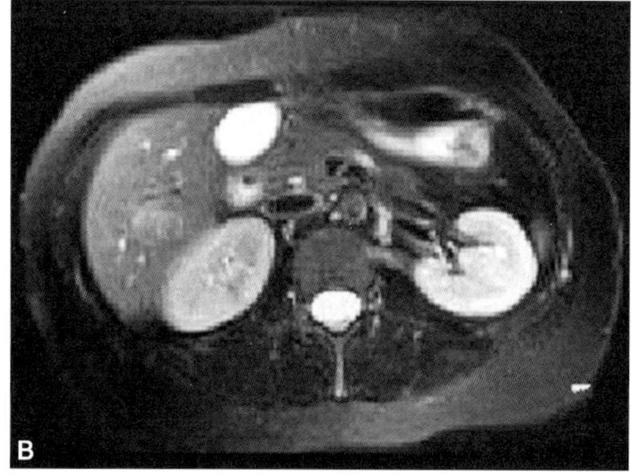

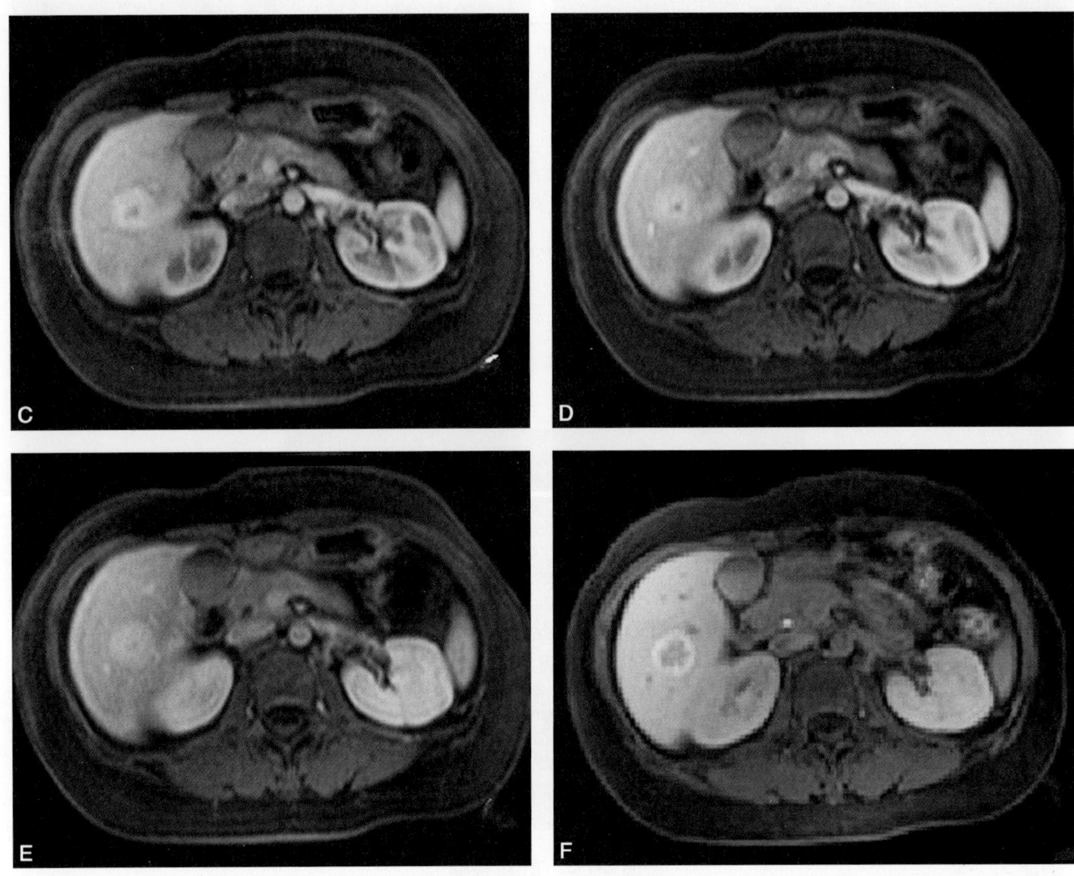

图 2-7-6　肝局灶性结节增生

女,43 岁。肝局灶性结节状增生患者。A. 增强前 GRE $T_1$WI 图像肝右叶病灶呈稍低信号,中央可见点状低信号;B. 增强前 GRE $T_2$WI 图像上病灶呈不均匀稍高信号,中央见点状高信号;C ~ E. 增强后动态期病灶明显强化,点状低信号不强化;F. 静态期 20 分钟病灶呈环状强化

肝腺瘤也是肝细胞来源,好发于女性,组织学表现为由糖原和脂质丰富的肝细胞构成的肝板,缺乏胆管结构。肝腺瘤于肝胆特异期通常表现为低信号,其原因可能与胆管缺乏、瘤内出血以及表达不同的细胞膜 OATP 致对比剂摄取减少或缺如有关,有助于与腺瘤在肝胆特异期表现相鉴别。

**4. 胰腺对比剂**　锰福地匹三钠(Mn-DPDP)最初是为肝脏疾病设计的一种 MRI 特异性细胞内对比剂,在应用于临床的过程中发现胰腺也能显著强化。肝脏强化主要是因为肝细胞可以摄取锰福地匹三钠及其代谢产物,但是胰腺强化原因目前尚不明确。Mn-DPDP 是细胞内对比剂,二价锰离子外层有不成对的电子,有较强的顺磁性,作用是缩短分布组织的 $T_1$ 弛豫时间,提高靶组织在 $T_1$WI 上的信号强度。Mn-DPDP 应用于临床以来陆续有肝脏外其他器官强化的报道。Gehl 等首先报道静脉注射 Mn-DPDP 造影剂后胰腺信号强度升高,强化可持续 6 小时以上;通过观察 15 例胰腺癌患者发现增强前后肿瘤增强信号强度无明显增加。胰腺由 84% 的腺细胞、10% 的细胞外间质、4% 的血管和导管及 2% 的内分泌细胞组成,静脉注射造影剂后胰腺强化程度增加 98%。龚静山等认为只占 2% 的内分泌细胞,难以导

致如此明显的强化;其采用人工胰漏的动物模型采集胰液,观察给药前后胰液中锰含量的变化,发现胰液中锰含量在静脉滴注 Mn-DPDP 后增加,差异有显著性意义,认为胰腺外分泌细胞有摄取锰的功能并经胰液排泄。龚静山等认为 Mn-DPDP 增强能反映胰腺腺细胞的功能,有望试用于评价胰腺外分泌功能和胰腺肿瘤性病变的诊断。

**5. 血池对比剂**　不容易透过毛细血管基底膜,滞留血池中时间较长,适用于对比增强 MRA 和灌注加权成像。该类对比剂分为二类:钆与大分子的复合物和极小超顺磁氧化铁颗粒,前者缩短 $T_1$ 的效应比 Gd-DTPA 更强,后者基本成分与网状内皮对比剂相似,但直径小很多,可以不被网状内皮系统吞噬,在血池中停留时间明显延长,最终也仍要被网状内皮系统清除。血池对比剂能更准确地反映组织器官内的血流灌注水平,有利于发现局部灌注异常,在器质性改变出现之前发现病灶,对诊断组织器官的血流灌注及评价毛细血管壁的完整性很有价值。

**6. 口服对比剂**　根据其改变肠腔信号强度的特点分为阳性对比剂和阴性对比剂。口服阳性对比剂肠道表现为高信号,阴性对比剂使对比剂聚集处的信号消失(图 2-7-7)。该类造影剂可以使胃肠道管壁显示清晰。以水作为对比剂时,虽然在 $T_2$WI 上可以形成对比,但在 $T_1$WI 上对比不足,而且未完全充盈的肠管信号与病变组织的信号相仿,有时与病变组织不易区分。以葡萄糖酸亚铁糖浆溶液作为对比剂时,由于亚铁离子的顺磁性作用,在外磁场作用下产生较大的自旋磁矩,使局部磁场强度增加,缩短 $T_1$、$T_2$时间,产生对比效果。但其顺磁性作用因其浓度不同而不同,在低浓度时 $T_1$、$T_2$时间随着浓度增高而下降,出现阳性造影效果;达到一定浓度后,$T_1$缩短效应逐渐减弱,$T_2$缩短效应相对突出,信号强度反而随着浓度的增高而下降,因而出现阴性造影效果。利用这一特性,在腹部 MRI 检查时可以作为胃肠道对比剂来突出胃肠道的信号,对确认胃肠道外病变及其范围也非常有价值,可较好地划分与周围器官的界限,使其邻近结构和实质脏器显示更加清晰,如对胰腺疾病的鉴别诊断、腹部淋巴瘤的诊断等。Grubnic 等的研究显示,服用阳性对比剂后,63% 病人的小肠能够获得良好的显示,74% 可产生良好的界限划分。儿童和消瘦者因腹膜后脂肪量少,正常胰腺难以与邻近肠管鉴别。口服阴性对比剂后,胃、十二指肠及空肠被对比剂充盈,$T_1$WI 上呈低信号,能够清晰地显示出胰腺的轮廓,而且对周围的门静脉及右侧肾上腺的显示也有很大的帮助。Russell 等对 24 例有腹膜转移或怀疑有腹膜转移的病人分别行 MRI、CT 检查,MRI 检查采用联合口服 2% 稀释硫酸钡和静脉注射钆对比剂,CT 检查采用联合口服 2% 硫酸钡和静脉注射碘对比剂的方法,结果表明 MRI 对腹膜肿瘤的检出要比 CT 敏感,MRI 敏感度>80%,CT 敏感度仅 50%。Rinck 等分别对 31 例男性睾丸癌病人和 31 例女性盆部及下腹部肿瘤病人的研究表明,口服磁微粒的腹部 MRI 检查临床诊断价值较高,它可用来增加中下腹以及盆腔组织结构对比度,有助于区分肠管和毗邻正常组织、病变组织,并可以确定复发肿瘤和腹膜淋巴结转移。

## 三、对比剂不良反应及处理

### (一)碘对比剂不良反应

随着影像技术和检查设备的不断发展,碘对比剂被广泛应用于临床,了解对比剂的不良反应及处理是十分必要的。

**1. 按照发生时间分类**　根据全身不良反应出现时间的不同,分为急性不良反应、迟发性

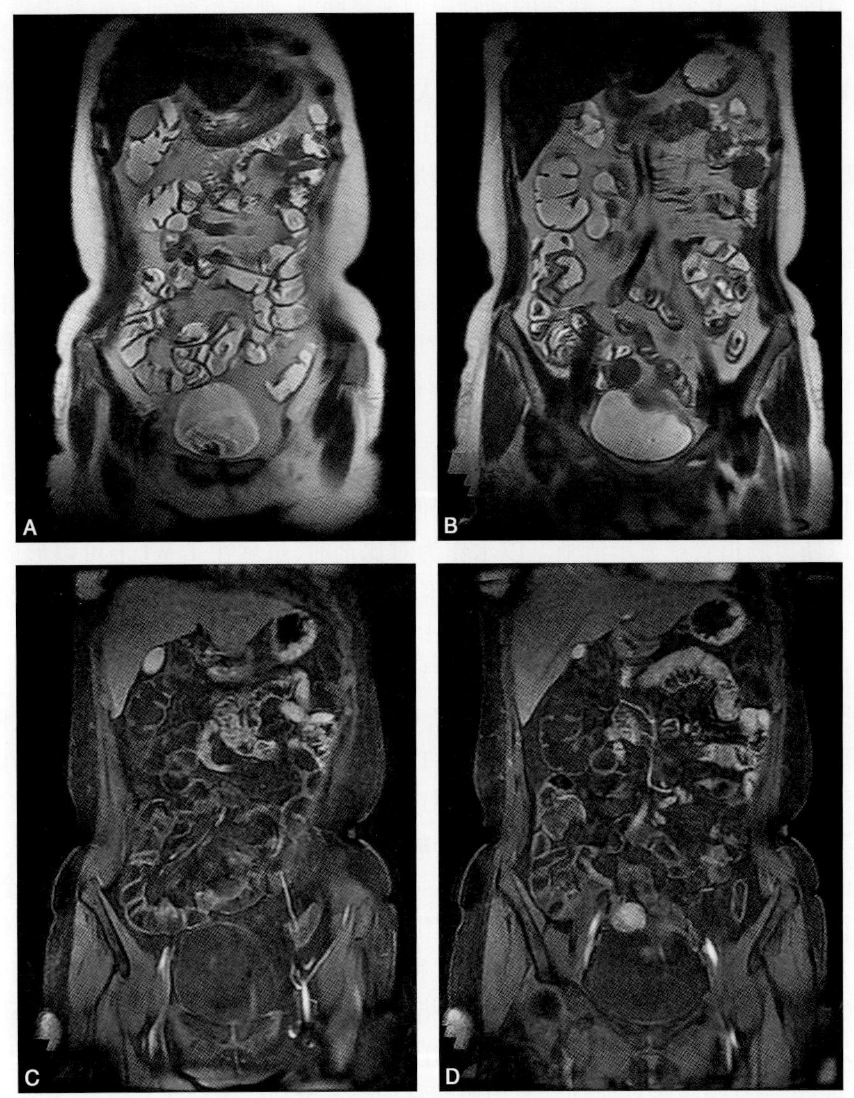


**图 2-7-7　MRI 小肠造影**

A、B. 口服造影剂显示充盈小肠各段结构，肠腔及肠壁显示良好；C、D. 增强扫描后显示中等强化的肠壁及低信号的肠腔

不良反应和晚迟发性不良反应三类，分别是注射对比剂后 1 小时内出现、1 小时 ~ 1 周内出现及 1 周后出现的不良反应。

1）急性不良反应：会发生过敏样反应，表现为荨麻疹、气管痉挛和呼吸困难等，也可因碘对比剂过量产生毒性作用，表现为恶心、呕吐、发热、疼痛等。

2）迟发性不良反应：主要是皮肤反应，表现为皮肤斑丘疹、红斑等，等渗非离子型碘对比剂的发生率更高。

3）晚迟发性不良反应：偶见于未经治疗的 Graves 病或结节性甲状腺肿等，可引起甲状腺功能亢进。

**2. 根据严重程度分类**　根据严重程度分为轻度、中度和重度不良反应。

1）轻度：症状较轻，通常不需要治疗，具有自限性。

2）中度：临床上症状与体征更明显，需要立即处理。

3）重度：通常会危及生命。

**3. 根据发病机制不同分类**　根据发病机制不同分为特异性反应和非特异性反应：前者与剂量有关，其临床表现通常与其他过敏原的过敏性反应相同。目前机制尚不清楚，但认为它与抗原-抗体反应、补体系统被激活等有关，最终造成细胞释放介质，使机体产生一系列超敏反应；后者是对对比剂的一种生理性应答，它的发生率及严重程度与所用剂量、理化性质和速率有关，最常累及肾、神经、心血管系统。

**4. 碘对比剂肾病**　随着医学影像的快速发展，对比剂肾病已经成为肾功能衰竭的一个重要原因。文献中对于对比剂肾病的定义并不一致，但大多数研究及相关领域的专家将对比剂肾病定义为对比剂导致的急性肾损伤。在排除其他原因的情况下，血管内注入对比剂后 3 天内，肾功能较前相比明显受损，部分患者表现为非少尿型急性肾功能衰竭，多数患者肾功能可于 7～10 天恢复。临床上常用的判断标准为血清肌酐较应用对比剂前至少升高 44μmol/L 或者超过基础值 25%。

对比剂肾病的发生与碘对比剂的使用及患者自身的基础疾病等危险因素密切相关。原有肾功能障碍是对比剂肾病最关键的独立预测因子，患对比剂的危险与患者的基线肌酐水平呈正相关，基线肌酐水平越高，患病的风险越大。合并肾功能障碍的糖尿病也是对比剂肾病的独立危险预测因子，糖尿病患者发生对比剂肾病的比率为 5.7%～29.4%，但有研究表明单纯糖尿病可能并不是对比剂肾病的独立预测因子。老年人应用对比剂后发生肾衰竭的危险性增高，年龄>70 岁的老年人患病的比例约为 11%。其他危险因素包括充血性心力衰竭及血流动力学不稳定、肾毒性药物、高血压等可能都是对比剂肾病的危险因素，除自身基础疾病外对比剂也是主要危险因素，而且在这些危险因素中只有碘对比剂的使用是可以人为灵活控制的，合理、规范使用碘对比剂可有效减少对比剂肾病的发生。对比剂的发病率随对比剂剂量的增加而增高，通常认为使用对比剂<100ml 可以使对比剂肾病的发病率降到最低。在兼顾临床诊疗需求的基础上尽可能减少碘对比剂使用剂量，可有效降低对比剂肾病的发病率。

对比剂按照渗透性分为高渗性、低渗性和等渗性。研究显示高渗性对比剂与低渗性对比剂相比，在肾功能正常的患者之间发生率的差异无统计学意义，合并肾功能障碍的患者，低渗性对比剂引起肾病的发生率明显低于高渗性对比剂，其结果也支持等渗对比剂。碘对比剂还可分为离子型和非离子型 2 种。非离子型碘对比剂的安全性明显高于离子型，非离子型碘对比剂对那些有肾功能不全和糖尿病等基础病变的患者可以降低对比剂肾病的发生率。

对比剂对肾脏造成损伤的病理生理学机制尚不明确。目前认为多种因素导致对比剂肾病的形成，可能的机制包括：肾脏血流动力学变化和肾髓质缺氧；造影剂对肾小管上皮细胞的直接毒性；肾小管阻塞；对比剂通过氧化应激反应生成过量的反应性氧自由基从而损伤肾小管。但一般认为对比剂肾病的发病机制可能为患者本身的基础疾病因素（如糖尿病、高血压、原有肾功能不全及高龄等）引起的肾灌注减少及对比剂对肾小管的直接毒性作用被认为是导致对比剂肾病的主要因素。在使用碘对比剂的患者中，大部分患者可能患有动脉粥样硬化、冠心病、糖尿病、高血压等基础疾病，这些因素导致正常肾单位一定程度的减少。使用碘对比剂后，首先血管扩张，继而缩血管物质释放引起血管收缩，使肾血流量减少，肾小球滤过减低，对比剂进入后，血液更加黏稠，引起肾脏缺血、缺氧性损伤。体外培养试验证实，碘对比剂对肾小管上皮细胞有直接毒性。

**5. 碘对比剂外渗** 在注射碘对比剂过程中，使用高压注射器注射或流速过高均可以导致对比剂渗漏，当患者不能有效配合、被穿刺血管壁有损伤、静脉较细等情况发生时，也会造成对比剂外渗，表现为局部疼痛、烧灼感和水肿等，严重时可造成皮肤溃疡，软组织坏死等。

### （二）碘对比剂不良反应的处理

**1. 碘对比剂不良反应的预防流程（图 2-7-8）**

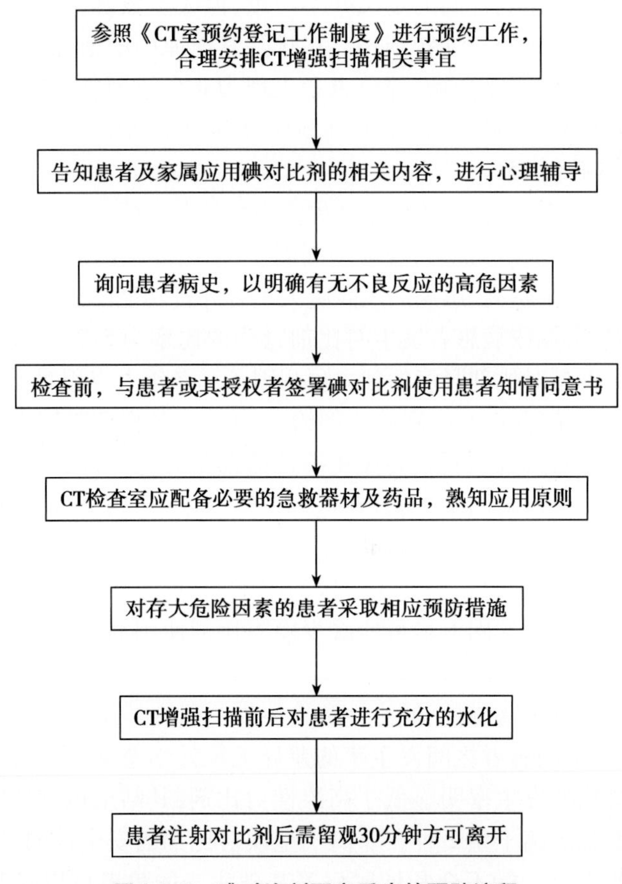


图 2-7-8 碘对比剂不良反应的预防流程

**2. 碘对比剂不良反应的分级**

1）轻度不良反应：停止给予对比剂，一般无需处理，可自行缓解，或对症治疗，密切观察病情。

2）中度不良反应：积极治疗，需要药物治疗的不良反应，要及时呼叫临床医师参与救治处理。

3）重度不良反应：必须紧急抢救，行心肺复苏，抗休克、抗过敏治疗，并立即通知急诊科、麻醉科医师共同抢救。

**3. 碘对比剂全身不良反应的处理原则及程序(图 2-7-9)**

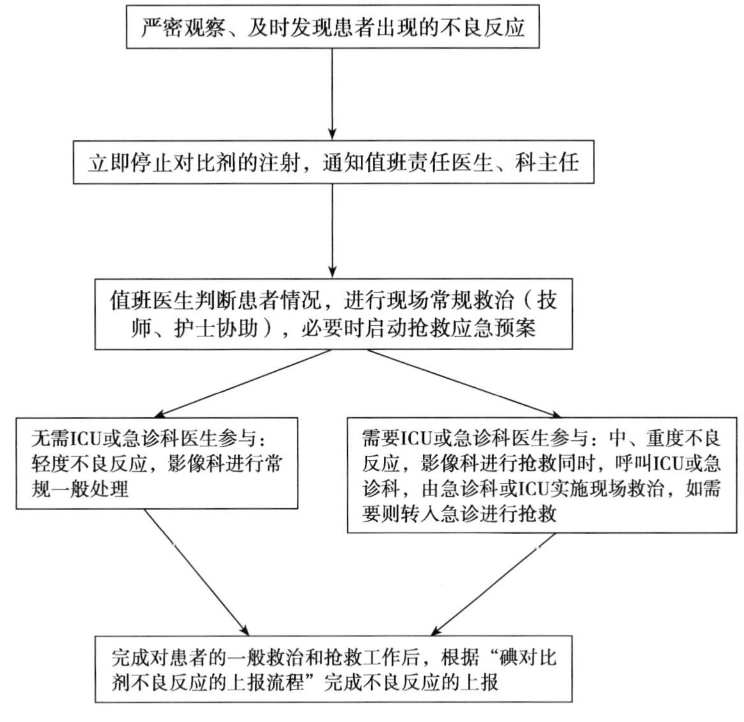


图 2-7-9　碘对比剂不良反应的处理流程

1）一旦确定发生不良反应,应立即停止注射对比剂。

2）解除对比剂连接,判断病人不良反应严重程度。

3）对于中、重度不良反应,放射科医护人员应立即判断病人意识、呼吸等状况,进行基础的急救处理。

4）急诊和麻醉医师到场后,检查患者并实施进一步救治。

基础肾功能评估是预测接受碘对比剂检查的患者发生 CIN 危险的最重要的标志。因此,在应用碘对比剂之前评估基础肾功能非常重要,它可以确保采取恰当的策略以降低 CIN 危险。需根据血清肌酐计算 eGFR 值作为评估肾功能的指标,推荐使用简化 MDRD 公式(肾脏病饮食调整研究公式)计算成人 eGFR。我国肾脏病学者提出适合国人的改良公式:GFR $[ml/(min \cdot 1.73m^2)] = 175 \times SCr^{-1.154} \times 年龄^{-0.203} \times (0.79\ 女性/1.00\ 男性)$。建议在条件允许情况下所有患者在使用碘对比剂检查之前均应计算 eGFR 值。

北京阜外医院回顾性分析了近 5 年进行的住院冠脉介入诊疗手术病例中,术中发生的碘造影剂过敏性休克病例资料,并对抢救措施进行总结。结果发现 79 102 例冠脉介入诊疗手术病例均使用非离子型碘造影剂,过敏性休克发生率为 0.019%(15/79 102)。首发表现包括血压迅速下降(9 例)、突发意识障碍(2 例)、皮肤黏膜表现等(4 例)。发生顽固性休克的患者 5 例,其中 3 例患者早期使用大剂量甲泼尼龙冲击治疗最终存活,另外 2 例死亡患者未早期使用或未使用。5 例顽固性过敏性休克中有 4 例再次接触碘造影剂者,其中 2 例死亡。因此,冠脉介入诊疗手术中碘造影剂过敏性休克发生率低,但发生过敏性休克的后果严重,尤其是再次接触碘造影剂者;过敏性休克首发表现多样;发生过敏性休克后抢救中在使用肾上腺素等常规抢救药物的基础上及早应用大剂量甲泼尼龙可能有益。

**4. 碘对比剂肾病的处理**

1）术前风险评估，识别高危患者。

2）停用肾毒性药物。

3）水化治疗：可明确降低对比剂肾病的发生率。

4）减少对比剂使用量，避免反复使用对比剂，减少高渗或高黏度对比剂的使用。

**5. 碘对比剂血管外渗的处理**

1）轻度外渗：一般无需处理，但要嘱咐患者观察，防止外渗严重，对个别疼痛明显者可局部冷敷。

2）中、重度外渗：① 抬高患者肢体，促进血液回流；② 早期使用硫酸镁保湿冷敷，24 小时后改为热敷；③ 外渗严重者，在外用药物基础上口服地塞米松；④ 必要时请临床医师协助处理。

**（三）MRI 对比剂不良反应**

Gd-DTPA 是目前 MRI 检查中最常用的对比剂，其不良反应发生率低，并且主要是轻度不良反应，多表现为恶心、呕吐、头晕头痛等，可能与剂量少有关。严重不良反应发生率极低，但是如果患者出现荨麻疹、呼吸困难等症状，应紧急救治。

Gd-DTPA 不良反应的发生机制仍不清楚，与水溶性含碘对比剂的不良反应机制相仿，可能与抗原抗体反应，特异质反应及造影剂过量等有关。有过敏体质的患者，不良反应的发生率会明显增加，因此对于 Gd-DTPA 不良反应的预防与处理也与水溶性含碘对比剂相似。

随着含 Gd 对比剂越来越多应用，有越来越多的报道证明肾源性系统化纤维化与含 Gd 对比剂使用密切相关。钆螯合物大大降低了钆的毒性，其可通过肾小球的过滤作用排出体外，肾功能完好的患者，98% 的钆在注射 24 小时后即可清除，但肾功能不全的患者体内的钆需经 3 次透析后才能清除 99%。肾源性系统化纤维化，只见于肾功能受损的患者，通常以广泛组织纤维化为特征，表现为皮肤对称性增厚、硬化。1997 年由美国南加州肾移植中心首先报道，命名为肾源性纤维化性皮肤病，随后发现该病除皮肤外，多脏器均可受累，因此改名为肾源性系统化纤维化，皮肤活检是确诊的金标准。该病各年龄段均可发病，目前的报道中未提示存在种族、地域、性别差异。

肾源性系统化纤维化的病程可分为急性期和慢性期两个阶段。急性期类似全身炎症反应综合征，慢性期可在注射钆对比剂后 4 天到数月内出现，表现为皮肤增厚、色素沉着等。除了累及皮肤之外，骨骼肌和胃肠道平滑肌和心肌同样可能会受累。在组织病理学上，肾源性系统化纤维化表现为硬化性黏液水肿，皮肤成纤维细胞和树突状细胞增生，使胶原束增厚，增加弹性纤维和黏蛋白在皮肤上的沉积。其发病机制尚不清楚，但大部分学者认为循环成纤维细胞在其发生发展过程中起到一定的作用，一些伴发因素如代谢性酸中毒、脉管损伤等也可能会诱发肾源性系统化纤维化。以往的报道中未见正常皮肤内有循环成纤维细胞的存在，而一些肾源性系统化纤维化病例中则证实循环成纤维细胞在该病皮肤组织中的存在。沉积在组织内的钆诱发循环纤维细胞的异常聚集，并产生大量的胶原纤维和弹性纤维，导致组织纤维化。然而，一些肾源性系统化纤维化患者发病前使用的钆对比剂的剂量非常大，所以也有学者认为是大剂量的原因而不是钆对比剂本身导致的肾源性系统化纤维化。

美国食品和药物管理局建议：① 在使用含 Gd 对比剂之前，评估患者肾功能不全的情况；② 使用剂量不能超过说明书的推荐剂量，重复给药要保证一定的间隔时间；③ 正在进行血液透析患者，使用含 Gd 对比剂后要立即血透。

## 四、超声对比剂

超声医学是一种反映人体器官内部结构的断层影像技术，如今超声医学技术已成为临床不可缺少的常规检查。通过对比剂的诊断制剂，可以提高超声成像的灵敏度和分辨率，从而获得更加准确的诊断信息。

### （一）传统超声对比剂

理想超声对比剂的材料应具备以下特点：① 造影成分含量高，散射性能强；② 制备方法简单，产量高；③ 体内、外有良好的稳定性；④ 具有良好的水溶性；⑤ 黏稠度低；⑥ 无生物活性，与生物组织不发生反应，无毒副作用；⑦ 衰减性低，延长在体循环的持续时间。超声对比剂的研究重点是成膜材料的改进，超声对比剂的包膜材料分为很多种类，主要分为白蛋白、大分子脂质体、多聚体和各种表面活性剂等。

**1. 白蛋白微泡对比剂**　白蛋白微泡对比剂是用人体血白蛋白作为包膜的微泡对比剂。最初由分子量小的氧气和氮气等组成，可以通过肺循环进入左心室显像，易溶解于血液，但由于空气扩散快，球壁塌陷后迅速失去声反射性，持续时间短。第二代超声对比剂由氟碳类惰性气体包裹，分子量较空气大，在微球中很难穿过包膜壁，在血管内停留时间长，可以用于反映血流灌注情况的血球示踪剂，不影响组织器官的血流动力学。

白蛋白微泡对比剂的包膜材料具有无毒、易制备等特点，但稳定性较差，有可能会产生异体蛋白免疫排斥反应，而且产量较少，价格比较昂贵。

**2. 脂质微泡对比剂**　大分子脂质体是常用的成膜材料，为含气体的脂质微颗粒，可以分散在微泡的表面，形成一层界面膜，其强度和排列密度较高，可阻止微泡内气体的外溢，降低表面张力，起到乳化剂的作用。

脂类微泡对比剂具有目标靶向性，稳定性好，且使用安全，在低机械指数条件下可以提高造影效果，但显像时间较短。

**3. 多聚体微泡对比剂**　多聚体超声对比剂是具有可调性声学特性的新型对比剂，使用可生物降解的高分子聚合物及其共聚体材料，通过调整高分子共聚体外壳的材料，改变微泡的声学特性，使其持续时间延长。

多聚体超声对比剂具有粒径分布集中、散射强度理想和生物可降解性良好等特点，在体内酶的作用下可降解为二氧化碳和水，对人体无不良反应，稳定性和耐受性好。

**4. 表面活性剂微泡对比剂**　表面活性剂微泡对比剂中使用的是阳离子、阴离子、非离子、两性表面活性剂的单一或混合物质，具有非牛顿黏性的表面活性剂材料的液膜有很高强度，常用的表面活性剂有酯类表面活性剂、聚合物类表面活性剂、蛋白质和氨基酸类等，还包括脂肪氧化物、长链脂肪酸、磷脂、氟化表面活性剂等。

近年来，超声对比剂不仅应用于显像诊断，随着基因和药物携带研究的迅速发展，超声造影在肿瘤治疗方面有很大突破。但靶向治疗尚处于实验研究阶段，还有许多问题有待解决。如大分子脂质靶向治疗系统脂类微泡对比剂分布不理想,微泡包膜材料的稳定性缺陷,治疗频率、声压、声强、持续时间,微泡种类和浓度选择,靶向磁共振成像临床研究,以及安全性和高效性方面都是需要进一步研究解决的问题。如何将治疗药物安全、高效、准确地导入体内特定病灶区域,是靶向治疗目前和今后研究的重点和热点领域。

**(二)多功能超声对比剂**

传统超声对比剂通过显示病变内部微循环灌注,显著提高了疾病诊断与鉴别诊断水平。但近年来,单一功能的对比剂已不能满足医学多样化需求。多功能超声对比剂改变了传统超声对比剂单一增强超声成像的模式,它以超声分子成像为核心,综合其他成像技术优势,对病变细胞发生、发展与凋亡进行多种模式在体显示,并利用图像可视化细胞功能及追踪分子过程,在细胞或分子水平直观地反映体内生理和病理变化过程,并且能在分子成像监控下进行靶向治疗,实现了诊断与治疗同步进行。主要包括包裹液态氟碳的高分子超声对比剂、多模态超声对比剂、金纳米壳微胶囊(GNS-MCs)、功能化多层碳纳米管(MWCNTs)、超顺磁性氧化铁纳米颗粒(SPIO)、量子点(QDs)等。

超声造影技术是超声诊断治疗的一项新技术,多功能超声对比剂可同时参与诊断和治疗过程。超声对比剂的使用将会促进超声分子显像的发展,对疾病的早期定性、诊断以及靶向治疗具有重要价值,尤其在肿瘤靶向治疗方面将具有广阔的应用前景。但由于各类新型对比剂尚不成熟,多功能超声对比剂的发展及应用还面临很多机遇和挑战。

(迟晓晓　张刚　高波)

## 参 考 文 献


1. Bellin MF, Stacul F, Webb JA, et al. Contrast Media Safety Committee of European Society of Urogenital Radiology (ESUR). Late adverse reactions to intravascular iodine based contrast media: an update. Eur Radiol, 2011, 21(11): 2305-2310.
2. Fleischmann D. Use of high concentration contrast media: principles and rationale-vascular district. Eur J Radiol, 2003, 45 Suppl 1: S88-93.
3. Golfieri R, Renzulli M, Lucidi V, et al. Contribution of the hepatobiliary phase of Gd-EOB-DTPA-enhanced MRI to Dynamic MRI in the detection of hypovascular small (≤2cm) HCC in cirrhosis. Eur Radiol, 2011, 21(6): 1233-1242.
4. Hammerstingl R, Huppertz A, Breuer J, et al. European EOB-study group. Diagnostic efficacy of gadoxetic acid (Primovist)-enhanced MRI and spiral CT for a therapeutic strategy: comparison with intraoperative and histopathologic findings in focal liver lesions. Eur Radiol, 2008 Mar, (3): 457-67.
5. Hsueh KC, Lin YJ, Chang JS, et al. Influence of interleukin 18 promoter polymorphisms in susceptibility to Kawasaki disease in Taiwan. J Rheumatol, 2008, 35(7): 1408-1413.
6. Kondo H, Kanematsu M, Goshima S, et al. Body size indexes for optimizing iodine dose for aortic and hepatic enhancement at multidetector CT: comparison of total body weight, lean body weight, and blood volume. Radiology, 2010, 254(1): 163-169.
7. Leber AW, Becker A, Knez A, et al. Accuracy of 64-slice computed tomography to classify and quantify plaque volumes in the proximal coronary system: a comparative study using intravascular ultrasound. J Am Coll Cardiol, 2006, 7; 47(3): 672-677.
8. Lell MM, Jost G, Korporaal JG, et al. Optimizing contrast media injection protocols in state-of-the art computed

tomographic angiography. Invest Radiol,2015,50(3):161-167.

9. Mihl C,Wildberger JE,Jurencak T,et al. Intravascular enhancement with identical iodine delivery rate using different iodine contrast media in a circulation phantom. Invest Radiol,2013,48(11):813-818.
10. Nakaura T,Kidoh M,Sakaino N,et al. Low contrast- and low radiation dose protocol for cardiac CT of thin adults at 256-row CT:usefulness of low tube voltage scans and the hybrid iterative reconstruction algorithm. Int J Cardiovasc Imaging,2013,29(4):913-923.
11. Richenberg J. How to reduce nephropathy following contrast-enhanced CT:a lesson in policy implementation. Clin Radiol,2012,67(12):1136-1145.
12. Sohn SY,Choi JH,Kim NK,et al. The impact of iodinated contrast agent administered during preoperative computed tomography scan on body iodine pool in patients with differentiated thyroid cancer preparing for radioactive iodine treatment. Thyroid,2014,24(5):872-877.
13. Stacul F,van der Molen AJ,Reimer P,et al. Contrast induced nephropathy:updated ESUR Contrast Media Safety Committee guidelines. Eur Radiol,2011,21(12):2527-2541.
14. Takao H,Akai H,Tajima T,et al. MR imaging of the biliary tract with Gd-EOB-DTPA:effect of liver function on signal intensity. Eur J Radiol,2011,77(2):325-329.
15. Thapa BB,Zhang J,Molloy JA. Prospective image planning in radiation therapy for optimization of image quality and reduction of patient dose. Phys Med,2015,31(1):60-65.
16. Thomsen HS. European Society of Urogenital Radiology(ESUR)guidelines on the safe use of iodinated contrast media. Eur J Radiol,2006,60(3):307-313.
17. Tramèr MR,von Elm E,Loubeyre P,et al. Pharmacological prevention of serious anaphylactic reactions due to iodinated contrast media:systematic review. BMJ,2006,333(7570):675.
18. Webb JA,Stacul F,Thomsen HS,et al. Late adverse reactions to intravascular iodinated contrast media. Eur Radiol,2003,13(1):181-184.
19. Widmark JM. Imaging-related medications:a class overview. Proc(Bayl Univ Med Cent),2007,20(4):408-417.
20. De León-Rodríguez LM,Martins AF,Pinho MC,et al. Basic MR relaxation mechanisms and contrast agent design. J Magn Reson Imaging,2015,42(3):545-565.
21. Lorusso A,Quaia E,Poillucci G,et al. Activity-based cost analysis of contrast-enhanced ultrasonography (CEUS)related to the diagnostic impact in focal liver lesion characterisation. Insights Imaging,2015,6(4):499-508.
22. 陈安良,刘爱连,田士峰,等. 低浓度对比剂腹部动脉能谱 CT 成像中最佳单能量的选择. 中华医学杂志,2014,94(43):3382-3386.
23. 陈洁,徐辉雄. 多功能超声对比剂的应用研究. 中华临床医师杂志(电子版),2013,7(6):2670-2672.
24. 陈婧,周正荣. 胰腺癌特异性靶向对比剂的研制及其分子影像学研究. 中华放射学杂志,2012,46(2):185-187.
25. 龚静山,周康荣,曾蒙苏,等. 锰对比剂在胰腺 MR 增强扫描中的价值. 中华放射学杂志,2002,36(5):68-70.
26. 胡茂清,梁长虹. 规范碘对比剂在 CT 增强扫描中的应用. 中华放射学杂志,2014,48(10):793-794.
27. 李鉴峰,曲虹,郑长宏,等. 超声对比剂的材料学特点及临床应用. 中国组织工程研究,2012,16(47):8885-8892.
28. 梁宗辉,冯晓源,李克,等. 口服胃肠道对比剂在 MRI 中的应用. 中国医学计算机成像杂志,2002,8(3):183-186.
29. 吕滨. 科学应用碘对比剂,促进医学影像学发展. 中华放射学杂志,2014,48(10):795-796.

30. 孙铁群. MR 纳米粒子对比剂探测直肠癌转移性淋巴结的研究进展. 中华放射学杂志,2014,48(1):75-77.
31. 张龙江,卢光明. CT 血管成像静脉注射碘对比剂的原则和策略. 中华放射学杂志,2011,45(6):597-600.
32. 张龙江,祁吉. 对比剂肾病:一个值得关注的问题. 中华放射学杂志,2007,41(8):882-884.
33. 中华医学会放射学分会,中国医师协会放射医师分会. 对比剂使用指南(第 1 版),中华放射学杂志,2008,42(3):320-325.
34. 中华医学会放射学分会对比剂安全使用工作组. 碘对比剂使用指南(第 2 版),中华医学杂志. 2014,94(43):3363-3369.
35. 朱飞鹏,张龙江,卢光明. 肾源性系统性纤维化与磁共振含钆对比剂. 放射学实践,2010,25(2):219-221.
36. 庄伟,吴永健,刘玉清,等. 冠状动脉介入诊疗手术中碘造影剂过敏性休克发生特点及抢救经验. 中国循环杂志,2013,28(4):262-265.

# 第三章　胃

胃呈囊袋状,分胃底、胃体和胃窦三部分,居左上腹腔内,大部分位于左膈下,小部分位于肝脏下方。胃近端经贲门与食管相接,远端经幽门管与十二指肠相连。其内上缘为胃小弯,外下侧缘为胃大弯,胃角或角切迹居胃小弯转折处。胃底为贲门横线以上的部分,立位X线检查常充盈气体,故又称胃泡;胃体为胃角以上至胃底之间的部分;胃窦为胃角至幽门之间的部分。胃的活动度较大,其形态与体形、张力和神经系统的功能状态有关。X线造影时通常分为4种类型:牛角型、鱼钩型(中间型)、瀑布型和无力型。

## 第一节　胃黏膜皱襞增粗

### 一、前　　言

胃黏膜皱襞增粗与否不仅与检查方法和胃充盈状态等因素有关,同时还受胃黏膜下层的厚度、胃黏膜肌张力、胃固有肌层厚度和张力以及胃腔扩张度等四个因素影响。如黏膜肌层收缩时皱襞高而厚,舒张时则低而薄。

通常胃黏膜皱襞增粗的判定标准如下:① 黏膜皱襞形态分析:黏膜纹粗细不均,尤其是呈结节状或瓦楞状者;② 黏膜皱襞走行分析:皱襞走行特别迂曲、胃体小弯侧走行不平行且弯曲者、胃窦收缩时横行者;③ 黏膜皱襞宽度分析:近小弯侧黏膜较大弯侧宽者、胃窦部黏膜较胃体部宽者、局部黏膜较其他邻近黏膜纹宽者。以上情形均应判定为黏膜皱襞增粗。

### 二、相关疾病分类

胃黏膜皱襞增粗也可由多种需要鉴别的疾病引起,常见的病因有胃炎、胃溃疡、静脉曲张、门脉高压性胃病、胃癌、急性胰腺炎、淋巴瘤,还包括相对少见的佐林格-埃利森综合征、胃黏膜巨肥厚症、腐蚀性胃炎、克罗恩病、结核、放射性胃炎、嗜酸性胃炎、淀粉样变性、结节病等;总体可分为炎症性、肿瘤性及其他(表3-1-1)。各种病因引起的胃黏膜皱襞增粗影像学表现类似,但很多病因同时又有其他的影像学表现。

### 三、影像诊断流程

胃黏膜皱襞增粗是由于各种病因所致的胃黏膜下层充血或血管扩张、炎症、水肿以及黏

表 3-1-1 胃黏膜皱襞增粗病因分类

| 分类 | 病因 |
|---|---|
| 炎症性 | 胃炎，胃溃疡，急性胰腺炎，放射性胃炎，嗜酸性胃炎，腐蚀性胃炎，气肿性胃炎，克罗恩病，结节病，结核 |
| 肿瘤性 | 胃癌，淋巴瘤，转移瘤 |
| 其他 | 静脉曲张，门脉高压，胃黏膜巨肥厚症，佐林格-埃利森综合征 |

膜层腺体的壁细胞增生（佐林格-埃利森综合征）和胃小凹增生（胃黏膜巨肥厚症）等引起。不同的病变所致的胃黏膜皱襞增粗可呈现不同程度的形态、走行和大小改变，而且通过分析黏膜下层增厚的情况，有助于分析黏膜皱襞增粗的病因，黏膜下层水肿密度和信号者，多提示炎症或感染，黏膜下层呈软组织密度或信号者，则提示肿瘤可能，胃底曲张静脉团则提示静脉曲张、门脉高压（图 3-1-1）。

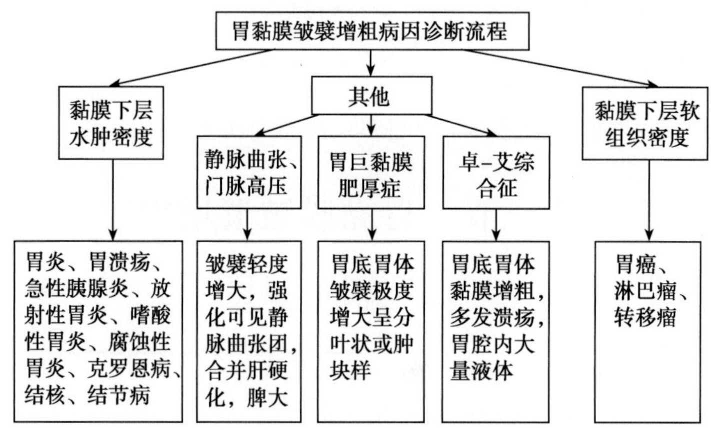


图 3-1-1 胃黏膜皱襞增粗病因诊断流程

另外，胃黏膜皱襞增粗病变可伴随着胃黏膜糜烂或溃疡，常见病因有胃炎、胃溃疡、胃癌、佐林格-埃利森综合征、克罗恩病、结核、碱性胃十二指肠损伤等。糜烂是指小而表浅的线样或圆形的溃疡，气钡造影常表现为多发的黏膜水肿的透亮晕轮；糜烂多常见于幽门螺杆菌性胃炎、肉芽肿性胃炎（克罗恩病和结核）以及碱性胃十二指肠损伤等。当胃壁溃烂凹陷达到一定深度后被钡剂充填，胃溃疡 X 线切线位投影成像被称为“龛影”。大多数胃溃疡位于胃窦部或体部后壁，或者沿着小弯侧，常见于胃溃疡和胃癌，良恶性溃疡的影像学诊断需要进行鉴别（表 3-1-2），如良性胃溃疡的黏膜皱襞光滑且延伸至溃疡边缘，而胃癌恶性溃疡皱襞呈结节状且截断不能延伸至溃疡边缘。佐林格-埃利森综合征则表现为胃、十二指肠甚至近端空肠的多发性溃疡。

## 四、相关疾病影像学表现

**1. 慢性胃炎（chronic gastritis，CG）** 胃炎是指各种不同原因所致胃壁黏膜层的炎性病变。可分为急性胃炎和慢性胃炎。慢性胃炎又分为胃体胃炎和胃窦胃炎，胃体胃炎症状较少，胃窦胃炎的症状较明显，症状主要有上腹部饱胀、无规律腹痛、嗳气、反酸及恶心等消化不良表现。

表 3-1-2　胃溃疡良恶性特征鉴别

| 特征 | 良性 | 恶性 |
|---|---|---|
| 位置 | 小弯,胃远端更常见 | 大弯侧,胃近侧更常见 |
| 形态 | 小(多<2.5cm)而圆、锐利 | 大(多>2.5cm)而浅、不规则 |
| 皱襞 | 光滑,放射状延伸至溃疡边缘 | 结节状、截断融合、不延伸至溃疡 |
| 黏膜 | 胃小区完整 | 胃小区扭曲或破坏 |
| 轮廓 | 突出胃轮廓 | 在胃轮廓内 |
| 龛影征象 | 黏膜线、项圈征、狭颈征 | 半月征、裂隙征、指压征 |
| 蠕动波 | 柔软、蠕动存在 | 僵硬,距溃疡 1cm 前消失 |
| 临床转归 | 治疗后愈合 | 治疗后依然存在或进展 |

慢性胃炎 X 线钡剂造影检查表现为胃黏膜皱襞增宽、排列和走行方向异常。小弯侧黏膜皱襞失去与小弯平行的特征,呈弯曲或交叉状,充盈状态可见小弯侧胃壁高低不平。胃底和胃体大弯侧胃壁边缘更加凹凸不平,可呈息肉样充盈缺损,但形态不固定,壁软可蠕动;胃窦黏膜皱襞增粗,可致横行皱襞增多(图 3-1-2)。幽门螺杆菌所致胃炎,胃窦部黏膜皱襞增厚可达 1.0cm 以上。当然部分胃炎患者钡剂造影检查也可没有明显阳性发现。

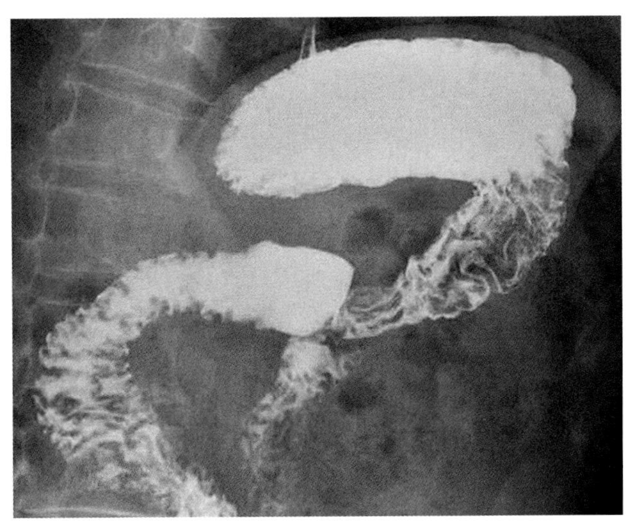

**图 3-1-2　慢性胃炎**

X 线钡剂造影检查示慢性胃炎患者胃窦部黏膜皱襞略增粗,紊乱,胃窦部痉挛

**2. 胃溃疡(gastric ulcer)**　是指胃的慢性消化性溃疡,好发于胃小弯角切迹附近。多为单发,多发者常见于胃窦部。主要症状为反复发作性上腹部疼痛,可放射至背部。胃溃疡疼痛多在餐后 0.5～2 小时内,进食后疼痛可缓解。严重者可并发急性胃肠道出血,呕血呈咖啡色,便血呈柏油样。

胃溃疡 X 线钡剂造影检查的直接征象是龛影,切线位示龛影凸出胃内壁轮廓之外呈乳头状、半圆形或锥形，边缘大多光滑整齐，密度均匀，底部平坦（图 3-1-3）。良性溃疡还可见黏膜线、项圈征和狭颈征等特征，邻近黏膜皱襞增粗紊乱。幽门处溃疡还可造成幽门狭窄和梗阻。胃溃疡大多为良性，少数胃溃疡恶变发展到后期可与溃疡型癌表现相似，统称为恶性溃疡。

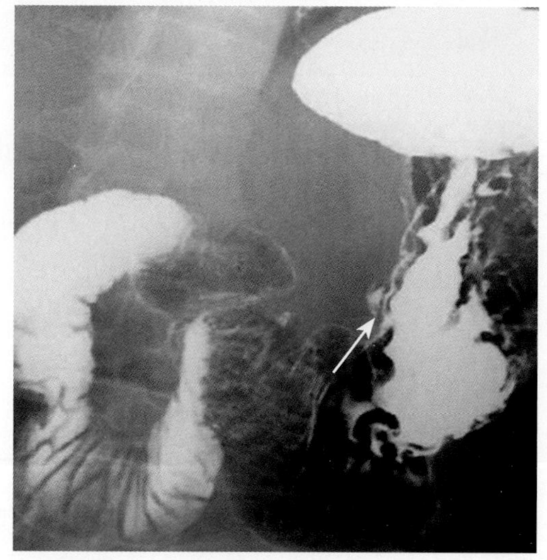

**图 3-1-3　胃溃疡**

胃溃疡患者可见外突龛影，切线位示龛影凸出胃内壁轮廓之外呈半圆形（白箭），边缘光滑整齐，邻近黏膜皱襞增粗紊乱

**3. 佐林格-埃利森综合征（Zollinger-Ellison syndrome）**　又称胃泌素瘤，属于胰源性溃疡，可出现在消化道的多个部位，症状除腹部疼痛等消化性溃疡症状外，常伴有腹泻。佐林格-埃利森综合征与壁细胞增生引起的胃酸分泌过多有关，X 线钡剂造影检查表现为胃底和胃体黏膜皱襞明显增粗、肥厚。另外，由于壁细胞高分泌，胃腔内常见大量液体积聚；胃酸过多又会刺激十二指肠皱襞也增大；同时患者多伴有多发溃疡、75% 的溃疡位于胃部和十二指肠球部，25% 位于球后部。

**4. 胃黏膜巨肥厚症（Menetrier disease）**　是由胃小凹黏液细胞增生所引起，主、壁细胞减少，导致胃酸分泌减少，胃液内大量蛋白质丧失而出现低蛋白血症或水肿。多发生于胃底和胃体大弯侧，多见于 50 岁以上老年人。

钡剂造影可显示黏膜皱襞极度增粗、增宽，可达 1.5cm 宽、3～4cm 高，形成大而肿胀且无弹力的皱襞间隔深沟，扭曲呈“脑回”状表现，加压时其形态、大小和粗细均可改变。CT 及 MRI 检查可反映本病特征，可见显著增厚的胃黏膜皱襞向胃腔内突入，巨大成堆的皱襞呈肿块样隆起（图 3-1-4），部分肥大胃皱襞顶端可见多个溃疡。

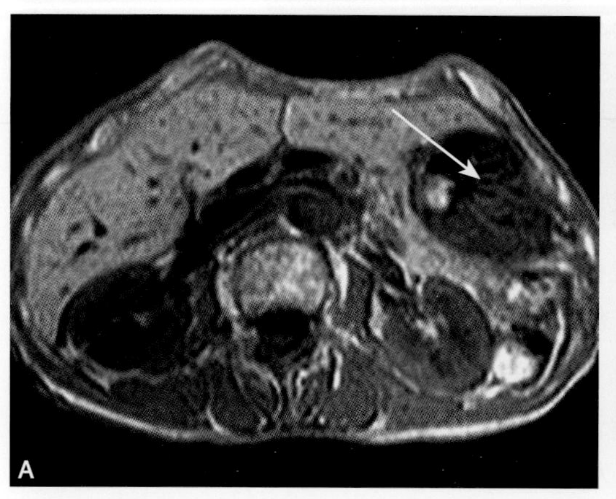


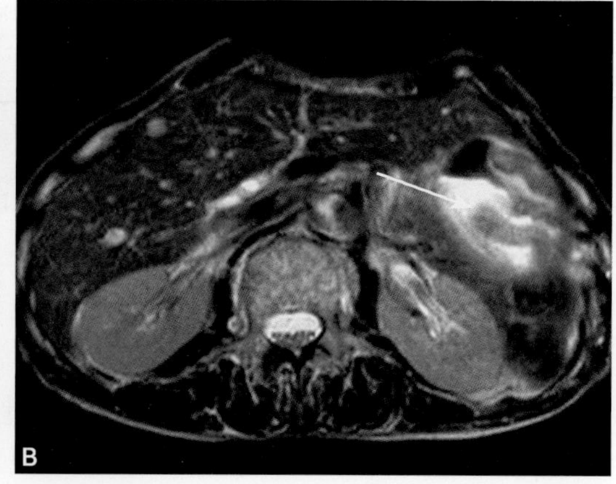


**图 3-1-4　胃黏膜巨肥厚症**

腹部 MRI 平扫轴位 $T_1WI$、$T_2WI$ 显示显著增厚的胃黏膜皱襞并向胃腔内突入，巨大成堆的皱襞呈肿块样隆起

**5. 嗜酸细胞性胃炎(eosinophilic gastritis)** 是以嗜酸细胞浸润胃壁为特征的一种少见疾病。临床症状与疾病部位和浸润深度有关,侵入黏膜层常导致出血、蛋白质丧失和吸收不良,侵入肌层常导致胃梗阻,浆膜下浸润可表现为嗜酸细胞性腹水。

嗜酸细胞性胃炎可侵犯胃的任何部位,但多以胃窦浸润为主。黏膜和黏膜下层受浸润时 X 线钡剂造影表现为黏膜皱襞增粗;肌层受浸润时,胃腔不同程度狭窄,胃壁稍僵硬,蠕动减弱。CT 及 MRI 检查示胃窦部胃壁增厚约 1.0 ~ 1.5cm,浸润至浆膜和浆膜下层时可见较多腹腔积液。有时可见嗜酸细胞性肉芽肿形成,向胃腔内突出。胃体小弯及角切迹部可见大而深的不规则腔外龛影,但无指压迹和裂隙征。

**6. 放射性胃炎(radiation gastritis)** 是由医用放射性治疗造成的胃肠道放射性损伤。常出现于胰腺癌 Whipple 手术后进行的放射治疗,多见于胃空肠吻合区胃壁。

放射性胃炎的 CT 表现为胃壁对称性增厚,黏膜面粗糙,可见到小溃疡。放射性胃炎和溃疡较一般消化性炎症和溃疡易引起穿孔。胃窦部被照射后可出现胃幽门区溃疡或胃窦不规则收缩。

**7. 胃底静脉曲张(gastric varices)** 表现为门静脉高压所致的胃短静脉和胃左静脉末梢分支的扩张。胃底静脉曲张常伴有食管静脉曲张,若不伴有食管静脉曲张,则是脾静脉单独闭塞的征象,最常继发于胰腺炎或胰腺癌肿。目前胃静脉曲张最常见的病因是门静脉高压。

X 线钡剂造影检查可见黏膜皱襞增粗、扭曲,并无破坏征象,胃壁柔软。静脉曲张偶尔在胃底形成的分叶状、边缘光滑的肿块,其大小和形状具有一定的可变性,可伴有食管静脉曲张。在 CT 上表现为胃底后内壁和后壁内一串边界清楚的圆形或条状软组织密度影,增强后呈明显强化(图 3-1-5)。

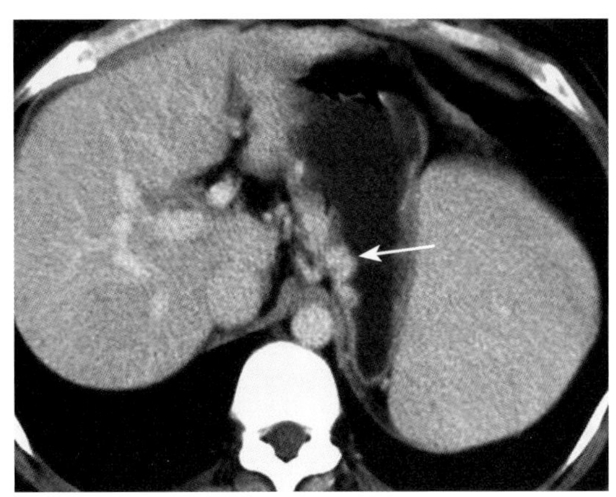

**图 3-1-5 胃底静脉曲张**

腹部 CT 增强扫描示胃底壁内可见边界清楚的圆形或条状软组织密度影,呈明显强化

**8. 腐蚀性胃炎(corrosive gastritis)** 由强酸、强碱等腐蚀性化合物进入胃内所致损伤。典型的食管损害是强碱剂引起,胃十二指肠则是被强酸剂所损害。胃十二指肠损害可分三期:急性坏死期(1 ~ 4 天),溃疡肉芽期(5 ~ 28 天),瘢痕开始期(3 ~ 4 周)。小肠内碱性消化液反流入胃,也可造成胃黏膜化学性损害,称反流性碱性胃炎,主要发生于胃肠

吻合术后。

在损害的急性期,影像学检查可见胃皱襞增厚、水肿、溃疡、胃无张力或因水肿、出血而出现胃壁充盈缺损等;急性期后可见胃窦和胃体进行性变形、狭窄呈一光滑的管样轮廓或不规则的狭窄段轮廓。对于反流性碱性胃炎 X 线钡剂检查可见残胃黏膜皱襞增粗、僵直,胃肠吻合口部可见息肉样结节或溃疡,吻合口常呈开放状态且较宽大。

**9. 气肿性胃炎(emphysematous gastritis,EG)** 一种罕见的、由产气细菌在胃壁内繁殖所致的胃壁含气性蜂窝织炎。本病极为罕见且发病急、病情重、死亡率高。正常胃具有特殊的抗感染结构,包括良好的血液循环、适当的 pH 值及黏膜屏障。但当上述结构受破坏,胃腔内细菌可经胃壁内表糜烂或溃疡面进入胃壁定居繁殖并产生气体。致病细菌多为大肠杆菌、链球菌、肠杆菌及梭状芽胞杆菌等。危险诱因有摄入腐蚀性物质、酗酒、恶性肿瘤或腹部手术史、胃肠炎、植物性粪石及急性出血性胰腺炎等。患者从发病到出现典型症状多为 1 周余,典型症状有发热、畏寒、腹痛、腹泻、恶心、呕吐、偶有呕血和黑便。

腹部 X 线平片常显示与胃壁轮廓一致的小气泡及斑点状透亮影,尤其是胃底、胃体及大弯,且其不随体位变化而改变。腹部 CT 和水溶性造影剂检查并用有助于气肿性胃炎的诊断,尤其是含气较少的轻症病例,CT 可显示胃黏膜皱襞增厚,胃壁内见多发串珠样气体密度影(图 3-1-6)。CT 还有助于其与胃气肿鉴别诊断,气肿性胃炎存在感染、腹痛和呕血等表现,X 线检查胃壁气泡多样化,尤其是斑点状影;胃气肿则缺乏以上临床和影像表现,X 线检查呈囊状、线状。

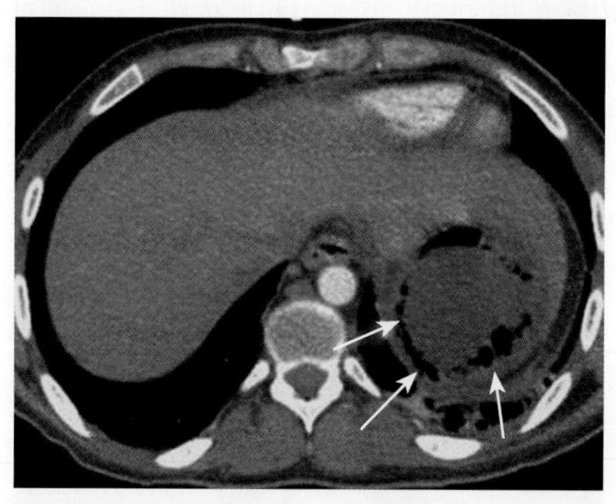

**图 3-1-6 气肿性胃炎**

腹部 CT 增强扫描示胃壁均匀增厚,胃壁内见串珠状气体密度影,胃腔内见胃液潴留

## 五、研究进展及存在问题

胃黏膜皱襞增粗是胃部疾病中的常见异常影像学征象,X 线钡剂造影及 CT 检查是评价胃黏膜皱襞增粗的主要影像手段。多种疾病可引起胃黏膜皱襞增粗,然而皱襞增粗的影像学表现间缺乏特异性,影像诊断较为困难,但仔细观察胃黏膜皱襞增粗的部位、范围和程度以及黏膜下层的密度或信号等细节信息,有助于确定胃黏膜皱襞增粗的病因。尤其是 MRI 多参数成像对黏膜下层信息的显示具有独特的优势,不同性质病变的黏膜下层信号不同,

你看见我们的时候
我们在书上

你不见我们的时候
我们在路上

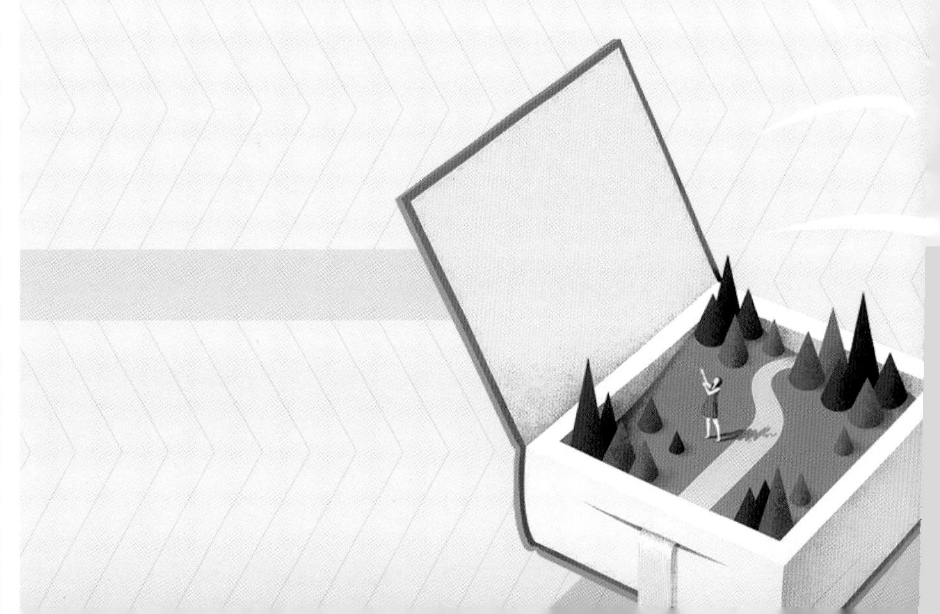

物流条码 20171957

曲一线科学备考

5·3题霸 专题集训

高中物理 2 必修2

本书配套网络错题本

步骤1.下载安卓版

步骤2.添加本书习题

小题得分快

MRI 软组织分辨力较 CT 显示清晰。但 MRI 一般不作为胃黏膜皱襞增粗病变检查的首选，可作为重要的辅助检查手段。

（曲林涛 朱建忠 高波）

## 参考文献

1. Freeman HJ. Adult eosinophilic gastroenteritis and hypereosinophilic syndromes. World J Gastroenterol, 2008,14(44):6771-6773.
2. Gines A, Pellise M, Fernandez-Esparrach G. Endoscopic ultrasonography in patients with large gastric folds at endoscopy and biopsies negative for malignancy: predictors of malignant disease and clinical impact. Am J Gastroenterol, 2006,101(1):64-69.
3. Jassen J. The impact of EUS in primary gastric lymphoma. Best Pract Res Clin Gastroenterol, 2009,23(5):671-678.
4. Kshirsagar AY, Jagtap SV, Kanojiya RP. Eosinophilic enteritis presenting as a rare cause for ileo-ileal intussusception. World J Gastroenterol, 2007,13(47):6444-6445.
5. Perri RE, Chiorean MV, Fidler JL, et al. A prospective evaluation of computerized tomographic(CT) scanning as a screening modality for esophageal varices. Hepatology, 2008,47(5):1587-1594.
6. Ross A, Kuppusamy M, Low D. Endoscopic management of post esophagectomy hemorrhagic radiation gastritis with radiofrequency ablation and argon plasma coagulation. Gastrointest Endosc, 2012,75(6):1285-1286.
7. Shifflet A, Forouhar F, Wu GY. Eosinophilic digestive diseases: eosinophilic esophagitis, gastroenteritis, and colitis. J Formos Med Assoc, 2009,108(11):834-843.
8. Zhang L, Xie XY, Wang Y. Treatment of radiation-induced hemorrhagic gastritis with prednisolone: a case report. World J Gastroenterol, 2012,18(48):7402-7404.
9. 吕瑛，于成功，李运红，等. 超声内镜对胃黏膜粗大皱襞性疾病的诊断价值. 中华消化内镜杂志，2011,28(3):138-141.
10. 屈艳娟，田志雄，孙骏谟，等. 胃黏膜相关淋巴组织淋巴瘤影像学表现（附4例报告）. 临床放射学杂志，2003,22(10):856-859.

# 第二节 胃壁增厚病变

## 一、前 言

胃在 X 线钡剂造影、CT 以及 MRI 检查时，胃腔内、黏膜层、壁内及浆膜面均可出现胃壁增厚的影像学表现，是胃部病变中最为常见也最为重要的一类影像学征象。胃壁增厚病变的病因较多，也易受到各种假象影响。胃壁本身的厚度易受胃腔的充盈状态影响，在胃腔没有完全扩张时，贲门、胃窦部远端及幽门管等部位较易产生增厚或肿块假象；另外，摄入的食物、血块或胃石也可造成类似胃肿瘤的假象，故在影像学检查前应口服产气剂、水或胃肠道对比剂等使胃腔充分扩张和充盈。CT 及 MRI 上正常黏膜皱襞间的胃壁厚度多<5mm，在正常充盈状态，气体扩张下的上部胃壁显得更薄，胃窦部稍厚，但若胃窦部胃壁厚度超过 10mm 或非对称性增厚，则提示为异常。

## 二、相关疾病分类

胃壁增厚病变较为常见，种类也较多，常见的病因有胃癌、增生性息肉、腺瘤性息肉、胃壁内良性肿瘤、胃石、胃静脉曲张、胃旁占位假象等；相对不常见的病因有胃间质瘤、胃转移瘤、淋巴瘤、遗传性肠息肉综合征、错构瘤性息肉病综合征、异位胰腺组织、胃内血肿、异物、胃重复畸形。按病变所在部位分为胃腔内病变（假象）、胃黏膜病变、胃壁内病变、外生性（胃外）病变（表 3-2-1）。

表 3-2-1　胃壁增厚病因分类

| 分类 | 病因 |
|---|---|
| 腔内占位 | 胃石、胃内血肿、异物 |
| 黏膜病变 | 胃癌、增生性息肉、腺瘤性息肉、遗传性肠息肉综合征、错构瘤性息肉病综合征、类癌 |
| 壁内占位 | 胃壁内良性肿瘤、胃间质瘤、胃转移瘤（黑色素瘤、乳腺癌）、淋巴瘤、静脉曲张、异位胰腺、壁内血肿、胃重复畸形 |
| 外生性占位 | 外生性间质瘤、胃旁占位压迫、胃外邻近恶性肿瘤侵犯 |

## 三、影像诊断流程

胃壁增厚病因的诊断流程可首先通过分析病变主要累及的胃壁部位确定是胃腔内（假象）、胃黏膜、壁内、外生性或胃外病变。腔内病变位于胃腔内紧贴胃壁可造成胃壁增厚假象，病变可移动，与胃壁没有固定的关系，增强 CT 或 MRI 上不会强化；胃黏膜病变黏膜面不规则；壁内病变黏膜面光滑，与胃内壁呈清晰的钝角；胃壁外生性病变黏膜面光滑，与胃壁呈模糊的钝角，胃外病变压迫胃壁突向胃腔，可造成胃壁增厚的假象，CT 增强扫描或利用 MRI 高软组织分辨力优势不难区分。其次，根据胃壁增厚≥10mm、局限性、偏心性、有强化或 DWI 高信号等特点，可提示为恶性病变（图 3-2-1）。

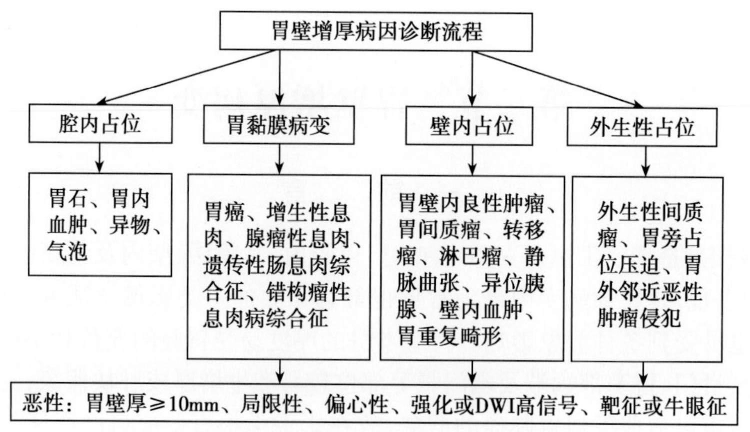


图 3-2-1　胃壁增厚病因诊断流程

胃壁内病变位于胃黏膜下，胃黏膜面光滑完整，但中心可有溃疡或脐样凹陷，少数甚至可有蒂，易与胃息肉混淆。胃壁内良性肿瘤包括平滑肌瘤、脂肪瘤、血管瘤、淋巴管瘤等；其中脂肪瘤呈脂肪密度，淋巴管瘤是囊性密度，血管瘤含静脉石，黏膜下圆形光滑的软组织肿块则有可能是平滑肌瘤。

根据胃壁增厚的形态可分为：① 肿块型增厚：增厚呈孤立性隆起，同时向腔内外突，可见于胃癌、胃间质瘤和胃淋巴瘤等；② 条带状增厚：胃窦部对称或不对称增厚，呈不均一轻度强化，多为早期胃癌或嗜酸性肉芽肿的特征性表现；③ 溃疡型增厚：表现为规则的胃壁缺失，增强黏膜线不规则、中断，多见于溃疡型胃癌；④ 蒂型增厚：表现为与胃黏膜相连的带蒂结节，增强后明显强化，多见于胃息肉和胃血管瘤；⑤ 结节型增厚：多见于胃底食管区边界清楚的不规则结节，增强后明显强化，为食管胃底静脉曲张特征表现；⑥ 不规则增厚：胃壁不规则增厚，黏膜面凹凸不平，黏膜线中断，多为胃癌后期表现；⑦ 指状增厚：黏膜皱襞粗大呈指状，走行紊乱似脑回样，为胃黏膜巨大肥厚症；⑧ 弥漫性增厚：胃大部分或全部受累，呈弥漫性增厚，常见于胃癌、胃淋巴瘤和胃炎等。另外，根据胃壁增厚病变的数量多少，又可分单发性和多发性，以单发性为主，而多发性病变主要包括增生性息肉、遗传性肠息肉综合征和错构瘤性息肉病综合征等胃黏膜病变以及胃转移瘤和淋巴瘤等壁内病变。

肿块型胃壁增厚病变隆起中心常伴有溃疡形成靶征或“牛眼征”的影像学征象，其原因是胃黏膜下肿块表面黏膜伴有溃疡形成。常见于胃转移瘤、淋巴瘤、卡波西肉瘤，不常见于胃癌、异位胰腺、类癌、胃间质瘤。此征象的出现多提示为恶性病变（或异位胰腺），若为多发性病变则更提示为恶性。

## 四、相关疾病影像学表现

**1．胃癌（gastric carcinoma，GC）**　是我国的主要恶性肿瘤之一。是一种伴有腺体分化的胃黏膜恶性肿瘤，大多数胃癌是腺癌，占 95% 以上。腺癌大多表现为内生性肿块或局限性不规则胃壁增厚，可伴有恶性腹水、腹膜结节、区域性淋巴结肿大。Lauren 等将胃癌根据生物学行为分为肠型、弥漫型和混合型：肠型多为结节状、息肉样或溃疡型，边界清楚，好发于老年男性，淋巴结转移较少，预后较好；弥漫型多呈弥漫、浸润性生长，边界不清，好发年龄较轻，女性多见，淋巴结转移多见，预后较差；但有 10% ～20% 的病例兼有肠型和弥漫型的特征，难以归入其中任何一种，从而称为混合型。胃癌可发生于胃的任何部位，以胃窦幽门区最多见。弥漫型胃癌常造成胃壁弥漫增厚且扩张受限，称皮革胃。

早期胃癌多无明显症状，典型症状出现时大多已是胃癌晚期，主要表现为胃肠道梗阻。胃窦部癌出现腹部饱胀、隐痛、呕吐宿食等症状；胃贲门部癌可出现进食不适、食物反流。早期胃癌的 X 线征象包括：腔壁张缩异常、腔壁平直、腔壁内凹、腔壁毛糙和复线征等。进展期胃癌分为蕈伞型、溃疡型、浸润型和混合型。蕈伞型 X 线表现为腔内菜花样肿块，充盈像呈分叶状充盈缺损；溃疡型表现为充钡时“腔内龛影”，周围可见“环堤征”“裂隙征”和“指压迹征”，切线位投照可见“半月征”（图 3-2-2）；浸润型

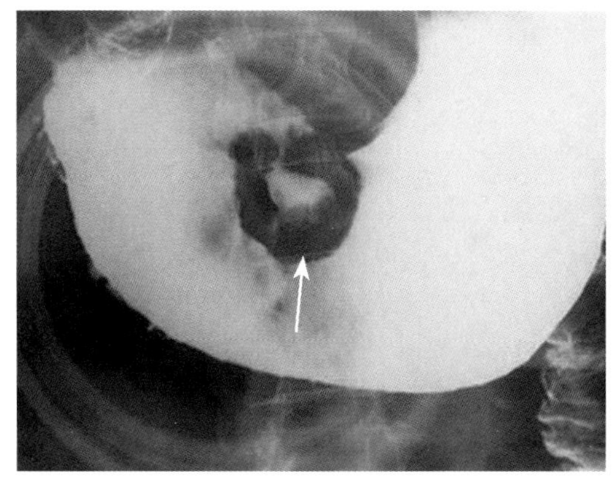

**图 3-2-2　胃癌 X 线造影**

X 线造影检查示“腔内龛影”，周围可见“环堤征”

胃癌充盈像见胃壁增厚、僵硬、胃腔缩小、蠕动消失，双对比像黏膜皱襞消失，称“皮革样胃”。

CT及MRI检查可直接显示胃癌组织浸润造成的胃壁增厚程度及范围。胃癌CT表现为胃壁呈多层结构时，胃壁内层明显强化而中层和外层结构正常，是早期胃癌表现，如胃壁的中层结构中断消失，则认为是进展期（图3-2-3）；当胃壁是单层时，早期胃癌局部胃壁增厚或不增厚，增强明显强化未穿透胃壁，穿透胃壁为进展期。胃周脂肪间隙消失，邻近器官如胰腺受侵分界不清，胃周和腹膜后常见淋巴结肿大。胃腺癌MRI显示癌肿在$T_1$WI呈等或稍长信号、$T_2$WI呈略高于胃黏膜信号；而在弥漫浸润型胃癌中，由于纤维组织的存在，$T_1$WI、$T_2$WI均呈稍低信号，增强后呈不均匀强化；若正常胃壁低信号外带不规则或缺失均提示胃癌的浆膜外受侵，MRI增强扫描或DWI序列有助于区域性转移淋巴结和肝转移灶的检出（图3-2-4）。

胃癌的转移途径多样，可直接沿纵轴蔓延侵犯远端食管和十二指肠，大弯侧胃癌也可通过胃结肠韧带向横结肠扩散，可造成胃结肠瘘。胃癌侵蚀黏膜下和浆膜下层内丰富的血管和淋巴管网，则可形成淋巴性扩散和血行性转移。当癌细胞穿透浆膜时，可发生腹膜种植转移，可引起腹腔内播散形成癌性腹膜炎或种植转移，称Krukenberg瘤（胃癌卵巢种植转移）。肠型胃癌倾向于血行转移至肝脏；而弥漫型胃癌则倾向于扩展到腹膜表面后转移至十二指肠。

**2. 胃腺瘤性息肉（adenomatous polyps）** 又称胃腺瘤，起源于胃黏膜上皮，好发于胃窦部。单发多见，也可多发，或与增生性（炎症性）息肉同时发生。带蒂或不带蒂，常为狭蒂；腺瘤性息肉若含有绒毛成分则称为绒毛状腺瘤或乳头状腺瘤。腺瘤直径多不超过2cm，>2.0cm者约半数可恶变，平坦型腺瘤（如绒毛状腺瘤）进展为癌的倾向较高。由于腺瘤性息肉较增生性息肉大，故腺瘤的临床症状主要有上腹痛、腹胀、上消化道出血等。绒毛状腺瘤多发生于50岁以上，可表现轻度胃肠道出血、黑便和缺铁性贫血。

双对比X线造影对于胃息肉病变的显示较具有优势。近地壁病变的表现为“环圈状”影，带蒂者则表现为“网球手帽征”或“墨西哥帽征”；远地壁病变可见附有“悬滴”的息肉影。带蒂的腺瘤在压迫时可见“位移征”“形变征”。在充盈一定量的中性对比剂情况下，CT检查可见腺瘤起自胃黏膜面，并突向胃腔内（图3-2-5）。

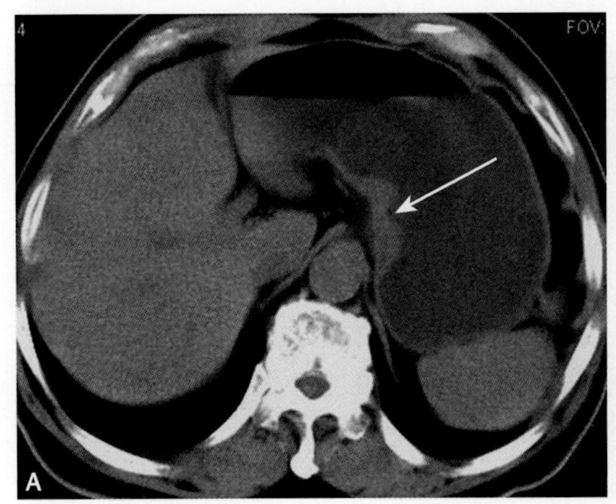


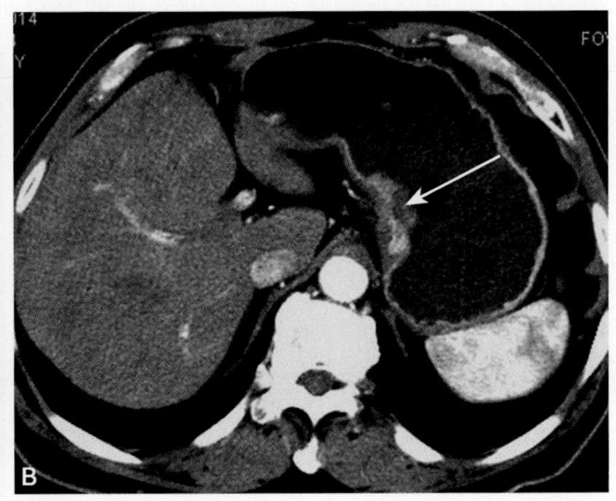


**图3-2-3 胃癌CT表现**

A、B. 腹部CT平扫、增强扫描检查示胃癌局部胃壁增厚，增厚胃壁的中层结构中断消失

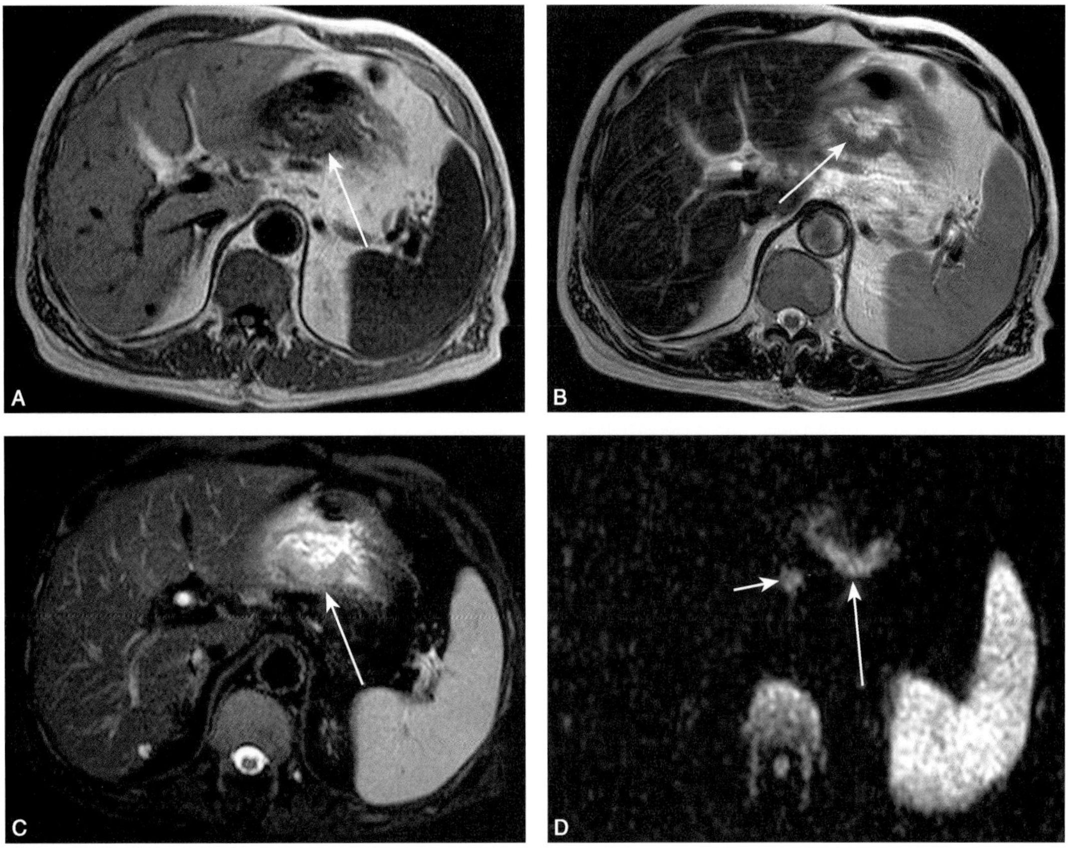

图 3-2-4　胃癌 MRI 表现

A～C. 胃癌 MRI 平扫示局部胃壁增厚在 $T_1$WI 呈稍低信号，$T_2$WI 压脂序列呈略高于胃黏膜信号；D. DWI 像示癌肿及邻近转移淋巴结呈高信号

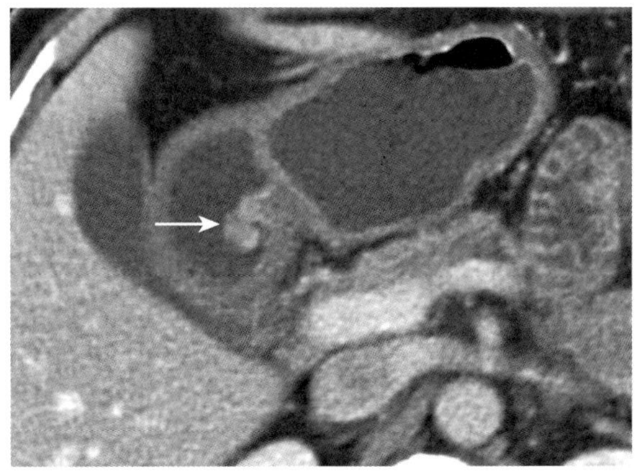

图 3-2-5　胃腺瘤性息肉

腹部 CT 增强检查可见胃窦部胃腺瘤性息肉起自胃黏膜面，并突向胃腔内

腺瘤样息肉与增生性息肉的鉴别，腺瘤样息肉常见于胃窦部，增生性息肉分散或局限于炎症区；腺瘤样息肉较增生性息肉稍大；腺瘤样息肉常呈分叶状，增生性息肉表面光滑；腺瘤样息肉常单发，增生性息肉常多发；腺瘤样息肉常有蒂，并可有位移脱垂征。

**3. 胃肠道间质瘤(gastrointestinal stromal tumor，GIST)** 属于胃黏膜下肿瘤，好发于胃底和胃体。GIST 常为单发、大而圆的胃壁肿瘤，最常见表现为外生性，壁内或内生性。GIST 覆盖的黏膜面易形成溃疡，较大的瘤体中心可出现坏死空腔，常与胃腔相通。临床表现与肿瘤的大小、生长部位及生长方式有关：腔内生性肿瘤可出现上腹部不适、恶心、饱胀及上消化道出血等症状；腔外生性并无明显症状，较大时偶可出现破裂出血等急腹症症状。

胃间质瘤在 X 线钡剂造影检查时，可见胃腔充盈缺损或表面涂布钡剂的软组织影，肿块表面或中央可见大小不一的充钡龛影，呈典型的"牛眼征"；黏膜像可见"黏膜撑开征"等。一般而言，X 线钡剂造影能显示间质肿瘤的腔内部分，尚不能对肿瘤的腔外部分作出判断；而且对于间质肿瘤的良恶性鉴别也较为困难，一般认为直径>5.0cm，分叶明显，溃疡或坏死区较大者应考虑恶性。

CT 和 MRI 检查有助于显示胃间质瘤的大小、形态、质地以及瘤体内有无出血、坏死、囊变或钙化等。尤其是 MRI 具有较高的软组织分辨力，可清晰显示胃邻近脏器或组织的病变，有助于外生性胃间质瘤的鉴别诊断(图 3-2-6)；多序列成像的优势还有助于区分良性间质瘤的压迫推移还是恶性间质瘤的侵犯转移。但 MRI 检查也需要训练患者呼吸，减少腹式呼吸

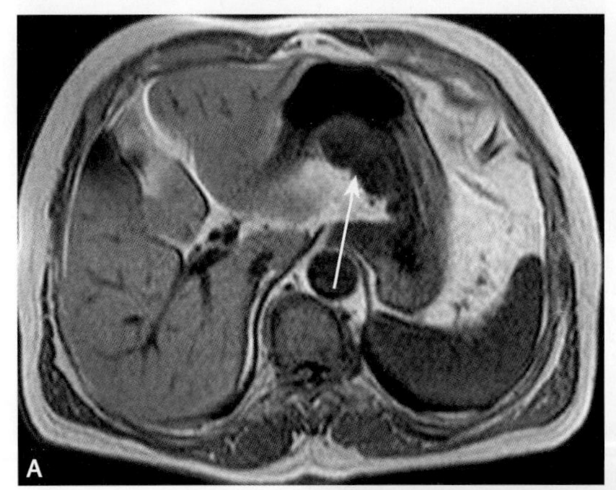


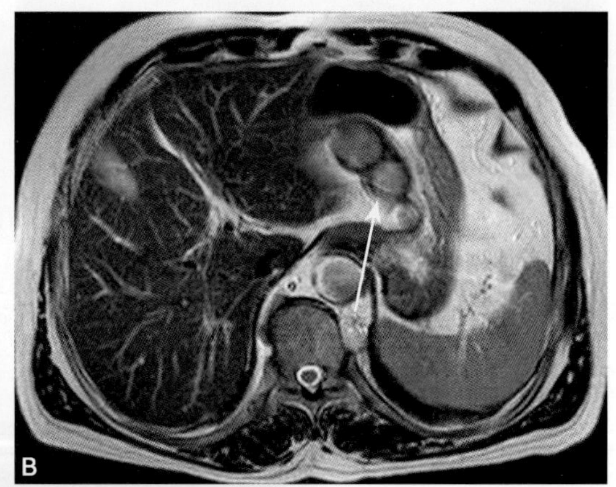


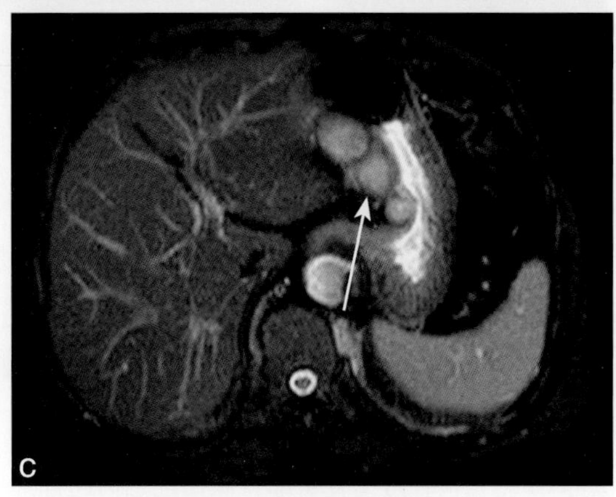


**图 3-2-6 胃间质瘤 MRI 表现**

A～C. 腹部 MRI 平扫显示胃小弯侧外生性肿块呈长 $T_1$、长 $T_2$信号，压脂像呈高信号，边界清楚

和肠道蠕动等造成的伪影。CT 检查作为常规腹部检查手段，无需担心呼吸伪影的影响，但检查前需要进行胃肠准备，使胃腔充分充盈肠道对比剂，必要时需注射碘对比剂增强扫描。

**4. 胃淋巴瘤(lymphoma)** 胃肠道淋巴瘤可分为原发性和继发性两大类。原发性胃肠道淋巴瘤无浅表淋巴结病，无纵隔淋巴结增大，白细胞计数和分类正常。全胃肠道淋巴瘤的 1/3 ~ 1/2 发生于胃。胃淋巴瘤 90% ~95% 为非霍奇金淋巴瘤，余为霍奇金病。大体病理形态可分为：肿块型、溃疡型、浸润型和结节型。胃肠道恶性淋巴瘤多见于成人，原发性发病年龄较轻。常见临床表现有上腹部疼痛、厌食、恶心、便血等。患者常因上腹部肿块而就诊，肿块虽较大，但通常不引起胃腔狭窄，并无明显胃肠道梗阻症状。继发性胃淋巴瘤可出现发热、体重减轻、肝脾肿大等全身症状。

胃 X 线钡剂造影检查可显示不同的病变：溃疡、息肉样肿块、胃壁浸润和黏膜皱襞增粗。胃淋巴瘤溃疡的形态多不规则、且大而多发，周边隆起多光滑而规则，可伴有规则的辐辏状黏膜皱襞。胃淋巴瘤的息肉样肿块突入胃腔，直径常较大可达 5 ~ 10cm。胃淋巴瘤的壁内浸润范围常较广，可达全胃，甚至跨越幽门至十二指肠，但胃壁不僵硬、胃腔不变小，蠕动可见。胃淋巴瘤黏膜皱襞增粗呈巨皱襞状或广泛结节状。CT/MRI 检查能充分显示中晚期淋巴瘤的全貌。表现为胃壁广泛或局限性浸润增厚(常超过胃癌所致胃壁厚度)，黏膜面粗大息肉样皱襞突向胃腔，胃外壁不整齐，胃腔变形(图 3-2-7)。可见肠系膜或腹膜后淋巴结肿大。DWI 序列上胃

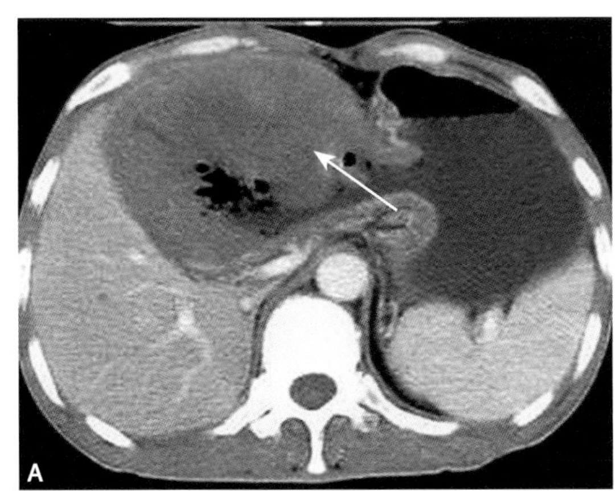


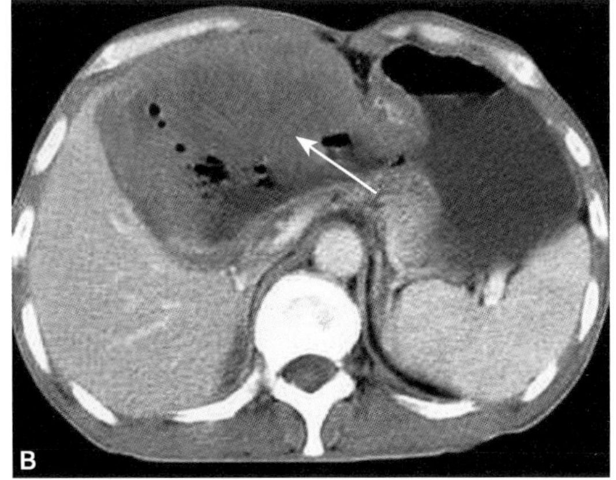


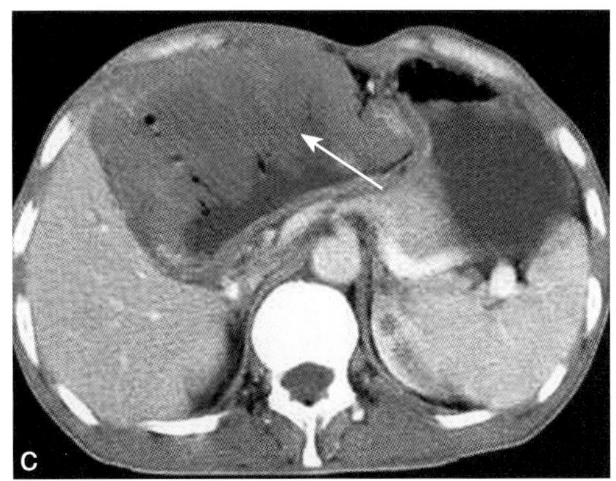


**图 3-2-7 胃淋巴瘤 CT 表现**

A ~ C. 腹部 CT 增强检查胃淋巴瘤表现为胃壁局限性显著增厚，黏膜面见巨大息肉样皱襞突向胃腔，胃外壁不整齐，胃腔变形

淋巴瘤病灶及肿大淋巴结呈明显高信号，与背景低信号差异较为明显，有助于病灶的检出。

**5. 类癌(carcinoid)** 即消化道神经内分泌癌，约3%发生于胃，约1/3类癌为多发病变。早期类癌常无临床症状，仅10%肝转移患者可出现面部潮红、腹泻和支气管痉挛等类癌综合征症状。胃类癌大多发生于胃窦部小弯侧黏膜下，呈息肉样或溃疡型病变，大小自0.5~5cm不等。

CT或MRI检查多表现为突入胃腔的肿块，边界清楚，与胃癌相比向四周正常胃组织浸润蔓延的趋势不强，病变多呈均匀强化(图3-2-8)。病变侵犯肠系膜形成肿块，其直径多远大于胃壁内原发灶；另外，类癌产生的激素类物质也可引起局部肠系膜纤维增生。

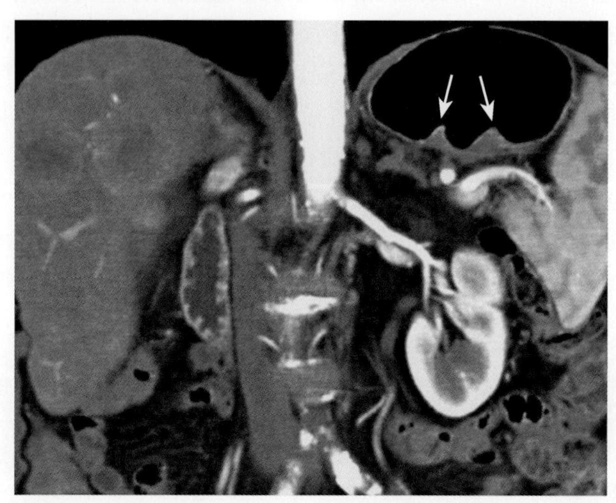

**图3-2-8 胃类癌CT表现**

腹部CT增强检查表现为突入胃腔的肿块，边界清楚，强化均匀

**6. 脂肪瘤(lipoma)** 胃脂肪瘤约占胃肠道脂肪瘤的5%，通常体积较小，质地较软，位于黏膜下向腔内生长，少数位于浆膜下向腔外生长。绝大多数胃脂肪瘤患者并无临床症状。

脂肪瘤X线钡剂造影检查示病变较小，位于黏膜下，质软，加压后可变形称“形变征”。CT及MRI检查对于脂肪瘤的诊断较具特异性，显示病变起源于胃壁，境界清楚的腔内占位，CT呈低密度，CT值约-120~-80HU(图3-2-9)，MRI检查时$T_1$WI、$T_2$WI病变呈高信号、$T_2$WI抑脂序列呈低信号的特征性表现。

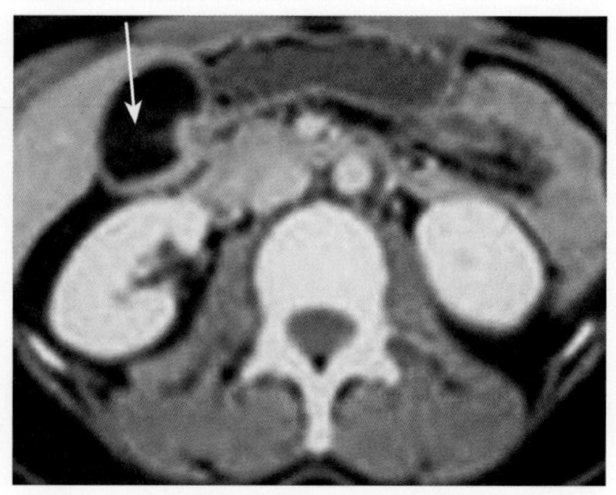

**图3-2-9 胃脂肪瘤CT表现**

腹部CT增强示胃窦部胃壁见境界清楚的腔内脂性低密度占位

**7. 胃平滑肌瘤(leiomyoma of stomach)** 胃是胃肠道平滑肌肿瘤最多发生的部位，占全胃肠道平滑肌肿瘤的4/5。胃平滑肌源性肿瘤也是最常见的胃间充质肿瘤之一。肿瘤起自胃壁固有肌层或黏膜肌层，约80%位于壁内，向腔内生长(腔内型)；15%位于壁内向腔外生长(腔外型)；另有5%同时向腔内及腔外生长呈哑铃型(腔内外型)；较小病变可仅局限于壁内(壁

内型）。胃体部最多见，大多为单发。胃平滑肌肉瘤较良性要大，平均直径可达 10cm。症状主要有上腹部疼痛、呕血、黑便等。

腔内型平滑肌源性肿瘤易被 X 线钡剂造影检查发现。X 线表现为境界清楚的肿块，呈类圆形或分叶状，肿块越大，分叶越明显。平滑肌肿瘤内坏死囊变时可显示特征性“牛眼征”。肿块位于黏膜下，可见“黏膜撑开征”。CT 或 MRI 能直接显示腔内、外肿瘤的位置、大小、形态、范围及密度或信号等。通常良性平滑肌瘤呈均质密度或信号（图 3-2-10），恶性平滑肌肉瘤不均质；增强扫描时，良性平滑肌瘤强化较均匀，而恶性者常呈不均匀强化，肿块周边较中心部分强化明显，并可见病灶内不规则的低密度坏死区形成。

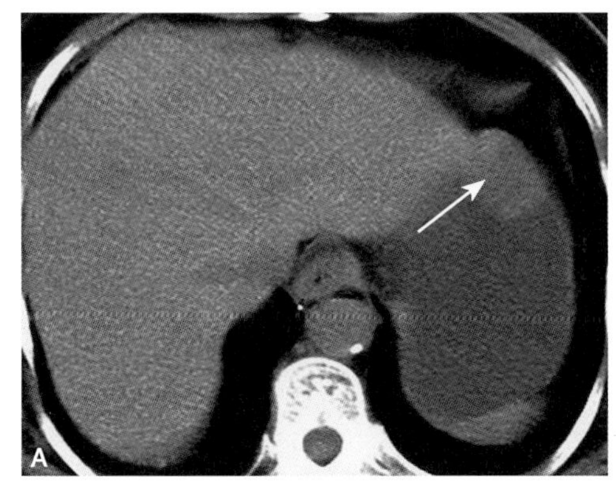


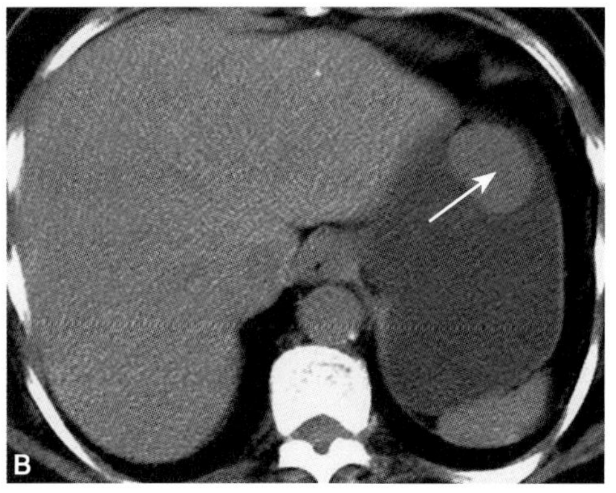


**图 3-2-10　胃平滑肌瘤 CT 表现**

A、B. 腹部 CT 平扫示胃平滑肌瘤表现为突入腔内的类圆形等密度均质肿块，边界清楚

**8. 转移瘤（metastatic tumor）**　恶性肿瘤可经血液转移至胃，也可由邻近脏器直接侵犯或经腹膜转移至胃。胃转移瘤常见原发灶为乳腺癌、肺癌、卵巢癌和黑色素瘤。血行转移的影像学表现可与胃腺癌等原发病变相仿，但其典型表现是多发的黏膜下占位，表面可见中心溃疡呈“牛眼征”。黑色素瘤转移至胃可呈结节状，乳腺癌转移至胃呈浸润性可形成皮革胃表现。胰腺癌和结肠癌可直接侵犯胃，其他腹部脏器恶性肿瘤可通过系膜侵犯胃。X 线钡剂造影检查示为受累胃壁呈锯齿状改变或牵拉，且黏膜皱襞可见变形。CT 及 MRI 检查示癌肿侵犯胃壁使邻近脂肪间隙消失（图 3-2-11）。

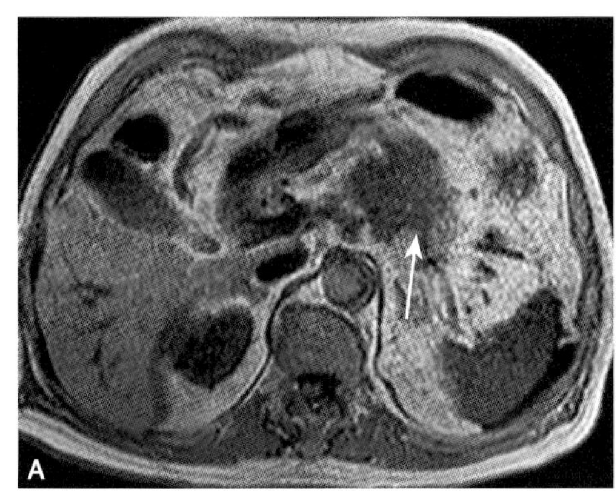


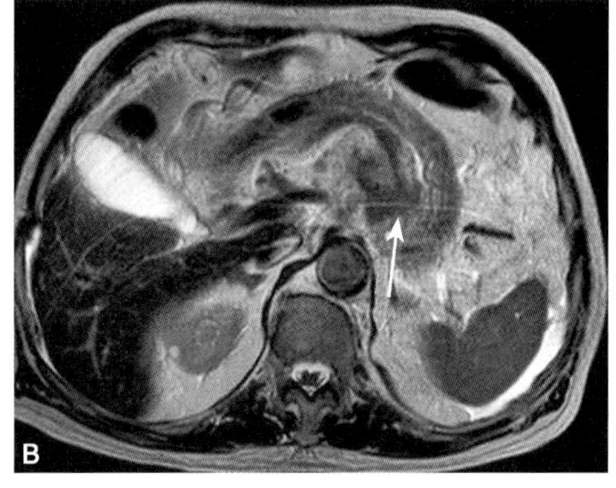


**图 3-2-11　胃转移瘤 CT 表现**

A、B. 腹部 MRI 平扫示胰腺癌转移侵犯邻近胃壁，邻近脂肪间隙消失，胃壁增厚呈稍长 $T_1$、稍长 $T_2$ 信号

**9. 胃重复畸形囊肿(gastric duplication cyst)** 属于一种少见的先天性发育异常,仅占全胃肠道重复畸形的4% ~5%。均在出生后第一年即出现临床症状。早期症状多为无胆汁呕吐、腹部扪及肿块等。后期可见由囊性肿块增大而引起的一系列并发症,如腹痛、发热、梗阻、上消化道出血或穿孔等。

胃重复畸形囊肿多发生在胃窦或胃体大弯侧,X 线钡剂造影典型表现为:胃大弯壁内或外来囊性肿块造成的境界清楚的充盈缺损,加压或随蠕动形态可变;与胃腔交通的重复畸形,钡剂造影检查时呈一邻近胃的椭圆形或管状充钡囊腔。CT 及 MRI 检查表现为紧邻胃大弯的薄壁、充满液体的囊性结构(图 3-2-12),偶尔可见囊壁钙化或囊肿内肠石。

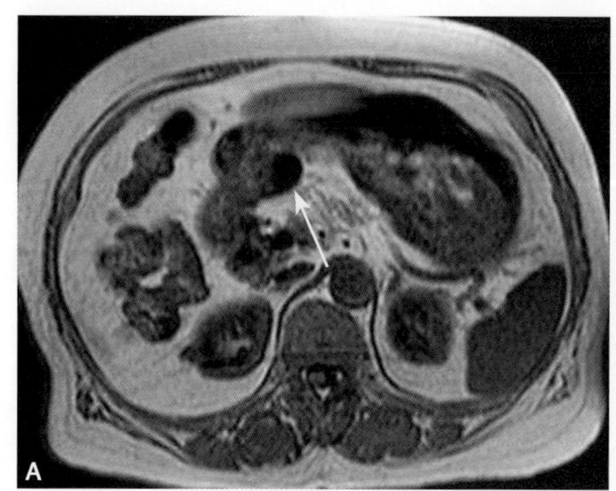


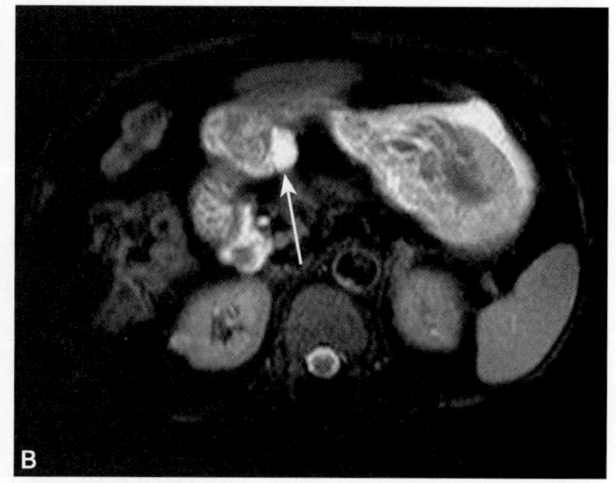


**图 3-2-12 胃重复畸形囊肿 MRI 表现**

A、B. 腹部 MRI 平扫表现为紧邻胃大弯的薄壁、充满液体的囊性结构呈长 $T_1$、长 $T_2$信号

**10. 胃石(bezoars)** 是由于某些异物或植物性食物残渣在胃内长时间与胃液混合结成不易消化硬块。本病临床症状无特殊性,可有中上腹痉挛性疼痛、饱胀感、重坠感和幽门梗阻等症状。

X 线检查可见不透光的、可动异物。X 线钡剂造影检查表现为某种特殊形状的充盈缺损,表面不光整,体位变动时位置可变(图 3-2-13)。CT 检查示胃石呈软组织密度与空气密度相混杂的“蜂窝状”团块影,俯卧位扫描位置可变动。胃石在 $T_1$WI 呈不规则形低信号,边缘可见空壳样高信号称“空壳征”;$T_2$WI 多呈均匀低信号,长轴位边缘均可见棱角类似焦炭样表现称“焦炭征”(图 3-2-14)。

## 五、研究进展及存在问题

X 线钡剂造影检查是临床最常用的消化道检查方法,上消化道钡剂造影检查虽然能发现胃占位性病变,但对于定性诊断比较困难,同时容易漏诊一些腔外生长的肿块。超声检查对于鉴别肿块的囊、实性有很大意义,但对于判断肿块与周围结构的关系有一定局限性;同时对于一些巨大病变,因其探头范围的有限性,有时无法显示全貌。螺旋 CT 以其快速的扫描速度、连续的容积采样技术和强大的后处理能力等优点,并可综合运用 MSCT 及其多种后处理技术,在对胃肿瘤的检出、定位、分期等方面可发挥较大作用,是一种新的且具潜力的检查方法,可作为胃肠道等空腔脏器病变的传统检查方法的有益补充。MRI 检查具有无辐射、组织分辨率高、多平面成像和功能成像等强大优势,不仅能显示病灶及其与周围结构的关系,

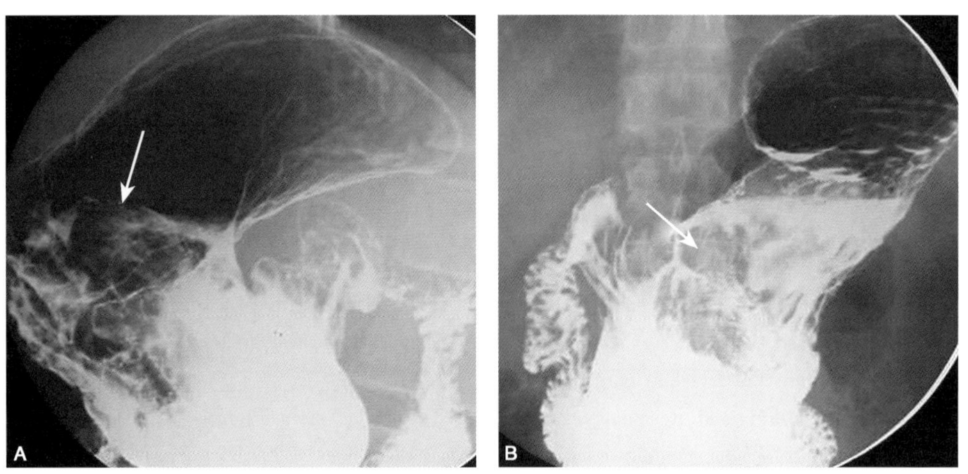

图 3-2-13　胃石 X 线钡剂造影

A、B. X 线钡剂造影检查表现为团块状充盈缺损，表面不光整，体位变动时位置可变

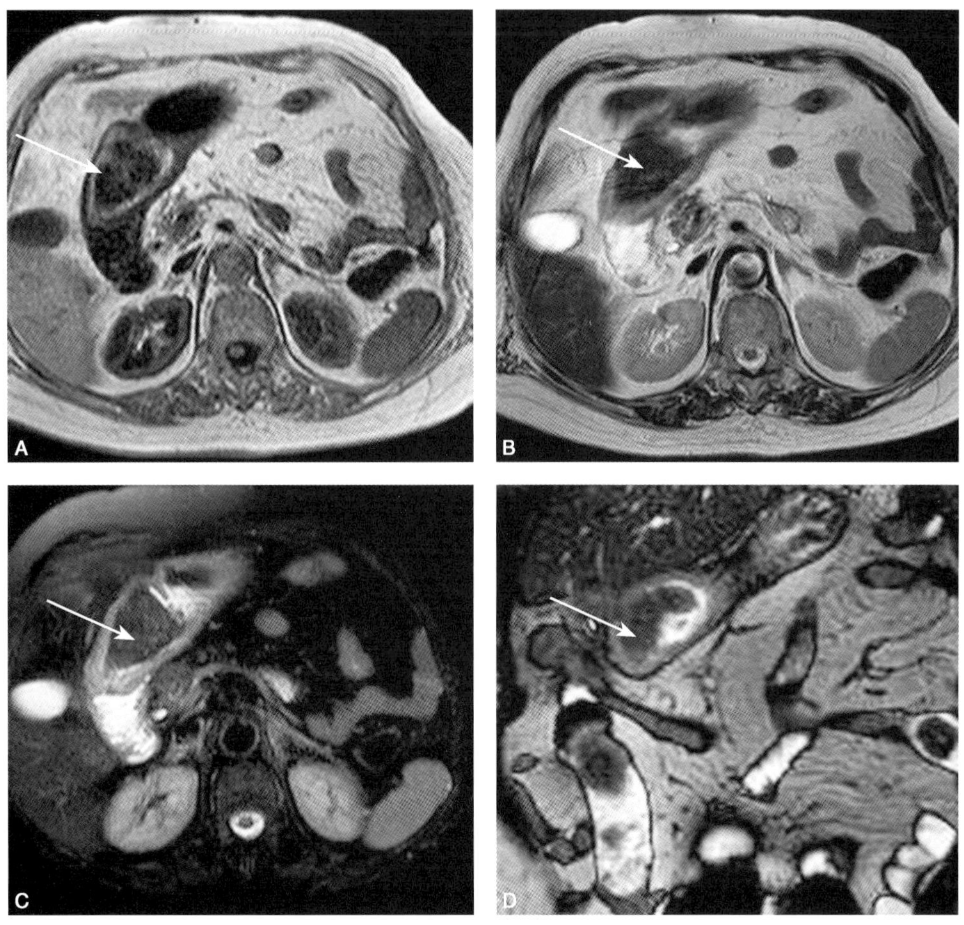

图 3-2-14　胃石 MRI 表现

A. 腹部 MRI 平扫示胃石在 $T_1$WI 呈不规则形低信号，边缘可见壳样高信号称“空壳征”；B ~ D. $T_2$WI、SPAIR 及 BTFE 序列均呈均匀低信号，边缘可见棱角，呈类似“焦炭样”征象

而且能反映病灶内不同组织成分,在临床中有巨大应用前景。总之,当单一影像学手段诊断胃占位性病变存在困难的时候,应联合 X 线钡剂造影检查、CT、MRI 及内镜等多种检查手段,结合临床病史、症状和实验室检查进行综合分析,避免漏诊和误诊。

(曲林涛　高波)

## 参考文献


1. Boot H. Diagnosis and staging in gastrointestinal lymphoma. Best Pract Res Clin Gastroenterol, 2010,24(1):3-12.
2. Camoglio FS,Forestieri C,Zanatta C. Complete pancreatic ectopia in a gastric duplication cyst:a case report and review of the literature. Eur J Pediatr Surg,2004,14(1):60-62.
3. Choi D,Yoo EY,Kim KM,et al. Residual and recurrent gastrointestinal stromal tumors with KIT mutations:findings at first follow-up CT after imatinib treatment. AJR Am J Roentgenol, 2009,193(2):W100-105.
4. Joensuu H. Risk stratification of patients diagnosed with gastrointestinal stromal tumor. Hum Pathol, 2008,39(10):1411-1419.
5. Lee MJ,Lim JS,Kwon JE. Gastric true leiomyoma:computed tomographic findings and pathological correlation. J Comput Assist Tomogr,2007,31(2):204-208.
6. Mignon F,Julie C,Izzillo R. Imaging Features of Gastric Stromal Tumors:Radiologic-Pathologic Correlation,Report of 4 Cases. J Radiol,2000,81(8):874-881.
7. Rimondini A,Belgrano M,Favretto G. Contribution of CT to treatment planning in patients with GIST. Radiol Med,2007,112(5):691-702.
8. William MT,Amir IK,Angela DL. Imaging characteristics of gastric lipomas in 16 adult and pediatric patients. AJR Am J Roentgenol, 2003,181(4):981-985.
9. Zhang XP,Tang L,Sun YS,et al. Sandwich sign of Borrmann type 4 gastric cancer on diffusion weighted magnetic resonance imaging. Eur J Radiol, 2012,81(10):2481-2486.
10. 范卫君,吕衍春,刘立志,等. 胃癌和胃淋巴瘤的 CT 表现对比分析. 癌症,2008,27(5):539-543.
11. 李国权,刘国庆,杨秀娟,等. MRI 和扩散加权成像对胃癌 T 分期的临床判断价值. 实用癌症杂志,2014,29(10):1263-1265.
12. 李如迅,时高峰,焦志凯,等. 胃脂肪瘤的多层螺旋 CT 诊断. 实用放射学杂志,2015,31(5):880-881.
13. 李文智,李虹玲,蒋超梅,等. 植物性胃、食管、小肠石症的 CT 诊断. 实用放射学杂志,2014,30(10):1687-1689,1705.
14. 刘恺,文戈,邓燕佳,等. 胃类癌动态增强 CT 表现与病理学对照研究. 临床放射学杂志,2012,31(6):829-832.


# 第三节　胃腔扩张

## 一、前　言

胃腔的扩张常因恶心、呕吐等症状而就诊,但也有部分胃扩张患者无明显临床症状,影像学检查时应注意观察有无胃腔扩张征象。引起胃腔扩张的病因主要有两大类:① 功能性梗阻或张力低下所致,如迷走神经切断术、药物、糖尿病、尿毒症、缺血、外伤和硬皮病等;② 机械性梗阻,如肿瘤、溃疡、炎症性狭窄、胰腺炎、胃石、息肉脱垂或胃扭转等。故在影像学检查中发现胃腔扩张,应认真寻找胃出口或近端肠管的占位或狭窄,排查有无机械性梗阻病因。

## 二、相关疾病分类

胃腔扩张的病因较多，常见的有胃或十二指肠溃疡、胃癌、胃轻瘫、胃术后状态、胃扭转、幽门增生性狭窄、胃肠梗阻；相对不常见的病因有急性胰腺炎、慢性胰腺炎、胃转移瘤、淋巴瘤、十二指肠占位或狭窄、胃息肉、肠系膜上动脉（superior mesenteric artery，SMA）综合征；罕见病因还包括渗出性病变，如胃克罗恩病、胃结节病、胃十二指肠结核、胃梅毒和淀粉样变性（表 3-3-1）。

**表 3-3-1　胃腔扩张病因分类**

| 分类 | 病因 |
|---|---|
| 功能性 | 迷走神经切断术、胃轻瘫、胃术后状态、药物、糖尿病、尿毒症、缺血、外伤和硬皮病 |
| 胃部梗阻 | 胃溃疡、胃癌、胃扭转、肥厚性幽门狭窄、胃转移瘤、淋巴瘤、息肉脱垂、胃扩张、胃克罗恩病、胃结节病、胃梅毒和淀粉样变性 |
| 肠道梗阻 | 十二指肠溃疡、肠梗阻、十二指肠占位或狭窄、十二指肠结核 |
| 其他 | 急性胰腺炎、慢性胰腺炎、SMA 综合征 |

## 三、影像诊断流程

胃腔扩张的病因类别首先分为功能性和机械性，功能性梗阻影像学表现缺乏特异性，诊断需结合临床资料综合分析；机械性梗阻又分为胃部梗阻、肠道梗阻和其他（胰腺炎和 SMA 综合征等），胃部梗阻又分为肿瘤性梗阻、感染炎症性和其他等（图 3-3-1）。机械性梗阻主要包括肿瘤性梗阻和感染炎症性，肿瘤性梗阻胃壁和肠壁多呈局限性和偏心性显著增厚，恶性肿瘤增强可见强化以及 DWI 多呈显著高信号；而感染炎症性病变胃壁和肠壁增厚多呈对称性弥漫轻度增厚，多可见黏膜下层水肿。

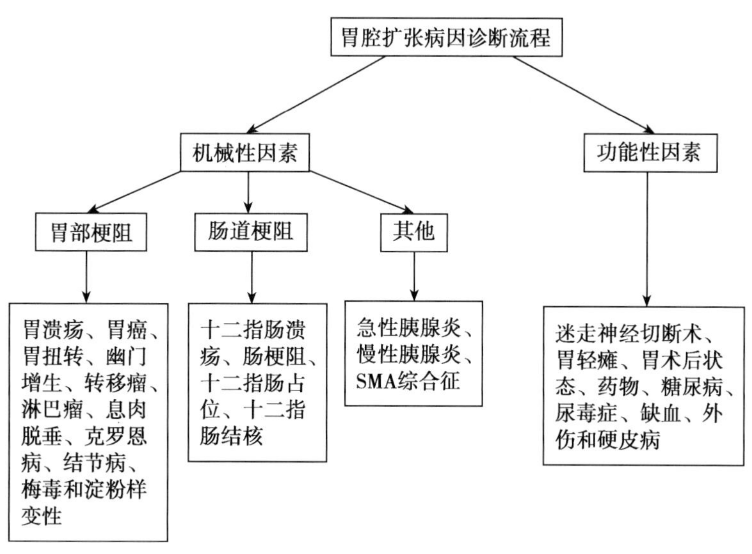


**图 3-3-1　胃腔扩张病因诊断流程**

## 四、相关疾病影像学表现

**1. 胃癌(gastric carcinoma,GC)** 可发生于胃的任何部位,以胃窦幽门区最多见,胃窦部癌出现腹部饱胀、隐痛、呕吐宿食等症状。胃幽门前区癌大多为浸润型与溃疡型癌,蕈伞型极少见。不管是进展期还是早期胃幽门前区癌均易造成管腔狭窄,这需要与炎症和溃疡所致良性狭窄鉴别。X 线钡剂造影检查,钡充盈相时,癌性幽门前区狭窄段形态常固定不变,狭窄段入口端相对较宽,与正常胃壁逐渐移行呈"肩样征",狭窄远端可造成十二指肠球底部不对称压迹;而良性狭窄段较短,狭窄程度较高,与正常胃壁分界清楚。

幽门梗阻并发胃腔扩张时,钡剂造影检查常无法进行,CT 和 MRI 检查有助于鉴别引起幽门梗阻的病因。较早期的幽门前区癌可显示胃壁轻度增厚,进展期胃癌则显示胃壁呈环形或不规则增厚(图 3-3-2),二者均可见高度强化;而瘢痕病变则以形态改变为主伴胃壁轻度增厚,但增强后强化不明显;功能性痉挛则胃壁不增厚。

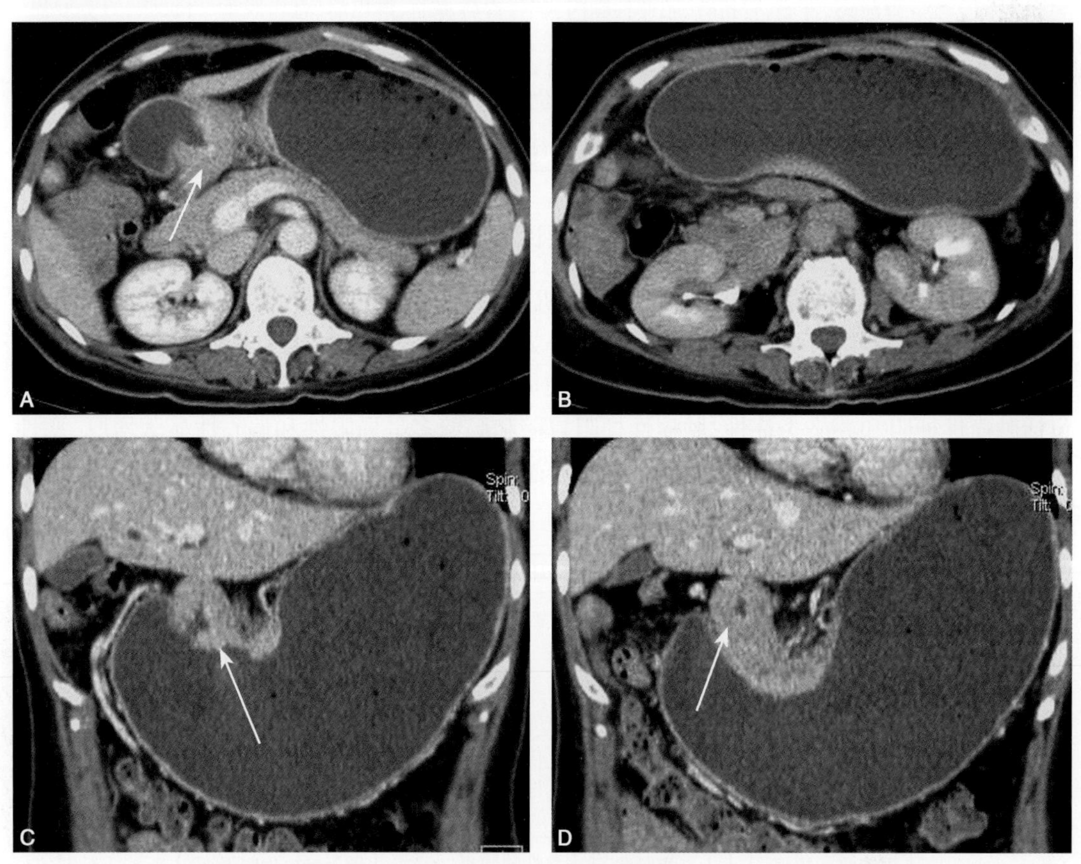


**图 3-3-2 胃癌并胃腔扩张**

A～D. 腹部 CT 增强检查示胃窦部胃壁呈环形增厚,局部胃腔狭窄梗阻,近侧胃腔扩张

**2. 胃溃疡(gastric ulcer)** 兼具胃炎和溃疡的表现,溃疡可引起胃壁痉挛收缩,胃溃疡所引起的瘢痕性改变也可造成胃的变形和狭窄。胃角切迹和幽门处的溃疡可引起胃窦幽门狭窄、梗阻以及胃腔扩张(图 3-3-3)。作为胃溃疡的主要并发症,胃腔扩张的 X 线表现与梗阻程度有关,开始时蠕动活跃,以后蠕动逐渐减少,随梗阻加重,胃腔扩张明显,胃内可见液

平，胃排空延迟。

**3. 胃扭转(gastric volvulus)** 病因复杂，如疝、膈肌麻痹、韧带松弛、急性胃扩张、暴饮暴食及剧烈呕吐等。根据扭转的轴心不同可分为系膜轴扭转和器官轴扭转。按发病可分为急、慢性，按程度可分完全性和不完全性。急性症状主要有骤然上腹部剧烈疼痛，伴有频繁呕吐。慢性胃扭转症状较轻或不典型，可有食后饱胀和上腹隐痛等。

慢性胃扭转X线征象极具特征性，立位腹部X线片可见“双液-气平面征”。钡剂造影检查器官轴型扭转表现为：胃大弯转向上，高于胃小弯平面；胃贲门口向下，幽门口上移，位于同一水平面；十二指肠球尖部向下等(图3-3-4)。系膜轴型扭转表现为胃底向右，胃窦向左移位，胃远端和胃近端交叉扭曲成不同的形态。

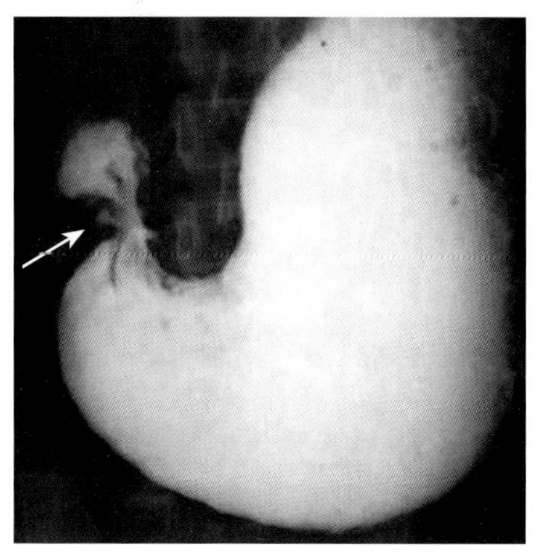

**图3-3-3 胃溃疡并胃腔扩张**

X线钡剂造影检查示胃窦部溃疡可见腔外龛影，局部胃腔狭窄梗阻，近侧胃腔扩张

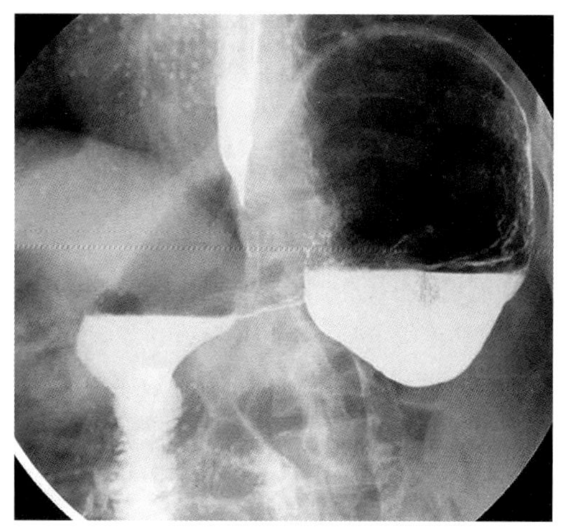

**图3-3-4 胃扭转**

X线钡剂造影检查示器官轴型胃扭转表现为胃大弯转向上，高于胃小弯平面，胃贲门口向下，幽门口上移，十二指肠球尖部向下

**4. 肥厚性幽门狭窄(hypertrophic pyloric stenosis)** 成人肥厚性幽门狭窄在组织学、解剖学和影像学上与婴儿先天性肥厚性幽门狭窄难以区分，有学者认为是婴儿和儿童肥厚性幽门狭窄中较为轻微的一种类型。与儿童不同，成人肥厚性幽门管狭窄多无症状，偶尔有严重的胃排空梗阻，但多伴发胃溃疡。

肥厚性幽门狭窄的特征性X线表现是幽门管延长和狭窄，幽门管延长可达2～4cm，幽门环状肌肥厚形成狭窄段，轮廓光滑或轻度不规则。胃黏膜可伸入狭窄的幽门管形成特征性的“双轨征”。狭窄的幽门管与近端相邻的胃腔移行连接部光滑自然(图3-3-5)，区别于胃窦部胃癌所致的“肩样征”。另外，可见肥厚的幽门环状肌凸入十二指肠球基底部形成两边对称的新月形弧形压迹。

**5. 淀粉样变性(amyloidosis)** 全身性疾病，是一组各种各样的从结构上推进的蛋白质沉积的疾病。胃淀粉样变性为全身继发性淀粉样变在胃内的表现，确诊依赖于组织活检。淀粉样变性是一种慢性进展性疾病，发病机制不清，治疗困难。胃淀粉样变性临床表现较多，主要有：① 胃平滑肌受淀粉样物质浸润，使胃蠕动乏力，造影6小时钡剂在胃内滞留超过50%，弛缓性胃扩张；② 淀粉样物质在胃内形成结节，类似胃肿瘤；③ 淀粉样物质弥漫性浸润时,可出现溃疡、糜烂、出血性胃炎,引起上消化道大出血;④ 淀粉样物质浸润腺体时可影响胃酸分泌。

影像学表现为:胃黏膜破坏或萎缩,黏膜或腔内充盈缺损,黏膜皱襞增厚,蠕动减弱,皮革状胃,胃窦部狭窄或变形,胃幽门梗阻。

**6. 术后胃淤积(postoperative gastric deposition)** 作为胃十二指肠术后并发症,其病理生理机制尚不清楚,考虑可能与胃排空无力、肠运动减弱和胆汁反流性胃炎和食管炎等病因有关。术后胃淤积需要与术后胃梗阻鉴别。

X 线钡剂造影检查时常用变换体位的方法鉴别,术后胃淤积时胃内容物的排空可借助重力完成,而胃梗阻在变换体位后梗阻状态仍存在。

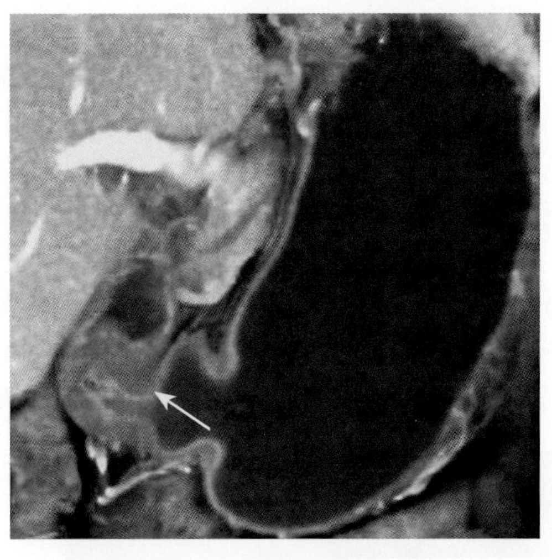

**图 3-3-5 肥厚性幽门狭窄**

腹部 CT 增强冠状位重建显示幽门环状肌肥厚形成狭窄段,狭窄的幽门管与近端相邻的胃腔移行连接部光滑自然,近侧胃腔扩张

**7. P-J 综合征(Peutz-Jeghers syndrome)** 又称家族性黏膜皮肤黑色素斑胃肠道息肉病,简称黑斑息肉综合征,为一罕见先天性常染色体显性连锁遗传性疾病。黑斑息肉综合征本身并无特异性症状,患者常以反复发作的腹痛、腹胀、便血或皮肤黑斑等原因来就诊。

P-J 综合征具有家族史、皮肤黏膜色素沉着及胃肠道多发息肉这三大临床特征。胃肠道息肉分布很广泛,自食管、胃、小肠、结肠至直肠均可发生,但以小肠多见。息肉大小不等,可带蒂或无蒂,呈圆形或卵圆形,可分散或群集分布。除错构瘤性息肉外病人还可合并存在有多种类型息肉,是一种癌易感综合征。息肉大小不等,息肉大多数有蒂,少数有亚蒂,多为分叶状,呈桑葚状或结节状,甚至呈毡毯样,表面黏膜尚光滑,数量从几个到数百个不等。随着年龄的增大和病情的进展,息肉体积增大,数量增多。胃息肉多无蒂,息肉体积大,常与有蒂息肉融合,引起梗阻,导致胃腔扩张(图 3-3-6)。

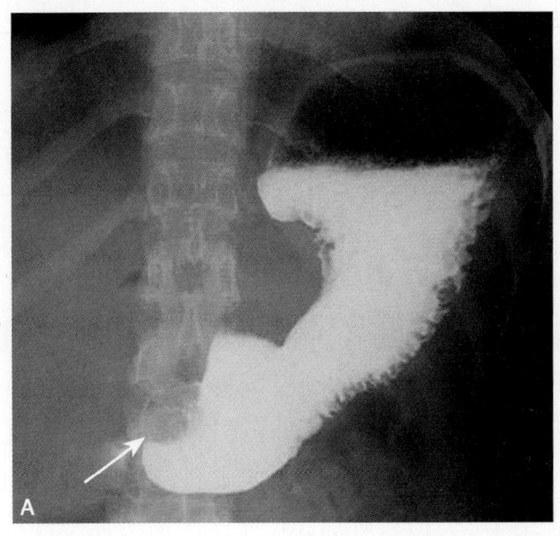


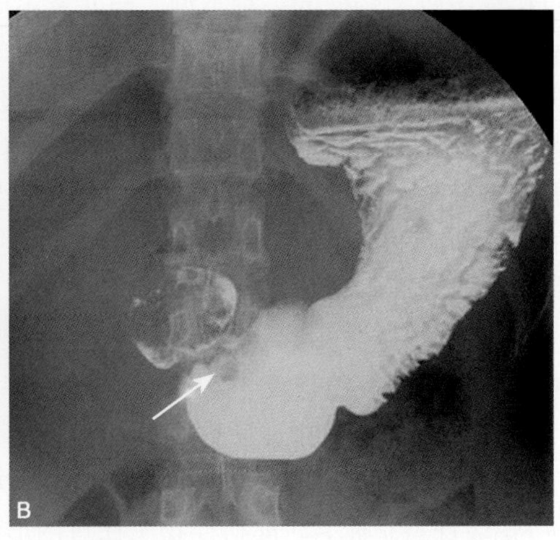

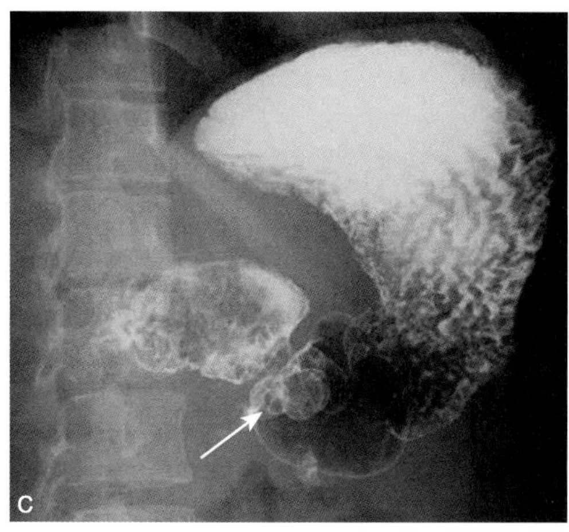


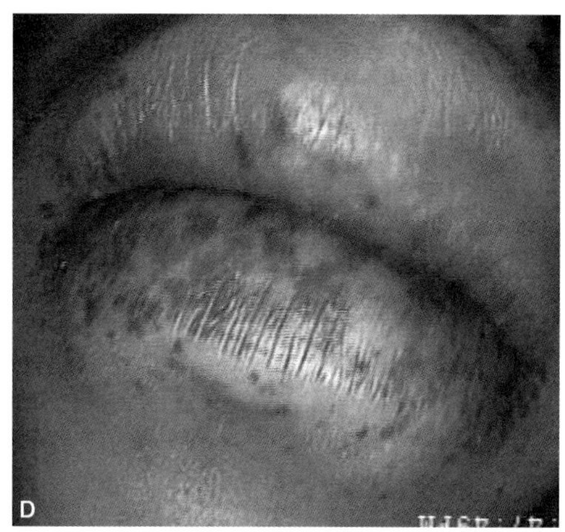


**图 3-3-6　P-J 综合征胃息肉**

A～C. X 线钡剂造影检查示胃窦及十二指肠多发息肉,以胃窦部息肉为著,钡剂通过受阻;D. 患者口唇黏膜可见斑点状色素沉着

## 五、研究进展及存在问题

胃腔扩张病变的诊断重点在于寻找胃内远端出口或近端肠管的占位或狭窄,病因的良恶性不同,治疗方案也不同。对于近期发生的出口梗阻、无长期溃疡痛病史,则应考虑恶性疾病。X 线钡剂造影对于轻中度胃腔扩张,尤其是功能性胃腔扩张的检出具有一定优势,但对于病因的诊断较为困难。CT 和 MRI 检查有助于病因的检出和诊断,尤其是 CT 检查已作为胃腔扩张病因鉴别诊断的主要手段。近年来,随着 MRI 快速成像序列的开发应用,MRI 多参数成像尤其是 DWI 对恶性肿瘤所致出口梗阻的诊断具有一定的优势和价值。

(曲林涛　闫呈新　高波)

## 参 考 文 献


1. Barada KA, Azar CR, Al-Kutoubi AO, et al. Massive gastric dilatation after a single binge in an anorectic woman. Int J Eat Disord, 2006, 39(2):166-169.
2. Beggs AD, Latchford AR, Vasen HF, et al. Peutz-Jeghers syndrome: a systematic review and recommendations for management. Gut, 2010, 59(7):975-986.
3. Katzmann JA, Abraham RS, Dispenzieri A, et al. Diagnostic performance of quantitative kappa and lambda free light chain assays in clinical practice. Clin Chem, 2005, 51(5):878-881.
4. Kikuchi K, Kusano M, Kawamura O, et al. Measurement and evaluation of gastric emptying using radiopaque barium markers. Dig Dis Sci, 2000, 45(2):242-247.
5. Kim AY, Kim HJ, Ha HK. Gastric cancer by multidetector row CT: preoperative staging. Abdom Imaging, 2005, 30(4):465-472.
6. Sato C, Naganawa S, Kumada H, et al. MR imaging of gastric cancer in vitro: accuracy of invasion depth diagnosis. Eur Radiol, 2004, 14(9):1543-1549.
7. Sinicina I, Pankratz H, Büttner A, et al. Death due to neurogenic shock following gastric rupture in an anorexia nervosa patient. Forensic Sci Int, 2005, 155(1):7-12.

8. Tanaka S, Tamegai Y, Tsuda S, et al. Multicenter questionnaire survey on the current situation of colorectal endoscopic submucosal dissection in Japan. Dig Endosc, 2010, 22 Suppl 1: S2-8.
9. Todd SR, Marshall GT, Tyroch AH. Acute gastric dilatation revisited. Am Surg, 2000, 66(8): 709-710.
10. Yun M, Lim JS, Noh SH, et al. Lymph node staging of gastric cancer using (18) F-FDG PET: a comparison study with CT. J Nucl Med, 2005, 46(10): 1582-1588.

# 第四节 胃腔狭窄

## 一、前　言

胃腔狭窄在X线钡剂造影检查中显示的比CT/MRI轴位成像更加明显、直观，同时钡剂造影检查还可动态观察是否伴有胃扩张受限或运动低下等情况。胃腔狭窄的常见部位为胃窦部，常表现胃窦部胃壁增厚伴随着胃窦部狭窄，因为大多数可以引起胃黏膜皱襞增厚的过程同样可引起胃窦部狭窄；而且，许多可引起胃窦部狭窄的过程同样可引起出口梗阻和胃腔扩张。但一些导致出口梗阻的过程可能不会引起胃窦部增厚和狭窄，如胃麻痹和十二指肠梗阻。

## 二、相关疾病分类

引起胃腔狭窄的病因较多，大多数病变主要是影响胃窦部狭窄，常见的病因包括胃炎、胃溃疡、胃癌、急性胰腺炎、外压性改变、幽门增生性狭窄、正常变异和胃部术后状态；相对不常见的病因有胃间质瘤、胃转移瘤、淋巴瘤、化学性胃十二指肠损伤、放疗、克罗恩病、嗜酸性胃炎；罕见于结核、梅毒、淀粉样变性、结节病等。在疾病分类方面可按照疾病性质的类别不同分为肿瘤性、炎症性、感染性及其他（表3-4-1）。

表3-4-1　胃腔狭窄病因分类

| 分类 | 病因 |
|---|---|
| 肿瘤性 | 胃癌、邻近癌肿侵犯、血行转移瘤、淋巴瘤、间质瘤等 |
| 炎症性 | 胃炎、胃溃疡、急性胰腺炎、化学性损伤、放疗、克罗恩病、嗜酸性胃炎、结节病等 |
| 感染性 | 结核、梅毒、胃机会性感染等 |
| 其他 | 外压性、淀粉样变性、肥厚性幽门狭窄、正常变异、胃术后状态等 |

## 三、影像诊断流程

胃腔狭窄的病因诊断流程，按照病因的性质类别即肿瘤性、炎症性、感染性及其他等方面进行鉴别诊断。局限性和偏心性占位厚度≥10mm、增强有强化或DWI高信号等特征提示为肿瘤性病因所致胃腔狭窄，而且肿瘤性病因所致胃腔狭窄的程度相对较著；炎症性病因所致胃腔狭窄程度较轻，胃壁增厚程度亦较轻，黏膜下层多可见水肿密度/信号；外压性病因CT及MRI横断位成像较易直观显示，诊断不难；对于结核、梅毒等感染性病因相对少见，诊断需结合临床和实验室检查资料；幽门增生性狭窄常见于男婴，正常变异所致胃窦部狭窄较轻且多无相关疾病征象，胃术后状态的诊断结合临床病史诊断不难（图3-4-1）。

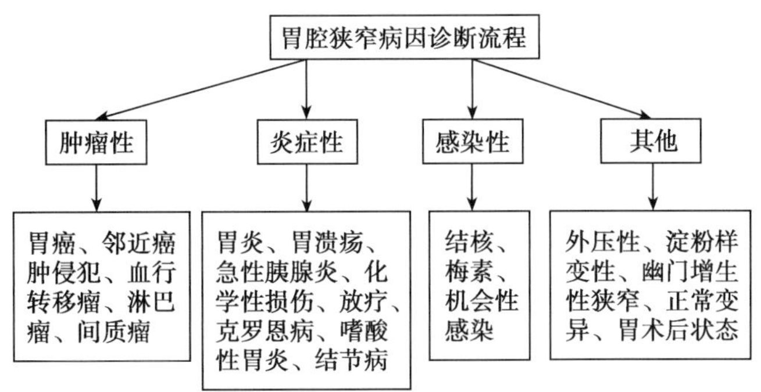


图 3-4-1　胃腔狭窄病因诊断流程

## 四、相关疾病影像学表现

**1. 胃癌(gastric carcinoma,GC)**　胃癌晚期、弥漫型和局限性浸润型胃癌均可引起胃壁增厚、僵硬以及胃腔缩窄。胃 X 线钡剂造影检查充盈像和双对比像示浸润型癌胃壁增厚、僵硬、胃腔缩小、蠕动消失,黏膜皱襞消失,称“皮革样胃”(图 3-4-2)。胃癌导致的幽门前区狭窄需要与胃炎或溃疡等所致的良性狭窄相鉴别,胃癌所致狭窄段入口较大而不规则,狭窄

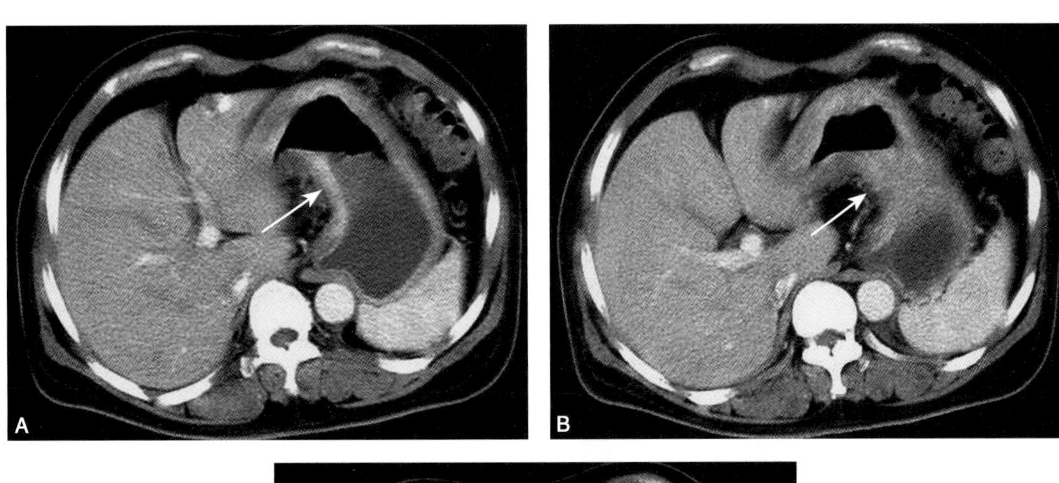


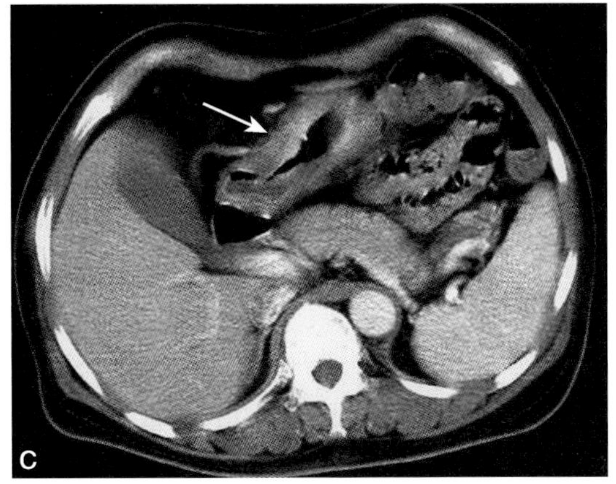


图 3-4-2　胃癌致胃腔狭窄

A ~ C. 腹部 CT 增强检查示胃壁弥漫均匀增厚呈软组织密度,胃腔缩小,黏膜皱襞消失,呈“皮革样胃”

段与正常胃壁逐渐移行呈“肩样征”；而良性狭窄段入口较小而规则，狭窄程度高，狭窄段与正常胃壁分界截然。CT 检查可见胃癌组织浸润部分胃壁增厚的黏膜下层呈软组织密度。弥漫浸润型胃癌行 MRI 检查，由于纤维组织的存在于 $T_1WI$、$T_2WI$ 上均呈稍低信号，而炎性狭窄黏膜下层常可见水肿分层表现。

**2. 胃炎（gastritis）** 是一组由不同原因累及不同部位胃壁的炎症性疾病，病变主要涉及黏膜层，常累及黏膜下层，偶尔涉及肌层和浆膜层。病因复杂，可有幽门螺杆菌、乙醇和非甾体抗炎药（NSAIDs）等。根据悉尼系统可分为急性胃炎、慢性胃炎和特殊类型胃炎。根据黏膜内腺体的不同变化，慢性胃炎分为浅表性胃炎和萎缩性胃炎。根据炎症主要侵及的部位和范围，又可分为弥漫性胃炎和局限性胃炎。

胃窦炎除黏膜层病变外，常可侵及胃壁肌层使其增厚，从而引起胃功能性和器质性改变。X 线钡剂造影检查可见胃窦部黏膜皱襞增粗，呈横行或纵横交叉排列，胃轮廓呈锯齿状改变，胃窦部易激惹，从而出现不规则的痉挛性收缩（图 3-4-3）；若胃炎累及肌层还可致胃窦向心性狭窄，形态较固定。

**3. 胃溃疡（gastric ulcer）** 起自胃黏膜层，逐渐向下侵犯黏膜下层、肌层至浆膜层，并溃烂缺损，以致在胃壁形成深浅不一的壁龛。胃溃疡患者常兼具胃炎和溃疡的表现，溃疡可引起胃壁痉挛收缩、胃蠕动增强或减弱等，胃溃疡所引起的瘢痕性改变也可造成胃的变形和狭窄。胃小弯处溃疡可使小弯缩短，也可使胃体呈环形狭窄，形成“葫芦胃”或“沙钟胃”。胃角切迹处的溃疡可引起胃窦痉挛性狭窄，充盈像表现为胃腔向心性狭小，狭窄段较长，狭窄部管壁柔软，内可见正常黏膜皱襞（图 3-4-4）。胃溃疡的常见并发症包括上消化道出血、穿孔、梗阻和恶变，其中最常见的是胃后壁穿孔至网膜囊。

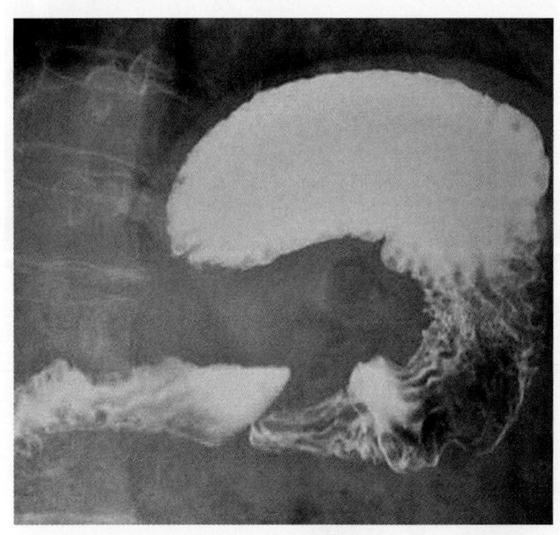

**图 3-4-3 胃窦炎**

X 线钡剂造影检查示胃窦部黏膜皱襞增粗，胃窦部激惹呈不规则的痉挛性收缩

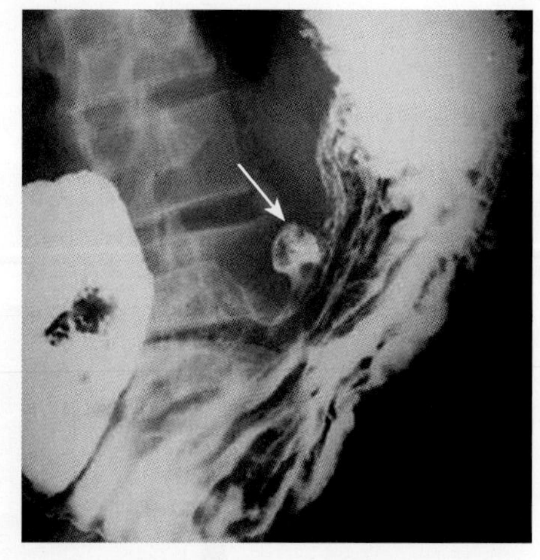

**图 3-4-4 胃溃疡**

X 线钡剂造影检查示胃小弯侧溃疡呈腔外龛影，局部胃腔痉挛性狭窄

**4. 急性胰腺炎（acute pancreatitis，AP）** 病因很多，最主要的病因是胆源性和酒精性。主要症状有疼痛、恶心、呕吐、低热和黄疸等症状，体检时可有腹膜炎体征。当脐周皮肤或双腰肋部出现青紫瘀斑时，往往提示预后不良。

CT/MRI 检查能直接显示胰腺腺体、胰周、腹膜后腔、腹内韧带、肠系膜、网膜及腹壁各层组织结构。影像学表现为弥漫性或节段性胰腺肿大、胰腺实质坏死、胰周及腹膜后炎性改变、胰内和胰周急性积液及胰外器官改变。在急性胰腺炎早期，炎性物质刺激发生反应性变化，导致胃壁肿胀增厚、胃壁痉挛、胃腔狭窄（图 3-4-5）。另外，胰腺假性囊肿或脓肿等并发症也可引起占位效应，推挤胃窦和后壁。

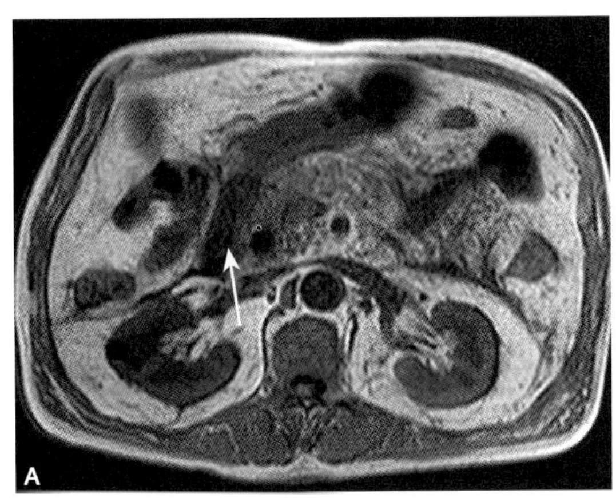


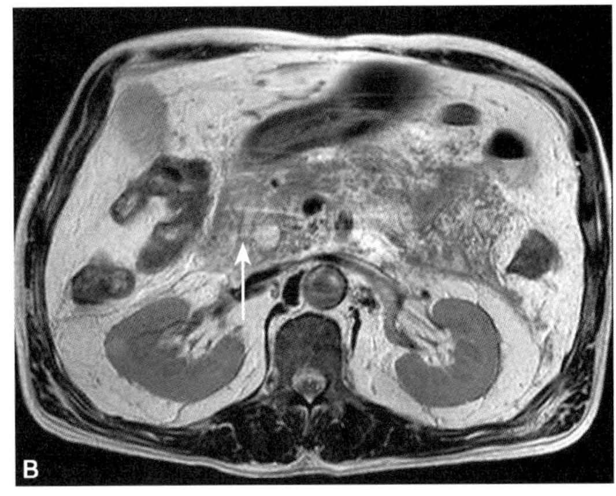


**图 3-4-5 急性胰腺炎**

A、B. 腹部 MRI 平扫示急性胰腺炎邻近胃窦部胃壁增厚水肿，局部胃腔狭窄

**5. 结节病（sarcoidosis）** 是原因不明的全身性肉芽肿性疾病。主要累及胃窦。患者大多无临床症状，晚期胃窦狭窄引起出口梗阻，可表现为上腹部不适、恶心、呕吐等。

胃结节病在 X 线钡剂造影检查早期可见局限性黏膜皱襞不规则、增厚或结节形成，晚期胃结节病炎症扩散至固有膜，造成胃窦部胃壁增厚纤维化呈光滑的锥形狭窄改变（图 3-4-6）。

**6. 克罗恩病（Crohn disease）** 为一种慢性、复发性、肉芽肿性、节段性、炎性肠道疾病，累及胃部时即称胃克罗恩病。早期常无症状，进展期可出现腹痛、呕吐和体重减轻。

胃克罗恩病常侵犯胃窦或胃体，X 线钡剂造影检查表现为小点状或裂缝状积钡，围以透亮水肿区；较晚期的胃克罗恩病可表现为一个或多个大溃疡、皱襞增厚、结节或胃窦胃体黏膜呈“鹅卵石征”，还可表现为胃蠕动减弱或分泌增加等胃动力异常；最终胃克罗恩病可致瘢痕和纤维化导致胃窦狭窄呈漏斗样。

**7. 胃结核（tuberculosis of stomach）** 胃结核是一种比较少见的疾病，常继发于肺结核，或者是发生于免疫力缺陷的病人。单独发病极其少见，常与其他胃部疾病同时存在。胃结核多在幽门部黏膜下层开始发病。病理改变可有溃疡型、粟粒型和增殖型。病变累及胃部各层，使胃壁增厚，形成结核性肉芽肿及瘢痕，与周围组织粘连。胃十二指肠结核的主要症状包括上腹痛、上消出血、恶心、呕吐等。

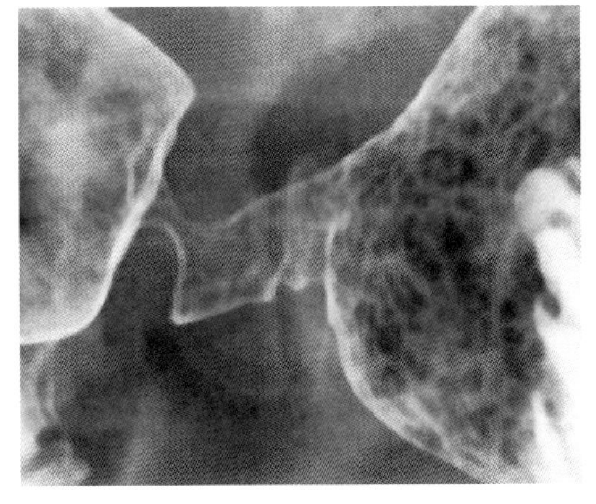

**图 3-4-6 晚期胃结节病并胃窦狭窄**

X 线钡剂造影检查示晚期胃结节病胃窦部呈光滑的锥形狭窄改变

胃结核 X 线钡剂造影检查可表现为一

个或多个溃疡,最常见于胃窦小弯或幽门区;结核性肉芽肿可形成胃腔内充盈缺损;局限性或广泛性胃黏膜皱襞增厚、僵硬,轮廓不规则呈类似皮革样胃表现;瘢痕和纤维化也可引起胃窦腔狭窄,并导致胃出口梗阻。

**8. 胃梅毒(gastric syphilis)** 主要临床症状为饭后上腹部不适或疼痛、腹胀、恶心、呕吐和体重下降。随着溃疡的出现,胃壁增厚、瘢痕收缩、胃容积缩小并幽门梗阻时,腹痛和呕吐症状加重。

胃梅毒X线钡剂造影检查可见胃黏膜结节、糜烂、浅或深的溃疡和皱襞增厚,以胃窦部最明显。病变进展胃窦部可形成光滑的、圆锥形的管状狭窄。三期梅毒可引起胃窦狭窄、轮廓不规则呈烟斗状或皮革样胃外观。经内镜活检确诊后,适当的青霉素治疗后,皮肤和胃窦部病变可完全消散和恢复。

## 五、研究进展及存在问题

胃腔狭窄的诊断既往多依靠传统的X线钡剂造影检查方式。在检查前充分的胃肠准备并注入适量的胃肠道对比剂的前提下,多排螺旋CT后处理重建技术对于胃腔狭窄病变具有较高的诊断价值,目前正成为研究的热点。但由于胃腔狭窄的病因复杂多样,有些疾病的影像学表现类似,临床诊断尚需结合病史、症状和实验室检查综合诊断。MRI具有高软组织分辨率和多参数成像优势,但腹部扫描时间较长,故目前MRI诊断胃腔狭窄的临床研究较少,MRI在胃腔狭窄病变中的诊断价值有待进一步研究。

(曲林涛　于本霞　高波)

## 参 考 文 献


1. Karoui S,Ouerdiane S,Serghini M,et al. Correlation between levels of C-reactive protein and clinical activity in Crohn's disease. Dig Liver Dis,2007,39(11):1006-1010.
2. Kim HJ, Kim AY, Oh ST, et al. Gastric cancer staging at multi-detector row CT gastrography: comparison of transverse and volumetric CT scanning. Radiology, 2005,236(3):879-885.
3. Knapp AB, Mirsky FJ, Dillon EH, et al. Successful infliximab therapy for a duodenal stricture caused by Crohn'sdisease. Inflamm Bowel Dis,2005,11(12):1123-1125.
4. Shi X,Wu J,Liu Z,et al. Single photon emission CT perfusion imaging of cerebral blood flow of early syphilis patients. Chin Med J(Engl), 2003,116(7):1051-1054.
5. Shimizu K,Ito K,Matsunaga N,et al. Diagnosis of gastric cancer with MDCT using the water-filling method and multiplanar reconstruction:CT-histologic correlation. AJR Am J Roentgenol, 2005,185(5):1152-1158.
6. Torbey CF,Achkar E,Rice TW. Long-term outcome of achalasia treatment:the need for closer follow-up. J Clin Gastroenterol,1999,28(2):125-130.
7. Vahid B,Spodik M,Braun KN,et al. Sarcoidosis of gastrointestinal tract:a rare disease. Dig Dis Sci,2007,52(12):3316-3320.
8. 蔡嵘,任刚,陈克敏,等. 皮革胃CT影像学特征及其临床意义. 中华胃肠外科杂志,2008,11(4):386-387.
9. 蔡小云,燕山. 皮革胃的B超诊断——与胃镜、X线、病理对照分析. 中国医学影像技术,2001,17(8):761-761.
10. 郑干和. 晚期梅毒"皮革胃"三例报告. 中华消化内镜杂志,2001,18(3):189-189.

# 第五节　上腹部疼痛

## 一、前　　言

上腹部疼痛较为常见,病因较多,影像学检查手段也较多,包括:超声、钡剂上消化道造影、CT 及 MRI 检查。超声由于其无 X 线辐射、操作简便以及检查费用低等优点,常作为上腹痛的首选检查,尤其是对于常见的胆系疾病引起的右上腹痛检出率较高。而钡剂上消化道造影则作为左上腹痛,尤其是怀疑胃食管反流以及消化性溃疡等疾病的常规检查。然而,超声、钡剂上消化道造影缺乏横断面成像,而且检查范围和适用性有限,有些病例超声和钡剂造影并不能发现引起上腹部疼痛的原因;这就需要进一步 CT 或 MRI 检查全面排查上腹部,评估疾病严重程度和并发症。应该注意的是在评估上腹部疼痛时也应考虑腹部之外的疾病引起的上腹痛,如肋骨骨折、肺炎、带状疱疹、心肌梗死等。

## 二、相关疾病分类

能引起上腹部疼痛较为常见的病因有:功能性消化不良、反流性食管炎、十二指肠溃疡、胃溃疡、胃炎、胆囊炎、胆总管结石、胆管炎、肝炎、胰腺炎、胰腺假性囊肿、冠心病、胃癌、胰腺导管癌、创伤、腹部疝;相对不常见的病因还包括:克罗恩病、淋巴瘤、胃间质瘤、胃转移瘤、碱性胃十二指肠损伤、肝转移瘤、肝脓肿、肝细胞肝癌、多囊肝、肝阿米巴脓肿、巴德-吉亚利综合征、胰腺肿瘤、十二指肠癌、肾炎、结肠炎、肠脂垂炎、网膜梗死、脾梗死、肺炎、带状疱疹等。对于上腹部疼痛病因可按照病变部位分为胃十二指肠、肝胆、胰腺、腹部其他、腹外病变(表 3-5-1)。

表 3-5-1　上腹部疼痛病因分类

| 分类 | 病因 |
| --- | --- |
| 胃十二指肠 | 功能性消化不良、反流性食管炎、十二指肠溃疡、胃溃疡、胃炎、胃癌、胃间质瘤、胃转移瘤、碱性胃十二指肠损伤 |
| 肝胆 | 胆囊炎、胆结石、胆囊扭转、胆管炎、肝炎、肝转移瘤、肝脓肿、肝细胞肝癌、多囊肝、阿米巴脓肿、巴德-吉亚利综合征 |
| 胰腺 | 胰腺炎、胰腺假性囊肿、胰腺导管癌、胰腺囊性肿瘤 |
| 腹部其他 | 腹部创伤、腹部疝、克罗恩病、淋巴瘤、肾炎、结肠炎、肠脂垂炎、网膜梗死、脾梗死、肝周炎、腹腔脓肿 |
| 腹外病变 | 冠心病、肺炎、肺栓塞、气胸、带状疱疹、肋骨骨折 |

## 三、影像诊断流程

上腹部疼痛病变的诊断按发病部位的不同可分为胃十二指肠、肝胆、胰腺、腹部其他和腹外病变。上腹疼痛病因复杂,X 线检查是上腹部疼痛的诊断常规方法。通过腹部 X 线检查可发现消化道穿孔导致的膈下游离气体，肠梗阻导致的腹腔肠管扩张和阶梯状气液平等。胸部X线检查可了解胸腔是否存在液气胸、肺炎、食管裂孔疝等。X线钡剂造影可应用于诊断胃食管反流、食管裂孔疝、消化道溃疡、憩室、幽门梗阻、十二指肠瓣膜狭窄等。

除了腹外病变，胃十二指肠、肝胆、胰腺和腹部其他能引起上腹部疼痛的病因主要分为炎症性和占位性：占位性病变以恶性肿瘤为主，多表现为占位性肿块、增强可见强化、DWI序列多呈高信号，另外，还可见到肿大淋巴结和转移灶；炎症性病变所致胃壁或肠壁黏膜下层多水肿增厚，胰腺炎等炎症性病变常致胰周脂肪囊渗出、筋膜增厚；而对于损伤性病变如：腹部创伤、碱性胃十二指肠损伤、外伤骨折等损伤病史多较明确，较易诊断。然而，当CT或MRI检查腹部未见明显病变时，应想到有无腹外病变导致上腹部痛的可能，可造成右上腹疼痛的腹外病变有气胸、肺栓塞和急性心肌梗死；能引起左上腹疼痛的腹外病变有肺炎、肺栓塞、急性心肌梗死等。总之，上腹部疼痛应仔细观察上腹部甚至全腹部各脏器有无病变，再仔细分析病变的影像学特点，并结合病史和实验室检查资料综合诊断，必要时需排除是否腹外病变所致，从而提高上腹疼痛病变的诊断和鉴别诊断（图3-5-1）。

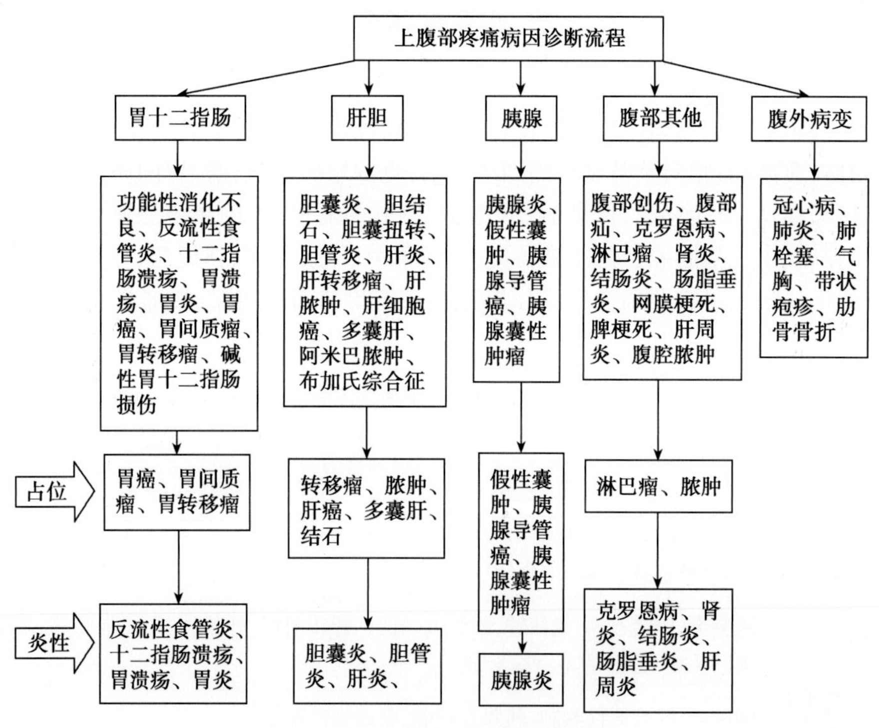


**图3-5-1　上腹部疼痛病因诊断流程**

## 四、相关疾病影像学表现

**1. 反流性食管炎（reflux esophagitis，RES）**　是最常见的食管炎症病变，是由胃食管反流引起的食管损害。主要发病机制为机体抗反流或食管廓清机制的缺陷及反流物与食管黏膜上皮的接触时间。典型的临床症状应该是发作性的胸骨后烧灼感和反胃，疼痛可放射至剑突下、肩胛区或颈耳区及臂部，多在餐后1小时，卧位或过度弯腰时加剧。

X线钡剂造影检查示黏膜和黏膜下水肿及分布在食管下1/3～1/2部位的糜烂或溃疡。

RES 的早期表现为食管动力性狭窄,但管腔仍可舒缩变化,可见多数小的锯齿状痉挛波;RES 通常侵犯食管远端,食管贲门段异常增宽直径>2.5cm,食管远端黏膜颗粒性水肿,纵行黏膜皱襞增厚、增粗,当黏膜皱襞增粗达 3.0mm 时,即可诊断反流性食管炎(图 3-5-2);RES 后期瘢痕和纤维收缩致食管下端纵向狭窄,狭窄段与正常段通常是移行的。

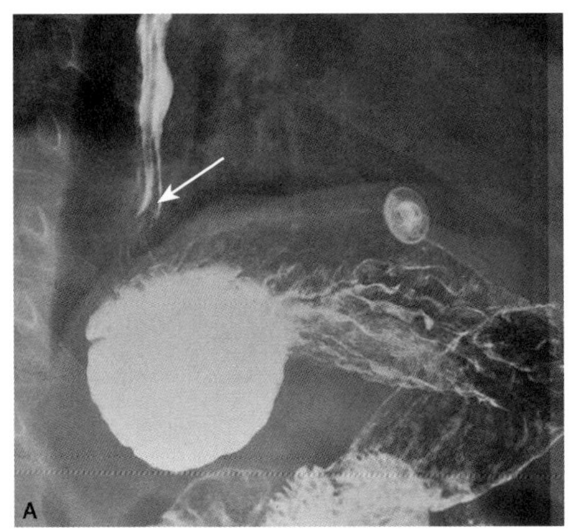

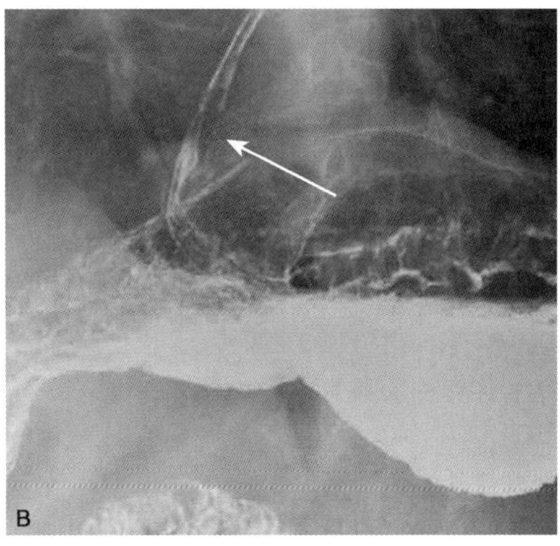

**图 3-5-2　反流性食管炎**

A、B. X 线钡剂造影检查示食管远端黏膜颗粒性水肿,纵行黏膜皱襞增厚、增粗

**2. 急性胆囊炎(acute cholecystitis)**　梗阻和感染是急性胆囊炎的主要病因。腹痛、恶心呕吐,发热是急性胆囊炎的主要症状。腹痛与急性胆囊炎的病变节段、严重程度和侵犯范围有关。早期表现为右上腹持续性胀痛,有结石嵌顿可引起阵发性绞痛,当炎症波及浆膜层和腹膜壁层时,则为持续性剧痛。胆囊炎所引发的疼痛可放射至腰背部和肩部。

急性胆囊炎的 CT 表现有:胆结石,胆囊壁密度增高,胆囊壁增厚(>3mm)(图 3-5-3);胆囊周围条索状影,胆囊壁与邻近肝分界不清,胆囊邻近肝实质短暂性增强,胆囊扩张(横径>40mm),胆汁密度增高。多数急性胆囊炎经内科治疗后可消退,但有约 25% ~40% 的急性胆囊炎可发展为并发症,包括胆囊积脓、胆囊穿孔、出血性胆囊炎、坏疽性胆囊炎和气肿性

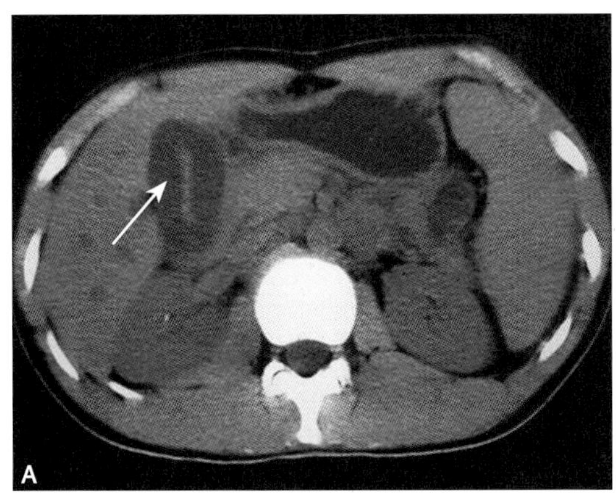

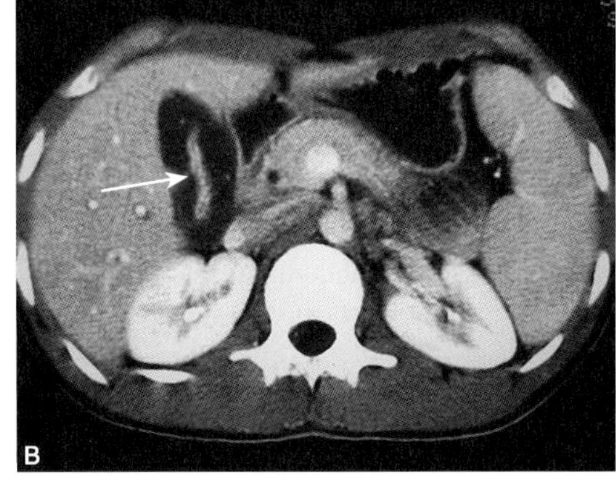

**图 3-5-3　急性胆囊炎**

A. 腹部 CT 平扫示胆囊壁显著水肿增厚,可见胆囊腔闭锁;B. CT 增强扫描黏膜面呈线样强化

胆囊炎等。MRI 检查 $T_1$WI、$T_2$WI 序列均能清楚显示胆囊壁水肿增厚，胆囊窝区见积液，脂肪抑制增强 $T_1$WI 示胆囊邻近脂肪组织内信号较高，伴有索条状影；除了胆囊窝积液，还可见胆囊邻近肝脏与右膈或腹壁之间少量积液，$T_2$WI 呈一新月形或“C”形高信号带称“C 征”，此征象对急性胆囊炎诊断性不高，但特异性较好。

**3. 胰腺炎（pancreatitis）** 几乎所有的急性胰腺炎患者均有剧烈腹痛，约 50% 患者疼痛向腰背部放射，卧位疼痛加重，取坐位抱膝可使疼痛缓解。体检时可有腹膜炎体征，出现上腹部压痛、反跳痛和肌紧张。

X 线平片最常见的征象是肠气改变：① 十二指肠郁张积气：部分患者可见十二指肠大乳头肿大并十二指肠环的“倒 3 字征”；② 前哨肠曲征：表现为左上腹一段孤立性轻度郁张积气的空肠袢；③ 结肠截断征：表现为升结肠和横结肠充气扩张，积气在结肠脾曲处突然截断；④ 胃结肠分离征：当胰腺炎体积增大肿胀，同时伴有炎性渗出液聚积于小网膜囊内，使胃结肠间距加大分离；⑤ 胃后壁改变：急性胰腺炎的渗出液通过网膜囊累及胃后壁，造成胃壁痉挛和胃黏膜皱襞水肿增宽。

CT 表现为胰腺肿大，胰腺实质坏死，胰周及腹膜后炎性改变，胰腺和胰腺周围急性积液以及胰腺外器官继发性改变。MRI 平扫除可见胰腺肿大外，$T_1$WI 可见信号减低，即低于肝脏信号，与脾脏信号相仿，$T_2$WI 呈高或稍高信号，信号强度可略高于肝脏，炎症扩散至腹膜后间隙可致腹膜后脂肪水肿（图 3-5-4）。严重者可并发胰腺坏死、胰周或腹膜后间隙积液、假性囊肿、胰腺脓肿等表现。

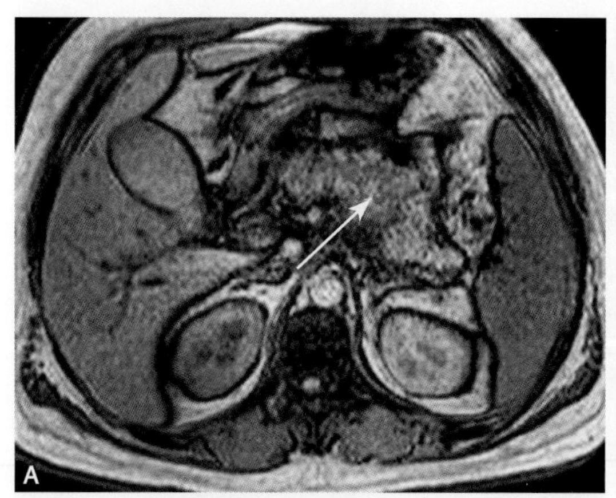


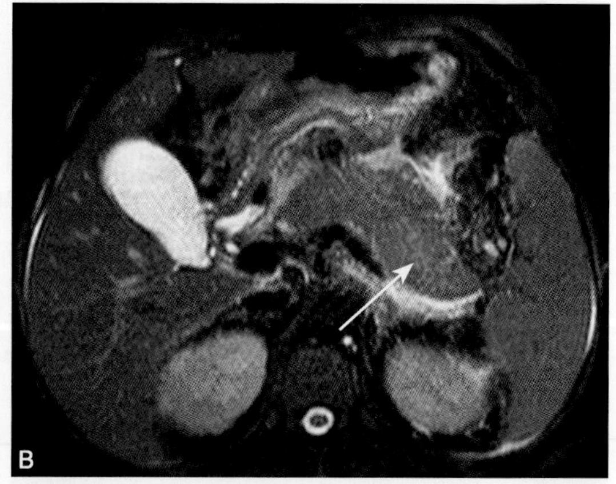


**图 3-5-4 胰腺炎**

A、B. 腹部 MRI 平扫示胰腺肿大，$T_1$WI 可见信号减低，即低于肝脏信号，与脾脏信号相仿；$T_2$WI 呈稍高信号，周围脂肪间隙水肿

**4. 腹部创伤（abdominal trauma）** 是一种常见的严重外科急症，是指由外伤引起的腹内脏器损伤。近几年，其发生率和死亡率均大幅增加，致死原因主要有休克、内出血、严重腹膜炎和感染。腹部创伤的严重度，取决于创伤的强度、速度、着力部位和作用方向等因素。还受解剖特点、脏器功能状态及原有病理情况等影响。

CT 诊断肠道和肠系膜创伤的提示性征象有胃肠壁增厚、胃肠壁强化、不明来源的游离液体、三角形的肠系膜液体积聚、肠系膜哨兵血块。CT 诊断肝创伤的征象有肝内局限性低密度挫伤、肝内低密度囊性胆脂瘤、肝内积气等（图 3-5-5）。CT 诊断胰腺创伤可表现为胰腺实质密度不均，可有高低或等低混杂密度区，严重者可导致胰腺颈体部断裂；另外，可见胰周脂肪层的水肿、模糊、肠系膜根部、横结肠系膜、肾筋膜肿胀及腹膜后间隙积液等间接征象。

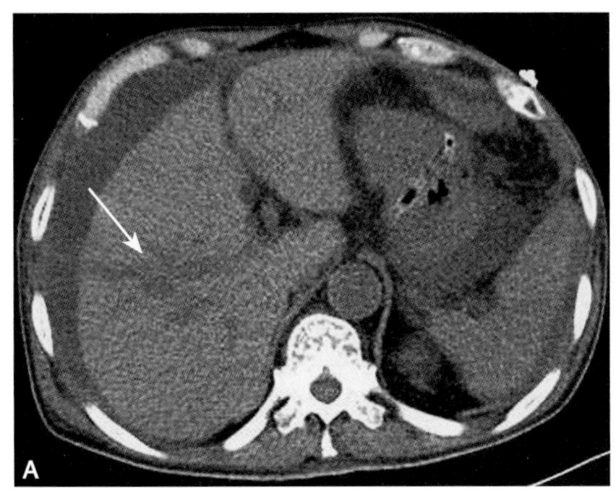
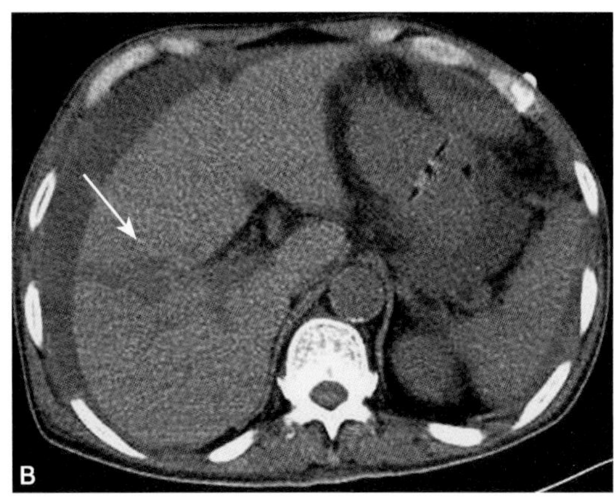

**图 3-5-5　肝创伤**

A、B. 腹部 CT 平扫示肝右叶见条形局限性低密度灶，边缘不规则，肝脾周间隙可见低密度积液

**5. 网膜梗死（omentum infarction）** 是一种少见的急腹症。推测其发病可能与腹压升高或大网膜于肝与腹壁间受压导致静脉回流受阻或根部发生扭转有关，网膜梗死为自限性过程。易患因素包括：① 网膜解剖变异；② 网膜血供结构异常；③ 外伤、突然体位改变；④ 肠蠕动过强（如服用导泻剂后）；⑤ 腹内压升高（饱食、过度用力、剧烈咳嗽）；⑥ 肥胖大网膜脂肪分布不均，血供障碍所致的出血性梗死。临床表现并无特异，常见急性或亚急性右侧腹痛，不放射；胃肠道症状不明显，可伴有中低度发热。查体可有不同程度的腹膜炎体征。

腹部超声检查于压痛最明显处可见类椭圆形的中强回声团块、不可被压缩，常具有低回声边缘；团块贴于前腹壁，回声强于周围的腹膜脂肪及实质脏器。CT 检查可见到大的（径线多>5cm）、类椭圆形、致密脂肪密度的团块，内有不均匀低密度区及条带影；存在扭转时 MSCT 及 MRI 还可见到特征性的漩涡形条带，表现为前腹壁与横结肠或升结肠之间，以脂肪密度或信号为主的团块，其内可见呈“同心圆”排列的软组织条纹（考虑为栓塞、水肿的血管），呈“漩涡征”（图 3-5-6）。大网膜血供主要来自胃网膜左、右动脉，胃网膜左、右动静脉，在轴位呈点状，冠状面呈弧形、条状，沿胃大弯走行。大多数病例伴有少或中量的腹腔积液。

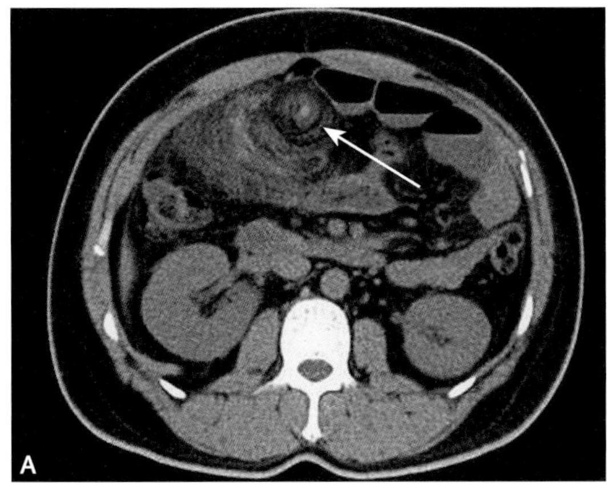
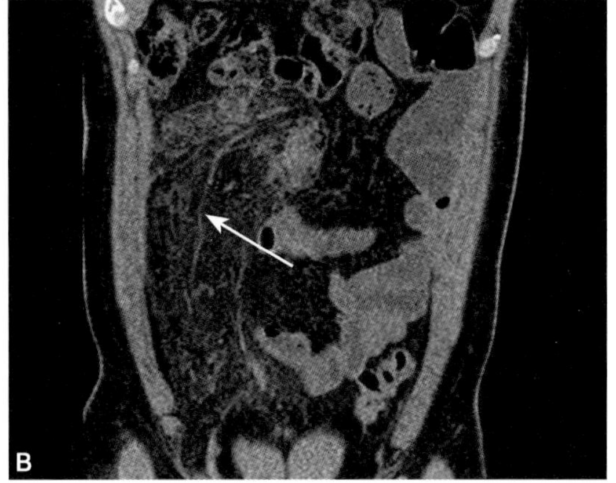

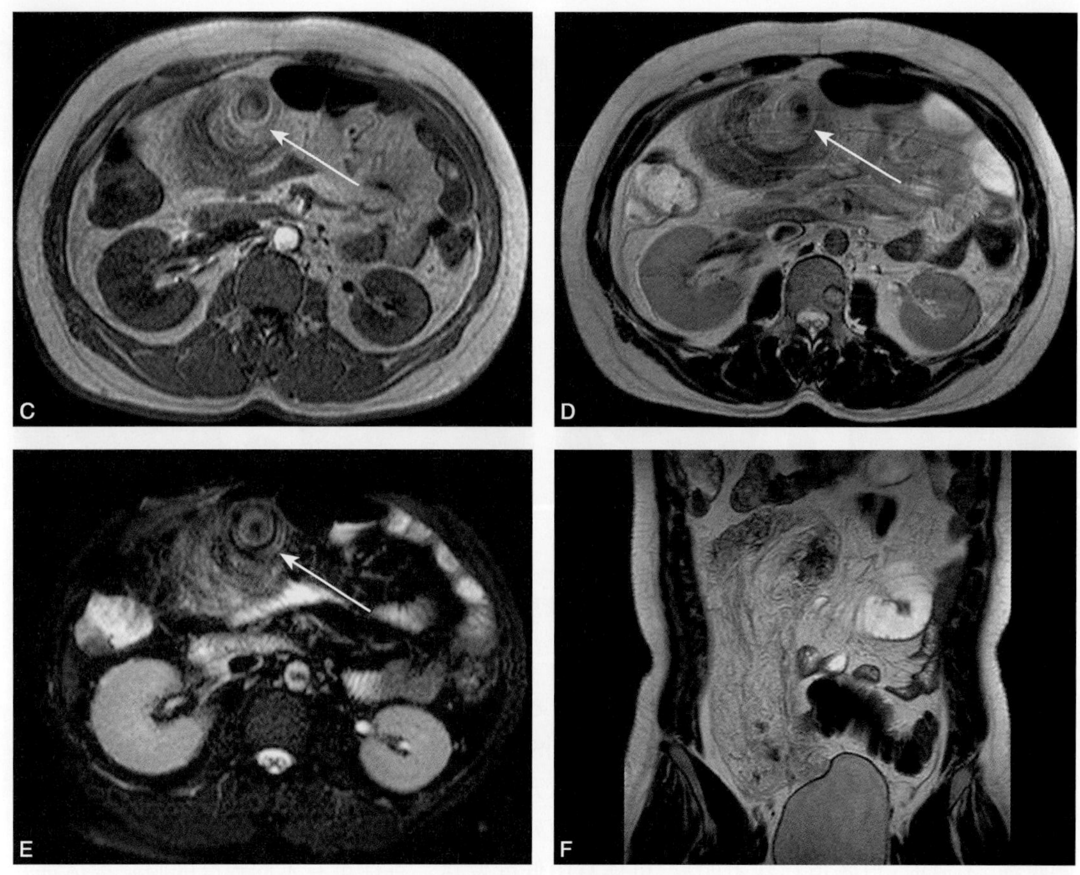


**图 3-5-6　网膜扭转并梗死**

腹部 CT(A、B)及 MRI 检查(C ~ F)表现为前腹壁与横结肠或升结肠之间可见大的类椭圆形团块,以脂肪密度或信号为主,可见到特征性的漩涡形条带,其内可见呈同心圆排列的软组织条纹呈“漩涡征”

## 五、研究进展及存在问题

超声检查无 X 线辐射损伤,可广泛应用于儿童腹部器官的检查,尤其适用于上腹部实质脏器病变的初筛。CT 是评估急腹症的一个快速有效的检查,对于 X 线和超声检查不能明确诊断的上腹部疼痛病变,可行胸腹部 CT 检查。CT 不仅可评估上腹部实质脏器如肝胆脾胰肾是否存在病变,还可评估空腔脏器是否存在梗阻、穿孔等。MRI 具有较高的软组织分辨力和多参数多序列成像优势,对于不能耐受碘对比剂过敏或不愿接受 CT 辐射检查的患者,可行 MRI 检查辅助诊断。总之,在急性上腹疼痛患者的诊断过程中,在综合各种影像学检查手段的同时,还应详细询问病史,全面查体,配合必要的辅助检查,从而作出准确术前评估。

(曲林涛　吕翠　高波)

## 参考文献

1. Altun E, Semelka RC, Elias J Jr, et al. Acute cholecystitis: MR findings and differentiation from chronic cholecystitis. Radiology, 2007, 244(1): 174-183.

2. Gupta S, Levine MS, Rubesin SE, et al. Usefulness of barium studies for differentiating benign and malignant strictures of the esophagus. AJR Am J Roentgenol, 2003, 180(3): 737-744.
3. Hirano Y, Oyama K, Nozawa H, et al. Left-sided omental torsion with inguinal hernia. World J Gastroenterol, 2006, 12(4): 662-664.
4. Itenberg E, Mariadason J, Khersonsky J, et al. Modern management of omental torsion and omental infarction: a surgeon's perspective. J Surg Educ, 2010, 67(1): 44-47.
5. Jung SE, Lee JM, Lee K, et al. Gallbladder wall thickening: MR imaging and pathologic correlation with emphasis on layered pattern. Eur Radiol, 2005, 15(4): 694-701.
6. Luedtke P, Levine MS, Rubesin SE, et al. Radiologic diagnosis of benign esophageal strictures: a pattern approach. Radiographics, 2003, 23(4): 897-909.
7. Oliva IB, Davarpanah AH, Rybicki FJ, et al. ACR appropriateness criteria(R) imaging of mesenteric ischemia. Abdom Imaging, 2013, 38(4): 714-719.
8. Sánchez J, Rosado R, Ramírez D, et al. Torsion of the greater omentum: treatment by laparoscopy. Surg Laparosc Endosc Percutan Tech, 2002, 12(6): 443-445.
9. Stimac D, Miletić D, Radić M, et al. The role of nonenhanced magnetic resonance imaging in the early assessment of acute pancreatitis. Am J Gastroenterol, 2007, 102(5): 997-1004.
10. Viremouneix L, Monneuse O, Gautier G, et al. Prospective evaluation of nonenhanced MR imaging in acute pancreatitis. J Magn Reson Imaging, 2007, 26(2): 331-338.
11. Yikilmaz A, Karahan OI, Senol S, et al. Value of multislice computed tomography in the diagnosis of acute mesenteric ischemia. Eur J Radiol, 2011, 80(2): 297-302.
12. 吴静云,王霄英,朱天照等. 原发性大网膜扭转伴梗死一例. 中华放射学杂志,2011,45(8):795-796.

# 第四章 十二指肠

十二指肠位于胃幽门和空肠之间，属于小肠的第一部分。自幽门管起至屈氏韧带(Treitz ligament)处，全长25~30cm，肠腔直径4~5cm，是小肠最宽的一段。包括十二指肠上段(球部及球后部)、降段、水平段及升段四段，整个十二指肠弯曲呈“C”形，将胰头包绕在内。

## 第一节 十二指肠皱襞增粗

### 一、前 言

十二指肠黏膜皱襞增粗可见于多种疾病，受累范围长短不一。正常球部黏膜皱襞为相互平行的纵行条纹。降部以下黏膜皱襞呈与空肠黏膜相似的羽毛状。低张造影时，羽毛状皱襞消失，呈横行排列的环状皱襞和龟背状花纹。皱襞增粗是由黏膜和黏膜下层的炎性浸润、肿胀和结缔组织增生引起，表现为透明条纹状影的增宽，也称为黏膜皱襞的肥厚和肥大，常伴有黏膜皱襞迂曲、紊乱，黏膜下静脉曲张也可表现为黏膜皱襞的增宽和迂曲。皱襞增粗在X线造影、CT及MRI检查中有一定特征性表现。熟悉及掌握这些表现，有助于病变诊断，结合临床表现，缩小鉴别诊断范围，多能作出确切诊断。

### 二、相关疾病分类

临床上引起十二指肠黏膜皱襞增粗的疾病较多，常见的有十二指肠炎、十二指肠溃疡、Brunner腺体增生、急性胰腺炎、十二指肠血肿和撕裂、慢性肾衰竭等。Zollinger-Ellison综合征、肠道机会性感染、胃十二指肠腐蚀性损伤、克罗恩病、乳糜泻(Celiac disease, celiac sprue)、十二指肠转移瘤和淋巴结瘤、十二指肠静脉曲张也可出现十二指肠皱襞增厚。具体病因可分为局限于十二指肠的病变和全身性或其他系统来源病变。熟悉这些疾病的影像及临床特点，多种检查手段综合应用，多能明确诊断(表4-1-1)。

### 三、影像诊断流程

十二指肠黏膜皱襞增粗是十二指肠病变的重要征象之一，常伴有一些其他的影像学表现。部分疾病为局限于十二指肠，而部分疾病为全身性疾病，可累及其他系统或胃肠道其他器官。临床医生应该全面观察，结合患者病史、临床表现、相应的实验室检查，做出正确的诊断与鉴别诊断(图 4-1-1,表 4-1-2)。

表 4-1-1　十二指肠黏膜皱襞增粗病因

| 分类 | 病因 |
|---|---|
| 局限性 | 十二指肠炎、十二指肠溃疡、Brunner 腺体增生、十二指肠血肿和撕裂、肠道机会性感染、十二指肠腐蚀性损伤 |
| 全身性或其他 | 急性胰腺炎、慢性肾衰竭、佐林格-埃利森综合征、克罗恩病、缺血性肠病、Sprue-Caliac 病、十二指肠转移瘤和淋巴结瘤、静脉曲张等 |

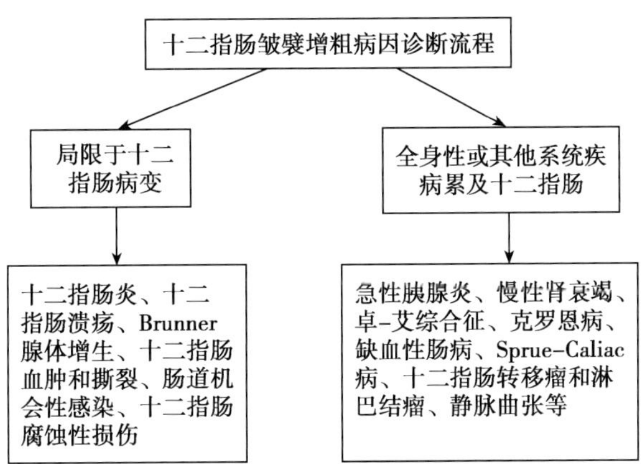


图 4-1-1　十二指肠皱襞增粗病因诊断流程

表 4-1-2　十二指肠黏膜皱襞增粗病因鉴别诊断

| 病因 | 黏膜表现 | 其他伴随征象 | 临床特点 |
|---|---|---|---|
| 十二指肠炎 | 黏膜皱襞粗乱、连续,蠕动可,可有激惹 | 无明显的溃疡灶 | 与胃炎的病因类似或相同,有时伴随口腔溃疡 |
| 十二指肠溃疡 | 黏膜皱襞粗乱、连续,蠕动可,可有激惹 | 多在球部后壁或前壁龛影、钡斑肠壁痉挛、管腔变形,激惹征 | 临床症状多为周期性节律性右上腹痛,进食后缓解 |
| Brunner 腺体增生 | 壶腹部皱襞结节样增厚 | 常伴十二指肠炎表现 | |
| 急性胰腺炎 | 黏膜水肿,皱襞增厚。"C 环"增大 | 肠腔狭窄;胰腺炎表现,炎性渗出物直接从胰头扩散到达十二指肠 | 起病急,发热,恶心、呕吐,上腹持续剧烈痛并放射至胸背部;血尿淀粉酶升高 |
| 十二指肠血肿和撕裂 | 皱襞增厚、变尖 | 肠腔狭窄 | 上腹部可有局部创伤或抗凝状态 |
| 慢性肾衰竭 | 皱襞增厚呈结节状 | | 慢性肾病史,肾功异常 |
| 佐林格-埃利森综合征 | 皱襞增厚、溃疡 | 常伴胃皱襞增厚及溃疡 | 分泌胃泌素的功能性神经内分泌肿瘤 |
| 肠道机会性感染 | 皱襞增厚呈结节状或消失 | | 免疫抑制患者中常见;贾第虫病、类圆线虫病和隐孢子虫病 |

续表

| 病因 | 黏膜表现 | 其他伴随征象 | 临床特点 |
|---|---|---|---|
| 胃十二指肠腐蚀性损伤 | 皱襞粗乱 | 肠腔狭窄 | 临床有腐蚀性创伤史,食管、胃更易受累 |
| 克罗恩病 | 皱襞增厚、溃疡、痉挛 | 肠腔狭窄 | 常与小肠其他部位病变伴随 |
| 十二指肠转移瘤和淋巴瘤 | 皱襞粗乱 | 有原发灶或腹腔、腹膜后淋巴结肿大 | 临床有原发恶性肿瘤病史或淋巴瘤史 |
| 十二指肠静脉曲张 | 黏膜皱襞增厚、迂曲、光滑 | 门静脉高压和(或)肝门静脉梗阻影像表现 | 临床有肝硬化、门静脉高压和(或)肝门静脉梗阻 |

## 四、相关疾病影像学表现

**1. 十二指肠炎(duodenitis)** 即原发性非特异性十二指肠炎,区别于继发性十二指肠炎,如十二指肠的克罗恩病、十二指肠结核、寄生虫或真菌引起的十二指肠炎,以及心梗或充血性心衰引起的出血性十二指肠炎等特异性十二指肠炎性病变。原发性非特异性十二指肠炎的临床表现主要为上腹部疼痛、恶心、呕吐、呕血和黑便,有时和十二指肠溃疡不易区别,症状缺乏特征性,本病常与慢性胃炎、慢性肝炎、肝硬化、胆道疾患或慢性胰腺炎并存。非特异性十二指肠炎可发生于十二指肠球部、降部及乳头等各部位。为区别于特异性十二指肠炎,检查前和检查中需询问病史、仔细寻找并排除原发病变。

影像检查主要是X线钡剂造影检查,以十二指肠球炎多见,十二指肠皱襞增粗(>4mm)及紊乱,球部黏膜水肿呈结节(息肉)样变,球部激惹、痉挛变形,糜烂灶可呈"靶征",表现为病灶中心积钡的黏膜缺损区和周围透亮的水肿隆起组成的靶样病灶(图4-1-2)。CT/MRI检查表现为肠壁水肿、增厚,十二指肠乳头炎可见乳头增大,炎性水肿严重者可并发胰胆管梗阻改变。CT/MRI检查还有助于鉴别诊断,观察有无肿块及腹腔、腹膜后淋巴结肿大等情况。

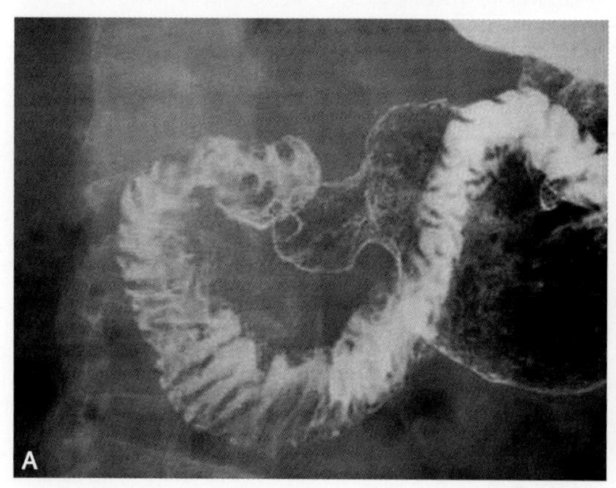


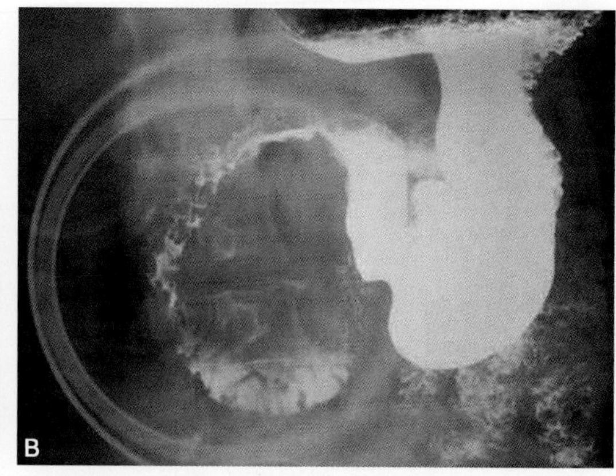


**图4-1-2 十二指肠炎**

A. 男性,45岁。上腹痛半年余。气钡双对比造影检查示十二指肠球轮廓光整,黏膜增厚、紊乱;B. 女性,34岁。上腹部不适3个月余。气钡双对比造影检查示十二指肠球后及降段黏膜增厚、紊乱

**2. 十二指肠溃疡(duodenal ulcer,DU)**　是我国人群中常见病、多发病之一。与胃酸分泌异常、幽门螺杆菌感染、非甾体抗炎药、生活及饮食不规律、工作及外界压力、吸烟、饮酒以及精神心理因素密切相关。主要临床表现为上腹部节律性疼痛,餐后 1～3 小时开始出现上腹痛,服药或进食后可缓解,可为钝痛、灼痛、胀痛或剧痛,也可表现为仅在饥饿时隐痛不适。约半数患者有午夜痛,患者常可痛醒。根据其临床表现可分为急性、亚急性和慢性三种。穿孔的类型主要取决于溃疡的部位,其次决定于溃疡发展的进程与周围组织器官。十二指肠溃疡多发生在十二指肠球部(95%)。

十二指肠球溃疡 X 线钡剂造影检查示十二指肠球部皱襞增粗及紊乱,可见龛影有激惹痉挛、运动增快等表现,溃疡愈合后可出现十二指肠球部变形、肠腔狭窄。龛影呈圆形或椭圆形,边缘整齐,因溃疡周围的炎性水肿而形成环形透亮区(图 4-1-3)。发生溃疡穿孔时见膈下游离气体影,多位于右侧。CT/MRI 检查主要应用于鉴别诊断,观察有无肿块及腹腔、腹膜后淋巴结肿大等情况。发生穿孔时,CT 检查可发现膈下游离气体,十二指肠周围结构模糊,脂肪间隙内见条片状渗出影,腹腔内见液体影。

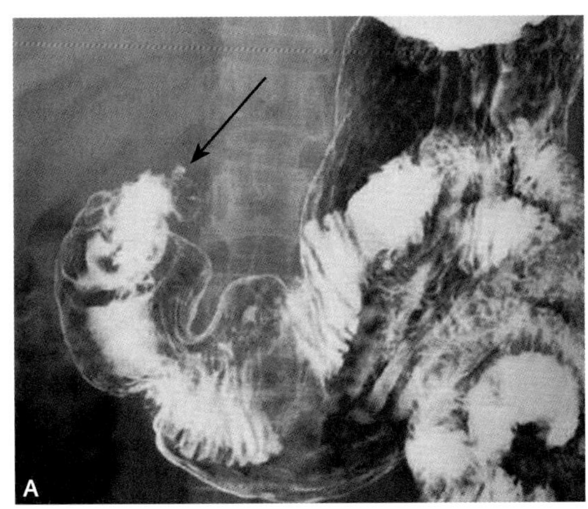


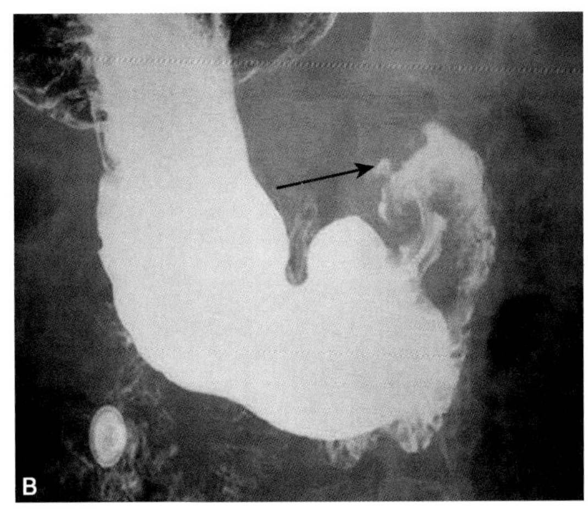


**图 4-1-3　十二指肠溃疡**

A. 男性,33 岁。上腹痛月余。气钡双对比造影检查示十二指肠球腔外龛影;B. 女性,23 岁。上腹部不适 2 个月余。气钡双对比造影检查示十二指肠球腔外龛影

十二指肠球后溃疡指发生于球部以远至十二指肠乳突以上的溃疡。球后溃疡症状不同于典型的十二指肠溃疡,疼痛持续而严重且向背部放射。易穿透入胰腺引起肠腔局限性环形狭窄。影像学诊断依据溃疡段十二指肠发现充钡龛影,龛影上下肠曲严重痉挛造成局限性肠腔狭窄等特征性表现。高度痉挛可致充钡龛影难以显示,狭窄段近侧十二指肠球部扩张呈大球形。复合性胃十二指肠溃疡病是指胃溃疡和十二指肠溃疡同时存在,胃部病灶多见于胃小弯、十二指肠病灶则多见于球部。复合溃疡中,十二指肠球部溃疡都是良性,甚至认为胃溃疡也基本是良性。

**3. Brunner 腺瘤(Brunner gland adenoma)**　也称 Brunner 腺增生,多发于十二指肠球部,也可累及降部。可多发也可单发,以前者多见。Brunner 腺位于黏膜及黏膜下层,以十二指肠上部为最多。Brunner 腺增生时的临床症状以出血或类似溃疡的症状为主。

X 线片上多发者表现为大小不等的息肉样或卵石样充盈缺损,轮廓清楚,形态固定,且

不因加压及蠕动波而改变其形态,这有别于十二指肠炎所致的网状黏膜增生。单发者 CT 表现为单个边缘光滑的充盈缺损,与宽基底的腺瘤极其相似,增强扫描呈均匀强化,形态可不规整(图 4-1-4)。诊断要点:① 多发生于十二指肠球部;② 常多发,呈大小不等的息肉样或卵石样充盈缺损,轮廓清楚,形态固定;③ 一般无激惹征象,不引起球部变形。

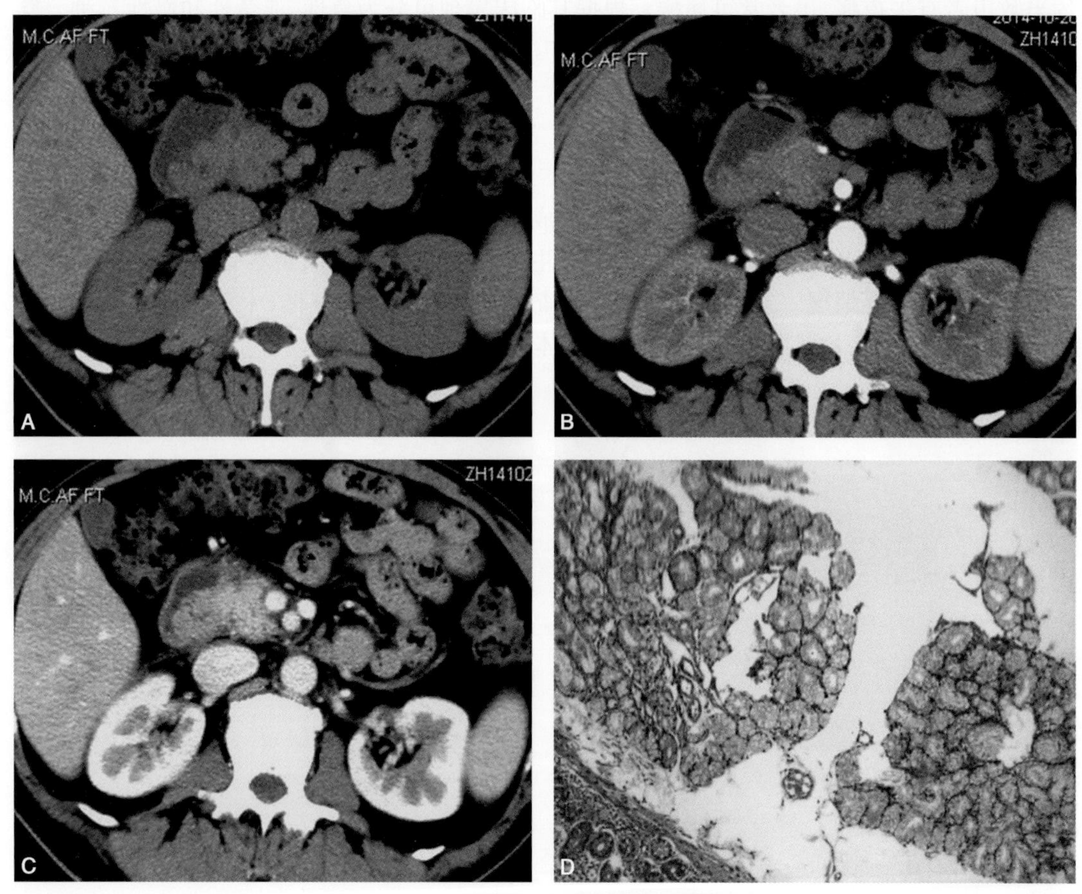


**图 4-1-4 Brunner 腺瘤**

A. CT 平扫示十二指肠球部边缘光滑的宽基底占位,形态不规整;B、C. CT 增强扫描肿块呈均匀强化;D. 肿瘤边界清楚,可见 Bruuner 腺弥漫增生,细胞无明显异型

**4. 克罗恩病(Crohn disease)** 是一种可侵及胃肠道任何部位的肉芽肿性肠炎,但口腔、食管、胃及十二指肠较少见。病因不明,本病早期好侵犯胃肠道淋巴滤泡细胞和 Peyer 淋巴结,故认为克罗恩病本质上是淋巴组织的一种疾病。主要症状类似消化性溃疡,有腹痛、恶心、呕吐、体重减轻等症状。严重者可造成幽门和十二指肠梗阻、上消化道出血和黑便。

影像学检查无特异性,常同时累及胃和十二指肠。X 线钡剂造影表现为鹅口疮样溃疡、皱襞增厚、卵石样黏膜,后期可致肠道狭窄、胃出口梗阻,显示为胃、十二指肠连续的管样狭窄,失去二者间正常的标志。十二指肠狭窄常发生于球尖与球后段连接部,呈光滑的、渐进性;多段性十二指肠克罗恩病可表现为跳跃性病变与正常肠段相间隔。部分可引起十二指肠横结肠瘘。

**5. 结核(tuberculosis)** 十二指肠结核杆菌感染途径包括摄食、痰液中的结核杆菌经黏膜面侵入或通过血液循环、淋巴循环进入黏膜下,也可由邻近感染结核的器官通过浆膜直接蔓延。临床表现为上腹部疼痛、上消化道出血。

X 线钡剂造影检查示十二指肠近侧段结核常与远端胃窦和幽门部病变相延续。胃窦小弯侧或胃幽门区见一个或多个溃疡,瘢痕形成可致胃十二指肠梗阻,管腔呈向心性狭窄,近侧胃腔扩张,不规则,略有僵直,类似皮革样胃表现。结核也可与克罗恩病一样形成跳跃性病变。远端十二指肠结核也可表现为黏膜增厚、溃疡、狭窄或瘘管形成。

## 五、研究进展及存在问题

十二指肠黏膜皱襞增厚可以出现在不同的疾病中,有些机制还有待进一步研究。目前影像检查方法主要是 X 线检查,肠管张力及蠕动使 CT、MRI 检查受到限制。通过选择合适的造影剂及扫描方法,CT 低张造影联合增强扫描及 MRI 小肠造影扩大了 CT、MRI 在十二指肠检查中的应用。

(曲林涛 王汝佳 高波)

## 参 考 文 献


1. Aktas H,Mensink PB. Small bowel diagnostics:current place of small bowel endoscopy. Best Pract Res Clin Gastroenterol,2012,26(3):209-220.
2. Chavhan GE,Ramakantan R. Duodenal Tuberculosis:Radiological feature on bariurn studies and their clinical correlation in 28 cases. J Postgrad Med,2003,49(3):214,217.
3. de Ridder L,Mensink PB,Lequin MH,et al. Single-balloon enteroscopy,magnetic resonance enterography,and abdominal US useful for evaluation of small-bowel disease in children with(suspected)Crohn's disease. Gastrointest Endosc,2012,75(1):87-94.
4. Kamei K,Yasuda T,Nakai T,et al. A case of adenocarcinoma of the duodenum arising from brunner's gland. Case Rep Gastroenterol,2013,7(3):433-437.
5. Kim K,Jang S J,Song H J,et al. Clinicopathologic characteristics and mucin expression in Brunner's gland proliferating lesions. Dig Dis Sci,2013,58(1):194-201.
6. Rao YG,Pande GK,Sahni P,et al. Gastroduodenal tuberculosis management guidelines,based on a large experience and a review of the literature. Can J Surg,2004,47(5):364-368.
7. Wu YW,Tao XF,Tang YH,et al. Quantitative measures of comb sign in Crohn's disease:correlation with disease activity and laboratory indications. Abdom Imaging,2012,37(3):350-358.
8. Zissin R,Osadchy A,Gayer G,et al. Pictorial review. CT of duodenal pathology. BrJ Radiol,2002,75(889):78-84.
9. 李文婵,胡道予,黄文华,等. 十二指肠疾病的 MSCT 诊断. 放射学实践,2006,21(12):1247-1250.
10. 徐安涛,冯琦,戴张晗,等. 计算机断层扫描肠道成像与小肠镜对小肠克罗恩病检出的一致性. 中华消化杂志,2014,34(4):240-243.
11. 周玉祥,饶红萍,代海洋,等. Brunner 腺腺瘤的多排螺旋 CT 征象与病理表现. 实用放射学杂志,2015,31(6):958-961.

# 第二节　十二指肠充盈缺损或占位

## 一、前　　言

十二指肠充盈缺损或占位性病变多见，也非常复杂。造成十二指肠球部充盈缺损或占位的病变有多种，包括良性肿瘤、十二指肠球部囊肿（黏膜下腺体囊肿）、恶性肿瘤、胃幽门黏膜脱垂、异位胰腺开口等。良性腔内充盈缺损是它们共有的表现，一般为圆形或类圆形，轮廓光滑，边缘锐利，少数可呈波浪状；病变处黏膜皱襞展平，与周围正常黏膜分界清楚，表面可有小的糜烂或溃疡；局部肠壁柔软，蠕动存在。恶性肿瘤病变部黏膜皱襞破坏、中断，管壁僵硬、蠕动消失。熟悉十二指肠球部充盈缺损或占位病变的影像诊断，必须注意密切结合临床检查，胃镜检查以及其他影像学检查进行综合分析，以提高诊断水平。

## 二、相关疾病分类

十二指肠充盈缺损或占位病变较为多见，也非常复杂，可以是十二指肠本身病变，也可是胃内病变及邻近器官病变导致外压性病变，还可见于异物等。熟悉这些导致十二指肠充盈缺损或占位的病变及其部位有利于形成合理的鉴别诊断模式及解释充盈缺损的系统方法（表 4-2-1）。

表 4-2-1　十二指肠充盈缺损或占位病因分类

| 分类 | 病因 |
|---|---|
| 胃 | 胃幽门黏膜脱垂、异位胃黏膜、胃十二指肠套叠等 |
| 十二指肠 | 良性肿瘤、恶性肿瘤、间质瘤、炎症、溃疡、十二指肠黏膜松弛、十二指肠球部囊肿（黏膜下腺体囊肿）、弯曲假瘤等 |
| 邻近器官 | 异位胰腺开口及迷走胰腺、胰腺炎、胰头部肿块、环状胰腺、与球部粘连的胆囊、胆总管囊肿、肠系膜上动脉压迫等 |
| 异物/其他 | 胃石、其他异物（如金属、食物等）、气泡、血肿 |

## 三、影像诊断流程

虽然十二指肠充盈缺损或占位病变非常复杂，主要的疾病有息肉、Brunner 腺增生、淋巴滤泡增生、异位胰腺、球部溃疡、囊肿、良性肿瘤、异物等。但大多数情况下，结合其病史、临床表现、相应的实验室检查以及胃肠道钡剂造影透视、CT、MRI 表现可以做出正确的诊断与鉴别诊断。根据病变的起源部位分为胃来源、十二指肠来源、邻近器官来源和异物，其中以十二指肠本身来源的疾病为主；根据病变的强化特点、DWI 信号以及有无侵犯及转移等情况，又可将十二指肠来源的疾病按病变性质分为良性肿瘤、恶性肿瘤和其他。很多疾病谱具有特征性临床和影像学表现，熟悉这些特征性表现能够使临床医师作出确切诊断（图 4-2-1）。

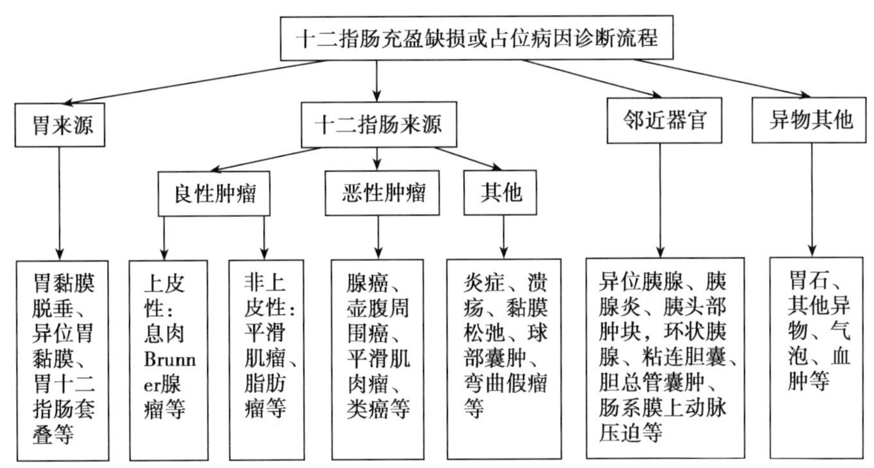


图 4-2-1　十二指肠充盈缺损或占位病因诊断流程

## 四、相关疾病影像学表现

**1. 胃幽门黏膜脱垂(prolapse of pylorus mucosa)**　是指胃窦黏膜发生炎症、水肿、肥厚等改变而失去正常的调节功能，使异常松弛的胃黏膜通过幽门管脱垂至十二指肠球部。本病多见于 30～60 岁男性。胃黏膜脱垂症分为可复性与不可复性。轻症可复性患者可无症状，或仅有腹胀、嗳气等非特异性症状；部分胃黏膜脱入幽门而不能立即复位者，可有中上腹隐痛、烧灼痛甚至绞痛，并可向后背部放射，常伴恶心、呕吐。症状的出现常与患者体位有关，右侧卧位时容易发生，左侧卧位时则较少，甚至不发生。

X 线钡剂造影检查有肯定诊断价值。其 X 线表现取决于脱垂黏膜的多少和程度，俯卧及右侧卧位易显示。诊断要点：① 幽门管增宽、松弛、延长，增宽的幽门管内可见纵形或迂曲的胃黏膜纹通过；② 脱入十二指肠球部的黏膜皱襞形成充盈缺损，即压迹，位于幽门两侧的十二指肠球基底部变形，表现为蘑菇状、伞缘状或菜花状等(图 4-2-2)；③ 有时脱入十二

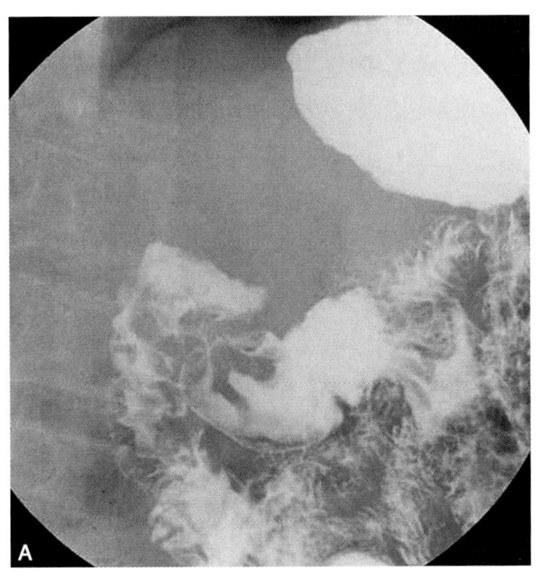


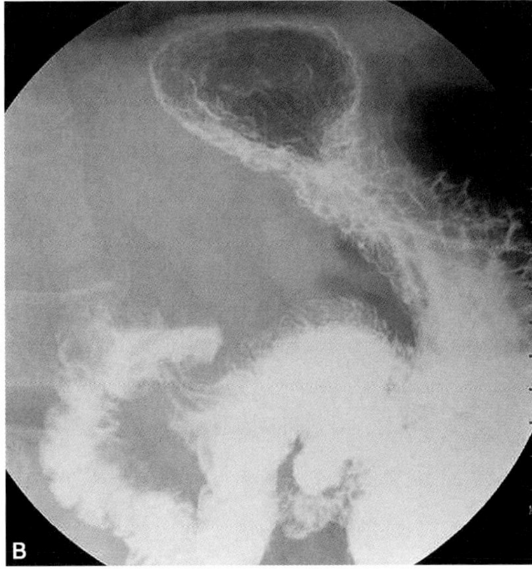

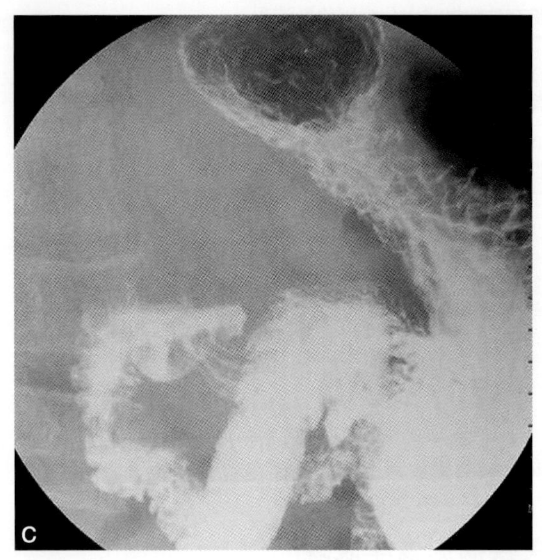

**图 4-2-2　胃幽门黏膜脱垂**
A～C. X 线钡剂造影检查示幽门管增宽、松弛、延长，增宽的幽门管内可见纵形或迂曲的胃黏膜纹通过；脱入十二指肠球部的黏膜皱襞可见菜花状充盈缺损

指肠球部的皱襞偏于幽门的一侧，表现为十二指肠球基底部的压迹偏于一侧；④ 随着胃蠕动、收缩、体位变换(左侧卧位或立位)及手法推压，脱垂的黏膜皱襞可复位，上述表现可时轻时重或时隐时现。

**2. 腺瘤性息肉(adenomatous polyp)**　以十二指肠降段多见，常单发，多发罕见。充盈缺损基底部常呈山田Ⅲ型或Ⅳ型，单发带蒂的腺瘤可向胃窦部移动。当腺瘤多发且位于十二指肠球部时，与 Brunner 腺瘤很难鉴别。诊断要点：十二指肠单发充盈缺损，表面光滑，局部肠壁柔软，蠕动存在，增强扫描病灶呈均匀强化，边缘清晰(图 4-2-3)。

**3. 腺癌(adenocarcinoma)**　小肠腺癌在所有小肠恶性肿瘤中不足 1%，而原发性十二指肠腺癌占全部小肠腺癌的 43%。原发性十二指肠腺癌发病部位以降部多见，水平部与升部少见，球部更少见，降部又以壶腹区十二指肠乳头周围多见。

上消化道钡剂造影检查可见三种表现形式：息肉型、溃疡型、浸润型。局部黏膜破坏、中断，可隆起或凹陷，呈菜花样肿块，表面可见溃疡形成，局部管腔变窄，邻近肠壁增厚。较小病灶多见于十二指肠乳头部，CT 表现为肠壁结节影或浅分叶肿块影，突入管腔，管腔外侵犯

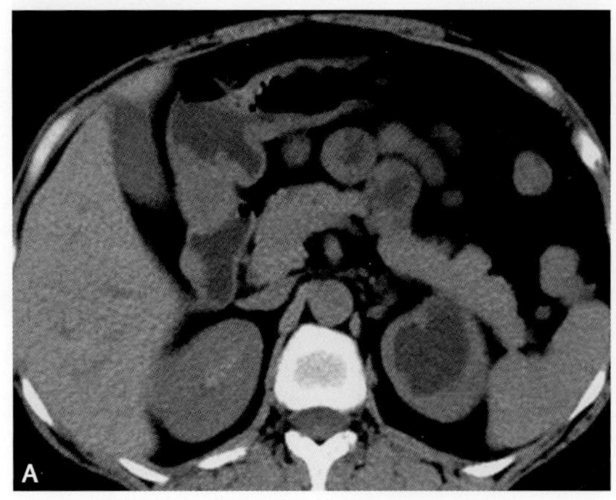

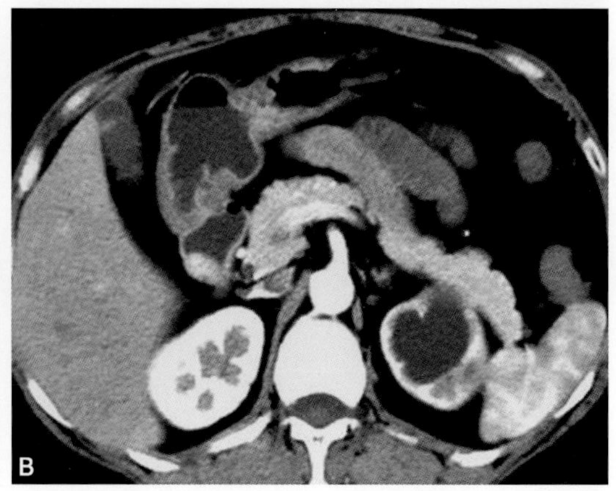

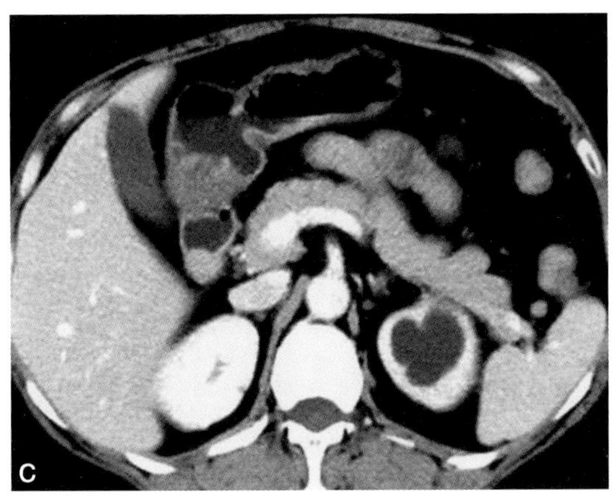

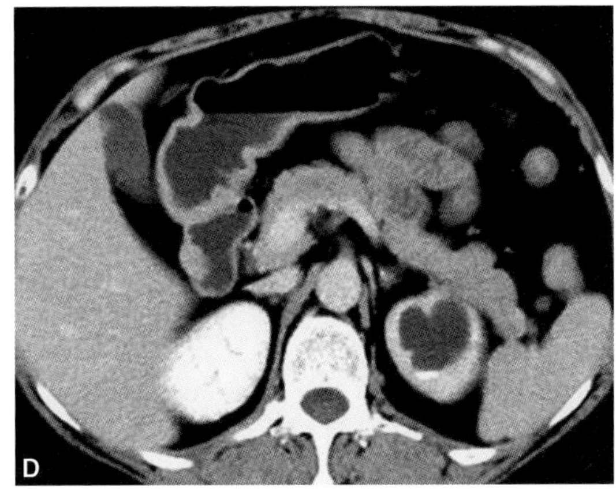

图 4-2-3　腺瘤性息肉

A. CT 平扫示十二指肠见单发充盈缺损，表面光滑；B ~ D. 增强扫描病灶呈均匀强化，边缘清晰

少见，密度比较均匀，增强后多轻中度均匀强化；较大范围的腺癌多见于乳头部以外的十二指肠各段，CT 表现为肠壁偏侧性不规则增厚，形成较大软组织肿块，多伴片状坏死，肿块向腔内生长，多伴肠管管腔狭窄，或伴近端胃肠道扩张；增强扫描肿瘤呈轻中度不均匀强化，门脉期肿瘤达到最大程度强化（图 4-2-4）。最常见的间接征象是胆管扩张及胰管扩张，考虑与十二指肠腺癌降部多见、易侵犯十二指肠乳头有关。MRI 表现为管腔内不规则结节或团块影，多为稍长 $T_1$ 或稍短 $T_2$ 信号，可伴有局部肠壁的增厚；当肿块侵犯胆总管下端或胰胆管共同开口时，早期即可出现梗阻，结合 MRCP 可敏感提示壶腹部有病变，表现为鸟嘴样改变，同时侵犯胆管胰腺时，可出现"双管征"。

**4. 平滑肌瘤（leiomyoma）**　十二指肠平滑肌肿瘤不少见。平滑肌瘤和肉瘤二者可有相似的影像学表现，要在二者间作出鉴别有时较为困难。

CT：平滑肌瘤多病灶较小（<3cm）、境界较规则清楚、球形或椭圆形、腔内生长为主、肿瘤密度较均匀、增强后强化可达 1.0 ~ 1.5 倍；肉瘤多表现为巨大的、形态很不规则的、分叶显著

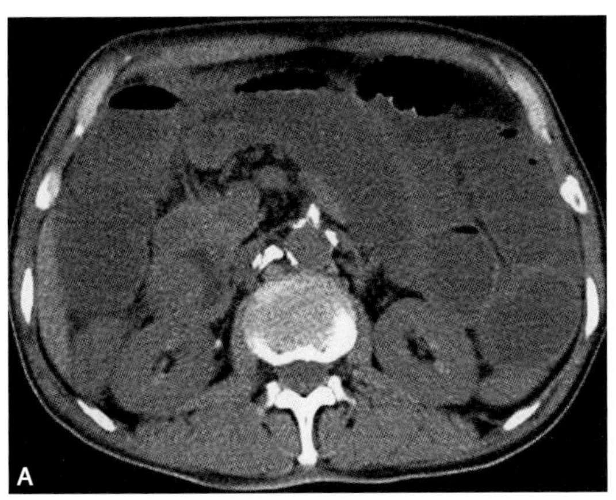

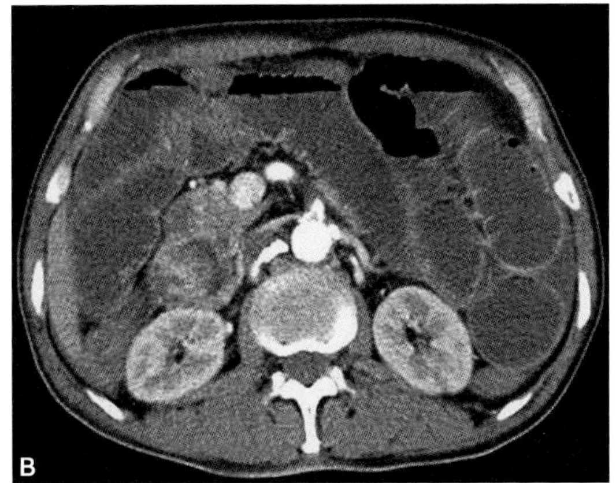

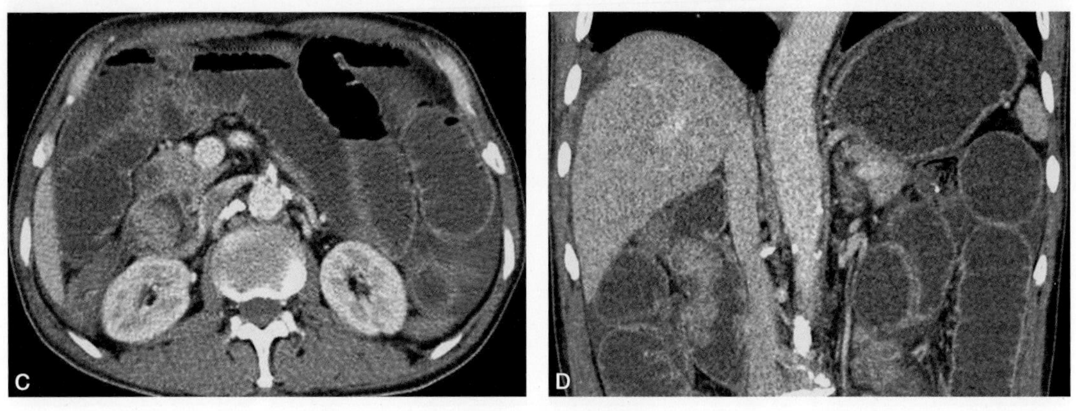


**图 4-2-4 十二指肠腺癌**

A. CT 平扫示十二指肠降段见偏侧性软组织占位，局部管腔狭窄；B ~ D. CT 增强扫描呈轻、中度不均匀强化

的、腔外生长明显的以及肿瘤密度不均、强化不均匀的较大的偏心坏死腔；而介于二者之间（3 ~ 5cm）的病变则容易误诊。MRI 平滑肌肉瘤典型表现为腔外占位及中央坏死，$T_1$WI 为类似肌肉的等信号，中央坏死在 $T_2$WI 中呈明显高信号（图 4-2-5）。平滑肌肿瘤的影像学表现与胃肠道间质瘤类似，鉴别诊断较为困难。

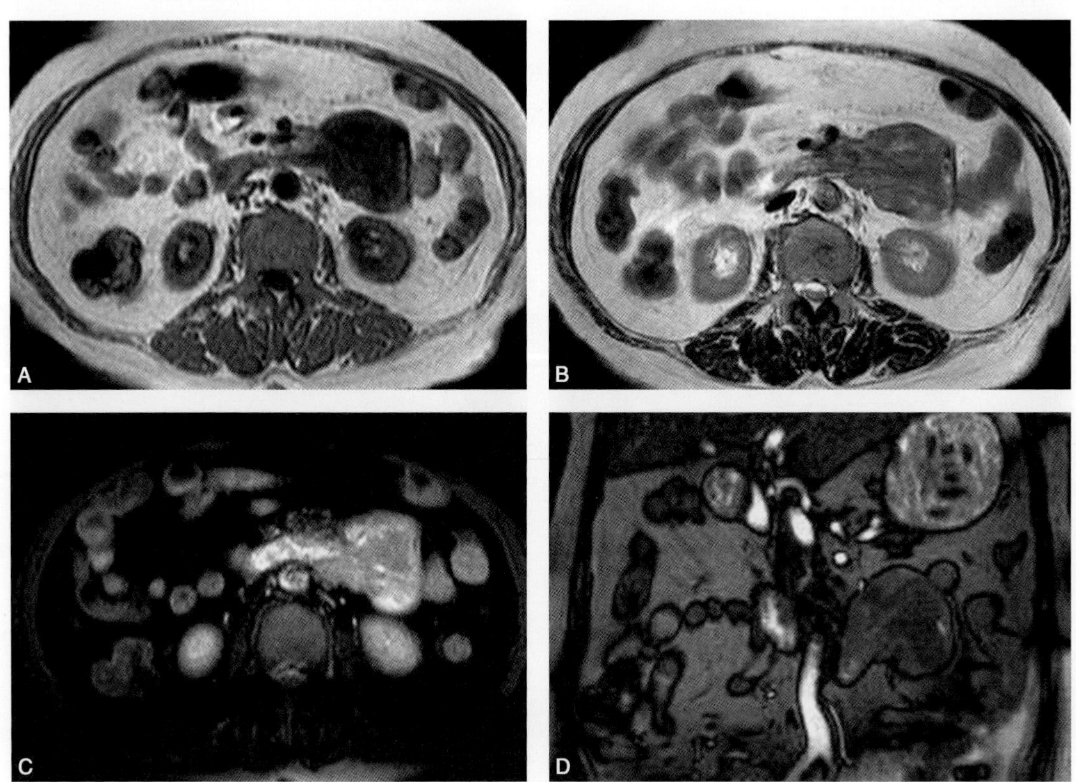


**图 4-2-5 十二指肠平滑肌肉瘤**

A ~ D. MRI 平扫示十二指肠水平段见腔外占位，$T_1$WI 为类似肌肉的等信号，信号不均，$T_2$WI 呈不均匀高信号

**5. 胃肠道间质瘤（gastrointestinal stromal tumors，GIST）** 是一类起源于胃肠道的最常见的间叶源性肿瘤，可发生于消化道的各个部位，但发生于十二指肠的 GIST 相对少见。多见于中老年人，肿瘤往往生长缓慢，常无特异性临床表现。发展到一定程度时主要临床表现有：消化道出血、腹痛、腹部肿物和黄疸。肿瘤常为单发，多发生在十二指肠降段和水平段。良性间质瘤直径多<5cm，恶性多≥5cm，恶性间质瘤以腔外生长为主。

消化道钡剂造影检查表现：十二指充盈缺损，良性间质瘤多表现为十二指肠有圆形或椭圆形充盈缺损，边缘光滑，多无分叶，有分叶者也呈浅分叶，有时可见蒂与肠壁相连，邻近肠黏膜结构清晰，恶性者多形态不规则，多有明显分叶，肿块表面有凹陷的溃疡面，高度恶性者呈浸润性生长，多有黏膜不规则，破坏、中断、充盈缺损，边缘不光滑，管腔狭窄等。CT 表现：十二指肠良性间质瘤较小，呈密度均匀的圆形肿块，多数肿瘤边界清楚，腔内生长的肿块通常为卵圆形；恶性间质瘤表现为十二指肠壁外生性较大软组织肿块，宽基底，瘤体内密度不均匀，多见坏死区，可与肠管相通形成坏死区内积气，肿瘤内可见钙化灶；增强扫描示肿瘤实质部分中度或明显强化，坏死囊变区不增强，瘤体内和瘤旁出现成簇状或线状排列的小血管影，周围组织、器官受侵犯和有转移等（图 4-2-6）。MRI 表现：十二指肠间质瘤 MRI 信号表现复杂，大多数瘤体囊变、坏死或液化而密度或信号不均匀，与消化道相通时，肿块内可含气、气液平面，增强后表现为不均匀强化，并且多向腔外生长。在腹腔大血管旁见多发淋巴结。

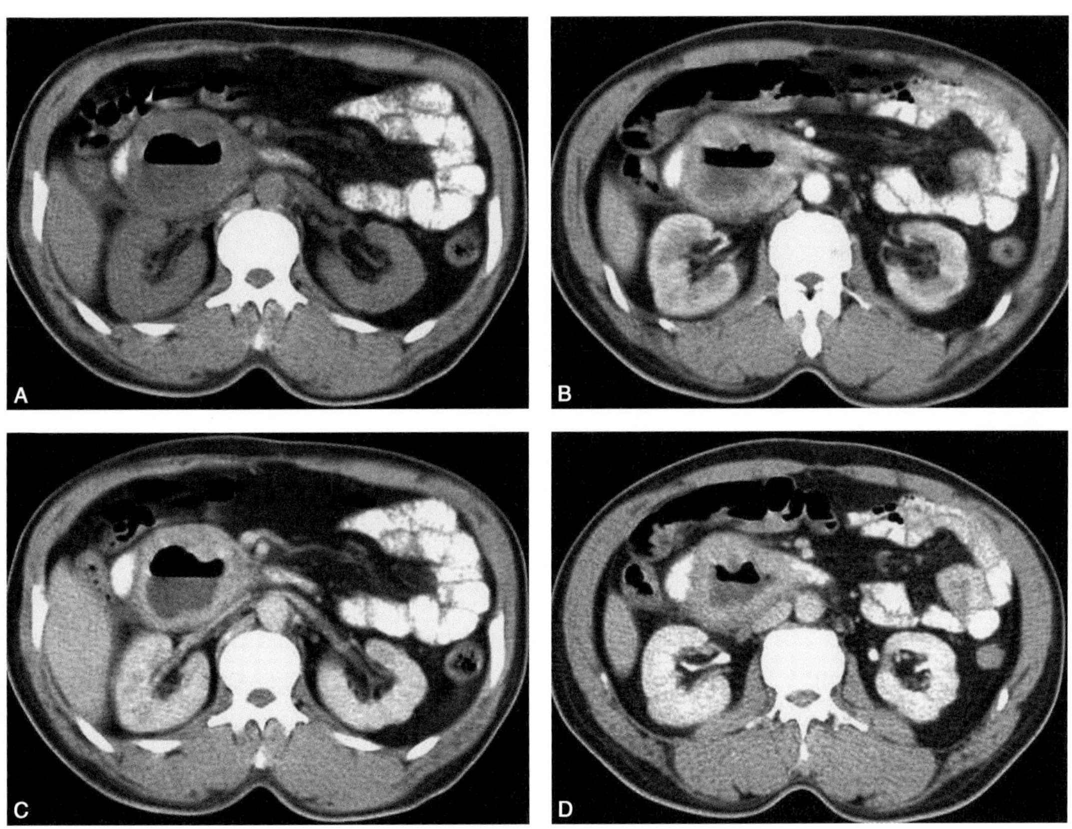


**图 4-2-6　十二指肠间质瘤**

A. CT 平扫示十二指肠外生性软组织肿块，瘤体内见坏死区并积气；B～D. CT 增强扫描肿瘤实质部分中度强化，坏死囊变区不增强

**6. 淋巴瘤(lymphoma)** 小肠淋巴瘤来源于肠壁黏膜下淋巴组织,非霍奇金淋巴瘤是最常见的病理类型;组织学类型以弥漫大B细胞淋巴瘤及滤泡型最常见。

X线钡剂造影检查表现为:腔内不规则充盈缺损伴有偏心性壁厚,常伴不规则腔内龛影,管壁僵硬,蠕动消失,黏膜破坏、中断,肠梗阻症状不明显。CT表现为:肠壁环壁非对称性增厚,肿瘤累及肠管范围较长,邻近组织结构较少受到累及,肿块较密实,少见坏死,肿瘤轻中度均匀强化,较大肿块内可见小斑片坏死区;近半数同时可见腹主动脉旁淋巴结肿大、融合成块。受累及肠管多无明显狭窄,可能由于淋巴瘤浸润肠壁肌间神经丛,导致肠管管腔呈“动脉瘤样扩张”改变,所以很少引起肠梗阻。MRI表现为肠壁环形弥漫性增厚、管腔变形或呈动脉瘤样管腔扩张的肠壁环形增厚;增强后中度或轻度强化,若发现腹腔淋巴结更有助于诊断(图4-2-7)。

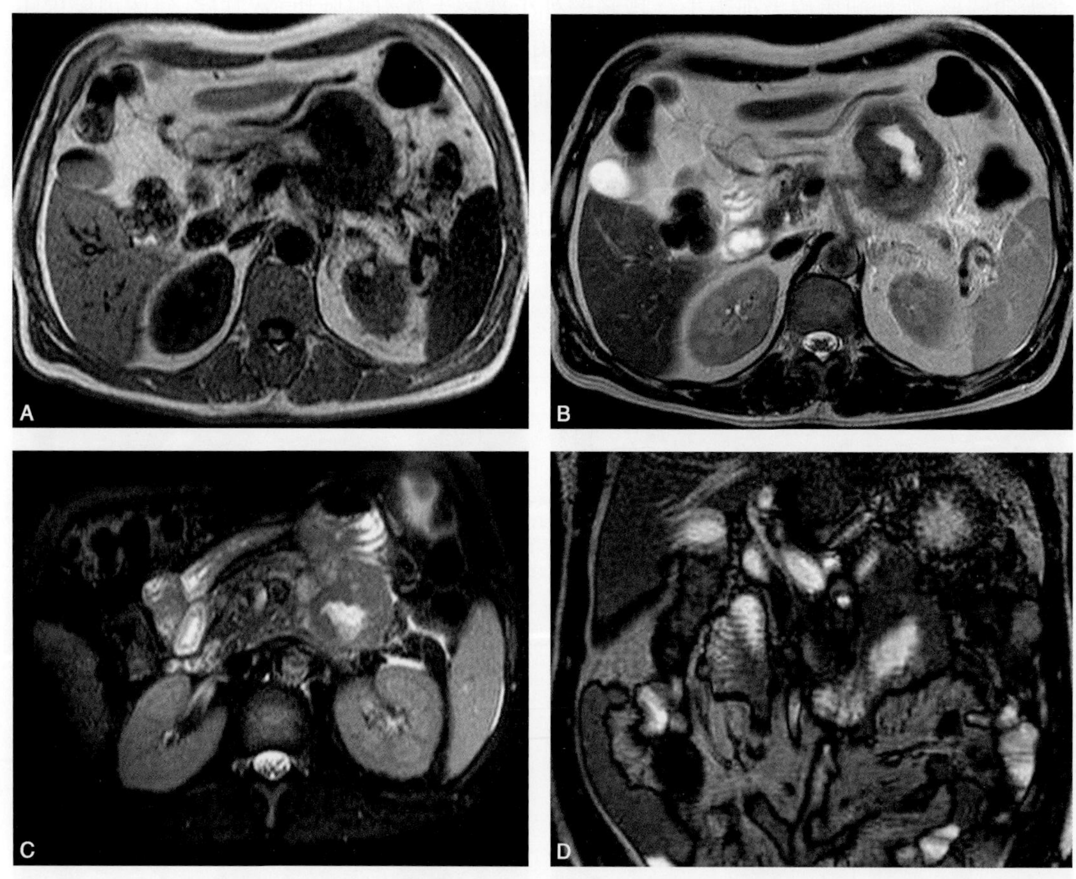


**图4-2-7 十二指肠淋巴瘤**

A~D. MRI平扫示十二指肠空肠交界处肠壁环形弥漫性增厚,管腔变形增粗

**7. 十二指肠壶腹周围癌(periampullary carcinoma)** 壶腹周围癌简称壶腹癌,是指发生于被Oddi括约肌包绕的胆总管、主胰管末端部、胆胰共通管部及十二指肠Vater乳头黏膜的癌。来自胆总管末端者大多呈浸润性生长,可累及十二指肠壁;来自十二指肠黏膜者常呈菜花样肿块突入肠腔内;来自胰管者往往在壶腹部周围形成隆起。临床表现:本病好发于老年人,主要以无痛性梗阻性黄疸为突出表现,可伴有右季肋区胀痛,食欲缺乏、消瘦、发热,以

及黑便等表现。

气钡双重造影检查是首选的检查方法，因癌肿形态不同其 X 线影像有不同特征，一般可见部分黏膜粗、紊乱或皱襞消失，肠壁僵硬；亦可见息肉样充盈缺损、龛影、十二指肠腔狭窄。壶腹周围癌阻塞胆总管的部位最低，在 CT 上呈不同程度扩张的胆总管可直抵胰头钩突下层面，近侧肝内外胆管可扩张或伴结石，胆囊常增大；癌肿在胰头钩突区形成的肿块紧靠十二指肠壁，使肠壁不规则增厚、变平；充盈扩张良好的十二指肠断面上，于十二指肠降段肠壁内侧部可显现突向腔内的软组织肿块（图 4-2-8）。

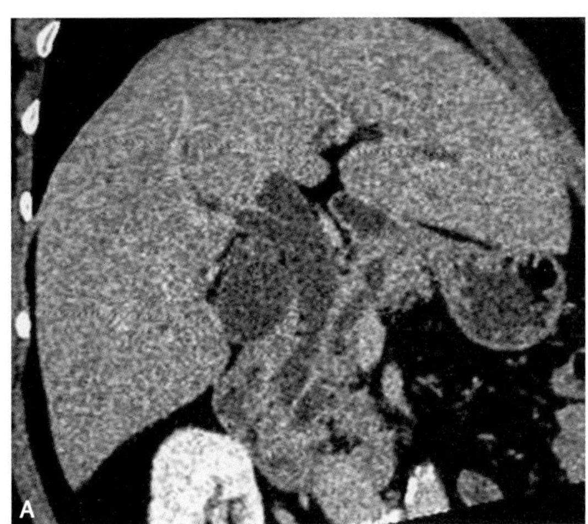


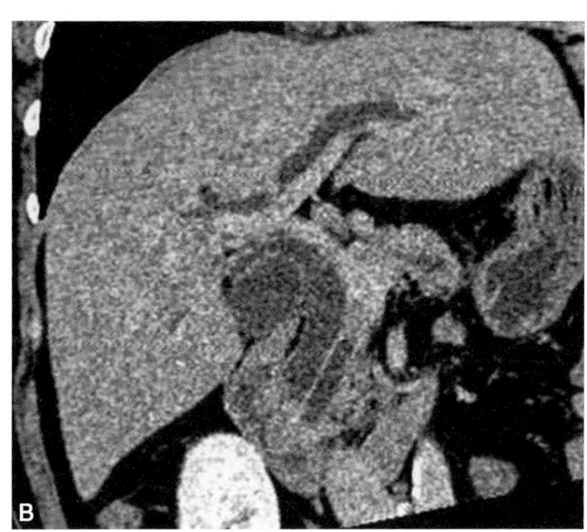


**图 4-2-8　十二指肠壶腹周围癌**

A、B. CT 增强检查曲面重建示十二指肠降段肠壁内侧部胰头钩突区可见突向腔内的软组织肿块，胆总管及近侧肝内外胆管扩张

**8. 炎性肌成纤维细胞瘤（inflammatory myofibroblastic tumor，IMT）**　是一种由分化的肌成纤维细胞梭形细胞组成的少见而独特的间叶性肿瘤，常伴有大量浆细胞和（或）淋巴细胞，为交界性或低度恶性肿瘤。病因与发病机制尚不明确，可能与手术、创伤、炎症、异常修复、类固醇、放化疗、细菌、病毒、真菌感染等有关。IMT 可以发生于任何年龄、任何部位，但倾向于儿童和青少年，女性较男性稍多，多位于肺部，其次为肠系膜、网膜或腹膜后，发生于十二指肠者极少见。患者大部分起病隐匿，或因肿瘤挤压周围脏器而出现相应症状或体征，临床表现为肿块、发热、体重减轻、疼痛等。

IMT 的临床表现与影像学表现均缺乏特异性。CT 表现为十二指肠腔内软组织密度占位，境界光整，呈类圆形，增强扫描动脉期均表现为均匀轻度强化，至门脉期及延迟期为渐进性明显强化，这可能是由于瘤组织血管丰富和对比剂大量蓄积于肿瘤黏液间质与血管瘤样组织内（图 4-2-9）。发生于小肠的 IMT 易并发肠梗阻或肠套叠，需要与胃肠平滑肌瘤、间质瘤、胃神经鞘瘤、纤维组织细胞肿瘤、淋巴瘤等相鉴别。

**9. 异位胰腺开口（heterotopic pancreas）**　是一种少见的先天变异。正常情况下，胰管应和胆总管共同开口于十二指肠降部内侧壁。胰腺异位开口时，X 线钡剂造影检查示十二指肠圆形充盈缺损中心的脐样凹陷，呈“脐样征”（图 4-2-10）。最近有文献报道异位胰腺的囊性发育不良可能与轻度的乳头异常有关。

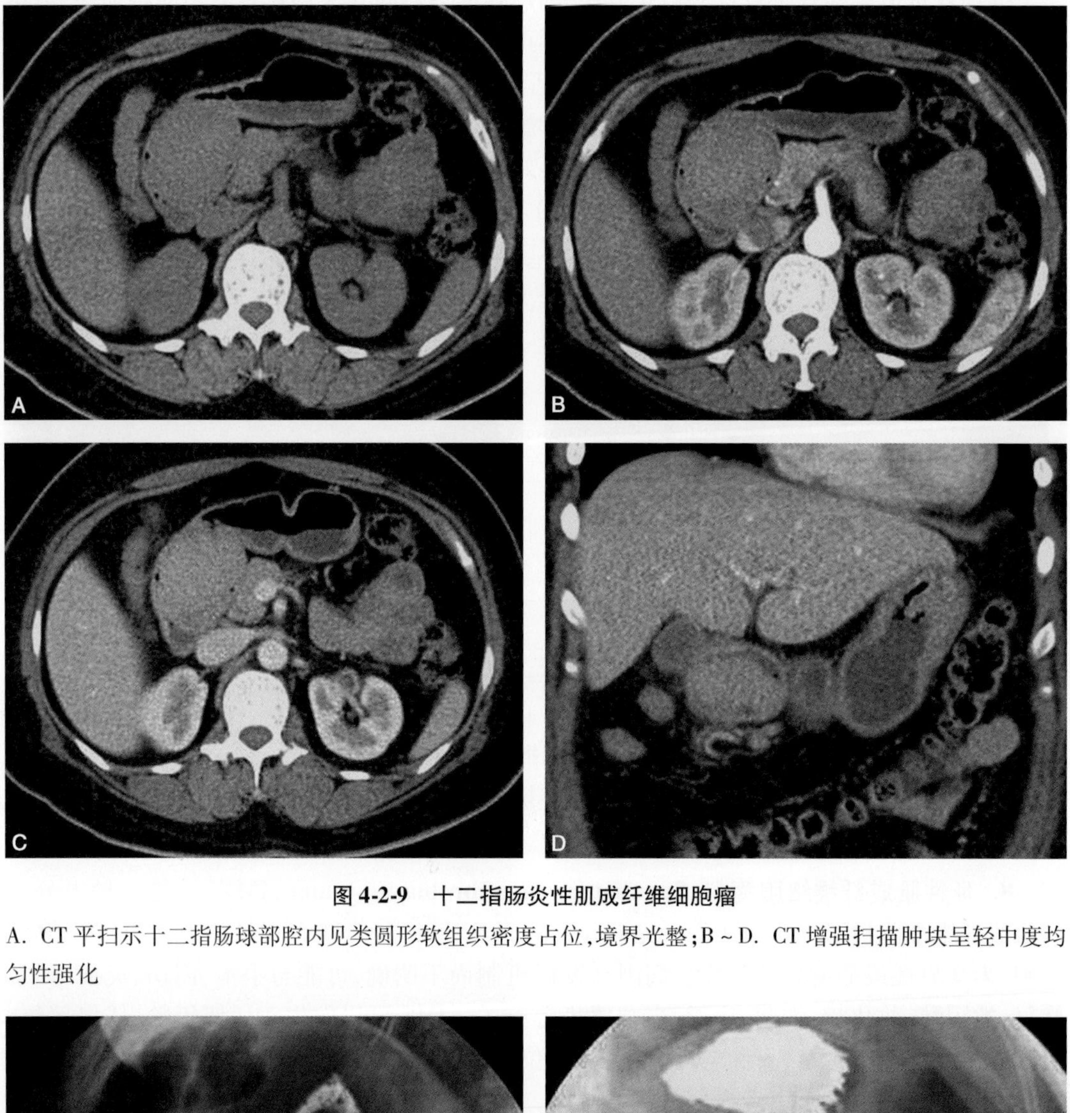

图 4-2-9　十二指肠炎性肌成纤维细胞瘤

A. CT 平扫示十二指肠球部腔内见类圆形软组织密度占位，境界光整；B ~ D. CT 增强扫描肿块呈轻中度均匀性强化

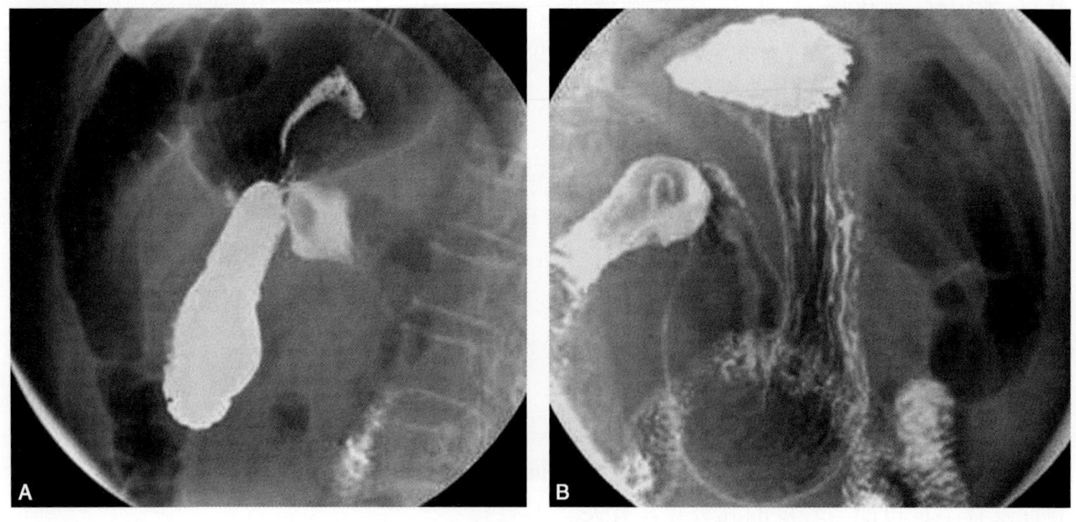

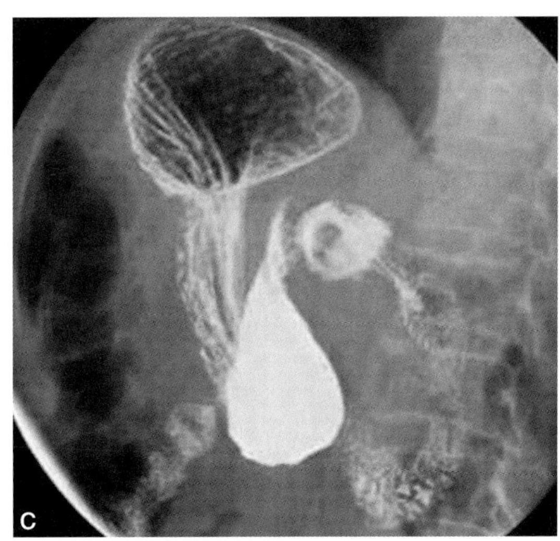

图 4-2-10　异位胰腺开口

A～C. X 线钡剂造影检查示十二指肠内圆形充盈缺损中心的脐样凹陷，呈"脐样征"

## 五、研究进展及存在问题

引起十二指肠充盈缺损或占位的病变较多，病变的起源不同，检查手段多样，部分疾病检出较为困难，因此合理地选择影像学检查手段，有助于十二指肠充盈缺损或占位病变的检出和诊断。例如胃来源黏膜脱垂依靠 X 线钡剂造影检查较易检出，而十二指肠肿瘤或邻近器官来源的病变则需要依靠 CT 或 MRI 检查明确诊断。因此应合理选择影像学检查手段，联合各种影像学资料，综合分析，避免十二指肠充盈缺损或占位病变的漏诊和误诊。

（曲林涛　王国华　高波）

## 参考文献


1. Bal A, Joshi K, Vaiphei K, et al. Primary duodenal neoplasms: A retrospective clinico-pathological analysis. World J Gastroenterol, 2007, 13(7): 1108-1111.
2. Kim HC, Lee JM, Son KR, et al. Gastrointestinal stromal tumors of the duodenum: CT and barium study findings. AJR Am J Roentgenol, 2004, 183(2): 415-419.
3. Levy AD, Taylor LD, Abbott RM, et al. Duodenal Carcinoids: Imaging Features with Clinical-Pathologic Comparison. Radiology, 2005, 237(3): 967-972.
4. Macari M, Lazarus D, Israel G, et al. Duodenal diverticula mimicking cystic neoplasms of the pancreas: CT and MR imaging findings in seven patients. AJR Am J Roentgenol, 2003, 180(1): 195-199.
5. Okuhata Y, Maebayashi T, Furuhashi S, et al. Characteristics of ectopic pancreas in dynamic gadolinium-enhanced MRI. Abdom Imaging, 2010, 35(1): 85-87.
6. Terada T. Pathologic observations of the duodenum in 615 consecutive duodenal specimens in single Japanese hospital: Ⅱ. malignant lesions. Int J Clin Exp Pathol, 2012, 5(1): 52-57.
7. Wagner M, Vullierme MP, Rebours V, et al. Cystic form of paraduodenal pancreatitis (cystic dystrophy in heterotopic pancreas (CDHP)): a potential link with minor papilla abnormalities? A study in a large series. Eur Radi-

ol,2016,26(1):199-205.
8. Wei R,Wang QB,Chen QH,et al. Upper gastrointestinal tract heterotopic pancreas:findings from CT and endoscopic imaging with histopathologic correlation. Clin Imaging,2011,35(5):353-359.
9. 柏荣荣. 壶腹周围癌的 MRI 诊断进展. 实用放射学杂志,2012,28(10):1637-1639,1646.
10. 侯刚,夏钰弘. 胃肠道炎性肌纤维母细胞瘤的 CT 与病理关系分析. 中国临床医学影像杂志,2014,25(1):48-50.
11. 激扬,魏梦绮,唐永强,等. 十二指肠恶性肿瘤的 MSCT 诊断. 实用放射学杂志,2011,27(2):235-237.
12. 李惠章,李威,尹超,等. 消化道类癌的影像学诊断. 医学影像学杂志,2007,17(6):571-573.
13. 刘小华,李景雷,梁长虹,等. 原发性肠道淋巴瘤的多层螺旋 CT 表现及病理对照分析. 中国医学计算机成像杂志,2014,20(2):152-156.
14. 宋彬,龚怡,张蓓,等. 十二指肠间质瘤的螺旋 CT 表现. 中国医学计算机成像杂志,2008,14(5):425-428.
15. 徐宏伟,刘庆猛,朱秀益,等. 胃肠道间质瘤的 CT 表现与免疫组化分型的关系. 中华肿瘤杂志,2014,36(6):440-445.
16. 余水莲,马隆佰,刘颖,等. MRI 在原发性十二指肠恶性肿瘤诊断中的应用价值. 实用放射学杂志,2015,(2):251-254.

# 第三节　十二指肠扩张

## 一、前　　言

十二指肠扩张的根本病因是肠壁神经肌肉麻痹和肠梗阻,梗阻可引起代偿性扩张,过度扩张又可刺激内脏神经造成十二指肠麻痹,十二指肠的扩张与梗阻可形成恶性循环,导致病情进行性恶化、发展迅速。十二指肠介于胃和小肠之间,十二指肠的扩张常合并胃或小肠扩张,引起十二指肠扩张的病因与胃或小肠扩张病因存在重叠。

## 二、相关疾病分类

十二指肠位置与周围器官具有特殊性,引起扩张的病因多样,比较复杂。十二指肠扩张以十二指肠本身的梗阻病因为主,任何能引起十二指肠梗阻的病变均能引起梗阻点近端扩张,包括肿瘤性狭窄、炎症性狭窄、外来压迫等。由于单纯的局限性十二指肠扩张极为罕见,小肠扩张常合并十二指肠扩张,故小肠段梗阻也是导致十二指肠扩张的重要病因。另外,十二指肠扩张病因还包括无梗阻性扩张,如硬皮病、肠麻痹和动力异常等(表 4-3-1)。

表 4-3-1　十二指肠扩张病因分类

| 分类 | 病因 |
|---|---|
| 十二指肠梗阻 | 十二指肠腺癌、胰腺癌、消化性溃疡、克罗恩病、肠系膜上动脉综合征、环形胰腺、十二指肠蹼、输入袢综合征、腹膜后纤维化、转移瘤等 |
| 小肠梗阻 | 小肠癌、小肠粘连、腹部疝、肠扭转、小肠粪石、肠套叠等 |
| 无梗阻 | 硬皮病、肠麻痹、胰腺炎、迷走神经切断术后等 |

## 三、影像诊断流程

十二指肠扩张病因主要按照扩张的病变所在部位及性质进行诊断和鉴别诊断，首先是十二指肠阻性病因，包括肿瘤性狭窄、炎症性狭窄、外压性、先天性等；其次是小肠梗阻病因合并十二指肠扩张，主要指机械性小肠梗阻病因；最后无梗阻性十二指肠扩张，如硬皮病、肠麻痹和动力异常等。对于十二指肠阻性病因和小肠梗阻病因还需要进行良恶性鉴别，恶性肿瘤所致的十二指肠扩张常表现为十二指肠肠腔截然改变，而良性病变所致十二指肠扩张则为光滑地逐渐变窄。另外，十二指肠蹼等先天性病因引起的不同程度的十二指肠扩张则多见婴幼儿。总之，十二指肠扩张病变在诊断和治疗上独具特性，熟悉这些疾病的影像及临床特点，有助于明确诊断(图4-3-1)。

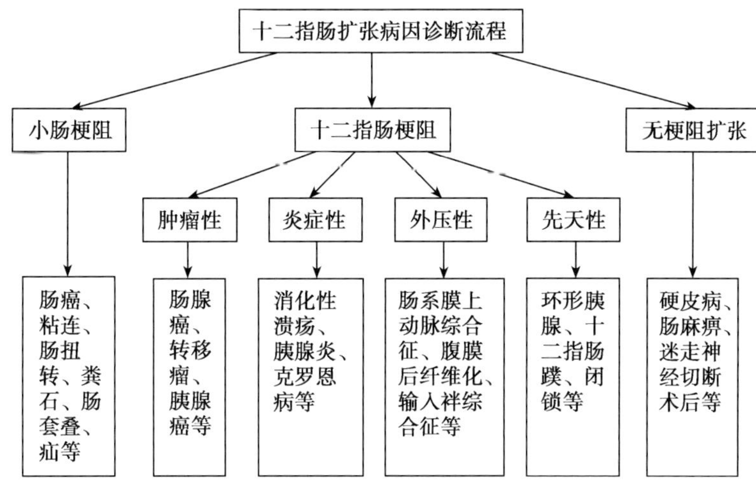


**图 4-3-1　十二指肠扩张病因诊断流程**

## 四、相关疾病影像学表现

**1. 十二指肠淤积综合征**　由于肠系膜根部血管(肠系膜上动脉)压迫十二指肠水平段，或者十二指肠动力异常或迷走神经功能障碍，从而引起近侧十二指肠不同程度扩张和梗阻。症状轻重不一，主要有上腹部饱胀感、恶心、呕吐、嗳气等。肠系膜上动脉压迫可见任何使主动脉与肠系膜上动脉夹角缩小的情况。常见于体质虚弱(体重明显减轻、后腹膜脂肪减少)患者或长期仰卧床(如全身烧伤、脊柱损伤或术后固定过伸位)患者。

X线钡剂造影检查可见十二指肠上部和降部明显扩张，在十二指肠水平段横跨脊柱的部位可见一条与肠腔垂直的线状透亮影压迫其上(图4-3-2)；十二指肠黏膜皱襞完整无破坏，但可见受压变平；十二指肠蠕动亢进，并可见逆蠕动，有时可见钡剂反流入胃腔。

**2. 十二指肠蹼(duodenal webs)**　先天性十二指肠蹼是腔内薄膜或蹼状突起，可使十二指肠腔发生不同程度闭塞。多发生在十二指肠降部Vater壶腹附近。

X线钡剂造影检查可见十二指肠蹼表现为细线状透亮影穿过肠腔，常伴有近侧十二指肠的扩张。十二指肠蹼可受压突向远侧，形成一个充满钡剂的逗点状的囊(图4-3-3)。

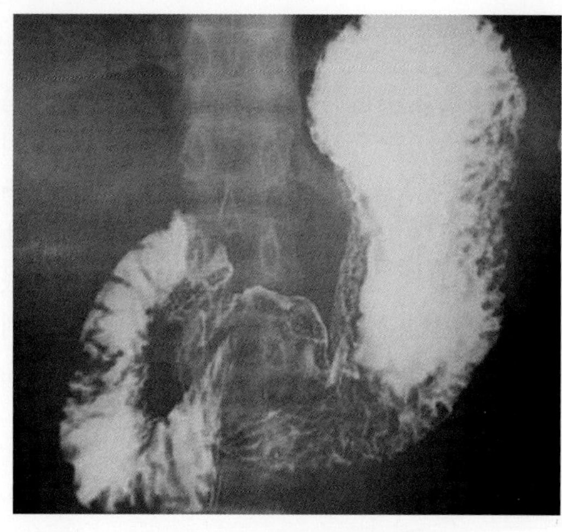

**图 4-3-2　十二指肠淤积综合征**

X 线钡剂造影检查可见十二指肠降部扩张，在十二指肠水平段横跨脊柱的部位可见一条与肠腔垂直的线状透亮影压迫其上

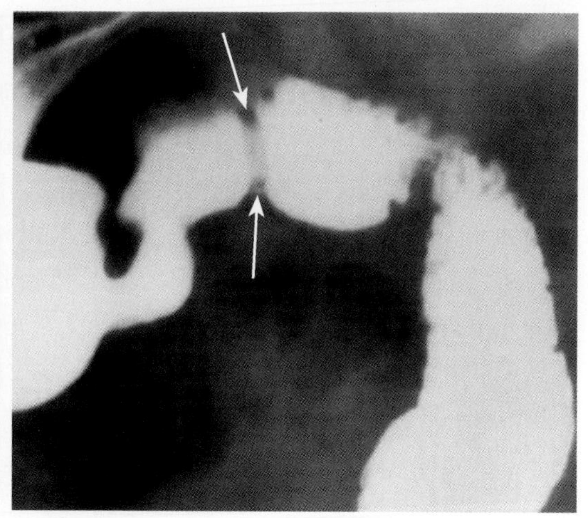

**图 4-3-3　十二指肠蹼**

X 线钡剂造影检查可见十二指肠腔内见细线状透亮影穿过肠腔

**3. 输入袢综合征（afferent loop syndrome）**　又称近端肠袢综合征，是毕Ⅱ氏胃部分切除术后少见的并发症，发病率仅为 0.3%。输入袢综合征发生的原因有：胃空肠吻合口近端输入袢机械性梗阻而产生的不全性梗阻；十二指肠及胃液逆流入输入袢而产生功能性梗阻。输入袢机械性梗阻是由于输入袢胃空肠吻合口周围产生粘连、吻合口狭窄、内疝、肿瘤复发或炎症等因素导致，梗阻后由于胰液、胆汁及十二指肠分泌液淤滞在十二指肠中而导致十二指肠扩张。输入袢综合征常见的临床症状有恶心、腹部绞窄性疼痛，常在餐后发生喷射性胆汁性呕吐，呕吐后上腹饱胀及疼痛的症状缓解。

上消化道造影检查可见输入袢内无对比剂进入或胃肠吻合口近端输入袢钡剂充盈扩张和排空延迟。输入袢综合征 CT 主要表现：位于右上腹肝下及位于中腹部脊柱前腹主动脉与肠系膜上动脉之间横行走向的充满液体的扩张输入袢肠管（图 4-3-4），扩张输入袢肠管内环状皱襞呈小绒状向腔内凸起，称“键盘征”，还可发现由于扩张肠管壁挤压而成的“弹簧征”，可伴有胰胆管扩张及胰腺炎表现。

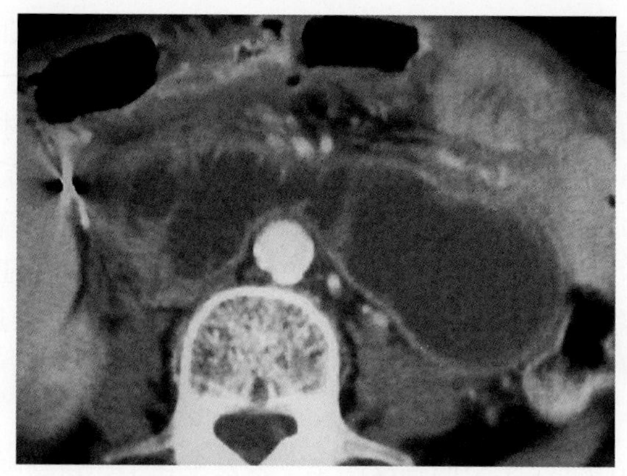

**图 4-3-4　输入袢综合征**

CT 增强示中腹部脊柱前横行走向的充满液体的扩张输入袢肠管，位于腹主动脉与肠系膜上动脉之间

**4. 转移瘤（metastatic tumor）**　十二指肠转移瘤极为少见，可由邻近脏器的晚期癌组织直接浸润或播种而来，或远隔器官癌肿经血道或淋巴道蔓延形成。转移瘤多见于恶性黑色素瘤，也可来自宫颈癌、结肠癌、肾癌和胃癌。十二指肠转移瘤症状与原发恶性肿瘤类似，可出现梗阻症状，易引起胃肠道出血。

其影像学表现与原发恶性肿瘤相似，但患者多有恶性肿瘤病史或手术史，原发癌肿所致症状多较明显，同时可发现腹膜、网膜受侵征象；受累十二指肠肠腔狭窄梗阻，黏膜面多较光滑，浆膜面多不光整，邻近不规则肿块侵犯粘连（图 4-3-5），DWI 序列呈明显高信号。

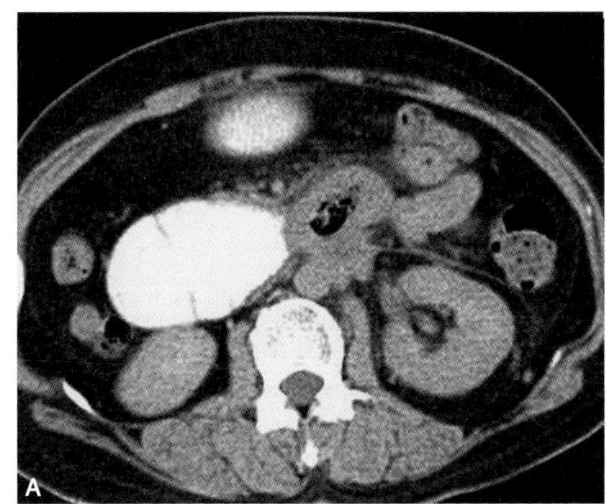

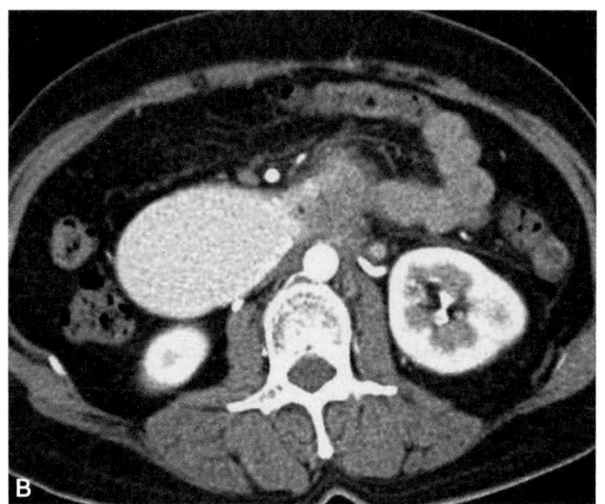

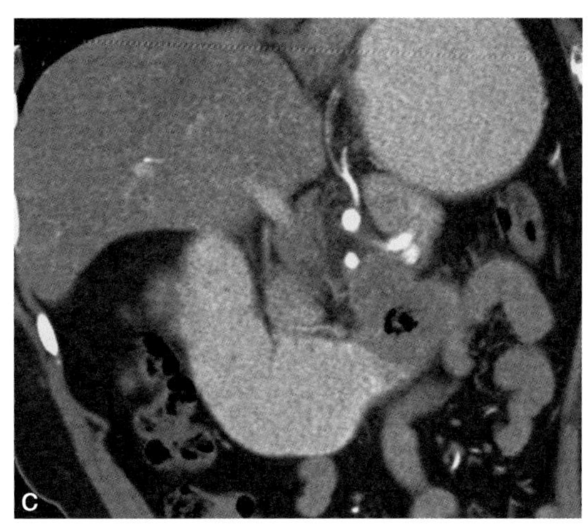

**图 4-3-5　十二指肠转移瘤**

A～C. CT 平扫及增强检查示中腹部腹膜后不规则转移灶侵犯邻近肠管及中线大血管，受累十二指肠肠腔狭窄，近侧十二指肠及胃腔扩张

**5. 小肠扭转（intestinal volvulus）**　十二指肠的排空除受神经、生理反射和十二指肠平滑肌收缩的主导作用外，还受十二指肠空肠曲曲度的影响。不管是全小肠扭转还是部分小肠扭转均易牵拉十二指肠空肠曲曲度改变，从而引起十二指肠扩张。小肠肿瘤易并发肠扭转，无论肿瘤的良恶性、腔内外、黏膜下或浆膜下、有蒂或无蒂均可发生。主要与肿瘤的形态、部位、大小和生长方式有关。若转位异常，系膜过长，肠壁粘连，肠腔填塞，剧烈运动，体位改变以及炎症刺激等均可诱发。常见于外生性胃肠道间质瘤。扭转程度多在 360°～720°之间。曾有报道称十二指肠空肠曲大血肿下坠入盆腔并发空肠上段扭转。

肠扭转的影像学主要表现为肠管和（或）系膜呈螺旋状扭曲，处于扭转中心的肠管因牵拉、挤压变扁，甚至完全塌陷，导致肠梗阻，而位于扭转中心外的近端肠管积气、积液而扩张，塌陷和扩张肠管之间的移行部形成鸟嘴样结构，即“鸟喙征”，十二指肠水平段与空肠曲多可见此征象（图 4-3-6）。

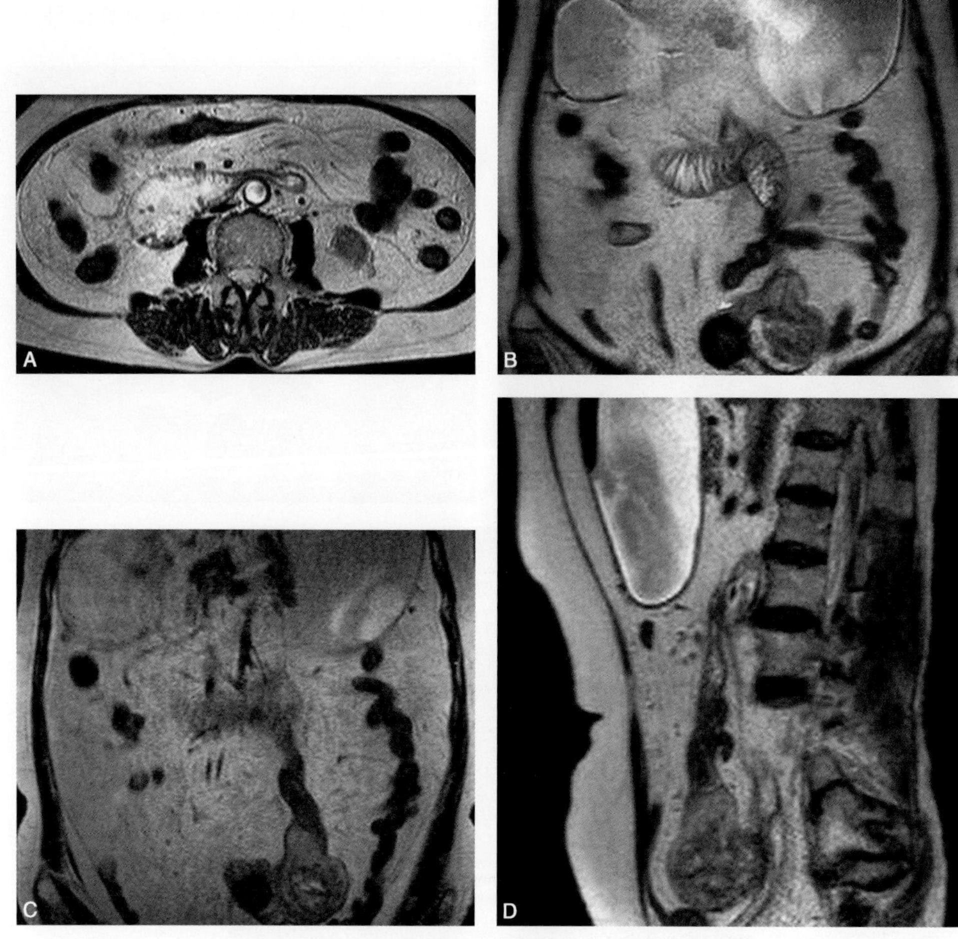

图 4-3-6 小肠 GIST 并发肠扭转

A～D. MRI 平扫示近侧空肠肠管呈螺旋状扭曲,其远侧可见信号不均的团块突向左下腹,扭转中心肠管因牵拉、挤压变扁,扭转近侧十二指肠肠管扩张积液,塌陷和扩张肠管之间的移行部形成鸟嘴样结构,即"鸟喙征"

**6. 腹茧症(abdominal cocoon,AC)** 硬化包裹性腹膜炎(sclerosing encapsulating peritonitis,SEP)于 1868 年首次由 Cleland 报道。临床上较为罕见,均以个案报道。其特点是腹腔内一层较厚的蚕茧样纤维包膜将部分或全部小肠包裹,严重者可将腹腔内其他脏器包裹。根据其病因的不同可分为特发性 SEP 和继发性 SEP。特发性 SEP 病因假说有:先天发育异常、逆行性感染、经血逆流、病毒感染等;继发性 SEP 可能与连续非卧床式腹膜透析、β-受体阻滞剂类药物不良反应以及血源亚临床性腹膜炎等因素有关。1978 年 Foo 等将特发性 SEP 命名为腹茧症。其特点是全部或部分小肠为一层致密、灰白色的纤维膜所包裹,形似蚕茧,故称为"腹茧症"。根据脏器包裹程度可分为 3 型:1 型单纯小肠包裹(又可分为部分小肠包裹和全部小肠包裹),2 型实性脏器包裹,3 型小肠及实性脏器包裹。

腹茧症的影像特征为小肠聚集成团呈蒜瓣样表现,被包裹在纤维包膜内呈茧样征。主要影像学表现:① 茧样纤维包膜,即肠曲周围条状等或稍低密度或信号影,厚薄常较均匀;② 小肠排列呈外缘光滑的扭麻花样或盘曲成团，肠管粘连紧密，可见膜状物将其分隔；③ 肠管扩张可在包膜前出现或出现于包膜内的肠管；④ 常伴肠系膜血管增宽移位、系膜脂肪密度增高（图 4-3-7）。

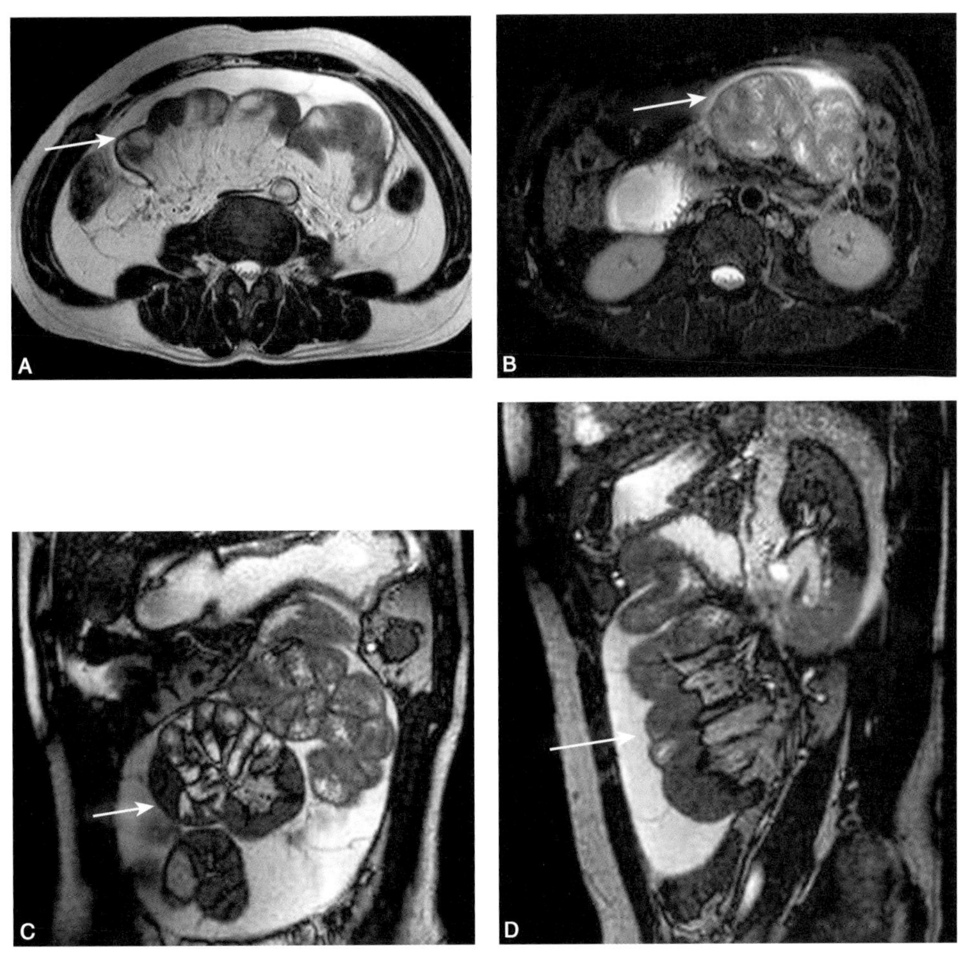


**图 4-3-7　腹茧症**

A ~ D. MRI 平扫示小肠排列呈外缘光滑的扭麻花样或盘曲成团，邻近肠间隙见包裹性积液，外周见茧样纤维包膜，近侧十二指肠扩张积液

## 五、研究进展及存在问题

消化道 X 线钡剂造影检查对十二指肠扩张病变的动态观察及整体显示优于 CT 和 MRI 检查，而 CT、MRI 检查有助于病因的诊断。多排螺旋 CT 的优势在于增强前后可了解血管走行情况、与周围器官的毗邻情况以及其他伴发病变；MR 弥散加权成像有助于病因良恶性的鉴定，MR 小肠水成像也可直观观察梗阻平面。因此对于十二指肠扩张病变仅凭临床及 X 线钡剂造影表现无法明确病因时，采用 CT、MRI 检查是很有必要的。对于不同的十二指肠扩张病因，选择合理的检查手段，综合分析，可为临床治疗方案的选择提供重要依据。

（曲林涛　王洪波　高波）

## 参考文献

1. Gayer G, Barsuk D, Hertz M, et al. CT diagnosis of afferent loop syndrome. Clin Radiol, 2002, 57(9):835-839.
2. Lenhart DK, Balthazar EJ. MDCT of acute mild(nonnecrotizing) pancreatitis: abdominal complications and fate of fluid col lect ions. AJR Am J Roentgenol, 2008, 190(3):643-649.
3. Minordi LM, Vecchioli A, Mirk P, et al. CT enterography with polyethyleneglycol solution VS CT Enteroclysis in small bowel disease. Br J Radiol, 2011, 84(998):112-119.
4. Neri S, Signorelli SS, Mondati E, et al. Ultrasound imaging in diagnosis of superior mesenteric artery syndrome. J Intern Med, 2005, 257(4):346-351.
5. Osada T, Nagahara A, Ishikawa D, et al. Diaphragm-like stricture in the duodenum in a patient with systemic sclerosis: unrelated to non-steroidal anti-inflammatory drug use. Intern Med, 2007, 46(20):1697-1700.
6. Silva AC, Pimenta M, Guimarães LS. Small bowel obstruction: what to look for. Radiographics, 2009, 29(2):423-439.
7. 陈光文,宋彬,徐隽,等. 急性胰腺炎患者胃肠道受累的CT表现与临床意义. 中国普外基础与临床杂志, 2010, 17(5):508-513.
8. 柯祺,夏成德,曾效力,等. 十二指肠壅积症的CT影像分析. 临床放射学杂志, 2013, 32(3):368-371.
9. 彭晓容. 急性胰腺炎累及胃肠道的CT表现及解剖学基础. 中国CT和MRI杂志, 2013, 11(1):68-71.
10. 谭克平,李军,张雪雁,等. CT对十二指肠淤滞症与肠系膜上动脉夹角的相关性研究. 中国临床医学影像杂志, 2014, 25(1):51-52.

# 第五章　小肠

小肠疾病发病率不高，患者的症状和体征也往往不典型，临床较易漏诊或误诊。成人小肠全长约5～7m，肠曲相互重叠、走行曲折，解剖结构复杂，加之小肠的蠕动，使小肠疾病的影像学检查也较为困难。不同类型的小肠疾病具有不同的影像学特点和临床表现，应用不同的影像学检查方法，显现不同疾病的特征影像表现，将缩小对具有相似影像和(或)临床特征的疾病的鉴别诊断范围，从而能够作出准确诊断。

## 第一节　小肠黏膜皱襞增粗

### 一、前　　言

小肠黏膜皱襞影既往主要是指用X线摄影显示出来的小肠黏膜皱襞。小肠黏膜皱襞有许多环状皱襞，上面长满密集的指状绒毛，绒毛上皮细胞肠腔游离面的细胞膜又特化成许多微绒毛。小肠皱襞增粗是由黏膜下层或黏膜层的液体或细胞量增加所致。

### 二、相关疾病分类

小肠皱襞增粗见于多种生理性和病理性状况。小肠皱襞增粗病因分为炎症性、肿瘤性以及水肿/血肿性。其中以炎症性为主，如结核、伤寒、组织胞浆菌病、类圆线虫病、贾第鞭毛虫病、耶尔森菌小肠结肠炎、Whipple病、淀粉样变性、嗜酸性肠炎、克罗恩病、肥大细胞增多症等，肿瘤性主要有淋巴瘤和转移瘤，水肿或血肿性病因包括肝硬化、肾病综合征、蛋白丢失性肠病、淋巴道堵塞、血管神经性水肿、缺血性肠病等皱襞水肿，以及抗凝剂治疗、血管炎、血友病、继发于其他疾病的凝血功能缺陷等血液系统病因(表5-1-1)。

表5-1-1　小肠皱襞增粗病因分类

| 分类 | 病因 |
|---|---|
| 炎症性 | 结核、伤寒、组织胞浆菌病、类圆线虫病、贾第鞭毛虫病、耶尔森菌小肠结肠炎、Whipple病、急性出血性坏死性肠炎、淀粉样变性、嗜酸性肠炎、Crohn病、肥大细胞增多症等 |
| 肿瘤性 | 淋巴瘤、转移瘤等 |

续表

| 分类 | 病因 |
|---|---|
| 水肿性 | 肝硬化、肾病综合征、蛋白丢失性肠病、淋巴道堵塞、血管神经性水肿、缺血性肠病 |
| 血肿性 | 抗凝剂治疗、血管炎、血友病、继发于其他疾病的凝血功能缺陷 |

## 三、影像诊断流程

小肠皱襞增粗病变影像学鉴别较为困难。鉴别诊断思路可分为小肠皱襞增粗规则型和不规则型:规则型指增粗的小肠皱襞与肠腔垂直且与邻近的皱襞平行,常由液体导致,如肠壁出血或水肿;不规则型指皱襞扭曲,与肠腔不垂直,且与邻近的皱襞成一定的角度,常见于多种由细胞或其他无定形的物质沉积的肠壁浸润性疾病,包括感染性病变、非特异性炎症/沉积性病变、恶性肿瘤等(图 5-1-1)。

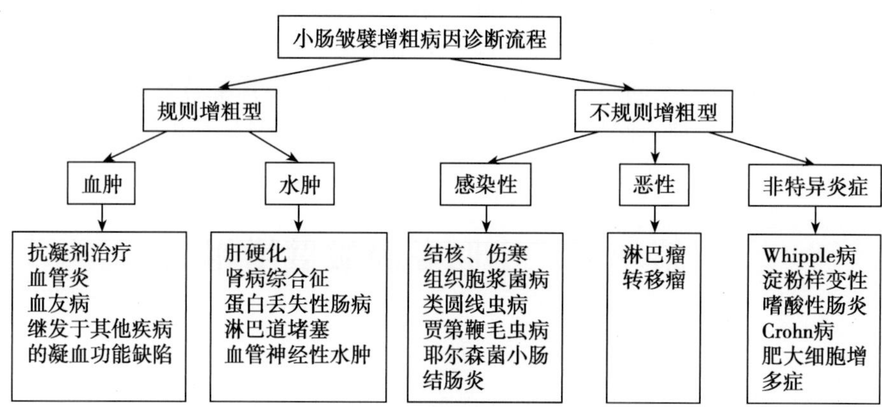


图 5-1-1　小肠皱襞增粗病因诊断流程

## 四、相关疾病影像学表现

**1. 吸收不良综合征(malabsorption syndrome)** 是各种原因引发单一或多种营养物质在小肠不能充分消化吸收,通过粪便过量排泄,导致营养不良、消瘦等一系列症状。分为原发性和继发性,原发性包括脂肪泻、热带性腹泻;继发性较多见,主要原因有消化道手术、克罗恩病、糖尿病、甲亢等。

影像学表现为小肠张力和动力异常、黏膜纹的改变及分泌增加吸收障碍。肠道弛缓、黏膜皱襞呈环状增厚增粗;小肠分泌增加,肠腔内肠液积聚,钡剂涂布困难,肠壁轮廓模糊,黏膜纹呈分散的雪花状(图 5-1-2)。CT 表现为小肠肠壁水肿增厚,呈分层状改变,肠管扩张,肠系膜脂肪密度增高,增强扫描肠壁强化减弱。

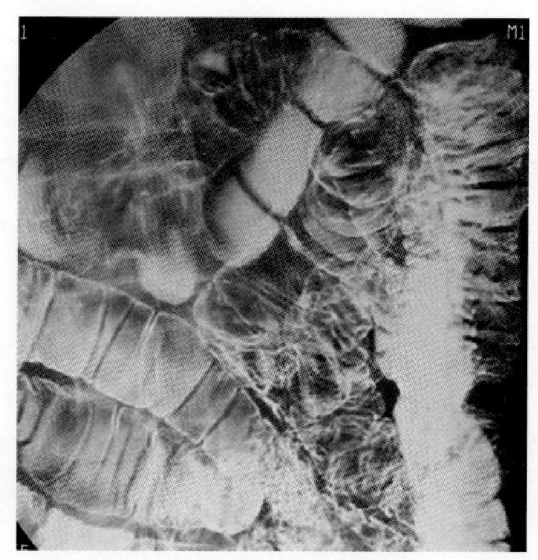

**图 5-1-2　吸收不良综合征**
钡剂消化道造影表现为黏膜皱襞增宽,粗细不均,钡剂涂布不均

**2. 小肠淋巴滤泡增生症(lymphoid hyperplasia)** 一种淋巴组织的良性增生性疾病。小肠黏膜下层有

大量的淋巴组织，故小肠淋巴滤泡增生常侵犯空肠，重者侵及全部小肠。影像学检查表现为小肠黏膜多发、散在、分布不均的 1～3mm 小息肉状充盈缺损影，轮廓边缘规则，小肠肠腔无狭窄和扩张，黏膜皱襞无破坏（图 5-1-3）。

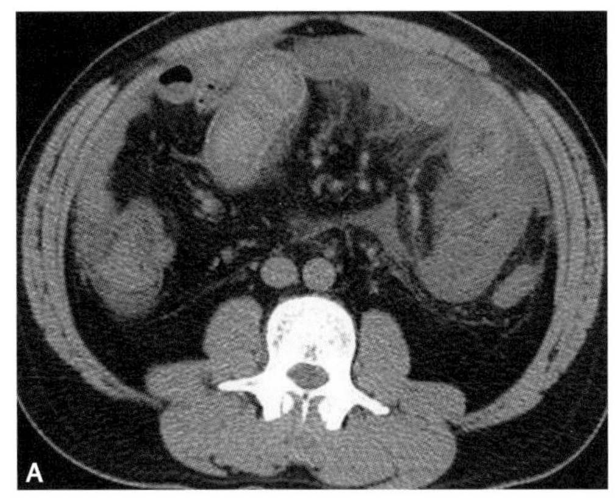


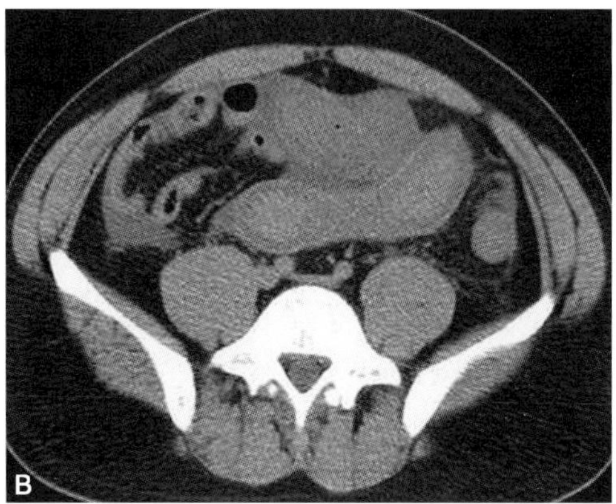


**图 5-1-3　小肠淋巴滤泡增生症**

A、B. CT 平扫示小肠淋巴滤泡增生症患者小肠皱襞增粗、紊乱，但无破坏

**3．小肠淀粉样变性（amyloidosis）**　淀粉样变性是小肠假性肠梗阻的并发症之一。常侵犯小肠，70% 的原发性和 50% 的继发性淀粉样变性可影响胃肠道，原发性还可侵犯肾、心、关节和舌，继发性则可侵犯肾、肝和脾。症状有腹痛、腹泻、肠梗阻和不同程度吸收不良。影像学表现为小肠黏膜皱襞增粗，呈结节状，并见到管腔狭窄和肠曲分离（图 5-1-4）。

**4．Whipple 病（Whipple disease）**　是一种罕见的以 Whipple 杆菌感染为特征的多系统疾病。全身多系统均可受累，以小肠受累最多见，多累及十二指肠、空肠和回肠末端。临床表现以进行性脂肪泻、反复发作的游走性关节痛为特征，同时可伴有低蛋白血症、神经系统症状。影像上表现为小肠肠壁弥漫性水肿、增厚，肠系膜及腹膜后淋巴结肿大，淋巴管扩张（图 5-1-5）。

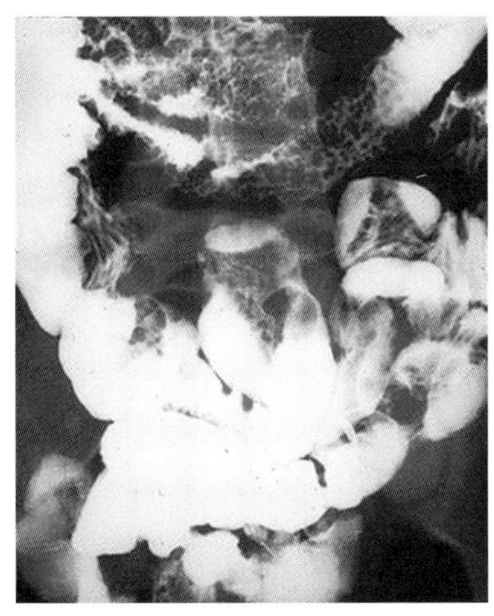

**图 5-1-4　小肠淀粉样变性**

钡剂消化道造影示小肠淀粉样变性患者小肠黏膜皱襞增粗，呈结节状，并见到管腔狭窄和肠曲分离

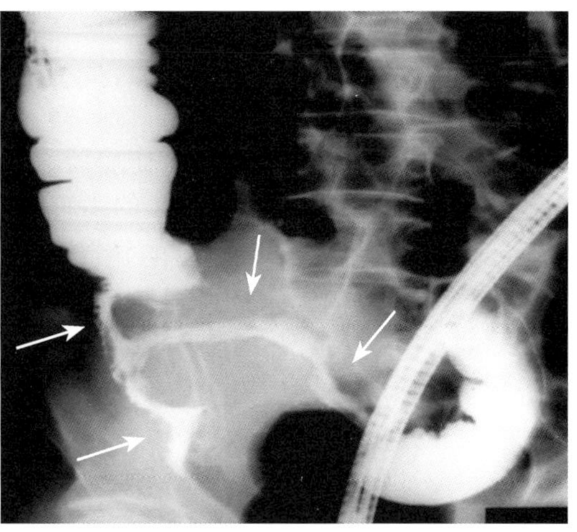

**图 5-1-5　Whipple 病**

钡剂消化道造影示 Whipple 病患者表现为小肠黏膜皱襞不规则增粗

## 五、研究进展及存在问题

小肠皱襞增粗病变影像学诊断较为困难，既往研究主要集中于消化道钡剂造影检查，近年来出现 MSCT 评价小肠皱襞增粗性病变，然而 CT 的显示效果多依赖于良好的肠道准备情况，必要时需配合增强扫描、后处理重建以及多平面重建技术。

（曲林涛　隋言彬　高波）

## 参考文献


1. Hsueh W,Caplan MS,Qu XW,et al. Neonatal necrotizing enterocolitis:clinical considerations and pathogenetic concepts. Pediatr Dev Pathol,2003,6(1):6-23.
2. Khuroo MS,Khuroo NS,Khuroo MS. Diffuse duodenal nodular lymphoid hyperplasia:A large cohort of patients etiologically related to helicobacter pylori infection. BMC Gastroenterol,2011,11:36.
3. Shifflet A,Forouhar F,Wu GY. Eosinophilic digestive diseases:eosinophilic esophagitis,gastroenteritis,and colitis. J Formos Med Assoc,2009,108(11):834-843.
4. Thompson WM, Kilani RK, Smith BB, et al. Accuracy of abdominal radiography in acute small-bowel obstruction:does reviewer experience matter?. AJR Am J Roentgenol,2007,188(3):W233-238.
5. 王爱英，金珠，林三仁，等. 小肠黏膜病变的 X 线与病理表现初步探讨. 临床消化病杂志，2005，17(5)：209-211.
6. 李舒丹，金杭斌，张筱凤，等. 肠道淀粉样变性伴出血二例并文献复习. 中华消化杂志，2012，32(8)：561-562.
7. 汪余勤，陈颖伟，瞿春莹，等. 以腹泻为主的 Whipple 病 1 例报告及文献复习. 实用医学杂志，2010，26(19)：3562-3563.
8. 赵锡立，霍守义，王志学，等. 系统性红斑狼疮的消化道造影表现. 放射学实践，2003，18(2)：128-129.


# 第二节　小肠壁增厚

## 一、前　　言

小肠壁增厚作为影像学检查中小肠病变的主要表现，通常是指在小肠扩张良好的情况下，小肠壁厚度≥3mm。空肠密集的黏膜皱襞易误诊为肠壁增厚，但小肠周围脂肪浑浊、小血管充血、淋巴结肿大以及肠壁的异常强化等征象则提示为病理性肠壁增厚。传统胃肠造影主要通过分析小肠有无充盈缺损等表现来诊断小肠疾病。但胃肠造影相对片面，不能反映真实的肠壁增厚情况，因此，只有将胃肠造影和 CT、MRI 等其他影像学检查及临床资料结合分析，才能得出正确的诊断。

## 二、相关疾病分类

小肠壁增厚是小肠病变较为常见的影像学征象，能引起小肠壁增厚的病变也较多。较为常见有克罗恩病、缺血性肠炎、壁内血肿、小肠休克、门静脉高压、低白蛋白血症；相对不常见的有放射性肠炎、机会性感染、小肠血管炎、小肠转移瘤、小肠淋巴瘤、类癌、肠淋巴管扩张及子宫内膜异位症等。

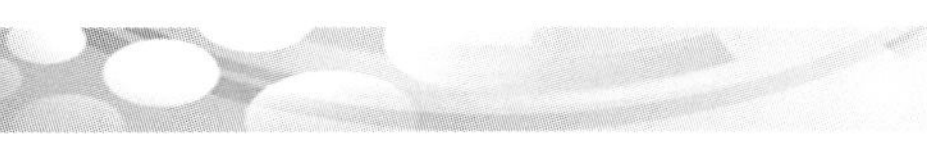



小肠壁增厚病变可分为炎症性病变、血管相关性病变、肿瘤性病变及其他，其中炎性病变包括：克罗恩病、放射性肠炎及肠道机会性感染等；血管相关性病变包括：门静脉高压、缺血性肠炎、壁内血肿、小肠血管炎、小肠血管性水肿；肿瘤性病变包括：小肠良性肿瘤、类癌、小肠转移瘤和小肠淋巴瘤；其他还有子宫内膜异位症、低蛋白血症、小肠淋巴管扩张以及小肠休克等（表 5-2-1）。

**表 5-2-1　小肠壁增厚病因分类**

| 分类 | 病因 |
|---|---|
| 炎症性 | 克罗恩病、放射性肠炎、肠道机会性感染等 |
| 肿瘤性 | 小肠良性肿瘤、小肠淋巴瘤、小肠转移瘤、类癌 |
| 血管相关 | 门静脉高压、缺血性肠炎、壁内血肿、小肠血管炎、小肠血管性水肿 |
| 其他 | 子宫内膜异位症、低蛋白血症、小肠淋巴管扩张以及小肠休克 |

## 三、影像诊断流程

不同的小肠壁增厚性病变在好发部位、累及范围和程度、肠壁的密度或信号以及强化方式等方面各有不同。多数小肠壁增厚病变好发于小肠远端，但也有部分好发于十二指肠和上段空肠，如腺癌和乳糜泻等。另外，腺瘤全小肠均可发生，以十二指肠和回肠多见；脂肪瘤 60% 见于回肠，十二指肠次之；血管瘤于空回肠各占 45%。对于多发性病变则多见于息肉、淋巴瘤、转移瘤等。

小肠壁增厚的范围和程度有助于病变的鉴别诊断。根据肠壁增厚范围的不同，小肠壁增厚病变可分为局限性（<5cm）、节段性（6～40cm）、弥漫性（>40cm）病变。肠壁厚度>1cm 为显著增厚，多见于出血、静脉栓塞、血管炎或肿瘤，其中动脉性缺血肠壁的增厚程度不及静脉血栓；当肠壁厚度>2cm 则肿瘤的可能性大。

不同类型病变肠壁的密度、信号以及强化方式等也有助于小肠壁增厚病变的鉴别。如：黏膜下水肿即"靶环征"多为良性病变如急性炎症或缺血，肠壁高密度表现多为壁内血肿，若肠壁积气则多提示缺血。肠壁均匀强化则多为淋巴瘤、慢性克罗恩病或放疗引起的慢性炎症，急性炎症、小肠休克和静脉栓塞时黏膜显著强化，肠壁低或无强化则可能为缺血，而不均匀性强化则多提示为肿瘤。

总之，通过分析病变在小肠的好发部位、累及范围和程度、肠壁的密度或信号以及强化方式等特点，有助于厘清小肠壁增厚病变的诊断思路（图 5-2-1）。

## 四、相关疾病影像学表现

**1. 平滑肌瘤（leiomyoma）**　小肠平滑肌瘤是最常见的小肠良性肿瘤，约占小肠良性肿瘤发病率的 1/3，空肠多见，十二指肠发生者较少。CT 或 MRI 检查能直接显示肠腔内、外的软组织肿块，瘤体内偶见点状钙化，肿块表面凹凸不平，提示肿瘤合并溃疡，增强检查平滑肌瘤明显均匀强化（图 5-2-2）。小肠平滑肌瘤有恶变的可能，当肿瘤体积较大、形态不规则、肿瘤内有较大坏死腔、增强扫描不均匀强化时，应高度怀疑恶变可能。

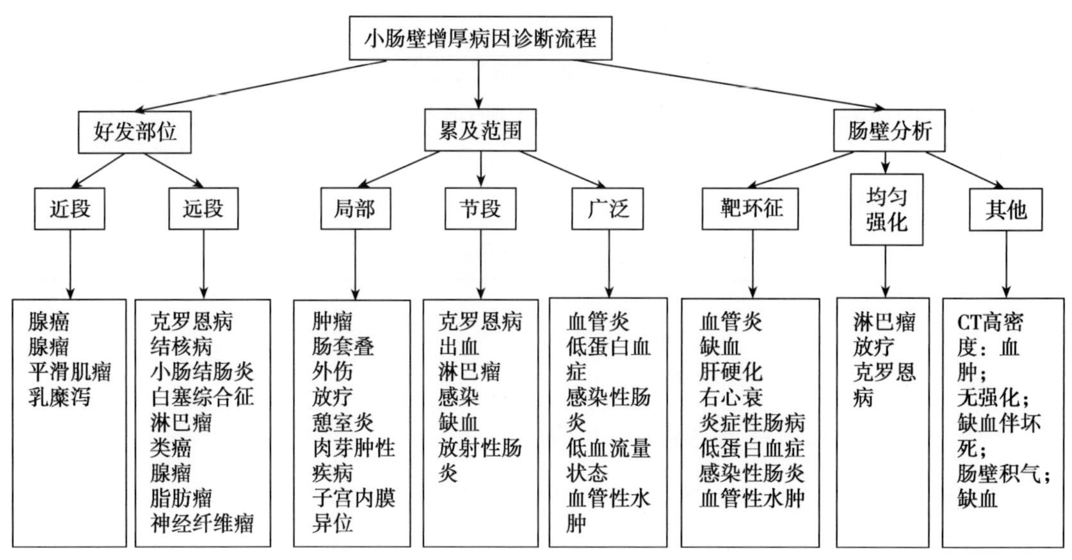


**图 5-2-1 小肠壁增厚病因诊断流程**

**2. 腺瘤(adenoma)** 亦称腺瘤性息肉,见于小肠各段,以十二指肠和空肠较为常见。可分为:弥漫结节型、多发结节型及单发腺瘤型。较少引起肠壁增厚,多为向腔内生长的类圆形或分叶状充盈缺损,边界清楚,生长缓慢。CT 对小腺瘤检出率较低,大腺瘤表现为突入肠腔内的软组织肿块,相邻肠壁无增厚,增强扫描可见轻中度强化(图 5-2-3)。小肠腺瘤不会引起肠梗阻、肠穿孔、肠套叠等并发症。

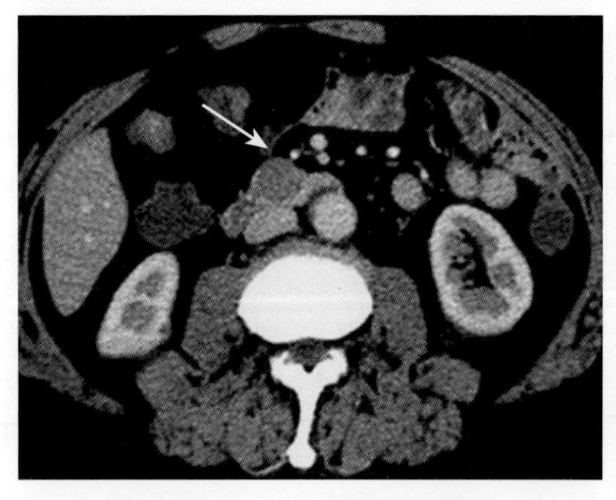

**图 5-2-2 十二指肠平滑肌瘤**

轴位 CT 增强扫描示十二指肠水平段肠腔内类圆形充盈缺损影,边界清晰,均匀强化。手术病理证实为十二指肠平滑肌瘤

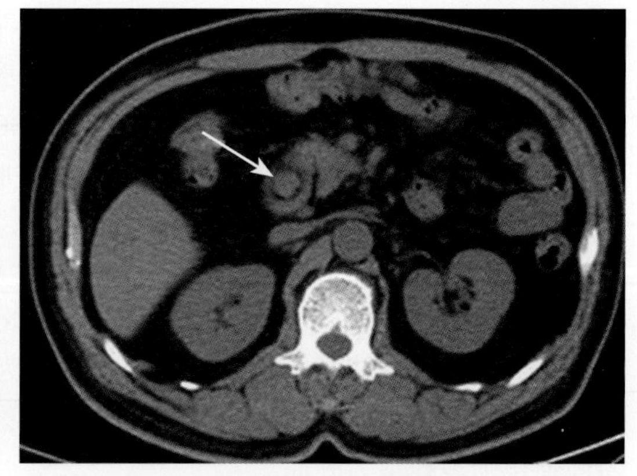

**图 5-2-3 小肠腺瘤**

轴位 CT 平扫示十二指肠内类圆形等密度结节,边界清晰。手术病理证实为十二指肠内腺瘤

**3. 淋巴管瘤(lymphangioma)** 胚胎时期原始淋巴囊及淋巴系统发育异常或所形成的一种错构瘤。多发生于 5 岁以下的儿童,临床变现以急腹症和消化道症状为主。CT 或 MRI 检查时,表现为病变段肠管肠壁增厚,肠腔不狭窄,可见少量钙化;增强后表现为黏膜下境界清楚的囊性无强化病灶,密度均匀,壁很薄,无分隔,发生在肠系膜者多在肠管的系膜缘,冠状面重建图像表现为呈扇形张开的囊性水样密度/信号病灶(图 5-2-4)。

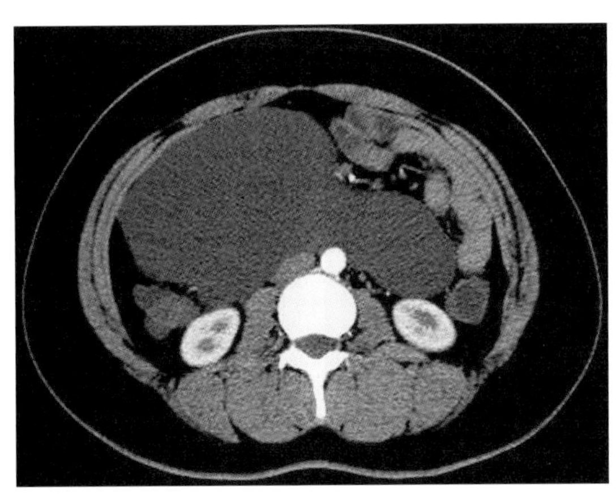

**图 5-2-4　小肠淋巴管瘤**

轴位 CT 增强扫描示小肠系膜根部水样密度肿物，密度均匀，增强扫描无强化。手术病理证实为小肠淋巴管瘤

**4. 腺癌(adenocarcinoma)**　最常见的小肠恶性肿瘤，主要发生在十二指肠和近段空肠，因此，如疑诊小肠腺癌而行上消化道钡剂造影检查，必须包括近段空肠。良好的小肠钡剂造影是最可靠和有价值的诊断方法。浸润型腺癌表现为黏膜溃疡，病变段肠管管壁僵硬、固定、管腔狭窄，加压后病变段肠管不变形，使肠腔呈苹果核样形态；肿块样腺癌则在肠腔内显示不规则充盈缺损，病变段肠管偏心性狭窄，伴近侧肠腔不同程度扩张。CT/MRI 上腺癌表现为局部肠壁增厚，肠腔内见不规则软组织肿块，而致肠腔狭窄，易合并肠梗阻、肠套叠(图 5-2-5，图 5-2-6)；增强扫描肿瘤在动脉期强化明显，门静脉期及延迟扫描强化程度减低，呈"快进快出"表现。因腺癌恶性程度较高，早期即可发生局部或肠系膜淋巴结转移及远隔器官的转移。

**5. 间质肿瘤(mesenchymal tumors)**　消化道造影表现为局部黏膜变平，环状皱襞消失或破坏，肠腔内出现充盈缺损。肠腔不规则缺损伴偏心性多发小龛影或窦道样改变是小肠间质瘤较具特征性的表现。

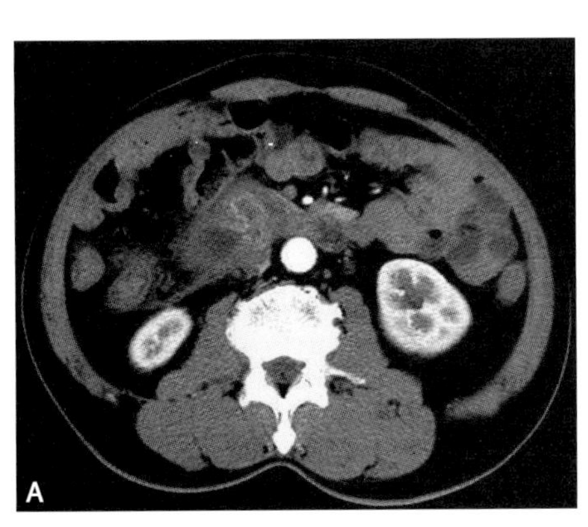


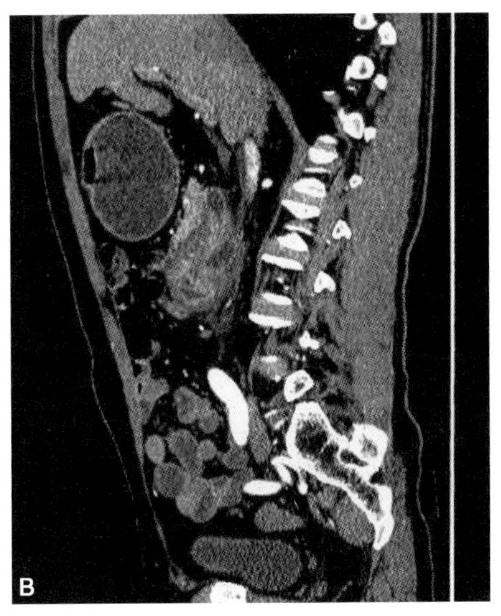

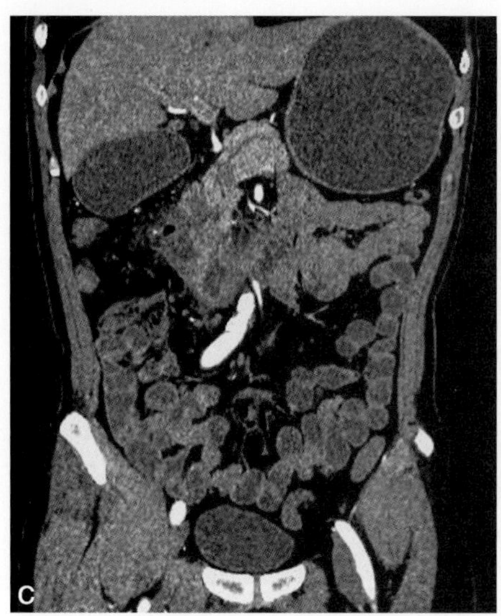

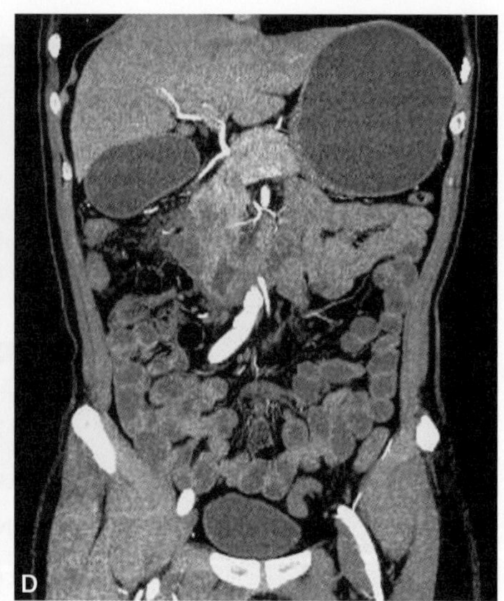

图 5-2-5 小肠腺癌 CT 表现

患者,男性,74 岁。腹痛、呕吐 2 个月就诊。A ~ D. CT 增强扫描示十二指肠降段至水平段不规则软组织肿块,增强扫描后明显不均匀强化,肿块与邻近胰头、小肠、结肠分界不清,胰管可见轻度扩张,肿块包绕肠系膜血管。术后病理证实为十二指肠低分化腺癌

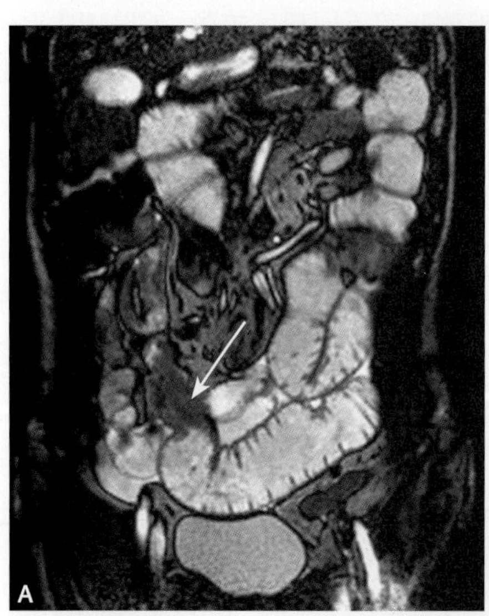

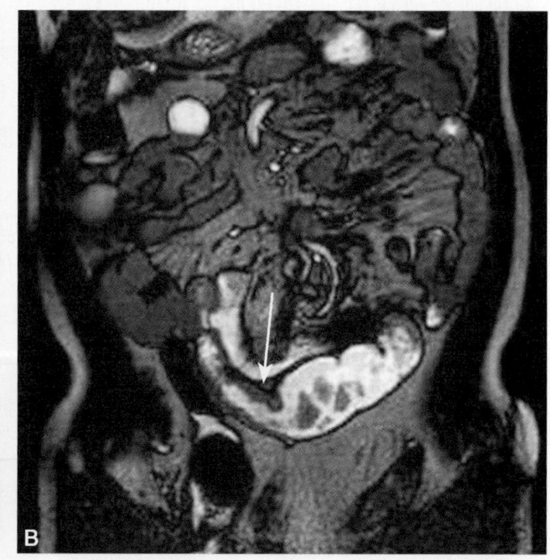

图 5-2-6 小肠腺癌 MRI 表现

A、B. MRI 冠状位 BTFE 序列扫描示两例患者小肠肠壁增厚,呈等低信号,无水肿分层表现,肠腔狭窄,分界截然。术后病理证实为小肠腺癌

多层螺旋 CT 采取容积扫描,多平面重建(MPR)的图像能对间质瘤进行多方位、多角度观察、分析,能够明确肿瘤的大小、形态、密度、内部结构,以及与周围脏器的关系。多层螺旋 CT 的空间分辨率较高,可以检测黏膜下体积较小的肿瘤。间质瘤大多呈分叶状,边界清晰,病变主体多位于肠腔外,甚至仅表现为肠腔外肿块,肿块内可发生坏死、出血、囊变,增强扫描肿瘤实性部分动脉期强化明显,多为不均匀强化,静脉期及延迟扫描持续强化,强化曲线

呈“快进慢出”。当肿块内有大量的坏死及囊变的无强化区、肿瘤对邻近脏器有侵犯、出现远处转移时，则提示为恶性间质瘤(图 5-2-7)。

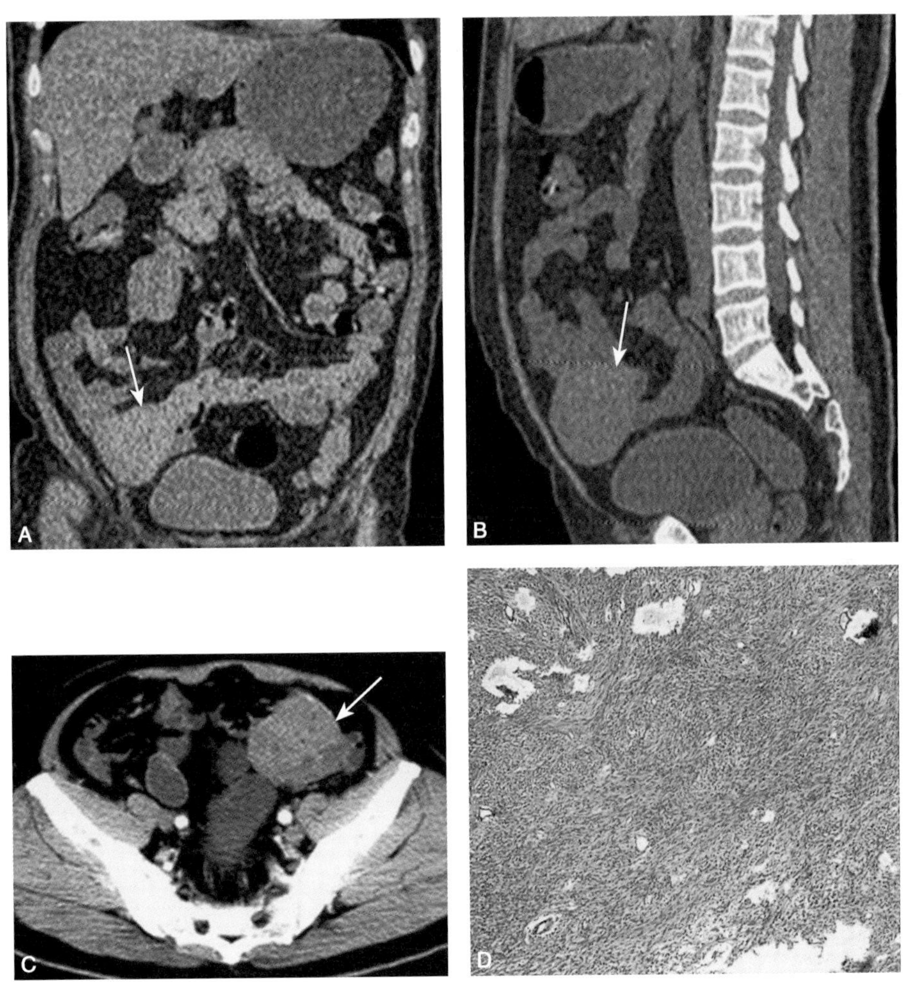

**图 5-2-7　小肠间质肿瘤**

男性，54 岁。贫血 2 个月就诊。A～C. CT 平扫显示肿瘤位于右下腹肠腔外，CT 增强扫描后见肿块位于左下腹，提示肿瘤随肠管蠕动有游走；D. 手术见位于左下腹的 6cm×7cm 大小的肿瘤，游动性很大，表面有坏死、溃疡；病理证实为肠间质瘤(高危险度分级)

**6. 淋巴瘤(lymphoma)**　小肠淋巴瘤最常见于远端回肠，可能与该处淋巴组织丰富有关。病变段小肠壁环形增厚，并肠腔内外软组织肿块，常累及肠系膜或所在区域的淋巴结，病变段肠管相对较长，可出现溃疡、穿孔，当病灶累及固有肌层，自主神经丛受损时，肠管可呈动脉瘤样扩张；伴有肠腔呈动脉瘤样扩张的肠壁呈环形广泛性增厚是恶性淋巴瘤的特征性 CT 表现。淋巴瘤常伴有肠系膜淋巴结不同程度肿大、融合，当肿块较大包埋肠管及肠系膜时，表现为“夹心面包征”或“三明治征”(图 5-2-8)。淋巴瘤较少引起小肠梗阻，即使引起肠梗阻，也多为不全性小肠梗阻且梗阻多由肠套叠引起，所以当临床遇到不明原因肠套叠伴有不全性肠梗阻时，应考虑到小肠淋巴瘤的可能。增强扫描后淋巴瘤动脉期呈轻度强化，静脉期及延迟扫描强化仍不明显，强化曲线呈水平型。

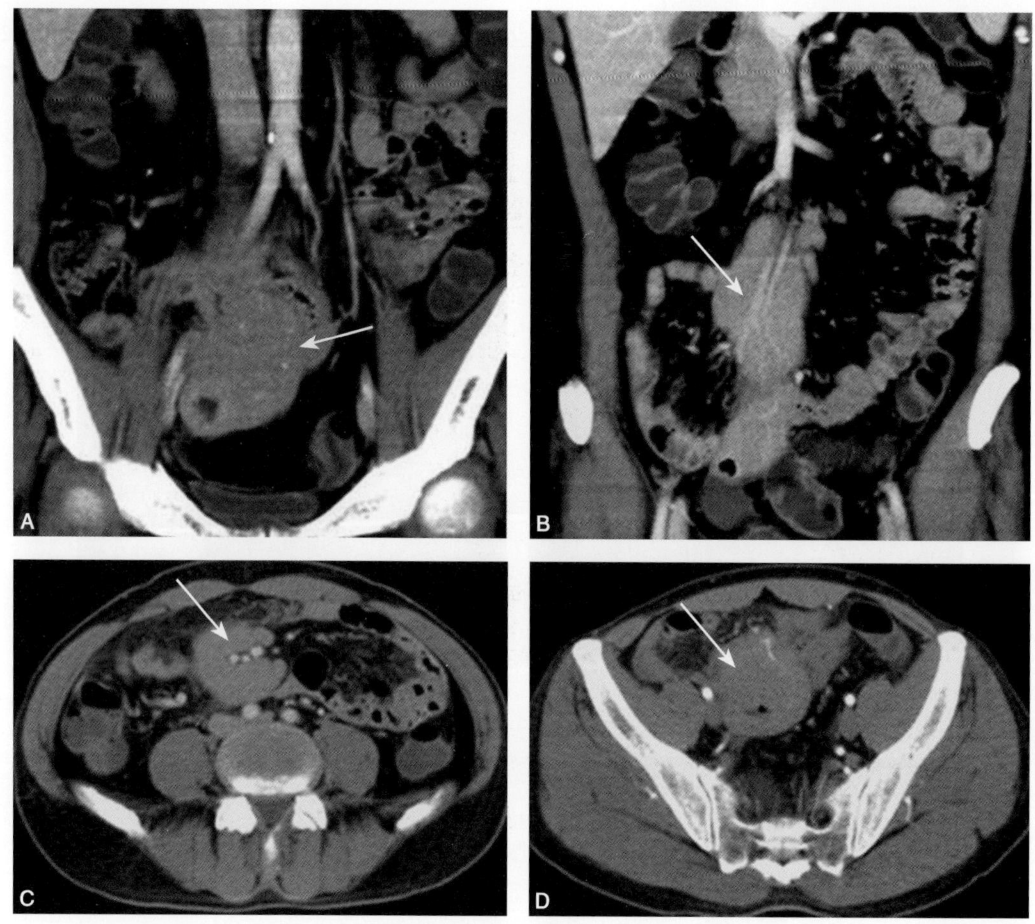


**图 5-2-8　小肠淋巴瘤**

A ~ D. CT 增强扫描示位于回肠远端软组织肿块，伴有肠系膜淋巴结不同程度肿大、融合，肿块包埋肠系膜血管呈“夹心面包征”。术后病理证实为 B 细胞源性淋巴瘤

**7. 平滑肌肉瘤(leiomyosarcoma)**　主要发生于回肠，其次为空肠，十二指肠少见。多数体积较大，直径>5cm，大部分向腔外生长，形成大的实性肿块，因而临床上多扪及肿块，但却很少并发肠梗阻的症状。因瘤体较大，中央常可发生液化、坏死、囊变而与肠腔形成窦道，导致胃肠道出血或者穿孔破入腹腔引起急腹症。

钡剂造影检查，可见病变肠管黏膜皱襞平坦、破坏，形成边缘不规则的火山口样龛影，相邻肠管被推挤移位，或因肿瘤侵犯而粘连，钡剂进入肿块内，提示肿块坏死、溃疡。CT 检查可见到偏心软组织肿块，肿块呈结节状，有分叶，中央易发生坏死，明显不均匀强化(图 5-2-9)；肠管大多被包绕，当侵犯周边肠管时，边界及间隙不清，可并发远处脏器转移。

**8. 类癌(carcinoid)**　85% 的小肠类癌发生于回肠，来源于肠嗜铬细胞，具有特殊的生物学行为：① 多灶性病变；② 常伴发其他部位的原发癌；③ 易引起“类癌综合征”；④ 常有肝转移。当行小肠钡剂造影检查或钡剂灌肠检查时，发现回肠远端有 1 ~ 2cm 大小、圆形、边缘光滑的黏膜隆起时，在诊断与鉴别诊断中，应想到类癌的可能，如果病灶为多发，则类癌的可能性更大。此时，因肿瘤较小，常难以被 CT 发现。当肿瘤增大形成肠外肿块并累及肠袢、侵及肠系膜，或发生肝转移时 CT 易显示原发灶及系膜、肝脏转移灶(图5-2-10)。

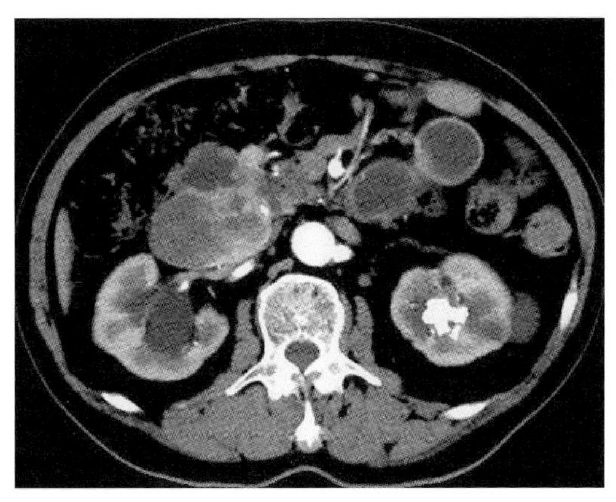

**图 5-2-9　小肠平滑肌肉瘤**

轴位 CT 增强扫描示十二指肠软组织肿块，形态不规则，明显不均匀强化。术后病理证实为平滑肌肉瘤

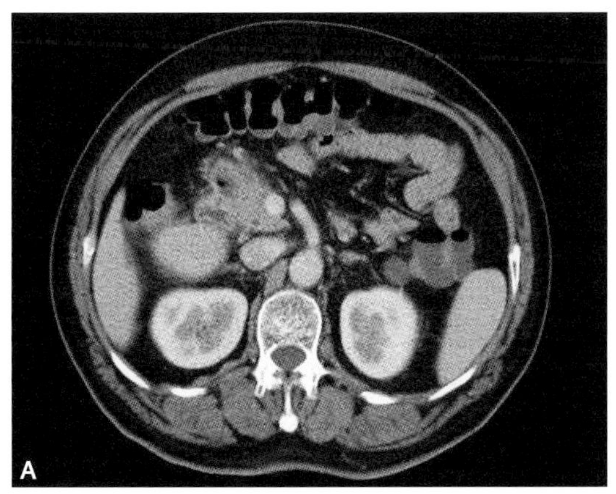


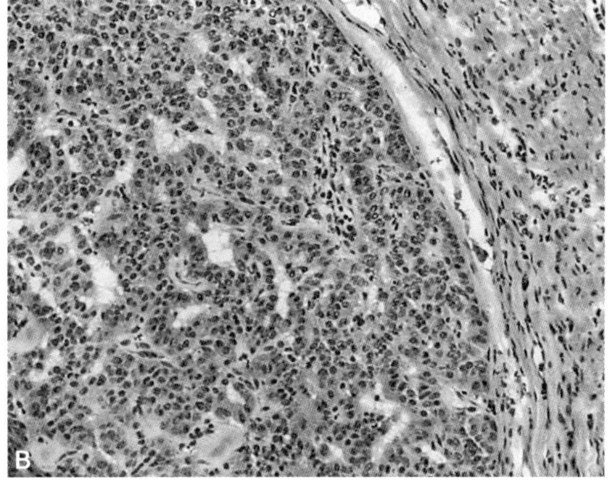


**图 5-2-10　小肠类癌**

A. 轴位 CT 增强扫描示十二指肠球部软组织肿块，形态不规则，明显不均匀强化，侵犯邻近肠系膜血管；B. 手术病理证实为类癌

**9. 转移瘤（metastatic carcinoma）**　全身其他脏器的原发恶性肿瘤可通过腹腔内播种、血行、淋巴或直接蔓延而累及小肠。在男性原发癌主要来自胃肠道，女性患者多来自子宫或附件；易通过血行转移至小肠的以支气管肺癌及恶性黑色素瘤最多。病灶多发，位于肠曲的系膜缘，易引起肠扭转、肠梗阻。

小肠钡剂造影表现为：① 受累肠段肠腔向心性狭窄，肠壁僵硬、黏膜皱襞破坏；② 肠腔内可见分叶状软组织肿块，伴有表面黏膜破坏及腔内溃疡形成；③ 受累肠壁穿孔，形成瘘管，可见钡剂溢出；④ 如果是小肠广泛转移瘤，则各段小肠相互聚拢，局部加压不移散，即使临床已查明有大量腹水，但不见漂浮现象，形成"冰冻腹腔"。CT 扫描可见到不规则增厚的小肠肠壁，当发生腹膜和网膜转移时，可见到其表面的多发结节融合成软组织肿块，呈"网膜饼征"。MRI 应用脂肪抑制技术并增强扫描，在小肠周围系膜脂肪低信号的背景下，很容易发现强化的高信号结节，DWI 技术有助于癌肿病灶的检出，呈明显高信号（图 5-2-11）。

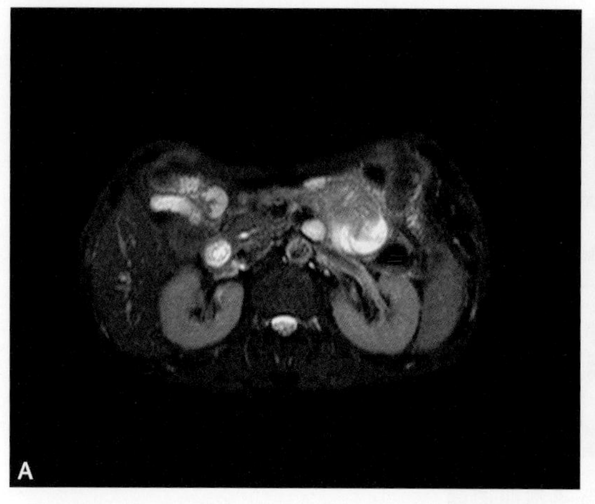


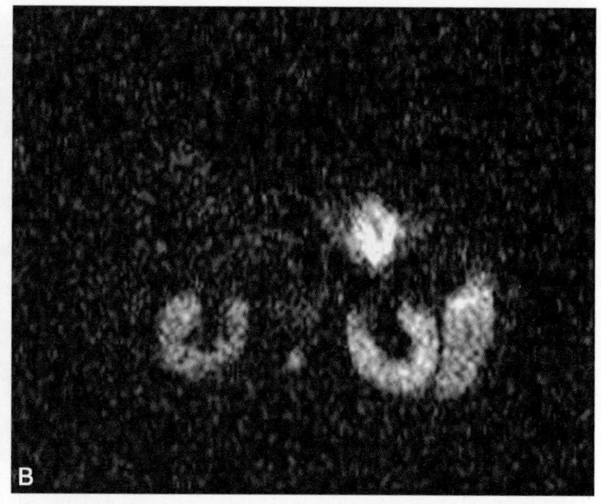


**图 5-2-11　小肠转移瘤**

A. MRI 轴位 $T_2$W-SPAIR 及 DWI 序列扫描示局部小肠肠壁增厚；B. DWI 示增厚肠壁弥散受限。术后证实为胰尾癌转移侵犯邻近小肠

**10. 息肉(polyps)**　小肠钡剂造影检查可见到病变段肠腔内圆形或卵圆形充盈缺损，边界光滑清楚，病变肠段柔软，蠕动正常，钡剂通过不受阻。CT 扫描呈软组织密度结节，边界光滑清楚，密度均匀(图 5-2-12)。需要与小肠良性肿瘤如腺瘤、平滑肌瘤鉴别。

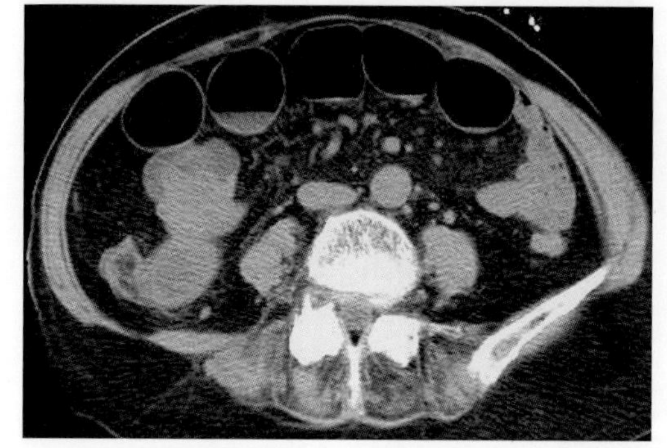

**图 5-2-12　小肠息肉**

轴位 CT 平扫示小肠肠腔软组织密度结节，边界光滑清楚，密度均匀。术后病理证实为纤维性息肉伴溃疡形成

**11. 克罗恩病(Crohn disease，CD)**　又名局限性肠炎、非特异性小肠炎等。是一种慢性炎性肉芽肿性疾病，可广泛累及从口腔至肛门的全消化道，其中小肠占 30% ~ 40%，常反复发作。病因至今不明，多数学者认为其是一种自身免疫性疾病。

消化道造影表现：早期表现为黏膜皱襞增粗、变平或拉直，病变肠段形态较固定，但肠管一般无明显狭窄。病变进展，黏膜皱襞破坏、消失，可形成纵行裂隙状溃疡，与肠管的长轴平行，X 线表现为纵行带状存钡区与深入肠壁的横行刺状瘘管互相交错，与介于其间的稍突出的正常黏膜一起，构成典型的“铺路卵石征”。溃疡大多位于近肠系膜缘一侧。病变后期，肠壁僵硬，肠腔狭窄，钡剂充盈相时，狭窄肠段呈长短不一、间断、多发、不整齐的线状龛影。多节段发病及跳跃分布是本病的特征之一。

CT 表现：在小肠的 MSCT 检查中，诊断克罗恩病的 2 个主要标准是黏膜增厚的程度及强化的模式，其他表现还包括异常改变小肠节段的部位和数目，存在纤维脂肪增生(肠系膜脂肪密度增加至 20 ~ 60HU)，血管充血(“梳征”)、淋巴结增大(图 5-2-13)；可出现如肠腔狭窄、瘘及脓肿等并发症。正常小肠壁的厚度为 1 ~ 3mm，因此，任何部分小肠壁厚度超过 4 ~ 5mm 都认为是异常的。根据增强扫描后肠壁的强化模式，CT 可以检测肠壁的早期炎性改变。病理性肠段有两种强化模式：均匀性强化和层状强化。基于影像学标准的疾病活动性分类法，将克罗恩病分为以下几种不同亚型：活动性炎症、纤维性狭窄、瘘/穿孔及修复性。

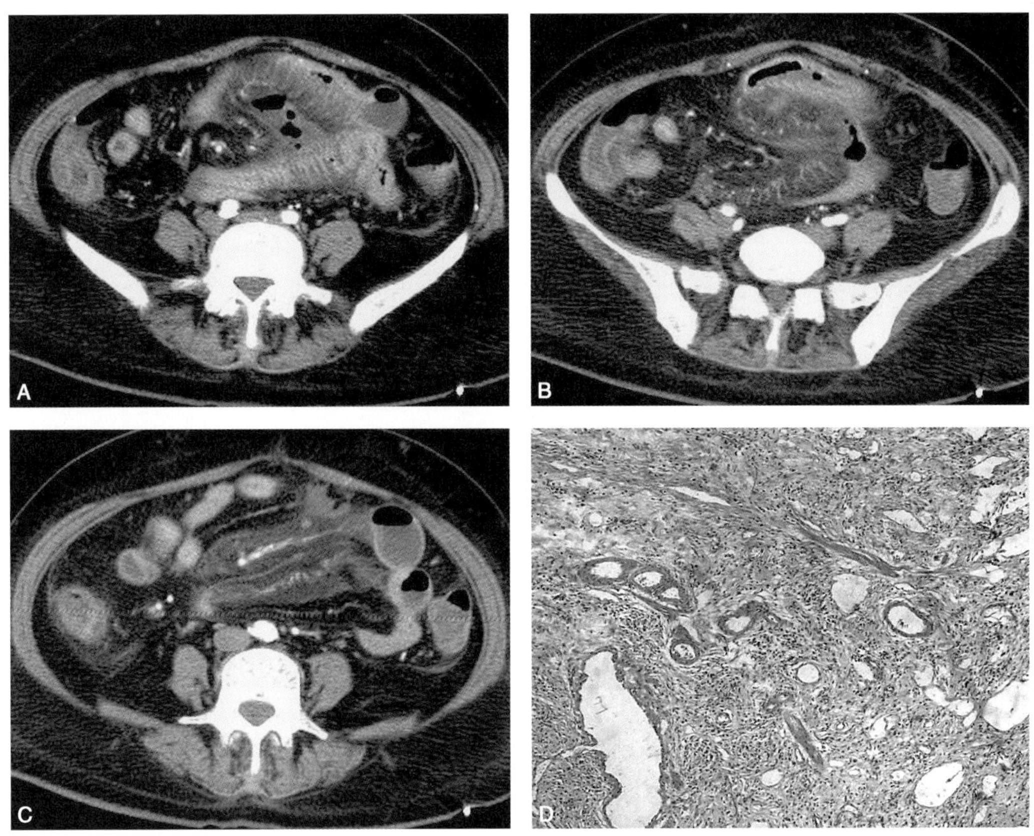

图 5-2-13 克罗恩病

A～C. 轴位 CT 增强扫描示小肠黏膜不均匀增厚，层状强化，肠腔狭窄，因纤维脂肪增生致肠系膜脂肪密度增加，并见血管充血（"梳征"）；D. 手术病理证实为克罗恩病

**12. 缺血性小肠炎（ischemic enteritis）** 所致肠壁增厚所累及的范围，与肠系膜上动脉或肠系膜上静脉血管分布区域有关。肠系膜上动脉栓塞时，肠壁呈局限性或广泛性增厚，肠系膜上静脉栓塞时，肠壁呈节段性增厚。CT 上能见到肠壁增厚，黏膜下水肿呈"靶征"；以及腹水，晚期常出见肠壁内气囊肿或门静脉积气。增强扫描时，肠壁因缺血而无强化（图 5-2-14）。CTA 或 DSA 检查能见到肠系膜血管狭窄或管腔内的栓子。

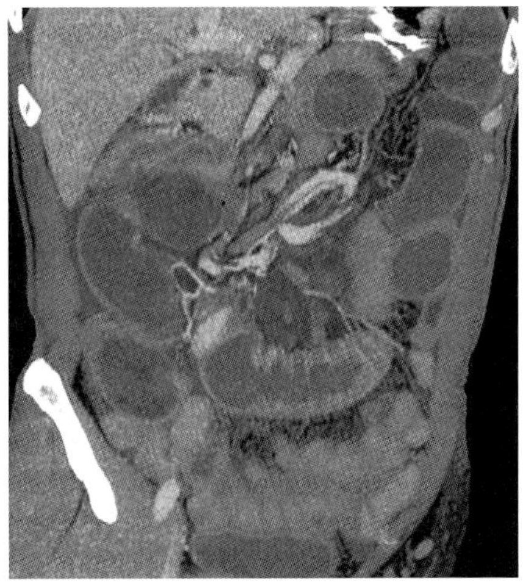

图 5-2-14 缺血性肠炎

CT 冠状位增强扫描示小肠肠系膜上静脉血栓患者小肠梗阻，可见小肠明显扩张，肠腔内有气液平面，肠壁因水肿而增厚

**13. 小肠休克（intestinal shock）** 各种伤害因素如严重创伤、大手术、大面积烧伤、严重感染、休克等可导致小肠休克。即损伤后所并存的潜在的肠道低血压、低灌注或隐性肠道休克，导致肠道黏膜缺血缺氧、肠道功能障碍。影像学表现为肠系膜水肿，小肠壁弥漫性增厚呈近水样密度（图 5-2-15），CT 增强扫描时特征性表现为黏膜

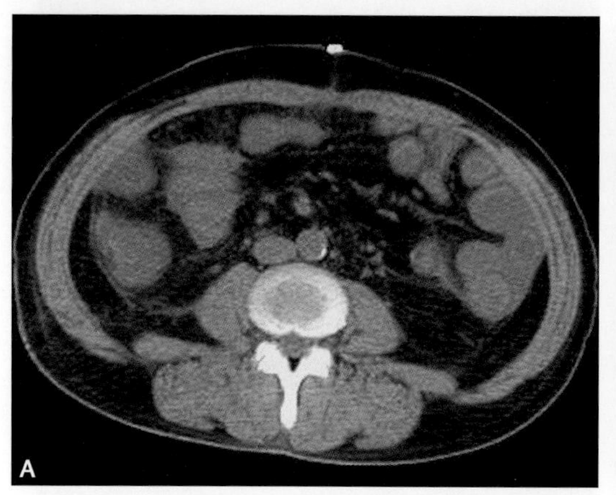


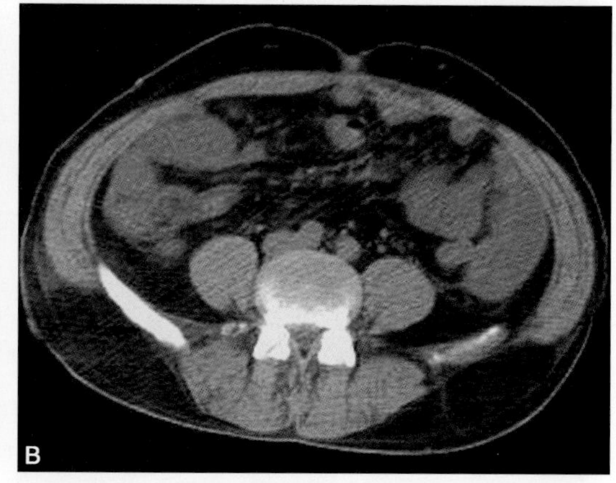


图 5-2-15 小肠休克

A、B. 轴位 CT 平扫示车祸外伤致小肠休克，肠系膜水肿，小肠壁增厚

弥漫增强呈黏膜羽化表现。

**14. 小肠壁内血肿(enteric intramural hemorrhage)** 多因外伤或凝血障碍而致。影像学表现为肠壁局限性、节段性增厚(图 5-2-16)，急性出血时 CT 扫描增厚肠壁因新鲜血肿而呈高密度，可有管腔塌陷，黏膜面强化，黏膜下层也可呈高密度。

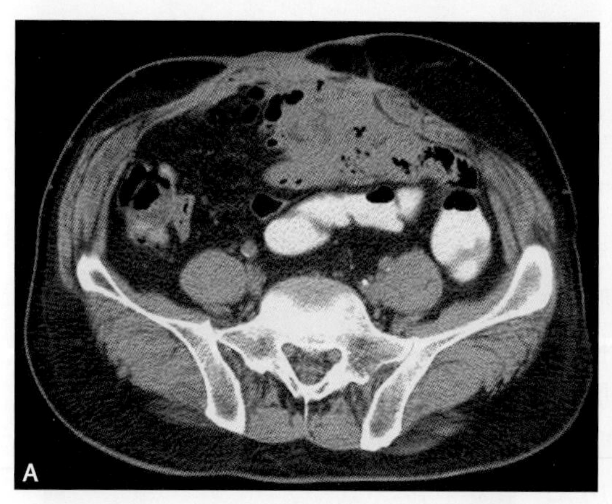


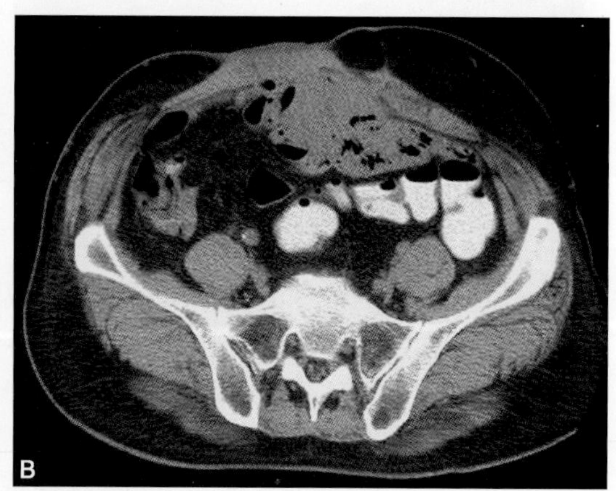


图 5-2-16 小肠壁内血肿

CT 轴位扫描示小肠壁内血肿，肠壁为局限性、节段性增厚

**15. 放射性小肠炎(radiation enteritis，RE)** 好发于末端回肠，小肠是腹腔中对放射线最为敏感的器官。影像学表现急性期为照射野小肠肠壁明显水肿增厚(图 5-2-17)，$T_2$WI 可见分层，黏膜层和浆膜层呈低信号，黏膜下层水肿呈高信号，黏膜面溃疡，肠道张力减退、肠腔积液扩张，增强扫描肠壁黏膜层和浆膜层明显呈分层强化等。临床上均有相关原发肿瘤手术及放射治疗病史。

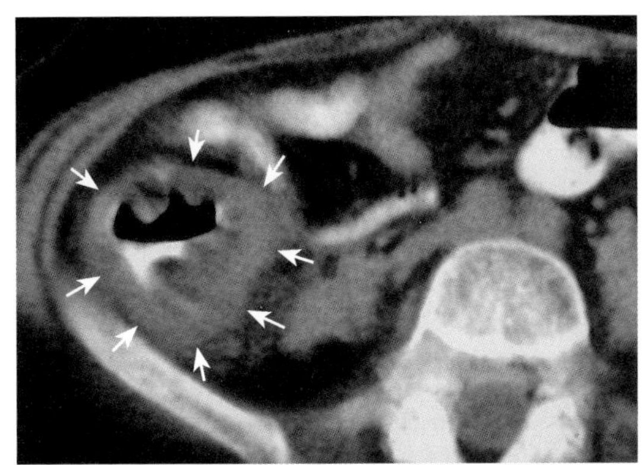

**图 5-2-17 急性放射性肠炎**

轴位 CT 平扫示末端回肠急性放射性肠炎,肠壁局限性水肿增厚,呈软组织密度

## 五、研究进展及存在问题

小肠壁增厚是多种小肠疾病的常见病理表现,病因种类较多,诊断较为困难。既往多依靠消化道钡剂造影检查和超声检查,但对于小肠壁增厚的病因的检出率较低,漏诊率较高。螺旋 CT 检查对小肠壁增厚的检出率提高,但病因诊断符合率受肠道准备情况的影响,而且各种病因间的鉴别诊断,还依赖于增强扫描,对于症状隐匿的小肠病变普及应用较为困难。近年来随着 MRI 快速序列在肠道检查中的应用以及新技术的开发推广,MRI 由于具有高软组织分辨率的优势对小肠壁增厚病变的诊断具有广阔的开发应用前景,DWI 技术对于恶性小肠增厚性病变的检出率较高,即便是肠道准备不够充分的情况下。但对于小肠壁增厚的病因诊断,原则上应结合 MRI、CT 平扫及增强等多种检查模式,并参考临床病史和实验室检查进行鉴别诊断。

(曲林涛 申旭东)

## 参 考 文 献


1. Fletcher JG. CT enterography technique:theme and variations. Abdom Imaging,2009,34(3):283-288.
2. Hong SS,Kim AY,Byun JH,et al. MDCT of small-bowel disease:value of 3D imaging. AJR Am J Roentgenol,2006,187(5):1212-1221.
3. Jang JH,Lee SL,Ku YM,et al. Small bowel volvulus induced by mesenteric lymphangioma in an adult:a case report. Korean J Radiol,2009,10(3):319-322.
4. Kim JH,Eun HW,Goo DE,et al. Imaging of various gastric lesions with 2D MPR and CT gastrography performed with multidetector CT. Radiographics,2006,26(4):1101-1116;discussion 1117-1118.
5. Minordi LM,Vecchioli A,Mirk P,et al. Multidetector CT in small-bowel neoplasms. Radiol Med,2007,112(7):1013-1125.
6. Pilleul F,Penigaud M,Milot L,et al. Possible small-bowel neoplasms:contrast-enhanced and water-enhanced multidetector CT enteroclysis. Radiology,2006,241(3):796-801.
7. Tolan DJ,Greenhalgh R,Zealley IA,et al. MR enterographic manifestations of small bowel crohn disease. Radiographics,2010,30(2):367-384.

8. Xue M, Chen X, Shi L, et al. Small-bowel capsule endoscopy in patients with unexplained chronic abdominal pain: a systematic review. Gastrointest Endosc, 2015, 81(1): 186-193.
9. 陈颖,缪飞,唐永华,等. 错构瘤性息肉病变的CT小肠造影表现及病理基础. 中国医学计算机成像杂志, 2015, 21(2): 149-153.
10. 李淑英,王大丽,魏启春,等. 小肠脂肪瘤的CT诊断. 医学影像学杂志, 2008, 18(8): 914-916.
11. 王铸,王正颜,周纯武,等. 小肠平滑肌肉瘤的影像学诊断. 中国医学影像技术, 2003, 19(3): 335-337.
12. 王梓,胡道予,汤浩,等. 多模态MR与CT小肠造影诊断小肠肿瘤性疾病的对比观察. 放射学实践, 2015, (4): 355-358, 359.
13. 许永明,杨志辉,梁雯雯,等. 华法林过量引起自发性小肠壁内血肿的CT表现及其临床价值. 临床放射学杂志, 2015, 34(5): 743-747.
14. 周敏清,谢宝君. 克罗恩病的小肠CTE联合CTA诊断. 放射学实践, 2015, (4): 364-368.

# 第三节　小肠梗阻

## 一、前　　言

小肠梗阻是由于各种病理原因导致的小肠内容物不能正常运行和通过障碍,一般梗阻3~6小时后阻塞以上肠管可见气液积聚扩张。螺旋CT增强扫描是非常好的小肠梗阻检查手段,应该作为疑诊患者的首要检查方法。CT检查的重点是发现移行点,肠管的直径在近端扩张的肠袢与远端塌陷段有明显的差异。小肠积粪征是定位移行点的有用征象,肠腔内见粪便样物质,可识别梗阻近端,这一征象是由于梗阻肠袢的淤滞所致,多见于中度或高度肠梗阻。

## 二、相关疾病分类

小肠梗阻作为影像学检查中的常见征象,主要诊断标准为小肠充气扩张(外径>3.0cm)和液平面。导致小肠梗阻的病因很多,可分为机械性、动力性和血管性。机械性梗阻有肠腔内阻塞(如粪石、寄生虫等)、肠壁病变(如炎症性、肿瘤等)、肠腔外病变(如粘连、腹部疝、肠扭转等);非机械性梗阻包括动力性和血管性。动力性梗阻一般肠管本身没有器质性病变,可分为麻痹性和痉挛性,常见于术后、创伤、腹膜炎等;血管性梗阻则是由于肠系膜血管血栓或栓塞所致(表5-3-1)。

表5-3-1　小肠梗阻病因分类

| 分类 | 病因 |
|---|---|
| 机械性 | 粘连、腹壁疝、腹内疝、小肠扭转、肠管狭窄、小肠肿瘤、肠套叠、炎症、外压性、异物(粪石、胆石) |
| 非机械性 | 肠麻痹、乳糜泻、缺血、硬皮病、假性梗阻、腹茧症 |

## 三、影像诊断流程

对于小肠梗阻的诊断,首先需要判定梗阻病因是机械性还是非机械性。病史对于鉴别机械性或非机械性很重要，如外伤、手术或休克常是麻痹性肠梗阻的危险因素，另外重度电解质紊乱或服用麻醉品等药物也是导致麻痹性肠梗阻的危险因素。但若患者出现呕吐、既往手术史或腹部恶性肿瘤病史更多见于机械性肠梗阻。一旦确定小肠梗阻是由机械性病因引起，应进行系统性分析。首先，应找到梗阻点，通过观察扩张肠袢内口服对比剂最稀释或没有对比剂的地方，或寻找小肠积粪征的证据，即接近梗阻点的层面了；其次，确定机械性梗阻的病因，机械性梗阻可由肠腔内阻塞、肠壁病变、肠腔外病变所致；最后，再确定梗阻的类型和程度。闭袢性梗阻是急诊手术指征，闭袢肠梗阻是绞窄性肠梗阻的预兆，然而并不是所有闭袢都形成绞窄。闭袢肠梗阻影像学特点是扩张的小肠袢呈 C 或 U 形排列，CT 显示出现"鸟嘴征"或者"漩涡征"进一步支持闭袢性梗阻的诊断（图 5-3-1）。

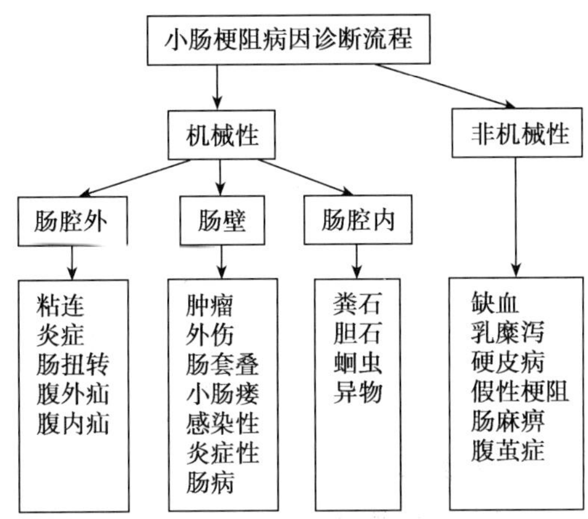


图 5-3-1　小肠梗阻病因诊断流程

## 四、相关疾病影像学表现

**1. 绞窄性小肠梗阻（strangulated obstruction）**　主要影像表现为：① 肠壁呈环形对称性增厚：厚度约在 0.5～1.0cm，可呈节段性分布，肠黏膜下层水肿增厚致肠壁出现分层改变，称为"靶征"，空肠扩张时，环状皱襞消失；② 肠系膜密度增高、模糊：呈云雾状，CT 值上升可达-60～-40HU，肠系膜血管增粗并由梗阻处向外呈放射状分布；③ 增强扫描：早期病变处肠壁不强化或强化程度明显减弱，延迟扫描病变处肠壁出现强化；④ 腹水：多出现发病 6～8 小时内，这是由于肠壁缺血，肠壁内液体渗透至腹腔内，在短期内出现腹水是绞窄性肠梗阻较可靠的征象。我们在临床工作中发现 MRI 对绞窄性肠梗阻的检出具有一定的价值，增厚肠壁 $T_2$WI 信号减低以及梗阻肠腔内肠液的稍短 $T_2$ 信号可作为提示绞窄性肠梗阻的征象（图 5-3-2）。

**2. 闭袢性肠梗阻（closed-loop obstruction）**　肠腔仅单一梗阻点产生单纯性机械性小肠梗阻，肠梗阻在 2 个不同的梗阻点将产生闭袢肠梗阻，这 2 个梗阻点之间的肠段称为闭袢；多由肠袢沿系膜长轴旋转引起的肠扭转所致，也可因粘连将一段肠管的两端收缩聚拢而形成闭袢，典型的闭袢是外疝或内疝，肠袢的钳闭造成肠梗阻，供应该肠段的血管蒂狭窄，可导致缺血或绞窄，然而不是所有闭袢均形成绞窄，因为有些可以自发缓解或胃肠减压后缓解。

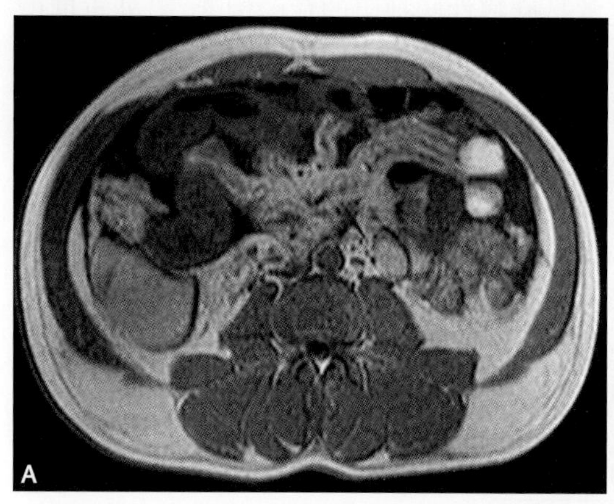


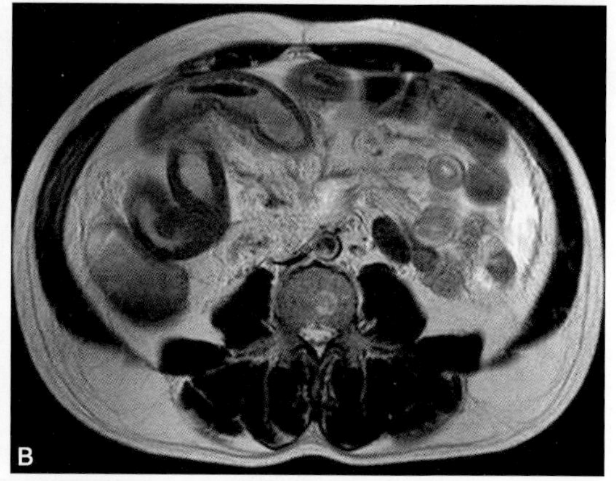


**图 5-3-2　绞窄性小肠梗阻**

A、B. MRI 轴位平扫示小肠肠壁增厚，左侧部分小肠肠壁水肿分层，右侧小肠肠壁增厚呈等 $T_1$ 短 $T_2$ 信号，肠管轻度扩张，肠腔积液呈稍长 $T_1$ 稍短 $T_2$ 信号。术后证实为肠系膜血栓所致绞窄性肠梗阻

当扫描层面通过闭袢时，可表现为两个扩张的肠环，随层面逐渐靠近闭袢根部时，可见两个相邻的肠环距离越来越近；当闭袢与扫描层面平行时，则表现为一扩张的 U 形肠袢；当扫描层面通过闭袢根部时，可见三角形的软组织密度影像；当扫描层面通过闭袢的起始端时，可见到相邻的两个萎陷的肠管，由于扭转使输入端由粗变细，输出端由细变粗，当肠管的长轴与 CT 扫描层面平行时，可见到“鸟嘴征”。闭袢型肠梗阻时，肠系膜内血管束表现为扩张肠袢的肠系膜血管呈放射状向闭袢根部聚拢，在肠扭转时，聚拢的系膜血管可形成“漩涡征”（图 5-3-3）。

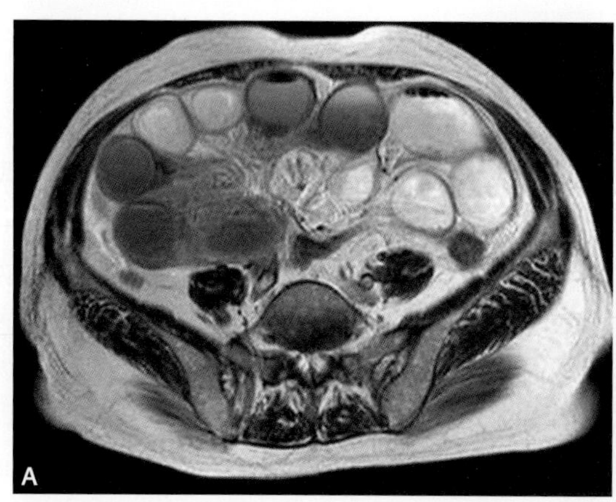


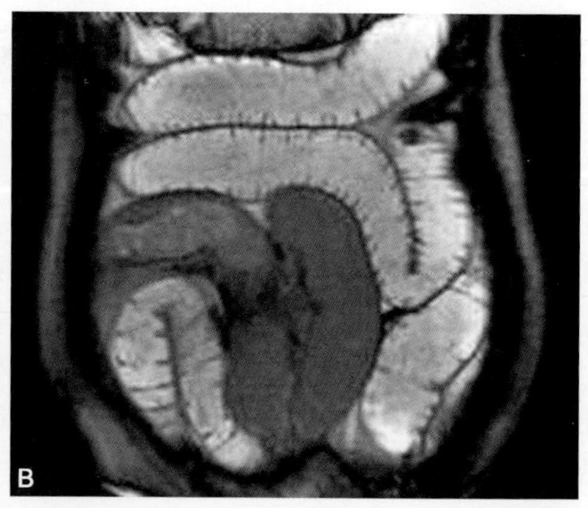


**图 5-3-3　闭袢性肠梗阻**

A、B. MRI 平扫示小肠广泛扩张积液，部分右侧扩张小肠肠腔积液呈短 $T_2$ 信号。术后证实为闭袢性肠梗阻

**3. 腹膜炎（peritonitis）**　多为继发性改变，多由胃肠道感染渗出、创伤、胃肠液、胰腺和胆汁漏出刺激腹膜引起，肝硬化患者胃肠道菌群失调移位可引起原发性腹膜炎。主要影像学表现为腹膜和肠系膜增厚水肿，系膜血管增粗模糊，系膜间脂肪密度增高浑浊，系膜及腹膜后淋巴结肿大，腹腔积液（图 5-3-4）。

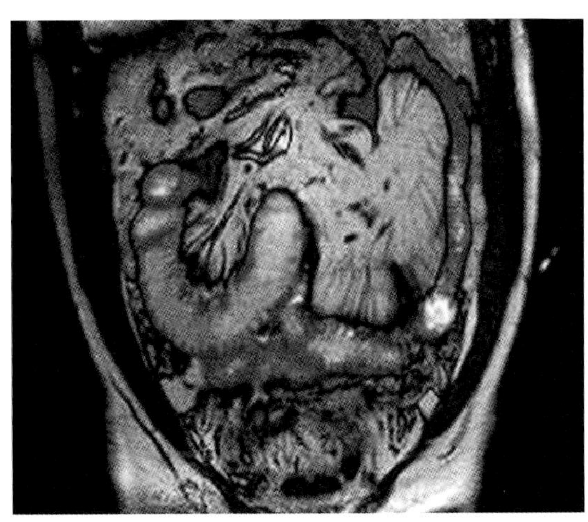

图 5-3-4　腹膜炎

MRI 冠状位平扫示右下腹炎症所致邻近部分小肠扩张，肠系膜血管增粗，少量腹腔积液

**4．腹膜肿瘤（peritoneal tumor）**　可分为原发性及转移性，临床上以转移性肿瘤为主，原发性肿瘤少见。主要包括假性黏液瘤、间质瘤、脂肪肉瘤、恶性间皮瘤及纤维瘤等，常见的影像表现为较大而不规则的腹内肿块，可包绕小肠导致梗阻，可见扩张的肠袢，合并腹腔积液（图 5-3-5）。

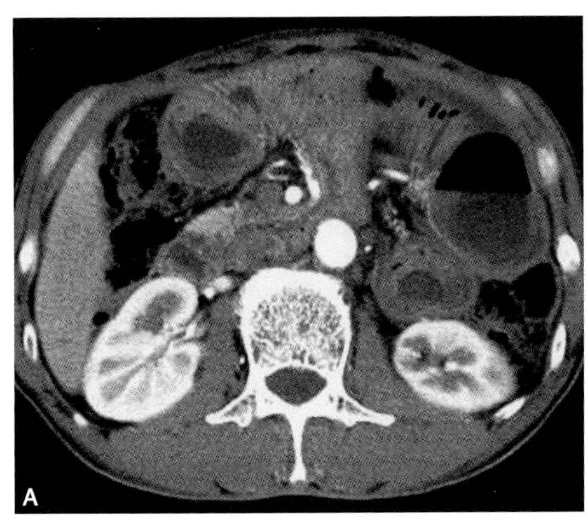

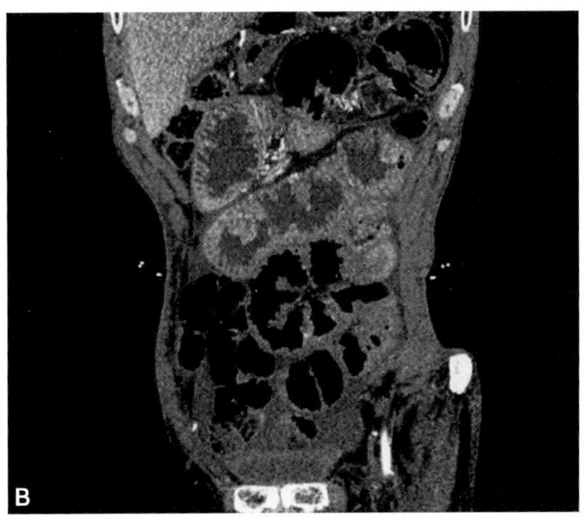

图 5-3-5　腹膜肿瘤

A．CT 增强扫描示睾丸肿瘤术后腹腔内转移致粘连性肠梗阻患者，小肠肠壁明显增厚，肠腔内见气液平面影；B．冠状位重建图像更明确显示梗阻移行处

**5．腹内疝（intraperitoneal hernia）**　肠系膜术后疝大多为术后小肠袢经肠系膜缺口中突出形成，于扩张的小肠袢表面可见到扭曲的肠系膜血管，通常没有疝囊。

十二指肠旁疝为肠袢经十二指肠腹膜后隐窝疝出，以左侧十二指肠旁疝为主，约占 75%，影像学表现为十二指肠空肠连接部（Treitz 韧带平面）、胰腺、胃之间或降结肠后方出现小肠袢被膜化形成局限性的囊袋样肿块，肿块可压迫横结肠或胃后壁形成压迹，疝入的肠曲扩张伴有气液平面，输出肠袢狭窄，受累肠系膜血管充血或出现聚集改变，肠系膜主干血管右移。而右侧十二指肠旁疝常发生在小肠先天不旋转的情况下，最常累及系膜缘隐窝，小肠疝入升结肠内侧和横结肠系膜右侧，通常右侧十二指肠旁疝较左侧疝更大且更为固定（图 5-3-6）。

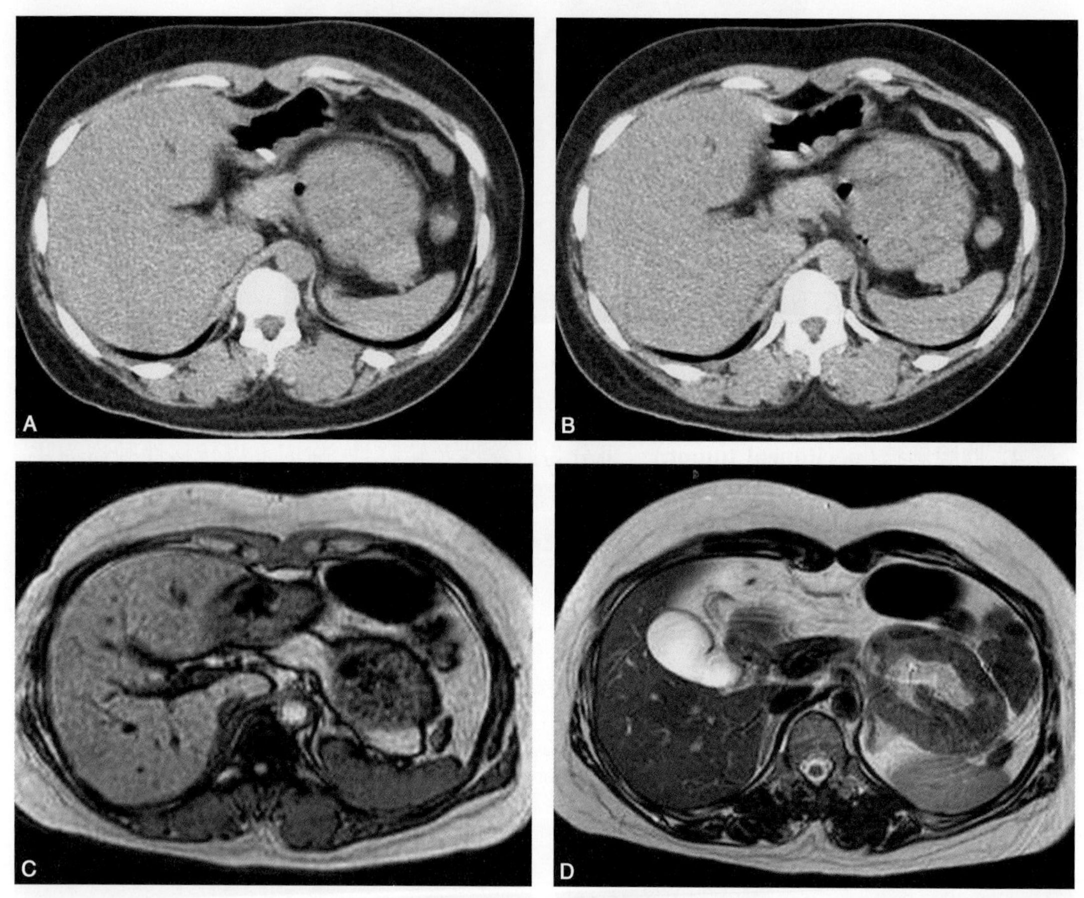


**图 5-3-6　十二指肠旁疝**

A、B. 轴位 CT 平扫；C、D. MRI 平扫。小肠肠袢在胰尾前下方聚集成团，邻近脏器受压推移，肠系膜血管受牵拉。手术证实为十二指肠旁疝

**6. 粪石（bezoar）**　按成分可分为植物性、钙质性、毛粪石和异物等，其中以植物性粪石较多见。植物性粪石是难以消化的纤维、水果籽及肉质水果等在胃肠道浓缩聚集形成，患者多有胃手术史、咀嚼功能差、糖尿病性胃轻瘫或过度素食饮食等易患因素，以空腹食用柿子、山楂等最常见。钙质性粪石主要是胆石进入胃肠道所致。毛粪石是由于吞食毛发在胃肠道内聚集成团所致。异物多见于 2 岁以下的幼儿，误吞食硬币、纽扣等异物所致。粪石在 CT 上表现为蜂窝状或花斑状结构，周边可见硬化缘（“胶囊壁征”）；植物性粪石在 $T_1$WI 呈不规则形稍低信号，边缘可见环状稍高信号，似空壳样征象；$T_2$WI 呈均匀低信号，粪石短轴位可呈类圆形，长轴位边缘均可见棱角，呈类似“焦炭样”征象，其边缘可见环状长 $T_2$ 信号，称之为 $T_1$WI“空壳征”和 $T_2$WI 上“焦炭征”，此征象可作为植物性粪石的特征性表现（图 5-3-7）。

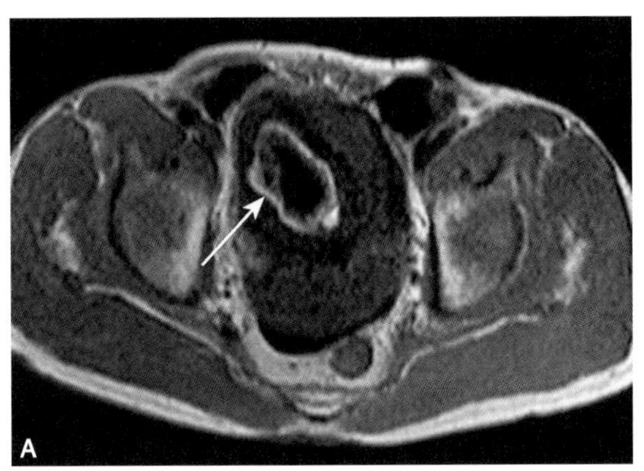
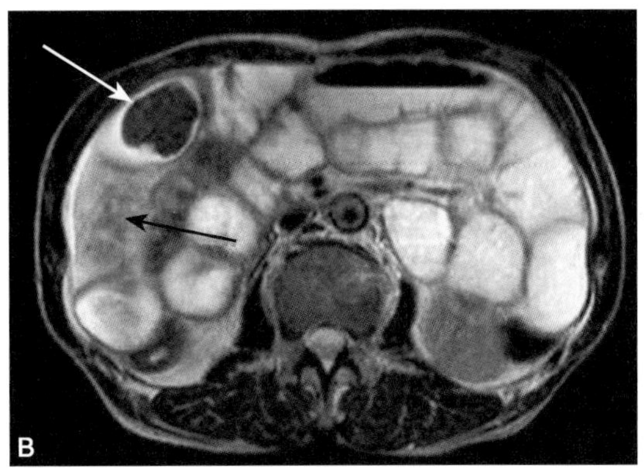

图 5-3-7　小肠粪石

A. 轴位 MRI 平扫 $T_1$WI 示盆腔小肠扩张，内见梭形粪石呈空壳征；B. $T_2$WI 显示右下腹小肠扩张，内见低信号粪石呈焦炭征。术后均证实为植物性粪石

**7. 肠扭转（intestinal volvulus）**　肠系膜连同肠管在致病因素作用下，以系膜的某一点为轴心发生顺时针或逆时针旋转的解剖学改变，可发生在十二指肠至乙状结肠的任何一段或几段，以小肠扭转多见。扭转后的肠管易形成闭袢，且伴有血运障碍，引起绞窄性肠梗阻。临床表现为剧烈腹痛，持续性加重，但这种症状缺乏特异性，致使肠扭转容易被误诊。

影像学主要表现为"漩涡征"，即肠管和系膜呈螺旋状排列，同时肠系膜血管随着旋转的肠管也呈漩涡状改变，此征象也可见于正常变异和术后改变等。另一方面，当肠扭转发生时，处于扭转中心的肠管因牵拉、挤压变扁，甚至完全塌陷，导致肠梗阻，而位于扭转中心外的近端肠管积气、积液而扩张，塌陷和扩张肠管之间的移行部形成鸟嘴样结构，即"鸟喙征"。此外，还可见肠壁强化减弱、"靶环征"（肠壁呈环形对称性增厚并出现分层改变）和腹水（图 5-3-8）。

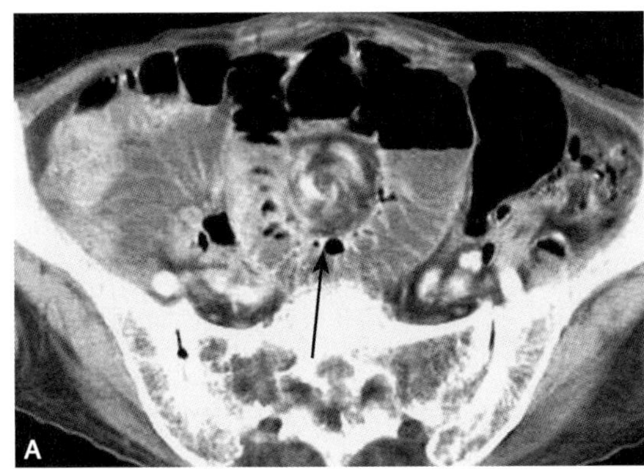
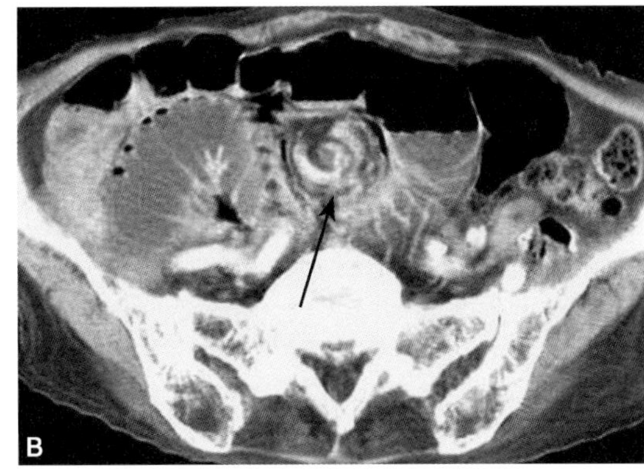

图 5-3-8　小肠扭转

女，84 岁。停止排便排气 2 天，伴持续性腹痛。A、B. 腹部 CT 增强扫描可见肠系膜血管和小肠肠管呈"漩涡征"，小肠扩张积液

## 五、研究进展及存在问题

影像学检查可为临床提供小肠梗阻定位、病因及程度等相关信息。目前国内关于肠梗阻的影像学研究多集中于CT多平面重组及三维重建技术的应用。MRI较高的软组织分辨率优势有助于梗阻病因的检出,但易受呼吸运动伪影的影响,尤其是对于粘连性小肠梗阻的诊断价值较差。然而,国外有学者利用动态功能性电影MRI观察小肠袢在Valsalva运动时有无相邻器官或肠袢的形态扭曲,并将其作为提示肠粘连的重要征象。总之,对于小肠梗阻,CT是主要的首选检查手段,MRI是重要的补充检查手段。

(曲林涛　吕玉波)

## 参 考 文 献


1. Akcalar S,Turkbey B,Karcaaltincaba M,et al. Small bowel wall thickening:MDCT evaluation in the emergency room. Emerg Radiol,2011,18(5):409-415.
2. Chou CK,Wu RH,Mak CW,et al. Clinical significance of poor CT enhancement of the thickened small-bowel wall in patients with acute abdominal pain. AJR Am J Roentgenol,2006,186(2):491-498.
3. Delabrousse E,Destrumelle N,Brunelle S,et al. CT of small bowel obstruction in adults. Abdom Imaging,2003,28(2):257-266.
4. Delabrousse E,Lubrano J,Jehl J,et al. Small-bowel obstruction from adhesive bands and matted adhesions:CT differentiation. AJR Am J Roentgenol,2009,192(3):693-697.
5. Duda JB,Bhatt S,Dogra VS. Utility of CT whirl sign in guiding management of small-bowel obstruction. AJR Am J Roentgenol,2008,191(3):743-747.
6. Menke J. Diagnostic accuracy of multidetector CT in acute mesenteric ischemia:systematic review and meta-analysis. Radiology,2010,256(1):93-101.
7. Romano S,Russo A,Daniele S,et al. Acute inflammatory bowel disease of the small intestine in adult:MDCT findings and criteria for differential diagnosis. Eur J Radiol,2009,69(3):381-387.
8. Stamatiou D,Skandalakis LJ,Zoras O,et al. Obturator hernia revisited:surgical anatomy,embryology,diagnosis,and technique of repair. Am Surg,2011,77(9):1147-1157.
9. 蔡红法,陈颖,陈双庆,等. MSCT对腹内疝的临床应用价值. 实用放射学杂志,2015,(3):420-423.
10. 李文华,曹庆选,杨世锋,等. 绞窄性肠梗阻肠系膜及其血管改变的CT研究. 中华放射学杂志,2006,40(1):81-85.
11. 罗光华,赵衡,周宏,等. MSCT对急性小肠扭转诊断价值. 中国临床医学影像杂志,2014,25(11):819-821.
12. 曲林涛,徐希春,程永远,等. 植物性粪石所致小肠梗阻的MRI表现特征. 中华放射学杂志,2013,47(1):85-86.
13. 张丽敏,黄崇权,滕陈迪,等. 不典型腹内疝的多层螺旋CT诊断. 中华胃肠外科杂志,2011,14(11):871-874.
14. 张婷,郭天畅,伍彩云,等. 结合CT扫描中肠壁增厚与密度改变征象对小肠梗阻鉴别诊断的作用. 中华放射学杂志,2014,48(4):299-302.
15. 张小明,杨汉丰,黄小华,等. 螺旋CT多期扫描判断闭袢性肠梗阻肠壁缺血的实验研究. 中华放射学杂志,2005,39(7):755-760.

# 第四节 回肠末端狭窄

## 一、前 言

回肠末端是指回盲瓣至回肠肛侧约 30cm 的部分，它是小肠病变的好发部位。回肠末端结核、炎症、回肠炎、克罗恩病、淋巴瘤等多种病变均可导致回肠末端狭窄，但其症状间缺乏特异性，故加强对导致回肠末端狭窄病变影像学表现的认识，有助于提高临床的鉴别诊断。

## 二、相关疾病分类

回肠末端是空回肠病变的好发部位，导致回肠末端狭窄的病变较多，但较单纯肠管管壁增厚不常见。常见于克罗恩病、感染性肠炎、急性阑尾炎，另外，脓肿、小肠癌、类癌、盲肠癌、结核、放射性肠炎、肠道转移瘤和淋巴瘤等也可导致回肠末端狭窄。主要病因可分为炎症性和肿瘤性，炎症性病因有：克罗恩病、肠结核、急性阑尾炎、感染性肠炎、放射性肠炎、白塞病、腹部脓肿；肿瘤性病因包括：小肠癌、盲肠癌、类癌、小肠转移瘤、小肠淋巴瘤（表 5-4-1）。

**表 5-4-1 回肠末端狭窄病因分类**

| 分类 | 病因 |
|---|---|
| 炎症性 | 克罗恩病、肠结核、急性阑尾炎、感染性肠炎、放射性肠炎、白塞病、腹部脓肿 |
| 肿瘤性 | 小肠癌、盲肠癌、类癌、小肠转移瘤、小肠淋巴瘤 |

## 三、影像诊断流程

对于回肠末端狭窄病变的鉴别诊断可分为炎症性病变和肿瘤性病变，其中炎性病变包括：克罗恩病、肠结核、急性阑尾炎、感染性肠炎、放射性肠炎及脓肿等；肿瘤性病变包括：小肠癌、盲肠癌、类癌、小肠转移瘤和小肠淋巴瘤（图 5-4-1）。

## 四、相关疾病影像学表现

**1. 肠结核（intestinal tuberculosis）** 好发于回盲部和升结肠，常伴有小肠特别是回肠受累。溃疡型肠结核表现为肠管痉挛、张力增高等激惹征象，病变段可见斑点状龛影，此种改变常呈断续性、节段性、交替分布。增殖型肠结核主要表现为黏膜呈息肉状改变，好发于回肠末端，由于黏膜下及浆膜下纤维组织增生，常致回肠末端肠壁增厚而引起狭窄（图 5-4-2）。

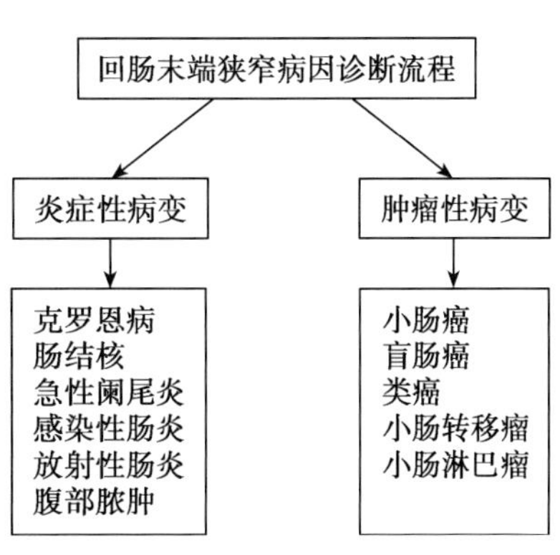

图 5-4-1 回肠末端狭窄病因诊断流程

**2. 急性阑尾炎（acute appendicitis）** CT 诊断主要标准之一为阑尾外径>6mm，阑尾肿大是脓肿形成之前最常见的征象,阑尾越粗,坏疽化脓的几率越大,尤其不均匀性增粗则高度提示阑尾坏疽。另外,可见阑尾周围脂肪密度增高,邻近的小肠及盲肠末端肠壁水肿增厚,局部肠腔狭窄(图5-4-3);形成脓肿时,于阑尾周围可见液体积聚,内有积气。

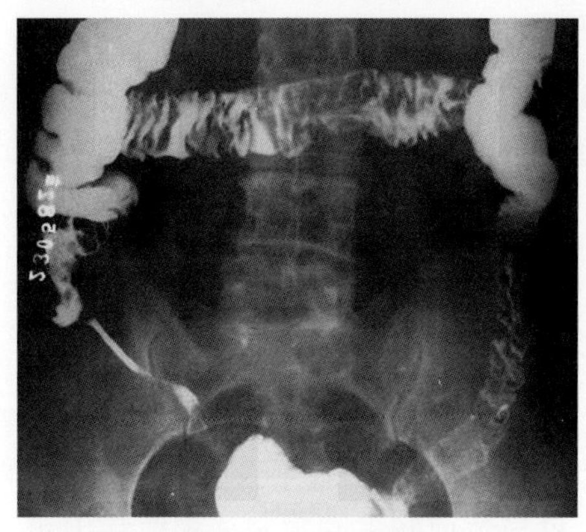

**图 5-4-2 小肠结核**

X 线钡剂造影检查示回肠末端增殖型肠结核,黏膜下及浆膜下纤维组织增生致回肠末端肠壁增厚而引起狭窄

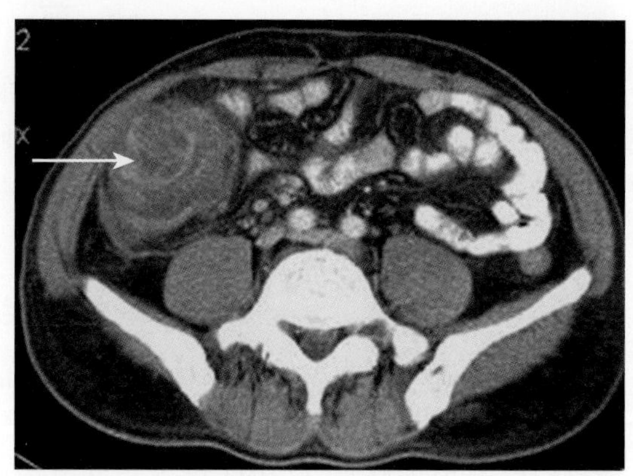

**图 5-4-3 急性阑尾炎**

轴位 CT 增强扫描示急性阑尾炎伴脓肿形成,阑尾周围脂肪密度增高,邻近的回肠肠壁增厚,局部肠腔狭窄

**3. 放射性肠炎(radiation enteritis)** 目前对盆腔恶性肿瘤,如直肠癌,前列腺癌、宫颈癌等,通常进行多次高剂量放疗,在治疗原发肿瘤的同时,肠道损伤等并发症的发生率也明显增加,尤其放射剂量超过 5000mGy 时。典型的放射性肠炎发生于回肠末端,慢性期肠腔狭窄、管壁僵硬、肠管位置相对固定,肠周由于纤维组织增生而导致肠管间距增宽,肠管间可互相粘连呈角,常伴有不全性肠梗阻(图 5-4-4);增强扫描分层强化方式消失,呈均一中度强化。深的溃疡以及到达邻近组织的瘘管,表现为盆腔内液体积聚,瘘管壁明显强化。

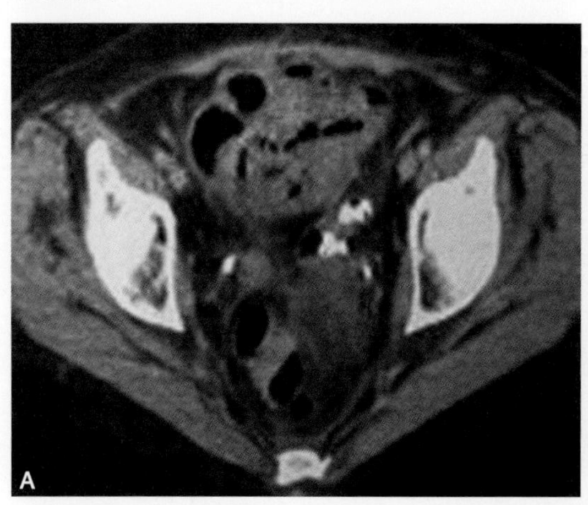

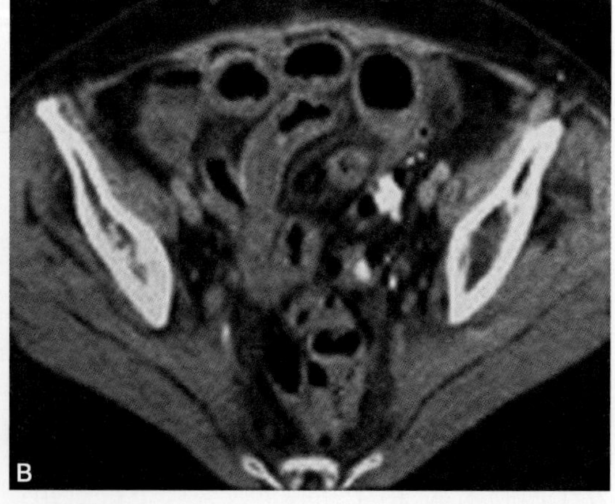

**图 5-4-4 慢性放射性肠炎**

直肠癌多次高剂量放疗后,回肠末端发生放射性肠炎。A、B. 盆腔 CT 平扫表现为肠壁增厚、水肿、狭窄

**4. 腹腔脓肿(peritoneal abscess)** 来自腹腔或盆腔等部位的脓液,可积聚包绕回肠末端,致回肠黏膜皱襞增厚,局部管腔狭窄。MRI 检查较具特征,脓肿呈长 $T_1$ 长 $T_2$ 信号,DWI 呈明显高信号,ADC 值减低,增强脓肿壁呈明显均匀环状强化(图 5-4-5)。

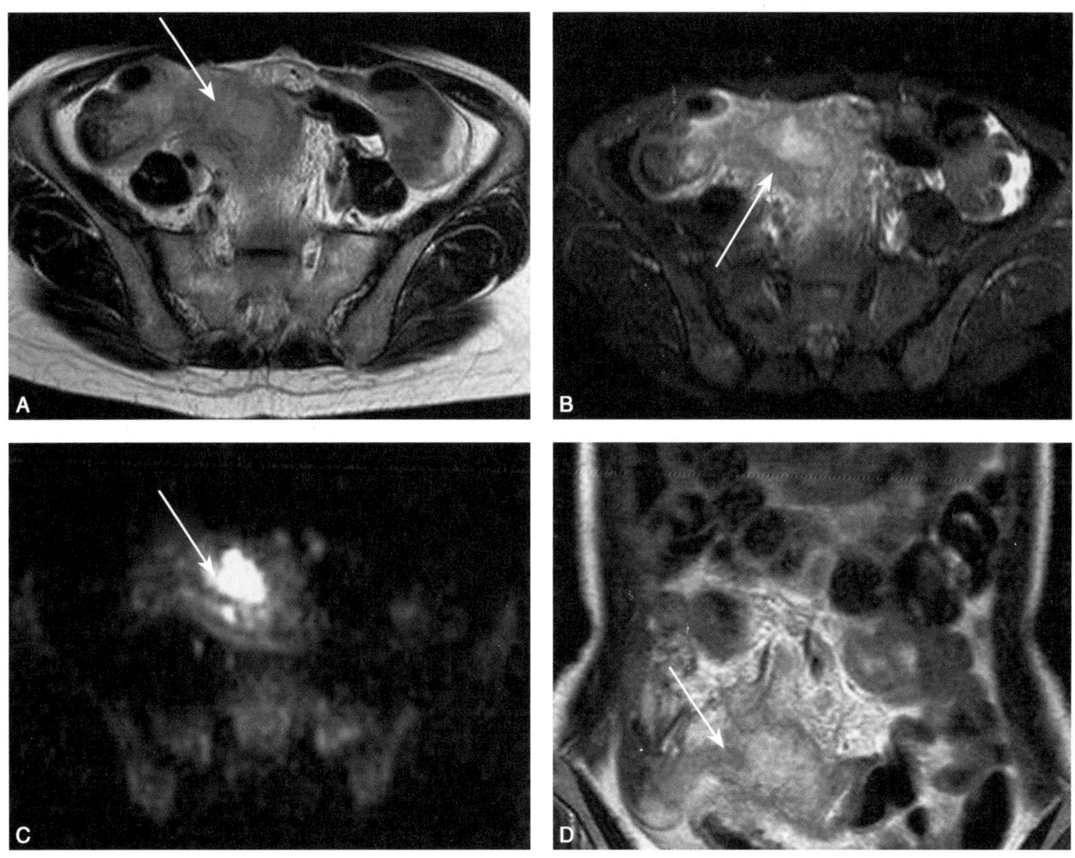

**图 5-4-5 腹部脓肿**

A ~ D. 腹部 MRI 平扫示回盲部见一不规则脓肿呈长 $T_2$ 信号,DWI 呈高信号,邻近可见肿大阑尾。术后证实阑尾炎并周围脓肿形成

**5. 肿瘤性病变** 小肠癌、小肠转移瘤、淋巴瘤均可引起回盲部肠壁增厚,局部肠腔狭窄;类癌常见于回肠、阑尾,肿瘤浸润小肠肠系膜,致结缔组织增生,引起回肠狭窄(图 5-4-6)。DWI 序列有助于肿瘤的检出,小肠癌、小肠转移瘤、淋巴瘤及邻近肿大淋巴结在 DWI 序列呈明显均匀高信号,边界较清,ADC 值减低。

**6. 白塞病(Behcet disease,BD)** 一种原因不明的多系统受损疾病,以小血管炎为相对特征的慢性进行性、复发性、多系统损害的疾病。往往以口腔黏膜及外阴部溃疡和皮肤、眼部、关节等损害为特征。可累及皮肤、黏膜、眼、胃肠、关节、心血管、泌尿、神经等。消化道发病率为 8.4% ~27.5%。若病变累及肠道称为肠型白塞病,临床报道较少。肠型白塞病主要表现为慢性非特异性溃疡性病变。可发生于消化道的任何部位,但以回盲部最多见,约占 75%。肠型白塞病的溃疡较深,为圆形或椭圆形,很少为线状或表浅溃疡,位于小肠系膜对侧缘,溃疡为穿透性,常深达浆膜层,邻近组织有炎细胞浸润,小血管炎为主要病理表现,但无特异性,无上皮样肉芽肿,溃疡愈合后可残留纤维化。

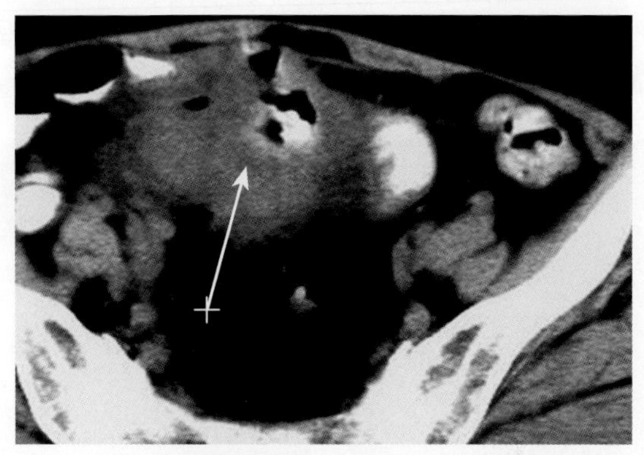

**图 5-4-6　回盲部淋巴瘤**

平扫 CT 显示回肠非霍奇金淋巴瘤(白箭所示),引起回盲部肠壁增厚,局部肠腔略狭窄

肠型白塞病在临床、X 线、组织学改变等方面需要与克罗恩病、溃疡性结肠炎及肠结核进行鉴别诊断。后三种疾病往往无反复发作的口腔、外阴溃疡,皮肤结节红斑和针刺反应。如果出现回盲部单发大溃疡,特别是在回肠末端,并伴有白塞病的其他临床表现,应考虑本病的可能性(图 5-4-7)。

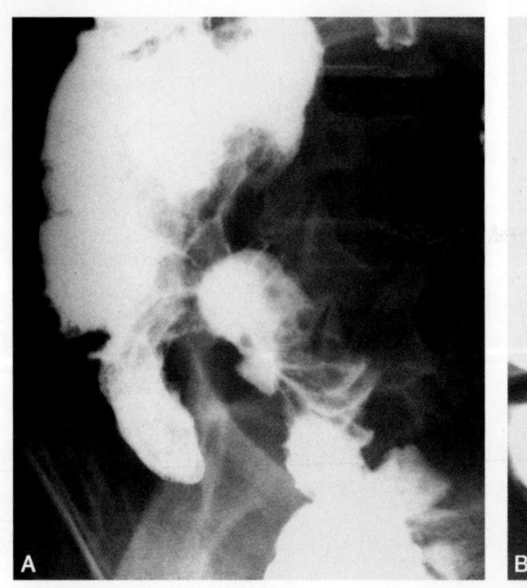



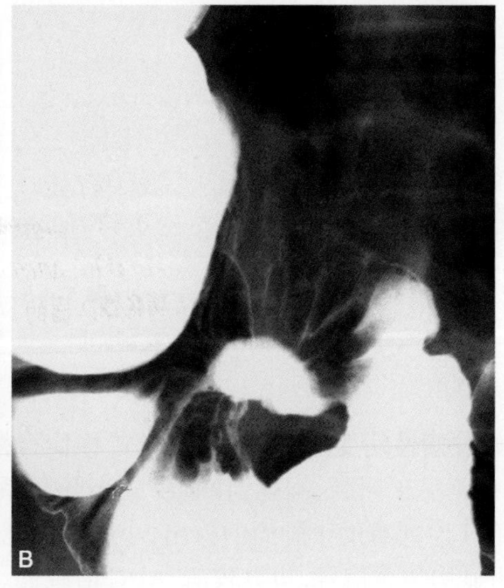



**图 5-4-7　肠型白塞病**

女,57 岁。16 年前无明显诱因出现反复发作的口腔溃疡,散在分布于颊黏膜、舌缘等处,伴有反复发作的会阴部溃疡;半年前出现腹痛,以右下腹为著,伴有大便干结。A、B. X 线钡剂灌肠造影检查示:回肠末端近回盲瓣区见直径约 2cm 深大龛影,边缘锐利,周围黏膜皱襞纠集,周围可见大小不等息肉状充盈缺损,盲肠挛缩抬高,回盲瓣开放,钡剂反流入小肠

## 五、研究进展及存在问题

回肠末端较为深在,以往对于回肠末端狭窄病变主要依靠全消化道钡剂造影检查,近年来出现了小肠镜及胶囊内镜,小肠疾病的检出率有增加趋势,但检查效果也不十分理想,而且不能评价肠外病变。MSCT 多平面重建技术及 MRI 任意层面成像优势有助于直观观察导致回肠末端狭窄的病变。

(曲林涛　吕永滨)

## 参考文献


1. Barlow JM, Goss BC, Hansel SL, et al. CT enterography: technical and interpretive pitfalls. Abdom Imaging, 2015, 40(5):1081-1096.
2. Kohli MD, Maglinte DD. CT enteroclysis in small bowel Crohn's disease. Eur J Radiol, 2009, 69(3):398-403.
3. Koutroubakis IE. Spectrum of non-inflammatory bowel disease and non-infectious colitis. World J Gastroenterol, 2008, 28; 14(48):7277-7279.
4. Lee SS, Kim AY, Yang SK, et al. Crohn disease of the small bowel: comparison of CT enterography, MR enterography, and small-bowel follow-through as diagnostic techniques. Radiology, 2009, 251(3):751-761.
5. Negaard A, Paulsen V, Sandvik L, et al. A prospective randomized comparison between two MRI studies of the small bowel in Crohn's disease, the oral contrast method and MR enteroclysis. Eur Radiol, 2007, 17(9): 2294-2301.
6. Shi H, Liu C, Ding HY, et al. Magnesium sulfate as an oral contrast medium in magnetic resonance imaging of the small intestine. Eur J Radiol, 2012, 81(3):e370-375.
7. Vilela EG, Torres HO, Martins FP, et al. Evaluation of inflammatory activity in Crohn's disease and ulcerative colitis. World J Gastroenterol, 2012, 18(9):872-881.
8. Vogel J, da Luz Moreira A, Baker M, et al. CT enerograhpy for Crohn's disease: accurate preopera-tive diagnostic imaging. Dis Colon Rectum, 2007, 50(11):1761-1769.
9. 王爱英,林三仁,刘武文,等. 回肠末端良性溃疡的 X 线表现及其诊断价值. 中国医学影像学杂志, 2001, 9(1):36-38.


# 第五节　小肠动脉瘤样扩张

## 一、前　　言

小肠动脉瘤样扩张是指影像学表现为小肠管腔扩张呈动脉瘤样。例如小肠间质瘤、淋巴瘤等肿瘤较大时,中央可坏死产生空洞,从而造成肠腔局限性动脉瘤样扩张。

## 二、相关疾病分类

小肠动脉瘤样扩张的病因较多,常见于小肠淋巴瘤、小肠转移瘤、肠-肠吻合术后,还可见于小肠 GIST、小肠梗阻(长期扩张小肠内径>6cm)、小肠憩室和 Meckel 憩室及胃肠道重复囊肿。主要病因可分为肿瘤性(小肠淋巴瘤、小肠间质瘤、小肠转移瘤)、先天发育性(小肠憩室、Meckel 憩室、胃肠道双重囊肿)以及其他如小肠梗阻、肠-肠吻合术后等(表 5-5-1)。

表 5-5-1　小肠动脉瘤样扩张病因分类

| 分类 | 病因 |
| --- | --- |
| 肿瘤性 | 小肠淋巴瘤、小肠间质瘤、小肠转移瘤 |
| 先天性 | 小肠憩室、Meckel 憩室、胃肠道重复囊肿 |
| 其他 | 小肠梗阻、肠-肠吻合术后 |

## 三、影像诊断流程

小肠淋巴瘤是动脉瘤样扩张的常见原因。小肠动脉瘤样扩张病变可分为肿瘤性病变、憩室及其他。当出现管腔扩张及壁内肿物时，则提示淋巴瘤、转移瘤或胃肠道间质瘤等肿瘤性病变；憩室性病变包括小肠憩室及 Meckel 憩室，其他病因还包括小肠梗阻、肠-肠吻合术后及胃肠道重复囊肿（图 5-5-1）。

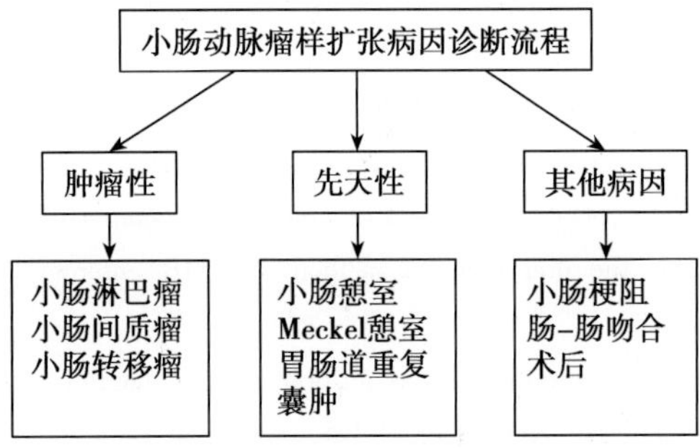


图 5-5-1　小肠动脉瘤样扩张病因诊断流程

## 四、相关疾病影像学表现

**1. 淋巴瘤（lymphoma）**　小肠淋巴瘤的主要表现为肠壁明显增厚，形成肿块，但受累肠段管腔不出现狭窄，反而出现明显的增宽，呈动脉瘤样扩张，直径多>4cm，主要因肿瘤在肠壁内浸润，破坏了肠壁内的神经丛所致。病变累及范围可较广，黏膜增粗可呈脑回样改变，淋巴结肿大较显著（图 5-5-2）。

**2. 间质瘤（mesenchymoma）**　小肠间质瘤起源于黏膜下层，易向腔外生长，恶性多体积大、表面不规则、边界欠光整、强化不均匀，中心可坏死、出血及囊变，气体或造影剂进入其中，形似动脉瘤样扩张，可腹腔内播散，淋巴结转移少见（图 5-5-3）。

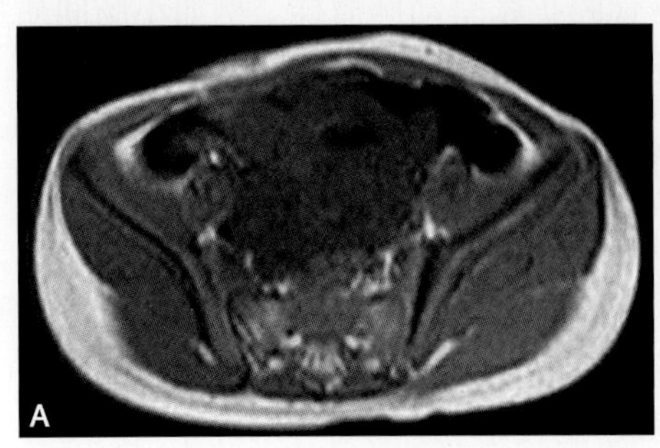


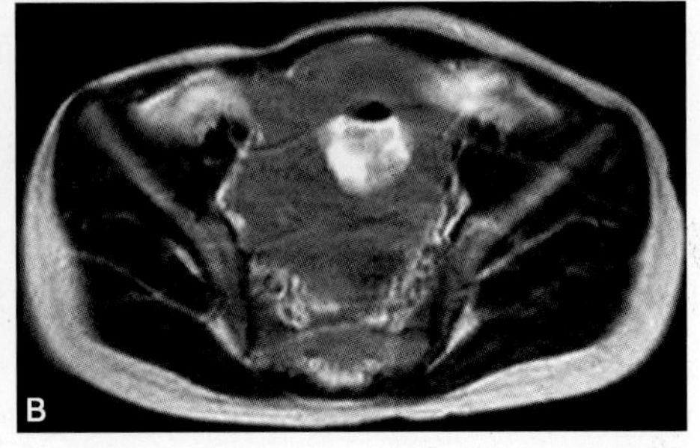

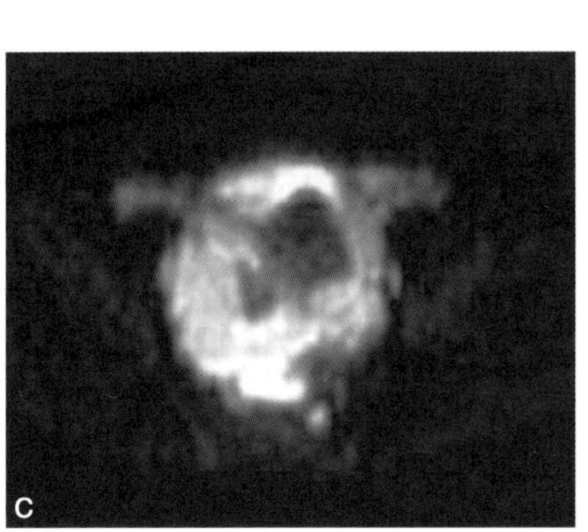


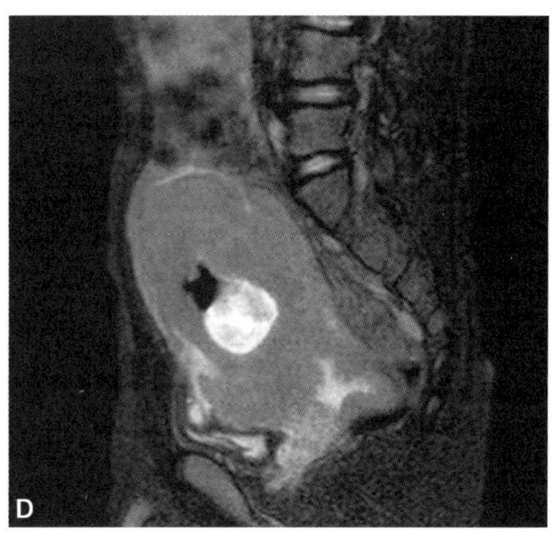


图 5-5-2　小肠淋巴瘤

A～D. MRI 多参数平扫示小肠肠壁显著增厚，增厚程度不均，局部肠腔扩大呈动脉瘤样扩张，DWI 序列可见肿块弥散受限。术后证实为小肠淋巴瘤

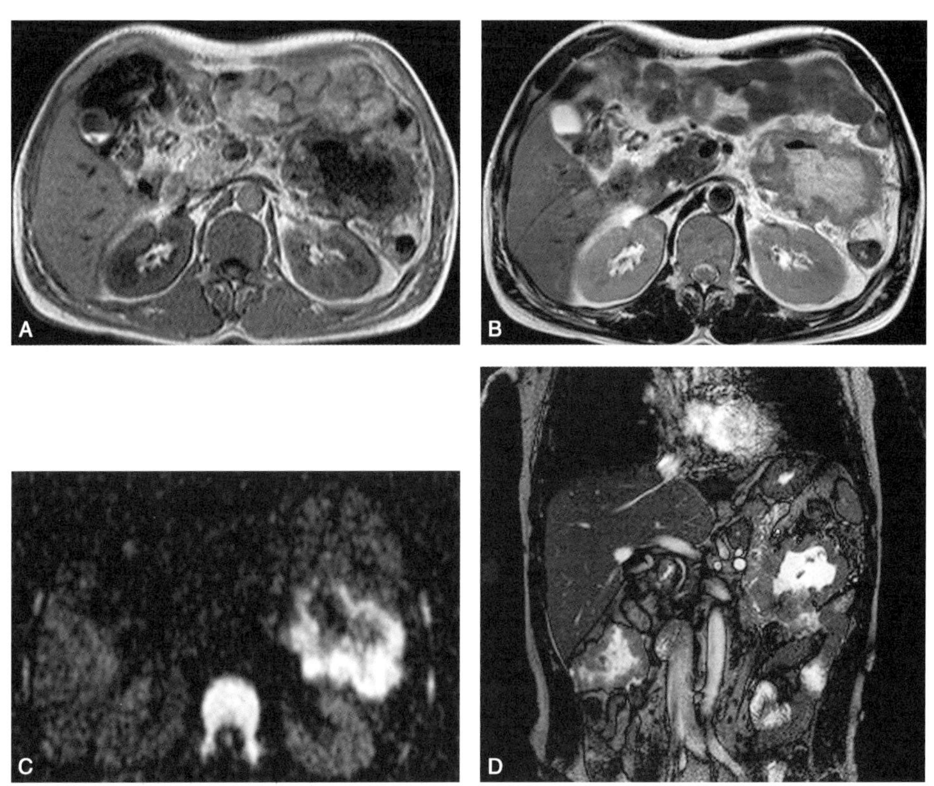


图 5-5-3　小肠间质瘤

A～D. MRI 多参数平扫示左上腹小肠肠壁增厚并外凸，可见动脉瘤样扩大腔内充盈积液，形态不规则，DWI 序列弥散受限。术后证实为小肠间质瘤

**3. 黑色素瘤(melanoma)**　恶性黑色素瘤所致小肠转移瘤，易形成动脉瘤样扩张。但 MRI 诊断较具特征性，病变在 $T_1$WI 呈稍高信号，$T_2$WI 呈稍低信号(图 5-5-4)；淋巴瘤在 DWI 序列亦呈高信号。CT 上病变呈稍高密度。

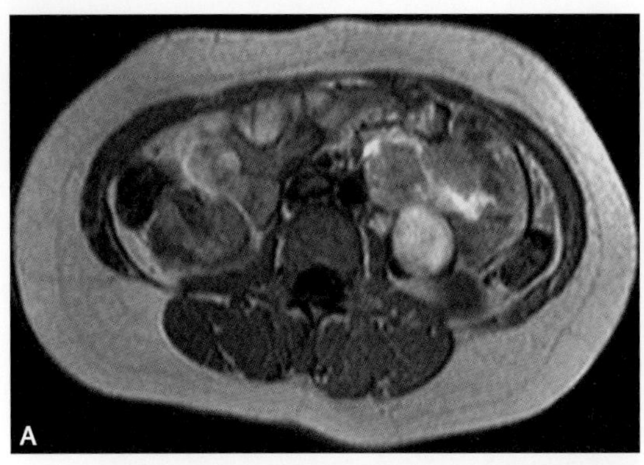


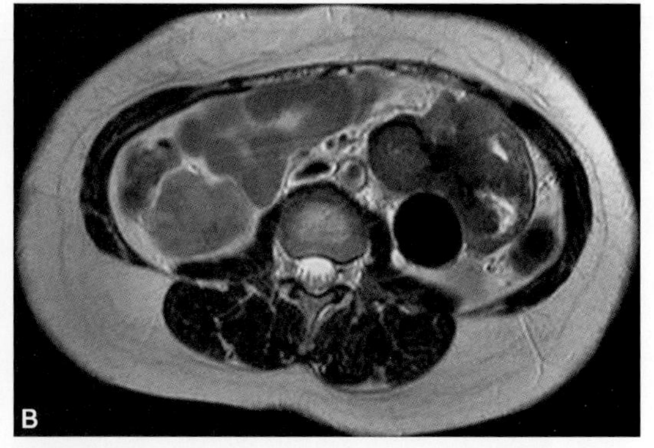


**图 5-5-4　小肠黑色素瘤**

A、B. MRI 多参数平扫示左下腹小肠粘连成团，部分肠袢呈动脉瘤样扩张，肿块呈特征性短 $T_1$ 短 $T_2$ 信号。术后证实为小肠黑色素瘤

**4. 憩室(diverticulum)**　小肠憩室好发于空肠近端，常位于系膜缘；发生于回肠的 Meckel 憩室是常见的先天性消化道畸形。憩室呈囊袋状自肠壁向外膨出，当肠腔内压力较大时，憩室呈动脉瘤样扩张，憩室扩张可致憩室炎伴脓腔形成(图 5-5-5)。

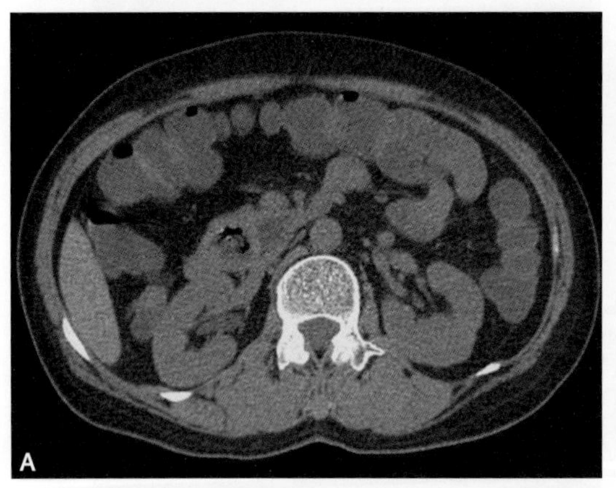


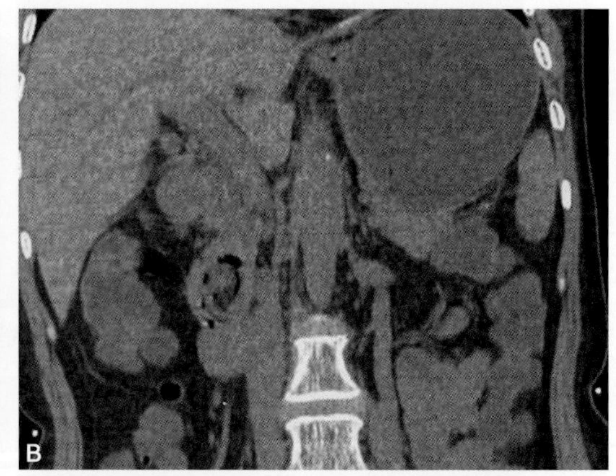


**图 5-5-5　小肠憩室**

A、B. CT 轴位平扫及冠状位重建示十二指肠降段见憩室影，壁较厚，内见食物残渣，与胃镜图像相符，证实为十二指肠憩室

**5. 胃肠道重复囊肿(gastrointestinal duplication cyst)**　表现为大的球形囊肿压迫肠道引起肠梗阻，腹部可扪及圆形或椭圆形、光滑的囊性包块，有一定的活动度，囊腔内积液增多致使囊壁紧张时出现疼痛及压痛，肠壁肌层内小的球形囊肿常导致肠套叠。有些重复囊肿可使附着的肠段发生肠扭转而致肠坏死。影像学表现为肠外囊性结构，囊腔与肠腔相通，呈动脉瘤样扩张，内见气-液平面(图 5-5-6)。

## 五、研究进展及存在问题

小肠动脉瘤样扩张病变，尤其是小肠淋巴瘤的影像学鉴别诊断并不困难。而对于某些少见病变，在认识其影像学表现的基础上，结合临床病史，也可提高病变的检出。

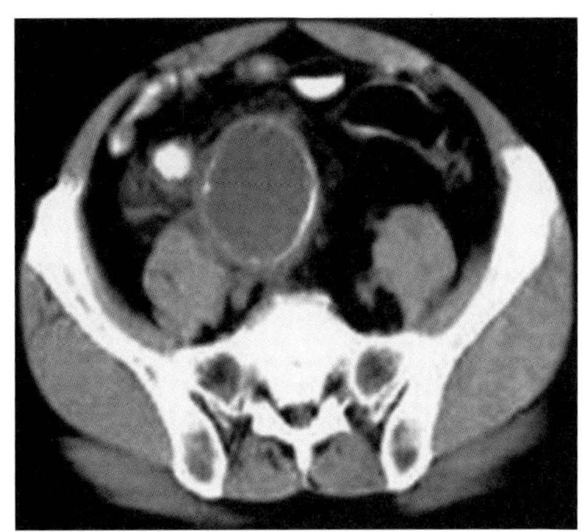

**图 5-5-6 回肠末端囊肿**

CT 轴位平扫示回肠末端肠外囊性结构,呈动脉瘤样扩张,囊壁钙化,术后证实为回肠末端囊肿

(曲林涛 高波)

## 参考文献

1. Blickman JG, Rieu PH, Buonomo C, et al. Colonic duplications: clinical presentation and radiologic features of five cases. Eur J Radiol, 2006, 59(1): 14-19.
2. Ghai S, Pattison J, Ghai S, et al. Primary gastrointestinal lymphoma: spectrum of imaging findings with pathologic correlation. Radiographics, 2007, 27(5): 1371-1388.
3. Lee NK, Kim S, Jeon TY, et al. Complications of congenital and developmental abnormalities of the gastrointestinal tract in adolescents and adults: evaluation with multimodality imaging. Radiographics, 2010, 30(6): 1489-1507.
4. Malik AA, Shams-ul-Bari, Wani KA, et al. Meckel's diverticulum revisited. Saudi J Gastroenterol, 2010, 16(1): 3-7.
5. Schottenfeld D, Beebe-Dimmer JL, Vigneau FD. The epidemiology and pathogenesis of neoplasia in the small intestine. Ann Epidemiol, 2009, 19(1): 58-69.
6. Sioka E, Christodoulidis G, Garoufalis G, et al. Inverted Meckel's diverticulum manifested as adult intussusception: age does not matter. World J Gastrointest Surg, 2011, 3(8): 123-127.
7. Tauro LF, George C, Rao BS, et al. Asymptomatic Meckel's Diverticulum in adults: is diverticulectomy indicated. Saudi J Gastroenterol, 2010, 16(3): 198-202.
8. Zondervan RL, Hahn PF, Sadow CA, et al. Frequent body CT scanning of young adults: indications, outcomes, and risk for radiation-induced cancer. J Am Coll Radiol, 2011, 8(7): 501-507.

# 第六节 肠壁积气

## 一、前言

肠壁积气作为一种影像学征象,是指肠壁内有气体,多由腹部平片或 CT 检出,也可在内镜下及手术时发现经病理检查证实。也称肠壁囊状积气、壁内积气、肠气肿、肠气囊肿、假性脂肪瘤等。病理学表现分为微泡性、囊性和弥漫性。症状主要为腹泻、腹痛、腹胀、血便和体重减轻。

## 二、相关疾病分类

肠壁积气病因多样，主要可分为缺血坏死病因和手术损伤病因，最严重的病因是肠坏死，另外肺部病变也可导致肠壁积气。对于不明原因腹痛、脓毒症、肠出血、可疑肠缺血或梗死患者影像学检查时应注意观察有无肠壁积气。对于肠壁积气病因的诊断应结合病史、临床征象和表现综合诊断，对于良性的非缺血性积气，患者通常无明显症状；但对于缺血所致的肠壁积气，患者通常状况不佳，实验室检查显示白细胞增多、酸中毒及血浆淀粉酶升高等（表 5-6-1）。

表 5-6-1　肠壁积气病因分类

| 分类 | 病因 |
| --- | --- |
| 缺血坏死 | 缺血性小肠炎、坏死性小肠炎、小肠梗阻、中毒性巨结肠等 |
| 手术损伤 | 肠道损伤、肠道术后、内镜术后、肠腐蚀性损伤、回肠膀胱内积气等 |

## 三、影像诊断流程

肠壁积气影像学表现为透亮的曲线或条纹状、斑点状或多泡状，平片上与肠管位置平行。寻找门静脉内有无气体可辅助诊断有无肠壁积气的存在。CT 对于肠壁积气的诊断较平片更敏感。CT 评估肠壁积气，用骨窗和肺窗可以更好地区分气体、脂肪和肠壁。然而，肠内食物残渣可粘附气体于肠壁，小肠皱襞间也可包裹少量气体，均可导致误诊为肠壁积气。当气体出现在扩张良好的小肠肠管上下壁时，则提示肠壁积气。肠缺血或坏死的 CT 征象包括：肠壁灌注低下或缺失、肠壁增厚、肠系膜浑浊呈条带状改变（图 5-6-1）。

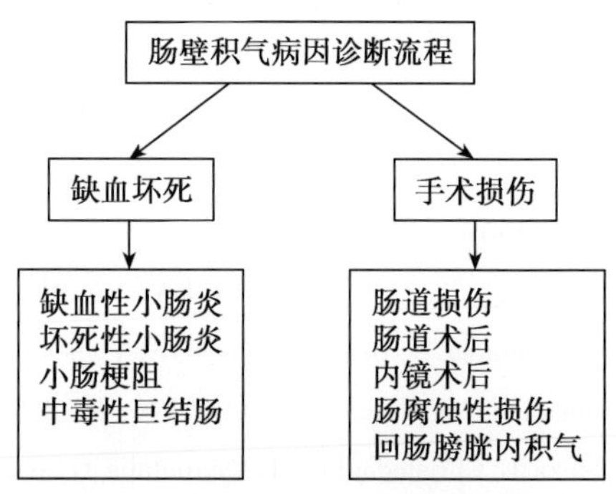


图 5-6-1　肠壁积气病因诊断流程

## 四、相关疾病影像学表现

**1. 缺血性肠炎（ischemic enteritis）**　小肠及结肠缺血多因肠系膜上动脉或肠系膜上静脉狭窄或闭塞而引起。CT 应成为肠系膜缺血的首选影像学检查，肠系膜血管栓塞的直接征象是指肠系膜血管内血栓或栓塞，是肠系膜缺血的最可靠征象。肠壁积气表现为受累肠壁黏膜下层内见圆形囊泡状或线形气体积聚，即为肠道气囊肿症；常伴有门静脉及其属支积气，表现为少量气体影存在于肠系膜静脉或门静脉的肝内分支内，积气可达肝脏边缘（图 5-6-2）。若肠壁积气和门静脉及其属支积气同时出现，则提示全层肠壁坏死。

**2. 小肠梗阻(intestine obstruction)**　小肠内容物由于病理原因不能正常运行和通过障碍,阻塞部位以上的肠管积聚液体和气体而扩张,一般见于梗阻后 3 ~ 6 小时。严重或长期的梗阻,肠腔内压力增高,肠壁淤血、水肿,可导致血液浓缩、循环衰竭;病变进一步进展,毛细血管通透性增加,肠壁可有出血点;最后局部肠管坏死、破裂、穿孔。若发病一开始就有肠系膜血管受压、血供中断,即为绞窄性肠梗阻。扩张的小肠跨度大,多为单纯性肠梗阻;若跨度小,肠袢卷曲,则可能是绞窄性。肠壁内见串珠状小气泡影提示血运障碍、坏死,多见于闭袢性肠梗阻,肠道内的气体可进入小肠壁内(图 5-6-3)。

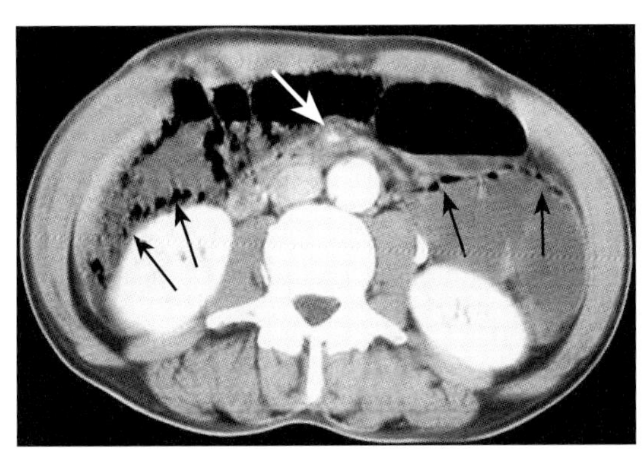

**图 5-6-2　肠系膜上动脉栓塞所致肠壁积气**

男,48 岁。腹痛腹胀 2 天。CT 轴位增强扫描示肠系膜上动脉栓塞(白箭),小肠梗阻积液,肠壁积气无强化

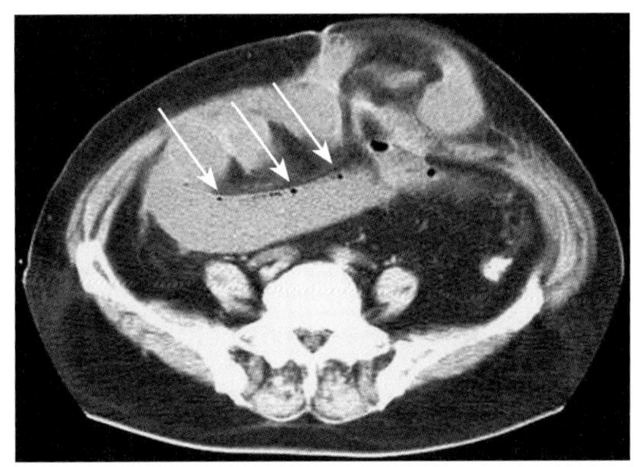

**图 5-6-3　切口疝所致绞窄性肠梗阻肠壁积气**

女,73 岁。切口疝嵌顿 3 天。CT 平扫示小肠在腹壁手术切口处嵌顿,肠管扩张积液,可见肠壁积气

**3. 坏死性小肠炎(necrotizing enteritis)**　新生儿坏死性小肠结肠炎常见于新生儿、早产儿。可能与缺氧、缺血引起的肠黏膜损伤,喂养不当,感染等多种有害因素造成的综合损害有关。多发生于回肠远端、回盲部和升结肠。肠黏膜坏死,以后出现肠壁积气,影像学表现为黏膜下积气呈小囊状或泡沫样,肌层或浆膜下积气呈线样或半环状透亮影,以右下腹多见。晚期肠壁气体进入血管并随血流达门静脉,出现门静脉积气,表现为自肝门向肝内伸展的树枝样透亮影。

**4. 肠道/内镜术后**　胃造瘘术、空肠造瘘术、肠-肠吻合术,均可导致气体经吻合口或肠壁薄弱处逸入肠管而引起积气。消化道内镜检查术后,如有肠黏膜损伤,气体可经此进入肠壁。

**5. 肺部病变**　患有慢性阻塞性肺疾病,哮喘、肺间质纤维化、气胸及使用呼吸机的患者,胸腔内的气体可经纵隔逸入腹膜后,肠系膜外,而进入小肠壁。

**6. 肠道损伤、胃十二指肠腐蚀性损伤**　外伤或误服腐蚀性液体时,气体可经胃肠道壁损伤薄弱处进入胃肠壁内。

**7. 回肠膀胱内积气**　膀胱切除后,以回肠或结肠代膀胱而与输尿管吻合,肠壁内可发生积气。

## 五、研究进展及存在问题

肠壁积气的病因最常见、最危急的是肠坏死，其次，积气征可继发于黏膜破裂，可由肠管过度扩张、溃疡、糜烂、创伤以及医源性因素造成。积气征在应用类固醇、化疗、放疗、AIDS 等免疫损伤患者中发生率高。CT 平扫对肠壁积气的显示和诊断极为有利，能清晰分辨肠壁黏膜下、浆膜下或肠腔内积气等情况。总之，临床对于肠壁积气征的病因和影像学表现的认识在不断提高，但仍有部分原发积气征原因不明，影像学检出较为困难，尚需我们深入研究。

（曲林涛　高波）

## 参考文献


1. Kernagis LY, Levine MS, Jacobs JE. Pneumatosis intestinalis in patients with ischemia: correlation of CT findings with viability of the bowel. AJR Am J Roentgenol, 2003, 180(3): 733-736.
2. Sebastià C, Quiroga S, Espin E, et al. Portamesenteric vein gas: pathologic mechanism, CT findings, and prognosis. Radiographics, 2000, 20(5): 1213-1224; discussion 1224-1226.
3. Taourel P, Garibaldi F, Arrigoni J, et al. Cecal pneumatosis in patients with obstructive colon cancer: correlation of CT findings with bowel viability. AJR Am J Roentgenol, 2004, 183(6): 1667-1671.
4. Wiesner W, Khurana B, Ji H, et al. CT of acute bowel ischemia. Radiology, 2003, 226(3): 635-650.
5. 吴戈，闫晨，张藜莉，等. 肠壁积气征的研究进展. 实用放射学杂志，2008，24(9)：1278-1280.
6. 赵欣，张浩，曾红辉，等. CT 肠壁积气征在评估肠管血运活性上的意义. 影像诊断与介入放射学，2012，21(6)：419-423.


# 第七节　肠　套　叠

## 一、前　　言

肠套叠是指一段肠管及与其相连的肠系膜被套入与其相邻的一段肠管内，引起肠内容物通过障碍，被套入段肠管称为套入部，外层肠管称为鞘部。肠套叠多发生于小肠，临床上表现为反复发作腹痛，急性起病者为持续性隐痛，阵发性加剧，亚急性、慢性病史者腹痛有缓解期，腹痛发作时常伴有呕吐，可扪及肿块，病情缓解时肿块可消失。儿童肠套叠首选超声检查，而成人肠套叠首选检查方法是 X 线稀钡灌肠，但诊断困难；CT/MRI 扫描具有特异的优越性，可实现横断面及冠状面扫描，配合增强扫描，既可显示套叠情况，又可以明确病因。

## 二、相关疾病分类

婴幼儿肠套叠一般认为主要与饮食改变和食物刺激、局部解剖因素等引起的肠道痉挛、回肠末端集合淋巴小结增殖肥厚有关，而器质性病变导致者不到 8%。对于年龄较大的小儿肠套叠的病因主要与继发性因素有关，其中有肿瘤：如非霍奇金淋巴瘤、错构瘤等，息肉病，腹腔手术后等。

成人肠套叠多为继发性，由器质性病变引起，以小肠套叠多见，常由良性病变伴发，相较结肠套叠则更多由恶性病变继发。按肠套叠方向，肠套叠可分为小肠-结肠型、小肠-小肠型、结肠-结肠型。引起成人肠套叠的病因众多，良性病变有：平滑肌瘤、腺瘤、血管瘤、脂肪瘤、息肉、梅克尔憩室、炎性病变、术后粘连及肠动力性病变等；恶性病变有：腺癌、淋巴瘤、肠道间质瘤、平滑肌肉瘤、转移瘤、类癌等（表5-7-1）。

**表5-7-1　肠套叠病因分类**

| 分类 | 病因 |
| --- | --- |
| 良性 | 平滑肌瘤，腺瘤，血管瘤，脂肪瘤，息肉，梅克尔憩室，炎性病变，术后粘连，肠动力性病变 |
| 恶性 | 腺癌，淋巴瘤，肠道间质瘤，平滑肌肉瘤，转移瘤，类癌 |

## 三、影像诊断流程

成人肠套叠的特征性直接征象有：①“靶形征”：一般为同心圆状，当套叠肠管长轴与CT扫描层面垂直时，肿块内可分辨出层样结构，口服高密度对比剂时，中央套入肠管内可见对比剂和周围含有脂肪的肠系膜，外层则为鞘部肠管；②“彗星尾征”或“肾形征”：当套叠肠管长轴与CT扫描层面平行时，可出现“彗星尾征”，为套叠近端肠系膜血管牵拉聚拢所致，常与“肾形征”相伴出现，“肾形征”为靶部游离缘与套入部近端肠管及肠系膜的CT斜切面图像，其中游离的鞘部呈弧形围绕套入部，状若肾脏轮廓，而套入部近段肠管及肠系膜状若肾蒂；③“漩涡征”：由于套入部肠壁明显水肿、坏死或套入部肿瘤浸润周围肠系膜，而引起肠系膜血管受挤压，引起静脉回流障碍及静脉血管扩张，套入部肠壁充血水肿、变硬，形成不完全性肠梗阻，套叠以上肠管蠕动增强，可引起肠管代偿性扩张肥厚，可见肠系膜及血管纠集、迂曲，状如漩涡。

肠套叠的间接征象：① 肠壁增厚：增厚的肠壁边缘模糊，提示血运障碍或肿瘤浸润，套入部的肠壁明显增厚伴肠壁内出现气泡，提示肠壁缺血坏死；② 肠梗阻及肠管扩张，表现为梗阻平面以上肠腔扩张、积液，而梗阻平面以下的肠腔空虚、萎陷；如结肠内未见粪、气影，则提示为完全性肠梗阻；③ 邻近肠系膜增厚，模糊；④ 腹膜后淋巴结肿大，提示肠套叠的病因可能为恶性肿瘤；⑤ 腹水。

成人肠套叠的声像图表现较具特征，超声检查于脐周、脐右上方横切面扫描显示“同心圆征”“靶环征”，外圆为鞘部，呈厚环形低回声，表面光滑完整，中心圆为套入部，呈强回声或强弱相间回声，边缘毛糙，为套入部肠管反折的浆膜及内层黏膜相互重叠挤压所致；纵切面扫查呈“套筒征”“腊肠征”，同样为外低内高回声结构，一端可见椭圆形的套头。儿童肠套叠声像图与成人相比，大体均呈同心圆征，但成人表现更似靶环征，且儿童肠套叠多发生于右下腹。

成人肠套叠相对少见，占全部肠套叠的5%。根据有无潜在性病因可分为肿瘤性（良性和恶性）、非肿瘤性和自发性肠套叠。80%～90%的成人肠套叠继发于潜在性的肠道病变，接近65%患者由肿瘤引起,其中良性肿瘤多见。通过分析肿块自身的特点,邻近肠壁的改变,周围网膜、肠系膜、腹膜及邻近器官的改变有助于肿瘤性肠套叠病因的诊断。肠道广泛炎症等非肿瘤性病变也可引起肠套叠,非肿瘤性和自发性的肠套叠长度相对较短,近端环和邻近肠管口径大致正常,肠壁的扩张及伴有肠梗阻的情况相对较轻。文献报道套叠长度短于3.5cm的患者,为短暂性肠套叠,具有自限性(图5-7-1)。

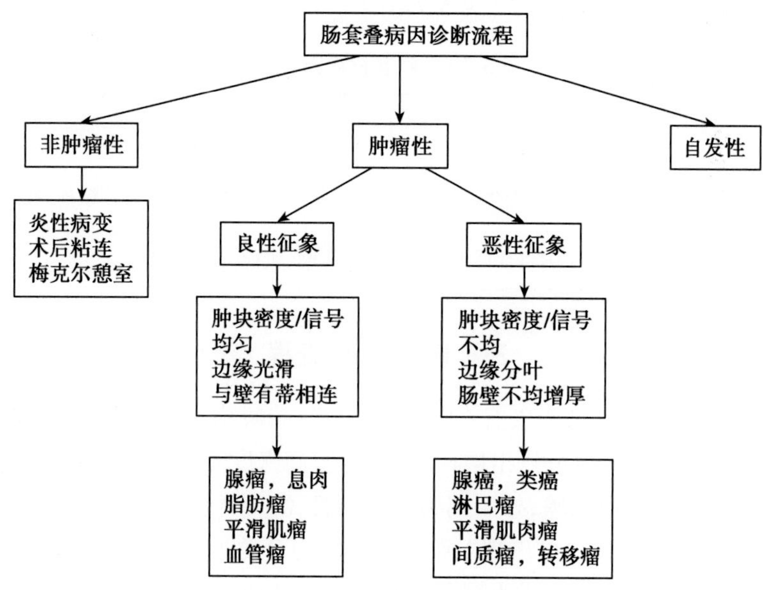


图5-7-1 肠套叠病因诊断流程

## 四、相关疾病影像学表现

**1. 小肠炎性病变(enteritis)** 可导致肠套叠,炎症段肠管黏膜水肿、凹凸不平,肠腔狭窄,肠壁增厚、僵直,慢性纤维化期肠管可呈缩窄改变,近段肠管可见扩张。增强扫描因黏膜下层水肿肠壁呈分层强化,慢性期肠壁因黏膜下纤维增生而增厚,肠壁中度均一强化(图5-7-2)。

**2. 脂肪瘤(lipoma)** 在小肠良性肿瘤中发病率居第二位,回肠发病率较高。钡剂造影检查中表现为边界清楚的肠腔内充盈缺损,加压或肠管蠕动时,肿瘤形态可发生改变,称为“形变征”,其位置也可发生改变,称为“位移征”。

CT或MRI扫描对脂肪瘤的诊断有特殊的价值,可显示肿瘤由特征性的脂肪密度或信号组成,其间混有纤维索条,通过调整适当的窗宽、窗位,可明确显示肿瘤,MRI检查运用脂肪抑制技术而致肿瘤呈低信号,增强扫描后肿瘤无强化。因此,脂肪瘤所致的肠梗阻,由于其CT/MRI上显示为特异性的密度或信号,呈圆形或椭圆形均一脂肪低密度/短$T_1$长$T_2$脂肪信号肿块,边缘光滑(图5-7-3)。

**3. 间质瘤(mesenchymoma)** 病灶多单发,一般以向腔外生长为主,呈边界清楚,类圆形较大肿块,3~5cm的病灶以良性可能性大,大于5cm的恶性可能性增大;增强扫描不均匀强化为恶性可能性大,均匀强化一般为良性(图5-7-4)。

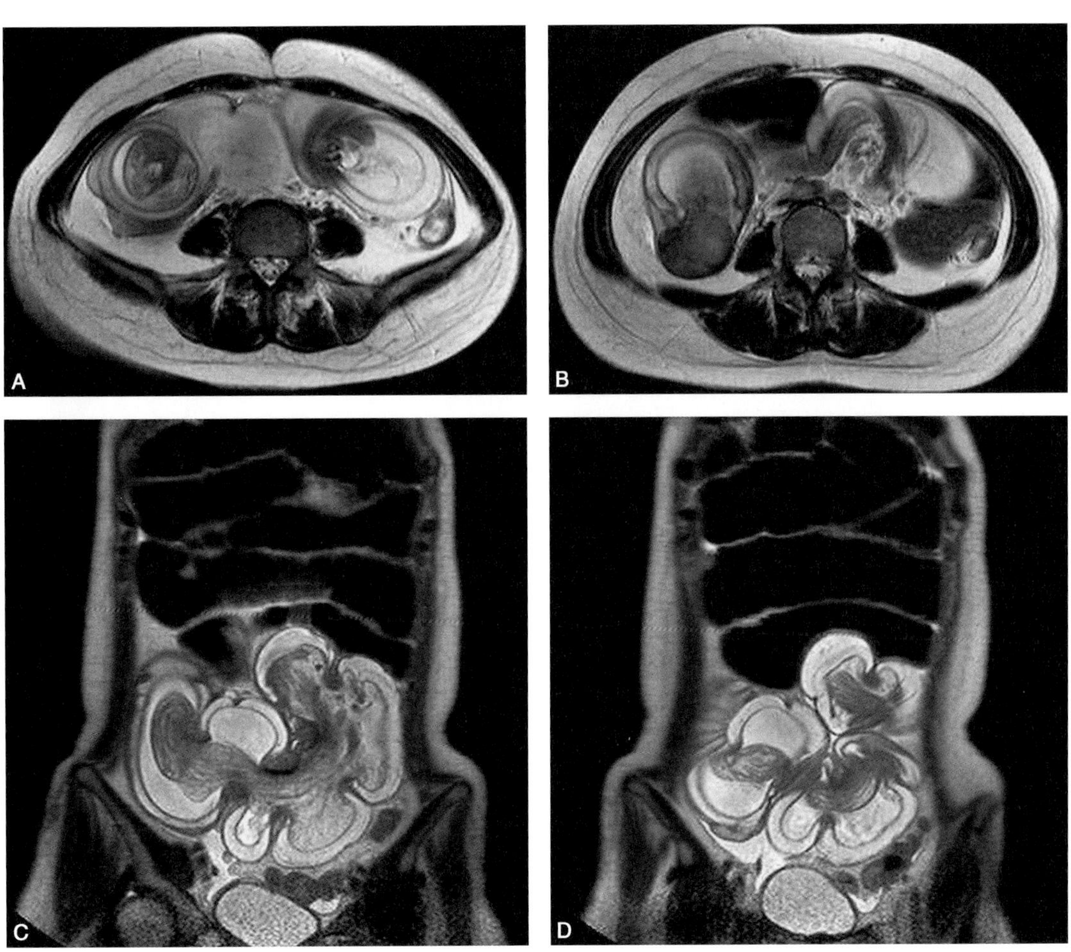

图 5-7-2　小肠炎性息肉所致肠套叠

女,44 岁。腹痛,腹胀入院。A ~ D. 轴位、冠状位 $T_2WI$ 序列可见小肠增粗,肠壁水肿分层,内见大范围的小肠套叠。手术病理证实为回肠炎性息肉并小肠套叠

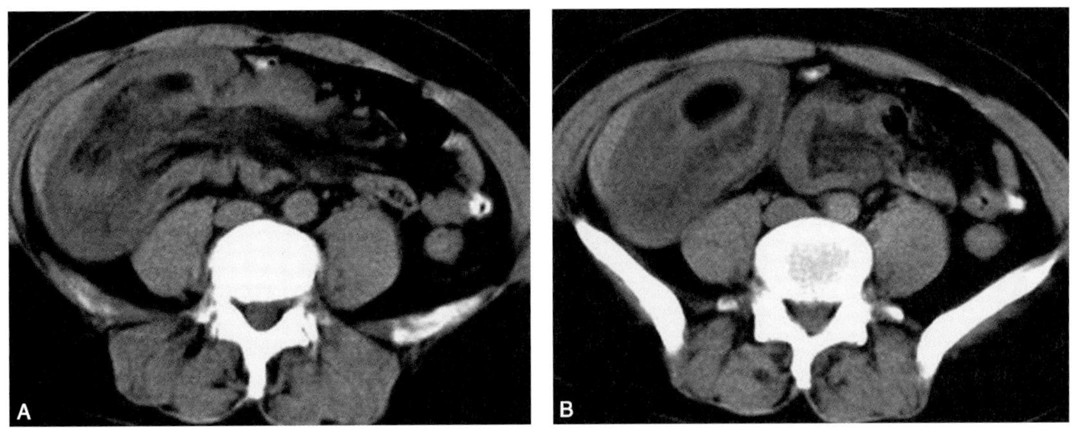

图 5-7-3　小肠脂肪瘤

女,46 岁。间断性右下腹痛 1 天余。A、B. 轴位 CT 平扫示右下腹局部小肠扩张内见肠管套入呈类圆形团块,内可见特征性的脂肪密度肿块。手术病理证实为小肠脂肪瘤伴肠套叠形成

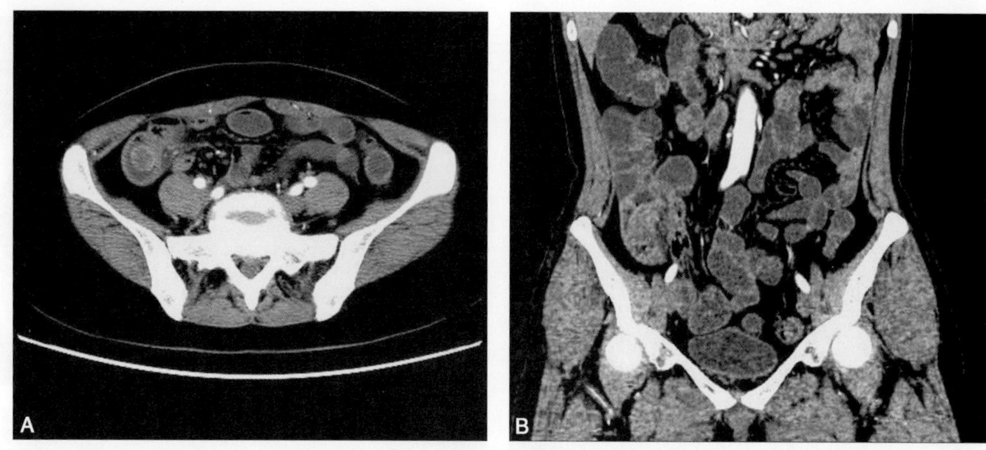

图 5-7-4　小肠间质瘤所致肠套叠

女,54 岁。反复腹痛半月入院。A、B. CT 轴位平扫可见典型的“同心圆征”,冠状位重建见“套管征”。手术病理证实为间质瘤导致肠套叠

**4. 淋巴瘤(lymphoma)**　多位于回肠末段,表现为肠壁环形显著增厚,肠腔动脉瘤样扩张,肠系膜若有多个淋巴结肿大,较大肿块包埋肠管及肠系膜时,呈“三明治征”(图 5-7-5)。肿块旁及腹膜后多见肿大淋巴结,增强扫描轻度强化。

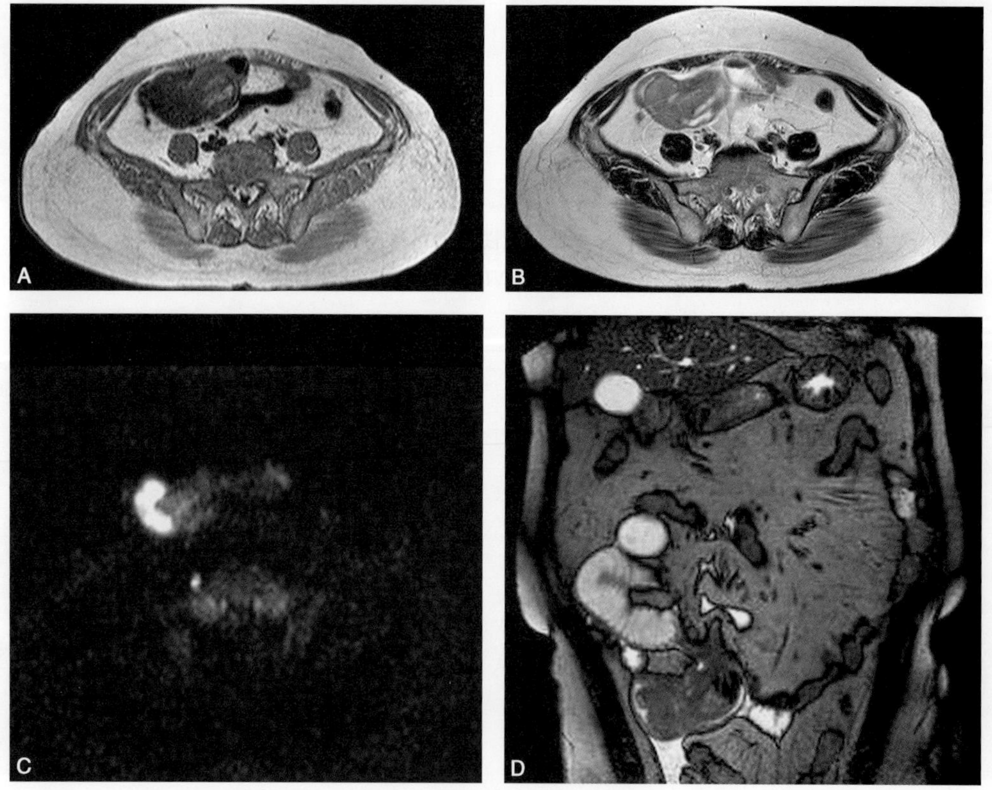

图 5-7-5　小肠淋巴瘤所致肠套叠

女,66 岁。反复腹痛入院。A ~ D. MRI 多参数成像示回肠末端小肠套叠,套头部小肠肠壁明显增厚,DWI 呈高信号,边界清楚,手术病理证实为小肠弥漫性大 B 细胞淋巴瘤致小肠套叠

**5. 腺癌(adenocarcinoma)**　原发性小肠肿瘤是发生肠套叠最主要的原因之一。Herbsnmn 提出腺癌、淋巴瘤、平滑肌肉瘤和类癌是小肠恶性肿瘤最常见的四种基本病理类型,腺瘤、平滑肌瘤和脂肪瘤是小肠良性肿瘤最常见的三种主要基本类型。

腺癌是小肠最常见的恶性肿瘤,表现为肠壁局限性增厚致肠壁僵硬,肠腔内见软组织肿块,但发生套叠时癌肿常显示不明显,必要时需进行增强扫描或加扫 DWI 序列辅助诊断。腺癌合并肠套叠的发生可能由于肿瘤向腔内生长而使肠道不全梗阻,刺激肠管发生强烈收缩、痉挛、肠壁蠕动节律紊乱,而使肿瘤附近肠管套叠。其中以回盲部腺癌较易发生套叠(图 5-7-6)。

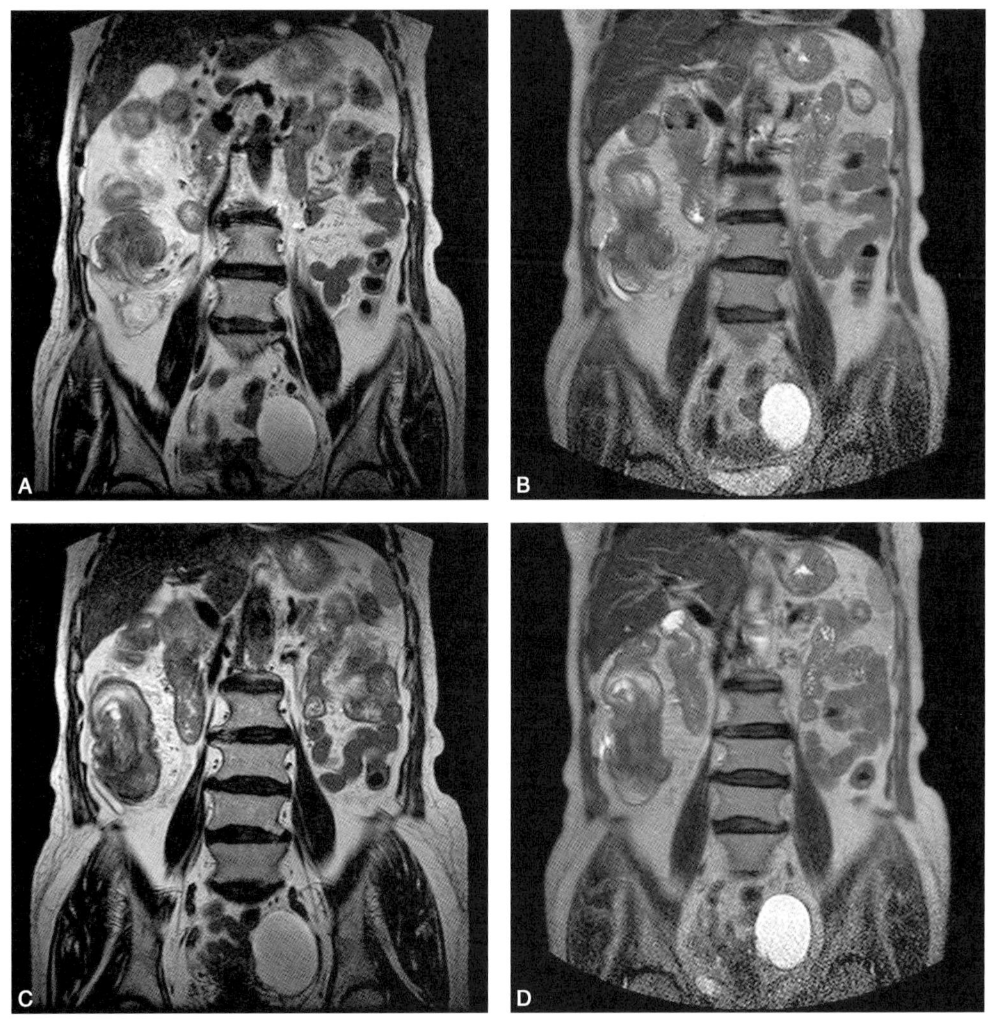


**图 5-7-6　回盲部腺癌所致肠套叠**

女,86 岁。反复腹痛数天入院。A ~ D. MRI 冠状位 $T_2$WI 扫描示末端回肠套叠入盲升结肠,范围较长,套头部肠壁略增厚。手术病理证实为回盲部腺癌所致肠套叠

## 五、研究进展及存在问题

成人肠套叠多继发于肠道占位性病变,肠套叠病因诊断时应首先重点观察套叠头部。

螺旋CT在肠套叠原发病检出中发挥了重要的作用,螺旋CT的MPR及STS-MIP重建等技术可较好地显示肠套叠中存在的肿瘤性病变,但对于体积较小的占位检出价值有限。另外,肠套叠发生时间的长短、部位及原发病灶的血供等情况均会影响肠套叠原发病因的检出。故熟悉肠套叠的常见病因,掌握相关特异性征象,并进行MPR及STS-MIP重建观察,有助于肠套叠的检出和病因的鉴别诊断。超声检查能敏感显示套叠肠管特有的形态学改变,多切面观察鞘部及套入部肠壁,准确性高,且可实时观察,但肠套叠只能根据病灶在腹腔内的大体位置判断是否为小肠套叠,详细定位探查方法尚有待于进一步研究。

(曲林涛　高波)

## 参考文献


1. Fujimoto T, Fukuda T, Uetani M, et al. Unenhanced CT findings of vascular compromise in association with intussusceptions in adults. AJR Am J Roentgenol, 2001, 176(5):1167-1171.
2. Huang BY, Warshauer DM. Adult intussusception: diagnosis and clinical relevance. Radiol Clin North Am, 2003, 41(6):1137-1151.
3. Lvoff N, Breiman RS, Coakley FV, et al. Distinguishing features of self-limiting adult small-bowel intussusception identified at CT. Radiology, 2003, 227(1):68-72.
4. Rufener SL, Koujok K, McKenna BJ, et al. Small bowel intussusception secondary to Peutz-Jeghers polyp. Radiographics, 2008, 28(1):284-288.
5. 卜学勇,任波,陈晓玥,等. 多层螺旋CT在成人肠套叠诊断中的应用. 实用放射学杂志,2011,27(12):1840-1843.
6. 郭万亮,周珉,汪健,等. 儿童急性肠套叠空气灌肠治疗及X线分析. 中华医学杂志,2010,90(47):3359-3361.
7. 纪建松,章士正,邵初晓,等. 螺旋CT对成人肠套叠的诊断及临床意义. 中华医学杂志,2007,87(16):1129-1132.
8. 刘卫平,李晨霞,牛晨,等. 64层螺旋CT对成人肠套叠的诊断. 实用放射学杂志,2013,29(8):1290-1292.
9. 龙腾河,罗焕江,崔慧勤,等. 多层螺旋CT诊断成人肠套叠的价值. 中国医学影像学杂志,2015,(7):531-533,535.

# 第六章　结肠

结肠长约130cm，始自盲肠，包括升结肠、横结肠、降结肠以及乙状结肠延续为直肠。升结肠、降结肠和直肠为腹膜间位器官，横结肠及乙状结肠为腹膜内位器官，分别被横结肠系膜和乙状结肠系膜包绕和悬挂。右下腹回肠与盲肠交接部位称回盲部，盲肠是一个盲端囊袋，被腹膜覆盖的多少不等，故有移动可能；盲肠远端与阑尾相通，阑尾最长可达20cm，朝向位置变化较大。

传统的结肠影像学检查方式是气钡双重造影，近年来随着多排螺旋CT技术发展，在充分肠道清洁和肠道准备的基础上多排螺旋CT后处理重建技术已成为结肠病变的重要检查手段。MRI具有较高的软组织分辨率以及多参数成像优势，对不能耐受烦琐的肠道准备和对X线敏感的患者，可在无需肠道准备的前提下进行结肠MRI检查，主要用于对结肠肿瘤、炎症以及梗阻等疾病的诊断和鉴别诊断。

## 第一节　结肠壁增厚

### 一、前　　言

无论肠道原发疾病还是肠外疾病累及肠道，肠壁增厚都是一种常见而重要的病理改变。正常结肠肠壁分五层，从内到外分别为黏膜层、黏膜下层、环肌层、纵肌层和浆膜层，环肌层和纵肌层统称为固有肌层。目前判断肠壁增厚还缺乏统一标准，结肠肠壁的厚度主要取决于肠腔的充盈程度，一般认为，排除肠管充盈不佳或肠壁收缩时导致的假象后，当壁厚超过3mm时即考虑有增厚。肠壁厚度分级及病变：① 轻度增厚（3～4mm），多见于良性病变，常见于感染性结肠炎、肠缺血、轻度克罗恩病；② 中度增厚（5～9mm），见于克罗恩病、肠缺血、肠壁内出血、血管性水肿及部分肿瘤；③ 重度增厚（>10mm），见于血管炎、克罗恩病、肠壁内出血、感染性结肠炎、淋巴瘤和其他肿瘤，可见与轻中度增厚间相互有重叠，但肠壁增厚>20mm的病变大多为肿瘤。

### 二、相关疾病分类

结肠壁增厚可由多种原因引起，包括正常变异、炎性疾病和肿瘤性病变等。肠壁增厚的影像学评价包括：肠壁增厚的程度、范围（单发局限性、多发局限性、节段性或弥漫性），肠壁增厚是否呈对称性或非对称性,增厚肠壁的密度、信号和增强表现,以及腹部其他异常等。仔细分析肠壁增厚的各种影像学表现有助于确立正确的诊断,或缩小鉴别诊断范围(表6-1-1,表6-1-2)。

表 6-1-1　结肠壁增厚病因按分布范围分类

| 分布范围 | 病因 |
|---|---|
| 单发局限性(<10cm) | 结肠息肉,结肠癌,直肠癌,结肠间叶组织肿瘤,结肠转移瘤,淋巴瘤,肠结核,阿米巴瘤,憩室炎 |
| 多发局限性(<10cm) | 结肠息肉,溃疡性结肠炎,家族性息肉病,Gardner 综合征,淋巴滤泡样增生,结肠癌,结肠荨麻疹,结肠寄生虫病,淋巴瘤 |
| 节段性(10~30cm) | 缺血性结肠炎,克罗恩结肠炎,感染性结肠炎,溃疡性结肠炎,放射性肠炎,憩室炎等炎性疾病,肠黏膜下出血,淋巴瘤 |
| 弥漫性(结肠大部) | 溃疡性结肠炎,感染性结肠炎,缺血性结肠炎,低蛋白血症或门静脉高压引起的肠水肿 |

表 6-1-2　结肠壁增厚病因按累及部位分类

| 累及部位 | 病因 |
|---|---|
| 回肠末端 | 克罗恩病,分枝杆菌结核病,耶尔森菌小肠结肠炎,弯曲杆菌病,组织胞质菌病,白塞综合征,巨细胞病毒感染,淋巴瘤 |
| 升结肠 | 盲肠炎,缺血,阿米巴病,门静脉高压,淋巴瘤 |
| 横结肠 | 胃癌侵犯胃结肠韧带,胰腺肿瘤或炎症累及横结肠系膜 |
| 脾曲 | 缺血 |
| 乙状结肠 | 憩室炎,缺血,放疗后,子宫内膜异位,脱落种植转移 |
| 直肠 | 放疗,感染性直肠炎,积粪性结肠炎 |
| 全结肠 | 溃疡性结肠炎,芽胞杆菌结肠炎 |
| 短节段 | 恶性肿瘤,憩室炎,外伤 |
| 跳跃性 | 克罗恩病 |

## 三、影像诊断流程

结肠肠壁增厚可由多种原因引起,主要包括正常变异、炎性病变、肿瘤性病变等。分析结肠肠壁增厚的分布范围和主要累及部位,对鉴别肠道病变的良恶性极为重要。

一方面,对于局限性结肠肠壁增厚而言良恶性病变均较为常见,疾病的种类也较多。大部分肠道肿瘤表现为肠壁局限性增厚,而息肉、腺瘤、憩室炎以及肠结核等也可使肠壁局限性增厚。多发的局限性肠壁增厚多见于良性病变,虽然多中心起源的结肠癌相对少见,但结肠癌患者常伴有多发的息肉病。而对于节段性和弥漫性肠壁增厚多见于良性疾病,又以炎性疾病较为常见,其中节段性结肠肠壁增厚以缺血、克罗恩病较为常见,而弥漫性肠壁增厚多见于溃疡型结肠炎。

而另一方面,某些疾病在结肠的累及部位具有典型或经典的分布。结肠病变同时累及回肠的大多为炎症或感染性疾病，升结肠则为盲肠炎和缺血的典型分布部位，横结肠由于其独特的解剖结构，邻近脏器的炎症或肿瘤易通过系膜或韧带侵犯或累及横结肠，而脾曲和乙状结肠是缺血的典型部位，乙状结肠也是憩室病变的好发部位。溃疡性结肠炎常累及全结肠，恶性肿瘤多为短节段性，而克罗恩病则是跳跃性分布。结合这两方面的影像学特点来分析结肠肠壁增厚有助于对结肠疾病做出正确的诊断与鉴别诊断（图 6-1-1）。

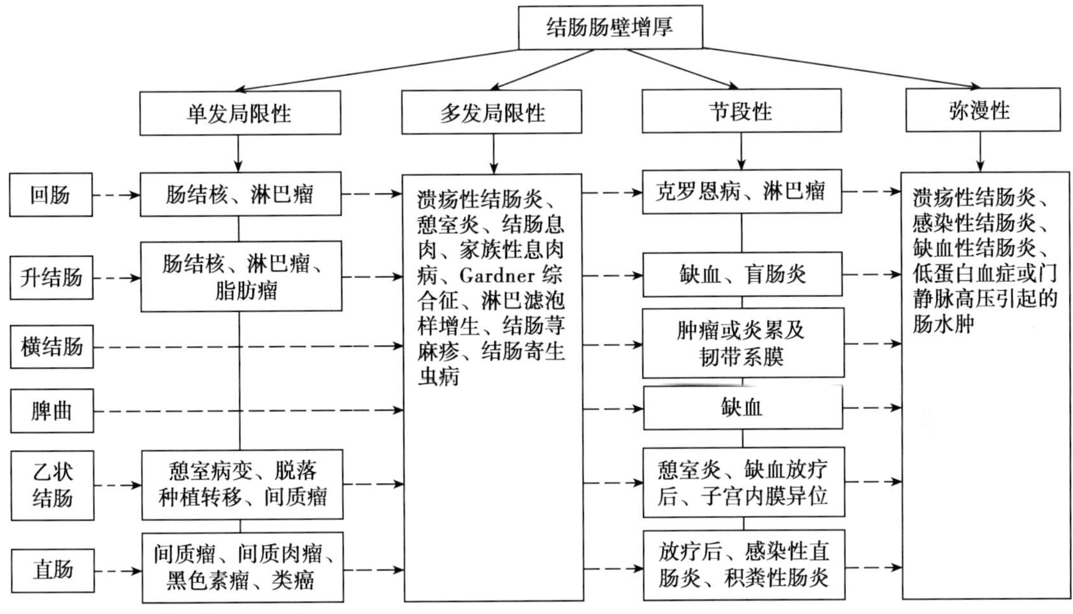


**图 6-1-1　结肠肠壁增厚病变鉴别诊断流程**

结肠肠壁增厚病变良、恶性的鉴别要点见表 6-1-3，然而也存在某些特例或相似性表现，如某些硬癌及淋巴瘤也会呈向心性增厚，而慢性克罗恩病则是良性病变中少见的偏心性肠壁增厚。淋巴瘤和硬化型结肠癌可累及较长节段的肠壁。肿瘤和感染性病变均可使淋巴结肿大，然而感染性病变所致淋巴结形态较规则，$T_2$WI 信号稍高。感染和晚期肿瘤均可导致腹腔积液，结合临床表现及实验室检查鉴别不困难。炎症或感染性病变可致邻近脂肪间隙浑浊，淋巴瘤亦可。

**表 6-1-3　良、恶性结肠肠壁增厚病变鉴别要点**

| 鉴别点 | 良性增厚 | 恶性增厚 |
|---|---|---|
| 增厚均匀性 | 向心性增厚 | 偏心性增厚 |
| 肠壁分层 | 肠壁水肿分层 | 等密度/信号增厚 |
| 累及范围 | 长节段/弥漫性 | 局限性/短节段 |
| 狭窄特点 | 逐渐狭窄/程度轻 | 截然狭窄/程度重 |
| 腹腔淋巴结 | 淋巴结可稍大 | 淋巴结不规则肿大 |
| 腹腔积液 | 炎性病变多见 | 晚期可见 |
| 转移情况 | 无转移 | 转移可见 |
| 肠系膜血管 | 直小血管充血（“梳子征”） | 无直小血管充血 |

续表

| 鉴别点 | 良性增厚 | 恶性增厚 |
|---|---|---|
| 邻近脂肪 | 可浑浊或增生 | 多正常 |
| 强化程度 | 多强化程度较轻 | 多较明显强化 |
| 弥散序列 | 多弥散受限 | 弥散受限较轻 |

而对于感染性结肠炎的影像学鉴别诊断较为困难,慢性阿米巴病易被误诊为结肠癌,结核杆菌所致肠壁增厚类似于克罗恩病,放射菌病影像学表现很像肿瘤,而弯曲杆菌与溃疡性结肠炎和克罗恩病结肠炎类似。总结和分析不同病原体所致感染性结肠炎的主要累及部位及表现特点,结合临床及实验室检查有助于提高对于感染性结肠炎所致肠壁增厚的鉴别诊断(表6-1-4)。

**表6-1-4　常见感染性结肠炎的鉴别要点**

| 病原体 | 主要累及部位及表现特点 |
|---|---|
| 结核杆菌 | 回肠结肠壁增厚,淋巴结呈低密度或稍长 $T_2$ 信号 |
| 志贺杆菌 | 常累及左半结肠,浅或深的溃疡 |
| 弯曲杆菌 | 总累及左半结肠,可同时累及大小肠 |
| 耶尔森菌 | 右侧结肠及回肠末端,淋巴滤泡增大和溃疡,多无狭窄 |
| 沙门菌 | 节段或全结肠炎,回肠远段易受累,浅或深的溃疡 |
| 放射菌病 | 直乙状结肠及回盲部易受累,炎性包块和瘘道 |
| 巨细胞病毒 | 回盲部溃疡,肠壁增厚和溃疡 |
| 阿米巴病 | 右半结肠受累严重,回肠末端不受累,深溃疡和肠壁水肿 |

## 四、相关疾病影像学表现

**1. 结肠息肉(colon polyps)**　结肠最常见的良性肿瘤,有向结肠直肠癌恶变的倾向。发病率随年龄的增长而显著增加。按病理性质分为腺瘤性息肉、增生性息肉和错构瘤性息肉等,以腺瘤性息肉最多见。在息肉直径上,腺瘤性息肉>增生性息肉>错构瘤性息肉。结肠息肉患者多无症状,也可有腹泻、腹痛及便血等症状。

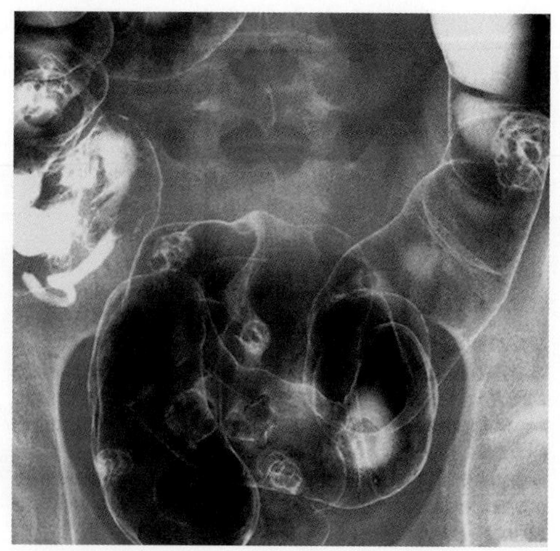

**图6-1-2　结肠息肉**

气钡双重造影检查示多发突向腔内的息肉,部分有蒂息肉呈内外双环的"墨西哥帽征"

结肠息肉在气钡双重造影检查中,无蒂息肉于正位表现为圆形或椭圆形充盈缺损,边缘光滑,也可分叶,略斜的正位可见"礼帽征"(息肉基底为帽边,息肉头部为帽圆顶,帽顶指向腔内,这不同于结肠憩室的"礼帽征"指向腔外);有蒂息肉表现为一内外双环的特征称"墨西哥帽征"(图6-1-2)。螺旋CT对于息肉的检查通过多层面重建(multi-planner reformation,MPR)、CT仿真内镜(CT virtual endoscopy,CTVE)等多种形式的后处理来显示。通过充分的肠道准备和合适的肠道对比剂,MR仿真内镜(magnetic resonance virtual endoscopy,MRVE)也可很好显示大于10mm的结肠息肉。

**2. 结、直肠息肉综合征(colorectal polyps syndrome)**　结、直肠肠道广泛出现数目众多的息肉,并且有其特殊的临床表现,称之为结、直肠息肉综合征。

家族性腺瘤性息肉病(familial adenomatous polyposis,FAP):发病年龄20~30岁。息肉数目至少在100个,息肉随年龄的增长而增多,遍布整个结、直肠各段(图6-1-3)。本病具有明显的家族性,息肉遍布结、直肠,也可出现在十二指肠、回肠和胃,属癌前病变。与一般多发性结、直肠息肉的鉴别点在于一般结直肠息肉很少超过50个。

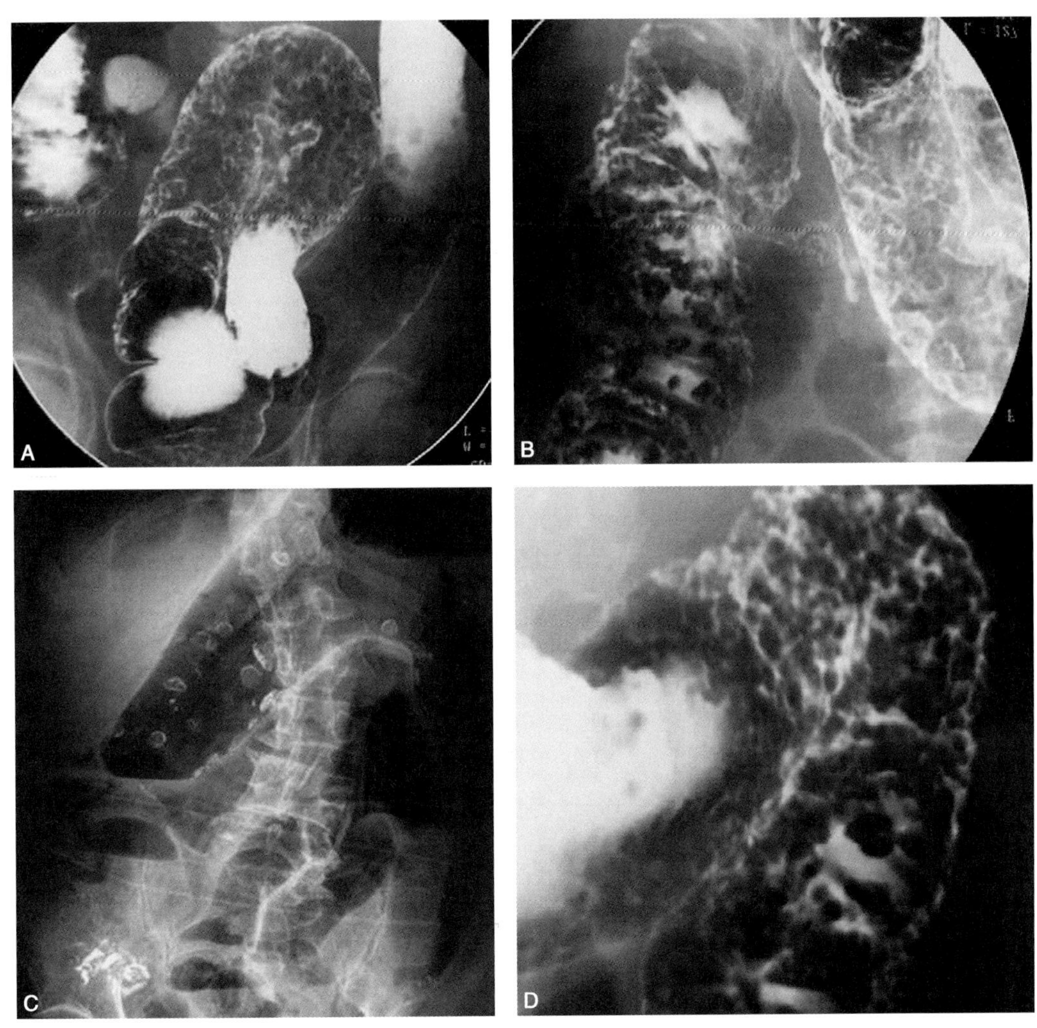


**图6-1-3　家族性腺瘤性息肉病**

A~D. X线钡剂造影检查示结肠多处肠管内多发散在轮廓整齐、大小不等的颗粒状充盈缺损

Gardner综合征:与家族性腺瘤性息肉病没有本质区别,但本病还必须同时伴有颅骨或下颌骨的多发性骨瘤,以及皮肤多发性表皮囊肿。还可出现肝母细胞瘤、腹壁和肠系膜纤维瘤病,以及壶腹部周围腺瘤或腺癌等。

Turcot 综合征：本病除结、直肠多发性腺瘤外，还同时伴有中枢神经系统的胶质瘤。

Peutz-Jeghers 综合征：本病息肉较小，数目也较少，无明显临床症状。口唇周及颊部、牙龈黏膜可见黑褐色色素斑。属一种良性非增生性错构瘤，很少恶变。

少年性息肉和息肉病（juvenile polyp and polyposis）：可为单发的，也可为多发性的结直肠息肉，单发孤立性的属错构瘤，多发的则有癌变可能。若伴发皮肤、甲状腺、乳腺及子宫附件肿瘤时，则称为 Cowden 综合征。

Cronkhite-Canada 息肉病：本病为弥漫性全胃肠道息肉病，同时伴有失蛋白性肠病、指（趾）甲萎缩、皮肤色素斑和脱发。本病不属于腺瘤性息肉，故不会发生癌变。

结直肠丝状息肉病：由结直肠慢性炎症引起的结直肠黏膜炎症性增生或再生，形成长条状或分支状息肉。

**3. 结直肠癌（colorectal carcinoma）** 最常见的胃肠道恶性肿瘤之一，多见于老年人，发病高峰年龄为 60～70 岁。70%～80% 的结直肠癌发生于直肠和乙状结肠，又以直肠最为好发，但随着年龄的增长右半结肠息肉的发生率增加，右半结肠癌的发生率也增加。在病理学上，多为腺癌，占 98%。右半结肠（包括盲、升结肠和右半横结肠）肠腔较粗大，肠内容物为液体，该段多为溃疡型或突向肠腔内的菜花状癌，很少引起环状狭窄，故症状多为因溃破感染而出现的腹痛、血便以及腹部肿块，很少发生肠梗阻。左半结肠（包括左半横结肠、降结肠和乙状结肠）肠腔较细，肠内容物为干硬的固态化粪块，而且多为浸润型癌，较易引起环状狭窄，而产生急慢性肠梗阻。主要症状包括腹部绞痛、排便困难和黏液血便。

结直肠癌的典型影像学表现为结肠或直肠黏膜面不规则的息肉样肿物。CT 表现：① 肠壁增厚，在充分扩张状态下，Thoeni 把 6mm 作为肠壁增厚标准；② 腔内肿块，腔内偏心性生长的分叶状或不规则形肿块，黏液腺癌肿块内可见钙化；③ 肠壁异常强化，增强检查可见较明显强化，内可见无强化坏死区；④ 癌性溃疡，进展期癌肿易形成溃疡，癌性溃疡可沿管壁浸润造成管腔环周狭窄；⑤ 肠腔狭窄，癌肿侵及肠壁 3/4 以上时，可表现为肠腔的不规则狭窄，肠壁的非对称性增厚，失去结肠袋形态。然而值得注意的是，引起肠腔狭窄并肠梗阻的大多为溃疡型癌，浸润型癌仅为极少数。

TNM 分期 CT 表现：Ⅰ期（T1）表现为壁内肿块，无肠壁增厚；Ⅱ期（T2）肠壁增厚（>0.6cm）或盆腔肿物，未侵及肠壁外；Ⅲa（T3）肠壁增厚或盆腔肿物侵犯邻近组织，但未及盆壁或腹壁；Ⅲb（T4a 和 b）肠壁增厚或盆腔肿物穿破并侵犯邻近组织，伴或不伴盆壁和腹壁浸润，但无远处转移；Ⅳ期出现远处转移。气钡双重造影典型进展期癌呈环形、苹果核样、半环形、息肉样或毛毯样表现。MRI 具有多参数成像优势，癌肿呈稍长 $T_1$、等 $T_2$ 信号，SPAIR 呈稍高信号，DWI 呈较明显高信号，ADC 减低，黏膜面毛糙，肠壁不规则增厚，肠腔狭窄，易并发肠梗阻而呈“肩样征”，梗阻近侧结肠可出现结肠积粪征（图 6-1-4）。MRI 具有优越的软组织分辨率，肠壁增厚与粪块或积粪信号差异明显，对于结直肠癌的 MRI 检查，往往不需要进行烦琐的肠道检查，即可很好的检出结肠癌及其转移淋巴结。

**4. 恶性淋巴瘤（malignant lymphoma）** 占结肠非上皮恶性肿瘤的首位（52%），常为多发病变，70% 好发于回盲部。可分为原发性和系统性，淋巴瘤表现多样，大体形态可分为肿瘤型、溃疡型、浸润型和混合型。影像学表现为肠壁不规则增厚，厚度可达 7～12cm，因肿瘤侵及固有肌层内的自主神经丛时，导致肠壁肌张力下降，肠腔扩张，呈动脉瘤样扩张。肿瘤还可向腔外生长形成外凸肿块，可出现溃疡，甚至穿孔形成瘘管。当淋巴瘤沿肠系膜浸润时，

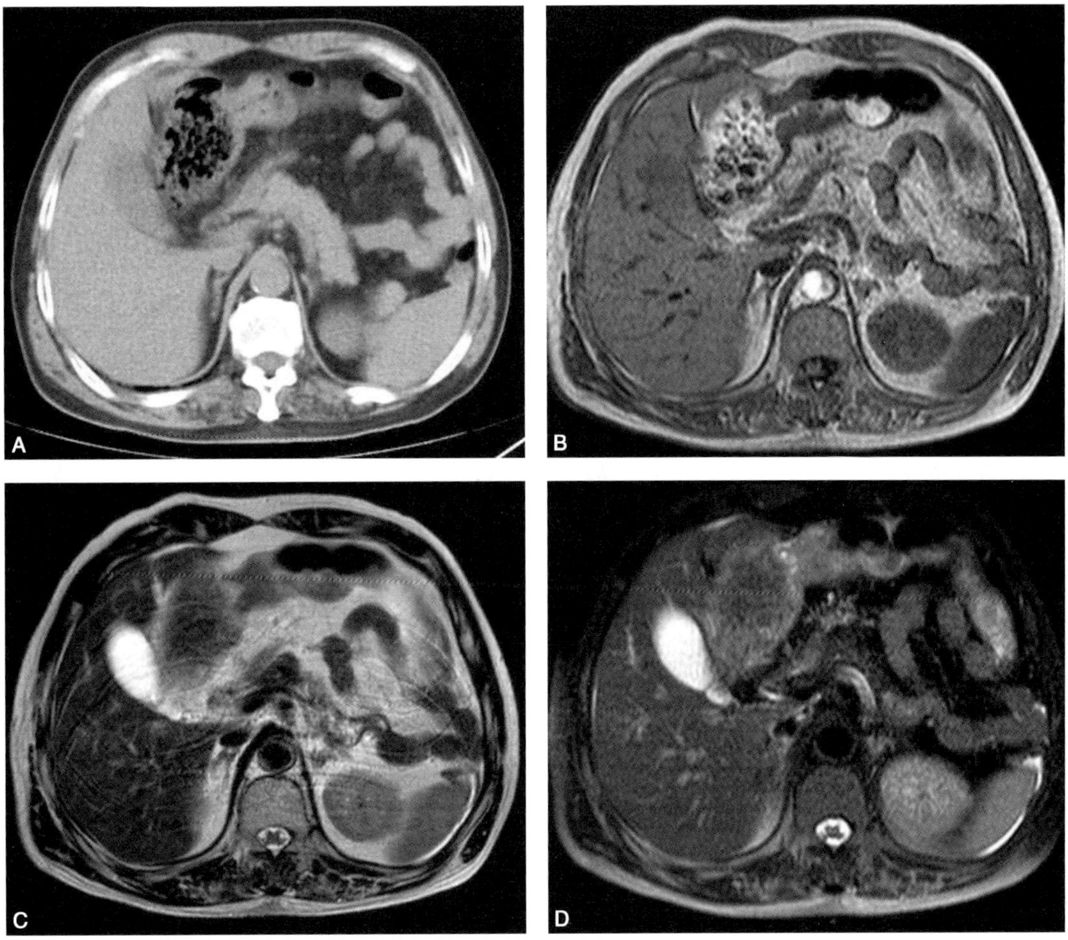

图 6-1-4　横结肠癌

A. CT 平扫示横结肠肠壁增厚，肠腔狭窄，梗阻近侧结肠扩张积粪；B ~ D. MRI 横断位平扫示横结肠癌增厚肠壁呈稍长 $T_1$ 等稍长 $T_2$ 信号，SPAIR 序列呈稍高信号，局部肠腔狭窄，近侧结肠梗阻积粪呈低信号

邻近脂肪间隙浑浊，系膜增厚并条索状影。肠系膜及腹膜后淋巴结显著增大。在 DWI 序列上，肿瘤及肿大淋巴结呈明显高信号（图 6-1-5）。

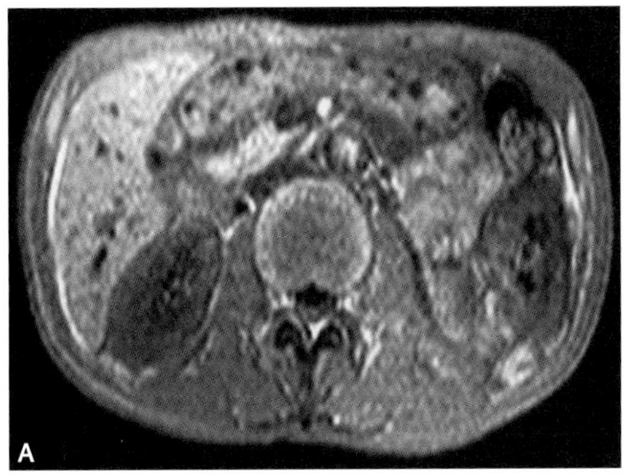


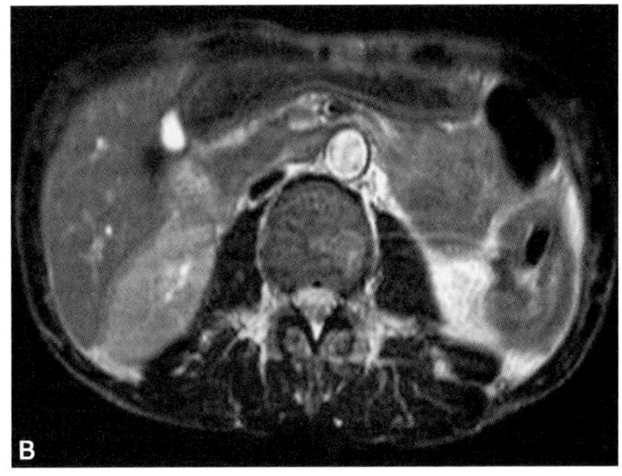

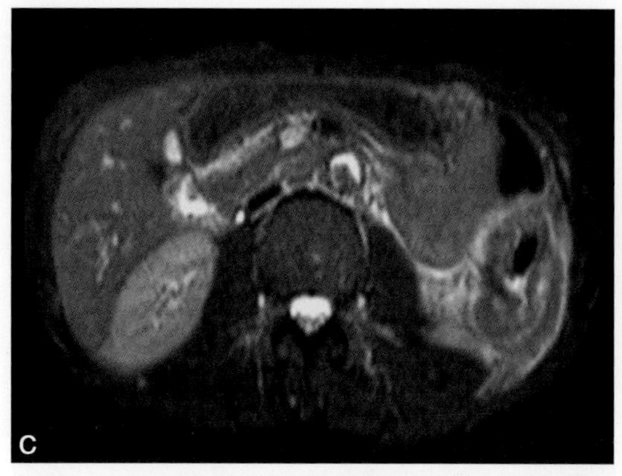


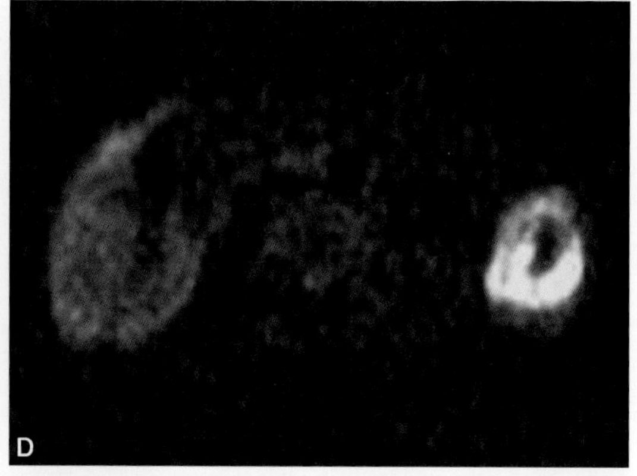


**图 6-1-5 恶性淋巴瘤**

A～C. MRI 横断位平扫示降结肠肠壁增厚，$T_1$WI 呈稍低信号，$T_2$WI 及 SPAIR 序列呈稍高信号，局部肠腔未见狭窄；D. DWI 序列示降结肠淋巴瘤增厚肠壁，呈明显高信号

**5. 胃肠道间质瘤（gastrointestinal stromal tumors，GIST）** 胃肠道最常见的间质肿瘤，好发于胃及小肠，结肠少见。胃肠道间质瘤的典型影像学表现为外突的、富血管的不规则黏膜下肿物，常见中心溃疡。良性病变较小，长径<3cm，恶性特征包括浸润、病变较大长径>7cm 及远处转移。CT 增强表现为动脉期显示血供丰富的黏膜下肿物，较大病灶常见坏死。MRI 表现为不规则 $T_1$WI 等信号肿物，$T_2$WI 呈低至等信号的黏膜下肿物，坏死区呈高信号。总之，结肠间质瘤多外突生长，形态多不规则，肿块多较大，内多见坏死，且不易造成结肠狭窄梗阻（图 6-1-6）。

**6. 恶性黑色素瘤（malignant melanoma，MM）** 主要发生于直肠和肛管。因肿瘤表面伴有溃疡，故临床多表现为便血、肛门部疼痛等。约 2/3 的直肠黑色素瘤为外生性，CT 表现为肠内外分叶状、实质性息肉样肿块，呈稍低密度，增强可见轻中度强化，病变不易引起梗阻。黑色素瘤及其转移灶在 MRI 平扫 $T_1$WI 呈高或稍高信号，$T_2$WI 呈低或等信号，抑脂 $T_1$WI 对于病灶范围及其转移灶的显示更佳（图 6-1-7）。

**7. 转移瘤（metastatic tumor）** 结肠转移性肿瘤根据转移途径可分为三类：邻近器官或组织直接或间接侵及，腹腔内种植性转移，癌栓引起的血行性转移。

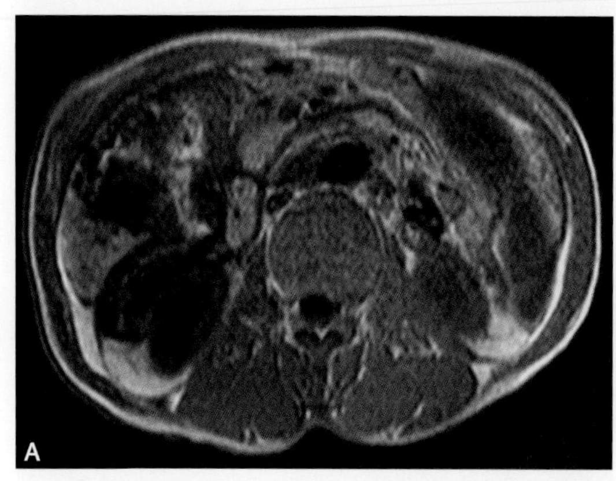


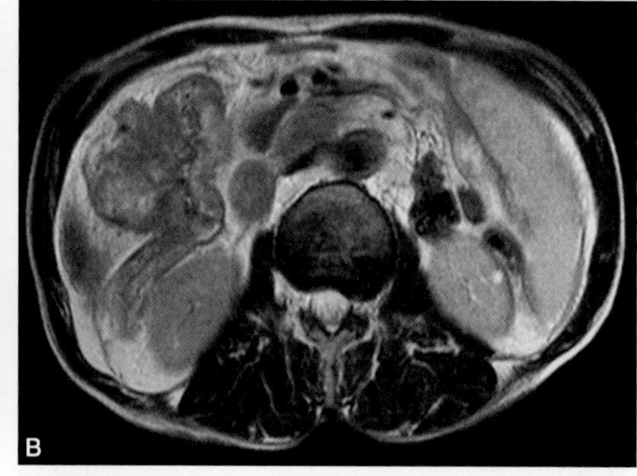

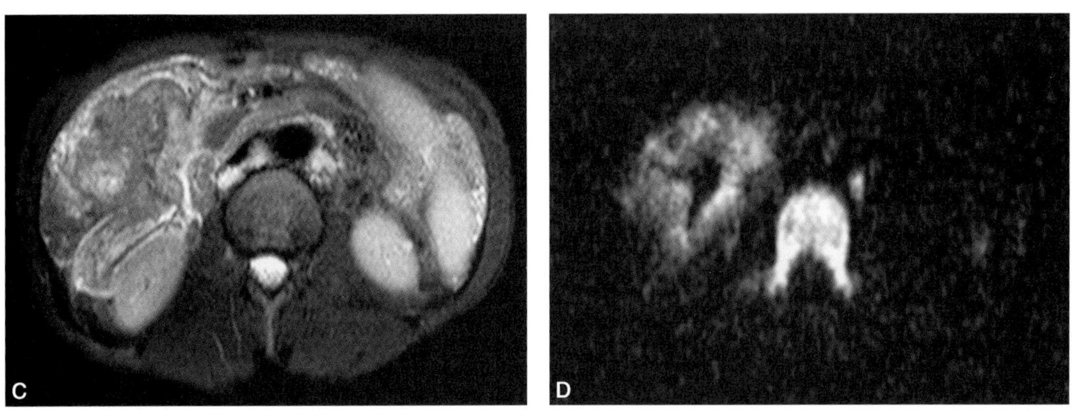


**图 6-1-6　胃肠道间质瘤**

A ~ D. MRI 横断位平扫示结肠肝曲肠壁增厚，呈不规则稍长 $T_1$ 稍长 $T_2$ 信号肿物，SPAIR 像及 DWI 亦呈稍高信号，近侧肠管未见明显梗阻扩张

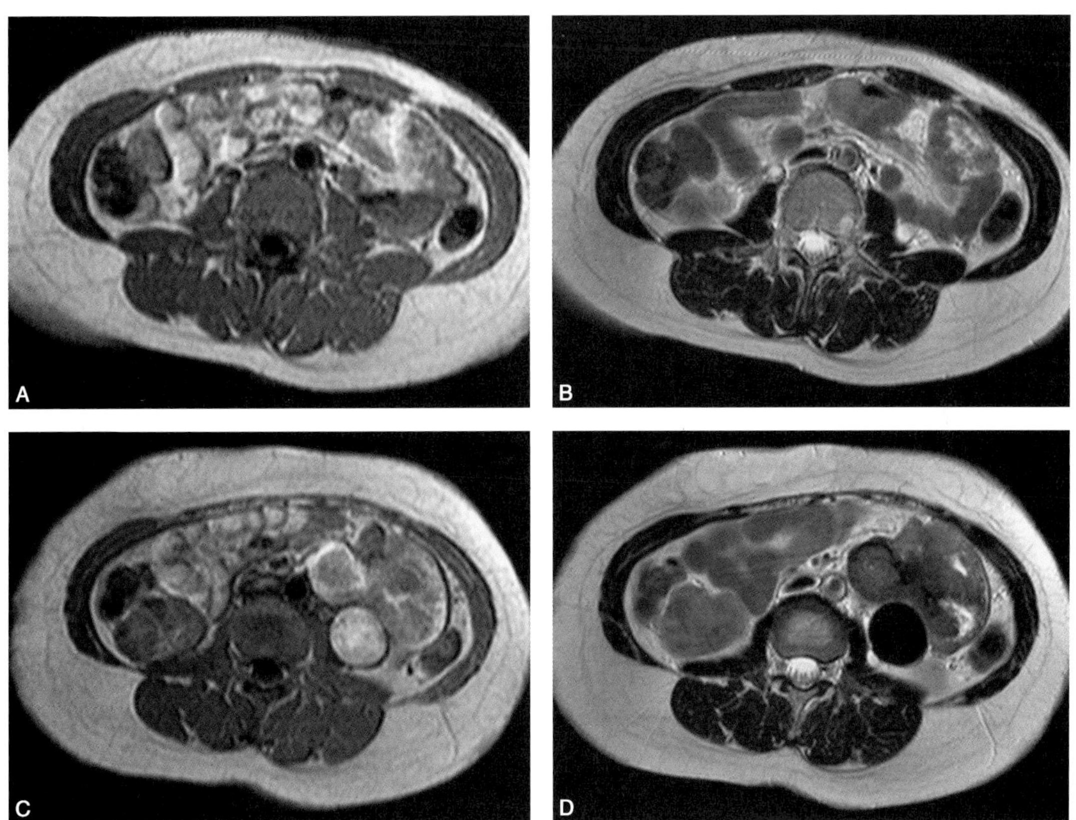


**图 6-1-7　恶性黑色素瘤**

A、B. MRI 横断位平扫示升结肠一侧壁见稍短 $T_1$ 稍短 $T_2$ 信号肿物；C、D. MRI 平扫另见多发黑色素瘤病灶，右侧结肠旁沟病灶呈稍短 $T_1$ 稍短 $T_2$ 信号，左侧肾前间隙病灶呈短 $T_1$ 短 $T_2$ 信号，邻近肠管受累，分界不清

邻近癌肿直接侵犯：前列腺癌、膀胱癌及宫颈癌可累及直乙状结肠交界段，早期表现为外压性肿块，后逐渐该段肠壁黏膜褶状皱缩，结肠边缘呈小齿状改变。左侧卵巢癌转移至结

肠,常先侵及乙状结肠下缘,受累肠段边缘呈小齿状。左肾癌可直接侵及横结肠远端和降结肠近端,表现为巨大腔内肿块,但无明显梗阻。

邻近癌肿间接侵犯:指邻近癌肿通过附着的系膜或韧带转移而来。常见有胰腺癌经横结肠系膜转移至横结肠,胃癌经胃结肠韧带侵及横结肠上缘,胰尾癌经膈结肠韧带侵及结肠脾曲等。癌肿侵及结肠表现为受累部形态固定、黏膜不规则皱褶状(图 6-1-8)。

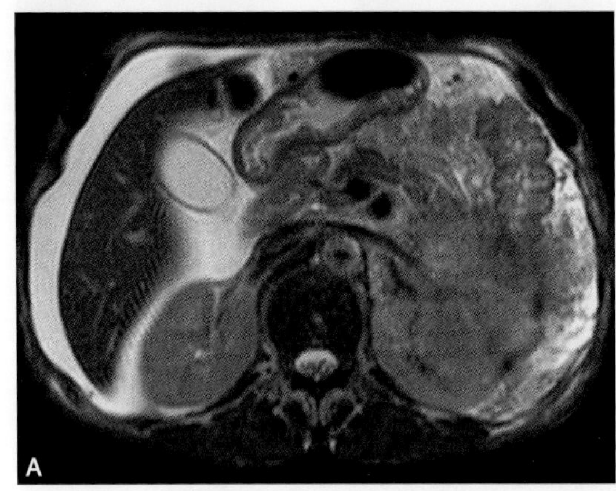


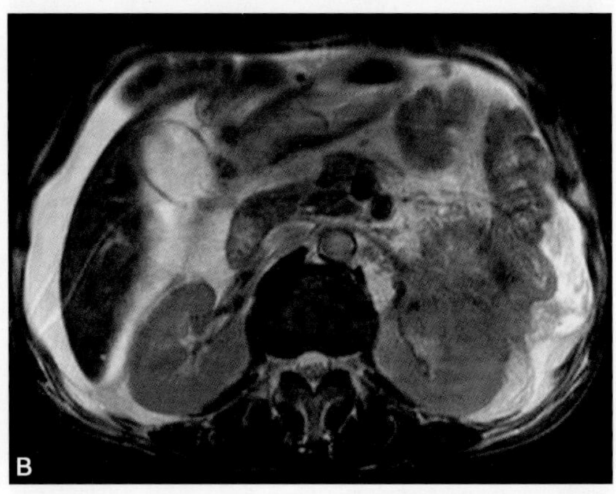


**图 6-1-8 胰尾癌侵及结肠脾曲**

A、B. MRI 横断位平扫示胰尾癌侵犯邻近结肠脾曲及左肾,受累结肠脾曲肠壁增厚,局部肠管粘连固定,腹腔间隙见大量积液

腹内种植转移:腹内种植转移性结肠癌,女性多来自卵巢癌,男性多来自胃癌和胰腺癌等。乳腺癌可经淋巴道转移至腹膜引起结肠癌,种植转移的部位随着腹腔积液的流向,最易聚集在直肠凹部;另外,右下腹的小肠肠袢、盲肠内侧缘、乙状结肠上缘及右结肠旁沟也是易种植转移部位。表现为腔外肿块对肠壁的压迹,肠壁边缘呈僵硬、不规则的小齿状突出,肠袢固定、成角。

癌栓血行转移:肺癌、乳腺癌及黑色素瘤等可在原发肿瘤治疗数年后,出现便血、不全梗阻等症状。其中,以乳腺癌转移至结肠最为常见,表现为脐凹状或黏膜下肿块或腔内肿块,伴有表面溃疡,邻近黏膜纠集。

**8. 结肠憩室病(diverticulosis of colon)** 多为先天性,乙状结肠多见,常多发,以 5 ~ 10mm 多见。病程经历:① 憩室前期:结肠壁肌层增厚>4mm;② 憩室病:多发小的外突含气囊,在 CT 上外突憩室内可见气体密度,在 MRI 上外突憩室内含无信号的气体而呈长 $T_1$ 短 $T_2$ 信号(图 6-1-9);③ 憩室炎:是憩室病最常见并发症,可穿孔形成结肠周围局部炎症、脓肿。憩室病气钡双重造影侧面观示向肠腔外突的圆形或烧瓶状阴影,亦称指向腔外的“礼帽征”(有别于结肠息肉)。憩室炎周围脂肪索条、筋膜增厚,受累结肠肠管痉挛,边缘锯齿状,乙状结肠移行处被牵拉缩窄可形似癌,应注意鉴别。

**9. 溃疡性结肠炎(ulcerative colitis,UC)** 最常见的结肠非特异性炎症性病变。本病早期先侵犯直肠,向近端进展,乙状结肠、降结肠的病变加重,而直肠则减轻。随着病变的发展,可涉及整个结肠。

气钡双重造影示结直肠连续的向心性和对称性肠壁增厚、肠腔狭窄,结肠袋减少,伴有多发溃疡;典型表现为纽扣状或烧瓶状溃疡、“双边征”、假性息肉和炎性息肉。CT 表现为结

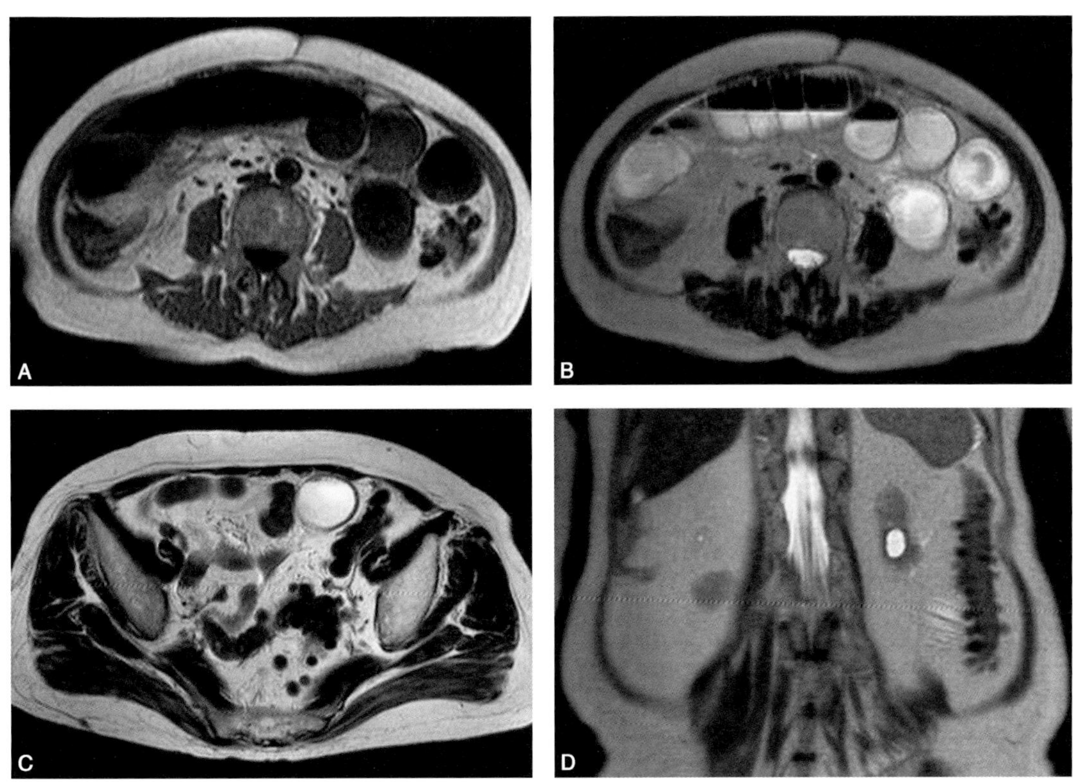

**图 6-1-9　降乙状结肠憩室病**

A～D. MRI 平扫降乙状结肠见多发外突小囊状憩室，外突憩室内含无信号的气体，呈长 $T_1$ 短 $T_2$ 信号

直肠狭窄，直肠周围纤维脂肪组织增生致骶骨前间隙增宽>1.5cm，结肠弥漫对称性增厚，但<10mm；增强扫描可见“靶征”或“晕环征”，即肠壁内环（黏膜）强化，中环（黏膜下层）不强化，外环（固有肌层）强化。MRI 表现增厚肠壁可见分层改变，脂肪抑制 $T_2$WI 肠壁黏膜层为等信号，黏膜下层水肿表现为高信号，浆膜层为等信号（图 6-1-10）；动态增强检查肠壁呈分层强化，即呈靶征样分层改变。另外，可见肠系膜淋巴结肿大，系膜侧见梳齿。溃疡性结肠炎先出现在左半结肠，呈连续的均匀性增厚；而克罗恩病以末段回肠及盲肠为主，呈跳远式和不对称性，可出现瘘管。

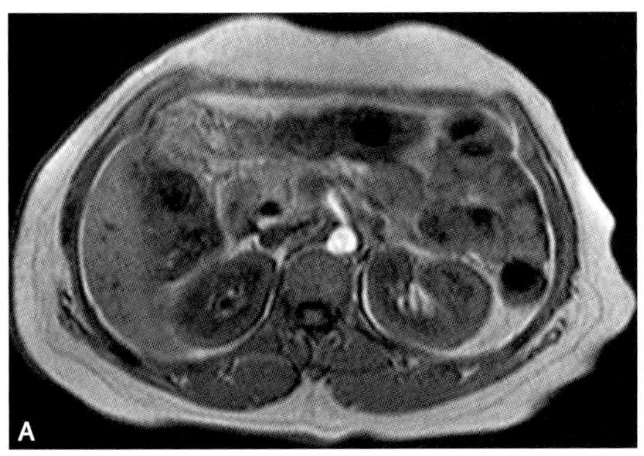

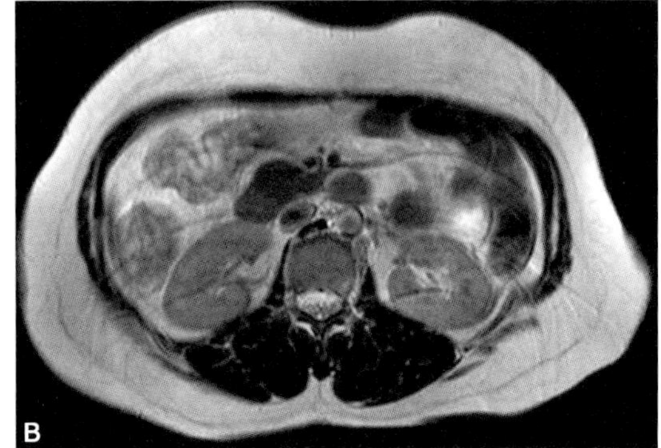

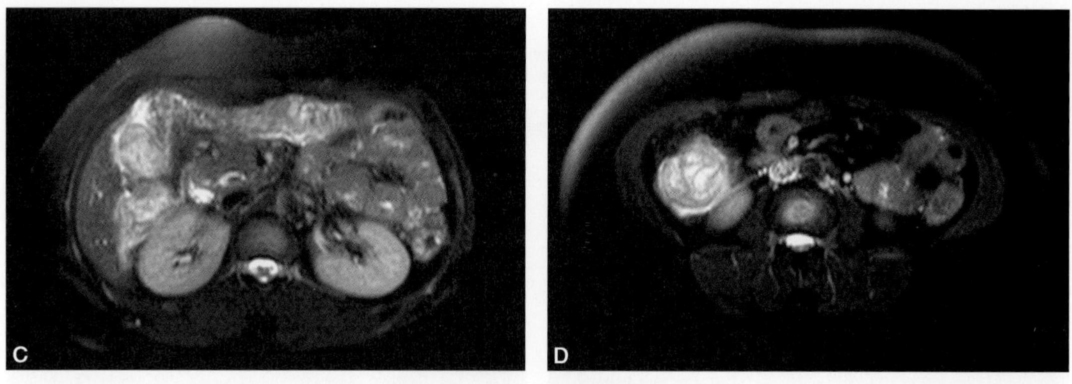

**图 6-1-10 溃疡性结肠炎**

A. MRI 横断位平扫 $T_1$WI 示横结肠及结肠肝曲肠壁增厚呈稍长 $T_1$ 信号；B ~ D. $T_2$WI、$T_2$-SPAIR 序列示升、横结肠较长范围肠壁增厚呈分层改变，黏膜下层水肿呈高信号

**10. 结肠克罗恩病(colon Crohn disease,CD)** 是一种非特异性炎症性病变，好发于末段回肠、小肠中段及右侧结肠。早期黏膜溃疡损害，表现为口疮样溃疡，可进展为肠系膜附着侧纵行或横行溃疡；卵石状黏膜，为溃疡之间残存黏膜隆起和肉芽组织增生所致；肠管非对称性非连续性狭窄和变形，常以一侧肠壁累及明显，对侧肠管形成假憩室样改变；可形成瘘管、脓肿或粘连(图 6-1-11)。克罗恩病肠壁可有明显增厚，但溃疡性结肠炎仅有轻度增厚。

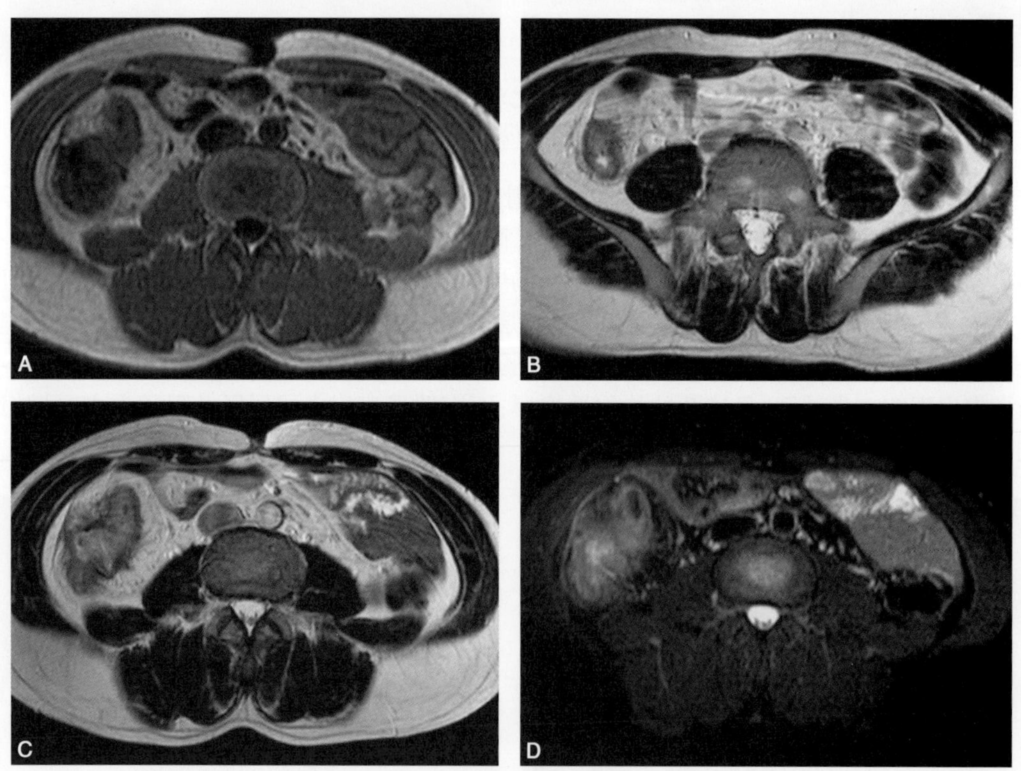

**图 6-1-11 结肠克罗恩病**

A ~ D. MRI 横断位平扫示回肠末端及盲升结肠肠壁增厚，呈稍长 $T_1$ 稍长 $T_2$ 信号，可见局部增厚肠壁不对称，邻近筋膜增厚

**11. 结肠结核(colon tuberculosis)** 结肠结核大多累及回盲部及升结肠,常伴小肠受累。可单发或多发跳跃式分布,回盲瓣受累为本病特征。分为溃疡型、增殖型或混合型。溃疡型结核肠管边缘呈不规则锯齿状,结肠袋变浅或消失,可见环状狭窄,但仍有一定的柔软度和扩张度,可出现假憩室样表现。增殖型结核使升结肠挛缩为细长条状或圆柱状,盲肠挛缩上移呈小盲肠,并使末端回肠、回盲部及升结肠排成一直线,称“一字征”(图 6-1-12);结核肉芽肿可表现为类似肿瘤样的充盈缺损,回盲瓣受累增厚肥大,使盲肠内壁出现三角形凹陷变形,钡灌肠造影时呈“倒伞征”。

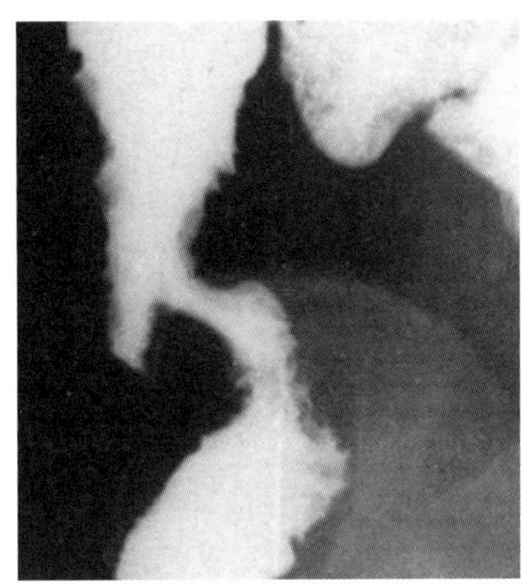

**图 6-1-12 结肠结核**

消化道 X 线钡剂造影检查示结肠袋消失,回盲部肠管狭窄,盲肠挛缩上移呈小盲肠改变

**12. 放射性结肠炎(radiation colitis)** 可在接受放射治疗后期或结束后半年时出现,个别可在治疗后数年,甚至 10 年后出现放射性直肠慢性病损。急性放射性肠炎大多可自愈,无需特殊处理;而慢性期更具隐匿性和进行性,后果更具严重性。直乙状结肠及回肠末端较易受累。主要表现为受累肠壁均匀增厚,多<10mm,增厚肠壁黏膜下水肿明显,可见“靶征”(图 6-1-13);增强扫描可见分层

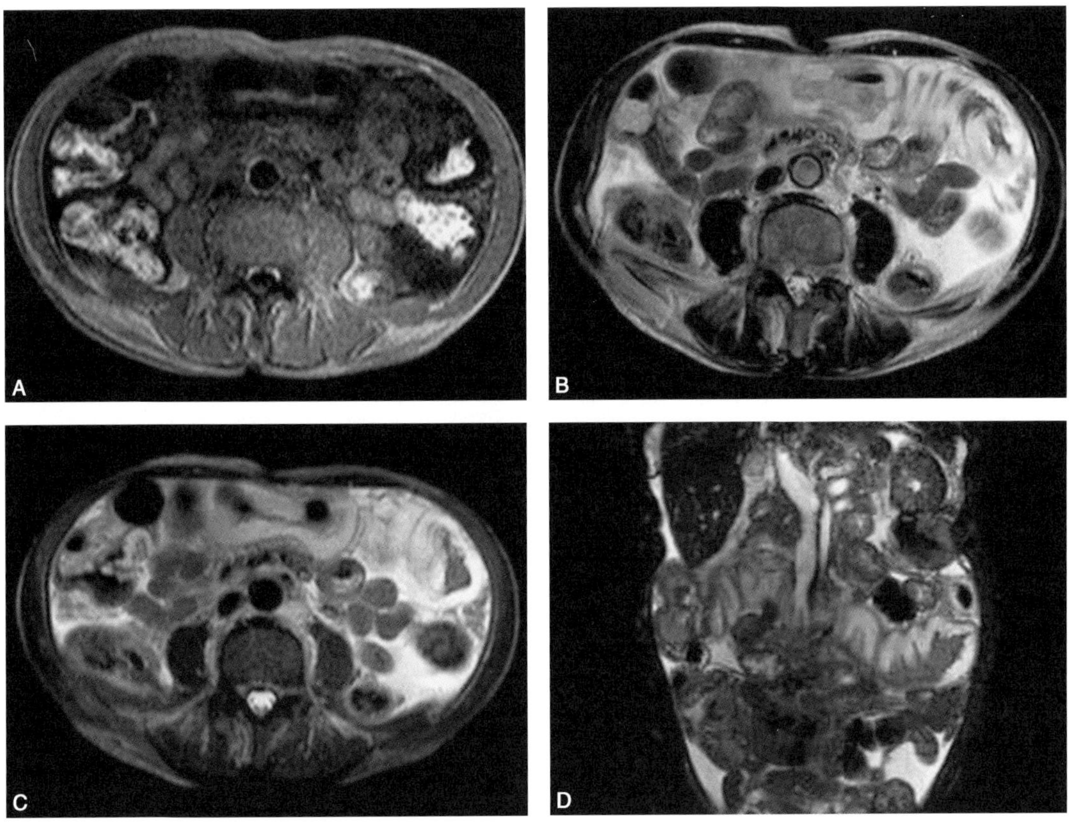

**图 6-1-13 放射性结肠炎**

上腹部淋巴瘤患者放疗后。A ~ D. MRI 平扫示横结肠广泛均匀性增厚,增厚肠黏膜下水肿明显,肠壁呈分层改变

状强化,可合并不全性肠梗阻。肠壁缺血进一步发展,肠壁糜烂溃疡,肠管狭窄、僵硬,瘘道、腹膜炎、盆腔脓肿形成。另外,可见皮下、肠系膜及盆壁软组织广泛水肿,脂肪间隙模糊及索条网格影,间质增生,肠系膜血管增粗。

**13. 缺血性结肠炎(ischemic colitis)** 多见于老年人,是各种原因引起的结肠血供障碍而发生的缺血性结肠炎,其中由结肠梗阻积粪而导致局部肠管过度扩张、肠壁缺血所致者称为积粪性结肠炎(图 6-1-14)。多见于降乙状结肠及结肠脾曲,可分为:暂时可逆型、慢性型、急性暴发型。钡灌肠造影典型影像学表现为肠壁中出现气体,可见"指压痕征""横嵴征"、结肠袋形消失。CT 可见缺血肠段节段性肠壁增厚,黏膜下水肿,出血,呈"靶征",肠壁间小气泡或条状积气,称肠壁内气囊肿,可见门静脉"积气征"以及肠系膜脂肪水肿、增厚造成的"缆绳征"。MRI 具有较高的软组织分辨率,对肠缺血诊断的敏感性和准确性较 CT 更优越。

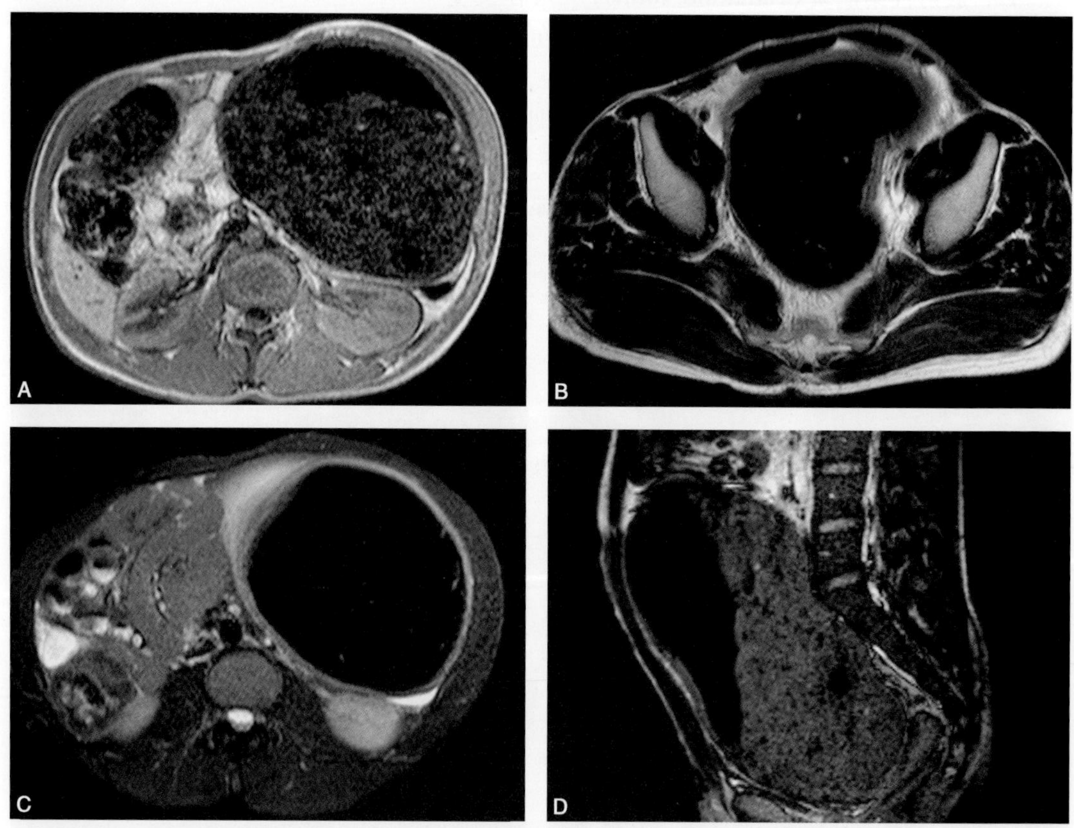


**图 6-1-14 积粪性结肠炎**

A ~ D. MRI 平扫示降乙状结肠显著扩张,邻近脏器受压推移,扩张肠腔内充盈混杂等低信号积粪及气-粪平面

**14. 狼疮性缺血性肠病(lupus ischemic bowel disease)** 系统性红斑狼疮(systemic lupus erythematosus,SLE)是一种以免疫复合物不断形成、在血液中持续循环和反复沉积于全身各系统的小动脉、毛细血管和小静脉壁内,经过一系列免疫介导的非特异性炎症反应,产生坏死性血管炎为其特征的疾病。约有半数 SLE 患者可发生消化道受累,并产生一系列非特异性的胃肠道症状,如腹泻、腹痛、恶心、呕吐等。SLE 产生坏死性血管炎在活动期以血管内膜

下层纤维素样坏死为主要特点；在慢性期血管壁纤维化改变明显，管腔狭窄，血管周围有淋巴细胞浸润伴水肿及基质增加，血管外膜成纤维细胞增生和胶原纤维的增多而造成血管壁洋葱皮样改变。上述改变即为SLE缺血性肠病的病理基础。肠道小血管的反复炎症可导致一系列肠道异常改变，如肠道缺血、肠出血、肠麻痹、肠梗阻、肠穿孔等。

CT检查既能显示肠壁的异常，又能反映肠系膜血管的状态，还能评估有无其他并发症（如肠梗阻、肠坏死、肠穿孔等）。影像学特征主要表现为：① 肠壁异常，如肠壁水肿、增厚、“靶征”或“双晕征”、肠腔扩大等（图6-1-15）；② 肠系膜水肿和血管增粗、增多以及异常的梳状或栅栏样血管排列。SLE缺血性肠病的其他一些异常征象，如肠壁肿胀、肠系膜水种和血管影增多、模糊等，并不具有特异性。某些急性腹部疾病，如胰腺炎、机械性肠梗阻、腹膜炎、炎性肠病等也可出现相似的肠壁和肠系膜改变。鉴别诊断需要结合病史、临床表现特点、实验室检查（特别是免疫学指标）的结果综合分析。

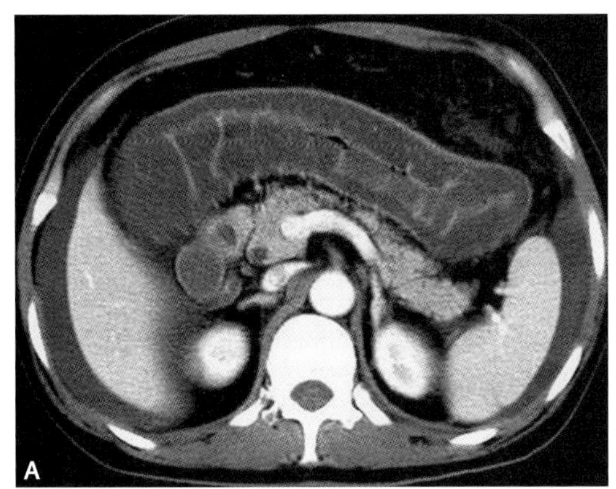


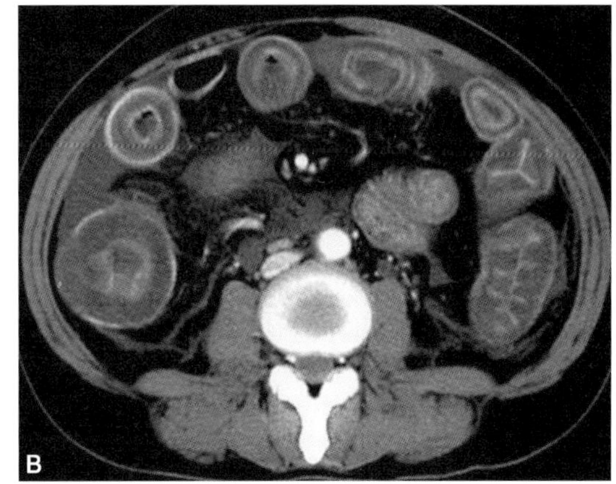


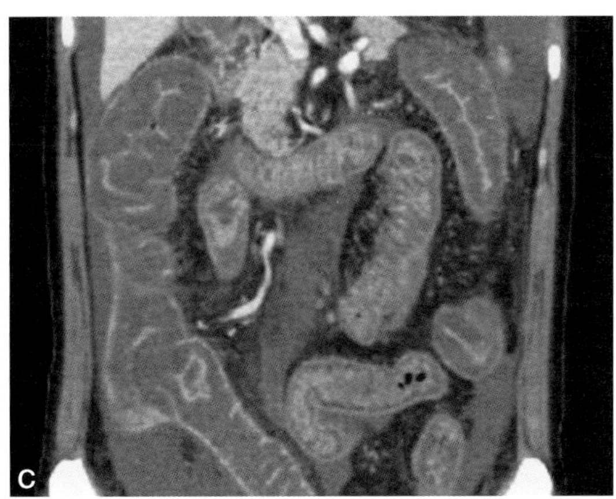


**图6-1-15　狼疮性缺血性肠病**

A～C. CT增强扫描轴位及冠状位重建示横结肠、盲升结肠、降结肠及小肠肠壁水肿、增厚呈“靶征”

**15. 芽胞杆菌结肠炎（bacillus colitis）**　又称假膜性结肠炎，是一种有可能危及生命的急性感染性结肠炎，几乎均由艰难梭状芽胞杆菌属细菌感染造成，有近20%的患者是由于抗生素相关性腹泻所导致。临床表现为腹泻、腹肌紧张、发热、脱水和白细胞数增高。假膜性肠炎特征性的表现是在结肠黏膜上形成黄白色的假膜斑块。在CT典型表现是肠壁增厚，密度减低。当水肿发生在黏膜和黏膜下层时，在图像上可以看到“手风琴征”和“靶征”（“双晕征”），该病同时还可伴发结肠周围渗出及腹水。假膜性结肠炎肿胀的肠壁可呈偏心性，均匀环状或息肉状，与克罗恩病完全不同，在克罗恩病中肿胀的肠壁通常是均匀对称的。病变范围可以发生在全部结肠或部分肠管，病变肠管和正常肠管之间常有清晰的边界。

**16. 阿米巴性结肠炎（amebic colitis）** 为阿米巴包囊所致的肠道传染病，多见于青壮年，分为急性期和慢性期。急性期主要表现为右半结肠的痉挛性改变，可见多发口疮样溃疡。慢性期病变呈跳跃式，肠袋不规则、变浅或消失。盲肠顶部形成圆锥形，回肠末端不受累。阿米巴瘤多发生于盲肠和右侧结肠，可使肠管产生偏心性或不规则狭窄形似肿瘤，但病变与正常肠曲间是逐渐移行的。

**17. 结肠类癌（colic carcinoid）** 罕见，45～60 岁中老年人中多见，主要发生于直肠下 2/3 段，盲肠及右侧结肠少见。直径<2cm 的类癌恶性程度低，直径>5cm 的类癌呈不规则腔内肿块，表面可有不规则溃疡，边缘呈结节状增生，CT 增强扫描实性部分可明显强化，易合并淋巴结、肝脏、系膜及腹膜转移。由于影像学报道较少，结肠类癌的影像学表现是否较具特征性，尚有待进一步深入研究。

**18. 子宫内膜异位（endometriosis）** 子宫内膜组织出现在子宫以外的部位和脏器。在消化道中，主要累及直肠和乙状结肠。多见于 20～45 岁育龄期妇女，症状主要是周期复发性痛经、经期下腹痛、腹胀和腹泻等。主要出现在腹膜返折点以上的肠管，表现为来自浆膜或黏膜下的肿块，边界清楚，少数环绕肠管时可出现肠梗阻。较大的病灶在 MRI 平扫 $T_1$WI、$T_2$WI 表现为有低信号纤维包膜的囊性肿块；囊性病变内见多发小腔，内容物为短 $T_1$、长 $T_2$的血性液体；肿块在 $T_1$WI 上为高信号而在 $T_2$WI 呈低信号。

## 五、研究进展及存在问题

肠壁增厚是腹部影像诊断中的常见异常征象，CT 是评价肠壁增厚的主要影像手段。多种疾病可引起肠壁增厚，大部分在 CT 上的表现缺乏特异性，给诊断和鉴别诊断带来困难，但仔细观察肠壁增厚的部位、范围、程度、密度、是否强化以及相关肠外异常是鉴别诊断的关键。近年来随着 MRI 在肠道检查中的应用，MRI 对结肠肠壁增厚病变的诊断具有独特的优势，不同性质的肠壁增厚病变 MRI 信号不同，但由于受到扫描时间过长以及不同程度呼吸蠕动伪影等影响，MRI 一般不作为肠壁增厚病变检查的首选，可作为重要的辅助检查手段。总之，当诊断存在困难的时候，应结合 X 线钡剂造影检查、CT、MRI、内镜等多种检查方式及临床，进行综合分析，避免漏诊和误诊。

（曲林涛　高波）

## 参考文献

1. Artigas JM, Martí M, Soto JA, et al. Multidetector CT angiography for acute gastrointestinal bleeding: technique and findings. Radiographics, 2013, 33(5): 1453-1470.

2. Bert A, Dmitriev I, Agliozzo S, et al. An automatic method for colon segmentation in CT colonography. **Comput Med Imaging Graph**, 2009, 33(4): 325-331.

3. Gou HF, Zang J, Jiang M, et al. Clinical prognostic analysis of 116 patients with primary intestinal non-Hodgkin lymphoma. Med Oncol, 2012, 29(1): 227-234.
4. Kaewlai R, Nazinitsky KJ. Acute colonic diverticulitis in a community-based hospital: CT evaluation in 138 patients. Emerg Radiol, 2007, 13(4): 171-179.
5. Kim HC, Lee JM, Kim SH, et al. Primary gastrointestinal stromal tumors in the omentum and mesentery: CT findings and pathologic correlations. AJR Am J Roentgenol, 2004, 182(6): 1463-1467.
6. Lauenstein T, Holtmann G, Schoenfelder D, et al. MR colonography without colonic cleansing: a new strategy to improve patient acceptance. AJR Am J Roentgenol, 2001, 177(4): 823-827.
7. Martí M, Artigas JM, Garzón G, et al. Acute lower intestinal bleeding: feasibility and diagnostic performance of CT angiography. Radiology, 2012, 262(1): 109-116.
8. Raman SP, Horton KM, Fishman EK. MDCT and CT Angiography Evaluation of Rectal Bleeding: The Role of Volume Visualization. AJR Am J Roentgenol, 2013, 201(3): 589-597.
9. Tolan DJM, Armstrong EM, Chapman AH. Replacing barium enema with CT colonography in patients older than 70 years: the importance of detecting extracolonic abnormalities. AJR Am J Roentgenol, 2007, 189(5): 1104-1111.
10. Vilela EG, Torres HO, Martins FP, et al. Evaluation of inflammatory activity in Crohn's disease and ulcerative colitis. World J Gastroenterol, 2012, 18(9): 872-881.
11. 蔡香然，陈棣华，蒋光愉，等. 结直肠癌的 MRI 初步研究. 中华放射学杂志，2003，37(5)：422-427.
12. 蔡香然，孟悛非，陈棣华，等. 钡灌肠和 CT 及 MRI 对结直肠癌诊断的比较影像学研究. 中华胃肠外科杂志，2005，8(1)：46-49.
13. 卢良骥，杨光钊，许茂盛，等. 多层螺旋 CT 和 CTA 在缺血性结肠炎诊断与分期中的价值探讨. 临床放射学杂志，2014；33(8)：1214-1218.
14. 杨朝武，何光武，李征宇，等. 原发性胃肠道淋巴瘤 64 排螺旋 CT/MRI 影像特点分析. 中国临床医学影像杂志，2015，26(1)：23-26.

# 第二节 结肠肠腔扩张与狭窄

## 一、前言

结肠在腹腔周边围成框形，肠腔宽度自盲升结肠至降结肠逐渐变窄，平均宽约 5～8cm。大部分结肠病变均能引起结肠肠腔宽度的变化，影响结肠内容物的运行和排泄，当结肠内容物不能正常运行或通过发生障碍时，称为肠梗阻。肠梗阻是常见的急腹症之一，而且病因众多、类型复杂，病因诊断较为困难。肠梗阻的常见影像表现为结肠扩张及肠腔狭窄，然而部分肠梗阻类型只有结肠扩张，不合并肠腔狭窄，因此理清结肠扩张（肠梗阻）与肠腔狭窄间的相互关系及其相关的疾病分类，有助于提高相关结肠疾病的诊断和鉴别诊断。

## 二、相关疾病分类

引起结肠扩张的因素可分为阻塞性和非阻塞性两种。阻塞性因素包括肿瘤、狭窄、粘连、急性炎症或肠扭转等引起的肠腔狭窄并梗阻扩张，非阻塞性因素包括麻痹性肠梗阻或假性梗阻、中毒性巨结肠、肠缺血和硬皮病。引起肠腔狭窄的因素按是否合并近侧结肠扩张也分为梗阻性和非梗阻性，凡是能引起结肠肠壁增厚的病变均能导致管腔狭窄，关于结肠肠壁增厚的相关疾病我们在上一节已作详细描述。通过对能引起结肠扩张和肠腔狭窄的疾病进行综合对比分析，有助于理清诊断思路，缩小鉴别诊断范围（表 6-2-1，表 6-2-2）。

**表 6-2-1　结肠扩张病因分类**

| 分类 | 病因 |
|---|---|
| 肠壁外病变 | 粘连、乙状结肠扭转、盲肠扭转、术后炎症等 |
| 肠壁病变 | 结直肠癌、转移性肿瘤、结肠套叠、炎性狭窄梗阻等 |
| 肠腔内病变 | 粪石性结肠梗阻、异物性梗阻等 |
| 变异及功能性 | 先天性巨结肠、麻痹性肠梗阻、假性结肠梗阻等 |

**表 6-2-2　结肠肠腔狭窄病因分类**

| 分类 | 病因 |
|---|---|
| 肿瘤性狭窄 | 结肠癌、直肠癌、转移性肿瘤、淋巴瘤等 |
| 炎性狭窄 | 憩室炎、感染性结肠炎、溃疡性结肠炎、克罗恩结肠炎、缺血性结肠炎、放射性结肠炎、阿米巴结肠炎、肠结核 |
| 壁内占位 | 子宫内膜异位、结肠壁内血肿 |
| 壁外压迫 | 子宫肌瘤和扩张的输尿管膀胱压迫、结肠扭转、肠套叠、粘连等 |
| 变异及其他 | 先天性巨结肠、结肠痉挛、泻药滥用等 |

## 三、影像诊断流程

肠梗阻是引起结肠扩张的最常见因素，多同时伴有小肠扩张；同样结肠肠腔狭窄也是导致肠梗阻的重要原因。结肠扩张病变可分为梗阻性和非梗阻性，而梗阻性结肠扩张病变，多为肠腔狭窄所致，但对于粪石性结肠梗阻和异物性梗阻等肠腔内占位所致阻塞性结肠扩张，则不存在肠腔狭窄。

结肠肠腔狭窄也可分为梗阻性和非梗阻性，梗阻性肠腔狭窄病变均合并不同程度的近侧结肠扩张。炎性病变是非梗阻性肠腔狭窄的主要致病因素，但各种结直肠炎性病变发展到晚期明显纤维化，均可导致结肠壁增厚、肠腔狭窄和梗阻。但炎性病变所致梗阻程度相对较轻，病变段相对较长，狭窄与扩张段逐渐移行；而癌性病变所致梗阻的狭窄段较短，呈“苹果核征”，扩张移行段出现“肩样征”。胰腺炎、胆囊炎、脓肿等肠外感染性病变可激发结肠狭窄，子宫肌瘤、扩张的输尿管和膀胱等肠外占位也可激发结肠狭窄，然而，此类病变所引起的多为非梗阻性肠腔狭窄。总之，对于结肠扩张和肠腔狭窄病变应进行综合全面的分析，提高对结肠病变的诊断和鉴别诊断（图 6-2-1）。

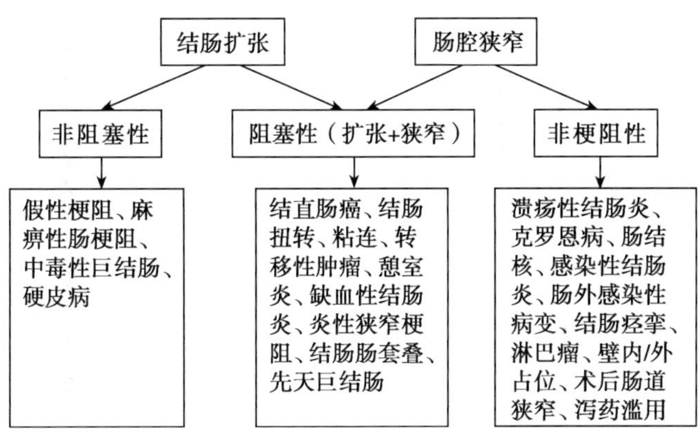


图 6-2-1　结肠扩张和肠腔狭窄病变鉴别诊断流程

## 四、相关疾病影像学表现

**1. 结直肠癌(colorectal carcinoma)**　引起结肠、直肠肠腔狭窄或阻塞扩张的肿瘤性病变包括结直肠癌及转移性肿瘤。其中以中晚期结直肠癌并发肠梗阻较为常见，表现为癌肿段肠腔狭窄，梗阻远侧肠管萎陷，而梗阻近侧肠管扩张。右半结肠(升结肠、肝曲、横结肠)发生癌肿并梗阻时，由于回盲瓣的阻挡，在癌肿和回盲瓣之间形成闭袢性肠梗阻，随着梗阻肠腔内压力的迅速升高，可发生血运障碍，可出现绞窄，形成盲袢综合征；此时，空回肠常为轻度扩张，而梗阻近侧的结肠及盲肠明显扩张，并充盈积液。但当回盲瓣功能丧失时，梗阻内容物则能通过回盲瓣反流入小肠，梗阻近侧结肠及小肠均扩张。左半结肠及直肠发生癌肿梗阻时，一般回盲瓣功能多已丧失，仅出现一般性肠梗阻病理改变。

CT 可作为结直肠癌的常规检查，CT 可清楚显示结肠癌肿的边界，肠壁增厚及肠腔狭窄的程度，还可观察癌肿周围侵犯及有无转移等情况，进行肿瘤分期。在 CT 及 MRI 图像上结直肠癌与邻近正常结肠分界截然，可见"肩样征"，且病变范围较短，DWI 可见癌肿呈明显高信号，这些表现均有助于与炎性狭窄相鉴别(图 6-2-2)。

**2. 结直肠炎症性狭窄或阻塞(colorectal inflammatory stenosis or obstruction)**　结直肠炎症性病因主要包括溃疡性结肠炎、结核、阿米巴瘤、血吸虫性结肠炎、憩室炎、放线菌病等，这些炎症性病变主要引起结肠肠腔狭窄，多不伴肠梗阻或结肠扩张。影像学表现为结直肠

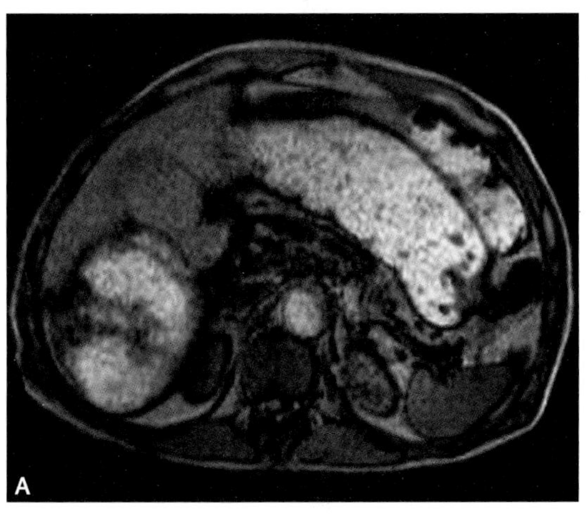


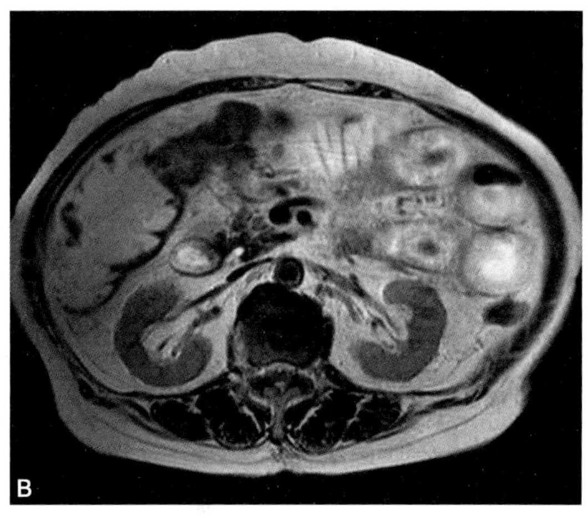

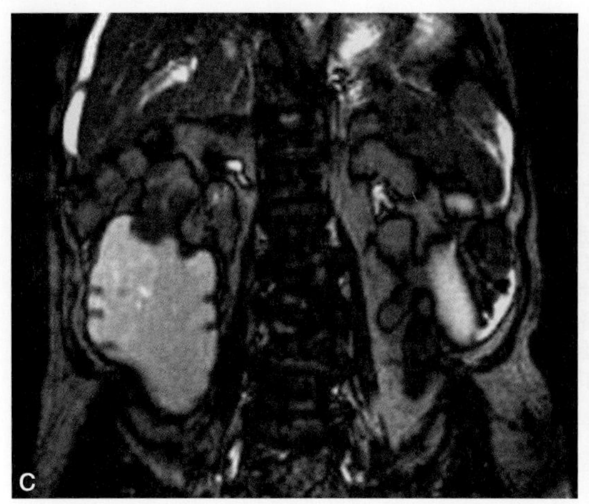


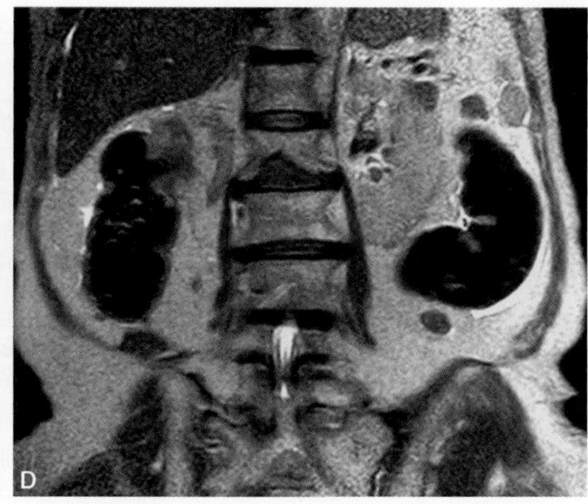


**图 6-2-2　结肠癌性肠梗阻**

A. $T_1$WI 横断位示结肠脾曲癌范围较短，局部肠腔狭窄，近侧横结肠扩张积粪呈混杂短 $T_1$ 信号；B. $T_2$WI 横断位示横结肠癌肠腔狭窄，近侧结肠扩张充盈长 $T_2$ 信号积液；C. BTFE 冠状位示结肠肝曲癌性狭窄，近侧升结肠扩张积液；D. $T_2$WI 冠状位示结肠脾曲癌性狭窄，近侧升结肠充盈短 $T_2$ 信号积粪

较长范围的肠腔狭窄、分界移行，腔内充盈缺损，肠壁僵硬，结肠袋变浅或消失；CT/MRI 检查示肠壁增厚，肠腔狭窄，MRI 呈稍长 $T_1$ 稍长 $T_2$ 信号，邻近脂肪间隙模糊浑浊（图 6-2-3）。

但各种结直肠炎性病变到晚期也可合并肠梗阻，致病原因主要是结肠炎性病变晚期明显纤维化时，可导致结肠肠壁增厚，肠腔狭窄和阻塞，从而引起结肠梗阻或扩张；另外，炎性病变累及系膜，可引起粘连、瘘管、脓肿而出现梗阻。溃疡性结肠炎晚期肠壁可出现广泛纤维组织增生，范围可累及整个结肠，可见溃疡及假息肉形成；结肠结核晚期可局部明显缩短挛缩，常发生于盲升结肠；阿米巴病所致肠壁肉芽组织过度增生时，可形成阿米巴瘤，严重狭窄、阻塞时可导致结肠梗阻，好发于盲升结肠；血吸虫病可形成腔内外血吸虫肉芽肿引起肠腔阻塞而梗阻；结肠放线菌病晚期常并发冰冻盆腔。

**3. 乙状结肠扭转（sigmoid colon reverse）** 因乙状结肠较长而其系膜相对较短，可发生乙状结肠扭转，导致扭转乙状结肠明显扩张积气，结肠袋消失，扭转近侧结肠扩张积气、积液。因回盲瓣的关闭，使得小肠扩张可不明显。乙状结肠扭转可分为生理性、非闭袢性和闭袢性。多见于老年男性，患者常有便秘习惯。临床表现为突然明显腹部绞痛和腹胀。

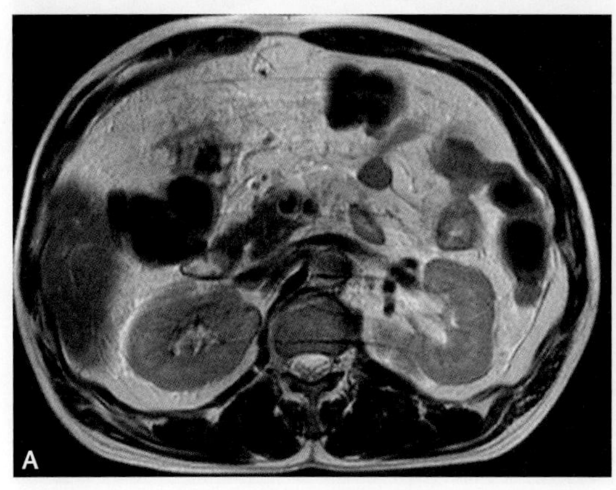


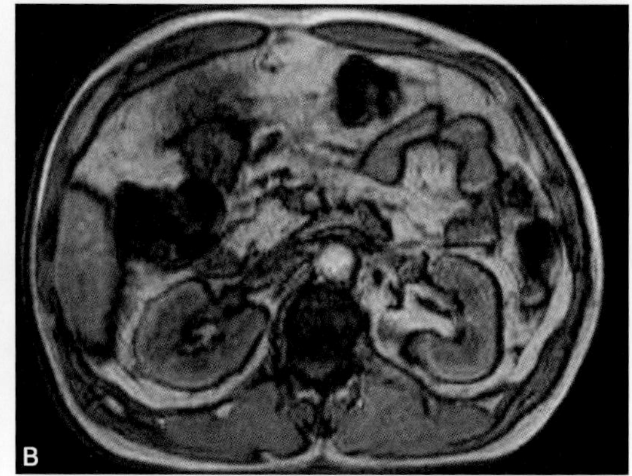

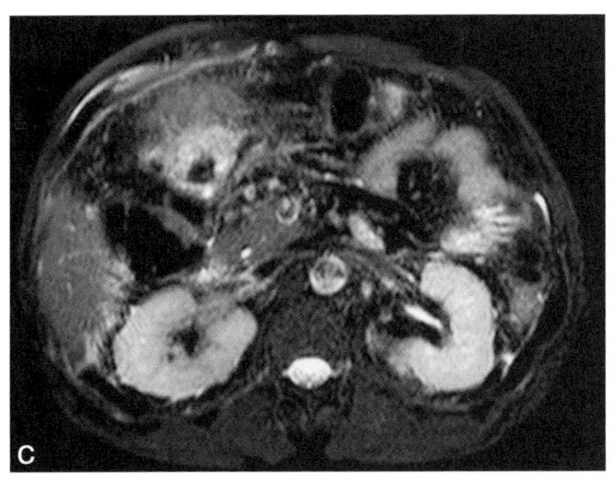
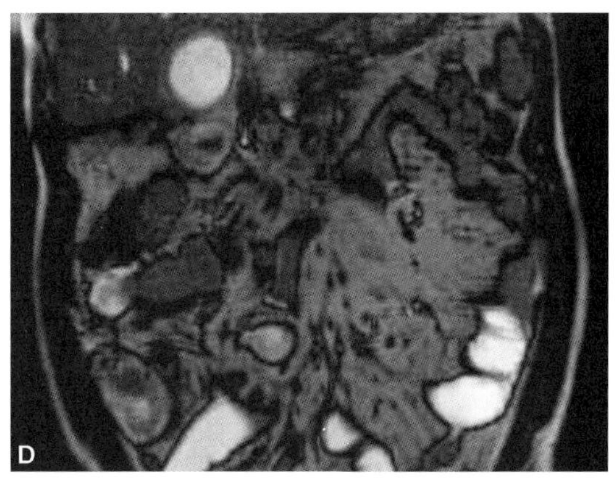

图 6-2-3 结肠炎症性狭窄

A ~ D. MRI 平扫示结肠肝曲肠壁增厚水肿,呈稍长 $T_1$ 稍长 $T_2$ 信号,局部肠腔狭窄,周围脂肪间隙浑浊,冠状位可见胆囊壁增厚,与病变段肠管关系密切。手术病理示坏疽性胆囊炎累及结肠肝曲

X 线平片表现具有特征性。高度扩张的乙状结肠可占据整个腹腔,可见三条肠壁构成的纵行走向致密线向下集中到左下腹肠腔狭窄处,呈“倒 U 字征”(图 6-2-4);而梗阻近侧扩张积气积液的结肠可围在周边,呈相框样表现。钡灌肠时,可见钡剂停滞于直乙状结肠交界处的梗阻点,呈鸟嘴样征象,鸟嘴尖指向左上方。CT、MRI 可见乙状结肠明显扩张,其系膜血管呈“漩涡征”,梗阻点邻近肠管狭窄移行段呈鸟嘴样改变,梗阻近侧结肠扩张。

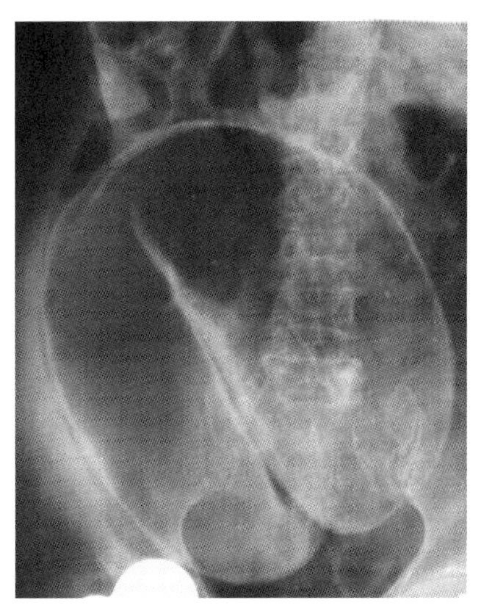

图 6-2-4 乙状结肠扭转

腹部 X 线片示高度扩张的乙状结肠呈“倒 U 字征”,扩张乙状结肠的肠壁呈纵行走向集中于左下腹

**4. 结肠肠套叠(colon intussusception)** 在临床较少见,多继发于结肠肿瘤性病变,以恶性肿瘤较常见。能引起结肠肠套叠的良性肿瘤中多为结肠脂肪瘤,其次为结肠息肉;结肠癌是较常见的引起结肠套叠的恶性肿瘤。临床症状多不典型,可表现较长时间的非特异性腹痛,腹部可扪及肿块。

钡灌肠检查时,在结肠梗阻区可见“弹簧征”,弹簧圈增厚、增粗,边界模糊时,常提示存在绞窄、皱襞水肿和渗出;当血运障碍时,可仅显示肠腔内充盈缺损而不出现“弹簧征”。良性肿瘤引起的肠套叠多套入较长、不固定;恶性肿瘤引起的套入多较短、固定。CT 及 MRI 检查示在梗阻移行段呈肠中肠改变,套头旁可有系膜脂肪性密度或信号,邻近肠系膜血管可被牵拉入套叠区(图 6-2-5)。如果在套头内见脂肪性密度或信号,则提示脂肪瘤可能,但当脂肪瘤坏死或梗死时,可表现为软组织密度或信号,不易鉴别。

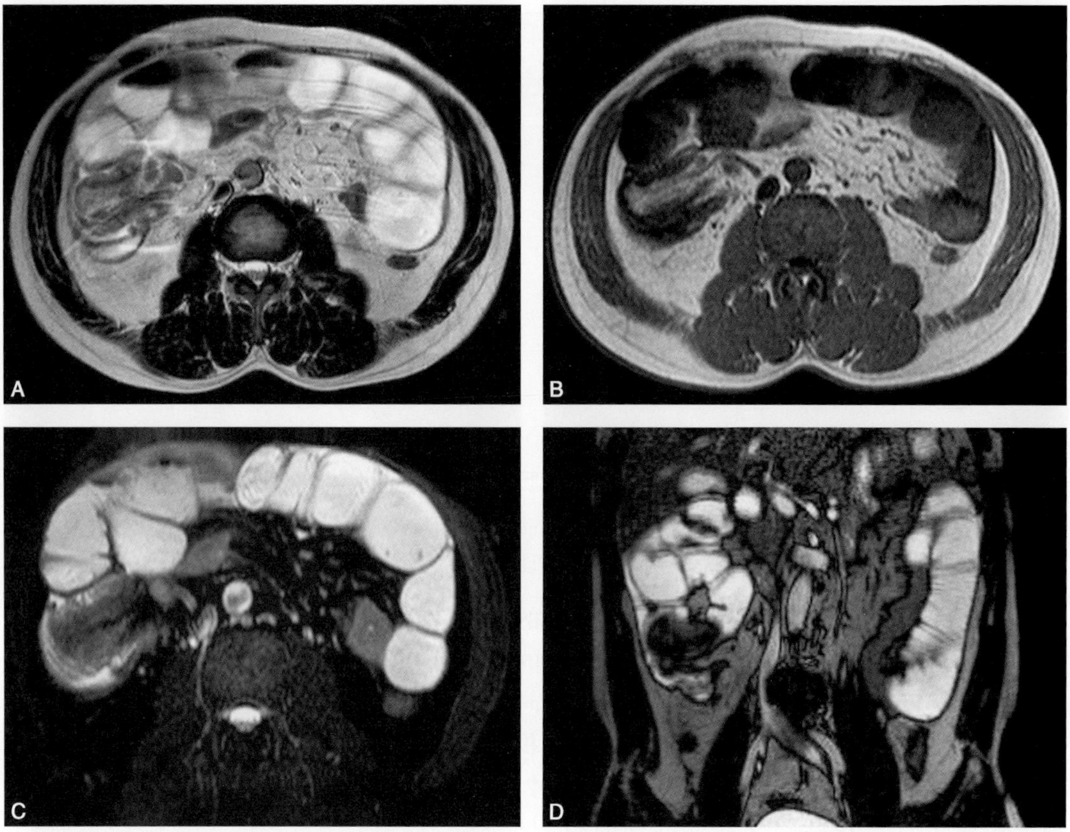

图 6-2-5　结肠肠套叠

A～D. MRI 平扫示回盲部肠套叠可见“肠中肠”改变，近侧小肠梗阻积液，可见邻近肠系膜血管被牵拉入套叠区

**5. 先天性巨结肠（congenital megacolon）** 又称结肠交感神经节细胞减少症，可发生于结肠各段，以乙状结肠、直肠及两者交界处常见。由于肠壁肌间神经丛缺乏交感神经节细胞，使该段结肠处于收缩状态，近侧结肠积粪而扩张，肠壁肥厚。

腹部 X 线平片主要表现低位结肠梗阻，梗阻近侧结肠扩张、积气、积液，扩张的结肠壁及皱襞增厚，扩张结肠内可存留大量粪便。同时可伴有小肠梗阻、扩张表现。钡灌肠检查示结直肠狭窄段与扩张段呈倒圆锥形，较具特征性。病变段结肠可表现为异常收缩或蠕动多而不规则（图 6-2-6）。

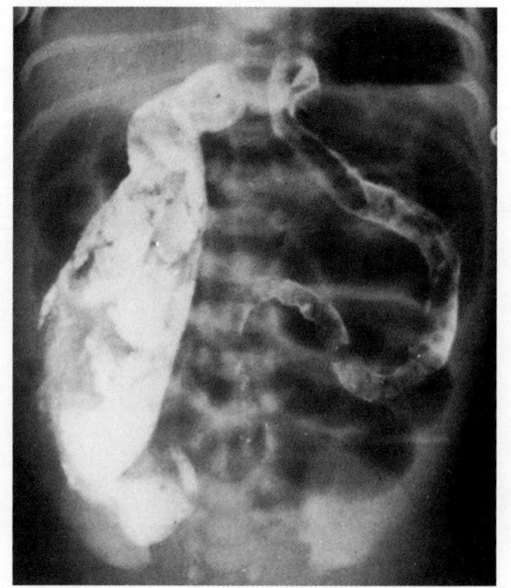

图 6-2-6　先天性巨结肠

腹部 X 线片示结肠肝曲以远结肠处于收缩状态，近侧升结肠扩张，内可见粪便存留

**6. 结肠粪石（colonic fecalith）**　相对少见，多为植物性粪石。能引起植物性粪石的食物较多，其中以柿子、山楂和黑枣类较常见，此类食物含有大量鞣酸，能与消化液蛋白反应生成不溶于

水的胶冻状鞣酸蛋白包裹植物残渣和纤维，在胃肠道内形成粪石。粪石在 CT 上表现为蜂窝状或花斑状结构，周边可见硬化缘（“胶囊壁征”）；但 CT 检查易受到远端肠管对比剂充盈不佳的影响，而将粪石误诊为肿瘤、肠套叠或是积粪。磁共振具有较高的软组织分辨率，植物性粪石在 $T_1$WI“空壳征”和 $T_2$WI 上“焦炭征”的表现较具特征性（图 6-2-7）。肿瘤和肠套叠呈软组织信号，且肿瘤在 DWI 序列上多呈较明显高信号，肠套叠呈肠中肠的征象，容易鉴别；而结肠积粪多见于老年糖尿病患者，表现为结肠扩张，肠腔内充盈大量低信号积粪，部分积粪在 $T_1$WI 呈稍高信号，与植物性粪石信号差异明显。

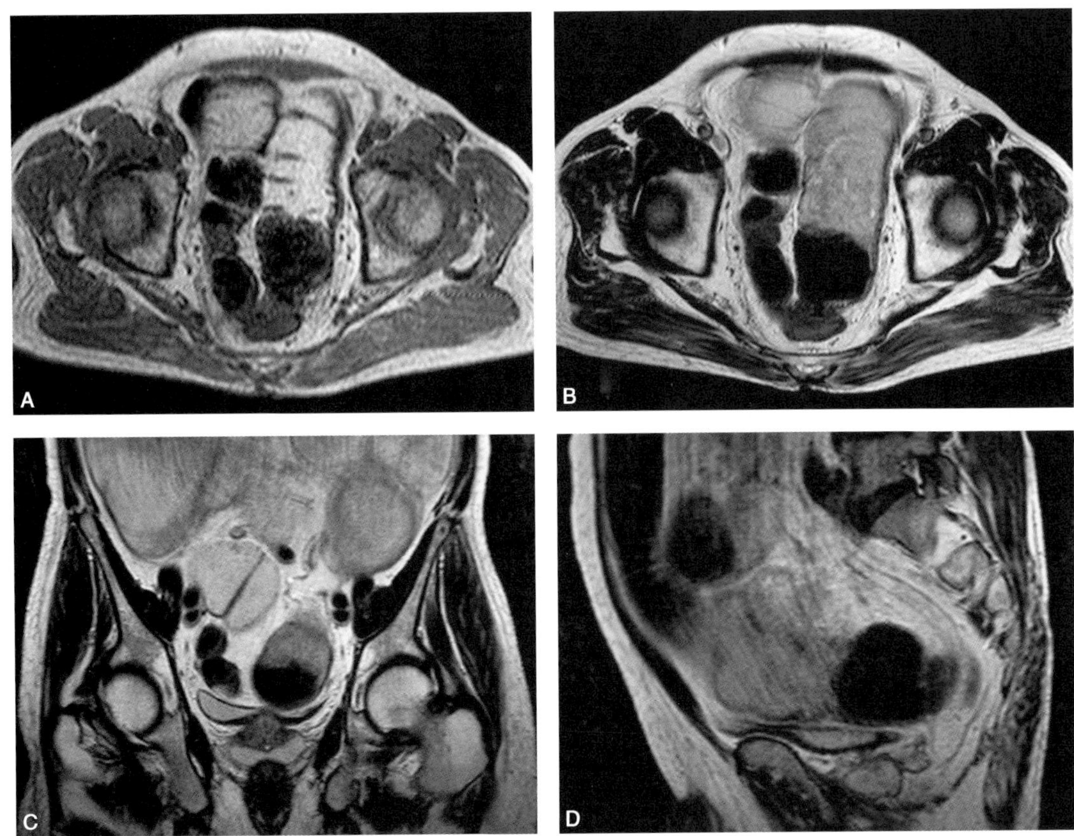


**图 6-2-7　结肠粪石**

A～D. MRI 平扫示降乙状结肠交界处粪石 $T_2$WI 呈不规则低信号称“焦炭征”，$T_1$WI 可见粪石边缘环状稍高信号呈“空壳征”，梗阻近侧结肠充盈短 $T_1$ 稍长 $T_2$ 信号积液

**7. 麻痹性肠梗阻（paralytic intestinal obstruction）**　各种原因影响肠道自主神经系统的平衡、肠道局部神经传导或肠道平滑肌收缩使肠管扩张蠕动消失。患者腹胀显著，无阵发性绞痛等，肠蠕动减弱或消失，肛门停止排气排便。影像学表现为胃、小肠和结肠均匀性胀气扩张，积气、积液并可见液平面，与机械性肠梗阻比较，动力性肠梗阻肠腔扩张广泛但程度较轻（图 6-2-8）。

**8. 中毒性巨结肠（toxic megacolon）**　是急性的累及结肠壁全层的暴发性结肠炎伴神经肌肉变性及广泛的结肠扩张。是炎性肠道疾病中最严重的危及生命的并发症，常见于溃疡性结肠炎患者，可为其早期表现。

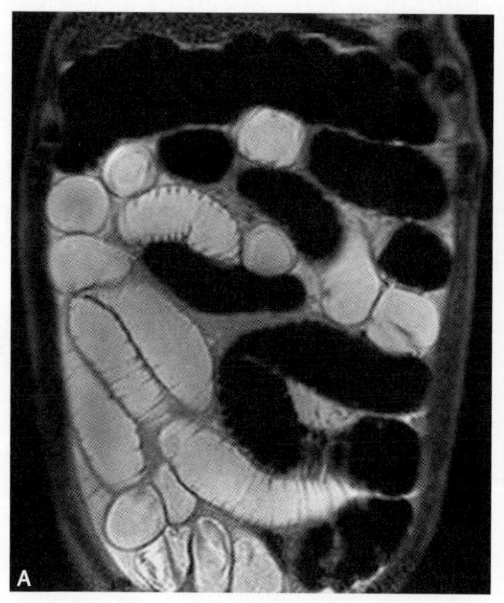


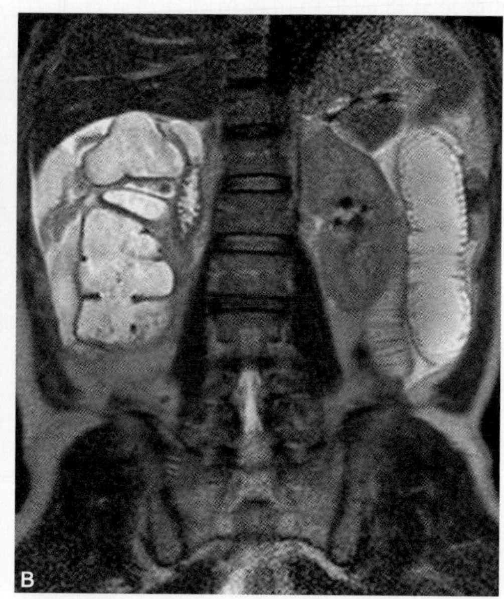


**图 6-2-8　麻痹性肠梗阻**

A、B. MRI 冠状位平扫示小肠及结肠广泛均匀性扩张，升结肠内见长 $T_2$ 信号积液，横结肠内积气，腹腔间隙内见积液，以右侧结肠旁沟为著

影像学表现为结肠显著扩张，结肠袋变形或消失，可见假性息肉和气液平面，多发生于横结肠。CT 检查可见结肠壁内小的气体积聚，肠系膜脓肿及穿孔气腹。

**9. 结肠痉挛（colon spasm）**　又称痉挛性结肠炎、过敏性结肠炎、肠易激综合征等，是结肠运动和分泌功能失调的一种功能性疾患，与精神因素有关。发病部位主要在脐周围及左下腹部。症状主要是发作性腹痛，常在进食或冷饮后加重，排便排气后减轻。腹泻多为糊状黏液便，但绝无脓血便发生。部分患者以便秘为主，或腹泻与便秘交替发生。结肠痉挛的影像学表现可与炎性肠病或结肠癌类似，但与炎性肠病或结肠癌的区别在于肠道无器质性病变、肠壁无明显增厚。

**10. 泻药滥用（laxative abuse）**　归咎于长期滥用刺激性缓泻药，导致结肠神经肌肉损伤，可见右半结肠有不协调的收缩及痉挛，而无溃疡发生。症状可表现为便秘，或腹泻、便秘交替。影像学表现为：结肠袋消失、肠管缩短，可见不规则的、一过性结肠肠腔狭窄，可见升结肠和横结肠。

## 五、研究进展及存在问题

结肠扩张与肠腔狭窄病因繁杂，且患者的年龄、性别、一般状况、既往史、梗阻类型及程度等也存在很大差异。既往诊断多依靠传统的 X 线钡剂造影检查方式，目前，关于结肠扩张与肠腔狭窄的相关影像学研究多集中于多层螺旋 CT（MSCT）的应用，研究显示 MSCT 对结肠扩张与肠腔狭窄病变具有较高的诊断价值，但 CT 检查存在着电离辐射危害，并且 CT 诊断符合率容易受到肠道准备不充分的影响。随着高场强 MRI 快速扫描序列的应用，MRI 具有高软组织分辨率和多参数成像优势，其在结肠扩张与肠腔狭窄病变的检查及诊断中的作用日益显现，而且检查方式受肠道准备因素影响较少、且无 X 线辐射损害，可以作为肠梗阻的重要检查手段。但临床对于各种结肠扩张与肠腔狭窄病变该选择何种检查方式,才能取得最佳诊断效果,尚缺乏足够认识,有待于深入研究。

(曲林涛 高波)

## 参考文献


1. Bordeianou L, Kunitake H, Shellito P, et al. Preoperative infliximab treatment in patients with ulcerative and indeterminate colitis does not increase rate of conversion to emergent and multistep abdominal surgery. Int J Colorectal Dis, 2010, 25(3):401-404.
2. Hur J, Park MS, Lee JH, et al. Diagnostic accuracy of multi-detector row computed tomography in T and N staging of gastric cancer with histopathologic correlation. J Comput Assist Tomogr, 2006, 30(3):372-377.
3. Mussack T, Szeimies U. Sigmoidorectal intussusception caused by rectal carcinoma: multislice CT findings. Abdom Imaging, 2002, 27(5):566-569.
4. Rao SX, Zeng MS, Xu JM, et al. Assessment of T staging and mesorectal fascia status using high-resolution MRI in rectal cancer with rectal distention. World J Gastroenterol, 2007, 13(30):4141-4146.
5. Resch T, Lindh M, Dias N, et al. Endovascular recanalisation in occlusive mesenteric ischemia: feasibility and early results. Eur J Vasc Endovasc Surg, 2005, 29(2):199-203.
6. Summers RM, Huang A, Yao J, et al. Assessment of polyp and mass histopathology by intravenous contrast enhanced CT colonography. Acad Radiol, 2006, 13(12):1490-1495.
7. Tapan U, Ozbayrak M, Tatl S. MRI in local staging of rectal cancer: an update. Diagn Interv Radiol, 2014, 20(5):390-398.
8. 曹雪源,金美善,张路遥,等. 内脏肌病致急性假性结肠梗阻. 中华消化外科杂志, 2013, 12(5):395-397.
9. 陈海曦,李征宇,何之彦,等. CT 对急性成人肠套叠的临床诊断价值. 中国医学影像技术, 2004, 20(10):1532-1534.
10. 李建锋,杨杰,严丽霞,等. 抗精神病药致麻痹性肠梗阻的 X 线表现与临床分析. 实用医学影像杂志, 2014, (6):438-439.
11. 滕世岗,李海风,王守光,等. 乙状结肠扭转的 CT 诊断(附 23 例分析). 中国现代普通外科进展, 2014, 17(12):958-963.
12. 杨忠福,郭旭. 多层螺旋 CT 在肠梗阻病因诊断中的价值. 实用放射学杂志, 2010, 26(4):520-522, 525.


# 第三节 回盲部病变

## 一、前 言

回盲部位于右髂窝,作为消化系统的“中间地带”,在解剖上并无特定的解剖学标界。一般将回肠终末 15cm 左右的一段末段回肠、回盲瓣、盲肠、近侧半升结肠及阑尾作为回盲部的范围。其中,升结肠属于腹膜间位器官,位置相对固定;盲肠、阑尾及末段回肠具有系膜,为腹膜内位器官,在先天性肠旋转不良的情况下,盲肠及阑尾可位于左下腹。

## 二、相关疾病分类

回盲部位于大、小肠连接处,该区部位特殊,解剖结构复杂,淋巴组织丰富,肠内容物在此停留时间长。由于其特殊的解剖结构和生理功能，回盲部已成为炎症、癌肿、结核等多种消化系统疾病的好发部位。回盲部病变以一般炎性病变占首位，回盲部恶性肿瘤次之，息肉第三，肠结核、淋巴瘤、溃疡性结肠炎及克罗恩病等少见，炎性病变中以阑尾炎最多见。但回盲部病变临床表现多无明显的特异性，鉴别诊断困难，需影像学检查结合病史、临床特征及内镜病检等综合诊断（表6-3-1）。

**表6-3-1　回盲部病变病因分类**

| 分类 | 病因 |
| --- | --- |
| 良性肿瘤 | 盲肠息肉、脂肪瘤、阑尾黏液囊肿、盲肠淋巴管瘤 |
| 恶性肿瘤 | 结肠癌、类癌、回盲部转移癌、淋巴瘤、恶性间质瘤、阑尾黏液腺癌 |
| 炎症性 | 阑尾炎、阑尾周围脓肿、感染性回肠结肠炎、憩室炎、肠系膜淋巴结炎、盲肠炎、肠结核、克罗恩病 |
| 变异及其他 | 回盲瓣隆凸、盲肠扭转、缺血 |

## 三、影像诊断流程

对于回盲部的诊断应尽量掌握病灶的分布、肠壁增厚的特点以及邻近脂肪、淋巴结和肠系膜小血管等组织结构的变化特点。回盲部病变的诊断可从病变的主要受累部位分析入手，其中以累及盲升结肠为主的病变居多，包括：结肠癌、息肉、憩室、脂肪瘤、淋巴管瘤、盲肠炎、盲肠扭转、缺血以及转移性癌；主要累及阑尾的病变有阑尾炎、阑尾周围脓肿、类癌、阑尾黏液囊肿及阑尾黏液腺癌；而盲升结肠和回肠可同时受累的病变主要有肠结核、克罗恩病、淋巴瘤、肠套叠、中性粒细胞减少性结肠炎、晚期盲肠癌以及感染性回肠结肠炎。晚期盲肠癌可侵犯末端回肠，但程度较轻。不同的回盲部病变肠壁增厚特点各异，肠壁增厚并呈脂肪密度常见于变异性或慢性炎症，肠壁呈水样密度增厚则多见于急性炎症或缺血，增厚肠壁呈软组织密度的特异性最低，可为感染、缺血、炎症或肿瘤。认真分析回盲部病变的主要累及部位和肠壁增厚特点，并结合脂肪间隙、淋巴结和肠系膜小血管等组织结构的变化，有助于回盲部病变的诊断和鉴别诊断（图6-3-1）。

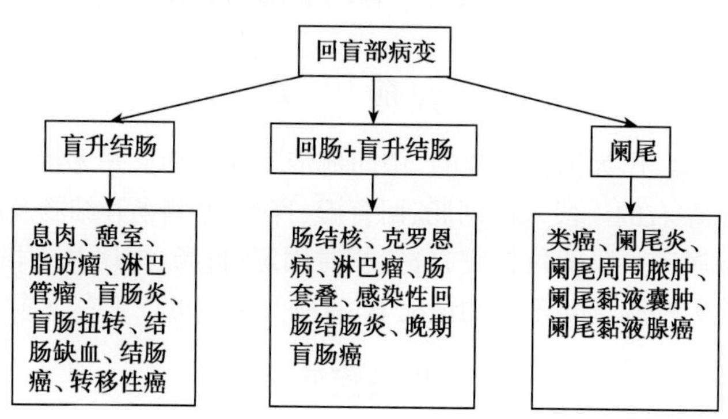


**图6-3-1　回盲部病变鉴别诊断流程**

## 四、相关疾病影像学表现

**1. 阑尾炎(appendicitis)** 是最常见的回盲部病变,也是儿童急腹症最常见的病因。阑尾炎影像学检查的目的主要是减少消极的剖腹探查手术几率以及快速诊断以减少穿孔几率。X 线平片检查 5% ~10% 的患者可见阑尾结石,右下腹肠管可见气液平面,右侧腰大肌边缘模糊,若合并穿孔则可见右下腹肠外气体;CT 检查 30% ~40% 的患者可见阑尾结石,阑尾周围见粘连索条,邻近盲肠或回肠末端肠壁增厚;MRI 检查可见阑尾增粗僵直,呈稍长 $T_1$ 稍长 $T_2$ 信号,DWI 呈高信号,阑尾周围脓肿及肿大淋巴结在 DWI 序列上亦呈明显高信号,ADC 值减低(图 6-3-2)。

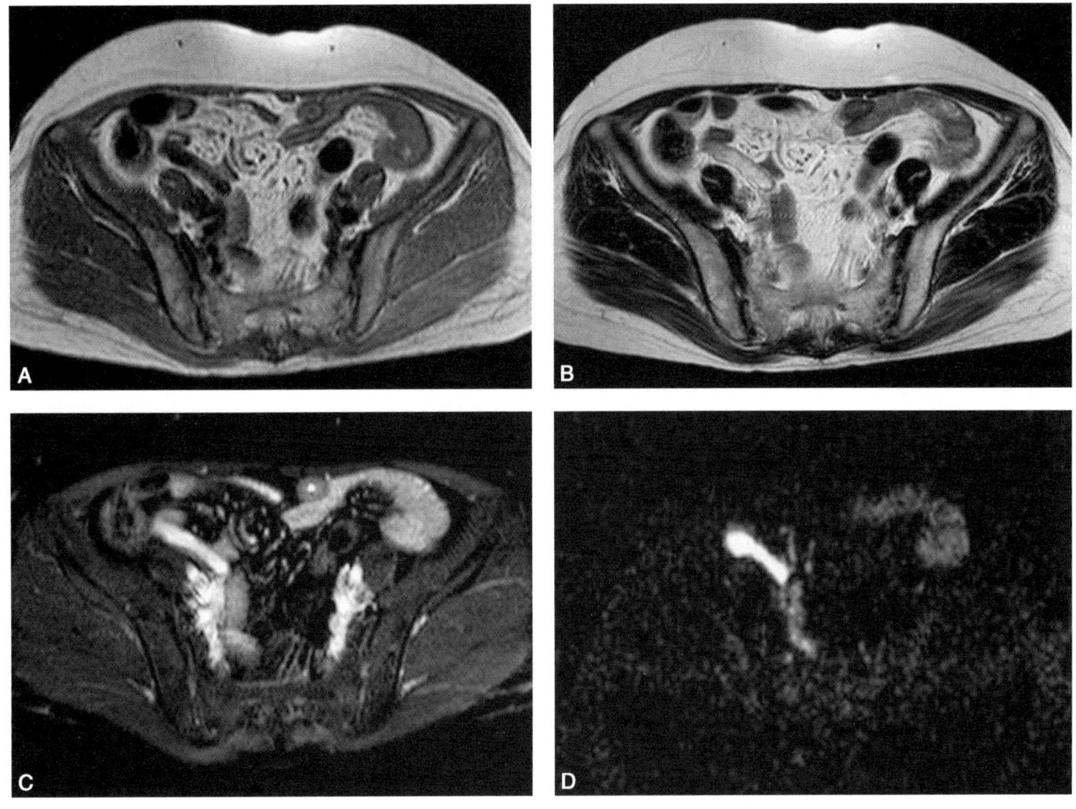

**图 6-3-2 阑尾炎**

A ~ D. MRI 平扫示右下腹增粗阑尾走行僵直,呈稍长 $T_1$ 稍长 $T_2$ 信号,DWI 呈明显高信号

**2. 回盲部癌(ileocecal carcinoma)** 以肿块型和溃疡型最为多见,浸润型少见。因盲升结肠管腔宽大,故不易出现肠梗阻。X 线钡剂造影检查可见癌肿造成回盲瓣上下唇瓣不对称增大增厚,而出现分叶状充盈缺损,边缘僵直。CT 及 MRI 检查可于盲肠腔内见有不规则软组织肿块,局部肠壁增厚可超过 10mm,增强后可见明显强化,MRI 上癌肿呈稍长 $T_1$ 稍短 $T_2$ 信号,DWI 序列肿瘤及转移淋巴结呈高信号(图 6-3-3)。若肿瘤内出现低密度无强化区则意味肿瘤有坏死,病灶内有钙化则提示为黏液腺癌。有报道称盲肠癌发展至晚期,末端回肠也可受到侵犯,但程度相对较轻。回盲部癌与炎症性病变鉴别点在于:炎症性病变小肠可有功能性改变或器质性狭窄,末端回肠早期受累,多发肠段受累,病变呈跳跃性。

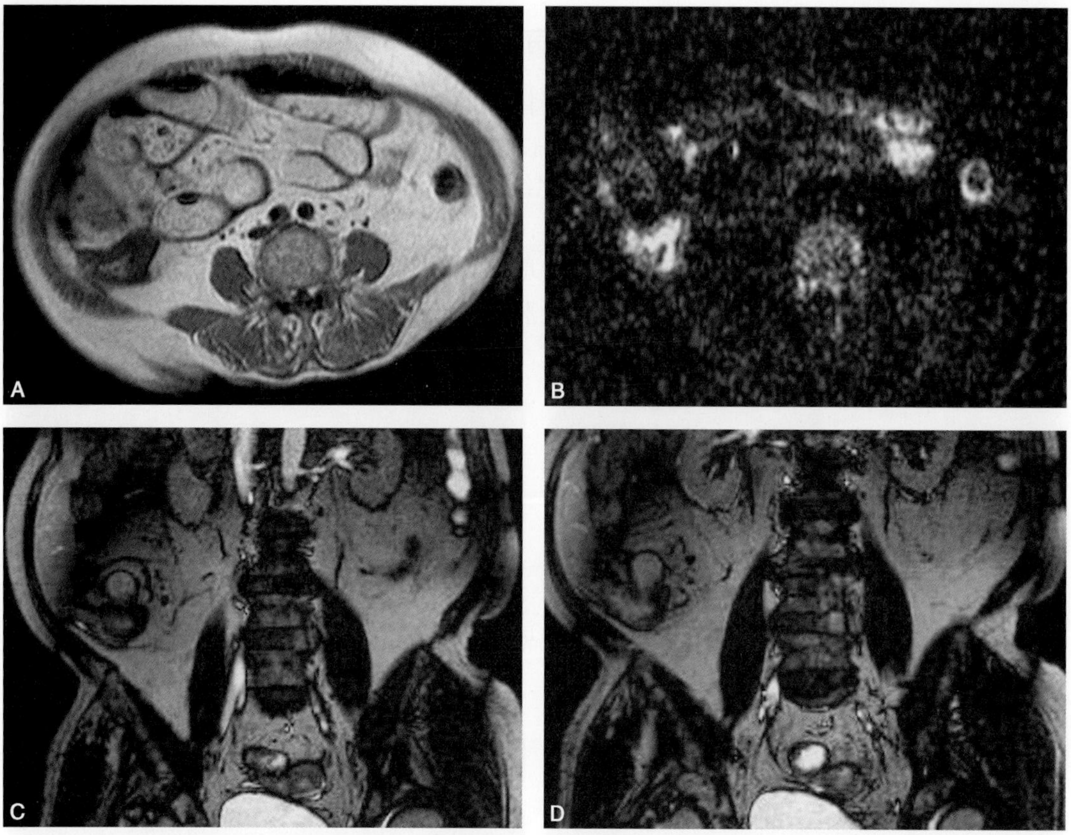

图 6-3-3　回盲部癌

A～D. MRI 平扫示回盲部肠壁增厚，呈稍长 $T_1$ 稍短 $T_2$ 信号，DWI 序列呈较明显高信号

**3. 回盲部淋巴瘤（ileocecal lymphoma）**　大多发生于淋巴组织丰富的末端回肠，按病理形态可分为环型和息肉型，环型肿瘤引起肠腔狭窄多呈向心性，息肉型肿瘤引起肠腔狭窄多呈偏心性。病变范围较广，多数病例病变可越过回盲瓣累及盲肠内侧壁。X 线钡剂造影示局限性肠管不规则扩张，边缘僵硬呈锯齿状。CT/MRI 检查示回盲部淋巴瘤常跨越回盲瓣，肠壁部分或全周性增厚，可形成巨大软组织肿块，可见典型的动脉瘤样扩张，DWI 序列淋巴瘤呈明显高信号（图 6-3-4）。可继发肠套叠或穿孔形成瘘道，邻近脂肪层可见密度升高、系膜增厚及索条状影。

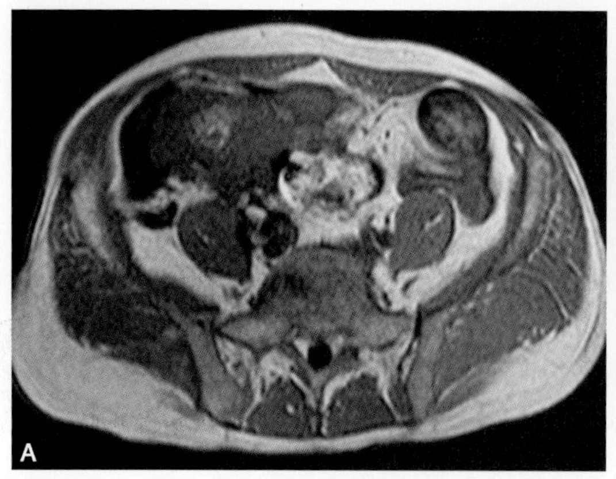


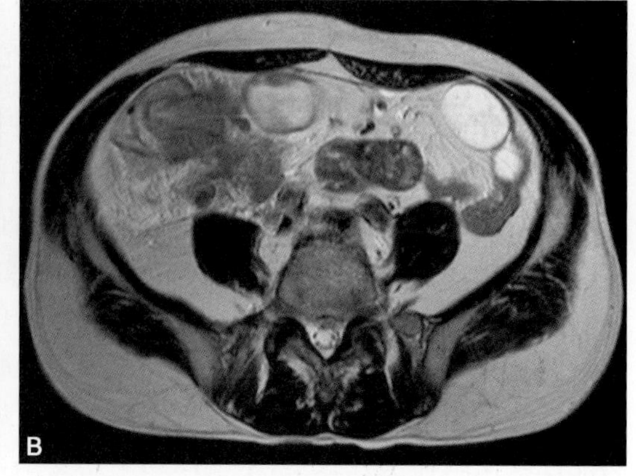

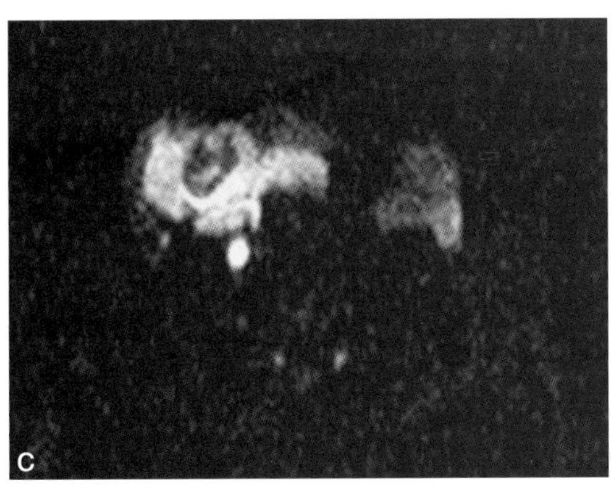

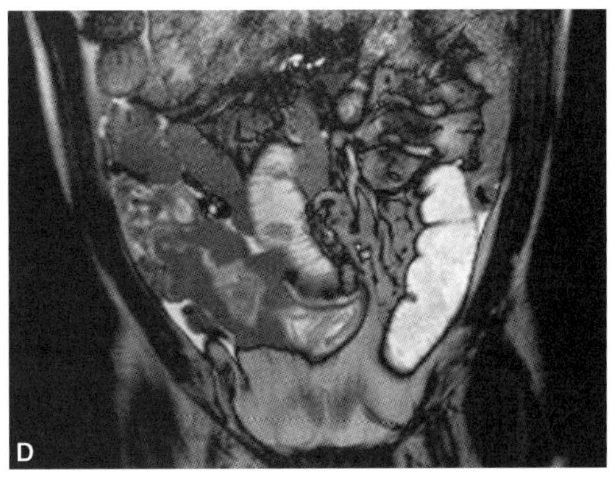

**图 6-3-4　回盲部淋巴瘤**

A～D. MRI 平扫示回盲部淋巴瘤跨越回盲瓣，受累肠壁不规则增厚，肠腔呈动脉瘤样扩张，DWI 上病灶及邻近肿大淋巴结呈明显高信号

**4. 肠套叠（intussusception）** 回盲部肠套叠主要有回-结肠型和回盲-结肠型，多见于 2 岁以下小儿，且常为特发性肠套叠，没有明确的套叠原因。成人也可发生回盲部肠套叠，但多继发于盲肠息肉、脂肪瘤、淋巴瘤、盲肠淋巴管瘤或阑尾黏液囊肿等。钡灌肠检查可见钡剂前端在右半结肠受阻，局部表现为典型的"弹簧征"或不规则充盈缺损；CT/MRI 检查可在右下腹见圆形、分叶状肿块，断面呈"靶征"或"同心圆征"（图 6-3-5）。脂肪瘤所致套叠者，

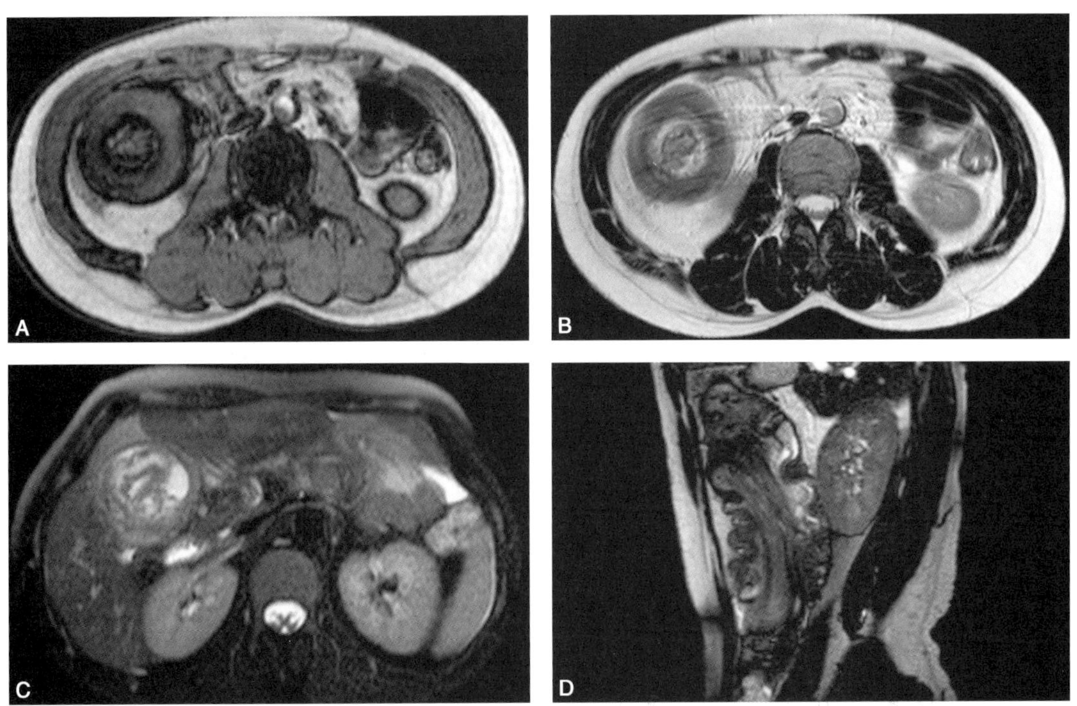

**图 6-3-5　肠套叠**

A～D. MRI 平扫示回盲部肠套叠右下腹圆形或柱状肿块，断面可见"靶征"或"同心圆征"，矢状位可见套入肠管范围较长

套头可见脂肪密度/信号肿块；淋巴管瘤引起套叠者，套头部可见囊性分叶状肿块。

**5. 盲肠扭转(appendix torsion)** 多见于女性，因女性盲肠系膜较长。扭转后盲肠迅速显著胀大，并移位至腹腔任何部位，最常见于上腹部或左上腹；胀大盲肠形似肾形（“肾门”开口端向下或内下）或球形，右下腹空虚，邻近肠管推移。CT检查可显示盲肠扭转后形成的移位、显著扩张成囊状的盲肠及其肠腔内的潴留或积气，典型者可见尖削状的扭转点（图6-3-6）。

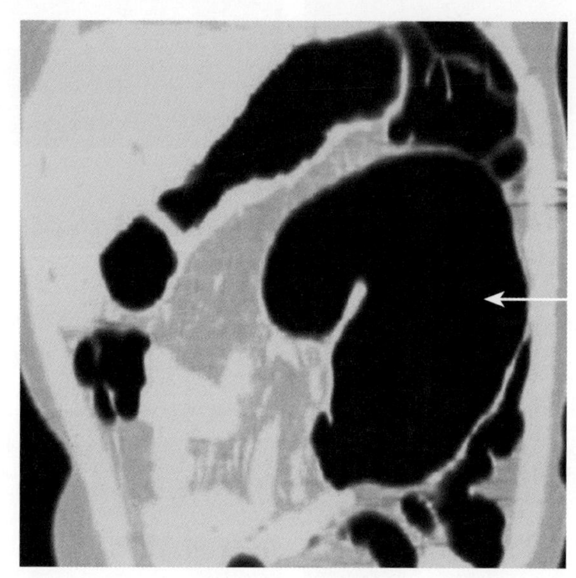

**图6-3-6 盲肠扭转**

CT冠状重建示盲肠明显增大扩张积气，扭转盲肠自右下腹向左上腹延伸

**6. 阑尾黏液性肿瘤(appendix mucinous tumor)** 一系列阑尾阻塞性病变可引起黏液聚积致阑尾腔囊性扩张，即阑尾黏液囊肿。根据组织学可分为：① 阑尾潴留囊肿：囊壁为正常的阑尾黏膜；② 黏液性囊腺瘤：黏液囊肿的最常见类型，属良性肿瘤，20%病例由于穿孔伴黏液播散；③ 黏液性囊腺癌：发生率是囊腺瘤的1/5，穿孔危险增大，易形成腹膜种植播散。CT检查示黏液囊肿表现为右下腹近水样密度的囊性肿物，边界清楚，壁内或腔内可见弧线样钙化；黏液性囊腺瘤表现为有包膜的低密度囊肿，黏液性囊腺癌表现为大的、不规则的、成分不同的低密度囊实性肿块，囊壁呈结节样增厚、可见钙化。恶性或良性的黏液囊肿破裂腹腔播散可形成腹膜假性黏液瘤，恶性黏液囊肿破裂所致的假性黏液瘤为半固体的强黏性黏液填充，可见分隔、小钙化灶，肝、脾边缘可见扇形压迹。CT增强扫描可见囊壁强化、实性成分不均匀强化。MRI平扫检查可见液体成分占多的黏液囊肿呈$T_1$WI低信号、$T_2$WI高信号，黏液成分占多数的黏液囊肿$T_1$WI、$T_2$WI均呈高信号（图6-3-7）。

**7. 类癌(carcinoid)** 阑尾最常见的肿瘤是类癌。除食管外，消化道的任何部位都可发生类癌，其中1/3位于阑尾，其次好发于末段回肠。临床可出现阵发性皮肤潮红、腹泻和哮喘等征象，称为类癌综合征。影像学表现为阑尾区独立的软组织密度肿块，70%的类癌肿瘤可钙化，增强可见明显强化。

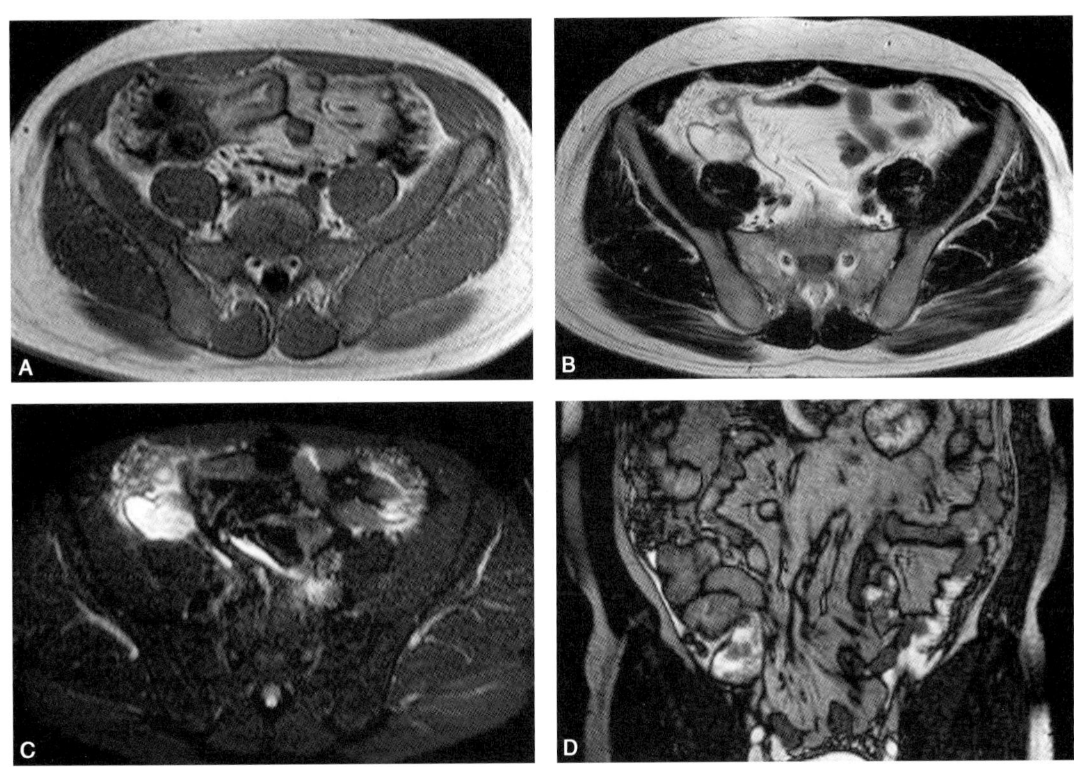


图 6-3-7 阑尾黏液性囊腺癌

A ~ D. MRI 平扫示回盲部不规则囊状长 $T_1$ 长 $T_2$ 信号，信号不均，囊壁可见结节，冠状位可见病变起于阑尾

**8. 盲肠炎(caecitis)** 又称中性粒细胞减少性结肠炎(neutropenic colonitis)，是化疗和骨髓移植后中性粒细胞减少患者常见的并发症，当局限于盲肠时称盲肠炎。症状为发热及免疫功能低下患者回盲部触痛。影像学表现为盲肠(伴或不伴升结肠、末端回肠)弥漫性肠壁增厚和拇指压痕征，盲肠管腔扩张或狭窄。可见相邻脂肪密度升高、筋膜增厚，肠壁积气、结肠周围积液等表现。增强扫描可见增厚肠壁不均匀强化。

## 五、研究进展及存在问题

回盲部病变的诊断，影像学检查尤为重要。消化系统钡剂造影能显示肠黏膜及其功能改变，超声检查显示肠壁增厚、包块囊实性及血流变化情况，CT 具有敏锐的密度分辨率，能较好地显示病变，尤其能准确评估肠壁、肠系膜和肠腔外组织的受侵范围，日益受到临床重视。既往因 MRI 扫描时间长，易受呼吸运动和胃肠蠕动的影响，较少用于腹部检查。近年来，随着 MRI 快速成像序列、消除伪影序列等技术的发展和完善，具有多参数成像优势及高软组织分辨率的 MRI 对结构复杂的回盲部检查应用前景广阔，有待于深入研究。

(曲林涛 高波)

## 参 考 文 献

1. Brinbaum BA, Wilson SR. Appendicitis at the millennium. Radiology, 2000, 215(2):337-348.
2. Chen CY, Hsu JS, Wu DC, et al. Gastric cancer: preoperative local staging with 3D multi-detector row CT-correlation with surgical and histopathologic results. Radiology, 2007, 242(2):472-482.
3. Doerfler OC, Ruppert-Kohlmayr AJ, Reittner P, et al. Helical CT of the small bowel with an alternative oral contrast material in patients with Crohn disease. Abdom Imaging, 2003, 28(3):313-318.
4. Gluecker TM, Johnson CD, Harmsen WS, et al. Colorectal cancer screening with CT colonography, colonoscopy, and double-contrast barium enema examination: prospective assessment of patient perceptions and preferences. Radiology, 2003, 227(2):378-384.
5. Hoeffel C, Crema MD, Belkacem A, et al. Multi-detector row CT: spectrum of disease involving the ileocecal area. Radiographics, 2006, 26(5):1373-1390.
6. Kim HC, Yang DM, Jin W, et al. Added Diagnostic Value of Multiplanar reformation of multidetector CT data in patients with suspected appendicitis. Radiographics, 2008, 28(2):393-405; discussion 405-406.
7. Purysko AS, Remer EM, Filho HM, et al. Beyond appendicitis: common and uncommon gastrointestinal causes of right lower quadrant abdominal pain at multidetector CT. Radiographics, 2011, 31(4):927-947.
8. 沈敏,曾蒙苏,康建平. 多排螺旋 CT 多平面及曲面重组对回盲部病变的诊断价值. 临床放射学杂志, 2011,(7):1017-1020.
9. 王宗会,彭如臣. 回盲部区占位性病变的 CT 与临床. 医学影像学杂志, 2013, 23(3):431-433.
10. 周述岭,卢光明,许健,等. 回盲部恶性淋巴瘤的 CT 诊断. 实用放射学杂志, 2002, 18(7):567-568.
11. 朱江涛,朱建兵,陈光强,等. 多排螺旋 CT 对回盲部良恶性病变的鉴别诊断. 中华胃肠外科杂志, 2013, 16(1):98-99.

# 第四节 基于临床的鉴别诊断:急性右下腹痛

## 一、前 言

右下腹痛的病因较多,可来源于阑尾、盲升结肠、回肠、生殖系统或泌尿系统,诊断可以从常见的疾病列表开始。目前常用的右下腹痛影像学检查方法包括:超声、CT 及 MRI 检查。超声是儿童右下腹痛以及成人疑似妇科来源的疼痛首选的影像学检查方法,但由于成人体型较大,需要鉴别的右下腹病变较多,故对于成人非妇科来源的右下腹痛主要选择 CT 检查。近年来,随着 MRI 快速成像序列的应用以及 MRI 高软组织分辨率的优势,MRI 已成为下腹部检查的重要手段。

## 二、相关疾病分类

常见的能引起右下腹痛的病因有:阑尾炎、克罗恩病、盆腔炎性病变、肾盂肾炎、尿石症、肠系膜淋巴结炎;不常见的病因包括:憩室炎、肠脂垂炎、网膜梗死、胆囊炎、假膜性结肠炎、妇科及产科相关疾病(子宫平滑肌瘤、出血性卵巢囊肿、卵巢扭转、子宫内膜异位症、异位妊娠破裂)、肠缺血、感染性结肠炎、结肠癌及急性胰腺炎;相对罕见的病因还包括:肠套叠、梅克尔憩室炎、盲肠炎及阑尾黏液囊肿。可见引起右下腹痛的疾病主要是炎性病变,其次是占位性病变,具体分类如下(表 6-4-1)。

表 6-4-1　右下腹痛病因分类

| 分类 | 病因 |
|---|---|
| 炎性病变 | 阑尾炎、克罗恩病、盆腔炎性病变、肾盂肾炎、肠系膜淋巴结炎、憩室炎、肠脂垂炎、胆囊炎、假膜性结肠炎、感染性结肠炎、缺血性结肠炎、急性胰腺炎、梅克尔憩室炎、盲肠炎 |
| 占位病变 | 结肠癌、子宫平滑肌瘤、出血性卵巢囊肿、阑尾黏液囊肿 |
| 其他 | 尿石症、卵巢扭转、子宫内膜异位症、异位妊娠破裂、肠套叠、网膜梗死、腹股沟疝 |

## 三、影像诊断流程

由于急性右下腹痛病变起源部位的不同,右下腹痛的诊断思路按部位可分为回盲部来源、生殖系统来源、泌尿系统及其他来源,其中以回盲部来源最为常见,其他部位来源病变包括胆囊炎、急性胰腺炎、肠系膜淋巴结炎、网膜梗死及腹股沟疝等。另外,由于性别和年龄的差异,不同人群的常见病因也各不相同。对青年男性而言,右下腹痛主要以阑尾炎、肠系膜淋巴结炎、肠脂垂炎、网膜梗死、急性胰腺炎和克罗恩病多见;年轻女性要同时考虑产科或妇科病因;老年患者最常见的右下腹痛病因主要是恶性肿瘤和肠缺血。总之,对于不同人群的急性右下腹痛应仔细分析受累部位的影像学特点,从而提高右下腹痛病变的诊断和鉴别诊断(图 6-4-1)。

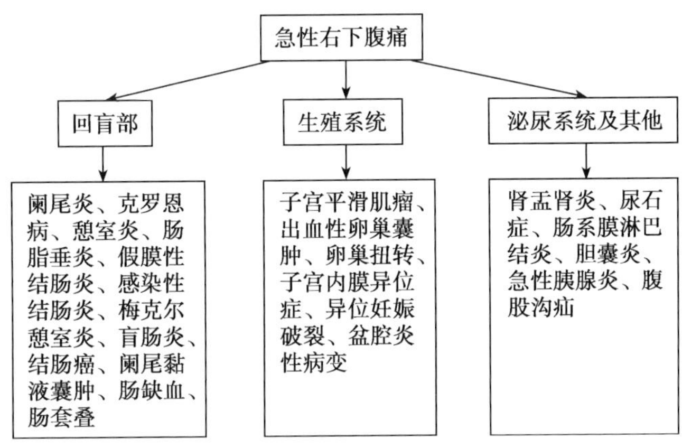


图 6-4-1　急性右下腹痛病变鉴别诊断流程

## 四、相关疾病影像学表现

**1. 急性阑尾炎(acute appendicitis)**　是最常见的急性右下腹痛病因。阑尾平均长约 10cm,也可长达 20cm。阑尾尖端位置虽然可变,但阑尾起源较为固定,通常起源于盲肠内侧壁回盲瓣同侧下约 3cm 处。寻找阑尾是确定有无阑尾炎的前提。急性阑尾炎的临床症状主要是厌食、发热及白细胞增多。主要的影像学表现为阑尾壁增厚,腔内积液,阑尾周围脂肪浑浊。另外,毗邻阑尾的包裹性积液、局部气体积聚或游离粪石常提示阑尾穿孔(图 6-4-2)。

**2. 克罗恩病(Crohn's disease)**　主要症状表现为腹泻,也可与急性阑尾炎类似。克罗恩病的影像学表现多样,在右下腹的典型 CT 表现为大或小范围的远端回肠增厚、系膜血管

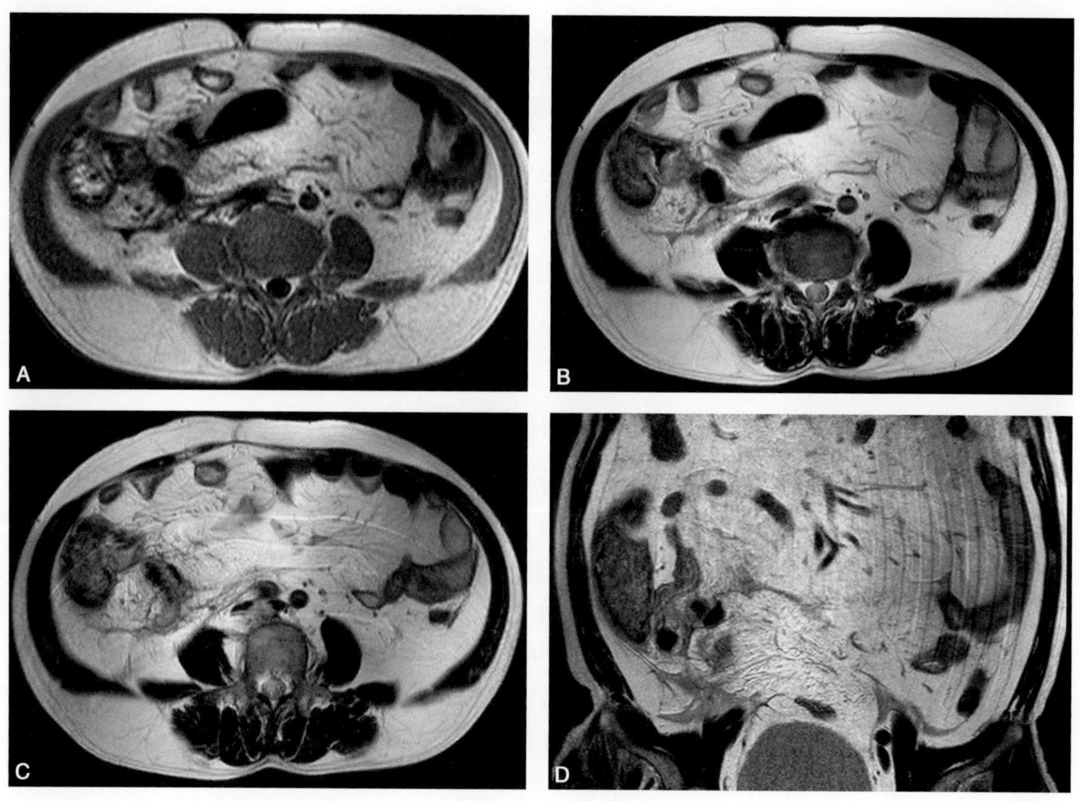


**图 6-4-2　急性阑尾炎**

A～D. MRI 平扫示阑尾周围脂肪浑浊，邻近见数个大小不等的游离粪石呈低信号，提示阑尾炎穿孔

增粗呈“梳子征”、邻近系膜脂肪增生浑浊，右下腹可见簇状肿大淋巴结（图 6-4-3）。通过追踪增厚肠壁可以鉴别克罗恩病与阑尾炎，若是汇入盲肠的盲端肠管，则诊断为阑尾炎；若增厚肠袢与小肠连续并汇合到回盲瓣，则可能为克罗恩病。

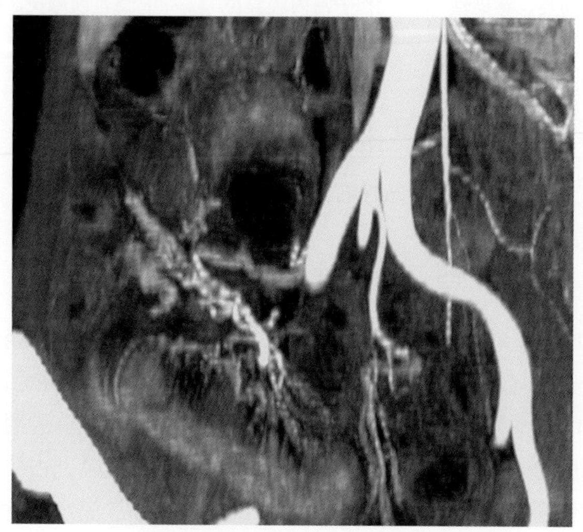

**图 6-4-3　克罗恩病**

CT 重建图像示克罗恩病患者右下腹末端回肠增厚，其系膜血管增粗呈“梳子征”

**3. 梅克尔憩室炎(Meckel diverticulitis)**　梅克尔憩室是一种先天性消化道畸形,发生率为1% ~3%,男女比例约为3∶1,绝大多数终生无症状。梅克尔憩室的盲端性结构可起于末端回肠,起自肠管系膜对侧。梅克尔憩室炎症状和影像学表现均与阑尾炎类似,憩室大小往往比正常阑尾大,而阑尾正常(图6-4-4)。

**4. 网膜梗死(omentum infarction)**　原发性网膜梗死常是血供障碍所致的出血性梗死,好发于右下部网膜。继发性网膜梗死可能会发生在网膜手术创伤或炎症之后,好发于手术部位附件。症状与急性阑尾炎或胆囊炎类似。影像学表现多样,典型表现为脂肪密度/信号、体积较大(一般直径大于5cm)、具有包膜的肿块,相邻升结肠周围可见软组织条索。早期或较轻的网膜梗死可表现为结肠前方脂肪层的浑浊,密度增高(图6-4-5)。

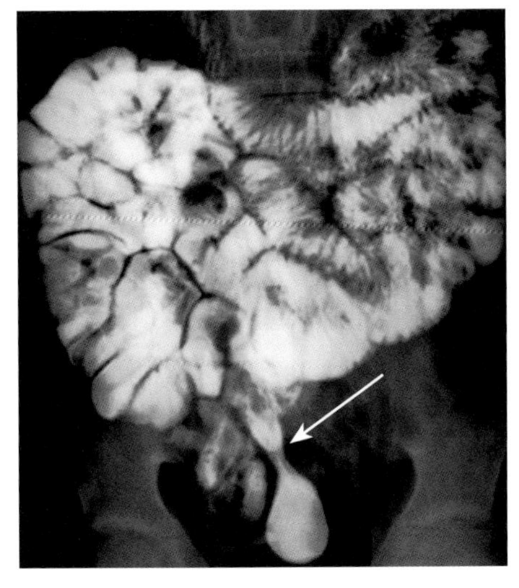

**图6-4-4　梅克尔憩室**

消化道钡餐检查示末端回肠外突的囊袋状影,其内充盈钡剂,憩室体积较大

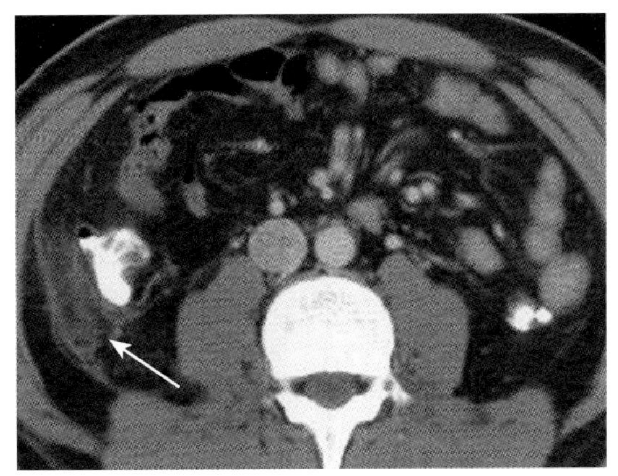

**图6-4-5　网膜梗死**

腹部CT增强检查示右下腹升结肠旁脂肪间隙浑浊,呈团状密度不均增高

**5. 急性肾盂肾炎(acute pyelonephritis)**　右侧急性肾盂肾炎也可以表现为类似急性阑尾炎所致的右下腹痛症状。急性肾盂肾炎可在增强CT或MRI平扫上表现为肾实质内多个楔形和条纹状低密度或稍长$T_1$、稍长$T_2$信号,伴有肾脏局灶性或弥漫性增大,肾周脂肪可浑浊(图6-4-6)。

**6. 盆腔炎性病变(pelvic inflammatory disease)**　是青年女性右下腹痛的第二位原因,症状为宫颈举痛,影像学表现可为输卵管扩张积水伴邻近炎症渗液,另见正常阑尾;但若输卵管卵巢脓肿与阑尾毗邻,可导致阑尾浆膜水肿和管壁增厚,与急性阑尾炎的鉴别点在于判断炎症中心位于附件区还是阑尾区。

**7. 卵巢扭转(ovarian torsion)**　是指卵巢蒂发生扭转导致血管受损,临床症状主要为附件区压痛。影像学表现为卵巢囊性、实性或混合性肿块,体积增大(4 ~10cm),位置异常,通常可见低密度结构,附件邻近脂肪浑浊。

**8. 出血性卵巢囊肿(hemorrhagic ovarian cyst)**　是最常见的引起右下腹疼痛而酷似急性阑尾炎的妇产科疾病之一。出血性卵巢囊肿的CT表现为边界清楚的高密度囊肿。卵巢囊肿破裂可产生盆腔游离液体和(或)脂肪密度增高,影像学表现类似急性阑尾炎,但其病

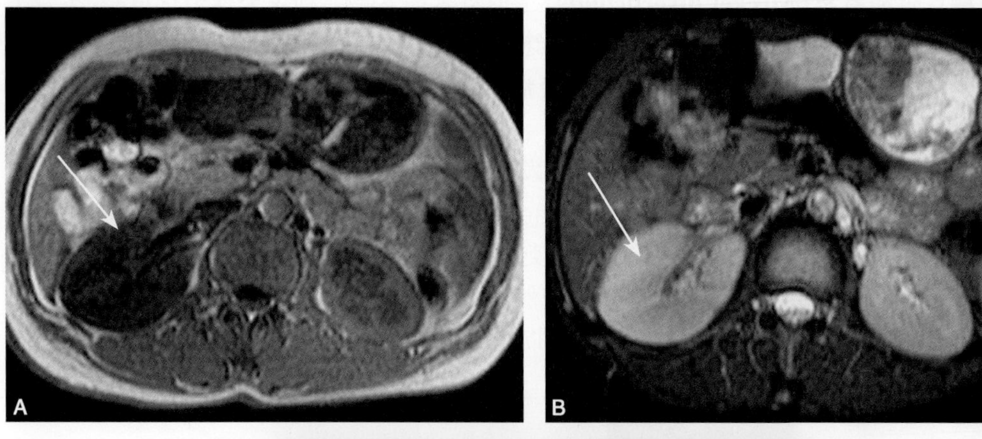

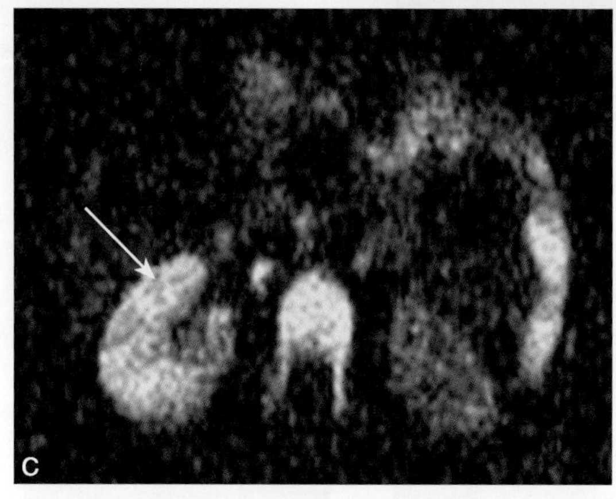

**图 6-4-6　右侧急性肾盂肾炎**

A～C. 腹部 MRI 检查示右肾肿大，实质内可见斑片状稍长 $T_1$、稍长 $T_2$ 信号，DWI 呈高信号

变的炎症中心位于附件区而非阑尾区。

**9. 异位妊娠破裂（ectopic pregnancy rupture）**　是孕妇死亡的主要原因之一。异位妊娠发生破裂在 CT 上可见附件区肿块并腹腔积血。血液可以渗入阑尾周围脂肪，导致阑尾模糊，但腹腔积血仍以附件为中心，同时结合血清 β-绒毛膜促性腺激素水平增高的实验室检查结果和临床病史有助于正确的诊断。

## 五、研究进展及存在问题

右下腹疼痛是急诊最常见的临床表现之一。引起临床急性右下腹痛的病因众多，其中最常见的疾病是急性阑尾炎。有些疾病也可表现为右下腹疼痛而与急性阑尾炎相混淆，找到正常的阑尾是与阑尾炎鉴别的关键。多排螺旋 CT 的层厚薄，且 MPR 技术可在成像容积内显示阑尾的全程，根据阑尾增粗，阑尾壁明显均一强化的表现，MDCT 诊断阑尾炎的准确率可达到 98%。故 MDCT 作为评估和鉴别右下腹痛病因的有效地非侵入性检查方法，能为临床医生准确地判断病变提供帮助。近年来，随着 MRI 快速成像序列、消除伪影序列等技术的不断发展和完善，MRI 可使图像具有很好的组织分辨率和空间分辨率，MRI 对肠道结构复杂的回盲部及泌尿生殖系统器官等部位的检查具有一定优势，通过观察病变局部黏膜、黏膜下的病变及与邻近组织的关系，了解远隔脏器、淋巴结有无转移，可对右下腹痛做出较准确地定性诊断。

（曲林涛 吕翠 高波）

## 参考文献


1. Chen HS, Sheen-Chen SM. Obstruction and perforation in colorectal adenocarcinoma: an analysis of prognosis and current trends. Surgery. 2000, 127(4): 370-376.
2. Firetto MC, Lemos AA, Marini A, et al. Acute bowel ischemia: analysis of diagnostic error by overlooked findings at MDCT angiography. Emerg Radiol, 2013, 20(2): 139-147.
3. Horton KM, Corl FM, Fishman EK. CT evaluation of the colon: inflammatory disease. Radiographics, 2000, 20(2): 399-418.
4. Katz DS, Lane MJ, Ross BA, et al. Diverticulitis of the right colon revisited. AJR Am J Roentgenol, 1998, 171(1): 151-156.
5. Moschetta M, Telegrafo M, Rella L, et al. Multi-detector CT features of acute intestinal ischemia and their prognostic correlations. World J Radiol, 2014, 28; 6(5): 130-138.
6. Pickhardt PJ, Levy AD, Rohrmann CA Jr, et al. Primary neoplasms of the appendix manifesting as acute appendicitis: CT findings with pathologic comparison. Radiology, 2002, 224(3): 775-781.
7. Thoeni RF, Cello JP. CT imaging of colitis. Radiology, 2006, 240(3): 623-638.
8. Tsai HL, Hsieh JS, Yu FJ, et al. Perforated colonic cancer presenting as intra-abdominal abscess. Int J Colorectal Dis, 2007, 22(1): 15-19.
9. 刘伟，余永强，孟翔凌，等. 小肠双向双对比造影对成人 Meckel 憩室的诊断价值. 放射学实践，2014，29(1)：73-76.
10. 张明波，陆志华. 多排螺旋 CT 鉴别急性右下腹痛病因的临床价值. 江苏医药，2013，39(19)，2302-2304，前插 1.
11. 赵金坤，白人驹. 腹部脂肪坏死的临床和 CT 表现. 国际医学放射学杂志，2013，36(6)：538-540.
12. 朱斌，席时富，李茗，等. 急性阑尾炎 MRI 诊断的临床意义. 临床放射学杂志，2009，28(12)：1705-1708.


# 第五节 基于临床的鉴别诊断：急性左下腹痛

## 一、前 言

左下腹痛相较于右下腹痛略少见，右下腹痛年轻人多见，而左下腹痛多出现于老年人。左下腹的解剖结构比右下腹相对简单，大部分病因起源于直乙状结肠。左下腹痛的常见病因构成较为简单，部分症状较为隐匿，缺乏特异性。正确认识左下腹痛的相关疾病分类，准确分析左下腹痛病因的影像学诊断流程，才能及时对左下腹痛病因作出准确的早期诊断。

## 二、相关疾病分类

常见的能引起左下腹痛的病因有：憩室炎、结肠癌、肠脂垂炎、假膜性肠炎、感染性结肠炎、溃疡性结肠炎、妇科及产科相关疾病（卵巢扭转、子宫内膜异位症、附件脓肿、卵巢囊肿、子宫平滑肌瘤）、尿石症、肠道术后状态；不常见的病因包括：缺血性结肠炎、网膜感染、硬化性肠系膜炎、克罗恩病、乙状结肠扭转、腹腔脓肿、阑尾炎、间质瘤、腹膜炎、肾盂肾炎、肾细胞癌、肾梗死、腹膜后血肿及腹股沟疝；相对罕见的病因还包括：膀胱瘘。可见引起左下腹痛的疾病主要是炎性病变，其次占位性病变，具体分类如下（表6-5-1）。

表 6-5-1　左下腹痛病因分类

| 分类 | 病因 |
|---|---|
| 炎症性病变 | 憩室炎、肠脂垂炎、假膜性肠炎、感染性结肠炎、溃疡性结肠炎、附件感染、缺血性结肠炎、网膜感染、硬化性肠系膜炎、克罗恩病、腹腔脓肿、阑尾炎、腹膜炎、肾盂肾炎 |
| 占位性病变 | 结肠癌、子宫平滑肌瘤、卵巢囊肿、肾细胞癌、腹膜后血肿、间质瘤 |
| 其他 | 尿石症、肠道术后状态、卵巢扭转、子宫内膜异位症、肾梗死、乙状结肠扭转、腹股沟疝、膀胱瘘 |

## 三、影像诊断流程

由于急性左下腹痛病变起源部位不同，左下腹痛的诊断思路按部位可分为肠道来源、生殖系统来源、泌尿系统来源及腹膜相关来源，其中以肠道来源最为常见，憩室炎是中老年患者急性左下腹痛最常见的病因，结肠癌是最常见的恶性病因。左下腹痛患者较多具有不同的诱因，查体局部可有明显压痛。多数左下腹痛患者常伴有腹泻症状，如溃疡性结肠炎、感染性结肠炎等；而部分左下腹痛患者多不伴腹泻症状，如直肠癌、乙状结肠癌。各种急性左下腹痛病因具有不同的影像学表现和不同的受累部位，仔细研究肠道、生殖、泌尿及腹膜等相关受累部位的影像学特点结合临床表现，有助于左下腹痛病变的诊断和鉴别诊断（图6-5-1）。

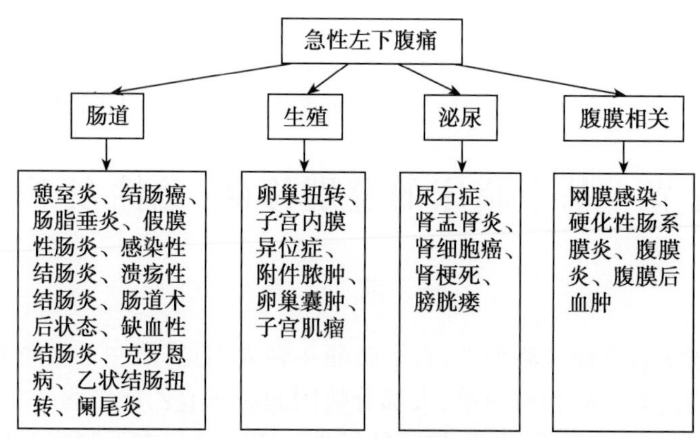


图 6-5-1　急性左下腹痛病变鉴别诊断流程

## 四、相关疾病影像学表现

**1. 憩室炎（diverticulitis）**　结肠憩室是指结肠壁向外凸出所引起的疝腔，多见于中老年人，并随着年龄的增长而增长，在80岁人群中发病率可高达80%左右。结肠憩室炎是结肠憩室病变最常见的并发症。临床症状主要为老年患者排便习惯改变，左下腹压痛，可有发热或白细胞升高。憩室炎常见影像学表现为较长(10～15cm)肠段的肠壁增厚,管腔狭窄、肠周渗出及周围脂肪浑浊。依据CT所见可分为三类:轻度、中度和重度。轻度憩室炎CT表现为与憩室伴随出现的肠壁增厚和结肠周围脂肪坠积;中度表现为>3mm的明显的结肠壁增厚,以及伴随的蜂窝织炎和小脓肿形成;重度表现为>5mm的明显的结肠壁增厚,穿孔所致的局限或膈下游离气体,以及<5cm的脓肿团块影(图6-5-2)。左半结肠憩室炎需要与结肠癌、炎症和缺血性疾病鉴别,但结肠癌常表现为不对称或分叶状软组织肿块,短节段管壁僵直性狭窄,无肠周渗出;肠道炎症和缺血性疾病虽为长节段肠壁受累,但无憩室及结肠周围炎性改变。

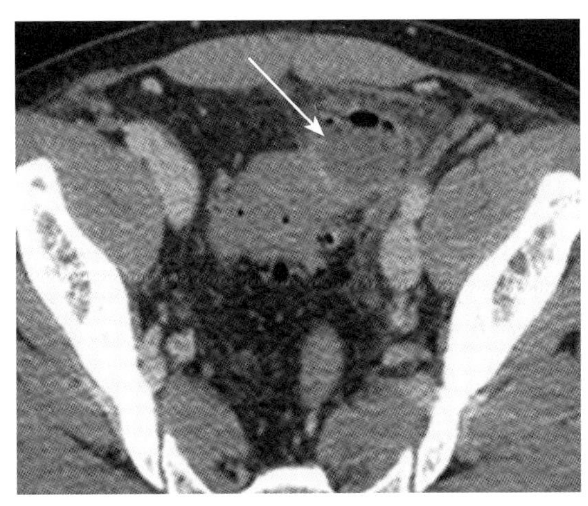

**图6-5-2　乙状结肠憩室炎**

腹部CT检查示乙状结肠憩室炎继发结肠周围脓肿形成(白箭)

**2. 直乙状结肠癌(rectal and sigmoid carcinoma)**　结肠癌表现为结直肠黏膜恶性病变,约半数结肠癌位于直肠和乙状结肠。临床表现主要为血便、大便习惯改变、消瘦及疼痛。左半结肠病灶大体病理表现为环形狭窄、肠壁浸润和梗阻。影像学表现为肠壁黏膜面不规则增厚、腔内肿块、肠腔狭窄、肠壁异常强化及癌性溃疡;常见并发症有肠梗阻、肠套叠及瘘管(图6-5-3)。鉴别点在于溃疡性结肠炎的病变范围较广泛,常呈连续性分布,管腔边缘可见纽扣状或小刺状溃疡;而缺血性肠炎的肠壁可见多发的指压迹样改变,肠管边缘呈花边状,黏膜皱襞增粗、结肠袋变浅或消失。

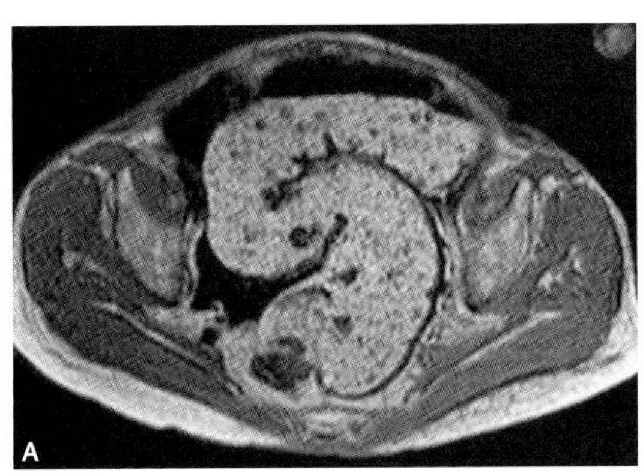


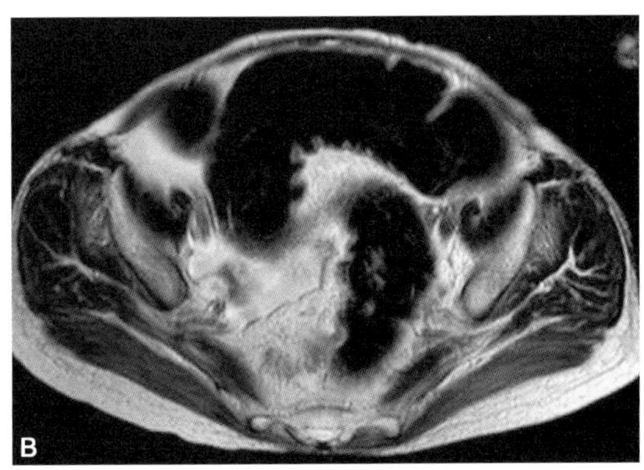

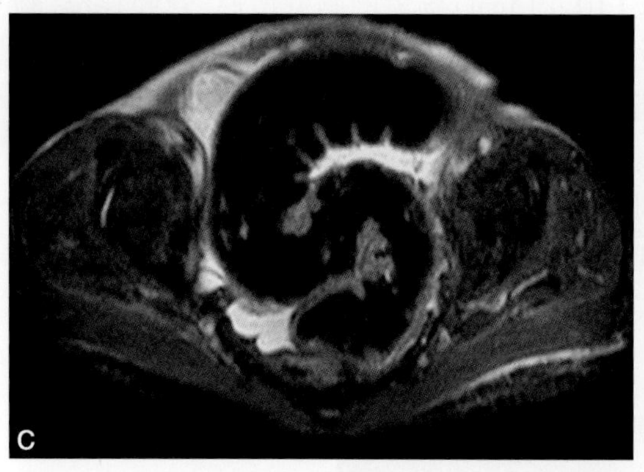


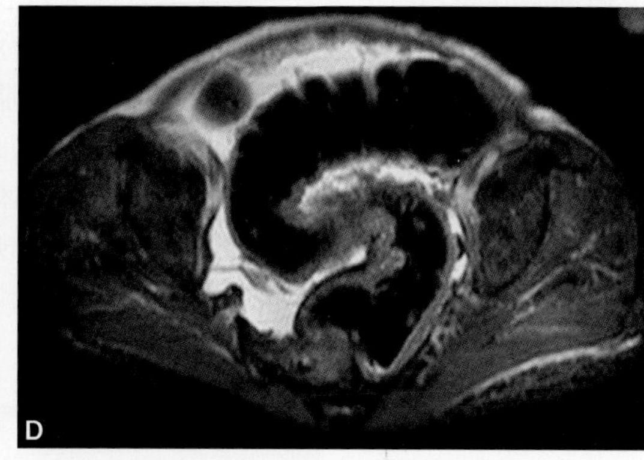


**图 6-5-3 直乙状结肠癌**

A ~ D. MRI 平扫示直乙状结肠交界处局限性肠腔狭窄、肠壁增厚，近侧结肠扩张，其内充盈混杂短 $T_1$ 短 $T_2$ 信号（积粪），盆腔间隙见大量积液

**3. 肠系膜脂膜炎（mesenteric panniculitis）** 为累及肠系膜脂肪组织的慢性非特异性炎症，大多原因不明，可能与外伤、感染、缺血、肿瘤及免疫异常等有关，男性多见，好发于 60 ~ 70 岁。肠系膜脂膜炎根据组织发展阶段的不同分为三个亚型：炎性渗出型、纤维化型、脂肪坏死型。其 CT 表现具有多样性，从轻度的肠系膜脂肪密度增高到软组织肿块；病灶可包绕肠系膜血管，病程长者可形成侧支血管。肠系膜血管周围可有脂肪存在，形成“脂肪环征”（图 6-5-4）。肠脂垂炎呈与肠管相连的、小的、局灶性病灶，不累及小肠系膜，而肠系膜脂膜炎病灶范围常较大，多发生于小肠系膜的根部，偶尔也可累及结肠系膜，少见于胰腺周围、大网膜、腹膜后等区域，尽管邻近结肠的肠系膜脂膜炎病灶不易与肠脂垂炎相鉴别，但由于其病灶边缘缺乏高密度环和中央点状或线状高密度影，有助于与肠脂垂炎鉴别。

**4. 溃疡性结肠炎（ulcerative colitis，UC）** 是一病因不明的结肠黏膜慢性炎症病变。主要病理特征为广泛溃疡形成和弥漫黏膜炎性改变，可累及结肠各段，但以直、乙状结肠为主。肠壁轻度增厚分层、肠系膜密度增高、系膜淋巴结增大、结肠袋变浅和消失以及肠管明显短缩狭窄是溃疡性结肠炎慢性期的常见表现。溃疡性结肠炎影像学表现为连续、对称、均匀、浆膜面光滑的轻度肠壁增厚特点，明显有别于克罗恩病、肿瘤等所引起的肠壁改变（图 6-5-5）。

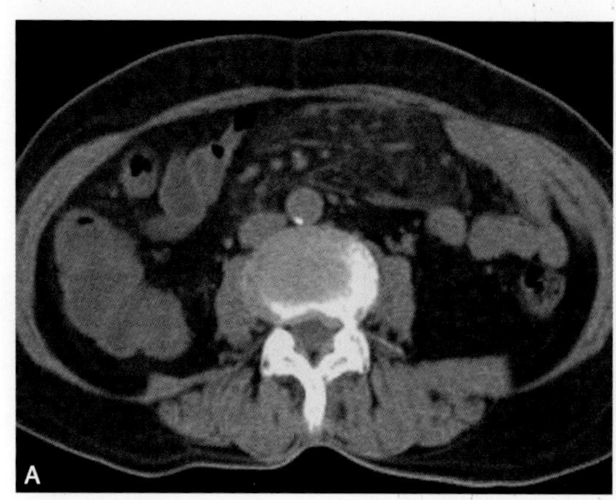


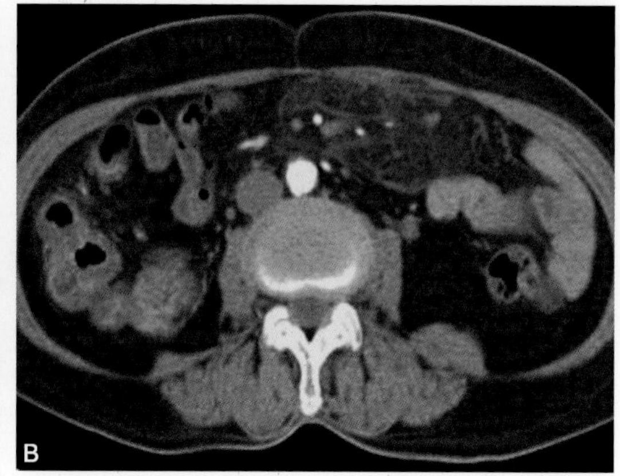

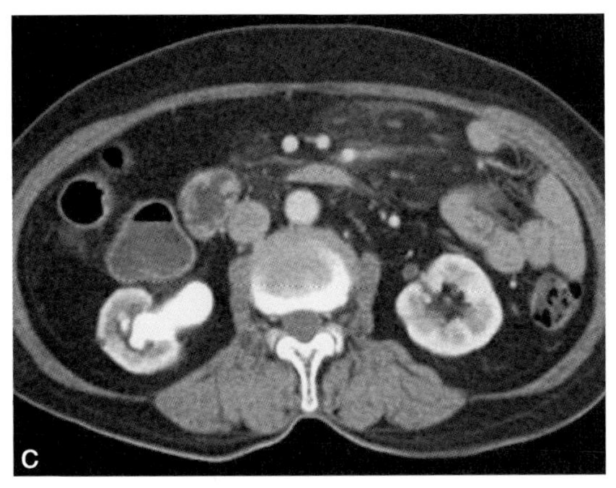


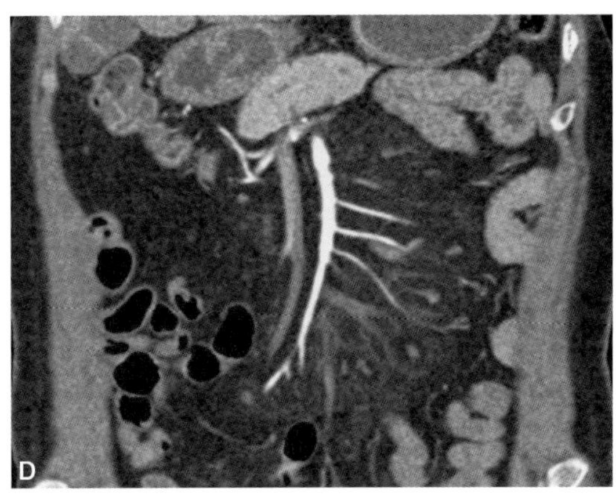


**图 6-5-4　肠系膜脂膜炎**

A. CT 平扫示肠系膜周围脂肪呈团状密度增高影；B ~ D. CT 增强扫描示病灶包绕肠系膜血管，血管周围可见环状正常脂肪密度存留称“脂肪环征”

**5. 网膜感染(omentum infection)**　多是继发于腹内脏器病变，腹部术后继发感染也可导致。基本病理变化为充血、水肿、渗出及后期纤维化。CT 表现为大网膜增厚、密度增高，可见多发絮状影，将感染病灶包裹局限化，网膜囊腹腔内积液。急性胰腺炎产生的炎性积液最初会积聚在网膜囊内，继而向周围扩散，较少有网膜的增厚渗出，往往为肾周筋膜增厚。结核之类的特殊感染累及大网膜时，往往为腹腔其他部位播散所致，CT、MRI 表现可为点片状浸润高密度/稍长 $T_1$ 稍长 $T_2$ 信号，污垢样增厚多见，边界不清的云絮状或蜂窝状改变，可呈网膜饼状，即大网膜明显增厚呈软组织密度影，其中肠壁增厚、肠系膜淋巴结轻度肿大伴环形强化、腹水等征象强烈提示结核的诊断(图 6-5-6)。而罕见的感染如放线菌病常侵犯颈颜面部、胸部及腹盆部等，具有浸润特性，腹部 CT 表现为中心低密度的实性团块或囊壁不规则增厚，不均匀强化的囊性团块，略有强化，与肿瘤、结核难以区分。

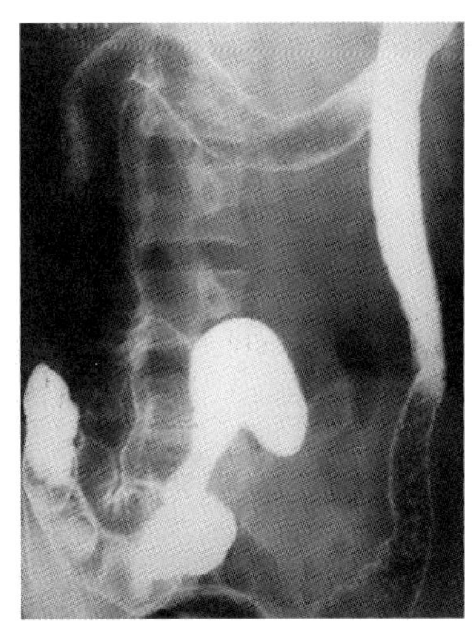

**图 6-5-5　溃疡性结肠炎**

消化道钡剂造影检查示结肠呈连续、均匀肠管狭窄，结肠袋消失

**6. 胃肠道间质瘤(gastrointestinal stromal tumors, GIST)**　发生在直乙状结肠的胃肠道间质瘤较为少见，CT 上肿瘤常表现为腔外生长和跨腔胃肠壁内外生长，向腔内生长相对较少。恶性 GIST 多较大，多呈分叶状，密度多不均匀，中心见斑点状、斑块状或片状低密度区或高密度区，这些低密度区病理上为囊变、坏死或陈旧性出血，高密度区为新鲜出血；部分恶性 GIST 瘤灶肠腔面可发生溃疡，在溃疡内形成气-液平面(图 6-5-7)。

**7. 肠脂垂炎(epiploic appendagitis)**　肠脂垂是附着于结肠带的脂肪垂，多见于盲肠和乙状结肠，为许多大小不等、形态不定的脂肪小突起，由肠壁浆膜下的脂肪组织聚集而成。肠脂垂炎是一种良性自限性疾病，其临床表现为腹部疼痛，白细胞和血沉多正常或轻微升高，与急腹症早期表现极为相似，常误诊为阑尾炎、梅克尔憩室炎或胆囊炎等常见病。乙状结肠、盲肠处有大量的较大肠脂垂，乙状结肠弯曲度大，肠脂垂旋转和扭绞更易发生肠脂垂炎，这与本病患者腹痛常发生于左、右下腹有关。常见 CT 表现为：① 结肠系膜对侧邻近肠管的环形脂肪密度肿块影；② 病灶中央见点状、线状或圆形高密度影；③ 周围脂肪间隙可见索条状高密度影；④ 病灶相邻的肠管壁增厚（图 6-5-8）。

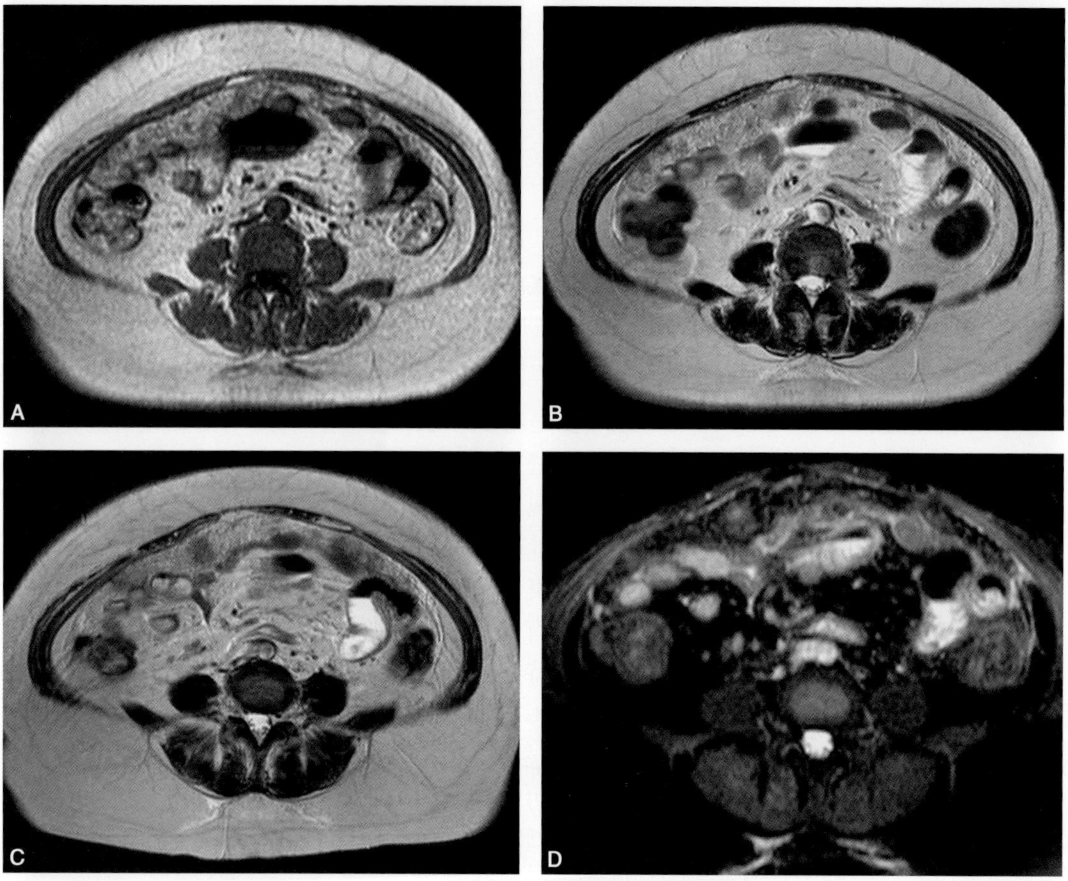

**图 6-5-6　大网膜感染**

A ~ D. MRI 平扫示大网膜增厚呈混杂稍长 $T_1$ 稍长 $T_2$ 信号，边界不清，内见点状或结节样稍短 $T_2$ 信号，呈污垢样改变

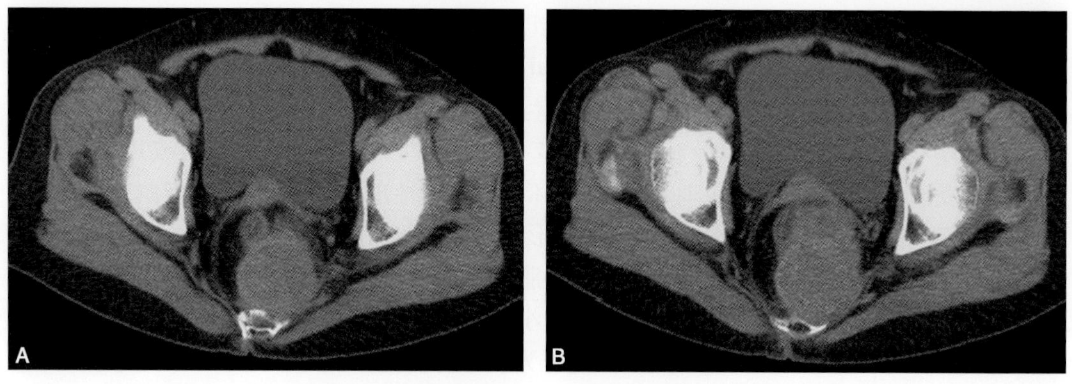

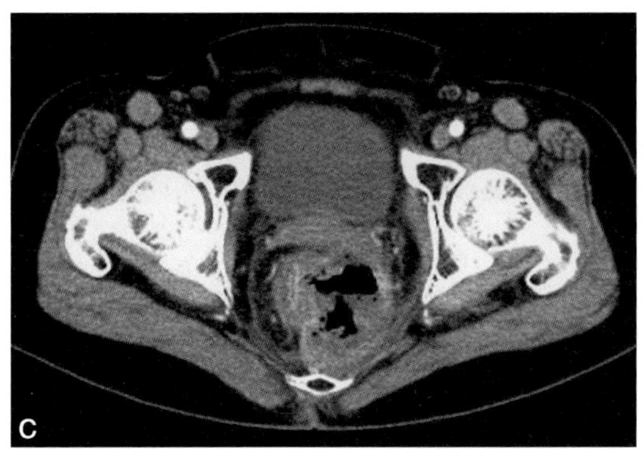


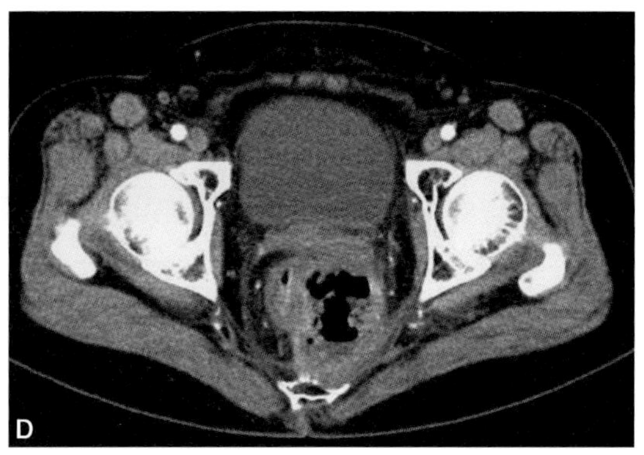


**图 6-5-7　直肠间质瘤**

A、B. CT 平扫示直肠左后方不规则软组织密度占位,分界不清,邻近直肠受压;C、D. CT 增强扫描示病变周边实性部分不规则强化,其内坏死区可见气-液平面

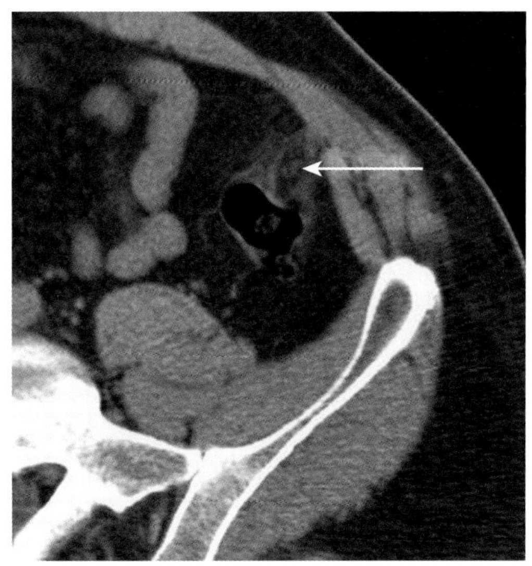

**图 6-5-8　肠脂垂炎**

腹部 CT 平扫示降结肠旁见类圆形脂肪密度病变,中央见点状高密度影,周围脂肪间隙可见索条状高密度影,病灶相邻的肠管壁增厚

**8. 肾梗死(renal infarction)**　急性肾梗死是指肾动脉主干及分支血栓形成或栓塞,导致动脉管腔狭窄或闭塞,造成肾或局部肾组织缺血坏死,从而影响肾功能的一种疾病。本病临床少见,确切发病率不清楚。肾梗死在临床上是否出现症状主要取决于受累动脉的大小、范围及梗死程度。肾动脉小分支梗死可无症状,而肾动脉主干及其大分支梗死表现为突发腰、腹部疼痛,可伴有发热、恶心呕吐及血尿,血尿多为镜下血尿。肾梗死诊断根据肾超声、镜下血尿、肾血管造影及 CT 增强扫描等辅助检查确诊。肾动脉造影被认为是诊断肾梗死的金指标,节段性肾梗死可出现以下几种征象:肾节段性造影剂缺损,有时为楔形;血管阻塞;受累血管造影剂通过延迟;血管变细等。肾梗死的 CT 增强表现比较典型,为楔形或圆形的低密度梗死灶,无明显占位效应,梗死灶的皮质缘可见强化带("皮质边缘征")(图 6-5-9);后期可出现瘢痕收缩。

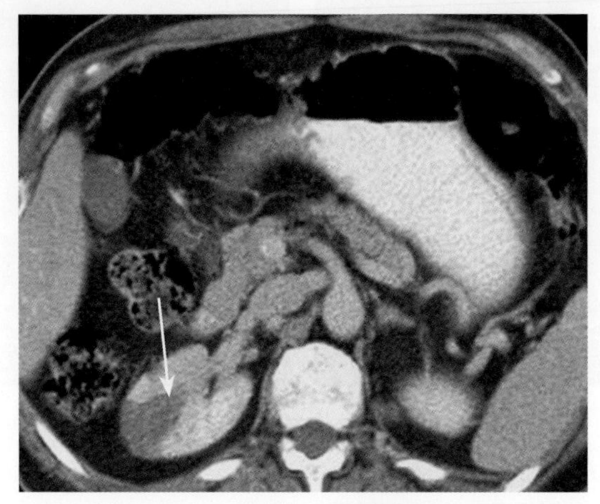

**图 6-5-9　急性肾梗死**

腹部 CT 增强检查示右肾中后部楔形低密度，尖端指向肾门，底朝向被膜，边界清楚，无占位效应

## 五、研究进展及存在问题

随着影像学技术的进步，CT 越来越多的被用于左下腹疼痛的检查，多排螺旋 CT 作为评估和鉴别左下腹痛病因的有效地非侵入性检查方法，其所具有的强大图像处理功能能为临床医生准确地判断左下腹痛病因提供帮助。MDCT 的 MPR 技术可显示左下腹肠管的解剖结构以及病变的冠状面以弥补横断面的不足，利用 MIP 技术主要排除肠系膜血管性病变；利用 VR 技术显示异常扭曲的血管和分支的解剖。目前，MRI 可以对炎性病变及肿瘤性病变所致左下腹痛病因做出准确诊断。磁共振多参数成像除了能获得传统的灌肠、CT 检查可得的解剖外，还可提供一定的功能信息。总之，每一种影像学检查方法，都有其各自的优越性和局限性，只有结合病人的临床表现和体征，综合多种影像检查手段，发挥各自优势，提高左下腹痛的诊断和鉴别诊断。

（曲林涛　吕翠　高波）

## 参 考 文 献


1. Grieser C，Denecke T，Langrehr J，et al. Sclerosing mesenteritis as a rare cause of upper abdominal pain and digestive disorders. Acta Radiol，2008，49(7)：744-746.
2. Ippolito D，Invernizzi F，Galimberti S，et al. MR enterography with polyethylene glycol as oral contrast medium in the follow-up of patients with Crohn disease：comparison with CT enterograhy. Abdom Imaging，2010，35(5)：563-570.
3. Johnson KT，Hara AK，Johnson CD. Evaluation of colitis：usenfulness of CT enterography technique. Emerg Radiol，2009，16(4)：277-282.
4. Panghaal VS，Chernyak V，Patlas M，et al. CT features of adnexal involvement in patients with diverticulitis. AJR Am J Roentgenol，2009，192(4)：963-966.
5. Schulze M，Fritz J，Joanoviciu SD，等. 假膜性结肠炎的 CT 诊断. 放射学实践，2009，24(5)：577-578.

6. 李坤炜，田素伟，秦培鑫，等. 盲肠憩室炎与急性阑尾炎的临床与CT征象对照分析. 临床放射学杂志，2014，33(11)：1699-1704.

7. 王礼同，蔡玉建，李澄，等. 急性原发性肠脂垂炎多排螺旋CT检查特征及临床价值. 中华消化外科杂志，2015，14(1)：78-81.

8. 尤国庆，刘蕾，许禹，等. CT检查在鉴别结核性腹膜炎与感染性腹膜炎中的作用. 中华医院感染学杂志，2014，24(4)：926-927，930.

9. 赵殿辉，万卫平，陆青云，等. CT增强诊断肾梗死4例. 中国医学影像技术，2009，25(10)：1921-1922.

10. 周仁娣，杨嘉，徐蓉，等. 肠系膜脂膜炎的多层螺旋CT诊断. 实用放射学杂志，2013，29(8)：1286-1289.

# 第七章 直肠及肛管

直肠在第三骶椎平面续于乙状结肠,继而沿骶骨凹向下穿过盆底,下端止于齿状线与肛管相连,成人直肠长约 12 ~ 15cm,肛管长约 2 ~ 3cm(其下端为肛门缘)。直肠腔的粗细不均,上下两端缩窄,中间肠腔膨大形成直肠壶腹,是粪便排出前的暂存部位。直肠在矢状面上有两个弯曲,上部的弯曲循骶骨前面的曲度,称直肠骶曲;下部的弯曲为壶腹与肛管移行处,绕尾骨尖前方的弯曲(80° ~ 90°)称直肠会阴曲。在额状面上还有三个略向侧面的弯曲,即直肠上段弯向右侧,中段弯向左侧,下段再弯向右侧。

## 第一节 肠 壁 增 厚

### 一、前 言

组织学上,直肠壁包含三层:黏膜、黏膜下层和固有肌层。在 $T_2WI$ 轴位 MRI 图像上,这几层都能较好地分辨出来。直肠腔周围的黏膜层表现为环形低信号细线,与其紧密相连的黏膜下层表现为较厚的较高信号带,固有肌层形成最外层的低信号环。

直肠肠壁增厚是直肠病变常见的病理表现,多见于先天性直肠疾病、直肠炎症、直肠息肉及息肉病、直肠良恶性肿瘤。CT/MRI 均可清楚显示增厚的肠壁,但不同的疾病引起的肠壁增厚表现具有不同的影像学特点。

### 二、相关疾病分类

直肠肠壁增厚的疾病主要包括炎性病变、息肉及息肉病、肿瘤及先天性疾病等。由于病因及发病机制的不同,在影像学检查中表现出不同的特点(表 7-1-1)。

表 7-1-1 直肠肠壁增厚病因分类

| 分类 | 病因 |
| --- | --- |
| 炎性病变 | 溃疡性直肠炎、肠结核、克罗恩病、血吸虫病、缺血性直肠炎等 |
| 息肉性病变 | 家族型腺瘤性息肉病、Gardner 综合征、Turcot 综合征、多发性错构瘤性息肉综合征、Cronkhite-Canada 综合征等 |

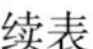

续表

| 分类 | 病因 |
| --- | --- |
| 肿瘤性病变 | 腺瘤、上皮内瘤、直肠癌、类癌、脂肪瘤、平滑肌瘤、胃肠间质瘤、血管肉瘤、恶性淋巴瘤、继发性肿瘤 |
| 其他 | 血吸虫性息肉病、指状假息肉等 |

## 三、影像诊断流程

直肠肠壁增厚是一种常见而重要的病理改变。最常见的能引起直肠肠壁增厚的病因为肿瘤性病变,其肠壁增厚的程度往往较为显著。肿瘤性肠壁增厚的病因包括:上皮来源肿瘤,多表现为直肠黏膜面不光整,如腺瘤、上皮内癌、直肠癌以及类癌;间质来源肿瘤,如脂肪瘤、平滑肌瘤、胃肠道间质瘤以及血管肉瘤;另外,还有恶性淋巴瘤、继发性肿瘤。除肿瘤性肠壁增厚性病变,还有直肠炎性病变和息肉性病变均可引起直肠肠壁增厚;其中炎性病变急性期可表现肠壁水肿,包括溃疡性直肠炎、肠结核、克罗恩病、血吸虫病、缺血性直肠炎(图7-1-1)。

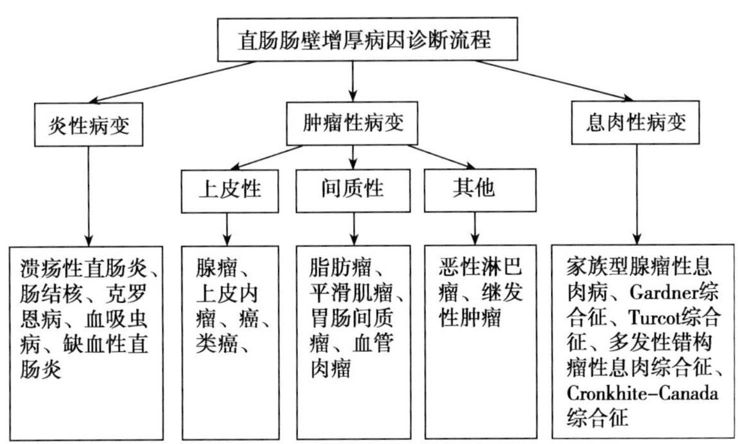


**图7-1-1　直肠肠壁增厚病因诊断流程**

## 四、相关疾病影像学表现

**1. 溃疡性直肠炎(ulcerative proctitis)**　是溃疡性结肠炎的一个亚类,炎症只限于直肠部分。而溃疡性结肠炎是大肠最常见的非特异性炎症性肠病,通常也最先累及直肠。病变可只保持在直肠,然后不同程度地向近端结肠蔓延。临床上溃疡性直肠炎可出现腹泻、里急后重、便血及全身状况不佳,常呈进展、缓解交替性发作,也可保持在慢性活动阶段。

螺旋CT能为溃疡性直肠炎提供传统检查方法所不能及的影像学信息。溃疡性直肠炎的CT主要表现:黏膜面的炎性息肉和溃疡呈锯齿状凹凸不平,对称性直肠肠壁增厚与分层,直肠管腔变细缩短,邻近可见增大淋巴结等(图7-1-2)。

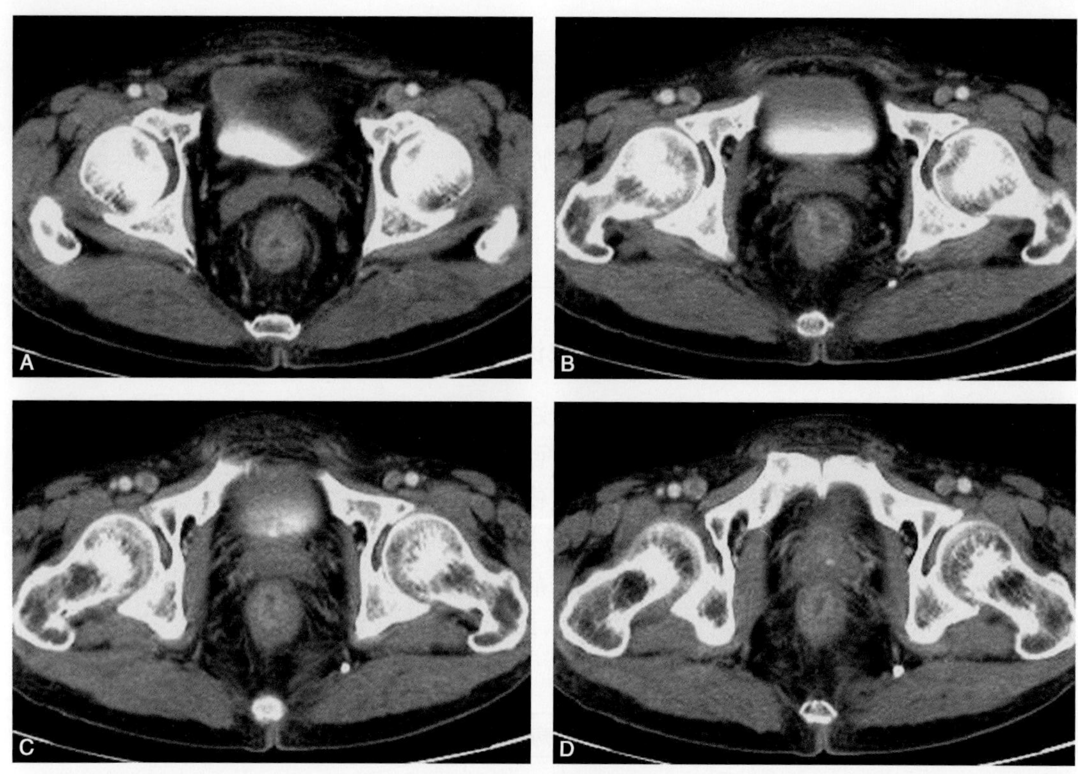

图 7-1-2 溃疡性直肠炎

A～D. 盆腔 CT 增强检查示直肠肠壁增厚并异常强化，强化可见肠壁分层，管腔变细

**2. 直肠癌（rectal carcinoma，RC）** 是胃肠道常见的恶性肿瘤之一，仅次于胃癌。直肠癌可发生于任何年龄，中老年人（>50 岁）居多。按形态可分为溃疡型、肿块型和浸润型，以溃疡型最为多见。按组织细胞类型分为腺癌、鳞癌、鳞腺癌、神经内分泌癌，以腺癌最为多见。按照与肛缘的距离可分为高、中、低位直肠癌，以低位直肠癌最为常见。流行病学认为少纤维、高脂肪和动物蛋白饮食习惯的人群中具有较高的发病率，其他与直肠癌相关的因素包括年龄、家族性和慢性炎症等。临床表现为早期无明显症状，肿瘤破溃、感染后可有直肠刺激症状、便血、脓血便和排便习惯改变等。

直肠癌的术前 TNM 分期决定了其治疗方式，因此影像学对直肠癌的诊断重点集中在 TNM 分期尤其是 T、N 分期。原发肿瘤 T 分期：① T1 期：肿瘤侵犯黏膜下层；② T2 期：肿瘤侵犯固有肌层；③ T3 期：肿瘤穿透固有肌层到达直肠旁组织；④ T4 期：肿瘤穿透腹膜脏层（T4a）或直接侵犯、粘连于其他器官或结构（T4b）。区域淋巴结 N 分期：① N0 期：无区域淋巴结转移；② N1 期：直肠周围 1-3 枚区域淋巴结转移；③ N2 期：直肠周围超过 4 枚区域淋巴结转移。

直肠癌的 CT 表现多样。T 分期：T1、T2 期的肿瘤局限于肠壁内，表现为肠壁局限性增厚，呈结节样或环形，肿瘤较小时难以与息肉、腺瘤鉴别，有时仅表现为肠壁黏膜的增厚。肿瘤合并溃疡时，肠壁增厚不均匀。直肠周围脂肪间隙清晰。T3 期直肠癌除肠壁增厚外，尚可见肿瘤侵犯直肠周围脂肪间隙，表现为肠壁周围索条影或癌性结节影。T4 期肿瘤表现为肿瘤侵犯周围组织，如精囊腺、前列腺、肛提肌、子宫、附件、阴道、膀胱等。N 分期：① N0 期：

直肠周围系膜内无淋巴结肿大;② N1 期:直肠周围系膜内 1～3 枚淋巴结肿大;③ N2 期:直肠周围系膜内>3 枚转移淋巴结。但是淋巴结增大(>5mm)并不是淋巴结转移的绝对征象,直肠癌常合并直肠系膜淋巴结良性增生反应,表现为边缘光滑,形态规则的结节影。CT 增强显示直肠癌中度至明显强化,肿瘤较大时可显示中央不强化的坏死区。

MRI 表现与 CT 相同,但 MRI 具有更高的空间分辨力,因而能更好地显示直肠肠壁的各层结构(黏膜层、黏膜下层、固有肌层),对直肠癌的分期更为准确,同时,由于多参数成像,对病变的定位具有极高的参考价值。直肠癌的信号特点表现为等长或稍长 $T_1$ 稍长 $T_2$ 信号,$T_2$ 压脂图像及弥散加权成像表现为高信号。T1 期肿瘤局限于黏膜及黏膜下层;T2 期显示肿瘤侵犯固有肌层;T3 期显示肿瘤突破直肠外壁低信号环侵犯直肠周围系膜(脂肪间隙),表现为索条状或结节状长 $T_1$ 稍长 $T_2$ 信号。T4 期显示肿瘤与周围组织、器官分界不清。N 分期:相比较 CT,MRI 能更准确地反映淋巴结的特点,转移性淋巴结 MRI 表现为淋巴结增大,边缘模糊,结内信号不均匀,代表癌性淋巴结内部的坏死区域。有时,转移性淋巴结体积不大,但是模糊的边缘与混杂的内部信号亦可提示其转移可能。MRI 增强特点同 CT,但 MRI 增强可能造成空间分辨率的下降,影响到直肠癌的分期,常规 MRI 尤其是高分辨 MRI 结合 DWI 即可作出可靠的术前诊断(图 7-1-3)。

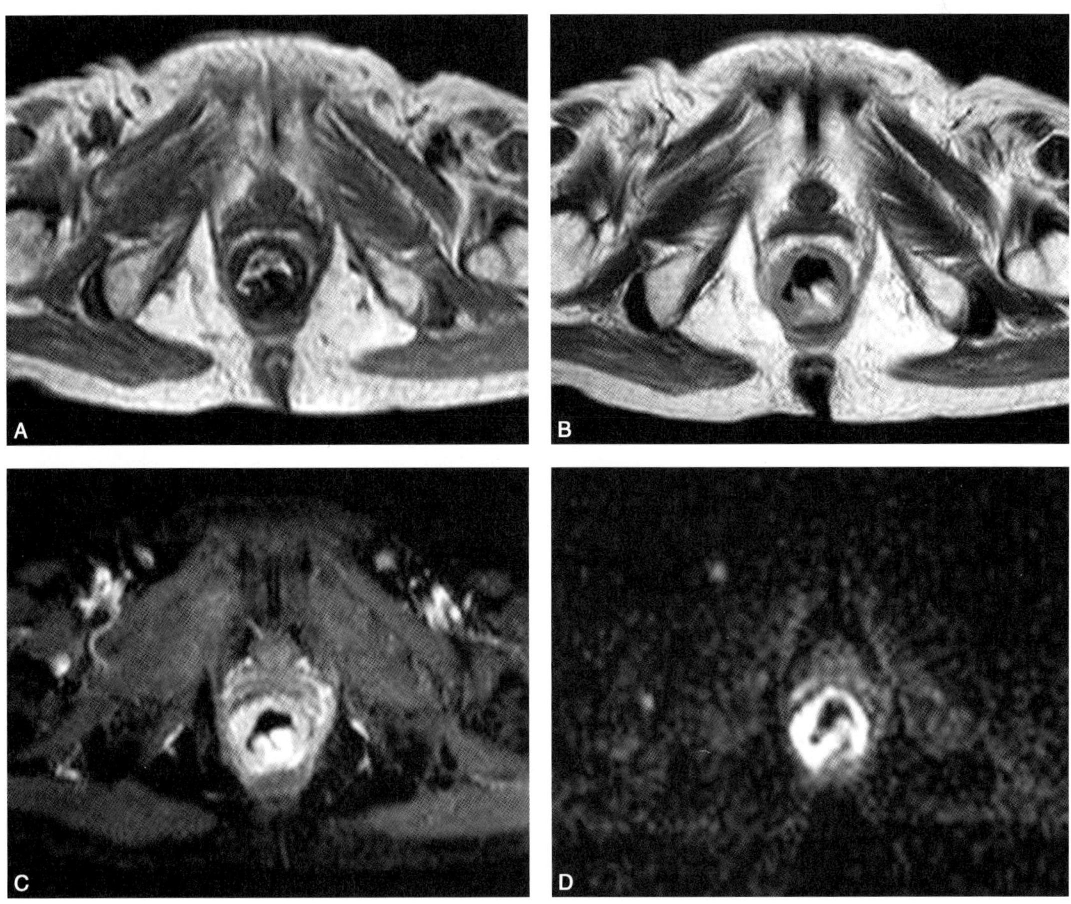


**图 7-1-3 直肠癌**

A、B. MRI 平扫示直肠肠壁增厚,局部凸向腔内呈稍长 $T_1$ 稍长 $T_2$ 信号;C、D. $T_2$ 压脂及 DWI 呈明显高信号

**3. 胃肠道间质瘤(gastrointestinal stromal tumors,GIST)** 是发生于胃肠道黏膜下的肿瘤,直肠间质瘤是继胃、小肠外的第三位 GIST 好发部位。直肠间质瘤好发于中老年人,男性较多见,好发于直肠中下段,近90%的直肠间质瘤距肛缘<7cm。与其他部位的间质瘤相比,直肠间质瘤因发生于结构相对疏松的盆腔,具有病程长、发病隐匿的特点。因肿瘤倾向于向肠壁外生长,其症状出现相对较晚,发现时肿瘤大多已生长较大。临床症状可表现为大便性状改变、便血、腹胀腹痛或肛周不适,部分患者可无症状,偶然发现肿块。

直肠间质瘤的影像表现与其他胃肠道间质瘤的影像表现基本相同,主要表现为盆腔内直肠壁或直肠周围软组织肿块,大小不等,可仅表现为肠壁不规则增厚,较大肿瘤边缘可有分叶,肿瘤与直肠壁关系密切;直肠呈不同程度的受压、变窄,肿块主要向直肠腔外生长,对周围组织产生推挤压迫,增强时实性部分呈中等度均匀强化,坏死部分无强化(图 7-1-4)。鉴别诊断方面需与直肠癌和直肠淋巴瘤进行鉴别诊断。直肠癌肿瘤主要发生于黏膜,肿瘤主要向直肠腔内生长,或沿黏膜和黏膜下浸润性生长;直肠淋巴瘤病变范围广,病变肠管扩张明显,常伴有淋巴结肿大,增强时中等度均匀强化。

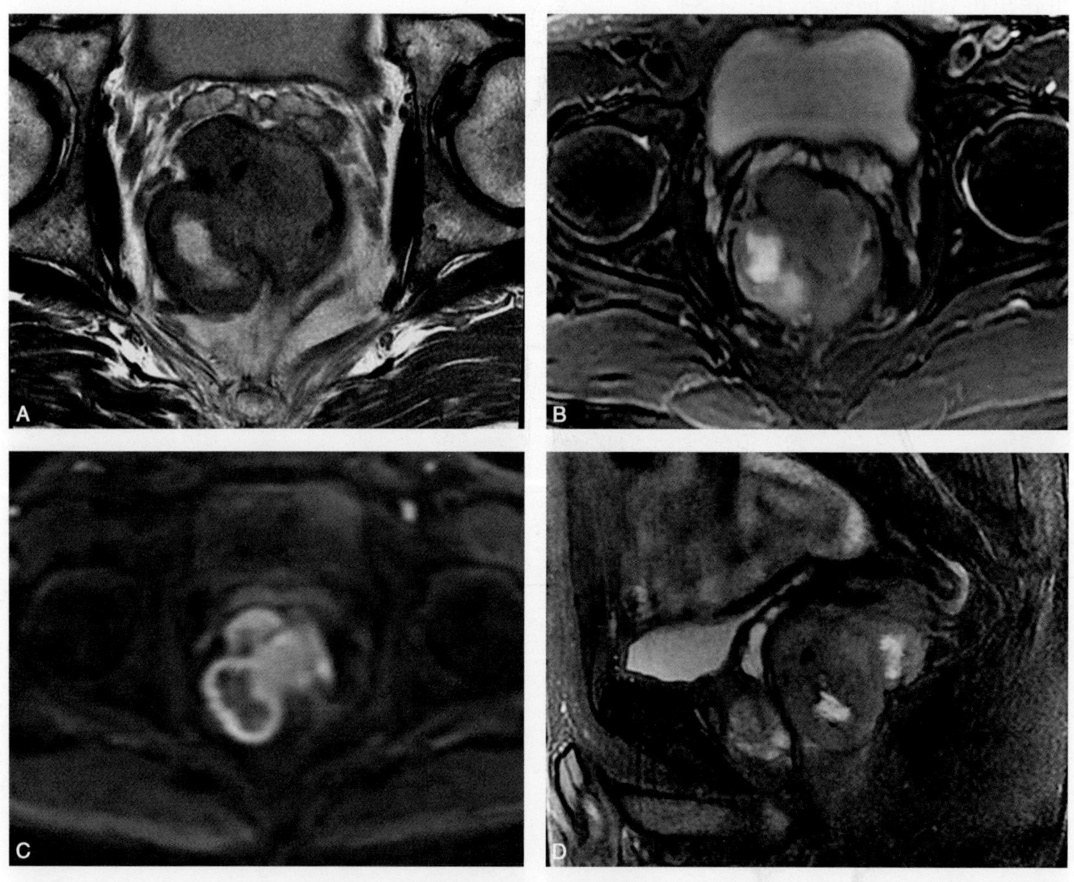


**图 7-1-4 直肠间质瘤**

A~D. MRI 检查示盆腔内直肠区见不规则稍长 $T_1$ 稍长 $T_2$ 信号占位向腔外生长,边界欠清,信号不均,可见长 $T_1$ 长 $T_2$ 信号液化坏死区,直肠局部肠腔变窄

**4. 神经内分泌肿瘤（neuroendocrine neoplasm，NEN）**　直肠神经内分泌肿瘤罕见，因肿瘤侵袭行为比癌低，又被称为"类癌"。神经内分泌肿瘤起源于肽能神经元和神经内分泌细胞，可发生于消化道、肺、咽喉部、唾液腺和鼻腔等部位，但最多见于消化道，主要发生于直肠下2/3段。类癌综合征是NEN特有的临床症状，表现为面部潮红、多汗和腹泻等；但直肠NEN大多为非功能性，仅表现为疼痛、肛周坠胀感、贫血、便血等非特异性症状。

NEN影像学多表现为边界清楚的直肠黏膜下肿物的特点，低级别病灶长径小，形态规则，远处转移少见，而高级别病变长径大，侵袭性生长特点明显（图7-1-5）。磁共振DWI序列呈明显高信号；增强扫描动脉期明显强化，门静脉期强化程度稍减低，延迟期强化廓清，并可见边缘环形强化包膜。需要与黏膜下间质瘤鉴别，胃肠道间质瘤增强扫描静脉期强化较动脉期进一步增强。

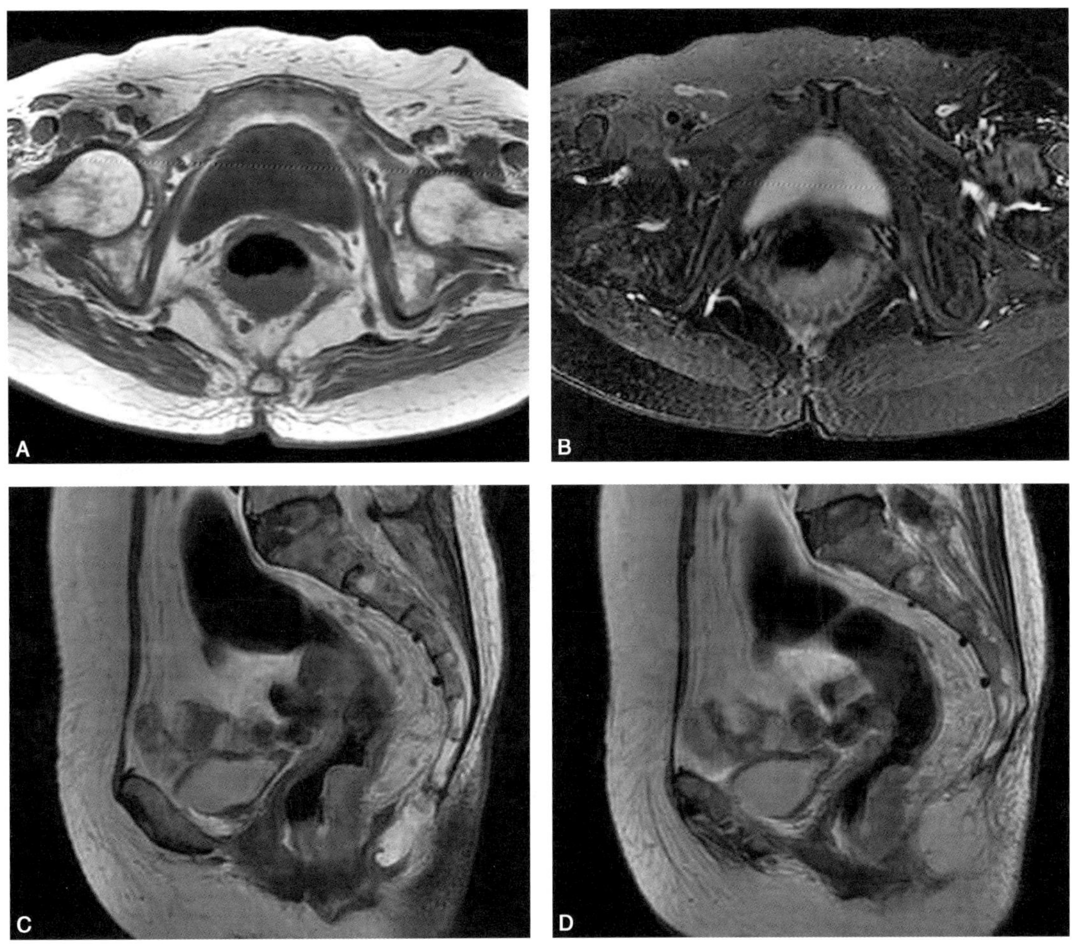

**图7-1-5　直肠神经内分泌肿瘤**

MRI检查示直肠局部肠壁增厚，边界清楚，病变上下径较大，呈稍长$T_1$稍长$T_2$信号

## 五、研究进展及存在问题

直肠为大肠的终段，直肠壁的黏膜层较厚。肠壁增厚同样是直肠病变的常见征象，有多

种疾病可引起直肠肠壁增厚。X 线气钡造影对于肿块型以及浸润型的中晚期病变均能发现,但是难以发现早期病变,且不利于评价直肠周围组织结构的情况。经直肠腔内超声对直肠局部的病变显示较好,能够清楚显示肠壁层次,评价肿瘤浸润深度,但是由于经直肠腔内超声视野较为有限,对于直肠癌的 N、M 分期评价能力有限。CT/MRI 能够较全面观察直肠乃至整个盆腔、全身的情况,故无论在直肠癌诊断、术前评估、术后复查、复发诊断、疗效评价方面都应用较多。由于 MRI 对软组织分辨能力优于 CT,故其发现早期病变的能力以及对于直肠病变 T 分期的判断能力均优于 CT。

(曲林涛　李万湖　高波)

## 参 考 文 献


1. Lambregts DM,Cappendijk VC,Maas M,et al. Value of MRI and diffusion weighted MRI for the diagnosis of locally recurrent rectal cancer. Eur Radiol,2011,21(6):1250-1258.
2. Prasad DS,Scott N,Hyland R,et al. Diffusion-weighted MR imaging for early detection of tumor histopathologic downstaging in rectal carcinoma after chemotherapy and radiation therapy. Radiology, 2010,256(2):671-672.
3. Rao SX,Zeng MS,Chen CZ,et al. The value of diffusion weighted imaming in combination with T2-weighted imaging for rectal cancer detection. Eur J Radiol,2008,65(2):299-303.
4. Sun YS,Zhang XP,Tang L,et al. Locally advanced rectal carcinoma treated with preoperative chemotherapy and radiation therapy:preliminary analysis of diffusion-weighted MR imaging for early detection of tumor histopathologic downstaging. Radiology, 2010,254(1):170-178.
5. 顾乐锋,李建策,翁晓海,等. DWI 和常规序列结合在直肠癌诊断和分期中的价值. 医学影像学杂志,2013,23(5):738-741.
6. 李振辉,张治平,王关顺,等. 原发性肛管直肠恶性黑色素瘤的 CT 和 MRI 表现. 放射学实践,2014,(8):957-960.
7. 梁振威,蒋力明,李颖,等. 直肠神经内分泌肿瘤的影像学分析. 中华肿瘤防治杂志,2015,22(11):867-870,884.
8. 鲁果果,高雪梅,程敬亮,等. 直肠绒毛管状腺瘤的 MRI 诊断. 实用放射学杂志,2014,30(3):459-462.
9. 王庭红. MRI 对直肠间质瘤的术前诊断价值. 中国 CT 和 MRI 杂志,2014,11(1):75-78.


# 第二节　肛 周 病 变

## 一、前　　言

肛管的境界有两种说法。通常所说的肛管指肛缘至齿状线的部分,即解剖肛管。外科肛管指肛缘至肛管直肠环上缘平面,包括齿状线以上约 1.5cm 的部分,长约 4cm。肛缘向内约 1.5cm 有一环状沟样间隙,叫肛白线,是内外括约肌在体表的分界。齿状线距肛缘约 2cm,由肛瓣、肛柱组成。齿状线上、下表层组织,神经、血管,淋巴液回流等结构截然不同。

在 MRI 图像上肛管可分为五层结构,在肛管上部由内向外分别是黏膜层、黏膜下层、内括约肌、联合纵肌和耻骨直肠肌,在肛管下部由内向外分别为黏膜层、黏膜下层、内括约肌、联合纵肌和外括约肌。

## 二、相关疾病分类

直肠肛管区域具有控制粪便排泄的重要功能，由于结构复杂，组织学类型繁多，易发生多种形态异常和功能性疾病。常见且多发的肛门周围病变包括感染性病变如：肛周脓肿、肛瘘、肛窦炎，出血性病变如痔疮、肛裂、肛周 Paget 病、肛管直肠肿瘤，其他还有脱肛、肛门水肿等（表 7-2-1）。

表 7-2-1　肛周病变病因分类

| 分类 | 病因 |
| --- | --- |
| 感染性病变 | 肛周脓肿、肛瘘、肛窦炎、肛乳头炎等 |
| 出血性病变 | 痔疮、肛裂、肛周 Paget 病、肿瘤等 |
| 其他 | 脱肛、肛门水肿等 |

## 三、影像诊断流程

肛门周围病变的症状较为典型，配合肛门指诊，临床诊断不难。但由于肛门周围病变的某些特点，如肛裂、肛瘘较为细小等原因，影像学检出及诊断较为困难。对于肛门周围病变的影像学诊断应首先排除肛管区有无肿块或增厚，如肛管直肠肿瘤、痔疮、脱肛、肛门水肿、肛周 Paget 病等；其次观察肛门周围有无炎症，如肛周脓肿、肛瘘、肛裂、肛窦炎、肛乳头炎等（图 7-2-1）。肿瘤、痔疮、脓肿及肛瘘等在增强扫描时病灶可见不同程度的强化，肿瘤和肛周脓肿在 DWI 序列上呈高信号，ADC 值减低。

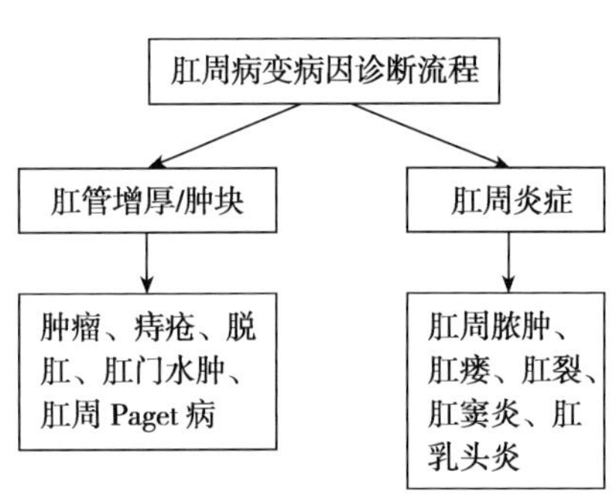


图 7-2-1　肛周病变病因诊断流程

## 四、相关疾病影像学表现

**1. 肛周脓肿（perianal abscess）**　肛门直肠周围脓肿简称肛周脓肿，是较为常见的炎症性疾病，感染病灶绝大多数来自肛腺。体格检查中，肛周皮下脓肿和坐骨肛管间隙脓肿主要表现为皮肤红肿和波动感，括约肌间和肛提肌上脓肿可能缺乏外部表现，仅在指诊时有直肠压痛和黏膜下隆起或硬结。肛周脓肿的患者大都有明显的肛周疼痛症状，坐卧不宁。急性肛周脓肿可发展为肛瘘。脓肿的复发与肛瘘形成与脓肿位置相关，坐骨肛管（直肠）脓肿和肛提肌上脓肿更易形成复发性肛瘘。肛周脓肿分两种类型：单纯性肛周脓肿和肛周脓肿合并瘘管，后者瘘管包括括约肌间无分支瘘管的简单瘘管和其他类型的复杂肛瘘。

单纯性肛周脓肿表现为囊状、马蹄形囊实性占位，边界清楚，脓肿壁较均匀，增强扫描可出现较明显强化，中央坏死区不强化（图 7-2-2）；周围脂肪间隙模糊，周围软组织内可出现沿肌间隙伸展的条片影或网格影，粗细不等。对于合并肛瘘的肛周脓肿，CT 的应用价值有限。MRI 能清晰显示肛门内外括约肌、肛提肌及耻骨直肠肌的解剖结构，并能显示肛周脓肿与肛门周围肌肉的关系，并可以显示肛门直肠瘘道。早期未形成脓腔时在 $T_1$WI 呈不规则的片状稍低信号，在 $T_2$WI 上由于大面积水肿呈很高信号。脓腔形成后，肛周脓肿常规 MRI 表现为腔内长 $T_1$长 $T_2$信号，周围可见脓腔壁。增强扫描显示富血管脓肿边缘增强。肛门内括约肌明显强化成高信号，其他各肌呈轻度强化，便于肛周脓肿的分型。横轴位 $T_1$WI 压脂增强容易发现低位脓肿，如括约肌间脓肿、坐骨肛管间隙脓肿。坐骨肛管间隙脓肿：多由肛腺感染经外括约肌向外扩散至坐骨肛管间隙而形成。MRI 轴位图像显示脓肿形态如马蹄，又称马蹄形脓肿，又可分为半马蹄形脓肿和全马蹄形脓肿，具有特征性改变，增强扫描多呈花

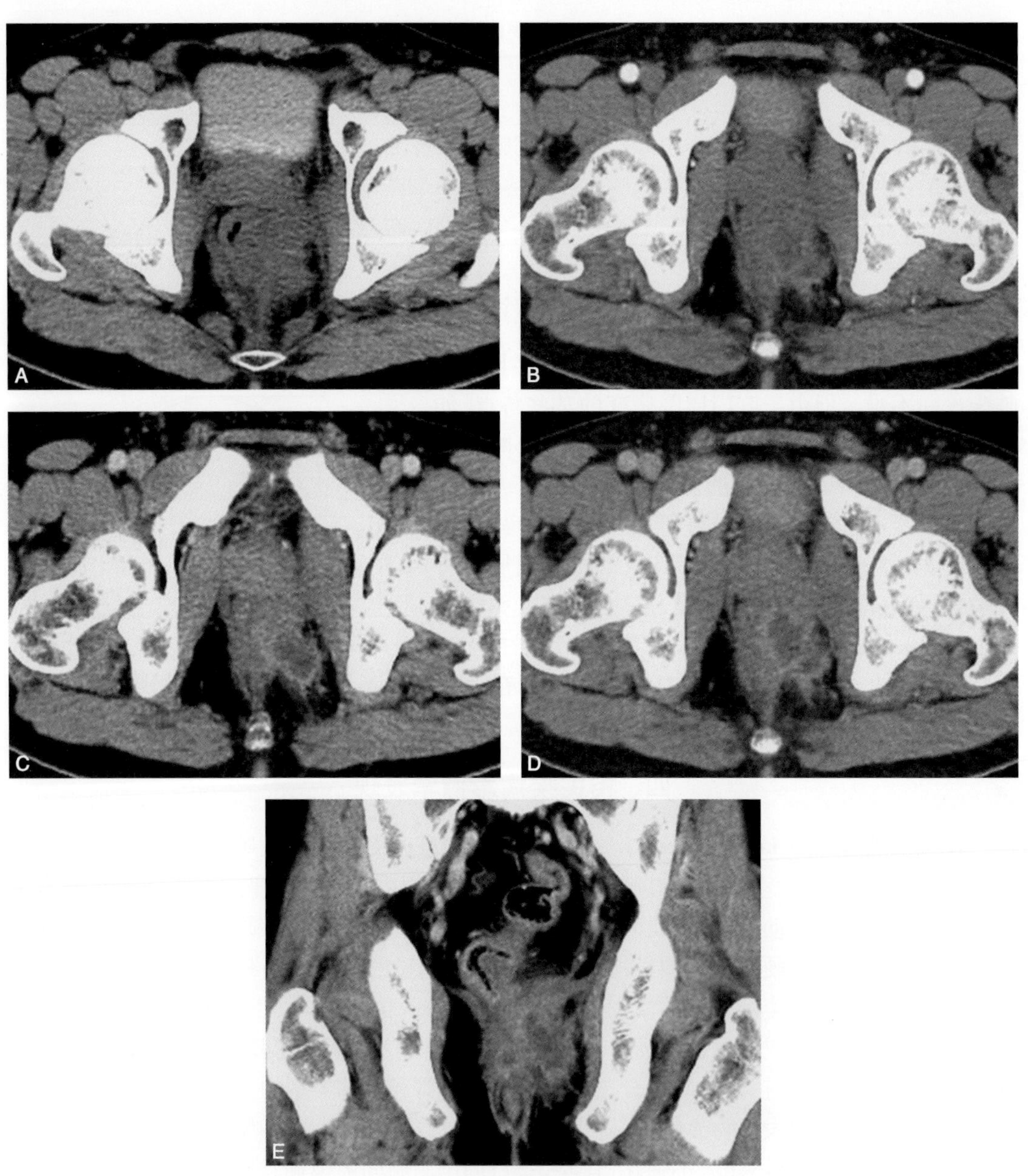

**图 7-2-2　肛周脓肿**

A. CT 平扫示肛周脓肿呈囊状实性占位，边界欠清；B ~ E. CT 增强扫描脓肿壁较明显强化，中央坏死区不强化，周围脂肪间隙模糊

环状改变。内外括约肌之间的脓肿,全身感染症状较轻,但肛管内病区压痛明显,MRI 能发现更多的脓肿。冠状位 $T_1$WI 压脂增强扫描能明确显示肛提肌和耻骨直肠肌。肛周脓肿的内口决定了手术切除范围,内口的遗漏容易导致脓肿复发,因此,术前内口的定位极其重要。MRI 上内口表现为圆形长 $T_1$ 长 $T_2$ 信号影。内口为富血管结构,横轴位 $T_1$WI 压脂增强显示内口明显环形强化,联合冠状位 $T_1$WI 压脂增强能够提高内口的正确检出率。

**2. 肛瘘(anal fistula)** 又称肛门直肠瘘,是指肛门周围的肉芽肿性管道,是一种常见的外科疾病,发病高峰年龄段在 20~40 岁,男女比例约 5:1。肛瘘多为一般化脓性感染所致,少数为结合性感染。早期是由于肛门腺体堵塞,细菌大量繁殖,逐渐形成肛周脓肿,最终脓肿向外延伸、破裂形成肛瘘。其他因素,如克罗恩病、溃疡性结肠炎、直肠肛管外伤继发感染及直肠肛管恶性肿瘤所致肛瘘则更少见。肛瘘一般由原发性内口、瘘管、支管和继发性外口组成。肛瘘的显示和术前诊断直接影响手术方案的选择及病变的转归。肛瘘的分型:按部位分为坐骨直肠窝肛瘘、肛门皮下瘘、低位肌间肛瘘、高位肌间肛瘘、骨盆直肠窝肛瘘。

CT 或 MRI 检查的主要目的是准确辨认内口及瘘管走向。瘘管在 MRI 平扫 $T_1$WI 上表现为低信号,在 $T_2$WI 及 $T_2$压脂序列上为高信号;增强扫描显示脓肿为明显环形强化,瘘管管壁明显强化,内口表现为点状强化信号。CT 瘘管碘油造影已应用于肛瘘的诊断,尤其是 CT 三维重建技术可清晰显示瘘管开口、支管走向及瘘管周围组织器官的相互关系,可提高术前诊断准确性。MPR 包括曲面重建(CPR)可清晰显示瘘管的具体位置及其与肛管内外括约肌、肛提肌的关系,VR 能三维再现瘘管的形态和走行特点(图 7-2-3)。

## 五、研究进展及存在问题

肛门周围区域的检查方法包括 CT、超声、MRI 等。由于肛门周围区域缺乏足够的软组织对比,故 CT 不能详细显示该区域的解剖结构。腔内超声的高分辨率可显示内括约肌,但外括约肌显示不佳,而且存在着对操作者依赖性。MRI 腔内线圈的使用提高了感兴趣区域的信噪比,可获得高分辨的 MRI 影像,但其 FOV 有限,且腔内线圈的插入会引起患者不适并干扰肛管及其周围结构的显示,另外在管腔高度狭窄、疼痛严重及肛管出血的患者中无法使用。体外相位阵列线圈空间分辨率高,信噪比好,能获得肛管区域的高分辨 MR 影像,可克服腔内线圈 MRI 和腔内超声检查的不足。

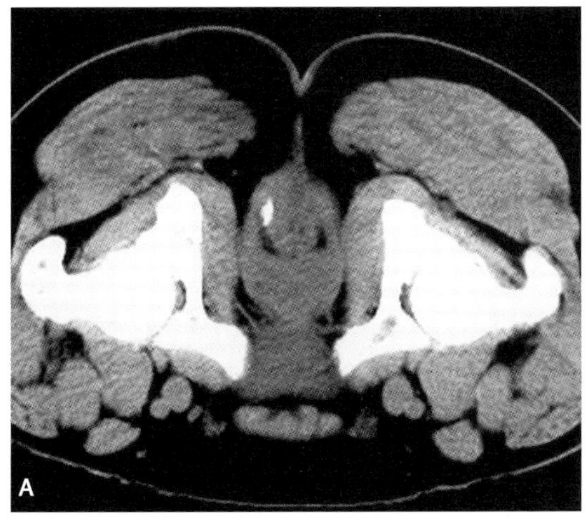


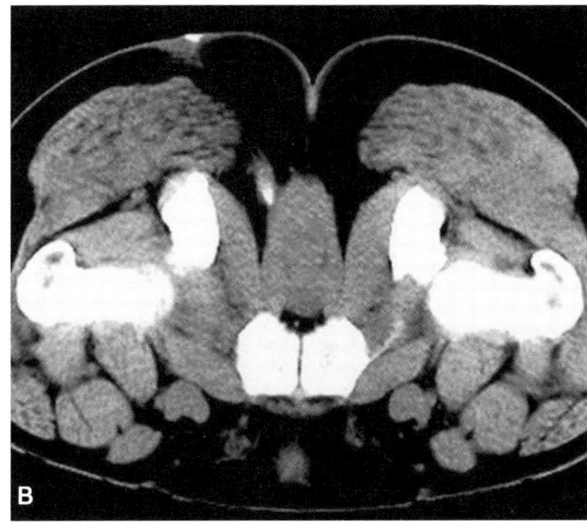

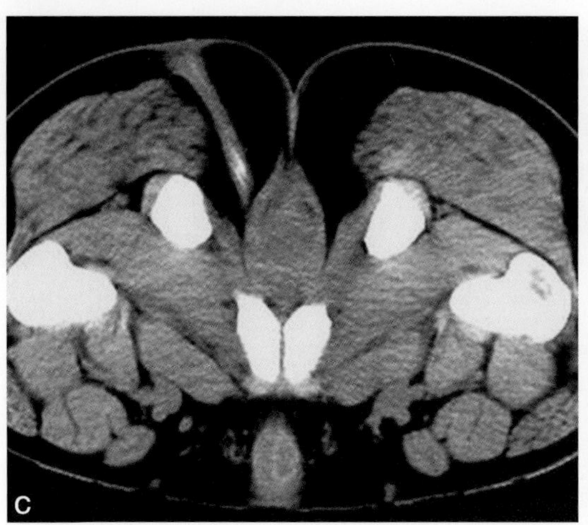


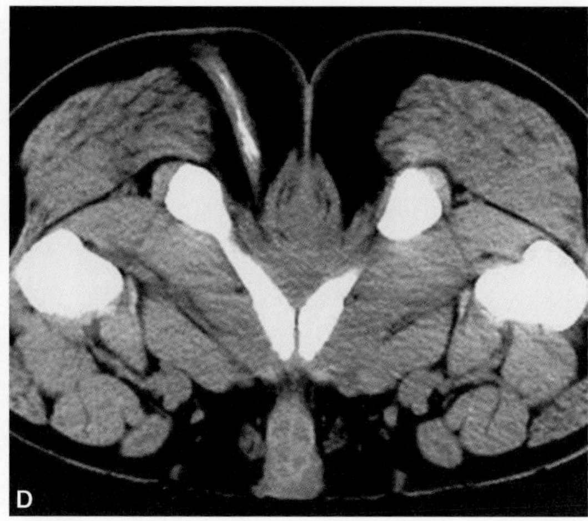


**图 7-2-3　肛瘘**

A～D. CT 瘘管碘油造影检查可清楚显示肛瘘内口及瘘管走向

（曲林涛　高波）

## 参考文献


1. Buchanan GN, Halligan S, Bartram CI, et al. Clinical Examination, Endosonography, and MR imaging in preoperative assessment of fistula in ano: comparison with outcome-based reference standard. Radiology, 2004, 233(3): 674-681.
2. Guo M, Gao C, Li D, et al. MRI anatomy of the anal region. Dis Colon Rectum, 2010 Nov; 53(11): 1542-8.
3. Halligan S, Stoker J. Imaging of fistula in ano. Radiology, 2006, 239(1): 18-33.
4. Khati NJ, Sondel Lewis N, et al. CT of acute perianal abscesses and infected fistulae: a pictorial essay. Emerg Radiol, 2015, 22(3): 329-335.
5. Liang C, Lu Y, Zhao B, et al. Imaging of anal fistulas: comparison of computed tomographic fistulography and magnetic resonance imaging. Korean J Radiol, 2014, 15(6): 712-723.
6. Plumb AA, Halligan S, Bhatnagar G, et al. Perianal Sepsis in Hematologic Malignancy: MR Imaging Appearances and Distinction from Cryptoglandular Infection in Immunocompetent Patients. Radiology, 2015, 276(1): 147-155.
7. Wise PE, Schwartz DA. The evaluation and treatment of Crohn perianal fistulae: EUA, EUS, MRI, and other imaging modalities. Gastroenterol Clin North Am, 2012, 41(2): 379-391.
8. Yoshizako T, Wada A, Takahara T, et al. Diffusion-weighted MRI for evaluating perianal fistula activity: feasibility study. Eur J Radiol, 2012, 81(9): 2049-2053.
9. 冯群虎，冯桂成，林鸿成，等. 多层螺旋 CT 对肛门直肠周围脓肿、肛瘘的诊断价值. 陕西医学杂志，2014，43(3)：346-347.
10. 李文儒，袁芬，周智洋，等. 克罗恩病肛瘘的影像学诊断. 中华胃肠外科杂志，2014，17(3)：215-218.
11. 陆方，杨烁慧，朱琼，等. 肛瘘磁共振成像：探讨直肠球囊双腔导管在肛瘘诊断中的价值. 临床放射学杂志，2013，32(4)：582-585.
12. 王文献，廖建伟，王珂珂，等. MSCT 直肠填塞瘘管造影及三维重建技术在肛瘘诊断中的应用. 中国 CT 和 MRI 杂志，2014，12(9)：35-38.

# 第三节 便 秘

## 一、前 言

便秘是临床常见病症之一，是指大肠传导失常所致的大便秘结，排便周期过长；或周期不长，但粪质干结，排出艰难；或粪质不硬，虽有便意，但便而不畅的病症。随着社会发展，人们的工作习惯、生活方式及饮食结构等随之发生变化。由于这些变化及相伴随而产生的精神情志的影响，随着社会人口的老龄化，脾胃疾病的发病率呈上升趋势，便秘作为脾胃系统疾病的常见病症，在人群中发病广泛。

## 二、相关疾病分类

便秘除了受一定的生活方式和精神心理因素等行为因素影响外，还与器质性因素和功能性因素有关。

器质性因素包括：① 肠道占位性病变引起慢性不全性或完全性肠梗阻而导致便秘，如直肠内脱垂、耻骨直肠肌肥大、克罗恩病、结肠息肉、结肠肿瘤等；② 肛门周围病变引起的肛门括约肌痉挛、排便疼痛造成便秘，如痔疮、肛裂、肛周脓肿、溃疡、肛瘘及直肠炎等；③ 腹腔或盆腔肿瘤压迫导致的排便无力，如子宫肌瘤、淋巴瘤、卵巢囊腺瘤、krukenberg瘤等。

功能性便秘是由于结肠、直肠、肛管、盆底肌功能异常，排除机体器质性病变的功能性疾病。功能性因素主要包括盆底肌群功能障碍、腹部肌肉无力（腹内压不足）、肛门内括约肌功能障碍、直乙状结肠衔接处生理性括约肌障碍、直肠前突、肠道神经系统疾病等。

其他少见的便秘病因还包括医源性因素，药物副作用包括阿片类、抗惊厥药等神经系统药物，钙离子通道阻滞剂、抗胆碱能药等作用于平滑肌药物，以及化疗药、止泻药等等；肛肠外科手术后也可导致一定程度的便秘（表7-3-1）。

表7-3-1 便秘病因分类

| 分类 | 病因 |
|---|---|
| 器质性因素 | 直肠内脱垂、耻骨直肠肌肥大、克罗恩病、结肠息肉、结肠肿瘤；痔疮、肛裂、肛周脓肿、溃疡、肛瘘及直肠炎；子宫肌瘤、淋巴瘤、卵巢囊腺瘤、krukenberg瘤等 |
| 功能性因素 | 直肠前突、会阴下降、直肠前壁黏膜脱垂、直肠内套叠、直肠外脱垂、盆底痉挛综合征、耻骨直肠肌肥厚症、内脏下垂、盆底疝、骶直分离等 |
| 医源性因素 | 阿片类药、抗惊厥药等神经系统药物，钙离子通道阻滞剂、抗胆碱能药等作用于平滑肌药物，以及化疗药、止泻药；肛肠外科手术等 |

## 三、影像诊断流程

由于便秘的病因多样，影像学诊断流程主要针对器质性便秘和功能性便秘。首先，通过CT、MRI常规平扫排除有无器质性因素，发现器质性因素，则依据肠道占位性病变、肛门周围病变以及腹盆腔肠外肿瘤三个方向进行诊断;而对于功能性便秘的影像学诊断主要依靠 X 线排粪造影和 MRI 动态成像检查。排粪造影能对直肠肛门部的功能性和器质性病变特别是对功能性疾病所致的长期顽固性便秘患者作出明确诊断。排查有无盆底肌群功能障碍、腹部肌肉无力(腹内压不足)、肛门内括约肌功能障碍、直乙状结肠衔接处生理性括约肌障碍、直肠前突等疾病(图 7-3-1)。目前,常用的 MRI 检查技术有仰卧位盆底动态 MRI 检查和直坐位的 MR 排粪造影。MR 排粪造影检查可精确地对直肠、肛门的形态结构和相关功能进行评价。运用多相矢状位梯度回波图像可显示排粪的动态过程。主要分析内容包括用力和排便时肛直肠角增大、肛门的增宽和张开、耻骨直肠肌的功能以及盆底的位置和会阴下降的程度(图 7-3-1)。

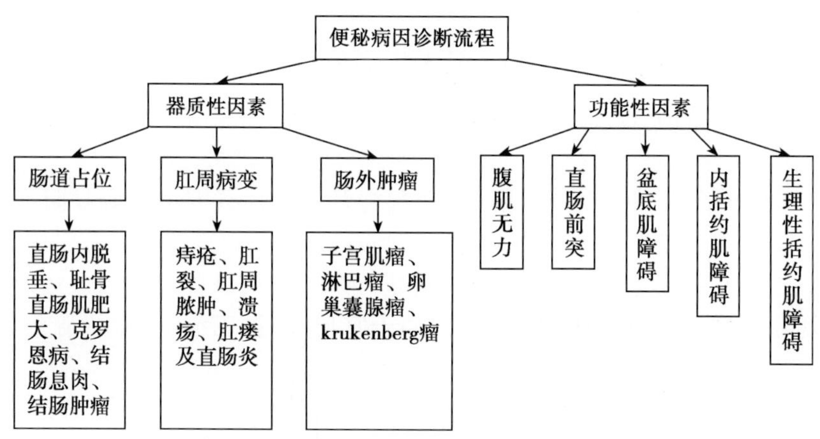


**图 7-3-1　便秘病因诊断流程**

## 四、相关疾病影像学表现

**1. 直肠前壁黏膜脱垂(anterior mucosal prolapse,AMP)**　是指直肠黏膜增粗、松弛脱垂于肛管上部前方,排粪造影检查示该部呈凹陷状,而直肠肛管结合部的后缘则光滑连续(图 7-3-2)。

**2. 直肠内套叠(internal rectal intussusception,IRI)**　又称直肠黏膜内脱垂,可表现为:① 直肠内黏膜套叠为增粗松弛的直肠黏膜脱垂,在直肠内形成厚约 3mm 的环形套叠;② 直肠内全层套叠是指环形套叠环的厚度>5mm 者,盆腔碘水造影同时作排粪造影可观察到直肠全层套叠的内外环形陷凹改变(图 7-3-3)。根据其发生部位又可分为直肠近段、远段套叠和直肠套入肛管等三种,有时可见 IRI 与 AMP 并存或由 AMP 发展为 IRI,或可见多发套叠及多重套叠。

**3. 直肠外脱垂(external rectal prolapse,ERP)**　又称直肠脱垂或完全性直肠脱垂,指直肠脱垂于肛门外,形成大小不等、长度和形态不一的肛门外脱垂肿物。排粪造影示力排正、侧位相直肠脱出肛门外,力排相还可见小肠参与一起脱出(图 7-3-4)。

**4. 直肠前突(rectocele)**　又称直肠膨出,是指直肠壶腹部远端呈囊袋状突向前方,且深度>6mm。本病是女性尤其是经产妇的常见病,常合并直肠内套叠、盆底痉挛综合征、会阴下降等,直肠前突不能作为一个独立的疾病来看待。直肠前突的诊断需具备开口小、纵深、排粪终末钡剂滞留三大特征(图 7-3-5)。排粪造影检查时应标明其长度和深度。深度:直肠前突的顶至模拟正常直肠远端前缘线的距离；长度：突出段的长度。根据前突深度可分为三度：6～15mm 为轻度，16～30mm 为中度，≥31mm 为重度。

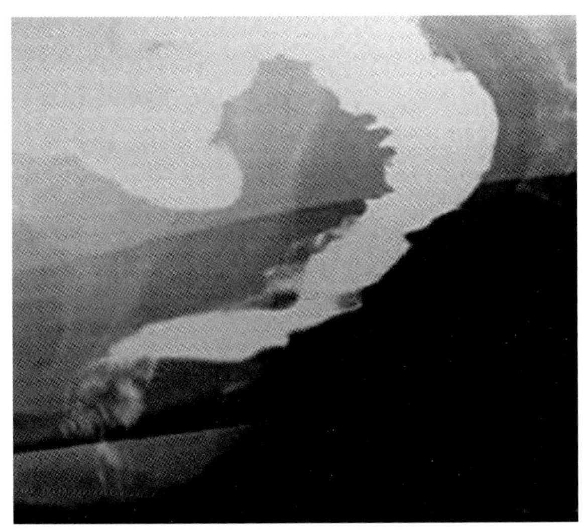

**图 7-3-2　直肠前壁黏膜脱垂**

X 线排粪造影检查示直肠黏膜增粗、松弛脱垂于肛管上部前方呈凹陷状

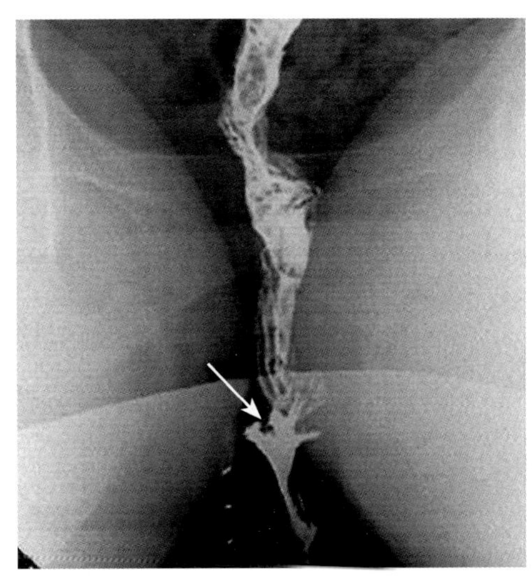

**图 7-3-3　直肠内套叠**

X 线排粪造影检查示直肠内黏膜增粗松弛脱垂，并在直肠内形成环形套叠

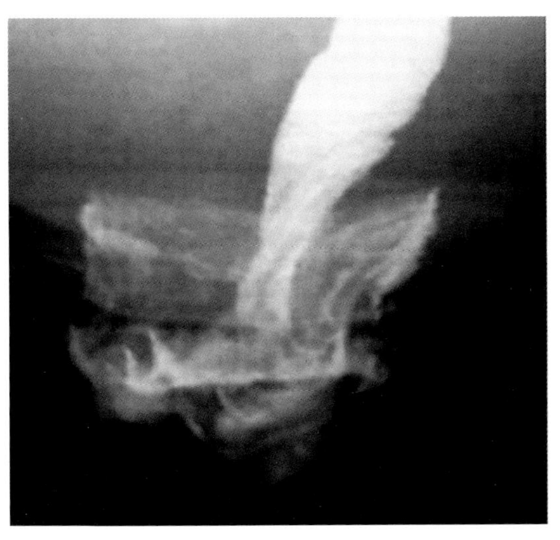

**图 7-3-4　直肠外脱垂**

X 线排粪造影检查示直肠脱垂于肛门外形成不规则环形肛门外脱垂物

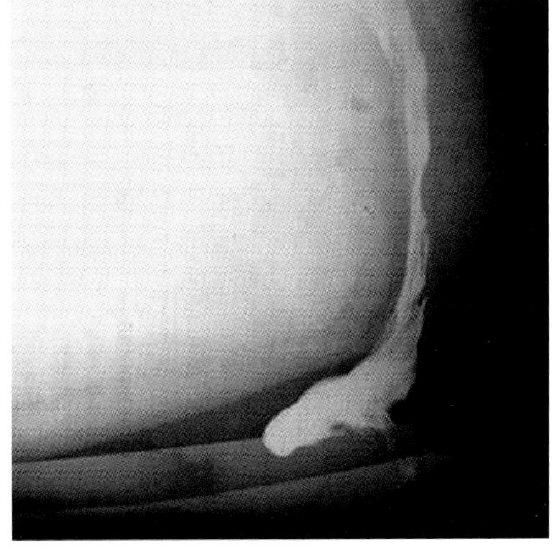

**图 7-3-5　直肠前突**

X 线排粪造影检查示直肠壶腹部远端呈囊袋状突向前方

**5. 盆底痉挛综合征（spastic pelvic floor syndrome，SPFS）**　又称耻骨直肠肌失弛缓征。表现为力排时耻骨直肠肌持续性收缩而不松弛，肛直角不增大，仍保持在 90°左右或更小，耻骨直肠肌长度无明显增加，且多出现耻骨直肠肌压迹，如合并直肠前突，出现典型“鹅颈征”。“鹅颈征”：SPFS 合并 RC 时肛管直肠部形似鹅，前突部为鹅头，肛管为鹅嘴，痉挛变细的直肠远端似鹅颈，直肠近端和乙状结肠为鹅身，宛如一正游泳的鹅（图 7-3-6）；其特点为静坐、

提肛时肛直角有变化，力排时肛直角不增大，仍保持在90°左右或更小。

**6. 耻骨直肠肌肥厚症(puborectalis muscle hypertrophy，PRMH)** 是耻骨直肠肌综合征的主要原因，也是便秘的主要原因之一。排粪造影检查表现为肛直角变小、肛管变长、对比剂不排或少排，患者静坐、提肛和力排时耻骨直肠肌部均平直不变或少变呈隔板状，被称为耻骨直肠肌“搁架征”，此征象是耻骨直肠肥厚症的特异性征象(图7-3-7)。但应与盆底痉挛鉴别，后者主要表现为耻骨直肠肌痉挛、肛直角小，但各排粪状态相先后有变化，且常见耻骨直肠肌压迹，而无“搁架征”。

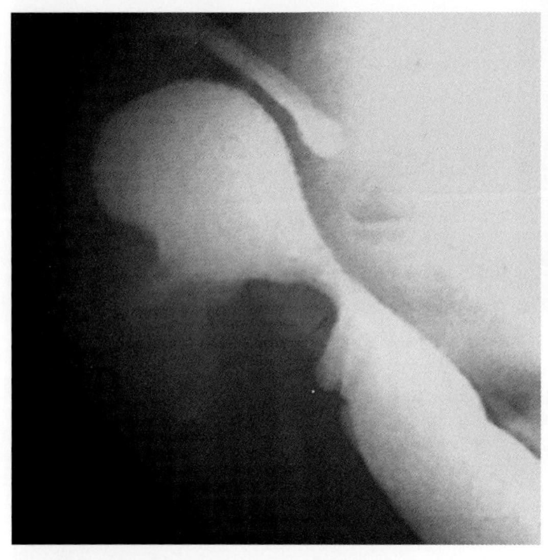

**图7-3-6 盆底痉挛综合征**

X线排粪造影检查示盆底痉挛综合征合并直肠前突呈“鹅征”：前突部为鹅头，肛管为鹅嘴，痉挛变细的直肠远端似鹅颈，直肠近端和乙状结肠为鹅身，形似一游泳的鹅

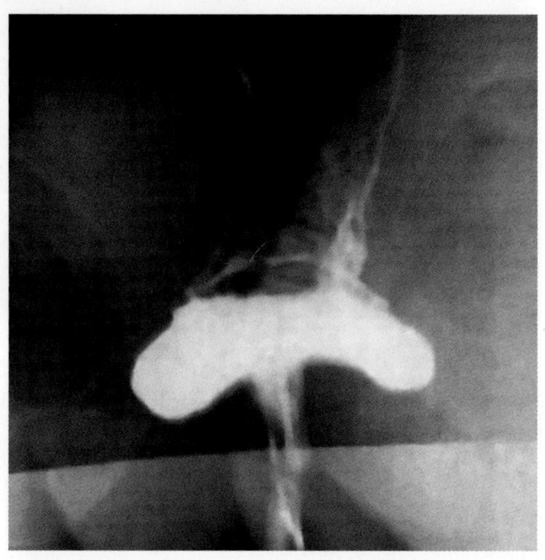

**图7-3-7 耻骨直肠肌肥厚症**

X线排粪造影检查示耻骨直肠肌肥厚症患者出现的耻骨直肠肌“搁架征”，即耻骨直肠肌部平直不变呈隔板状

**7. 内脏下垂(visceral prolapse，SP)** 是指小肠、乙状结肠和子宫等盆腔脏器的下缘下垂在耻尾线以下。主要见于力排相，此时乙耻距和小耻距均为正值(图7-3-8)。

**8. 盆底疝(pelvic floor hernia，PFH)** 是指发生于盆底的疝，疝内容物多为乙状结肠和小肠，可有附件和大网膜，故又称道格拉斯陷窝疝、阴道疝、肠疝、乙状结肠疝和直肠生殖陷凹内疝。疝囊深浅不一，可达会阴皮下，引起排粪障碍和会阴下坠感。排粪造影可显示疝的内容、疝囊的深达部位，是目前最简便可靠的诊断方法。力排相可见小肠和(或)乙状结肠疝入直肠子宫陷凹内或直肠膀胱陷凹内，有时可见小肠和(或)乙状结肠疝至会阴皮下形成会阴疝(图7-3-9)。

**9. 骶直分离(sacrum rectal separate，SRS)** 排粪造影示力排相第3骶椎水平处骶直间距>20mm，且直肠近段向前下移位，并褶屈成角，部分小肠位于骶直间，或左右褶屈而影响排粪(图7-3-10)。患者直肠多有系膜和盆底结构松弛，故多合并RC、IRI、SP及PFH等其他异常。

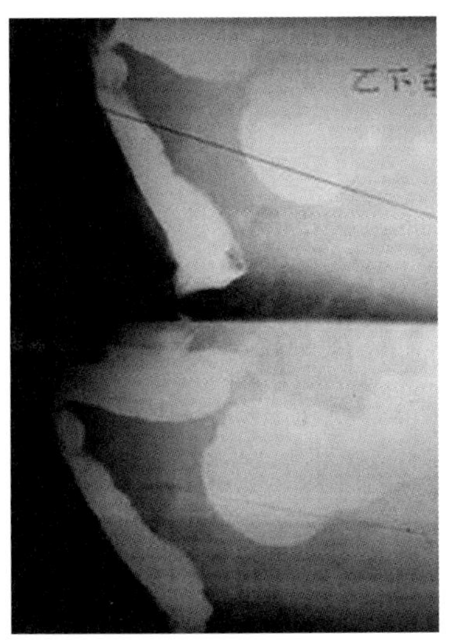

**图 7-3-8 内脏下垂**

X 线排粪造影检查示乙状结肠下缘下垂在耻尾线以下

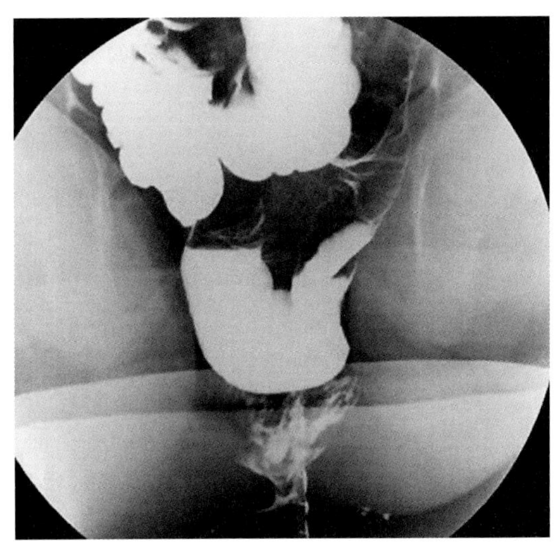

**图 7-3-9 盆底疝**

X 线排粪造影检查示小肠局部肠袢下疝入盆底陷窝

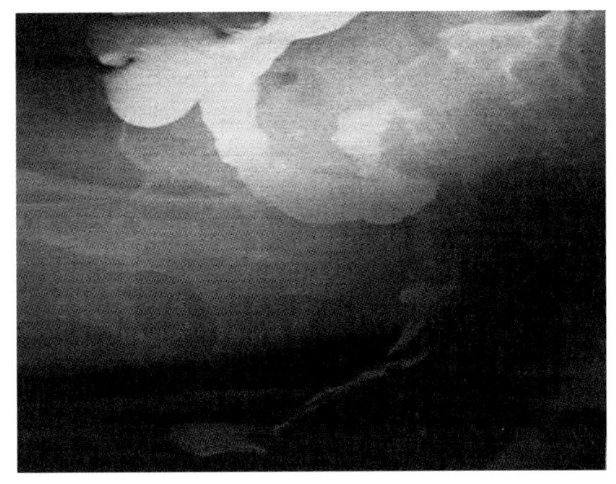

**图 7-3-10 骶直分离**

X 线排粪造影检查示第 3 骶椎水平处骶直间距增大，直肠近段向前下移位

## 五、研究进展及存在问题

对于器质性便秘，影像学检查手段较多，包括钡灌肠、CT 及 MRI 等常规静态检查；然而对于功能性出口梗阻型便秘则较难发现，而使许多病人由于缺乏客观依据，便秘得不到病因诊断。而动态排粪造影、动态磁共振排粪造影和经会阴部动态超声检查则可以通过动静态结合观察排便的生理过程，图像可以记录排便过程中盆膈、直肠、肛管的形态及黏膜变化，来寻找便秘的病因，了解便秘所造成的肛管、直肠的功能异常改变。因此，必要时需将常规静态影像学检查手段结合动态排粪造影才能对便秘的病因做出准确的诊断分析，从而为临床诊断和治疗提供更为详尽的信息资料，更好的指导肛肠科医生制定治疗方案。

（曲林涛 高波）

## 参考文献

1. Brandão AC, Ianez P. MR imaging of the pelvic floor: defecography. Magn Reson Imaging Clin N Am, 2013, 21(2): 427-445.
2. Hetzer FH, Andreisek G, Tsagari C, et al. MR defecography in patients with fecal incontinence: imaging findings and their effect on surgical management. Radiology, 2006, 240(2): 449-457.
3. Pannu HK, Javitt MC, Glanc P, et al. ACR Appropriateness Criteria pelvic floor dysfunction. J Am Coll Radiol, 2015, 12(2): 134-142.
4. Sandberg TH, Nilsson M, Poulsen JL, et al. A novel semi-automatic segmentation method for volumetric assessment of the colon based on magnetic resonance imaging. Abdom Imaging, 2015, 40(7): 2232-2241.
5. Solopova AE, Hetzer FH, Marincek B, et al. MR defecography: prospective comparison of two rectal enema compositions. AJR Am J Roentgenol, 2008, 190(2): W118-124.
6. Stoker J, Halligan S, Bartmn CI. Pelvic floor imaging. Radiology, 2001, 218(3): 621-641.
7. Zijta FM, Lakeman MM, Froeling M, et al. Evaluation of the female pelvic floor in pelvic organ prolapse using 3.0-Tesla diffusion tensor imaging and fibre tractography. Eur Radiol, 2012, 22(12): 2806-2813.
8. 陈风,汤琳,庞尔君,等. 便秘儿童钡剂灌肠X线造影分析. 解剖学杂志,2014,37(4):517-519.
9. 房斌,雷军强,翟亚楠,等. CT结肠造影对正常成人与顽固性便秘患者结肠长度的对照研究. 实用放射学杂志,2014,30(10):1739-1741.
10. 李大伟. CT排便造影评价肛门外括约肌的功能. 中国医学影像技术,2011,27(5):987-991.
11. 练延帮,苏丹,曹务腾,等. 出口梗阻型便秘:动态磁共振排粪造影和X线排粪造影对比研究. 影像诊断与介入放射学,2015,(1):40-46.
12. 马喜娟,郝敬明,孙晋军,等. 动态MR排粪造影在女性出口梗阻型便秘中的应用. 实用放射学杂志,2012,28(4):546-549.
13. 徐辰一,丁曙晴,薛雅红,等. 动态经会阴超声与动态MRI排粪造影检查对直肠前突诊断的差异. 中华消化外科杂志,2014,13(7):561-564.

# 第四节 肛门失禁

## 一、前言

肛门失禁是指肛门直肠节制和排粪功能障碍,不能随意控制排出粪便和气体,不能感知直肠内容物的容量和性质,不能控制夜间排便。肛门失禁好发于女性,发病率随年龄的增大而上升。表现为被动的失禁(无意识的肛漏)或急迫失禁(无能力延搁排便)。按照Parks系统将肛门失禁分为4度:1度肛门是节制的,2度为气体的失禁,3度为液体粪便的失禁,4度为固体粪便的失禁。

## 二、相关疾病分类

肛门直肠节制功能依赖于盆底肌、耻骨直肠肌、肛门内外括约肌及相关支配神经的结构和功能的完整;直肠感觉、肛管感觉、肛门皮肤感觉的正常;肛管的完整闭合和肛管直肠的正常容量和顺应性。

肛门失禁原因很多:产伤、肛门直肠手术、创伤、瘘、脓肿等造成括约肌损伤;长期便秘时盆底过度牵拉造成阴部神经变性；直肠炎、直肠脱垂、直肠切除、回肠储袋过小等导致直肠容量减小；长期腹泻、肿瘤、放疗、克罗恩病等可破坏括约肌功能；肛周瘢痕、肛管畸形、黏膜外翻。自发性失禁患者无括约肌损伤史，表现为内、外括约肌功能不良，会阴神经传导潜伏期延长。

肛门失禁还见于糖尿病、脊髓损伤、脑血管意外等患者，由于排粪反射弧和神经支配障碍，可伴有便秘。全身硬化病的患者结肠运动失调可导致便秘、腹泻、细菌过度生长和获得性巨结肠，伴内括约肌萎缩者则导致自制困难（表7-4-1）。

**表7-4-1　肛门失禁病因分类**

| 分类 | 病因 |
|---|---|
| 括约肌损伤 | 产伤、肛门直肠手术、创伤、瘘、脓肿等 |
| 括约肌功能破坏 | 长期腹泻、肿瘤、放疗、克罗恩病等 |
| 直肠容量减小 | 直肠炎、直肠脱垂、直肠切除、回肠储袋过小等 |
| 肛门病变 | 肛周瘢痕、肛管畸形、黏膜外翻等 |
| 会阴神经病变 | 长期便秘盆底过度牵拉、自发性失禁等 |
| 其他 | 糖尿病、脊髓损伤、脑血管意外、全身硬化病等 |

## 三、影像诊断流程

详细的病史和仔细的临床检查是正确诊断肛门失禁的基础，但对肛门失禁的诊断还需多种方法综合研究：肛管直肠测压、肌电图、阴部神经刺激试验、排粪造影、肛管内超声（endoanal ultrasound，EUS）、MRI等。

影像学诊断肛门失禁的病因应从括约肌损伤、括约肌功能破坏、直肠容量减小、肛门病变等角度分析。其中排粪造影是对模拟排便行放射学检测，可观察盆底肌肉功能、会阴下降、肛直角等，可发现直肠占位、套叠、溃疡等病变；肛管直肠腔内B超可检测肛管括约肌的形态完整性，可测量肛管前、后、侧壁内、外括约肌的厚度，是目前诊断括约肌损伤的重要方法；MRI检查可对肛管括约肌进行矢状面、斜面、冠状面扫描，并且可清晰地显示内、外括约肌的松弛、紊乱、缺损等病变，MRI较腔内B超可进一步精细显示内、外括约肌病变，可应用于某些复杂病例（图7-4-1）。

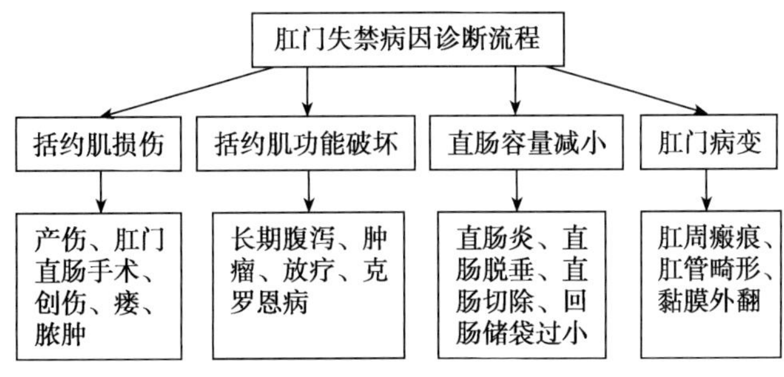


**图7-4-1　肛门失禁病因诊断流程**

## 四、相关疾病影像学表现

影像学对肛门失禁的诊断有着重要的价值。肛管内超声或 MRI 能够比较准确地识别括约肌的撕裂、为外科手术修复括约肌环结构提供可靠地客观依据。肛管内 US 显示肛门括约肌撕裂表现为括约肌的不连续。肛管内 MRI 可更好地描绘外括约肌的边缘,能够精确地显示括约肌的细微结构,清晰显示内外括约肌的损伤或形态学改变。

**1. 肛管内超声(endoanal ultrasound,EUS)** 显示肛门括约肌撕裂表现为括约肌的不连续,诊断准确度约 95% 。二维超声可以准确显示肌肉损伤的类型和环周范围,而三维超声则可显示肌肉损伤的长度。肌肉损伤的超声表现为正常肌肉组织回声的中断或变化。肛门内括约肌(IAS)损伤表现为正常环行低回声色泽变浅,单处或多处断裂。肛门外括约肌(EAS)损伤的特征是局部区域发生高回声减低,其程度由形成纤维组织的损伤数量决定。

肛门内括约肌随年龄的增大而变厚,特发性退化症时可以异常变薄,孤立性直肠溃疡综合征时可以异常变厚。一般认为成人肛门内括约肌厚度<2mm,或>4mm 均应视为异常。但对于肛门外括约肌的测量厚度定义较少,可能与超声对定义肛门外括约肌边缘十分困难有关,仅有的研究结果也有较大的不一致。但在神经源性肛门失禁患者肛门外括约肌和内括约肌厚度之间的比值有明显降低。

**2. 肛管内 MRI** 具有较高的空间分辨率,可以更好地显示肛门外括约肌边缘,准确识别肛门内外括约肌的损伤。研究显示肛管内 MRI 与肛管内超声对肛门外括约肌损伤的准确率基本相近,而肛管内超声对肛门内括约肌损伤的检测较 MRI 更为优越。肛管内 MRI 对肛门外括约肌萎缩的检查表现为括约肌变薄并为脂肪组织代替。总之,肛管内 MRI 是诊断肛门失禁最具潜力的工具,尚有待于进一步研究。

## 五、研究进展及存在问题

对于大多数肛门失禁患者而言,EUS 具有应用广泛及费用较低等优势,可作为诊断肛门失禁的首选影像学检查方法。与肛管腔内超声和手术相比,肛管内 MRI 可准确诊断肛门外括约肌和肛门内括约肌缺损,TSE-$T_2$WI 轴位和冠状位联合扫描可作为肛门括约肌观察的首选检查序列。若已诊断肛门外括约肌断裂,则可作为二线检查技术,肛管内 MRI 还可以确定和诊断肛门外括约肌萎缩,从而指导括约肌修补和提示预后。但由于肛门内线圈应用有限,外部相控阵线圈 MRI 则相对检查简化、广泛易用,且使用经验丰富,在诊断肛门外括约肌缺陷及萎缩方面与肛管内 MRI 技术一致,可作为临床的有效选择。

(曲林涛　高波)

## 参考文献

1. Caldaro T, Romeo E, De Angelis P, et al. Three-dimensional endoanal ultrasound and anorectal manometry in children with anorectal malformations: new discoveries. J Pediatr Surg, 2012, 47(5): 956-963.
2. de la Portilla F, López-Alonso M. Endosonography of the anal canal: findings in children. Dis Colon Rectum, 2009, 52(4): 711-714.
3. Gurland B, Hull T. Transrectal ultrasound, manometry, and pudendal nerve terminal latency studies in the evalu-

ation of sphincter injuries. Clin Colon Rectal Surg, 2008, 21(3): 157-166.

4. Kim SM, Chang HK, Lee MJ, et al. Spinal dysraphism with anorectal malformation: lumbosacral magnetic resonance imaging evaluation of 120 patients. J Pediatr Surg, 2010, 45(4): 769-776.
5. Podberesky DJ, Weaver NC, Anton CG, et al. MRI of acquired posterior urethral diverticulum following surgery for anorectal malformations. Pediatr Radiol, 2011, 41(9): 1139-1145.
6. 崔勇，王滨，邵广瑞，等. MRI 在肛直肠畸形术后排便功能障碍中的应用价值. 中华小儿外科杂志，2012, 33(3): 210-213.
7. 刘斌，张勇，曾宪东，等. 肛门病变术后肛门失禁相关因素分析. 中华胃肠外科杂志，2011, 14(6): 452-454.
8. 刘连杰，喻德洪. 肛门失禁的诊断与治疗. 中华普通外科杂志，2000, 15(11): 691.
9. 刘亚梅，余苏萍. 女性易于发生肛门失禁的机制研究. 新医学，2009, 40(1): 59-61.
10. 孙小兵，李殿国，王若义，等. 肛管内超声对排粪失禁患儿肛门括约肌受损程度的评价. 中华胃肠外科杂志，2014, 17(3): 250-253.

# 第八章　脾脏

## 第一节　脾　　大

### 一、前　　言

脾脏的形态和大小个体差异较大，可随不同年龄、体型及营养状况不同而不同。脾大可以粗略分为轻度（<500g）、中度（500～1000g）和重度（>1000g），中度以上增大的脾脏，临床及影像检查判断较易。影像学粗略的判断脾脏有无增大是以脾周肋单位为参照，即超过5个肋单元则为脾大；但脾脏长轴和扫描线不平行时，若脾脏下缘超过肝脏下缘也认为脾大；另外脾脏厚度超过4cm亦可诊为脾肿大。均匀性增大影响脾脏长度、宽度和厚度，而不均匀性增大可能仅影响1～2个径线。轻度增大的脾脏不一定能扪及；正常成人脾脏有时可以扪及，故对体检扪及脾脏的病人，应综合考虑是否为病理性增大。

### 二、相关疾病分类

脾脏病变最常见的表现即为脾大，表现多样、无特异性，往往是脾脏原发病变或与脾脏相关病变导致的结果。脾大的病因很多（如感染性病变、血液系统病变、充血性脾肿大，炎症性病变、肿瘤性病变、渗出相关性病变及其他），因此诊断具有挑战性（表8-1-1）。一般临床上根据腹部叩诊即可确定有无脾脏大。影像检查的目的主要在于了解及证实脾脏是否真正肿大，比如要排除脾脏下垂造成的假肿大，以及准确地定量诊断和了解脾脏大的原因。

表8-1-1　脾大的病因分类

| 分类 | 病因 |
| --- | --- |
| 血液系统病变 | 骨髓增生性病变（慢性髓细胞性白血病、霍奇金病弥漫性浸润、真性红细胞增多症、骨髓纤维化、骨髓外化生，原发性血小板增多症），急性白血病，慢性淋巴细胞性白血病，自身免疫性贫血，血小板减少性紫癜，巨幼红细胞性贫血，遗传性球形红细胞症 |
| 感染性病变 | 脓肿，病毒性肝炎，败血症，伤寒，亚急性细菌性心内膜炎，念珠菌病，传染性单核细胞增多症，巨细胞病毒感染，肉芽肿性病变（结核、组织胞浆菌病），布鲁菌病，梅毒，艾滋病，麻风，寄生虫病（疟疾、血吸虫病、弓形体病） |

续表

| 分类 | 病因 |
| --- | --- |
| 充血性脾大 | 门脉高压症,脾静脉/门静脉/肝静脉梗死、阻塞,充血性心力衰竭,急性胰腺炎 |
| 结缔组织病 | 系统性红斑狼疮,类风湿性关节炎,结节病等 |
| 肿瘤及肿瘤样病变 | 良性病变:囊肿,血管瘤,错构瘤,淋巴管瘤等<br>恶性肿瘤:淋巴瘤,转移瘤,血管肉瘤等 |
| 其他 | 外伤,Gaucher 病,糖尿病,Niemann-Pick 病 |

## 三、影像诊断流程

影像学检查在脾大的诊断中主要包括四方面内容:确认脾脏大小;明确脾脏结构改变;鉴别诊断;指导活检。

脾大仅仅是一种体征,病因复杂,即使脾大已诊断明确,亦应结合临床病史进行影像学检查,而在影像学诊断中,临床病史至关重要。影像可以显示脾脏形态,区别局灶性病变,单发、多发、弥漫性病变。局灶性病变可能为肿瘤性病变(如淋巴瘤,转移瘤,其他肿瘤)、感染性病变(细菌性脓肿,结核,组织胞浆菌病,真菌感染)、血管性病变(血肿、血管瘤)、肉芽肿性病变(结节病)或囊肿。某些情况下,临床病史及影像图像即可明确诊断,如外伤史和血肿。但是影像学表现特指一种病是非常少见的,许多疾病可表现一致或类似,例如对于局灶性病变的良恶性判定非常困难。在对脾大进行诊断及鉴别诊断时,应密切结合临床病史及影像学资料(是否存在肝脏病变、是否发现其他疾病/原发肿瘤)进行综合判定。

## 四、相关疾病影像学表现

**1. 白血病(leukemia)** 是一组造血组织的原发恶性疾病,在骨髓及其他造血组织中有广泛的白血病细胞异常增生及浸润组织器官,导致正常造血功能衰竭,表现为正常造血细胞显著减少。目前病因尚不完全清楚,可能与病毒、电离辐射、化学、遗传等因素有关。肿瘤细胞不仅影响骨髓还可广泛侵犯全身其他脏器。白血病常可累及脾脏,浸润脾实质,导致整个脾脏增大。

平扫时常表现为脾脏体积增大,密度均匀,偶尔也可见不规则低密度区(图 8-1-1),部分患者 CT 平扫显示不出异常改变;增强扫描可显示增大脾脏内弥漫性、多发结节性低密度区,界限不清,单发结节肿块样浸润较少见,部分病例脾脏周围可见增大的淋巴结。

**2. 脾脓肿(splenic abscess)** 是一种少见的感染性疾病,可由多种细菌感染引起,常为败血症脓栓的结果,常见的病因是亚急性细菌性心内膜炎。腹部脏器的严重感染也可累及脾脏。近年来发现免疫机制低下患者发生脾脓肿有增多的趋势。早期急性炎症反应表现为脾脏弥漫性增大,脓肿可单房或多房,也可以是孤立性或多发性。脾脓肿病人症状无特异性,有明显的全身感染症状,临床诊断常不明确。多数病人表现为寒战、高热、恶心、呕吐和白细胞计数升高,这与败血症有关。部分病人可出现腹痛。

脾脓肿 CT 平扫早期表现为脾脏弥漫性增大,密度稍低但均匀,当发生组织液化坏死后可见单个或多个低密度区,以后者更常见,境界清或不清,形态呈圆形或椭圆形,大小不等;

增强扫描可见脓肿壁强化，而低密度液化区无强化，在正常脾实质和脓肿壁之间有时可见低密度水肿带（图8-1-2）。少数病例脓肿腔内密度不均匀，可见气体（小气泡或气-液平面）存在，这是脓肿的特征性表现；当脓肿为多发而又较小时，增强扫描常呈蜂窝状改变。脾脓肿可引起脾破裂，表现为包膜下血肿和积液，左侧肾前筋膜增厚。MRI表现与CT相似，呈长$T_1$、长$T_2$信号，当脓肿壁形成时增强扫描呈边缘性强化（脓肿壁）。

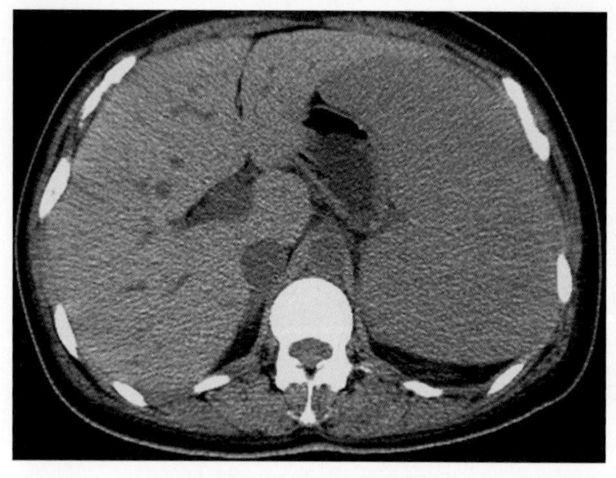

**图8-1-1　白血病脾脏肿大**

女，43岁。诊断为慢性粒细胞白血病4年，乏力加重1周。CT平扫显示脾脏体积明显增大，密度尚均匀，下缘达盆腔

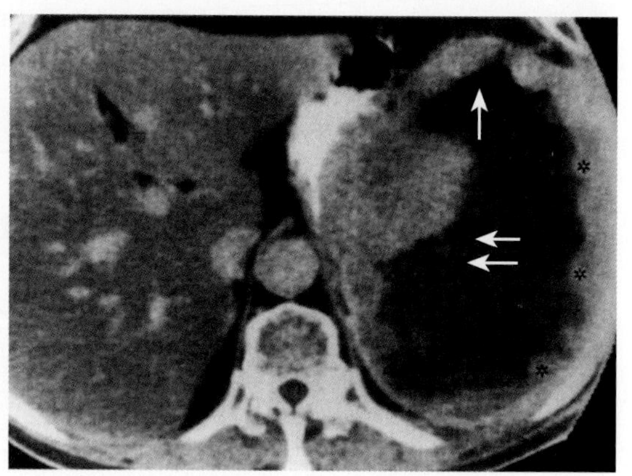

**图8-1-2　脾脓肿**

脾脏化脓性脓肿，患者有淋巴瘤病史。CT增强扫描显示脾脏体积增大，其内可见气体影（白箭）及低密度区，脓肿壁不规则（＊）

**3. 脾外伤（trauma of spleen）**　是最常见的腹部钝性伤，结果主要为脾破裂及血肿，若不及时诊断及处理死亡率很高。临床表现为腹部挫伤史，左上腹痛或全腹痛、压痛，脾脏增大；当脾脏破裂时可出现失血性休克，腹腔穿刺抽出新鲜血液。CT检查已成为临床怀疑脾外伤首选的检查方法，CT发现脾外伤的敏感性和特异性都很高，另外腹部外伤多为复合型外伤，CT扫描可同时观察其他脏器的受损情况。由于病情常常危重，MRI检查的使用受限。脾外伤可分为以下几种情况：

（1）脾挫伤：CT可无异常表现，MRI可表现为脾内片状长$T_1$、长$T_2$信号区。

（2）局限性脾包膜下血肿：早期表现为脾外周新月形或半月形等或略高密度区，相邻脾脏实质受压，随出血时间延长，血肿密度逐渐下降。早期较小的包膜下血肿，CT平扫易漏诊，增强扫描脾脏强化而血肿不强化则能肯定诊断。

（3）脾内血肿：平扫时看见脾脏内略高、等或低密度区，常伴脾脏增大，轮廓模糊；增强扫描脾脏强化，而血肿不强化。

（4）脾破裂：当为单一脾撕裂时，表现为脾内线样低密度或稍高密度影，在急性期边缘不清，需要行增强扫描，增强后可显示破裂口，后期或治愈后形成边界清楚的裂隙。当为多发性脾撕裂（粉碎性脾破裂）时，脾脏内可见多发不规则低密度影，增强扫描显示更清楚，一般累及脾包膜而形成腹腔积血；若增强后显示对比剂从血管内溢出，提示威胁生命的急性出血（图8-1-3）。

**4. 脾结节病（splenic sarcoidosis）**　结节病是一种病因不明的累及全身多系统的肉芽肿性病变，可累及多个部位，很少累及脾脏。当累及脾脏时，可引起均匀性脾大或多发性脾结节。脾脏结节病多为全身结节病的局部病变，但有时也可以孤立发生于脾脏。

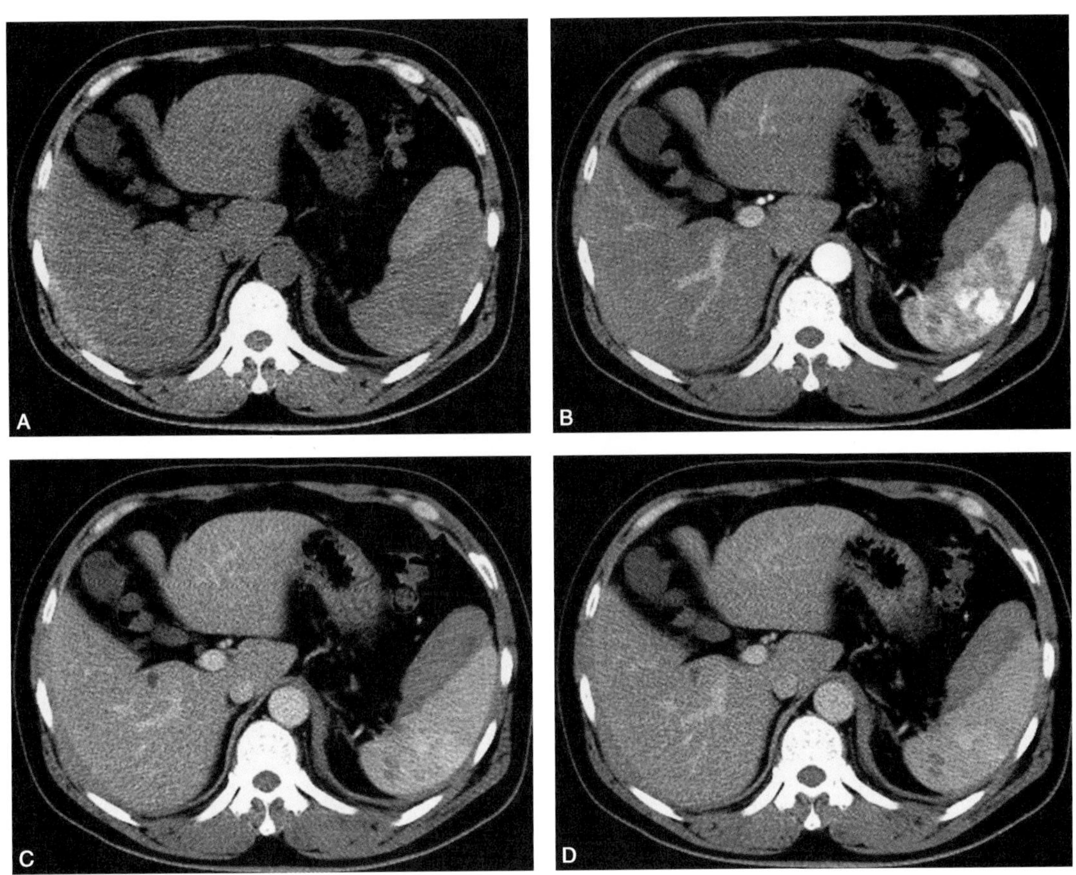


**图 8-1-3　脾脏破裂**

男,50 岁。坠落伤后左上腹痛,左侧胸痛 1 周,左上腹压痛,脾区叩痛。A. CT 平扫示脾脏体积增大,下缘至盆腔,实质密度不均匀,周围可见稍高密度影;B ~ D. CT 增强扫描脾脏实质不均匀强化,动脉期可见脾脏破裂出血区,脾周血肿无强化

脾脏结节病的 CT 表现:脾脏体积多增大,亦可正常,平扫时脾内结节病灶为低密度团块影,可单发也可多发,大部分病灶约 10 ~ 20mm,巨大局灶性结节罕见,CT 值约为 30 ~ 40HU;增强扫描表现为一定程度的强化,但呈相对低密度,与强化的正常脾实质相比则更清楚(图 8-1-4)。脾结节间互不融合,但其边界并不清晰。有报道脾脏结节病在所有 MRI 序列上均呈低信号,也可呈略长 $T_1$、长 $T_2$ 信号,在 $T_2$WI 压脂序列病变显示更清晰,增强扫描可见轻度延迟强化。

**5. 急性胰腺炎(acute pancreatitis,AP)**　为胰酶消化胰腺本身及其周围组织所引起的化学性炎症。病情变化复杂,并发症多,病死率较高。临床以急性上腹痛、恶心、呕吐、胰酶增高为特点。急性胰腺炎的脾并发症包括脾静脉血栓形成、假囊肿、脾栓塞及坏死、水肿、血肿等,其临床表现常常很明显。脾肿大是急性胰腺炎的一个较常见征象,其发生率远高于其他脾并发症,而脾充血肿大是急性胰腺炎相对常见的征象,往往提示病情恶化、预后不良。CT、MRI 检查可发现脾脏体积增大,亦可显示脾脏其他并发症(图 8-1-5)。

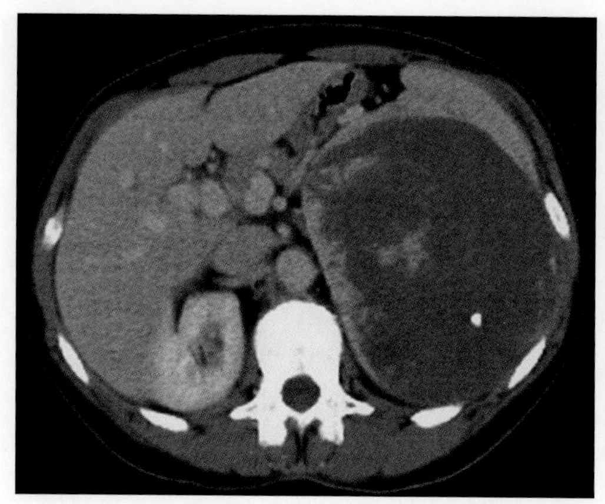

**图 8-1-4　脾脏结节病**

女,53 岁。左腹部疼痛 6 个月,伴有厌食、嗜睡。腹部 CT 增强扫描示脾脏体积增大,实质内可见巨大肿块,内部伴有坏死及钙化,大小约 13cm×11cm

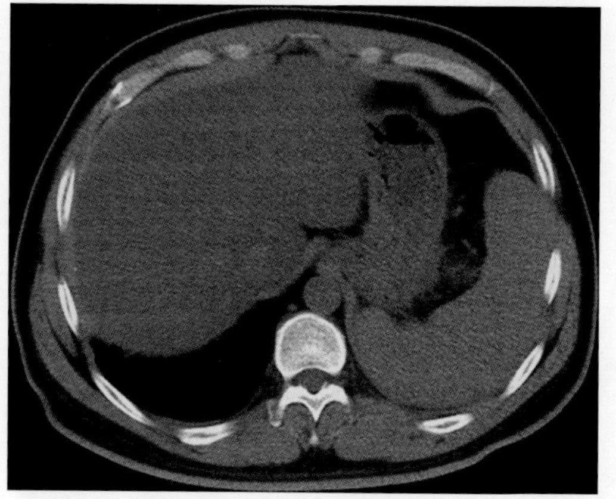

**图 8-1-5　急性胰腺炎**

男,29 岁。患者于 3 天前饮酒后出现上腹痛,为中上腹持续性钝痛,程度较重,经实验室及 CT 检查确诊急性胰腺炎。上腹部 CT 平扫示脾脏体积增大,达 8 个肋单元,实质密度尚均匀,肝实质密度明显均匀性降低

## 五、研究进展及存在问题

脾脏肿大原因众多,诊断时应充分结合病史评估脾大的临床意义。超声是检查脾大最为简便的方法,判断脾脏有无增大很敏感,但是对于定性较为困难。随着 CT、MRI 临床应用的逐步普及,二者在脾大的诊断及其病因分析、预后评估、随访等方面显示出了巨大优势。目前诸多学者对于脾大的诊断不再是单纯从脾脏径线上进行诊断,延伸出一些新的方法进行评估,例如脾指数(结合脾脏长度、宽度及厚度综合判定)及其演变的方法、测量脾脏体积等,这些方法提供了更准确的数据,具有更大的临床意义,但是相对于之前的方法较费时。

(刘凤杰　高波)

## 参 考 文 献

1. Abbott RM, Levy AD, Aguilera NS, et al. From the archives of the AFIP: primary vascular neoplasms of the spleen: radiologic-pathologic correlation. Radiographics, 2004, 24(4): 1137-1163.

2. Abbott RM, Levy AD, Aguilera NS, et al. Radiologic manifestations of sarcoidosis in various organs. Radiographics, 2004, 24(1): 87-104.

3. Bezerra AS, D'Ippolito G, Faintuch S, et al. Determination of splenomegaly by CT: is there a place for a single measurement? AJR Am J Roentgenol, 2005, 184(5): 1510-1513.

4. Elsayes KM, Narra VR, Mukundan G, et al. MR imaging of the spleen: spectrum of abnormalities. Radiographics, 2005, 25(4): 967-982.

5. Filicori F, Stock C, Schweitzer AD, et al. Three-Dimensional CT Volumetry Predicts Outcome of Laparoscopic Splenectomy for Splenomegaly: Retrospective Clinical Study. World J Surg, 2013, 37(1): 52-58.

6. Hammon M, Dankerl P, Kramer M, et al. Automated detection and volumetric segmentation of the spleen in CT

scans. Rofo, 2012, 184(8): 734-739.

7. Jiang XY, Bian J, Zhang CZ, et al. Transient reduction of spleen density in acute pancreatitis: case reports and literature review. J Comput Assist Tomogr, 2014, 38(4): 568-570.

8. Linguraru MG, Sandberg JK, Jones EC, et al. Assessing splenomegaly: automated volumetric analysis of the spleen. Acad Radiol, 2013, 20(6): 675-684.

9. Patel I1, Ismajli M, Steuer A. Sarcoidosis presenting as massive splenic infarction. Case Rep Rheumatol, 2012, 2012: 834758.

10. Pozo AL, Godfrey EM, Bowles KM. Splenomegaly: investigation, diagnosis and management. Blood Rev, 2009, 23(3): 105-111.

# 第二节　脾脏多发钙化

## 一、前　　言

钙化（calcification）的形成主要有三个因素，一是代谢后的产物；二是炎症转归，最终纤维化、钙化；三是肿瘤发展过程中因炎性反应而形成的组织变化。基本上钙化大多没有任何症状，多为查体或无关检查偶然发现。值得注意的是，钙化形态往往能提示疾病的起因。有些钙化属于良性征象，也有不少钙化见于某些慢性或急性疾病、肿瘤等。

## 二、相关疾病分类

脾脏钙化比较常见，部分同时伴有其他部位钙化，如结核引起的脾多发钙化，多同时伴有肺钙化灶、淋巴结钙化灶；肉芽肿性病变是引起脾脏钙化的最常见原因。诸多原因可引起脾脏多发钙化，如组织胞浆菌病、结核、布鲁菌病、寄生虫、卡氏肺孢子虫病、镰状细胞贫血等，一些钙化灶也可见于外伤、梗死以及一些肿瘤性病变（血管瘤、错构瘤等）、系统性红斑狼疮、淀粉样变性等少见原因也可导致脾脏钙化，另有报道乳糜泻的病人也伴有脾钙化（表 8-2-1）。临床上病变多无相关的特异性临床症状。

**表 8-2-1　引起脾脏多发性钙化的原因**

| 分类 | 病因 |
| --- | --- |
| 常见 | 肉芽肿愈合期（如结核、组织胞浆菌病等），静脉石，动脉壁钙化，动脉瘤，卡氏肺孢子虫病，脾梗死，结缔组织病（系统性红斑狼疮），脾囊肿 |
| 少见 | 错构瘤，布鲁菌病，含铁血黄素沉积症、血色素沉着症，棘球蚴病，愈合（吸收）期脓肿，镰状细胞贫血（斑点状） |

## 三、影像诊断流程

脾脏多发钙化有诸多原因及病因，部分病变于腹部 X 线平片可见；CT 具有敏感的对比分辨率，随着薄层扫描或各种重建技术的逐步广泛应用，对钙化的显示率几乎为 100%；由于钙化灶内质子表现为信号丢失，MRI 对钙化灶诊断不敏感；超声诊断钙化灶的表现为强回声伴声影，受分辨率影响，部分微小钙化可呈阴性。在描述钙化时，应充分考虑钙化的形状(点状、无定形、蛋壳样及轨道样等)、数量(单发、多发、弥漫性等)和分布(病变边缘、病变内部、脾脏边缘、弥漫分布)等;诊断时应同时注意其他影像学特点(是否存在脾脏占位,是否存在其他部位病变等)及临床表现可帮助缩小鉴别诊断范围,从而做出正确诊断及鉴别诊断。

## 四、相关疾病影像学表现

**1. 组织胞浆菌病(histoplasmosis)** 是一种热带地方性、全身性真菌感染,流行于美洲大陆、东南亚、非洲等地。近年来随着 HIV 感染人数增多及免疫抑制剂的广泛应用,发病率有所增加。组织胞浆菌通常存在于土壤或植物腐败物中。组织胞浆菌病有四种不同形式:无症状型、急性肺型、慢性肺型及播散型组织胞浆菌病。多见于免疫功能不全的患者,全身性播散型患者常见症状包括发热、体重减轻、肝脾肿大、胃肠道症状、皮肤或黏膜累及等。本病为导致脾脏多发小圆形钙化灶的常见原因,是一种肉芽肿性病变;多合并肺内病变。

在疾病的急性或亚急性期,MRI 显示为散在长 $T_1$、短 $T_2$ 信号灶(图 8-2-1);陈旧性病变可表现为多发钙化,出现特征性信号改变,尤其 GRE $T_1$WI 序列。

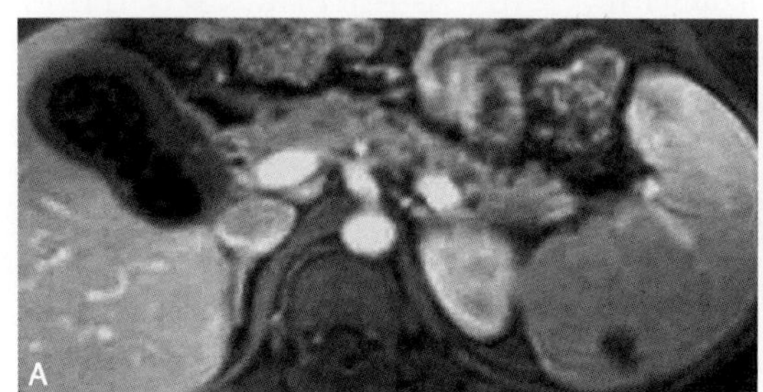


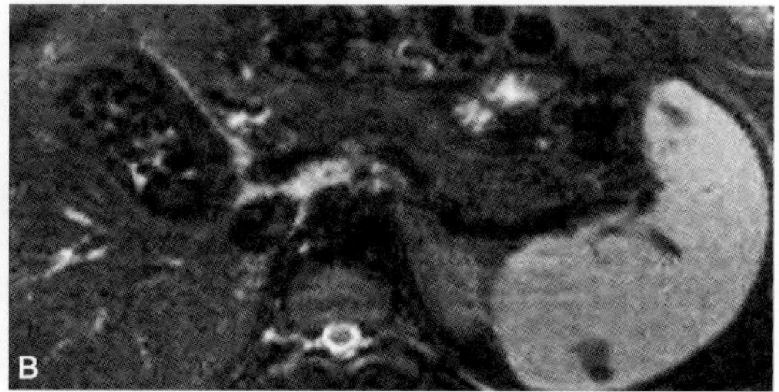


**图 8-2-1 组织胞浆菌病**

A、B. 轴位 $T_1$WI 增强及 FS-$T_2$WI 平扫图像显示脾脏低信号病变,代表组织胞浆菌病的陈旧性钙化

**2. 脾动脉及动脉瘤钙化(splenic artery & aneurysms calcification)** 脾动脉随着年龄增长会迂曲、钙化。动脉性钙化是左上腹平行状("轨道征")钙化的常见原因,同时伴随脾动脉迂曲,可呈螺旋状改变,周围呈环状改变(图 8-2-2)。脾门区蛋壳样钙化多考虑为动脉瘤可能,也可呈不规则形,CTA 可确诊。

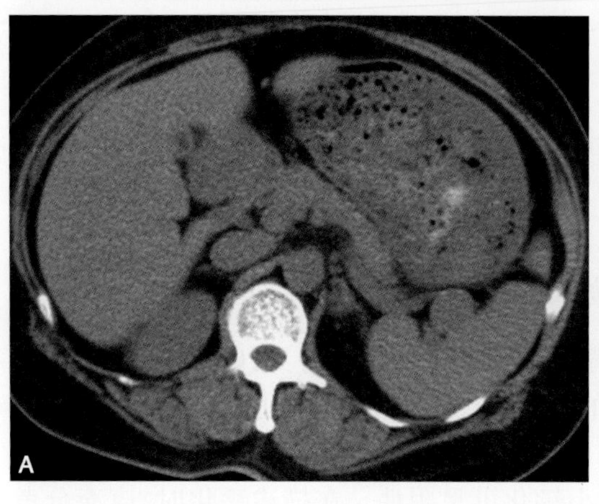


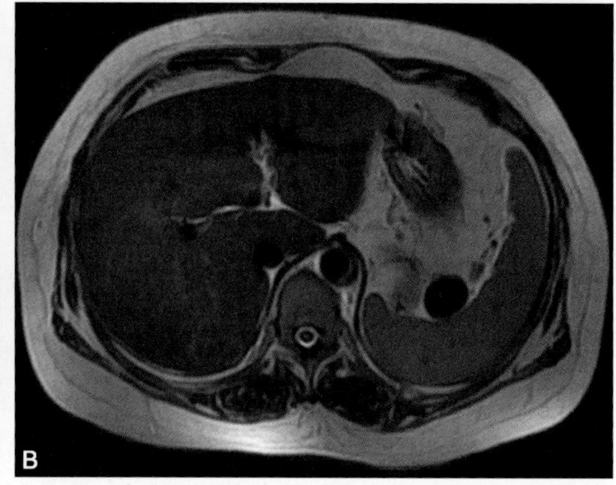

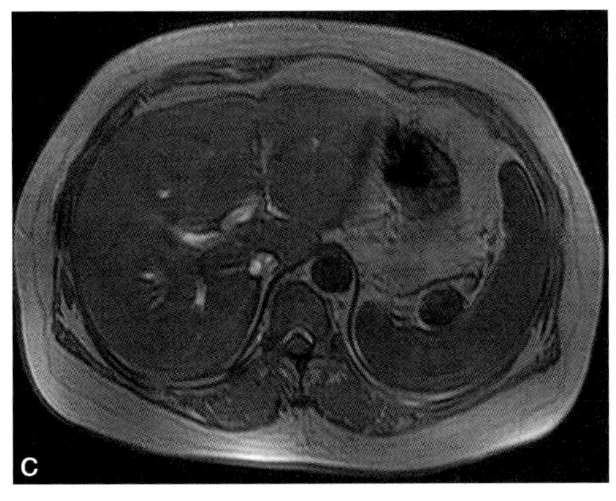


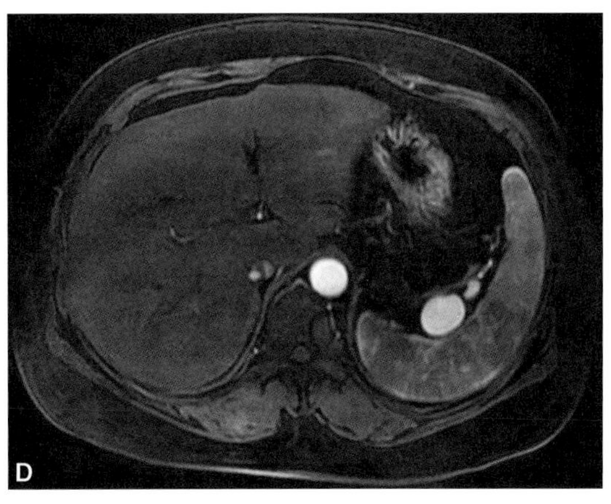


**图 8-2-2　脾动脉瘤**

女，51 岁。查体发现脾门区结节影。A. CT 平扫显示脾门区结节影，边缘可见高密度钙化灶；B ~ D. MRI 平扫显示脾门区结节影，$T_1$WI 呈低信号，$T_2$WI 呈流空信号，增强扫描明显均匀强化

**3. 布鲁菌病(brucellosis)**　为全球性疾病，是布鲁杆菌所引起动物源性传染病，临床以长期发热、多汗、以大关节为主的关节疼痛、肝脾及淋巴结肿大为特点。主要流行于我国西北、东北、青藏高原及内蒙古自治区等牧区。近年来，随着经济发展、农村养殖业发展及牲畜交易活跃，布鲁菌病在我国发病呈上升趋势，从牧区向农区及城市蔓延。患者一般行胸片、CT 及 MRI 等多种影像学检查，骨髓穿刺和腰椎穿刺等创伤性操作，以及 CMV、EBV、支原体和多种自身抗体等血液检查，检查结果多为阴性，病因诊断不清。

慢性布鲁菌病在脾脏表现为钙化，钙化松散呈雪花样表现，与肉芽肿性病变相比，其钙化体积较大(图 8-2-3)。另外，与其他疾病如结核、组织胞浆菌病相比，慢性布鲁菌病的钙化病灶仍具有活动性，甚至化脓。

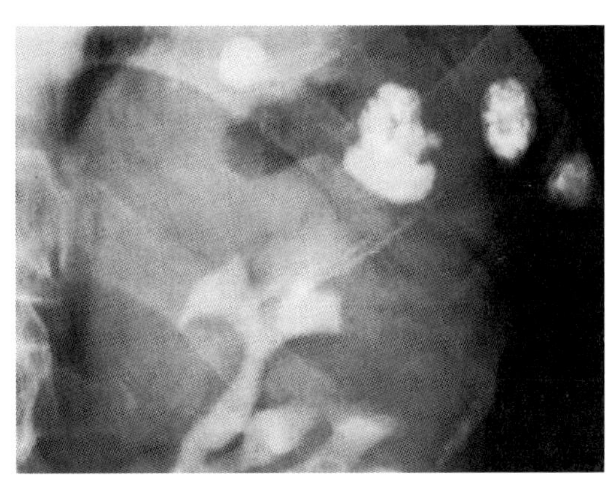

**图 8-2-3　布鲁菌病**

X 线腹部平片图像示左上腹部脾区巨大高密度钙化灶

## 五、研究进展及存在问题

引起脾脏多发钙化的原因众多，在影像学上表现为高密度/低信号病灶，但是描述其影像学特征及其临床价值的文献并不多见，可能脾脏钙化多为陈旧性病变，临床价值并不很大。但是在临床查体中脾脏钙化也应多注意，如布鲁菌病的钙化仍有活性；另外钙化形态往往能提示疾病的起因。

(刘凤杰　高波)

## 参 考 文 献

1. Dasanu CA1, Codreanu I. Images in clinical medicine. Splenic calcification. N Engl J Med, 2011, 365(11):1042.
2. Elsayes KM, Narra VR, Mukundan G, et al. MR imaging of the spleen: spectrum of abnormalities. Radiographics, 2005, 25(4):967-982.
3. Maheshwari A, Aneja S, Kumar P, et al. Celiac disease with splenic calcifications. Indian J Pediatr, 2011, 78(6):740-742.
4. Tieng AT, Sadow CA, Hochsztein JG, et al. Diffuse calcifications of the spleen: a novel association with systemic lupus erythematosus. Semin Arthritis Rheum, 2011, 41(2):187-193.
5. Vanhoenacker FM, Op de Beeck B, De Schepper AM, et al. Vascular disease of the spleen. Semin Ultrasound CT MR, 2007, 28(1):35-51.
6. 王晓燕,曾兆清,徐清楠,等. 山东省 96 例布鲁菌病患者的临床特点及诊疗分析. 中华实验和临床感染病杂志(电子版),2014;8(4):548-551.
7. 于洁,陈明黄,玉仙泉,等. 组织胞浆菌病 7 例分析及文献复习. 中国感染与化疗杂志,2014,14(5):408-414.

# 第三节　脾脏密度弥漫性增高

## 一、前　　言

正常脾脏在 CT 平扫密度应低于肝脏约 8～10HU,增强扫描动脉期呈不均匀强化,静脉期呈均匀强化。正常脾脏的 $T_1$、$T_2$ 弛豫时间比肝脏长,所以正常脾脏 $T_1$WI 低于肝脏信号,但高于肌肉;$T_2$WI 高于肝脏信号,脾脏急性感染或肿瘤组织的 $T_2$WI 信号增高;信号均匀,强化与 CT 相似。脾脏 CT 密度及 MRI 信号常作为肝脏病理变化的对照标准。脾脏密度受代谢进程影响不大,但应除外钙化和铁沉积。

## 二、相关疾病分类

脾脏病变种类繁多,多数病变可引起脾脏密度/信号的局灶性改变,但是导致脾脏密度弥漫性增高的病变并不多,常见的有血色素沉着症、脾梗死(镰状细胞贫血),少见的疾病有机会性感染、胶质二氧化钍沉积症等(表 8-3-1)。

**表 8-3-1　脾脏密度弥漫性增高的原因**

| 疾病 | 病因 | |
|---|---|---|
| 血色素沉着症 | 原发性 | 遗传性,体外铁(食用)吸收增多 |
| | 继发性 | 珠蛋白生成障碍性贫血,镰状细胞贫血,铁粒幼细胞性贫血,输血,长期酗酒,门-体静脉分流术后病人 |
| 脾梗死 | 镰状细胞贫血 | |
| 机会性感染 | 组织胞质菌病,分枝杆菌感染,巨细胞病毒,疱疹,卡氏肺孢子虫感染 | |
| 胶质二氧化钍沉积症 | | |
| 其他原因 | 肾病综合征(肾淀粉样变),系统性红斑狼疮,淀粉样变性 | |

## 三、影像诊断流程

脾脏密度弥漫性增高主要是各种原因导致的铁沉积及钙化所致，熟悉这些导致铁沉积及钙化的原因有利于形成合理的鉴别诊断模式。在日常工作中，应密切结合各种疾病的病史、临床特征、实验室检查和影像学表现，从而作出确切诊断；部分患者就诊时临床就已确诊，应多注意脾脏相关影像学改变。

## 四、相关疾病影像学表现

**1. 血色素沉着症（hemochromatosis）** 又名血色素病，是一种代谢性疾病，以过量的铁质在人体组织内沉着为特征，最后可导致受累器官的纤维化和功能不全。在我国属于罕见疾病，各种文献报道很少。血色素沉着症分为原发性和继发性两种。原发性血色素沉着症是一种遗传性疾病，会使肠内吸收过多的铁质，常发病于30～40岁。临床表现可以为糖尿病的表现、皮肤色素的沉着以及非特异的腹部症状。90%患者有肝脏肿大，大多数患者继续进展会形成肝纤维化和肝硬化，肝癌的发生率明显上升。而在形成肝硬化之前治疗的患者罕有发展为肝癌者。患者可以出现内分泌腺功能的下降，尤其是青年人。15%的患者有心脏受累，表现为心律失常和充血性心力衰竭。继发性血色素沉着症由多种原因引起（如前述）。铁代谢紊乱时，致使过量的铁质沉积在肝脏、胰腺、心、脾、淋巴结、肾、内分泌腺和皮肤等部位。肝硬化和糖尿病是其常见的并发症。

CT、MRI能较好地显示脾脏血红蛋白的沉积，结合临床和实验室检查，一般不难作出诊断。脾内过多的铁质沉着可使脾的密度普遍性增加。原发性血色素沉着症仅有肝密度增高，而脾脏密度正常。继发性血色素沉着症因单核吞噬细胞系统储存铁增加，可显示肝、脾密度均增高。另外还可见胰腺、淋巴结、垂体、心脏、肾上腺、肠壁、甲状旁腺和甲状腺的密度增高。当脾脏含铁量增加较多时，因铁的顺磁性效应使得脾脏组织的$T_1$、$T_2$弛豫时间缩短，信号强度降低（图8-3-1）。

**2. 脾梗死（splenic infarction）** 是继发于脾动脉或其分支的栓塞，造成局部组织的缺血性坏死。脾栓塞的栓子常见的来源是心脏病的血栓，肝动脉栓塞术后，胰腺癌，血液病如白血病、真性红细胞增多症，以及镰状细胞贫血所致的循环内凝血和血流停滞。

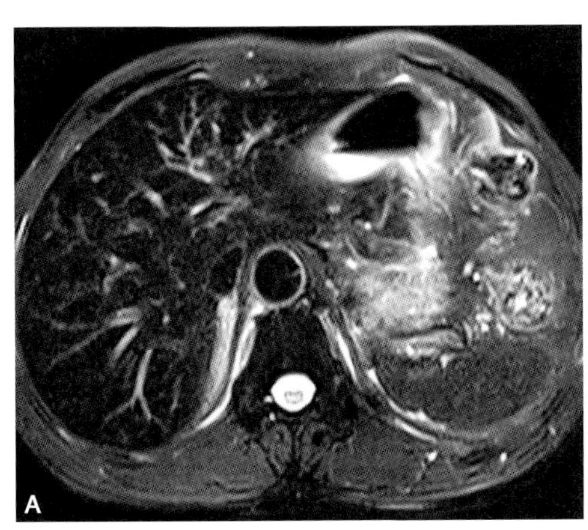


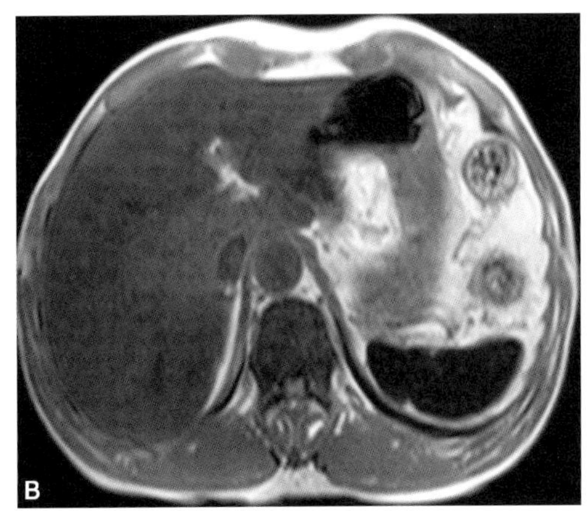

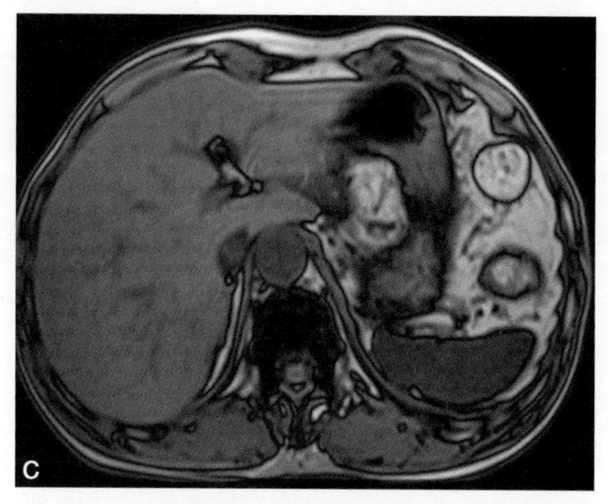


**图 8-3-1　血色素沉着症**

女,38 岁。再生障碍性贫血患者,因胆囊结石行 MRI 检查。A. 轴位 $T_2$WI 显示脾脏及肝脏信号明显减低;B. 轴位 $T_1$WI 同相位显示脾脏及肝脏信号减低;C. 同层面反相位显示脾脏及肝脏信号均高于同相位,提示脾脏、肝脏色素沉着

CT 典型表现是脾内的三角形或楔形低密度区,尖端指向脾门,基底位于脾的外缘,增强扫描病变区无强化,但轮廓较平扫时清楚。镰状细胞贫血常导致脾脏反复偶发性梗死,多见于成年人,表现为脾内弥漫性小钙化灶。多次脾梗死形成大量瘢痕组织可使脾脏变小、钙化(自身脾切除)。当病灶内有出血时可见到高密度不规则影。如果全脾梗死 CT 可见全脾密度减低,仅见包膜增强环(图 8-3-2)。

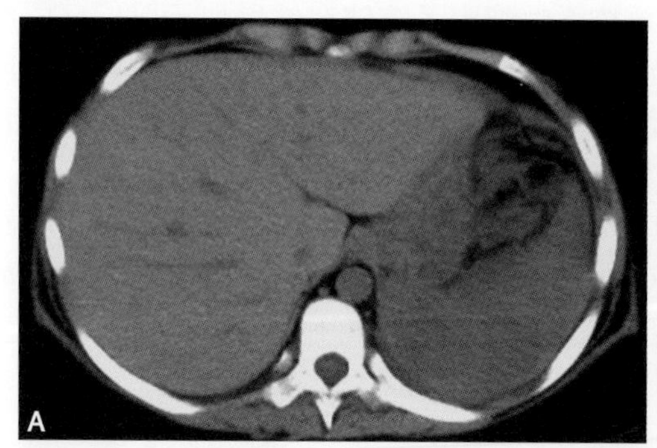


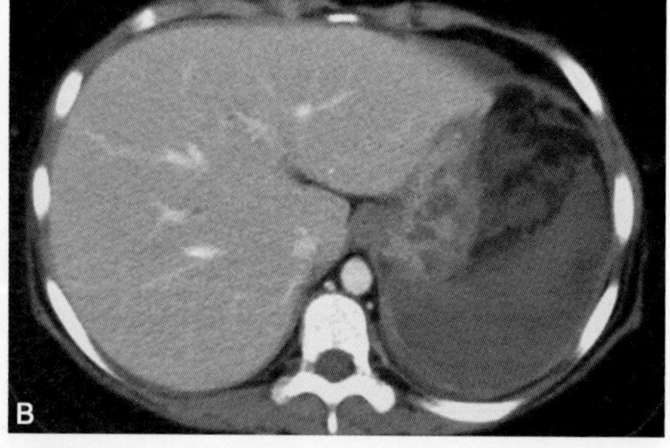


**图 8-3-2　脾梗死**

女,10 岁。诊断为血小板减少性紫癜 1.5 年,行脾脏栓塞治疗术后。A. CT 平扫显示脾脏实质密度减低;B. CT 增强扫描仅见包膜增强环

## 五、研究进展及存在问题

对于导致脾脏密度弥漫性增高的病变,充分结合临床及影像学资料,诊断并不非常困难,主要是诸多原始病变累及脾脏。既往文献有通过 MRI 定量检测肝脏铁含量的报道,但尚未见到将其应用于脾脏中。

(刘凤杰　高波)

## 参 考 文 献

1. Dasanu CA, Codreanu I. Images in clinical medicine. Splenic calcification. N Engl J Med, 2011, 365(11): 1042.
2. Drakonaki EE, Maris TG, Papadakis A, et al. Bone marrow changes in beta-thalassemia major: quantitative MR imaging findings and correlation with iron stores. Eur Radiol, 2007, 17(8): 2079-2087.
3. Federle. 影像专家鉴别诊断:腹部分册. 王霄英,主译. 北京:人民军医出版社,2012.
4. Papakonstantinou O, Alexopoulou E, Economopoulos N, et al. Assessment of iron distribution between liver, spleen, pancreas, bone marrow, and myocardium by means of R2 relaxometry with MRI in patients with beta-thalassemia major. J Magn Reson Imaging, 2009, 29(4): 853-859.
5. Salgia RJ, Brown K. Diagnosis and Management of Hereditary Hemochromatosis. Clin Liver Dis, 2015, 19(1): 187-198.
6. Senol U, Lüleci E, Keser I, et al. Sickle-beta-thalassemia and splenic calcification. Abdom Imaging, 2001, 26(5): 557.
7. Tieng AT, Sadow CA, Hochsztein JG, et al. Diffuse calcifications of the spleen: a novel association with systemic lupus erythematosus. Semin Arthritis Rheum, 2011, 41(2): 187-193.
8. Uchiyama K, Tsukada N, Miyazaki K, et al. Primary systemic AL amyloidosis with remarkable calcification in the spleen. Rinsho Ketsueki, 2014, 55(3): 334-339.
9. 郭学军,王成林,刘鹏程,等. 血色素沉着症的 MRI 诊断. 医学影像学杂志,2010,20(7):1034-1037.
10. 余水莲,马隆佰,刘颖. 磁共振成像在肝血色素沉着症诊断中的应用价值,中国临床新医学,2014;7(10):921-924.
11. 钟月芳,应碧伟. 肝血色素沉着症的 CT 和 MRI 诊断. 实用放射学杂志,2013,29(12):2070-2072.

# 第四节 脾脏实性占位

## 一、前 言

脾脏是人体最大的免疫器官,含有大量的淋巴细胞和巨噬细胞,通过多种机制发挥抗肿瘤作用。脾脏切除导致细胞免疫和体液免疫功能的紊乱,影响肿瘤的发生和发展。脾脏肿瘤是临床少见的肿瘤类型,发病率低,国内外文献均缺乏大宗病例报道,脾脏肿瘤本身组织成分来源、临床表现复杂多样,良恶性质混杂,并常有多种来源致病因素交杂。本病早期又缺乏特殊的临床表现,故不易及时作出正确的诊断及治疗,易被临床医生忽略。

## 二、相关疾病分类

尽管脾占位性病变在腹部疾病中较少见,但是一些脾脏实性肿块在日常临床诊疗过程中常常遇到,诊断存在一定难度。病变多为一些与脾脏不相关的影像学检查偶然发现。恶性实性占位包括淋巴瘤、白血病细胞浸润、转移瘤及少见的血管肉瘤等。最常见的良性实性占位是血管瘤、错构瘤、肉芽肿性病变,一些少见的良性实性占位有窦岸细胞血管瘤、炎性假瘤及高雪氏病等(表 8-4-1)。

表 8-4-1 脾脏实性占位的良恶性分类

| 分类 | 病因 |
| --- | --- |
| 恶性病变 | 淋巴瘤、白血病细胞浸润、转移瘤、血管肉瘤、髓外浆细胞瘤 |
| 良性病变 | 脾创伤、脾梗死、血管瘤、错构瘤、肉芽肿性病变(如结核)、窦岸细胞血管瘤、脂肪瘤、硬化性血管瘤样结节性转化、炎性假瘤、高雪氏病、纤维瘤、脾感染 |

## 三、影像诊断流程

脾脏实性占位在临床上少见,影像诊断存在一定困难,应密切结合其病史、临床表现、相应的实验室检查以及影像学检查做出正确的诊断与鉴别诊断。如恶性肿瘤患者检查时发现脾脏存在新发病变,首先应考虑转移瘤;对于脾脏淋巴瘤,影像学检查发现腹膜后及其他部位肿大淋巴结具有提示意义。发现脾脏病变应首先确认其良恶性,若无法确定恶性,应进行随访观察,对于高度怀疑的病例也可进行穿刺活检;随访过程中若病变体积增大,应进行下一步检查,如 PET/CT、活检等,反之则可继续随访观察。

## 四、相关疾病影像学表现

**1. 脾脏淋巴瘤(splenic lymphoma)** 淋巴瘤是脾脏最常见的恶性肿瘤,可分为原发性或继发性,后者多见。尸检发现淋巴瘤脾脏累及率高达 70%。准确诊断和评价脾脏淋巴瘤对临床分期、治疗及预后判断具有重要价值。临床主要表现为左上腹疼痛、肿块,部分患者伴有低热、食欲减退、恶心、呕吐、贫血、体重减轻或乏力,少数患者表现为胸、腹腔积液、呼吸困难等。体检可见脾脏明显增大。

脾淋巴瘤在 CT 上主要有以下几种类型:① 肿块型:脾内单发巨大肿块,边缘规则/不规则,增强后呈不均匀强化;② 结节型:脾脏内单发/多发性结节,呈圆形或类圆形,增强后病灶强化相对不明显,与明显强化的正常脾脏对比更清楚。脾内单发或多发结节状圆形或类圆形低密度病灶伴脾脏肿大或脾脏正常大小,增强后整个病灶呈轻度均匀强化或边缘强化,是结节型脾脏淋巴瘤最重要的特点(图 8-4-1);③ 弥漫粟粒型:脾脏弥漫性肿大伴密度普遍性减低,可有粟粒状低密度灶,增强后弥漫性肿大的脾脏呈轻度强化。脾淋巴瘤在 MRI 上呈长 $T_1$、长 $T_2$信号,对于浸润性淋巴瘤 MRI 诊断困难;淋巴瘤浸润脾脏与正常脾脏具有相似信号,MRI 易于观察到病变内部出现坏死或陈旧性出血。

**2. 脾脏转移瘤(splenic metastasis)** 在临床上并不常见,有文献显示大约 7% 恶性肿瘤病人出现脾脏转移,但也有人认为多数恶性肿瘤都有脾脏转移。造成脾脏转移的常见肿瘤有肺癌、乳腺癌、前列腺癌、结肠癌、恶性黑色素瘤、卵巢癌、宫颈癌和胰腺癌。有学者认为恶性黑色素瘤脾脏转移是脾脏最常见的转移瘤,转移途径以血行转移为主。

脾脏转移瘤影像学表现复杂,与原发肿瘤存在一定关系。脾脏正常大小或轻-中度增大,轮廓一般正常,实质内可见轮廓清或不清的占位性病灶,大小及数量不等,病变可出现囊变、出血(图 8-4-2)。血性转移病灶往往在脾脏实质内,边缘光滑;而直接侵犯者,脾脏边缘可不规整。MRI 多表现为长 $T_1$、长 $T_2$信号。来源于胰腺、消化道、卵巢的转移瘤可出现"牛眼征"表现，黑色素瘤转移灶呈特异性短 $T_1$高信号。

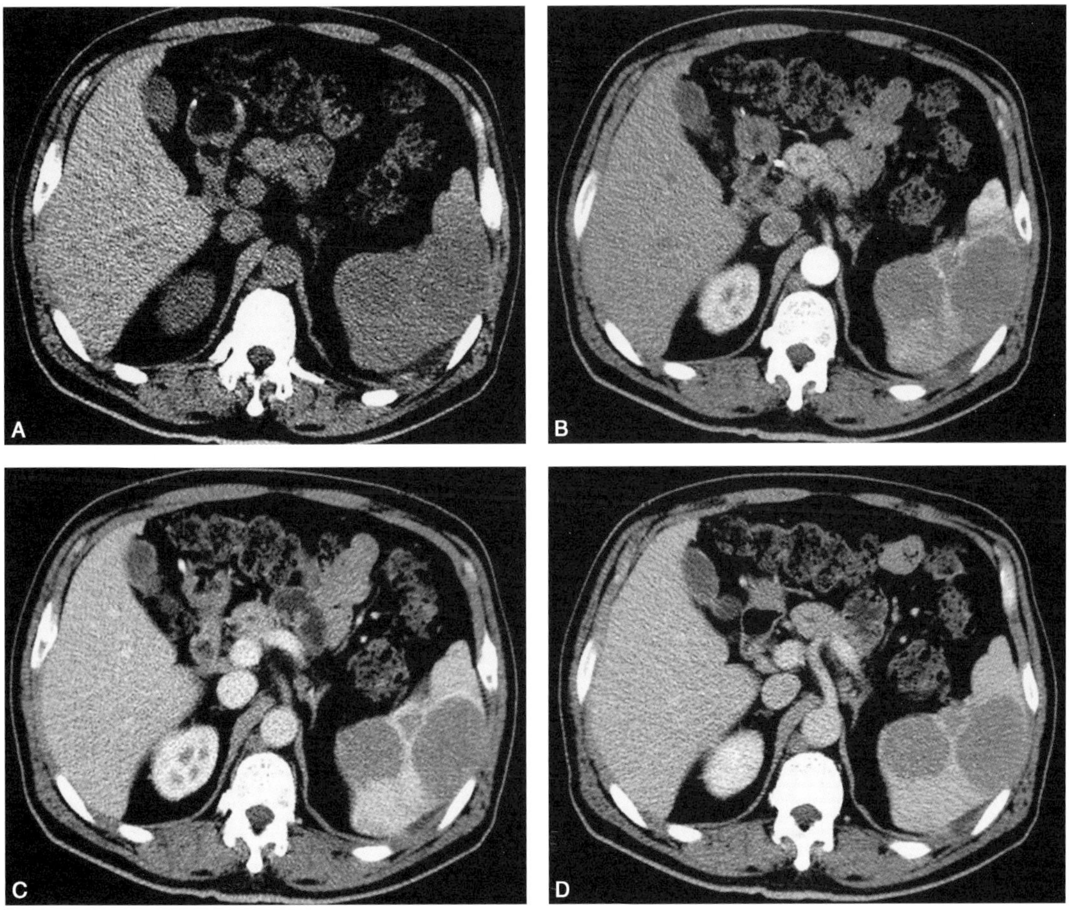

**图 8-4-1　脾脏淋巴瘤**

男，62 岁。左上腹痛 3 月余，加重半月余。A. CT 平扫示脾脏多发略低密度灶，边界欠清，大小不等；B～D. CT增强扫描显示病变轻度不均匀强化。病理为非霍奇金弥漫大 B 细胞淋巴瘤

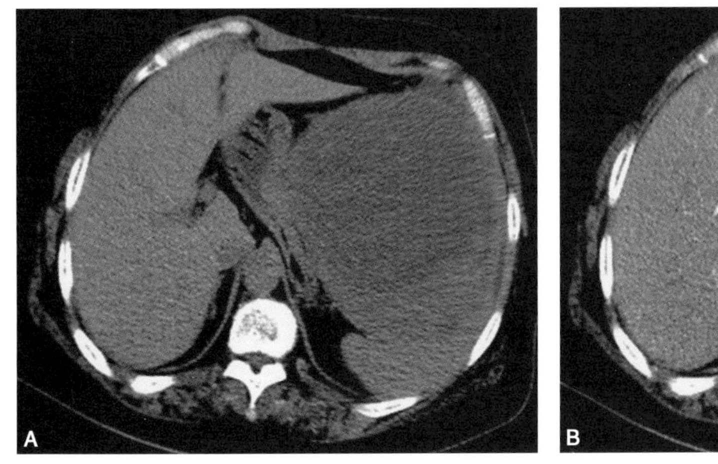


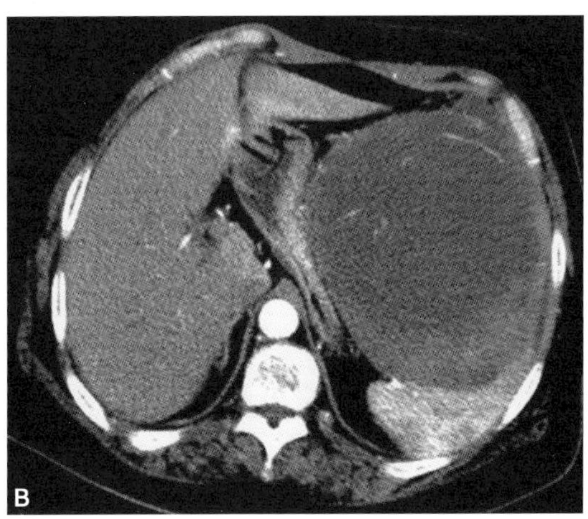

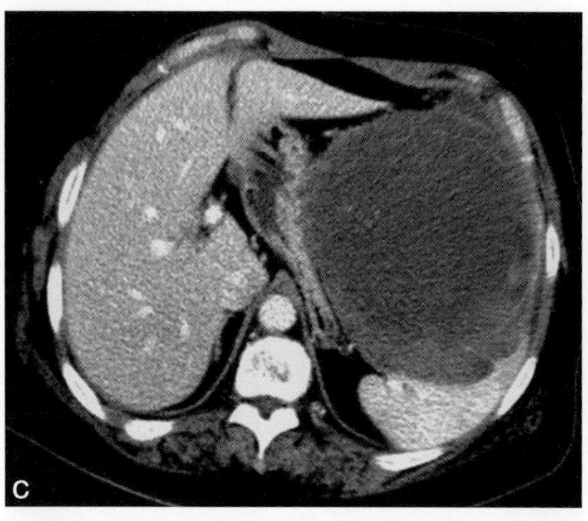

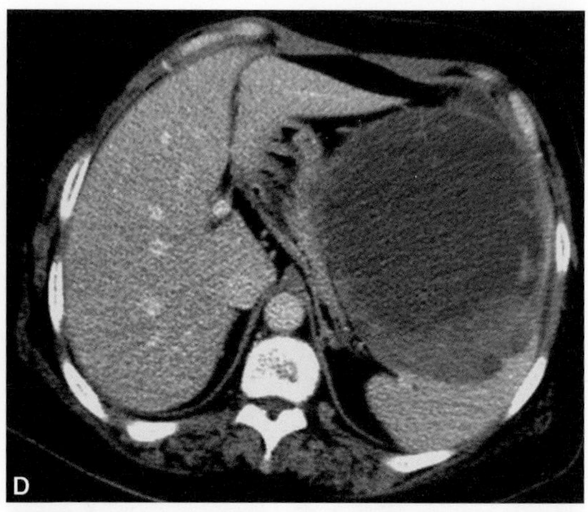


**图 8-4-2 脾脏转移瘤**

女,59 岁。卵巢乳头状囊腺癌术后 8 年,发现腹部肿物 20 天。A. 腹部 CT 平扫显示脾脏体积明显增大,实质内可见巨大低密度区,边界不清,密度不均匀;B ~ D. CT 增强扫描可见病变明显不均匀强化,内可见无强化坏死区。病理为卵巢浆液性癌转移

**3. 脾脏血管肉瘤(splenic angiosarcoma)** 非常罕见,多发生于老年人,无性别差异。部分文献显示脾脏血管肉瘤的发病与淋巴瘤化疗及乳腺癌放疗有关。典型症状为腹痛,可伴有发热、体重减轻等全身症状,可伴随血液系统疾病,如贫血、血小板减少、凝血障碍等。部分患者因腹腔积血而就诊,腹腔积血为肿瘤破裂所致。可向肝脏、肺、骨骼及淋巴系统转移。

影像学表现为脾脏边界不清软组织肿块,增强扫描病变呈明显不均匀强化,病变内部可见出血坏死,MRI 信号随出血时间演变而出现不同信号特征,病灶内出血急性期在 CT 平扫上可呈高密度。病灶内可见出现小点状钙化灶,也可出现大量辐射状钙化,同时可观察肿瘤破裂所致腹腔出血(图 8-4-3)。

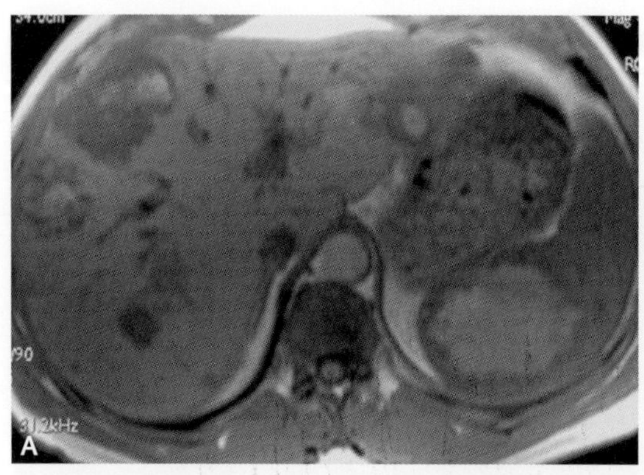

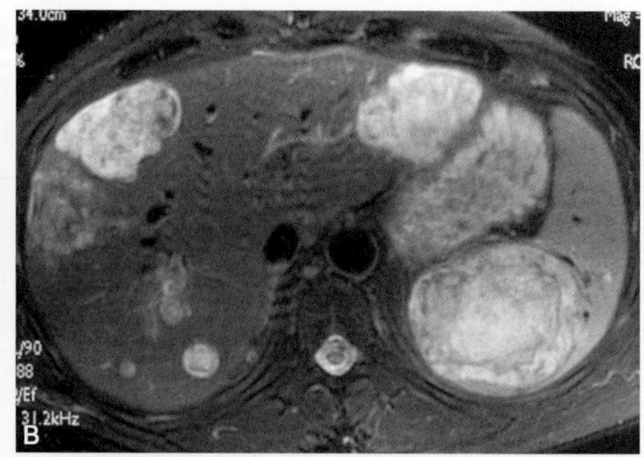


**图 8-4-3 脾脏血管肉瘤伴肝脏转移**

男,53 岁。上腹部及左肩部疼痛。A、B. MRI 平扫 $T_1$WI 显示脾脏明显肿块,内部呈高信号,代表出血,肝脏转移瘤内亦可见高信号出血;$T_2$WI 显示脾脏、肝脏病变呈混杂高信号

**4. 脾脏错构瘤(splenic hamartoma)** 是罕见的脾脏良性肿瘤,又称为脾瘤、脾髓增殖性脾大、脾脏结节样增生等,尸检发现率为 0.024% ~0.13%,可见于任何年龄阶段,无性别

差异。多为单发，由红髓为主的正常脾成分的异常混合构成，少数可见红髓和白髓的混合。与大部分良性脾脏病变相似，多无临床症状，常为偶然发现或尸检发现。较大病变可发现明显肿块、脾大，甚至破裂，部分病人可出现贫血、血小板减少。

CT 平扫表现为均质等密度（常见）或稍低密度肿块，增强扫描早期强化表现不同可能与肿瘤的构成有关，但也有类似血管瘤样的强化模式报道。肿瘤可因纤维化及出血等改变，瘤灶内出现无强化区域，部分仅仅表现为包膜改变，而无密度变化。MRI 平扫表现为等 $T_1$、不均匀长 $T_2$ 信号，增强扫描呈快速不均匀强化，延迟扫描呈均匀强化，境界清楚，总体强化模式与 CT 相仿。当病灶以纤维成分为主时，平扫于 $T_1$WI、$T_2$WI 均呈低信号，但增强模式不变（图 8-4-4）。

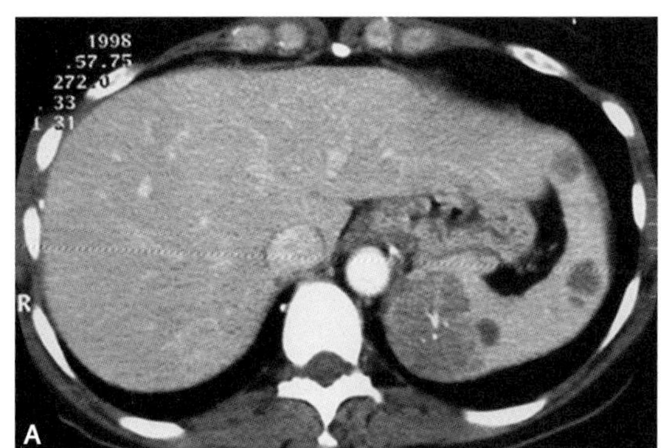


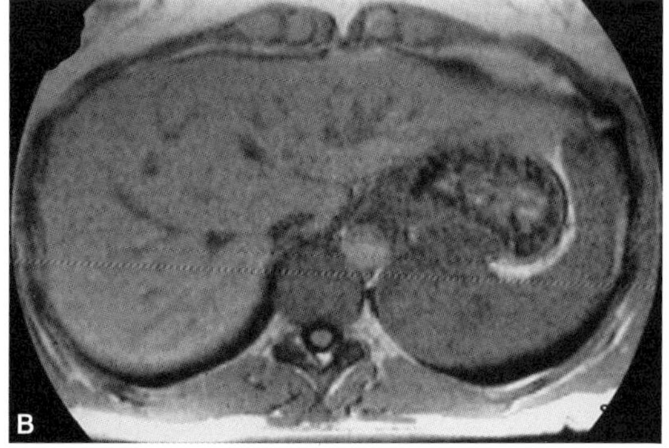


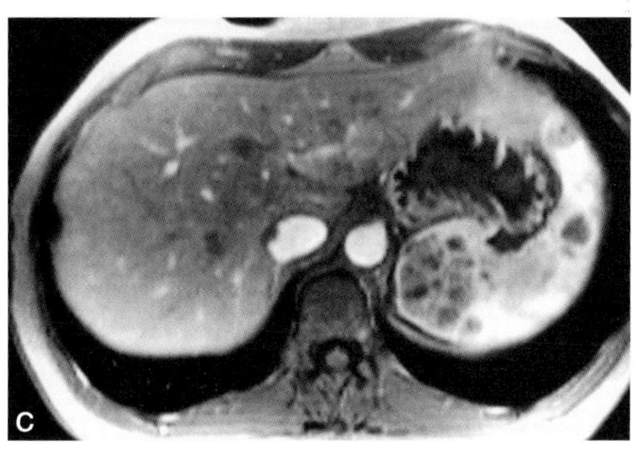


**图 8-4-4　脾脏错构瘤**

A. 上腹部 CT 增强扫描示脾脏多发低密度病灶，较大者伴有钙化；B、C. MRI 平扫轴位 GRE $T_1$WI 示病变呈稍低信号，增强扫描 GRE $T_1$WI 示病变不均匀强化

**5. 脾结核（splenic tuberculosis）**　临床上虽然比较罕见，但近年来随着结核病发病率上升、耐药菌出现及免疫功能低下病人的增多，脾结核的发现率逐年增加，我国已有不少报道。本病致病菌结核杆菌为革兰阳性抗酸杆菌。结核杆菌进入脾脏的途径主要有 3 种：① 大多数由血行播散引起；② 经淋巴系统途径转移入脾脏；③ 邻近器官结核直接波及脾脏。结核多见于青壮年，多数为多脏器累及（肺结核），临床表现常缺乏特异性，主要症状为低热、盗汗、乏力、消瘦、OT 试验阳性及血沉增快。少数病人可有脾功能亢进，体检可发现肝、脾增大，左上腹触痛。

CT 主要表现为脾脏增大，其内可见多发大小不等低密度病灶，常可见病灶内或其附近有钙化病灶，增强扫描无明显强化，脾门或脾周围可见肿大淋巴结存在，抗结核治疗后脾脏病灶减小、症状减轻。有文献报道脾结核病灶在 MRI 呈长 $T_1$、长 $T_2$信号，增强扫描可见环形强化（图 8-4-5）。虽然脾结核影像学表现无特异性，但是结合临床，正确诊断及鉴别诊断并不难。

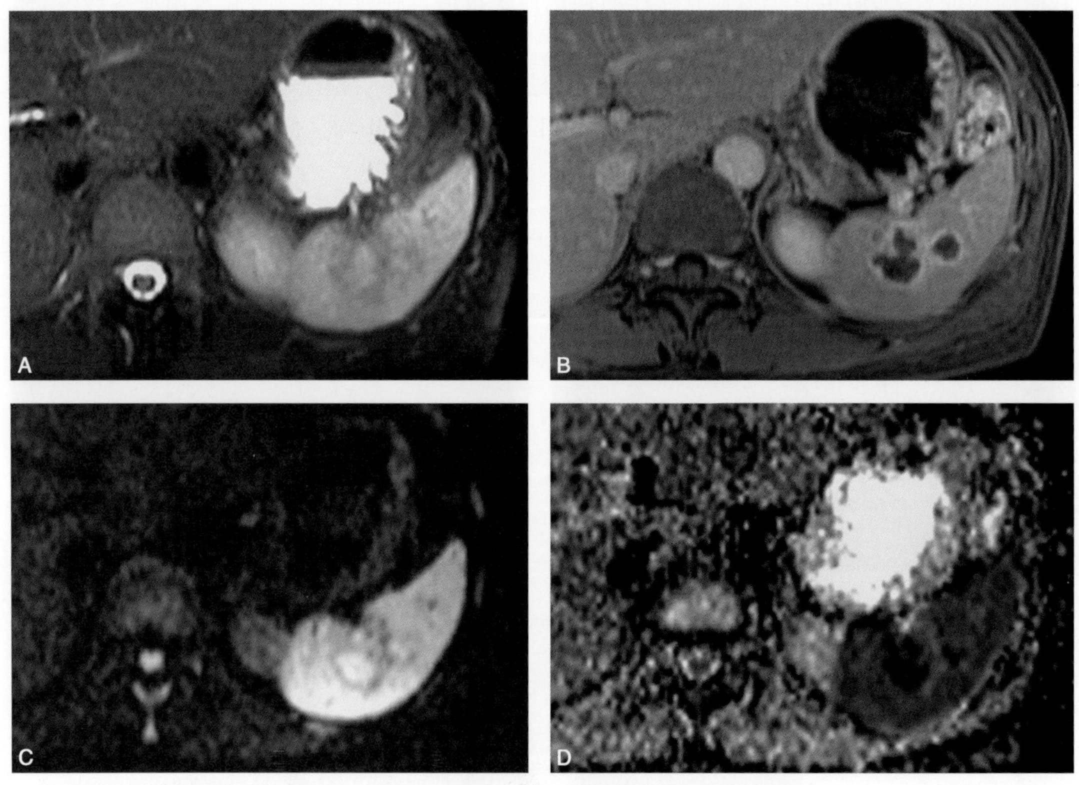

**图 8-4-5　脾结核**

女，45 岁。有颈部淋巴结结核病史。腹部 MRI 显示脾脏孤立性病变。A. 轴位 FS $T_2$WI 示脾脏内不规则病变，中心呈高信号，周围可见环形低密度；B. $T_1$WI 增强扫描显示病变边缘环形强化，内部无强化；C. DWI（b=800s/mm$^2$）显示病变内部呈高信号，周围可见低信号环；D. ADC 图显示病变内部明显弥散受限，ADC 值减低

## 五、研究进展及存在问题

脾脏实性占位临床少见，部分病变甚至罕见，缺乏大宗临床病例，大多为个案报道。影像学资料多为常规检查，缺乏综合影像学及功能影像学检查结果，尤其是一些特殊或新 MR 成像序列，目前尚未见报道。部分疾病仅凭影像学检查结果难以确诊，应充分结合临床资料。

（刘凤杰　高波）

## 参 考 文 献

1. Abbott RM, Levy AD, Aguilera NS, et al. From the archives of the AFIP: primary vascular neoplasms of the spleen: radiologic-pathologic correlation. Radiographics, 2004, 24(4): 1137-1163.

2. Chun YS, Robu VG. Spectrum of primary vascular neoplasms of the spleen. J Clin Oncol, 2011, 29(5):

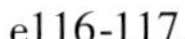



e116-117.
3. Kimura Y, Seno H, Matsumoto Y, et al. Primary splenic angiosarcoma. Intern Med, 2014, 53(15): 1717-1719.
4. Liu Z, Du X, Li H, et al. Primary splenic angiosarcoma. Vasa, 2012, 41(1): 57-62.
5. Vanhoenacker FM, Op de Beeck B, De Schepper AM, et al. Vascular disease of the spleen. Semin Ultrasound CT MR, 2007, 28(1): 35-51.
6. Wang JH, Ma XL, Ren FY, et al. Multi-modality imaging findings of splenic hamartoma: a report of nine cases and review of the literature. Abdom Imaging, 2013, 38(1): 154-162.
7. Welch JS, Foyil KV, Powers ML, et al. Solid, low-attenuation splenic lesions on computed tomography in patients with indolent lymphomaoften signal transformation: a series of ten patients. Clin Lymphoma Myeloma Leuk, 2012, 12(6): 452-454.
8. Zhang LF, Tou JF, Wang X, et al. Splenic hamartomas in two children. World J Surg Oncol, 2014, 12: 180.
9. 范华,汪建华,左长京,等. 脾脏错构瘤的 MRI 表现及其病理特征分析. 医学影像学杂志,2013,23(5): 730-733.
10. 李守红,郭晓华,石尖兵,等. 脾脏原发性淋巴瘤的 CT、MRI 诊断. 中华临床医师杂志(电子版),2013,7(7): 3202-3203.
11. 陆黎明,王省白,徐中华,等. 脾脏错构瘤的影像学表现. 实用放射学杂志,2014,30(5): 883-884.

# 第五节 脾脏囊性占位

## 一、前 言

脾脏囊性占位性病变临床少见,部分学者认为与脾脏特有的免疫功能有关。其临床表现缺乏特异性,尽管组织活检是其诊断金标准,但诊断主要依靠影像学检查。在影像学图像上,许多局灶性病变表现为囊性病变。尽管超声费用低,操作简单方便,对病灶发现非常敏感,但定性能力较差,且易受肠气影响;随着 CT、MRI 的普及,二者在脾囊性占位的诊断及鉴别诊断方面显现出重要价值,能显示病灶的部位、形态、大小、数量及其与周围结构的关系,其定性诊断方面明显提高。

## 二、相关疾病分类

多种脾脏病变可出现囊性改变,部分疾病具有一定的临床特征及影像学表现,综合判定能够做出确切诊断。脾脏囊性病变主要有以下几类疾病:先天性病变、炎症性病变、血管性病变、创伤后、肿瘤性病变(表 8-5-1),病变也可按是否为肿瘤学病变进行分类(表 8-5-2)。

表 8-5-1 脾脏囊性病变分类

| 分类 | 病因 |
|---|---|
| 先天性病变 | 真性囊肿 |
| 炎症性病变 | 化脓性脓肿、寄生虫、真菌脓肿 |
| 血管性病变 | 梗死 |
| 创伤后 | 血肿、假囊肿 |
| 肿瘤性病变 | 淋巴瘤、转移瘤、淋巴管瘤、血管瘤 |

表 8-5-2 脾脏囊性病变按是否为肿瘤性病变分类

| 分类 | 病因 | |
|---|---|---|
| 非肿瘤性病变 | 非寄生虫性囊肿 | 真性 囊肿 |
| | | 假性 血肿、脾栓塞、感染、胰腺炎并发症 |
| | 寄生虫性囊肿 | 包虫囊肿 |
| 肿瘤性病变 | 良性肿瘤 | 淋巴管瘤、血管瘤 |
| | 恶性肿瘤 | 淋巴瘤、转移瘤 |

## 三、影像诊断流程

尽管脾脏囊性病变并不常见，但是许多脾脏病变在影像学上均可呈现为囊性改变，正如前文所述，像先天性囊肿、血肿、感染性病变、血管性病变以及肿瘤性病变均可在影像图像上以“囊肿”形式表现。对于这些囊性病变，影像学上存在诸多重叠，影像诊断并无特异性。因此在这种情况下，需要结合病理特征、临床表现及病史进行诊断。了解每种疾病的病理学改变对影像科医生评估脾脏病变非常有帮助，同时一些与病理相关的影像学表现将缩小病变鉴别诊断的范围。一些影像学特征对我们的诊断及鉴别诊断具有一定价值（表 8-5-3）。

表 8-5-3 脾脏囊性病变的鉴别诊断

| 脾脏囊性病变 | 单发 | 多发 | 单房 | 多房 | 边缘钙化 | 壁厚、不规则 | 壁薄、规则 |
|---|---|---|---|---|---|---|---|
| 真性囊肿 | +++ | - | +++ | + | - | - | +++ |
| 化脓性脓肿 | +++ | ++ | ++ | ++ | - | +++ | - |
| 棘球蚴病 | ++ | ++ | + | +++ | ++ | - | +++ |
| 真菌性脓肿 | | +++ | +++ | - | - | - | +++ |
| 梗死 | ++ | + | ++ | + | - | +++ | ++ |
| 紫癜 | + | +++ | +++ | - | - | +++ | + |
| 血肿 | +++ | ++ | +++ | + | - | ++* | +++* |
| 假囊肿 | +++ | - | +++ | + | +++ | - | +++ |
| 血管瘤 | + | + | ++ | - | ++ | +++ | - |
| 淋巴管瘤 | ++ | +++ | + | +++ | + | - | +++ |
| 淋巴瘤 | + | + | + | - | - | +++ | - |
| 转移瘤 | +++ | +++ | ++ | + | - | +++ | ++ |

注：1. +++表示常见，++表示少见，+表示罕见，-表示不发生；
2. * 表示与血肿演变过程有关

## 四、相关疾病影像学表现

**1. 脾囊肿(splenic cyst)** 属于良性病变,并非真正肿瘤,分为寄生虫性和非寄生虫性囊肿两大类,后者又分为真性和假性两种。真性囊肿囊壁含有上皮细胞层,又称为先天性囊肿、表皮样囊肿;而假性囊肿不含上皮细胞层。假性囊肿大多与外伤、感染、栓塞有关。就病因而言,外伤所致血肿吸收后形成的假性囊肿最多见,外伤病史非常有助于诊断;其次为胰腺炎并发症。男女发病率之比约为2∶1,80%单发,多见于40岁以下年龄组。小的囊肿多无临床症状,多为影像学检查时偶然发现;当巨大囊肿压迫周围结构时会产生相应症状,左上腹可触及肿块。

脾脏真性囊肿与其他部位囊肿表现一致,CT表现为一个圆形水样低密度肿块,边界清楚,密度均匀,多单发,也可多发,无壁,增强扫描无强化(图8-5-1),少数囊肿壁可见弧形钙化(图8-5-2)。MRI平扫表现为边界清楚的圆形肿块,呈长$T_1$、长$T_2$信号,无强化。

外伤性囊肿内由于出血和机化,病变密度可不均匀,MRI表现多与血肿演变过程有关。脾脓肿常为多发,多见于免疫功能不全患者,临床表现为发热、畏寒、中性粒细胞升高,常见感染原因为白色念珠菌、烟曲霉菌及新型隐球菌。CT表现为多发低密度区,大小不等,从数毫米至2cm,边界清或不清,形态呈圆形或椭圆形,增强后见脾实质和脓肿壁有强化,而液化坏死区无变化,在脓肿壁与脾实质之间有时可见低密度水肿带,部分病例病变内可见气体密度影或气-液平面,此为特征性表现;MRI平扫表现为多发圆形长$T_1$、长$T_2$信号,边界清。

脾脏包虫囊肿是细粒棘球蚴寄生于脾脏所引起的疾病。脾脏包虫囊肿单发多见,极少数为多发。早期症状较少,当包虫囊肿长大后有压迫或合并感染时出现相应症状,常见症状为左上腹胀痛、发热、恶心、呕吐等。脾脏包虫囊肿表现多为单纯型或多子囊型包虫囊肿,两型囊壁常可见明显弧形钙化。单纯型表现为脾内圆形、椭圆形均匀囊性病变,密度/信号均匀,与水相似,边缘光整,囊壁一般不厚,无强化,由纤细的内囊壁及较厚的外囊壁所形成的双层囊壁为特征性表现。多子囊型包虫囊肿表现具有特征性,可观察到母囊内子囊形态及数量,且子囊的密度总是低于母囊密度,此征象对诊断很有价值。

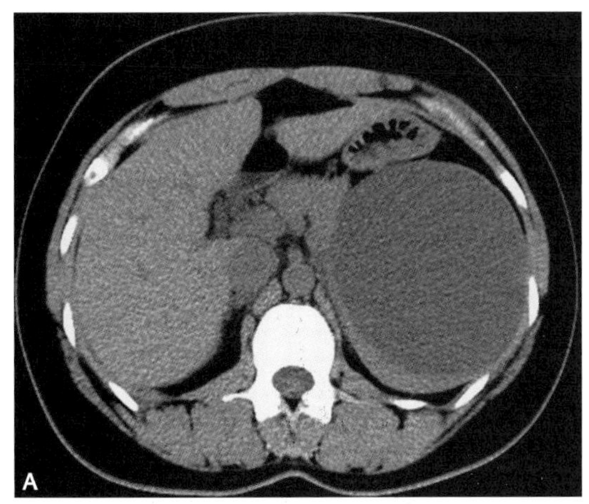


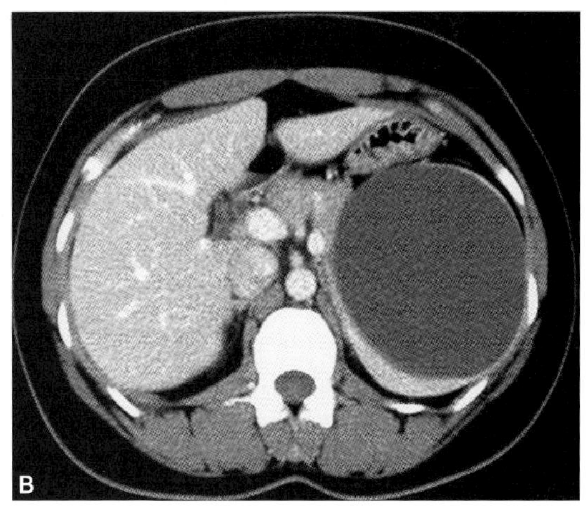


**图8-5-1 脾囊肿**

女,32岁。查体发现左肾与脾脏间肿物6年,患者偶有左侧腰部隐痛不适。A. CT平扫显示脾脏体积增大,内见一类圆形低密度影,边界清楚,大小约为10.5cm×9.0cm,内部密度均匀,CT值约为25HU;B. CT增强扫描病变未见强化

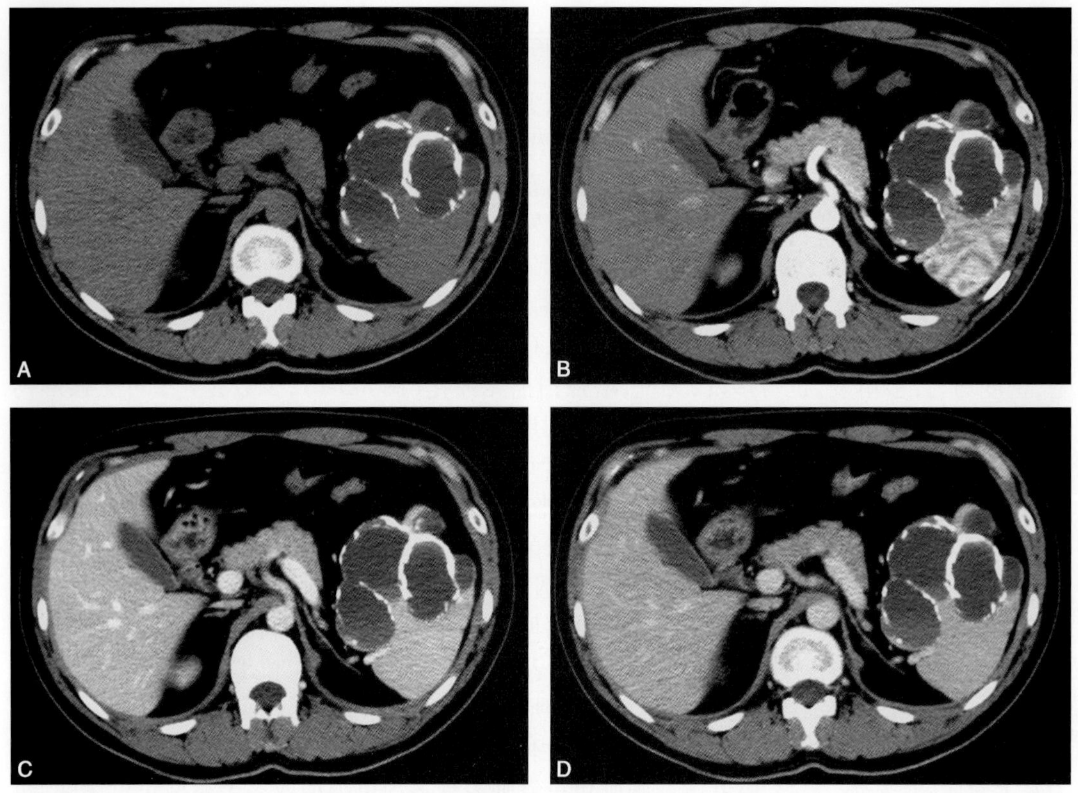

图 8-5-2 脾囊肿

男，28 岁。查体发现脾脏占位 1 年。A. CT 平扫显示脾脏体积增大，其内见多发囊状低密度影，部分周围见多发弧形钙化灶；B～D. CT 增强扫描显示病变未见强化。病理为脾脏假性囊肿，囊壁钙化

**2．紫癜（peliosis）** 脾脏紫癜罕见，原因不明，可能与恶性血液系统疾病（如霍奇金病、骨髓瘤）、肿瘤播散、结核、服用避孕药及病毒感染有关。患者多无症状，多为影像学检查或尸检偶然发现。

CT 平扫表现为多发低密度病灶，边界较清或不清，部分学者认为增强扫描形式与血管瘤相似，呈向心性延迟强化（图 8-5-3）；病变内部可出现液-液平面，认为与出血有关。MRI

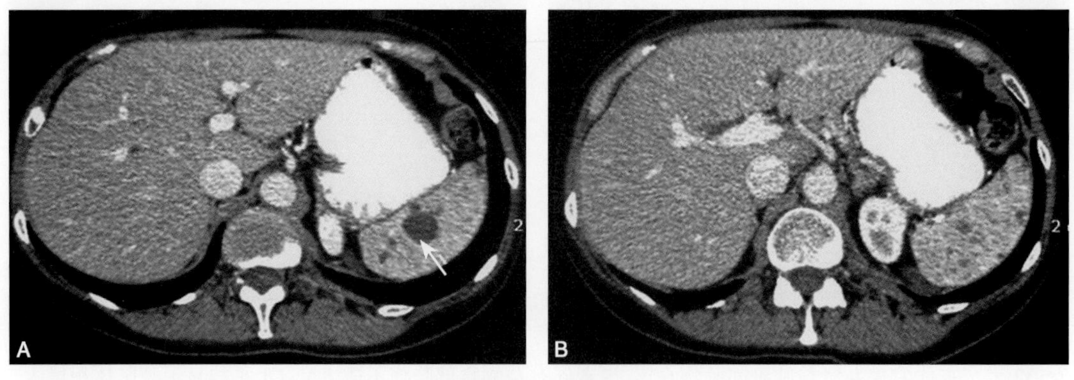

图 8-5-3 紫癜

女，56 岁。商店售货员，主诉为急性腹痛、厌食和体重减轻，曾患肺炎、甲状腺功能低下及肠易激综合征，未经过任何正规治疗。A、B. 上腹部 CT 增强扫描门脉期显示脾脏实质内多发低密度病灶

平扫多表现为长 $T_2$ 信号，$T_1$WI 信号变化多与内部出血有关。

**3. 脾梗死（splenic infarction）** 可为动脉性原因，也可为静脉性原因。动脉性梗死多为脾动脉及其分支闭塞，且无侧支循环形成所致，常见原因为血栓形成（溶血性贫血、心内膜炎），滥用血管内药物、心脏瓣膜病、系统性红斑狼疮。动脉炎及胰腺癌；静脉性梗死为脾脏血窦的血栓形成，一些脾大患者也可出现梗死。另外脾功能亢进患者介入治疗后。临床上多数脾梗死患者无明显临床症状，部分可出现左上腹痛，左侧膈肌抬高和胸腔积液。

脾梗死表现多变，与其演变有关。早期表现为三角形低密度影，尖指向脾门，基底位于脾脏边缘。随着病变进展，可表现为境界清楚更低密度病变；增强扫描无明显强化，但轮廓较平扫时更清楚（图 8-5-4）。少数患者病灶形态不规则。MRI 对于脾梗死较为敏感，但信号多变，主要取决于病变的演变过程及是否存在出血、感染等情况。

**4. 脾淋巴管瘤（splenic lymphangioma）** 淋巴管瘤是一种由扩张的淋巴管构成的良性脉管性肿瘤样病变，发生于脾脏的淋巴管瘤少见，真正起因尚不清楚，目前多认为是由于淋巴管先天性发育不全、错构或是手术、外伤等因素导致淋巴管损伤，淋巴引流障碍导致淋巴管异常扩张甚至瘤样增大。主要影响儿童，只有少数成人病例报告。脾脏淋巴管瘤生长缓慢，张力较低并有一定形态可塑性，因此早期多无任何症状，当病灶体积较大时，可压迫周围脏器引起腹痛、腹胀、恶心、呕吐、发热、脾功能亢进等症状。脾淋巴管瘤最终的诊断应根据临床、放射学、组织病理学结果。

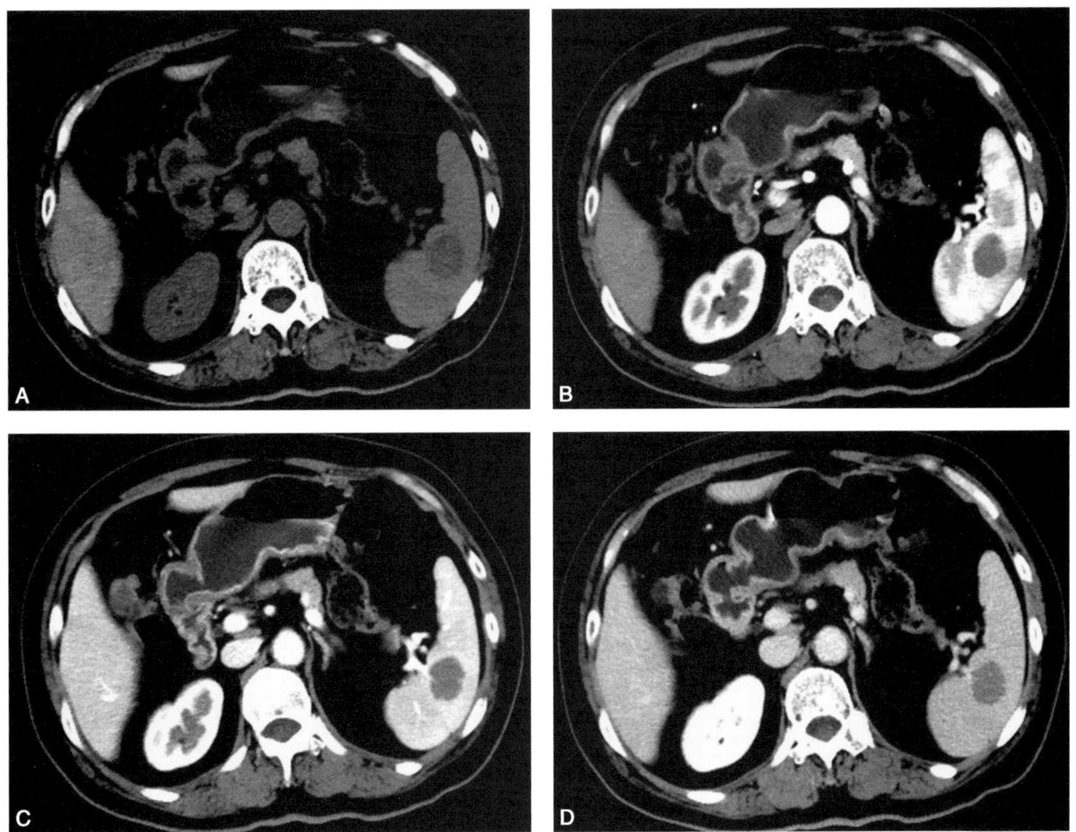

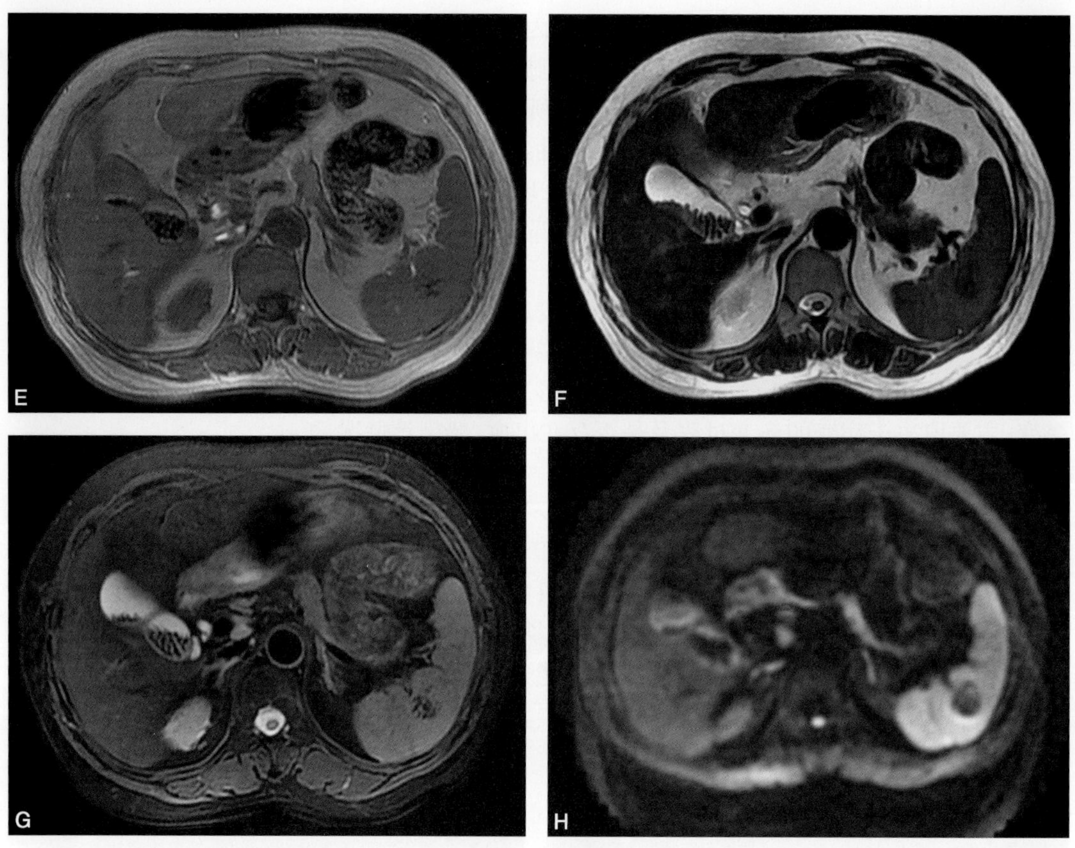


图 8-5-4　脾梗死

女,61岁。右上腹痛反复发作10余年,加重半年。A. CT平扫脾脏实质内可见大小约2.4cm×1.8cm低密度结节影,边界较清;B~D. CT增强扫描后病变未见强化;E~H. MRI平扫显示病变呈长$T_1$、短$T_2$信号,DWI为低信号。病理为贫血性脾梗死

脾淋巴管瘤通常表现为脾脏增大,实质内单发或多发液性密度/信号灶,壁薄,边界清楚,病灶较大者多有分叶,部分边缘可出现线样钙化(具有提示价值),囊内分隔多见,增强扫描囊壁及间隔可见强化,囊内除间隔外均无强化,其他组织器官也可同时受累(图8-5-5);如果因病变内部出血或蛋白含量发生改变,MRI信号会随之改变。本病影像学表现具有一定特征性,但需与脾脏其他囊性病变相鉴别。

## 五、研究进展及存在问题

脾脏占位性病变并不多见,但是种类较多,诸多病变在影像学上均可表现为囊性改变,并且部分病变并无诊断特异性,因此诊断存在一定困难。诊断时应充分结合病理特征、临床表现及病史资料。目前,对于诸多脾脏囊性病变的功能影像学描述的文献并不多见,其诊断价值有待进一步研究。

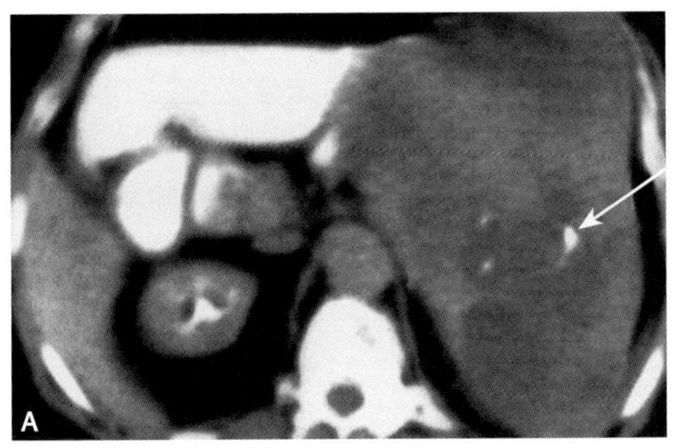


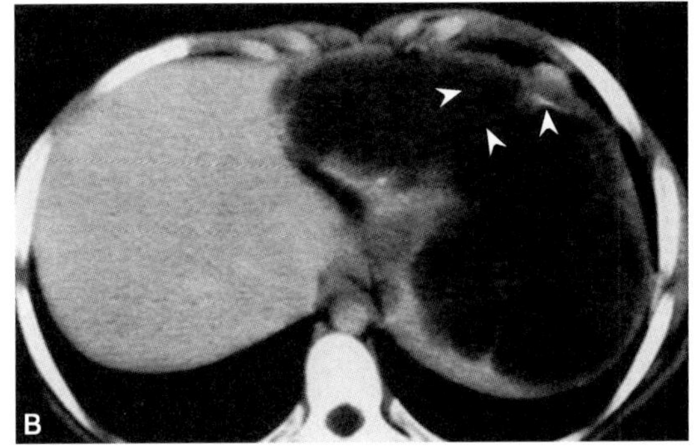


**图 8-5-5　脾淋巴管瘤**

A. 男,70 岁。无症状性脾肿大。CT 增强扫描延迟期显示脾脏多发边界清楚的低密度病变,其内可见高密度钙化灶(白箭);B. 另一例患者。CT 增强扫描显示脾脏实质内巨大囊性低密度病变,可见强化薄壁及多发内部分隔,壁及分隔可见钙化(箭头)

(刘凤杰　高波)

## 参考文献


1. Abbott RM, Levy AD, Aguilera NS, et al. From the archives of the AFIP: primary vascular neoplasms of the spleen: radiologic-pathologic correlation. Radiographics, 2004, 24(4): 1137-1163.
2. Adas G, Karatepe O, Altiok M, et al. Diagnostic problems with parasitic and non-parasitic splenic cysts. BMC Surg, 2009, 9: 9.
3. Davidson J, Tung K. Splenic peliosis: an unusual entity. Br J Radiol, 2010, 83(990): e126-128.
4. Elsayes KM, Narra VR, Mukundan G, et al. MR imaging of the spleen: spectrum of abnormalities. Radiographics, 2005, 25(4): 967-982.
5. Yang F, Chen WX. Splenic lymphangioma that manifested as a solid-cystic mass: a case report. World J Gastroenterol, 2013, 19(5): 781-783.
6. 康鸣,王振祥. 脾脏包虫囊肿的 CT 诊断. 中国医学影像学杂志, 2005, 13(5): 356-358.
7. 许尚文,曾建华,彭旭红,等. 脾脏囊性占位性病变的螺旋 CT 诊断价值. 放射学实践, 2005, 20(2): 153-155.
8. 杨琳,邢红岩,魏冬冬,等. 脾脏淋巴管瘤的 CT、MRI 表现. 实用放射学杂志, 2013, 29(3): 426-428.
9. 周莉,徐莹,龚洪翰,等. 脾脏病变的 CT 和 MRI 表现(附 81 例报告). 实用放射学杂志, 2011, 27(12): 1833-1836.


# 第六节　脾脏血管性病变

## 一、前　　言

尽管诸多脾脏血管性病变临床表现通常并无特异性,但是早期诊断和治疗在大多数情况下是必须的。熟悉脾脏正常血管的宏观和微观解剖学结构,是认识脾脏血管病变病理生理学改变的前提。脾动脉干较粗大,分支多且复杂,不同个体及人种长度变化较大,中国解剖学会调查资料显示国人脾动脉平均长度为12.05cm。脾动脉起于腹腔动脉者占98.8%，起于肠系膜上动脉的占0.5%，起于腹主动脉的占0.7%。脾动脉有多条分支：胰支、胰背动脉、胃短动脉、胃后动脉、胃网膜左动脉。脾静脉与肠系膜上静脉在胰颈后方汇合成门静脉，脾静脉大部分在胰体后方从左向右与左肾静脉伴行，并位于其上方；肠系膜下静脉常在胰体后方与脾静脉汇合。脾动脉和其下方的脾静脉常在胰体尾交界处的上缘后方行走或绕至胰尾之前，脾静脉行程中收纳来自胰体尾的许多小静脉支。

## 二、相关疾病分类

在临床上，许多血管性疾病会影响脾脏。总体来说，非肿瘤性病变比较常见，尽管脾脏血管性肿瘤并不常见，但是在脾脏肿瘤性病变中，血管性肿瘤最常见，影像学的重要性在于我们如何将其与脾脏其他肿瘤鉴别开来。诸多血管性肿瘤并无临床症状，多为进行其他目的检查时偶然发现，但肿瘤可引起脾破裂而产生严重症状。脾脏血管性病变中非肿瘤性病变主要包括梗死、动脉瘤、动静脉畸形/瘘、脾静脉血栓形成、门静脉高压导致侧支循环形成、脾脏硬化性血管瘤样结节性转化、紫癜等；对于血管性肿瘤，按生物学行为分为良性肿瘤（血管瘤或脾窦岸细胞血管瘤、错构瘤、血管淋巴管瘤）、恶性肿瘤（血管肉瘤）及交界性肿瘤（血管内皮瘤、血管外皮细胞瘤）（表8-6-1）。

**表8-6-1　脾脏血管性病变分类**

| 分类 | 病因 |
|---|---|
| 非肿瘤性病变 | 梗死、动/静脉瘤、动静脉畸形/瘘、脾动/静脉血栓、门静脉高压导致侧支循环形成、脾脏硬化性血管瘤样结节性转化、紫癜 |
| 肿瘤性病变 | 良性：血管瘤（最常见）、错构瘤、血管淋巴管瘤<br>恶性：血管肉瘤<br>交界性：血管内皮瘤、血管外皮细胞瘤 |

## 三、影像诊断流程

脾脏结构建立在它的血液供应之上，脾脏内的循环有两种模式：开放和封闭循环模型，分别大约占血流量的90%、10%。正是这两种循环模式导致CT、MRI增强扫描时脾脏实质特有的强化方式，即动脉期呈明显不均匀强化，门脉期呈明显均匀一致强化。对于大部分脾脏非肿瘤性血管性病变诊断，通过常规影像学检查基本可以明确诊断，但也应密切结合临床情况，因为许多病变仅仅是一种并发症，而并非患者主要病症（表8-6-2，表8-6-3）。

**表8-6-2　脾脏动脉瘤病因**

| | |
|---|---|
| 先天性原因：Danlos-Ehlers 综合征 | 心内膜炎，心脏瓣膜病、感染 |
| 门静脉高压 | 动脉粥样硬化 |
| 怀孕 | 外伤 |
| 胰腺炎：动脉壁自身消化（假囊肿）；假囊肿压迫 | 血管炎、结节性多动脉炎 |
| 穿透性胃溃疡 | 肌纤维发育不良 |

表 8-6-3 脾梗死病因

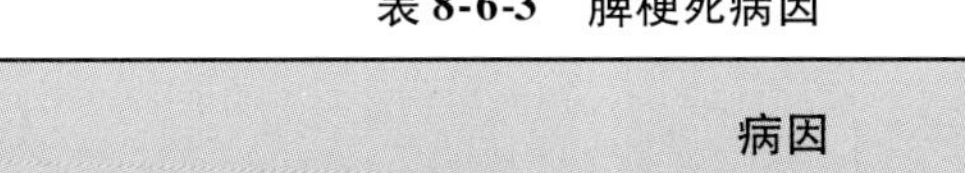

| 分类 | 病因 |
|---|---|
| 造血系统疾病 | 血红蛋白病,淋巴增生性障碍、镰刀细胞性贫血、淋巴瘤、白血病、骨髓纤维化、高雪氏病 |
| 血栓性病变 | 栓塞、心脏病变(心内膜炎、室颤、二尖瓣病变)、介入术后、胰腺炎侵及血管、脾动脉瘤、血管炎、动脉粥样硬化、抗磷脂综合征 |
| 机械作用 | 脾脏扭转、游走脾、门脉高压 |

脾脏原发性血管性肿瘤占脾脏非淋巴造血性肿瘤的大部分,具体诊断流程见图 8-6-1。

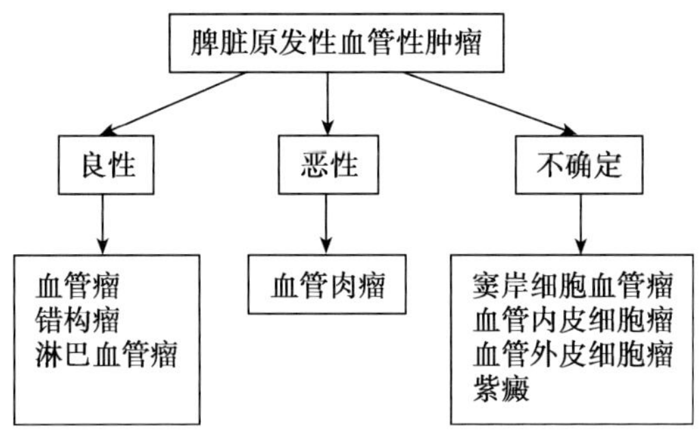


图 8-6-1 脾脏原发性血管性肿瘤的诊断流程

脾脏血管性肿瘤少见,必须与更常见的脾脏肿瘤性病变如淋巴瘤、转移瘤等相鉴别。血管瘤是无症状患者脾脏最常见的实性回声或混合囊性肿块,但其影像学表现复杂,有时候不能与恶性肿瘤鉴别。均匀性实性回声肿块并彩色多普勒上血流增加提示脾错构瘤的诊断,儿童偶然发现脾包膜下囊实性肿块、合并内部分隔及细小壁结节支持淋巴血管瘤的诊断。脾脏病变周围实质侵犯均提示侵袭性或恶性过程。超声对局灶性脾脏异常的评价必须结合平扫和增强 CT 或 MRI 检查。不典型脾脏占位需要手术脾切除确诊。

## 四、相关疾病影像学表现

**1. 脾动脉瘤(splenic aneurysm)** 是一种常见的内脏动脉瘤,尸检发现率多达 10%,女性多于男性。大约 20% 动脉瘤为多发,脾动脉瘤大约占内脏动脉瘤的 60%,发病率仅次于腹主动脉瘤和髂动脉瘤。脾动脉瘤病因诸多(表 8-6-2)。多数患者并无临床症状,为体检时偶然发现。脾动脉瘤破裂非常少见,但较大的脾动脉瘤可能突然破裂,迅速大出血而危及患者生命,但威胁生命,尤其是孕妇。

若动脉瘤壁出现钙化,腹部平片可显示左上腹弧形或环形高密度钙化。CT 平扫显示低密度肿块,伴或不伴钙化,增强扫描可见早期明显强化,部分可见附壁血栓(图 8-6-2)。MRI 信号取决于血流情况及附壁血栓范围。CTA、MRA 均能较好显示瘤体位置、大小、形态及数量等情况。

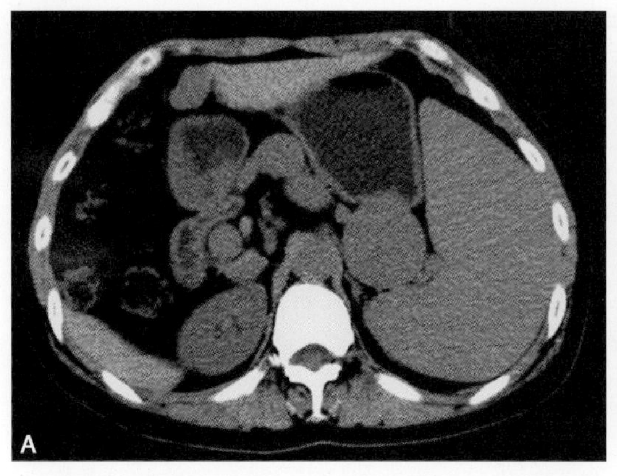


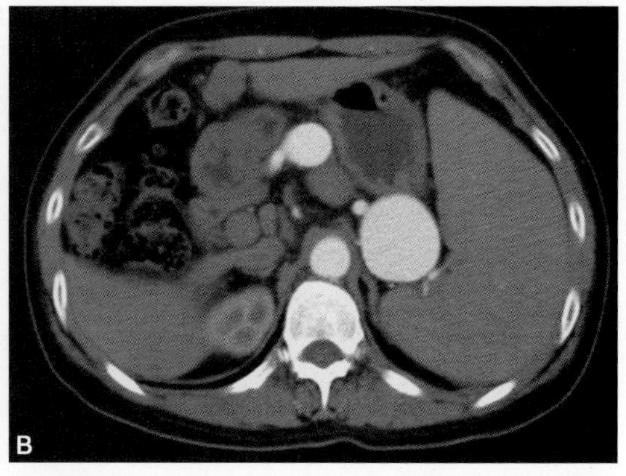


**图 8-6-2　脾动脉瘤**

女,56 岁。乙肝患者,诊断为肝硬化、脾大及门脉高压。A. CT 平扫显示脾动脉区多发结节影;B. CT 增强扫描可见明显强化,并与脾动脉相连

**2. 脾动静脉畸形/瘘(splenic arteriovenous malformation/fistula)**　可发生于身体任何部位,脾脏非常少见,女性多于男性。常见病因有先天畸形、外伤、脾切除术后、脾动脉瘤破裂、胰腺炎、怀孕。最常见的症状是因门脉高压所致食管胃底静脉破裂出血和腹水,也可出现腹痛、腹泻等症状。

动静脉瘘的 CT、MRI 检查可显示增粗迂曲的脾静脉,动脉期可见明显对比剂充盈(图 8-6-3)。动静脉畸形 MRI 平扫信号特点复杂,增强扫描可显示杂乱的强化血管影。

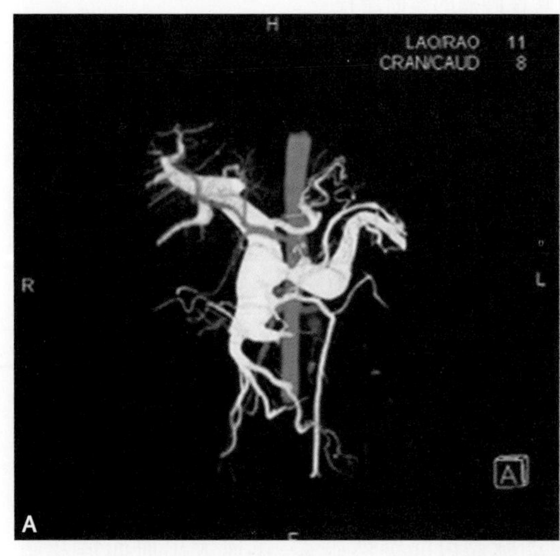


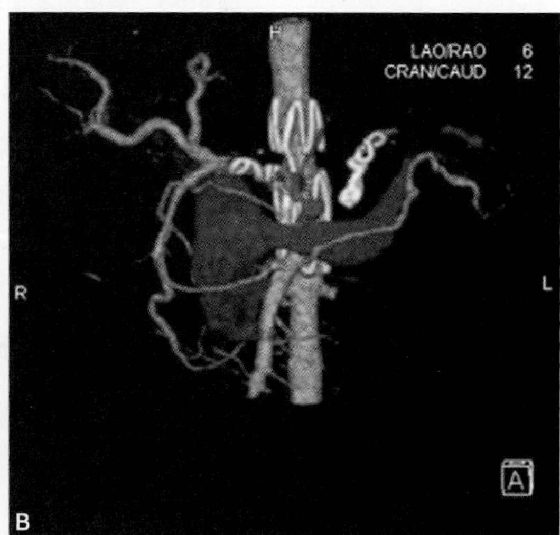


**图 8-6-3　脾动静脉瘘**

A. VRT 血管重建显示脾静脉、门静脉于动脉早期显影,脾静脉迂曲、增粗,门静脉起始部呈球样扩张,门静脉分支增粗扩张;B. 肝总动脉近段及脾动脉近段钢圈栓塞,腹主动脉支架位置良好,脾静脉及门静脉较术前回缩

**3. Gamna-Gandy 小体(Gamna-Gandy bodies)**　为脾脏微小出血灶被网状内皮细胞吞噬形成含铁血黄素,含铁血黄素周围胶原纤维增厚伴随钙的沉积最终形成 Gamna-Gandy 小体。

这种脾脏铁沉积结节见于门脉高压、门静脉或脾静脉血栓、溶血性贫血、镰状细胞贫血、白血病、淋巴瘤阵发性夜间血红蛋白尿以及获得性血色素沉着症患者。临床症状与原发病相关。

对于长期存在病变可表现为多发、微小的高密度病变。CT 平扫显示为多发点状低密度灶,可伴钙化。MRI 所有序列均显示为低信号,SWI 序列可以提供更加准确的脾脏 Gamna-Gandy 小体信息。相对于 CT 而言,MRI 敏感性更高(图 8-6-4)。

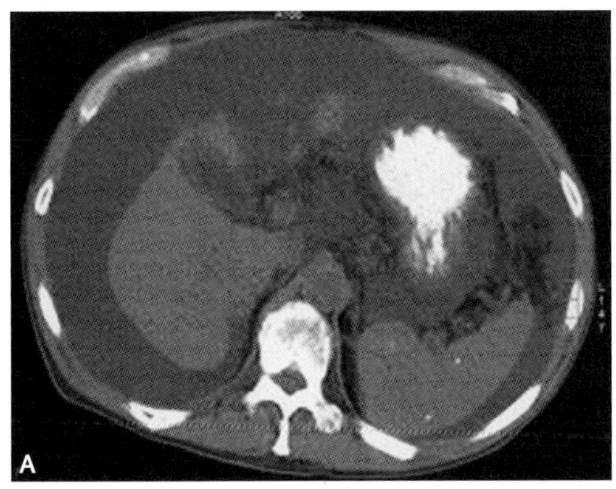

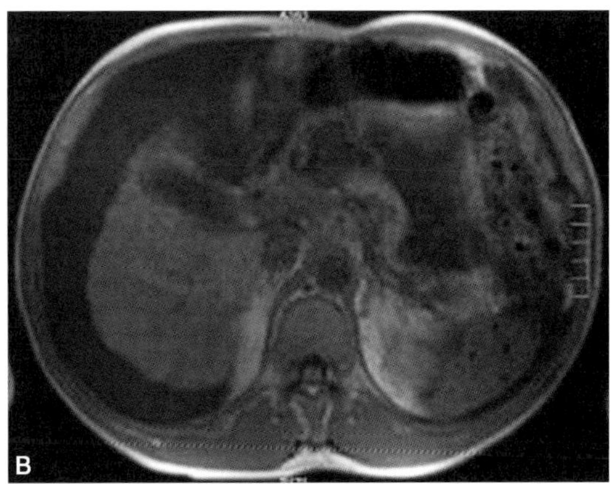

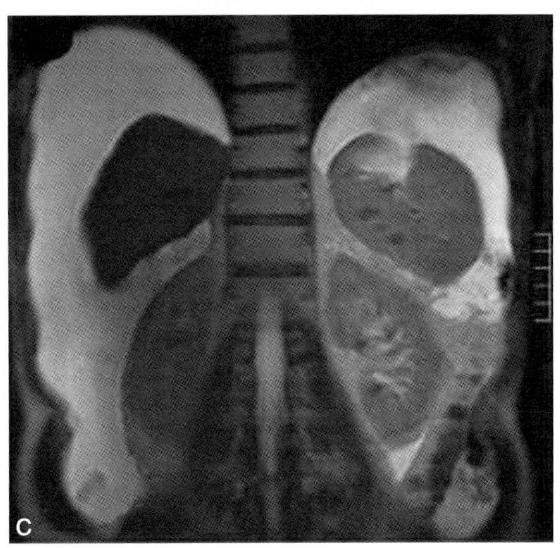

**图 8-6-4 脾脏 Gama-Gandy 小体**

肝硬化伴腹水病人。A. CT 平扫显示脾脏内多发小钙化灶;B、C. 轴位 GRE $T_1$WI、冠状位 $T_2$WI 示脾脏多发小低信号灶

**4. 脾脏硬化性血管瘤样结节性转化(sclerosing angiomatoid nodular transformation, SANT)** 是近年新确认的一种少见的脾脏非肿瘤性良性增生性血管性病变,由 Martel 等于 2004 年首先提出。SANT 发病机制尚不明确,对其命名主要是通过病理学特征定义的描述性诊断:多发的血管瘤样结节分布在纤维硬化的脾脏间质内。该病无特异性临床表现,偶有上腹部不适、腰背疼痛、食欲减退、乏力等表现。SANT 多见于女性,平均发病年龄约 50 岁。

脾脏 SANT 多为单发肿块,肿块较大,呈圆形或分叶状,也可为多发肿块。SANT 在 CT

平扫时表现为边界清楚的稍低或低密度肿块，偶见小钙化灶，出血时呈高密度。MRI 平扫 $T_1$WI 呈低信号或高低混杂信号，其中高信号可能为出血，$T_2$WI 呈低信号或高低混杂信号，MRI 同相位像可见反相位信号明显减低条状影，DWI 表现为 SANT 病灶大部分为等信号，局部呈略高信号，中间呈低信号。增强扫描 CT、MRI 均从动脉期到延迟期呈现逐渐向心性充填，此为诊断 SANT 的主要影像学依据（图 8-6-5）。

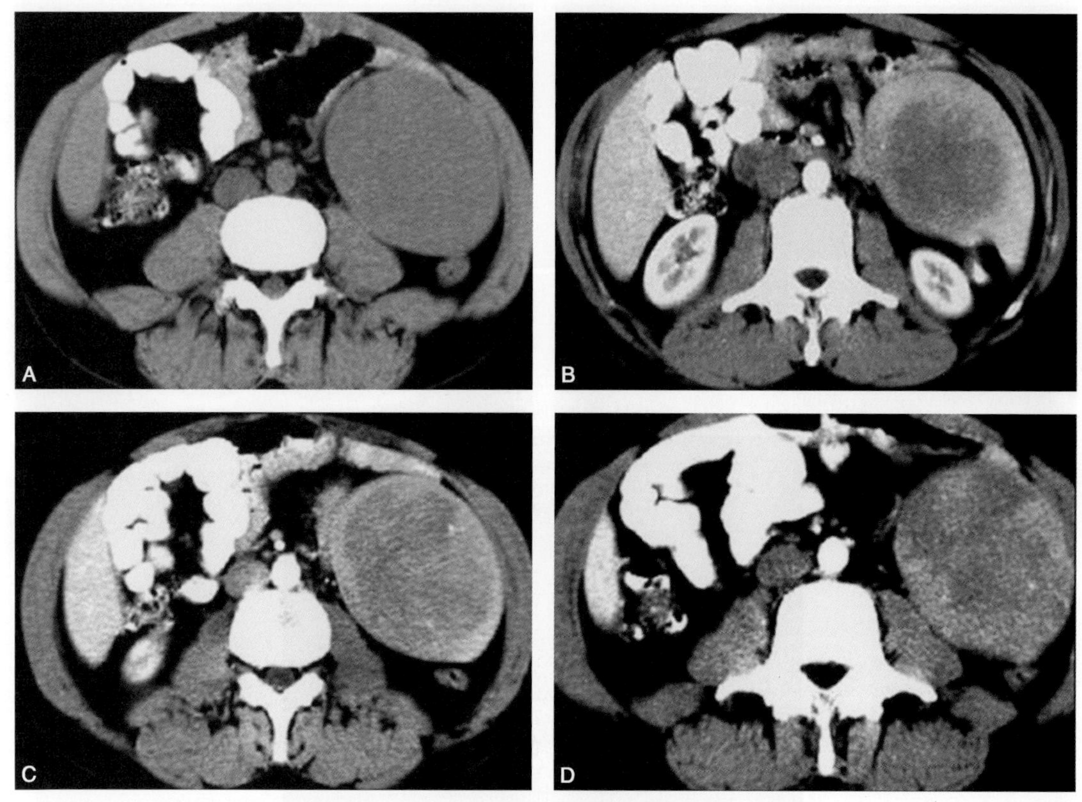

**图 8-6-5　脾脏硬化性血管瘤样结节性转化**

男，35 岁。左上腹不适 6 个月，4 个月前触及左上腹肿块并逐渐增大。A. 腹部 CT 平扫及增强扫描示脾脏体积增大，下方超过左肾，实质内可见一等密度肿块影；B～D. CT 增强扫描可见明显不均匀强化

**5. 脾脏窦岸细胞血管瘤（splenic littoral cell angioma，LCA）**　是一种具有特征性免疫组化特点的血管源性肿瘤。由 Falk 于 1991 年首次提出，LCA 属于脾脏血管瘤的一个亚型，极为少见，病因不明。LCA 起源于脾红髓的脾窦岸细胞，属于网状内皮细胞系统，故而本病仅发生于脾脏，且常伴有脾脏增大。LCA 可以发生于任何年龄，多见于 30～50 岁，无明显性别差异。LCA 缺乏临床特异性，患者多出现脾肿大，还可出现脾功能亢进所致的血小板减少和贫血。部分患者有上腹部不适或疼痛、发热、乏力等表现。LCA 的原因及机制目前不清楚，可能是肿瘤、感染、免疫抑制剂的使用或由于某种原因导致局部血流动力学的改变，使脾脏血窦扩张并相互吻合而形成局部血管瘤样病变。

CT 表现为等或稍低密度影；MRI 平扫 $T_1$WI 为等或稍低信号的多发结节状，边界欠清楚，$T_2$WI 多呈高信号，少部分因病灶内陈旧出血而呈等或长 $T_1$、短 $T_2$信号，DWI 显示 LCA 病灶大部分为混杂信号（图 8-6-6）；增强扫描肿瘤表现为渐进性增强方式，强化早期脾脏呈花

斑样强化，静脉期或延迟期呈点状、分隔状或花斑状强化，呈逐渐向内充盈趋势，最终和周围正常脾脏组织相比为高或等密度/信号病灶。LCA 病灶内可见陈旧出血，因此在延迟期强化，病灶少数仍呈低密度/信号。

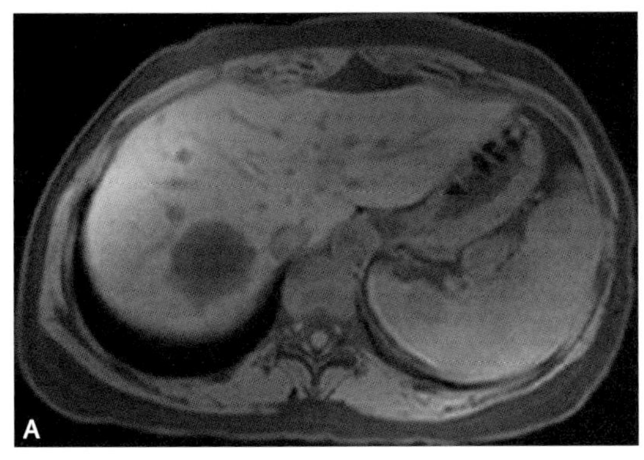
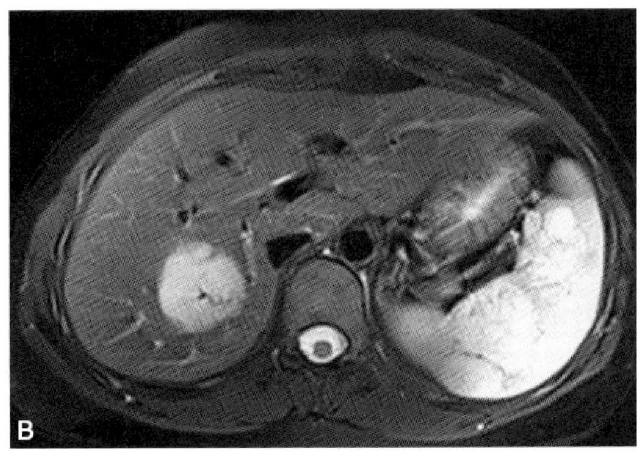

**图 8-6-6 脾脏窦岸细胞血管瘤**

男，28 岁。发现肝脏及脾脏肿物 1 个月。A、B. MRI 平扫显示脾脏内长 $T_1$、长 $T_2$ 异常信号，肝脏病变为转移瘤

**6. 脾脏血管瘤（splenic hemangioma）** 尽管少见，但是是脾脏原发性良性肿瘤中最常见的肿瘤，多见于成年人，男性略多见。病变体积多比较小，无临床症状，多为偶然发现。脾脏血管瘤生长缓慢，较大肿瘤可表现为左上腹无痛性肿块。实验室检查正常。常见并发症为破裂、脾功能亢进及恶变。

脾脏血管瘤影像学表现取决于其形态学变化，可为实性或囊性，多为实性病变伴囊变区，可出现多发小点状钙化或边缘钙化。毛细血管瘤在 CT 平扫图像上呈边界清楚的低或等密度肿块，增强扫描呈明显均匀强化。海绵状血管瘤表现为囊实性肿块，实性部分呈等或低密度，增强扫描仅实性部分强化（图 8-6-7）。弧形或蛋壳样钙化常见于囊性血管瘤，实性部分可见斑块状钙化，另外钙化可见于坏死区或血栓形成区。脾脏血管瘤在 MRI 上的表现与肝脏血管瘤一致，呈长或等 T1、长 T2 信号；增强扫描可表现为三种方式：① 立即、持续、均匀强化；② 边缘强化并持续强化；③ 边缘强化并向心性强化，可显示中央瘢痕的持续强化。当较大脾脏血管瘤出现出血、感染、血栓时，MRI 信号会随之变化。

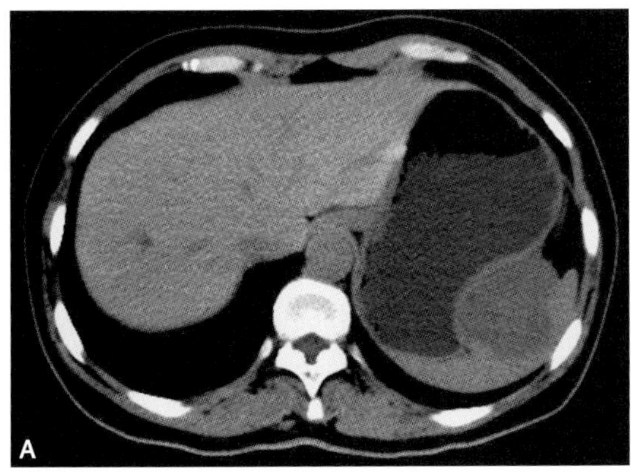
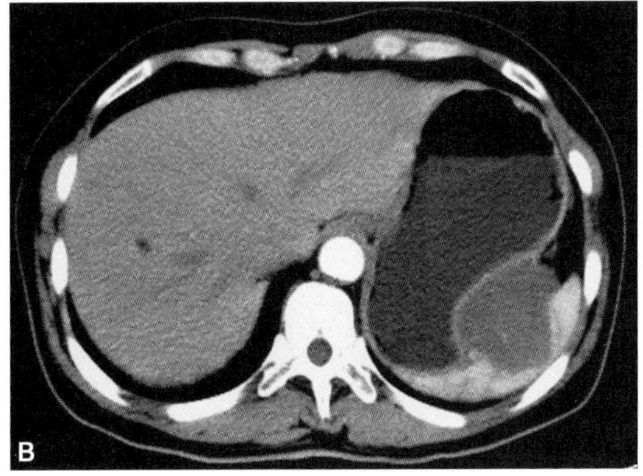

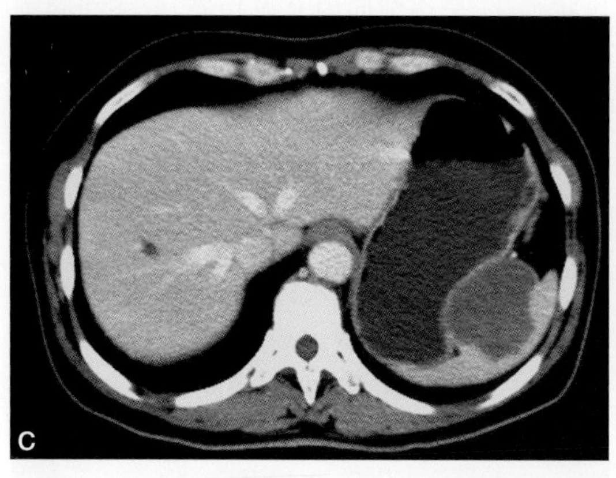


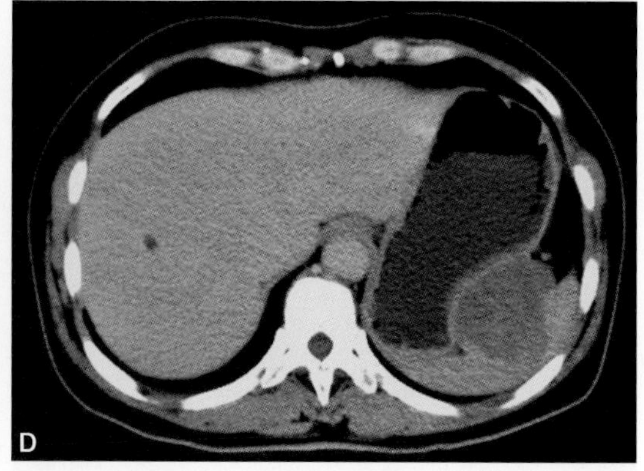


**图 8-6-7　脾脏海绵状血管瘤**

女,50 岁。查体发现脾脏占位 15 个月余。A. CT 平扫显示脾脏内见类圆形低密度影突出轮廓外,大小约 4.8cm×5.7cm,CT 值约 32HU;B～D. CT 增强扫描可见有轻度渐进性强化。病理为脾脏海绵状血管瘤

**7. 脾脏血管外皮细胞瘤(splenic hemangiopericytoma)**　是一种罕见的血管性肿瘤,生物学行为复杂,被认为具有较高的恶性倾向。50% 血管外皮细胞瘤发生于下肢软组织,25% 发生于腹部脏器。当发生于脾脏时,患者具有典型的症状或表现为脾大。手术为主要治疗手段,预后不确定,高达 50% 的患者可能会复发。

部分病灶于 CT 平扫图像呈等密度,易漏诊。有学者发现 CT 平扫呈巨大脾脏肿块,分叶状,周围脾脏内可见播散灶,部分病变内部可见斑点状钙化;增强扫描肿瘤实性部分及分隔可见强化(图 8-6-8)。MRI 图像呈长 $T_1$、长 $T_2$ 信号,较 CT 更易发现病变。病变内部易出血,密度及信号随之改变。

**8. 脾脏血管内皮瘤(splenic hemangioendothelioma)**　是一种罕见的血管源性肿瘤,属于交界性肿瘤(组织学及生物学行为)。临床表现无特异性,病人可表现为左上腹疼痛,触及肿块。患者可出现血液系统异常、脾功能亢进及转移性病变。多见于成年人,无性别差异。

典型病变 CT 表现为平扫呈等密度肿块,增强扫描可见强化,但与正常脾脏相比呈相对低密度,病变内出现坏死、出血提示恶性病变,增强扫描无强化(图 8-6-9)。CT 可发现病变向周围浸润转移的征象,一个特征性表现为病变处脾包膜凹陷。MRI 多表现为不均匀实性肿块,出血在 $T_1$WI、$T_2$WI 均呈低信号。

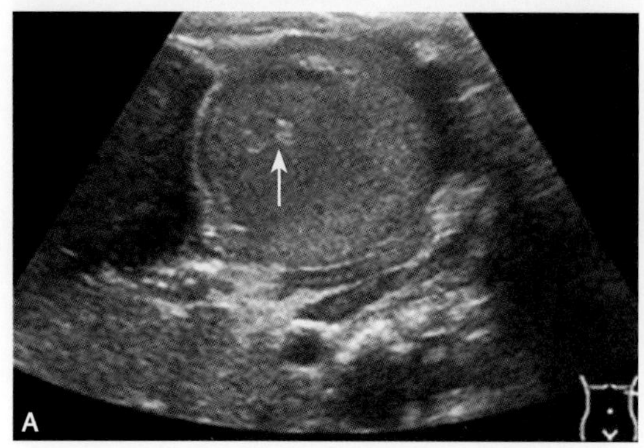


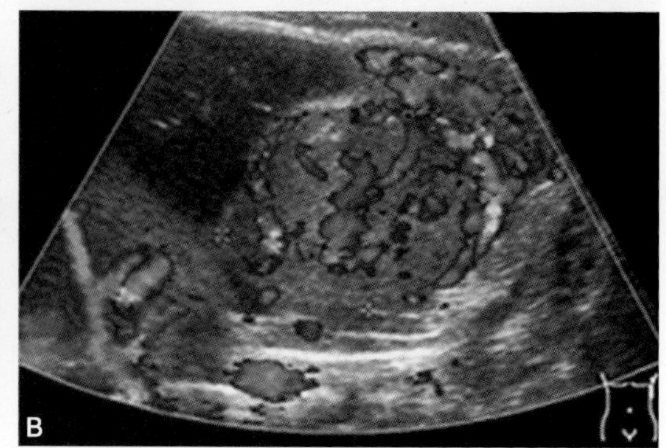

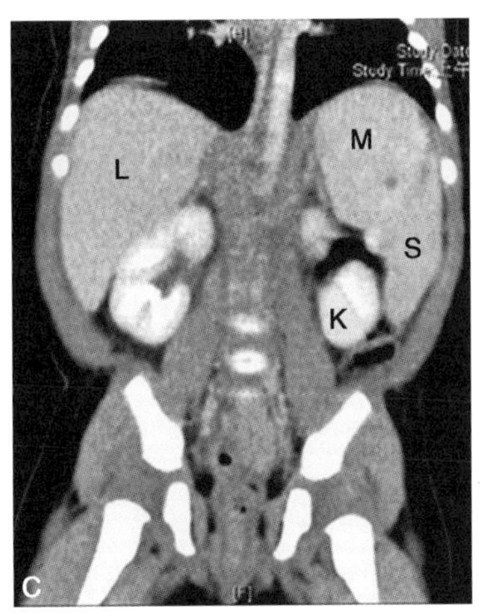


**图 8-6-8　脾脏血管外皮细胞瘤**

男,1 个月。产前超声未见异常,新生儿夜间哭闹就诊。A. 腹部超声示不均匀实性肿块伴有钙化(箭);B. 多普勒显示病变血供丰富;C. 腹部 CT 增强扫描示脾脏上部边界清楚的肿块(M),大小约 3.2cm×3.3cm×4.0cm,病变位于左肾(K)与肝左叶(L)之间

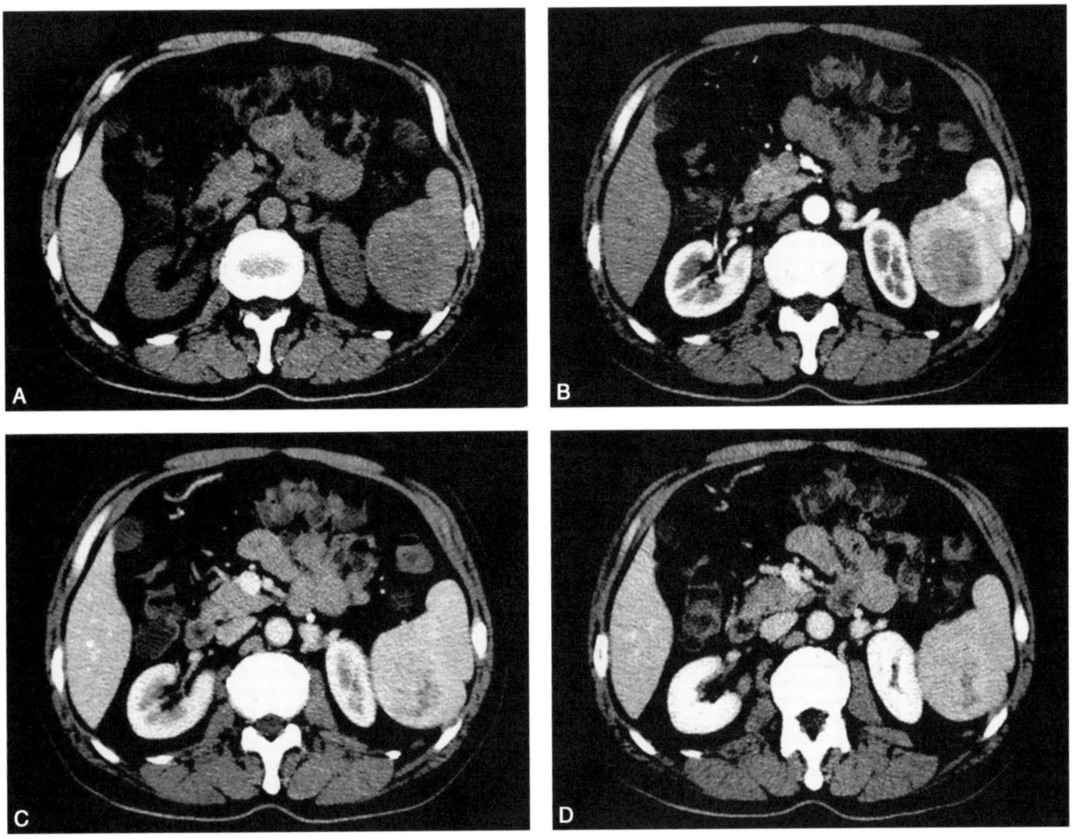

**图 8-6-9　脾脏血管内皮瘤**

男,57 岁。查体发现脾脏肿物 1 周。A. CT 平扫显示脾脏内大小约 4.0cm×2.8cm 低密度影,边界欠清,密度不均匀;B～D. CT 增强扫描病变于动脉期强化不均匀,门脉期及延迟扫描强化向中心区延伸。病理为血管内皮瘤

## 五、研究进展及存在问题

脾脏血管性病变种类复杂、繁多，并且很多疾病与脾血管性病变相关，部分疾病的机制及病因还有待进一步研究。对于一些病变，单纯影像学检查可进行确诊，如动脉瘤、梗死，但应充分结合临床分析其原因，评估患者综合情况；对于部分肿瘤性病变，确诊非常困难，如前所述，缺乏功能影像学检查资料。目前，一些新的 MRI 成像序列应用于脾脏病变的检查，如应用 SWI 判定 Gamna-Gandy 小体，具有重要临床意义。

（刘凤杰　高波）

## 参考文献


1. Abbott RM, Levy AD, Aguilera NS, et al. From the archives of the AFIP: primary vascular neoplasms of the spleen: radiologic-pathologic correlation. Radiographics, 2004, 24(4): 1137-1163.
2. Carta G, D'Alfonso A, Nallbani A, et al. Spontaneous rupture of splenic hemangioma in puerperium. Clin Exp Obstet Gynecol, 2012, 39(3): 407, 408.
3. Chun YS, Robu VG. Spectrum of primary vascular neoplasms of the spleen. J Clin Oncol, 2011, 29(5): e116, 117.
4. He P, Yan XD, Wang JR, et al. Splenic littoral cell hemangioendothelioma: report of a case with hepatic metastases and review of the literature. J Clin Ultrasound, 2014, 42(5): 308, 312.
5. Ozcan HN, Oguz B, Talim B, et al. Unusual splenic hemangioma of a pediatric patient: hypointense on T2-weighted image. Clin Imaging, 2014, 38(4): 553-555.
6. Phillips C, Bulmer J. Splenic artery aneurysm rupture during pregnancy. Nurs Womens Health, 2013, 17(6): 508-517
7. Vanhoenacker FM, Op de Beeck B, De Schepper AM, et al. Vascular disease of the spleen. Semin Ultrasound CT MR, 2007, 28(1): 35-51.
8. Wang Z, Zhang L, Zhang B, et al. Hemangioendothelioma arising from the spleen: A case report and literature review. Oncol Lett, 2015, Jan; 9(1): 209-212.
9. Yang W, Lai JY, Cheng CH, et al. Splenic hemangiopericytoma in a one-month-old infant. J Pediatr Surg, 2013, 48(3): e21-24.
10. Zhang J, Tao R, You Z, et al. Gamna-Gandy bodies of the spleen detected with susceptibility weighted imaging: maybe a new potential non-invasive marker of esophageal varices. PLoS One, 2013; 8(1): e55626.
11. 曾功君，吴梅，柳建华，等. 超声与 CT 在脾动脉瘤诊断中的应用价值. 临床超声医学杂志，2014，16(6)：411-413.
12. 刘海龙，刘敏，刘艳，等. 脾脏窦岸细胞血管瘤的影像表现. 中华放射学杂志，2013，47(5)：440-443.
13. 陶冉，崔进国，周祥峻，等. 磁共振 SWI 与常规 T1WI、T2WI、T2*WI 在门脉高压患者脾脏 Gamna-Gandy 小体显示中的对比研究. 中国临床医学影像杂志，2013，24(7)：489-492.
14. 应明亮，肖文波，许顺良，等. 脾脏硬化性血管瘤样结节性转化的 CT 及 MRI 表现. 中华放射学杂志，2014，48(9)：777-779.


# 第七节　婴儿及儿童脾脏病变

## 一、前　　言

正常脾脏位于左侧上腹部，可以有分叶或切迹，是胚胎时期的造血器官，但是自骨髓开始造血后，脾脏演变成人体最大的淋巴器官，具有滤血、免疫、造血和储血的功能。对于婴儿及儿童脾脏病变，X 线检查价值不大；超声无辐射、实时显示，具有独特优势，但是受分辨率及个人经验影响较大；随着 CT/MRI 技术的逐步发展，其应用价值也逐步扩大，尤其是在肿瘤、外伤、先天性畸形等疾病的检查中具有重要价值，对于判断肿瘤的良恶性和与周围组织的关系及有无转移具有重要意义。

## 二、相关疾病分类

儿科影像学发展迅速，已成为医学影像学的一个亚专业，主要用于小儿疾病的发现、诊断、治疗和随访。在婴儿及儿童时期，遗传性和先天性疾病最多见，感染性疾病也易于发生且发病率和死亡率较成人高。婴儿及儿童脾脏病变并不多见，文献多为个案报道。婴儿及儿童脾脏常见的先天性疾病有副脾、游走脾、无脾综合征及多脾综合征，其中游走脾可伴脾蒂扭转；感染性病变有真菌感染、脓肿等，多为继发性感染；婴儿及儿童的创伤可伤及脾脏，引起脾挫伤、脾血肿、脾破裂；一些肿瘤及肿瘤性病变也可见于脾脏，如囊肿、淋巴管瘤、血管瘤、血管淋巴管瘤、错构瘤、脾脏硬化性血管瘤样结节性转化、白血病及淋巴瘤脾脏浸润、原发性淋巴瘤、血管内皮瘤和血管外皮细胞瘤、血管肉瘤、炎性假瘤、脂肪瘤、血管脂肪瘤、恶性纤维组织细胞瘤、纤维肉瘤、平滑肌肉瘤、恶性畸胎瘤和卡波西肉瘤；一些全身性疾病引起脾脏改变，如风湿性疾病引起脾大，某些血液和代谢性基础疾病引起巨脾症（表 8-7-1）。

表 8-7-1　婴儿及儿童脾脏病变分类

| 分类 | 病因 |
|---|---|
| 先天性疾病 | 副脾、游走脾（可伴脾蒂扭转）、无脾综合征及多脾综合征 |
| 脾外伤 | 脾挫伤、脾血肿、脾破裂 |
| 肿瘤及肿瘤性病变 | 囊肿、淋巴管瘤、血管瘤、血管淋巴管瘤、错构瘤、脾脏硬化性血管瘤样结节性转化、炎性假瘤、脂肪瘤、血管脂肪瘤、血管内皮瘤、血管外皮细胞瘤、原发性淋巴瘤、血管肉瘤、恶性纤维组织细胞瘤、纤维肉瘤、平滑肌肉瘤、恶性畸胎瘤、卡波西肉瘤 |
| 感染性病变 | 真菌感染、脾脓肿等，多为继发性感染 |
| 全身性疾病 | 风湿性疾病引起脾大；某些血液和代谢性基础疾病引起巨脾症；白血病及淋巴瘤脾脏浸润等 |

## 三、影像诊断流程

脾脏病变本身相对少见，儿童及婴儿脾脏病变更为少见，随着影像学检查应用的普及，一些儿童及婴儿脾脏病变的发现率逐渐增多，但仍多为个案报道，缺乏大宗病例。因其病变与成人病变的病理变化基本一致，诊断及鉴别诊断多参考成人病变的影像学表现。

## 四、相关疾病影像学表现

**1. 副脾（accessory spleen）**　为一种先天性异位脾组织，与由创伤所引起的异位脾组织种植不同。据尸检报告，副脾发生率为 10% ~31%。副脾多数表现为轮廓光滑的圆形或卵圆形结节，可为单个或多个(单个多见)，大小不一，通常不超过6个。副脾最常位于脾门处或沿脾血管、脾脏的悬吊韧带分布。大多数病人无症状，仅为影像学检查、手术或尸检偶然发现。但是，正确认识非常重要，主要与腹腔增大淋巴结及腹腔肿块鉴别。偶尔可压迫邻近器官产生相应症状。脾脏肿瘤也可以累及副脾，如淋巴瘤。

CT、MRI平扫及增强扫描可确诊副脾。副脾的特征性表现与主脾脏相同，表现为光滑锐利的圆形或卵圆形肿块，密度/信号均匀；增强扫描尤其是动态增强扫描诊断价值较大，比较增强前后的强化方式，并与主脾脏对照，结合典型的常见部位，诊断并不困难(图8-7-1)。

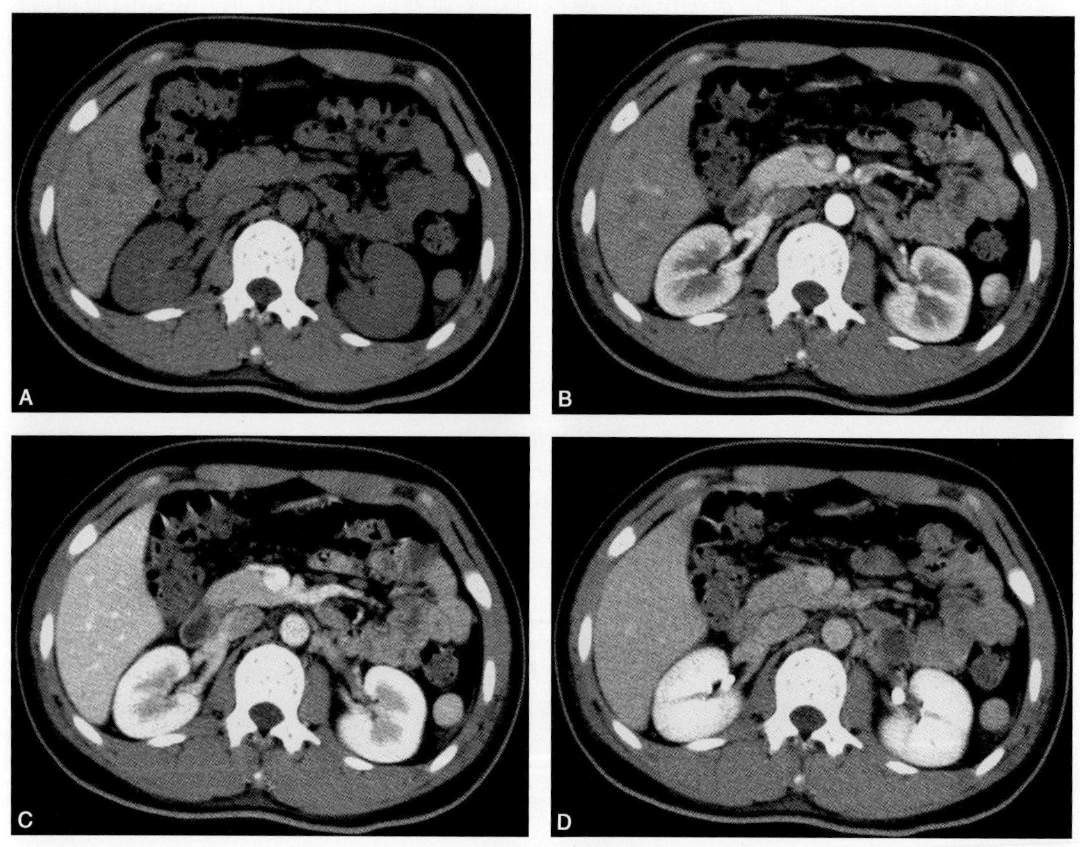

**图8-7-1 副脾**

女，17岁。A～D. 脾脏下方可见一结节影，CT平扫密度与增强扫描强化方式与脾脏一致

**2. 游走脾(wandering spleen)** 也称为异位脾、迷走脾、脾下垂等。较少见，多发生于儿童及中年妇女。本病病因不明，多数认为是一种少见的先天性变异。由于支持脾脏的韧带松弛或缺如造成，这样脾脏可以游走或沿着脾蒂发生扭转；部分学者认为游走脾还存在着继发性因素，如脾大、创伤及妊娠时的内分泌作用和腹部松弛等。病人可以无症状，多为偶然发现；少部分患者仅表现轻度不适或无症状，大多因腹部包块，间断或持续腹痛，呕吐，贫血及面色改变而就诊。游走脾可伴发脾扭转，急性扭转可引起急腹症、脾梗死、脾坏疽、脾脓肿、胃食管静脉曲张出血以及胰腺尾部扭转坏死；间歇性扭转可引起脾亢和脾肿大。

多种影像学检查包括X线、超声、CT、MRI等均可诊断游走脾。总体而言，CT是一种较好的检查，其扫描范围广、扫描速度快，不易漏诊，也不易受肠气伪影及运动伪影影响，缺点是有辐射。CT 检查可发现异位的脾脏，常规检查及增强扫描与脾脏强化规律一致（图 8-7-2）。对于扭转病人应多注意，脾脏可发生梗死等变化，其密度/信号随之改变。

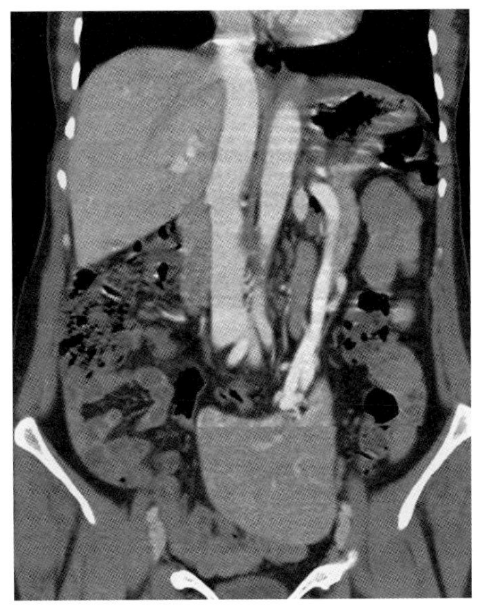

**图 8-7-2　游走脾**

女，16 岁。腹部 CT 增强扫描冠状位 MIP 重建图像显示脾脏位于盆腔，脾血管迂曲延长

**3. 无脾综合征（asplenia syndrome）**　无脾常伴有先天性血管异常和内脏位置异位，又称为无脾综合征，为一种很少见的先天性多系统畸形组成的综合征。脾脏可完全缺如或有少量脾脏残迹，常见于各种复杂先天性心脏病，特别是发绀型肺动脉狭窄类复杂畸形。右房异构、双侧右房耳多见于无脾综合征。肺部畸形表现为双侧三叶肺，双侧右肺动脉上支气管，并可见内脏位置不定，对称肝脏，胃肠道和泌尿道畸形等。外周血见 Howell-Jolly 小体，可提示本征。本病预后不佳。CT、MRI 不仅可发现脾脏缺如，同时可以对其他脏器的先天性畸形进行判定。

**4. 多脾综合征（polysplenia syndrome）**　为一种非常少见的多系统先天性异常，女性多见。脾脏数目可为 2～16 个，可合并有下腔静脉肝内段中断，血液经奇静脉回流。通常伴有心血管畸形、腹部内脏转位及胃肠道异常等。临床症状多与心血管畸形有关，胃肠道旋转不良可引起肠梗阻症状。本病死亡率较无脾综合征低。影像学检查可清楚显示脾脏数目、大小、形态及部位，同时可显示心脏、肺及胃肠道的先天畸形（图 8-7-3）。

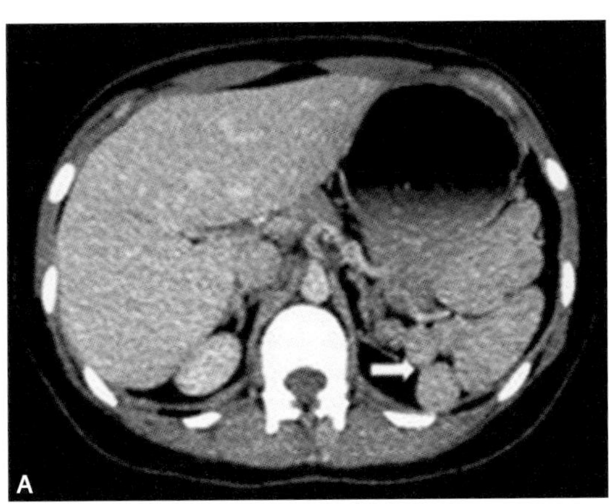


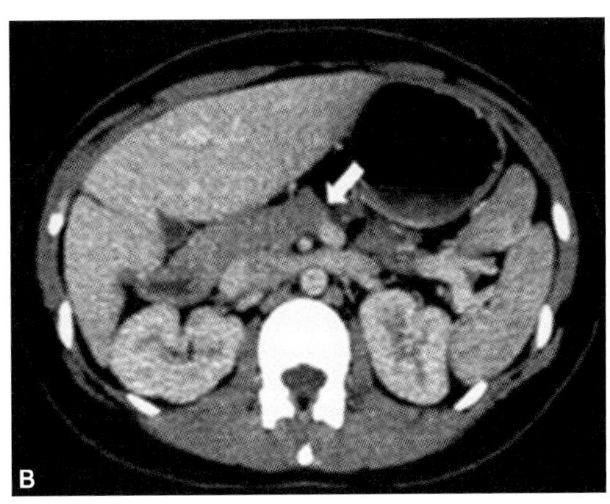


**图 8-7-3　多脾综合征**

女，19 岁。胸部 CT 示支气管扩张、肺结核，临床怀疑内脏异位综合征。A. 腹部增强 CT 示左上腹部多个脾脏（白箭）；B. 此患者同时伴有胰腺发育不全（白箭）

## 五、研究进展及存在问题

对于婴儿及儿童脾脏病变来讲，CT 检查具有重要价值，不仅对脾脏本身病变，对其他部位合并病变也可显示良好，但是其存在辐射，是一个不得不注意的问题，检查过程中应对患

者腺体等关键部位进行遮挡。另外本类疾病文献报道少,多为个案报道,尚缺乏大量临床资料进行描述,尤其是影像学表现。

（刘凤杰　高波）

## 参考文献

1. Arda K, Kizilkanat K, Celik M, Intermittent torsion of a wandering spleen in a child: the role of MRI in diagnosis. JBR-BTR, 2004, 87(2): 70-72.
2. Benkirane A, Berrebi D, Olaya N, et al. Hamartoma of the spleen (splenoma) in a child with sickle cell anemia. Ann Pathol, 2007, 27(1): 27-30.
3. Cherni N, Hablani N, Sacko D, et al. Volvulus of the small intestine in adults: CT diagnostic of polysplenia syndrome. Gastroenterol Clin Biol, 2008, 32(6-7): 606-608.
4. Coquia SF, Kawamoto S, Zaheer A, et al. Intrapancreatic accessory spleen: possibilities of computed tomography in differentiation from nonfunctioning pancreatic neuroendocrine tumor. J Comput Assist Tomogr, 2014, 38(6): 874-878.
5. Escobar-Diaz MC, Friedman K, Salem Y. Perinatal and infant outcomes of prenatal diagnosis of heterotaxy syndrome (asplenia and polysplenia). Am J Cardiol, 2014, 114(4): 612-617.
6. Kim SH, Lee JM, Han JK, et al. Intrapancreatic accessory spleen: findings on MR Imaging, CT, US and scintigraphy, and the pathologic analysis. Korean J Radiol, 2008, 9(2): 162-174.
7. Salvadori MI, Price VE; Canadian Paediatric Society, Preventing and treating infections in children with asplenia or hyposplenia. Paediatr Child Health, 2014, 19(5): 271-278.
8. 刘鹏,李坤,李春燕. 异位脾并血管变异的多层螺旋 CT 检查. 中国临床解剖学杂志, 2010, 28(2): 233-234.
9. 吴主强,徐红艳,吴艳,等. 儿童脾脏硬化性血管瘤样结节性转化 CT 表现(附 1 例报告及文献复习). 实用放射学杂志, 2014, 30(4): 707-709.
10. 周莺,李玉华,朱铭,等. 儿童化疗后继发肝脾肾霉菌感染的 CT 检查价值. 中华放射学杂志, 2005, 39(5): 517-519.

# 第九章　肝脏

## 第一节　脂肪肝及含脂肪成分病变

### 一、前　　言

脂肪肝是指各种原因导致肝脏脂类代谢功能发生障碍引起的脂肪在肝细胞内贮积，总量超过肝脏的5%以上，或组织学上有50%以上肝细胞脂肪化。脂肪含量占肝总量的5%～10%为轻度，10%～25%为中度，25%以上为重度脂肪肝。除了脂肪肝，还有很多种肝脏良恶性病变也可含有脂肪成分，例如肝脏脂肪瘤、肝细胞肝癌、肝腺瘤、肝转移瘤、肝脏血管平滑肌脂肪瘤等，明确肝脏病变中脂肪组织的存在对判断病变特征及影像鉴别诊断至关重要。常见的方法包括超声（US）、CT和MRI检查。肝脏含脂肪成分的病变首选US检查，脂肪组织在超声检查中表现为高回声。脂肪组织在CT上表现为明显低密度（-10～-100HU），通过CT值的测定可以明确脂肪组织的存在。脂肪组织在$T_1$WI、$T_2$WI上均表现为高信号，压脂序列信号减低。MRI多种功能成像技术也可以检测脂肪成分的存在，如化学位移成像和磁共振波谱成像等，化学位移成像的同相位（in-phase）和反相位（out-phase）图像对于病变中脂质成分的检出具有非常高的价值，病变富含脂质的区域反相位信号强度明显下降。

### 二、相关疾病分类

肝脏多种病变（不管是良性还是恶性）都有可能含有脂肪成分。肝脏最常见的含脂肪的病变为脂肪肝，其次是肝脏脂肪瘤、肝细胞肝癌、肝腺瘤、肝转移瘤、肝脏血管平滑肌脂肪瘤以及外科术后缺损中的脂肪沉积，畸胎瘤、局灶性结节增生及朗格汉斯细胞组织细胞增生症中的黄瘤样损害中的脂肪很少见，但对其诊断却具有重要意义。

从病理学的角度进行分类，含有脂肪的肝脏良性病变包括：局灶性或弥漫性脂肪沉积（脂肪肝）、外科术后缺损中的脂肪沉积、肝腺瘤、局灶性结节增生、脂肪瘤、血管平滑肌脂肪瘤、畸胎瘤、肝内肾上腺异位瘤、肝包膜下及Glisson鞘下的假脂瘤、朗格汉斯细胞组织细胞增生症中的黄瘤样损害；含有脂肪的肝脏恶性病变包括肝细胞肝癌、原发性或转移性的脂肪肉瘤、肝转移瘤等（表9-1-1）。

表 9-1-1　肝脏含脂肪病变的良恶性分类

| 分类 | 疾病 |
| --- | --- |
| 良性病变 | 局灶性或弥漫性脂肪沉积(脂肪肝)<br>外科术后缺损中的脂肪沉积<br>肝腺瘤<br>局灶性结节增生<br>脂肪瘤<br>血管平滑肌脂肪瘤<br>畸胎瘤<br>肝内肾上腺异位瘤<br>肝包膜下及 Glisson 的假脂瘤<br>朗格汉斯细胞组织细胞增生症中的黄瘤样损害 |
| 恶性病变 | 肝细胞肝癌(HCC)<br>原发性或转移性的脂肪肉瘤<br>肝转移瘤 |

## 三、影像诊断流程

肝实质内存在弥漫性脂肪沉积,弥漫性脂肪肝的诊断不难确定。若肝实质内存在楔形、片状或不规则形脂肪密度/信号,应考虑到局灶性或不均质脂肪肝,但应与肝脏占位性病变鉴别。不均质脂肪沉积时,肝实质内多发的片状、团块状脂肪密度/信号影,应与肝脏多发占位性病变或多发转移瘤鉴别。发现肝脏占位性病变,内见脂肪成分的存在,应同时结合病变其他的影像学特点进行鉴别诊断(图 9-1-1)。

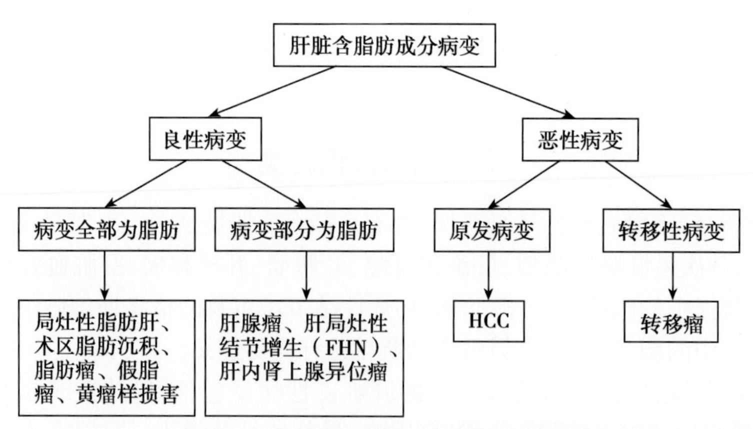


图 9-1-1　肝脏含脂成分病变诊断流程图

患者既往有病毒性肝炎、肝硬化病史,肝脏内出现单发或多发性占位,增强扫描呈“快进快出”改变,肝细胞肝癌的可能性极大。育龄期女性,一般无症状,查体或偶然发现肝内单发或多发富血供肿瘤,若出现延迟强化的中央瘢痕,应考虑到局灶性结节增生的可能;若延迟期出现环形包膜强化,结合其服用避孕药的病史,应考虑到腺瘤的可能性。脂肪瘤、血管平滑肌脂肪瘤及畸胎瘤中脂肪成分对疾病的诊断具有指导意义。肝肿块若全为脂肪成分，脂肪瘤可能性大；肿块内存在脂肪信号，强化后动脉期出现点状或条状明显强化灶，其强化程度与主动脉强化方式相仿，血管平滑肌脂肪瘤可能大；囊实性肿块同时存在脂肪和钙化畸胎瘤可能性大。外科术后，局部术后缺损中出现脂肪组织，考虑为外科术后缺损中的脂肪沉积。肝包膜下及 Glisson 中的假性脂肪瘤是肝被膜包裹的脂肪组织，影像学上表现为肝表面边界清晰的结节，结节内为脂肪或软组织密度/信号。肝包膜下及 Glisson 间隙中的假性脂肪瘤应与肝脏浆膜的转移以及肝包膜下的纤维坏死结节鉴别。一般来说，肝脏转移瘤多不存在脂肪，极少数肝脏转移瘤存在局灶性的脂肪；若存在含脂肪的原发恶性肿瘤病史，肝内同时出现多发含脂肪信号的肿块，肝内多发转移瘤不能除外。朗格汉斯细胞组织细胞增生症中的黄瘤样损害少见，它是一种临床表现多种多样的严重的多系统异常性疾病，应结合其全身的改变综合判断。肝脏脂肪肉瘤很少见，多数的肝脏脂肪肉瘤为转移瘤，单发的起源于肝脏的脂肪肉瘤报道少见（表 9-1-2）。

**表 9-1-2　肝脏含脂病变影像鉴别诊断**

| 疾病 | 临床特点 | 影像特征 |
|---|---|---|
| 脂肪肝 | 肥胖、高脂饮食、高血压、高血脂；部分患者可由妊娠、化疗、激素等诱发 | 弥漫性脂肪肝为肝脏密度均匀减低，MRI 表现为化学位移成像反相位信号均匀减低；不均质脂肪肝为单发或多发楔形、片状或不规则形密度均匀减低区，MRI 化学位移成像反相位信号不均匀减低 |
| 肝腺瘤 | 育龄期妇女，与口服避孕药有关；见于肝糖原累积症患者，多无症状 | 肝内单发或多发类圆形肿块，CT 平扫呈低密度，多呈长 $T_1$、长 $T_2$ 信号，合并脂肪存在时，可检出脂肪密度/信号；增强扫描动脉期明显强化，门脉期和延迟期呈等或略低密度/信号，部分可呈环形强化，提示包膜的存在 |
| 肝局灶性结节增生（FNH） | 年轻女性，无症状，查体偶然发现 | 肝内单发或多发富血供肿瘤，少数可见脂肪成分的存在，动脉期明显强化，门脉期和延迟期呈等、高或略低密度/信号，延迟强化可显示中央瘢痕 |
| 脂肪瘤 | 多无症状，偶然发现 | 平扫表现为均匀的脂肪密度/信号，无强化 |
| 血管平滑肌脂肪瘤（AML） | 女性多见，多无症状，查体或偶然发现 | 边界清晰、信号欠均匀，其内存在脂肪密度/信号，多数 $T_2$WI 肿块内点条状流空信号的存在；增强扫描动脉期出现点状或点状或条状明显强化灶，其强化程度与主动脉强化方式相仿，门脉期和延迟期呈等、高或略低密度/信号 |
| 囊性畸胎瘤 | 少见，多无症状，查体或偶然发现 | 平扫为混杂密度/信号肿块，肿块边界清晰，其内可见脂肪、钙化、出血甚至骨样组织，增强扫描实性成分可强化，囊性和钙化区不强化 |

续表

| 疾病 | 临床特点 | 影像特征 |
|---|---|---|
| 肝内肾上腺异位瘤 | 多无症状,部分可有内分泌症状 | 常位于肝包膜下,为含有脂肪成分富血供肿瘤 |
| 肝包膜下及Glisson间隙假性脂肪瘤 | 多无症状 | 肝表面边界清晰结节,结节内为脂肪或软组织密度/信号 |
| 朗格汉斯细胞组织细胞增生症黄瘤样损害 | 多种严重多系统异常;肝脏受累少见 | 黄瘤样病变US表现为高回声,CT为低密度,MRI表现为脂肪信号 |
| 肝脏网膜的脂肪沉积 | 肝胆外科术后,网膜脂肪可以疝入或被带入切口而出现脂肪填充 | CT、MRI出现相应部位脂肪密度/信号 |
| 肝细胞肝癌(HCC) | 病毒性肝炎、肝硬化病史,多数AFP升高 | 肝脏内单发或多灶性占位,部分肿块内含脂肪成分,增强扫描呈“快进快出”,延迟期可见假包膜环形强化 |
| 脂肪肉瘤 | 少见,多为腹膜后脂肪肉瘤转移;多无症状,部分可出现腹痛 | 肝内不均匀密度/信号肿块,其内可见或多或少的更低密度脂肪成分;肿块边界不清,呈浸润性生长,增强后不均匀强化 |
| 肝转移瘤 | 多有原发肿瘤病史 | 极少数肝脏转移癌存在局灶性脂肪;US、CT或MRI发现瘤内脂肪成分 |

总之,在全面掌握肝脏含脂肪成分病变的病种的基础上,其最后的诊断应结合影像学表现和临床病史、症状、体征以及实验室检查做出综合判断。当然,许多疾病术前诊断很难,最终还要依赖活组织穿刺或手术切除后的组织病理学检查。

## 四、相关疾病影像学表现

### (一)含脂肪的良性肝脏病变(benign fat-containing liver lesion)

**1. 脂肪肝(hepatic steatosis)** 为多种原因引起的甘油三酯在肝细胞内的过度沉积,脂肪肝的发生与饮食、肥胖、高血压和高血脂有直接关系;另外,妊娠、化疗、激素等也可诱发肝脏脂肪沉积。脂肪肝可分为弥漫性脂肪肝和局灶性脂肪肝。

US是诊断脂肪肝的首选影像学方法,表现为肝脏体积增大,轮廓不清,肝内血管与肝实质回声接近,回声反差消失,肝内血管显示不清。CT平扫表现为肝实质密度弥漫性或局限性降低,一般以脾脏作为参考。正常人肝脏的CT值变异较大,但总是高于脾脏的CT值;发生脂肪浸润时,脂肪浸润区域的CT值减低,可以等于甚至低于脾脏的CT值(图9-1-2,图9-1-3)。弥漫性脂肪肝表现为肝实质密度均匀减低。局灶性脂肪肝多发生在胆囊窝附近和肝裂处，左叶内侧段最为常见，表现为密度均匀，边界清楚，呈圆形、楔形或不规则形，有时可见小血管进入，无占位效应（图 9-1-4）。多发局灶性脂肪沉积需要与肝转移癌鉴别。脂肪肝的强化方式与正常肝实质一致，但是密度相对较低。

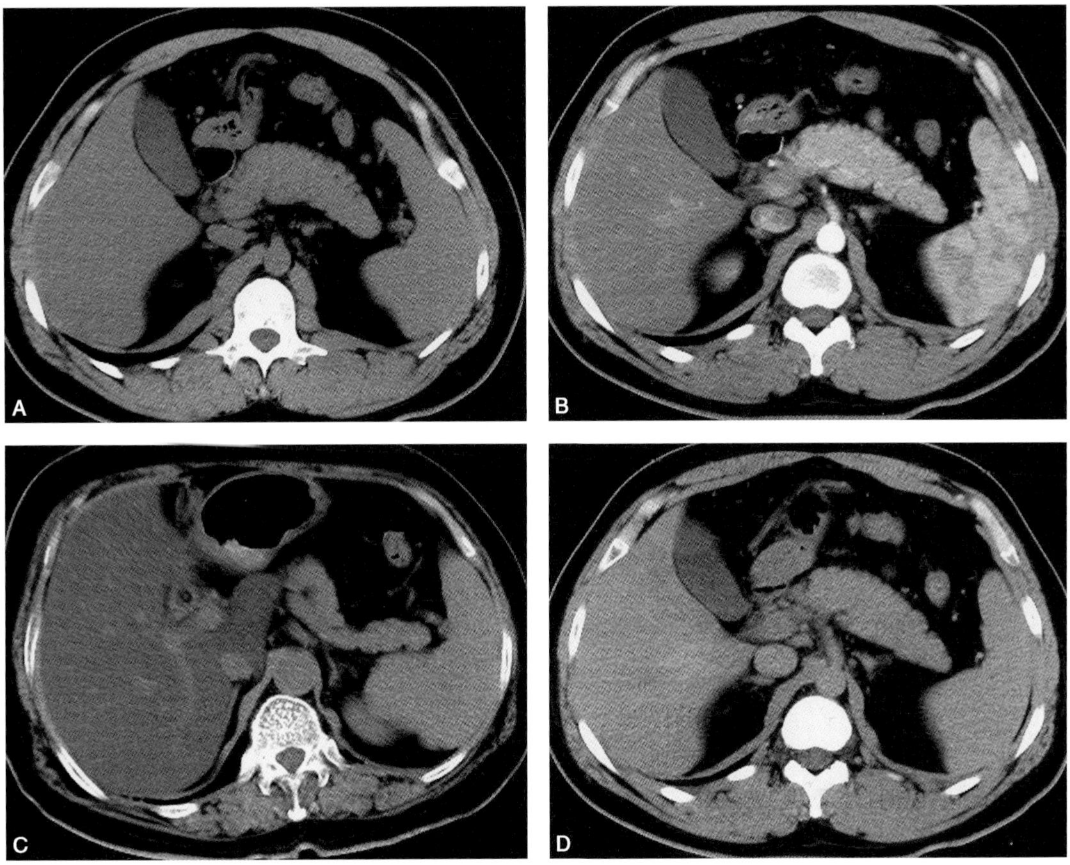

**图 9-1-2　弥漫性脂肪肝**

男性，45 岁。肝区不适，肝功能轻度异常。A. CT 平扫示肝实质密度均匀减低，与脾脏信号相仿；B ~ D. CT 增强扫描动脉期、门脉期和延迟期，肝实质强化均匀，未见异常强化灶

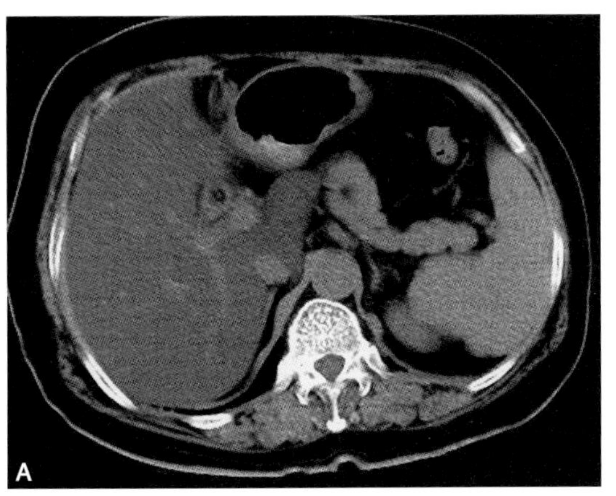


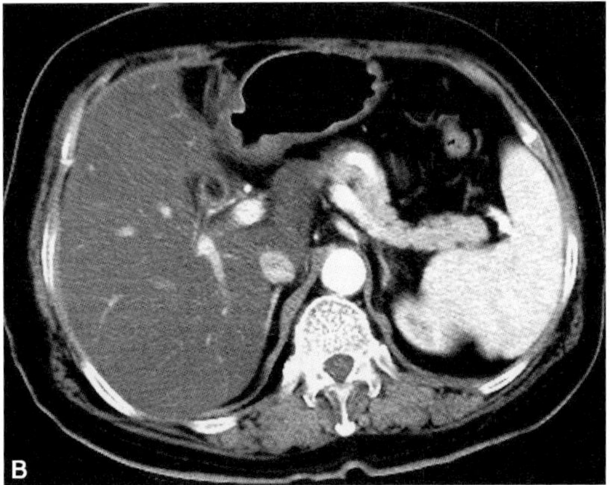

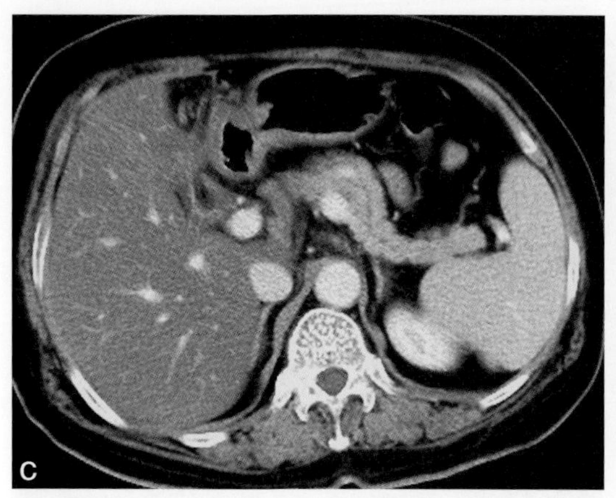


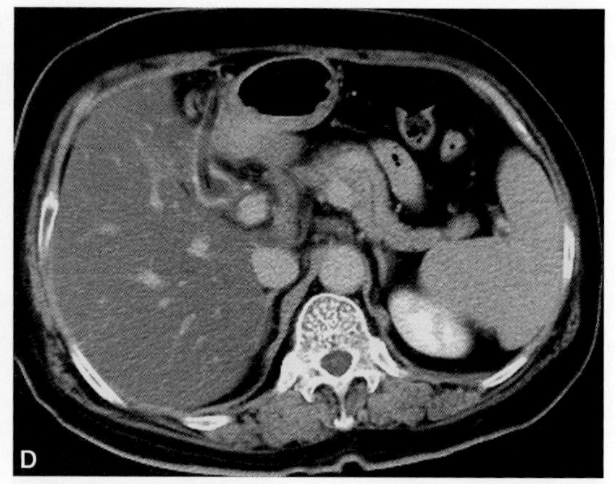


**图 9-1-3 重度脂肪肝**

男性,60 岁。肝区不适,肝功能异常,血脂增高。A. CT 平扫示肝实质密度均匀减低,低于脾脏信号,肝血管影清晰可见;B ~ D. CT 增强扫描动脉期、门脉期和延迟期,肝实质强化均匀,未见异常强化灶

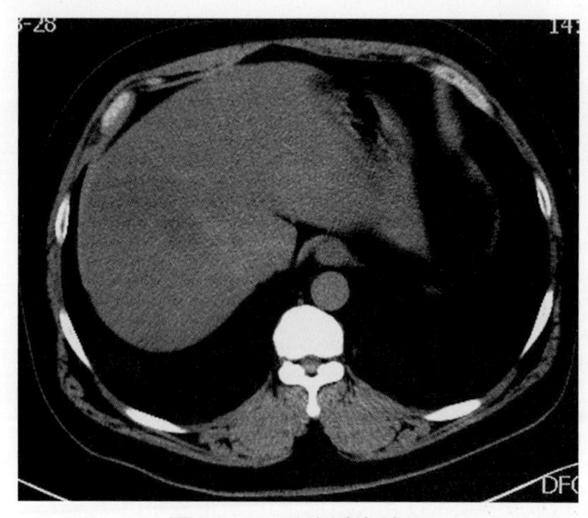

**图 9-1-4 不均质脂肪肝**

男性,53 岁。实验室检查示血脂增高,无明显不适。CT 平扫肝脏密度不均匀减低,其内多发片状高密度影为正常肝组织,密度减低区为脂肪浸润区域

常规 MRI 平扫 $T_1$WI、$T_2$WI 监测脂肪肝的敏感性较低,MRI 多种功能成像方法为脂肪肝检出提供了敏感的手段,包括化学位移成像、质子波谱成像。化学位移成像包括正相位(in-phase)和反相位(out-phase)成像,目前临床中主要应用梯度回波(GRE)$T_1$WI 序列;脂肪肝存在时,脂肪均匀区域在同相位影像上呈等或高信号,反相位影像信号减低。目前关于$^1$H-MRS 检出肝脏脂肪沉积的报道越来越多,研究认为 MRI 对肝局灶性病变的检出率最高且不受脂肪肝背景的影响,是一种敏感的检出肝脏脂肪沉积的方法。

**2. 肝腺瘤(hepatic adenoma)** 是肝脏少见的良性(或交界性)肿瘤,有包膜,经常有出血,部分病灶含脂肪。好发于育龄期妇女,与口服避孕药有关,其他危险因素包括 I 型糖尿病和肝糖原累积症。大多数患者无症状,常体检发现。由于肝腺瘤具有恶变的倾向,因此多建议手术切除。

CT 平扫时肝腺瘤多为等密度。病灶内含脂肪时,可为低密度;若同时存在出血,也可为高密度。坏死囊变区为低密度。由于肝腺瘤为富血供肿瘤,故增强扫描动脉期肝腺瘤多表现为明显强化,出血和坏死囊变区无强化。门脉期和延迟期与肝实质密度相仿或呈略低密度,部分可呈环形强化,提示包膜的存在。

肝腺瘤的 MRI 表现具有多样性,缺乏特征性表现。$T_1$WI 多为高信号,也可为低信号和等信号,$T_2$WI 多为高信号,少数为等信号和低信号,其信号强度不均匀与含出血、脂肪、坏死

和囊变相关；增强扫描表现与 CT 相似，新鲜出血特征表现为 $T_1WI$ 高信号，陈旧性出血可出现含铁血黄素沉积，$T_2WI$ 为明显低信号。出血和脂肪的存在对病变的定性诊断具有重要提示作用。化学位移成像序列对脂肪成分非常敏感（图 9-1-5，图 9-1-6）。CT 检出脂肪成分的概率约 7%，而 MRI 化学位移成像发现 35% ~75% 的腺瘤内存在脂肪成分，MRI 技术对发现肝腺瘤脂肪沉积的存在具有重要诊断价值。

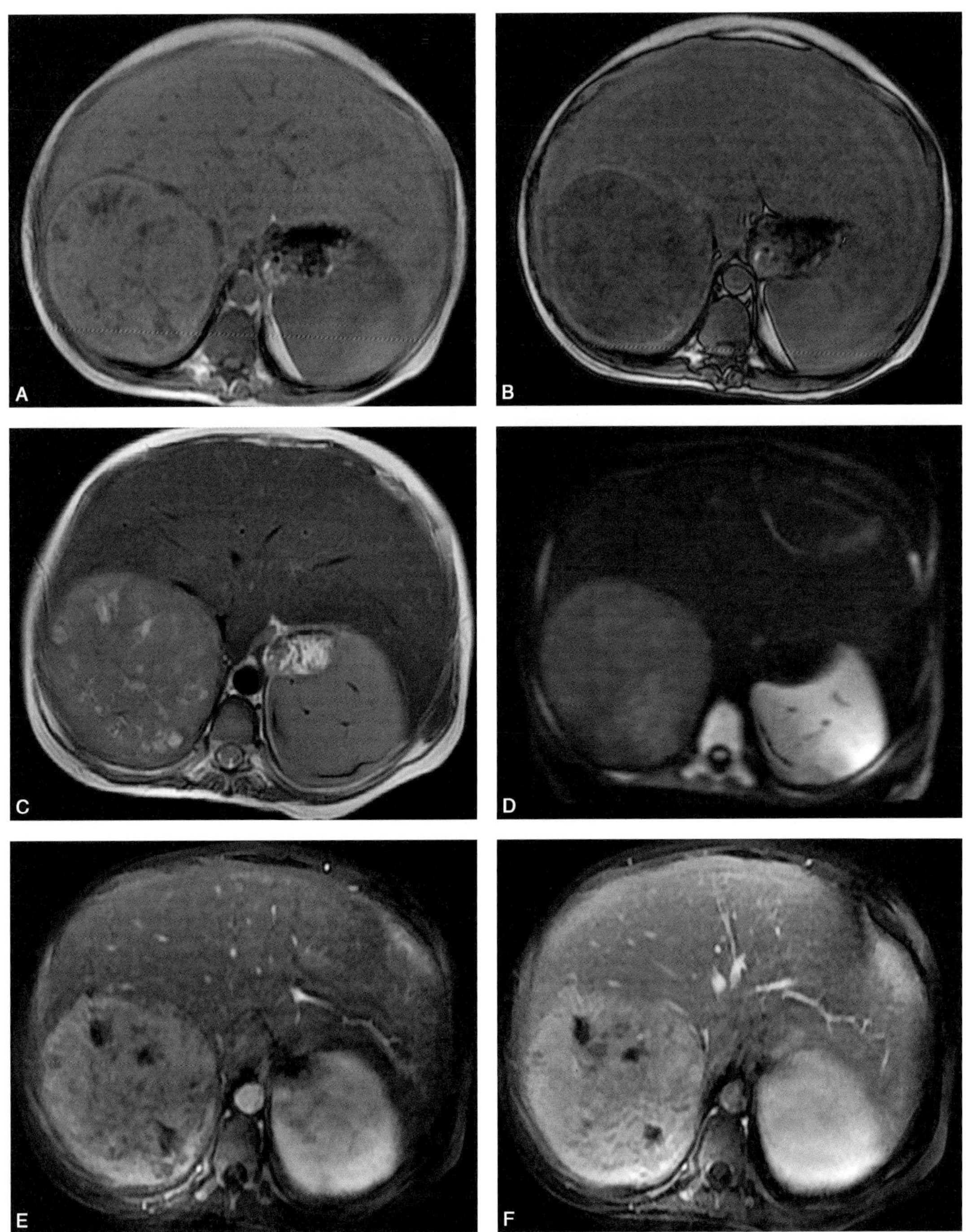

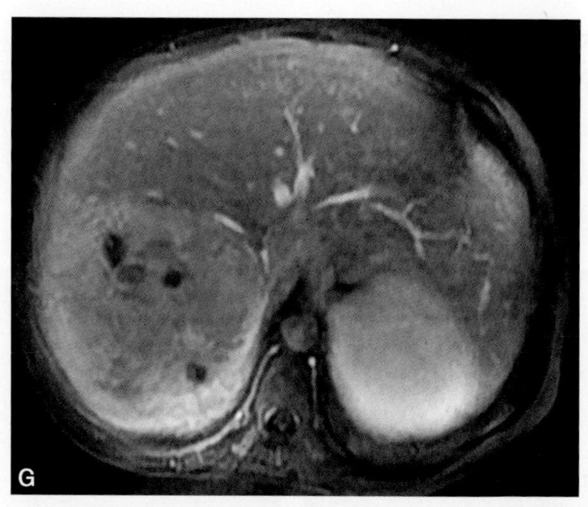

**图 9-1-5　糖原累积症并肝腺瘤**

男性，26 岁。诊为糖原累积症，肝内见多发腺瘤，其中肝右叶见一巨大类圆形占位。A. 化学位移成像显示 $T_1$WI in-phase 图像呈等、略高信号，内见条片状低信号；B. $T_1$WI out-phase 图像见肿瘤信号明显减低，提示脂肪组织存在；C. $T_2$WI 呈不均匀高信号；D. DWI 稍高信号；E～G. MRI 增强扫描动脉期、门脉期和延迟期动态增强显示肿瘤明显强化，提示富血供肿瘤

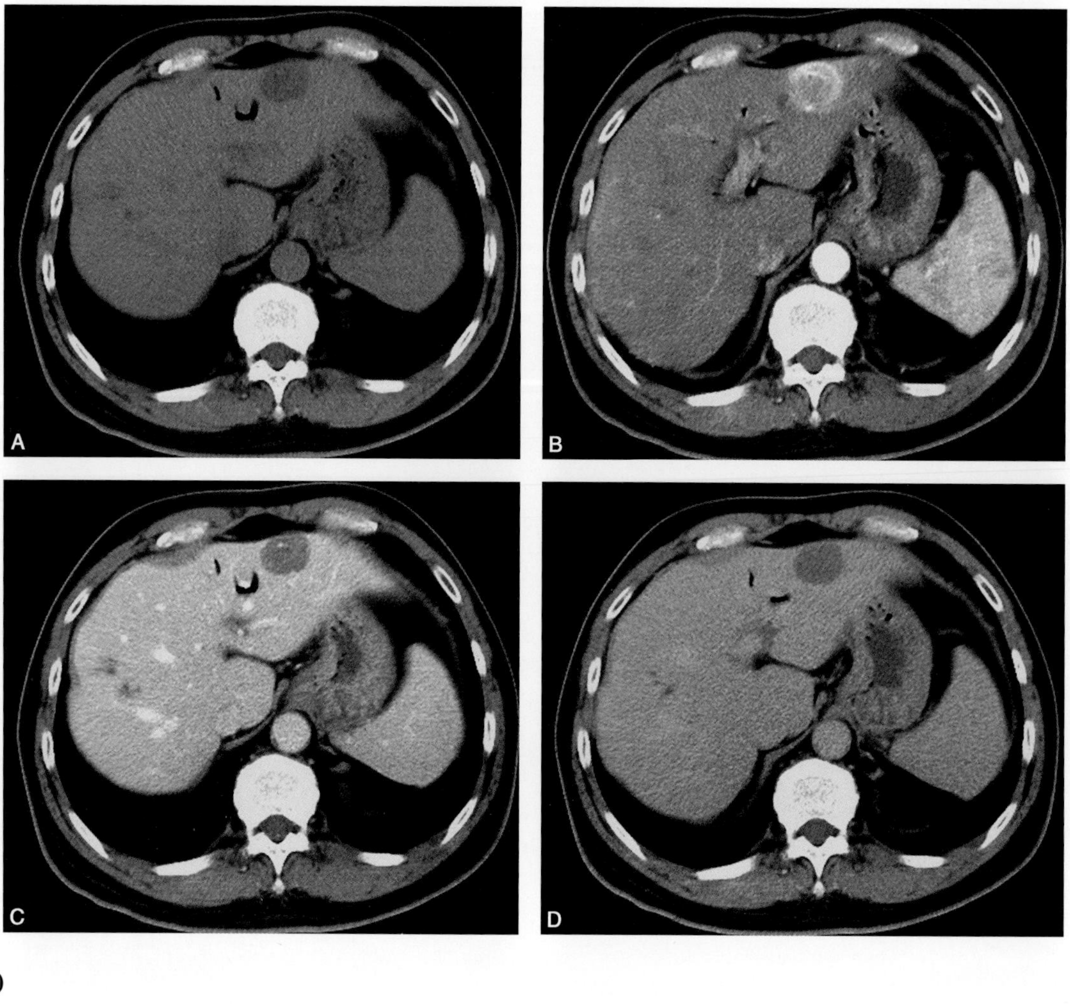

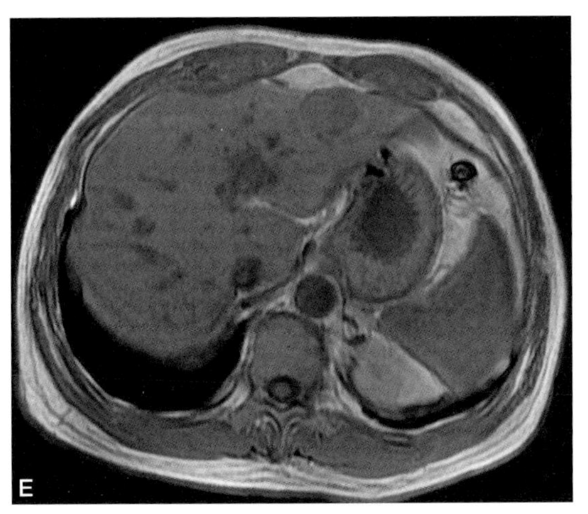

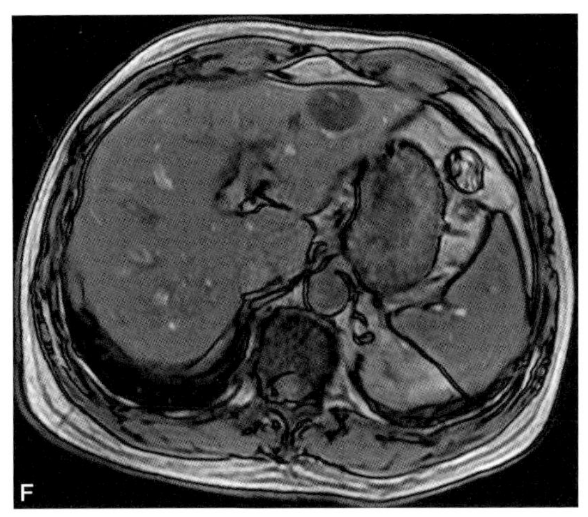

**图 9-1-6 肝腺瘤**

女性,48 岁。查体发现肝占位。A. CT 平扫示肝左叶包膜下见类圆形肿块影,密度欠均匀;B ~ D. CT 增强扫描示肿块动脉期呈不均匀明显强化,门脉期及延迟期肿块强化程度较正常肝实质强化程度低,呈相对低密度;E、F. MRI 化学位移成像 $T_1WI$ in-phase 图像呈略低信号,$T_1WI$ out-phase 见肿瘤信号明显减低,揭示脂肪组织存在;$T_2WI$ 示肿块呈略高信号

**3. 局灶性结节增生(focal nodular hyperplasia,FNH)** 是一种少见的肿瘤样病变,发病率远低于肝血管瘤。常见于无症状的年轻女性,查体时偶然发现。FNH 中脂肪很少见,有时可以并发弥漫性脂肪变性。

CT 平扫呈均匀等或低密度,部分病灶可显示中心的低密度瘢痕;增强后动脉期多呈均匀高密度,中央纤维瘢痕早期无强化,门脉期和延迟期病灶强化程度减低,而中央瘢痕呈延迟强化。MRI 平扫呈均匀等 $T_1$、等 $T_2$ 信号,中央瘢痕在 $T_2WI$ 上多呈高信号,具有特征性;增强扫描其强化方式与 CT 相仿,动脉期病灶明显强化,中心瘢痕无强化,门脉期及延迟期呈略高或等信号,中央瘢痕延迟强化(图 9-1-7)。

有报道认为肿瘤内脂肪可能与弥漫性脂肪肝相关,另外一些学者认为肿瘤内的脂肪沉积可能与邻近肝实质对肿瘤的压迫引起的缺血有关,也可能与肿瘤相关的产物有关。MRI 化学位移成像、质子波谱成像较 CT 可以更敏感的检出肿瘤内的脂肪成分的存在。

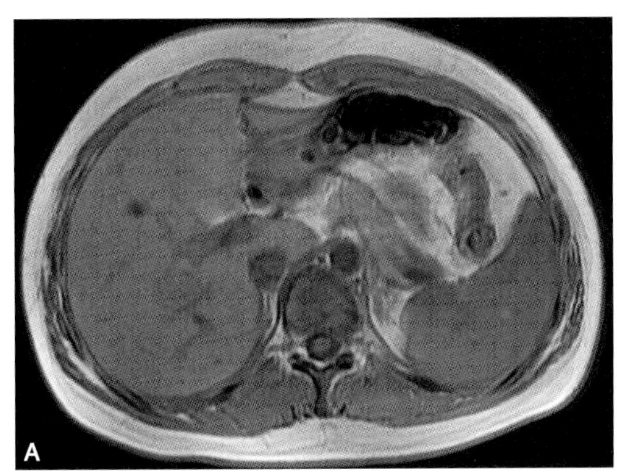

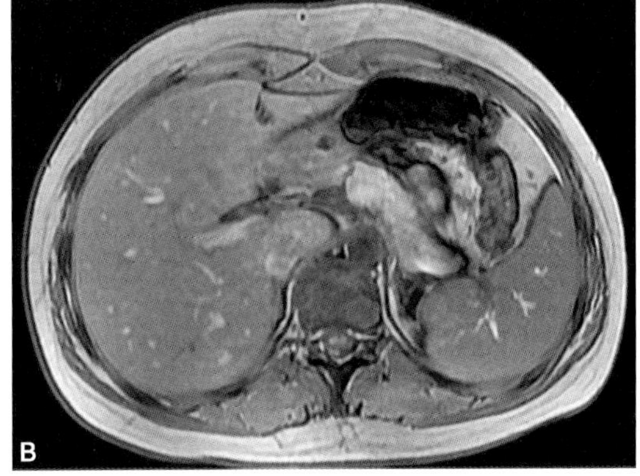

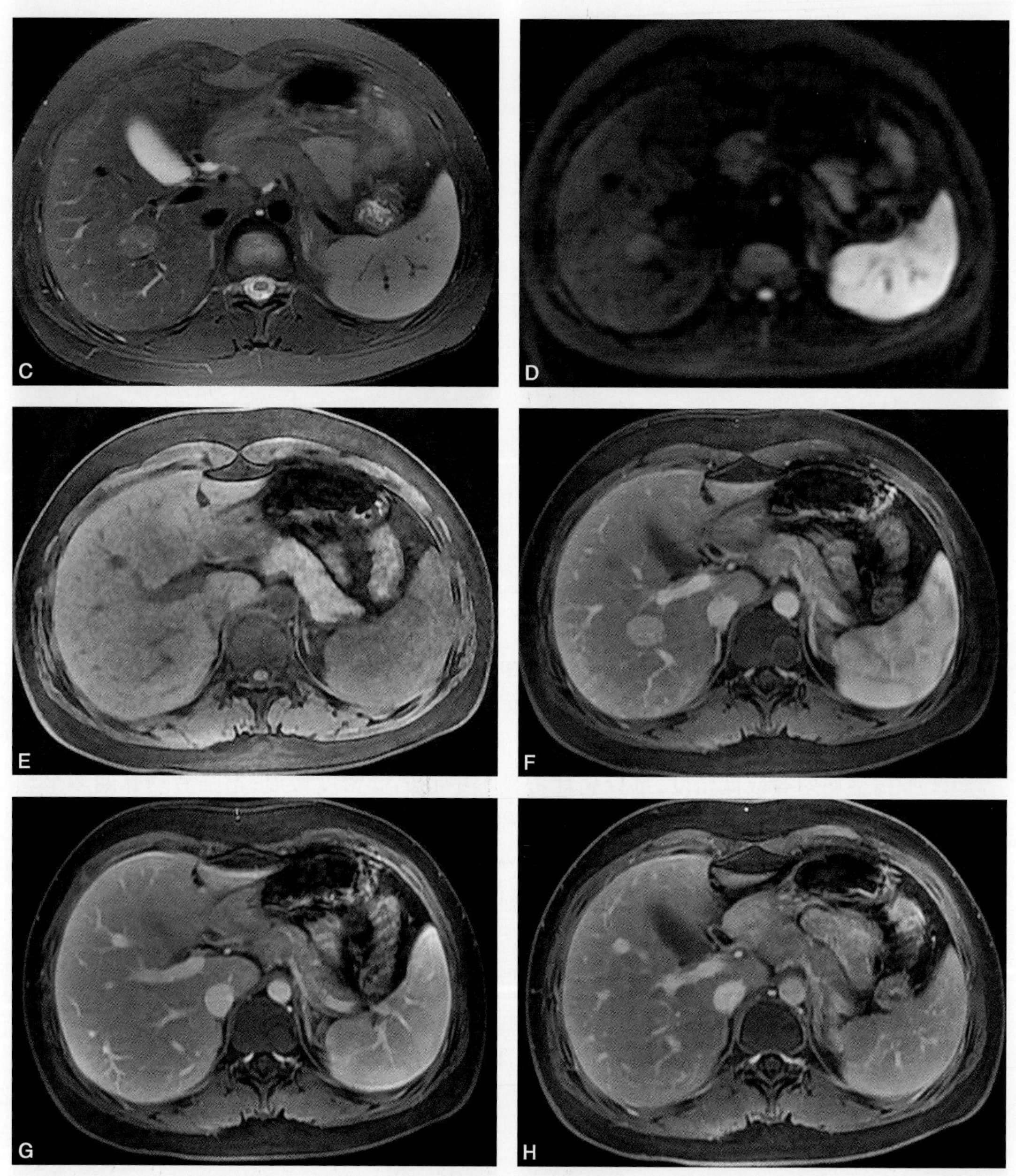

**图 9-1-7　局灶性结节增生**

女性，17 岁。查体发现肝占位。A. 化学位移成像 $T_1$WI in-phase 图像呈略高信号；B. $T_1$WI out-phase 肿瘤信号减低，呈等信号，提示脂肪组织存在；C. $T_2$WI 呈不均匀高信号；D. DWI 稍高信号；E. FS $T_1$WI 呈等信号；F ~ H. MRI 动态增强动脉期、门脉期和延迟期，动脉期病变明显强化，门脉期及延迟期呈等信号

**4. 脂肪瘤（lipoma）**　是肝内极少见的肿瘤。组织学上，病变由成熟的脂肪组织构成。脂肪瘤有典型的影像学特征。US 表现为边界清楚的均匀高回声肿块，CT、MRI 则表现为相应脂肪密度或信号（图 9-1-8）。

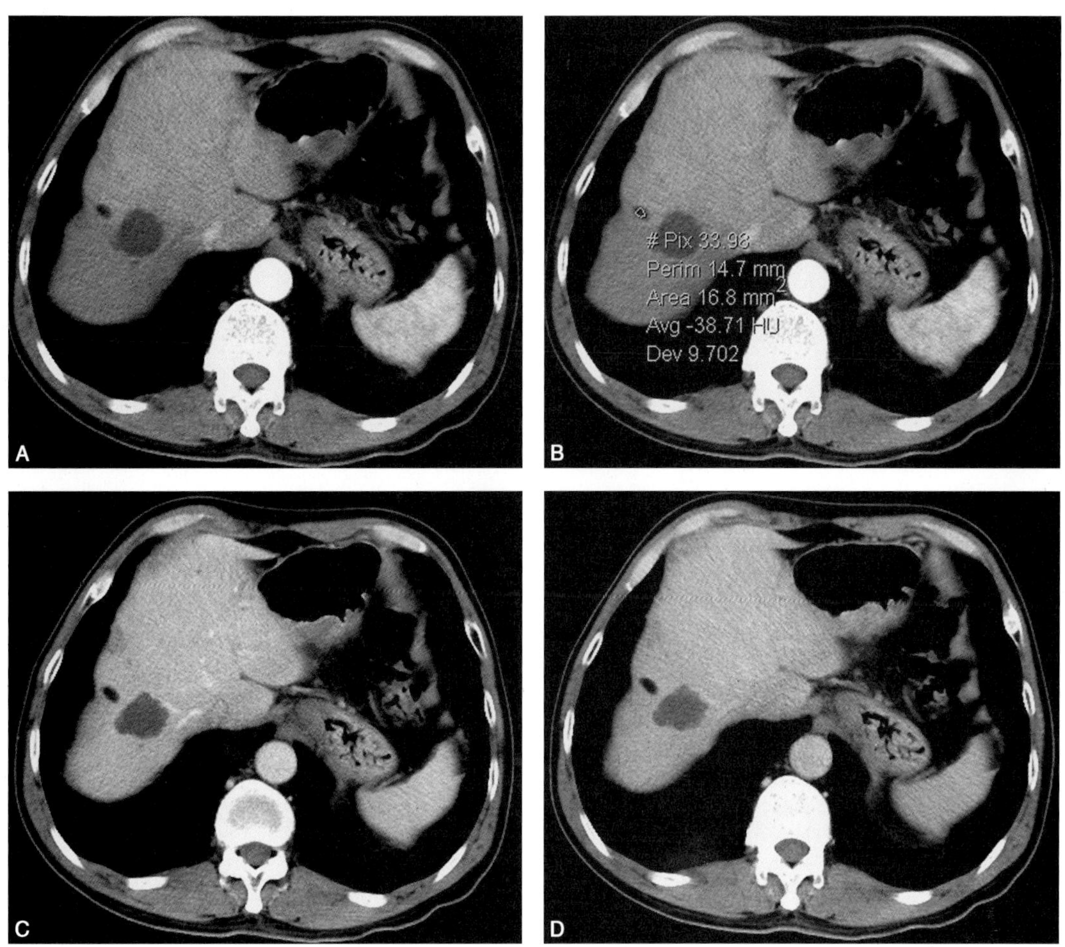


**图 9-1-8　肝脏脂肪瘤**

男性,60 岁。查体发现胃占位,行 CT 增强扫描检查是否存在肝转移。A～D. CT 增强扫描动脉期示肝脏类圆形低密度影,测量 CT 值约-38HU,门脉期和延迟期未见强化。病理示肝脏脂肪瘤,脂肪瘤旁囊性病变证实为胃癌肝转移

**5. 血管平滑肌脂肪瘤(angioleiomyolipoma,AML)**　是一种间叶组织来源的良性肿瘤,病理学上可见肿瘤由血管、平滑肌和脂肪三种成分构成,因其各种成分的构成比例不同。AML 一般分为四型:脂肪瘤型、肌瘤型、血管瘤型和混合型。

AML 的影像学特征取决于肿瘤所含成分的不同,其中脂肪和血管的存在是诊断 AML 的重要影像特征。由于脂肪成分的存在,CT 平扫可见肿瘤全部或部分脂肪密度的存在,MRI 上则表现为反相位肿瘤部分或全部信号的减低以及质子波谱成像脂质峰的存在(图 9-1-9)。若存在血管则在 MRI、CT 动脉期可见肿块内点状或条状明显强化灶,强化程度与主动脉强化相仿;MRI 平扫 $T_2$WI 肿块内点条状流空信号的存在也提示肿瘤内血管的存在。

AML 因脂肪含量的不同会有不同的影像学表现。超声多表现为均质或不均质强回声伴低回声肿块。CT 为边界清晰的均匀或不均匀低密度肿块,其内含更低的脂肪成分(CT 值

≤20HU）；增强扫描动脉期可见点条状明显强化灶，门脉期和延迟期呈持续强化，此特征提示血管、平滑肌成分的存在。MRI 则可以更敏感的检出脂肪成分的存在，脂肪成分在平扫 $T_1$WI、$T_2$WI 均呈高信号，化学位移成像反相位图像或 FS-$T_2$WI 均可见脂肪成分的信号减低，强化方式与 CT 相仿（图 9-1-10，图 9-1-11）。

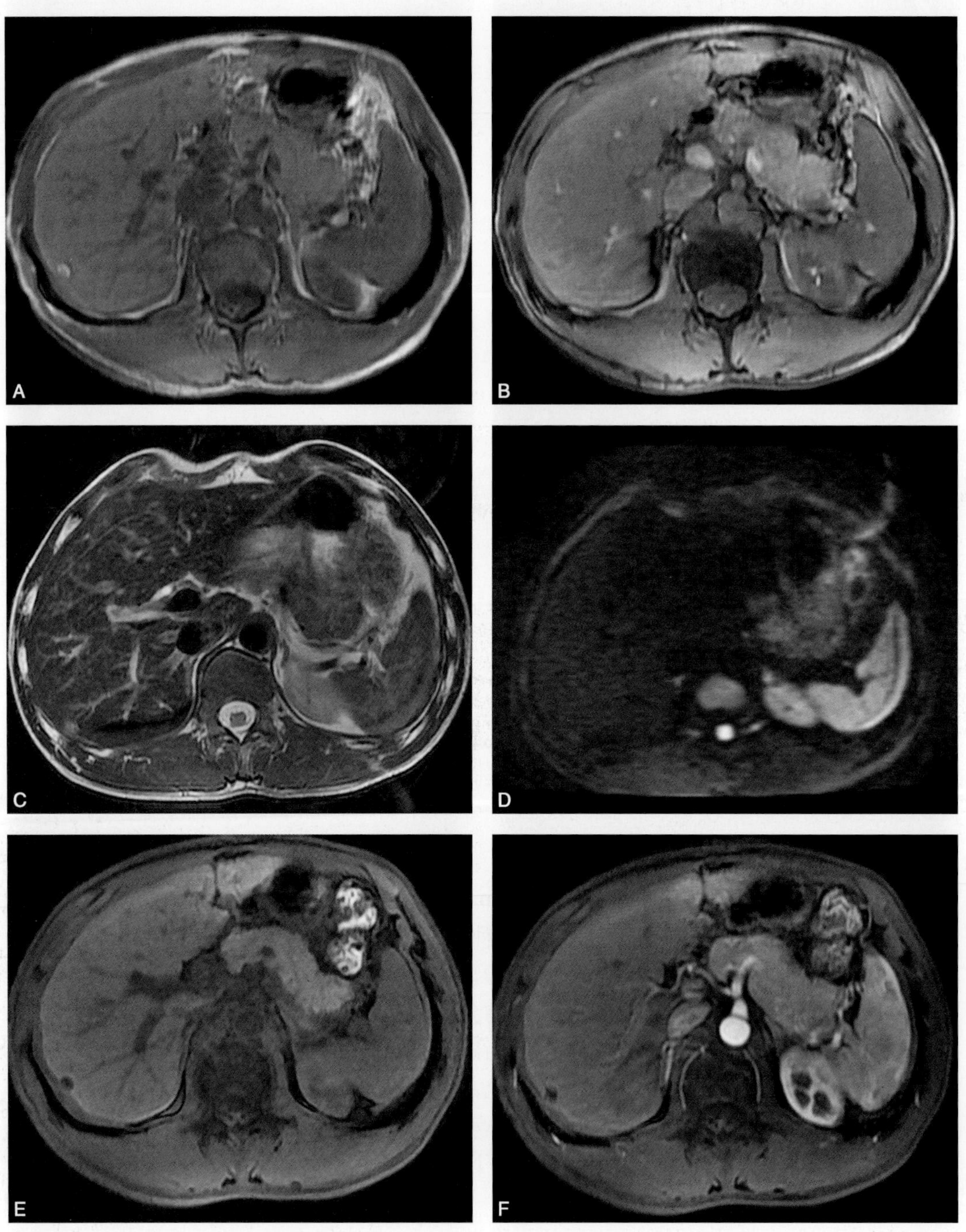

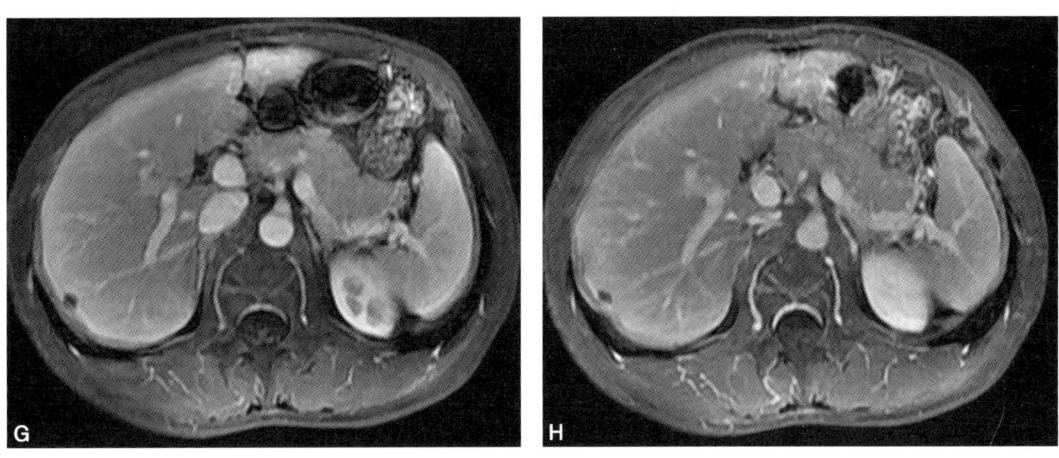

**图 9-1-9 血管平滑肌脂肪瘤**

男性,34 岁。查体发现肝占位。A. 化学位移成像 $T_1$WI 示肝右叶包膜下见小圆形病变,in-phase 图像呈略高信号;B. $T_1$WI out-phase 肿瘤信号减低,呈等低信号,提示脂肪组织存在;C. $T_2$WI 呈高信号;D. DWI 稍高信号;E. FS $T_1$WI 呈低信号;F ~ H. MRI 动态增强动脉期、门脉期和延迟期,病变无明显强化呈低信号。病理证实为肝脏血管平滑肌脂肪瘤(脂肪瘤型)

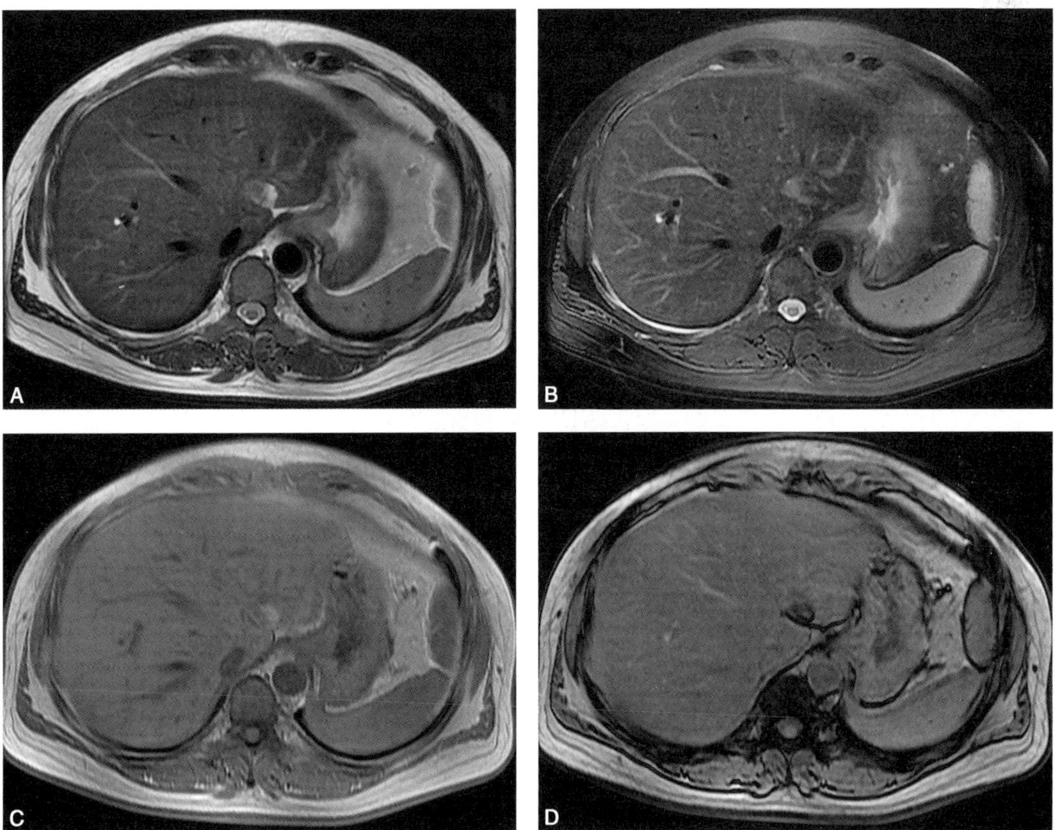

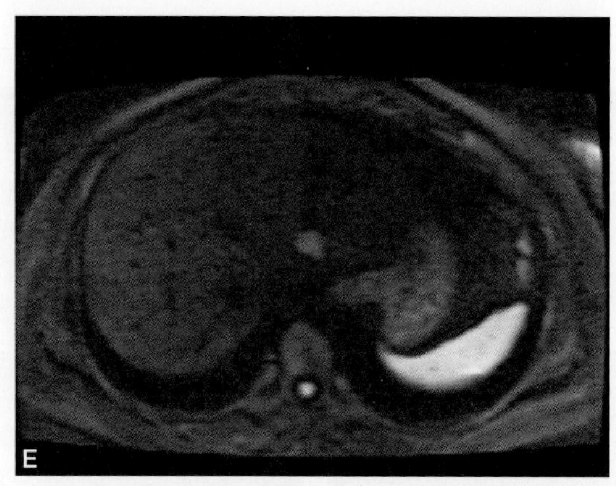

**图 9-1-10　肝脏血管平滑肌脂肪瘤**

女性，41 岁。甲状腺肿物入院，术前评估发现肝脏占位。A. $T_2$WI 呈不均匀高信号结节，其左侧呈明显高信号；B. FS $T_2$WI 示结节左侧信号减低；C. 化学位移成像 $T_1$WI in-phase 图像示结节右侧呈低信号，左侧呈高信号；D. $T_1$WI out-phase 结节左侧信号减低，提示脂肪组织存在；E. DWI 结节呈高信号。病理示血管平滑肌脂肪瘤

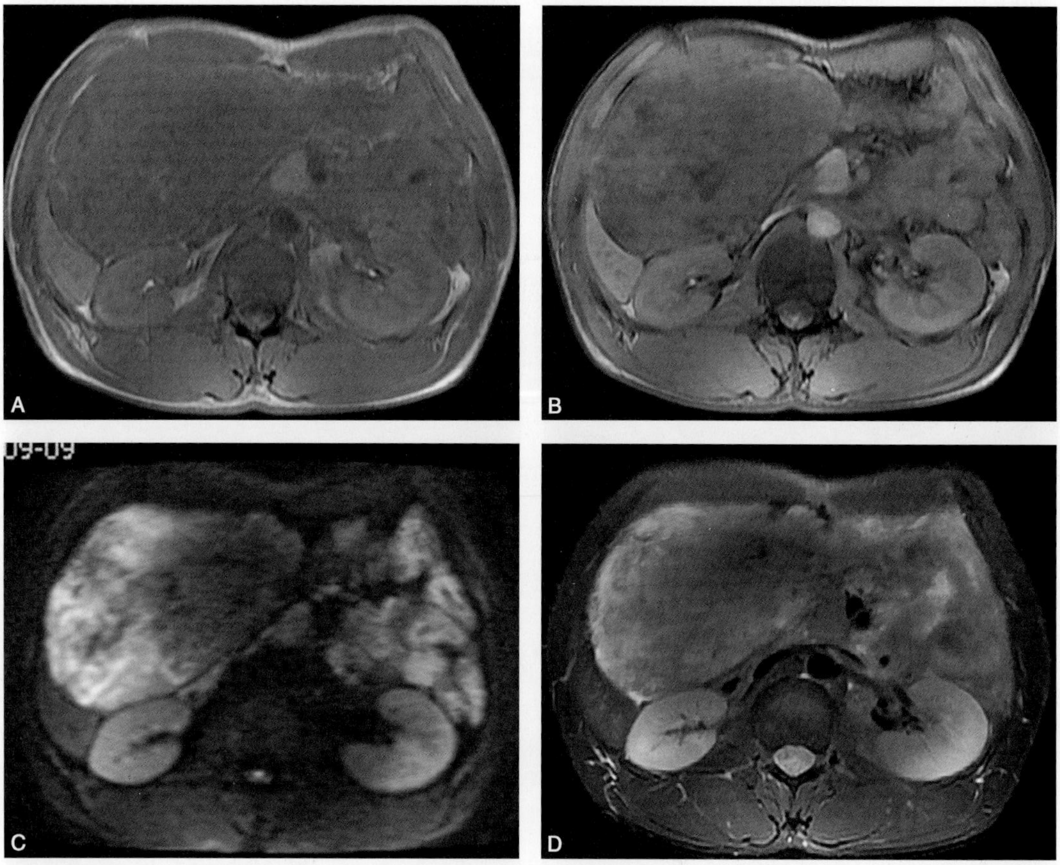

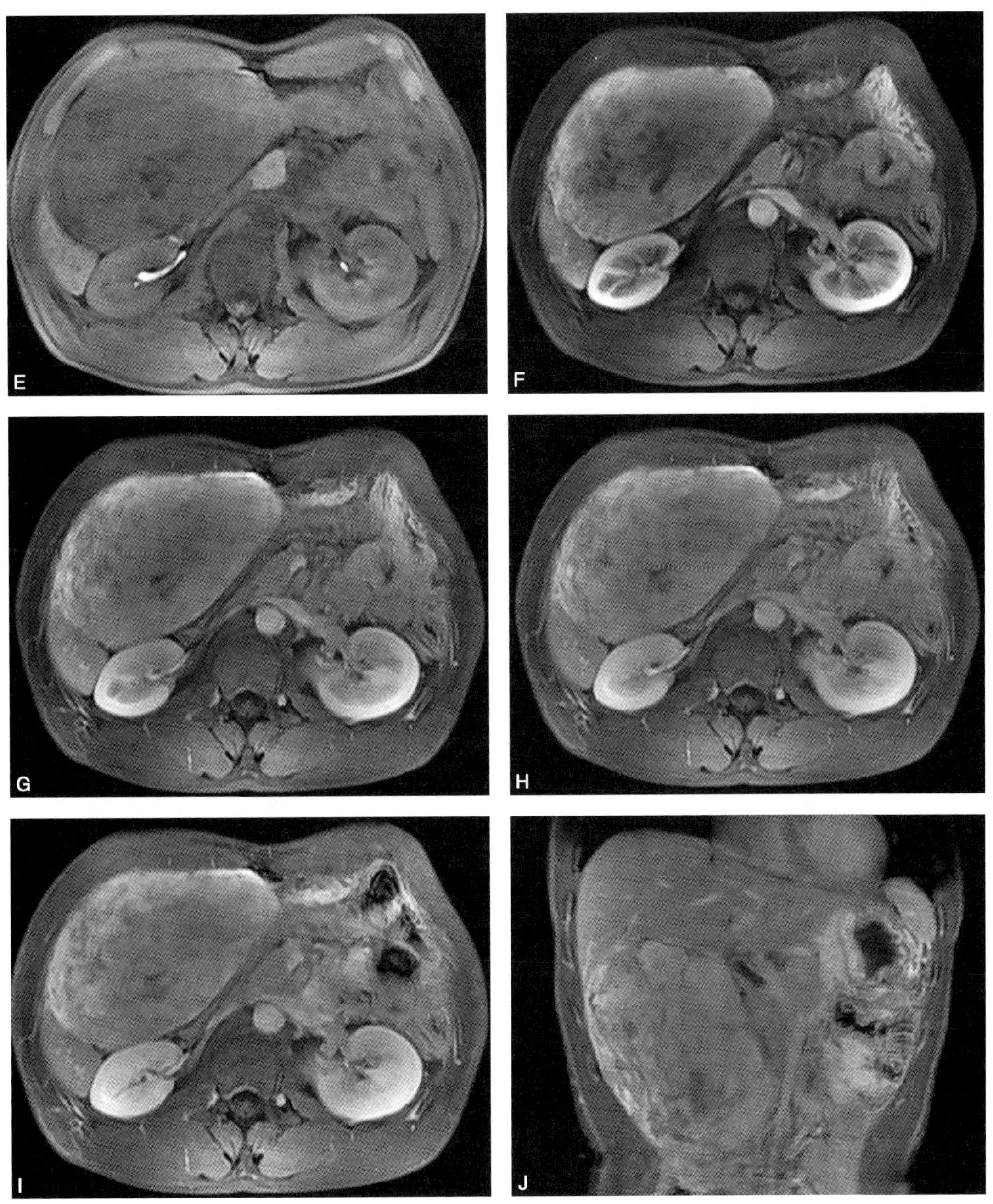


图 9-1-11　肝脏血管平滑肌脂肪瘤

女性，35 岁。上腹部疼痛，反酸 1 年余。A. $T_1$WI 化学位移成像示肝左叶巨大肿块影，in-phase 图像呈低信号，内见斑片状高信号；B. $T_1$WI out-phase 可见高信号区域信号减低，提示脂肪组织存在；C. DWI 呈高信号；D. $T_2$WI 呈不均匀高信号；E. FS $T_1$WI 呈不均匀低信号；F ~ J. MRI 动态增强动脉期肿块不均匀明显强化，门脉期和延迟期仍呈相对高信号。病理示肝脏血管平滑肌脂肪瘤

**6. 畸胎瘤（teratoma）**　真正的肝脏畸胎瘤十分少见，仅见少数文献报道。大多所谓的肝脏畸胎瘤是腹腔内或腹膜后的畸胎瘤侵及肝脏。畸胎瘤是良性肿瘤，有包膜，起源于多能

细胞，畸胎瘤多起源于外胚层、中胚层和内胚层三层干细胞。囊性的肿瘤多含有脂肪、毛发、蛋白质碎片和钙化。

影像特征反映了肿瘤组织成分的不同。如果发现一个肿块内含有脂肪、液体和钙化高度提示畸胎瘤的可能性。畸胎瘤具有典型的CT特征，平扫为混杂密度肿块，肿块边界清晰，因脂肪成分的存在可出现相应的低密度区，亦可出现囊壁的钙化，甚至可见肿瘤内骨样组织的存在，增强扫描强化不明显。MRI对钙化、骨样组织不敏感，但可以敏感地检出其内的脂肪、蛋白成分。

**7. 肝内肾上腺异位瘤(hepatic adrenal rest tumor，HARTs)** 是肾上腺皮质细胞异位于肝脏。该肿瘤可为无功能性肿瘤，也可有内分泌症状出现。组织学上，肝内肾上腺异位瘤由矮柱状或立方形透明细胞构成，与肾上腺皮质肿瘤相似，肝内肾上腺异位瘤可含有特征性的脂肪。肝内肾上腺异位瘤常位于肝包膜下，为含有脂肪成分的富血供肿瘤。但是，该肿瘤与肝脏的肝细胞肝癌以及血管平滑肌脂肪瘤很难鉴别，最终诊断有赖于病理。

**8. Glisson膜假脂肪瘤(pseudolipoma of Glisson capsule)** 是由肝被膜包裹的脂肪组织，由纤维包裹、分离的结肠网膜构成，常位于腹腔内，当病变邻近肝脏时，病变可被肝包膜粘连。肝包膜下及Glisson鞘下假性脂肪瘤表现为边界清晰的结节，结节内为脂肪或软组织密度/信号(图9-1-12，图9-1-13)。肝包膜下及Glisson鞘下假性脂肪瘤应与肝脏浆膜转移瘤、肝包膜下纤维坏死结节鉴别。

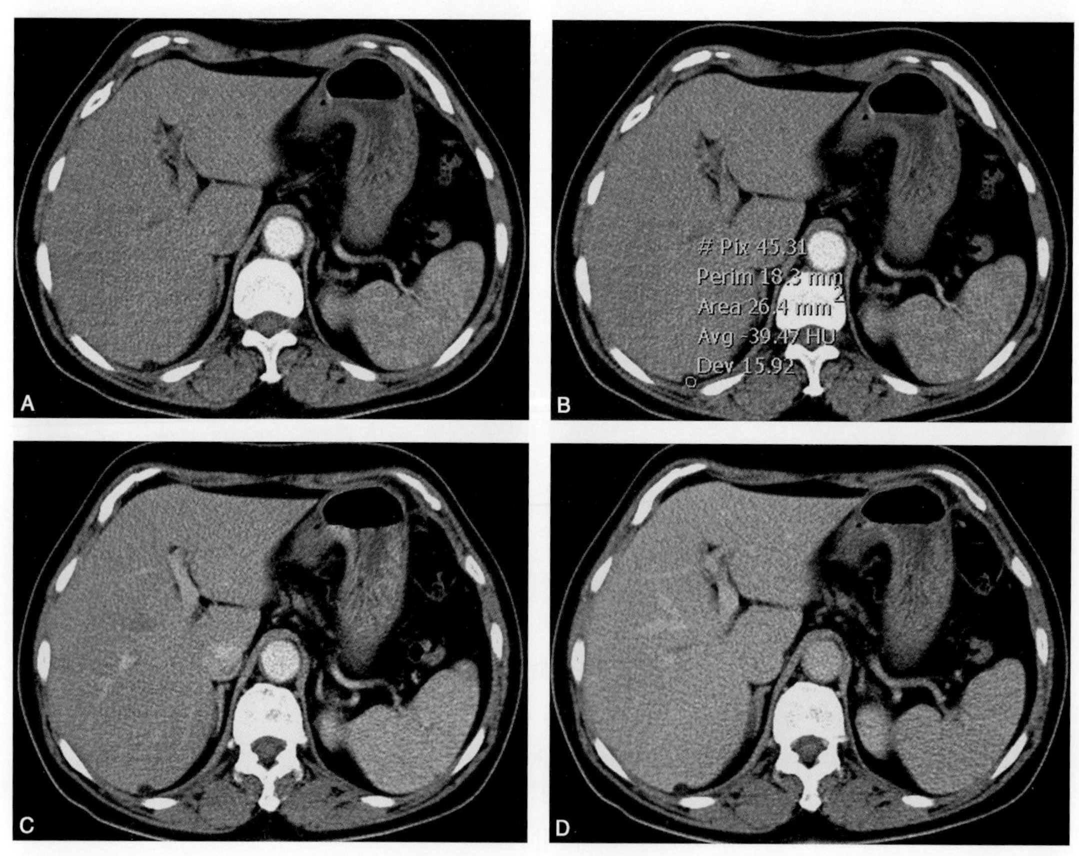


**图9-1-12 肝包膜下假脂瘤**

女性，58岁。腹痛10余天。A. CT增强扫描动脉期示肝脏包膜下类圆形低密度影；B. CT值测量约-39HU；C、D. CT增强扫描门脉期和延迟期，增强扫描未见强化

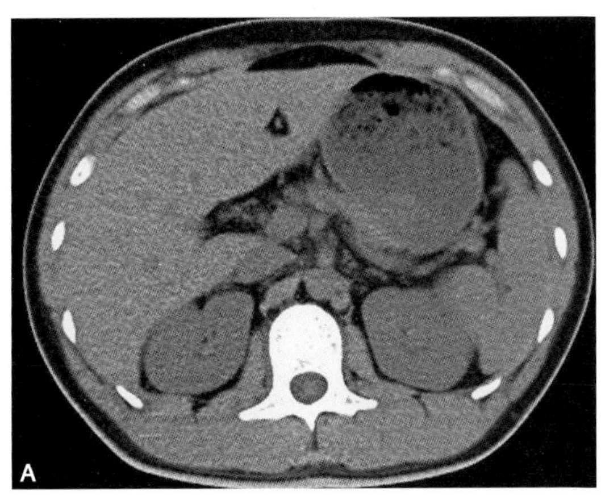


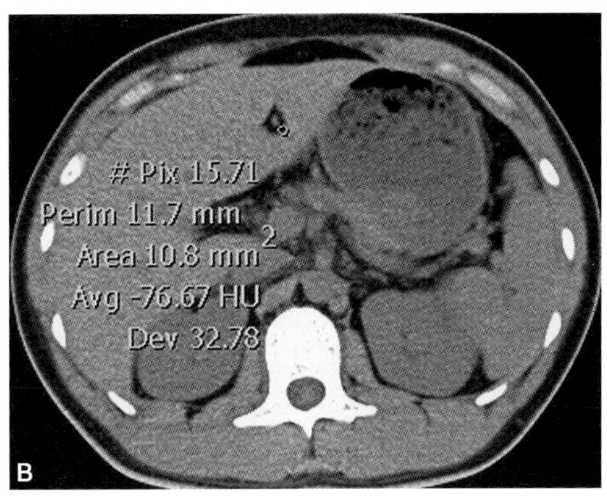


**图 9-1-13　Glisson 间隙假脂瘤**

男性,24 岁。咳嗽、咳痰。A、B. 胸部 CT 平扫时偶然发现 Glisson 间隙假脂瘤,CT 值约-76HU

**9. 朗格汉斯细胞组织细胞增生症中的黄瘤样损害(xanthomatous lesions in Langerhans cell histiocytosis)**　朗格汉斯细胞组织细胞增生症(Langerhans cell histiocytosis,LCH)是一种临床表现多种多样的严重的多系统异常性疾病,主要特征是朗格汉斯细胞及其抗原呈递细胞出现过度增生。肝脏受累少见,常出现在广泛性或弥漫性 LCH 患者,以门静脉周围损害为其特征。组织学上可分为四期:增生期、肉芽肿期、黄瘤期和纤维化期。US 示黄瘤样病变为高回声,CT 为脂肪低密度,MRI 表现为脂肪信号。

**10. 肝脏网膜的脂肪沉积:外科术后改变(fatty pseudolesion of the liver:postoperative changes)**　肝胆外科术后,网膜脂肪可以疝入或被带入切口而出现脂肪填充。CT 或 MRI 图像上出现相应部位脂肪密度/信号的存在,应考虑到该种可能,结合手术史综合作出诊断。

**(二)含脂肪的恶性肝脏病变(malignant fat-containing liver lesion)**

**1. 肝细胞肝癌(hepatocellular carcinoma,HCC)**　是最常见的肝脏原发恶性肿瘤,HCC 可以为单发,也可为多发,病变常在肝硬化的基础上发生。我国是乙肝大国,多数肝细胞肝癌存在乙肝病史。乙肝病毒的长期作用,引起肝脏的炎症、出血、坏死,导致肝纤维化甚至 HCC 的发生。因此,慢性肝病患者特别是肝硬化患者,应每半年进行一次体检筛查。

US 是筛查 HCC 的首选,CT、MRI 检查较超声可明显提高 HCC 的诊断准确率。CT 平扫 HCC 多表现为均匀或不均匀低密度团块,部分病变密度不均匀,部分内见点片状高密度影或整个肿块均呈高密度,与肿瘤内出血、钙化等相关,部分内见点片状的更低密度影,可能与脂肪沉积、坏死等相关;增强扫描多表现为典型的“快进快出”,即动脉期明显强化、门脉期和延迟期造影剂退出,较周围肝实质呈相对低密度,并可见延迟期假包膜的环形强化。一般认为 HCC 假包膜的形成是由于肿瘤压迫周围肝组织,从而引起纤维组织增生,从而形成假包膜。肿块内的脂肪、出血及坏死不强化。当然,少部分 HCC 的密度/信号特征不典型,应结合病史、实验室检查以及既往影像学资料综合判断。此外,还应注意有无门脉癌栓、肝门区及腹膜后淋巴结转移。

MRI 平扫 HCC 多表现为 $T_1$WI 低信号、$T_2$WI 高信号及 DWI 高信号,增强扫描方式与 CT 相仿;当肿块内含有出血、脂肪、钙化、坏死时,各序列可呈混杂信号,脂肪在 $T_1$WI、$T_2$WI 均呈高信号,FS-$T_1$WI、FS-$T_2$WI 该区域信号减低,化学位移成像也可见反相位脂肪沉积区域信号减低(图 9-1-14),边界清楚的小肝癌(<1.5cm)常出现弥漫性脂肪沉积,较大的肿瘤会有斑片状的脂肪沉积,脂肪沉积可见于 35% 的 HCC。与肝腺瘤均匀的脂肪沉积相比,HCC 内的脂肪沉积常为片状,MRI 可以很好的显示 HCC 内的脂肪沉积(图 9-1-15)。一般认为,脂肪变多见于高分化的 HCC。钙化 $T_2$WI 呈低信号,$T_1$WI 可以为低信号或略高信号。坏死 $T_1$WI 为低信号,$T_2$WI 高信号。出血信号多种多样,不同时期有不同的信号特征。MRI 检查较 CT 可以提供更多的成分信息,且其假包膜的显示明显优于 CT。

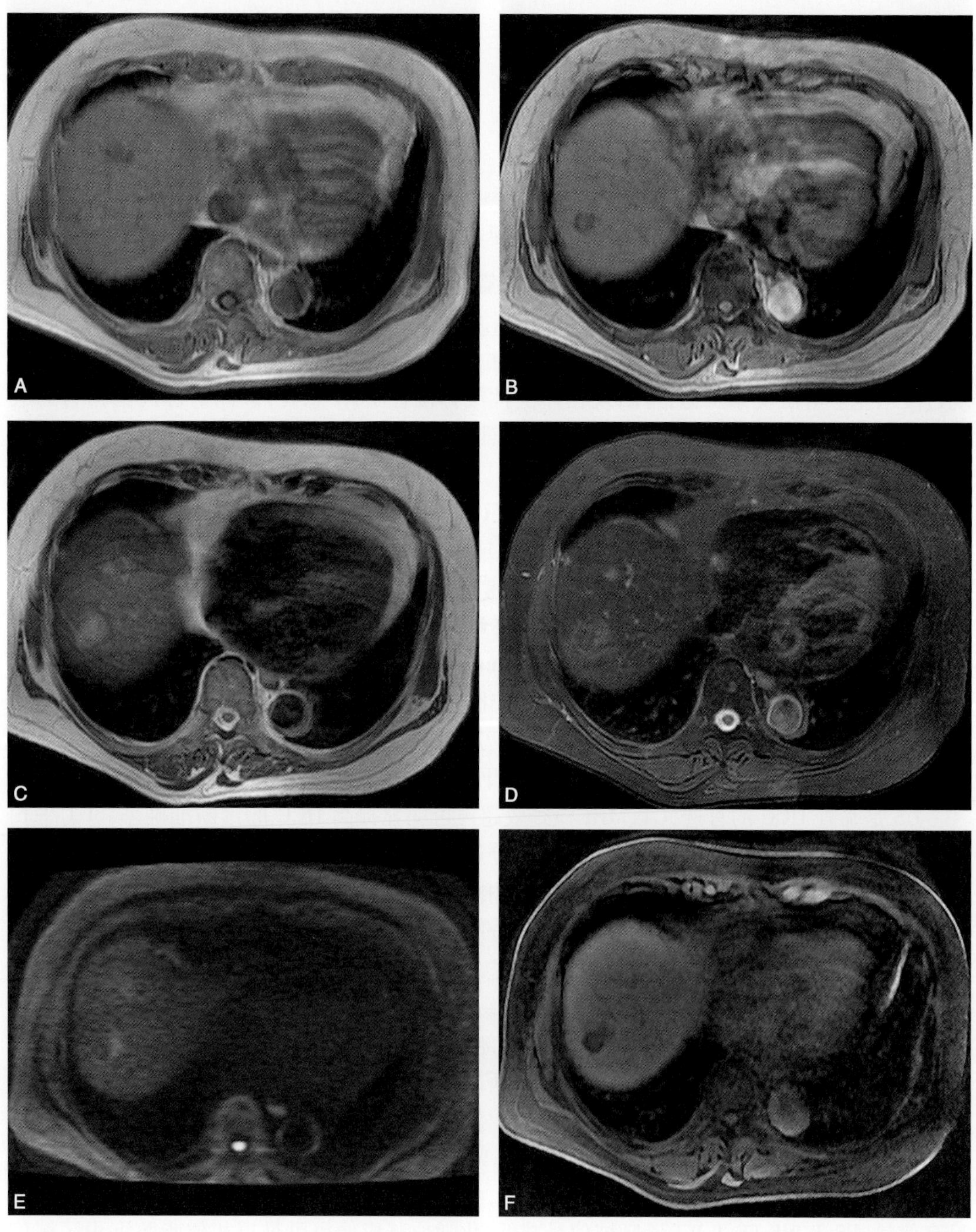

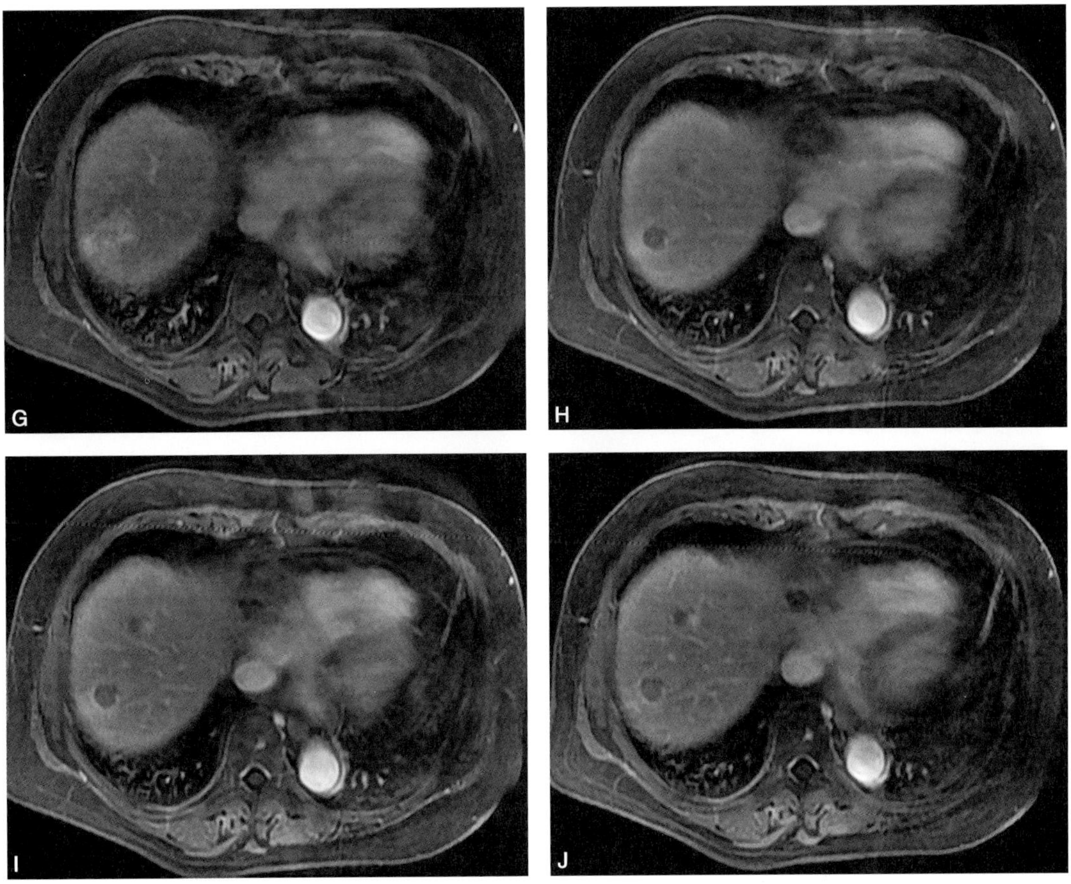

**图 9-1-14　含脂肪成分肝细胞肝癌**

女性,71 岁。A. $T_1$WI 化学位移成像示肝右叶多发小结节影,较大结节 in-phase 周边呈低信号,内见斑片状高信号;B. $T_1$WI out-phase 可见高信号区域信号减低,提示脂肪组织存在;C. DWI 呈高信号;D. $T_2$WI 呈不均匀高信号;E. FS $T_1$WI 呈不均匀低信号;F ~ J. MRI 动态增强动脉期结节不均匀明显强化,门脉期和延迟期仍呈相对高信号。病理:含脂肪成分肝细胞肝癌

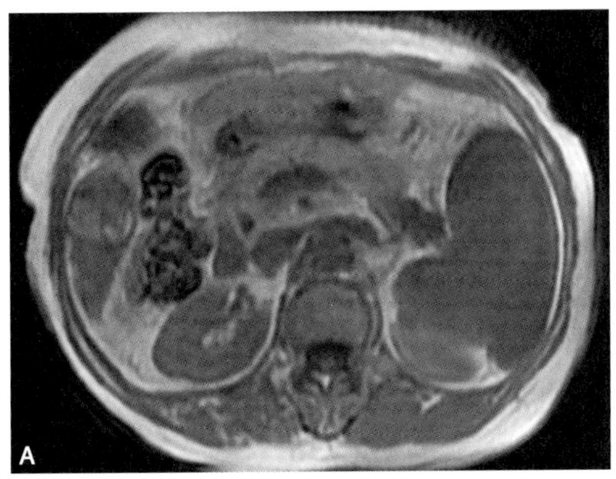

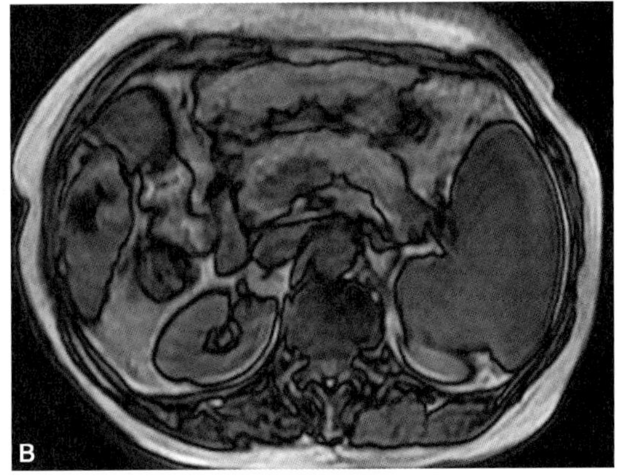

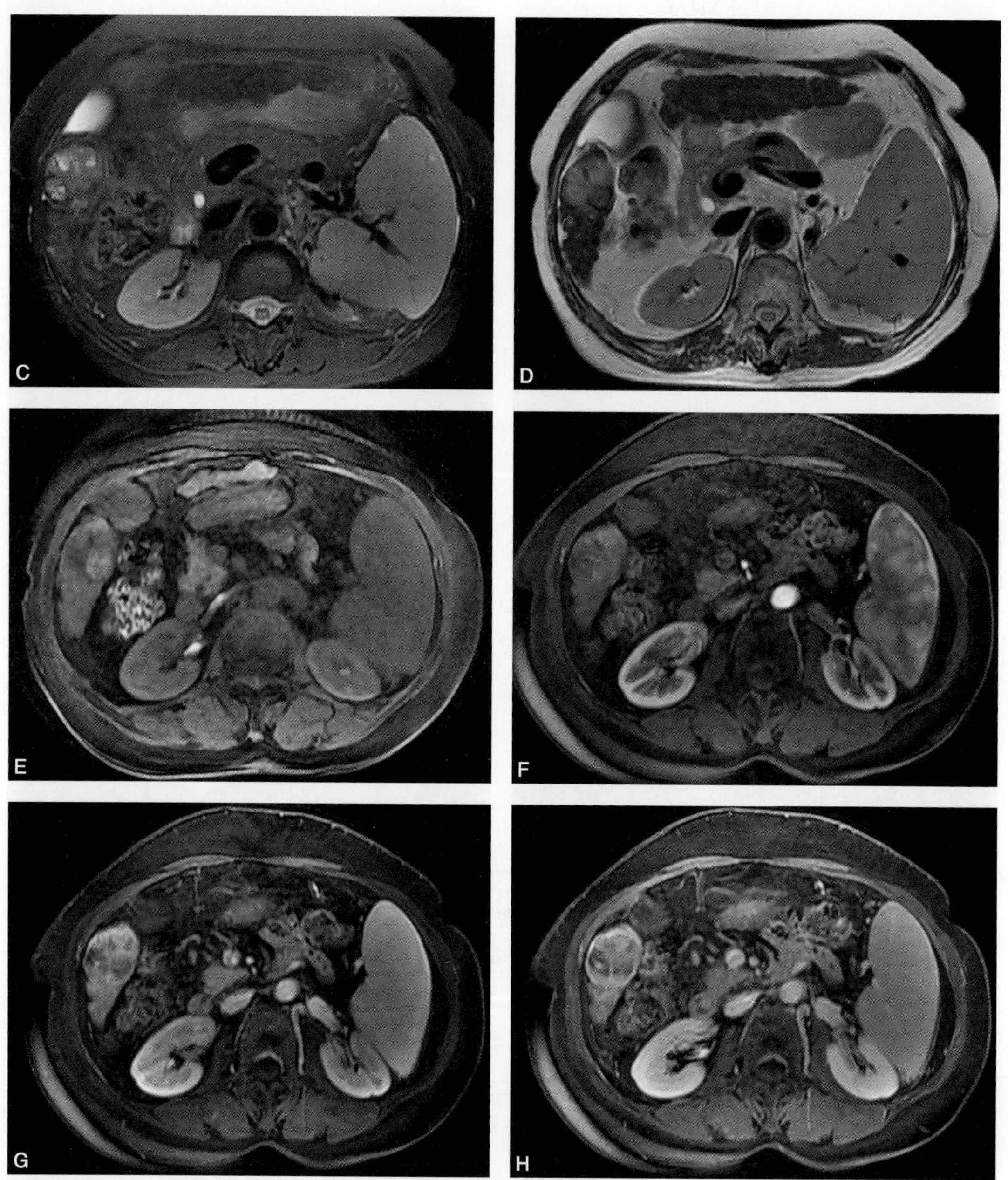


**图 9-1-15　含脂肪成分肝细胞肝癌**

女性，74 岁。乙肝、肝硬化病史。A. MRI 扫描示肝右叶下角见类圆形肿块影，化学位移成像 $T_1$WI in-phase 图像示肿块内见斑片状高信号；B. $T_1$WI out-phase 示肿瘤部分信号减低，呈低信号，提示脂肪成分存在；C. FS $T_2$WI 呈略高信号；D. $T_2$WI 呈不均匀高信号；E. FS $T_1$WI 呈低信号，内见片状高信号，提示出血的存在；F ~ H. MRI 动态增强动脉期不均匀斑片状强化，门脉期及延迟期造影剂退出，部分呈相对低信号。病理示肝细胞肝癌

**2. 脂肪肉瘤(liposarcoma)**　一种少见的恶性实质性肿瘤，约占所有肉瘤的 15%。脂肪肉瘤常见腹膜后转移，肝转移仅为 10%。多数的肝脏脂肪肉瘤为转移瘤。起源于肝脏的

单发脂肪肉瘤也有报道。

肝脏脂肪肉瘤 CT 平扫表现为肝内不均匀低密度肿块影，其内可见或多或少的更低密度脂肪成分，肿块边界不清，呈浸润性生长，增强后不均匀强化。MRI 表现为边界不清的肿块，$T_1$WI 呈不均匀低信号，$T_2$WI 呈不均匀高信号，内可见脂肪信号存在，其脂肪信号的特征与前述病变脂肪信号相仿。

**3. 肝转移瘤（hepatic metastasis）** 一般来说，肝脏转移癌不存在脂肪。极少数肝脏转移癌存在局灶性的脂肪，如恶性畸胎瘤肝转移等。肝脏含脂肪的转移瘤多有原发肿瘤病史，且原发病多为含脂肪恶性肿瘤，部分病例先发现肝脏转移瘤，后发现原发病变。

影像学表现为肝脏多发病变，少数可单发，病变内可见斑片状、不规则形脂肪密度/信号，部分病例可合并出血、坏死，增强扫描多呈环形强化（图 9-1-16）。

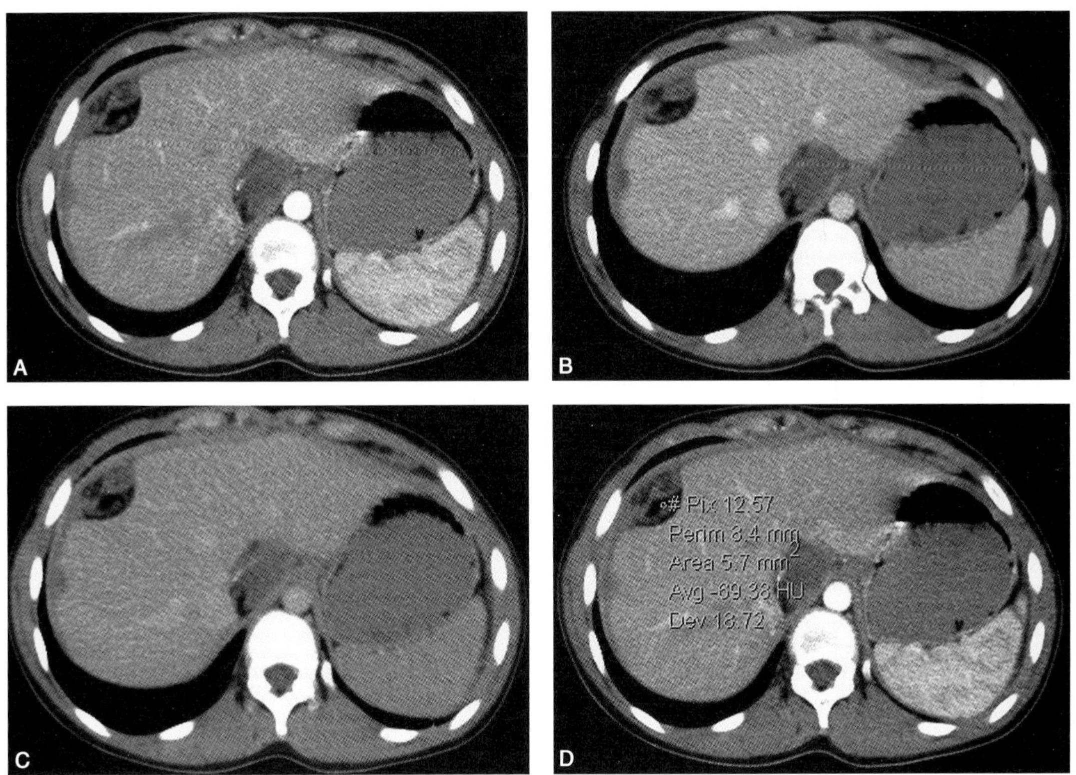


**图 9-1-16　恶性畸胎瘤肝转移**

女性，15 岁。卵巢未成熟畸胎瘤术后半年，复查发现肝内占位。A ~ C. 上腹部 CT 强化扫描动脉期、门脉期及延迟期示肝右叶包膜下一类圆形肿块影，边界清晰，内见斑片状低信号影；D. 动脉期 CT 值测量约 -69HU，提示脂肪组织的存在；增强扫描实性部分明显强化，脂肪组织未见强化

## 五、研究进展及存在问题

目前，US、CT、MRI 等多种方法均可用于肝脏含脂肪成分病变的检出。脂肪信号有其特征性影像学表现，传统影像学技术可以准确判断肝脏实质内及肝脏占位性病变内脂肪信号的存在。近年新兴的 CT 能谱技术和磁共振多模成像技术为检测脂肪组织的存在提供了新

途径。CT 能谱技术的物质分离技术可以对脂肪组织和水进行配对,判断脂肪与水的比值。磁共振新技术包括化学位移成像序列和磁共振波谱成像等。化学位移成像表现为反相位脂肪组织信号的减低,磁共振波谱可有脂质峰的存在。IDEAL 技术可进行水脂分离,从而检出脂肪组织的存在。随着影像学技术的飞速发展,相信会有越来越多的新技术用于临床,为脂肪组织的检出提供更敏感、更准确的方法。

(吕薇薇　于德新　王青)

## 参 考 文 献


1. Basaran C, Karcaaltincaba M, Akata D, et al. Fat-containing lesions of the liver: cross-sectional imaging findings with emphasis on MRI. AJR Am J Roentgenol, 2005, 184(4): 1103-1110.
2. Fargion S, Porzio M, Fracanzani AL. Nonalcoholic fatty liver disease and vascular disease: state-of-the-art. World J Gastroenterol, 2014, 20(37): 13306-13324.
3. Fischer MA, Gnannt R, Raptis D, et al. Quantification of liver fat in the presence of iron and iodine: an ex-vivo dual-energy CT study. Invest Radiol, 2011, 46(6): 351-358.
4. Kim D, Choi SY, Park EH, et al. Nonalcoholic fatty liver disease is associated with coronary artery calcification. Hepatology, 2012, 56(2): 605-613.
5. Liu J, Musani SK, Bidulescu A, et al. Fatty liver, abdominal adipose tissue and atherosclerotic calcification in African Americans: the Jackson Heart Study. Atherosclerosis, 2012, 224(2): 521-525.
6. Oni ET, Agatston AS, Blaha MJ, et al. A systematic review: burden and severity of subclinical cardiovascular disease among those with nonalcoholic fatty liver; should we care? Atherosclerosis, 2013, 230(2): 258-267.
7. Pereira JM, Sirlin CB, Pinto PS, et al. CT and MR imaging of extrahepatic fatty masses of the abdomen and pelvis: techniques, diagnosis, differential diagnosis, and pitfalls. Radiographics, 2005, 25(1): 69-85.
8. Posadas-Romero C, Jorge-Galarza E, Posadas-Sánchez R, et al. Fatty liver largely explains associations of subclinical hypothyroidism with insulin resistance, metabolic syndrome, and subclinical coronary atherosclerosis. Eur J Endocrinol, 2014, 171(3): 319-325.
9. Prasad SR, Wang H, Rosas H, et al. Fat-containing Lesions of the Liver: radiologic-pathologic correlation. Radiographics, 2005, 25(2): 321-331.
10. Tajima T, Funakoshi A, Ikeda Y, et al. Nonfunctioning adrenal rest tumor of the liver: radiologic appearance. J Comput Assist Tomogr, 2001, 25(1): 98-101.
11. Valls C, Iannacconne R, Alba E, et al. Fat in the liver: diagnosis and characterization. Eur Radiol, 2006, 16(10): 2292-2308.
12. 曹代荣,熊美连,邢振,等. 磁共振、CT 定量分析肝脏脂肪变准确性的对比研究. 临床放射学杂志,2012,31(11):1578-1582.
13. 孙博,刘爱连. MR 技术在非酒精性肝脏脂肪浸润的研究进展. 国际医学放射学杂志,2012,35(1):50-52.
14. 郁义星,林晓珠,陈克敏,等. CT 能谱成像在诊断肝癌和血管平滑肌脂肪瘤中的价值. 临床放射学杂志,2012,31(9):1274-1278.
15. 张仲伟,林志谦,陈克敏. 脂肪肝无创性影像学检查. 中国医学计算机成像杂志,2010,16(1):78-80.

# 第二节　肝脏钙化及钙化性病变

## 一、前　　言

日常诊断过程中，肝脏钙化性病变不是很常见。肝脏钙化的原因多种多样，钙化见于肝脏炎症性病变及某些良恶性肿瘤中，最常见的原因是炎症，例如钙化性肉芽肿（结核性肉芽肿）和肝包虫囊肿；其次为肝脏的肿瘤性病变，其他的原因包括血管和胆管来源的钙化。典型的钙化位于病灶的边缘，CT 表现为致密影。肝包虫（棘球蚴）囊肿为曲线状或环形钙化；血管瘤特别是大的血管瘤可以含有粗大的钙化；肝腺瘤的钙化可以是孤立的也可以是多发的，常位于肿块的中心；纤维板层型肝癌 CT 上钙化的出现率为 15% ~25%，形态各异；肝内胆管细胞癌的 CT 上钙化的出现率为 18%；伴有钙化的肝转移瘤较少见，常出现在伴有产生黏蛋白的肿瘤，例如结肠癌肝转移。

US、CT 对钙化敏感。US 上表现为强回声，后方伴声影；CT 上钙化表现为明显高密度影。MRI 对钙化的检出不敏感。$T_1$WI 钙化可为低信号，也可为高信号，但大部分为低信号，$T_2$WI 为明显低信号；CT、MRI 增强扫描钙化部分均不强化。

## 二、相关疾病分类

肝脏钙化性病变主要包括肝脏脉管系统及胆管的结石和钙化、炎症性病变、肝原发良性占位性病变、肝原发恶性占位性病变以及肝转移癌的钙化。

肝脏脉管系统及胆管的结石和钙化主要包括肝动脉钙化、门脉钙化和肝内胆管结石。炎症性病变主要包括：结核、布氏菌病、球孢子菌病、弓形虫病、巨细胞病毒感染和肺孢子虫病、梅毒性树胶肿、儿童慢性肉芽肿病、化脓性或阿米巴性的慢性或愈合性的脓肿、肝血吸虫病、肝棘球蚴病；肝脏良性肿瘤包括肝血管瘤、肝血管内皮瘤、肝腺瘤和局灶性结节增生；肝脏恶性肿瘤包括肝细胞肝癌、纤维板层型肝癌、肝母细胞瘤、肝内胆管细胞癌、囊腺瘤以及上皮样血管内皮瘤。而肝脏转移性病变主要包括结肠癌、乳腺癌、胃癌、卵巢癌等产生黏液的恶性肿瘤、黑色素瘤、甲状腺癌、软骨肉瘤、类癌、平滑肌肉瘤、神经母细胞瘤等（表 9-2-1）。

**表 9-2-1　肝脏钙化及钙化性病变分类**

| 分类 | 疾病 |
|---|---|
| 脉管系统钙化 | 肝动脉钙化，门脉钙化，肝内胆管结石 |
| 炎症性病变 | 结核、布氏菌病、球孢子菌病、弓形虫病、巨细胞病毒感染和肺孢子虫病、梅毒性树胶肿、儿童慢性肉芽肿病、化脓性或阿米巴性的慢性或愈合性的脓肿、肝血吸虫病、肝棘球蚴病 |
| 肝原发良性病变 | 肝血管瘤，肝血管内皮瘤，肝腺瘤，局灶性结节增生 |

续表

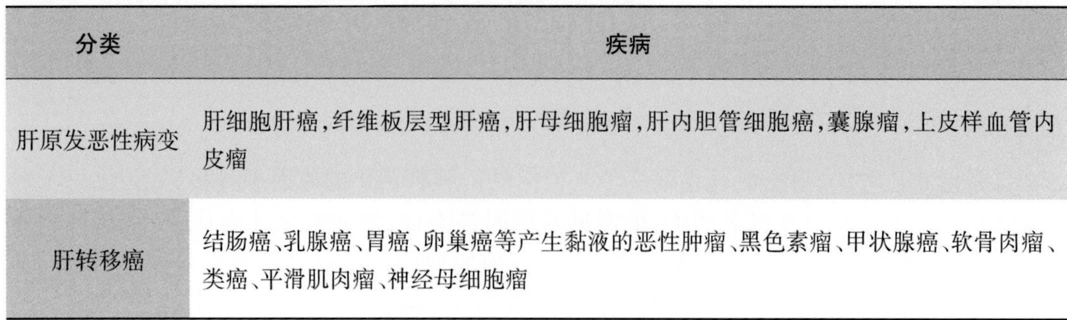

| 分类 | 疾病 |
|---|---|
| 肝原发恶性病变 | 肝细胞肝癌，纤维板层型肝癌，肝母细胞瘤，肝内胆管细胞癌，囊腺瘤，上皮样血管内皮瘤 |
| 肝转移癌 | 结肠癌、乳腺癌、胃癌、卵巢癌等产生黏液的恶性肿瘤、黑色素瘤、甲状腺癌、软骨肉瘤、类癌、平滑肌肉瘤、神经母细胞瘤 |

## 三、影像诊断流程

肝脏钙化可见于多种良恶性病变，钙化形态多样。恶性肿瘤钙化常有以下几种形态：细颗粒状或散在沙粒样钙化、无定形钙化、粗大团块状致密钙化、环状或雀斑样钙化，而且恶性病变钙化灶常在低密度区的中心或边缘，而良性钙化总是在正常肝组织上，但很难根据钙化的类型判断是肝转移癌还是原发性肝癌，有学者提出斑点状或粟粒状钙化强有力提示为转移瘤。病灶钙化的形态、位置、数量等对于肝脏病变具有一定的鉴别诊断意义，还应结合病灶的形态、密度、信号、强化特点等其他影像表现及患者病史和临床资料综合进行鉴别（表 9-2-2）。

**表 9-2-2　肝脏病变钙化的 CT 特征**

| 病变类型 | 疾病 | 钙化特征 |
|---|---|---|
| 肉芽肿 | 肉芽肿 | 多发，散在的 |
| | 肝血吸虫病 | 海蛇头样 |
| | 肝包虫囊肿 | 母囊或子囊边缘 |
| 良性肿瘤 | 血管瘤 | 单发、粗糙、致密 |
| | 肝细胞腺瘤 | 单发或多发、散在、不均匀 |
| 恶性肿瘤 | 肝内胆管细胞癌 | 单发或多发，边界不清 |
| | 纤维板层样肝癌 | 单发，星形，中心区域 |
| | 囊腺癌 | 多发、粗糙、外周区域 |
| | 转移瘤 | 多发，边界不清 |

肝脏钙化的原因多种多样。最常见的原因是炎症，多由感染和寄生虫引起，例如钙化性肉芽肿性（结核性肉芽肿）和肝包虫囊肿。钙化性肉芽肿病 CT 上表现为整个病灶或病灶内的致密影。肝血吸虫病曾是人类最常见的寄生虫感染之一，多数病变可出现肝硬化，晚期可出现多种形态的钙化，钙化的形态多种多样。肝包虫（棘球蚴）囊肿为曲线状或环形钙化的囊肿，其典型表现为增强扫描所见“水上浮莲征”。

肝脏钙化的次要原因为肿瘤性病变,其他的原因包括血管和胆管来源的钙化。典型的钙化位于病灶的边缘,CT 上表现为致密影。血管瘤特别是大的血管瘤,可以含有粗大的钙化。肝腺瘤的钙化可以是孤立的也可以是多发的,常位于肿块的中心。婴儿型血管内皮瘤是小儿最常见的间质来源的良性肿瘤,25% 的病例可出现钙化,表现为斑点状钙化,其强化方式与血管瘤相似。FNH 钙化很少见。HCC 钙化少见,多为营养不良性钙化,钙化的形式多样,为单发或多发点状、颗粒状钙化。纤维板层样肝癌 CT 上钙化的出现率为 15% ~ 25%,形态各异,多为斑点状和结节状钙化;此外,纤维板层样肝癌多见于青年,无乙肝、肝硬化背景,肿瘤体积通常较大,常为单发,左叶多见。肝母细胞瘤是儿童最常见的原发的上皮来源恶性肿瘤,多发生在 2 岁以下,预后很差;20% 的肿瘤可出现多发钙化,常为粗大致密的钙化,对本病的诊断具有特征性。肝内胆管细胞癌的 CT 钙化出现率为 18%。肝脏囊腺癌的钙化少见,可出现囊壁、乳头区域和壁结节伴有钙化。肝上皮样血管内皮瘤表现为单发或多发圆形或类圆形肿块,多位于肝脏表面近包膜下,邻近包膜可出现"包膜回缩征",尚可见病灶钙化。肝转移瘤较少见,常出现在伴有产生黏蛋白的肿瘤,例如结肠癌肝转移(图 9-2-1,表 9-2-3)。

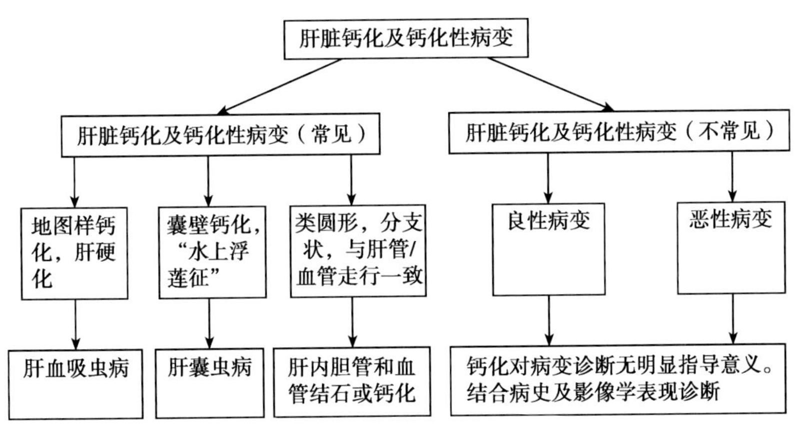


**图 9-2-1 肝脏钙化鉴别诊断流程图**

**表 9-2-3 肝脏钙化性病变鉴别诊断**

| 疾病 | 临床特点 | 影像特征 |
|---|---|---|
| 炎症性病变 | 多由感染和寄生虫引起,寄生虫感染多有寄生虫接触史或疫区居住史 | 钙化的形态多种多样:① 钙化性肉芽肿病:整个病灶或病灶内的致密影;② 肝血吸虫病:多数病变可出现肝硬化,晚期可出现多种形态的钙化;③ 肝包虫:(棘球蚴)囊肿为曲线状或环形钙化的囊肿,典型表现为增强扫描所见"水上浮莲征" |
| 脉管系统结石和钙化 | 多表现为腹痛,较小者可无症状 | CT:肝内外胆管系统内结节状、条状或不规则形高密度影<br>MRI:肝内外胆道系统内充盈缺损,$T_2$WI、MRCP 多显示清晰 |

续表

| 疾病 | 临床特点 | 影像特征 |
|---|---|---|
| 肿瘤性病变 | | |
| 血管瘤 | 多无症状 | 钙化形态多样，多为粗大钙化；典型强化方式为动脉期周边结节状或环形强化，强化程度与主动脉相仿，门脉期和延迟期造影剂进一步填充，呈相对等或高密度/信号 |
| 婴儿型血管内皮瘤 | 部分患者可伴有皮肤血管瘤 | 边界清楚肿块，部分见斑点状钙化，有时中心合并出血、坏死；其强化方式与血管瘤相似 |
| 肝腺瘤 | 多无症状，糖原累积症患儿可出现低血糖、生长发育迟缓 | 钙化可以单发，也可以多发，常出现在成分混杂的区域（脂肪、出血、纤维成分） |
| 局灶性结节增生 | 无症状的年轻女性，查体偶然发现 | 钙化很少见，表现多种多样，可为斑点状、结节状或不规则形钙化；延迟强化后中央瘢痕的出现对诊断具有重要意义 |
| 肝细胞肝癌 | 病毒性肝炎、肝硬化的病史，多数患者 AFP 升高 | 钙化少见，形式可以是颗粒状、单发或多发点状、粗大簇状；增强扫描呈"快进快出" |
| 纤维板层样肝细胞肝癌 | 见于青年，无乙肝、肝硬化背景 | 体积较大，常为单发，左叶多见；多为边缘清楚的不均匀信号/密度巨大肿块，其内可见纤维成分、出血、钙化和囊变；增强扫描肿瘤动脉期明显强化，其内部低密度的纤维结构无强化，门脉期肿块持续强化，可见包膜；其钙化表现为斑点状或结节状高密度影，典型的钙化常位于纤维瘢痕处 |
| 肝母细胞瘤 | 多发生在 2 岁以下；预后很差；多表现为右上腹巨大包块且迅速增大，压迫下腔静脉可出现腹水、双下肢水肿；大多数病例甲胎蛋白升高；一般不伴有肝硬化 | 多为等低混杂密度/信号肿块，多见于肝右叶，可有钙化、出血、囊变，常为粗大致密钙化<br>增强扫描动脉期呈多个结节状或片状不均匀强化，强化程度低于周围正常肝组织，门脉期肿瘤呈相对低密度，坏死或液化区无明显强化，可见完全或不完全的包膜 |
| 肝内胆管细胞癌 | 无肝硬化背景，AFP 不高，部分伴发胆结石或有胆结石病史 | 肝左叶多见；部分可见钙化，其钙化多位于病灶内，数目多而小，密度较高，形态不规则；多表现为边缘欠清的肿块，部分可见不规则点状或斑片状钙化；增强扫描呈延迟强化，病灶内或周围可见到扩张的胆管 |
| 囊腺癌 | 多无症状，部分可出现腹部不适 | 低密度或混杂信号肿块影，囊壁厚薄不均匀，有时可见乳头状软组织影向囊内突出；增强后肿瘤周围实质、囊壁和纤维间隔有增强；钙化少见，可出现在囊壁、乳头区域和壁结节上 |

续表

| 疾病 | 临床特点 | 影像特征 |
| --- | --- | --- |
| 肝上皮样血管内皮瘤 | 多无症状 | 为单发或多发圆形或类圆形肿块，多发者可有融合，多位于肝脏表面近包膜下，部分可见病灶钙化<br>平扫信号不均匀，呈“晕环征”；动态增强后动脉期可无强化或仅轻度边缘强化，门脉期“晕环征”可更明显，偶呈等密度/信号；病灶邻近包膜可出现“包膜回缩征” |
| 肝转移瘤 | 多有原发肿瘤病史 | 常见于产生黏液的恶性肿瘤（如结肠癌）；钙化形态多样，可位于肿瘤的中心或周边，也可见于放、化疗后的肝转移瘤 |

肝脏钙化的原因多种多样。最常见的原因是炎症，多由感染和寄生虫引起，例如钙化性肉芽肿（结核性肉芽肿）和肝包虫囊肿。钙化性肉芽肿病CT上表现为整个病灶或病灶内的致密影。肝血吸虫病曾是人类最常见的寄生虫感染之一，多数病变可出现肝硬化，晚期可出现多种形态的钙化，钙化的形态多种多样。肝包虫（棘球蚴）囊肿为曲线状或环形钙化的囊肿，其典型表现为增强扫描所见“水上浮莲征”。

## 四、相关疾病影像学表现

### （一）结石及感染

**1. 脉管系统结石和钙化（vasculature calculi and calcification）** 多表现为腹痛，较小者可无症状。CT表现为肝内外胆管系统内结节状、条状或不规则形高密度影；MRI表现为肝内外胆道系统内充盈缺损，$T_2$WI、MRCP显示更加清晰（图9-2-2～图9-2-4）。

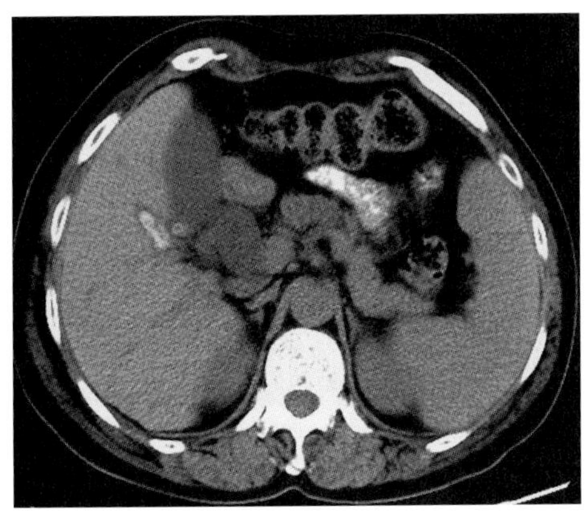

**图9-2-2 肝内胆管结石**

女性，50岁。反复右上腹痛半年。CT平扫示肝右叶肝内胆管扩张，内见结节状及条状高密度影

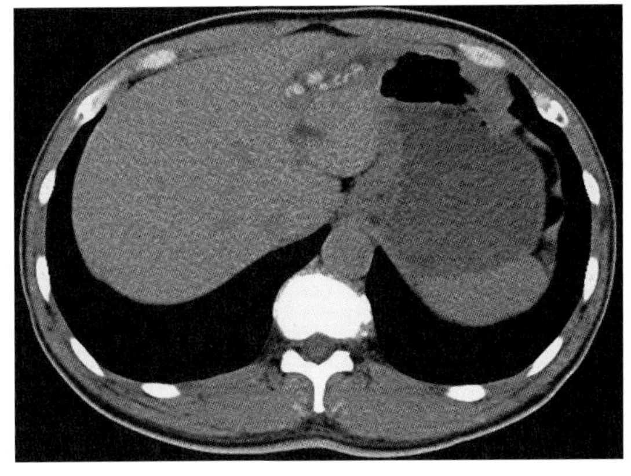

**图9-2-3 肝内胆管结石**

男性，47岁。反复右上腹部胀痛20余年。CT平扫示肝左叶肝内胆管扩张，内见结节状及条状高密度影

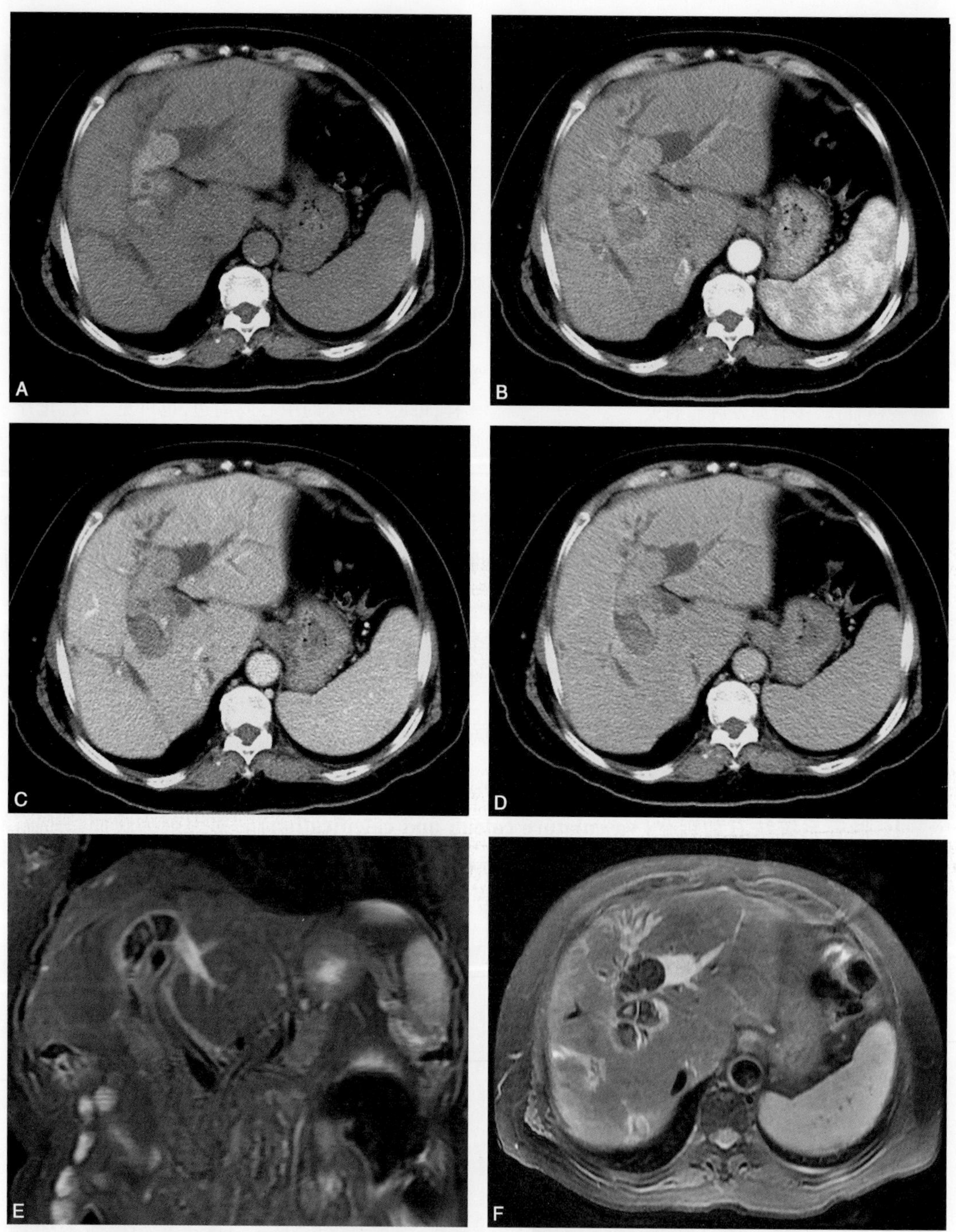


**图 9-2-4　肝内胆管结石**

女性,63 岁。反复腹痛并体温升高 2 个月余。A. CT 平扫示肝左叶肝内胆管明显扩张,内见结节状及条状高密度影;B ~ D. CT 增强扫描动脉期、门脉期及延迟期示肝内胆管扩张显示更加明显,结石未见强化;E、F. MRI 平扫冠状及轴位 $T_2$WI 均示肝内胆管扩张,内见低信号充盈缺损

**2. 感染性病变(infection)**　肝脏钙化最常见的原因,多由感染和寄生虫引起。其中,最常见的感染是肉芽肿性炎症和组织胞浆菌病,其他的感染性肝脏钙化包括布氏菌病、球孢子

菌病、弓形体病、巨细胞病毒感染和肺孢子虫病，后三种感染常见于免疫抑制的病人。还有一种罕见的引起肝脏实质局灶性钙化的原因是梅毒性树胶肿。钙化性肉芽肿病变相对较小，可单发或多发，常伴有其他器官，如脾脏和肺的钙化。CT 表现为整个病灶或病灶内的致密影。儿童慢性肉芽肿病表现为反复发作的感染，常伴有肝脏的钙化。化脓性或阿米巴性的慢性或愈合性的脓肿可见大面积钙化。

（1）肝血吸虫病（hepatic schistosomiasis）：是人类最常见的寄生虫感染之一。该病具有特征性，影像学表现主要包括：① 肝脏体积和形态改变：多数病变可出现肝硬化，多表现为肝脏比例失调，左叶增大，肝脏体积可正常、增大或缩小，可同时伴有脾大和腹水；② 肝脏钙化：晚期可出现多种形态的钙化，包括海蛇头状、线状、网状、团块状、地图样等，部分可出现肝包膜下钙化，其特征性的钙化为海蛇头样钙化，多种钙化可以混合存在，部分可见门静脉血管，甚至肠壁的钙化，此种钙化多发点条状（图 9-2-5）；③ 合并肝细胞肝癌：血吸虫在肝脏的长期作用，可引起肝硬化，甚至肝癌的发生。

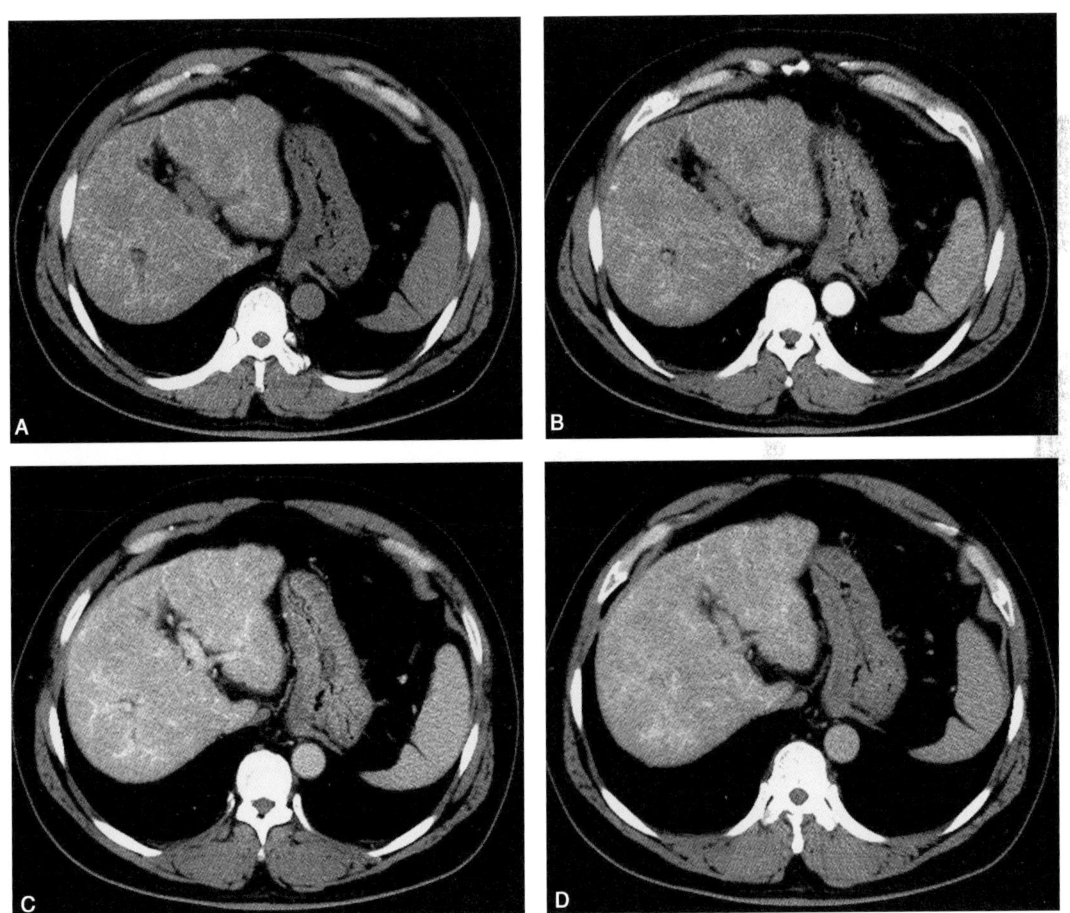


**图 9-2-5 肝血吸虫病后遗改变**

男性，51 岁。彩超示早期肝硬化，肝内低回声结节，既往血吸虫病史。A. CT 平扫示肝脏体积缩小，边缘凹凸不平，呈波浪状改变，肝裂增宽，提示肝硬化，肝内见地图状钙化灶；B ~ D. CT 增强扫描动脉期、门脉期和延迟期示肝实质呈不均匀强化，钙化未见强化

（2）肝棘球蚴病(hepatic echinococcosis)：是绦虫卵被吞食后在小肠内孵出六钩蚴，六钩蚴经肠壁血管、门静脉入肝，后发育为肝包虫囊肿。肝棘球蚴病有两种形式：单囊型和多囊型。单囊型是由细粒棘球蚴引起，较多见；多囊型由泡状棘球蚴引起，相对少见。包虫囊肿分为外囊和内囊，钙化多发生在外囊。

CT 上肝棘球蚴病灶表现为边界清楚的低密度肿块，可以看到囊壁，大多数病变可见子囊的存在，半数病变可见囊壁的钙化(图 9-2-6 ~ 图 9-2-8)。MRI 可以显示囊壁、分隔及子囊的存在，因囊液成分的不同，$T_1$WI、$T_2$WI 呈混杂信号(图 9-2-9，图 9-2-10)；增强扫描可见“水上浮莲征”。“水上浮莲征”是指内外囊完全破裂，内囊塌陷，漂浮于液平面上，使气-液面变得凹凸不平，增强后囊壁强化，似水上浮莲，该征象是肝包虫囊肿的特征性征象。

（3）肝结核(tuberculosis of liver)：临床不多见，常继发于全身结核，是结核杆菌经过肝动脉、门静脉或胆道系统侵入肝内。目前常分为以下四型：① 粟粒性结核；② 结核瘤型；③ 结核性胆管炎；④ 肝浆膜性结核。

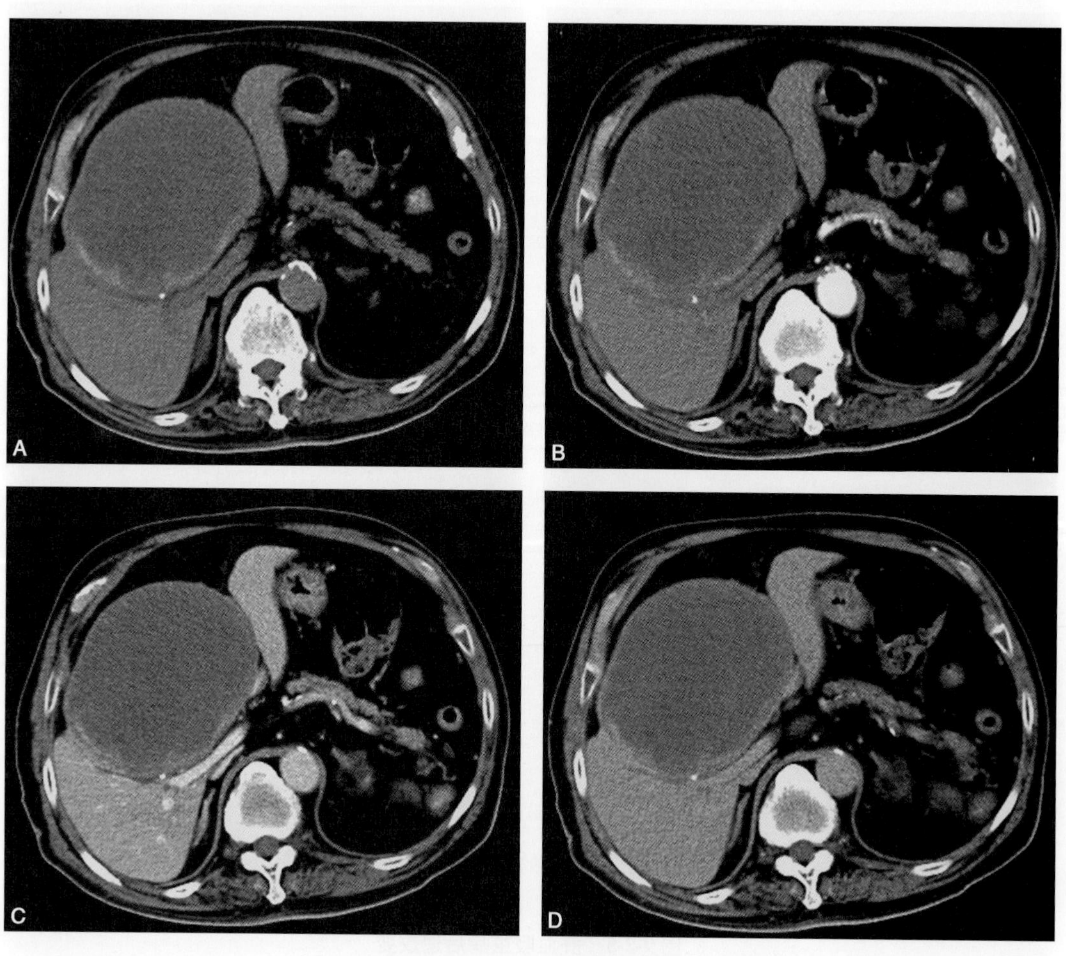


**图 9-2-6　肝包虫囊壁钙化**

男性，89 岁。呃逆 20 余天，腹胀 5 天。A. CT 平扫示肝右叶巨大囊性占位性病变，边缘壁厚薄不均，可见点状钙化灶；B ~ D. CT 增强扫描动脉期、门脉期及延迟期示囊壁不均匀强化，囊液及钙化灶未见强化

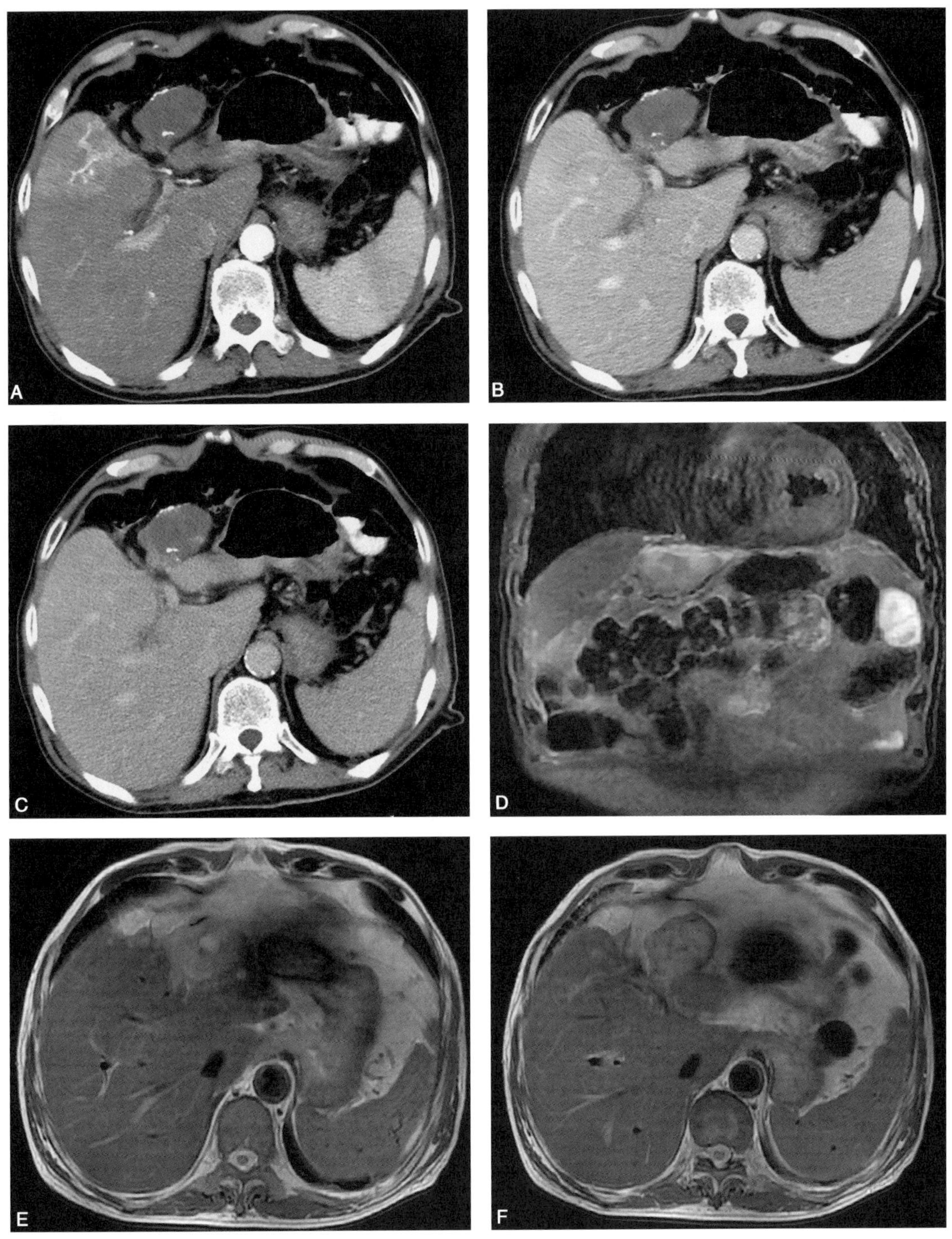
A
B
C
D
E
F

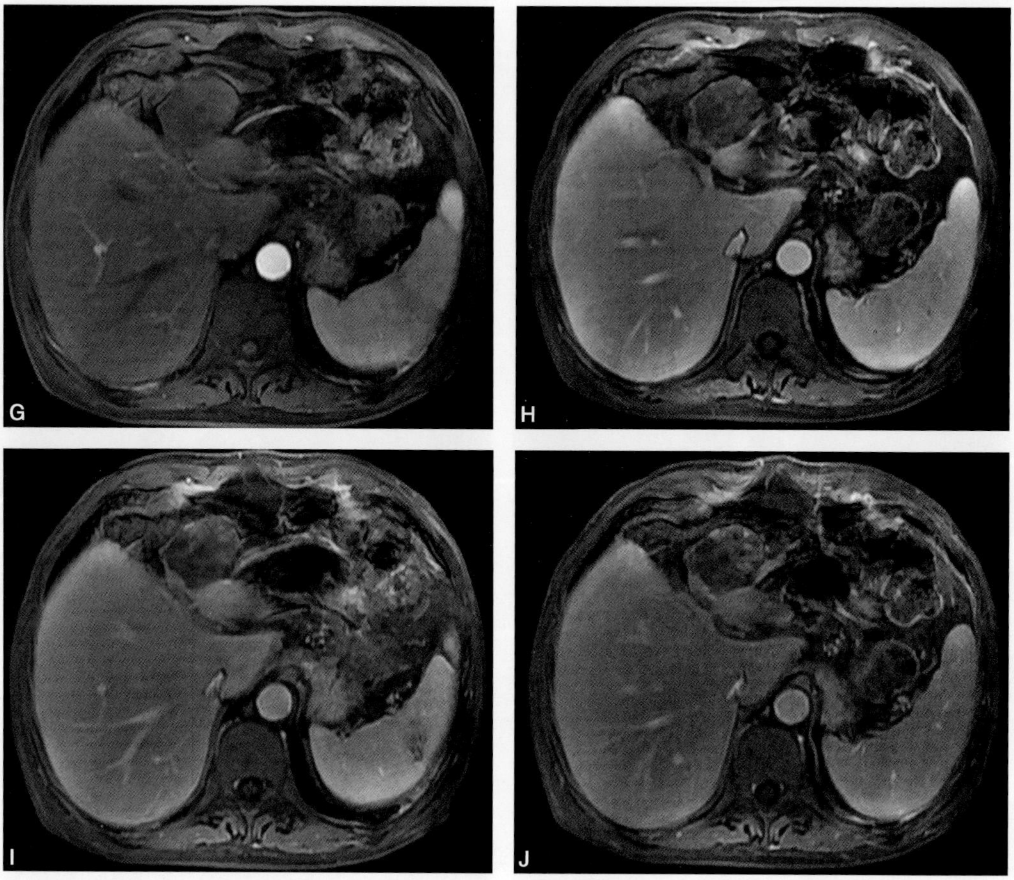

图 9-2-7　肝包虫囊壁钙化

男性，80 岁。腹部超声示胆囊壁厚不规则，建议进一步检查排除占位病变。A ~ C. CT 增强扫描动脉期、门脉期和延迟期，肝左叶见囊性占位性病变，囊壁可见点状及线状钙化灶，增强扫描囊壁不均匀强化，囊液及钙化灶未见强化；D ~ F. MRI 平扫冠状位 FS $T_2$WI 及轴位 $T_2$WI 示肝左叶见囊性高信号影，边缘见点条状低信号；G ~ J. MRI 增强扫描动脉期、门脉期及延迟期示囊壁呈不均匀强化，囊液及钙化未见强化

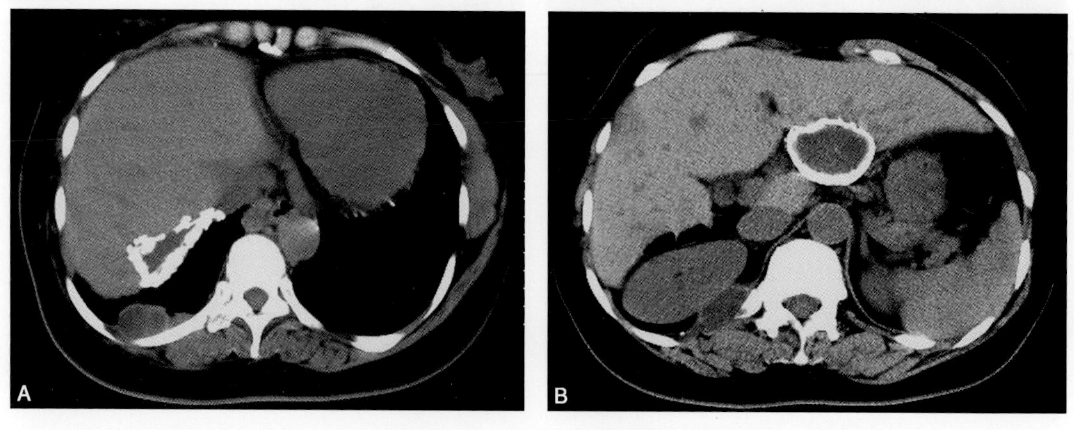

图 9-2-8　肝包虫囊壁钙化

女，37 岁。新疆固定居住。A、B. 上腹部 CT 平扫显示肝左右叶内多发蛋壳样完整环形钙化，囊腔密度较低；右侧胸膜不规则增厚，并见扁球状囊性凸起

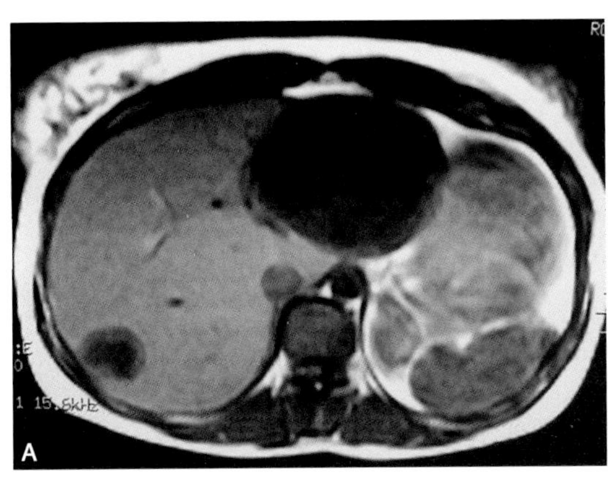
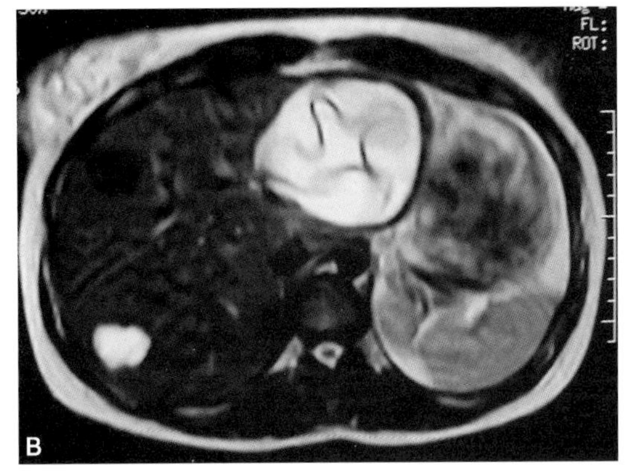

图 9-2-9　肝棘球蚴病

女,22 岁。新疆固定居住。A、B. MRI 平扫显示肝左右叶多发类圆形稍长 $T_1$、稍长 $T_2$ 混杂信号病灶,清晰显示囊壁、内部分隔及子囊

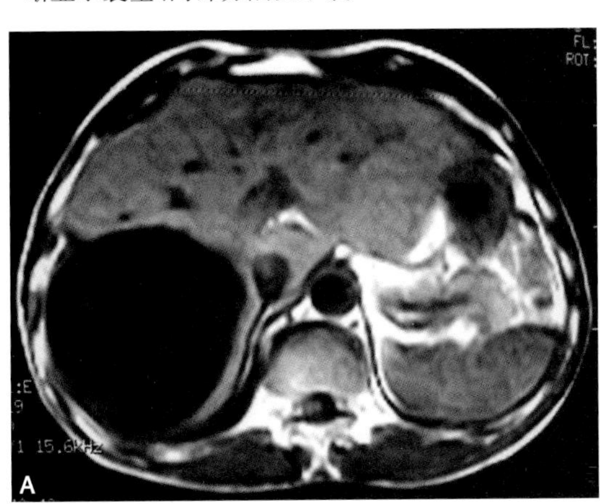
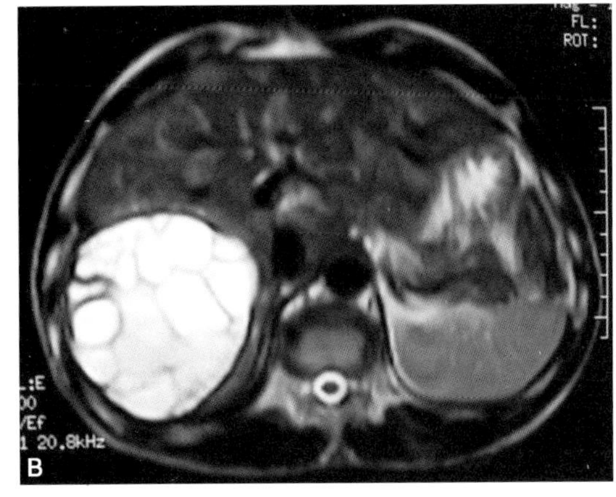

图 9-2-10　肝棘球蚴病

男,39 岁。新疆长期居住。A、B. MRI 平扫显示肝左右叶多发类圆形稍长 $T_1$、稍长 $T_2$ 混杂信号病灶,并清晰显示囊壁、内部分隔及多发子囊

肝粟粒性结核由于病灶体积较小,CT 或 MRI 可见肝内弥漫分布结节灶,有时可见点状钙化灶。十分微小的病灶 CT、MRI 有时很难分辨,虽然增强扫描有利于病变的检出,但仍有部分影像学上很难发现,此类型的肝结核应与肝脏多发转移瘤鉴别。结核瘤型肝结核表现为肝内单发或多发的边界清晰的低密度灶,内可见钙化,其钙化为颗粒状或斑点状钙化,多位于病变中心,也可在边缘。$T_1$WI 呈均匀或不均匀低信号,$T_2$WI 由于干酪样坏死的存在多数呈低信号,部分病变周边可见小片状高信号,增强扫描可呈轻到中度强化,坏死和钙化区域不强化。结核性胆管炎较罕见,病变沿胆管分布,可表现为肝内胆管扩张,胆管壁增厚等。肝浆膜性结核更少见,可表现为肝包膜增厚、包膜下积液(图 9-2-11)。

### (二) 原发于肝脏的良性肿瘤

**1. 肝血管瘤(hepatic hemangioma)**　成人最常见的肝脏良性肿瘤。多无症状,多为查体或偶然发现。CT、MRI 典型血管瘤的强化方式为动脉期周边结节状或环形强化,强化程度与主动脉相仿,门脉期和延迟期造影剂进一步填充,呈相对肝实质等或高密度或信号。MRI 扫描

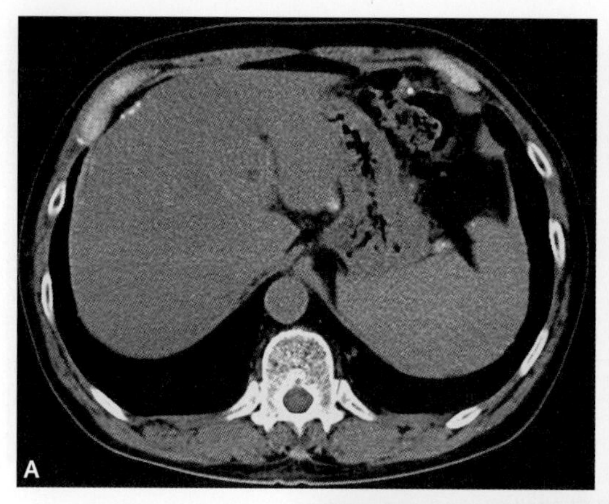


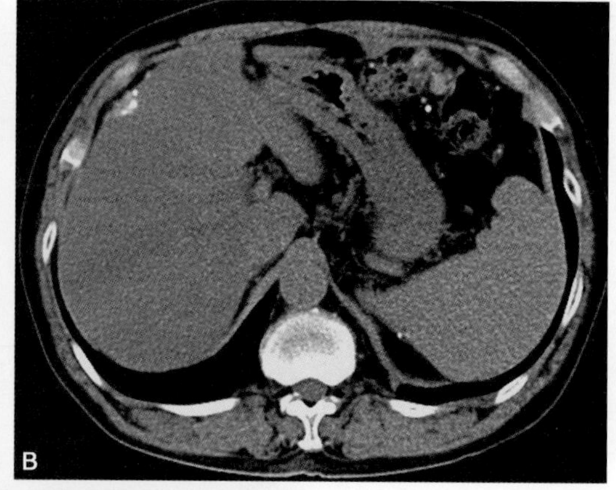


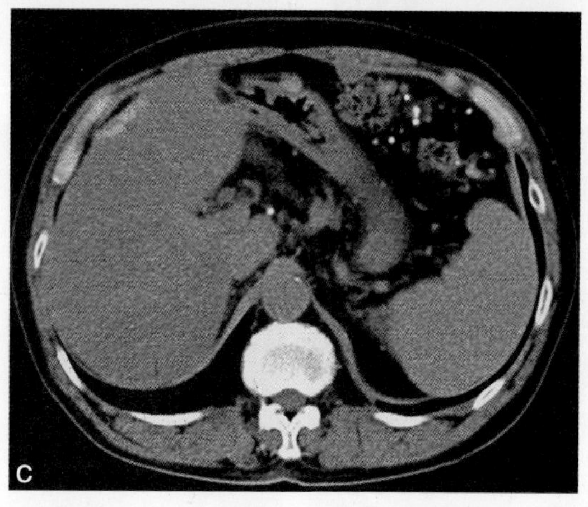


**图 9-2-11　结核性腹膜炎累及肝脏**

男性,64 岁。腹腔穿刺诊断为结核性腹膜炎。A～C. CT 平扫示肝实质密度均匀减低,肝包膜下见多发点条状钙化灶

$T_2WI$ 序列血管瘤可见"灯泡征",是诊断血管瘤的重要征象。平片可发现约 10% 的血管瘤钙化,CT 能发现约 20% 的血管瘤患者存在钙化。钙化的形态多种多样,多表现为粗大钙化(图 9-2-12)。

**2. 肝血管内皮瘤(hepatic epithelioid hemangioendothelioma,HEH)**　婴儿型血管内皮瘤是小儿最常见的间质来源的良性肿瘤,部分可伴有皮肤血管瘤。CT 平扫呈边界清楚的低密度肿块,25% 的病例可出现钙化,表现为斑点状钙化。MRI 平扫 $T_1WI$ 低信号、$T_2WI$ 高信号,存在钙化则 $T_1WI$、$T_2WI$ 均呈低信号,有时中心可合并出血、坏死;其强化方式与血管瘤相似,动脉期可见点状及结节状明显强化,随时间延长门脉期和延迟期对比剂进一步填充,延迟期肿块可呈相对等密度/信号或高密度/信号。

**3. 肝腺瘤(hepatic adenoma)**　内存在脂肪和糖原沉积,缺乏门脉和末端肝静脉,从而引起出血和梗死,从而导致退变和营养不良性钙化。钙化可以单发,也可以多发,常出现在成分混杂的区域(脂肪、出血、纤维成分)。肝腺瘤的临床及影像特征如前。

**4. 局灶性结节增生(focal nodular hyperplasia,FNH)**　钙化很少见。钙化的表现多种多样,可为斑点状、结节状或不规则形钙化,其钙化的表现与纤维板层样肝癌相似。

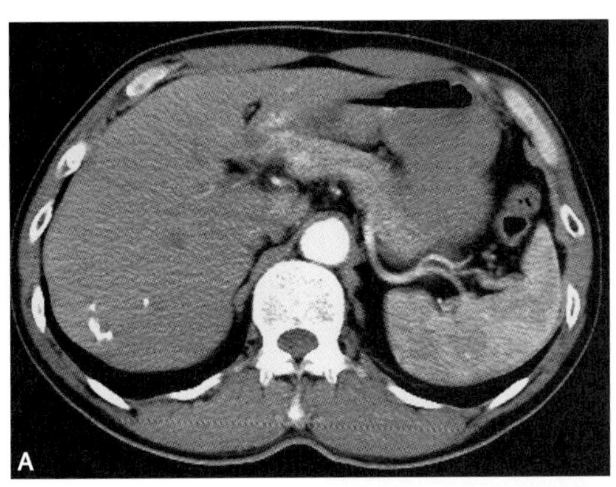
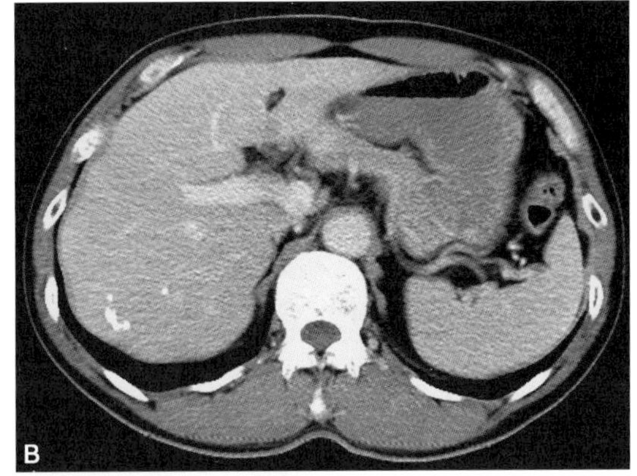
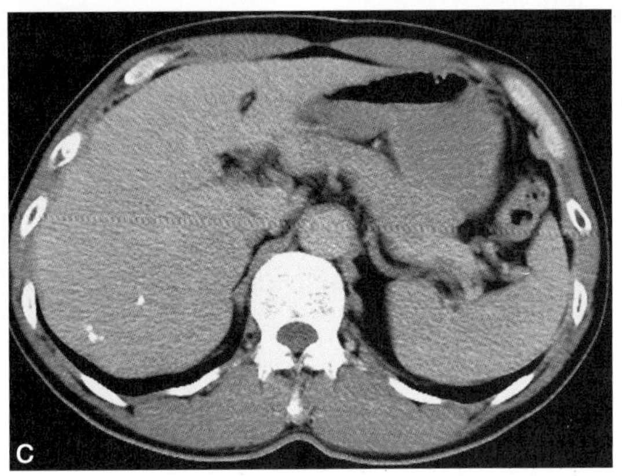

图 9-2-12　肝血管瘤钙化

女性,30 岁。肝占位复查。A ~ C. CT 增强扫描动脉期、门脉期及延迟期肝右叶见一类圆形病变,周边可见多发点条状钙化灶,增强扫描各期强化与肝实质相仿,钙化未见强化,为不典型血管瘤合并钙化

### （三）原发于肝脏的恶性肿瘤

**1. 肝细胞肝癌(hepatocellular carcinoma, HCC)**　钙化少见,多为营养不良性钙化。据统计 CT 发现约 15% ~25% 的 HCC 患者出现钙化。钙化的形式多样,可以是颗粒状钙化,也可以是单发或多发点状钙化,还可以是粗大的、簇状的钙化(图 9-2-13)。

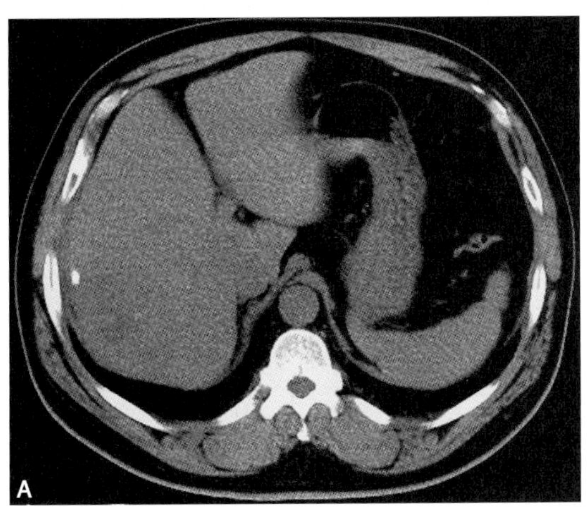
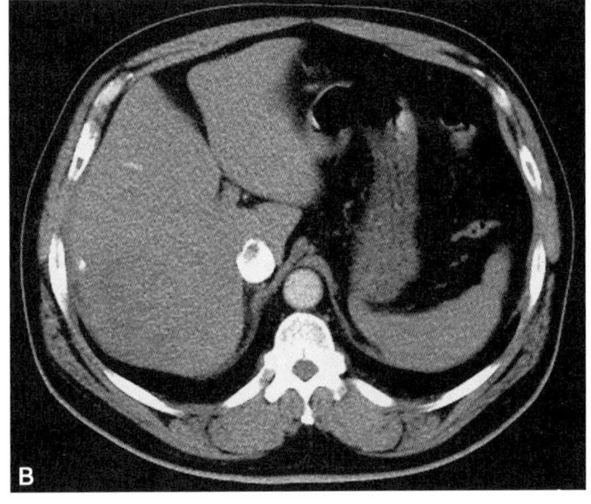

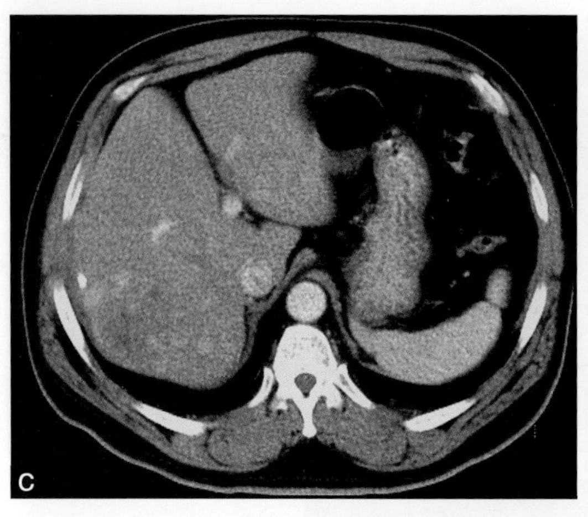


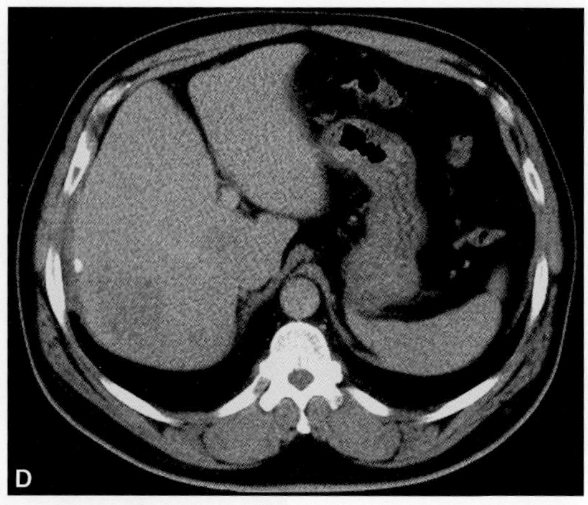


**图 9-2-13 肝细胞肝癌并钙化**

男性,51 岁。慢性乙肝 30 年。A. CT 平扫肝右叶见低密度肿块影,边界欠清,边缘见结节状钙化;B ~ D. CT 增强扫描动脉期、门脉期及延迟期示肿块呈轻度斑片状强化,门脉期呈强化不均匀,部分区域造影剂退出,呈相对低密度,延迟期呈略低密度影,钙化灶未见强化

**2. 纤维板层样肝细胞肝癌(fibrolamellar hepatocellular carcinoma,FHC)** 较罕见,是 HCC 的一种特殊类型。多见于青年,无乙肝、肝硬化背景。纤维板层肝细胞肝癌通常体积较大,常为单发,左叶多见。

CT 平扫为边缘清楚的低密度巨大肿块,其内部可见更低密度纤维成分,肿瘤实质内可存在不同程度的出血、钙化和囊变,其钙化表现为斑点状或结节状高密度影;增强扫描肿瘤动脉期明显强化,其内部低密度的纤维结构无强化,门脉期肿块持续强化,可见包膜。MRI 平扫表现为肝内巨大肿块影,$T_1$WI 呈低信号,其内见更低信号的纤维成分,$T_2$WI 为高信号,其中心纤维瘢痕为低信号,纤维板层肝细胞肝癌可见钙化,$T_1$WI、$T_2$WI 均为低信号;增强扫描强化方式与 CT 相仿。另外,门脉、肝静脉及下腔静脉可以受压或有癌栓形成,纤维板层样肝癌钙化的出现率较 HCC 高,典型的钙化常位于纤维瘢痕处(图 9-2-14)。

**3. 肝母细胞瘤(hepatoblastoma)** 儿童最常见的原发的上皮来源的恶性肿瘤,多发生在 2 岁以下。预后很差。多表现为右上腹巨大包块且迅速增大,压迫下腔静脉可出现腹水、双下肢水肿。大多数病例甲胎蛋白(AFP)升高,一般不伴有肝硬化。组织学上可分为胎儿型、胚胎型、未分化型和混合型。

肝母细胞瘤 CT 平扫为等低混杂密度肿块,多见于肝右叶,可有出血或囊变。20% 的肿瘤可出现多发钙化,常为粗大致密的钙化,对本病的诊断具有特征性;增强扫描动脉期呈多个结节状或片状不均匀强化,强化程度低于周围正常肝组织。门脉期肿瘤呈相对低密度,坏死或液化区无明显强化,瘤周可见完全或不完全的包膜影。MRI 平扫 $T_1$WI 为不均匀低信号肿块,有出血时可见斑片状高信号影,囊变和钙化为更低信号,$T_2$WI 呈不均匀高信号,钙化仍为低信号;其强化方式与 CT 相仿(图 9-2-15)。

**4. 肝内胆管细胞癌(intrahepatic cholangiocarcinoma)** 较 HCC 少见,是居肝脏第二位原发恶性肿瘤。胆管细胞癌患者无肝硬化背景,AFP 不高。通常可分为肝外胆管细胞癌和肝内胆管细胞癌。肝内胆管细胞癌以肝左叶多见,部分可见钙化。

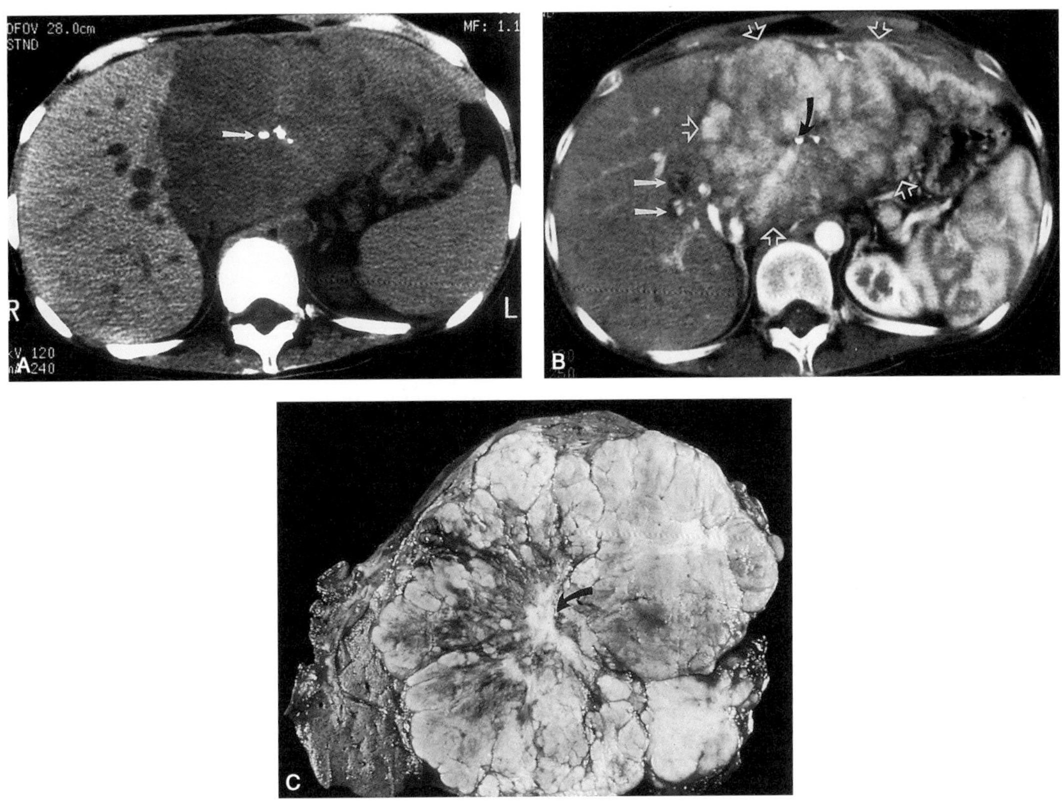


图 9-2-14　纤维板层样肝细胞肝癌

女,18 岁。A. CT 平扫显示肝左叶大部被一巨大不均匀性低密度肿块占据,中央瘢痕显示不清,但有粗大钙化(白箭);B. CT 增强扫描动脉期显示肿块不均匀性强化,并见两个卫星灶(实白箭),表面结节状、中央瘢痕(实黑箭)及钙化显示更加清楚;C. 切除大体标本剖面显示中央瘢痕及结节状表面隆起

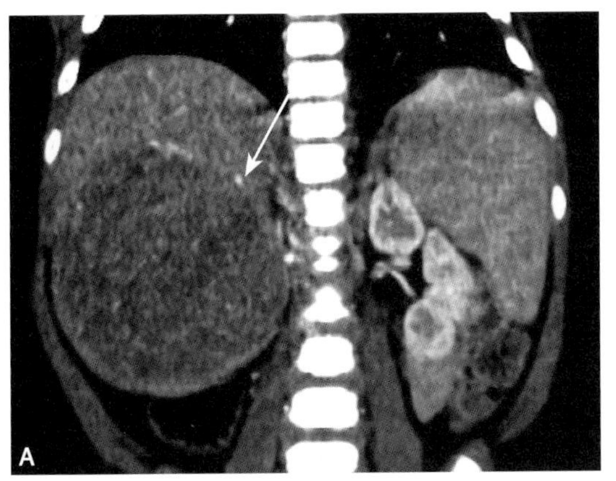


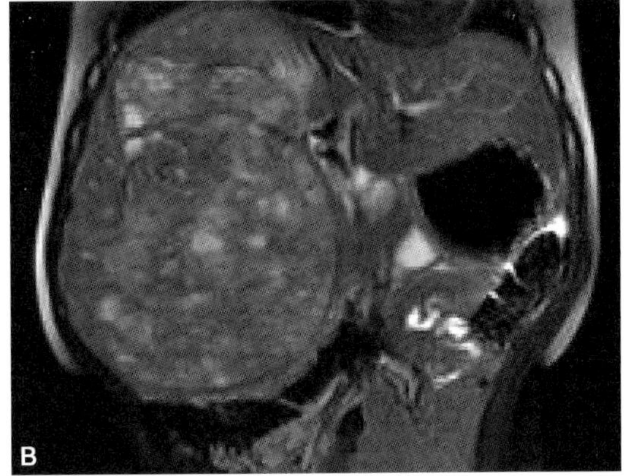

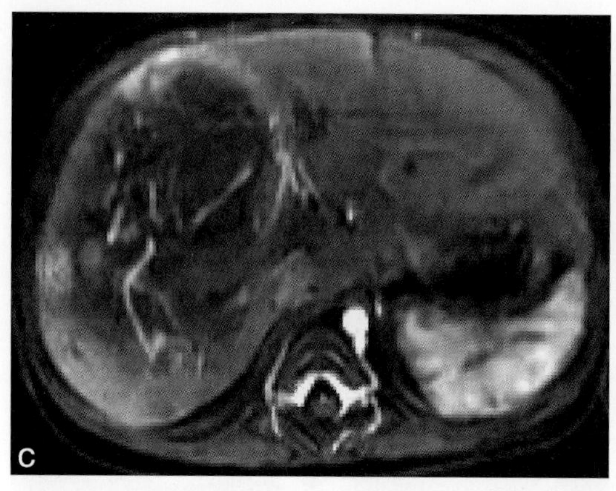


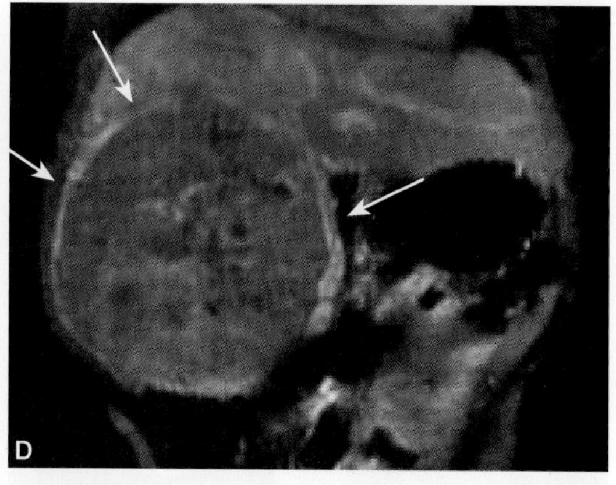


**图 9-2-15　肝母细胞瘤**

14 个月婴儿。A. 冠状位 CT 重建显示肝右叶类圆形低密度巨大肿块，边缘弧形线样钙化；B. MRI 冠状位 $T_2$WI 显示肿块边缘呈结节状，内部信号不均（可能为出血）；C、D. MRI 增强扫描动脉期显示肿瘤乏血供，延迟期增强冠状位显示强化包膜（白箭）

CT 平扫时表现为边缘欠清的低密度肿块，部分可见不规则点状或斑片状钙化。其钙化多位于病灶内，数目多而小，密度较高，形态不规则。增强扫描呈延迟强化，病灶内或周围可见到扩张的胆管。MRI 扫描表现为肝内边界不清的肿块影，$T_1$WI 为低信号，$T_2$WI 高信号，$T_2$WI 可见扩张的胆管，钙化在 $T_1$WI、$T_2$WI 均为低信号，增强扫描呈延迟强化。

**5. 肝囊腺癌（hepatic cystadenocarcinoma）**　少见，病因不清。早期多无临床症状，当肿瘤较大时可触及腹部包块，部分可有腹部隐痛或腹部不适，部分病例 CA-199 可升高。

CT 平扫为低密度肿块影，含有黏液的部分为更低密度，囊壁厚薄不均匀，有时可见乳头状软组织影向囊内突出。增强后肿瘤周围实质、囊壁和纤维间隔有增强。囊腺癌钙化少见，可出现在囊壁、乳头区域和壁结节上（图 9-2-16）。MRI 扫描因肿瘤成分的不同表现多种多样，黏液成分在 $T_1$WI 上可为高信号，实质性成分可为低信号或等信号，$T_2$WI 上病灶可为高信号，伴出血则为低信号；增强扫描壁结节和间隔可有强化表现，程度较轻，钙化不强化，$T_1$WI、$T_2$WI 均呈低信号。

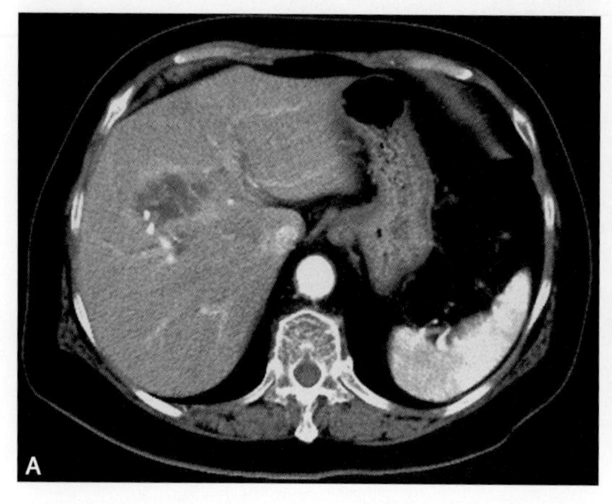


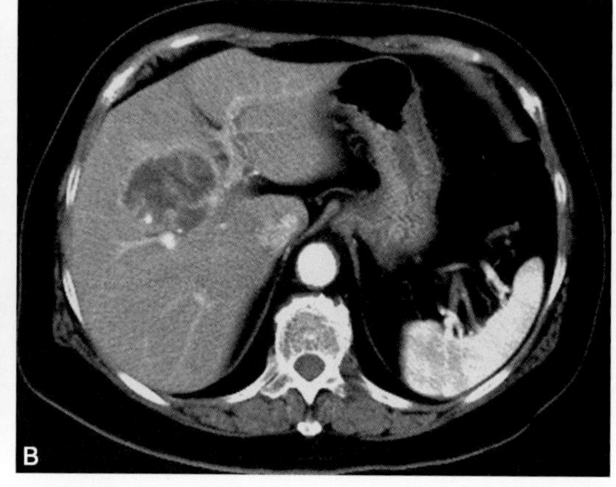

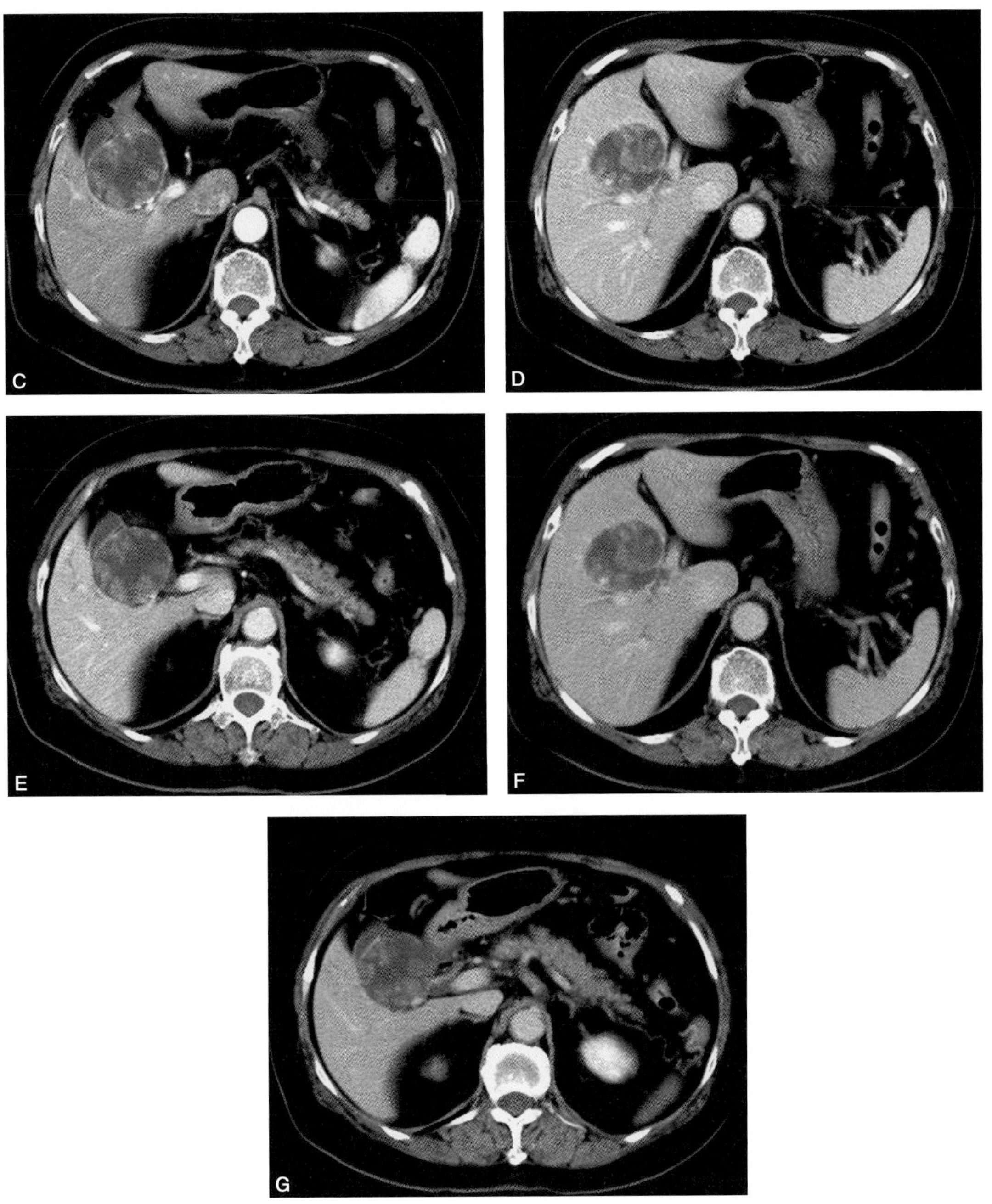

图 9-2-16 肝脏乳头状腺癌伴钙化

女性,66 岁。发现肝占位 14 年,14 年前肿块直径约 2cm。A ~ C. CT 增强扫描动脉期示肝右前叶类圆形囊实性肿块影,囊壁可见多发条形及点状钙化灶,增强扫描呈不均匀强化,可见边缘多发结节状强化;D ~ G. CT 增强扫描门脉期延迟期可见肿块内结节呈延迟强化。病理示肝脏乳头状腺癌

**6. 上皮样血管内皮瘤(epithelioid hemangioendothelioma,EHE)** 表现为单发或多发圆形或类圆形肿块,多发者可有融合,多位于肝脏表面近包膜下。

CT平扫呈实性低密度,部分可见环形低密度边缘,中央密度更低呈“晕环征”;动态增强后动脉期可无强化或仅轻度边缘强化,门脉期“晕环征 ”可更明显,偶呈等密度。病灶邻近包膜可出现“包膜回缩征”,EHE尚可见病灶钙化,EHE钙化多位于黏液样变和透明样变的基质中,发生率约15%。MRI扫描表现为$T_1$WI病灶呈低信号,$T_2$WI呈不均匀高信号;增强后强化方式与CT表现大致相同,部分病灶呈“晕环征”,即病灶中央及边缘为低信号,其间夹杂环形高信号强化带。

**(四)肝转移瘤(hepatic metastasis cancer)**

肝转移瘤钙化的发生率为17%,比原发性肝癌高13%。钙化性肝转移瘤最常见于产生黏液的恶性肿瘤,如卵巢癌、结肠黏液癌、胃黏液腺癌等(图9-2-17,图9-2-18)。钙化为斑点状、无定形的、颗粒状等,钙化可位于肿瘤的中心或周边。此外,钙化还可见于放化疗后的肝脏转移瘤中。

## 五、研究进展及存在问题

US、CT对钙化敏感,作为首选的影像学检查手段。病变内钙化大多缺乏特异性表现,其临床诊断意义有待对相关病例的进一步积累及总结。双能CT、宝石CT为钙化的检出和分

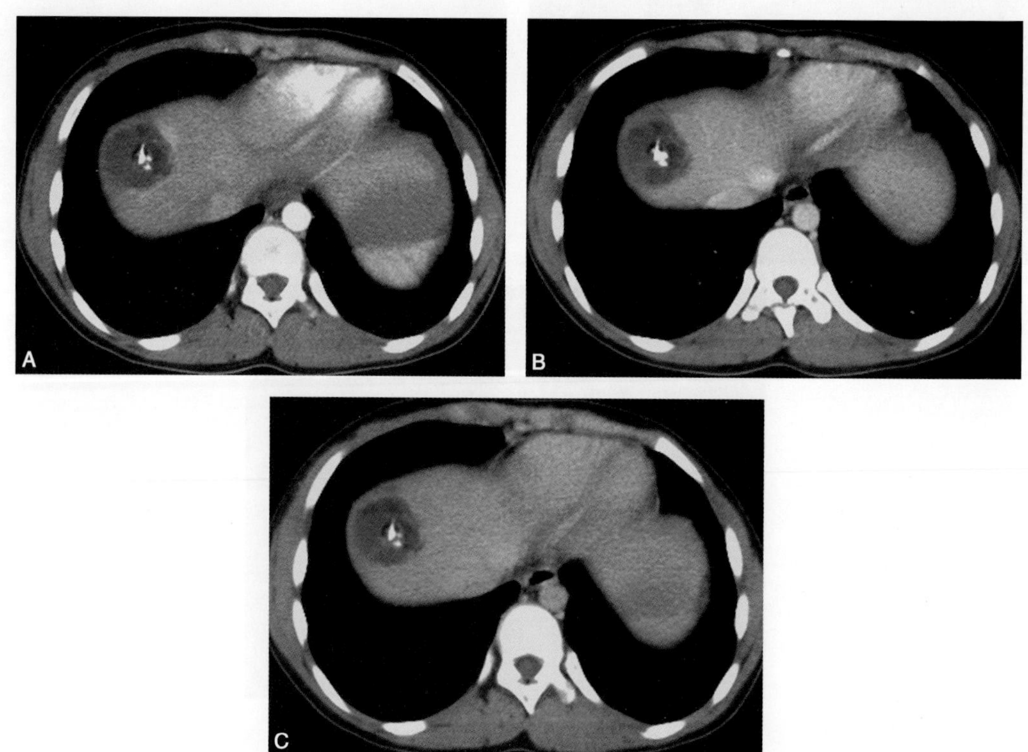


**图9-2-17 卵巢恶性畸胎瘤肝转移伴钙化**

女性,15岁。卵巢未成熟畸胎瘤术后半年,复查发现肝内占位。A~C.上腹部CT增强扫描示肝右叶膈顶一类圆形肿块影,内见不规则形钙化及更低密度脂肪;强化扫描动脉期、门脉期及延迟期肿块呈不均匀中度强化,钙化及脂肪未见强化

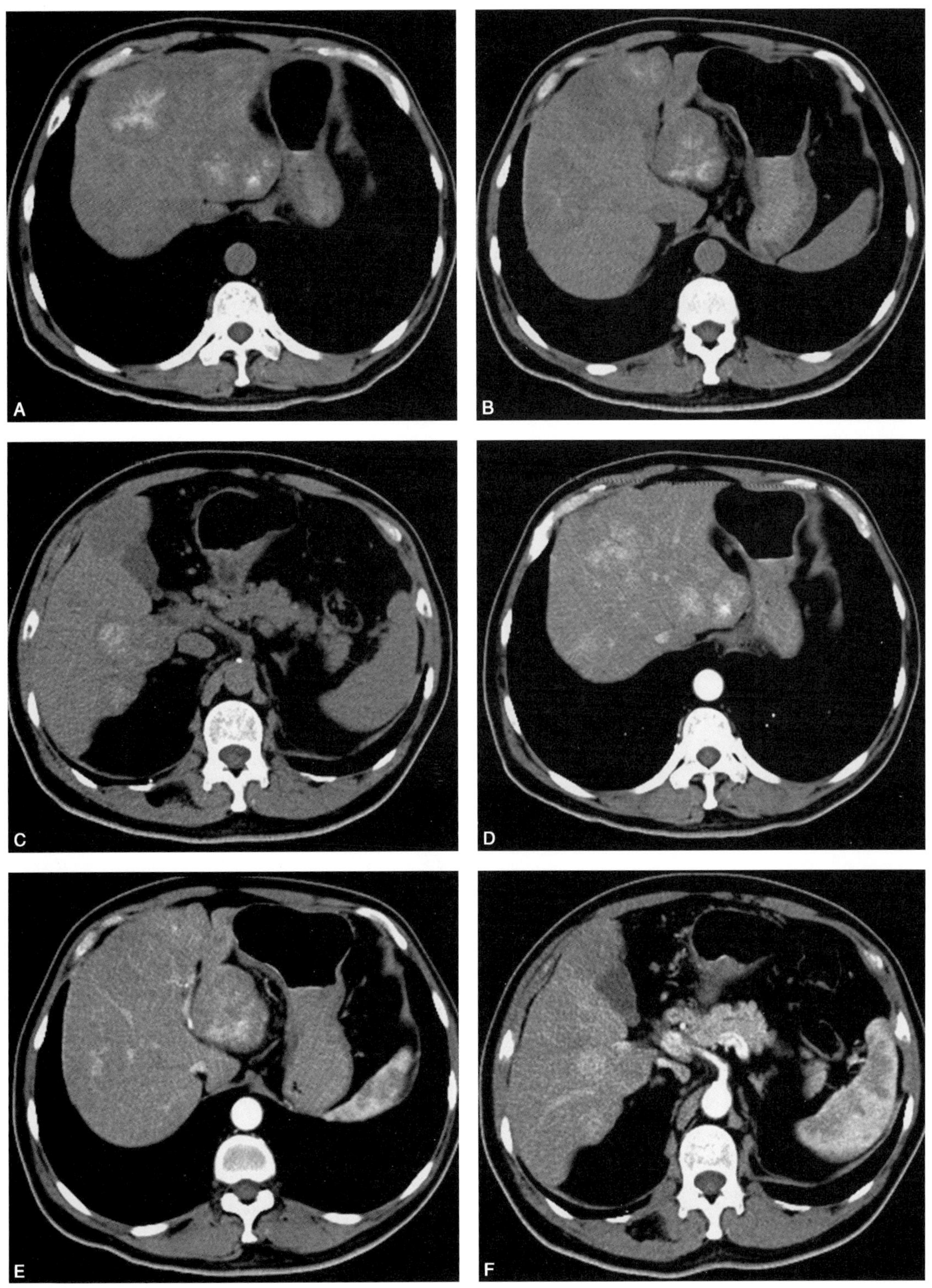
A
B
C
D
E
F

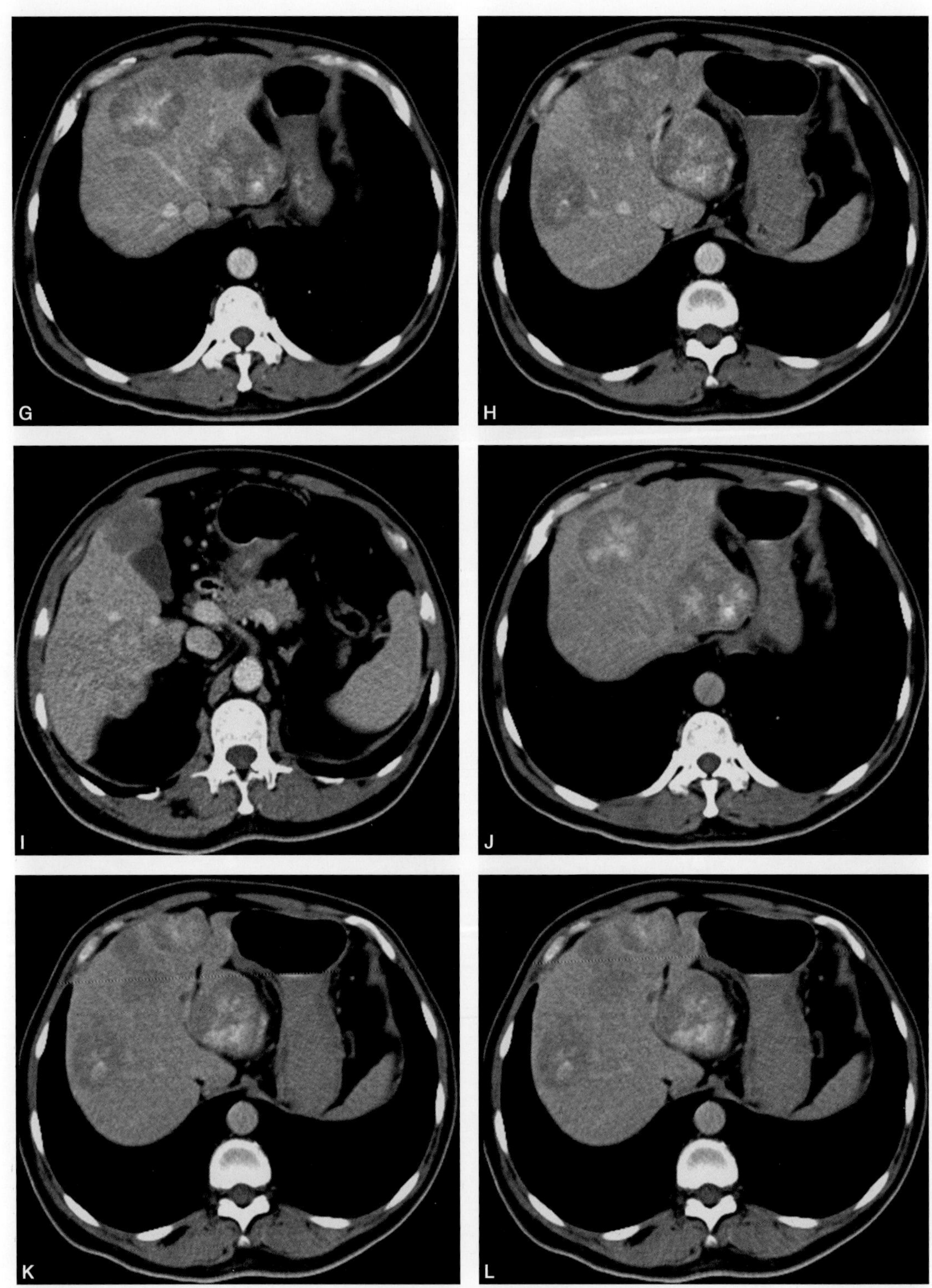


**图 9-2-18　结肠癌肝转移**

男性,56 岁。结肠癌术后 1 年。A～C. CT 平扫示肝内多发大小不等低密度肿块影,肿块内见斑片状、条状及辐射状高密度钙化灶;D～F. 动脉期;G～I. 门脉期;J～L. 延迟期 CT 增强扫描肝脏可见病变呈环形强化,钙化部分未见强化析提供了更加敏感的方法，这两种技术都可以对钙化的成分进行分析，目前多用于泌尿系结石的诊断和分析中，在肝脏钙化中的应用很少。CT 能谱技术的物质分离技术为钙化的检出提供更多的信息，是一种非常有潜力的技术。

（吕薇薇　于德新　刘炎）

## 参考文献


1. Blachar A, Federle MP, Ferris JV, et al. Radiologists' performance in the diagnosis of liver tumors with central scars by using specific CT criteria. Radiology, 2002, 223(2): 532-539.
2. Cai PQ, Wu YP, Xie CM, et al. Hepatic angiomyolipoma: CT and MR imaging findings with clinical-pathologic comparison. Abdom Imaging, 2013, 38(3): 482-489.
3. Goyer P, Benoist S, Julié C, et al. Complete calcification of colorectal liver metastases on imaging after chemotherapy does not indicate sterilization of disease. J Visc Surg, 2012, 149(4): e271-274.
4. Kim EH, Rha SE, Lee YJ, et al. CT and MR imaging findings of hepatic epithelioid hemangioendotheliomas: emphasis on single nodular type. Abdom Imaging, 2015, 40(3): 500-509.
5. Le Moigne F, Vitry T, Gérôme P, et al. Necrotizing pseudotumoral hepatic brucelloma: Imaging-pathologic correlation. Diagn Interv Imaging, 2015, pii: S2211-5684(15)00030-00033.
6. Murakami T, Morioka D, Takakura H, et al. Small hepatocellular carcinoma with ring calcification: a case report and literature review. World J Gastroenterol, 2013, 19(1): 129-132.
7. Procopio F, Di Tommaso L, Armenia S, et al. Nested stromal-epithelial tumour of the liver: An unusual liver entity. World J Hepatol, 2014, 6(3): 155-159.
8. Roth CG, Mitchell DG. Hepatocellular carcinoma and other hepatic malignancies: MR imaging. Radiol Clin North Am, 2014, 52(4): 683-707.
9. 曹刚，唐兆伦，卢明智，等. CT 对钙化性肝脏肿瘤的诊断价值. 临床放射学杂志，2009，28(5)：640-643.
10. 雷正明，李明星，黎靖. 891 例肝脏钙化灶临床分析. 中华肝胆外科杂志，2003，9(12)：726-728.
11. 任刚，陈克敏. 肝脏肿瘤钙化的影像表现及病理基础. 实用医学杂志，2005，21(19)：2220-2221.


# 第三节　肝脏非外伤性出血性病变

## 一、前　　言

在不存在外伤和使用抗凝剂的情况下，肝脏自发性出血很少见。引起肝脏非外伤性出血的原因多种多样，其中最常见的原因是肝细胞肝癌（HCC）和肝腺瘤。当然，肝脏的其他肿瘤性病变也会发生出血，比如 FNH、肝血管瘤、转移瘤。另外，其他全身性的疾病也可以引起肝脏的自发出血，比如 HELLP（溶血、肝酶升高和低血小板计数）综合征、淀粉样变性等。

影像学检查在诊断和评估肝脏非外伤性自发出血中具有重要作用。超声表现为高回声的肿块或肿块内具有高回声区域；CT 表现为高密度肿块，MRI 则表现为 $T_1$WI 高信号，其信号特征随着出血时间的不同而有所改变。CT 可以敏感的检出肝脏包膜下血肿和腹腔内血肿。在最初的 24～72 小时急性血肿 CT 表现为高密度影且无强化，随后其密度逐渐减低，有时可出现假包膜。

## 二、相关疾病分类

常见的肝脏出血性疾病包括：急性肝衰竭及肝坏死、肝腺瘤、肝细胞肝癌、肝血管瘤、肝囊肿、遗传性多囊肝等；不常见的包括：AML、FNH、肝母细胞瘤、肝血管内皮肉瘤、肝脏遗传性出血性毛细血管扩张症、肝转移瘤、HELLP 综合征(溶血、肝酶升高和血小板减少)、肝淀粉样变性以及其他情况[紫癜肝、肝脏的血管肌瘤病、结缔组织病(如结节性多发性动脉炎和系统性红斑狼疮)、感染性疾病(包括伤寒发热和寄生虫病,如疟疾)等]。

肝脏出血性病变部分为全身性疾病累及肝脏,主要包括:肝脏遗传性出血性毛细血管扩张症、肝转移瘤、HELLP 综合征(溶血、肝酶升高和血小板减少)、结缔组织病(如结节性多发性动脉炎和系统性红斑狼疮)、感染性疾病(包括伤寒发热和寄生虫病,如疟疾)等;肝脏自身出血性病变包括:急性肝衰竭及肝坏死、肝腺瘤、肝细胞肝癌、肝血管瘤、肝囊肿、遗传性多囊肝、AML、FNH、肝母细胞瘤、肝血管内皮肉瘤、紫癜肝、肝脏血管肌瘤病、肝淀粉样变性等。

从良恶性角度来分,肝脏良性出血性疾病主要包括:急性肝衰竭及肝坏死、肝腺瘤、肝血管瘤、肝囊肿、遗传性多囊肝、AML、FNH、肝脏遗传性出血性毛细血管扩张症、HELLP 综合征(溶血、肝酶升高和血小板减少)、肝淀粉样变性以及其他情况[包括紫癜肝、肝脏血管肌瘤病、结缔组织病(如结节性多发性动脉炎和系统性红斑狼疮)、感染性疾病(包括伤寒发热和寄生虫病,如疟疾)等];肝脏恶性出血性病变主要包括:肝细胞肝癌、肝母细胞瘤、肝血管内皮肉瘤、肝转移瘤等(表 9-3-1)。

**表 9-3-1 肝脏非外伤性出血性病变**

| 分类 | 部位 | 疾病 |
|---|---|---|
| 良性病变 | 肝脏自身病变 | 急性肝衰竭及肝坏死,肝腺瘤,肝血管瘤,肝囊肿,遗传性多囊肝,AML,FNH |
| | 全身病变累及肝脏 | 肝脏遗传性出血性毛细血管扩张症,HELLP 综合征(溶血、肝酶升高血小板减少),肝淀粉样变性,结缔组织病(如结节性多发性动脉炎和系统性红斑狼疮),感染性疾病(包括伤寒发热和寄生虫病,如疟疾) |
| 恶性病变 | 肝脏自身病变 | 肝细胞肝癌,肝母细胞瘤,肝血管内皮肉瘤 |
| | 全身病变累及肝脏 | 肝转移瘤 |

## 三、影像诊断流程

影像学检查在诊断和评估肝脏非外伤性自发出血中具有重要作用。超声和 CT 是检出肝脏出血性病变的首选。超声表现为高回声的肿块或肿块内具有高回声区域;CT 多表现为高密度肿块,CT 还可以敏感的检出肝脏包膜下血肿和腹腔内血肿,有时可有假包膜出现。出血时间不同,CT 密度不同。在最初 24 ~ 72 小时,急性血肿 CT 表现为高密度影,且无强化,随后其密度逐渐减低。MRI 检查可进一步提供肝脏肿块更多的信息,MRI 上出血表现为 $T_1WI$ 高信号,其信号特征随着出血时间的不同而改变(表 9-3-2)。

**表 9-3-2 肝脏出血性病变不同时期出血的 MRI 信号特征**

| 时间 | $T_1WI$ | $T_2WI$ |
|---|---|---|
| 超急性期(<6 小时) | 等信号 | 高信号 |
| 急性期(6 小时 ~3 天) | 等信号 | 低信号 |
| 亚急性早期(4 ~6 天) | 周围高中低信号 | 低信号 |
| 亚急性晚期(1 ~4 周) | 高信号 | 高信号 |
| 慢性早期(数月) | 高信号 | 周围低中高信号 |
| 慢性晚期(数月到年) | 等信号 | 低信号 |

引起肝非外伤性出血的原因多种多样，其中最常见的原因是肝细胞肝癌(HCC)和肝腺瘤。HCC出血表现为肿块内出现出血的密度/信号，但要注意有无肝细胞肝癌破裂出血。HCC自发性破裂出血可以是肿块内少量的出血，也可以是包膜下的出血，甚至是最终自肝包膜下破裂至腹腔内引起腹腔内出血。HCC自发性破裂出血CT上表现为相应区域片条状高密度影，在MRI上表现为$T_1$WI序列出现高信号区域。育龄期妇女，无症状，有口服避孕药病史，体检发现肝脏富血供肿瘤，可见出血及包膜，应考虑到肝脏腺瘤的可能。另外，肝脏糖原累积症的患者常伴有多发肝腺瘤，腺瘤内可伴有或不伴有出血，根据其影像学特征及临床表现不难诊断。当然，肝脏的其他良恶性病变也会发生出血。良性病变包括急性重型肝炎及肝衰竭、肝血管瘤、肝囊肿及遗传性多囊肝、FNH、AML、肝遗传性出血性毛细血管扩张症、HELLP综合征、肝淀粉样变性以及其他情况，包括紫癜肝、肝脏的血管肌瘤病、结缔组织病(如结节性多发性动脉炎和系统性红斑狼疮)、感染性疾病(包括伤寒发热和寄生虫病，如疟疾)等。恶性病变除HCC外，还包括肝母细胞瘤、肝脏的血管内皮肉瘤、转移瘤等(图9-3-1)。

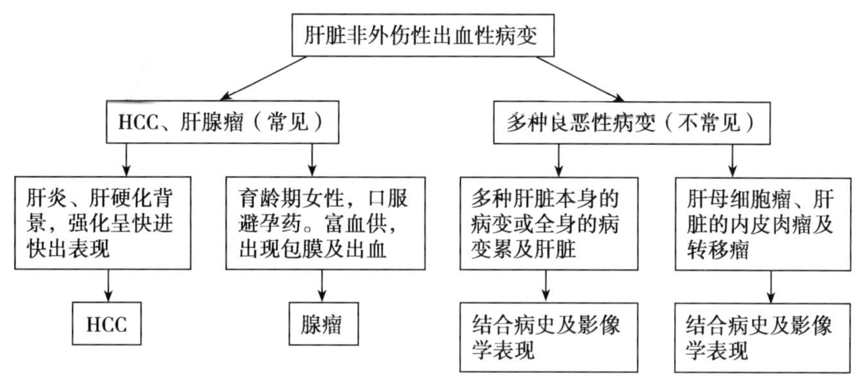


图9-3-1 肝脏非外伤性出血的诊断流程图

上述病变出血均较少见，少量出血仅偶尔见于孤立的肝包膜下出血或肿瘤实质内的出血，部分病变可出血引起腹腔积血等。上述病变出血对疾病的诊断无明显指导意义，疾病的诊断需密切结合病史以及该病的影像学表现，少许需最后病理检查才可确诊。肝转移瘤多有原发肿瘤的病史，出血少见，引起肝转移瘤出血的原发肿瘤以肺癌、肾癌和黑色素瘤最常见(表9-3-3)。

表9-3-3 肝脏非外伤性出血的影像学鉴别

| 病名 | 临床特点 | 影像特征 |
|---|---|---|
| 良性病变 | | |
| 急性重型肝炎及肝衰竭 | 急性起病，2周内出现Ⅱ度及以上肝性脑病为特征 | CT：平扫肝脏密度不均匀，出血时可见肝内斑片状高密度影；增强扫描可见肝实质强化不均匀，内见多发片状、楔形强化减低区；<br>MRI：肝实质信号不均匀，见多发斑片状长$T_1$、长$T_2$信号，出血可见$T_1$WI高信号；强化方式与CT相同 |
| 肝腺瘤 | 育龄期女性多见，与口服避孕药有关；多无症状，糖原累积症患儿可出现低血糖，生长发育迟缓 | US：出血性腺瘤表现为低回声肿块内局部高回声区域或在包膜下或腹腔内出血高回声液体；<br>CT：肝肿块内的高密度区域或邻近肝包膜下及腹腔内出现液性高密度影；<br>MRI：$T_1$WI、$T_2$WI均呈高信号，但大多数信号不均 |

续表

| 病名 | 临床特点 | 影像特征 |
|---|---|---|
| **良性病变** | | |
| 肝血管瘤 | 女性多见，多无症状，少数可出血 | US表现为高回声肿块，CT平扫多为边界清楚低密度肿块，MRI呈长$T_1$、长$T_2$信号，$T_2$WI可见“亮灯征”；增强扫描典型表现为动脉期边缘呈结节状或条状明显强化，门脉期及延迟期造影剂进一步填充；出血区域表现US回声增强，CT密度增高或MRI平扫$T_1$WI高信号区 |
| 肝囊肿及遗传性多囊肝 | 无临床症状；多囊肝可单独出现，也可和多囊肾并存 | CT平扫为圆形或类圆形边界清楚的水样密度；MRI呈长$T_1$、长$T_2$信号，增强扫描无强化；少数出血灶CT平扫高密度，MRI平扫$T_1$WI呈高信号或混杂信号，$T_2$WI为低信号 |
| 血管平滑肌脂肪瘤 | 女性多见，多无症状，查体或偶然发现 | 边界清晰、信号欠均匀，其内存在脂肪密度/信号，$T_2$WI多数肿块内点条状流空信号；增强扫描动脉期出现点状或条状明显强化灶，门脉期和延迟期呈等、高或略低密度/信号；少数见出血，CT平扫高密度，$T_1$WI呈高或混杂信号，$T_2$WI低信号 |
| 肝局灶性结节增生 | 无症状的年轻女性，查体偶然发现 | 肝内单发或多发富血供肿瘤，少数见脂肪成分，动脉期明显强化，门脉期和延迟期呈等、高或略低密度/信号，延迟期出现中央瘢痕；出血罕见 |
| 肝遗传性出血性毛细血管扩张症 | 无特异性临床表现 | US：肝动脉增粗、高速低阻，肝门处血流紊乱、肝内多发畸形血管团；<br>CT：肝内局限性或弥漫性斑点或斑片状毛细血管扩张灶、肝内动静脉瘘等，出血呈斑片状高密度；<br>MRI：$T_1$WI、$T_2$WI信号不均匀，部分见血管流空及出血 |
| HELLP综合征 | 溶血、肝酶升高和血小板降低；发生于产前、产后 | US：检出肝脏血肿（包膜下和腹腔内）；<br>CT：肝脏包膜下出血或血肿破入腹腔，肝梗死 |
| 肝淀粉样变性 | 可累及肝脏、肾脏、脾脏和心脏，脏器肿大 | US或CT可检出腹腔积血和肝包膜下血肿 |
| 其他情况 | | 紫癜肝、肝脏血管肌瘤病、结缔组织病（如结节性多发性动脉炎和系统性红斑狼疮）、感染性疾病（包括伤寒发热和寄生虫病，如疟疾）等 |
| **恶性病变** | | |
| 肝细胞肝癌 | 病毒性肝炎、肝硬化的病史，多数患者AFP升高；HCC出血可分为肿瘤内部出血或HCC破裂出血 | US：HCC出血表现为高回声或HCC出现高回声的区域；<br>CT：血肿表现为高密度，包膜下血肿、腹腔出血常表现为肝、脾周高密度液体影，可出现分层现象；HCC增强扫描呈“快进快出”；<br>MRI：HCC出血表现为$T_1$WI肿块内高信号 |

续表

| 病名 | 临床特点 | 影像特征 |
|---|---|---|
| 恶性病变 | | |
| 肝母细胞瘤 | 患者多在2岁以下；表现为右上腹巨大包块且迅速增大；大多数病例甲胎蛋白升高，一般不伴有肝硬化 | 多为等低混杂密度/信号肿块，多见于肝右叶，可有钙化、出血、囊变，出血CT平扫上为高密度影，$T_1$WI呈高或混杂信号，$T_2$WI低信号；增强扫描动脉期呈多个结节状或片状不均匀强化，强化程度低于周围正常肝组织。门脉期肿瘤呈相对低密度，坏死或液化区无明显强化，瘤周可见完全或不完全的包膜影 |
| 肝脏血管内皮肉瘤 | 好发于成年男性，多无症状。部分肿瘤可见出血 | CT平扫多为低密度肿块影，存在出血可见斑片状高密度；增强扫描病灶有明显强化，强化方式和血管瘤类似；<br>MRI呈长$T_1$、长$T_2$信号，肿瘤出血$T_1$WI可呈高信号或混杂信号，$T_2$WI出血区为低信号；增强方式与CT相仿 |
| 肝转移瘤 | 出血少见 | 最常来源于肺癌、肾癌和黑色素瘤，胰腺、胃、乳腺、前列腺、睾丸、胆囊、鼻咽肿瘤以及绒毛膜癌、淋巴瘤等亦可，并有出血甚至破入腹腔内 |

## 四、相关疾病影像学表现

### （一）肝脏恶性肿瘤出血性病变

**1. 肝细胞肝癌（hepatocellular carcinoma，HCC）**　临床及一般影像学特征详见本章第一节，这里重点强调HCC出血。HCC出血分为肿瘤内部的出血和肿块破裂出血。肿块内出血多无临床症状，可由US、CT及MRI检出。HCC破裂出血少见，但是是一种死亡率很高的外科急症，应当引起放射科医生以及临床医生的重视。HCC自发性破裂出血可以是肿块内少量出血，也可以是包膜下的出血，甚至是最终自肝包膜下破裂至腹腔内引起腹腔内出血。肿瘤包膜下出血表现为胃部或右上腹部突发疼痛。自发破裂出血则表现为突发的低血压、腹膜炎和腹腔的迅速膨隆，腹腔穿刺可有出血。

HCC自发性破裂常出现在位于肝脏边缘或突出于肝脏轮廓外的较大HCC（图9-3-2）。HCC自发性破裂出血的原因尚不清楚，有学者认为是HCC的供血动脉或引流静脉出血引起，也有学者认为与肿瘤生长迅速，侵犯肝静脉所致。真正的原因还需进一步的研究和探索。

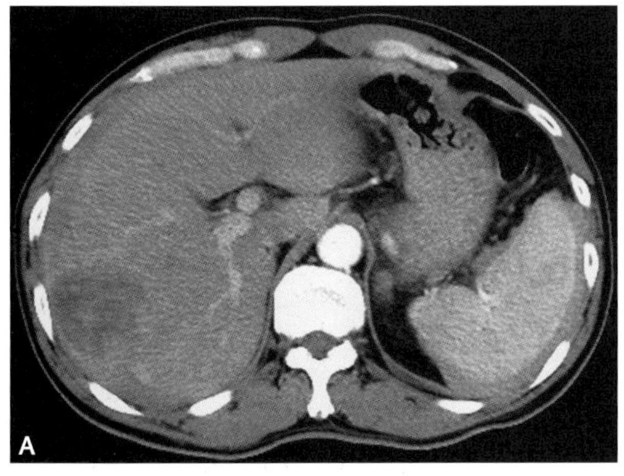


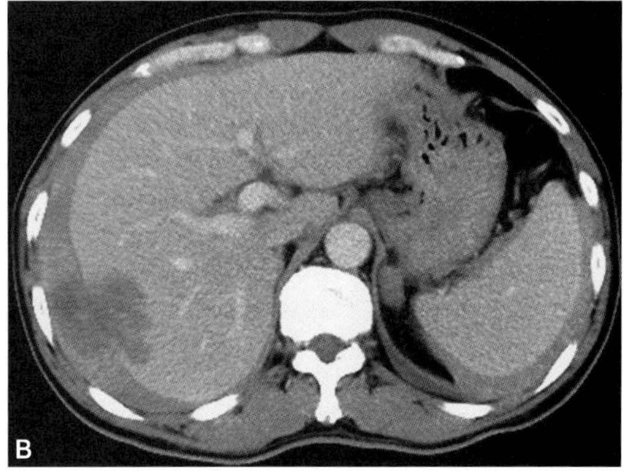

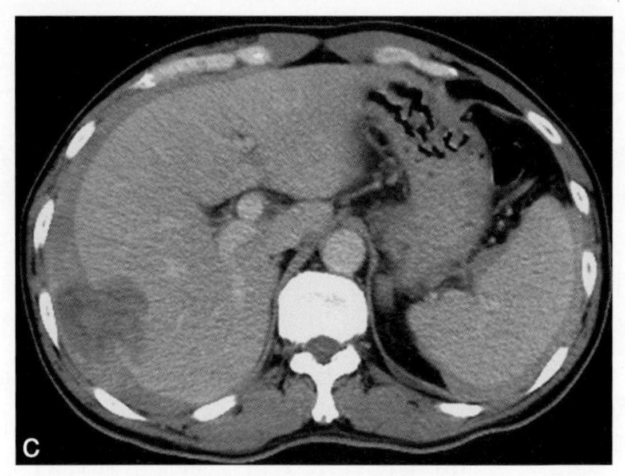

**图 9-3-2　HCC 破裂出血**

男性，43 岁。发现肝占位 3 个月。A～C. 上腹部 CT 强化扫描动脉期、门脉期及延迟期示肝右叶一类圆形肿块影，密度欠均匀，肿瘤破裂出血破入肝包膜下，包膜下出血呈高密度

存在肝硬化背景的患者，US 发现 HCC 表现为高回声或 HCC 内出现高回声的区域则提示 HCC 出血的可能。HCC 自发性破裂出血在 MRI 上表现为肿块内部出现 $T_1$WI 高信号（图 9-3-3～图 9-3-5）。

然而，$T_1$WI 高信号还可见于 HCC 内的脂肪沉积、细胞内糖原沉积以及铜沉积，诊断出血时应当与上述情况鉴别。当然，MRI 上出血信号的高低与出血的时间相关。急性血肿的高密度表现最常被非增强的 CT 检出，CT 是检出肝脏出血最有效的方法，并且可以提示其出血的原因，出血的范围和大致时间也可以通过 CT 评估。在急性期（出血 24～72 小时内），CT 上血肿表现为高密度；随着时间的延长，CT 密度逐渐减低；在出血 10～30 天后，可有假包膜出现。CT 也可发现包膜下血肿和腹腔内出血，常表现为肝周和脾周高密度液体影，有时可以出现分层现象（图 9-3-2）。

**2. 肝母细胞瘤（hepatoblastoma）**　儿童最常见的原发的上皮来源的恶性肿瘤，多发生在 2 岁以下。预后很差。大多数病例甲胎蛋白（AFP）升高，一般不伴有肝硬化。

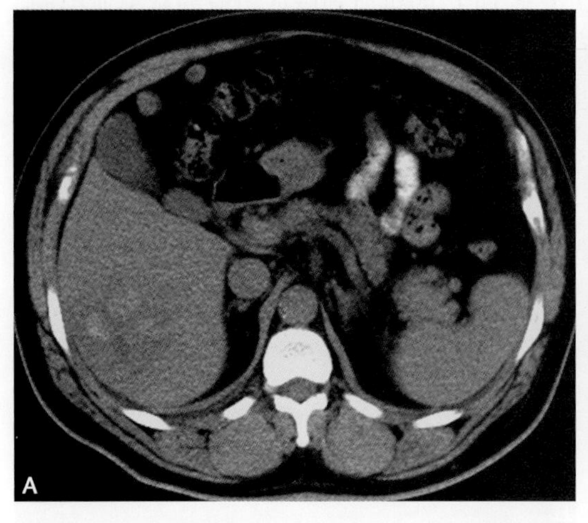

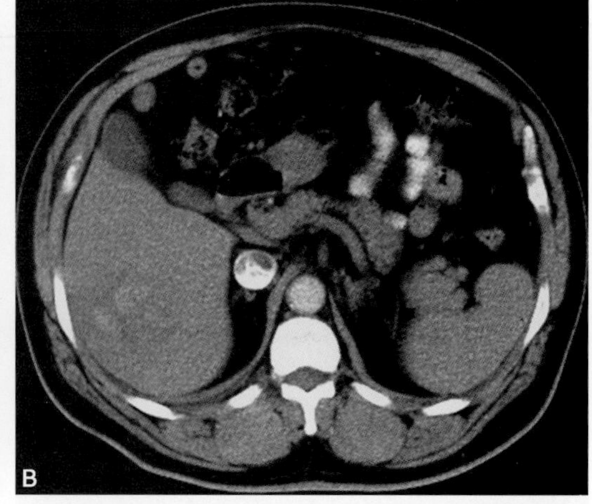

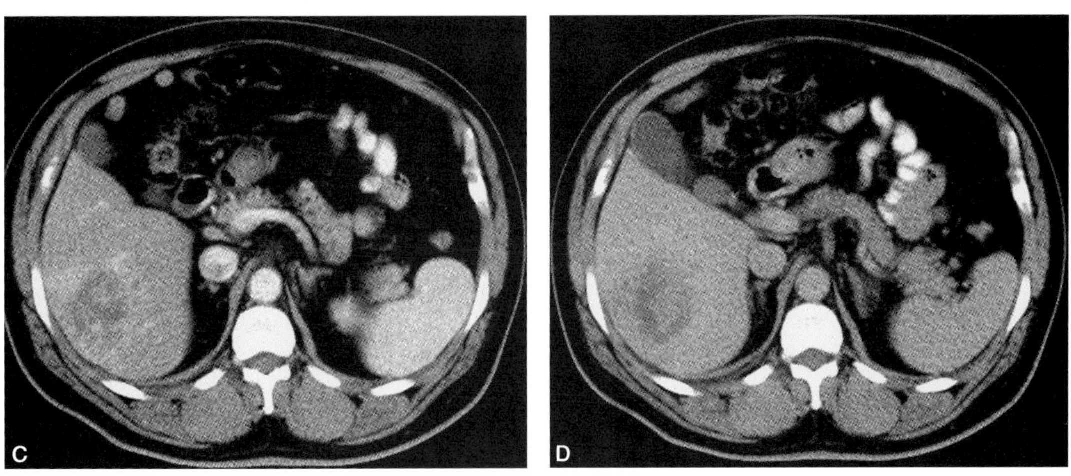

图 9-3-3　HCC 伴出血

男性，51 岁。慢性乙肝 30 年。A. CT 平扫示肝右叶见片状低密度影，边界欠清，内见斑片状高密度，提示出血；B～D. CT 强化扫描示动脉期轻度强化，门脉期边缘持续强化，中心部分呈相对低密度，延迟期呈等低密度，出血区呈相对略高密度

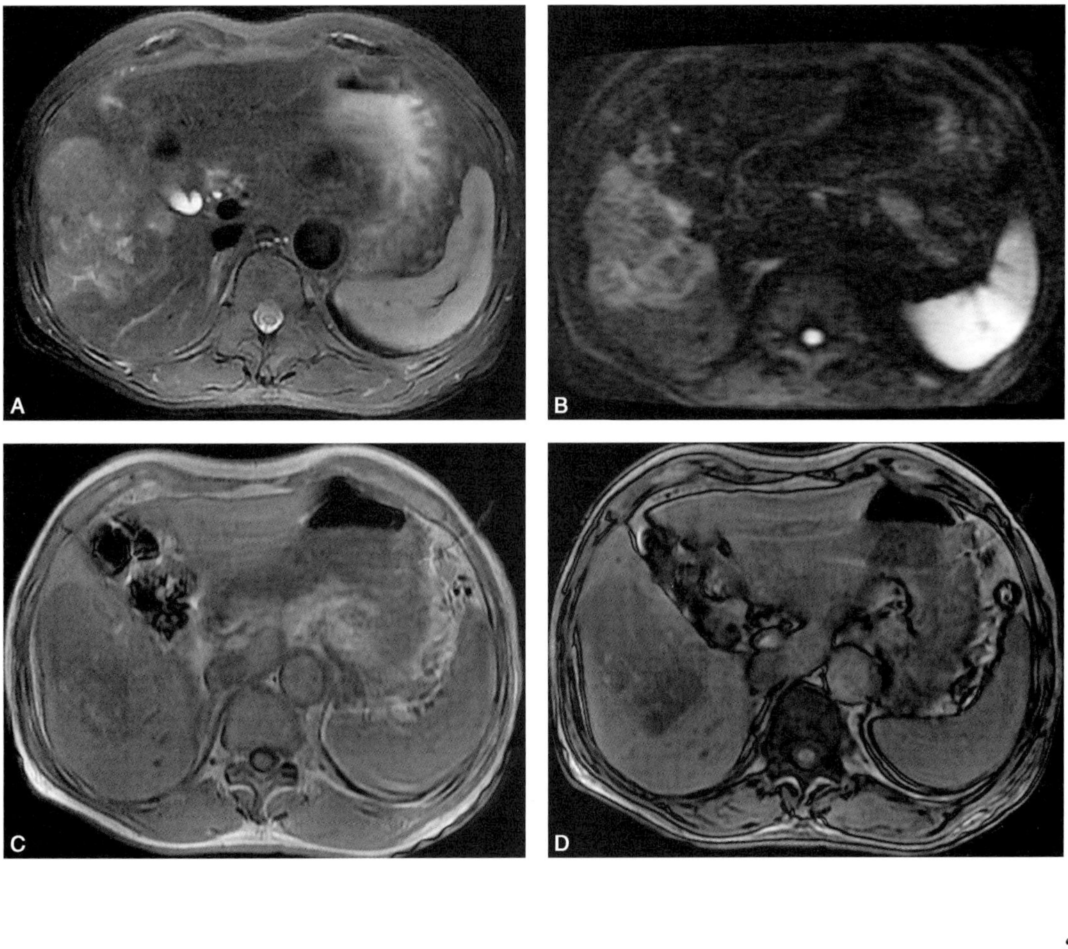

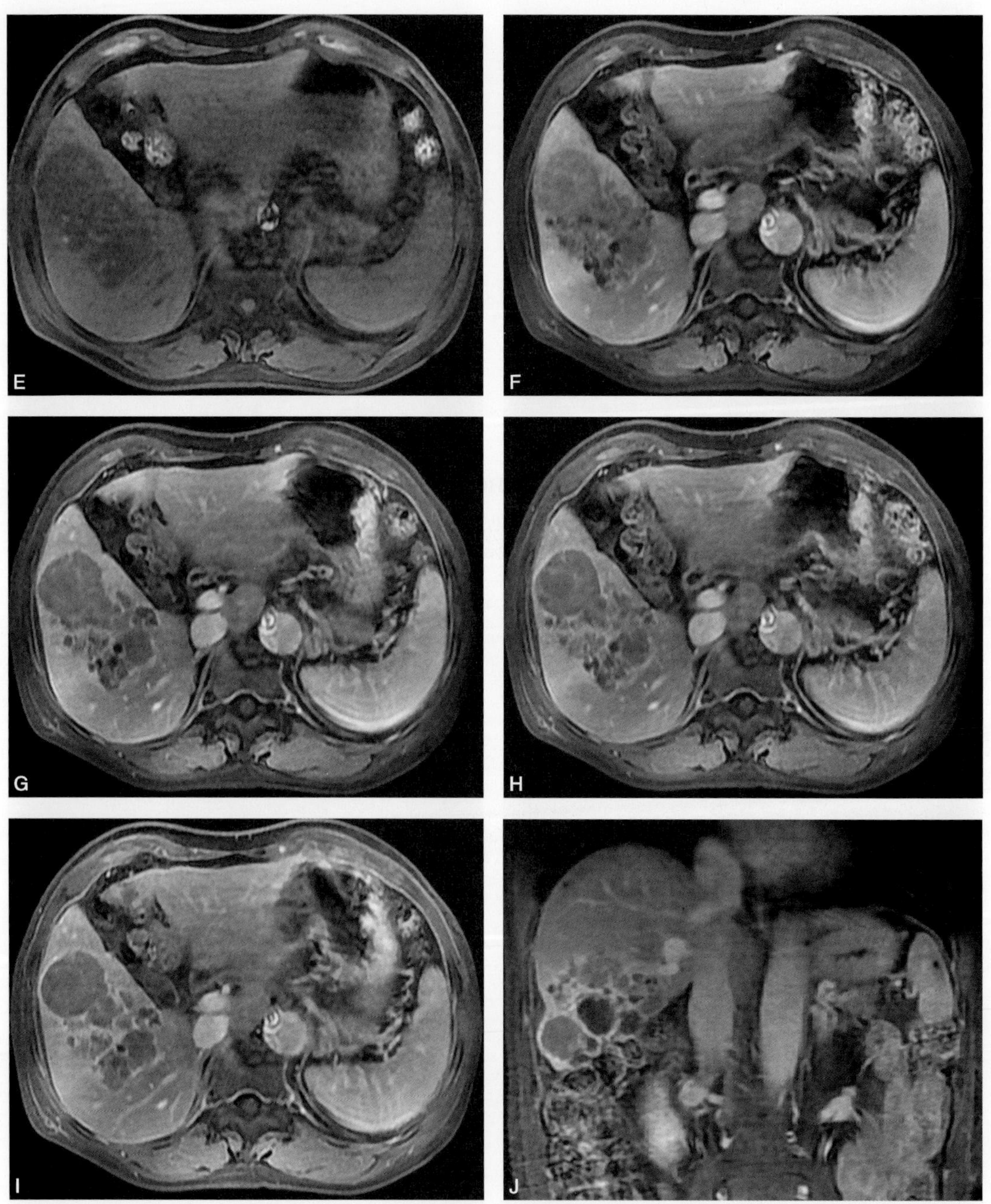


**图 9-3-4　肝细胞肝癌**

男性，66 岁。发现乙肝病史 10 余年，AFP 不高。A. 轴位 $T_2$WI 示肝右叶团块状不均匀略高信号影，内见斑片状略高信号；B. DWI 呈高信号；C. $T_1$WI In-phase 呈低信号，内见斑片状高信号影；D. $T_1$WI Out-phase 亦呈低信号，斑片状高信号影未见减低；E. FS $T_1$WI 呈低信号，内见斑片状高信号，提示出血；F. MRI 增强扫描动脉期肿块轻度不均匀强化；G ~ J. MRI 轴位及冠状位门脉期及延迟期造影剂部分退出，呈相对低信号，可见假包膜环形强化。病理：肝细胞肝癌

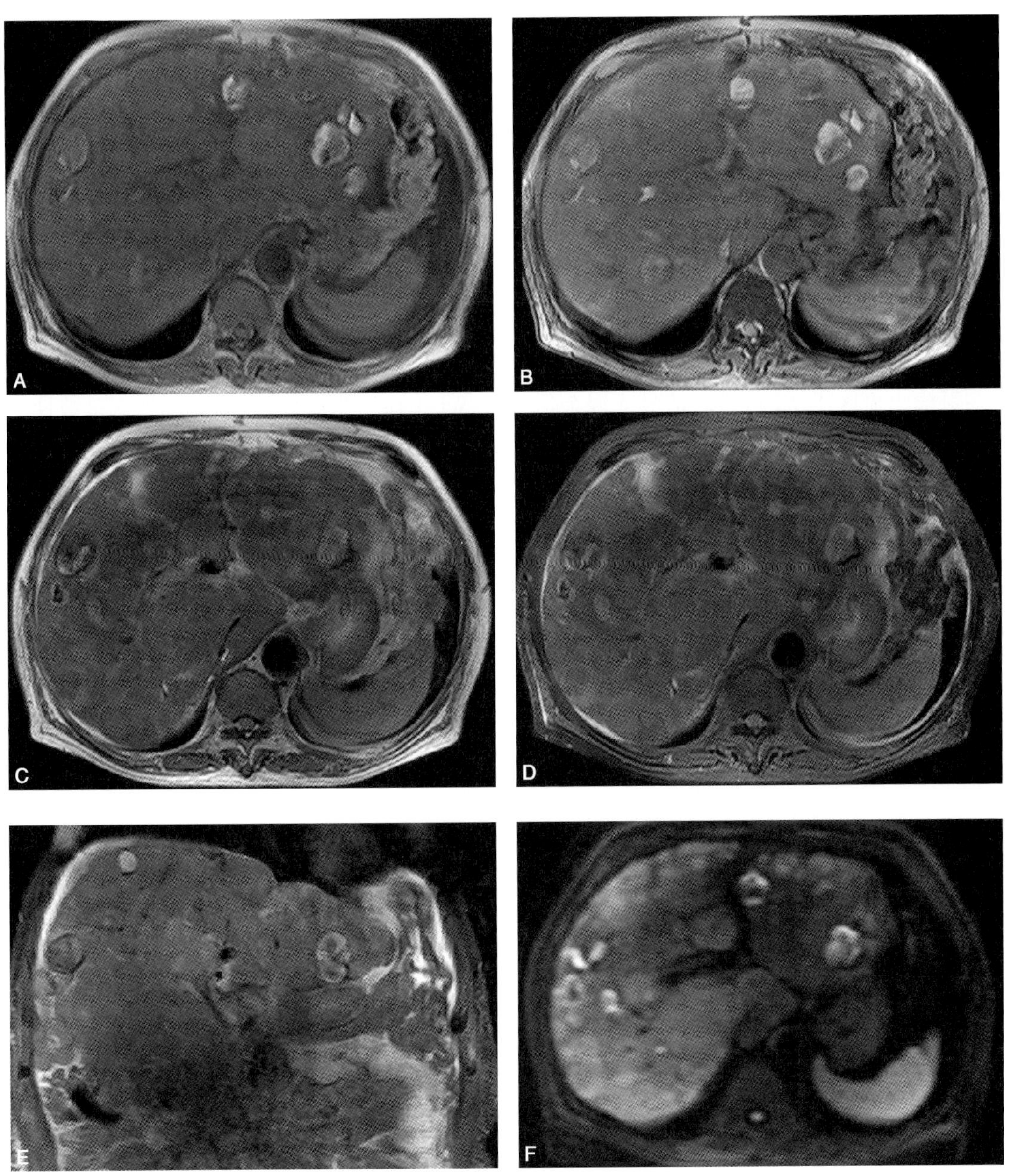

图 9-3-5　肝癌

男性,75 岁。乙肝病史 30 年。A. 化学位移成像 $T_1$WI In-phase 示肝内多发大小不等肿块影,部分病变内可见斑片状高信号;B. $T_1$WI Out-phase 序列上述高信号区未见信号减低;C ~ E. 轴位及冠状位 $T_2$WI 及 FS $T_2$WI 示肝内多发肿块,部分信号欠均匀,部分病变内呈高信号及弧形、不规则形低信号;F. DWI 见肿块呈不均匀高信号

CT 平扫为等低混杂密度肿块,多见于肝右叶,可有钙化、出血或囊变,对本病的诊断具有特征性。增强扫描动脉期呈多个结节状或片状不均匀强化,强化程度低于周围正常肝组织。门脉期肿瘤呈相对低密度,坏死或液化区无明显强化,瘤周可见完全或不完全的包膜

影。MRI 平扫 $T_1WI$ 为不均匀低信号肿块，有出血时可见斑片状高信号影，囊变和钙化为更低信号，$T_2WI$ 呈不均匀高信号，钙化仍为低信号；其强化方式与 CT 相仿。AML 可伴有出血，CT 平扫可见斑片状高密度。MRI 平扫出血区 $T_1WI$ 可呈高信号或混杂信号，$T_2WI$ 为低信号。

**3. 肝血管内皮肉瘤（hemangioendothelial sarcoma of liver）** 起源于肝窦内皮细胞，好发于成年男性，多无症状，肿块较大时可触及腹部包块。病理学上将肝血管内皮肉瘤按形态分为四种：弥漫微小结节型、弥漫多结节型、巨块型和混合型。部分肿瘤可见出血，少数肿块破裂出血，可出现腹腔积血，危及生命。

CT 平扫多为低密度肿块影，存在出血时可见低密度肿块内斑片状高密度影，部分肿块可伴有坏死囊变。增强扫描病灶有明显强化，强化方式和血管瘤类似，强化持续时间较血管瘤长。MRI 表现为单发或多发肿块影，呈长 $T_1$、长 $T_2$信号，存在出血或囊变坏死时信号不均匀；肿瘤出血区 $T_1WI$ 可呈高信号或混杂信号，$T_2WI$ 出血区为低信号；囊变坏死区呈液性明显长 $T_1$、长 $T_2$信号；增强方式与 CT 相仿（图 9-3-6）。血管肉瘤易侵犯肝静脉，亦可发生肺、脾、脑等处的转移。

**4. 肝转移瘤（hepatic metastasis cancer）** 出血少见，原发于肺、胰腺、胃、肾、乳腺、前列腺、睾丸、胆囊、皮肤（黑色素瘤）、鼻咽的肿瘤以及绒毛膜癌、淋巴瘤均可转移到肝脏并出现出血，甚至腹腔内出血。而肺癌、肾癌和黑色素瘤是最常见的引起肝转移瘤出血的肿瘤（图 9-3-7），如果出血严重，可出现包膜下出血或腹腔内出血。

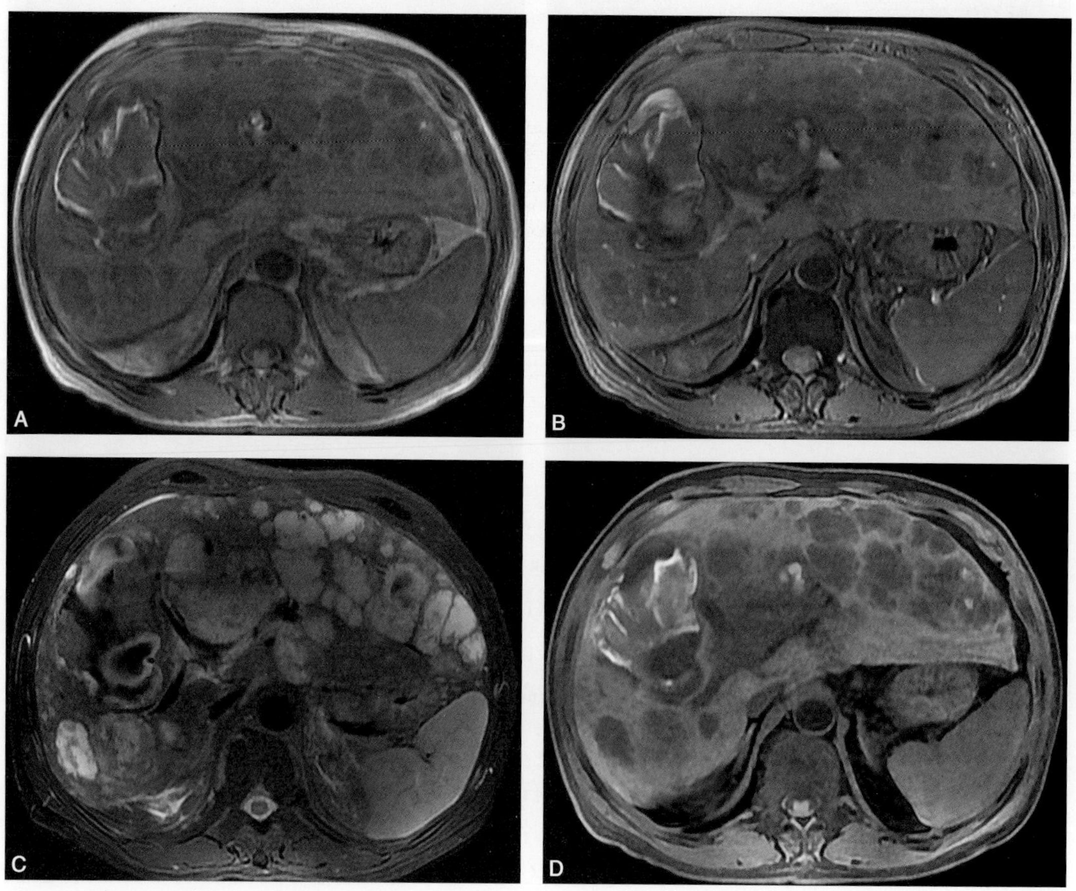

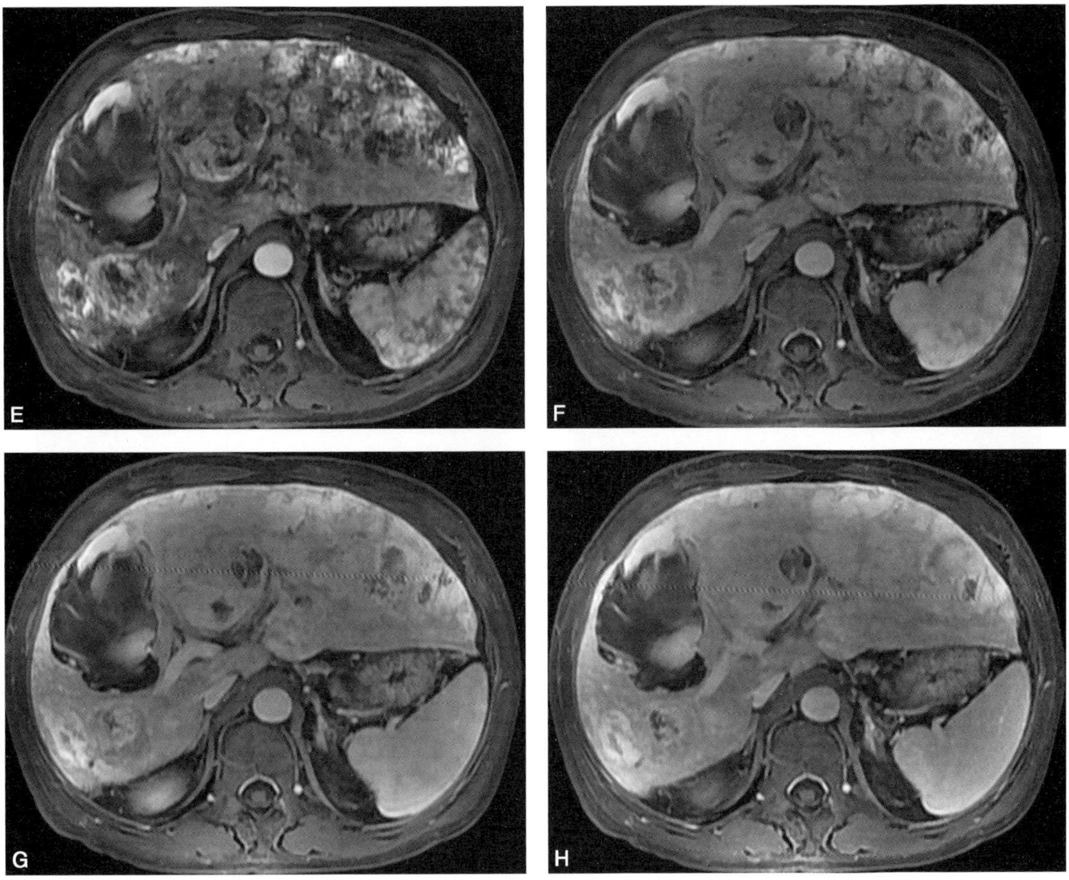

**图 9-3-6　肝血管内皮肉瘤并出血**

男性,46 岁。上腹部饱胀隐痛 40 天,皮肤巩膜黄染 20 天。A、B. $T_1$WI 化学位移成像示肝实质内多发大小不等低信号肿块影,部分见斑片状高信号;C. FS $T_2$WI 呈不均匀高信号;D. FS $T_1$WI 呈低信号,部分仍呈高信号;E ~ H. MRI 动态增强扫描呈肿块不均匀延迟强化。病理示肝血管内皮肉瘤

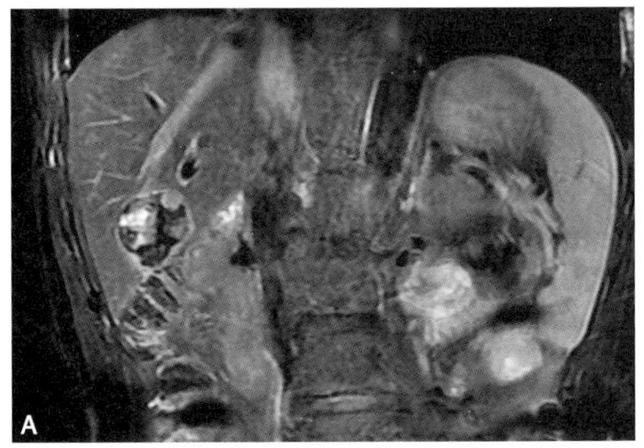

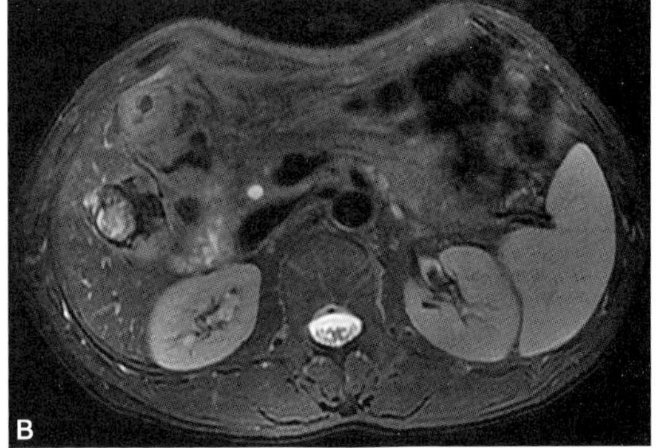

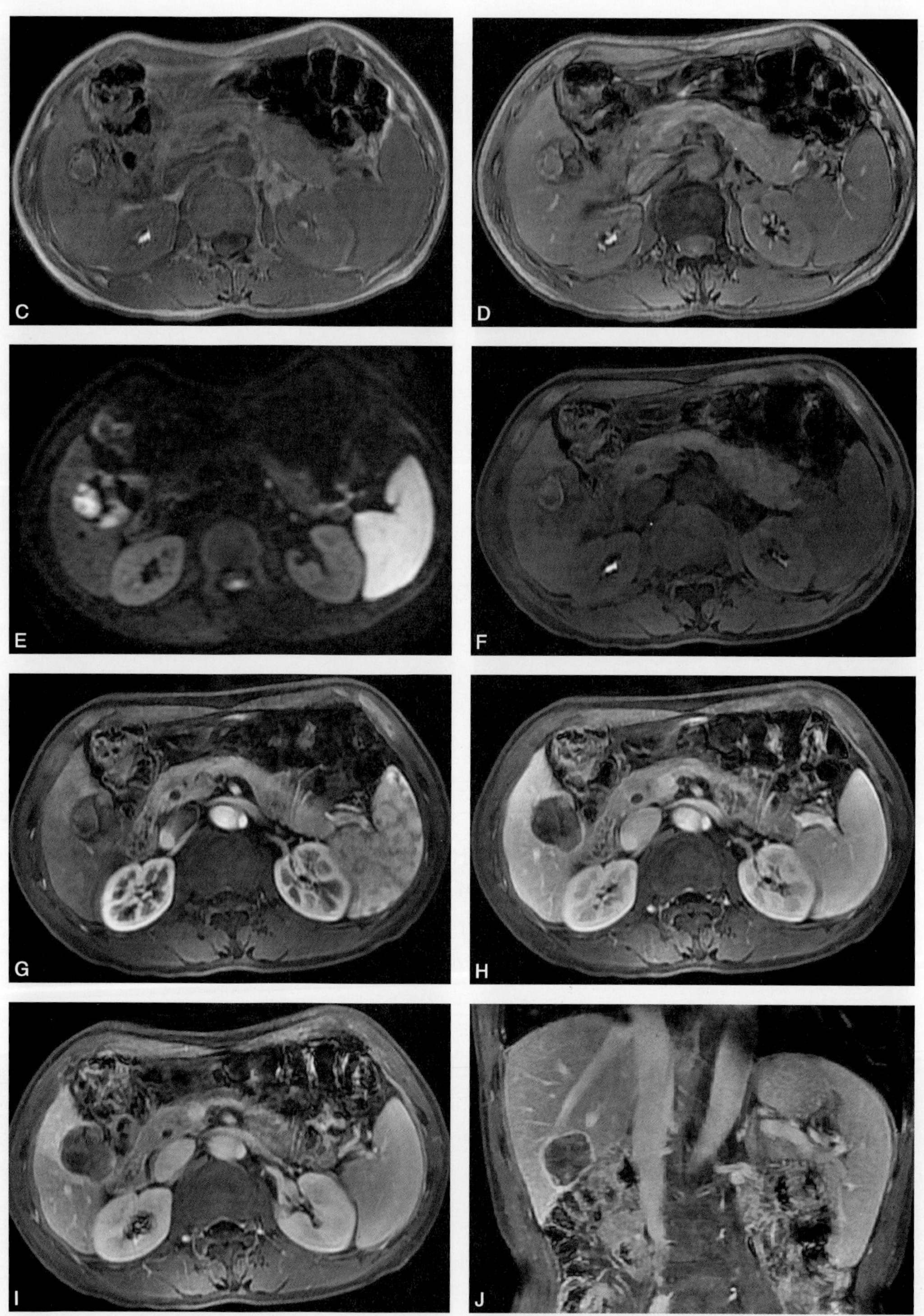


图 9-3-7　肝转移瘤并出血

男性，61 岁。肺癌术后 1 年，复查示肝占位。A、B. 轴位及冠状位 $T_2$WI 示肝右叶类圆形肿块影，呈高低混杂信号；C、D. 化学位移成像序列见病变内片状高信号影，反相位未见信号减低，提示出血；E. DWI 病变呈不均匀高信号；F. FS $T_1$WI 病变呈低信号，内见片状高信号影，提示出血；G ~ J. MRI 动态增强扫描可见动脉期肿块不均匀轻度强化，门脉期及延迟期呈相对低信号。病理示肺癌肝转移

### （二）肝脏良性病变出血

**1. 急性重型肝炎及肝衰竭（acute hepatic necrosis & hepatic failure）** 多种因素（如病毒、酒精、药物等）引起肝脏的严重损害，造成肝细胞大量坏死，从而导致肝功能严重障碍或失代偿，进而出现以凝血机制障碍和黄疸、肝性脑病、腹水等为主要表现的一组临床症候群，称之为肝衰竭。急性肝衰竭是指急性起病，2 周内出现Ⅱ度及以上肝性脑病（表现为性格改变、行为异常、精神错乱、意识模糊、睡眠障碍、定向力和理解力减低等）的肝衰竭。多发生于青壮年，总体预后较差。临床以极度乏力、食欲下降、腹胀、恶心、呕吐、神志改变等为主要症状，病情进展迅速，病死率较高。

US 或 CT、MRI 检查的目的是评价肝脏大小、损伤程度及血管、胆管内径，同时除外恶性梗阻性病变。CT 平扫可见肝脏密度不均匀，存在出血时可见肝内斑片状高密度影；增强扫描可见肝实质强化不均匀，内见多发片状、楔形强化减低区，部分可见腹水等。MRI 平扫肝实质信号不均匀，见多发斑片状长 $T_1$、长 $T_2$ 信号影，出血时 $T_1$WI 高信号；增强扫描强化方式与 CT 相同。

**2. 肝腺瘤（hepatic adenoma）** 肝脏少见的良性肿瘤，原因不清，可能与口服避孕药有关。肝腺瘤临床多无症状，肿瘤多单发，少数为多发。肝腺瘤有恶变的可能，因为一旦发现，一般行手术切除。肝腺瘤可以破裂出现少量出血，表现为右上腹疼痛，类似于急性胆囊炎。当出血量较大时可出现出血性休克。对于外科而言，紧急止血至关重要。

US 检查出血性腺瘤表现为低回声肿块的局部出现高回声区域或在包膜下或腹腔内出现高回声的液体。彩色多普勒超声可以发现肿块周边的大血管影。CT 上表现为肝脏肿块内的高密度区域或邻近肝包膜下及腹腔内出现液性高密度影。MRI 上肝腺瘤的表现多种多样，没有特异性。MRI 平扫常表现为 $T_1$WI、$T_2$WI 均呈高信号，但大多数信号不均匀；$T_1$WI 高信号的存在提示有出血的可能，当然首先要排除脂肪、糖原、铜等缩短 $T_1$ 物质的存在。无论超声、CT 还是 MRI 都要注意包膜下血肿和腹腔内出血的存在（图 9-3-8）。

**3. 肝血管瘤（hepatic hemangioma）** 肝脏最常见的良性肿瘤。约 20% 的体检病人可以发现肝血管瘤的存在，其中女性多见，男女比例约 1∶5。大多数血管瘤无症状，极少数病人出现致命性出血。病理学上，肝血管瘤是由相互连接的内皮血管管道构成，其内衬有疏松结缔组织。切片分析可见该肿瘤内含有纤维组织、出血钙化以及血栓形成，特别是大的血管瘤。

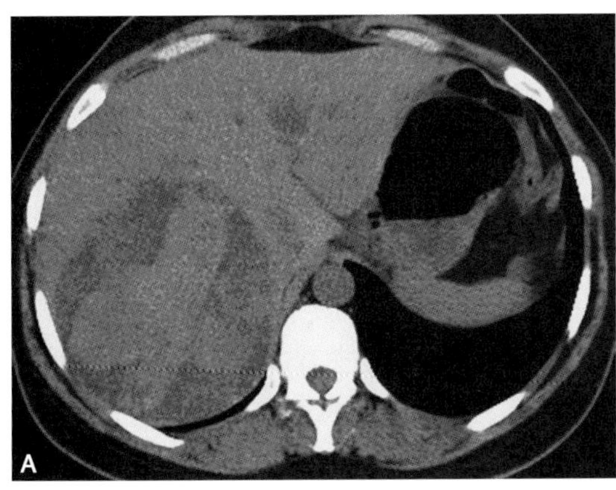


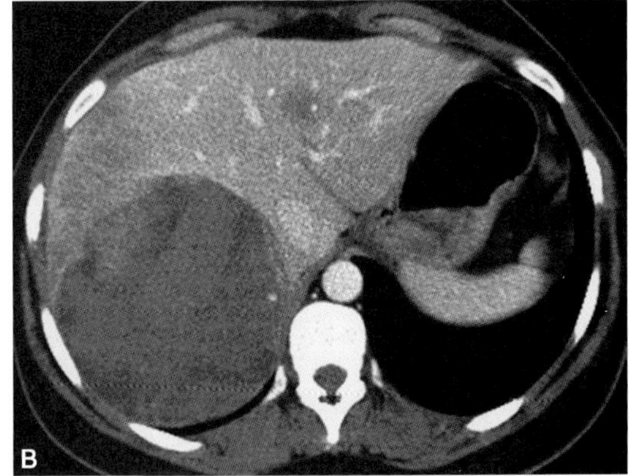

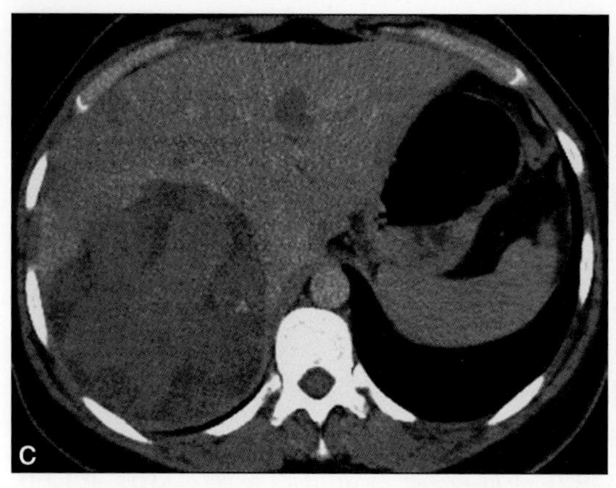

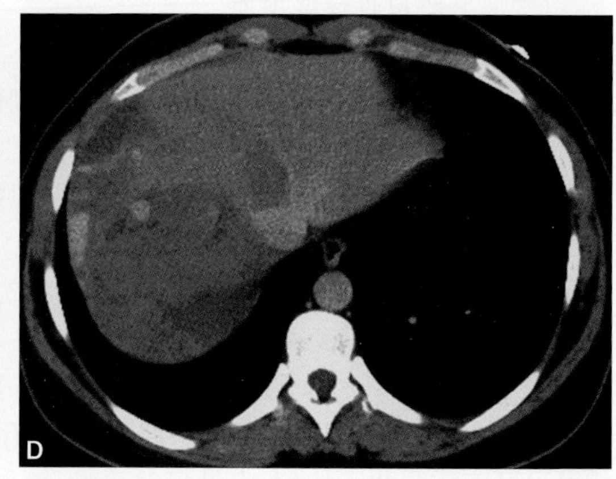

**图 9-3-8　肝腺瘤自发性破裂出血**

女,32 岁。突发腹痛、右后背疼急诊入院。A. CT 平扫显示肝右叶后段一密度不均匀肿块;B、C. CT 增强扫描门脉期肿块前部强化轻微并晚期退出,肝左叶亦见一类圆形低密度结节;D. 肝实质内血肿前上方见对比剂外渗及肝包膜下血肿,符合活动性出血;靠近下腔静脉、肝中静脉处见一低密度结节

血管瘤 US 表现为高回声肿块,CT 平扫多为低密度,边界清楚,部分表现为等密度或高密度,偶尔可见其内的钙化。增强扫描典型表现为动脉期边缘呈结节状或条状明显强化,其强化程度与腹主动脉接近。门脉期强化区逐渐向病灶中央扩展,延迟后病灶呈相对等密度或略高密度。MRI 扫描血管瘤 $T_1$WI 多表现为圆形或卵圆形边界清楚的低信号,大的病灶往往信号不均匀,其中可见更低的信号或混杂信号,在 $T_2$WI 上病灶呈明显高信号即"亮灯征",为血管瘤的典型表现,大病变信号亦不均匀;增强扫描血管瘤的强化方式和 CT 增强扫描一致。对于有肝血管瘤的患者,若 US 出现回声的增强、CT 出现密度的增高或 MRI 的$T_1$WI 出现高信号区域提示血管瘤出血,这些发现与血管瘤包膜下出血或腹腔内积血有关(图 9-3-9)。

**4. 肝囊肿及遗传性多囊肝(hepatic cyst & hereditary polycystic liver)**　肝囊肿一般无临床症状,巨大囊肿可压迫肝脏和邻近脏器,产生上腹部不适、恶心或疼痛等。多囊肝可单独出现,也可和多囊肾并存。表现为弥漫的大小不一的囊肿,仅存少量的正常肝实质。

CT 平扫囊肿一般为圆形或类圆形边界清楚的水样密度,增强扫描无强化。MRI 上肝囊肿信号均匀,边界清楚呈典型的长 $T_1$、长 $T_2$水样信号,增强扫描后无强化表现,边界显示清

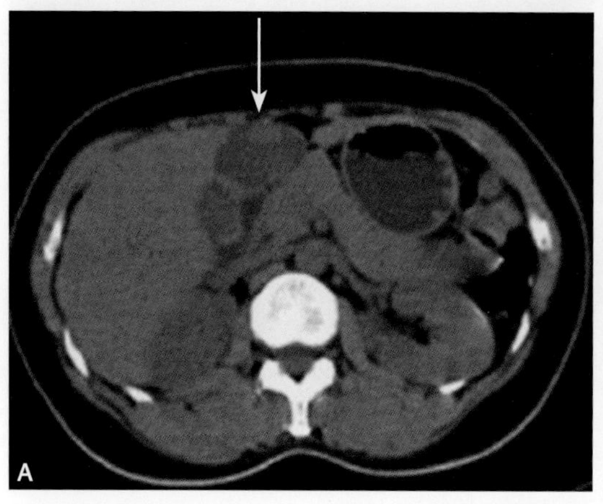

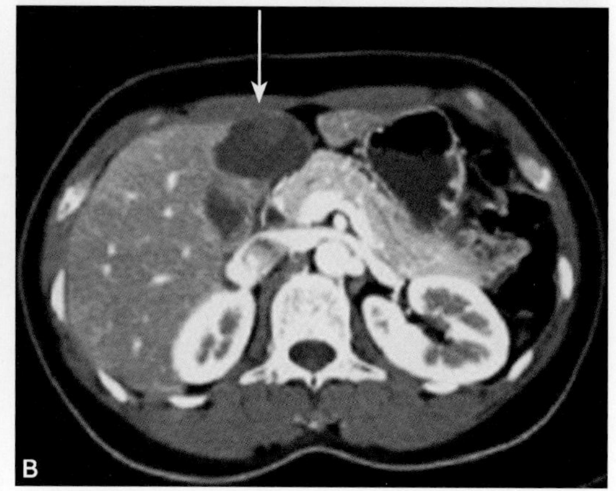

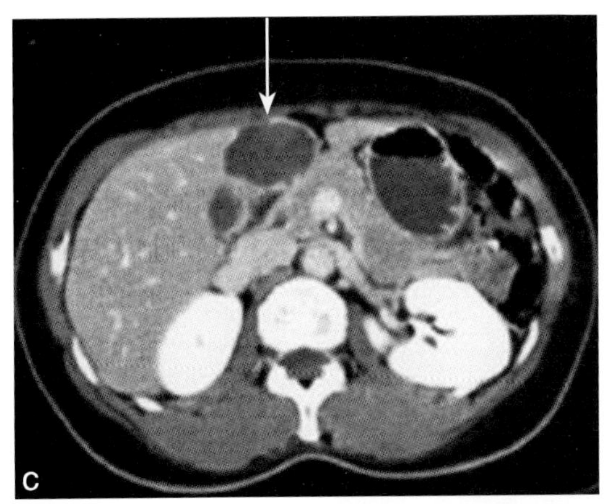


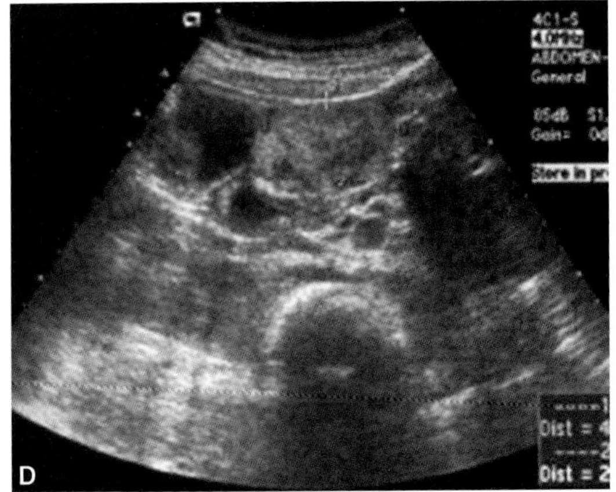


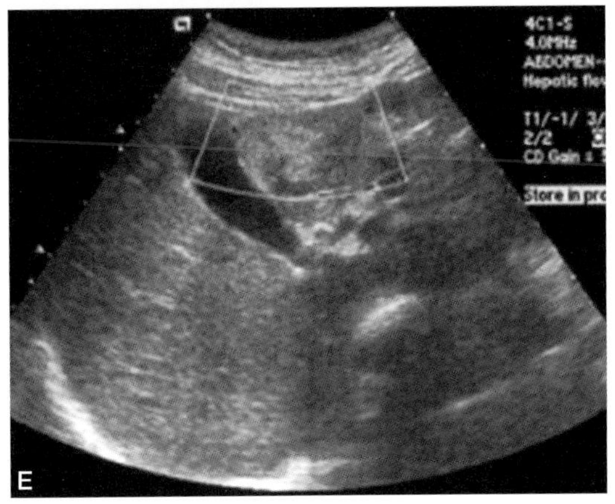


**图 9-3-9　肝血管瘤出血**

女,54 岁。胃周区疼痛,之前服用避孕药数周。A～C. 腹部 CT 平扫显示肝Ⅳ段椭圆形低密度影,边缘清晰光滑,其前部见高密度结节怀疑出血,增强扫描无明显异常强化;D、E. 超声显示实性肿块内不均匀性回声纹理结构,并见内部低血流

晰。少见的并发症有出血、感染和破裂,出血则在 CT 平扫上表现为高密度影,MRI 扫描表现为 $T_1$WI 可呈高信号或混杂信号,$T_2$WI 出血区为低信号。

**5. 血管平滑肌脂肪瘤(angiomyolipoma,AML)**　起源于肝脏间叶组织的良性肿瘤,病理上由平滑肌细胞、厚壁血管及脂肪细胞组成。AML 多见于肾脏,发生于肝脏 AML 少见。AML 好发于年轻女性,多数无症状和体征,由体检或偶然发现。

因 AML 组成成分的比例各不相同,其 CT/MRI 表现多种多样。典型 CT 平扫表现为低密度肿块影,肿块内多数可检出更低密度脂肪成分。AML 为富血供肿瘤,增强扫描动脉期肿块内部分或全部明显强化,门脉期及延迟期表现可不同,可呈相对高、等或低密度。脂肪成分的检出对 AML 的诊断具有重要意义,而 MRI 显示脂肪成分比 CT 更敏感,脂肪成分 $T_1$WI、$T_2$WI 表现为高信号,脂肪抑制序列病灶的信号下降,化学位移成像技术也可检出脂肪或脂质的存在。增强扫描动脉期绝大多数病灶明显强化,多为不均匀强化,中心血管影的显示高度提示 AML 的诊断;增强晚期病灶的表现也多种多样和其病理分型有关。AML 可伴有出血,CT 平扫可见斑片状高密度;MRI 平扫出血区 $T_1$WI 可呈高信号或混杂信号,$T_2$WI 出血区为低信号(图 9-3-10)。

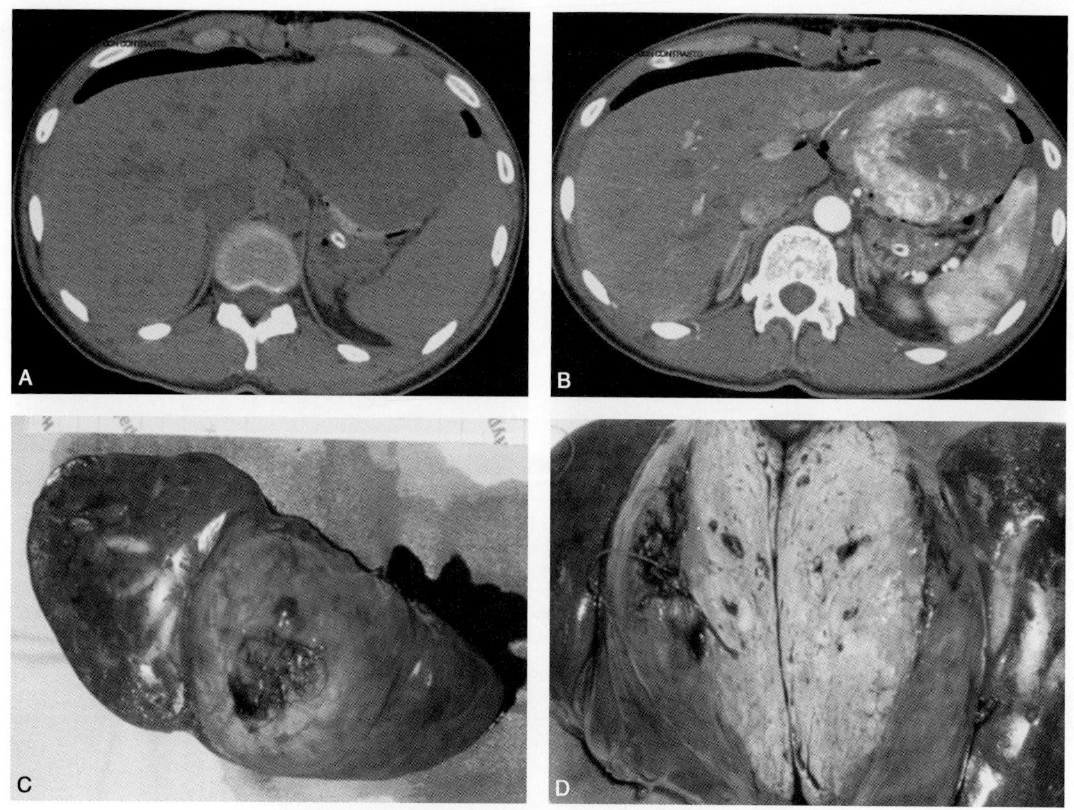

图 9-3-10 肝血管平滑肌脂肪瘤出血

女,25 岁。突发右上腹疼痛伴低血压,急诊就诊。A、B. CT 平扫显示肝左叶完全被一巨大低密度肿块占据,增强扫描动脉期肿块呈边缘性强化伴中央低密度区;C、D. 手术切除一直径约 9.0cm 肿块,标本大体光滑,表面见一破溃区,纵切面剖开见剖面呈黄色,组织病理学观察见成熟脂肪细胞、平滑肌细胞及血管结构

**6. 局灶性结节增生(focal nodular hyperplasia,FNH)** 肝脏除血管瘤外第二常见的良性肿瘤,其发生率约为 3% 。FNH 发病原因不明,年轻女性多见。多数无临床症状,查体时偶然发现。FNH 至今未发现有潜在恶变的病例。FNH 出血非常少见,少数英文文献中有关于 FNH 腹腔内出血的报道。大多数 FNH 是边界清楚的无包膜病变,其中央瘢痕为特征性表现,组织学上中央瘢痕含有丰富的血管;除中央瘢痕外,大的动静脉血管还出现在肿瘤的边缘,腹腔内出血可能与这些大血管的侵蚀有关。

CT 平扫 FNH 表现为均匀的等或略低密度肿块,中央瘢痕为低密度;并非所有的 FNH 均有中央瘢痕,其出现率约 30% 。FNH 为富血供肿瘤,动脉期明显强化,门脉期与肝实质相比呈等密度,中央瘢痕呈相对低密度。延迟期中央瘢痕出现延迟强化,呈相对高密度,呈车轮状。非增强 MRI 序列中,$T_1$WI 序列与正常肝实质比较,FNH 表现为等或低信号,$T_2$WI 表现为等或略高信号;中央瘢痕 $T_1$WI 常表现为低信号,$T_2$WI 为高信号,其强化方式与 CT 相仿。FNH 出血十分少见,少量出血偶尔见于孤立的肝包膜下出血或肿瘤实质内的出血。

**7. 肝脏遗传性出血性毛细血管扩张症(hereditary hemorrhagic telangiectasia,HHT)** 又称 Osler-Weber-Rendu 综合征,是一种较少见的血管形成发育障碍性遗传病。可累及肺、胃肠道、皮

肤黏膜及肝等脏器，有报道高达73%的HHT患者累及肝脏。肝脏HHT患者无特异性临床表现，动脉瘤及部分动静脉分流患者可出现搏动性肿物、血管杂音、震颤，重症者可出现充血性心力衰竭、肝硬化的相应症状。

影像学检查对该病具有重要的诊断价值。US表现为不同程度的肝动脉增粗、迂曲变形，肝门处血流紊乱、肝内多发畸形血管团；血流频谱呈现高速低阻特点；部分患者表现出不同程度的肝硬化。CT表现为腹主动脉周围、肝门区及肝内局限性或弥漫性的斑点或斑片状毛细血管扩张灶、肝内动静脉瘘、甚至肝动脉瘤。由于肝动静脉瘘的存在，动脉期可见门静脉和（或）肝静脉异常早显以及肝实质短暂性强化差异，肝实质内肝动脉走行紊乱并不同程度增粗；同时存在出血时，CT平扫发现肝内多发斑片状高密度影。MRI亦可发现肝内局限性或弥漫性异常信号，$T_1$WI、$T_2$WI信号均不均匀，部分可见迂曲血管流空信号及出血信号的存在，增强扫描与CT表现相同。DSA能清楚判断动脉的起源、走行、分支及分布，是诊断血管性病变的金标准。DSA能直观反映肝动脉管径粗细、肝内动静脉瘘情况，诊断价值高（图9-3-11）。

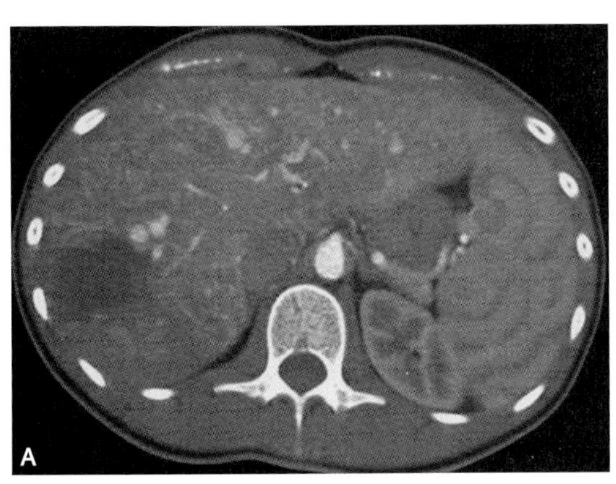


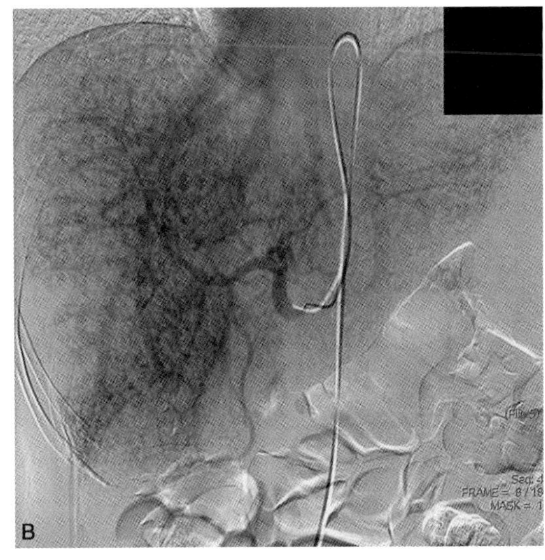


**图9-3-11　肝脏遗传性出血性毛细血管扩张症**

A. CT增强扫描见肝右叶类圆形低密度区，边界不清，肝内见明显增多强化血管影，部分呈结节状扩张；B. 肝动脉DSA造影显示肝动脉扩张、迂曲并分支明显增多，在肝内与门静脉分支形成明显交通

**8. HELLP综合征（HELLP syndrome）**　由Weinstein在1982年首先描述的，是妊娠期高血压疾病的严重并发症，孕妇出现溶血、肝酶升高和血小板降低的表现。常出现在生产之前或刚生产后，病情迅速进展，可出现DIC、肝坏死或出血性梗死。组织学上，门脉区环绕纤维蛋白、出血和坏死的肝细胞。纤维蛋白沉积的血窦、门静脉和肝动脉会出现弥散性血管内凝血。纤维蛋白降低引起的休克发作可以引起肝脏的坏死和梗死。尽管如此，肝脏梗死的发生率远远低于门脉周围的坏死和出血，这种不同可能与肝脏的两套血管供血有关。肝脏梗死提示肝脏严重受累，会引起肝实质出血，可以在包膜下或破入腹腔，从而引发危及生命的并发症。

US可以检出肝脏血肿及包膜下和腹腔内积血，CT也可以检出HELLP综合征引起的肝脏包膜下出血和血肿破入腹腔,还可以发现肝梗死,肝梗死 CT 上表现为楔形低密度区,无占位效应。

**9. 肝脏淀粉样变性(hepatic amyloidosis)** 是指淀粉样纤维蛋白在细胞外沉积,可出现在身体一个或多个部分。淀粉样变性可累及肝脏、肾脏、脾脏和心脏,表现为脏器肿大。肝脏淀粉样变性极少出现肝细胞破裂。但是,也有个别肝脏淀粉样变性的病例出现肝脏自发破裂的报道。从病理生理学的角度分析,有学者认为肝脏淀粉样变性的病例发生自发性破裂与淀粉样物质沉积引起的肝脏肿大、僵硬以及血管脆性的增加有关。腹腔积血和肝包膜下血肿可由超声或 CT 检出,其影像学表现与前述疾病血肿表现相仿。

**10. 其他** 包括紫癜肝、肝脏的血管肌瘤病、结缔组织病(如结节性多发性动脉炎和系统性红斑狼疮)、感染性疾病(包括伤寒发热和寄生虫病,如疟疾)等。

## 五、研究进展及存在问题

肝脏的自发性出血少见,多种影像学手段可以敏感地检出出血。CT 是检出肝脏出血的最佳方法。多数肝脏病变出血无症状,但是 HCC、肝腺瘤等肿瘤破裂出血可以出现急性腹痛、甚至出血性休克等表现,是外科急症,对临床医生和影像科医生提出较高的要求。随着 CT 密度分辨率的提高,CT 对出血的检出越来越敏感。MRI 多种成像技术,包括 $T_2$WI 和 SWI 技术也可以敏感地检出肝内含铁血黄素的沉积,提示陈旧性出血的可能。

(吕薇薇　于德新　王青)

## 参考文献


1. Casillas VJ, Amendola MA, Gascue A, et al. Imaging of nontraumatic hemorrhagic hepatic lesions. Radiographics, 2000, 20(2): 367-378.
2. Chen W, DelProposto Z, Liu W, et al. Susceptibility-weighted imaging for the noncontrast evaluation of hepatocellular carcinoma: a prospective study with histopathologic correlation. PLoS One, 2014, 9(5): e98303.
3. Fowler KJ, Brown JJ, Narra VR. Magnetic resonance imaging of focal liver lesions: approach to imaging diagnosis. Hepatology, 2011, 54(6): 2227-2237.
4. Lemos AA, Sternberg JM, Tognini L, et al. Nontraumatic abdominal hemorrhage: MDCTA. Abdom Imaging, 2006, 31(1): 17-24.
5. Shiozawa K, Watanabe M, Ikehara T, et al. Usefulness of contrast-enhanced ultrasonography in the diagnosis of ruptured hepatocellular carcinoma. Clin J Gastroenterol, 2013, 6: 334-337.
6. Tirumani SH, Ojili V, Gunabushanam G, et al. MDCT of abdominopelvic oncologic emergencies. Cancer Imaging, 2013, 13(2): 238-252.
7. Vilgrain V, Boulos L, Vullierme MP, et al. Imaging of atypical hemangiomas of the liver with pathologic correlation. Radiographics, 2000, 20(2): 379-397.
8. 陈平有,周选民,杨守俊,等. 外伤性肝脏出血的血管造影诊断和栓塞治疗. 中国介入影像与治疗学, 2009, 6(2): 110-112.
9. 徐万峰,刘玖琴,李凯. 累及肺、肝脏的遗传性出血性毛细血管扩张症(附 3 例报告并文献复习). 医学影像学杂志, 2009, 19(11): 1463-1465.

# 第四节 肝脏囊性病变

## 一、前 言

肝脏囊性病变即具有囊性特征的肝内病变，包括纯囊性(pure cystic)病变，也包括部分囊性、部分非囊性且以囊性为主的囊实性(cystic-solid)病变。囊性病变是肝脏的常见病变，包括非肿瘤性囊性病变和肿瘤性囊性病变(肿瘤坏死囊变)，前者包括发育性或退变性囊性病变和炎性囊性病变；囊性肿瘤有良恶性之分，恶性相对多见，可为原发或转移，转移相对略多、数目不等。肝内囊性病变可为单发或多发，按病灶数目多少分为局灶性囊性病变及多发囊性病变。二者常见疾病有较大差异。病变检出较容易，常见检查方法包括US、CT、MRI，必须了解这些表现才能鉴别不同的病变，帮助合理处理疾病。

## 二、相关疾病分类

对于肝内局灶性囊性病变中，发育性或退变性囊性病变为肝囊肿，炎性囊性病变包括肝脓肿(liver abscess)和寄生虫病变(棘球蚴病为主)等，其中肝囊肿是最常见的良性病变，常为偶然发现，大者可能存在临床症状，其次为肝脓肿。肿瘤性囊性病变分为原发性和转移性两种，囊性成分可由肿瘤自身分泌而来，如胆管来源的囊腺瘤、囊腺癌及胆管癌、黏液腺癌肝转移；也可由肿瘤内部出血坏死、液化所致，如肝细胞肝癌、血管内皮肉瘤。原发的恶性肿瘤包括胆管癌、肝癌，儿童和青少年偶见囊性为主的未分化胚胎性肉瘤(undifferentiated embryonal sarcoma，UES)。肝脏囊腺瘤和囊腺癌则以多房囊性病变为特点，婴幼儿还可见到少见的良性肿瘤-肝间叶性错构瘤(mesenchymal hamartoma of the liver，MHL)，肝胆手术或外伤后可引起胆汁瘤(biloma)(表9-4-1)。

**表9-4-1 肝内局灶性囊性病变分类**

| 分类 | 病变 | 临床特点 |
|---|---|---|
| 发育或退变性病变 | 肝囊肿 | 中老年人相对多见，多无症状 |
| 炎性病变 | 肝脓肿<br>寄生虫病变(棘球蚴病最多见) | 发热<br>疫区居住史 |
| 恶性肿瘤 | 胆管细胞癌，肝细胞肝癌<br>转移瘤<br>未分化胚胎性肉瘤(少见) | 中老年人<br>肿瘤病史<br>儿童和青少年 |
| 难以定性的肿瘤 | 肝脏囊腺瘤、囊腺癌 | 中青年，女性多见 |
| 良性肿瘤 | 肝间叶性错构瘤 | 婴幼儿，男多于女 |
| 肝胆手术或外伤后 | 胆汁瘤，慢性血肿 | 有明确病史 |

肝脏多发囊性病变中，发育性或退变性囊性病变包括肝多发囊肿、纤维多囊性肝病(或肝胆管纤维多囊性病，hepatobiliary fibro-polycystic disease，HFD)。炎性囊性病变多发

者临床表现及影像学征象与局灶性类似，本节不再对此进行讨论。肿瘤性囊性病变以肝多发囊性转移为主，因其具有实性部分，与肝多发囊肿和 HFD 容易鉴别。临床工作中，多发肝囊肿最多见，原因不明；其次为多发囊性转移；再就是 HFD，包括肝、胆管的一系列病变，病因是胆管源性的胚胎性发育异常，是一组以肝内胆管不同程度的扩张合并肝纤维化为特征的纤维囊性病变。HFD 包括遗传性多囊性病变、成人型常染色体显性遗传性多囊性病变（APLD）、婴儿型常染色体隐性遗传性多囊性病变（IPLD）、Caroli 病、先天性肝纤维化（congenital hepatic fibrosis，CHF）、胆管错构瘤（biliary harmatoma，又称 von Meyenburg 综合征），其临床表现可以隐匿，也可表现为胆管炎、门脉高压、胃肠道出血、感染及占位征象（表 9-4-2）。

**表 9-4-2　肝脏内多发囊性病变分类**

| 分类 | 病变 | 临床特征 |
|---|---|---|
| 发育性或退变性 | 肝多发囊肿，纤维多囊性肝病 | 可隐匿，也可有症状 |
| 恶性肿瘤 | 多发囊性转移 | 原发肿瘤病史，或同时发现原发肿瘤，肿瘤系列阳性 |
| 炎性 | 多发肝脓肿<br>寄生虫病 | 发热<br>疫区居住史 |

## 三、影像诊断流程

US、CT 及 MRI 三种影像学检查手段对肝内囊性病变均较易检出，US 常作为初筛常用检查手段。发现肝内单纯囊性病变，无实性成分，无分房，无血流信号，首先考虑肝囊肿，绝大部分病例 US、CT 即可确诊。胆汁瘤、慢性血肿临床上多有确切病史，慢性血肿在 MRI 上诊断容易。

除此以外，US 检查有囊壁和（或）壁结节、分隔，检出血流信号的囊性病变均常规需 CT 平扫加强化检查，观察病变的密度、边界、强化方式、壁的情况、周围情况等，同时结合患者临床情况进行鉴别，诊断有困难时可再行 MRI 检查。动脉期急性肝脓肿病灶周围常见片状强化区，静脉期及延迟期呈等密度，具有特征性。棘球蚴病常具有囊中囊、“飘带征”“水上浮莲征”等典型表现，囊壁轻度强化，结合病史，诊断较容易。囊性转移瘤边界常清楚或欠清，形态多较规则，增强扫描表现为轻-中度环形强化，壁多不规则。原发肿瘤包括胆管细胞癌、肝细胞肝癌、囊腺癌及血管内皮肉瘤等，囊变边界多不清楚，囊变区形态不规则，囊壁厚薄不均，部分可见壁结节，增强扫描囊壁多明显不均匀强化；肿瘤实质仍具有相应肿瘤的特点，强化时肝细胞肝癌“快进快出”；胆管细胞癌左叶多见、可见周围胆管扩张、逐渐强化，血管内皮肉瘤表现为不均匀和进展性强化，，但强化程度低于血管瘤，且不均匀和不规则（图 9-4-1）。

需要注意的是，有恶性肿瘤病史的患者，肝内囊性转移直径<1cm 时可与单纯囊肿表现接近。即使增强扫描也很难看到强化，加上部分容积效应的存在，增强后 CT 值测量常不准确，难以与单纯囊肿相鉴别，这时常需结合 US 或 MRI 检查，甚至需随访观察病变变化才能确诊。

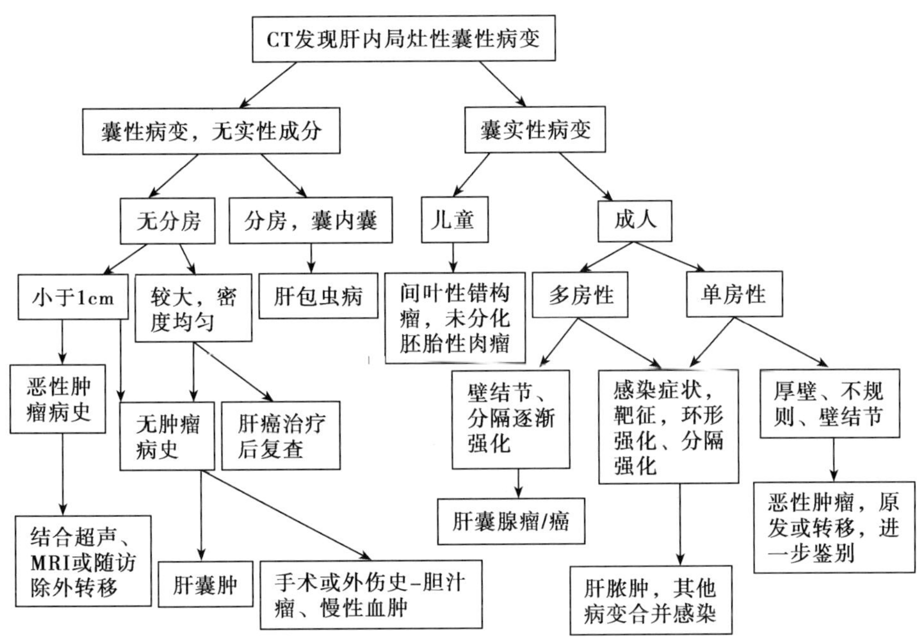


**图 9-4-1　肝内局灶性囊性病变的 CT 诊断流程**

## 四、相关疾病影像学表现

### （一）局灶性囊性病变

**1. 肝囊肿（hepatic cyst）**　单纯性肝囊肿为先天性、非遗传性肝内囊性病变，一般认为其起源于肝内迷走胆管的一种潴留性囊肿，近年来部分作者认为其可能与胆管退变有关。肝囊肿生长缓慢，多数不引起明显症状。大的囊肿可压迫邻近脏器引起上腹不适、疼痛等症状，压迫胆管引起阻塞性黄疸者少见，少数可因囊肿破裂、出血或带蒂囊肿扭转而出现急腹症。囊肿合并感染时往往引起发热、畏寒、白血病增多等。US、CT、MRI 对此病的诊断价值均较高。

肝囊肿一般为圆形或椭圆形，多为单房性，数目和大小不等，可以很小（数个毫米，呈点状），也可以很大，甚至占据整个肝脏。在 US 上肝囊肿表现为肝内边界清楚的液性暗区，较大者后方回声增强（图 9-4-2）。CT 平扫肝囊肿呈均匀水样密度，可为点状、圆形或椭圆形，边界清楚，增强扫描囊肿无强化，容易作出诊断。囊肿囊壁薄，多不能显示，部分囊壁钙化。由于部分容积效应，小囊肿强化后测量 CT 值常不准确，造成轻度强化的假象，可通过仔细观察薄层图像避免这种情况的发生；巨大囊肿可结合重组图像观察其起源，部分可因相邻肝实质突入造成壁结节假象（图 9-4-3）。MRI 平扫肝囊肿具有很长的 $T_1$、$T_2$ 弛豫时

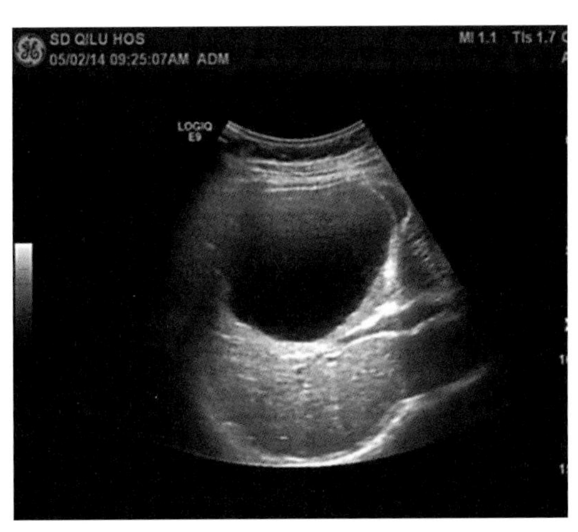


**图 9-4-2　肝囊肿**

女，49 岁。查体发现肝囊肿 10 年余，右上腹胀痛 2 年余。超声：囊性，透声好，后方回声增强。病理：肝囊肿

间,表现为 $T_1WI$ 极低信号、$T_2WI$ 高信号,信号均匀呈水样信号,与椎管内脑脊液信号一致,容易诊断。多房性囊肿或囊肿内出血或合并感染时,需要与其他疾病鉴别(图 9-4-4)。少数囊肿囊液成分复杂,含蛋白质或出血,CT 可呈高密度,$T_1WI$ 信号增高,增强扫描不强化可以帮助诊断。

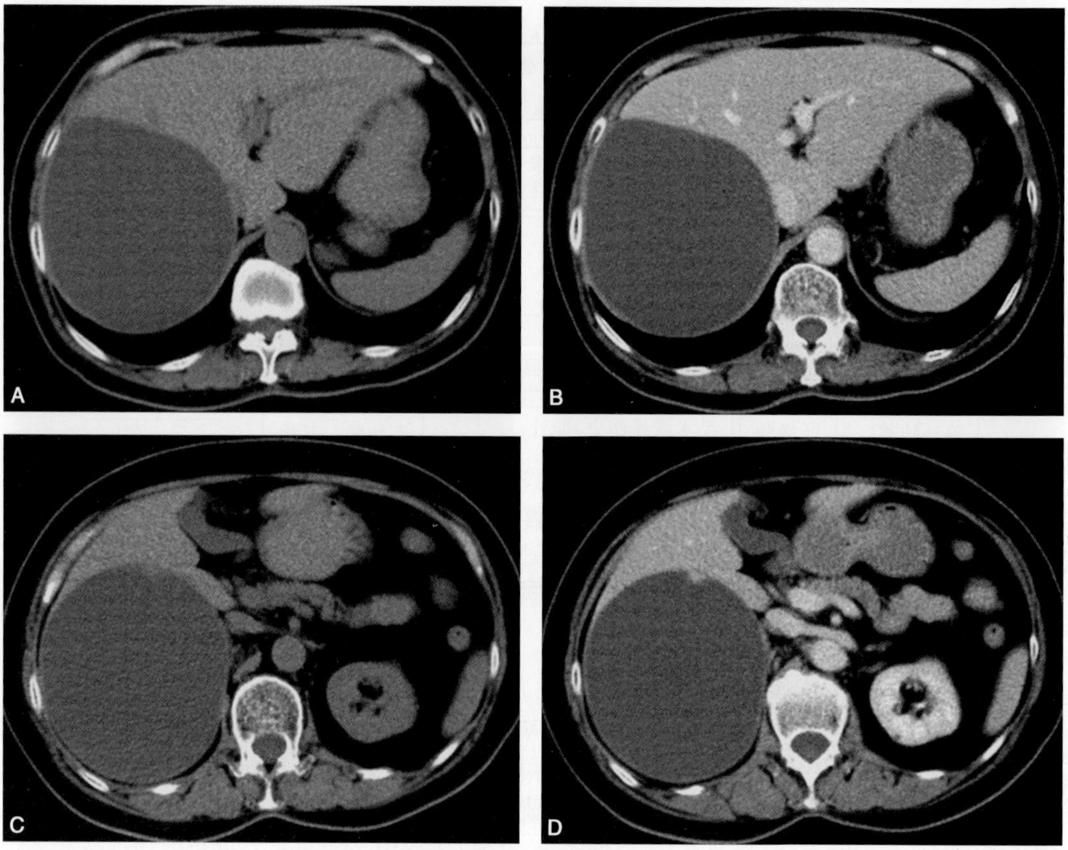

**图 9-4-3　肝囊肿**

女,68 岁。发现肝囊肿 5 年余,当时大小约 3cm;左上腹不适 2 个月,发现病变增大,大小约 14.7cm×11.3cm。外院超声:囊性,囊肿可能大,透声欠佳,后方回声增强。A～D. CT 平扫示肝右叶囊性占位,增强扫描囊壁无强化,可疑壁结节形成,复杂囊肿不除外。病理:单纯性囊肿

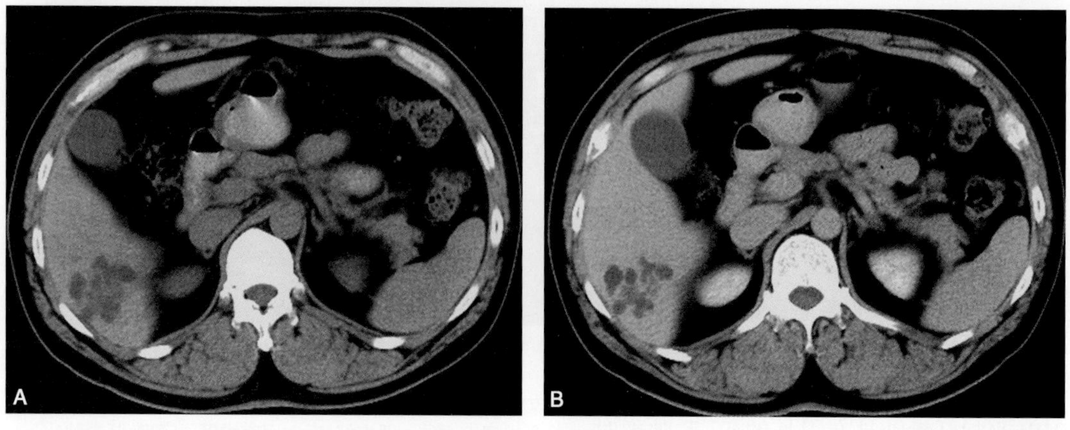

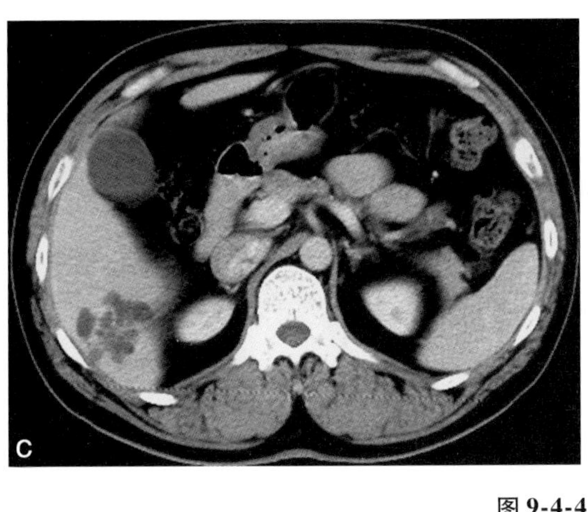

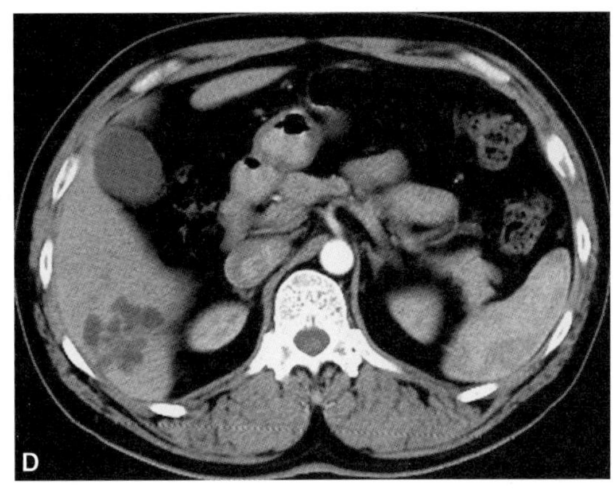

**图 9-4-4　肝囊肿**

男,50 岁。查体发现肝囊性病变 3 年。A. CT 平扫肝右后叶见多发小圆形低密度灶,边界清楚;B ~ D. CT 增强扫描病变无强化,壁厚薄较均匀,并向肝轮廓外突出,范围约 4.5cm×5cm,囊腺瘤不除外。手术:多房囊性,张力较高,半透明样囊液;病理:符合肝多房囊肿

**2. 肝脓肿(hepatic abscess)**　分为细菌性、阿米巴性和真菌性,以细菌性最为多见。临床上往往有寒战、高热、肝区疼痛和叩击痛,肝脏肿大和血白细胞升高,很少有黄疸。阿米巴性肝脓肿发病前可有痢疾或腹泻史,粪便中可找到阿米巴滋养体。肝脓肿可单发或多发,单房或多房,右叶多于左叶,可能和右叶体积比左叶大且门静脉血液有分流现象有关。典型脓肿壁由外到内由三种病理结构构成:水肿或充血带、纤维肉芽组织、炎性坏死组织。多房性脓肿其内有分隔形成,为尚未坏死的肝组织或纤维肉芽组织形成。

肝脓肿液化后脓腔 US 上表现为边缘清楚的无回声区,壁厚,呈混杂回声;如液化不完全,脓腔可表现为细点状或分隔样回声,可随活动出现浮动。CT 平扫典型的肝脓肿多为边界不清的低密度病灶,密度不均匀,其内可见更低密度的液化坏死区(图 9-4-5)。病灶内出现气体或气-液平面高度提示肝脓肿,但出现的几率不高。因周围肝组织局部充血明显,增强动脉期即可见到病灶周围的片状高密度区。MRI 平扫 $T_1WI$ 为低信号,$T_2WI$ 为高信号,其内大片坏死液化区信号更高;脓肿周围往往出现不同密度的环形带,称为“环征”或“靶征”,环可以完整或不完整,增强后环征易于显示,中心液化坏死区无强化,周围环影有不同程度的强化,多房性脓肿的分隔呈蜂窝状强化。

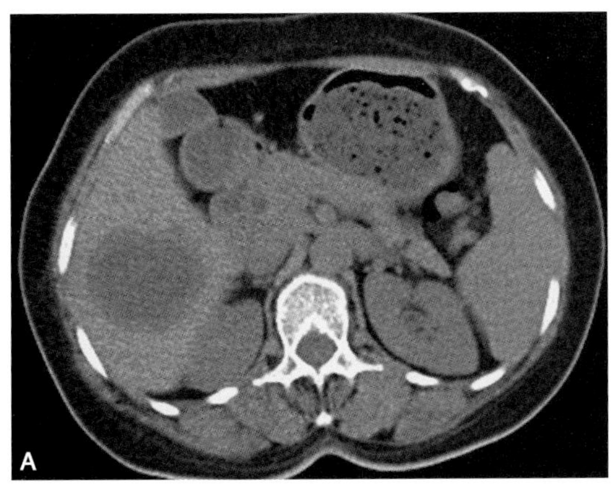

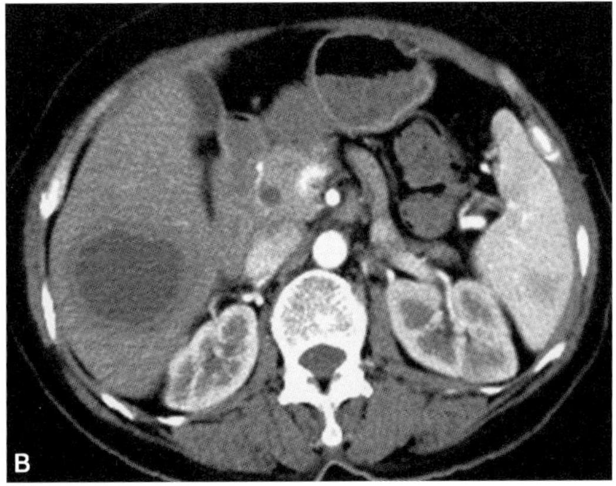

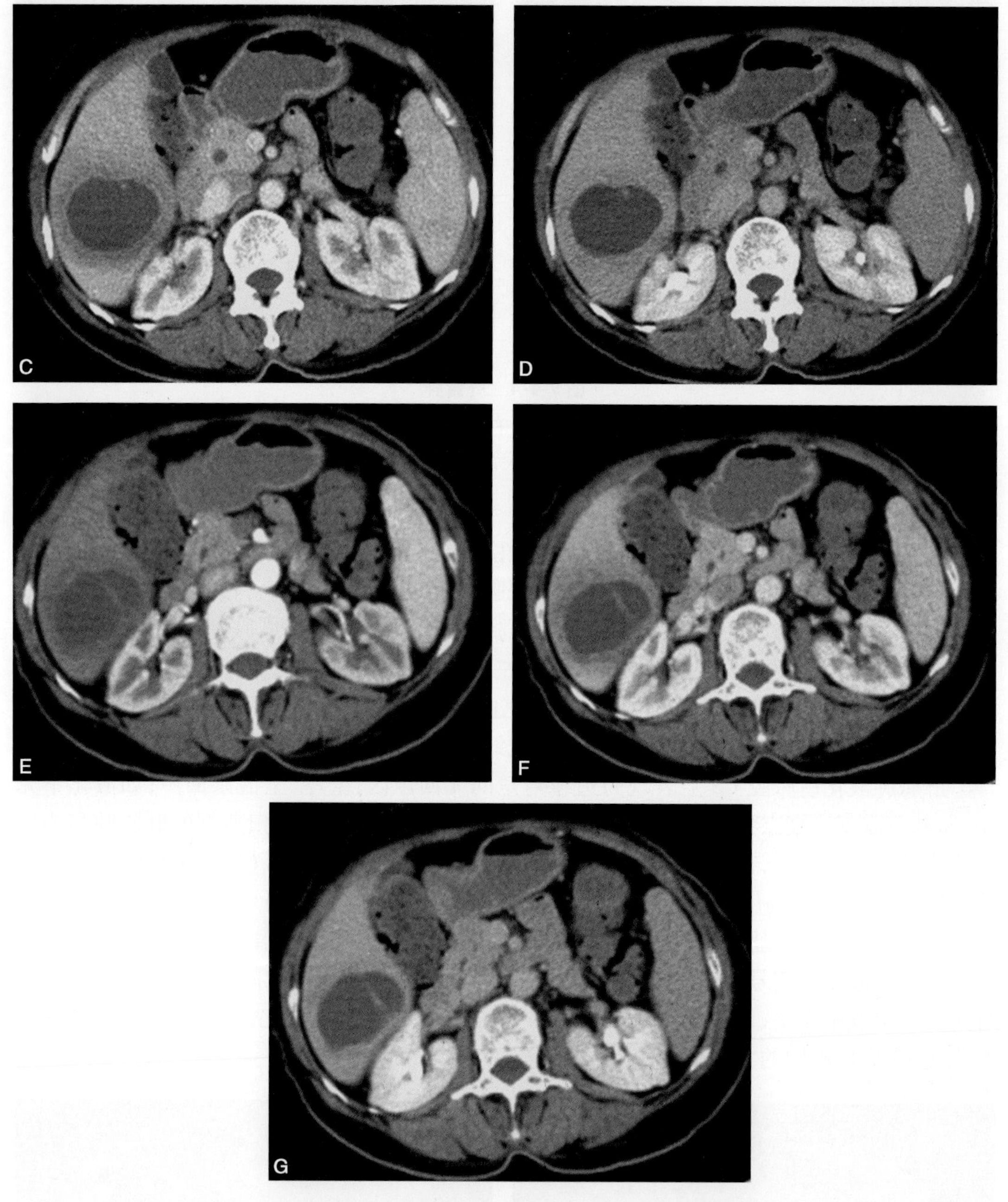


图 9-4-5　肝脓肿

女，60 岁。咳嗽、发热 20 余天，在当地住院治疗肺部感染 20 余天症状无明显改善，转入我院呼吸科。A. CT 平扫发现肝右叶低密度，边缘模糊；B ~ G. CT 增强扫描低密度病变边缘强化，内见分隔，周边见环形略低密度，符合肝脓肿 CT 表现；转入肝胆外科，局麻下行经皮肝脓肿穿刺置管引流术，引出黄白色液体约 60ml，术后予以抗炎、保肝及对症治疗，患者恢复较好

**3. 肝寄生虫病(hepatic parasitosis)**　包括肝血吸虫病和肝棘球蚴病。血吸虫病以南方地区多见，特别是长江流域。急性期可有发热、腹痛、腹泻、肝脾肿大和乏力等症状，慢性

晚期病例主要为肝硬化、门脉高压的表现。粪便中可检出虫卵和孵化出尾蚴。肝棘球蚴病又称肝棘球蚴病，由棘球蚴寄生于肝脏而引起。患者有牧区生活史或与犬、羊及其皮毛密切接触史。

血吸虫病、棘球蚴病的影像学表现详见本章第二节。血吸虫肝病有典型的 CT 表现，因此 CT 检查可明确诊断，并可了解有无并发症。棘球蚴病的诊断需结合病史和临床化验（Casoni 试验），一般不难诊断。US 和 CT 为本病的首选方法（图 9-4-6）。依据肝脏囊型棘球蚴病的特殊病理学基础，以及发生演变和转轨，WHO 肝脏包虫专家组基于其超声表现将其分为六型，实际代表了不同病理发展阶段。早期为单纯囊肿型，囊壁较薄，在影像学上囊壁可能显示不清，需要和肝脏单纯型囊肿鉴别；生发层向囊内长出多发子囊，影像表现为"花瓣征"样或"车辐征样"改变；随后由于囊内压力的增加、蜕变、创伤或是治疗后改变等原因导致内囊塌陷，在影像上表现为"水上浮莲征"；最后囊肿整个由基质填充，基质代表了囊液内包含破裂子囊的膜、头节以及棘球蚴。囊壁合并钙化，囊内容物蜕变成一固化团块样结构，需要和肝脏实质性肿瘤鉴别。

**4. 肝转移瘤（hepatic metastasis cancer）**　肝脏是转移性肿瘤发生率最高的脏器。肝转移瘤多数为实质性，囊性相对少见。肝囊性转移瘤其原发灶多位于消化道，部分病灶具有原发肿瘤（尤其是黏液性肿瘤）的分泌功能，以分泌大量细胞外黏液为特征；部分病变内出现坏死液化，二者均表现为肝内囊性病变。

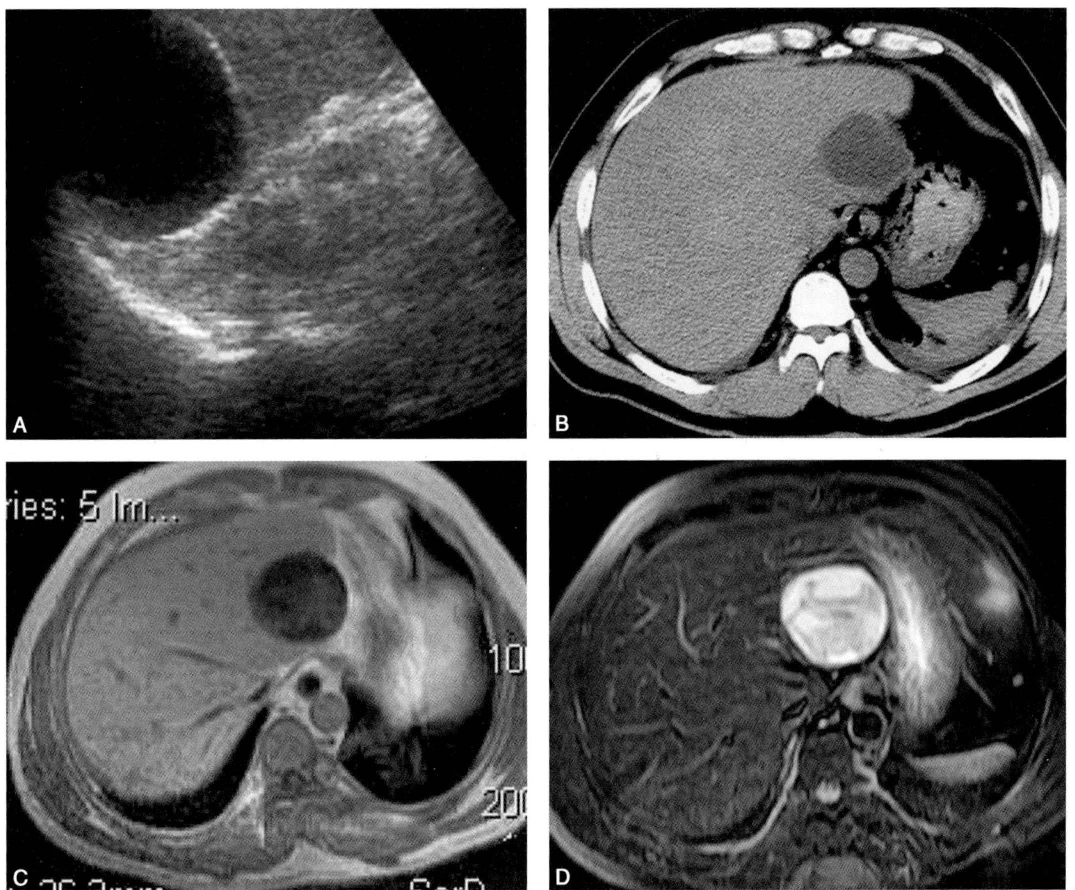

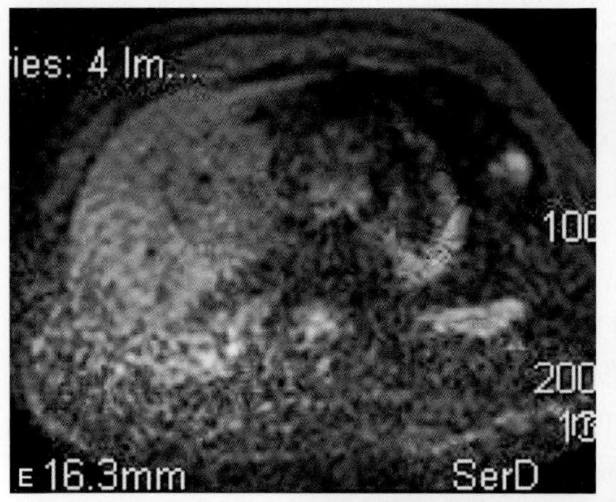


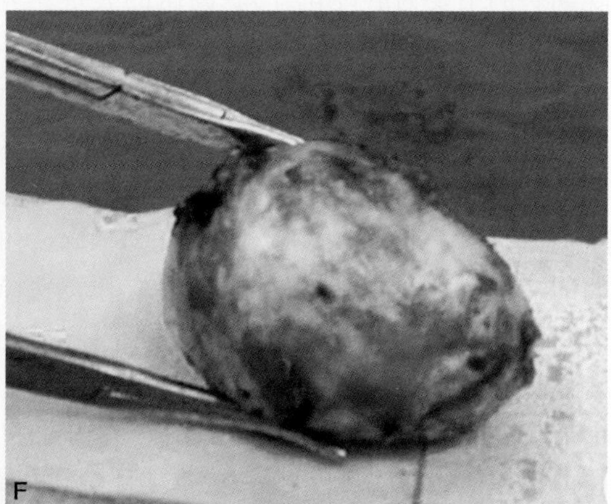


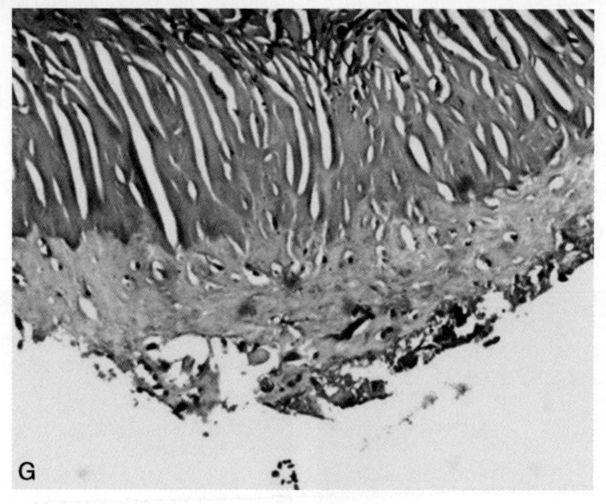


**图 9-4-6　肝棘球蚴病**

A. US 显示无回声反射的液性暗区，囊壁有明显的增强效应；B. CT 平扫示肝左叶一类圆形病灶，表现为有壁的单房囊肿，可见菲薄囊壁，其内容密度均匀；C、D. MRI 平扫囊内容物呈混杂长 $T_1$、长 $T_2$ 信号，囊壁隐约可见；E. DWI 显示病灶呈等信号；F. 全囊切除术后大体病理标本显示外囊结构；G. 病理图片显示镜下呈红染平行的板层状结构，代表囊壁以及附着于囊壁内面的生发囊和头节

病变可单发或多发，囊壁内缘往往不规则，回声、密度或信号强度欠均匀，囊壁常较厚，CT 增强扫描呈环形强化，典型者可见“牛眼征”，表现为病灶中心低密度，周围的环状增强带，最外层呈增强不明显的低密度带，低于肝实质密度。“牛眼征”和环形强化是其典型改变（图 9-4-7）。消化道来源的肝肿瘤可伴钙化，详见本章第二节。囊性转移瘤瘤体较小时在 CT 上难以与单纯囊肿鉴别，需结合 US、MRI 及活检或者随访观察才能确诊（图 9-4-8）。

**5. 肝细胞肝癌（hepatocellular carcinoma，HCC）**　原发性肝癌是我国常见的恶性肿瘤之一。HCC 为原发性肝癌中最常见的一种组织学类型，国内占 90% 以上。国内肝癌病人大多具有肝炎、肝硬化背景。肝癌起病隐匿，早期多无症状，中晚期才出现症状，常见的症状有：肝区疼痛、消化道症状、消瘦乏力、黄疸、发热、右上腹部肿块。另外还可有腹水征、脾肿大、上消化道出血等症状。

肝细胞肝癌的坏死囊变并不少见，肿瘤边界多不清楚，囊变区形态不规则，囊壁厚薄不均，部分可见壁结节，增强扫描动脉期实性部分多明显不均匀强化，表现为"快进快出"（图 9-4-9），囊性坏死也可发生于射频消融或微波治疗后。微波治疗 1 个月后复查，可见肿瘤组织凝固性坏死、甚至液化从而呈囊性，坏死完全者边界清楚且无强化。单从影像学表现与囊肿较难鉴别，这时就需要结合临床情况，患者均有明确肝癌病史及治疗史。肿瘤残留或原位复发时囊性病变边缘强化，形态可不规则或呈结节状。

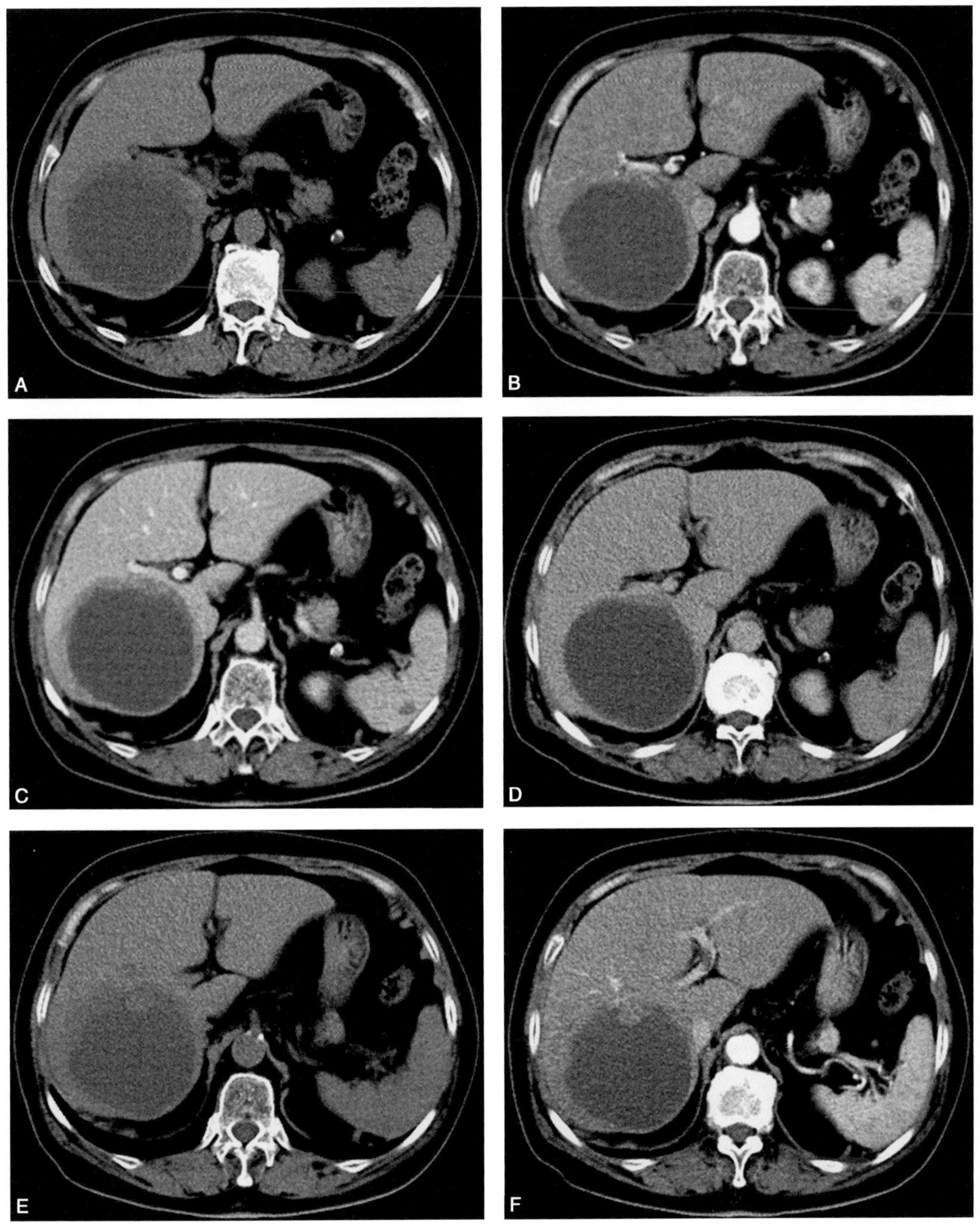

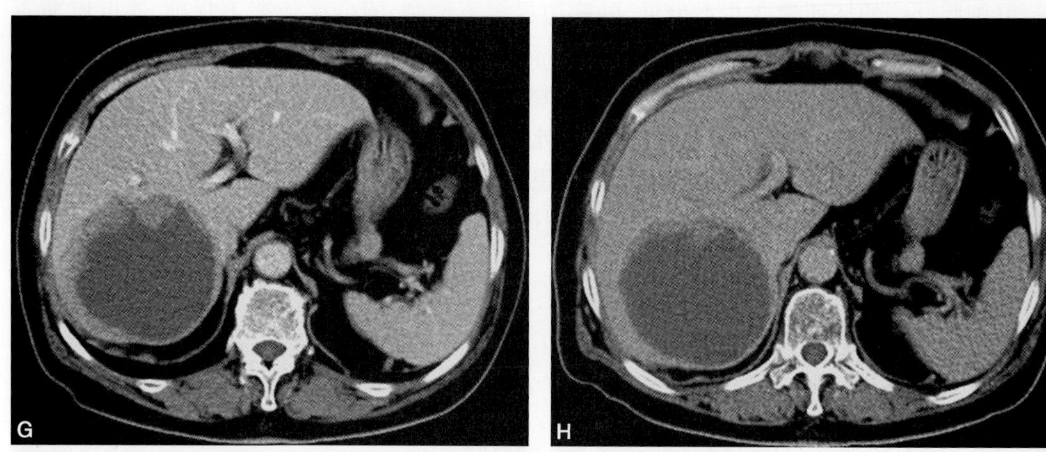

图 9-4-7　肝转移瘤

女,80 岁。卵巢癌术后 12 年,2 年前发现肝占位,大小约 1cm,定期复查逐渐增大。A. CT 平扫肝脏内见囊性低密度区,边界不清;B ~ H. CT 增强扫描周边呈厚薄不均的中度强化,可见壁结节,考虑囊性肝转移。病理:肝组织内查见转移的低分化腺癌,结合病史及免疫组化,考虑为卵巢癌转移;另送腹膜结节内查见癌细胞

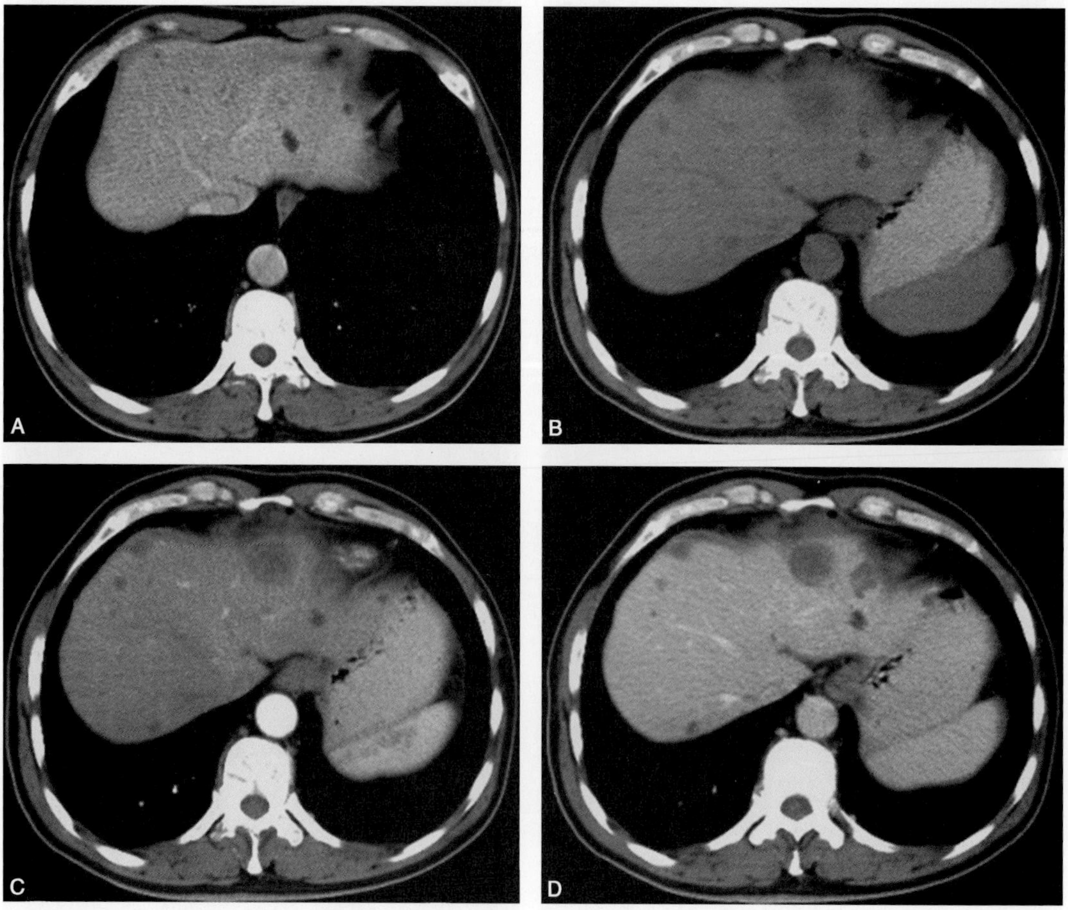

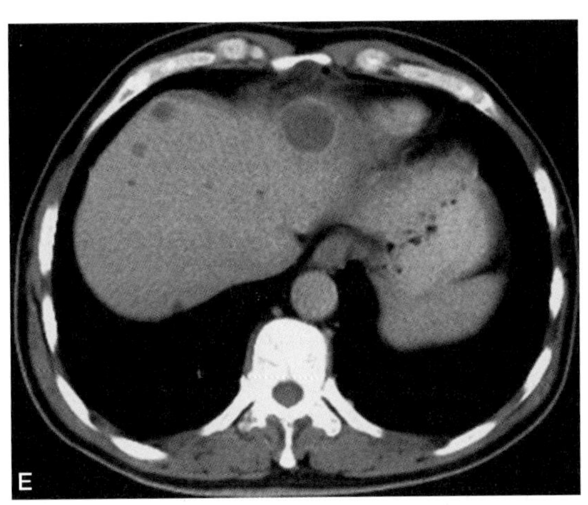

图 9-4-8　肝转移瘤

男,56 岁。1 个月余前因“腹痛,腹泻”就诊。A. CT 增强检查诊断为结肠癌、肝脏多发小囊肿可能大,行左半结肠切除术、术后化疗 1 次;B ~ E. 1 个月后 CT 复查发现肝内囊性病变增大,边缘强化,考虑转移瘤

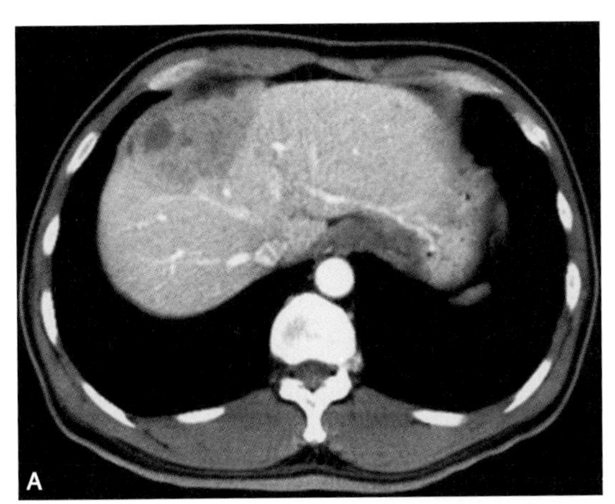

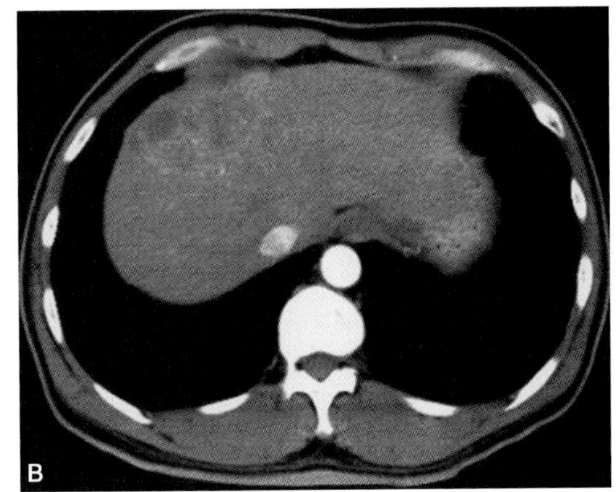

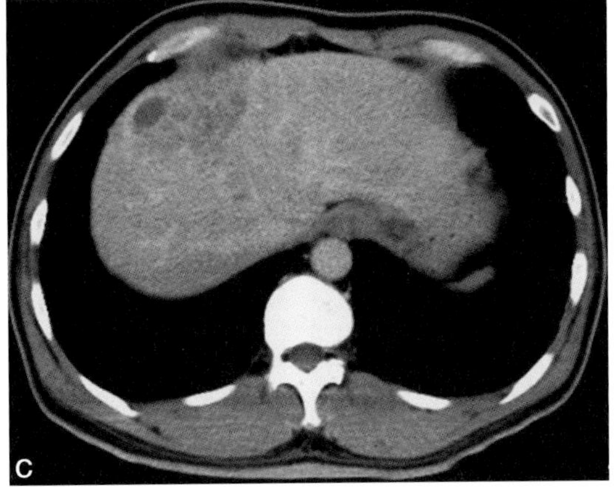

图 9-4-9　肝细胞肝癌

男,50 岁。乙肝病史 10 余年,右上腹疼痛 10 余天。A ~ C. CT 增强扫描肝左叶见不规则形态囊实性低密度肿块,增强扫描不均匀强化,边界欠清。病理:低分化肝细胞肝癌,累及肝被膜,周围肝组织结节状肝硬化

**6. 胆管细胞癌(cholangiocellular carcinoma)** 居肝脏原发肿瘤的第二位，是起源于肝内胆管细胞的原发性肿瘤，又称为胆管癌、胆管源性肝癌(现已不用此名称)，远较肝细胞肝癌少见。多无乙型肝炎病毒感染和肝硬化病史。多以腹痛、扪及上腹部肿块或 US 发现肝占位而就诊，AFP 阴性。

病灶以单发为主，大多位于肝左叶，且病灶多数>5cm；多发病灶可见到主灶周围的卫星灶。病灶无纤维包膜形成，边界多数不清楚。胆管细胞癌在 CT 平扫时表现为边缘欠清的低密度实质病灶，部分病灶内可见不规则点状或斑片状钙化。较大病灶内可见大片液化坏死，表现为囊性低密度，在 $T_2$WI 上表现为不均匀的高信号。根据其病理成分的不同，其强化方式有所不同。多数病例含纤维成分较多，增强扫描早期病灶强化不明显；少数病例增强早期可有明显强化。增强中晚期可见到病灶有不均匀强化，其中坏死区域无强化。病灶内或周围可见到扩张的胆管，以延迟强化区内见到扩张的胆管为典型表现。胆管细胞癌伴有肝门及腹膜后淋巴结的转移较肝细胞肝癌多见(图 9-4-10)。

如 CT 发现肝左叶较大病灶，特别是其内有点状或斑片状钙化，肿瘤远侧肝内胆管扩张，增强扫描肿瘤实性部分延迟强化，结合临床无肝硬化病史，AFP 阴性者，应首先考虑胆管细胞癌的可能(图 9-4-11)。

**7. 未分化胚胎性肉瘤(undifferen-tiated embryonal sarcoma，EUS)** 为起源于原始间叶组织的恶性肿瘤，又称肝间叶肉瘤、胚胎性肉瘤、恶性间叶瘤、纤维黏液性肉瘤等。病变较

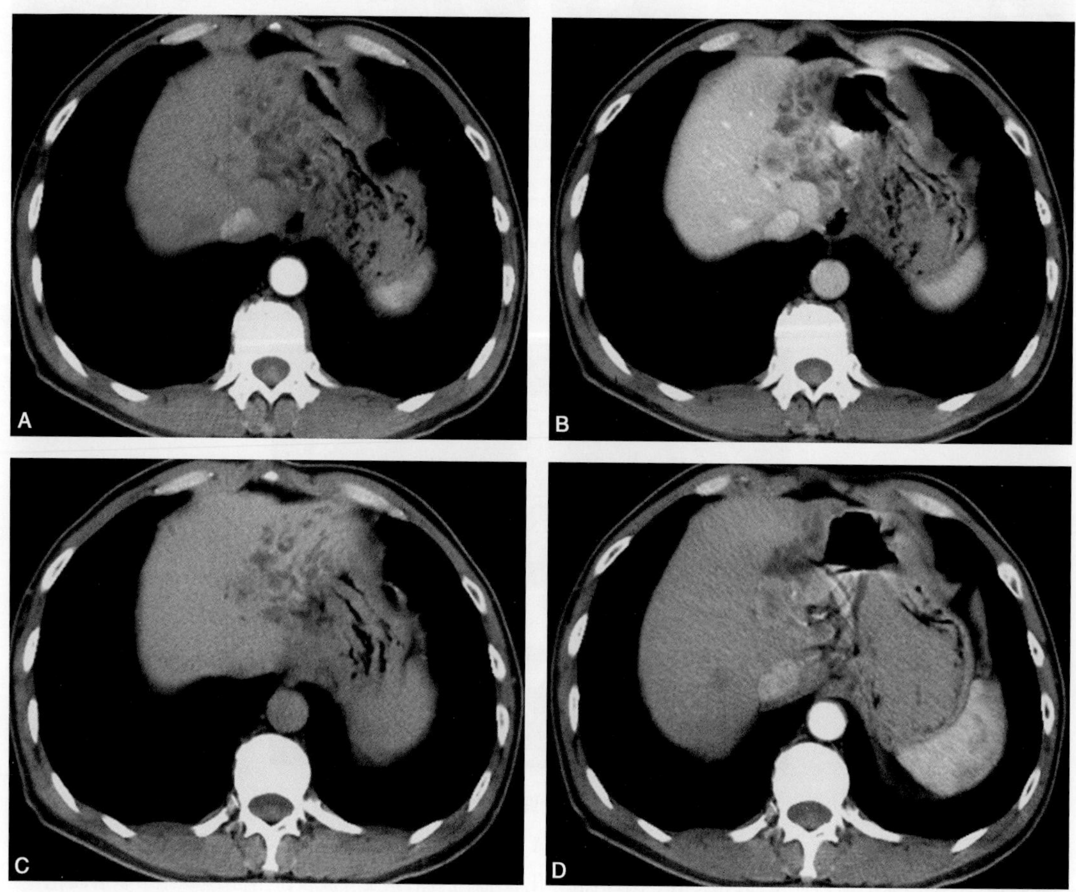

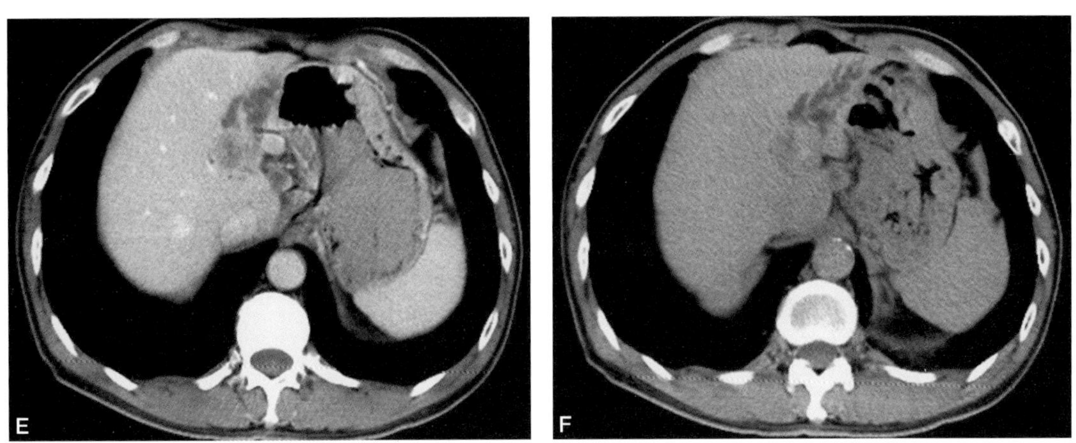

**图 9-4-10　胆管细胞癌**

男,54 岁。腹部隐痛不适 2 个月,AFP1. 83U/ml,入院后发现乙肝。A ~ F. CT 增强扫描显示肝左叶体积小,胆管明显扩张,内侧见低密度肿块;动脉期呈环形明显强化,病变中央呈低密度区,肝内占位性病变并肝内胆管扩张,胆管癌可能大。病理:肝左叶中分化胆管腺癌

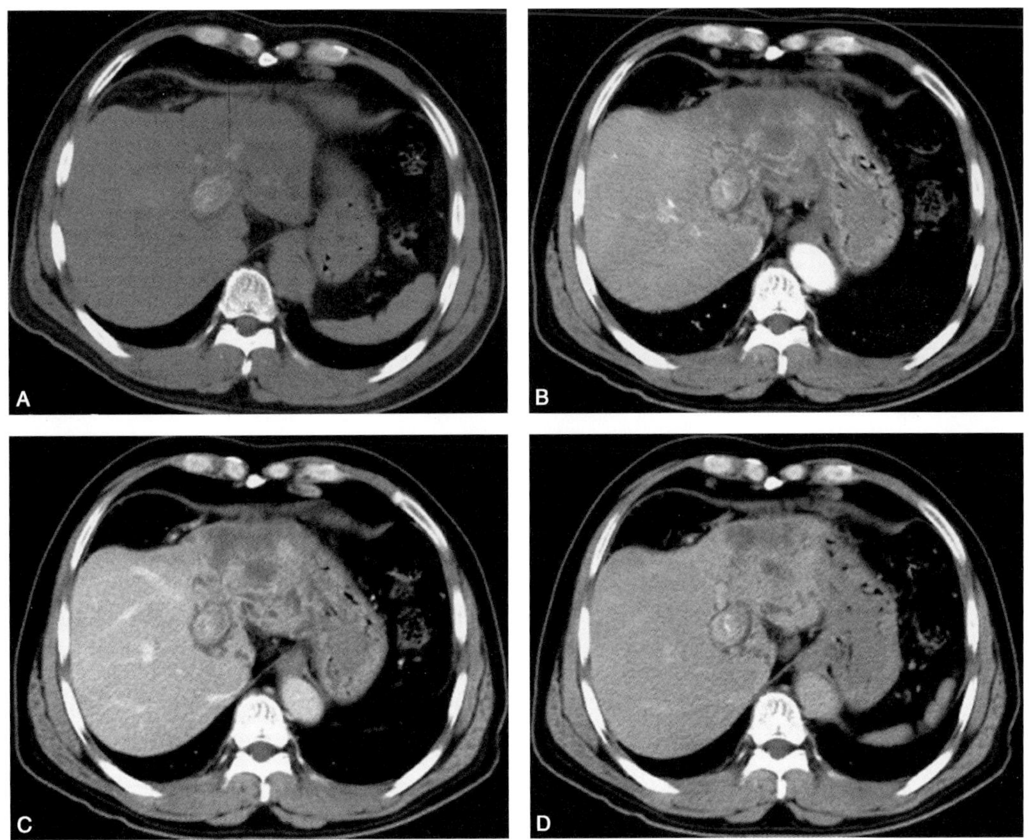

**图 9-4-11　胆管细胞癌**

男,56 岁。餐后上腹胀痛反复发作 1 个月余,当地超声示肝内多发强回声,结石可能。实验室检查:乙肝抗体(-),糖链抗原 CA-199 > 800U/ml, CA-242 > 500U/ml(0 ~ 20), CA-125 302. 41U/ml(0 ~ 35)。A. CT 平扫肝脏左叶变小,可见多发条形高密度结石,周围见不规则条形低密度影,边界不清;B ~ D. CT 增强后呈不均匀强化,周围部分胆管扩张;门静脉左支扩张,内见充盈缺损并见强化,考虑肝左叶多发结石并胆管癌可能,并门脉左支瘤栓形成。病理:胆管腺癌

少见,好发于儿童和青少年,90% <21 岁,50% 见于 6~10 岁,女性多见。肿瘤生长迅速,主要临床症状是腹部包块、腹痛、发热、胃肠道受压等相应症状。

肿瘤一般较大,直径多>10cm,多位于肝右叶。肿瘤可以实性为主或囊性为主,囊性为主的病灶可为单房或多房性,影像学表现与间叶性错构瘤相似(图 9-4-12)。

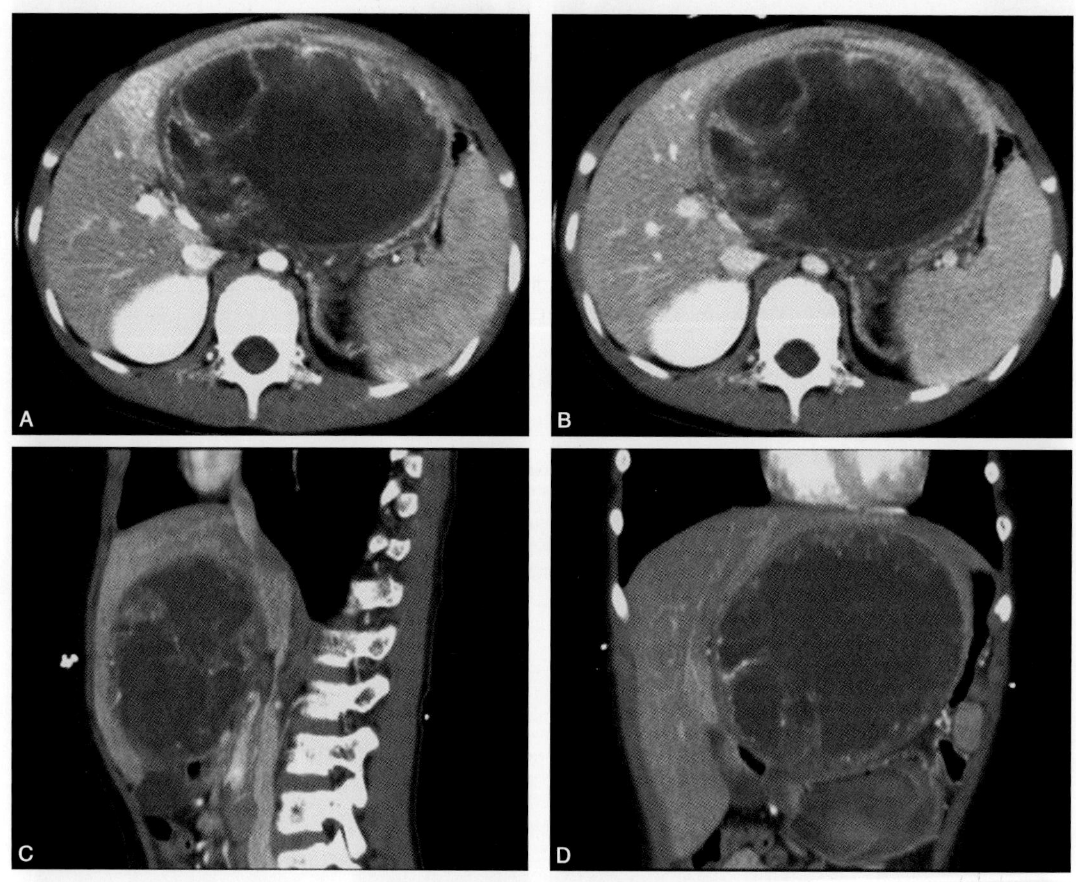


**图 9-4-12　肝脏未分化胚胎性肉瘤**

男,10 岁。患儿母亲于 1 天前无意中触及患儿上腹包块,当地医院行 US 示上腹部囊实性肿物;AFP1.65U/ml,癌胚抗原 CEA 0.38μg/L,均在正常范围。A、B. CT 增强扫描腹腔内可见一巨大囊实性混杂密度影,大小约 12cm×8.6cm,增强扫描实性部分及囊壁可见明显强化;C、D. CT 多平面重组图像显示病变明显压迫胃及胰腺,与肝左叶分界不清,邻近肝组织动脉期可见明显强化,静脉期及延迟期呈等密度。影像诊断:腹腔内巨大囊实性位,压迫周围器官,不除外肝左叶外生性肝母细胞瘤。病理:肝脏未分化胚胎性肉瘤

**8. 肝脏囊腺瘤和囊腺癌(hepatic cystadenoma and cystadenocarcinoma)**　少见,多见于中老年女性,多为单发病灶。肿瘤起源于胆管,又称胆管性囊腺瘤、囊腺癌,绝大部分发生于肝内。肿瘤为囊实性,一般境界清楚。无论囊腺瘤或囊腺癌均需手术。术前诊断常困难,难以与其他恶性肿瘤囊变相鉴别,多为术后病理证实。

肿瘤以囊性成分为主,多为多房性,可见壁结节和分隔。CT 平扫胆管细胞囊腺癌的实质部分表现为软组织密度,含有黏液的部分为更低密度,其囊壁厚薄不均匀或见乳头状软组织影向囊内突出。囊腺瘤的分隔多而纤细(图 9-4-13),而多而粗的分隔钙化、厚壁、结节状间隔和乳头状突起提示囊腺癌(图 9-4-14)。MR 图像上,因不同成分信号不同,显示病变更

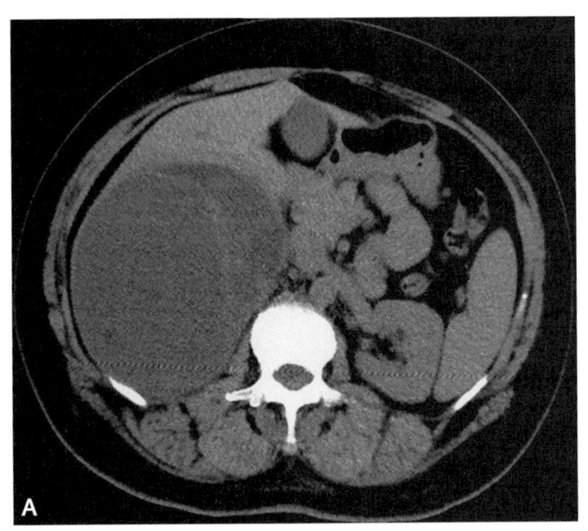
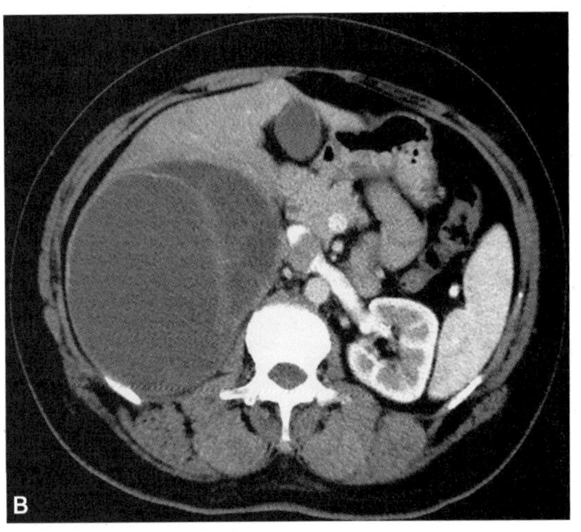
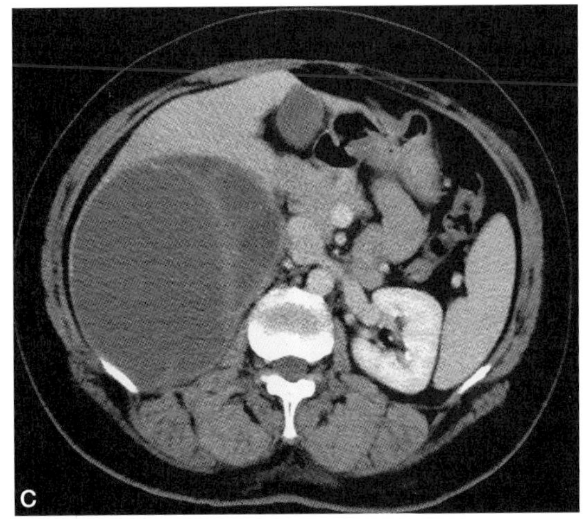

**图 9-4-13　肝囊腺瘤**

女,65 岁。右上腹疼痛 1 个半月。A. CT 平扫发现肝右叶一巨大囊实性软组织密度块影,密度不均;B、C. CT增强扫描囊壁及分隔强化。影像诊断:腹腔囊实性占位性病变,来自肝脏可能大,考虑囊腺瘤可能。病理:肝囊腺瘤

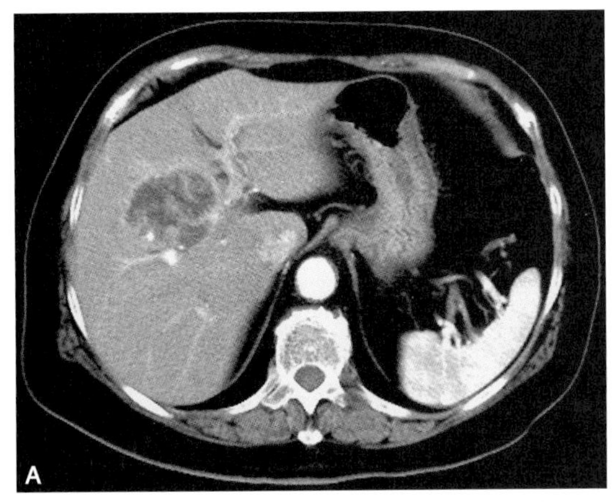
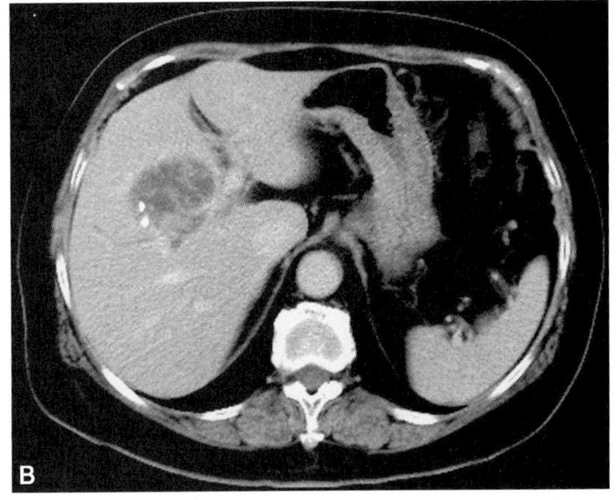

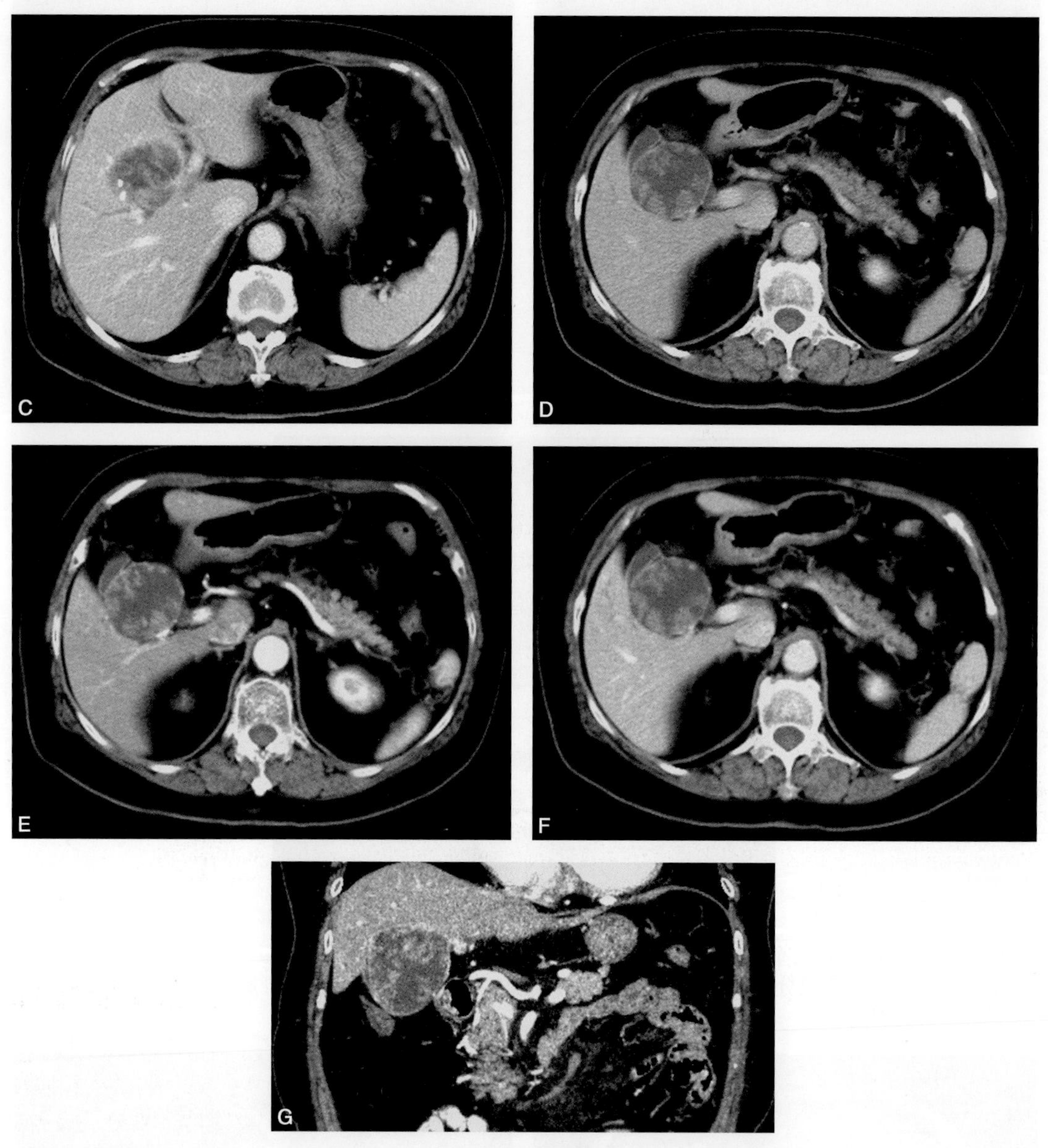


**图 9-4-14　肝囊腺癌**

女,66 岁。无明显不适,自述发现肝占位 14 年,14 年前肿块直径约 2cm,一直未复查。A ~ F. CT 增强扫描示肝右前叶一类圆形囊实性肿块,囊壁可见点状钙化,动脉期呈不均匀强化;边缘可见多发结节状强化,结节延迟强化;G. CT 冠状面 MPR 图像显示病变大部分突出于肝轮廓之外。影像诊断:肝内囊实性占位性病变,良性肿瘤恶变或交界性肿瘤不完全除外;病理:肝右叶胆管内乳头状囊腺瘤,部分恶变为高分化黏膜内癌清楚。黏液成分在 $T_1WI$ 上可为高信号，实质性成分可为低信号或等信号，$T_2WI$ 上病灶可为高信号，伴出血则为低信号。CT 或 MRI 增强扫描肿瘤周围实质、囊壁、壁结节和间隔逐渐强化，程度较轻。

**9. 间叶性错构瘤(mesenchymal hamartoma)**　又名错构瘤或囊性错构瘤，是肝脏少见的良性肿瘤。85%以上发生于2岁以内儿童。一般无临床症状，但肿瘤较大时产生压迫症状。

影像学表现：US检查结果呈现单个或多个液性暗区或多房性囊实混合回声，CDFI探测其内无血流信号，周边可有少许血流信号。CT一般表现为多囊性改变，囊壁规则，有时可见钙化；平扫可见病灶较大，呈低密度，为囊实性；多发的囊腔根据其内基质成分和蛋白成分的多少，密度变化较大；增强扫描囊壁和囊内实性部分及分隔可见强化，边界清楚。MRI表现为信号不均匀的囊性肿块，对囊内间隔的显示MRI优于CT。有研究者认为发生于婴儿的巨大囊性占位，有多个囊腔，高度提示间叶性错构瘤。

**10. 胆汁瘤(biloma)**　是肝胆手术或外伤引起胆汁漏出，被局限性包裹后形成的胆系外瘤样假胆道，偶尔可自发形成。

影像学上其形态多变，可呈囊状、柱状或软藤状，可单发或多发，大小不等(图9-4-15)。如继发感染，影像学表现与肝脓肿相似，但临床表现较轻。慢性血肿因其内含铁血黄素的存在，MRI有特征性 $T_2WI$ 低信号表现。

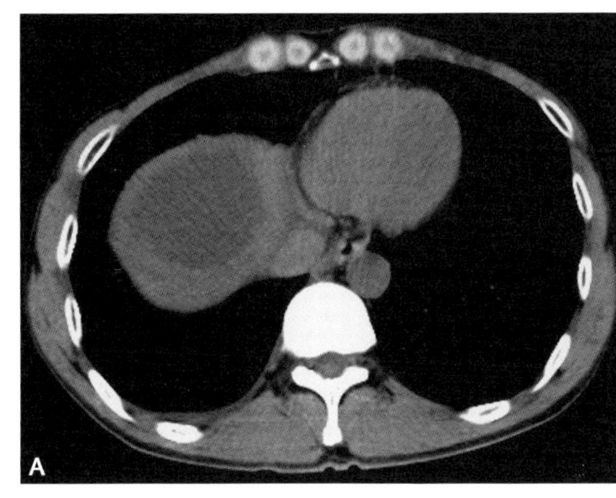


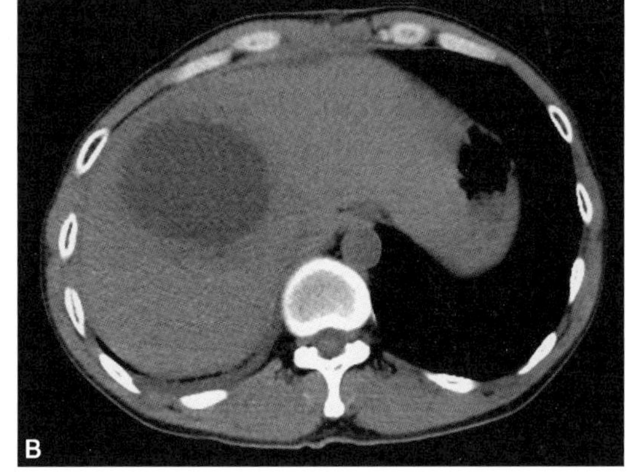


**图9-4-15　胆汁瘤**

男，41岁。肝癌切除术后18天，4天前拔除引流管，拔管当晚患者出现发热，体温最高达38.8℃，无寒战，无恶心、呕吐，无腹泻，自服药物治疗(具体不详)，4天来患者每晚发热。A、B. CT平扫发现手术区可见椭圆形囊性密度影，边界清楚；腹腔穿刺引流淡黄色液体580ml，符合胆汁瘤

### (二) 多发囊性病变

**1. 多发肝囊肿(multiple hepatic cyst)**　临床表现与单发或局灶性肝囊肿类似。肝脏大小多正常，也可略增大，内见多发圆形或椭圆形的囊肿，表现为液体密度(信号或回声)，边界清楚，大小不等，增强扫描病变无强化，轮廓更清楚。

**2. 遗传性多囊性病变(hereditary polycystic liver)**　简称多囊肝，常同时合并多囊肾、多囊胰腺或多囊脾等，多有家族史。婴儿型相对少见，常幼年夭折。影像学通常表现为弥漫增大的肝脏，内见多发囊肿。可见其他器官合并多发囊肿(图9-4-16)。

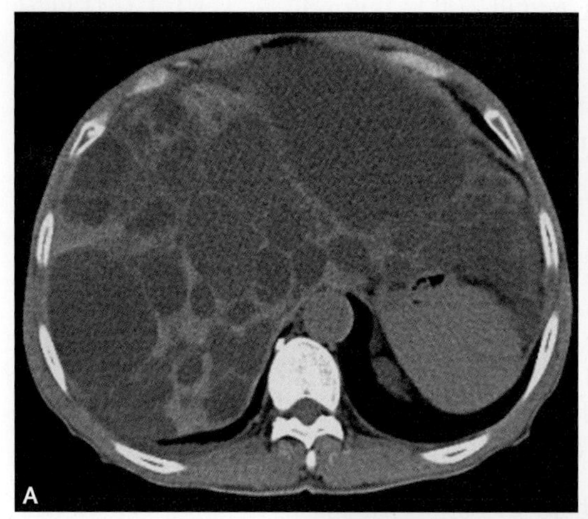


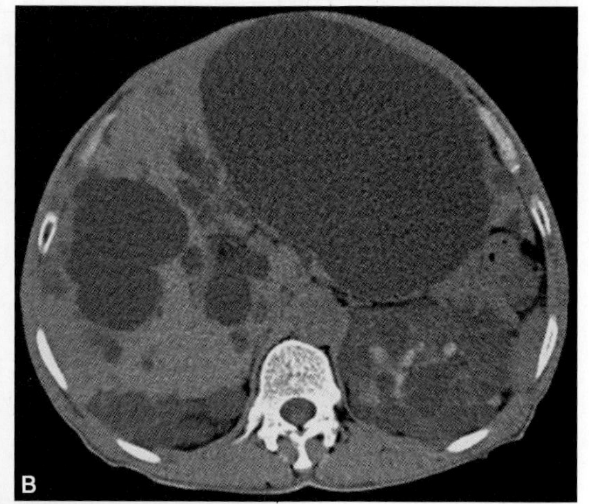


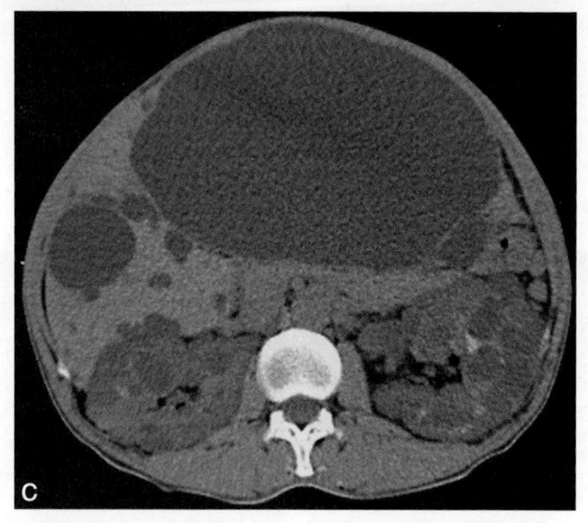


**图 9-4-16 多囊肝**

男,51 岁。劳累后眼皮肿胀 4 个月,右腰部疼痛 3 个月余,疼痛剧烈,伴有全程血尿。A ~ C. CT 平扫示肝脏体积增大,内见多发大小不等类圆形低密度影,大者最大截面约 22cm×14cm,肝内外胆管无扩张;双肾轮廓增大变形,内见多发大小不等类圆形低密度影,并见分隔及高密度影。考虑多囊肝、多囊肾。手术:肝囊肿 20cm×25cm,吸出澄清囊液 3500ml 后将内壁完整切除;部分肾囊肿感染,囊液呈巧克力状。病理:肝及右肾单纯性囊肿,结合临床,符合多囊肝、多囊肾

**3. Caroli 病** 即肝内胆管多发囊性扩张,为先天性常染色体隐性遗传病,可能与胆管壁节段性薄弱或交感神经缺如有关,常合并肾小管扩张症或海绵样肾。多数患者具有胆管炎引起的反复发作性右上腹痛、包块及轻度黄疸三联症。黄疸多为间歇性,包块大且经常有变化更有诊断价值。长病程的 Caroli 病可合并胆管细胞癌,发病率为常人的 7 倍。

US 和 CT 可以显示与胆道系统密切相关的多发性肝内囊性病变,病变可弥漫性分布,也可区域性分布,左叶多见。典型 CT 表现为肝内多发大小不等的囊性低密度,呈节段性,囊与囊之间可见小的胆管相连。扩张的胆管内可见门静脉小分支,平扫表现为等密度或等信号结节,增强后低密度囊内可出现小圆点状明显强化,称为“靶征”或“中心点征”,有诊断意义

（图 9-4-17）。PTC、ERCP、MRCP 可显示胆管的全貌，表现为扩张胆管及其近端的肝内胆管管径基本正常。MRI 检查为无创性检查，轴位 $T_2$WI 观察囊性病变与相邻胆管关系更清晰，如发现呈逗点状则提示其余胆管相通，冠状位可同时显示肝及肾实质，更具有优越性。详见第十一章胆道。

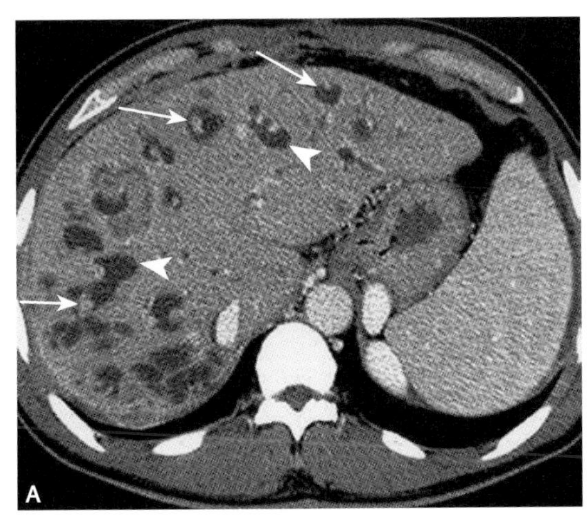


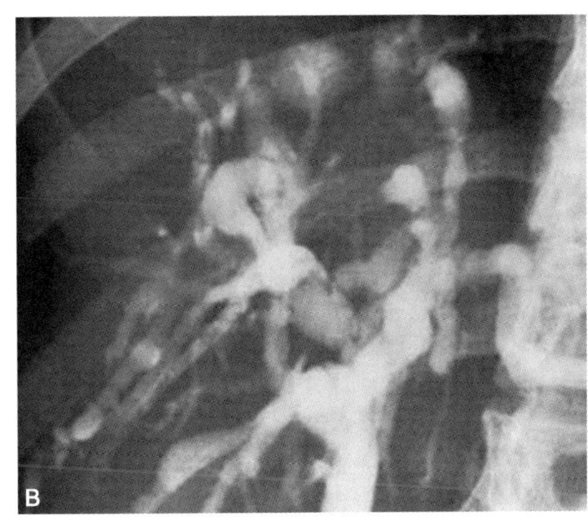


**图 9-4-17　Caroli 病**

男，35 岁。A. CT 增强门脉期显示肝内胆管树囊袋状扩张伴中央门静脉强化即“中央点征”（箭）；B. 胆管造影显示肝内胆管特征性扩张表现

**4. 肝胆管错构瘤（hepatic bile duct hamartoma）**　本病为胚胎时期肝内细小胆管发育障碍所致，无临床症状，常为意外发现，可出现于任何年龄，且随年龄增长而增多，无性别差异。多表现为肝内弥漫分布的微囊性病变，数以万计，直径约数 mm 左右，通常<10mm，文献报道其最大径可达 15mm。胆管错构瘤病理改变为不规则的胆管结构囊样扩张，内含胆汁，周围绕以纤维组织。随访观察多无变化。认识本病的临床意义在于，对于有原发肿瘤的老年患者，勿将其与多发囊性转移相混淆。

影像学表现无明显特异性。多弥漫分布，也可局限于某一肝段或以某一肝段为主，表现为肝内多发性小囊性病变，形态可为圆形、类圆形或不规则管状，与胆管不相通，CT 平扫不易发现，增强扫描病变一般不强化。因不同大小病灶内胆汁浓度不同，MRI 平扫的 $T_2$WI 高信号强度不同，且 FIESTA 序列检出的病变数目较常规 $T_2$WI 明显多，具有较高的敏感性和特异性（图 9-4-18）；MRI 增强扫描部分病灶表现为薄环状轻微强化，考虑为囊壁的强化。

**5. 肝脏多发炎性囊性病变**　肝脓肿、寄生虫病均可多发，临床特征和影像学表现与局灶性病变类似。详见上节。

**6. 肝脏多发囊性转移**　除数目多发外，其他表现与局灶性囊性转移类似。其影像学表现详见上节。

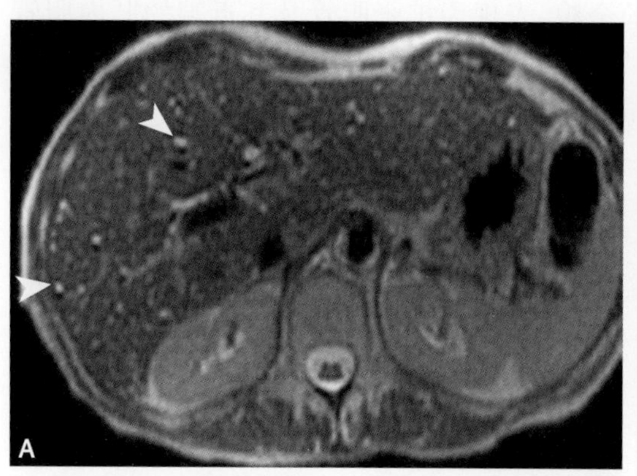


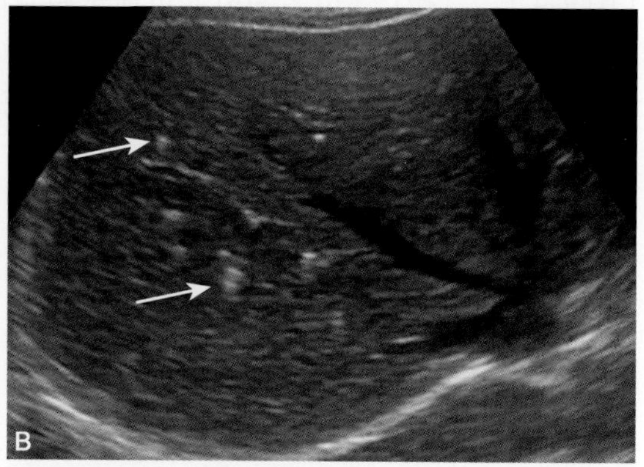


**图 9-4-18　胆管错构瘤**

女，35 岁。A. MRI 平扫 $T_2$WI 压脂像显示整个肝内弥漫性无数个细小高信号微小结节灶（箭头）；B. US 显示多发高回声灶伴“彗星尾征”

## 五、研究进展及存在问题

肝脏局灶性囊性病变最常见的是肝囊肿，其次为肝脓肿，再次为恶性肿瘤囊变。恶性肿瘤必须尽早手术，将其与良性囊性病变鉴别诊断非常重要。需要注意的是，CT 平扫发现的肝囊肿有 5% 是囊性肿瘤。因此，如囊性病变 US 探及囊壁、壁结节、分隔并其内有血流信号，或者在 CT 上边界欠清或不清、密度不均或有分房、甚至有实性成分，必须进一步强化扫描寻找强化的壁及实性成分，或 MRI 检查观察其内部成分。在 US 和 CT 上区别出血及病灶的实性成分有一定难度，怀疑病灶合并出血的一定要进行 MRI 检查鉴别诊断。

肝内多发囊性病变临床多见，肿瘤性病变以多发囊性转移为主，发育性或退变性囊性病变我们容易考虑到的疾病包括肝多发囊肿和多囊肝、Caroli 病。肝囊肿如果数量很多，单从影像学角度和多囊肝鉴别有一定困难，此时我们应注意观察其他器官，约半数多囊肝合并肾、胰腺或脾脏等脏器的多发囊肿；或者追问家族史，后者为遗传性疾病。Caroli 病多有特殊临床表现，容易合并胆管炎、结石等，影像学表现也具有一定特征性，诊断较容易；本病可并发肾囊肿，如肝内囊性病变不伴发其他改变，CT 因不易显示其是否与胆道系统相通，则难以与多囊肝相鉴别，MRI 诊断准确率较高。需要注意的是 Caroli 病病程较长，随访过程中要注意有无合并胆管细胞癌。

发现其他部位恶性肿瘤的患者中，同时发现肝内小囊性病变的几率并不低。随着 PACS 系统的广泛应用，对薄层图像的观察可能会有更多的小的肝囊性病变被发现，开始误诊为小囊肿、在随访过程中明显增多增大从而诊断为囊性转移的病例并不少见。对此类患者，诊断肝囊肿要更为谨慎。据报道，超过 80% 已知有恶性肿瘤的患者中 CT 所见的<15mm 的肝病变是良性的。以后的工作中，随着更多机构参与追踪病例的收集，此比例可能会有变化。

另外值得注意的是，部分囊性转移灶内可见血管穿行，MRI 平扫或 CT 强化均可检出，表现类似于良性病变；对于这样的病例，如有黏液性癌病史，一定要提高警惕，必要时只能做穿刺活检或手术切除鉴别。

近年来，功能影像学技术持续发展，在肝内局灶性囊性病变的诊断与鉴别诊断中的应用价值有待于进一步研究。

（张伟　于德新　王青）

## 参考文献


1. Lantinga MA, Gevers TJ, Drenth JP. Evaluation of hepatic cystic lesions. World J Gastroenterol, 2013, 19(23): 3543-3554.
2. Mortelé KJ, Peters HE. Multimodality imaging of common and uncommon cystic focal liver lesions. Semin Ultrasound CT MR, 2009, 30(5): 368-386.
3. Mortelé KJ, Ros PR. Cystic focal liver lesions in the adult: differential CT and MR imaging features. Radiographics, 2001, 21(4): 895-910.
4. Perricone G. Image of the month: Caroli syndrome: central dot sign on CT. Am J Gastroenterol, 2015, 110(4): 497.
5. Qian LJ, Zhu J, Zhuang ZG, et al. Spectrum of multilocular cystic hepatic lesions: CT and MR imaging findings with pathologic correlation. Radiographics, 2013, 33(5): 1419-1433.
6. Vachha B, Sun MR, Siewert B, et al. Cystic lesions of the liver. AJR Am J Roentgenol, 2011, 196(4): W355-366.
7. 李辉,曲源,蒋杰,等. 肝脏囊型包虫病的弥散成像及囊液分析对照研究. 中国临床医学影像杂志,2012,23(12):845-848.
8. 李辉,张雪林. 肝囊性包虫病的CT分型及其临床应用价值. 中国医学影像学杂志,2010,18(1):39-42.
9. 吕光宏,应明亮,董科,等. 肝脏肿瘤性囊性病变的CT诊断. 实用放射学杂志,2009,25(11):1684-1687.
10. 易亚辉,周建胜,肖跃将. 肝脏囊性转移瘤的CT诊断. 实用放射学杂志,2008,24(1):133-134.
11. 周钦华,吕荣芬,张翠娟,等. 肝内胆管乳头状肿瘤与肝脏黏液性囊性肿瘤的鉴别诊断. 中华肝胆外科杂志,2014,20(12):873-876.


# 第五节 肝脏富血供病变

## 一、前 言

临床工作中,肝脏占位性病变常见。以前患者多在有临床症状后就诊时发现,近年来常规查体发现肝占位越来越多见。腹部CT增强扫描也越来越多,对肝占位的认识也随之进一步加深。肝占位以肿瘤为主,恶性肿瘤多见,原发、转移均常见,准确鉴别诊断、及时手术对于提高患者生存率非常关键。

肝脏原发性肿瘤可发生于上皮细胞(肝细胞、胆管上皮细胞)、间质细胞(内皮、淋巴的细胞)或肝脏胚基组织。发生于肝脏上皮细胞的肿瘤多见,恶性肿瘤包括肝细胞肝癌(HCC)、胆管细胞癌、囊腺癌,良性肿瘤包括腺瘤、血管平滑肌脂肪瘤(AML)、囊腺瘤等。起源于间质细胞的肿瘤可为良性,最常见的为肝血管瘤,婴儿可见血管内皮瘤;也可为恶性,包括上皮样血管内皮瘤(epithelioid hemangio-endothelioma, EHE)、血管内皮肉瘤和其他肉瘤(如未分化胚胎性肉瘤、Kaposi肉瘤等)、原发淋巴瘤等,其中前两种肿瘤起源于血管内皮细胞。发生于混合组织的恶性肿瘤包括癌肉瘤、恶性畸胎瘤等,良性肿瘤包括间叶性错构瘤(小儿)、畸胎瘤等。由肝脏胚基组织发生的肝母细胞瘤是小儿最多见的恶性肿瘤。良性肿瘤样病变包括局灶性结节增生(FNH)以及炎性假瘤(inflammatory pseudotumor of liver, IPL)、不典型肝脓肿(早期或慢性)等炎性病变,偶见孤立性坏死结节(solitary necrotic nodule, SNN)、肝腺瘤样增生、肝结节性再生性增生(nodular regenerative hyperplasia, NRH)等。

发现肝占位后常规需 CT 增强扫描，根据肝占位病变的强化程度，将其分为富血供占位性病变、乏血供占位性病变两类。本节及下一节将分别对其进行讨论。

## 二、相关疾病分类

肝脏富血供占位性病变绝大部分为肿瘤，可为良性或恶性。恶性肿瘤可为原发或转移，二者发病率接近。原发恶性肿瘤以肝细胞肝癌、胆管细胞癌为主，间叶组织来源恶性肿瘤罕见。肝母细胞瘤是婴幼儿最多见的肝脏恶性肿瘤。原发良性肿瘤最常见的为血管瘤，腺瘤也不少见，还可见到血管平滑肌脂肪瘤，婴儿还可见到肝血管内皮瘤。良性肿瘤样病变最多见的为局灶性结节增生，早期肝脓肿较少见；肝腺瘤样增生、NRH 等则罕见（表 9-5-1）。鉴别诊断困难，需依靠病理确诊。

**表 9-5-1　肝脏富血供占位性病变的分类**

| 分类 | 疾病 |
|---|---|
| 良性肿瘤 | 肝血管瘤、腺瘤、血管平滑肌脂肪瘤；<br>肝血管内皮瘤（多见于小儿） |
| 恶性肿瘤 | 肝细胞肝癌（包括纤维板层肝癌）、富血供转移瘤、<br>间叶组织来源恶性肿瘤（血管内皮肉瘤最多见）<br>肝母细胞瘤（小儿多见） |
| 良性肿瘤样病变 | 局灶性结节增生、早期肝脓肿、肝腺瘤样增生、NRH |

## 三、影像诊断流程

US 或 CT 平扫发现肝占位，常规须 CT 增强扫描观察血供情况，帮助鉴别诊断。诊断过程中同时需结合患者临床情况，如年龄、有无其他肿瘤病史、肝炎、肝硬化病史等。肝脏富血供占位性病变中，良性肿瘤一般边界清楚，无相邻血管受累、卫星灶以及腹腔、腹膜后淋巴结肿大、远隔转移表现。成人最常见的良性肿瘤为肝血管瘤，其次为局灶性结节增生及腺瘤，二者有时鉴别诊断困难，需 MRI 进一步检查。血管平滑肌脂肪瘤如发现确切脂肪成分及中心血管影，较易诊断；小儿良性肿瘤要考虑到肝血管内皮瘤的可能。恶性肿瘤可单发或多发，原发或转移均多见，多发者常需进一步检查其他部位除外转移可能（图 9-5-1）。临床工作中，转移误诊为原发者并不少见，肝脏原发恶性肿瘤中肝细胞肝癌最多见，小儿发现肝脏巨大占位首先要除外肝母细胞瘤（表 9-5-2）。

**表 9-5-2　肝脏富血供占位性病变的鉴别诊断**

| 疾病 | 临床特点 | 影像学表现 |
|---|---|---|
| 肝血管瘤 | 多为偶然发现，无症状，较大者可腹部不适 | 边界清楚，US 强回声；CT 平扫多为略低密度，动脉期边缘结节状强化或明显强化，快进慢出；MRI“灯泡征” |
| 肝血管内皮瘤 | 常见于小儿 | 强化方式与血管瘤相似 |

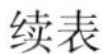
续表

| 疾病 | 临床特点 | 影像学表现 |
|---|---|---|
| 局灶性结节增生 | 无症状，女性较多见，多无肝炎、肝硬化背景 | 单发或多发，密度均匀，CT 平扫等或略低密度，动脉期明显强化、持续强化或略退出，中央放射状低密度瘢痕、延迟强化；MRI 中心瘢痕 $T_2$WI 高信号 |
| 腺瘤 | 育龄期妇女，与口服避孕药有关；多无症状，查体发现 | US 回声偏低，多可见包膜回声；CT 平扫等密度或略低密度，可合并急性出血，CT、MRI 表现缺乏特征性 |
| 血管平滑肌脂肪瘤 | 女性多见，以右叶居多 | 肿瘤内有确定的脂肪成分、CT 强化或 MRI 可见中心血管影 |
| 肝细胞肝癌 | 多有肝炎、肝硬化背景；早期无症状，中晚期肝病症状、右上腹包块等，AFP 可升高 | 边界清楚或欠清，US 多为混合性回声；CT 平扫多为低密度，大者密度不均，动脉期明显不均匀强化，“快进快出” |
| 纤维板层肝癌 | 无肝炎、肝硬化背景，多见于青年 | 左叶多见，体积较大，边界清楚，可见钙化和包膜；CT 平扫密度不均，动脉期实质明显强化、持续强化，中心可见更低密度纤维成分、无强化；MRI 中心纤维 $T_2$WI 为低信号 |
| 富血供转移瘤 | 多有原发肿瘤，病灶常多发，无乙肝、肝硬化背景 | CT 平扫略低密度或等密度，动脉期强化，表现多样 |
| 肝母细胞瘤 | 2 岁以下儿童多见，右上腹巨大包块、迅速增大，AFP 显著升高 | CT 平扫混杂密度肿块、可有出血和囊变，可见粗大钙化，动脉期不均匀强化，程度低于正常肝组织，静脉期呈低密度，内可见低密度坏死液化区、无强化 |
| 血管内皮肉瘤 | 多发于成年男性，与广泛接触化学物质有关，尤其是钍、乙烯或放射线照射 | 肝内巨大肿瘤伴有出血，强化方式和血管瘤类似，强化程度较低、持续时间长 |

## 四、相关疾病影像学表现

**1. 肝血管瘤(hepatic hemangioma)** 肝脏最常见的良性肿瘤，尸检发现率为 7.3%，可见于任何年龄。尤以成年女性多见，US、CT 和 MRI 的广泛应用使血管瘤发现的几率明显提高。一般无任何临床症状，为影像学检查中偶尔发现。少数大的血管瘤因压迫肝组织或邻近脏器产生腹部不适，腹痛或可触及肿块，巨大的血管瘤可因外伤或肝穿刺而导致破裂出血，自发性破裂出血者少见。

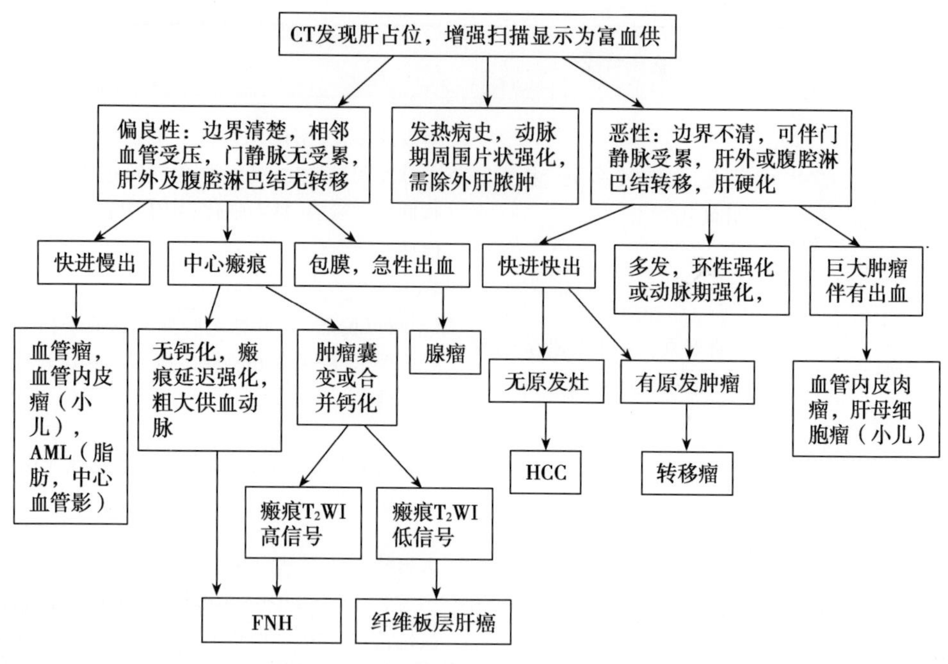


**图 9-5-1　肝内富血供占位的 CT 诊断流程**

肝血管瘤往往由 US 发现，其检出敏感性很高，甚至可以发现直径<1cm 的病灶，但特异性不高。血管瘤的 US 表现为均质、强回声、边缘清楚及后壁声影增强的肝内占位，中心可有小的低回声区。高回声为血管瘤的特征性表现，但也可见于血供丰富的 HCC、转移灶、FNH 和腺瘤。另外血管瘤也可有低回声，等回声或混合回声表现。彩色多普勒 US 造影可显示病灶内血管、血流，其诊断准确性明显提高，仍需常规 CT 增强扫描以资鉴别。血管瘤 CT 平扫多为低密度，边界清楚；少数因脂肪肝的存在可表现为等密度或高密度，如为等密度，由于血管瘤无包膜征象存在，平扫时难以发现，必须依靠增强扫描来发现。较小的血管瘤（<3cm），其增强表现可多样化，延迟扫描仍表现为等或略高密度，为其特点。典型血管瘤大小约 3～5cm，动脉期表现为边缘结节状增强，其密度等于或接近腹主动脉密度。强化逐渐向病灶中央扩展，延迟后病灶呈等密度或略高密度（图 9-5-2）。5cm 以上的血管瘤病灶中央多可见更低密度区，多为偏心性，呈不规则形、裂隙状或星形，这种低密度改变即为组织学上的瘢痕区，或为出血和血栓形成。受扫描延迟时间限制，5 分钟左右延迟扫描，较大的血管瘤平扫时中央的低密度区多无填充表现。部分血管瘤动脉期表现为中心强化，逐渐向周围扩展，延迟呈等或略高密度。极少数情况下，病灶始终无强化，见于纤维性血管瘤，诊断较困难。

MRI 对本病的诊断具有特异性。文献报道 MRI 诊断准确率达 95% 以上，一般不需增强即可明确诊断。在 $T_1$WI 上血管瘤多表现为圆形或卵圆形的低信号，边界清楚、锐利；在 $T_2$WI 上随 TE 时间的延长，血管瘤的信号逐渐增高，在重 $T_2$WI 上病灶的信号极高称之为“灯泡征”，为血管瘤的典型表现。$T_2$WI 上大的海绵状血管瘤往往信号不均匀，发生囊变时，$T_2$WI 上其信号比瘤体更高，与 CT 更低密度区相对应（图 9-5-3），纤维瘢痕在 $T_1$WI、$T_2$WI 均为低信号（图 9-5-4）。如平扫表现不典型，Gd-DTPA 动态增强可进一步观察血管瘤的强化方式,与 CT 强化表现相似,有助于鉴别诊断。总之,CT、MRI 检查血管瘤的动态增强特征均为早进晚出或晚进晚出,以此可以和肝癌进行鉴别。

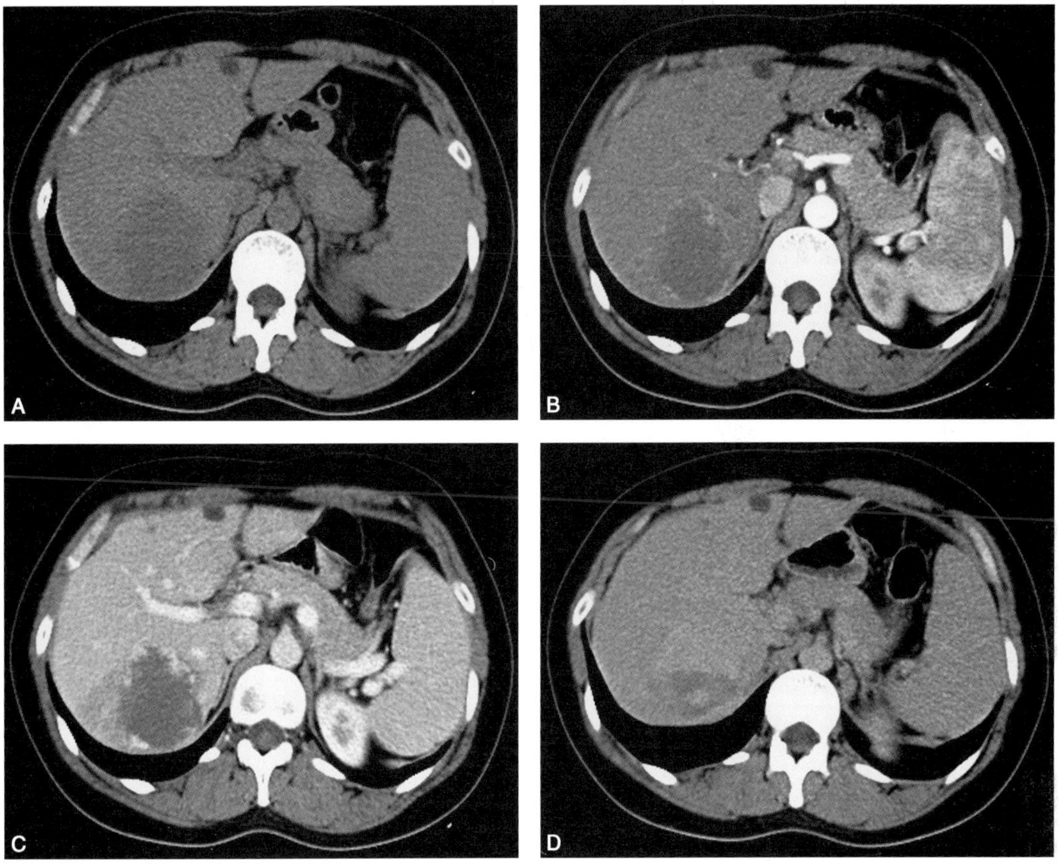

**图 9-5-2　肝血管瘤**

女,38 岁。2 年前经超声检查发现,右上腹胀痛 2 个月入院,化验无乙肝。A. CT 平扫示肝脏右叶低密度,边界较清楚,最大横截面约 6.7cm×5.7cm;B ~ D. CT 增强扫描动脉期呈边缘点片状强化,对比剂逐渐向内充填,延迟期内仍可见不规则低密度区,考虑肝血管瘤。病理:肝脏海绵状血管瘤

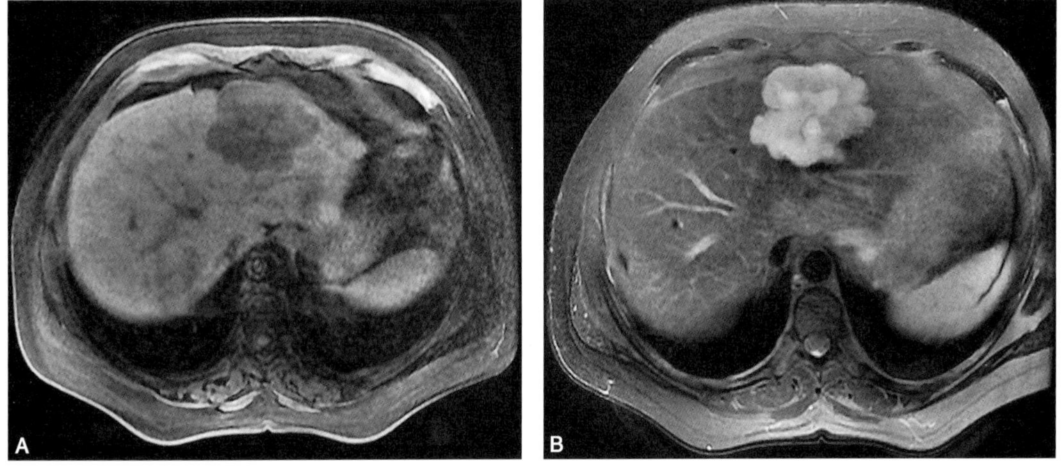

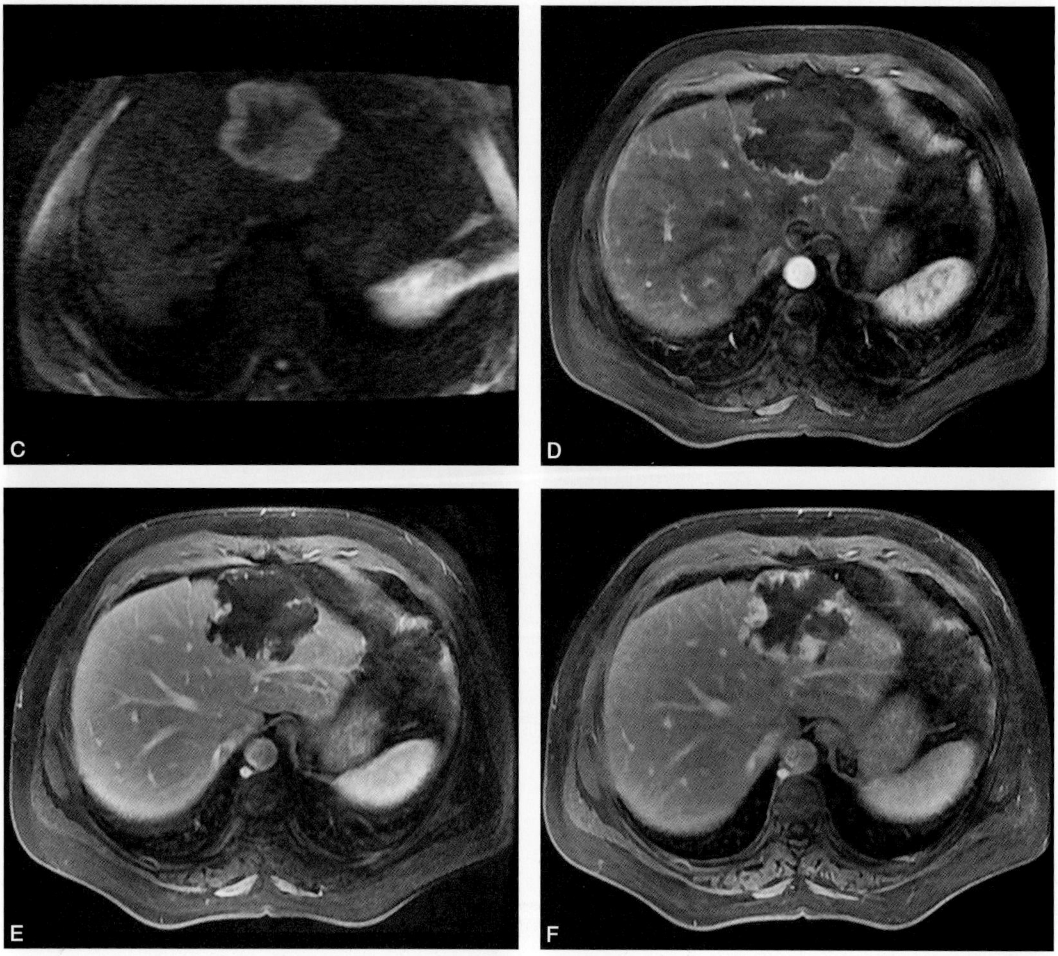

图 9-5-3　肝血管瘤

女,51 岁。当地查体 CT 平扫发现肝占位,化验检查无乙肝,肿瘤标志物系列阴性。A ~ C. MRI 平扫显示肝脏左叶一类圆形长 $T_1$、长 $T_2$ 信号团块,DWI 呈高信号;D ~ F. MRI 增强扫描动脉期呈边缘结节状强化,随时间延迟呈渐进性向中心填充,考虑肝脏左叶血管瘤。病理:肝左叶海绵状血管瘤

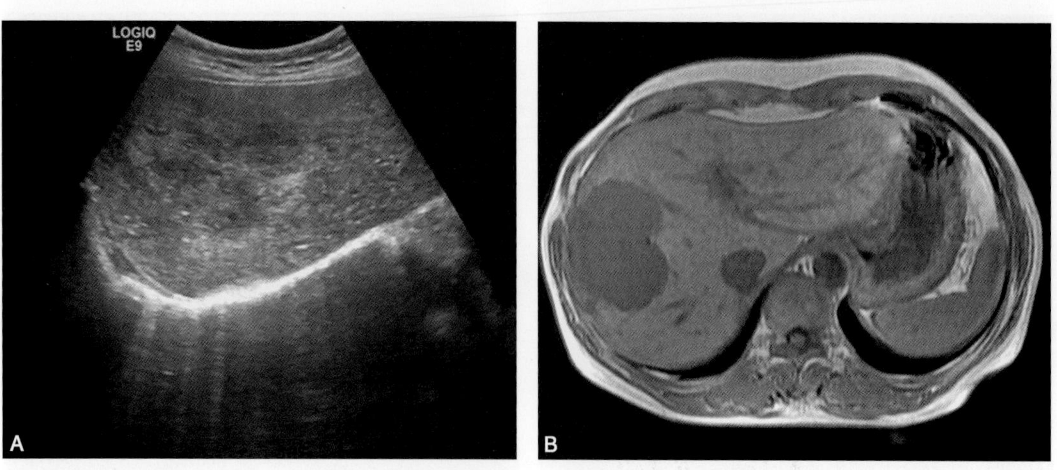

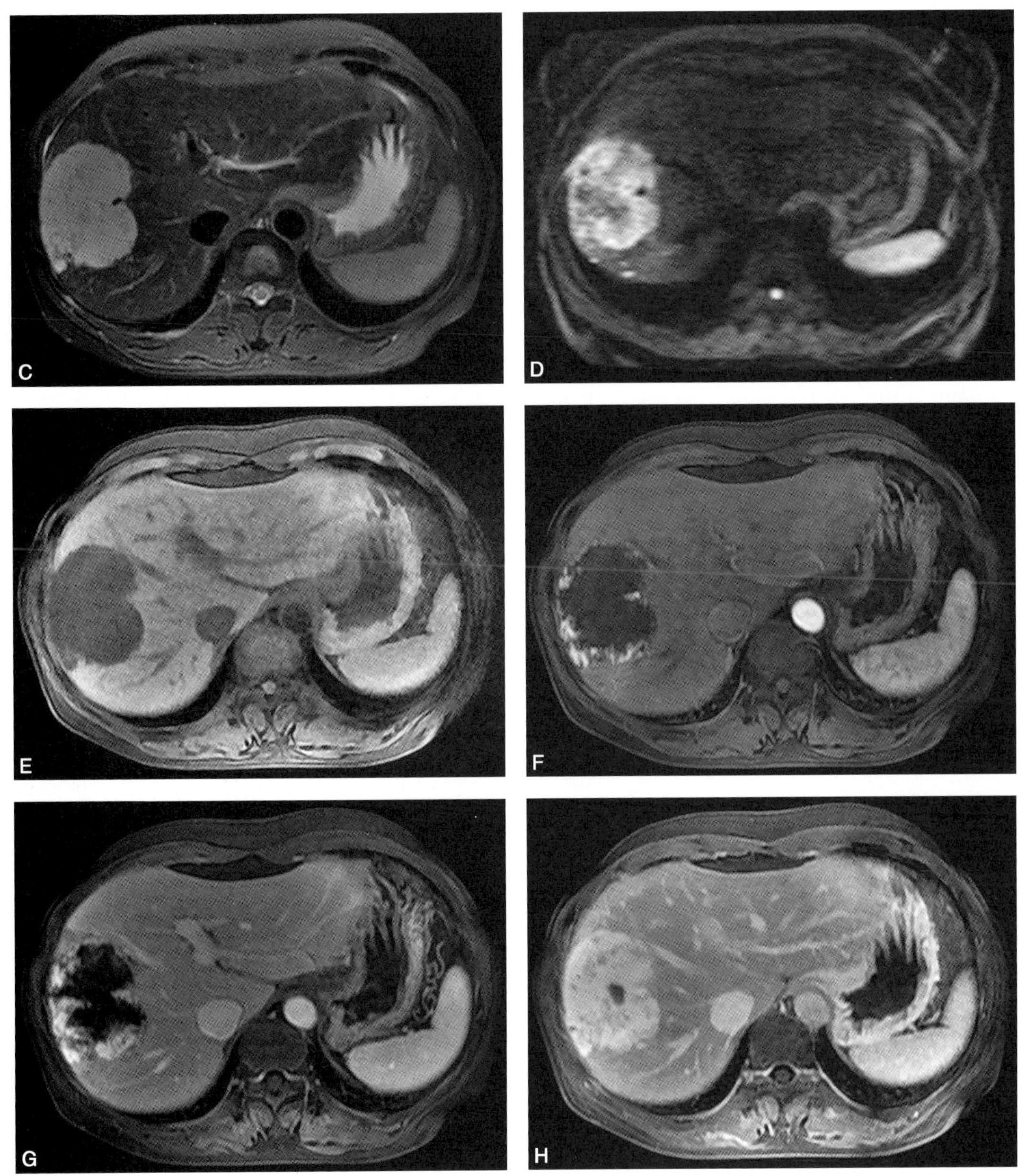


图 9-5-4 肝血管瘤

女,50 岁。乙肝携带者,查体发现肝血管瘤 8 年余,1 个月前定期复查发现增大;化验肿瘤标志物系列阴性,AFP 5.05μg/L。A. 超声示肝右叶不均匀强回声;B～E. MRI 肝右叶见类圆形长 $T_1$、长 $T_2$ 信号结节,DWI 呈高信号,$T_1$WI 压脂呈低信号;F～H. MRI 增强扫描动脉期、静脉期及延迟期持续强化,另见数个类似强化结节,符合肝血管瘤。病理:肝右叶海绵状血管瘤

**2. 肝血管内皮瘤(hepatic epithelioid hemangioendothelioma)** 婴儿型血管内皮瘤是小儿最常见的间质来源的良性肿瘤,它是在胚胎期发生,而在婴儿期发病的常见的血管良性肿瘤,是一种内皮细胞增生活跃的肝脏肿瘤,以具有细胞快速增生期和随之发生的消退期(肿

瘤自发缩小甚至消失)为特征。详见在本章第二节。

单发病变多见,常较大,但也可见多发的小病变,平扫略低密度,增强扫描呈向心性强化、延迟期持续强化或强化减弱而呈等密度。约50%病灶内可见钙化点或钙化斑,肿瘤可坏死、破裂引起腹腔内出血。在婴儿,见到强化方式与血管瘤相同的占位,要考虑到肝血管内皮瘤。

**3. 肝腺瘤(hepatic adenoma)** 为血供丰富的良性或交界性肿瘤,但有出血和恶变倾向,一般主张手术治疗。详见本章第1节。

US检查序列多表现为边界清楚的单发病灶,回声偏低,部分内见坏死所致的液性回声区,大部分病灶可见包膜回声(图9-5-5)。由于腺瘤本身的密度与正常肝实质相近,通常表现为等密度或略低密度,CT平扫时不仔细观察容易漏诊。新鲜出血可表现为病灶内高密度,陈旧性出血则为低密度。腺瘤的CT和MRI平扫表现具有多样性,缺乏特征性;增强扫描动脉期可明显强化,和正常肝组织之间界限清楚,门脉期和延迟期时病灶可为等密度或略低密度/信号。肝细胞腺瘤与高分化HCC和局灶性结节增生的鉴别存在一定困难。如病灶中心有陈旧性出血或坏死囊变,表现为低密度、无强化,与FNH的中心瘢痕不易鉴别。腺瘤几乎都有包膜,其内可见脂肪成分(详见本章第一节),如发现包膜或病灶内急性出血则支持腺瘤的诊断(详见本章第三节)。MRI肝胆细胞特异性对比剂有助于两者的鉴别(详见第二章第七节)。

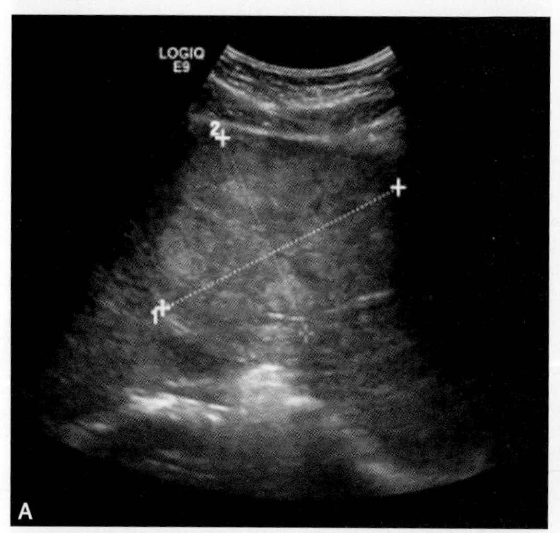


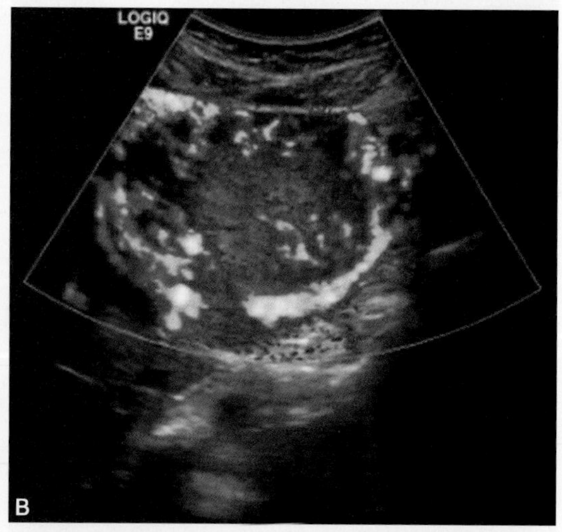


**图9-5-5 肝腺瘤**

女,23岁。妊娠晚期。A、B. 超声发现肝左叶实性肿块,边界欠均,血流较丰富。行剖腹产+肝切除手术,病理:肝腺瘤

**4. 血管平滑肌脂肪瘤(angiomyolipoma,AML)** 起源于肝脏间叶组织的良性肿瘤,需要注意的是,血管平滑肌脂肪瘤(AML)与错构瘤并不是同一种病,前者在本章第一节、后者在本章第四节分别进行了讨论。混合型AML最为常见,占70%左右,各种成分均存在。AML最常见于肾脏,发生于肝脏的极为少见。女性多见,以右叶居多,无恶变倾向。其发病机制尚不清楚。

含血管及平滑肌成分多的AML多为富血供的肿瘤。脂肪成分的存在是AML的特征之一，CT、MRI 均可检出，病灶内脂肪组织的含量有很大差异（图 9-5-6）。AML 可伴有出血，平扫可呈高密度；增强扫描动脉期绝大多数病灶明显强化，多为不均匀强化（图 9-5-7），增强晚期病灶的表现也多种多样，与其病理分型有关。混合型、肌瘤型和血窦扩张型 AML 可有持续强化，呈略高密度。因血管内的对比剂已排泄，以厚壁血管为主的则表现为低密度。此型的强化方式和肝细胞肝癌一致，中心血管影的显示对两者的鉴别有帮助。MRI 多序列扫描对血管的显示也比 CT 敏感，SE 序列 $T_1$WI 表现为病灶内的流空信号，$T_2$WI 多为高信号，因慢血流所致有些病灶含扩张的血窦，则不易和血管瘤鉴别，但血管瘤病灶中没有血管显示。另外，MRI 动态增强扫描 AML 的表现与 CT 多期扫描一致。如发现肿瘤内确定的脂肪成分以及中心血管影，高度提示 AML 的诊断，但 AML 中脂肪含量较少，影像学难以显示时易与其他疾病混淆。

**5. 肝细胞肝癌（hepatocellular carcinoma，HCC）**　原发性肝癌是我国常见的恶性肿瘤之一。HCC 为原发性肝癌中最常见的一种组织类型，国内占 90% 以上。国内肝癌患者大多具有肝炎、肝硬化背景。肝癌起病隐匿，早期多无症状，中晚期才出现症状。常见的症状有：肝区疼痛、消化道症状、消瘦乏力、黄疸、发热、右上腹部肿块，另外还可有腹水、脾肿大、上消化道出血等症状。

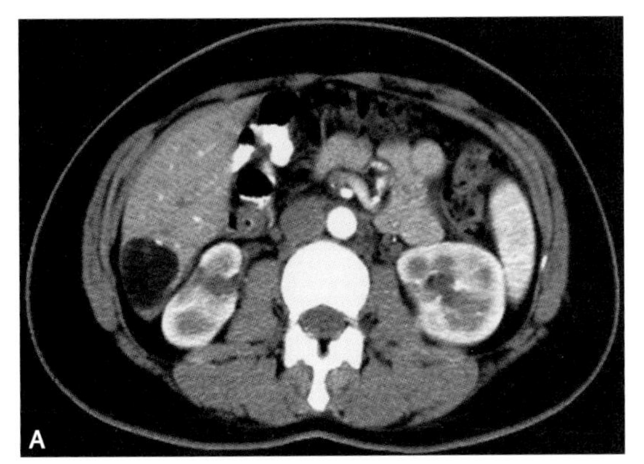


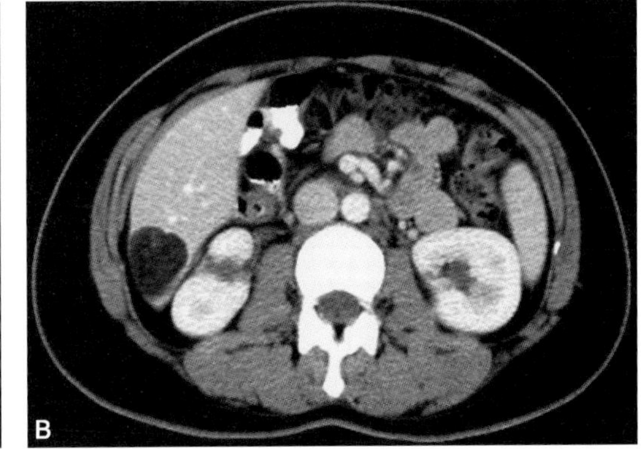


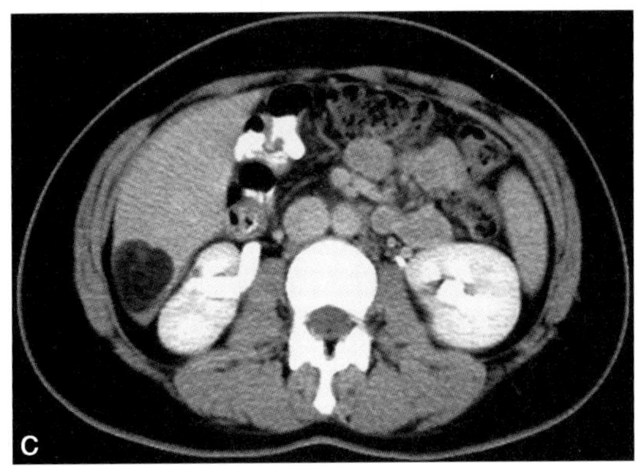


**图 9-5-6　肝血管平滑肌脂肪瘤**

女，31 岁。查体行 CT 检查发现肝右叶可见椭圆形异常密度影，大小约 3.7cm×2.9cm，以脂肪密度为主，内见条片状高密度影。A～C. CT 增强扫描动脉期轻度强化，静脉期逐渐强化，延迟 4 分钟明显，考虑血管平滑肌脂肪瘤可能。病理：血管平滑肌脂肪瘤

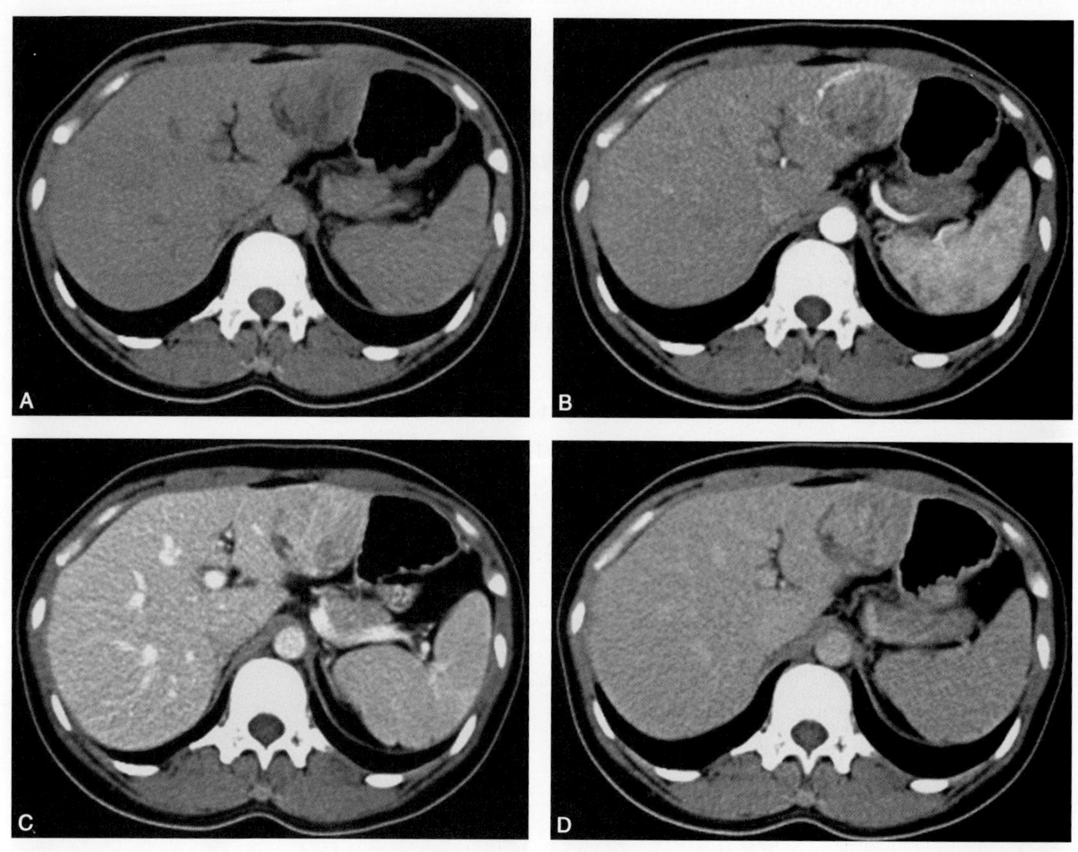


**图 9-5-7　肝血管平滑肌脂肪瘤**

女,34 岁。患者 3 年前查体行 US 示肝血管瘤,后定期复查示血管瘤渐增大。A. CT 平扫左叶见一约 5.2cm×4.8cm 椭圆形低密度结节影并见不规则更低密度影,病变边缘模糊并部分外突;B ~ D. CT 增强动脉期、静脉期明显不均匀强化,静脉期较动脉期密度高,延迟期病变密度减低,上份及右侧边缘低密度无明显强化,动脉期肿块边缘可见粗大血管并受压呈抱球样改变,考虑肝左叶腺瘤或血管平滑肌脂肪瘤。病理:肝血管平滑肌脂肪瘤

US 可探及肝内不同回声的结节或团块,可单发或多发,较大者(>3cm)常为混合性回声,部分病灶周围见低回声晕环。大多数 HCC 病灶在 CT 平扫上为低密度,少数为高密度,小的病灶密度较均匀,大的病灶中心常发生坏死、出血或脂肪变性,密度不均匀,边界清楚或不清楚(图 9-5-8,图 9-5-9);增强扫描动脉期绝大多数病灶都能见到强化表现,表现为密度不均匀,周边强化明显,而中心区域的坏死、出血及脂肪变性无强化,病灶内出现动静脉分流现象为肝癌的特征性表现,肝动脉造影常能显示,表现为病灶附近门脉血管早期浓密显影,其显影时间和密度几乎和腹主动脉一致,另一特征性表现是肿瘤的供血动脉,常较为细小、扭曲,位于病灶的周边或中心,门脉期及延长期肿瘤内对比剂退出呈低密度,表现为“快进快出”,门脉期对肝内外血管结构的显示最佳,易于判断血管有无受侵和癌栓形成(图 9-5-10)。部分 HCC 可发生自发破裂,形成包膜下血肿和(或)腹腔积血。详见本章第三节。

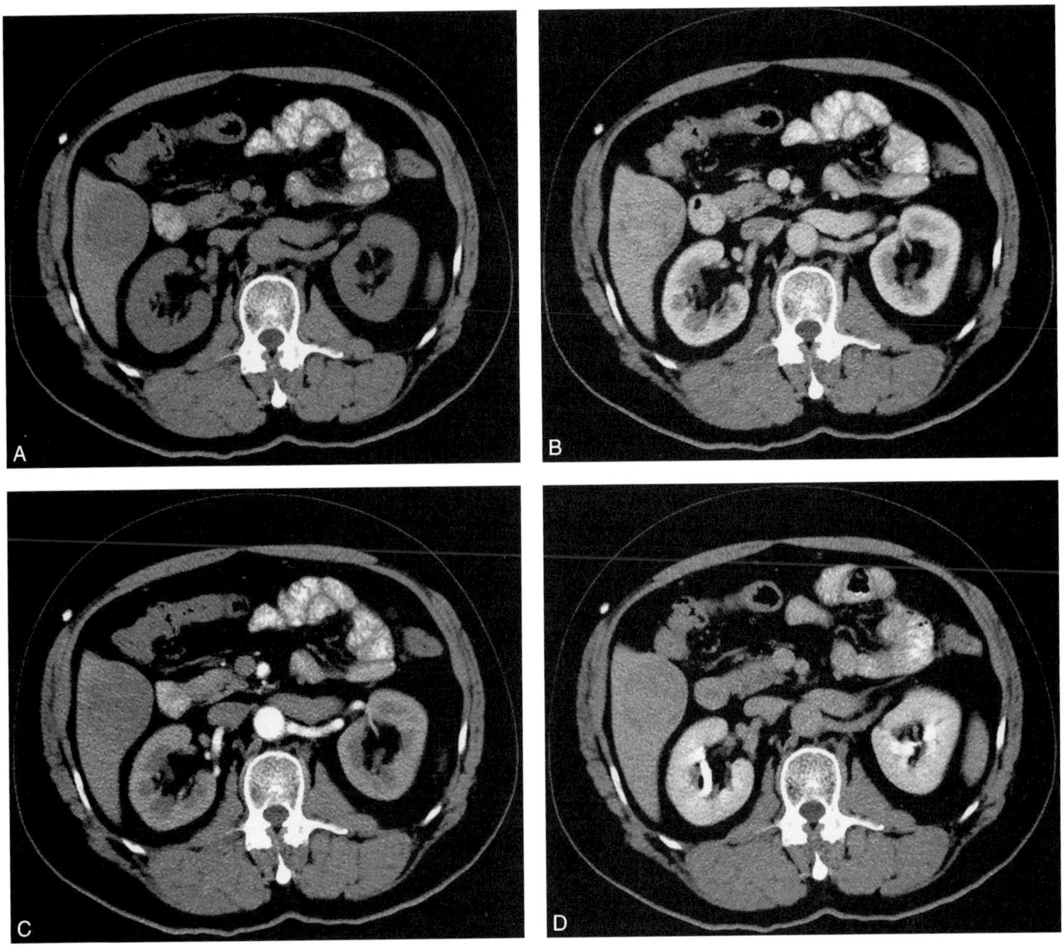

图 9-5-8　肝细胞肝癌

男,56 岁。右上腹腹胀 5 年,超声查体发现肝占位 1 天,发现乙肝病毒表面抗原阳性 30 年余,AFP 5.03μg/L。A. CT 平扫右后叶下段见一大小约 4.1cm×4.9cm 的类圆形低密度影;B～D. CT 增强扫描动脉期呈明显强化,静脉期及延迟期呈略低密度影,符合肝癌。病理:高分化肝癌,周围肝组织小结节性肝硬化

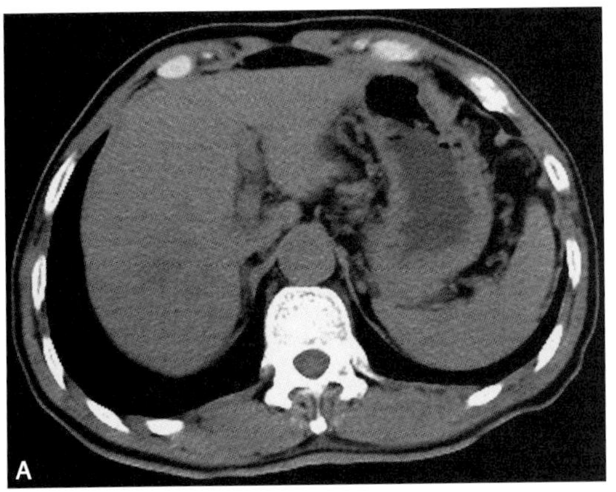

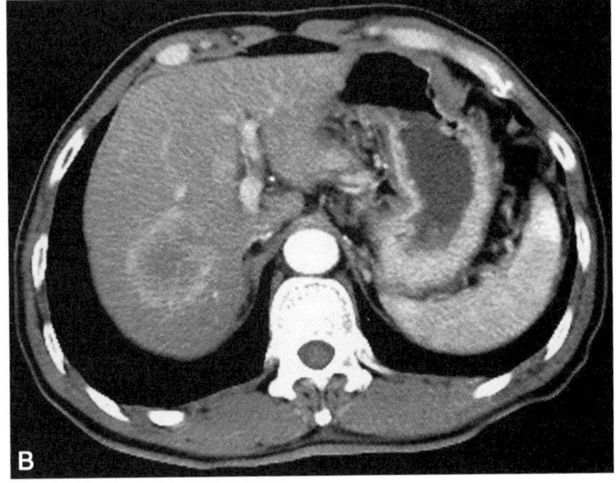

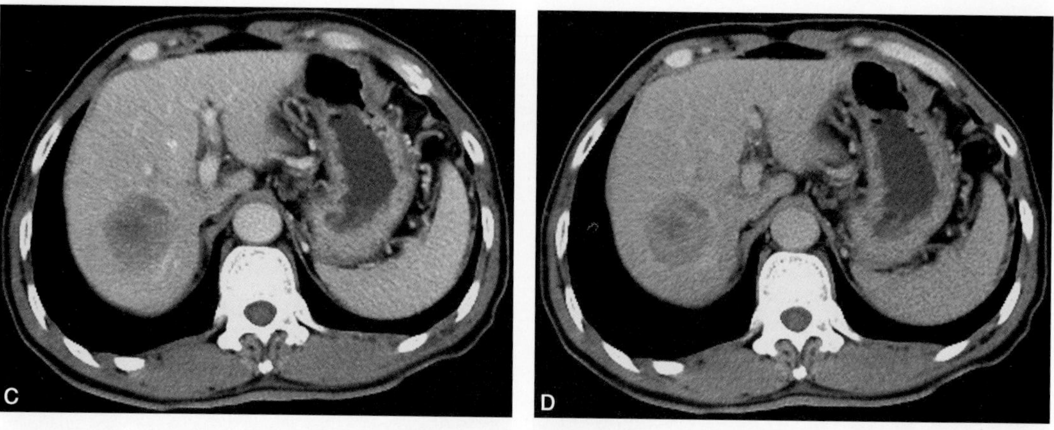

**图 9-5-9　肝细胞肝癌**

男,58 岁。右上腹胀痛不适 2 个月余入院,实验室检查提示肝炎,AFP8. 98μg/L。A. CT 平扫肝右叶见一直径约 4. 5cm 的类圆形不均匀低密度肿块影,边界欠清;B ~ D. CT 增强扫描动脉期不均匀明显强化,边缘强化明显,静脉期、延迟期造影剂退出。病理:中分化肝细胞肝癌,切面 6cm×5cm,结节性肝硬化并肝内局灶性坏死钙化结节

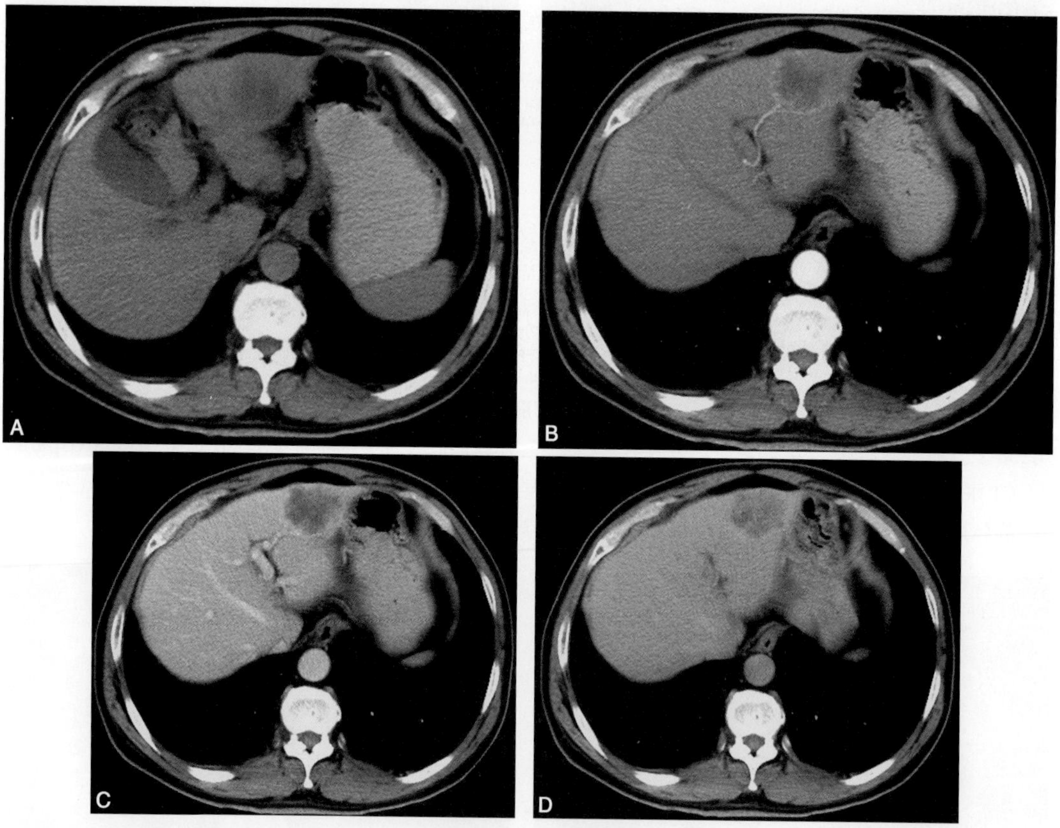

**图 9-5-10　肝细胞肝癌**

男,56 岁。查体超声发现肝左叶占位,乙肝病史 10 余年,AFP 未测。A. CT 平扫肝左外叶见一约 5. 3cm×3. 6cm 的低密度,边界不清;B ~ D. CT 增强扫描动脉期明显不均匀强化,可见增粗的供血动脉,静脉期及延迟期对比剂退出呈低密度。病理:肝脏左外叶低分化肝细胞肝癌,多结节型,周围呈结节性肝硬化表现

纤维板层样肝细胞肝癌是肝细胞肝癌的一个罕见和特殊类型。其发病和乙肝感染、肝硬化无明显关系，多见于青年，无性别差异，肿瘤常为单发，以左叶居多，生长较慢，虽然瘤体较大，手术切除率高，但预后较好。肿瘤实质内可发生不同程度的出血、钙化和囊样变，40%肿块中心有钙化，详见本章第二节。需要注意的是，纤维板层肝细胞肝癌的表现和 FNH 有交叉重叠，鉴别的要点为：① FNH 在动脉期一般强化明显且均匀一致(除中心瘢痕外)，钙化和包膜以纤维板层肝细胞肝癌多见；② CT 鉴别困难时可进行 MRI 检查，纤维板层肝细胞肝癌的中心瘢痕在 $T_2WI$ 上为低信号，而且瘢痕内无异常血管，而 FNH 的中心瘢痕在 $T_2WI$ 为高信号。

**6. 富血供转移瘤** 肝脏是最常见的肿瘤转移器官，肝转移癌也称转移性或继发性肝癌，和原发性肝癌发病率接近，是肝脏常见的恶性肿瘤。人体各部位的恶性肿瘤均可经门静脉、肝动脉及淋巴途径转移到肝脏，或直接侵犯肝脏。转移灶血供情况主要与肿瘤起源有关，但有个体差异。大部分肝转移瘤是少血供的，也有部分转移瘤血供可较丰富，如原发肿瘤为肾癌、绒毛膜上皮癌、恶性神经内分泌肿瘤、间叶组织来源的恶性肿瘤、嗜铬细胞瘤、类癌、甲状腺癌、乳腺癌、肾上腺癌、精原细胞瘤、黑色素瘤等。

不同病例转移灶的大小、数目和影像学表现差别较大，但以多发病灶为特点。转移灶绝大多数为圆形，较大病灶特别是靠近肝内大血管、胆管或包膜下的病灶可呈不规则形态。CT 平扫时绝大多数的转移灶为低密度，伴有脂肪肝时病灶可为等密度或相对高密度，单纯平扫易于漏诊，因此增强扫描对转移灶的检出非常重要(图 9-5-11)。肝转移癌 MRI 信号变化较大，$T_1WI$ 上多为中等低信号，$T_2WI$ 上为中等高信号，有些富血供的转移灶因血管成分多，在 $T_2WI$ 上也可为极高信号，和血管瘤不易鉴别，增强扫描可进一步明确诊断。在 CT、MRI 增强扫描时，病灶强化方式多样，可与原发肝癌接近，即动脉期均匀或不均匀强化，静脉期对比剂退出(图 9-5-12)。因发现肝转移时，患者多已有原发肿瘤病史或同时发现原发肿瘤，可以此鉴别(图 9-5-13)。

但有部分患者以肝转移为首发表现，这时转移灶与原发肝癌难以鉴别。因此，遇到肝内多发富血供占位表现为“快进快出”、而患者无肝炎背景时，一定要进一步检查明确有无原发肿瘤存在。仍然找不到原发肿瘤时，需要观察血管改变，侵犯血管或在其内形成癌栓常支持 HCC 的诊断，帮助鉴别。较多转移癌动脉期病灶表现为周边强化，且一直持续到门脉期甚至延迟期。也有部分病灶表现为动脉期明显强化，而门脉期成为等密度。强化方式和血管瘤类似，不同的是强化程度不及后者而且始终无充填，如无原发肿瘤病史则难以鉴别。

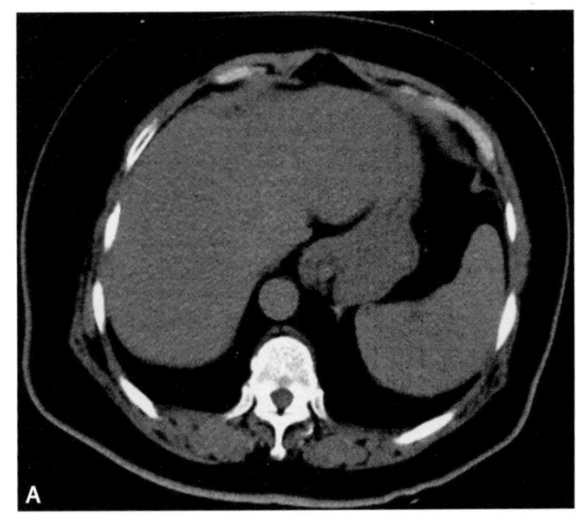


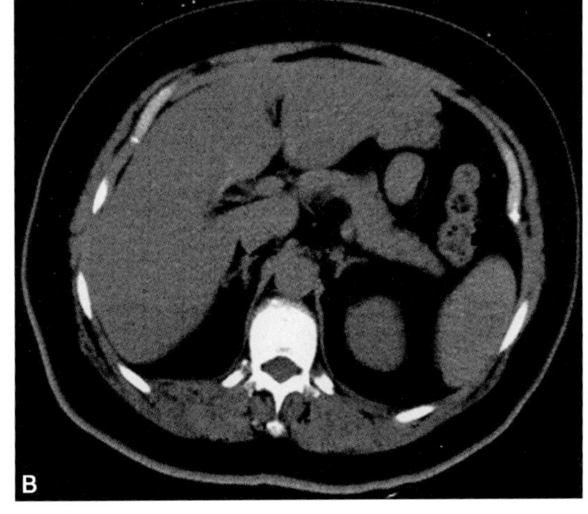

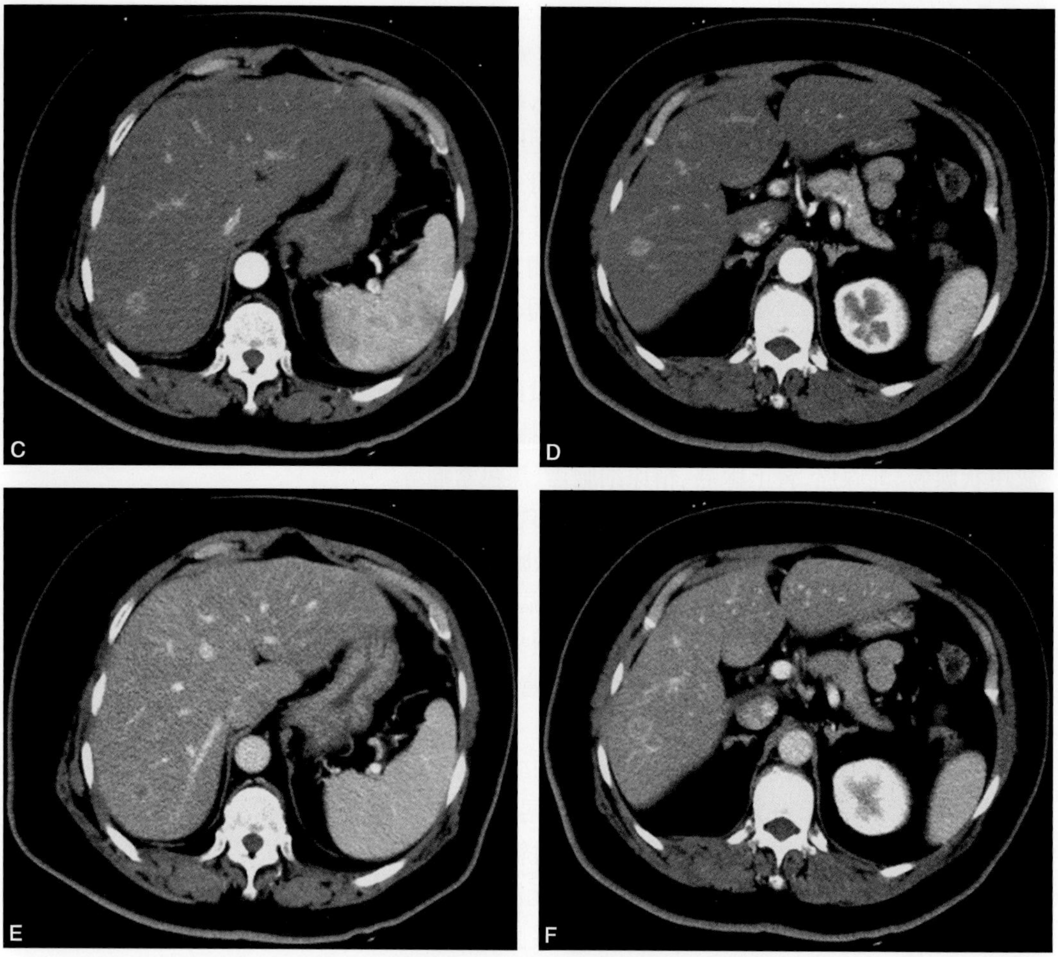

**图 9-5-11　肝脏富血供转移瘤**

女,62 岁。黏液脓血便 1 周余入院,肠镜发现结肠占位。A、B. CT 平扫未见明显异常;C ~ F. CT 增强扫描动脉期明显环形强化,静脉期强化程度减低。手术:降结肠-乙状结肠交界区肿瘤;病理:结肠中-低分化腺癌伴黏液腺癌成分(25% ~30%)

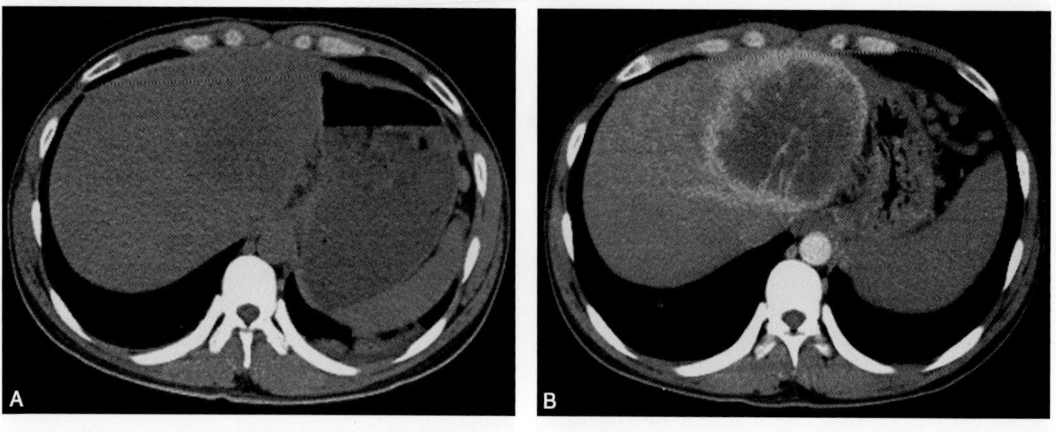

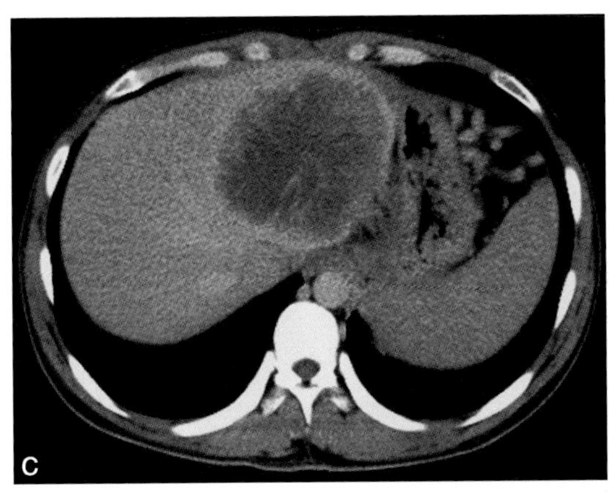


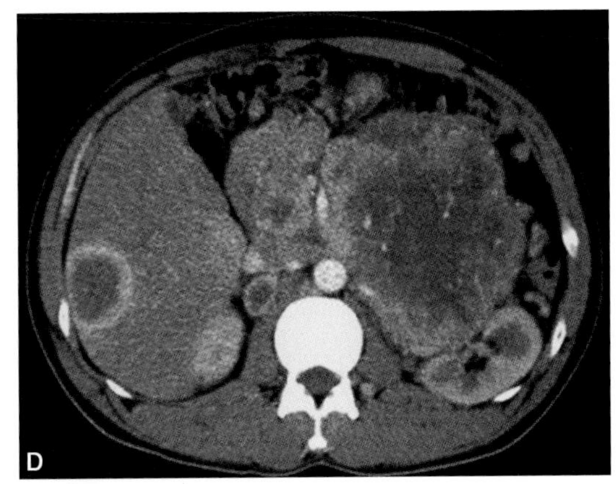


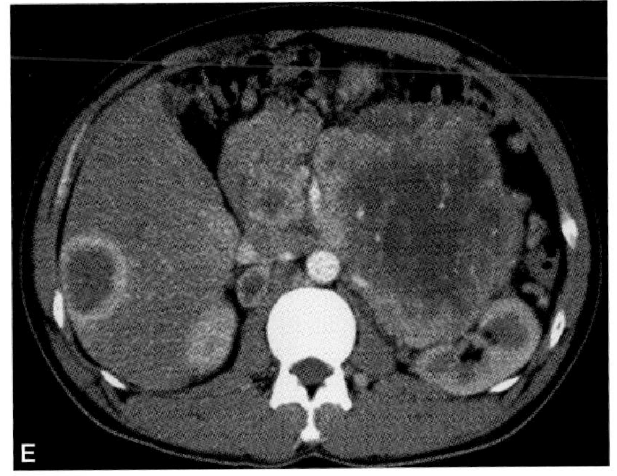


**图 9-5-12　肝脏富血供转移瘤**

男,29 岁。8 个月前左侧肋下疼痛,未予特殊治疗消失。左侧胸背部疼痛 1 个月。A. CT 平扫肝内见多发大小不等的类圆形欠均匀低密度灶;B ~ E. CT 增强扫描动脉期不均匀明显强化,以周边强化为著,静脉期造影剂退出;腹膜后见多发淋巴结影及肿块影,淋巴结呈环形强化,考虑腹膜后肿瘤并肝脏多发转移,腹膜后淋巴结转移。肝穿刺:查见肿瘤细胞,符合神经内分泌癌

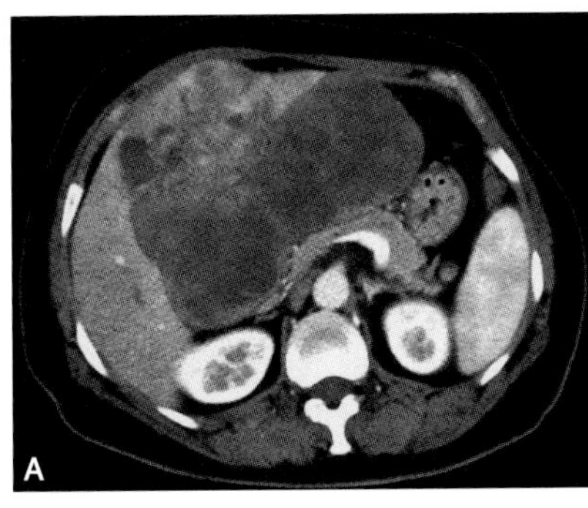


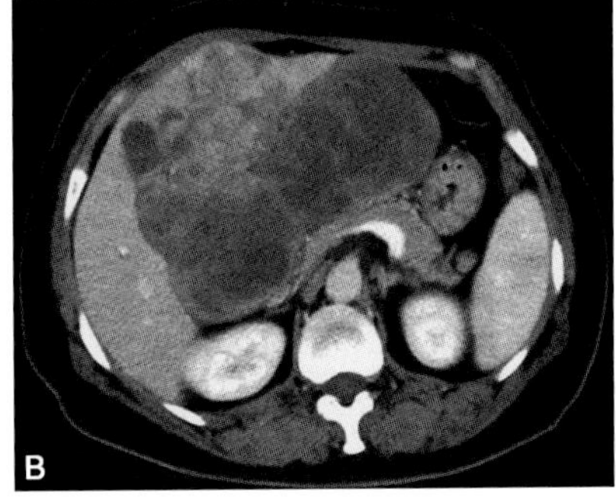

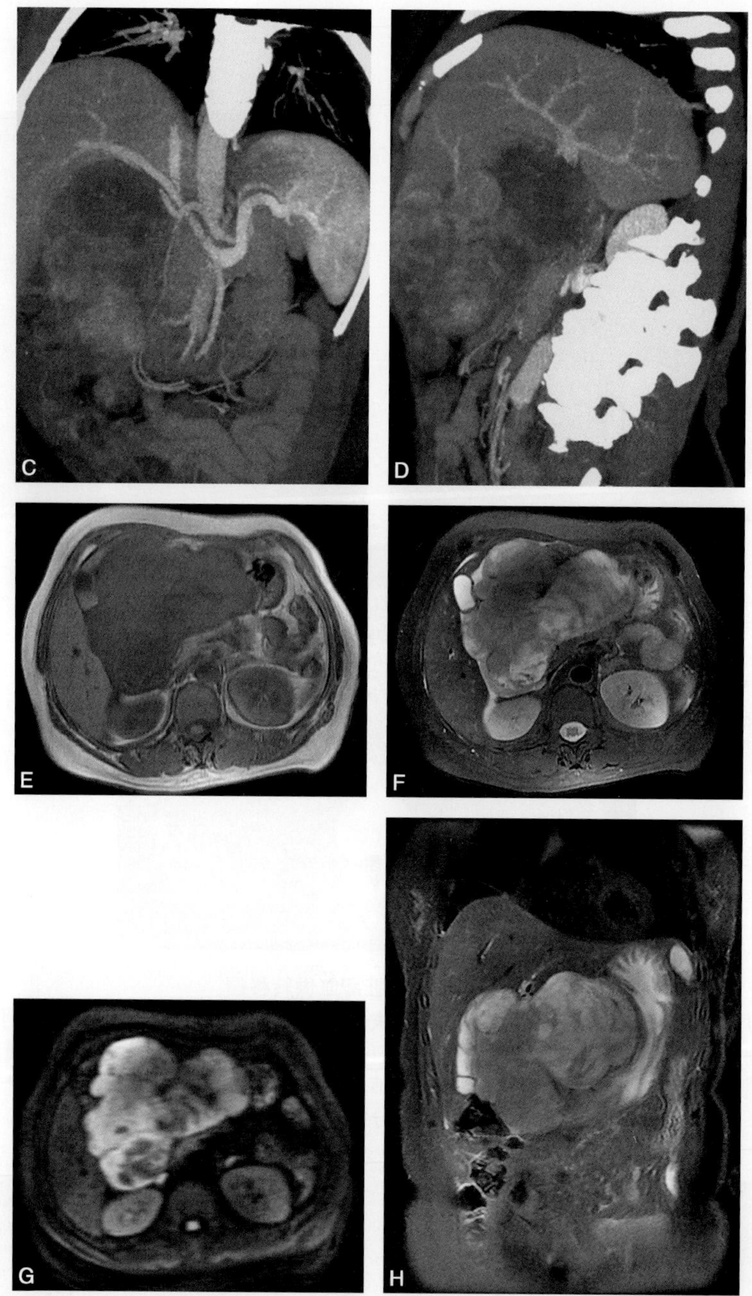

图 9-5-13 肝脏富血供转移瘤

女,49 岁。半年前因子宫肌瘤行子宫切除术,术后出现右上腹疼痛,反复发作,无乙肝,肿瘤标志物系列阴性。A ~ D. CT 平扫、增强扫描显示肝左叶形态不规则、不均匀密度肿块,增强扫描肝内部分明显强化,冠状面、矢状面重组图像显示病变向肝门区突出,邻近胰腺受压;E ~ H. MRI 扫描显示肝脏与胃及胰腺之间一较大不规则肿块,呈不均匀等长 $T_1$、长 $T_2$ 信号,DWI 呈高低混杂信号,冠状位显示病变与周围结构关系。影像诊断:腹腔占位性病变,结合子宫肌瘤手术史,考虑平滑肌瘤病不能除外。术中:可见肿瘤呈巨大菜花状,约 30cm×25cm×20cm 大小,包膜完整,肿瘤起源于肝 IV 段,有蒂;病理:平滑肌肉瘤,较可能为转移瘤,3 枚,大者 18cm×10cm×9cm

**7. 间叶来源的恶性肿瘤**　肝脏间叶来源的恶性肿瘤罕见，仅占肝脏原发性肿瘤的1%左右，血供丰富的肿瘤中，血管内皮肉瘤相对常见。血管内皮肉瘤起源于肝窦内皮细胞，多原发于成年男性，主要和广泛接触化学物质有关，尤其是钍、乙烯或放射线照射。血管内皮肉瘤易侵犯肝静脉，形成肺、脾、肾上腺、脑等肝外转移，以肺转移最常见，病程进展较快。因恶性度高，容易变性，内部容易出血、坏死和囊变，多表现为肝内巨大肿瘤伴有出血。

血管内皮肉瘤CT平扫病灶为低密度肿瘤，体积较大，其内可见高密度出血或囊变坏死区。腹腔积血提示血管内皮肉瘤破裂，且有生命危险。增强扫描病灶有明显强化，强化方式和血管瘤类似，但较血管瘤强化程度低、持续的时间长。血管内皮肉瘤MRI表现有一定的特征，可表现为单发或多个肿块，不均匀长$T_1$、长$T_2$信号，$T_1$WI肿瘤出血时可呈高信号或混杂信号，$T_2$WI出血区为低信号；增强扫描多发结节表现为低信号病灶内有点状或局灶性强化，强化程度低于主动脉，形态怪异，部分结节表现为环状强化，单发肿块型表现为不均匀和进展性强化，强化方式与CT一致（图9-5-14）。

**8. 肝母细胞瘤（hepatoblastoma）**　儿童最常见的原发的上皮来源的恶性肿瘤。多表现为右上腹巨大包块且迅速增大，多发生在2岁以下，预后很差。大多数病例甲胎蛋白（AFP）升高，一般不伴有肝硬化。

肝母细胞瘤可有出血或囊变，20%的肿瘤可出现多发钙化，常为粗大致密的钙化，对本病的诊断具有特征性；增强扫描动脉期呈多个结节状或片状不均匀强化，强化程度低于周围正常肝组织（图9-5-15）。小儿发现肝脏巨大占位，明显不均匀强化，首先要考虑肝母细胞瘤。

**9. 局灶性结节增生（FNH）**　以前FNH被认为是肝脏第二常见的良性肿瘤，现在认为FNH并不是肿瘤，而是肿瘤样病变。其发生机制尚不明确。FNH病灶常位于肝包膜下，单发，呈圆形，边界清楚，少有钙化，其大小差别较大，一般直径1～8cm。多无纤维包膜，以中央放射状纤维结缔组织瘢痕为特点，多见于3cm以上的病灶。

US检查可见肝内实性占位，无包膜回声，其内为低回声或略高回声，CDFI特征性表现为轮辐状血流。CT平扫显示肿块密度均匀，呈等密度或略低密度，部分病灶可显示中心的更低密度瘢痕，瘢痕形态多种多样，可呈星芒状、点状、条状或不规则形。CT对中心瘢痕的显示率在20%～40%左右，FNH很少有钙化出现。FNH血供极为丰富，在动脉期扫描时可明显强化呈高密度，有时可见到肿块中心或周边粗大、扭曲的供血动脉（图9-5-16），其强化特征为除中心瘢痕外均匀一致，中心瘢痕无强化表现，仍为低密度，呈条状、放射状或不规则形，但并非每例都能显示；在门脉期，FNH病灶强化程度下降，表现为略高密度或等密度，其边界不清，不如肝癌病灶和正常肝实质之间的分界清楚；在延迟期病灶多呈略低密度或等密度，此时中心瘢痕有延迟强化。增强早期病灶均匀强化、中心瘢痕区的显示尤其是瘢痕区的延迟强化为FNH的特征性表现（图9-5-17），结合病史（如AFP阴性、无肝炎、肝硬化病史）一般可以作出诊断。

FNH的MRI表现有多样性，但下列征象较为典型：$T_1$WI为略低或等信号，$T_2$WI为除中心瘢痕以外均匀的略高或等信号，中心瘢痕在$T_2$WI上为高信号，除中心瘢痕外，肿瘤信号均匀，Gd-DTPA增强强化方式与CT强化一致，强烈提示FNH的诊断。因肿块内可见正常肝细胞，应用MRI特异性对比剂时可正常摄取对比剂，在20分钟肝特异期肿块持续强化，具有特征性。

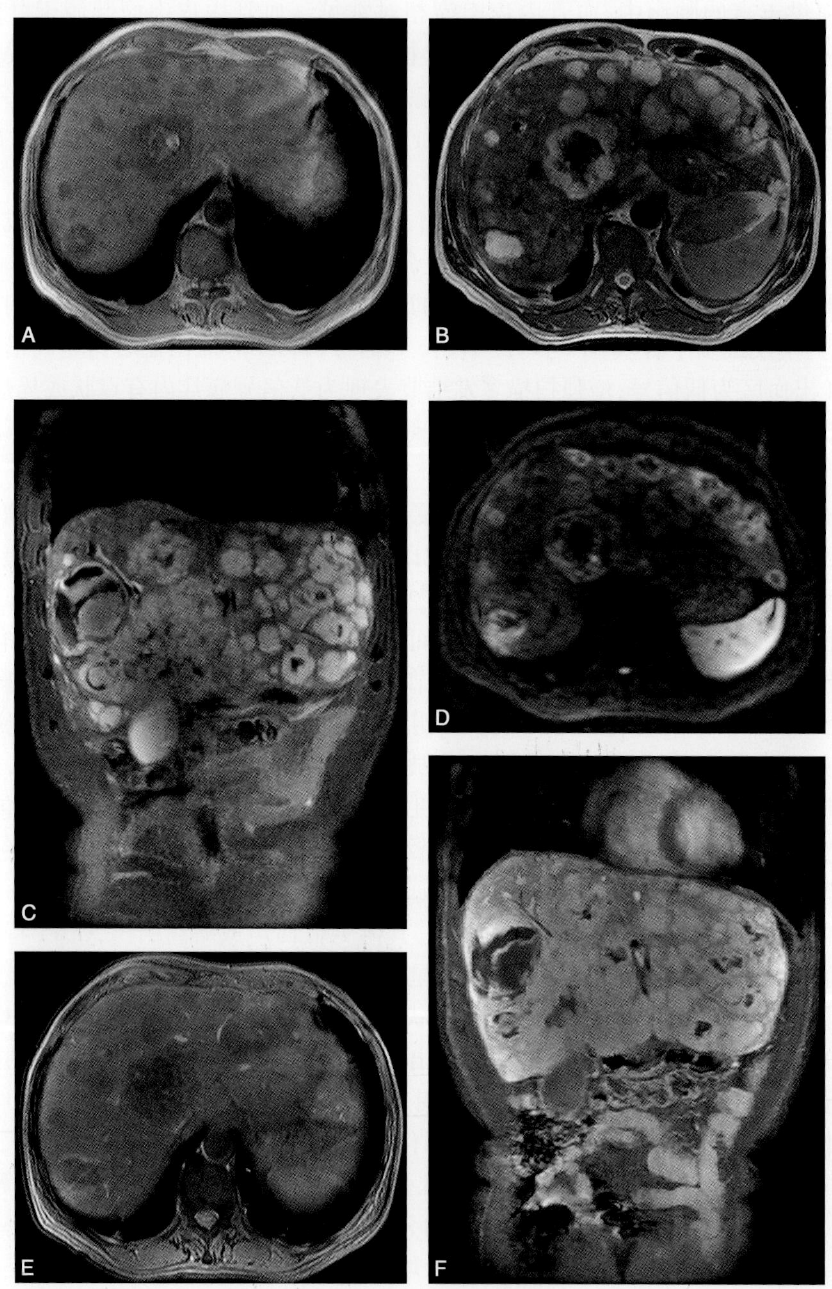


**图 9-5-14　肝血管内皮肉瘤**

男，46 岁。腹饱胀隐痛 40 天，皮肤巩膜黄染 2 周。A ~ D. MRI 平扫肝脏增大，其内弥漫性分布大小不等的类圆形长 $T_1$、长 $T_2$ 信号影，部分病灶内见短 $T_2$、短 $T_1$ 信号，提示出血，DWI 序列病灶呈混杂高信号；E、F. MRI 增强扫描上述病变不均匀强化，延迟期强化更加明显。影像诊断：肝脏多发占位性病变并出血，考虑血管内皮肉瘤或转移瘤。病理：血管内皮肉瘤

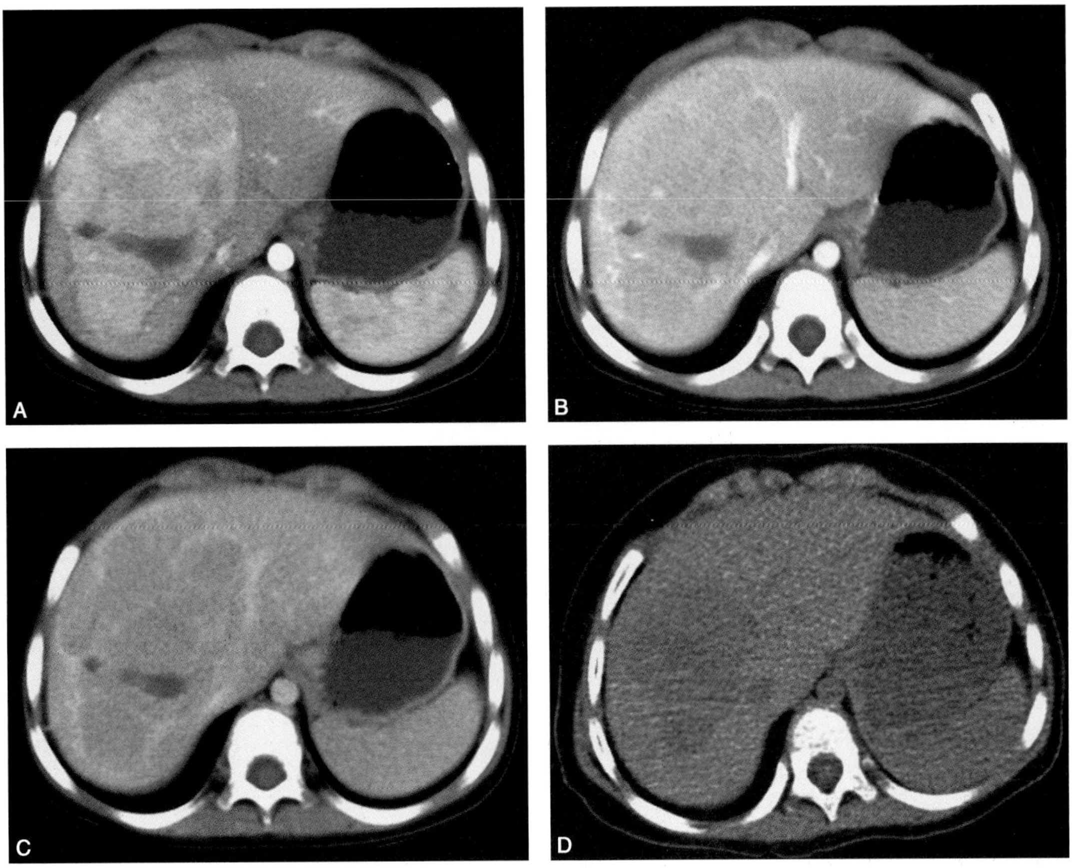

图 9-5-15　肝母细胞瘤

男,1.5 岁。腹胀 1 周,CT 平扫发现肝占位。A ~ C. CT 增强扫描肝内可见肝右叶一椭圆形分叶状巨大软组织肿块,动脉期明显强化,静脉期及延迟期呈低密度,其内可见不规则低密度影,三期均未见强化,考虑肝母细胞瘤。穿刺病理:肝母细胞瘤;D. 化疗 2 个月后 CT 平扫复查肿块体积缩小

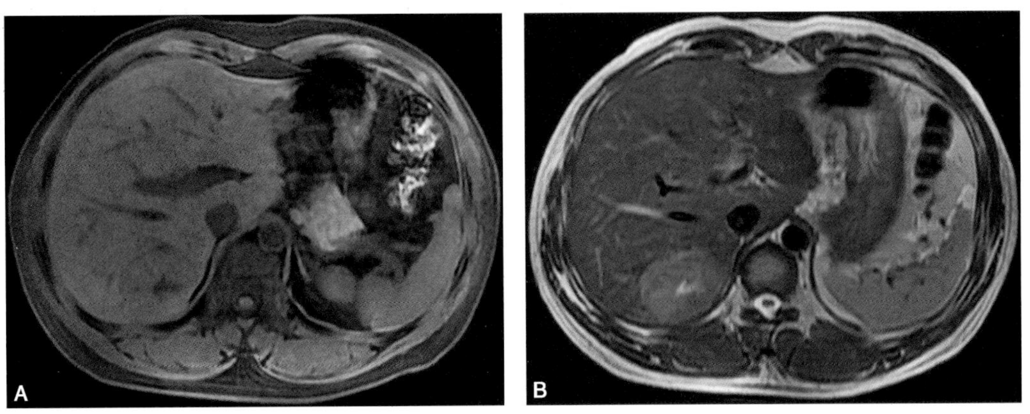

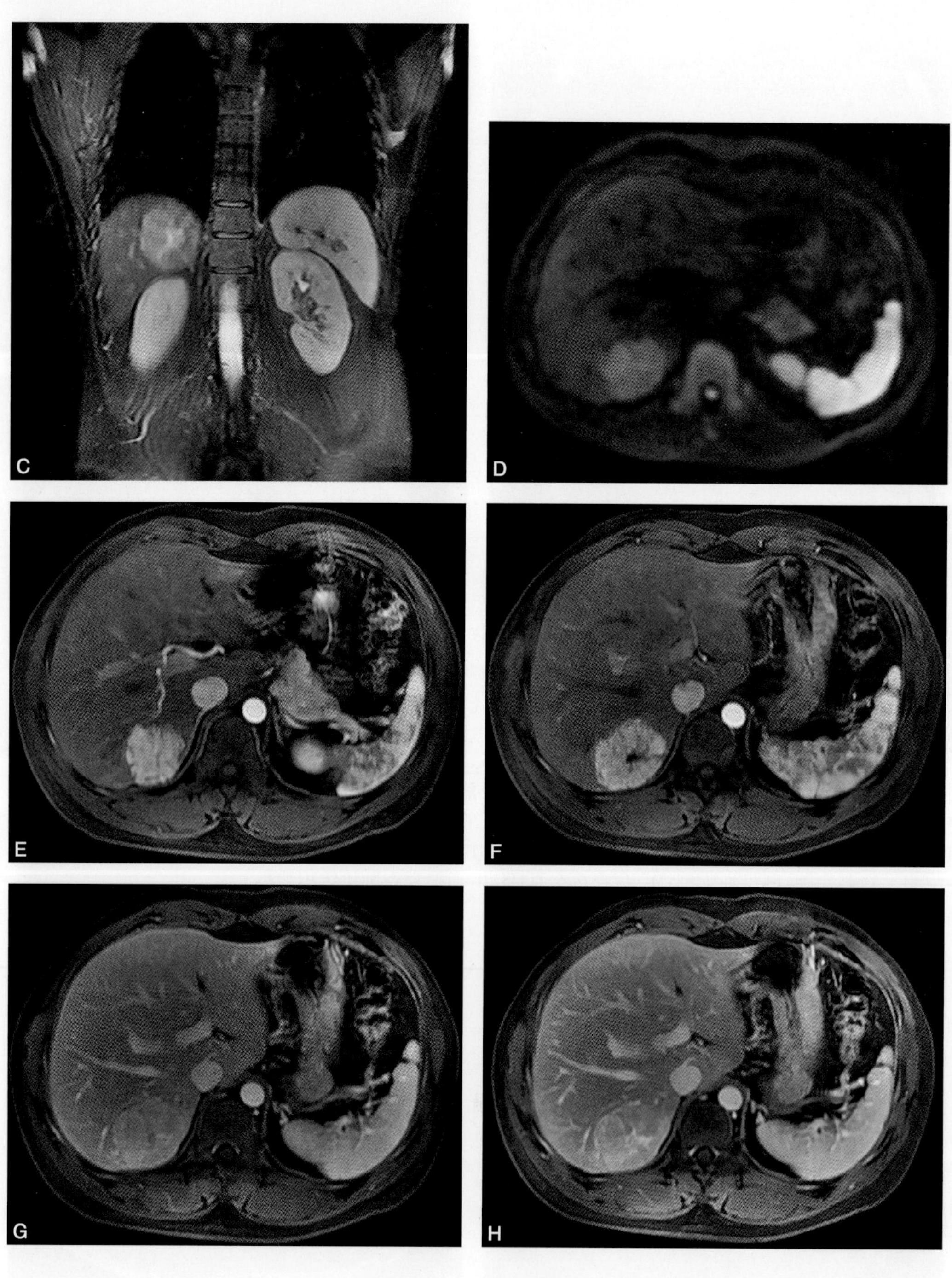
C
D
E
F
G
H

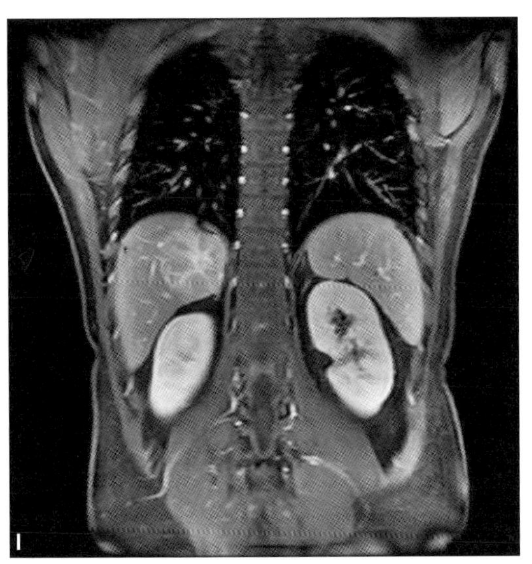


**图 9-5-16　局灶性结节性增生**
男，34 岁，US 查体发现肝占位。A ~ D. MRI 平扫右叶后上段内见一类圆形肿物，呈等 $T_1$、略长 $T_2$ 信号，FS $T_2$WI 呈略高信号，内见辐射状 $T_2$WI 高信号分隔，DWI 呈高信号；E ~ I. MRI 增强扫描动脉期可见肝右动脉发出一支较粗大的供血血管至病变，病变明显强化，延迟扫描仍呈略高信号，其内分隔动脉期无强化，延迟扫描逐渐强化，最终呈高信号，符合 FNH。病理：FNH

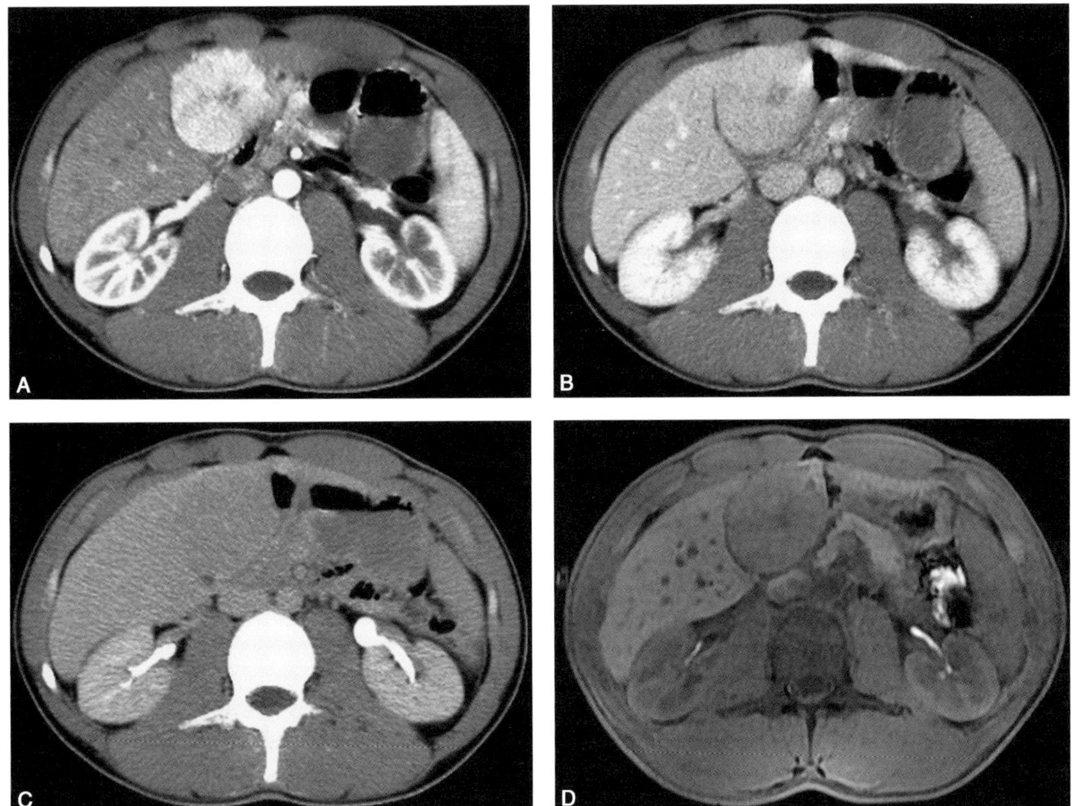

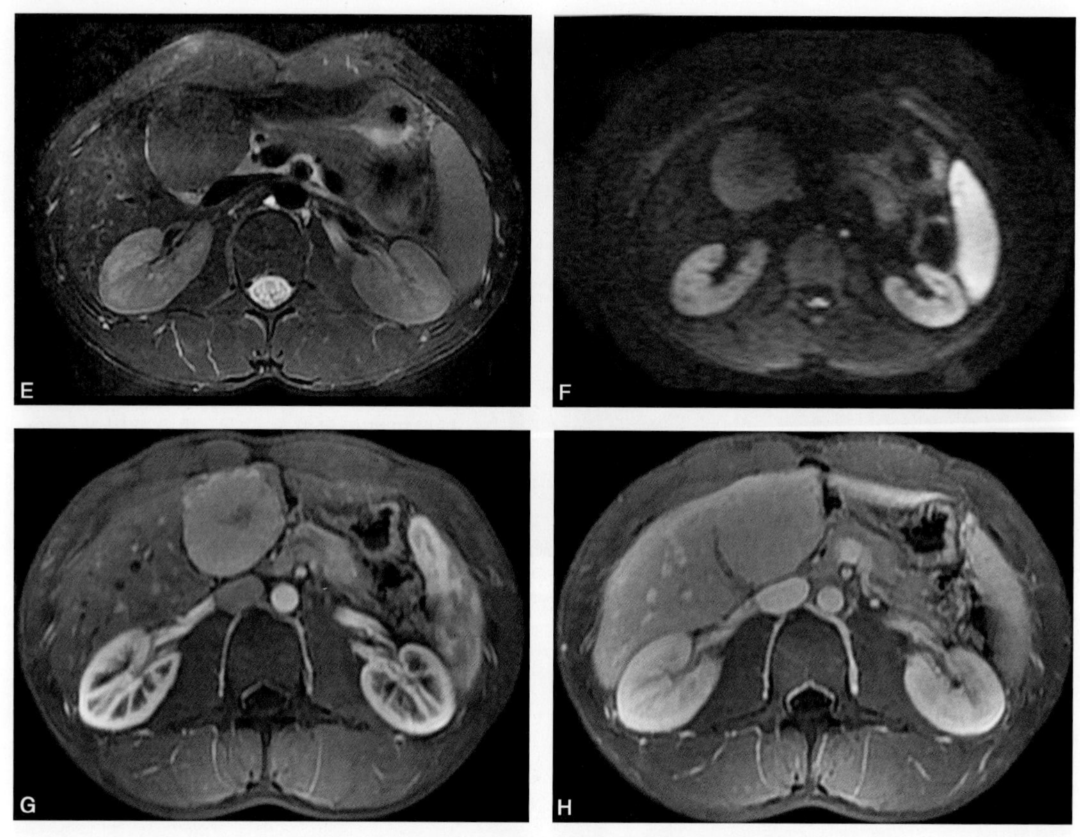


**图 9-5-17　局灶性结节性增生**

男,24 岁。查体超声发现肝实性结节,略高回声,边界较清;无乙肝,肿瘤标志物系列阴性。A ~ C. CT 检查肝左叶见一 5.4cm×4.9cm 异常密度灶,边界清,动脉期明显强化,中心见放射状低密度,静脉期及延迟扫描病灶呈均匀略低密度,中心低密度逐渐填充;D ~ F. MRI 平扫肝左、右叶下方肝外见异常信号,呈略长 $T_1$、略长 $T_2$信号,DWI 呈高信号,边界清;G、H. MRI 增强扫描动脉期明显强化,中心见放射状低密度,延迟扫描病灶呈均匀略低信号,中心逐渐填充,符合 FNH。术中发现肝脏肿物质韧,边界清晰,包膜完整,与胆囊关系密切;病理:FNH

**10. 早期肝脓肿(early-stage hepatic abscess)**　典型肝脓肿的表现详见本章第四节。早期或不典型的肝脓肿,脓腔未形成,类似软组织肿块,US 上病灶表现为不均匀、边界不清楚的低回声区,需和肿瘤鉴别,尤其和肝癌的鉴别有一定困难。但肝脓肿的早期强化不如肝癌明显,因肝组织局部充血明显,增强动脉期即可见到病灶周围的片状高密度区。另外门脉期和延迟期仍可见强化而且边界不清楚,整个病灶有缩小趋势。结合病史或治疗后随访观察有助于两者的鉴别(图 9-5-18)。

**11. 肝腺瘤样增生(adenomatous hyperplasia,AH)**　在肝硬化背景下发生的明显再生性结节。常为单发,也可为典型不等的多发结节,直径大于肝硬化结节,2 ~ 3cm 多见,偶可达 5cm。AH 作为 HCC 的癌前病变,已为病理、临床及一些分子生物学研究所证实。AH 发生于慢性肝炎尤其是肝硬化的肝脏,且常合并有 HCC。有报道显示在肝癌行肝切除的病例中,约 20% 合并有 AH,其中 40% 为不典型增生性 AH(atypical AH,AAH)或内包癌结节的 AH。早发现、早诊断是选择治疗方案和改善预后、降低病死率的重要因素。临床上大多数患者无症状，但常有乙丙型肝炎病史和肝硬化背景。大体病理标本上肝脏不典型腺瘤样增生结节的切面可见推压邻近组织，光镜下以结节状肝细胞增生为主，其中至少有1mm以上的肝细胞呈不典型增生，不同于周围肝硬化或非肝硬化肝实质。如AH结节内伴有不典型增生，则称为不典型增生性AH。AAH不易与高分化HCC鉴别。部分AH或AAH结节内可见有高分化的癌结节(nodule in nodule)。

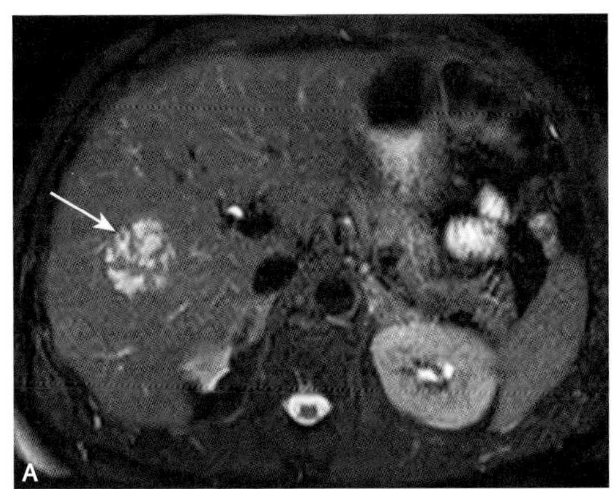


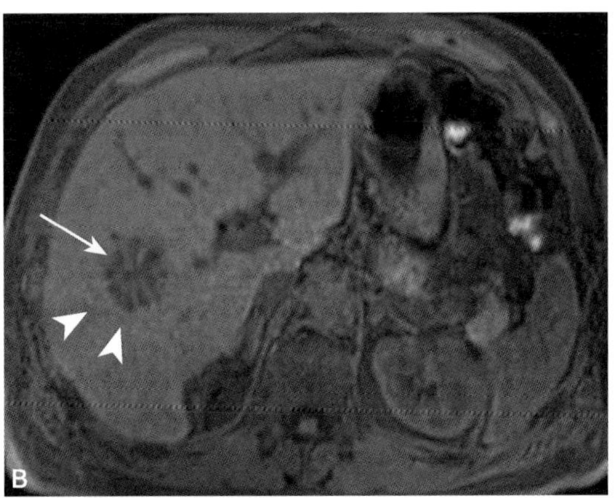


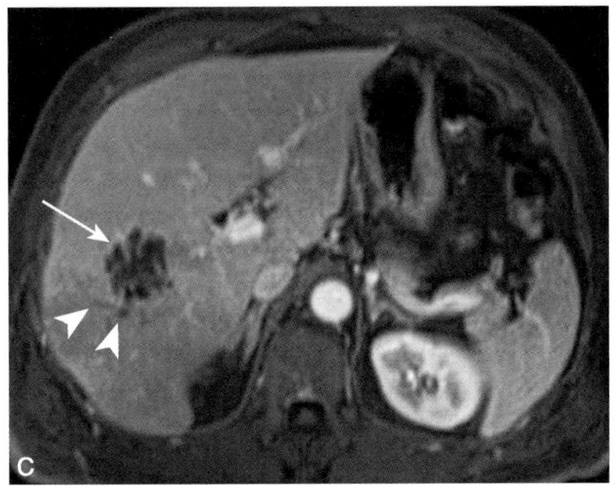


**图9-5-18　早期肝脓肿**

男，45岁。A、B. MRI平扫肝右叶见一多房稍长T1、稍长T2占位，内部循环欠均匀，见辐射状稍低信号分隔；C. MRI增强扫描T1WI呈边缘性强化，内部分隔亦强化；周围肝静脉分支无强化，反映了脓肿周围肝静脉的化脓性血栓性静脉炎

肝脏不典型腺瘤样增生结节的典型MRI表现为$T_1$WI高信号或稍高信号，$T_2$WI表现为低或稍低信号，脂肪抑制$T_1$WI及反相位序列高信号或稍高信号无变化。大多为少血供，动态增强扫描病灶无强化，少数重度不典型腺瘤样增生结节可轻中度强化，病灶直径通常较肝硬化再生结节大，有明确的数目。病灶大多有肝硬化背景，随机分布，无特定好发部位。本病需与FNH、肝硬化再生结节、肝癌及肝脏血管平滑肌脂肪瘤鉴别(图9-5-19)。

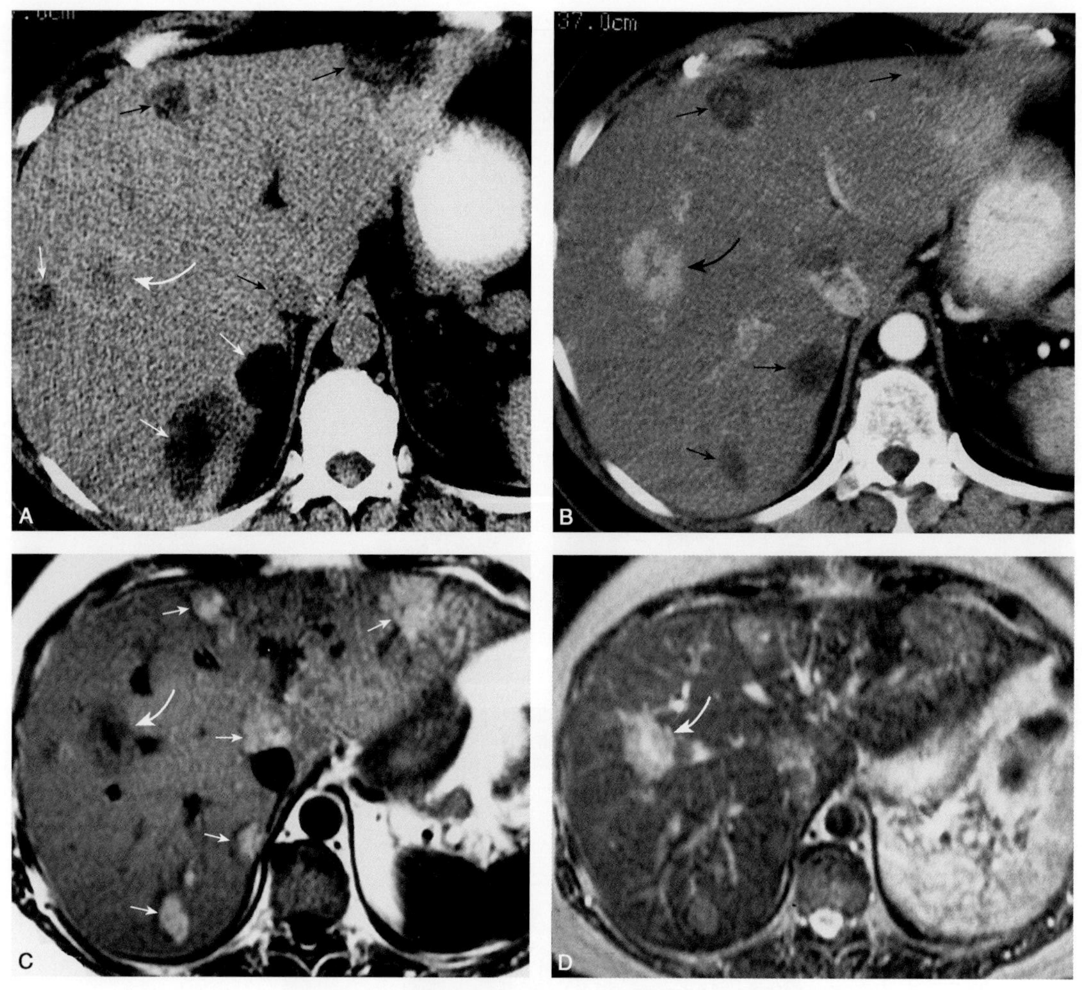

**图 9-5-19　肝腺瘤样增生**

女,50 岁。慢性腹痛并肝大。A. CT 平扫显示肝内多房局灶性结节,多数呈低密度,但有一个(弯箭)近等密度;B. CT 增强扫描动脉期显示结节呈中度强化符合腺瘤表现,均匀高密度病灶伴中央瘢痕诊断为 FNH,后穿刺证实;C、D. MRI 平扫显示腺瘤结节呈中度 $T_1$WI 高信号、$T_2$WI 稍高信号,而 FNH(弯箭)呈稍长 $T_1$、长 $T_2$信号

## 五、研究进展及存在问题

CT、MRI 增强扫描对肝脏富血供占位肿块的鉴别诊断具有重要意义。根据肿块的密度、边缘、强化方式、相邻血管有无受累,有无卫星灶以及腹腔、腹膜后淋巴结肿大、远隔转移等情况,结合临床资料,对绝大部分病变能够做出正确诊断。部分多发肿瘤,因原发瘤隐匿,难以鉴别原发或转移,对患者的治疗无明显影响。

目前存在的主要问题是 FNH 和腺瘤以及二者与高分化 HCC 的鉴别。FNH 多次快进慢出,中心瘢痕的存在常提示 FNH,但并不绝对,发现瘢痕时要注意观察瘢痕的强化特征,必要时 MRI 观察瘢痕信号,有助于 FNH 和纤维板层肝癌的鉴别。诊断仍存在困难时,常需进一步 MRI 检查。延迟期肝腺瘤内对比剂退出呈等密度,病变几乎都有包膜,此为其与

FNH 鉴别点。MRI 肝细胞特异性对比剂属于双相对比剂,肝胆特异期可评估肝细胞摄取情况,正常的肝细胞可摄取对比剂,而肿瘤细胞或其他非肝细胞性肿瘤则不摄取,据此可帮助判断病变是否由肝细胞构成。如发现 20～30 分钟肝胆特异期肿块持续强化的特征性表现,绝大部分病变为 FNH 或肝硬化结节。随着 MRI 特异性对比剂应用增加,随访病例增多,我们发现有少部分术前诊断 FNH 的病例病理结果并不一致,以后的工作中还要对此进一步研究。

（张伟　于德新　王青）

## 参考文献


1. Grazioli L,Federle MP,Ichikawa T,et al. Liver adenomatosis:clinical,histopathologic,and imaging findings in 15 patients. Radiology,2000,216(2):395-402.
2. Hayashida M,Ito K,Fujita T,et al. Small hepatocellular carcinomas in cirrhosis:differences in contrast enhancement effects between helical CT and MR imaging during multiphasic dynamic imaging. Magn Reson Imaging,2008,26(1):65-71.
3. Parente DB1,Perez RM,Eiras-Araujo A,et al. MR imaging of hypervascular lesions in the cirrhotic liver:a diagnostic dilemma. Radiographics,2012,32(3):767-787.
4. Yoo HJ,Lee JM,Lee JY,et al. Additional value of SPIO-enhanced MR imaging for the noninvasive imaging diagnosis of hepatocellular carcinoma in cirrhotic liver. Invest Radiol,2009,44(12):800-807.
5. Yu JS,Lee JH,Chung JJ,et al. Small hypervascular hepatocellular carcinoma:limited value of portal and delayed phases on dynamic magnetic resonance imaging. Acta Radiol,2008,49(7):735-743.
6. 丁建辉,彭卫军,唐峰,等. 富血供肝转移瘤的 MRI 表现和特点. 中国癌症杂志,2006,16(12):1060-1063.
7. 郭卫华,李传福,尉从新,等. 3. 0T 磁共振动态增强扫描对富血供肝肿瘤的诊断价值. 山东大学学报(医学版),2010,48(10):88-91.
8. 韩峰,邹如海,裴小青,等. 超声造影定量分析鉴别富血供转移性肝癌与肝细胞肝癌. 中国医学影像技术,2011,27(10):2079-2082.
9. 王剑侠,王琦,时高峰. 富血供肝退变结节的多期强化 CT 表现. 中国医学影像学杂志,2010,18(6):558-560.
10. 赵红,张大航,周宏斌. 富血供肝内胆管细胞癌的 CT 诊断和鉴别诊断. 中华肝胆外科杂志,2003,9(12):712-713.
11. 朱旭娜,苏丹柯,罗宁斌,等. 肝脏常见富血供肿物微血管密度的研究. 中国癌症防治杂志,2013,5(4):312-314,315.


# 第六节　肝脏乏血供病变

## 一、前　　言

肝脏乏血供占位性病变以胆管细胞癌及转移瘤为主,后者以多发为主,多有明确肿瘤史或检出时同时发现原发肿瘤,较易诊断。肝脏囊腺类肿瘤、淋巴瘤相对少见,前者有囊腔及壁结节,后者多伴发其他部位淋巴结肿大,只要细心观察,诊断不难。良性病变的鉴别诊断相对困难，必要时需要诊断性治疗后随访观察，或者穿刺活检，诊断准确率相对较低，需要我们在以后的工作中进一步积累经验。

## 二、相关疾病分类

肝脏乏血供占位性病变相对富血供病变种类较少，包括肿瘤样病变及恶性肿瘤，恶性肿瘤可为原发或转移，影像诊断及鉴别诊断较为困难。良性肿瘤样病变多为局灶性炎性病变，主要为炎性假瘤，偶见孤立性坏死结节（SNN），恶性肿瘤包括胆管细胞癌、乏血供转移瘤、部分肝细胞肝癌、胆管囊腺瘤/癌及淋巴瘤、上皮样血管内皮瘤等（表 9-6-1）。

**表 9-6-1　肝脏乏血供占位性病变的分类**

| 分类 | 疾病 |
| --- | --- |
| 恶性肿瘤 | 胆管源性肝癌、少血供转移瘤、部分肝细胞肝癌、胆管囊腺瘤/癌、肝淋巴瘤、上皮样血管内皮瘤 |
| 良性肿瘤样病变 | 炎性假瘤、孤立性坏死结节 |

## 三、影像诊断流程

同富血供占位性病变相似，CT 增强扫描发现肝脏内乏血供占位性病变后，亦需观察肿瘤本身情况及伴发征象，同时结合患者临床情况如有无发热病史等。恶性肿瘤相对多见，可为单发或多发、原发或转移，典型转移瘤容易诊断。原发者以胆管细胞癌多见，如有囊腔、分隔等要考虑到囊腺类肿瘤可能；淋巴瘤以继发性为主，常有明确病史，或同时发现腹腔、腹膜后多发肿大的淋巴结；间叶组织来源的上皮样血管内皮瘤为低度恶性，特点是常发生于包膜下，可有钙化，单发者与胆管细胞癌、多发者与消化道肿瘤肝转移相类似，目前只有依靠病理确诊。肿瘤样病变主要包括炎性病变（炎性假瘤）与孤立性坏死结节，定性困难，需要诊断性治疗后随访观察或依靠病理确诊（图 9-6-1）。

## 四、相关疾病影像学表现

**1. 胆管细胞癌（cholangiocarcinoma）**　单发的肝脏乏血供占位性病变以胆管细胞癌最多见。在本章第四节已经对本病进行讨论。

胆管细胞癌好发于左叶，病灶多为单发，较大，病灶内或周边常可见到扩张的胆管。CT 平扫时表现为边缘欠清晰的低密度实质病灶，部分病灶内可见不规则点状或斑片状钙化，可发生坏死液化；增强扫描早期病灶强化不明显，随扫描时间延长，病灶有不均匀强化，其中坏死区域无强化，病灶内或周围可见到扩张的胆管，以延迟强化区内见到扩张的胆管为典型表现。MRI 平扫 $T_1WI$ 肿瘤常为低信号，$T_2WI$ 常为略高信号，病灶内常见坏死液化在 $T_2WI$ 上表现为不均匀的明显高信号，一般无纤维包膜形成；增强早期表现为病灶边缘轻到中度的强化，有延迟强化（图 9-6-2）。

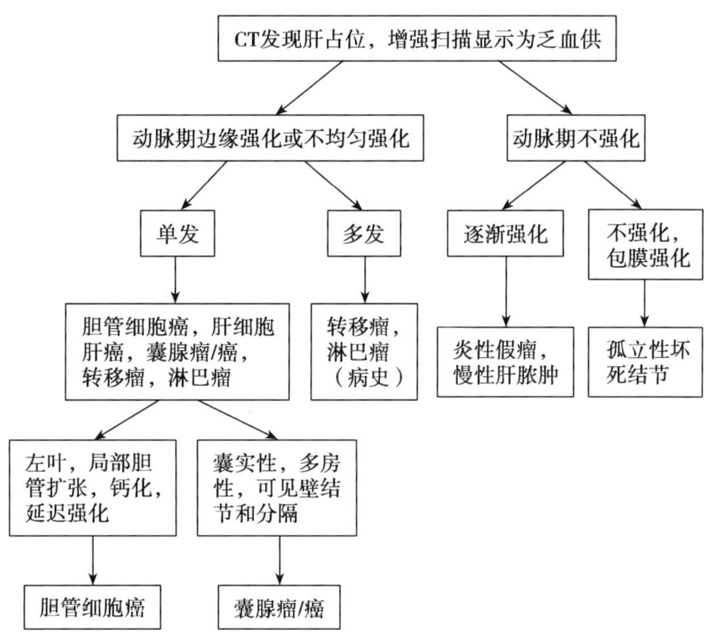


**图 9-6-1　肝脏乏血供占位性病变的 CT 诊断流程**

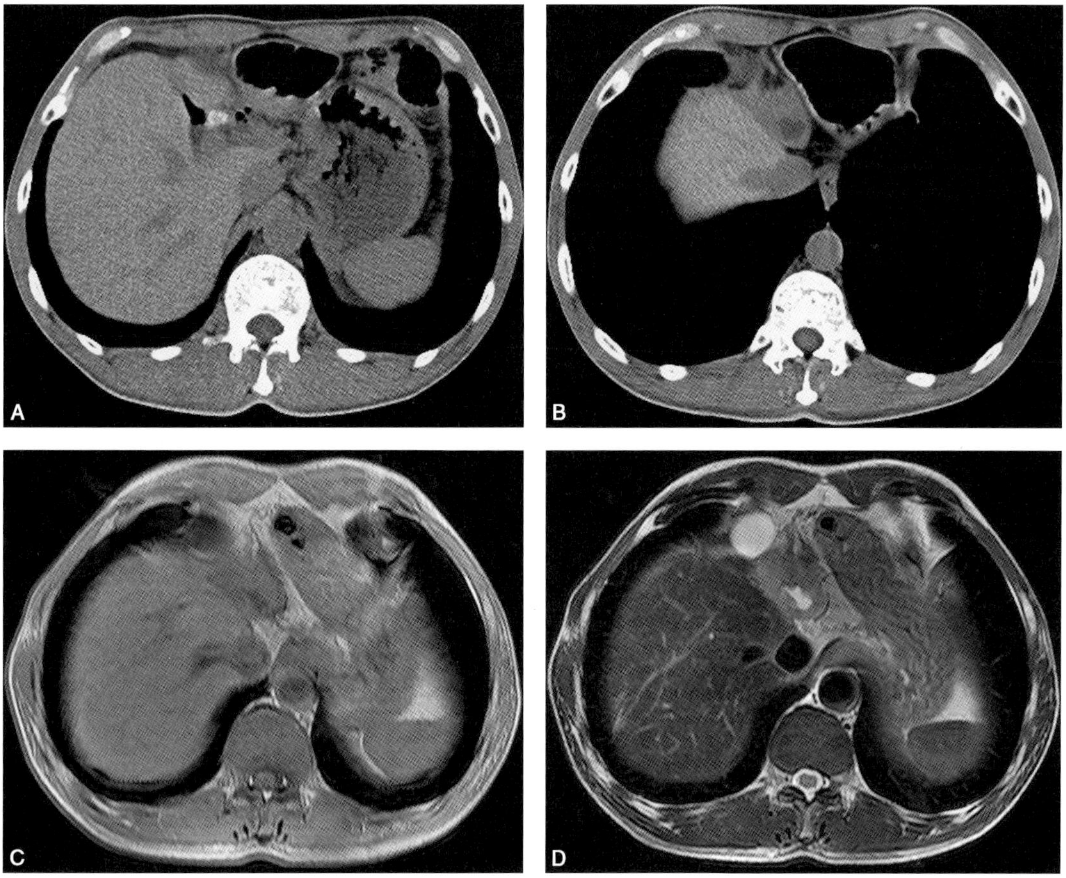

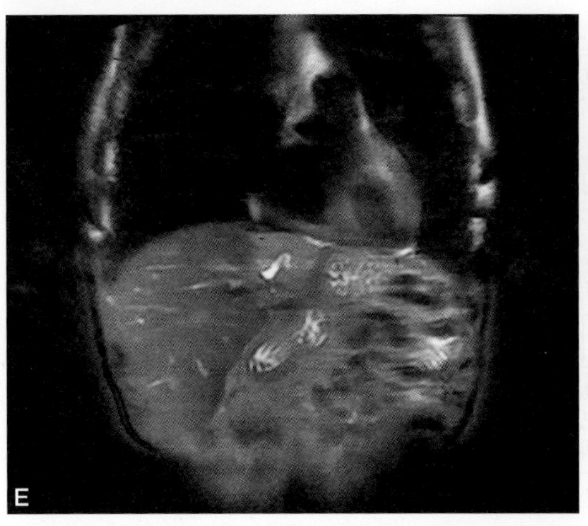


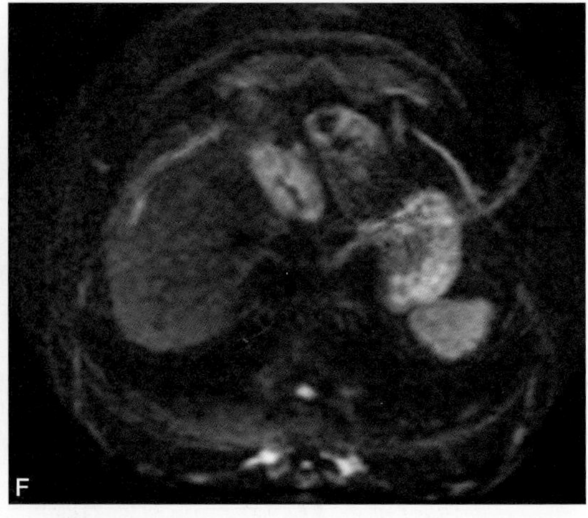


**图 9-6-2　胆管细胞癌**

男,57 岁。上腹隐痛 6 个月余,半月来病情加重,上腹胀痛向肩背部放射,超声发现肝内胆管结石;化验无乙肝,AFP6. 92μg/L,CEA 9. 28μg/L,CA-199 656. 3μg/L。A、B. 取石术后 CT 发现肝左叶萎缩,肝内胆管结石;C ~ F. MRI 平扫示胆管结石,肝门区前上方略长 $T_1$、略长 $T_2$ 异常信号肿块,DWI 呈高信号。探查发现肿物位于左半肝及部分右前叶并包绕第一肝门,质硬,边界不清,大小约 6cm×5cm×5cm,与周围组织粘连严重,呈冰冻状,无法解剖分离第一肝门内各结构。活检病理:符合胆管细胞癌

**2. 肝细胞肝癌(hepatocellular carcinoma,HCC)**　典型肝细胞肝癌为富血供肿瘤,部分肝细胞肝癌为乏血供病变(图 9-6-3,图 9-6-4)。影像学表现不典型,如无乙肝和肝硬化背景,难以与其他乏血供肿瘤鉴别,AFP 升高提示本病。

**3. 乏血供转移瘤**　转移瘤多有原发肿瘤病史,或发现肝占位后同期发现原发肿瘤,病灶常为多发,大小不一。大多数肝转移瘤为乏血供病灶,以增强后边缘强化、延迟强化为特征,单发者也需和其他乏血供病变鉴别(图 9-6-5)。肿瘤囊变坏死可呈囊性,小的囊性转移需和囊肿相鉴别。US 典型表现为肝内多发结节,回声强度多变,典型者呈“牛眼征”,合并钙化者内见强回声,后伴声影。CT 平扫可见多发低密度,增强扫描动脉期及静脉期均表现为边缘强化,典型者可见“牛眼征”。MRI 检查转移瘤 $T_1$WI 多为低信号,而 $T_2$WI 多为高信号,典型病例可见到“牛眼征”和瘤周水肿。

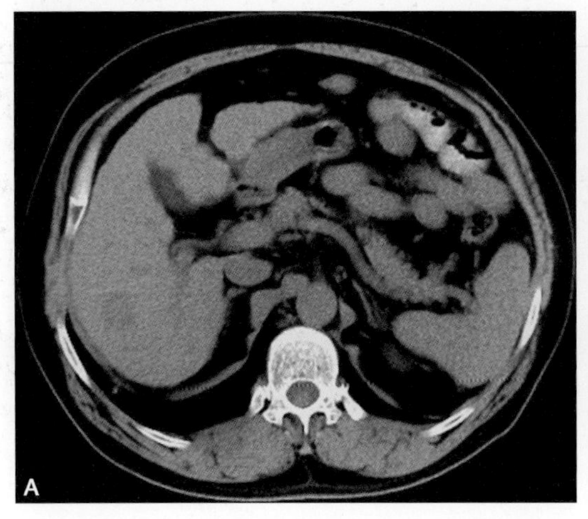


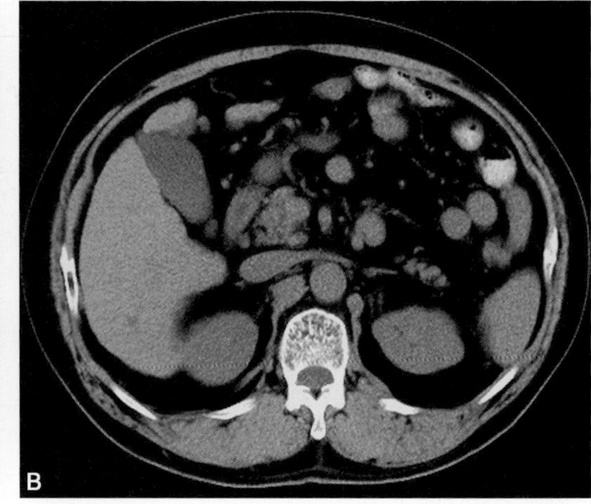

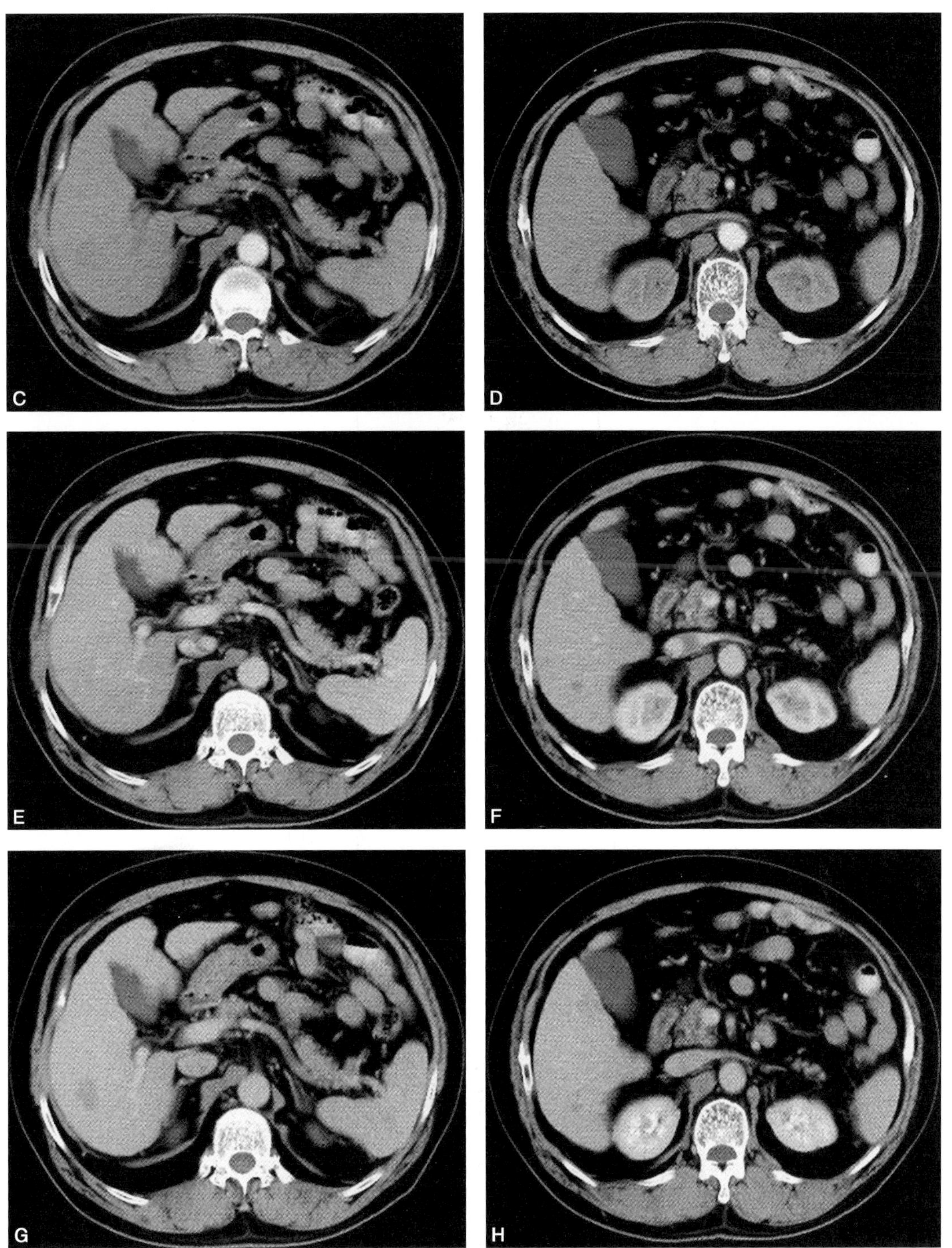


**图 9-6-3　肝细胞肝癌**

男，51 岁。查体发现乙肝 1 年半。A、B. CT 平扫肝右叶见两个类圆形低密度影；C～H. CT 增强扫描动脉期略增强（图 C、D），静脉期（图 E、F）、静脉晚期（图 G、H）对比剂退出，小病灶强化不明显。剖腹探查：肝脏呈结节性肝硬化表现，肝右后叶触及两枚肿物，行肝右后叶切除术，术后剖开标本见 2 枚肿物；病理：中-高分化肝细胞肝癌

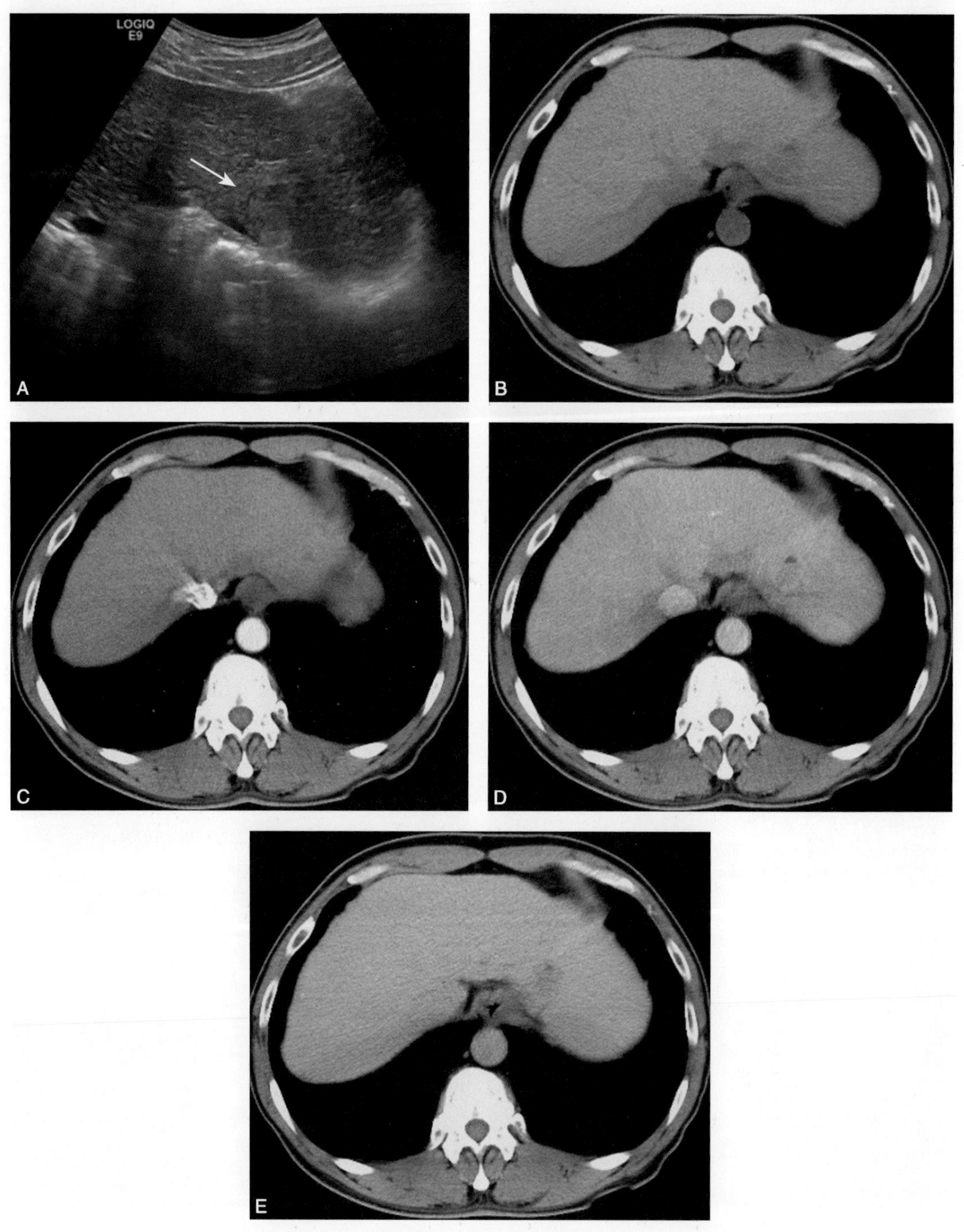


**图 9-6-4　肝细胞肝癌**

男,50 岁。乙肝病史 10 余年,定期查体,AFP2. 15μg/L。A. 超声查体发现肝左叶稍低回声小结节,边界清晰;B ~ E. CT 平扫肝左叶外侧段见一大小约 2cm×2. 5cm 的低密度影,边界欠清晰;增强扫描动脉期轻度强化,门脉期及延迟期呈低密度,考虑肝癌。病理:肝左外叶中、高分化肝细胞肝癌

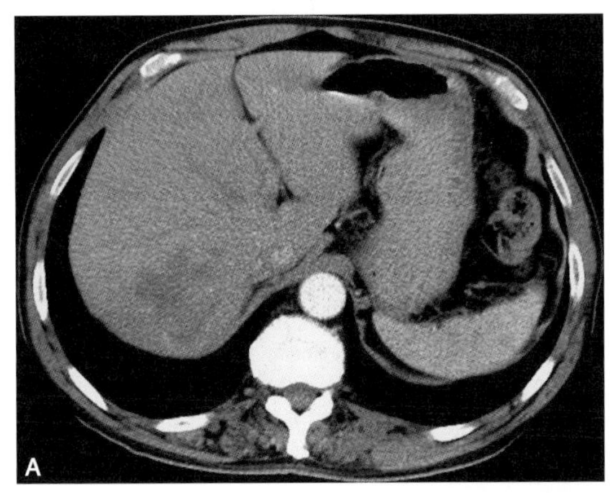

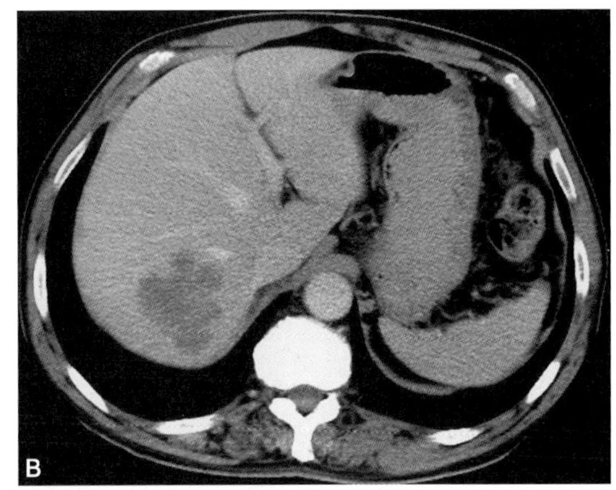

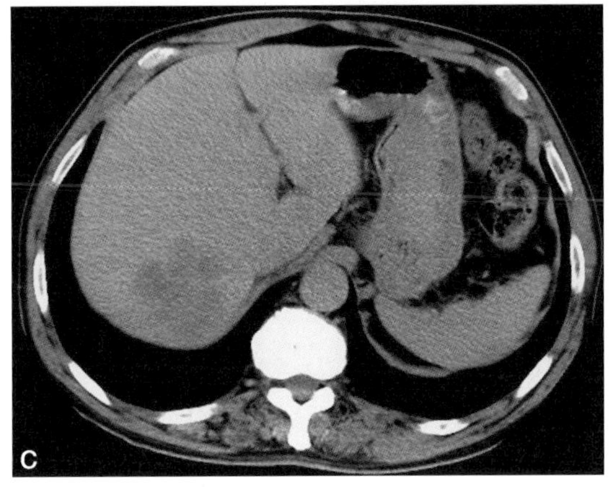


**图 9-6-5　肝脏乏血供转移瘤**

男,63 岁。乏力 2 年余。1 个月前外伤后检查发现肝右叶占位;无乙肝病史。A～C. CT 增强扫描肝右叶见分叶状低密度灶,边界模糊,大小约 5.7cm×5cm,延迟期似见强化,考虑胆管源性肝癌可能,转移瘤不除外。入院后外科查体肛诊进指约 8cm 可触及质硬肿瘤,手术病理:直肠中分化腺癌伴黏液腺癌成分(30%);肝组织内查见转移中分化腺癌,符合转移性直肠腺癌,另见脂肪坏死结节伴钙化

**4. 胆管囊腺瘤和囊腺癌**　详见本章第四节。

**5. 肝淋巴瘤(hepatic lymphoma)**　可为单发或多发,常伴脾大及腹腔、腹膜后淋巴结肿大,组织学上多为非霍奇金淋巴瘤。原发性极为罕见,继发性较常见。肝脏淋巴瘤可分为结节型和弥漫型,前者表现为肝内单发或多发的结节,无包膜,后者表现为肝脏弥漫性浸润改变,肝脏体积往往增大。男、女发病率相近,临床上主要表现为低热、上腹不适或疼痛,食欲减退,查体可发现肝脏肿大或上腹部肿块。肝脏淋巴瘤无特异性表现,确诊尚需穿刺活检。结节型淋巴瘤和转移性肝癌不易鉴别,必须结合临床资料以及有无其他脏器的受累、有无腹腔及腹膜后淋巴结的肿大进行诊断。

CT 检查可发现肝内单发或多发低密度病灶,且病灶较大,边缘较清楚,病灶密度较均匀;增强后病灶呈轻度增强表现(图 9-6-6),较大的病灶内偶可见无增强的坏死区,其形态不规则;虽然病灶较大,但无明显门脉系统侵犯的表现。与肝脏继发淋巴瘤不同,肝脏原发淋巴瘤在 CT 检查腹膜后淋巴结正常,脾脏亦未见异常改变。弥漫性浸润的肝脏淋巴瘤在

$T_1WI$ 上表现为肝内弥漫分布的低信号区，边界模糊，$T_2WI$ 上为略高信号，整个肝脏信号不均匀，如同时有脾脏增大及类似的 MRI 信号强度可提示诊断。

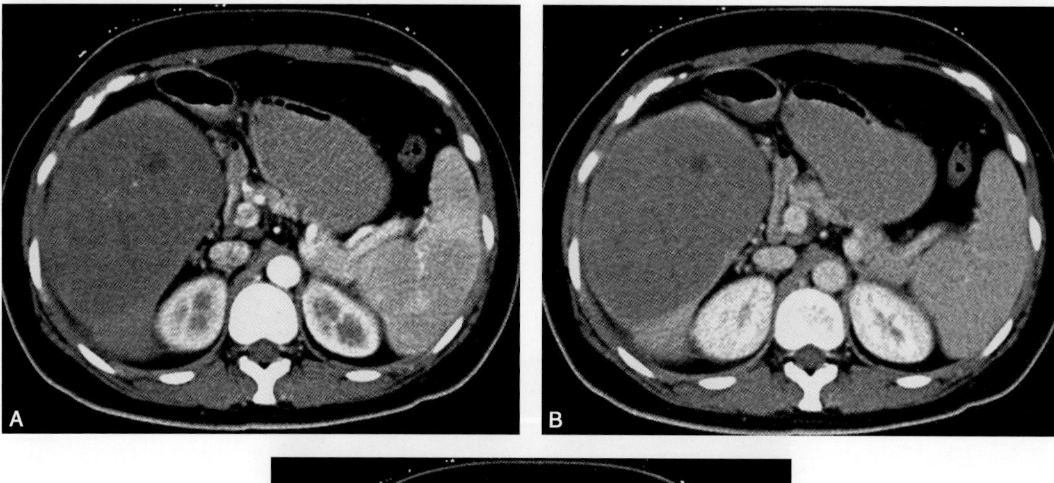


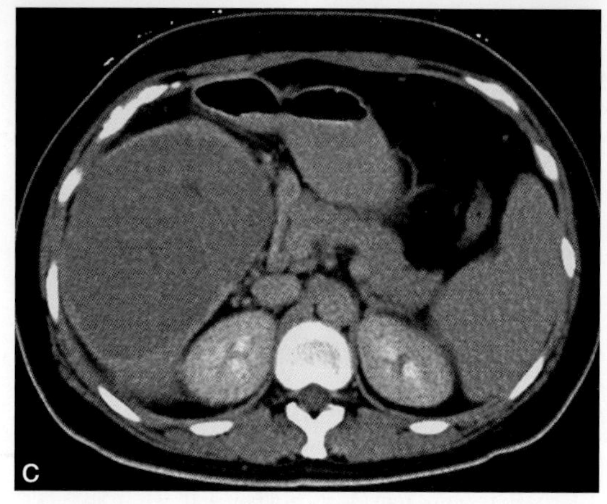


**图 9-6-6 肝淋巴瘤**

女，29 岁。右上腹痛 2 天。A ~ C. CT 平扫肝右叶见类圆形异常密度灶，最大截面约 11.4cm，边界尚清，其内见小片状更低密度影，右肾受压，增强扫描未见明显强化，延迟期周围包膜可见轻度强化。肝右叶占位性病变，考虑良性或低度恶性肿瘤。病理检查结果：(肝)弥漫性大 B 细胞淋巴瘤，非生发中心型

**6. 炎性假瘤(inflammatory pseudotumor)** 或称炎性肉芽肿，为肝脏少见的良性肿瘤样病变。炎性假瘤可发生于任何年龄，以中年人多见，男女均可发病。一般无症状，少数可有低热、右上腹痛等症状。AFP 多为阴性，极少数病例可有 AFP 升高，可能和炎性假瘤刺激肝细胞增生或伴有活动性肝病有关，肝功能多为正常。不典型的慢性肝脓肿和炎性假瘤较难鉴别。

US 检查多同时伴有肝脏低回声病变，内部回声不均匀，形态不规则，炎症反应明显期病变周边可见血流，多无肝硬化表现。炎性假瘤的 CT 表现有一定的特点，平扫为低密度，形态不规则，动脉期病灶往往无强化表现，门脉期和延迟期扫描病灶可有轻到中度强化，以周边强化和偏心结节样强化为主，以及纤维间隔形成(图 9-6-7)，部分病灶可见肝动脉、门静脉或肝内胆管穿行其中。

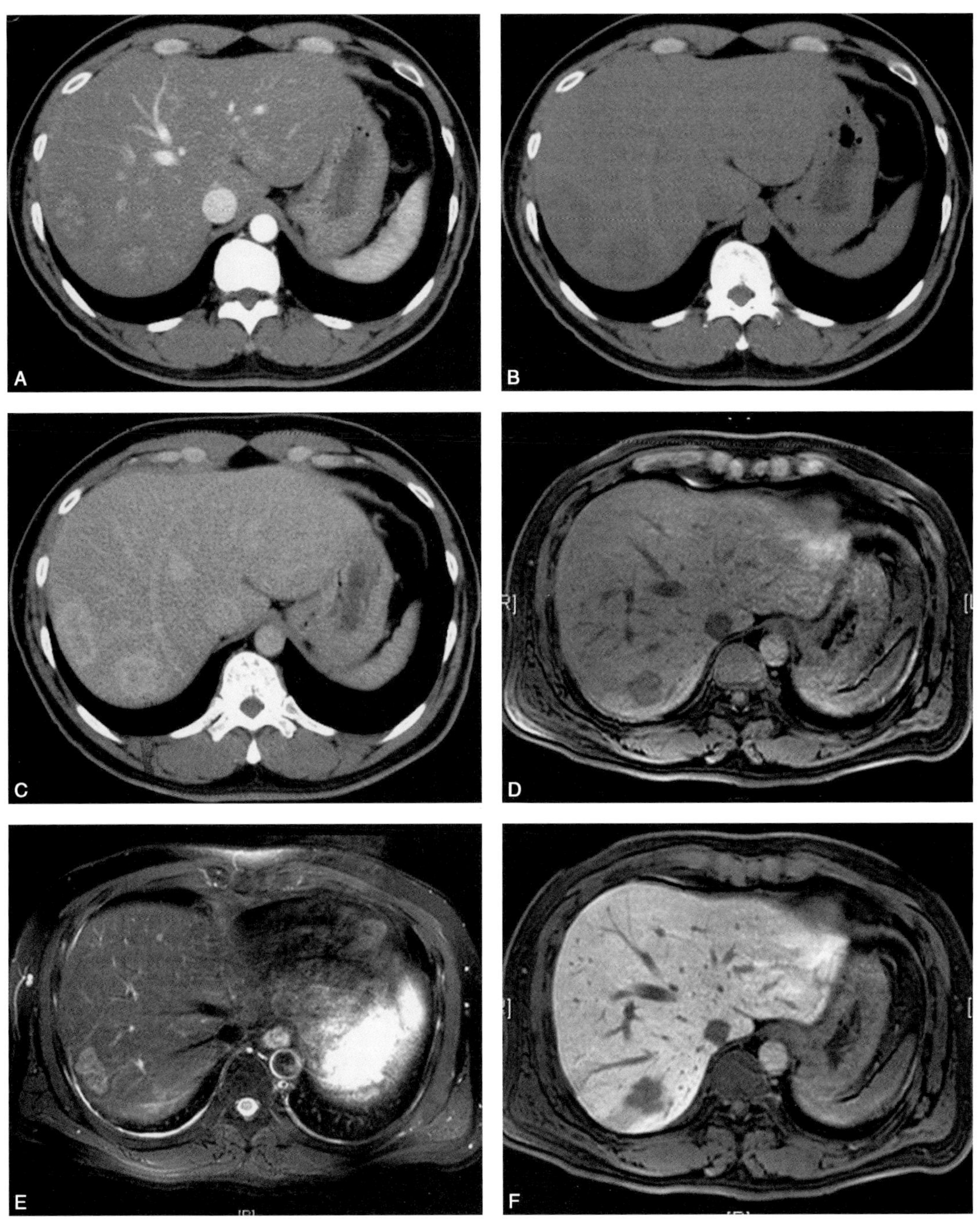
A
B
C
D
E
F

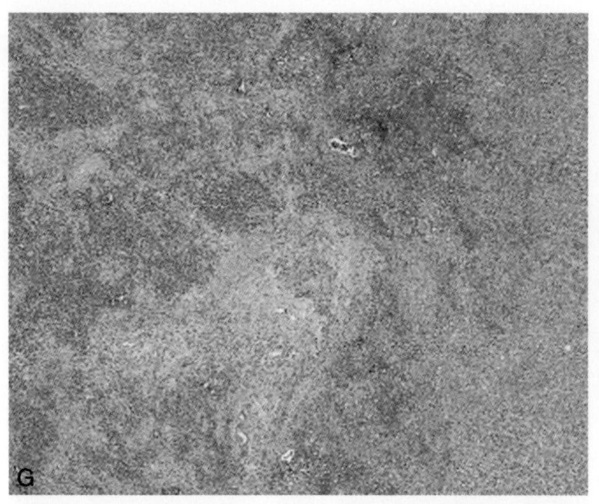


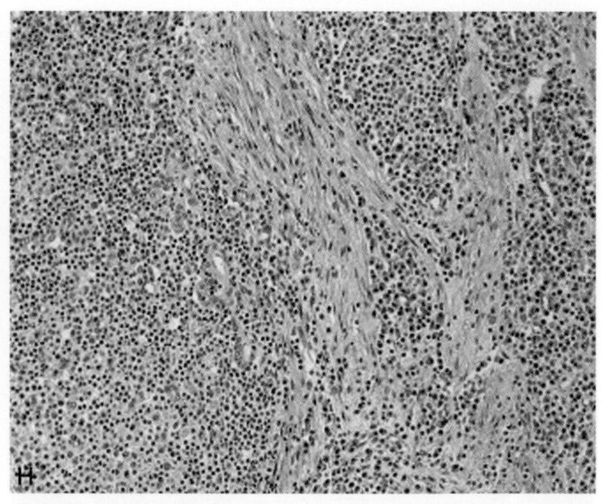


**图 9-6-7　肝炎性假瘤**

男,41 岁。A ~ C. CT 平扫显示 S7、S8 段各有一低密度结节,增强扫描动脉期结节呈中央强化,延迟期呈周围性强化;D ~ F. MRI 平扫结节呈长 $T_1$、稍长 $T_2$ 信号,增强扫描延迟期结节中央呈低信号,边界不清;G、H. 病理学检查显示炎性细胞混杂有成熟浆细胞(HE,×50),并见淋巴细胞,炎性细胞浸润间质结构(HE,×200)(引自本节参考文献 6)

结合临床资料及其他影像学检查一般可作出本病诊断,并与其他肝脏占位性病变相鉴别。对不典型病例行穿刺活检可减少不必要的手术。$T_2$WI 最具鉴别诊断价值,$T_2$WI 上 HCC 多为高信号,而炎性假瘤多为等信号或略低信号。少血供 HCC 与炎性假瘤的鉴别有一定困难,诊断须结合病史如 HCC 多有肝炎、肝硬化病史,AFP 多为阳性。

**7. 孤立性坏死结节(solitary necrotic nodule,SNN)**　罕见。发病高峰在 50 ~ 70 岁,男性较多见,病变大多位于肝表面,右叶多见。临床一般无症状,大部分病例无乙肝和肝硬化背景,AFP 阴性。其病因尚不明确,部分作者认为可能与创伤有关。组织学检查呈凝固性坏死,或伴液化性坏死,少数可呈多结节融合,可见薄层纤维包膜。

CT 表现为边界清楚的低密度,形态多不规则(图 9-6-8)。MRI 多为略长 $T_1$、等 $T_2$信号,$T_2$WI 也可表现为略低信号,部分可见病变中心的液化性坏死,表现为斑片状更长 $T_1$更长 $T_2$信号;增强扫描病变无强化,可见细环状轻-中度强化的包膜。多结节融合型可见分隔,MRI 特异性更强。

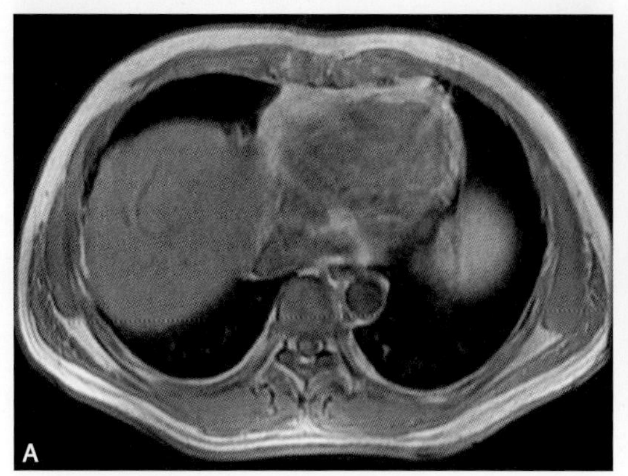


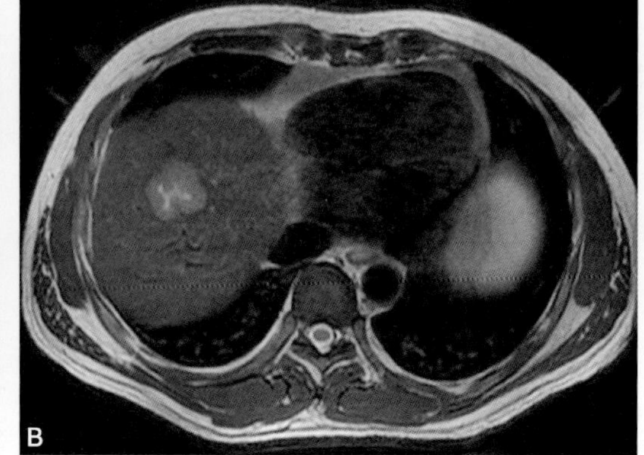

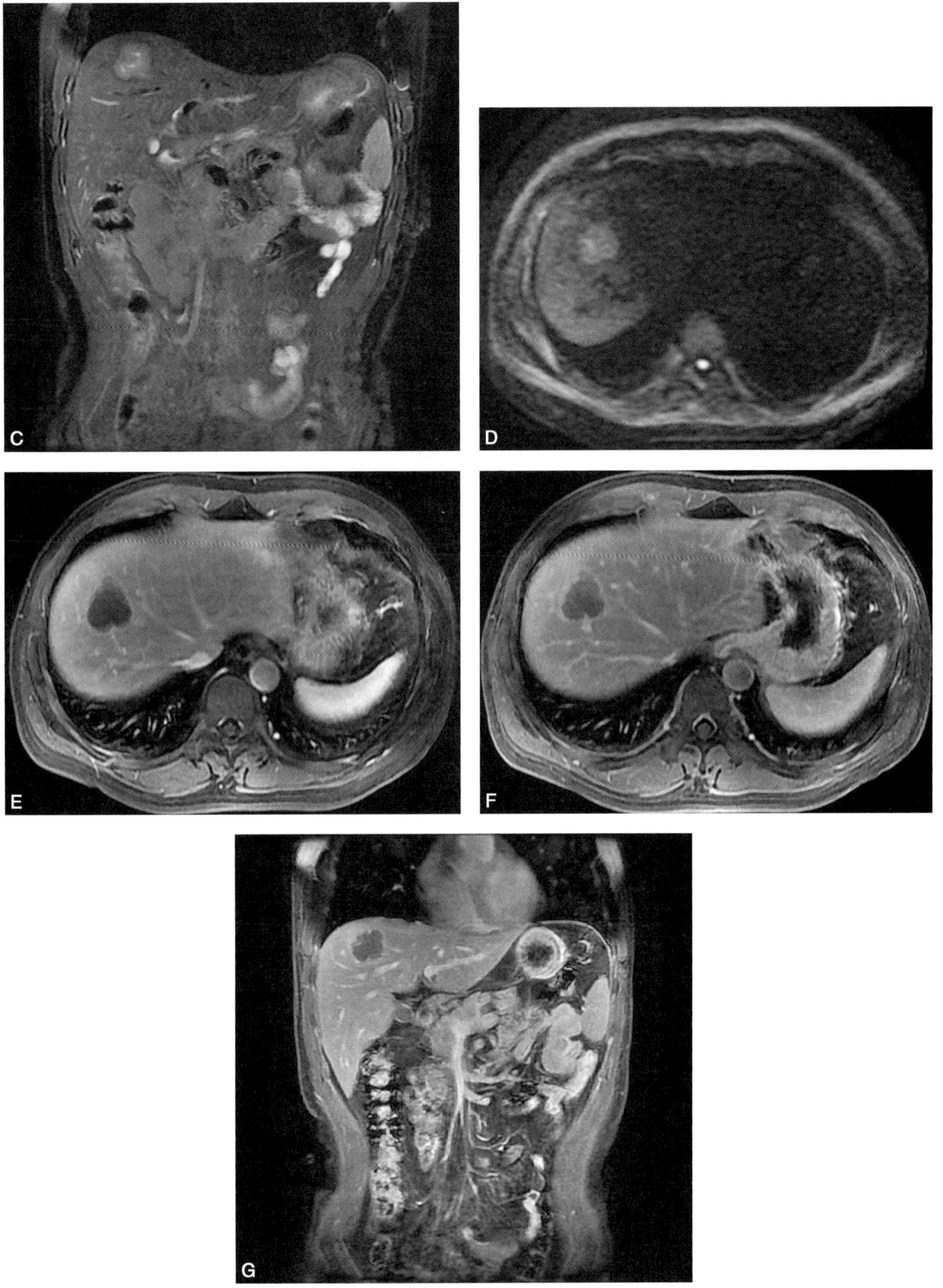


**图 9-6-8　肝孤立性坏死结节**

男,48 岁,查体超声发现肝脏结节。A ~ C. MRI 平扫显示肝顶部一类圆形肿物,边界清楚,直径约 3.3cm,呈等 $T_1$、略长 $T_2$ 信号,中心可见点条状明显长 $T_2$ 高信号,周围围绕环形低信号;D. DWI 呈略高信号;E ~ G. MRI 增强扫描各期均呈边缘不规则环形强化,以延迟期强化为著,考虑炎性假瘤可能。病理:孤立性坏死结节

**8. 上皮样血管内皮瘤(epithelioid hemangioendothelioma,EHE)** 来源于血管内皮细胞和梭形细胞的低度恶性肿瘤,临床上罕见。生物学行为上为临界肿瘤,介于血管瘤与血管内皮肉瘤之间,病因尚不明确。中年女性多见,临床症状和实验室检查结果均无显著特征性。

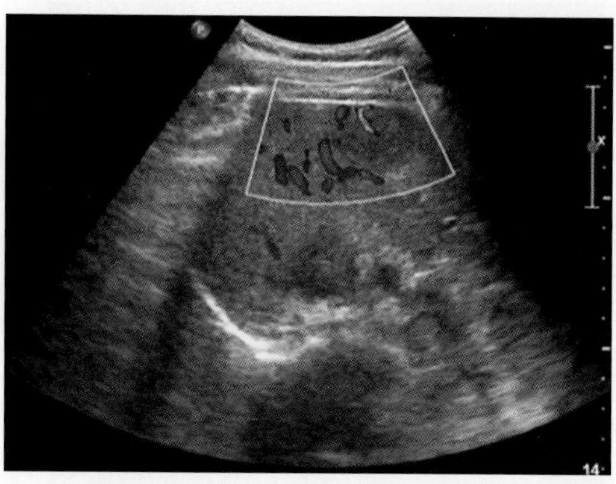

**图 9-6-9 肝上皮样血管内皮瘤**

US 表现为肝右叶低回声占位,多普勒超声见内部少许血流

肿瘤为乏血供肿瘤,可为单发或多发,多位于肝包膜下 2cm 内,可伴有包膜皱缩;多发者相对多见,可伴细小钙化。US 主要表现为低回声占位,增强扫描多无强化或轻度强化,大于 3cm 的病灶可有逐渐向心性强化倾向(图 9-6-9)。单发者与胆管细胞癌、多发者与消化道肿瘤肝转移相类似,容易误诊,目前只有依靠病理确诊,详见本章第二节。肝内单发的乏血供占位,位于包膜下 2cm 以内,相邻包膜皱缩,相邻胆管无扩张者,要考虑到上皮样血管内皮瘤的可能。肝内单发的乏血供占位如位于肝包膜下、伴有钙化,在找不到原发肿瘤时也要考虑本病的可能。

## 五、研究进展及存在问题

肝脏乏血供占位性病变以胆管细胞癌及转移为主,后者多为多发,多有明确肿瘤史或检出时同时发现肿瘤,较易诊断。肝脏囊腺类肿瘤及淋巴瘤相对少见,前者有囊腔及壁结节,后者多伴发其他部位淋巴结肿大,只要细心观察,诊断不难。良性病变的鉴别诊断相对困难,必要时需要诊断性治疗后随访观察,或者穿刺活检,诊断准确率相对较低,需要我们在以后的工作中进一步积累经验。

(张伟　于德新　王青)

## 参 考 文 献


1. Belghiti J, Cauchy F, Paradis V, et al. Diagnosis and management of solid benign liver lesions. Nat Rev Gastroenterol Hepatol, 2014, 11(12):737-749.
2. Campos JT, Sirlin CB, Choi JY. Focal hepatic lesions in Gd-EOB-DTPA enhanced MRI: the atlas. Insights Imaging, 2012, 3(5):451-474.
3. Holzapfel K, Eiber MJ, Fingerle AA, et al. Detection, classification, and characterization of focal liver lesions: Value of diffusion-weighted MR imaging, gadoxetic acid-enhanced MR imaging and the combination of both methods. Abdom Imaging, 2012, 37(1):74-82.
4. Kim MJ. Current limitations and potential breakthroughs for the early diagnosis of hepatocellular carcinoma. Gut Liver, 2011, 5(1):15-21.
5. Nault JC, Bioulac-Sage P, Zucman-Rossi J. Hepatocellular benign tumors—from molecular classification to personalized clinical care. Gastroenterology, 2013, 144(5):888-902.

6. Park JY, Choi MS, Lim YS, et al. Clinical features, image findings, and prognosis of inflammatory pseudotumor of the liver: a multicenter experience of 45 cases. Gut Liver, 2014, 8(1): 58-63.
7. Shanbhogue A, Shah SN, Zaheer A, et al. Hepatocellular adenomas: current update on genetics, taxonomy, and management. J Comput Assist Tomogr, 2011, 35(2): 159-166.
8. Shimofusa R, Ueda T, Kishimoto T, et al. Magnetic resonance imaging of hepatocellular carcinoma: a pictorial review of novel insights into pathophysiological features revealed by magnetic resonance imaging. J Hepatobiliary Pancreat Sci, 2010, 17(5): 583-9.
9. Song KD, Kim YK, Lee WJ, et al. Detection and characterization of small focal hepatic lesions (≤2.5 cm in diameter): a comparison of diffusion-weighted images before and after administration of gadoxetic acid disodium at 3.0T. Acta Radiol, 2012, 53(5): 485-493.
10. van Kessel CS, Veldhuis WB, van den Bosch MA. MR liver imaging with Gd-EOB-DTPA: a delay time of 10 minutes is sufficient for lesion characterisation. Eur Radiol, 2012, 22(10): 2153-2160.
11. Wang LX, Liu K, Lin GW, et al. Solitary necrotic nodules of the liver: histology and diagnosis with CT and MRI. Hepat Mon, 2012, 12(8): e6212.
12. 陈九如. 肝脏疾病影像学诊断与鉴别诊断(Ⅲ)(上). 国际医学放射学杂志, 2010, 33(3): 253-265.
13. 陈九如. 肝脏疾病影像学诊断与鉴别诊断(Ⅲ)(下). 国际医学放射学杂志, 2010, 33(4): 356-368.

# 附:肝脏影像报告和数据管理系统

肝细胞肝癌(hepatocellular carcinoma, HCC)发病率位居世界恶性肿瘤的第三位,男女发病率之比为2.4∶1,且预后很差。目前用于检查HCC的影像学检查方法主要有超声、CT、MRI和DSA等。随着技术的进步,多排探测器CT和快速高分辨率MRI扫描序列可以更好地显示HCC的典型影像学特征,成为目前诊断HCC的重要影像学检查手段,尤其是MRI应用肝脏特异性对比剂能够提高小HCC的检出率。

虽然HCC影像学检查方法越来越先进,诊断正确率不断提高,但是现阶段HCC临床实践中全球范围内采用多种指南,其间存在一定差异,并且这些临床指南中涉及肝脏病变影像学表现的内容存在不全面的缺陷。2011年美国放射学院(American College of Radiology, ACR)发布了肝脏影像报告和数据管理系统(Liver Imaging Reporting And Data System, LI-RADS),旨在肝脏病变影像征象描述和诊断报告标准化,以减少影像报告的差异及偏倚,增加影像与临床科室之间的沟通,这将有利于临床制订治疗方案、评估疗效和协作研究等。

## 一、前　　言

影像学检查对肝细胞肝癌(HCC)的检出、定性、分级及治疗评价非常重要。目前HCC的影像检查方法包括US、CT、MRI及PET等多种手段,不同影像学所见往往导致疾病的诊断结果各异。对于同一疾病,在不同的医疗中心甚至在同一医疗中心的不同医师之间,也往往存在不同的认识和诊断。在不同放射学家之间以及在不同的医疗中心之间缺乏统一标准,对疾病征象描述的不统一往往给临床医师以及患者本人造成治疗上的困惑。现代医疗模式的改变,对疾病的诊断、评估、治疗方案的选择以及疗效的评估需要多学科的合作。LI-RADS是继乳腺影像报告和数据管理系统(BI-RADS)之后的又一疾病(器官)影像标准化报告及评价系统,旨在解决临床对HCC的CT、MRI征象描述混淆的状态,从而彻底改变目前放射科医师诊断和评价 HCC 的方式。

针对 1.0 版本的不足,其修订版已于 2013 年 1 月公布,将经过治疗的 HCC 者、有静脉癌栓者、非 HCC 恶性肿瘤者进行归类。LI-RADS(v2013)是一个全面的标准化影像报告与数据管理系统,用于具有 HCC 风险因素的人群的 CT、MRI 征象分析和病变分级,并将在 HCC 的诊断及具有肝细胞肝癌发病风险的人群的疾病诊断、鉴别诊断及治疗、预后方面发挥巨大作用。

## 二、LI-RADS 分类

LI-RADS 的大概纲要是试图将肝内病灶分为明确的 HCC(LR5)或绝对良性(LR1)。如果病灶只表现了一部分而不是全部的 HCC 或者良性病灶的特征,就划分为 LR4(可疑 HCC)和 LR2(可疑良性病变);中间的一类(即 LR3)用于不确定的病灶,无提示可能良性或更可能恶性的具体征象。LR3 还包括具有模棱两可的征象而不能归类为可能良性或可能恶性的病灶。同时还定义了肿块样 HCC 的其他主要征象,包括门静脉期或延迟期相对于肝实质呈低密度,或 1 年内肿块直径增长>10mm 的情况。

LI-RADS(1.0)根据 CT、MRI 影像学征象提示病变为 HCC 的可能性,将肝脏病变分为 5 级:LR1(肯定良性)、LR2(可能良性)、LR3(可疑 HCC)、LR4(可能 HCC)和 LR5(肯定 HCC)。

LI-RADS 明确定义了 CT、MRI 诊断 HCC 的主要征象和次要征象、良性病变的病种、支持良性病变的次要征象、肝硬化背景下常出现的假性病变(肝灌注异常、肝动脉门静脉分流等),支持 HCC 的主要征象有肿块样病变、动脉期强化、门脉期或平衡期廓清、静脉癌栓、1 年内直径增加>10mm;支持 HCC 的次要征象为 T2WI 呈稍高或中等高信号、有包膜或假包膜、马赛克结构、DWI 弥散受限、与周围肝实质不相称的局灶性脂肪沉积以及铁沉积的肝脏上局部铁缺乏。

**1. 第 1 类(LR1)** 绝对良性病灶。该类病变具有典型的诊断为良性病变的影像征象或者未经治疗就消失的病灶。放射科医师能 100% 肯定病灶为良性。如果对确定病灶为良性有任何疑问,或有提示 HCC 的征象,就不应该归类于 LR1。由于大多数病灶属于可疑良性,LI-RADS 没有专门描述提示良性病变的征象。

LR1 的良性病灶种类包括:囊肿、血管瘤、局灶性脂肪沉积或肝岛、楔形灌注改变、融合性纤维化、局灶性瘢痕、动脉期不强化的不典型结节、均匀性铁沉积结节。

**2. 第 2 类(LR2)** 可能良性病灶。该类病变的影像特征提示为良性病灶,或二年以上病灶影像表现稳定及直径未增大,并且不符合 LR1、4、5 的诊断标准,或未经治疗可能消失的病灶。放射科医师不能 100% 肯定病灶为良性,但有高度的信心确定病灶为良性。如果怀疑病灶不是良性,或者有征象提示病灶是 HCC,则不应划分 LR2。由于有很多病灶属于可疑良性。LI-RADS 没有专门描述提示良性病变的征象。

LR2 为具有不典型表现的 LR1 中良性病变。支持良性病灶的次要征象有 $T_2$WI 呈均匀性显著高信号或低信号、病灶内部保持正常的肝脏血管结构、多期增强呈持续性强化、除分隔和瘢痕外呈渐进性强化、未经治疗的情况下直径缩小≥10mm、特定的临床背景下的强化结节(如巴德-吉亚利综合征的增生结节)。

**3. 第 3 类(LR3)** 可疑 HCC。该类病变影像特征不符合 LR1、2、4、5 标准,或符合 LR4、

5 标准的病灶,病灶影像表现稳定且无直径增加达 2 年以上。LR3 的病灶有近一半的可能性是 HCC。该类别包括了既无 LR4 或 LR5 的明确恶性征象又缺乏 LRl 或 LR2 的良性征象的病灶。另外,如果病灶有 LR4 或 LR5 的影像征象,但是病灶形态和大小 2 年内稳定就归类于 LR3。

**4. 第 4 类(LR4)**　可能 HCC。LR4 病灶可能为 HCC 但不确定。有以下几种情况:① 若病灶直径≤20mm,病灶呈肿块样,动脉期明显强化,仅有 1 个额外的主要征象,或病灶呈肿块样,动脉期呈等或稍低密度,有 2 个额外主要征象,以及静脉腔内可疑肿瘤病变;② 若病灶直径>20mm,病变呈肿块样,动脉期明显强化,无任何额外的主要征象,或病变呈肿块样,动脉期呈等或稍低密度,有 1 或 2 个额外的主要征象,以及静脉腔内可疑肿瘤病变。病灶有部分但不是全部的征象符合 LR5,考虑因素包括病灶大小、动脉期强化表现、对比剂廓清和病灶 1 年内增长>10mm。换言之,LR4 的病灶动脉期可能不强化,或者缺少 1 或 2 个 HCC 的主要征象,具体情况视病灶大小而异。LR4 的病灶包括静脉腔内可疑肿瘤病变。

**5. 第 5 类(LR5)**　绝对 HCC。有以下几种情况:① 若病灶直径为 10 ~ 20mm,肿瘤呈肿块样,动脉期明显强化;有 2 个额外的主要征象,或静脉腔内存在肿瘤病变;② 若病灶直径≥20mm,病灶呈肿块样,动脉期明显强化,有 1 或 2 个额外的主要征象,或静脉腔内存在确切的肿瘤病变。LR5 病灶很明确是 HCC。

放射科医师 100% 肯定病灶是 HCC,如果手术切除后病理活检能明确诊断;如果病灶影像表现典型,足以确定是 HCC,可进行肝移植而无需活检(无肝移植禁忌证)。影像征象包括动脉期肿块明显强化,对比剂廓清快,或在 1 年内直径增大>10mm,具体情况视病灶大小而异,同时静脉腔内见肿瘤病变。如果对病灶是 HCC 存有任何疑问,就不应该归于 LR5。

LI-RADS(v2013)的更新主要是在 LR5 分类做了一些调整:将肯定有静脉癌栓征象者从 LR5 独立出来,划分为 LR5v;将经过局部治疗的 LR5 划分为 LR5 treated;将征象提示为非 HCC 者划为 OM(other malignancy)。

## 三、LI-RADS 名词及表格

**1. 名词**　LI-RADS 中严格定义了描述征象的名词,使对病变的描述标准化。主要包括:明确、诊断、直径、消失、动脉早期、生长速度、生长、不均匀强化、马赛克结构、高强化、动脉期高强化、低强化、动脉期低强化、门静脉期或延迟期低度强化、不肯定、不确定、等强化、动脉期等强化、动脉晚期、肿块样。由此可见,虽然 LI-RADS 名词数量不多,但定义严格,在描述征象和报告时能够统一且有可操作性。

**2. 表格**　为了明确及加强理解 LI-RADS 的定义及分类,该系统还列出 6 个表格,对某些分类征象及疾病举例说明。分别是可明确的良性病灶的患者,如囊肿,血管瘤等;可能良性病变的患者,如非典型囊肿、非典型血管瘤等;可疑肝细胞肝癌的征象;定义了符合良性病灶的次要征象;支持 HCC 诊断的次要征象;定义了肿瘤侵犯静脉腔。

在 LI-RADS 的使用中需注意:① 分类中提到的一些征象并非实际病变,如灌注异常,在组织学上和周围正常肝实质无明显差异;② LI-RADS 系统的分级是针对肝脏单个病灶,而不是针对整个肝脏多发的情况进行分期或制定治疗方案;③ 对于直径≥20mm 的病灶而言,直径<20mm 者更有可能出现假阳性,直径<20mm 的病灶应参照更为严格的诊断标准以提高特异性,这是 LI-RADS 系统比 EASL、AASLD、APASL 等指南的优越之处;此外,直径<10mm 的

病灶在病理上易被漏诊，即使病理诊断者亦难以与术前 CT、MRI 影像中的病灶相对照，所以直径<10mm 的病灶无论是否满足 HCC 的主要征象，都不应诊断为 LR5；④ LR5 旨在达到 100% 的阳性预测值，这类病灶不仅影像征象可明确诊断为 HCC，且要求病理亦符合 HCC，这样的诊断标准会导致一些不典型 HCC 如小 HCC 或乏血供 HCC，被分为 LR3、LR4。因此，LR5 特异度很高，灵敏度有所降低；放射科医师有义务告知患者及临床医师，LR3、LR4 仍有 HCC 可能性，需密切随访或进一步评估如活检等；⑤ 支持 HCC 的次要征象和支持良性病变的次要征象可用于降级或升级。

## 四、LI-RADS 局限性及展望

目前的最新版本 LI-RADS(v2013)仍存在局限性。① 由于 LI-RADS 是以具有 HCC 发病风险因素人群为基础的，仅适用于肝硬化患者或具有其他 HCC 发病危险的人群，并不适用于所有的人群，不能使用该系统进行普查；② 该系统只适用于 CT、MRI 检查，不适用于超声检查；③ 该系统只适用于传统的 MRI 细胞外对比剂，而不适用于肝细胞特异性对比剂，亦不适用于超声微泡造影剂。

目前还缺乏关于 LI-RADS 应用价值的前瞻性研究、回顾性病例分析及 LR3、LR4 级病变的最佳临床处理方法。今后的发展方向包括：在影像检查技术方面提出更细的指导标准；加强非 HCC 恶性肿瘤的评价；提出肝细胞特异性对比剂、超声微泡对比剂等的适用标准；适用于肝脏病变普查的标准。

（赵连新　高波）

## 参 考 文 献


1. American College of Radiology. Liver Imaging Reporting and Data System version 1.0[DB/OL]. http://www.acr.org/Quality-Safety/Resources/LIRADS/Archive
2. American College of Radiology. Liver Imaging Reporting and Data System version 2013.1[DB/OL]. http://www.acr.org/Quality-Safety/Resources/LIRADS
3. Arif-Tiwari H, Kalb B, Chundru S, et al. MRI of hepatocellular carcinoma: an update of current practices. Diagn Interv Radiol, 2014, 20(3): 209-221.
4. Choi JY, Lee JM, Sirlin CB. CT and MR imaging diagnosis and staging of hepatocellular carcinoma: part I. Development, growth, and spread: key pathologic and imaging aspects. Radiology, 2014, 272(3): 635-654.
5. Choi JY, Lee JM, Sirlin CB. CT and MR imaging diagnosis and staging of hepatocellular carcinoma: part II. Extracellular agents, hepatobiliary agents, and ancillary imaging features. Radiology, 2014, 273(1): 30-50.
6. McEvoy SH, McCarthy CJ, Lavelle LP, et al. Hepatocellular carcinoma: illustrated guide to systematic radiologic diagnosis and staging according to guidelines of the American Association for the Study of Liver Diseases. Radiographics, 2013, 33(6): 1653-1668.
7. Mitchell DG, Bruix J, Sherman M, et al. LI-RADS (Liver Imaging Reporting and Data System): summary, discussion, and consensus of the LI-RADS Management Working Group and future directions. Hepatology, 2015, 61(3): 1056-1065.
8. Parente DB, Perez RM, Eiras-Araujo A, et al. MR imaging of hypervascular lesions in the cirrhotic liver: a diagnostic dilemma. Radiographics, 2012, 32(3): 767-787.
9. Purysko AS, Remer EM, Coppa CP, et al. LI-RADS: a case-based review of the new categorization of liver

findings in patients with end-stage liver disease. Radiographics,2012,32(7):1977-1995.
10. Santillan CS, Tang A, Cruite I, et al. Understanding LI-RADS: a primer for practical use. Magn Reson Imaging Clin N Am,2014,22(3):337-352.
11. Tang A, Cruite I, Sirlin CB. Toward a standardized system for hepatocellular carcinoma diagnosis using computed tomography and MRI. Expert Rev Gastroenterol Hepatol,2013,7(3):269-279.
12. 刘再毅,梁长虹. 肝脏影像报告和数据管理系统(LI-RADS)介绍. 中华放射学杂志,2012,46(8):680-681.
13. 王影,余深平,李子平. 肝细胞癌影像诊断及肝脏影像报告和数据管理系统. 中华临床医师杂志(电子版),2014,8(13):2548-2552.

# 第七节 肝脏门静脉周围低密度

## 一、前 言

门静脉周围区域(area around the portal vein)是指在解剖学上门静脉周围的结构,包括肝动脉、胆管、神经、淋巴管及一些潜在间隙,正常情况下神经、淋巴管难以显示,但当病变累及上述结构时就表现为门静脉周围低密度(periportal hypodense)。这些低密度可代表门静脉本身的炎症以及静脉汇管区结构周围疏松的间质组织内的液体(包括血液和淋巴)、扩张的胆管或淋巴管、肿瘤的浸润等。在临床工作中,CT 表现为肝脏内门静脉周围低密度样改变并不少见,主要表现为与肝内门静脉伴行的低密度影,通常在对比剂增强 CT 的静脉期及平衡期更易见到。门静脉周围低密度的标准为:以门静脉分支为中心、在其周围 5 ~ 10mm 之内的低密度,可累及所有肝段,无占位效应;增强 CT 显示在血管断面上表现为环形低密度影环绕在肝内门静脉分支周围,或在血管长轴位表现为轨道样条状低密度影;$T_2$WI 表现为门静脉周围高信号环,增强 $T_1$WI 为低信号环。

关于门静脉周围低密度的征象命名不一,包括门静脉周围"月晕征"(periportal halo sign)、门静脉周围"轨道征"(periportal tracking sign)、门静脉周围"衣领征"(periportal collar sign)、门静脉周围"低密度带"(periportal hypodense zone, periportal hypoattenuation)、门静脉周围"环征"(periportal ring sign)以及门静脉周围"车轨线征"(periportal tram line)等。虽然从严格意义上来讲,门静脉周围低密度影应环绕门静脉一周,但实际上受 CT 分辨率、病变的病程与范围、门静脉周围结构并非完全均衡一致等多种因素影响,影像学表现与其实际病理改变也并非完全一致。例如虽然理论上胆管扩张应该仅在门静脉一侧,但在一些特殊情况下也并非如此,如 Caroli 病时扩张的胆管可将门静脉分支包绕。另外,需要注意的是,肝脏门静脉周围低密度为一种影像学表现而非病变本身,缺乏特异性,因此发现此表现时应结合影像学特点进一步寻找导致此表现的发病原因,从而进一步目前诊断,对于临床及时诊治具有重要价值。

## 二、相关疾病分类

门静脉周围结构的成分较多,因此导致门静脉周围低密度的病种复杂。引起门静脉周围低密度的病变包括全身性病变和局灶性病变,前者如全身血容量增多,后者则包括各种炎症、肿瘤、水肿及淋巴液增多等。门静脉周围低密度为 CT 平扫表现,增强时如病因为水肿或胆管及淋巴管的扩张时则无强化,如为肿瘤等则可表现为程度不同的强化。门静脉周围低密度往往在 MRI 平扫表现为 $T_1$WI 低信号、$T_2$WI 高信号，如果是门静脉周围脂肪浸润则表现为同反相位图像上出现信号的差异。门静脉周围低密度按照病变的发病情况可分为常见、不常见两种基本类型（表 9-7-1），了解两种类型的不同病种将有助于该征象的鉴别诊断。

**表 9-7-1　门静脉周围低密度常见与不常见疾病**

| 分类 | 疾病 |
|---|---|
| 常见 | 全身血容量增多、肝淤血、肝炎、胆管扩张、胆管炎、肝移植术后（胆管坏死及淋巴水肿）、肝外伤、肝硬化、肝门静脉栓塞、急性胰腺炎 |
| 不常见 | 肝门肿大淋巴结、硬化性胆管炎、自身免疫类疾病、AIDS 胆管炎、门静脉感染、化疗后胆管炎、门静脉周围脂肪浸润、浸润性胆管癌、转移瘤、淋巴瘤、神经纤维瘤病等 |

由于门静脉周围低密度在肝内可表现为局限性，也可较为弥漫，因此也可基于此分为局限性和弥漫性两种类型（表 9-7-2）；其中局限性低密度多为局限性的炎症、肿瘤以及相应的管道的局限性扩张等，弥漫性病变则包括范围较广的炎症、肿瘤、相应管道的扩张、脂肪肝、水肿等。

**表 9-7-2　门静脉周围低密度病变分类**

| 分类 | 疾病 |
|---|---|
| 局限性 | 肝癌、胆管癌、胆管炎、胆管扩张、肝外伤、神经纤维瘤病、门静脉周围脂肪浸润、转移瘤、淋巴瘤等 |
| 弥漫性 | 全身血容量增多、肝淤血、肝炎、胆管扩张、化脓性胆管炎、肝移植术后（胆管坏死及淋巴水肿）、肝外伤、肝硬化、急性胰腺炎、门静脉感染、肝门区肿瘤或肿大淋巴结、自身免疫类疾病、AIDS 胆管炎、化疗后胆管炎、门静脉周围脂肪浸润、朗格汉斯细胞组织细胞增生症等 |

## 三、影像诊断流程

对于门静脉周围低密度首先确认病变为局限性还是弥漫性，然后进行病因诊断，须结合患者的症状、体征、病史、临床各种实验室检测结果进行综合分析，其中患者的病史及临床表现在鉴别诊断中起着重要的作用。发现肝门静脉周围低密度后，首先判断病变是弥漫性还是局限性（图 9-7-1，图 9-7-2），前者多与全身性疾病、范围较大的炎症、外伤、手术及肝外疾病有关，需要明确病因是全身、在肝内或肝外；而后者则多为肿瘤或局限性炎症、外伤所致。临床资料需仔细询问有无肝炎、肝硬化、外伤、手术、恶性肿瘤、心衰、先天性心脏病、血液及淋巴性疾病等病史和临床资料，再观察有无发热、黄疸，然后结合肝功能、肿瘤标记物、血常规、血沉、免疫学指标等进行分析。必要时须结合其他影像学检查结果如超声、MRI 等进行综合分析判断（表 9-7-3）。

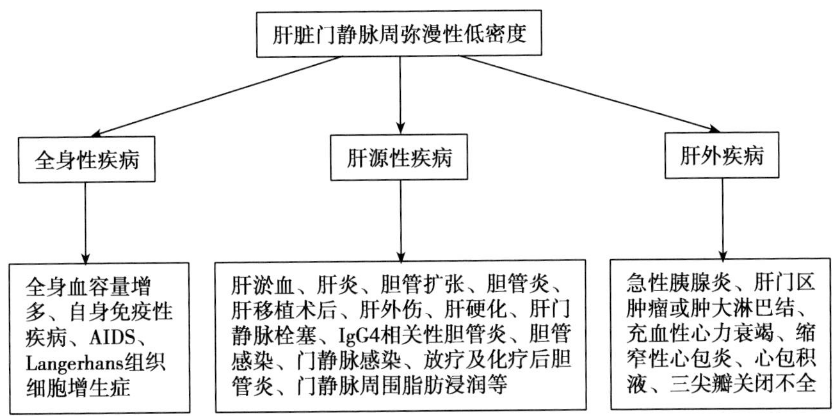


图 9-7-1　弥漫性肝脏门静脉周围低密度鉴别诊断流程

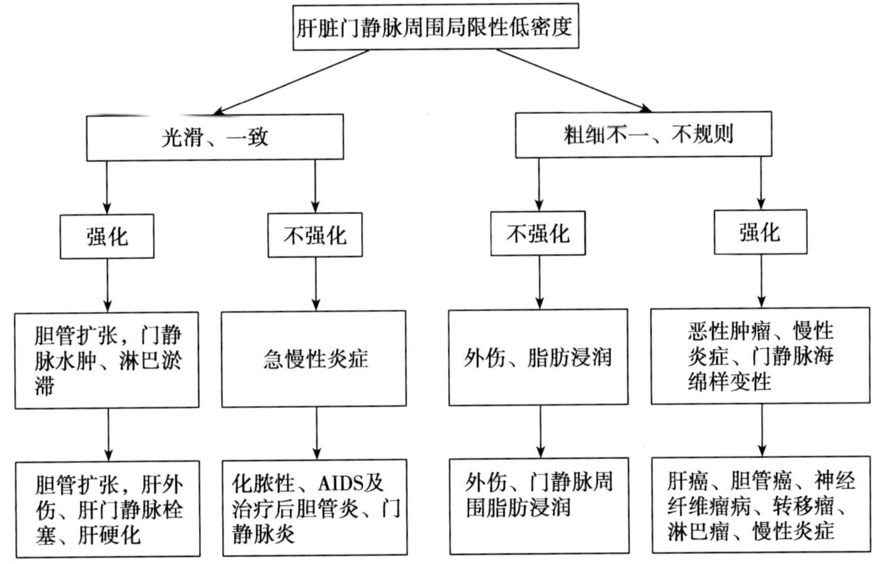


图 9-7-2　局限性肝脏门静脉周围低密度鉴别诊断流程

表 9-7-3　门静脉周围低密度的鉴别诊断

| 疾病 | 临床特点 | 影像学表现 |
| --- | --- | --- |
| 全身血容量增多 | 多为创伤患者复苏后血流过快，肝产生的淋巴液增多 | 门静脉周密度在肝内广泛存在，下腔静脉扩张 |
| 肝淤血 | 多见于充血性心力衰竭、缩窄性心包炎、心包积液、三尖瓣关闭不全等 | 肝肿大，弥漫性门静脉周围低密度，肝静脉及下腔静脉增粗，可见对比剂回流 |
| 肝炎 | 有明确的酒精性、病毒性、药物性肝炎病史 | 弥漫性门静脉周围低密度，可伴有胆囊壁水肿增厚 |
| 胆管扩张 | 有导致胆管扩张的因素，如结石、炎症及肿瘤等 | 常位于门静脉的一侧，$T_2$WI 呈典型液性信号 |

续表

| 疾病 | 临床特点 | 影像学表现 |
|---|---|---|
| 胆管炎 | 细菌性、硬化性、AIDS、化疗等导致的胆管炎，有典型的临床症状或病史 | 胆管可扩张、管壁均匀，慢性者管壁厚薄不均匀、管腔粗细不一，胆管周围水肿而出现晕征，有时见下游胆管梗阻，累及周围肝实质时可见点片状低密度影，边界不清，严重者可见脓肿形成 |
| 门静脉感染 | 多为化脓性门静脉炎，常见腹盆腔的感染性病变，如阑尾炎及阑尾脓肿、化脓性胆管炎、肝脓肿、坏死性胰腺炎等 | 肝内门静脉及分支周围低密度，边界不清；增强扫描相应血管壁可见增厚、强化，门静脉内可见血栓形成以及气体影，还可见肝脓肿或肝外的其他器官的感染性疾病 |
| 肝移植 | 病史明显 | 门静脉周围低密度范围较广泛，边界不清，无强化 |
| 肝外伤 | 病史明显，病变的范围及部位与外伤的程度及部位一致 | 不规则线状及分支状低密度区，在低密度区内常见高密度血凝块影 |
| 肝硬化 | 临床症状或病史典型 | 除了有肝硬化常见表现外，肝门静脉周围低密度范围较广，边界不清，MRI 可鉴别胆管周围囊肿，门静脉血栓及海绵状变性有助于鉴别 |
| 胆管癌 | 黄疸、皮肤瘙痒、消瘦、合并感染等 | 可见沿胆管浸润的条形低密度影，边界不清，增强后可见强化，病变上游胆管扩张 |
| 门静脉周围脂肪浸润 | 患者多无症状 | 病变宽窄不一，门静脉血管为轴心，无强化，MRI 同、反相位有助于鉴别 |
| 肝门淋巴结肿大 | 良性：结核、淋巴结炎及巨淋巴结增生；<br>恶性：淋巴瘤、转移瘤 | 肝内病变较弥漫，肝门区特征性肿大融合淋巴结、相应肝叶引流区淋巴结肿大 |
| 肝门区原发肿瘤 | 胆管癌、肝癌、胰头癌、十二指肠癌、神经内分泌癌、神经纤维瘤病及炎性假瘤等 | 肝门区肿块，可沿门静脉向肝内延伸，增强后见强化 |
| 急性胰腺炎 | 典型病史、临床特点 | 肝内病变较弥漫，胰腺炎影像表现 |
| 自身免疫性疾病 | 具有 SLE、自身免疫性肝炎等病史及临床特征 | 肝脏体积增大，肝内门静脉周围低密度较弥漫，增强后多无强化，同时可合并其他器官改变 |
| 朗格汉斯细胞组织细胞增生症 | 儿童多见，可有皮疹、骨骼改变及淋巴结肿大等 | 肝大，肝脏弥漫性低密度小结节灶，门静脉周围树枝状低密度灶及晕征，增强后动脉期可见强化，肝内胆管扩张，淋巴结肿大 |

## 四、相关疾病影像学表现

**1. 全身血容量增多(increased systemic blood volume)**　血容量系指全身有效循环血量,包括血细胞容量与血浆容量。真性红细胞增多症患者血容量增加,红细胞及全血容量绝对增加,血液黏滞度增高;甲状腺功能亢进时也会出现此种情况,但程度较轻;慢性充血性心力衰竭,先天性或后天获得性心脏病,在缺氧时可致血容量增加,但以红细胞容量增加为主。此外,导致全身血容量增多或循环血量增多的疾病还包括慢性贫血、创伤患者复苏后血流过快等。由于全身血容量增多,肝脏产生的淋巴液多于引流出的淋巴液。

影像学表现为肝脏体积增大,密度降低;肝内广泛存在门静脉周围低密度,增强后无强化;下腔静脉扩张,尤其是上段扩张明显;还可见心脏体积增大、心腔扩张等其他表现。

**2. 肝淤血(hepatic congestion)**　是肝脏血流回流到心脏受阻,导致血液在肝内淤滞的状态。肝淤血引起门脉及流入门脉的腹腔静脉淤血,产生腹水。产生肝淤血的原因有:肝脏的肿瘤、脓肿、孢子虫以及淋巴结肿大等使肝静脉受压迫、肝静脉或其分支内形成血栓、有右心机能不全的心脏病及心瓣膜病、引发右心功能不全的肺部疾病、伴有左心功能不全的心脏病、因绦虫寄生造成的循环障碍、右心衰、缩窄性心包炎、心包积液等。

肝淤血的影像学表现为肝肿大、密度降低,弥漫性门静脉周围低密度,增强后无强化,肝静脉及下腔静脉上段增粗,有时可见对比剂反流;导致肝淤血的异常改变如心包积液、心包钙化、心脏体积增大等(图9-7-3)。

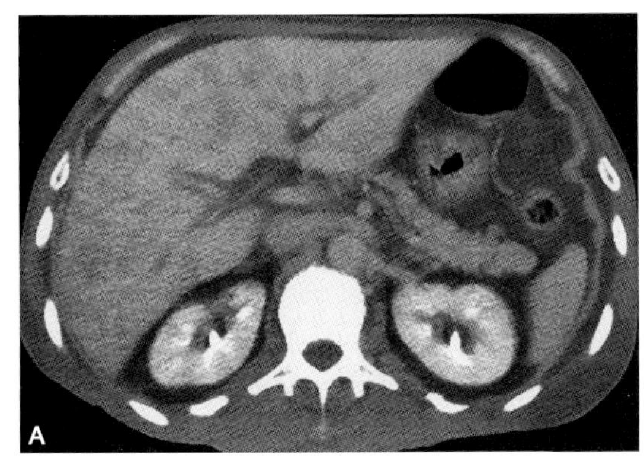


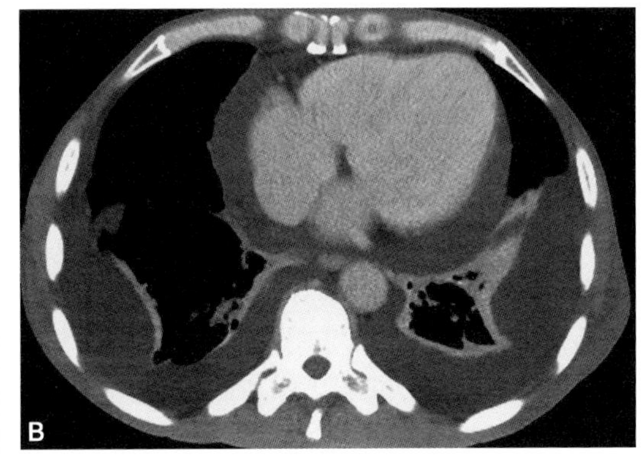


**图9-7-3　肝淤血**

男性,56岁。胸闷憋气、食欲缺乏、上腹部闷胀不适1个月余。A. 腹部增强CT显示门静脉周围低密度影,肝脏强化不均匀;B. 上方层面显示心包及双侧胸腔积液

**3. 肝炎(hepatitis)**　肝脏炎症的统称,通常是指由多种致病因素如病毒、细菌、寄生虫(如阿米巴)、化学毒物、药物、酒精、自身免疫因素等使肝脏细胞受到破坏,肝脏的功能受到损害,引起身体一系列不适症状以及肝功能指标的异常。

早期肝脏肿大、外形膨隆,各叶比例正常,肝脏密度稍低,少数可合并脂肪肝,可合并胆囊改变,如壁增厚、水肿等。重型肝炎时肝脏密度及强化不均,呈地图样改变;随着病程进展,肝右叶体积逐渐变小,肝表面不规则,左叶和(或)尾状叶增大,门静脉多显示不清,少数分支扩张;增强后表现为门静脉周围低密度影,成为肝内血管“晕环征”。可继发胸腔、腹腔、心包积液等(图9-7-4)。

**4. 胆管扩张(cholangiectasis)** 主要分为2类:① 梗阻性扩张(obstructive dilatation):原因有胆管炎症、结石及肿瘤、手术所致的胆道狭窄以及胆管外其他因素所致的外压性胆道狭窄,胆管扩张的程度和范围取决于病变的位置和病程长短,多数情况下扩张较明显;② 胆总管囊肿(choledochocyst):实为胆总管的囊性扩张,系先天性胆管壁层发育不全所致,胆总管囊肿分型较多,其中Ⅳa型和Ⅴ型(Caroli病)可表现为肝内胆管扩张,Caroli病是常染色体隐性遗传性疾病,部分学者认为是胆总管囊肿的一种特殊类型。

炎症、结石和手术等良性病变所致的胆管扩张基本保持管径由粗变细的特征,而恶性肿瘤所致的胆管扩张常显示扩张的胆管扭曲变形或突然截断。低位胆道梗阻还可见胆囊的扩大,肝内胆管扩张不成比例;扩张胆管常位于门静脉的一侧,CT呈液体密度、$T_2$WI呈典型液性信号,边界清晰,无强化,Caroli病明显扩张胆管可围绕门静脉形成"中心点征",多合并胆管结石(图9-7-5)。

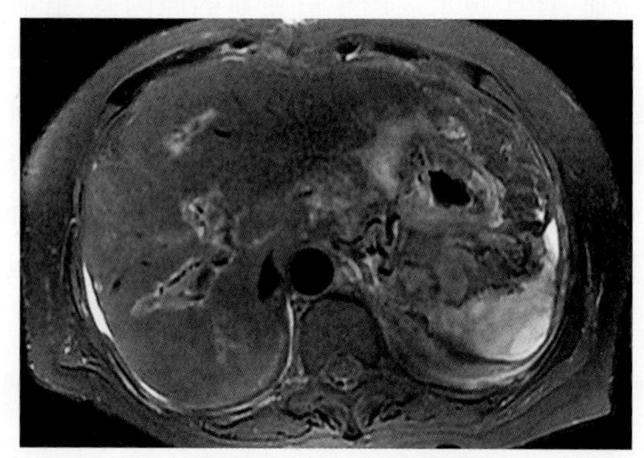

**图9-7-4 慢性乙型肝炎**

男性,51岁。慢性乙型肝炎12年,黄疸1周余。压脂$T_2$WI显示门静脉周围高信号改变

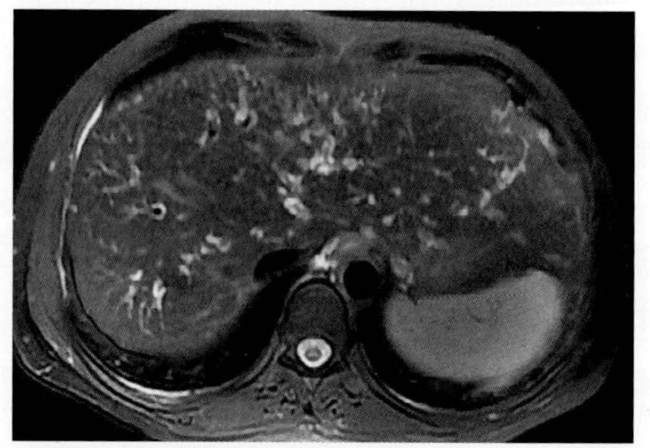

**图9-7-5 胆管扩张**

男性,58岁。进行性黄疸半月余。压脂$T_2$WI显示肝内多发胆管扩张呈高信号

**5. 胆管炎(cholangitis)** 胆道炎症以胆管炎症为主者称胆管炎,常见类型为急、慢性胆管炎。致病菌多为革兰阴性杆菌,以大肠杆菌最多见。急性胆管炎起病急剧、凶险,可出现典型的"Charcot三联症"即腹痛,寒战高热和黄疸。胆管炎常伴有胆道梗阻,而结石、胆道蛔虫、胆管狭窄及肿瘤是导致胆管梗阻的主要原因。原发性硬化性胆管炎是慢性胆汁淤积性疾病,病因不明。其特征为肝内外胆管炎症和纤维化,进而导致多灶性胆管狭窄,大多数患者最终发展为肝硬化、门静脉高压和肝功能失代偿。艾滋病(AIDS)由人类免疫缺陷病毒(HIV)感染所致,大约1/3的AIDS患者可出现肝肿大和肝功能异常,其中一部分原因为胆管系统的机会性感染,主要的病原体包括隐孢子虫、巨细胞病毒、小孢子虫和贝氏等孢子球虫等。另外,肝脏的介入化疗栓塞可导致硬化性胆管炎,化疗药物对胆管损伤可导致管壁水肿及管腔狭窄。一般而言,细菌性、硬化性、AIDS、化疗等导致的胆管炎,多具有典型的病史、症状体征或辅助检查指标的异常。

胆管病变范围及程度取决于炎症的类型、感染范围及病程等。受累的胆管边界模糊不清,表现为"晕征",肝门区胆管周围脂肪间隙模糊消失;胆管多成比例扩张、管壁均匀增厚;慢性胆管炎及硬化性胆管炎则粗细不一、管壁厚薄不均;可见腔内的积气、结石、肿瘤、下游的管腔狭窄等征象。如炎症累及周围肝脏可见点片状低密度影,边界不清,强化不明显,严重者可见胆管周围多小囊状的脓肿形成，囊壁可见强化。慢性胆管炎可伴有肝硬化，有时可见胆囊炎症（图 9-7-6）。

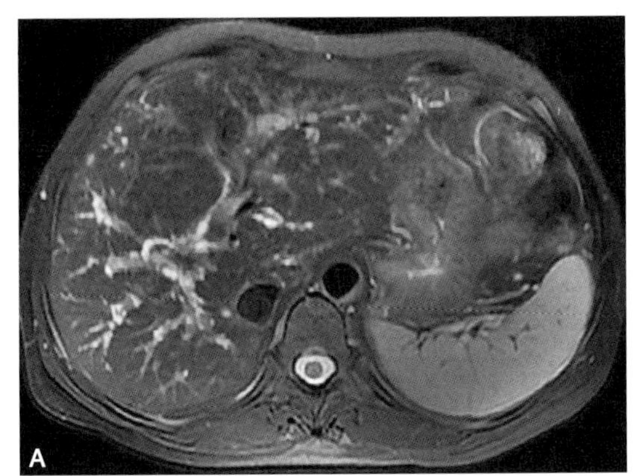


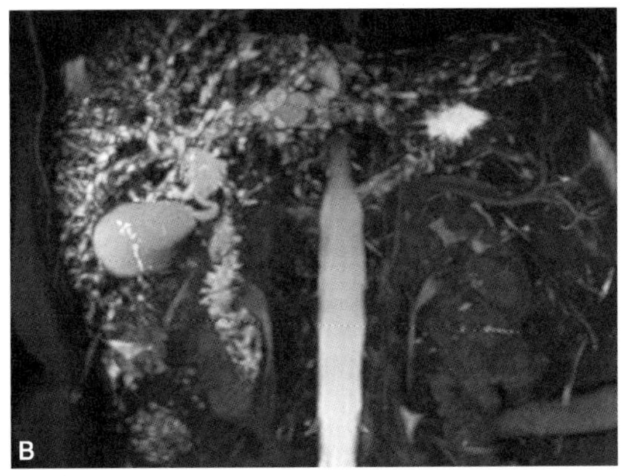


**图 9-7-6　硬化性胆管炎**

女性，43 岁。上腹部疼痛不适 1 年余，黄疸 2 个月。A. 压脂 $T_2$WI 显示肝内胆管扩张、迂曲呈长 $T_2$ 高信号；B. MRCP 显示肝内胆管扩张、胆管粗细不均

**6. 门静脉感染（portal vein infection）**　化脓性门静脉炎是指门静脉主干及其肝内分支的化脓性炎症，该病常与多发性细菌性肝脓肿并存。病变范围可累及门静脉主干或其分支，重者可蔓延整个肝内门静脉属支。导致本病最常见的病因是阑尾炎及阑尾脓肿、腹腔内的脓肿或感染性病变、化脓性胆管炎、肝脓肿、坏死性胰腺炎、盆腔化脓性病灶、胃肠道恶性肿瘤继发感染等。病原菌主要为革兰阴性菌，以大肠埃希杆菌居多，也有厌氧菌感染。

影像学表现：肝内门静脉及分支周围低密度，边界不清；增强扫描见较低密度的门静脉分支与梗阻性扩张胆管相伴行，门静脉主干血栓形成则为无强化的充盈缺损。炎症累及的相应血管壁可见增厚、强化，门静脉内可见气体影；有时可见肝内环形强化的肝脓肿，以及肝外的其他器官的脓肿或炎性改变（图 9-7-7）。

**7. 肝移植术后胆管坏死及淋巴水肿（post-transplantation of liver：bile duct necrosis and lymph edema）**　肝移植术后出现门静脉周围低密度的主要原因：① 肝内胆道系统主要由肝动脉供血，手术并发的肝动脉损伤、狭窄、栓塞可以导致胆管坏死；② 肝移植手术破坏了肝脏淋巴引流途径，肝内淋巴管的扩张、肿胀，淋巴液淤滞；③ 术后肝脏移植排斥反应；④ 肝脏移植术后肝动脉、门静脉等血栓形成所导致的胆漏、淋巴液漏；⑤ 肝脏移植术后慢性充血性心衰。上述表现可随着肝脏淋巴系统得到重建、免疫排斥反应的降低而逐渐消失。影像学表现为门静脉周围低密度范围较广泛，边界不清，无强化（图 9-7-8）。

**8. 肝外伤（hepatic trauma）**　腹部外伤中较常见而严重的损伤，肝脏破裂出血可沿 Glisson 鞘周围疏松的结缔组织扩散并积留而形成门静脉周围低密度；也可能与肝脏外伤导致淋巴管堵塞、淋巴管相应扩张及血管周围淋巴组织水肿有关；另外外伤并发症如胆漏、胆汁瘤、胆道出血和感染性血肿等均可能形成门静脉周围低密度。多数肝挫裂伤可见到门静脉周围低密度影，肝脏右叶多见，其次是左右叶均有，单独左叶的检出率最低。小儿患者多为周围型和弥漫型，成人多较局限。该征象多在外伤后一周内吸收消失。

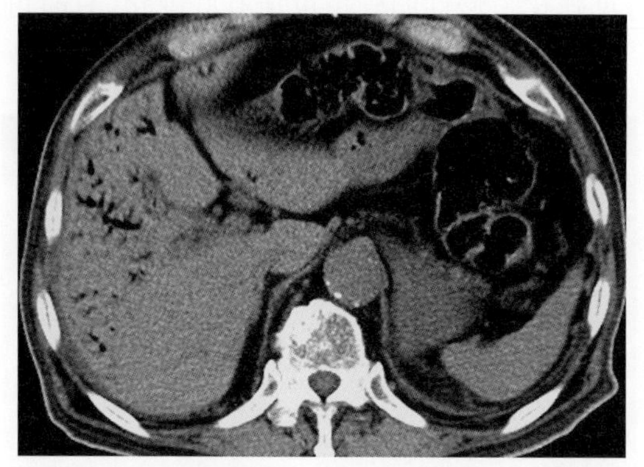

**图 9-7-7　门静脉感染**

女性，71 岁。发热、恶心呕吐 2 天。CT 平扫显示肝内部分门静脉分支内见积气，肝门区门静脉模糊不清

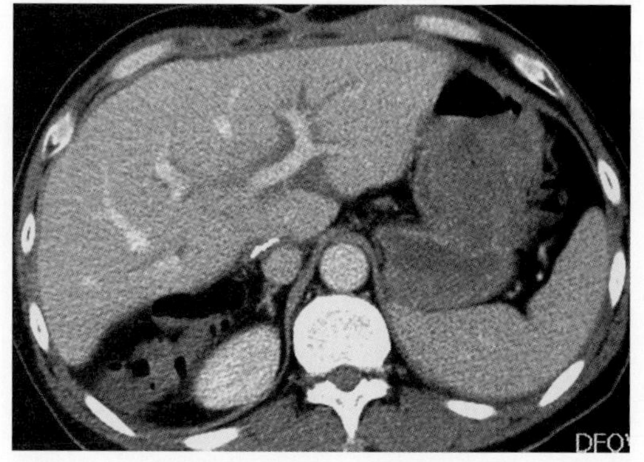

**图 9-7-8　肝脏移植术后**

男性，55 岁。肝脏移植术后 3 周。CT 增强扫描显示门静脉周围低密度

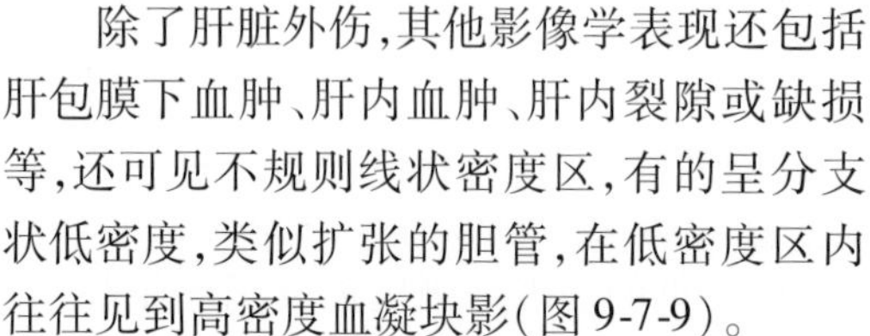

除了肝脏外伤，其他影像学表现还包括肝包膜下血肿、肝内血肿、肝内裂隙或缺损等，还可见不规则线状密度区，有的呈分支状低密度，类似扩张的胆管，在低密度区内往往见到高密度血凝块影（图 9-7-9）。

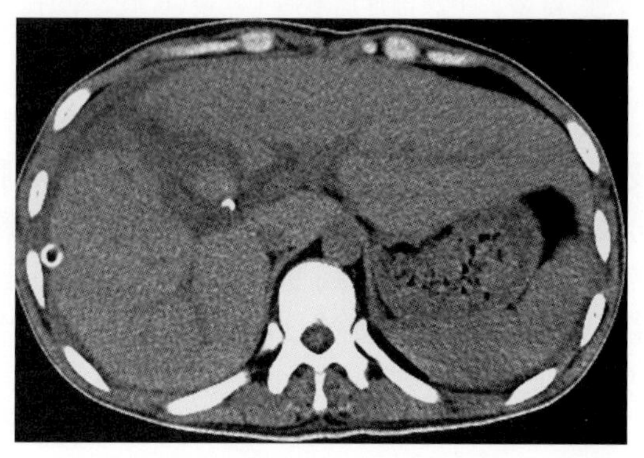

**图 9-7-9　肝外伤**

男性，37 岁。车祸伤 1 周。CT 平扫显示肝内条形低密度，边界不清

**9. 肝硬化（hepatic cirrhosis）**　是临床常见的慢性进行性肝病，由一种或多种病因长期或反复作用形成的弥漫性肝损害。引起肝硬化的病因很多，可分为病毒性肝炎肝硬化、酒精性肝硬化、代谢性肝硬化、胆汁淤积性肝硬化、肝静脉回流受阻性肝硬化、自身免疫性肝硬化、毒物和药物性肝硬化、营养不良性肝硬化、隐源性肝硬化等。在我国大多数为肝炎后肝硬化，少部分为酒精性肝硬化和血吸虫性肝硬化。肝硬化时出现门静脉周围低密度的原因是：① 肝硬化时，肝细胞广泛破坏与纤维组织增生并存，肝细胞再生及假小叶的形成，正常肝小叶消失及原有的血液循环系统紊乱，门静脉压力增高，肝动脉及门静脉血流未经肝血窦和中央静脉而直接进入肝静脉，肝静脉压力增高，促使大量淋巴液的生成和肝内淋巴液的淤滞；② 肝硬化因胆管周围腺体膨胀增大出现的胆管周围囊肿，导致密度降低；③ 胆汁性肝硬化可见胆汁的淤积；④ 门静脉分支出现血栓，肝门区门静脉出现海绵样变性。

影像学表现：首先有肝硬化的表现，如肝叶比例失调、肝裂增宽、肝脏表面不规则、门静脉增宽或海绵样变性、脾大、食管下端及腹腔侧支血管形成、腹水等表现；门静脉周围低密度病变范围较广泛、边界不清，无强化。MRI 可鉴别胆管周围囊肿，表现为 $T_2$WI 液性高信号的多发小囊性改变。强化 CT、MRI 可见门静脉内血栓为低密度/信号的充盈缺损，海绵状变性血管表现为肝门区多发串珠样、迂曲扩张的静脉血管影（图 9-7-10）。

**10. 急性胰腺炎（acute pancreatitis）**　是多种病因导致胰酶在胰腺内被激活后引起胰

腺组织自身消化、水肿、出血甚至坏死的炎症反应。临床以急性上腹痛、恶心、呕吐、发热和血胰酶增高等为特点。临床病理常把急性胰腺炎分为水肿型和出血坏死型两种。胆道梗阻、酒精、胰小动静脉的急性栓塞、外伤、感染、代谢等均可导致胰腺炎。胰腺炎导致门静脉周围低密度的原因可能有：① 胰腺炎渗出液或假囊肿累及肝门区，肝脏淋巴引流受阻，肝内门静脉周围淋巴管扩张、瘀滞；② 渗出液沿着 Glisson 鞘周围疏松的结缔组织扩散上行；③ 合并门静脉及其周围结构的感染；④ 胰腺炎合并肝内胆管的扩张、炎症。

影像学表现：首先有胰腺炎的典型影像学表现，门静脉周围低密度以肝门区为主并向周围发展，边界不清，无强化（图 9-7-11）。

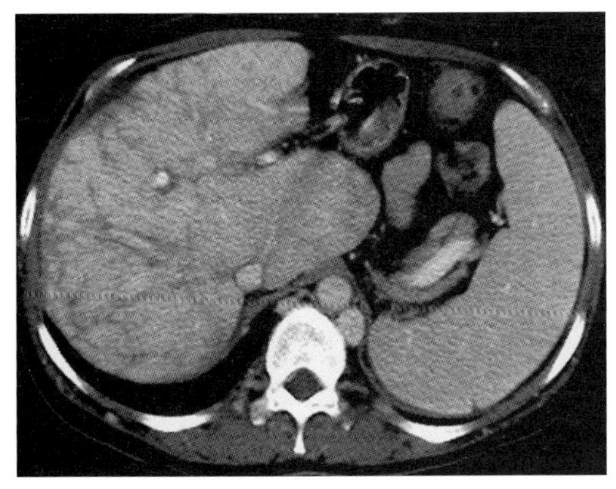

**图 9-7-10　肝硬化**

男性，59 岁。慢性乙型肝炎病史 16 年，黄疸。CT 增强扫描显示肝形态不规则，门静脉旁见条形低密度，脾大

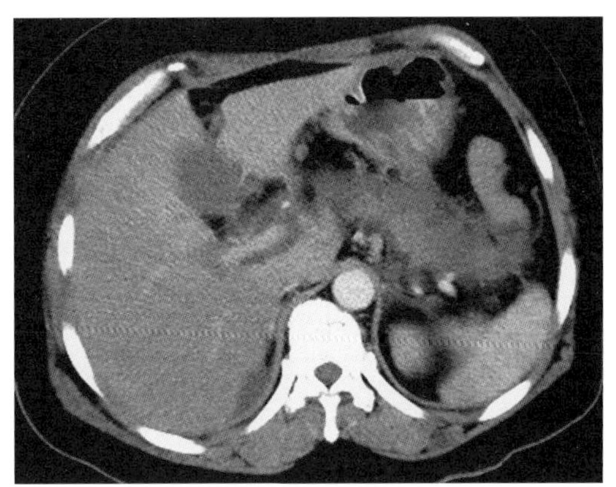

**图 9-7-11　急性胰腺炎**

男性，45 岁。饮酒后急性腹痛 6 小时。CT 增强扫描显示门静脉主干旁条形低密度影，胰腺密度降低，周围呈低密度

**11. 肝门区肿大淋巴结（hepatic hilar adenopathy）**　非常多见，可见于多种疾病，良性疾病包括淋巴结炎、巨淋巴结增生、结核等，恶性疾病包括淋巴瘤、白血病，以及胃癌、肠癌、胰腺癌、肝癌、胆管癌、胆囊癌、食管癌、肺癌、乳腺癌等在肝门区淋巴结的转移。各种原因导致的肝门区淋巴结肿大引起的肝脏门静脉周围低密度主要原因是肿大淋巴结造成淋巴管的压迫、阻塞，出现远端淋巴液潴留和淋巴管的扩张；另外也可压迫胆总管或肝管，导致后者的扩张和感染等。

影像学表现：肝门区多发肿大淋巴结，可融合成团，呈不同程度的强化，病变与肝门区结构分界不清，肝内门静脉周围见低密度，一般较为均匀，增强后无强化（图 9-7-12）。

**12. 肝门区原发肿瘤（hepatic hilar primary tumor）**　种类较多，主要包括胆管癌、肝癌、胰头癌、十二指肠癌、神经内分泌癌、神经纤维瘤病及炎性假瘤等。肝门区原发性肿瘤导致的门静脉周围低密度分为两种类型，一种发病机制及表现与肝门区肿大淋巴结类似，另一种是肝门区肿瘤可沿着 Glisson 鞘周围间隙蔓延上行，但后者在肝门区周围的较大门静脉分支周围为主，很少侵及肝周的门静脉分支。

肝门区原发性肿瘤如果只是导致肝内胆管或淋巴管的梗阻，其肝内影像学表现与肝门区肿大淋巴结一致。肿瘤由肝门蔓延上行则表现为肝门区周围较大的分支门静脉周围不规则的低密度影，边界清晰或不清晰，增强后可见程度不同的强化，同时可合并肝内胆管的梗阻扩张，但病变一般不累及肝周较细的门静脉分支（图 9-7-13）。

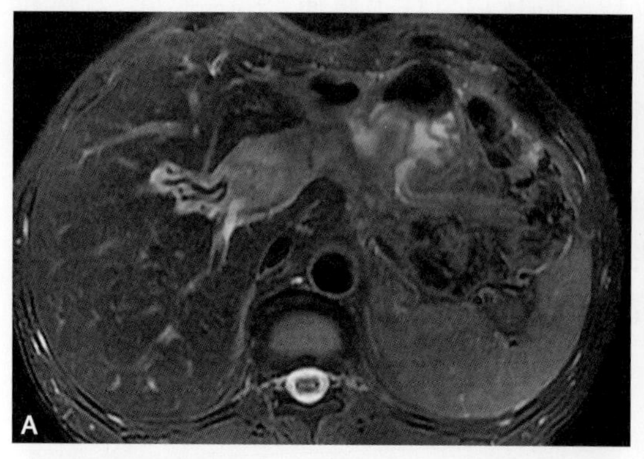

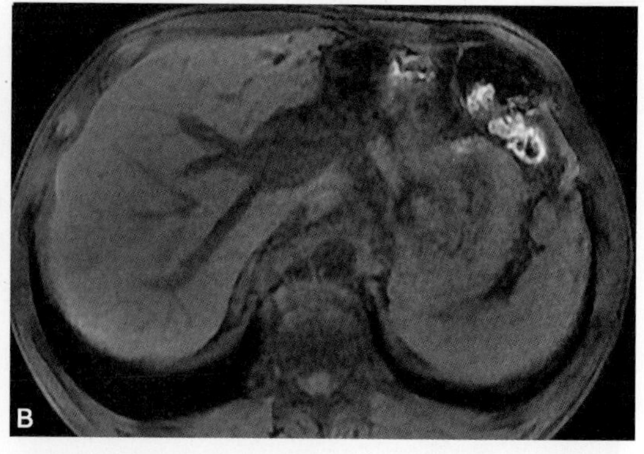

图 9-7-12　肝门区肿大淋巴结

男性,46 岁。胃窦癌,术后 3 个月。A、B. 压脂 $T_2WI$、$T_1WI$ 显示肝门区肿大淋巴结,近侧门静脉周围见长 $T_1$、长 $T_2$信号

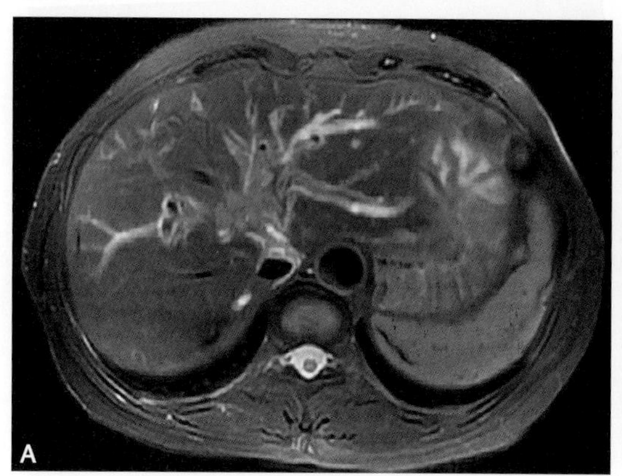

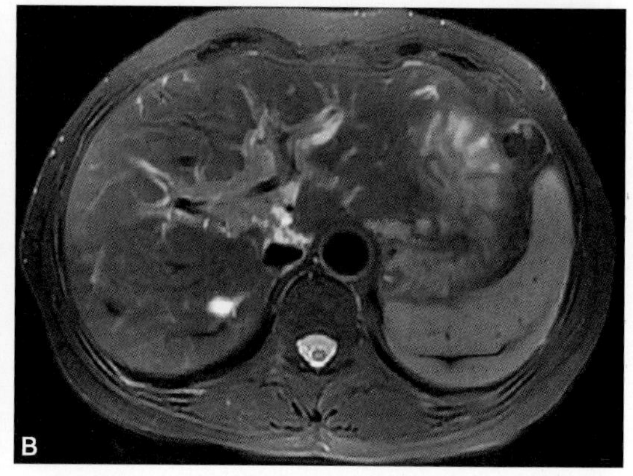

图 9-7-13　肝门区胆管癌

男性,56 岁。黄疸进行性加重 3 周。A、B. 压脂 $T_2WI$ 显示肝门区不规则软组织影,沿胆管上行,并肝内胆管扩张

**13. 自身免疫性肝病(autoimmune liver diseases)**　可分为以肝炎为主的自身免疫性肝炎和以胆系损害及胆汁淤积为主的原发性胆汁性肝硬化和原发性硬化性胆管炎,可导致门静脉周围低密度,其他的自身免疫性疾病如系统性红斑狼疮(SLE)等也可引起肝脏类似的改变。引起门静脉周围低密度的病因包括胆管、血管周围炎症导致的水肿、胆汁淤积及胆管扩张,或者肝硬化并发的淋巴液增多。

自身免疫性疾病的影像学表现为肝脏体积增大,肝脏内门静脉周围低密度范围较大,边界不清,增强后多无强化;还可见其他器官的改变,如淋巴结肿大、腹水等(图 9-7-14)。

**14. 门静脉周围脂肪浸润(periportal fatty infiltration)**　脂肪肝是指由于各种原因引起的肝细胞内脂肪堆积过多的病变。肝细胞中脂滴增多,使肝细胞脂肪变性、肿大,长期的肝细胞变性会导致肝纤维化和肝硬化。脂肪肝分为均匀性和非均匀性两种,前者多见,后者发病率较低,也称局灶性脂肪肝或肝脏局灶性脂肪浸润,是脂肪肝的特殊类型。在局灶性脂肪肝中,有一种特殊类型表现为血管周围脂肪沉着,其特征是围绕肝静脉、门静脉或两者周围的脂肪晕圈。

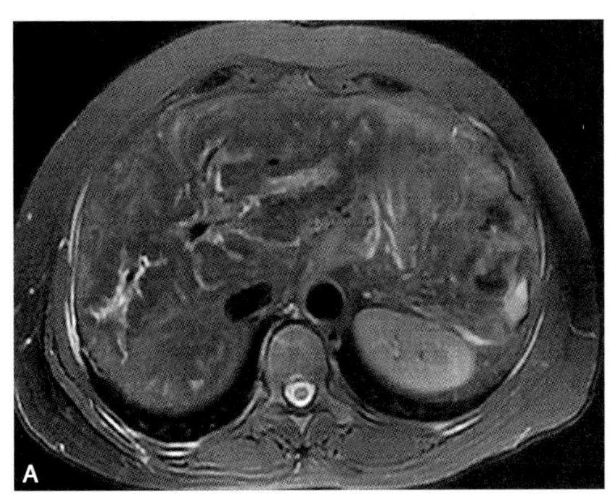
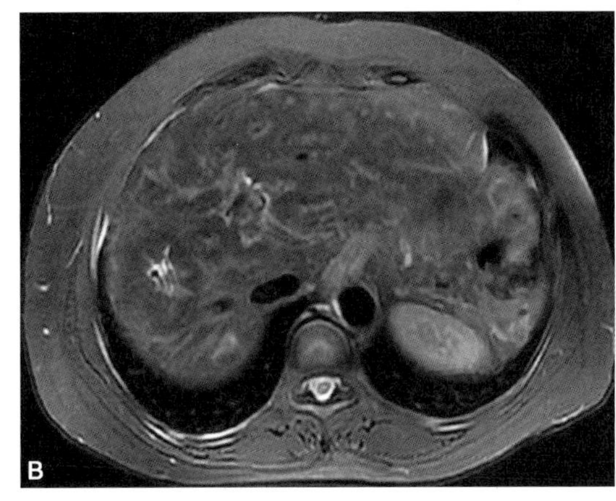

**图 9-7-14　自身免疫性肝炎**

女性，36 岁。腹胀、消瘦 2 年余。A、B. 压脂 $T_2$WI 显示肝脏信号不均，门静脉周围无带状高信号

在扫描平面与血管平行时，呈轨道状或管状表现，在扫描平面与血管垂直时，呈环形或圆形，增强扫描无强化。MRI 反相位病变信号较同相位明显减低，而且对其围绕的血管无占位效应（图 9-7-15）。

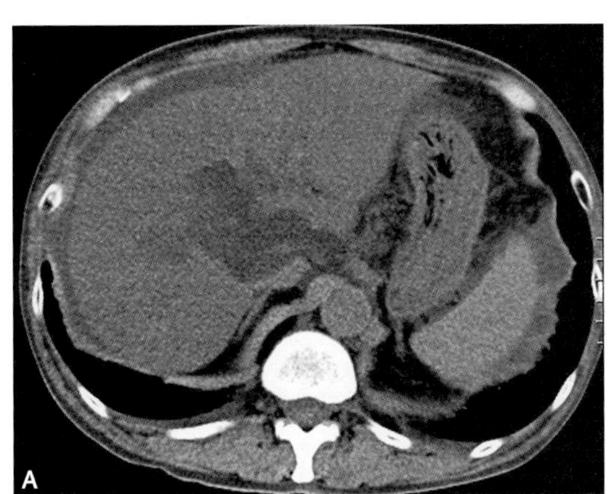
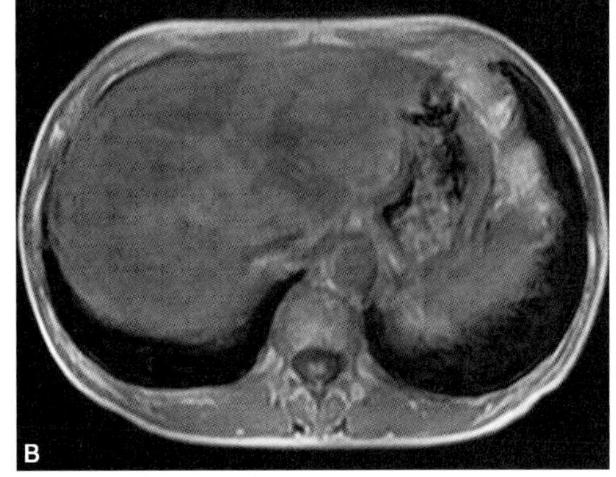
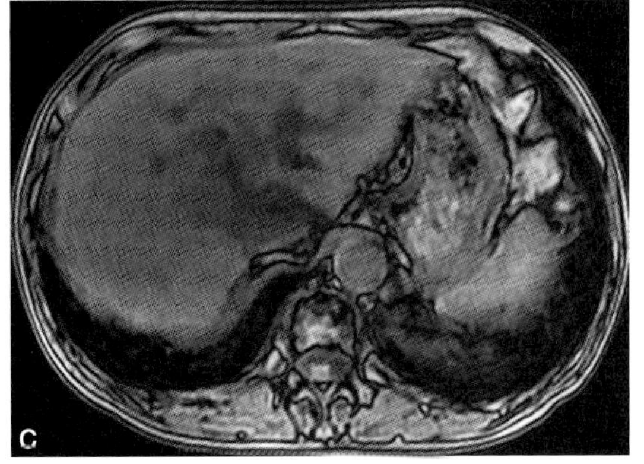

**图 9-7-15　门静脉周围脂肪浸润**

男性，47 岁。乙型肝炎 6 年。A. CT 平扫显示不规则带状低密度影，边界清晰；B、C. MRI 平扫 $T_1$WI 同、反相位图像显示病变信号差异明显，提示为脂肪肝

**15. 肝细胞肝癌及胆管细胞癌(hepatocellular carcinoma and cholangiocarcinoma)** 肝细胞肝癌周围淋巴管丰富,癌细胞极易侵入淋巴管,并沿淋巴管生长,常在远离瘤体的淋巴管内形成癌栓并阻塞淋巴管,导致淋巴液的潴留和淋巴管扩张。另外,在肝内门静脉或肝静脉分支周围扩张的淋巴管内有大量癌栓形成,进而侵蚀这些血管,形成肝内门静脉和(或)肝静脉癌栓。胆管癌可沿 Glisson 鞘内淋巴管及疏松结缔组织浸润转移,导致淋巴管阻塞、淋巴瘀滞;同时肝门区转移肿大的淋巴结又加剧了这种趋势;此外,胆管癌可沿胆管管壁呈线样浸润,受累的管壁增厚可致管腔变小或狭窄进而可发生阻塞现象。当肿瘤肿块或肿大淋巴结直接压迫肝静脉系统,导致肝静脉压升高,也是形成肝内淋巴液循环障碍的原因之一。

肝细胞肝癌时在病灶周围见门静脉低密度影,出现门静脉癌栓时表现为门静脉内充盈缺损,有时可见强化;胆管细胞癌胆管浸润时表现为线样低密度,边界不清,增强后可见不规则强化,病变上游胆管可见扩张。肝门区出现转移肿大淋巴结时,肝内门静脉周围低密度范围增大。

**16. 朗格汉斯细胞组织细胞增生症(Langerhans cell histiocytosis,LCH)** 发病率约为1/200 万人~1/20 万人,主要发生在婴儿和儿童,也见于成人甚至老人。临床表现:本症起病情况不一,症状表现多样,轻者为孤立的无痛性骨病变,重者为广泛的脏器浸润伴发热和体重减轻,主要表现为皮疹、骨破坏、淋巴结肿大、外耳道炎及乳突炎等,还可累及骨髓、胸腺、肺、肝、脾、胃肠道及中枢神经系统等。全身弥散性 LCH 常常侵犯肝脏,受累的程度可从轻度的胆汁淤积到肝门严重的组织浸润,出现肝细胞损伤和胆管受累,表现为肝功能异常、黄疸、低蛋白血症、腹水和凝血酶原时间延长等,进而可发展为硬化性胆管炎,肝纤维化和肝功能衰竭。

影像学表现:肝大;门静脉周围树枝状低密度灶及"晕征",增强后动脉期呈轻度至中度强化;肝内胆管扩张;肝门区及腹膜后淋巴结肿大;肝脏弥漫性低密度小结节灶,增强后呈环状强化。

## 五、研究进展及存在问题

导致门静脉周围低密度的原因众多、病情复杂,影像学表现变化不一,需要结合临床资料及多种影像学检查方法进行综合判断分析。但由于门静脉周围低密度的病因往往是几种因素的共同作用,同时在不同的时间和部位也出现不同的影像学表现,因此需要对其机制、发展变化规律进行深入探讨研究。同时,除了炎症和肿瘤外,其他门静脉周围低密度发展变化的临床意义、对肝脏功能的影响、对于治疗结果判断的意义等也需要进一步研究。

(于德新　王青)

## 参考文献


1. Grazioli L,Olivetti L,Orlando E. Cirrhosis and pre-neoplastic lesions. Abdom Imaging,2012,37(2):188-214.
2. Ito K,Mitchell DG,Gabata T. Enlargement of hilar periportal space:a sign of early cirrhosis at MR imaging. J Magn Reson Imaging,2000,11(2):136-140.
3. Karcaaltincaba M,Haliloglu M,Akpinar E,et al. Multidetector CT and MRI findings in periportal space pathologies. Eur J Radiol,2007,61(1):3-10.

4. Tan KC. Enlargement of the hilar periportal space. Radiology,2008,248(2):699-700.
5. Tutar N, Coşkun M, Cevik B, et al. Nonvascular complications in pediatric liver recipients: multidetector computed tomography evaluation. Transplant Proc,2006,38(2):607-610.
6. Wenzel JS,Donohoe A,Ford KL,et al. Primary biliary cirrhosis:MR imaging findings and description of MR imaging periportal halo sign. AJR Am J Roentgenol,2001,176(4):885-889.
7. 陈炳辉,谢佩怡,全力,等. 移植肝少见肿瘤或肿瘤样病变的影像学表现. 器官移植,2014,5(3):161-168.
8. 胡明宗,曹跃勇,徐晔,等. 肝脏疾病致肝内淋巴淤滞的 CT 探讨. 实用放射学杂志,2005,21(10):1056-1058.
9. 康素海,张辉,刘起旺,等. 肝脓肿炎症期病变的 CT 与 MRI 诊断分析. 实用放射学杂志,2013,29(9):1452-1455.
10. 寿毅,程红岩,陈栋,等. 门静脉血栓与癌栓的 CT 鉴别诊断. 肝胆外科杂志,2002,10(4):257-260.
11. 宋燕,史云菊,徐红卫,等. 自身免疫性肝炎的 CT 表现与临床特点. 实用放射学杂志,2013,29(8):1274-1277.
12. 王志芳,张海深,王勇,等. 肝脏淋巴淤滞水肿的 MSCT 诊断. 实用放射学杂志,2014,30(8):1332-1335.
13. 徐桂军,齐湘杰,李兆栋,等. 原发性胆管癌的螺旋 CT 诊断分析. 中华肝胆外科杂志,2007,13(4):217-219.
14. 赵大伟,张彤,王微,等. 艾滋病合并腹部病变的影像学表现. 中华放射学杂志,2007,41(3):254-258.

# 第八节　弥漫性肝病

## 一、前　　言

肝脏在氨基酸、碳水化合物、脂质及蛋白质代谢过程中起着重要的作用,弥漫性肝实质病变的基本病理生理过程多与上述其中之一代谢途径失常有关。CT 及 MRI 在诊断和评估肝脏弥漫性病变中起着重要的作用。CT、MRI 可显示肝脏形态学的变化,MRI 还在一定程度上反映肝脏的功能学特征。常见的肝脏弥漫性病变包括脂肪肝、肝血色素沉着症、肝糖原贮积病、肝豆状核变性、肝淀粉样变性、肝黏多糖沉积病、巴德-吉亚利综合征、遗传性毛细血管扩张症、肝窦阻塞综合征、各种肝炎及肝硬化等,还有其他的一些疾病也可累及肝脏导致肝脏的弥漫性病变,如白血病和淋巴瘤的浸润等。

有些弥漫性肝病如脂肪肝、巴德-吉亚利综合征等具有典型的影像学特点,结合影像学特征及相关的临床检测结果易于诊断;但是对于多数病变而言,在不了解患者的基本病情的情况下,影像学仅表现为肝脏形态和密度/信号的改变,缺乏一些特异性的表现特点,给诊断和鉴别诊断带来了一定的困难。同时,在病变的前期,病变对肝脏的累及不明显时更易漏诊,因此临床实际工作中更需要仔细观察肝脏形态特点的改变,特别强调需要结合临床相关的检查资料,共同进行分析甄别,以提高肝脏弥漫性病变的影像学诊断水平。

## 二、相关疾病分类

导致肝脏弥漫性改变的病种较多,原因各异。就其常见的原因而言,通常分为三类:存储性、血管性及炎性病变(表 9-8-1)。但值得引起重视的是,一些疾病的特殊类型也会累及肝脏,导致肝脏的弥漫性改变,而这些病变并未包括在这三类疾病之中,如转移瘤、淋巴瘤及白血病的浸润、嗜酸性粒细胞浸润、系统性红斑狼疮、一些特殊的化学毒物、肝脏弥漫性感染、结节病、结节性硬化、淋巴管腺肌瘤病、组织胞浆菌病等多种类型疾病均可累及肝脏而导致相应的病变。

**表 9-8-1　肝脏弥漫性病变的病因分类**

| 分类 | 疾病 |
| --- | --- |
| 存贮性 | 脂肪肝、肝血色素沉着症、肝糖原贮积病、肝豆状核变性、肝淀粉样变性、肝黏多糖沉积病、肝胺碘酮沉着症 |
| 血管性 | 巴德-吉亚利综合征、遗传性毛细血管扩张症、肝窦阻塞综合征 |
| 炎性 | 各种肝炎及肝硬化 |
| 其他 | 转移瘤、淋巴瘤及白血病的浸润、嗜酸粒细胞浸润、系统性红斑狼疮、一些特殊的化学毒物、肝脏弥漫性感染、结节病、结节性硬化、淋巴管腺肌瘤病、组织胞浆菌病等 |

就发病年龄而言，由于部分肝脏存贮疾病是属于遗传性疾病，发病年龄较年轻，有些在中老年人发病，有助于本病的鉴别（表 9-8-2）。

**表 9-8-2　肝脏弥漫性病变的发病年龄分类**

| 分类 | 疾病 |
| --- | --- |
| 婴幼儿 | 肝糖原贮积病、肝黏多糖沉积病 |
| 少儿 | 肝炎、脂肪肝、肝糖原贮积病、肝豆状核变性、肝黏多糖沉积病、肝血色素沉着症 |
| 青年 | 肝炎、脂肪肝、肝糖原贮积病、肝黏多糖沉积病、肝血色素沉着症、肝胺碘酮沉着症、巴德-吉亚利综合征、遗传性毛细血管扩张症、肝窦阻塞综合征 |
| 中年 | 肝炎、肝硬化、脂肪肝、肝淀粉样变性、肝血色素沉着症、肝胺碘酮沉着症、巴德-吉亚利综合征、肝窦阻塞综合征 |
| 老年 | 肝炎、肝硬化、脂肪肝、肝淀粉样变性、肝血色素沉着症、肝窦阻塞综合征 |

## 三、影像诊断流程

对于肝脏弥漫性病变，年龄是非常重要的一个诊断依据，依照年龄可将弥漫性疾病的病因作一个大致分类。如糖原贮积病和肝黏多糖沉积病在婴幼儿即可发病或被发现，而肝豆状核变性在 5～10 岁，其余的病变多在中年以后发病（图 9-8-1）。肝脏弥漫性病变多出现肝脏的体积增大，但形成肝硬化后则体积缩小。另外，肝脏的密度/信号有助于诊断和鉴别诊断（图 9-8-2），如 CT 扫描为明显高密度、$T_2$WI 为“黑肝”的肝血色素沉着症；CT 扫描为低密度的为脂肪肝或其他疾病合并脂肪肝。此外，肝脏的血管性弥漫性病变，常见到异常强化的侧支血管，或者病变血管不显影，易于同存贮性疾病鉴别，但需要同肝硬化鉴别。在肝脏弥漫性病变的诊断和鉴别诊断中，相关的临床资料是非常重要的，如肝胺碘酮沉着症、肝窦阻塞综合征等均需要相应的药物或毒物接触史才能确诊，而肝豆状核变性、肝黏多糖沉积病等均需要临床检验结果进行证实（表 9-8-3）。

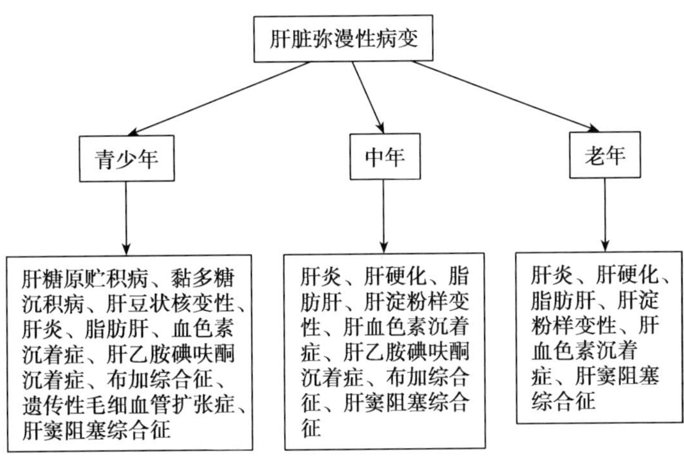


图 9-8-1　基于年龄的肝脏弥漫性病变鉴别诊断流程

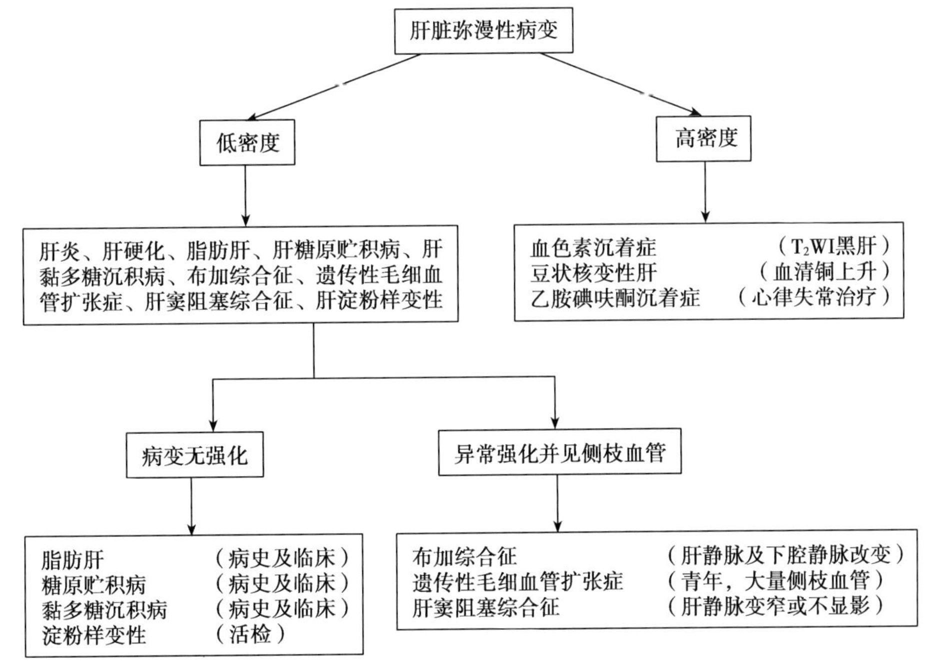


图 9-8-2　基于密度的肝脏弥漫性病变鉴别诊断流程

表 9-8-3　肝脏弥漫性病变的鉴别诊断

| 疾病 | 临床特点 | 影像学表现 |
|---|---|---|
| 脂肪肝 | 肥胖、饮酒、快速减肥、营养不良、糖尿病、妊娠等病史 | CT 平扫肝密度降低，肝/脾 CT 值之比<0.85，其内血管走向、分布正常；MRI 同相和反相位可以显示信号差异 |
| 血色素沉着症 | 高铁饮食、大量输血史或原发性血色素病，患者皮肤呈青铜色或灰黑色 | CT 值可上升至 75～130HU，表现为“白肝”征象；$T_2WI$ 呈特征性“黑肝” |

续表

| 疾病 | 临床特点 | 影像学表现 |
|---|---|---|
| 肝豆状核变性 | 患者多为 5～10 岁发病，游离血清铜浓度上升，典型者表现为铜结合蛋白浓度下降 | CT 平扫肝实质可增高，MRI 双侧基底节区异常信号 |
| 肝糖原累积病 | 发病年龄较轻，肝大、低血糖、肌无力、心力衰竭等 | 肝脏肿大及典型肝脏脂肪变特征，可伴发腺瘤等 |
| 淀粉样变性 | 可累及心、肝、肾、脾、胃肠、肌肉及皮肤等，年龄多>40 岁 | 肝肿大，肝实质密度不均匀 |
| 肝胺碘酮沉着症 | 心律失常并服用胺碘酮或盐酸胺碘酮史 | CT 平扫肝实质密度弥漫性升高 |
| 肝黏多糖沉积病 | 1 岁左右发病，多器官受累；尿黏多糖排泄增高；体格、智力发育障碍、眼部病变及受累脏器的改变 | 肝脏及脾体积均可表现为轻～重度增大，肝密度降低 |
| 巴德-吉亚利综合征 | 青年男性多见 | 下腔静脉肝后段及主肝静脉内狭窄、隔膜或充盈缺损 |
| 遗传性出血性毛细血管扩张症 | 肝功能异常；门静脉高压可引发门-腔分流性脑病，继发严重充血性心力衰竭 | 肝内外多发迂曲扩张的动脉血管，肝内见弥漫扩张的毛细血管网或血管团影、肝动静脉瘘 |
| 肝窦阻塞综合征 | 食用含吡咯双烷类生物碱的植物或被其污染的谷物、应用抗肿瘤化疗药物及免疫抑制剂 | 肝脏增大、密度降低，肝静脉显示不清或不显示 |
| 肝炎 | 病史或血清、免疫学检测结果典型 | 早期肝脏增大或缩小，肝脏内见点片状低密度影或普遍性密度降低，肝内血管周围“晕环征” |
| 肝硬化 | 一般病因较明确 | 肝体积缩小，表面不规则，肝裂增宽，肝实质密度多降低；门静脉高压、脾大和腹水等 |

## 四、相关疾病影像学表现

### （一）存储性疾病（storage diseases）

**1. 脂肪肝（fatty liver）** 指由于各种原因导致的肝细胞内脂肪堆积过多的病变。临床表现多无明显症状。目前引起脂肪肝的主要原因包括：肥胖性脂肪肝、酒精性脂肪肝、快速减肥性脂肪肝、营养不良性脂肪肝、糖尿病脂肪肝、药物性脂肪肝、妊娠脂肪肝等。另外，结核、细菌性肺炎及败血症等感染时、胃肠外高营养、中毒、遗传性疾病等也可引起脂肪肝。

轻度脂肪肝超声表现：近场回声增强，远场回声衰减不明显，肝内管状结构仍可见；中度脂肪肝：前场回声增强，后场回声衰减，管状结构模糊；重度脂肪肝：近场回声显著增强，远场回声明显衰减，管状结构不清，无法辨认，超声对重度脂肪肝的灵敏度达95%。CT扫描是诊断脂肪肝的重要方法，平扫显示肝的密度降低，弥漫性脂肪浸润表现全肝密度降低（图9-8-3），局灶性浸润则出现肝叶、肝段或亚段的肝局部密度降低（图9-8-4），肝/脾CT值之比<0.85可作为诊断和观察脂肪肝疗效的指标。当肝脏密度明显减低时，衬托之下的肝内血管呈相对高密度而清楚显示，但走向、排列、大小、分支正常，没有受压移位或被侵犯征象。在弥漫性密度降低的脂肪肝内，可有正常的肝组织存在，称为肝岛，表现为圆形、条形或不规则形相对高密度区，境界较清楚，增强扫描肝岛与脂肪浸润区同步均匀强化。大部分病例MRI表现正常，少数病例显示 $T_1WI$、$T_2WI$ 呈稍高信号，STIR序列上稍高信号消失。由于脂肪与水中的氢质子共振频率不同，进行化学位移成像的同相位（in-phase）和反相位（out-phase）成像可以显示肝脂肪浸润，在反相位图像上，脂肪浸润的信号比同相位图像的信号强度明显下降为脂肪肝的特征。$^1$H-MRS可对脂肪肝进行定量分析。

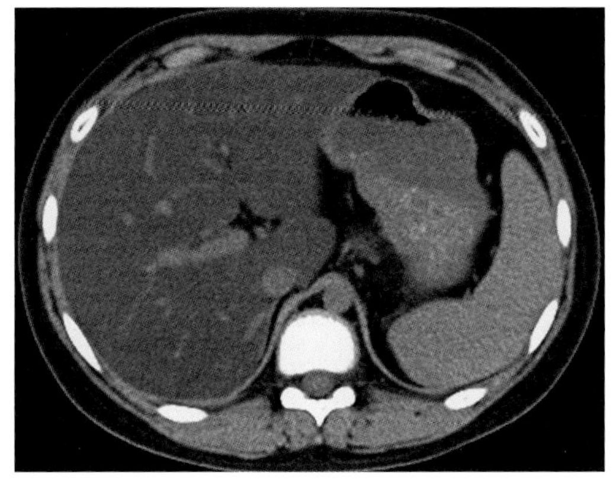

**图9-8-3 重度脂肪肝**

女性，37岁。腹胀不适半月余。CT平扫显示肝脏密度弥漫性减低，其内血管相对密度增高

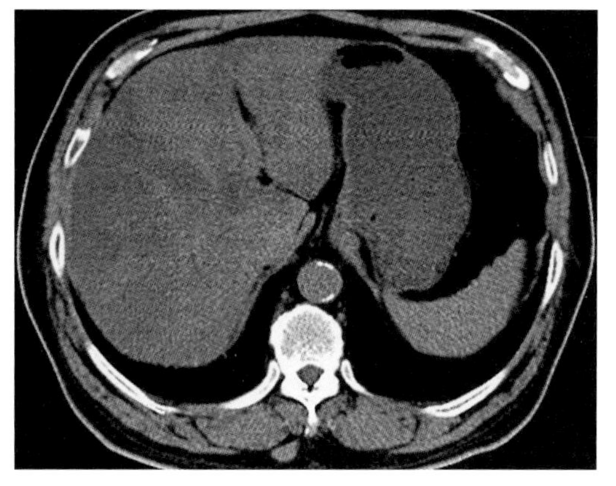

**图9-8-4 不均匀脂肪肝**

男性，41岁。CT平扫显示肝脏局部密度减低，边界不清

**2. 血色素沉着症（hemochromatosis）** 由于高铁饮食、大量输血或全身疾病造成体内铁质储积过多，铁质代谢障碍所致的疾病。本病好发于中年男性，女性少见，临床比较常见的是常染色体隐性遗传性原发性血色素病，由于大量的铁从小肠黏膜吸收并沉积在肝实质的肝细胞内，最后导致严重的肝功能损害和肝硬化。患者皮肤呈青铜色或灰黑色，主要发生在面部，上肢、手背、腋窝、会阴部。口腔黏膜可有蓝灰色或蓝黑色的色素斑。由于铁质沉积于肝、胰腺等部位，损害其功能，所以除皮肤黏膜色渍异常外，还有肝功能异常及糖尿病的临床表现。本病常累及肝、脾、骨髓等，这是铁被肝、脾及骨髓等网状内皮系统吞噬而积蓄的结果。

CT表现为肝实质密度呈弥漫性均匀性升高，其密度与肝实质铁沉积程度成正比，CT值可上升至75～130HU（正常40～70HU），表现为"白肝"征象，在高密度肝实质衬托下，肝内脉管呈清楚的低密度影（图9-8-5）。MRI表现具有特征性，$T_1WI$、$T_2WI$ 肝实质呈弥漫均匀性低信号，尤其在 $T_2WI$ 更明显，表现为特征性"黑肝"征象（图9-8-6）。MRI诊断本病的敏感性明显高于CT，并且可以通过 $T_1WI$、$T_2WI$ 的信号变化判断肝实质内铁沉着程度，还可以同时发现其他脏器如胰腺、脾脏、骨髓等的铁沉着。

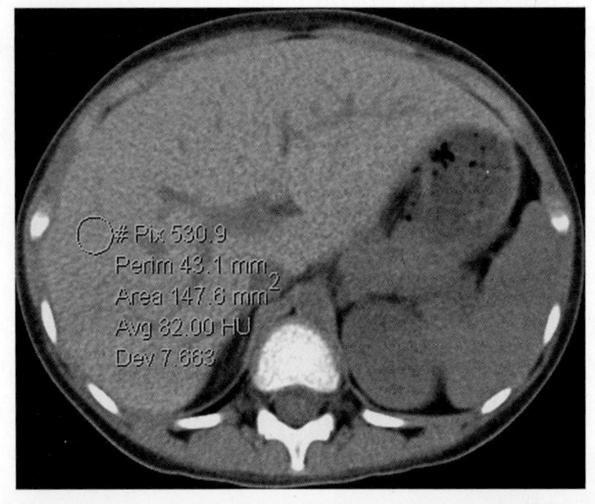


**图 9-8-5　肝脏铁沉着症(白肝)**

男性,23 岁。慢性粒细胞性白血病 5 年,长期输血史。CT 平扫显示肝脏密度增高,CT 值约 82HU,其内血管显示清晰

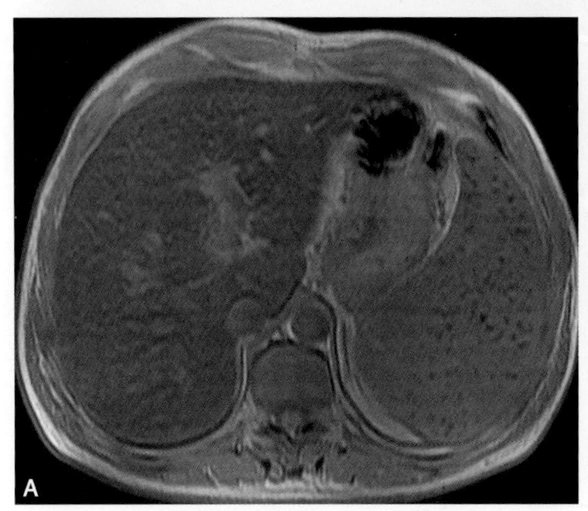


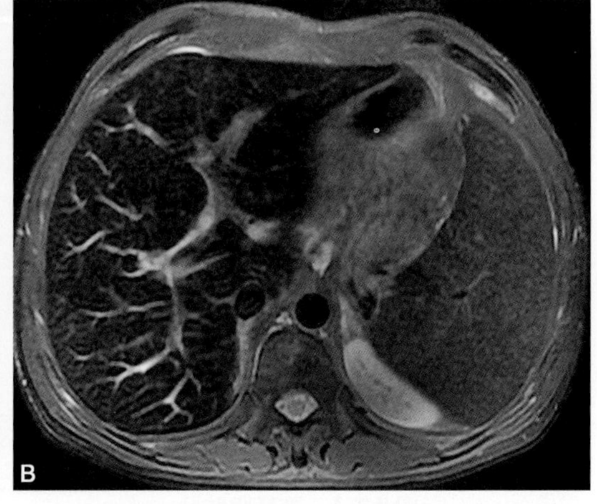


**图 9-8-6　肝脏铁沉着症(黑肝)**

男性,16 岁。诊断为原发性血色素病 11 年。A. $T_1$WI 显示肝脏及脾体积增大;B. 压脂 $T_2$WI 显示肝脏及脾明显减低,肝脏呈“黑肝”表现

**3. 肝铜沉着症**　主要见于肝豆状核变性(hepatolenticular degeneration 或 Wilson disease)、长期胆汁淤积和霍奇金病等。肝豆状核变性是一种常染色体隐性遗传性代谢性疾病。因胆汁内铜代谢障碍,导致铜在大脑基底节、角膜、肝脏内沉着。血液生化检查可检出游离血清铜浓度上升,典型者表现为铜结合蛋白(血清浅蓝纤维蛋白溶酶)浓度下降。患者多为 5 ~ 10 岁发病。铜在肝脏内的沉积主要沿着门静脉周围及血窦分布,大量的铜在肝脏内沉积可引起机械性炎症,久之可发展为肝纤维化,最后导致结节性肝硬化,少数患者可转为恶性。儿童具有肝大、低血糖、智力发育落后及体部脂肪异常分布应考虑本病。

肝豆状核变性的肝脏超声检查有一定的特异性,肝实质的声像图按肝损害的不同程度依次分为光点逐渐加粗,最终形成结节,超声还可评估脾脏大小、形态,并可显示胆结石、肾结石、肾钙质沉着等。根据肝内铜沉积量的不同,轻者 CT 平扫肝实质可无异常,中、重度可表现为稍高、高密度,以门静脉周围变化显著,可同时合并肝内再生结节形成;

增强 CT 对本病的诊断帮助不大(图 9-8-7)。另外,可见肝大、肝脂肪沉积和肝硬化等间接征象。因铜在肝细胞内与蛋白质结合,无顺磁性效应,MRI 平扫 $T_1WI$ 也可显示肝内多发性低信号小再生结节,边缘多不清楚,但缺乏特征性,$T_2WI$ 肝实质信号多不均匀,可见多发小结节状低信号病灶,边缘多有环状高信号影。容易与肝硬化再生结节、早期肝细胞肝癌和小肝癌混淆,诊断应密切结合临床及血清学的检查,必要时需穿刺活检以助鉴别。

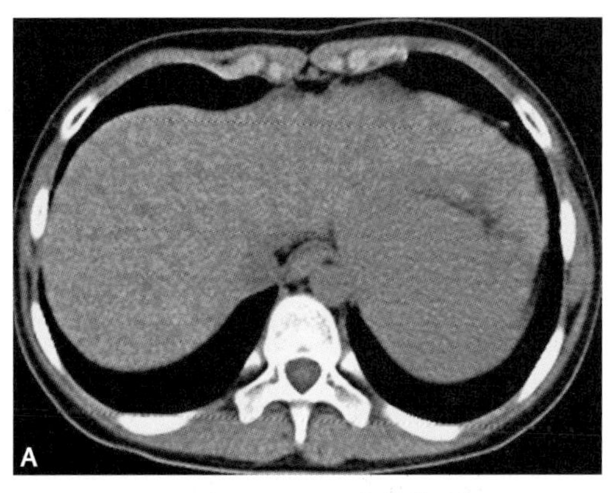
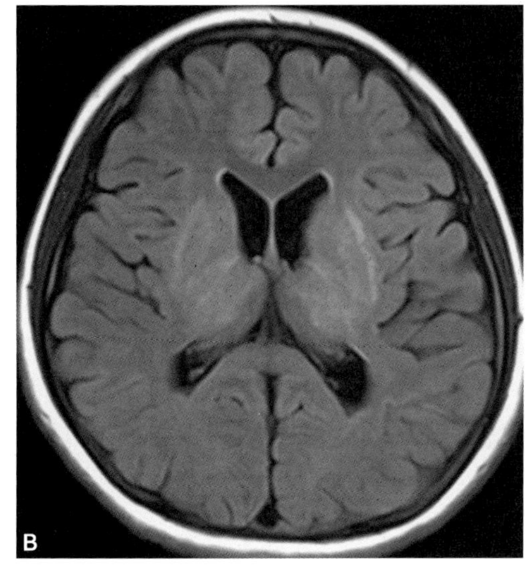
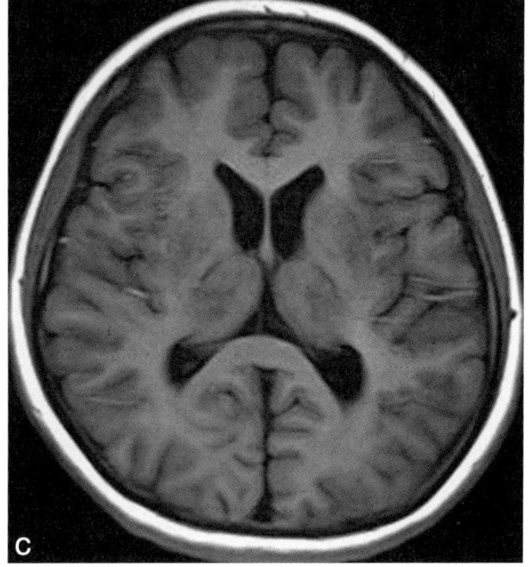

**图 9-8-7　肝豆状核变性**

女性,12 岁。消瘦、肝功能异常 2 年。A. CT 平扫显示肝脏密度增高,呈结节样改变,边缘不规则;B、C. MRI平扫 $T_2$-FLAIR 序列显示双侧基底节区对称性信号增高,$T_1WI$ 呈对称性稍低信号

**4. 糖原累积病(glycogen storage disease,GSD)**　由于酶的缺乏导致糖原在肝、肾、心脏和肌肉等组织沉积的一种先天性糖代谢性异常综合征,出现肝大、低血糖、肌无力、心力衰竭等症状。根据不同类型酶的缺乏可将糖原累积病分为 8 种类型。1、3、4、6 型为肝酶原异常,可见肝肿大,其中 1、4、6 型可见脾大,3、4 型可发展为肝硬化,1 型可合并肝细胞腺瘤、肝细胞肝癌、局限性增生和肉芽肿。

早期影像学表现无异常,中后期可以出现肝脏肿大及典型肝脏脂肪变特征,最终出现肝

硬化改变。由于糖原在肝内的沉积和脂肪沉积加重，使肝实质密度明显降低，其密度与糖原沉积量成反比，如腺瘤发生于低密度的肝组织中表现为高密度，增强 CT、MRI 不能提供更多诊断信息（图 9-8-8）。另外，常规 X 线片上可见骨骼成熟延迟、骨密度降低以及尿酸石、痛风等改变。

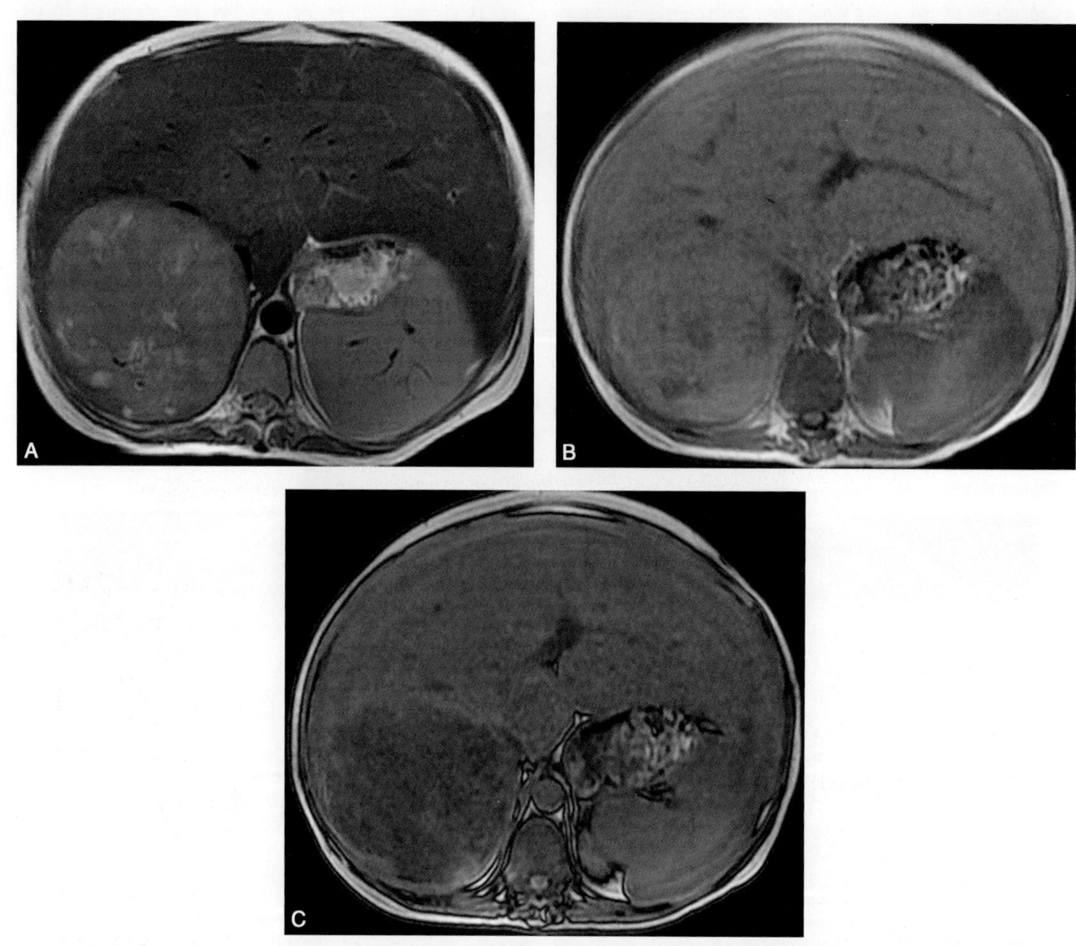

**图 9-8-8 糖原累积病合并肝腺瘤**

男性，26 岁。消瘦、身材矮小。A. MRI 平扫 $T_2$WI 显示肝脏体积增大，肝右叶内见一类圆形长 $T_2$ 信号肿块，边界清晰；B、C. $T_1$WI 同、反相位图像显示肝脏内病变信号出现明显差异，提示病变含有脂肪，肝脏信号也出现轻度差异

**5. 肝淀粉样变（hepatic amyloidosis）** 又称淀粉样物质沉积症，为多种原因所诱导的以淀粉样变性的纤维蛋白为主要形式的淀粉样物质在血管壁及器官、组织细胞外沉积为特征的一种进行性、预后不良性疾病。淀粉样物质可沉积于局部或全身，主要累及心、肝、肾、脾、胃肠、肌肉及皮肤等组织。肝淀粉样变性为全身性淀粉样变性的一部分，全身性淀粉样变性患者有 50% 肝脏受侵犯。肝淀粉样变性的发生率仅次于脾、肾，占第三位，其发病率估计为 2～3/10 万，男女比例为 1.6∶1，大多患者年龄>40 岁。淀粉样物质主要沉着在肝内 Disse 腔和血管壁，大量的淀粉样物质沉积可压迫肝细胞，引起血管狭窄、闭塞，最后导致肝功能受

损。肝内胆管周围的淀粉样物沉着可形成肝内结石，肝门区胆管周围的淀粉样物沉着容易压迫胆管形成狭窄、梗阻。临床可有肝区不适、疼痛、黄疸、皮肤瘙痒、腹水及门静脉高压等表现。

US 可见肝实质内粗细不均，斑点、条状高回声，脾、肾多数可见类似表现，一般以肾脏回声明显高，但在背景肝存在脂肪变性时，肝脏的回声往往低于肾脏。CT 平扫可见弥漫性肝肿大，肝缘变钝，肝实质密度不均匀，有时表现为地图样、块状低密度区；增强 CT 淀粉样沉着部位不强化呈低密度区，少数可见斑点、条状高密度强化，脾脏的密度与肝同步减低，增强后正常结构显示不清有助于本病的诊断。MRI 平扫 $T_1$WI 肝实质呈明显低信号，$T_2$WI 多无异常变化（图 9-8-9）。

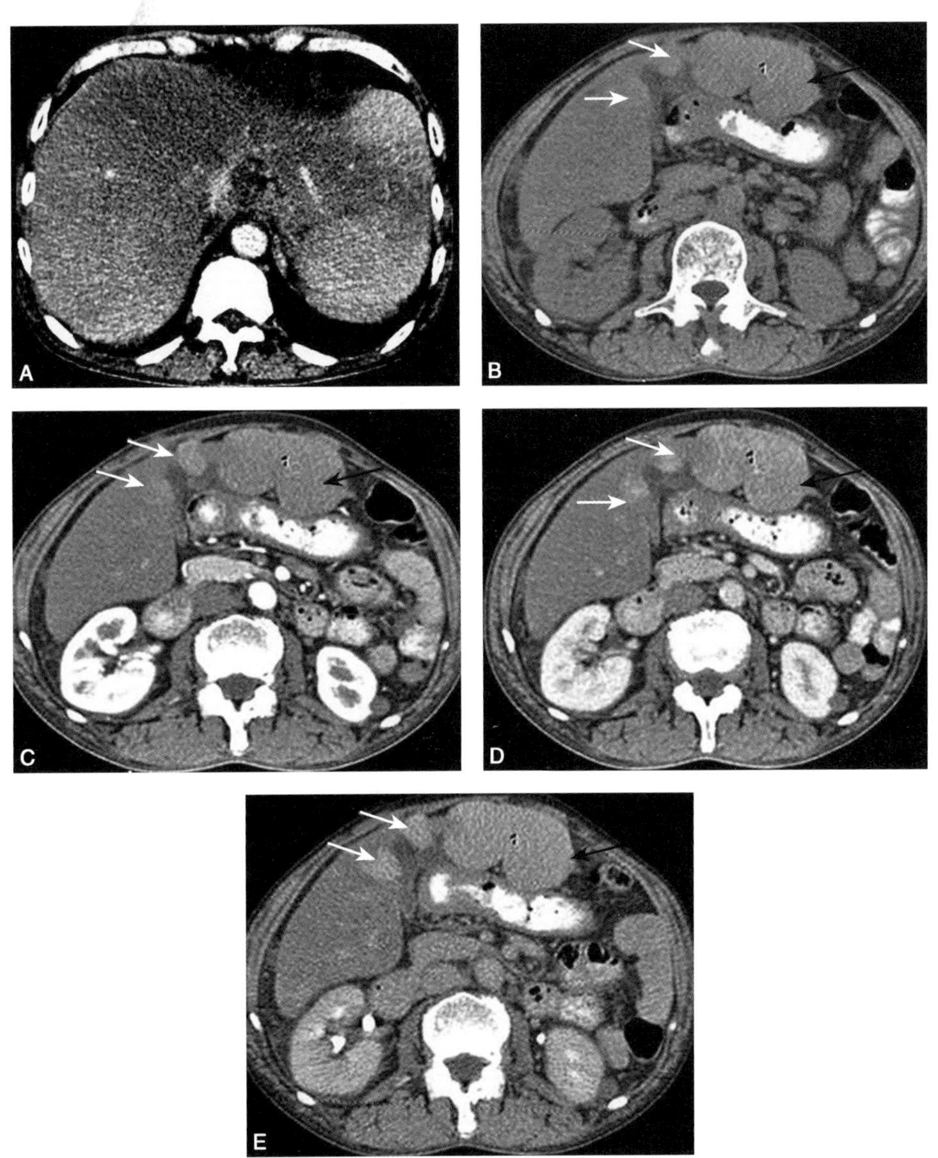

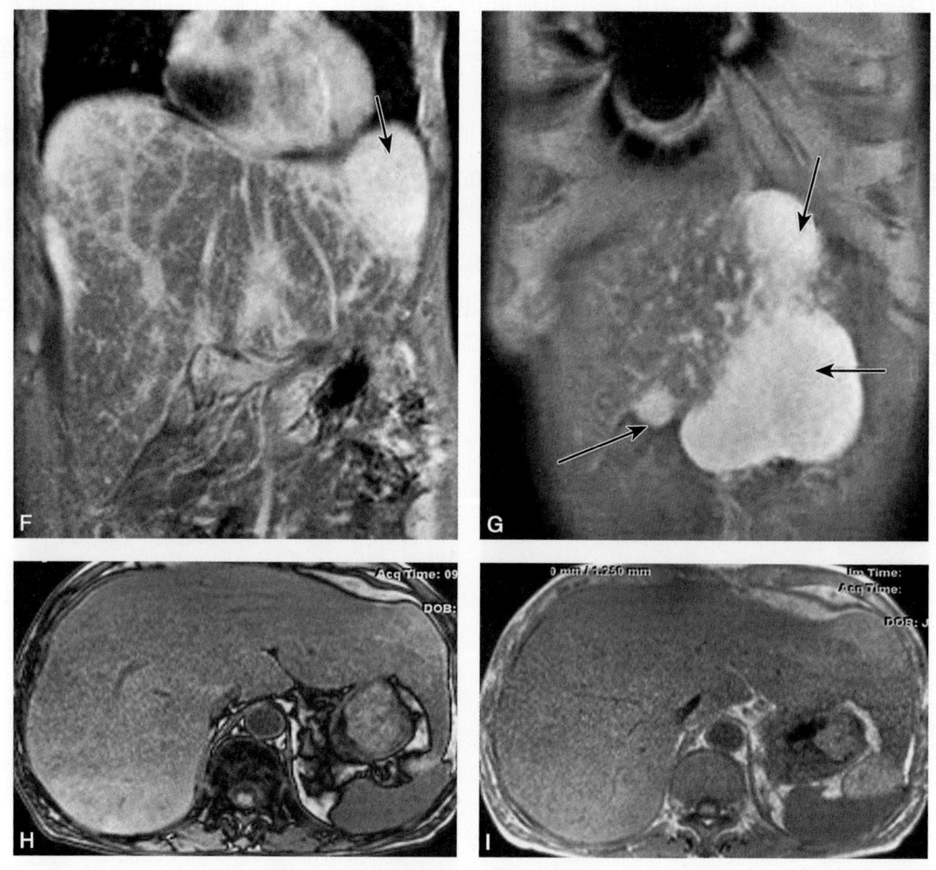

**图 9-8-9 肝淀粉样变性**

男,64 岁。肝大 3 年就诊,未行治疗。实验室检查:血清 ALP、γ-GT 升高,血清胆红素、转氨酶正常,乙肝、丙肝抗体阴性,AFP 不高。A. 三年前 CT 增强扫描,显示肝实质密度减低并不均匀性强化;B ~ E. 本次 CT 平扫显示肝内多发稍高密度结节(白箭),多期增强扫描显示结节渐进性强化,肝左叶外侧段外生性表现;F、G. MRI 增强扫描延迟期病变明显不均匀性强化(黑箭);H、I. MRI 平扫 $T_1$WI 反相位、同相位未显示脂肪浸润或铁质沉积(引自本节参考文献 11)

**6. 肝胺碘酮沉着症(liver amiodarone pigmentation)** 胺碘酮或盐酸胺碘酮是第三类抗心律失常药,尤其对其他药物无效的室上性和室性心律不齐有效。1 个胺碘酮的分子中含有 37% 的碘原子,游离血清碘经血流循环可以沉积于肝脏、肺、眼、皮肤等部位,如大量沉积在肝脏可造成肝脏的损害,引起肝功能不全。

CT 平扫肝实质密度呈弥漫性升高,CT 值可达 95 ~ 145Hu(正常 40 ~ 70Hu),明显高于脾实质的密度。由于肝实质的密度普遍升高,衬托肝静脉、门静脉和胆管显影,呈条状、管状低密度影,如同时合并胰腺和脾脏病变,也可显示脾、胰的密度升高,此时对诊断帮助较大,一般结合临床用药史比较容易诊断;增强 CT 多无明显异常强化,对诊断帮助不大。有关 MRI 对本病的诊断价值尚未见文献报道。

**7. 肝黏多糖沉积病(mucopolysaccharidoses, MPS)** 黏多糖沉积或贮积症,简称黏多糖病,是一种因蛋白聚糖降解酶先天性缺陷所引起的蛋白聚糖分解代谢障碍性疾病。该病为 X 连锁的隐性遗传病，其特征是由于细胞溶酶体酸性水解酶先天性缺陷，导致过多的寡聚糖的堆积与排泄增多。在病理情况下，异常的黏多糖可沉积于体内各组织、器官，如软骨、筋膜、肌腱、血管、心瓣膜、肌肉、骨细胞、软骨细胞、网状内皮系统及皮下组织等。此外，肝、肾、神经节细胞也有类似的改变。骨骼病变可能与骺板软骨细胞的正常增厚发生障碍有关。病人尿黏多糖排泄显著增高。黏多糖症分为Ⅰ，Ⅱ，Ⅲ，Ⅳ，Ⅵ，Ⅶ，Ⅸ型和许多亚型，各型的代谢基础相似，但遗传类型和临床表现各不相同。我国Ⅱ型最常见，其次是ⅣA 型。各型黏多糖病大多在 1 周岁左右发病，病程进行性加重，且累及多个系统，临床症状也类似。主要表现为体格及智力的发育障碍、眼部病变及受累脏器的改变。黏多糖病累及肝脏时其病理表现为肝大、弥漫性纤维化，肝实质转化为结节、肝硬化表现。

根据分型及病程不同，肝脏及脾体积均可表现为轻～重度增大，肝脏密度降低、均匀或不均匀，增强后无异常强化。关于黏多糖病 CT、MRI 影像学表现的报道较少。

（二）血管性疾病

**1. 巴德-吉亚利综合征（Budd-Chiari syndrome）**　由各种原因所致肝静脉和其开口以上段下腔静脉阻塞性病变常伴有下腔静脉高压的一种肝后门脉高压症。本病以青年男性多见，男女之比约为（1.2～2）∶1，年龄以 20～40 岁多见。主要包括：① 先天性大血管畸形；② 高凝和高黏状态；③ 毒素；④ 腔内非血栓性阻塞；⑤ 外源性压迫；⑥ 血管壁病变；⑦ 横膈因素；⑧ 腹部创伤等。其临床表现取决于阻塞的部位、程度以及侧支循环的状况，轻度阻塞可无明确的症状或为原发病变的症状所掩盖；一旦完全阻塞，症状和体征可很典型。急性期病人有发热、右上腹痛、迅速出现大量腹腔积液、黄疸、肝大，肝区有触痛，少尿。

巴德-吉亚利综合征特异性表现是下腔静脉肝后段及主肝静脉内出现狭窄、隔膜或充盈缺损，共同特点是：肝脏普遍增大，尾状叶增大；增强扫描肝周斑片样不均匀强化；下腔静脉变细、截断，有时见管腔内充盈缺损；第二肝门肝静脉汇合处不显影，或肝静脉全程不显影；奇静脉及半奇静脉扩张。US：急性期肝脏肿大、回声减低，腹腔内见积液，亚急性期或慢性期回声逐渐增强。可在膈面顶部、第二肝门处探测肝静脉及下腔静脉阻塞的部位和长度以确定是否为隔膜型。多普勒超声在显示肝静脉、下腔静脉及扩张开放的侧支血管方面优势明显。CT：急性期平扫可见肝脏密度普遍减低并呈弥漫性肿大，且伴有大量腹水，增强后表现为以尾状叶为中心的斑片状强化，并随扫描时间延长强化范围扩大（图 9-8-10）。病程超过 3 个月，肝脏形态出现异常改变，肝萎缩区或肝外周为低密度，增强后上述区域强化程度低。肝内及肝周可见迂曲扩张的引流静脉。MRI：急性期肝实质信号不均，内见多发斑片影，$T_1$WI 信号降低，$T_2$WI 信号增高，提示肝脏淤血，$T_2$WI 尾状叶信号强度低于其他部位，提示其受累程度较轻。亚急性期和慢性期可见肝内侧支循环呈现蛛网样变化，走行紊乱，同时对肝外侧支循环亦可显示，病程较长时可呈现肝硬化表现。

**2. 遗传性出血性毛细血管扩张症（hereditary hemorrhagic telangiectasia，HHT）**　一种血管形成发育障碍的少见遗传病，可累及皮肤黏膜及肝、肺等脏器。HHT 是由于编码 TGF-β 超家族的基因突变，引起血管内皮细胞 TGF-β 信号转导异常，导致血管生成发育障碍而引发的。肝脏的病理变化包括毛细血管异常扩张、动静脉瘘及动脉瘤形成，一般无肝细胞坏死和炎性细胞浸润。而动静脉瘘的形成对病理生理学变化和疾病发展转归起决定作用，又分三型：即肝动脉-肝静脉瘘、肝动脉-门静脉瘘、门静脉-肝静脉瘘。动静脉瘘导致异常动静脉分流，一方面影响了肝内血流分布，导致肝脏和胆道局部缺血，可以出现胆道囊肿样扩张、狭

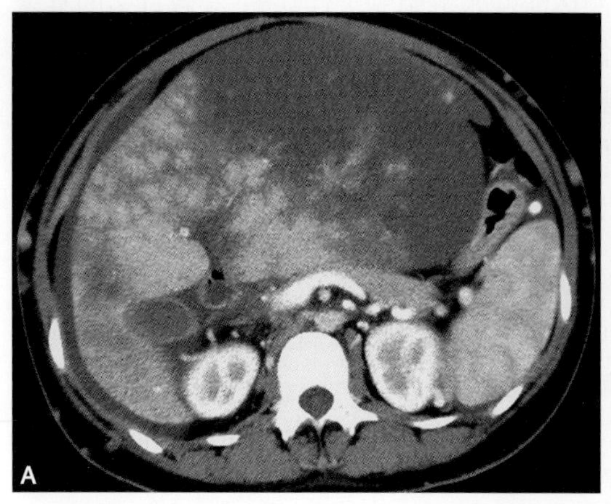
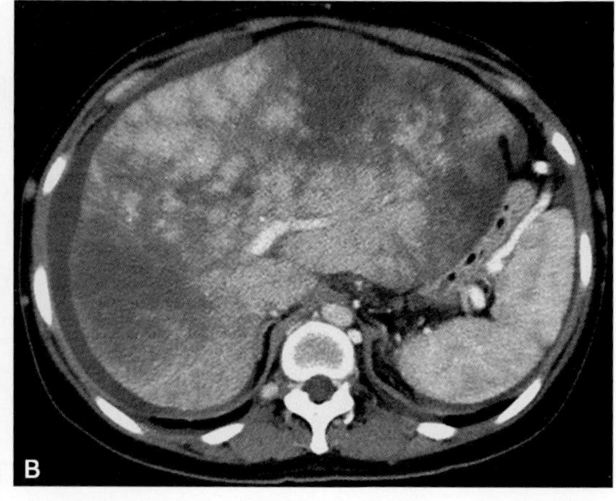

**图 9-8-10　巴德-吉亚利综合征**

男性,38 岁。厌食、无力 2 个月。A、B. CT 增强扫描显示肝脏体积明显增大,呈不均匀强化,部分肝实质强化程度较低,肝脾周围见腹水

窄、局灶性缺血坏死、结节状再生性增生、局灶性结节增生;另一方面,增加了门静脉和(或)肝静脉血量。肝动脉-门静脉瘘以及 HHT 引起的肝组织异常增生可引起门脉高压。而肝动脉-肝静脉瘘、门静脉-肝静脉瘘的异常血液分流不但可引发门腔分流性脑病,而且增加了心脏前负荷,提高心排出量,产生高动力循环状态,可继发严重的充血性心力衰竭。

US 操作方便,能够敏感而可靠地反映肝脏病变情况和肝动脉的血流动力学改变,是筛查的有效手段,其探查指标包括:肝动脉直径增大、迂曲变形,动脉血流高速低阻等。CT:腹主动脉周围、肝门区及肝内迂曲扩张的动脉血管,甚至肝动脉瘤,肝内可见弥漫扩张的毛细血管网或血管团影,也可见胆道扩张或狭窄(图 9-8-11)。由于肝动静脉瘘的存在,动脉期可见门静脉和(或)肝静脉异常早显以及肝实质短暂性强化差异,CTA 在显示异常动脉与周围结构关系方面具有优势。MRI 诊断价值与 CT 大致相同,DSA 能直观反映肝动脉管径粗细、肝内动静脉瘘情况。

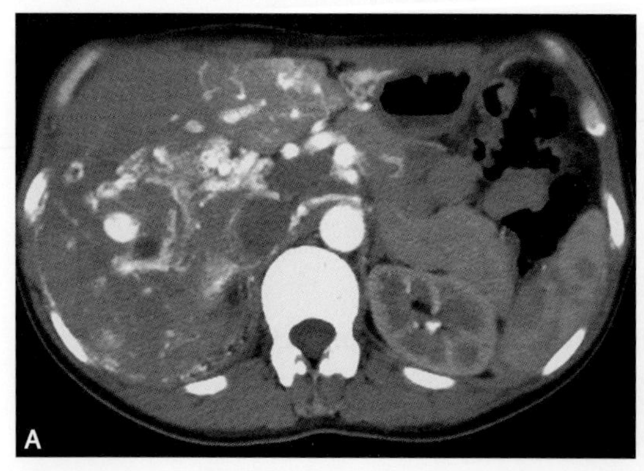
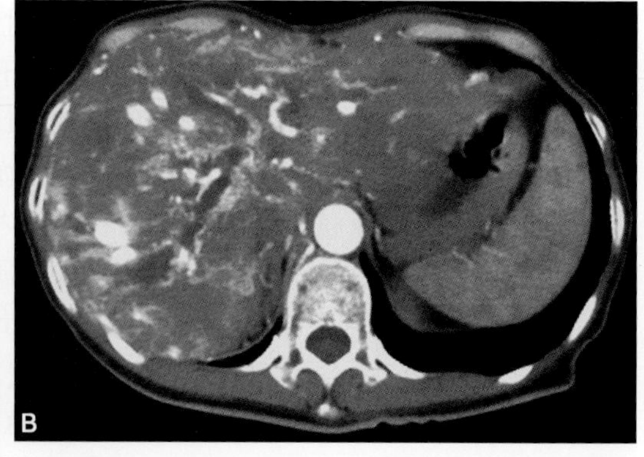

**图 9-8-11　肝遗传性毛细血管扩张症**

男性,22 岁。黄疸、厌食 3 个月。A、B. 增强 CT 显示肝脏体积增大,呈不均匀强化,内见多发迂曲扩张动脉血管影

**3. 肝窦阻塞综合征(sinusoidal obstruction syndrome,SOS)** 由于肝窦内皮细胞损害导致肝窦流出道阻塞所引起的肝内窦性门脉高压症,中央静脉等肝内小静脉内皮细胞也可同时受累。该病曾经被称为肝小静脉阻塞综合征,随着对肝窦阻塞综合征发病机制的不断认识,发现本病的发展可以没有小静脉的参与,并且发生最早、最根本的病理改变是肝窦阻塞,因此更名为肝窦阻塞综合征。本病的常见原因有两种:一是食用含吡咯双烷类生物碱的植物或被其污染的谷物,二是应用抗肿瘤化疗药物及免疫抑制剂。吡咯双烷类生物碱可存在于土三七等多种植物中。在毒素和药物的作用下,肝窦内皮细胞屏障形成间隙,红细胞进入狄氏间隙形成栓子,肝细胞由于淤血、缺氧而发生变性坏死,同时肝小静脉壁内皮细胞也受累而增厚、纤维化,管腔狭窄甚至闭塞,这是该病的典型表现。临床症状主要为疼痛性肝肿大、高胆红素血症及腹水等,严重的可进展为非门脉性肝硬化。

US:肝肿大,肝静脉壁增厚,回声增强,其周围肝回声减低;肝静脉狭窄、血流速度缓慢,门静脉增宽、血流速度也减慢。还可见胆囊水肿、腹水等,下腔静脉前后径缩小,左右径增大。CT:肝脏不同程度增大,密度正常或不均匀降低,增强后动脉期肝脏强化程度较低,静脉期肝内见斑片状、地图状增强和无强化区相间,右叶为主,延迟期强化范围逐渐扩大。肝静脉显示不清或不显示,下腔静脉肝段不同程度变扁(图9-8-12)。MRI:肝脏肿大,$T_1WI$、$T_2WI$肝内信号不均,内见斑片状高信号,边界不清,肝静脉周围见$T_2WI$高信号水肿带,增强表现与CT类似。

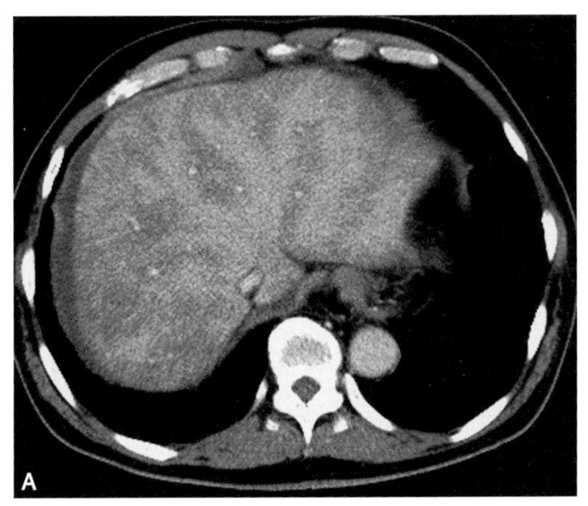


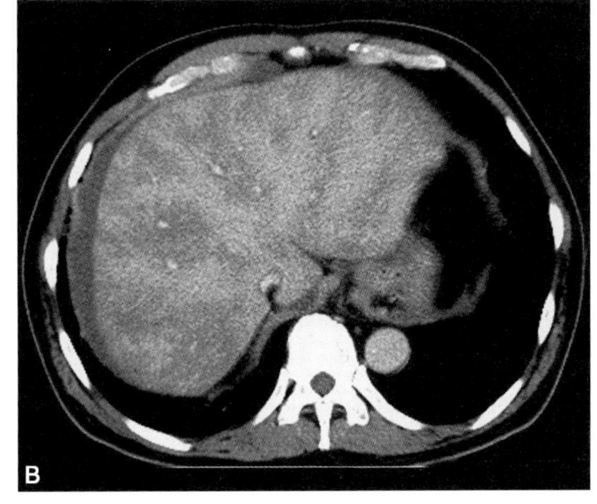


**图9-8-12 肝窦阻塞综合征**

男性,57岁。腹痛、黄疸5天,近期服用土三七史。A、B. 增强CT显示肝脏体积增大,呈不均匀强化,肝内血管纤细、数量减少

## (三)炎性疾病

**1. 肝炎(hepatitis)** 通常可以根据病因分为多种不同的类型:病毒性肝炎、药物性肝炎、酒精性肝炎、中毒性肝炎、自身免疫性肝炎及非酒精性脂肪性肝炎等。病毒性肝炎是指由病毒造成的肝炎,按照其病毒系列不同分为甲、乙、丙、丁、戊和庚六种类型。病毒性肝炎能引起肝脏细胞肿胀,是世界上流传广泛,危害很大的传染病之一,我国最多见的是乙型肝炎。酒精性肝炎是由于长期酗酒导致肝细胞受损所致,患者早期可无明显症状,但肝脏已有病理改变,发病前往往有短期内大量饮酒史。自身免疫性肝炎比较少见,是由于自身免疫所

引起的一组慢性肝炎综合征，多与其他自身免疫性疾病相伴，该病在欧美国家有较高的发病率，我国目前对于该病的报道也日渐增多。自身免疫性肝炎多呈缓慢发病，约占 30%，也可呈急性发病。药物性肝病是指由于药物和（或）其代谢产物引起的肝脏损害。患者在使用某种药物后发生程度不同的肝脏损害，其表现与人类各种肝病的表现相同，以老年人多见。非酒精性脂肪性肝炎的解剖及病理学改变与酒精性肝炎非常相似，但患者无酗酒史，与肥胖症或某些代谢病相关。慢性肝炎多是从急性病毒性肝炎转变而来，另外，机体自身免疫功能紊乱，长期应用损害肝脏药物及机体对药物过敏，酗酒以及某种酶的缺乏，代谢紊乱等均可导致本病的发生。肝炎的基本临床症状类似，患者常表现为乏力、黄疸、肝脾肿大、皮肤瘙痒和体重下降等，病情发展至肝硬化后，可出现腹水、肝性脑病、食管静脉曲张出血等。

急性肝炎表现为肝大，重症肝炎暴发期可因大量细胞坏死而出现肝体积减小，慢性期出现纤维化及硬化表现。US：急性肝炎时肝脏增大，肝缘变钝，肝内部回声减低，胆囊壁可增厚；暴发性肝炎时肝脏体积缩小，表面不整，实质呈不规则、地图样高低混杂回声，还可见腹水。肝炎继续发展，则肝内回声普遍粗糙、肝脏体积缩小、胆管可扩张等。CT：急性及暴发期显示肝脏增大或缩小，肝脏内见点片状低密度影或普遍性密度降低，肝血管周围见“晕环征”，肝内胆管可扩张，增强后呈斑片状或地图状不均匀强化（图 9-8-13）。MRI 平扫肝实质信号不均，并见沿门静脉分支分布的 $T_2$WI 高信号，增强表现与 CT 类似。

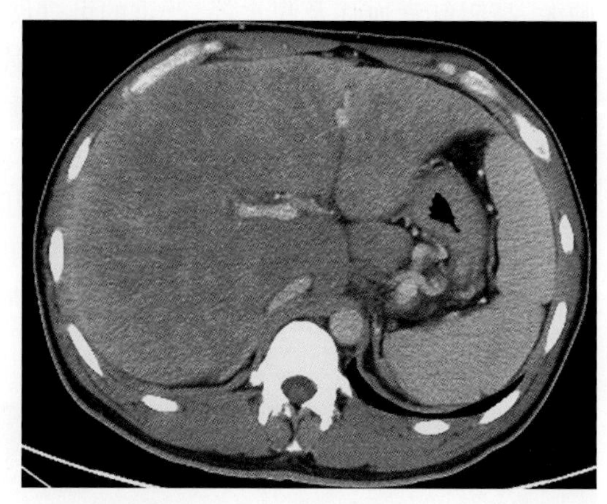

**图 9-8-13　病毒性肝炎**

男性，62 岁。腹泻、腹痛 1 周，血清学检查发现乙型肝炎病毒抗体及抗原阳性。增强 CT 显示肝脏形态饱满，呈不均匀强化，脾体积增大

**2. 肝硬化（cirrhosis）**　临床常见的慢性进行性肝病，由一种或多种病因长期或反复作用形成的弥漫性肝损害。肝硬化的病因包括：病毒性肝炎肝硬化、酒精性肝硬化、代谢性肝硬化、胆汁淤积性肝硬化、肝静脉回流受阻性肝硬化、自身免疫性肝硬化、毒物和药物性肝硬化、营养不良性肝硬化、隐源性肝硬化等。在我国大多数为肝炎后肝硬化，少部分为酒精性肝硬化和血吸虫性肝硬化。病理组织学上肝脏多发肝细胞坏死、结节性再生及纤维结缔组织增生共存。初期增生的纤维组织虽形成小的条索，但尚未互相连接形成间隔而改建肝小叶结构时称为肝纤维化。如果继续进展，小叶中央区和汇管区等处的纤维间隔互相连接，终于使肝小叶结构和血液循环被改建而形成肝硬变。由于病变累及全肝或肝脏大部，引起肝脏的弥漫性改变。早期由于肝脏代偿功能较强可无明显症状，后期则以肝功能损害和门脉高压为主要表现，并有多系统受累。

早期改变可不明显。US：肝脏体积缩小，形态失常，包膜凹凸不平；肝脏实质回声增粗、增强，可见不规则片状偏强回声，透声性差；肝静脉内径明显变细，门静脉及脾静脉内径增宽。胆囊壁增厚水肿，脾脏增大，还可探及腹腔游离液性暗区。CT：肝体积缩小，表面不规则，呈波浪状、锯齿状或呈扇贝状改变；肝裂增宽，各叶比例失调，左叶或尾状叶增大，右叶缩小；肝实质密度多降低，内见多发楔形低密度影，增强后呈均匀或不均匀强化。此外还可见

门静脉高压导致的门静脉管径增粗、周围及腹壁侧支血管形成、脾大和腹水等。MRI：肝脏形态改变及门静脉高压表现与 CT 一致，$T_2$WI 对于含铁肝硬化结节敏感，呈低信号，$T_1$WI 多表现为等信号（图 9-8-14），增强扫描显示肝实质强化欠均匀，延迟期可见肝硬化合并的融合性纤维化出现强化。

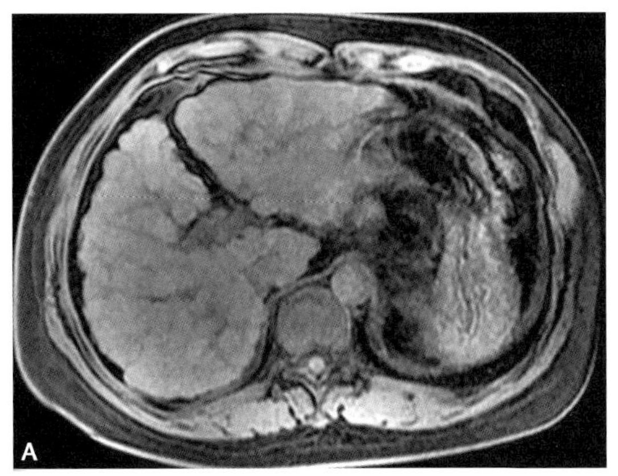


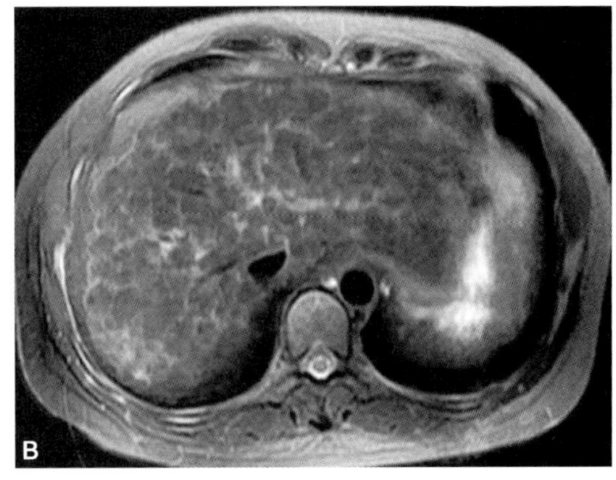


**图 9-8-14　肝硬化**

男性，58 岁。乙型肝炎病史 17 年。A. MRI 平扫压脂 $T_1$WI 显示肝脏体积缩小，表面不规则、肝裂增宽，内见多发等信号结节；B. 压脂 $T_2$WI 显示肝内多发结节呈低信号

## 五、研究进展及存在问题

肝脏弥漫性疾病病种较多，病情较为复杂，有些疾病单纯依赖影像学进行诊断还较为困难，需要密切结合临床资料进行综合分析。目前部分少见疾病的影像学表现还需要进一步病例证实积累，如肝脏黏多糖沉积、淀粉样变的影像总体诊断经验还不多，尤其是其 MRI 表现文献报道不多。理论上其他的一些药物可能也会在肝脏沉积，对肝功能造成一定的损坏，由此造成的影像学的表现也需要进一步探讨，但此方面的研究还很少。另外，由于肝脏弥漫性疾病多与肝脏的代谢功能相关，因此功能影像学在此方面研究也需要进一步加强。

（于德新　王青）

## 参 考 文 献


1. Boll DT, Merkle EM. Diffuse liver disease: strategies for hepatic CT and MR imaging. Radiographics, 2009, 9(6): 1591-1614.
2. Goh V, Gourtsoyianni S, Koh DM. Functional imaging of the liver. Semin Ultrasound CT MR, 2013, 34(1): 54-65.
3. Kanayama Y, Kamiyama N, Maruyama K, et al. Real-time ultrasound attenuation imaging of diffuse fatty liver disease. Ultrasound Med Biol, 2013, 39(4): 692-705.
4. Kang SE, Lee JM, Klotz E, et al. Quantitative color mapping of the arterial enhancement fraction in patients with diffuse liver disease. AJR Am J Roentgenol, 2011, 197(4): 876-883.
5. Karçaaltincaba M, Sirlin CB. CT and MRI of diffuse lobar involvement pattern in liver pathology. Diagn Interv Radiol, 2011, 17(4): 334-342.

6. Lai C, Wang XQ, Lin L, et al. Imaging features of pediatric pentastomiasis infection: a case report. Korean J Radiol, 2010, 11(4): 480-484.

7. Lavelle LP, McEvoy SH, Ni Mhurchu E, et al. Cystic Fibrosis below the Diaphragm: Abdominal Findings in Adult Patients. Radiographics, 2015, 35(3): 680-695.

8. Ozel A, Uysal E, Dokucu AI, et al. US, CT and MRI findings in a case of diffuse lymphangiomatosis and cystic hygroma. J Ultrasound, 2008, 11(1): 22-25.

9. Palmucci S, Attinà G, Lanza ML, et al. Imaging findings of mucopolysaccharidoses: a pictorial review. Insights Imaging, 2013, 4(4): 443-459.

10. Reeder SB, Cruite I, Hamilton G, et al. Quantitative assessment of liver fat with magnetic resonance imaging and spectroscopy. J Magn Reson Imaging, 2011, 34(4): 729-749.

11. Srinivasan S, Tan YQ, Teh HS, et al. Primary hepatic amyloidosis presenting as nodular masses on the background of diffuse infiltration and extreme liver stiffness on MR elastography. J Gastrointestin Liver Dis, 2014, 23(4): 437-440.

12. Zhong L, Chen JJ, Chen J, et al. Nonalcoholic fatty liver disease: quantitative assessment of liver fat content by computed tomography, magnetic resonance imaging and proton magnetic resonance spectroscopy. J Dig Dis, 2009, 10(4): 315-320.

13. Zissen MH, Wang ZJ, Yee J, et al. Contrast-enhanced CT quantification of the hepatic fractional extracellular space: correlation with diffuse liver disease severity. AJR Am J Roentgenol, 2013, 201(6): 1204-1210.

14. 陈锦秀，陈光文，宋彬. 弥漫性肝脏实质疾病的 CT 和 MRI 评价. 中国普外基础与临床杂志，2010，17(2)：195-199.

15. 单鸿，朱康顺，肖湘生，等. 多层螺旋 CT 在肝静脉阻塞型布加综合征诊断和治疗中的应用. 中华医学杂志，2005，85(05)：303-307.

16. 郭勇，胡瑾华，林伟，等. 肝淀粉样变性影像表现 2 例报告及文献复习. 实用放射学杂志，2010，26(3)：376-379.

17. 刘钊，李宏军，于红卫，等. 药物性肝病的 CT 表现与病理对照. 放射学实践，2011，26(1)：51-54.

18. 屈传强，陈雨信，马祥兴，等. 肝脏遗传性毛细血管扩张症影像学表现及临床诊断. 中国现代普通外科进展，2008，11(1)：13-16.

19. 唐业欢，王叶，叶慧义. 脂肪肝的 CT 及 MRI 影像诊断. 中华全科医师杂志，2012，11(12)：890-892.

20. 张国华，孔阿照，方军伟，等. 肝小静脉闭塞病的 CT 表现(附 14 例分析). 中华放射学杂志，2006，40(3)：250-254.

21. 张忠林，梁长虹，李景雷，等. 肝脏嗜酸性粒细胞浸润的多层螺旋 CT 表现. 中华放射学杂志，2009，43(8)：840-843.

# 第九节　肝脏包膜及包膜下病变

## 一、前　　言

肝脏包膜(liver capsule)及包膜下区(subcapsular region)占肝脏的极小部分。肝包膜由邻近双层构成：较厚的纤维内层即 Glisson 膜，覆盖全肝表面；外浆膜层源于腹膜，覆盖除了裸区、肝门及胆囊床之外的区域。覆盖肝脏的脏层腹膜与周围结构相连，如膈腹膜、小网膜(lesser omentum)、圆韧带(ligamentum teres)等。肝包膜下间隙则为 Glisson 膜与肝实质之间的潜在间隙。肝包膜下的区域受除了门静脉及肝动脉之外的第三灌注血流的支配，当门静脉及肝动脉阻塞时其血流动力学也发生改变。因此,肝脏本身的病变、包膜病变、相应区域血管及血流动力学的改变以及外来病变对肝周结构的浸润、侵犯等,均可表现为肝包膜下区域病变。

影像学是检测及诊断肝包膜及包膜下病变的主要方法,超声、CT、MRI 等均具有一定的敏感性。在病变的显示方面,除了轴位图像之外,冠状位和矢状位图像在确定病变的位置以及与周围组织的关系方面是必不可少的。同时,肝包膜及包膜下病变的种类较多,性质不同,进行动态对比剂增强扫描,并密切结合其他临床检查结果可促进诊断水平的提高。

## 二、相关疾病分类

由于肝脏具有特定的解剖和血流动力学特征,各种病变及假病变可发生于包膜及包膜下区。该区域的病变通常包括:

**1. 感染及炎性病变** 许多感染或炎性病变可侵及肝包膜及其下区,感染途径主要是通过腹膜、血液、胆管及肝周韧带等途径。正常的肝包膜 CT 及 MRI 无法显示,但当出现感染或炎性疾病时则可显示肝包膜的增厚、强化以及包膜下和肝周积液、积脓等。

**2. 浸润性疾病** 部分 Glisson 膜包绕门脉系统的肝内部分即称为 Glisson 鞘,Glisson 膜或鞘延伸进入肝胃及肝十二指肠韧带的腹膜下间隙。良恶性肿瘤及慢性炎症可沿着腹膜下扩散并进一步侵及肝脏的包膜下区。

**3. 转移性疾病** 发生于肝包膜及包膜下区的转移性病变源于种植性转移、通过肝周围韧带的浸润及邻近器官恶性肿瘤的直接浸润。这些转移性病灶通常较实质性转移更加不清晰,周围无肝实质环绕。此外,还有一些复合性病变,包括脂肪肝及肝岛、肝表面的肝静脉及门静脉、Glisson 膜假脂肪瘤、融合性纤维化、门静脉积气等(表 9-9-1)。由于肝包膜下第三灌注血流动力学的不同,肝包膜下区也多见各种假病变,具体内容见本章第十节。

**表 9-9-1 肝脏包膜及包膜下病变的分类**

| 分类 | 疾病 |
|---|---|
| 感染及炎性病变 | 肝周炎、结核性腹膜炎、穿透性胆囊炎、肝脓肿、肝周结核脓肿、放线菌病、肝寄生虫病 |
| 浸润性疾病 | 淋巴瘤、髓外造血、慢性炎症 |
| 转移性疾病 | 恶性肿瘤种植性转移、通过镰状韧带浸润、邻近器官直接浸润 |
| 复合性病变 | 局灶性脂肪浸润或肝岛、Glisson 膜假脂肪瘤、融合性肝纤维化、门静脉积气 |
| 假病变 | 第三灌注血流、动脉-门静脉瘘、肝脏的受压、门静脉梗阻、肝静脉或下腔静脉梗阻、肝梗死、肝内静脉瘘形成等 |

## 三、影像诊断流程

由于肝包膜及包膜下疾病种类较多、原因复杂,同时多数假病变的发生与肝脏有关,而其他的多为肝外的疾病,因此在该类疾病的诊断和鉴别方面应首先判断是肝包膜、肝内、还是肝外的疾病。肝包膜病变表现为包膜的增厚、强化;肝包膜下占位性病变边界多较模糊;而肝内病变则多清晰,同时周围肝实质围绕。当病变定位于肝包膜下后,再对病变的性质进行分析,此时应结合临床资料分析病变是肿瘤、炎性或寄生虫等。此时还应结合邻近器官的影像学特征进行综合分析观察,如合并大量腹水时应考虑到腹腔结核或恶性肿瘤腹腔广泛转移的可能,合并肝硬化时则多考虑假病变的可能,腹膜后出现肿大淋巴结则考虑淋巴瘤、转移瘤的可能等(图 9-9-1,表 9-9-2)。

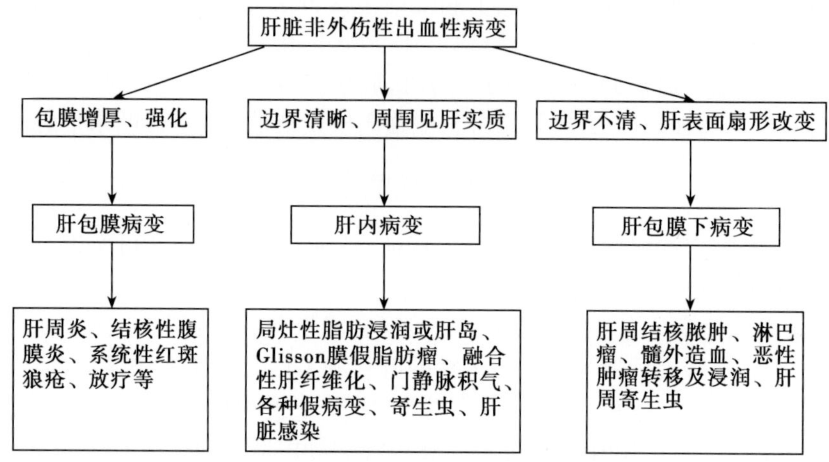


图 9-9-1　肝脏包膜及包膜下病变鉴别诊断流程

表 9-9-2　肝脏包膜及包膜下病变的鉴别诊断

| 疾病 | 临床特点 | 影像学表现 |
|---|---|---|
| 肝周炎 | 盆腔炎性疾病,突发急性上腹疼痛 | 包膜的增厚、强化,邻近肝实质内也见点片状强化灶 |
| 肝周脓肿 | 结核病史或感染症状体征 | 薄而光滑的壁及其内多分隔、轻度强化,邻近腹膜的增厚,腹水 |
| 寄生虫病 | 疫区接触史 | 肝包膜增厚、强化及包膜下囊性病变,邻近肝内簇状微脓肿、轨道征、多发扩张小胆管等 |
| 淋巴瘤 | 骨髓穿刺结果 | 肝门区均匀肿块,可延伸至包膜下,肿大淋巴结等 |
| 髓外造血 | 骨髓增生性疾病或溶血性疾病 | 孤立性或多发病灶,边界清晰,低密度灶,无强化 |
| 恶性肿瘤转移 | 卵巢、胃、十二指肠、胰腺、结肠、阑尾、腹膜、胆囊、肾上腺及肾等部位的恶性肿瘤 | 肝包膜下病变,可多发,边界不清,肝表面因肿瘤导致的扇形改变,可合并腹水、腹腔多发肿块、腹膜增厚等 |
| 假病灶 | 肝硬化、肝脏受压等 | 异常强化,位置特殊 |
| 局灶性脂肪浸润或肝岛 | 肥胖、糖尿病等 | 包膜下地图样边缘、无占位效应、含正常走行血管 |
| Glisson 膜假脂肪瘤 | 无症状 | 肝包膜下脂肪密度 |
| 融合性肝纤维化 | 肝硬化 | 楔形,多为肝包膜下区并自肝门区放射状分布,延迟强化 |

## 四、相关疾病影像学表现

**1. 肝周炎(perihepatitis)**　肝脏腹膜的炎症,与盆腔炎性疾病(Fitz-Hugh-Curtis syndrome)有关。临床症状为突发急性上腹疼痛。Fitz-Hugh-Curtis综合征一般认为是源于盆腔感染的腹膜扩散。CT可显示沿肝周缘的受累包膜的增厚、强化,邻近肝实质内也见点片状强化灶。MRI平扫$T_2$WI可显示肝脏包膜呈线样长$T_2$改变,如合并肝周积液则包膜信号可被掩盖,增强扫描可见包膜的线样强化,包膜下肝实质内的小片状强化(图9-9-2)。肝表面强化可见于系统性红斑狼疮及其他炎性疾病,如穿透性胆囊炎及肝脓肿、结核性腹膜炎、放疗导致的炎性改变等。

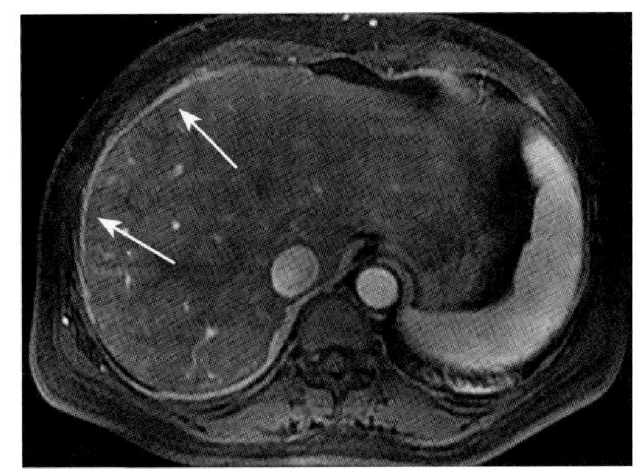

**图9-9-2　肝周炎**

女性,41岁。腹痛发热6天。MRI增强扫描$T_1$WI显示肝包膜增厚并线样强化,邻近肝实质内见小点片状强化灶

**2. 肝周脓肿(perihepatic abscess)**　常发生于右肝下间隙、左右膈下间隙、小网膜囊。右侧发生率比左侧高2~3倍。① 肝周结核脓肿(perihepatic tuberculous abscess):表现为薄而光滑的壁,其内多分隔,增强后囊壁及分隔可轻度强化,同时可伴邻近腹膜的增厚、强化,腹腔及腹膜后淋巴结可肿大,可合并腹水(图9-9-3);② 放线菌病(actinomycosis):放线菌病是一种不活跃的、慢性感染性疾病,主要位于口腔、结肠及阴道内。典型表现为致密纤维组织包裹的脓液,随时间延长可越过天然屏障进入邻近组织,并形成瘘或窦道。CT表现为浸润性占位,具有丰富的肉芽肿及纤维组织,可明显强化,有时为边缘强化,一般病变较局限。

**3. 肝脏寄生虫病(liver parasitosis)**　肝脏的阿米巴病(amebiasis)、棘球蚴病(hydatid disease)、血吸虫病(clonorchiasis)是相对常见的疾病。血吸虫成虫主要存在于中等及小的肝内胆管内,寄生虫常通过门脉系统侵及肝脏,在肝内随机分布。其他疾病包括肝吸虫病(fascioliasis)、肺吸虫病(paragonimiasis)、裂头蚴病(sparganosis)等,寄生虫可穿过肠壁、经腹膜腔再穿越Glisson膜后进入肝脏,最初主要位于包膜下区,当进入肝脏中心区后可发生出血、坏死、炎症及继发性纤维化。

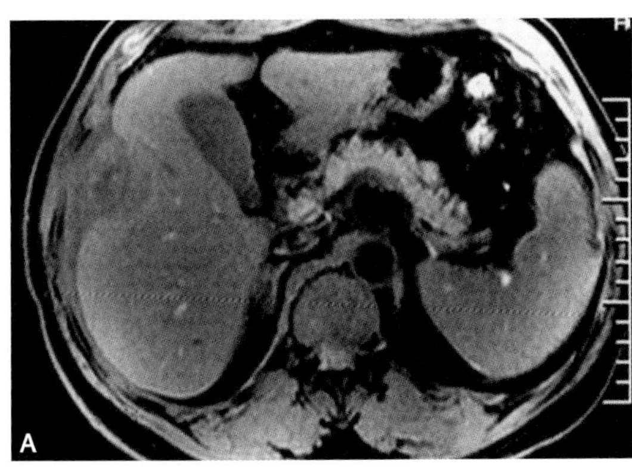


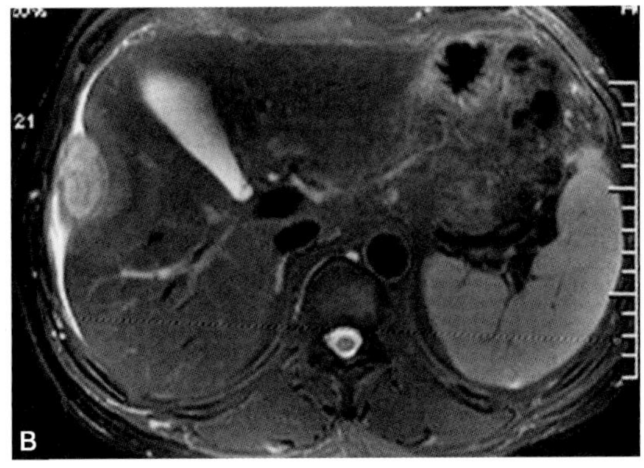

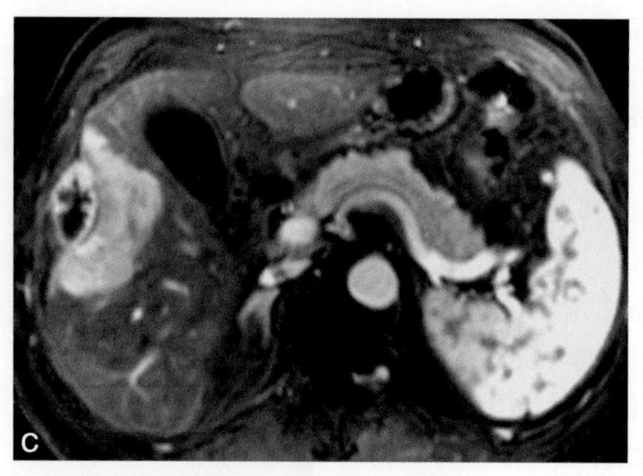

图 9-9-3　肝包膜下结核

女性，23 岁。发现肺结核 3 个月，腹痛不适 20 余天。A. 压脂 $T_1$WI 显示肝包膜下梭形低信号；B. 压脂 $T_2$WI 显示肝包膜下一类圆形高信号，周围见线样长 $T_2$高信号积液；C. 增强 MRI 动脉期显示病变囊壁及邻近肝实质明显强化

影像学表现为肝包膜的增厚、强化及包膜下的囊性病变（图 9-9-4）。MRI 显示包膜明显强化，邻近肝脏内边界不清、呈轨道征及结节样改变的病灶，但缺乏特异性。肝包膜下簇状微脓肿并轨道征可提示肝吸虫感染，胸腔积液及肺囊肿提示肺吸虫。血吸虫表现为弥漫、一致的小的肝内胆管的扩张、胆管壁的增厚，大胆管轻度或无扩张，一般无局限性梗阻。

**4. 淋巴瘤（lymphoma）**　原发性肝淋巴瘤少见，男女比例为 5∶1，大部分为 B 细胞淋巴瘤。继发性淋巴瘤影像学表现变化不一，可为单发或多发小结节至弥漫性浸润性肿瘤。

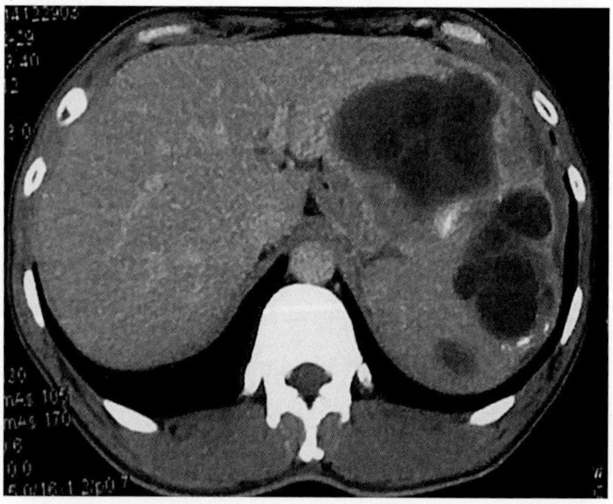

影像学表现为肝内或肝门区门静脉旁浸润性的均匀肿块，密度均匀，一般无中心区域坏死，伴轻度不规则的扩大的边界，增强后强化程度较低，边界较清晰（图 9-9-5）；随着肿瘤进展，肿块可侵及肝脏包膜下区。在影像学上需与"门脉旁晕征"及"轨道征"鉴别，后者的典型特征为是门脉分支周围环绕的液体或低密度影呈现较厚的晕征，同时可见淋巴结肿大等。

图 9-9-4　肝棘球蚴病

男性，34 岁。腹部不适半年余。强化 CT 显示肝左叶包膜下及脾周多发囊性低密度影，边界清晰，强化不明显

**5. 髓外造血（extramedullary hematopoiesis）**　代偿性骨髓外造血细胞的产生，可由骨髓增生性疾病或溶血性疾病导致。髓外造血的区域出现于肝、脾、淋巴结，可能源于多能干细胞。骨髓纤维化时可见肝均匀增大，一些报道也发现肝脏的局部的骨髓转化。肝内病灶表现为孤立性或多发病灶，孤立性肝内骨髓转化表现为边界清晰的低密度灶，增强后无强化；髓外造血可侵及肝包膜下区，类似于淋巴瘤在包膜下区的浸润（图 9-9-6）。

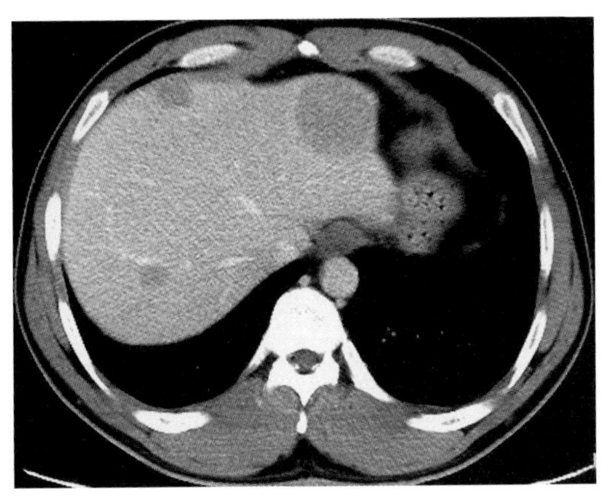

图 9-9-5　肝淋巴瘤

男性,41 岁。乏力、低热 1 个月,上腹部闷胀不适。强化 CT 显示肝实质及肝包膜下一类圆形低密度影,边界清晰,密度均匀,强化不明显

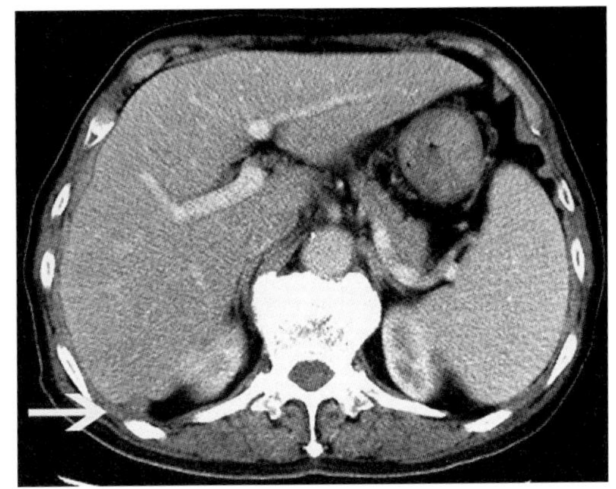

图 9-9-6　肝包膜下髓外造血

女性,43 岁。贫血。强化 CT 显示肝右叶包膜下一类圆形低密度结节,穿刺活检证实髓外造血

**6. 恶性肿瘤转移(metastasis)**　① 种植性转移(implantation metastasis):腹膜容易为许多恶性肿瘤播散转移。膈肌种植表现为膈肌结节状或斑片状增厚,侵及肝脏表现为肝表面因肿瘤导致的扇形改变,强化程度低于肝实质,肿瘤可沿着镰状韧带扩散,易与肝实质内的转移相混淆。卵巢癌患者应注意肝包膜种植或包膜下浸润与实质转移的鉴别。包膜种植可手术切除,而肝内转移则较困难(图 9-9-7,图 9-9-8)。② 通过镰状韧带的浸润:肝脏通过肝周韧带与脏器及腹膜外区域沟通。肝脏后上部由冠状韧带固定、下及中部有肝胃及肝十二指肠韧带、前部由镰状韧带固定,源于胃、十二指肠、胰腺、结肠、前腹壁及其他器官的恶性肿瘤可沿上述韧带浸润。③ 邻近器官的直接浸润:胃、胆囊、肾上腺及肾等邻近肝脏的恶性肿瘤可直接侵及肝脏,如胆囊癌可直接浸润肝脏。

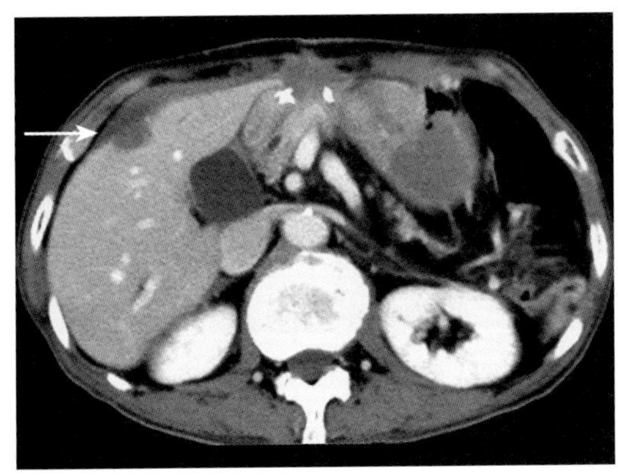

图 9-9-7　胃癌肝包膜下转移

女性,47 岁。消瘦、贫血半年。强化 CT 显示肝右叶包膜下一低密度结节,强化不明显

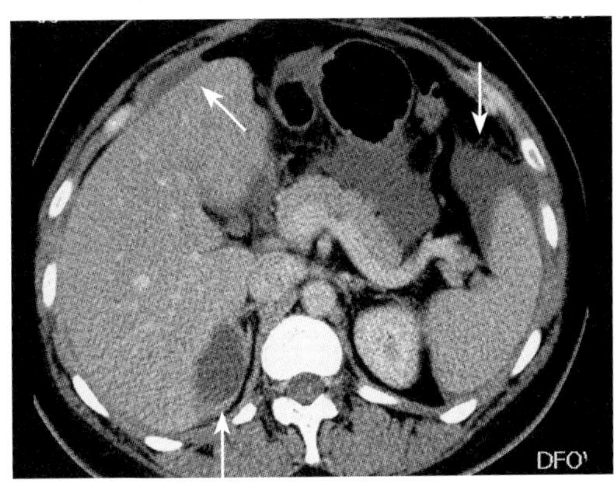


图 9-9-8　卵巢癌肝包膜下及腹腔转移

女性,52 岁。卵巢癌术后 2 个月。强化 CT 显示肝包膜下、腹腔内及脾周多发囊性低密度影,强化不明显

**7. 肝血流动力学改变有关的假性病灶及良性改变** 肝脏由于第三灌注血流、动脉-门静脉瘘、肝脏的受压、门静脉梗阻、肝静脉或下腔静脉梗阻、肝梗死、或肝内静脉瘘等导致的血流动力学的改变可产生许多包膜下区的假性病变及良性改变(图 9-9-9)。

**8. 局灶性脂肪浸润或肝岛(focal fatty infiltration or fatty sparing)** 发生位置较独特,常邻近镰状韧带或静脉韧带、肝门、胆囊窝或包膜下,其发生与可能静脉异常血流有关。典型表现为包膜下地图样边缘、无占位效应、含正常走行血管的局灶性低密度区,此为脂肪浸润;脂肪浸润肝组织之间或肝脏边缘为正常密度的肝岛,形态大小不一,增强后无强化(图 9-9-10)。

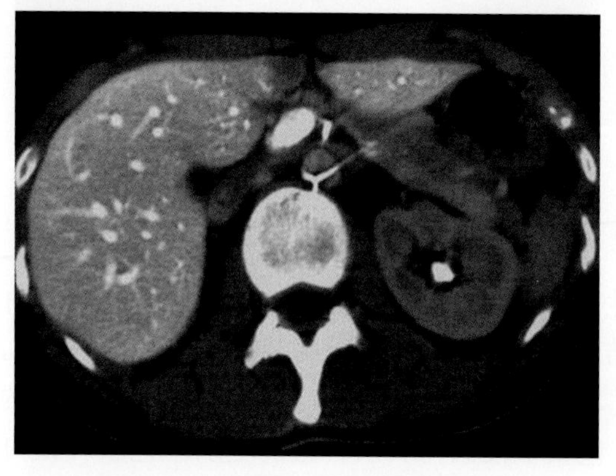

**图 9-9-9 肝镰状韧带旁假性病变**

女性,23 岁。增强 CT 显示镰状韧带右缘类圆形低密度影,强化不明显

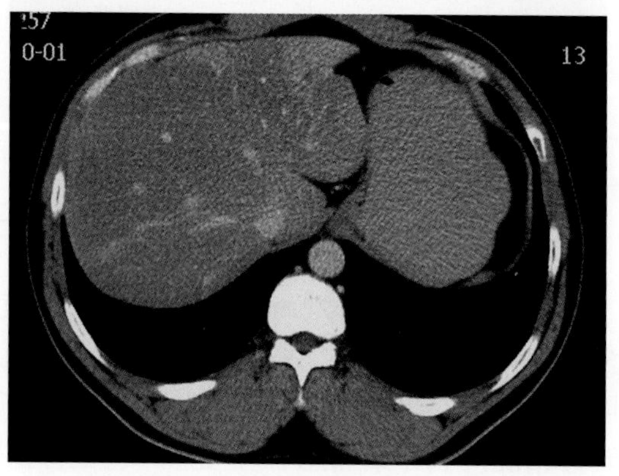

**图 9-9-10 肝局灶性脂肪浸润及肝岛**

男性,36 岁。CT 平扫显示肝脏内地图样密度减低区,其内血管走行分布正常,肝左叶前缘为正常肝岛

**9. Glisson 膜假脂肪瘤(pseudolipoma of Glisson capsule)** 少见,可能原因为游离的结肠脂肪(悬脂垂)退变并由纤维膜包裹,再进入膈肌与肝脏上面之间。CT 表现为位于肝表面的、边界清晰的含脂肪的结节或软组织影,可突出于肝表面,增强后无强化(图 9-9-11)。

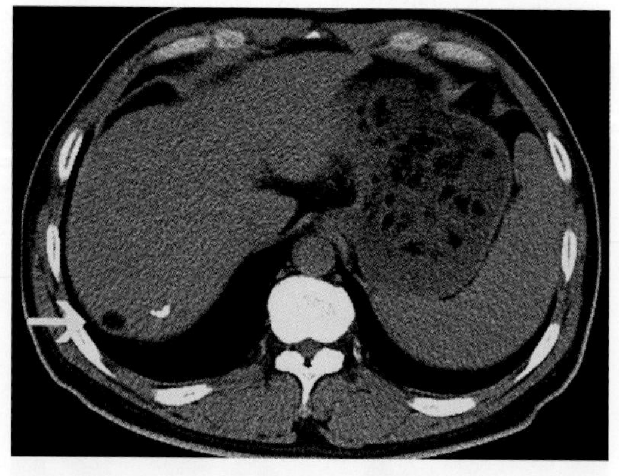

**图 9-9-11 Glisson 膜假脂肪瘤**

男性,45 岁。腹胀,查体。CT 平扫显示肝脏右边缘含脂肪组织小结节

**10. 融合性肝纤维化(confluent hepatic fibrosis)** 局灶性融合性肝纤维化表现为楔形,多位于肝包膜下区并自肝门区放射状分布,多数累及左叶中段和(或)右叶前段。CT 表现为肝脏体积变小,病变为低密度、增强后为等或略低密度;MRI 平扫表现为 $T_1WI$ 低信号、$T_2WI$ 高信号,增强扫描呈典型的延迟强化(图 9-9-12)。

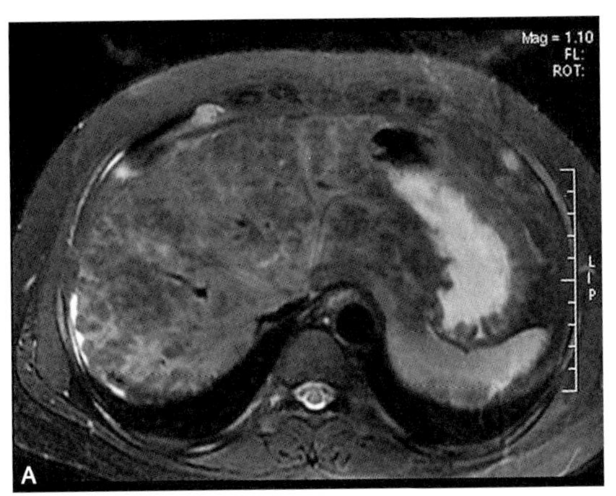


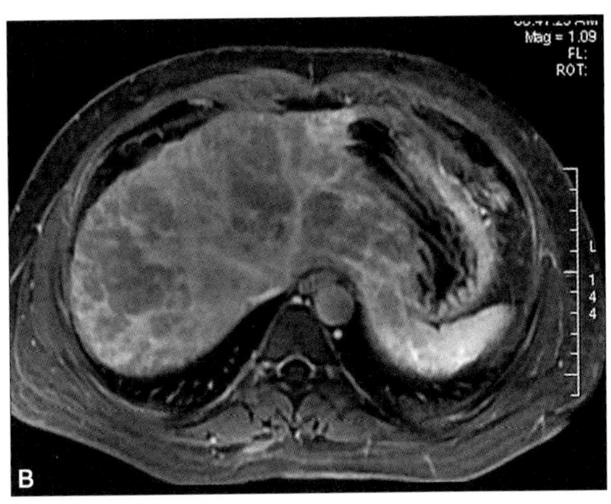


**图 9-9-12　融合性肝纤维化**

男性,55 岁。慢性乙型肝炎 10 余年,近期厌食乏力。A. 压脂 $T_2WI$ 显示肝内放射状分布的长 $T_2$ 略高信号;B. 增强扫描 $T_1WI$ 显示病变呈延迟强化

## 五、研究进展及存在问题

随着影像学技术的不断发展、各种相关疾病病理机制的深入研究,对肝脏包膜、包膜下及假病变的认识不断加强,显著提高了肝脏疾病的诊断和鉴别诊断水平。尽管肝脏包膜及包膜下区域很小,但是由于特殊的血流动力学及解剖学特点,该区域的病种较为复杂,影像学表现各异。另外,其他的一些罕少见疾病,如膈肌肿瘤、神经纤维瘤、胸壁病变、腹膜和网膜病变等也会导致肝周的异常改变,其具体影像学表现需要病例的积累和总结。

由于肝脏周围韧带是成像的盲区,因此肝外疾病如何沿着韧带向肝内浸润,同时肝包膜、包膜下及邻近肝脏疾病之间的互相关系及影响也需要进一步探讨。另外,各种肝脏假病变的具体的产生机制,以及肝脏实性病变与假病变的关系也需要深入研究。

（于德新　王青）

## 参 考 文 献


1. Décarie PO, Lepanto L, Billiard JS, et al. Fatty liver deposition and sparing: a pictorial review. Insights Imaging, 2011, 2(5): 533-538.
2. Dusak A, Onur MR, Cicek M, et al. Radiological Imaging Features of Fasciola hepatica Infection-A Pictorial Review. J Clin Imaging Sci, 2012, 2: 2.
3. H'ng MW, Kwek JW. Imaging appearance of severe subcapsular hepatic steatosis: mimicking hepatic embolic infarcts. Br J Radiol, 2010, 83(989): e98-100.
4. Kim YK, Park G, Kim CS, et al. CT and MRI findings of cirrhosis-related benign nodules with ischaemia or infarction after variceal bleeding. Clin Radiol, 2010, 65(10): 801-808.
5. Kudo H, Ishizawa T, Tani K, et al. Visualization of subcapsular hepatic malignancy by indocyanine-green fluorescence imaging during laparoscopic hepatectomy. Surg Endosc, 2014, 28(8): 2504-2508.
6. Lee JW, Kim S, Kwack SW, et al. Hepatic capsular and subcapsular pathologic conditions: demonstration with CT

and MR imaging. Radiographics,2008,28(5):1307-1323.

7. Prasad SR,Wang H,Rosas H,et al. Fat-containing lesions of the liver:radiologic-pathologic correlation. Radiographics,2005,25(2):321-331.
8. Pua U. Extrahepatic biloma——potential imaging pitfall with "no-touch" wedge ablation of subcapsular liver tumors. J Vasc Interv Radiol,2014,25(4):655-656.
9. Sousa MS,Ramalho M,Herédia V,et al. Perilesional enhancement of liver cavernous hemangiomas in magnetic resonance imaging. Abdom Imaging,2014,39(4):722-730.
10. Takahashi A, Saito H, Takahashi Y, et al. Cyst-like extension of hepatic subcapsular bleeding caused by ruptured hepatocellular carcinoma into the bursa omentalis. Hepatol Res,2009,39(10):1010-1014.
11. Wani NA,Kosar T,Gojwari T,et al. Intrabiliary rupture of hepatic hydatid cyst:multidetector-row CT demonstration. Abdom Imaging,2011,36(4):433-437.
12. 陈红桃,曹新生,杨柯,等. 肝脏假肿瘤性病变螺旋 CT 表现. 临床放射学杂志,2011,30(4):527-529.
13. 杜伟,张靓,顾伟,等. 肝脏巨片形吸虫感染的 CT 和 MRI 表现. 实用放射学杂志,2014,30(5):804-807.
14. 李琴,杜伟,张靓,等. 人体肝脏巨片形吸虫感染影像学表现. 影像诊断与介入放射学,2014,23(3):200-204.
15. 王晓军,杨四清,刘义,等. 肝脏炎性假瘤的 CT 诊断与病理分析. 放射学实践,2009,24(12):1320-1323.
16. 张丽敏,滕陈迪,黄崇权,等. 门静脉-肝静脉瘘的多层螺旋 CT 诊断. 中国临床医学影像杂志,2011,22(1):38-40.
17. 张雪辉,梁碧玲,钟镜联. 动态增强 MRI 肝脏假肿瘤性病变和高血供型肝癌的研究. 中国 CT 和 MRI 杂志. 2005,3(4):16-18.

# 第十节　肝脏异常血管、血流动力学改变及假性病灶

## 一、前　　言

肝脏供血丰富,主要为肝动脉、门静脉,还有来自邻近的组织结构的第三灌注血流。各种原因均可导致肝内出现各种异常的血管和(或)血流动力学改变,与此相关的肝脏假性病变也非常多见,充分了解假性病变的产生机制、表现特点对于肝脏疾病的诊断和鉴别诊断方面具有重要的意义。肝脏内异常血管、血流动力学改变及假性病变多在对比剂动态增强时出现,动脉期或静脉期表现具有一定的特征性,须结合这些图像及患者的临床资料仔细观察分析。

肝脏假性病变的主要原因包括:① 肝脏受到短暂的局部压迫,如深吸气时肋骨及膈肌束对肝脏的压迫;② 肝脏肝动脉及门静脉之外的第三灌注血流、肝动脉-门静脉瘘、肝静脉或下腔静脉梗阻、肝内血管分流、炎性充血、肿瘤盗血等血流动力学的改变均可产生许多包膜下区的假病变;③ 医源性假瘤,即与医疗诊治过程有关的肝脏假性病变。

## 二、相关疾病分类

肝脏假性病变主要与血管异常导致的血流动力学异常有关,此外还有呼吸导致的肝脏局部受压及各种医疗行为所致的异常改变有关,因此肝脏假性病变主要分为三类(表 9-10-1)。肝脏假性病变主要由于异常血流,而其内部原因也较为复杂,因此具体到每一种疾病的诊断和分析时也应该仔细考虑到每一种特殊的类型,如门-体静脉分流又细化为几个类型。肝脏

由于血流动力学异常所致的影像学表现主要包括四型：① 肝叶、段型；② 楔型；③ 不规则型；④ 弥漫型。除此之外，还应注意假性病变的强化情况，如异常灌注血流表现为动脉期强化，而医源性假瘤多为低密度。

表 9-10-1　肝脏假性病变的病因分类

| 分类 | 疾病 |
| --- | --- |
| 肝脏局部受迫 | 深吸气时肋骨及膈肌束对肝脏的压迫 |
| 异常血流 | 第三灌注血流、肝内门-体静脉分流、肝动脉-门静脉分流、门静脉梗阻、肝静脉及下腔静脉梗阻、肝梗死 |
| 医源性假瘤 | TACE 术后肝内的碘油沉积、外科手术后局部肝实质的缺损、经皮活检或射频手术后的局限性低密度、放射性照射损伤 |

## 三、影像诊断流程

肝脏的假性病变有一定的位置特点，在影像诊断过程中首先判断病变是位于肝内还是肝外，如果病变位于肝内则需要分析是否与强化相关，如果发现异常的血管则为肝内的门-体静脉分流、门静脉梗阻、肝静脉或下腔静脉梗阻等，如果病变位于肝包膜下则多为第三灌注血流或肝动脉-门静脉分流、肝脏的受压、部分医源性假瘤等（图 9-10-1）。每种假性病变因原因不同而症状不同，影像学表现也各异，在鉴别诊断中应密切结合临床表现及不同的影像学表现而进行分析判断（表 9-10-2）。

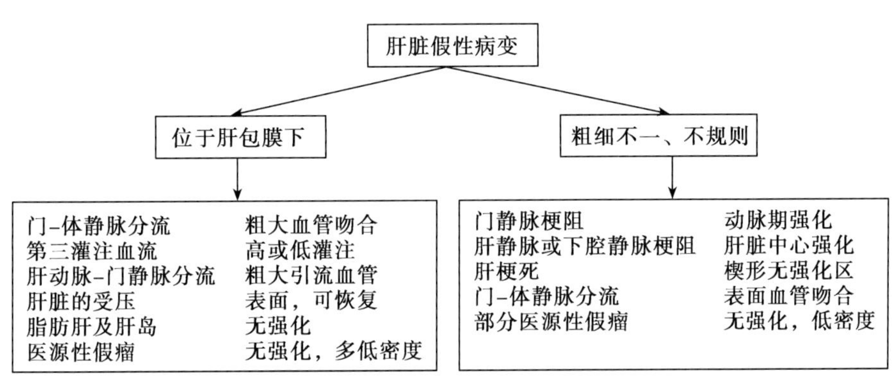


图 9-10-1　肝脏假性病变鉴别诊断流程

表 9-10-2　肝脏假性病变的鉴别诊断

| 疾病 | 临床特点 | 影像学表现 |
| --- | --- | --- |
| 肝外压性假性病变 | 无症状 | 局部肝组织受压，调节呼吸幅度时病变消失 |
| 第三灌注血流 | 无症状、上腔静脉阻塞等 | 好发于胆囊静脉、胆管周围静脉、腹壁上静脉-附脐静脉系统，可合并脂肪肝和肝岛 |

续表

| 疾病 | 临床特点 | 影像学表现 |
|---|---|---|
| 肝内门-体静脉分流 | 门静脉高压 | 门静脉、肝静脉扩张吻合 |
| 肝动脉-门静脉分流 | 肿瘤、医源性损伤、肝硬化、门脉梗阻或压迫等 | 肝脏边缘楔形高强化伴或不伴内部出现穿行血管、门静脉期为等或略高强化 |
| 门静脉梗阻 | 静脉栓、肿瘤浸润、压迫及手术结扎 | 均匀性局部强化及非均匀肝周强化 |
| 肝静脉或下腔静脉梗阻 | 血栓、巴德-吉亚利综合征、肿瘤等 | 动脉期肝脏中心区域呈片状强化，而肝周则为低强化；尾状叶因独立引流静脉而产生代偿，导致强化增加、体积增大 |
| 肝梗死 | 罕见，手术或外伤史 | 表现为楔形、边缘清晰锐利的低强化区，并向肝表面延伸 |
| 医源性假瘤 | TACE 术后、外科手术后、经皮活检或射频手术后、放射性照射等 | 局限性低密度或包膜凹陷 |

## 四、相关疾病影像学表现

**1. 肝外压性假性病变(extrahepatic compressive pseudolesion)** 在肝脏影像学检查中，在屏气或深吸气时一些邻近的组织如肋骨及膈肌等可能对肝脏形成局限性的压迫，导致该区域门静脉灌注量减少和轻度肝动脉血供的增加。影像学特点：局部肝组织受压，假性病变位于包膜下，动脉期为等密度或轻微强化，平衡期或延迟期为等密度，调节呼吸幅度时病变消失(图 9-10-2)。

**2. 第三灌注血流(the third inflow blood)** 肝脏在接受肝动脉及门静脉血流的同时，也接受邻近组织器官发出的一些供血血管，称为第三灌注血流，包括胆囊静脉、胆管周围静脉、腹壁上静脉-附脐静脉系统。胆囊静脉直接通过其肝床(Ⅳ和Ⅴ段)进入肝脏，或者经 Calot 三角汇入肝门的胆管周围静脉系统；胆管周围静脉系统位于肝十二指肠韧带内，并收集胰头、胃远侧部分、胆管系统的静脉血；腹壁-附脐静脉系统由围绕镰状韧带的小静脉构成，可将前腹壁的静脉血直接引流至肝脏。假性病变常与这些血管产生的局部血流动力学的改变有关。不同的第三灌注血管在对比剂增强 CT 上的显示时相变化很大：胆囊静脉通过肝床迅速入肝，其假性病变表现为动脉期围绕胆囊的强化区(图 9-10-3)；经胆管周围静脉系统的血流稍晚一些，假性病变表现为动门脉期(动脉晚期或门静脉早期)的强化，典型的假性病灶位于Ⅳ段的背侧；通过腹壁上静脉-附脐静脉系统到达肝脏的血流则更晚，通常出现在延迟门脉期，因此假性病变罕见强化(图 9-9-9)。这些假性病变常表现为一过性强化差异，影像学表现为发生于动脉期，表现为楔形、直边形，内见穿插血管，静脉期恢复正常。

长期的局部肝组织血供的变化可导致局灶性脂肪变或弥漫性脂肪肝背景下出现的正常的肝岛，形成类似肝内肿瘤的假性病变。局灶性脂肪肝多见于镰状韧带周围、胆囊床、第一肝门旁或肝包膜下区，病变呈圆形、条形、三角形或不规则，无占位效应(图 9-9-10，图 9-10-4)。

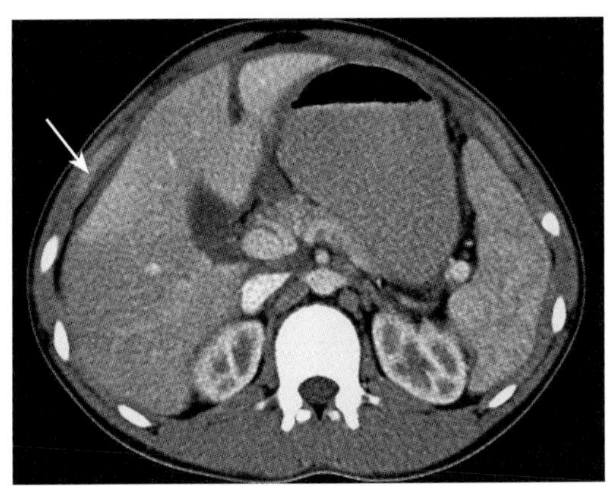

**图 9-10-2　肝外压性假性病变(膈肌)**

强化 CT 显示肝右叶外缘膈肌压迫肝脏,邻近肝实质轻度强化(白箭)

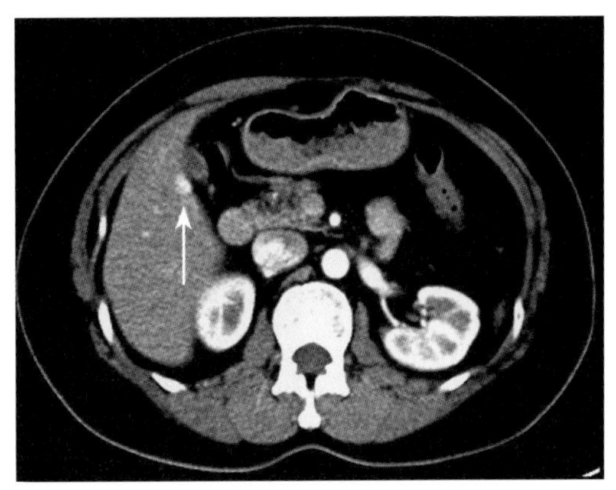

**图 9-10-3　第三灌注血流(胆囊静脉)**

增强 CT 显示肝右叶胆囊窝旁小片状强化灶(白箭)

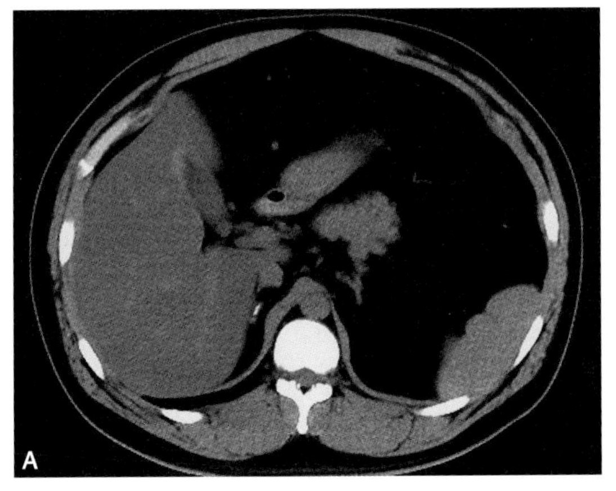


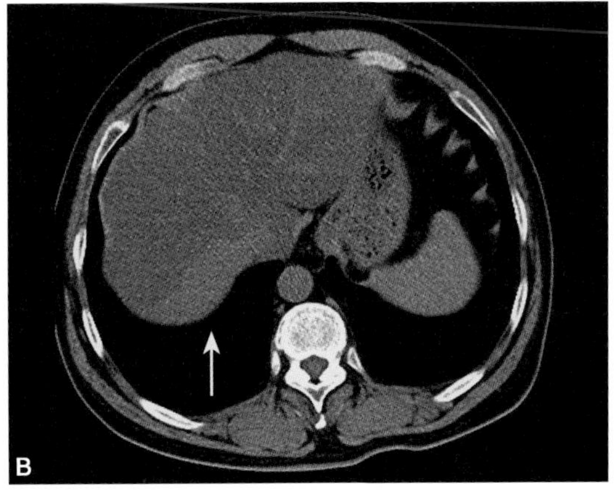


**图 9-10-4　脂肪肝及肝岛**

A、B. CT 平扫显示肝脏密度降低,其内血管呈相对略高密度;胆囊窝旁肝内见小片状相对高密度的肝岛,肝右叶后缘带状相对高密度的肝岛(白箭)

**3. 肝内门-体静脉分流(portal-systemic venous shunt)**　多见于门静脉高压患者,肝内门-体静脉分流根据其位置可分为两类:① 肝静脉型:肝内门静脉与肝静脉在肝内或肝表面吻合(图 9-10-5)。其中在肝内吻合时,门静脉通过肝内扩张的静脉瘤与肝静脉连接,动态 CT 显示扩张的门静脉分支流入静脉瘤,再汇入肝静脉,肝静脉早显;在肝表面吻合时,门静脉与肝静脉均扩张,但单纯强化 CT 无法显示一些分流,小分流可被误诊为血管瘤。② 体静脉型:主要包括镰状韧带型(脐及附脐静脉型)、尖型(apex type)、右后门静脉型(right posterior portal vein type)、裸区型(bare area type)、左三角韧带型(left triangular ligament type)等。经肝门-体静脉分流在门脉高压及上腔静脉综合征时为重要的侧支血管,这些分流在常规增强图像上类似血管瘤,静脉期则因灌注缺损形成假肿瘤样病变(图 9-10-6)。

**4. 肝动脉-门静脉分流(hepatic artery-portal vein shunt)**　导致动脉血进入门静脉血流分布区,原因为肿瘤、医源性损伤如穿刺或胆管引流、肝硬化、门脉梗阻或压迫等。

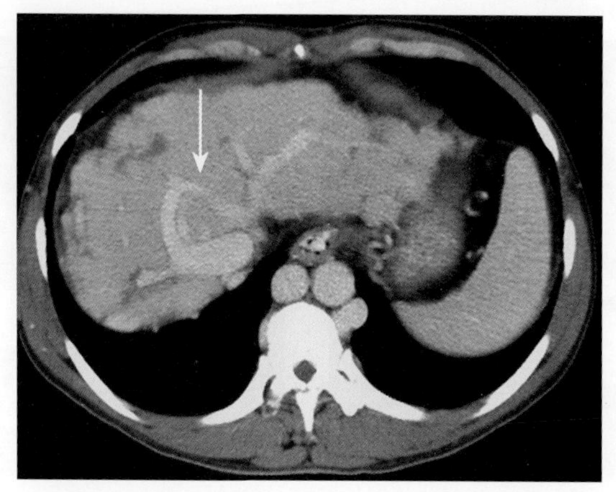

**图 9-10-5　肝内门-体静脉分流(肝静脉型)**

男性,57 岁。慢性乙型肝炎 10 余年,呕血 1 周。增强 CT 显示门静脉右支经扩张的肝静脉分支引流入肝静脉及下腔静脉,食管下段及周围见迂曲扩张静脉血管

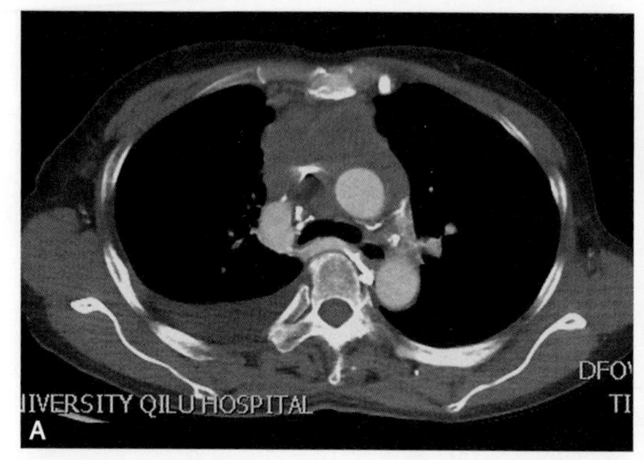


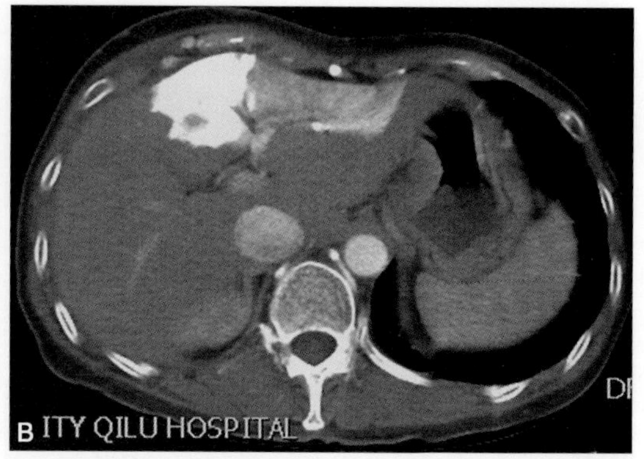


**图 9-10-6　肝内门-体静脉分流(体静脉型)**

男性,67 岁。咯血 2 周。A、B. 增强 CT 显示纵隔肿大融合淋巴结(肺癌转移)累及上腔静脉,上腔静脉受压明显变细;前胸壁及附脐静脉扩张开放,肝脏前缘见异常强化

CT 动脉期为肝脏边缘楔形高强化伴或不伴内部出现穿行血管、门静脉期为等或略高强化(图 9-10-7)。肝实质压力增加,门静脉血流减少,相应节段动脉供血因此增加。

**5. 门静脉梗阻(portal vein obstruction)**　静脉栓、肿瘤浸润、压迫及手术结扎等均可能导致门静脉梗阻,使动脉血灌注异常增加,这是由于经肝窦、经脉管、经肿瘤特别是经胆管周围血管丛等途径对血流减少的门静脉进行代偿。

门静脉梗死时,动脉血增加表现为两种形式:① 均匀性局部强化:由于瘤栓、血栓或者是门静脉的狭窄或受压;② 非均匀肝周强化:原因为栓塞的门静脉主干的海绵样改变,因供应中央区的侧支血管比周边多,因此周边的动脉血流代偿增加,导致周边出现散在的高强化区(图 9-10-8)。

**6. 肝静脉或下腔静脉梗阻(hepatic vein or inferior vena cava obstruction)**　肝静脉梗阻时,使肝窦压力增加,肝窦-门静脉压力梯度逆转,于是,门静脉成为引流静脉。门静脉血流方向的逆转导致门静脉灌注减少,肝周的肝动脉血流增加。当肝静脉血流减少时,血流动

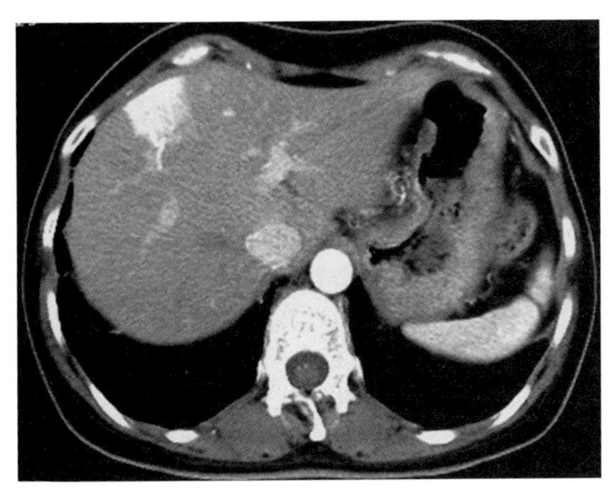

**图 9-10-7　肝动脉-门静脉分流**

男性,56 岁。乙型肝炎、肝硬化 7 年。增强 CT 显示肝右叶边缘异常强化灶,其后缘见肝动脉进入其内

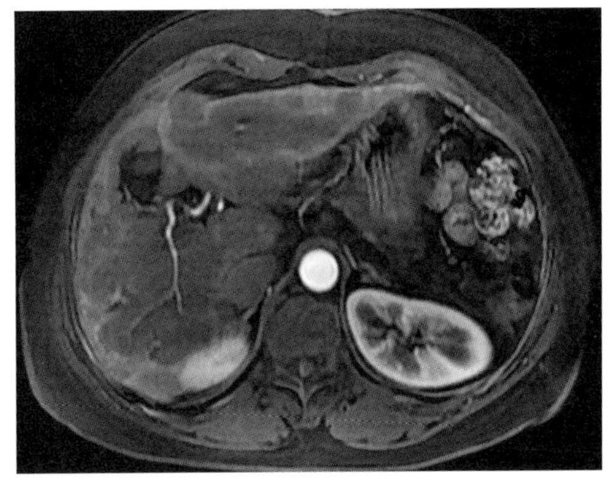

**图 9-10-8　门静脉梗阻**

男性,61 岁。乙型肝炎、肝硬化 7 年,门静脉血栓形成。MRI 增强 $T_1$ WI 显示肝脏边缘多发异常强化

力学变化复杂,并因其急慢性及严重的程度、梗阻位置的不同而表现各异:肝静脉梗阻急性期时,门静脉成为引流静脉,导致功能性肝动脉-门静脉分流,表现为动脉期肝脏中心区域呈片状强化,而肝周则为低强化(图 9-8-9)。尾状叶因独立的引流静脉而产生代偿,导致强化增加、体积增大,偶可见包膜下强化,可能由于包膜下区引流静脉较为独立有关。慢性期,因肝充血而坏死区为纤维组织取代,肝静脉通过侧支血管重建引流。可见网格状不均匀强化,特别在肝周区。下腔静脉阻塞时,强化时部分对比剂可经胸廓内静脉、腹壁上静脉、Sappey 上静脉(vein of Sappey/附脐静脉)抵肝并在Ⅳ段头侧产生明显的动脉期强化。

**7. 肝梗死(liver infarction)**　罕见。随着肝移植及腹腔镜胆囊切除的增加,肝梗死的发生率也相应增加。影像学上表现为楔形、边缘清晰锐利的低强化区,并向肝表面延伸。

**8. 医源性假瘤(iatrogenic pseudotumor)**　肝脏治疗可引起肝脏局灶性的改变,影像学上类似肿瘤,成为医源性假瘤。介入治疗术后肝内的碘油沉积(图 9-10-9)、外科手术后局部肝实质的缺损、经皮活检或射频手术后的局限性低密度(图 9-10-10)、放射性照射损伤引起的局限性低密度或包膜凹陷等。

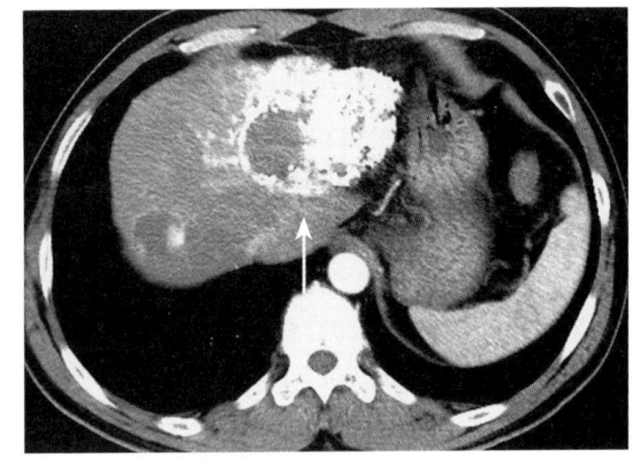

**图 9-10-9　肝脏医源性假瘤**
**(肝海绵状血管瘤介入术后)**

男性,43 岁。查体发现肝脏多发海绵状血管瘤,介入治疗后 2 周。强化 CT 显示肝左叶团块状高密度碘油沉积(白箭)

## 五、研究进展及存在问题

肝脏供血复杂,灌注及引流血管受各方面的影响变化较大,因此形成假性病变的原因也各异。随着各种影像学技术的发展,目前人们对各种假性病变的认识不断增强,特别是肝内

第三灌注及血管分流在其中的作用得到了证实,使肝脏疾病的诊断和鉴别诊断水平不断得到提高。但目前有一些机制性的原因依旧不清,如局灶性脂肪肝、肝岛的形成机制、一过性强化差异的真正原因等都需要进一步的研究。另外,由于各种血流因素导致的假性病变的存在,他们对肝功能的影响,以及功能影像学技术在评估这些假病灶中的价值等,都需要进一步探讨。

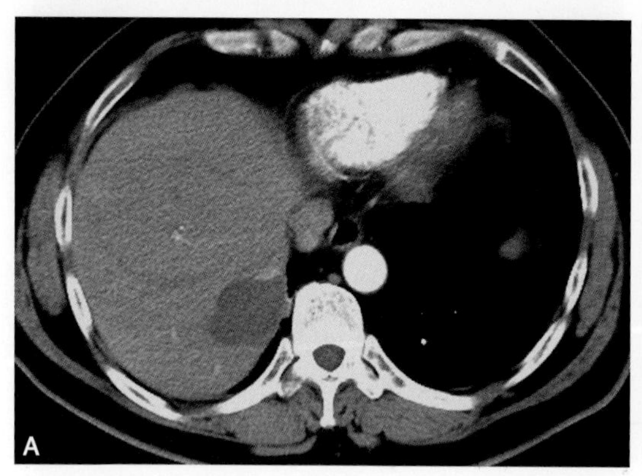


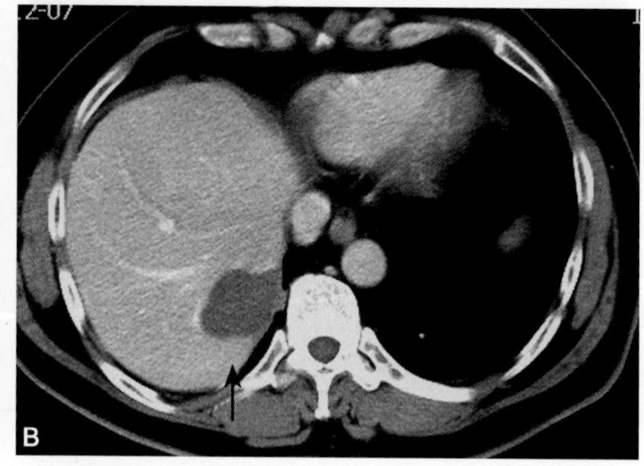


**图 9-10-10　肝脏医源性假瘤(肝转移瘤射频治疗术后)**

女性,54 岁。直肠癌术后 2 年,查体发现肝脏转移瘤,微波射频治疗后 1 月。强化 CT 显示肝右叶低密度,边界清晰,无强化(白箭)

(于德新　王青)

## 参 考 文 献


1. Genchellac H, Yilmaz S, Ucar A, et al. Hepatic pseudolesion around the falciform ligament: prevalence, aberrant venous supply, and fatty infiltration evaluated by multidetector computed tomography and magnetic resonance imaging. J Comput Assist Tomogr, 2007, 31(4): 526-533.
2. Koseoglu K, Ozsunar Y, Taskin F, et al. Pseudolesions of left liver lobe during helical CT examinations: prevalence and comparison between unenhanced and biphasic CT findings. Eur J Radiol, 2005, 54(3): 388-392.
3. Kwak HS, Lee JM, Lee SY, et al. Pseudotumorous hyperplasia of the caudate lobe in the non-cirrhotic liver: MR and CT arterial portography appearance. Hepatogastroenterology, 2000, 47(34): 909-911.
4. Motosugi U, Ichikawa T, Sou H, et al. Distinguishing hypervascular pseudolesions of the liver from hypervascular hepatocellular carcinomas with gadoxetic acid-enhanced MR imaging. Radiology, 2010, 256(1): 151-158.
5. Rumoroso A. Hepatic pseudolesion frequent image at multislice computed tomography. Ann Hepatol, 2007, 6(1): 61-62.
6. Shinagawa Y, Sakamoto K, Fujimitsu R, et al. Pseudolesion of the liver observed on gadoxetate disodium-enhanced magnetic resonance imaging obtained shortly after transarterial chemoembolization for hepatocellular carcinoma. Jpn J Radiol, 2010, 28(6): 483-488.
7. Shinagawa Y, Sakamoto K, Fujimitsu R, et al. Pseudolesion of the liver on gadoxetate disodium-enhanced MR images obtained after transarterial chemoembolization for hepatocellular carcinoma: clinicoradiologic correlation. AJR Am J Roentgenol, 2012, 199(5): 1010-1017.
8. Sun HY, Lee JM, Shin CI, et al. Gadoxetic acid-enhanced magnetic resonance imaging for differentiating small hepatocellular carcinomas (<or = 2 cm in diameter) from arterial enhancing pseudolesions: special emphasis on

hepatobiliary phase imaging. Invest Radiol,2010,45(2):96-103.

9. Temizöz O,Genchellac H,Yekeler E,et al. CT-angiographic demonstration of hepatic collateral pathways due to superior vena cava obstruction in Behçet disease. Diagn Interv Radiol,2010,16(4):302-305.

10. 陈红桃,曹新生,杨柯,等. 肝脏假肿瘤性病变螺旋 CT 表现. 临床放射学杂志,2011,30(4):527-529.

11. 寿毅,徐爱民,程红岩,等. 肝内假性病变 CT 表现及与肝内血供特点. 中国医学影像技术,2005,21(4):619-621.

12. 袁庆城,冯仕庭,沈冰奇. 肝镰状韧带附近假性病变的 CT 诊断. 中国 CT 和 MRI 杂志,2010,8(2):31-33.

13. 张翔,白人驹. 肝脏第Ⅰ、Ⅳ段独特的血液动力学及相关假性病变的 CT 分析. 国外医学(临床放射学分册),2003,26(1):34-36.

14. 张雪辉,梁碧玲,钟镜联. 动态增强 MRI 肝脏假肿瘤性病变和高血供型肝癌的研究. 中国 CT 和 MRI 杂志,2005,3(4):16-18.

# 第十章　胆囊

胆囊是位于肝右叶与方叶之间的胆囊窝内的梨形囊袋结构。横断面呈卵圆形或圆形，横径2.5～3.5cm，大于4.5cm为增大，密度均匀，CT值0～20HU。胆囊分底、体、颈、管四部，颈部与胆囊管相连。胆囊壁共分三层，内层为黏膜，由上皮和固有层构成，中层为肌层，系平滑肌，分为内纵、外环两层，外层为外膜，表面大部分为浆膜，少部分为纤维膜。正常情况下，胆囊壁光滑，禁食后，除靠近胆囊颈的囊壁较厚，其余部分正常厚度约1～2mm，厚薄均匀，超过3mm即视为增厚。影像上胆囊壁仅显示为菲薄的一层，不能分层显示。

## 第一节　胆囊壁增厚

### 一、前　　言

胆囊壁增厚是胆囊疾病影像诊断中的常见征象，它往往提示胆囊病变的存在。临床上许多疾病如急性胆囊炎、胆囊癌、慢性胆囊炎、胆囊腺肌症、肝硬化等都可以引起胆囊壁增厚。不同疾病引起的胆囊壁增厚在治疗方法和手段上截然不同，因此鉴别胆囊壁增厚的性质对于临床的治疗至关重要。

### 二、相关疾病分类

胆囊壁增厚病变可分为两大类：局限性和弥漫性（表10-1-1）。

**表10-1-1　胆囊壁增厚病变分类及常见疾病**

| 分类 | 疾病 |
|---|---|
| 弥漫性 | 胆囊炎，肝炎，胆囊腺肌增生症，胆囊癌，原发性硬化性胆管炎，急性胰腺炎，十二指肠溃疡，胆囊壁静脉曲张，胆囊钙化，艾滋病胆管病，心、肾、肝衰竭，肾盂肾炎，系统性血容量增多 |
| 局限性 | 胆囊腺肌增生症，胆囊癌，黄色肉芽肿性胆囊炎，胆囊壁息肉，转移瘤、淋巴瘤，胆囊间质肿瘤，胆囊钙化，胆囊壁内血肿 |

## 三、影像诊断流程

胆囊壁增厚的病理机制较复杂，与囊壁肿瘤增生、炎症水肿、低蛋白血症、门静脉高压等因素有关（图 10-1-1，图 10-1-2）。炎性病理情况下，胆囊黏膜固有层血供最为丰富，是炎性反应主要发生层，影像学表现为充血增厚，CT 增强可明显强化。黏膜下肌层结构较疏松，为水肿积液层，其内无血管，CT 增强无强化。浆膜层组织结构最为致密，有少量血供，CT 可有轻度强化，其中连续完整的胆囊内壁黏膜固有层是鉴别胆囊良、恶性病变的重要观察依据之一。有些情况下单纯依靠影像学表现就可以对胆囊壁增厚病变做出诊断，但更多情况下影像学表现是非特异性的，因此综合患者的临床病史、流行病学资料以及影像学特征，对疾病的准确诊断至关重要（表 10-1-2，表 10-1-3）。

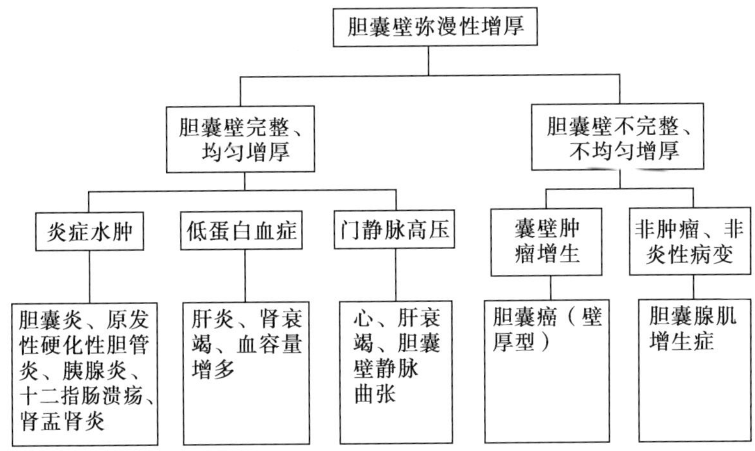


图 10-1-1 胆囊壁弥漫增厚病变鉴别诊断流程

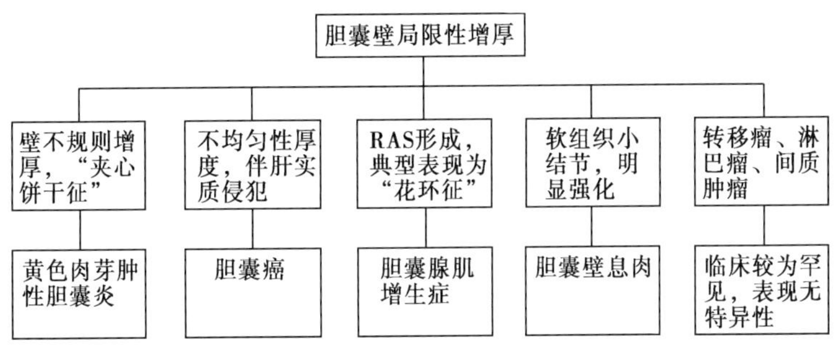


图 10-1-2 胆囊壁局限增厚病变鉴别诊断流程

表 10-1-2 胆囊壁弥漫性增厚病变鉴别诊断

| 疾病 | 流行病学 | 症状 | 影像学表现 |
|---|---|---|---|
| 急性胆囊炎 | | 右上腹痛伴右肩胛区放射，局部压痛、肌紧张，严重者高热、寒战、恶心及呕吐等 | 胆囊壁均匀增厚，胆囊扩张，壁外层“晕环征” |

续表

| 疾病 | 流行病学 | 症状 | 影像学表现 |
|---|---|---|---|
| 慢性胆囊炎 | 30～50岁女性多见 | 右上腹痛、反复发作，进油脂食物后加剧，消化不良和饱胀 | 壁增厚>3mm；缩小或增大；合并结石、钙化 |
| 肝炎 |  | 肝炎病史 | 胆囊壁均匀增厚 |
| 胆囊腺肌增生症 | 成年女性多发 | 无特异性症状，可有腹痛及类似胆囊炎、胆石症症状 | 壁广泛增厚，颈至底部多发RAS，“花环征” |
| 胆囊癌 | 中老年人，以50岁以上女性多见 | 症状无特异性，可有右上腹痛、消化不良、黄疸、发热等 | 壁厚型主要表现为胆囊壁弥散性不规则增厚，常有邻近组织受侵 |
| 原发性硬化性胆管炎 | 发病平均年龄40岁左右，男性多见 | 临床症状轻重不一，轻者无症状，重者为慢性进行性梗阻性黄疸，后期可导致胆汁性肝硬化 | 胆囊壁均匀增厚 |
| 胰腺炎 |  | 多有暴饮暴食或胆道疾病史 | 胆囊壁增厚，无特异性 |
| 十二指肠溃疡 |  | 上腹部疼痛，饥饿时隐痛 | 胆囊壁增厚，无特异性 |
| 胆囊壁静脉曲张 |  | 门静脉高压相关症状 | 胆囊壁增厚，无特异性 |
| 心、肾、肝衰竭 |  | 心衰、肾衰及肝衰竭相关症状 | 胆囊壁均匀增厚 |
| 肾盂肾炎 | 20～40岁女性 | 发热、“三尿”及腰背疼痛 | 胆囊壁增厚 |

**表 10-1-3　胆囊壁局限性增厚病变鉴别诊断**

| 疾病 | 流行病学 | 症状 | 影像学表现 |
|---|---|---|---|
| 胆囊腺肌增生症 | 成年女性多发 | 腹痛及类似胆囊炎、胆石症 | 局限型：病变呈结节状突入胆囊腔外或腔内，表面较光整，多呈小丘状突起 |
| 胆囊癌 | 50岁以上女性多见 | 右上腹痛、消化不良、黄疸、发热等 | 胆囊壁不均匀增厚，局部内壁有不规则结节突向腔内，常伴有周围肝实质侵犯 |
| 黄色肉芽肿性胆囊炎 | 中老年人多见 | 无特异性症状，可有类似胆囊炎、胆石症症状 | 胆囊壁明显不规则增厚，胆囊腔变窄，不闭塞，黏膜线完整或部分完整；增强扫描呈环状强化或“夹心饼干征” |
| 胆囊壁息肉 |  | 多无临床症状，仅在查体时发现病变。 | 突向腔内软组织小结节，较明显强化；直径<10mm结节首先考虑胆固醇息肉，尤其直径<5mm提示息肉，10～13mm倾向于腺瘤，>13mm首先考虑胆囊癌可能 |
| 转移瘤、淋巴瘤 | 中老年为主 | 无特异性 | 胆囊壁明显局限性增厚，易误诊为胆囊癌 |
| 胆囊间质肿瘤 | 中年女性 | 无特异性 |  |

## 四、相关疾病影像学表现

**1. 急性胆囊炎（acute cholecystitis）** 常见急腹症之一，各种原因引起胆囊颈及胆管的梗阻均可引起胆囊炎，最常见原因为嵌顿性结石引起的梗阻，少见原因有胆囊管过长、扭曲、肿瘤压迫、蛔虫阻塞所致梗阻。由于胆汁淤积，胆囊黏膜抵抗力减低继发感染，炎症累及胆囊壁全层导致胆囊壁水肿增厚，甚至形成小脓肿。临床主要表现为右上腹痛伴右肩胛区放射，局部有压痛、肌紧张。严重者有高热、寒战、恶心呕吐等。

超声表现：胆囊增大，形态饱满，胆囊壁轮廓线模糊，外壁线不规则。胆囊壁弥漫性增厚，增厚的胆囊壁呈增强回声带，中间同时出现间断或连续回声带，成为胆囊壁的双层回声带，呈“双边征”，系浆膜下水肿、出血和炎性细胞浸润所致。胆囊腔内出现弥漫性漂浮斑点状或云雾状回声，提示胆囊脓肿。胆囊床显示无回声或低回声带，提示胆囊周围液体潴留或积脓。扫查中将探头压迫腹部胆囊区，患者感到疼痛增加，或突然屏气停止呼吸，出现超声墨菲征阳性。

胆囊炎 CT 表现主要为：胆囊壁均匀增厚（>3～4mm）；胆囊扩张（胆囊横轴>5cm，长轴>10cm）；胆囊窝积液，胆囊与肝脏间隙模糊；浆膜下水肿，围绕胆囊有低密度带，提示胆囊床积液，胆囊壁外层可见低密度“晕环征”，表示壁外层水肿；胆囊周围粘连表现，可见周围脂肪间隙有条索样软组织密度影，并围绕胆囊；增强后可见胆囊壁强化，胆囊邻近肝实质短暂性强化（图 10-1-3）。动脉期出现此征象是由于胆囊壁继发炎性充血反应，胆囊壁周围肝动脉

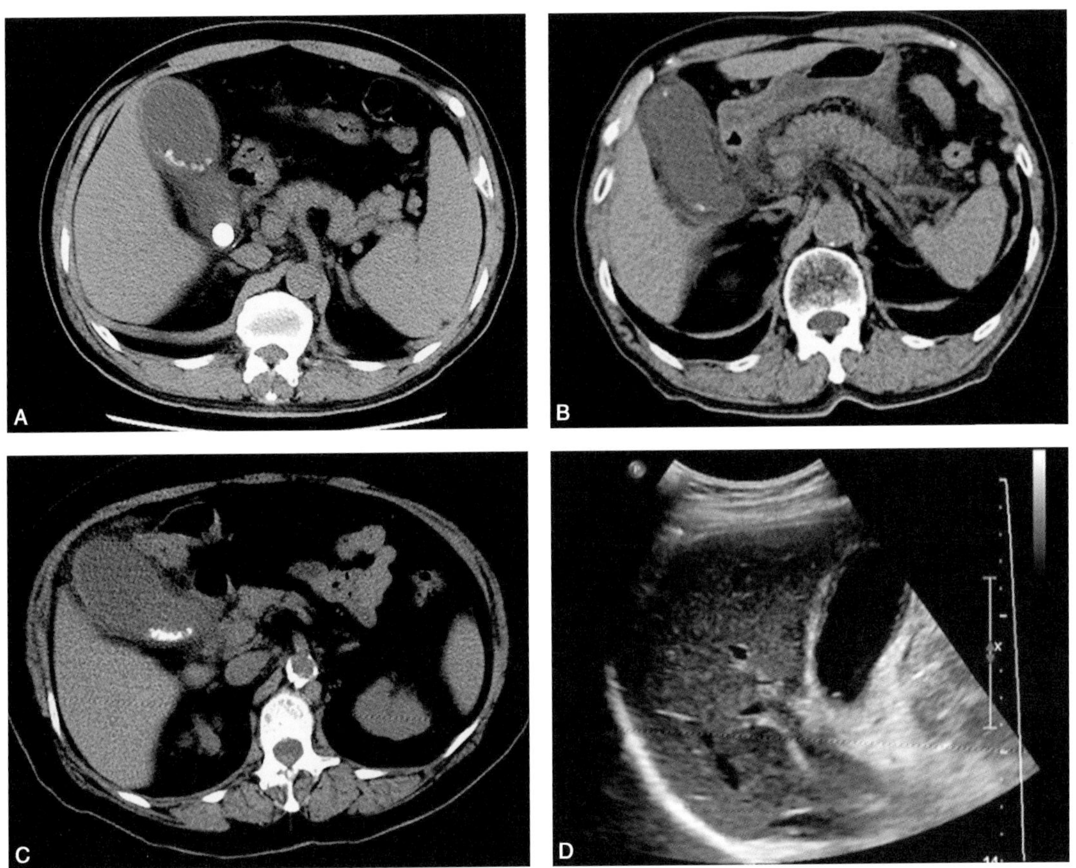

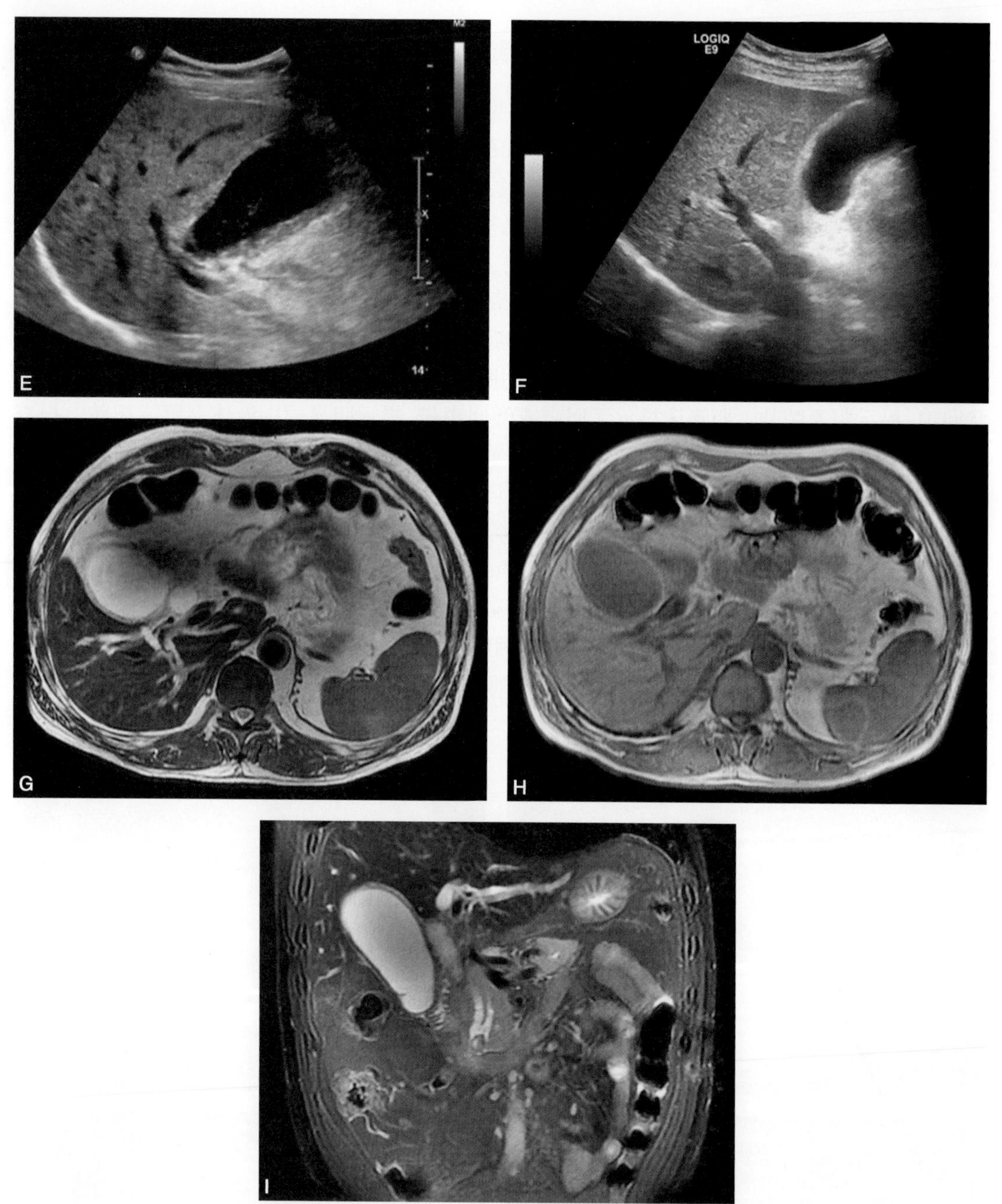


**图 10-1-3　急性胆囊炎**

A～C. 腹部 CT。A. 女,63 岁。右上腹腹痛 7 天;B. 男,80 岁。右上腹疼痛伴恶心呕吐;C. 女,60 岁。腹痛,右上腹压痛。腹部 CT 扫描显示胆囊壁均匀增厚,胆囊内见高密度结石,胆囊扩张,胆囊与肝脏间隙模糊,浆膜下水肿,胆囊壁外层可见低密度“晕环征”;D～F. 腹部超声。D. 男,47 岁。腹痛 1 月,加重 3 天,右上腹痛伴右肩胛区放射,局部有压痛;E. 女,62 岁。右上腹疼痛;F. 女,68 岁。腹痛,右上腹压痛、肌紧张。声像图显示:胆囊增大,形态饱满,胆囊壁轮廓线模糊,外壁线不规则。胆囊壁的双层回声带,呈“双边征”;G～I. 男,48 岁。发作性右上腹疼痛半年余,加重 2 天。腹部 MRI 平扫显示胆囊壁弥漫均匀增厚、胆囊体积增大供血增加所致;胆囊内容物密度增高,是由于内含血色素,提示出血坏死性胆囊炎可能。胆囊炎常见并发症为化脓性胆囊炎、坏疽性胆囊炎、穿孔、胆囊积脓和胆-肠瘘等。化脓性胆囊炎、坏疽性胆囊炎常发生于糖尿病患者。胆囊穿孔显示胆囊内与胆囊周围液体积聚伴有气体存在,胆囊壁有小脓肿,常伴有纤维条索浸润于胆囊壁、网膜和系膜。

急性胆囊炎的主要 MRI 表现为胆囊壁的明显强化、胆囊周围肝实质的即时强化、胆囊壁的增厚、胆囊体积增大、胆囊周围积液、邻近脂肪组织信号的改变、胆囊周围脓肿、胆囊内壁不规则或缺损等,其中胆囊壁的明显强化与胆囊周围肝实质的即时强化最有特异性和敏感性。

**2. 慢性胆囊炎(chronic cholecystitis)** 以女性多见,发病年龄多在 30~50 岁,最常见原因为长期的胆囊结石致胆囊壁发生慢性炎症。胆囊壁增厚是由于纤维炎性反应所致,常与胆囊结石并存。胆囊壁炎性细胞浸润或纤维化增厚,可伴有钙化。胆囊腔扩大或缩小,胆汁浓缩可有胆固醇结石形成。临床表现主要为右上腹疼痛和反复发作性急性胆囊炎,有的进油脂食物后加剧,一般症状为消化不良和饱胀等。

CT 影像学表现为:胆囊壁增厚>3mm;胆囊缩小或增大积液;合并胆囊结石;胆囊壁钙化,可认为慢性胆囊炎特征性改变(图 10-1-4)。

超声表现:胆囊壁厚,回声增强,轮廓模糊或呈双边影。胆囊正常大小或缩小,胆囊内有沉积物或结石,胆囊腔内出现团块状、乳头状、长条状低回声,不伴声影,提示胆汁排出不畅,胆汁潴留所致。病程较长者,胆囊萎缩,看不到无回声的胆囊腔,呈现一强回声带,后方伴有声影,如合并结石,则出现囊壁-结石-声影三合征,即"WES 征"。

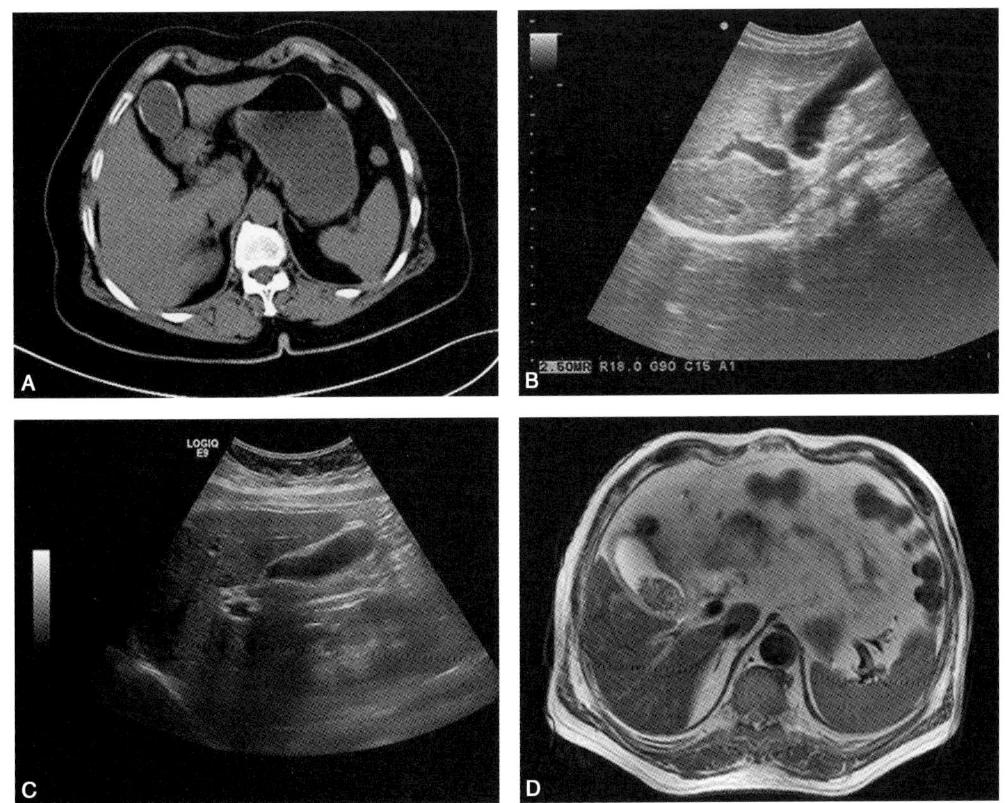

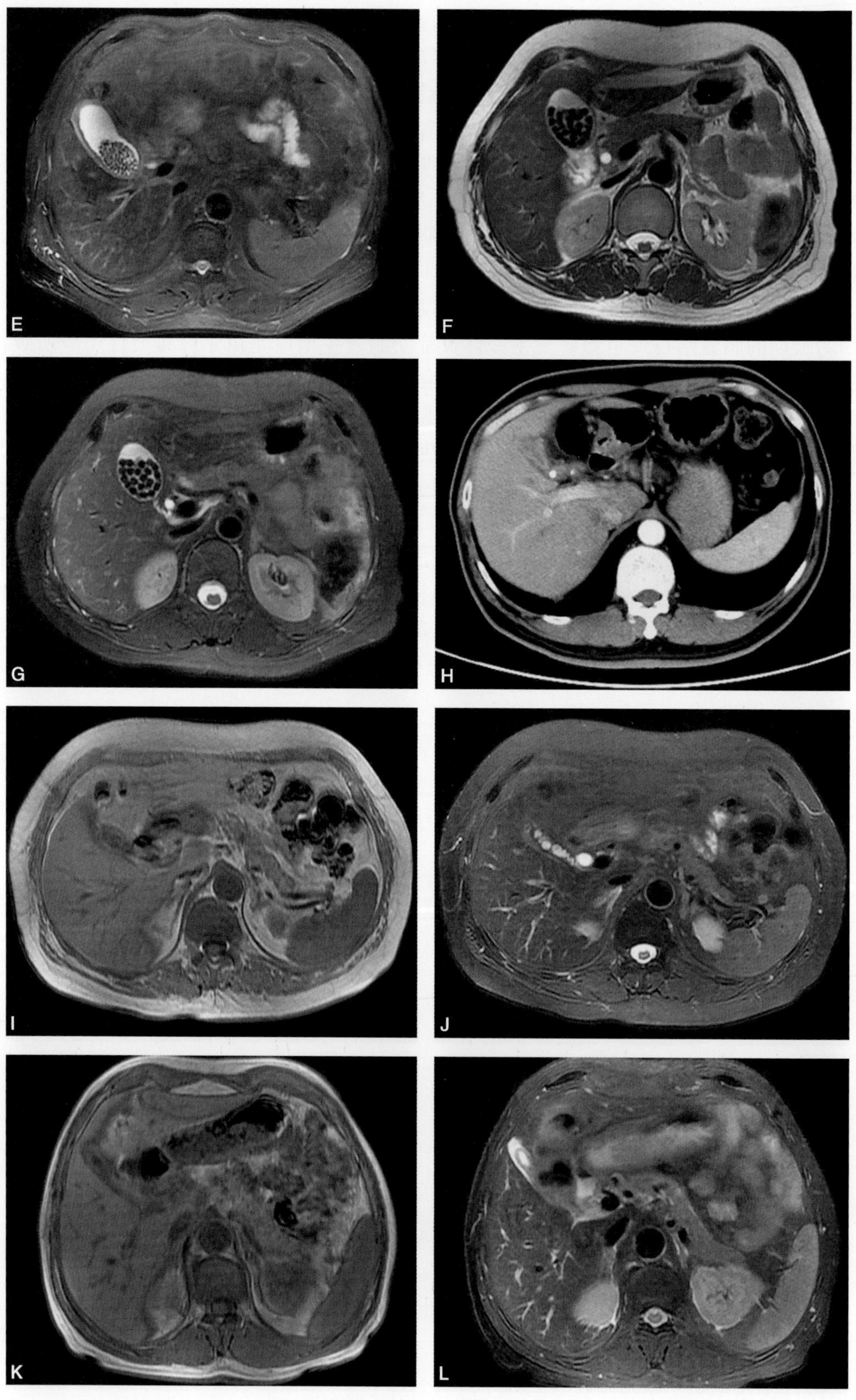
E
F
G
H
I
J
K
L

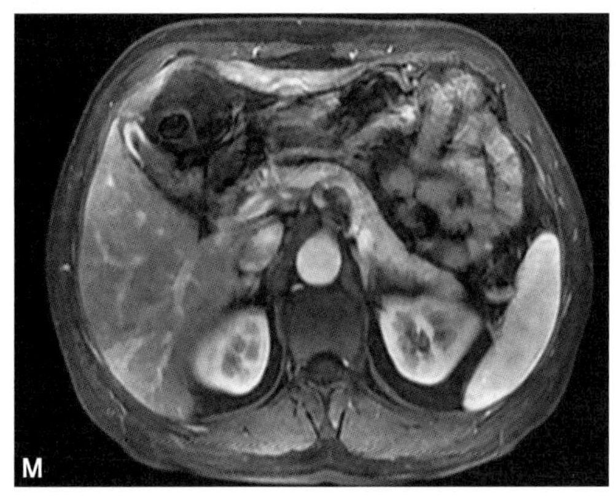


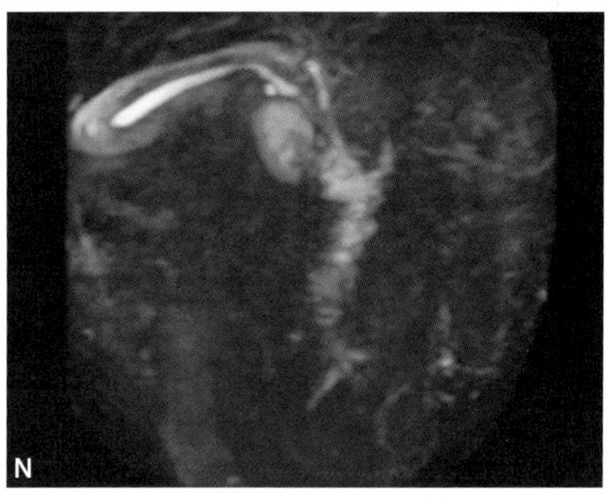


**图 10-1-4　慢性胆囊炎**

A. 男,50 岁。反复右上腹疼痛、不适 2 年。腹部 CT 扫描显示胆囊壁增厚,伴有钙化;B. 男,49 岁。右上腹不适数年,进食后饱胀感。超声显示胆囊壁厚,回声增强,轮廓模糊;C. 女,29 岁。右上腹不适数年,进食后饱胀感。超声显示胆囊壁厚,回声增强,轮廓模糊;D、E. 男,64 岁。右上腹部不适疼痛。MRI 显示胆囊壁增厚,胆囊腔扩大,腔内见大量小类圆形结石;F、G. 男,57 岁。右上腹部不适疼痛。腹部 MRI 平扫显示胆囊壁增厚,胆囊腔扩大,腔内见大量小类圆形结石;H ~ J. 男,54 岁。右上腹疼痛,进油脂食物后加剧。腹部 CT、MRI 显示胆囊体积缩小,壁增厚,腔内见小类圆形结石;K ~ N. 男,60 岁。右上腹疼痛 2 年余,有急性胆囊炎发作病史。腹部 MRI 显示胆囊体积缩小,胆囊壁均匀增厚,增强扫描胆囊壁呈明显均匀强化

**3. 肝炎、心、肝、肾衰竭**　肝炎(hepatitis)引起胆囊壁增厚与腹水形成有关。腹水引起胆囊壁增厚可能为低蛋白血症所致,肝炎时低蛋白血症可以导致腹水的产生,腹水的浸泡和伴行的进一步低蛋白血症更易导致胆囊壁增厚。这可能也是胆囊壁增厚在肝炎伴腹水患者中更为常见的原因。胆囊壁增厚多发生于肝炎、肝硬化之后,其形成可能与以下因素有关:当门静脉高压时胆囊静脉回流受阻,而导致胆囊壁内的组织间液回流障碍,胆囊毛细血管淤血、缺氧、使毛细血管的通透性增加,胆囊组织水肿。于肝硬化失代偿期患者,肝脏合成功能降低,引起血浆胶体渗透压下降,可导致胆囊壁低渗性水肿。门静脉高压、脾功能亢进,脾脏肿大使大量红细胞长期滞留在脾窦而发生溶血,使胆汁中非结合胆色素增多,引起胆囊壁水肿增厚。肝炎患者的门静脉高压、腹水与胆囊壁水肿增厚有着密不可分的关系。因此,胆囊壁水肿增厚对估计病情、判断预后有着重要的参考意义。

心衰病人体循环被动充血即体循环淤血造成肝淤血,胆囊壁弥漫性增厚。胆囊静脉最终流入肝静脉,肝静脉回流受阻,胆囊静脉也回流受阻,造成胆囊壁弥漫性增厚。肝、肾衰竭病人胆囊壁增厚,其原因可能与肝、肾衰竭引起腹水及低蛋白血症有关(图 10-1-5)。

**4. 胆囊腺肌增生症(gallbladder adenomyomatosis, GBA)**　一种病因不明的良性胆囊壁增生性病变,既不属于炎症,也不属于肿瘤性病变。多数认为与胚胎分化不全有关,有学者认为是胆囊动力学障碍或胆囊扭曲、隔膜,引起部分性梗阻,使胆囊内压力增高,使黏膜伸入黏膜下层和肌层而形成罗-阿窦(Rokitansky-Ashoff sinuses, RAS)有关,其发生率高达86%。胆囊腺肌增生症多见于成年女性,临床症状类似胆囊炎。胆囊壁黏膜和肌纤维增生肥厚,增生的腺体及扩大的窦腔穿入肌层,甚至深达浆膜面,称之为壁内憩室,窦腔与胆囊腔相通,窦内可有胆汁淤积,胆固醇沉积或小结石形成(壁内结石),常伴肌层肥大。

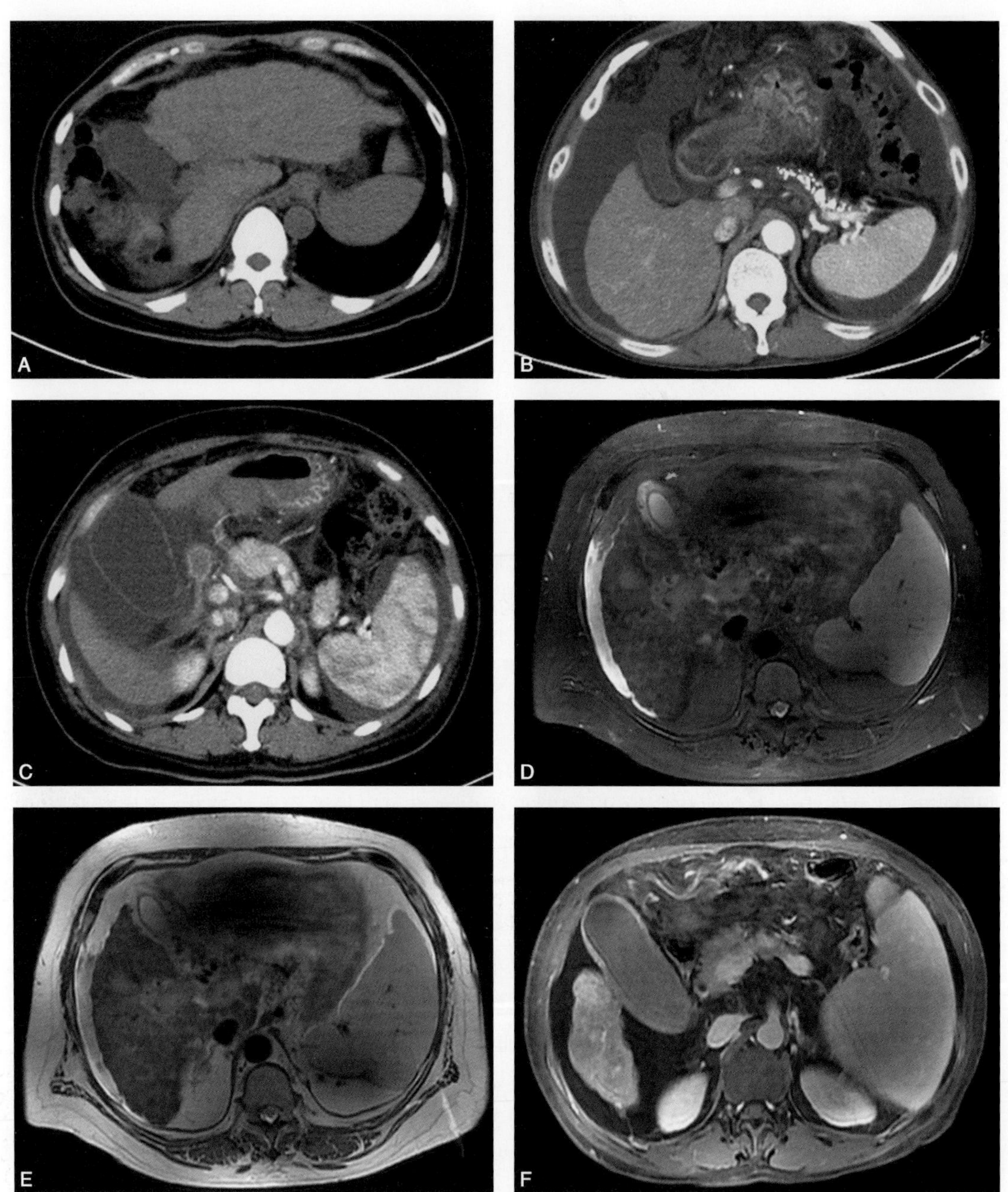

图 10-1-5 肝硬化所致胆囊壁增厚

A～C. 腹部 CT 扫描显示肝脏边缘呈波浪状，肝周大量积液，胆囊壁均匀增厚，呈均匀线样强化；D～F. MRI 平扫显示肝硬化、脾大，胆囊壁均匀增厚

本病根据病理特征和胆囊受累部位及累及范围并借鉴 Jutras 的分型法，将 GBA 分为：① 弥漫型：病变累及整个胆囊，胆囊壁弥漫性增厚，肌层广泛增生，从胆囊颈部至胆囊底部均有 RAS 形成；② 节段型：发生于胆囊体部或体颈交界区的环状或一侧壁增厚以及发生于体底部广泛性囊壁增厚；③ 基底局限型：主要见于胆囊底部，局限性腔内或腔外隆起的结节病变。有学者认为节段型和基底局限型的区别只是病变累及范围不同，前者累及范围

相对较大，而基底局限型累及范围较小，多发生在胆囊底部。RAS 被认为是 GBA 的特征性表现。

GBA 的 CT 表现：① 弥漫型：胆囊壁广泛性增厚，从胆囊颈部至底部见多发 RAS 形成，可见部分窦腔与胆囊腔相连通，典型表现为“花环征”；② 节段型：胆囊一处或两处狭窄环，也可表现为一侧壁增厚，局部胆囊凹陷，部分病变累及胆囊体底部范围较大，局部胆囊腔消失，胆囊体底部呈宽带状表现，相应胆囊腔缩窄，其内见细条状结石及多发小结石影，浆膜面及肝胆界面显示尚清晰；③ 基底局限型：病变多局限在胆囊底部，呈结节状突入胆囊腔外或腔内，也可同时向胆囊腔内外突出，病变表面较光整，形态多呈小丘状突起表现。诊断 GBA 的关键是 RAS 的显示，而胆囊肌层内的 RAS 被认为是 GBA 的特征性表现。MRI 增强可清楚地显示黏膜层的早期强化和浆膜层的延迟强化，与 CT 比较，MRI 的一个优点是能很好显示较小 RAS，即使在不做对比增强检查的情况下，也能在 $T_2$WI 序列清晰显示高信号 RAS。

超声表现：胆囊壁明显增厚，局部囊腔缩小甚至闭合，增厚的囊壁上有 RAS 表现，为点状无回声或高回声区沿胆囊腔边缘分布。由于胆囊腺肌增生症超声表现的复杂性，临床表现无特异性，诊断时很容易误诊，原因系合并胆囊炎，胆囊壁水肿模糊，致使囊壁的 RAS 未清晰显示。近年来，高频探头的应用在一定程度上可以提高对胆囊腺肌增生症的诊断率，尤其对于部分病变位于胆囊底部的胆囊腺肌增生症，使用高频探头可以减少伪像并使图像真实放大，清晰显示胆囊壁的结构层次，从而观察出本病的特征性的声像改变（图 10-1-6）。

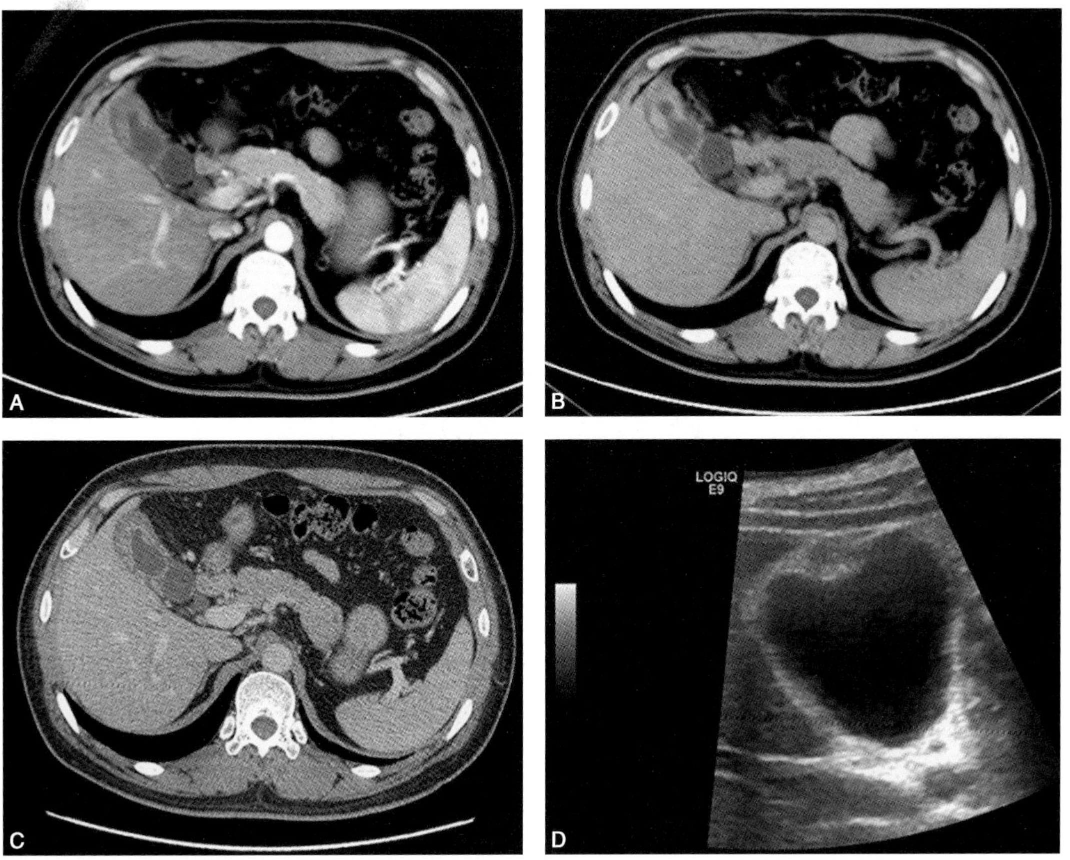

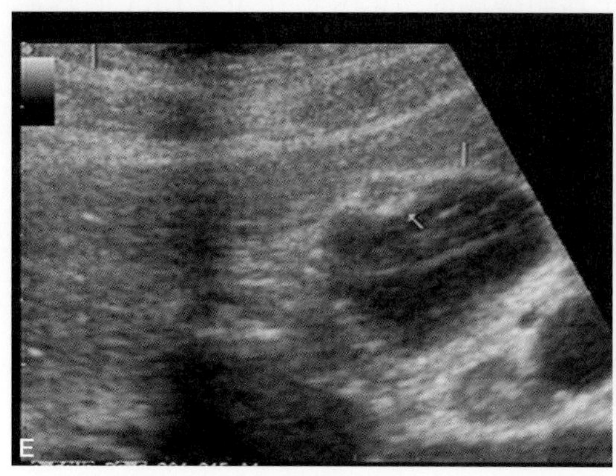
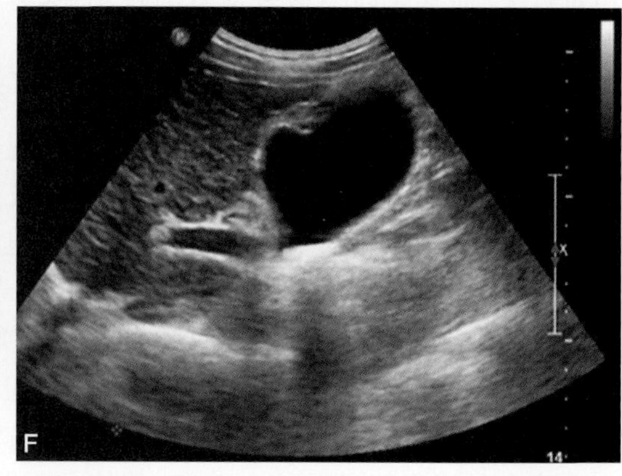

图 10-1-6　胆囊腺肌症

A～C. 女,46 岁。经常性上腹部不适 2 年余。CT 显示胆囊壁增厚,胆囊壁内见小类圆形低密度影为 RAS,表现为"花环征";D～F. 分别为三例中年男性患者,腹部声像图显示胆囊壁明显增厚,增厚的囊壁上可见 RAS,为点状无回声或高回声区沿胆囊腔边缘分布

**5. 胆囊癌(gallbladder carcinoma)**　发病率占全身恶性肿瘤的 3%～5%,易发生于中老年人,以 50 岁以上女性多见,男女之比为 1∶3。胆囊癌好发于胆囊底部,其次是胆囊体部及颈部。其病因尚不清楚,多数学者认为可能是由于胆囊的慢性感染、胆结石的机械刺激、长期的胆汁刺激,以及消化作用在反复损伤再修复的过程中使黏膜上皮出现异型化进而癌变;早期症状隐匿,诊断困难,大多数患者就诊时已属于中晚期;具有恶性程度高、生长快、转移早、预后差的特点,五年生存率不到 5%。

典型的胆囊癌 CT 分型有壁厚型、腔内型和肿块型,壁厚型主要表现为胆囊壁局限性或弥散性不规则增厚(图 10-1-7),最常见的肿瘤类型为肿块型。

(1) 直接征象:① 肿块型:为胆囊癌晚期表现,CT 表现为胆囊窝肿块呈低密度和大部分或已完全填充胆囊腔,增强肿块强化(图 10-1-8);② 腔内结节型:主要发生在基底贴胆囊壁的腔内,增强后结节状强化;③ 壁厚型:CT 表现为胆囊壁出现弥漫性不规则增厚,增强扫描后出现不规则强化(图 10-1-9)。

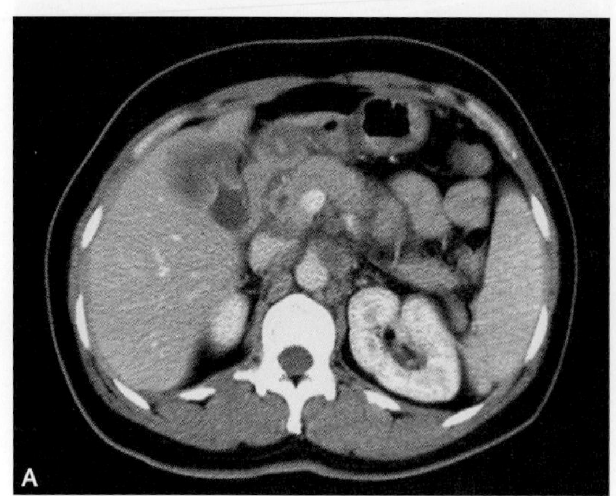
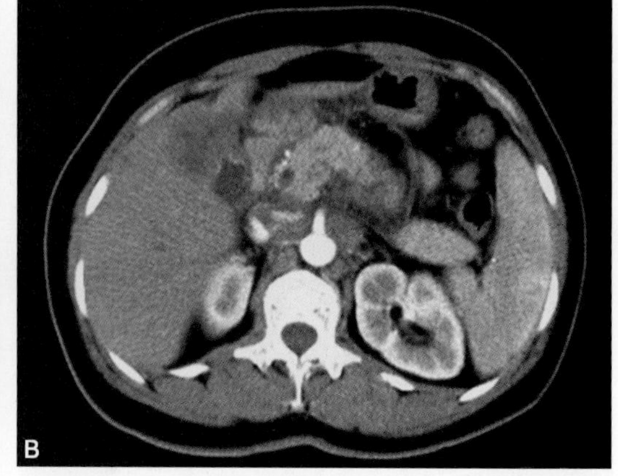

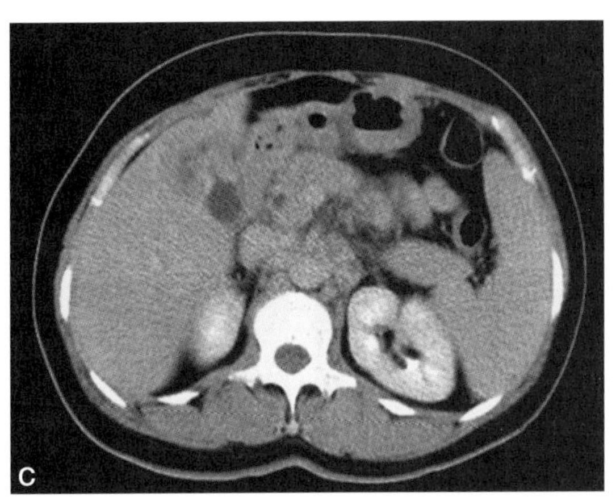


**图 10-1-7　胆囊癌**

男,63 岁。上腹部隐痛 6 个月,加重 1 周。A ~ C. CT 增强扫描显示胆囊壁明显不规则增厚,与肝脏分界不清,呈轻度不均匀强化,腹膜后见多发肿大淋巴结

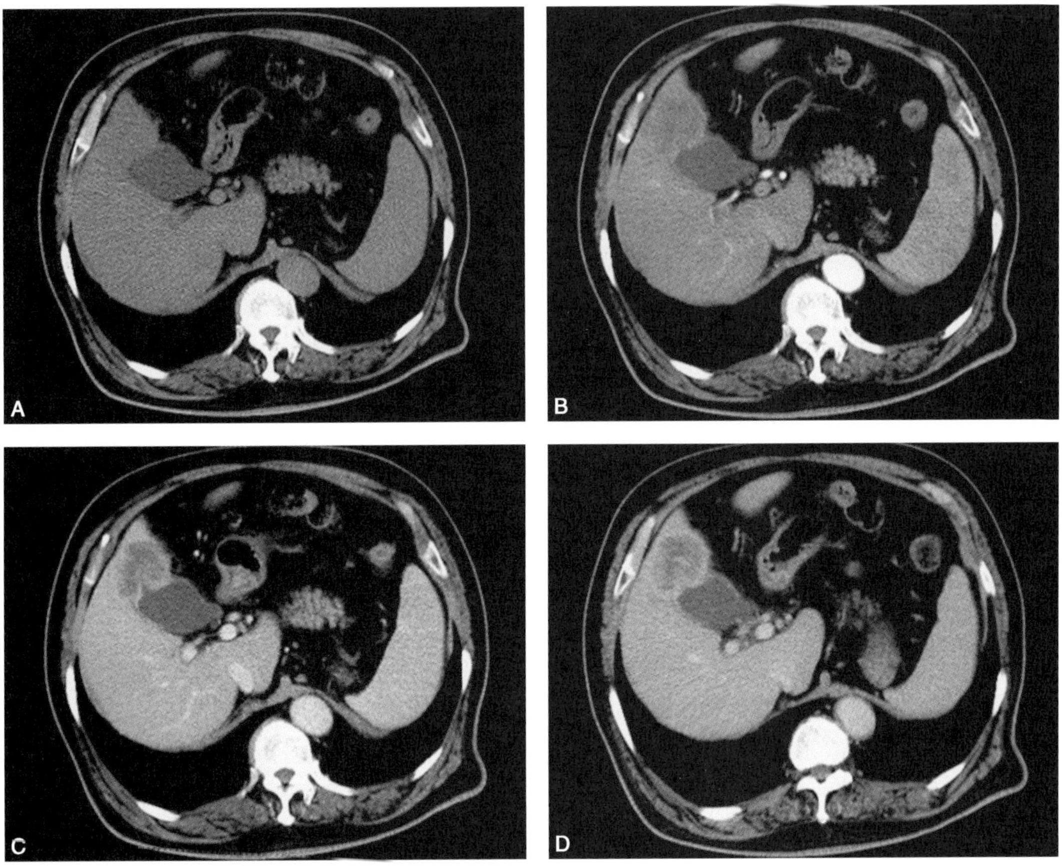

**图 10-1-8　胆囊癌**

男,72 岁。腹胀、腹痛半年余。A. CT 平扫显示胆囊底部软组织肿块;B ~ D. CT 增强扫描肿块明显不均匀强化,与肝脏分界不清

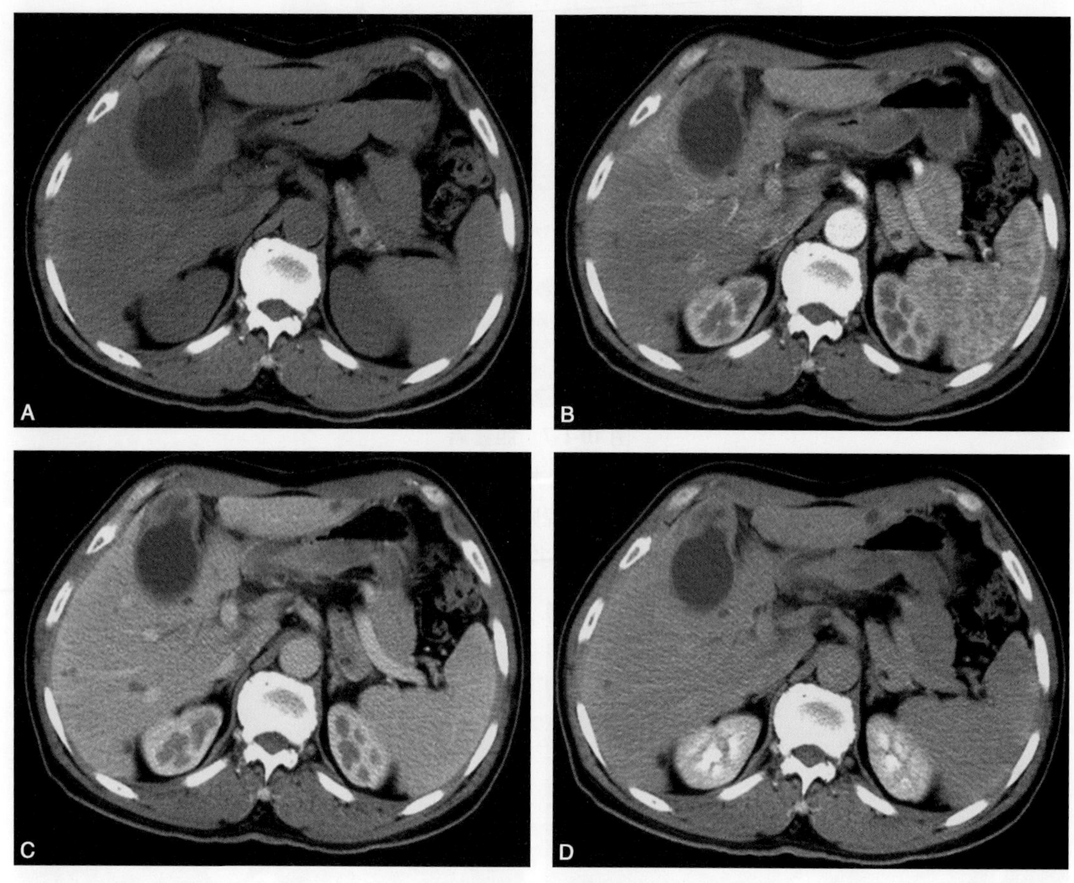


**图 10-1-9 胆囊癌**

女，84 岁。上腹部不适 2 年余，加重 1 个月余。A. CT 平扫显示胆囊壁不均匀增厚；B ~ D. CT 增强扫描增厚胆囊壁呈轻度强化

（2）间接征象：① 邻近器官被直接入侵：包括肝脏、十二指肠和邻近组织的侵犯，CT 平扫显示胆囊床肝实质呈片状不规则低密度改变，增强后呈不均匀强化，肿瘤侵及十二指肠（图 10-1-10）；② 肝转移：平扫显示单个或多个圆形的低密度，增强扫描呈环状强化；③ 淋巴结转移：肝门区及腹主动脉旁淋巴结肿大；④ 胆管扩张：为肿瘤压迫、肿瘤胆管内播散或转移至胆总管、胰腺周围淋巴结压迫胆管所致胆道梗阻。

虽然 CT 增强扫描在胆囊癌诊断中的使用明显增加，但 CT 诊断仍存在一定的局限性，尤其是对早期胆囊癌、慢性炎症或胆囊息肉及胆道疾病术前诊断困难，当伴有炎症容易误诊为慢性胆囊炎。一般来说，胆囊炎的囊壁增厚、腔内光滑；如果患者伴有胆囊结石，会使囊壁受到长期刺激，囊壁一般会逐渐增厚和被渗透。一般胆囊癌厚度呈不均匀性，局部内壁有不规则结节突向腔内，并常伴有周围肝实质的侵犯，以此可以用来识别。

胆囊癌超声表现：① 结节型：病灶大小 1 ~ 2. 5cm，呈乳头状中等回声团块，自囊壁突向腔内，基底较宽，表面不平整；② 蕈伞型：病灶>2. 5cm，呈蕈伞状肿块突入胆囊腔，基底宽，边缘不整齐，弱回声或中等回声，常为多发，单发病灶以乳头状为主，肿块周边常可见胆泥形成的点状回声；③ 厚壁型：胆囊壁呈不均匀增厚，分为局限型和弥漫型，表面多不规则；④ 实块

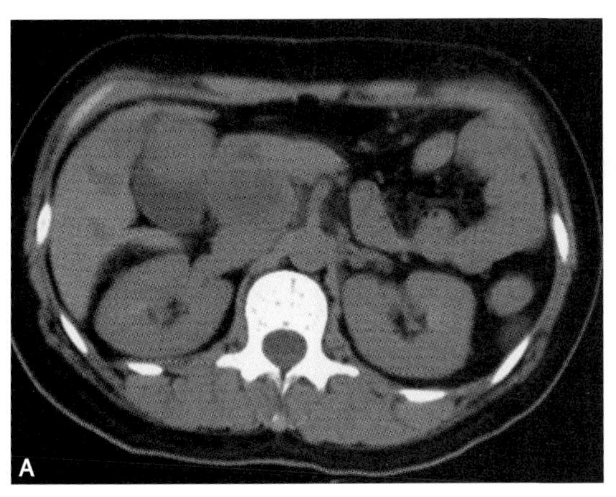
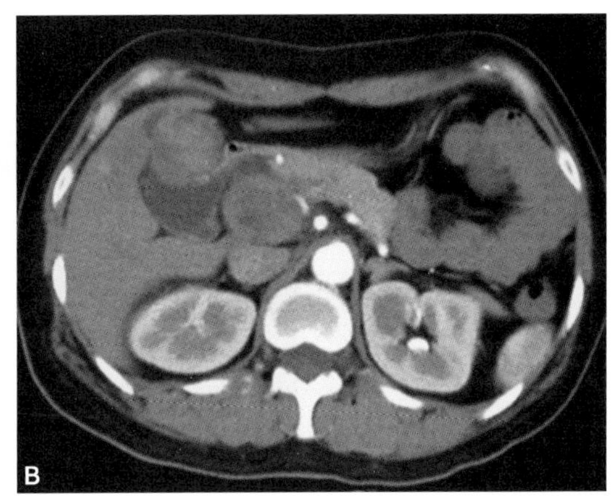

**图 10-1-10　胆囊癌**

女,67 岁。主诉右上腹疼痛、不适,消化不良半年余。A. CT 平扫显示胆囊腔内软组织密度肿块;B. CT 增强扫描呈不均匀强化,邻近肝脏受累,腹膜后见肿大淋巴结

型:胆囊肿大,液性腔消失,为一个弱回声或粗而不均的实性肿块,或胆囊内充满不均质的斑块状回声,可见结石的强回声团伴声影;⑤ 混合型:胆囊壁不规则增厚并伴有乳头状或蕈伞状突起物,突入胆囊腔,为蕈伞型和厚壁型的混合表现(图 10-1-11)。

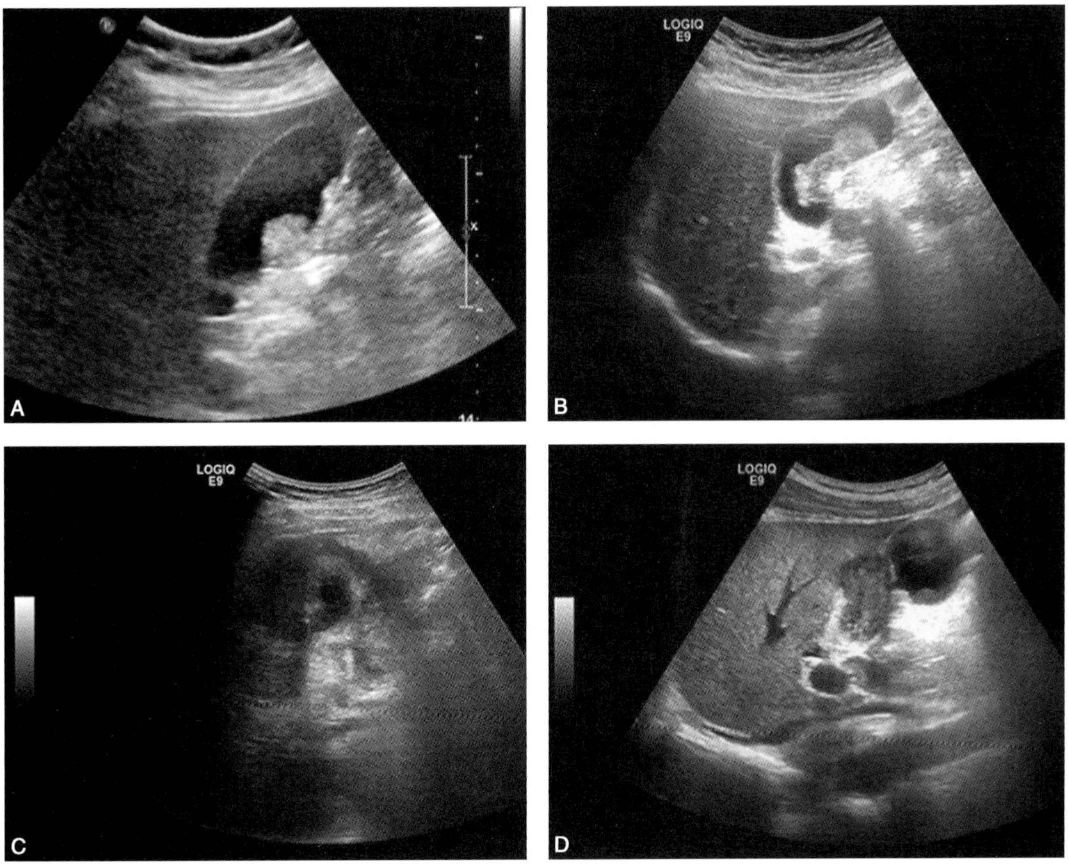

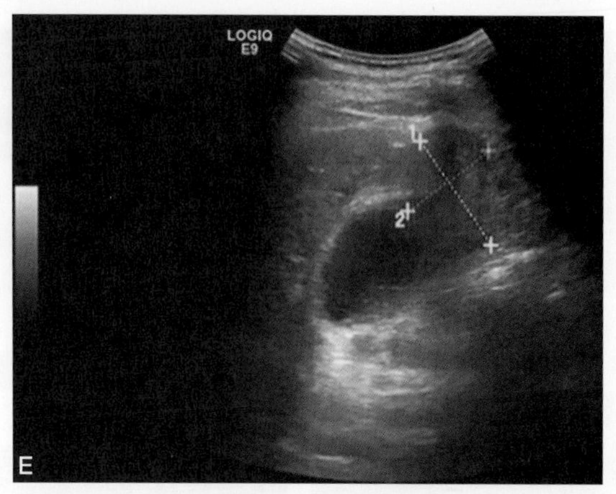


图 10-1-11 胆囊癌

A. 结节型:呈乳头状中等回声团块,自囊壁突向腔内,基底较宽,表面不平整;B. 蕈伞型:病灶>2.5cm,呈蕈伞状肿块突入胆囊腔,基底宽,边缘不整齐,弱回声或中等回声;C. 厚壁型:胆囊壁呈不均匀增厚,表面多不规则;D、E. 实块型:胆囊肿大,液性腔消失,弱回声或粗而不均的实性肿块

胆囊癌 MRI 表现:病变在 $T_1$WI 表现为均匀或不均匀低信号,$T_2$WI 呈均匀或不均匀高信号,增强扫描强化明显(图 10-1-12)。胆囊癌可经多种途径转移扩散。肝脏直接浸润是胆囊癌最常见的转移方式(图 10-1-13),也可见肝脏单发或多发转移结节,浸润转移灶信号与原发灶信号相似,即 $T_1$WI 为低或稍低信号、$T_2$WI 为高信号。

**6. 原发性硬化性胆管炎(primary sclerotic cholangitis,PSC)** 是一种慢性胆汁淤积性自身免疫性肝病,主要特征为肝内外胆管的慢性进行性炎症及纤维化,进行性发展最终发展为胆汁性肝硬化、门静脉高压、肝功能衰竭等。目前 PSC 具体病因和发病机制不明确,可能与感染、药物、自身免疫、基因变异、血管变异等有关联。研究显示 PSC 可见于任何年龄,发病平均年龄 40 岁左右,以男性多见,男女比例为 2∶1。病理学征象是胆管周围纤维化,炎症围绕于中、小胆管支,胆管壁增厚,管腔狭窄,进行性炎症至闭塞,病变呈弥漫性或节段性。炎症和纤维化主要位于黏膜下和浆膜下,黏膜一般完整。临床症状轻重不一,轻者无症状,重者为慢性进行性梗阻性黄疸,后期可导致胆汁性肝硬化。影像学上 PSC 患者主要表现为胆道梗阻,而胆囊壁增厚原因可能为炎症引起(图 10-1-14)。

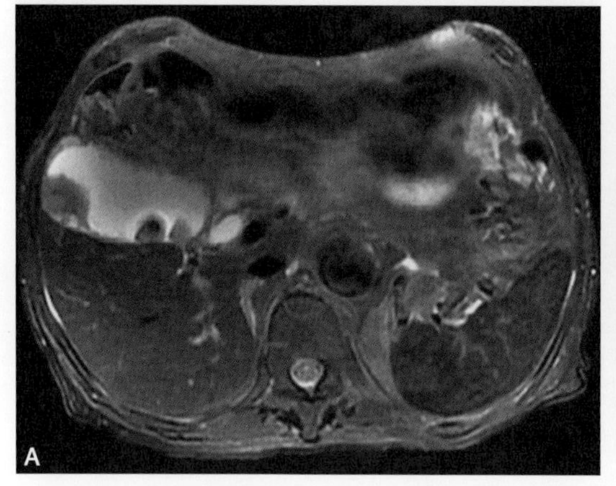


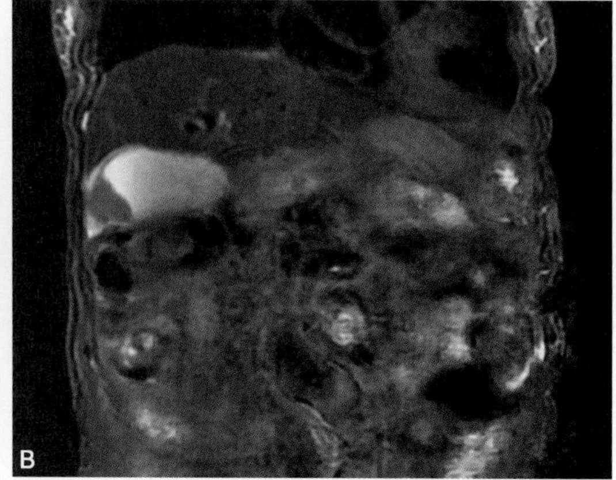

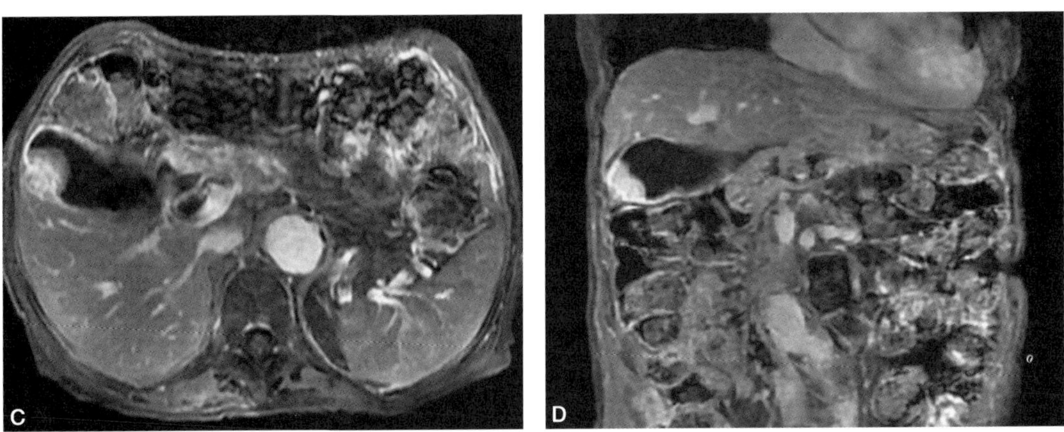


**图 10-1-12　胆囊癌**

男,59 岁。右上腹部隐痛,消化不良 1 年余。A、B. MRI 平扫显示胆囊底部突入腔内的软组织结节;C、D. MRI 增强扫描结节呈明显强化

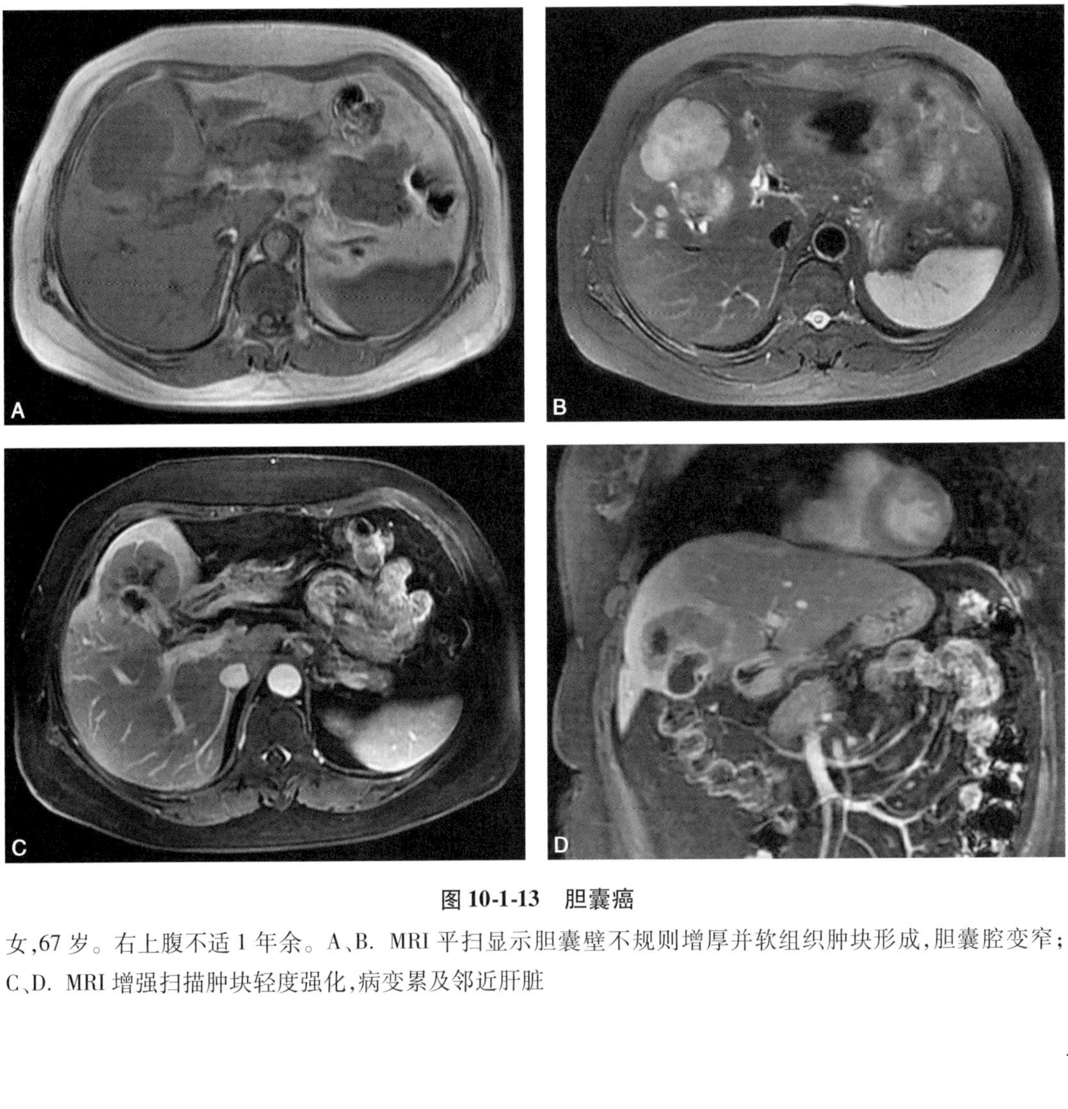

**图 10-1-13　胆囊癌**

女,67 岁。右上腹不适 1 年余。A、B. MRI 平扫显示胆囊壁不规则增厚并软组织肿块形成,胆囊腔变窄;C、D. MRI 增强扫描肿块轻度强化,病变累及邻近肝脏

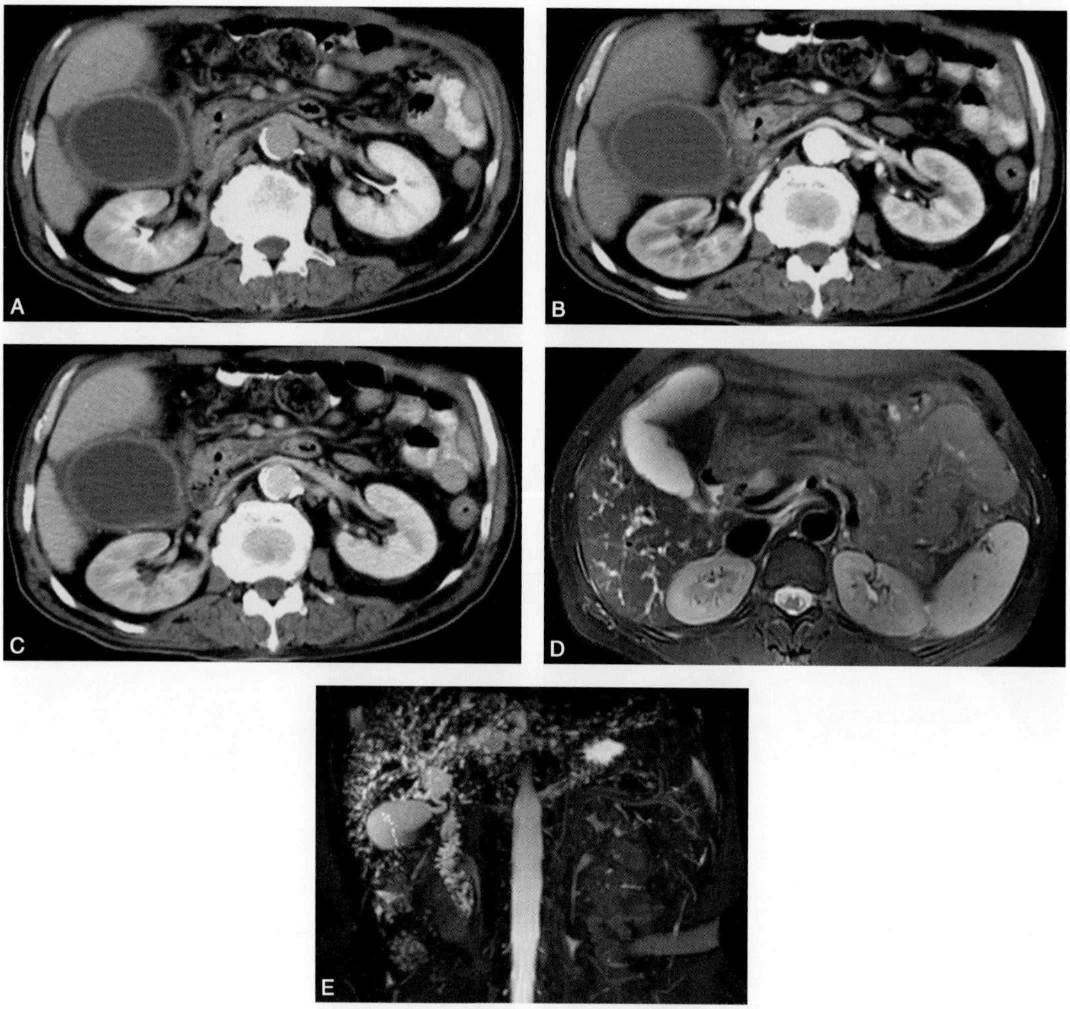

**图 10-1-14　硬化性胆管炎所致胆囊壁增厚**

A～E. 胆囊壁均匀增厚，肝内胆管轻度扩张

**7. 胰腺炎**　胰腺炎患者，炎症可以侵袭胆囊，引起胆囊壁增厚。胰腺炎所致胆囊壁弥漫性增厚和延迟强化，原因为囊壁浆细胞浸润，透壁性炎症和纤维化，但影像表现无特异性（图 10-1-15）。

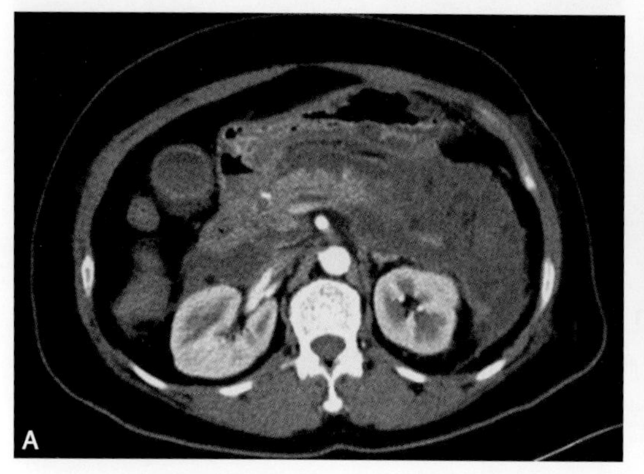

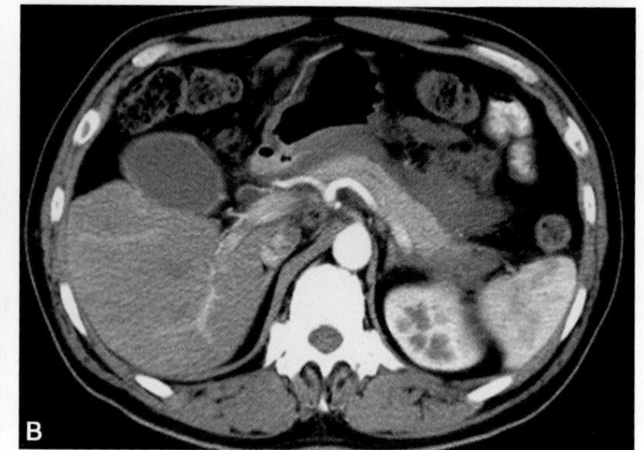

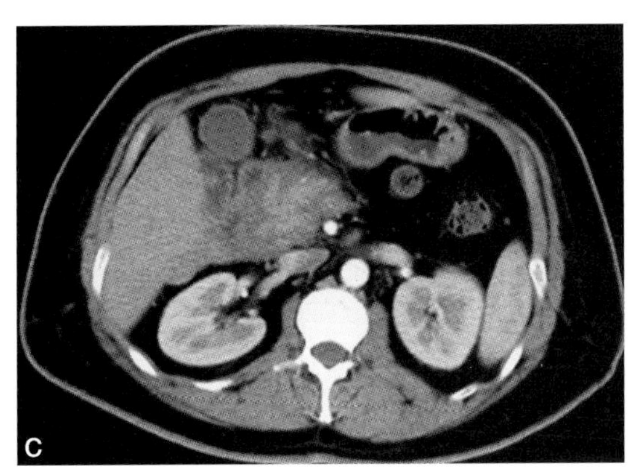


**图 10-1-15 胰腺炎所致胆囊壁增厚**

A～C. CT 增强扫描显示胰腺密度不均匀、体积增大，周围见大量渗出，胆囊壁均匀增厚

**8. 黄色肉芽肿性胆囊炎（xanthogranulomatous cholecystitis，XGC）** 是一种较罕见的慢性胆囊炎，其特征为类脂质病变区混杂有急性和慢性炎性细胞。XGC 好发于女性及中老年，临床没有特异性症状和体征，临床表现又与普通胆囊炎症状相似。病理上表现为胆囊壁黄色肿瘤样结节，并延伸至邻近结构，如十二指肠、肝、结肠和胃；可导致穿孔、脓肿和瘘道形成。常与胆结石（多为胆固醇结石）并存。可分为局限型和弥漫型。临床症状多不严重，有右上腹痛和压痛、腹胀和发热等。

CT 表现：胆囊壁明显不规则增厚，呈局灶性或弥漫性的结节或肿块样，胆囊腔变窄，不闭塞，黏膜线完整或部分完整。胆囊内或胆囊区软组织肿块向周围浸润，易穿孔伸入肝脏或其他邻近器官，形成脓肿或肉芽肿，邻近脂肪组织条状浸润。增强扫描病变区黏膜、浆膜层呈中等强化，夹杂中心未强化区，为类脂质结构（CT 值并非为脂肪密度），呈环状强化或"夹心饼干征"。文献报道，XGC 合并胆囊结石的比例为 85%～100%，特别是合并胆囊颈部结石的嵌顿，继发胆汁潴留胆囊扩大者居多。

XGC 最常见 MRI 征象为胆囊壁增厚，增强动脉期胆囊壁的黏膜层和浆膜层明显强化，中间肌层强化相对较弱，表现为典型的"夹心饼干征"，门脉期肌层逐渐强化。MRI 可显示增厚的胆囊壁内的黄色肉芽肿，$T_1$WI 多呈等或稍低信号，$T_2$WI 呈稍高信号或高信号。连续的胆囊黏膜线存在也是 XGC 较常见征象，胆囊黏膜层 $T_2$WI 呈相对低信号，增强扫描见胆囊内壁连续的线状强化影。由于 XGC 的病灶主要在囊壁内，覆盖在其表面黏膜线多较完整，少部分黏膜线中断是由于黏膜溃疡或黄色肉芽肿的破坏。邻近肝实质一过性的强化为 XGC 较常见的 MRI 征象，可能是炎症累及肝实质的炎症反应或由于肝动脉血流量增加、流速增快。报道称炎性病变向外累及肝脏组织浸润深度一般不超过 20～30mm。国外部分学者将 MR 同相位、反相位 $T_1$WI 梯度回波序列应用于辅助诊断 XGC。MRI 图像 XGC 在同相位上的信号强度高于反相位，可能是由于泡沫细胞含有胆固醇，导致增厚的胆囊壁内脂肪含量增加，因此在化学位移上囊壁结节发现脂肪成分可能提示 XGC，没有明显的脂肪成分也不能排除 XGC。另外，有学者对 XGC 和胆囊癌的 DWI 进行比较，得出胆囊癌较 XGC 受限明显的结论。这些序列的应用进一步提高了 MRI 诊断 XGC 的准确性。

XGC 的临床和影像学表现缺乏特异性。XGC 影像学表现与胆囊癌十分相似，增加了两者鉴别难度，厚壁胆囊、壁内结节、黏膜线连续、邻近肝实质一过性强化及胆囊结石等是其影像特点，有利于 XGC 和胆囊癌的鉴别，对临床有指导意义（图 10-1-16）。

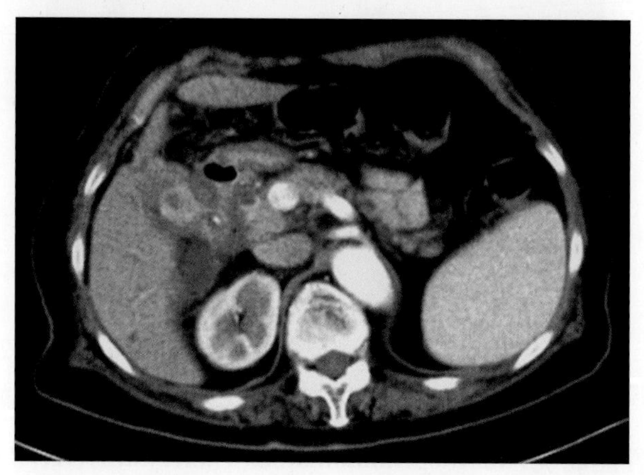

**图 10-1-16　黄色肉芽肿性胆囊炎**

女，54 岁。上腹部不适 1 年余，加重 1 月余。CT 增强扫描显示胆囊壁明显不规则增厚，胆囊腔变窄，邻近脂肪组织浸润，胆囊颈部可见嵌顿结石

**9. 瓷样胆囊（porcelain gallbladder）**　即胆囊壁的广泛钙化，也称钙化性胆囊、瓷瓶样胆囊、瓷胆囊，陶瓷样胆囊病等。发病机制尚不清楚。由于绝大多数陶瓷样胆囊（60% ~ 95%）的标本合并胆囊炎，因此一些学者推测陶瓷样胆囊可能为慢性胆囊炎的一种特殊的少见表现，也有作者认为陶瓷样胆囊是胆囊结石的并发症之一。在切除的胆囊标本中常见充满了碳酸钙，胆管的阻塞可能引起碳酸钙的积聚，后者能促进胆囊壁钙化，约 60% 的陶瓷样胆囊可同时合并胆石症。陶瓷样胆囊的患者临床症状无特异性，多数表现为胆绞痛和胆囊炎的症状，约 1/3 的患者可无任何临床症状，只是在做超声检查或拍 X 线片时偶然发现，50 ~ 60 岁常见，女性是男性的 5 倍。

根据胆囊壁的钙化病理学可分为完全性钙化与不完全性钙化，完全性钙化表现为胆囊壁的肌层，甚至整个囊壁有广泛、连续的碳酸钙沉积带，不完全钙化为黏膜层的多发性、点状钙化。超声检查对此病的影像特点具有良好的显示优势，可作为首选的检查方法。

**10. 胆囊息肉样病变（polypoid lesion of gallbladder，PLG）**　是指来源于胆囊壁并向胆囊腔内突出或隆起的病变。胆囊息肉样病变绝大部分分化良好，胆囊息肉与正常的胆囊细胞相同，未发生生物学变异，息肉与周围组织界限比较清楚，也有一部分与周围组织界限不清，与正常组织之间常常粘连。本病临床常见，不具有特征性的临床表现，多无临床症状，仅在 US 查体时发现病变。而大多数患者主要表现为间歇性右上腹部不适伴或不伴右肩背部放射痛，个别病例有胆绞痛。患者临床症状少部分是由同时并发的胆囊炎或胆结石所引起的。胆囊息肉样病变的诊断主要依赖于影像学检查，包括超声、CT、MRI 等。超声主要表现为凸向胆囊腔内的强回声或中等回声，无声影，不移动；CT 表现为软组织小结节，增强扫描呈明显强化，胆囊壁一般无增厚。

有学者认为病变>10mm、基底宽、内部回声不均匀、形态不规则并有自觉症状时应怀疑

早期胆囊癌，而多发性息肉病变多考虑良性胆固醇息肉，并提出根据病变大小辨别良恶性的标准是：直径<10mm 的结节首先考虑胆固醇息肉，尤其是直径<5mm 者提示息肉，10～13mm 倾向于腺瘤，>13mm 首先考虑胆囊癌可能。重点是一方面与胆囊结石鉴别，另一方面根据息肉的部位、形态、影像特点进行分型，提示有无癌前病变，为了及早识别胆囊的恶性病变，很多人主张定期复查。胆囊癌及腺瘤癌变时，病变多在短期内迅速增大，且外形不规则，而良性病变经数月或更长时间追踪，未见大小形态明显变化（图 10-1-17）。

**11. 转移瘤、淋巴瘤**　在胆囊的转移瘤中，恶性黑色素瘤占 50%～66%，在对恶性黑色素瘤死亡患者尸检中发现有 15%～20% 存在胆囊转移，而且只有 4%～20% 的患者有临床症状。大多数黑色素瘤患者在诊断为胆囊转移时已经有其他多脏器的广泛转移，只有很少一部分患者为胆囊是唯一的转移脏器。大多数胆囊转移性黑色素瘤并没有明显症状，其引起的胆道梗阻可能会导致急性胆囊炎，其他可能的症状包括右上腹疼痛、恶心、呕吐和体重减轻。胆囊内的转移性病变一般为多发扁平或浸润性病灶或者像单发息肉样病灶，但往往直

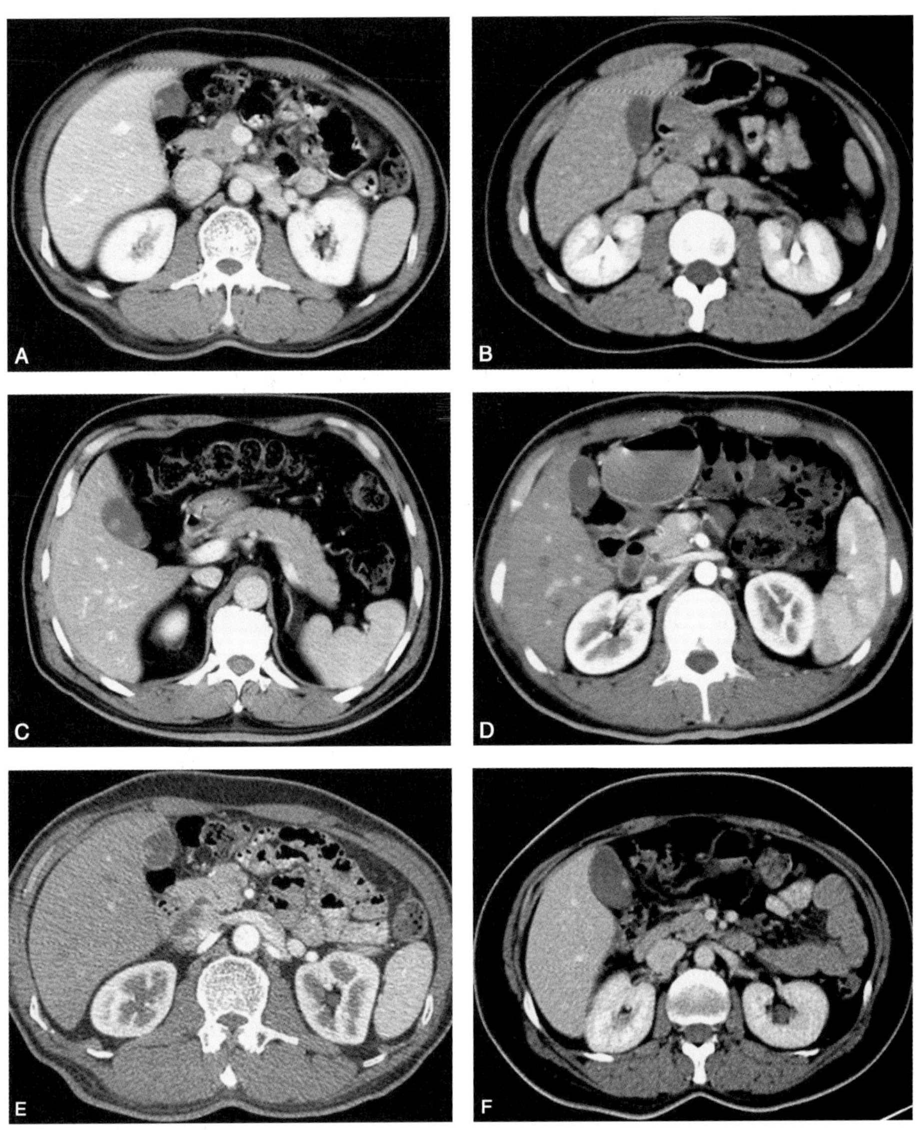

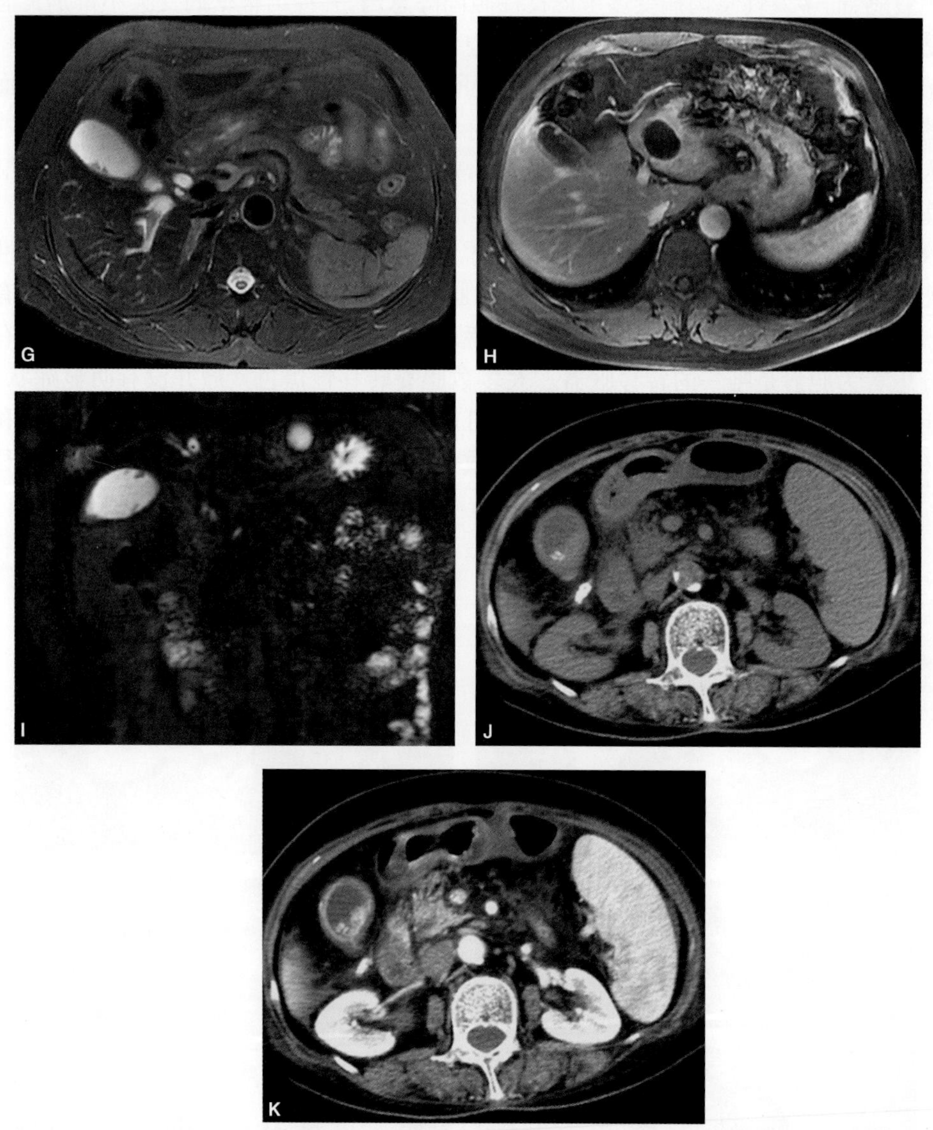

图 10-1-17　胆囊息肉样病变

A～I. CT、MRI 检查显示凸向胆囊腔内的软组织小结节（直径<10mm），增强扫描呈明显强化，胆囊壁一般无增厚，病理为息肉；J、K. 软组织小结节直径（10～13mm），明显强化，病理为腺瘤

径超过 1cm。除超声外，CT、MRI 及 PET-CT 等检查在转移性黑色素瘤的诊断上都具有一定价值。

胆系淋巴瘤很少见，尤其是原发性者。胆囊淋巴瘤表现为突向腔内的息肉样肿块，较大者甚至占据整个胆囊腔；肿瘤也可表现为胆囊壁弥漫性增厚。仅据胆囊影像学表现，这两种类型淋巴瘤均难与常见的胆囊癌相鉴别，但若并有腹腔和腹膜后淋巴结明显增大，则多提示为胆囊淋巴瘤。淋巴瘤累及胆管时，表现为胆管狭窄及局部肿块，可类似胆管癌。

**12. 胆囊间质肿瘤**　临床较为罕见，主要包括：血管瘤、脂肪瘤、平滑肌瘤、肌母细胞瘤、纤维瘤、神经鞘瘤、神经纤维瘤、错构瘤、黏液瘤等，多见于中年女性，一般无明显临床症状。体检或 US、CT 发现者占 18.5%～25.4%。如合并胆囊结石，可有轻度右上腹疼痛或消化不良等症状。临床诊断手段有胆囊造影、US、内镜超声、CT、MRI,最后诊断依赖于手术及病理学检查。

## 五、研究进展及存在问题

随着医学影像技术的发展,诊断胆囊疾病时可利用的信息越来越丰富,这对准确的诊断疾病有重要意义。但目前胆囊壁增厚的影像学诊断仍存在一定的局限性,尤其是对早期胆囊癌,慢性炎症或胆固醇息肉胆囊及胆道疾病,术前诊断困难。当伴有炎症容易误诊为慢性胆囊炎,CT 对胆囊肿瘤的术前诊断在临床应用中非常广泛,在胆囊癌和肿瘤浸润程度的诊断具有重要的诊断价值,可为临床治疗方案的选择提供重要的参考,但在实际工作中还应结合患者的病史、症状和体征综合分析,以提高诊断的准确性。利用 CT 增强和多平面重建,结合 US 等其他影像学信息,可提高胆囊疾病诊断的准确性,并且对预后评估有重要价值。

(王大伟 申旭东 王青)

## 参 考 文 献


1. Beyazal M, Avcu S, Celiker FB, et al. The efficiency of apparent diffusion coefficient quantification in diagnosis of acute cholecystitis and in differentiation of cholecystitis from extrinsic benign gallbladder wall thickening. Jpn J Radiol, 2014, 32(9): 545-551.
2. Catalano OA, Sahani DV, Kalva SP, et al. MR imaging of the gallbladder: a pictorial essay. Radiographics, 2008, 28(1): 135-155, quiz 324.
3. Hanbidge AE, Buckler PM, O'Malley ME, et al. From the RSNA refresher courses: imaging evaluation for acute pain in the right upper quadrant. Radiographics, 2004, 24(4): 1117-1135.
4. Hennedige TP, Neo WT, Venkatesh SK. Imaging of malignancies of the biliary tract-an update. Cancer Imaging, 2014, 14(1): 14.
5. Hussain HM, Little MD, Wei S. AIRP best cases in radiologic-pathologic correlation: gallbladder carcinoma with direct invasion of the liver. Radiographics, 2013, 33(1): 103-108.
6. Kang TW, Kim SH, Park HJ, et al. Differentiating xanthogranulomatous cholecystitis from wall-thickening type of gallbladder cancer: added value of diffusion-weighted MRI. Clin Radiol, 2013, 68(10): 992-1001.
7. Kim JH, Lee JY, Baek JH, et al. High-resolution sonography for distinguishing neoplastic gallbladder polyps and staging gallbladder cancer. AJR Am J Roentgenol, 2015, 204(2): W150-159.
8. Levy AD, Murakata LA, Abbott RM, et al. From the archives of the AFIP. Benign tumors and tumorlike lesions of the gallbladder and extrahepatic bile ducts: radiologic-pathologic correlation. Armed Forces Institute of Pathology. Radiographics, 2002, 22(2): 387-413.
9. Mellnick VM, Menias CO, Sandrasegaran K, et al. Polypoid lesions of the gallbladder: disease spectrum with pathologic correlation. Radiographics, 2015, 35(2): 387-399.
10. Mezghani S, Mhalla H, Bouallegue L, et al. Cystic mesothelioma of the gallbladder: MR imaging findings. Diagn Interv Imaging, 2015, 96(2): 221-223.
11. Ogawa T, Horaguchi J, Fujita N, et al. High b-value diffusion-weighted magnetic resonance imaging for gallbladder lesions: differentiation between benignity and malignancy. J Gastroenterol, 2012, 47(12): 1352-1360.
12. Revzin MV, Scoutt L, Smitaman E, et al. The gallbladder: uncommon gallbladder conditions and unusual presentations of the common gallbladder pathological processes. Abdom Imaging, 2015, 40(2): 385-399.
13. Sacher VY, Davis JS, Sleeman D, et al. Role of magnetic resonance cholangiopancreatography in diagnosing cho-

ledochal cysts:Case series and review. World J Radiol,2013,5(8):304-312.

14. Watanabe Y,Nagayama M,Okumura A,et al. MR imaging of acute biliary disorders. Radiographics,2007,27(2):477-495.
15. 崔龚,薛雁山. 肝硬化胆囊改变的影像学评估. 国际医学放射学杂志,2013,36(4):340-343,34.
16. 冯少仁,林云,钟恢海,等. 急性肝炎致肝内淋巴淤滞及胆囊壁增厚的磁共振成像表现. 中国全科医学,2014,17(6):723-725.
17. 马黎斌,夏进东,林江,等. 黄色肉芽肿性胆囊炎影像学表现及其病理学基础. 临床放射学杂志,2013,32(7):991-995.
18. 王冬女,汪军峰,朱华勇,等. 磁共振胆胰管成像显示胆囊罗-阿窦的影像病理对照分析. 放射学实践,2009,24(11):1240-1242.
19. 王海屹,王佳,叶慧义,等. 磁共振成像扩散加权成像技术在鉴别原发性胆囊癌和肝细胞癌中的价值. 中华消化外科杂志,2011,10(2):103-106.
20. 朱世华,张云山,贺声,等. 原发性肝、胆囊神经内分泌癌的影像学表现. 中华放射学杂志,2003,37(12):1143-1147.

# 第二节　基于临床的鉴别诊断:急性右上腹痛

## 一、前　　言

急性右上腹痛是腹部疾病中常见的症状之一,发病原因复杂,若诊断不确立或不够及时,轻则延误病情,重则危及病人生命。以急性右上腹痛到急诊科就诊的患者中,急性胆囊炎是第一初步考虑诊断。尽管肝胆疾病、急性胆囊炎可能解释患者症状,但临床情况往往较复杂,通常早期需要进行影像学检查作出确诊。急性胆囊炎的主要治疗手段是腹腔镜胆囊切除,有证据表明手术往往预后较好,外科医生倾向于手术切除胆囊。但是1/3以上的最初怀疑急性胆囊炎患者最终证实为其他疾病,因此早期合理选择影像学检查手段对于急性右上腹痛的诊断、治疗意义重大。

## 二、相关疾病分类

引起急性右上腹痛常见疾病主要包括:胆囊炎、肝炎、胆总管结石、胆管炎、急性胰腺炎以及十二指肠溃疡等(表10-2-1)。临床医师必须熟悉这些疾病的特点及不常见表现以及与其类似的其他可能的异常。

表10-2-1　引起急性右上腹痛常见疾病分类

| 分类 | 疾病 |
|---|---|
| 急性胆囊炎 | |
| 急性胆囊炎并发症 | 坏疽性胆囊炎,气肿性胆囊炎,胆囊穿孔,胆囊肠瘘 |
| 胆囊扭转 | |
| 类似急性胆囊炎 | 急性胰腺炎,十二指肠溃疡穿孔,肝炎,憩室炎,肾盂肾炎 |
| 肝肿瘤并发症 | 肝腺瘤,肝细胞肝癌,海绵状血管瘤 |
| 其他 | 胆总管结石,胆道出血,肝动脉瘤,上升性胆管炎,肝脓肿,复发性化脓性胆管肝炎 |

## 三、影像诊断流程

对于急性右上腹疼痛患者，医生往往要考虑胆囊疾病。近期的一项 meta 分析结果表明：如果缺少相关影像学检查，临床表现或实验室结果都不足以诊断或排除急性胆囊炎。因此对有临床表现的患者应当行影像学检查来明确诊断。

腹部超声是评估急性胆囊疾病的首选检查，多项研究表明它对于急性胆囊炎、胆石症诊断具有高度灵敏度和特异性。早期的一些研究认为超声对急性胆囊炎具有极高的灵敏度和特异性，但近来研究并不支持。在最近的一项回顾性研究中，比较超声与 CT 诊断急性胆囊炎的价值，认为超声有较高的灵敏度（83%：39%）、阳性预测值（75%：50%）以及阴性预测值（97%：89%），这两种技术的特异性相似（95%：93%）。但是目前还没有大样本的前瞻性研究评价 CT 诊断急性胆囊炎的价值。由于超声检查敏感、特异、低成本和无电离辐射，所以 CT 尚未作为诊断急性胆囊疾病的首选影像技术。

尽管 US 是最初评价急性右上腹痛患者的方法，并常足以指导治疗决策，有时候也需要其他影像学检查。一般来说，CT 由于能较 US 提供疾病范围、程度而常作为第二选择，在复杂情况下可代替 US。US 和 MRI 或 MRCP 联合使用可以对急性胆管疾病作出最佳诊断。另一方面，在 US 显示胆管结石时可行 ERCP 并乳头切口，在 US 发现胆管扩张时并可静脉输注液体和抗生素治疗上升性胆管炎。

## 四、常见疾病影像学表现

**1. 急性胆囊炎**　常见急腹症之一，梗阻、感染及缺血是急性胆囊炎的主要原因，大多数梗阻是由于结石嵌顿于胆囊颈部所致。发病机制可能是由于暂时性或持续性的结石阻塞胆囊出口，导致胆汁淤积和继发的机械、化学变化或胆囊壁感染，胆汁分解产物（溶血卵磷脂）、前列腺素、细菌感染（40%～70%）和结石的机械侵压被认为是损伤黏膜的关键因素。据估计 10%～20% 患者有胆石症，其中 1/3 患者会发展为胆囊炎，大多数急性胆囊炎合并胆结石（90%～95%）。主要症状为右上腹痛，向右肩胛放射，严重者可有高热、畏寒和轻度黄疸，体检可有右上腹压痛、肌紧张和墨菲征阳性，实验室检查白细胞升高。

急性胆囊炎影像学表现为胆囊明显增大，胆囊壁厚度均匀一致，黏膜光滑，明显强化，胆囊壁分层表现明显，胆囊周围脂肪间隙炎性渗出（图 10-2-1，图 10-2-2）。

未经治疗的急性胆囊炎可能在 7～10 天好转，但是胆囊炎并发症很常见。最常见的并发症是胆囊坏疽（2%～38%病例）、继发穿孔（高达 10%），胆囊黏膜缺损或胆囊腔内膜坏死提示坏疽（图 10-2-3）。

气肿性胆囊炎是由于胆囊壁受产气细菌感染引起。受累病人常为糖尿病患者（30%～50%），男性多见，好发年龄 40～60 岁。气肿胆囊炎表现为胆囊壁内积气，CT 有特征性表现，然而超声诊断可能比较困难，它往往发展为坏疽、穿孔和脓肿形成（图 10-2-4）。穿孔患者的胆囊有明显的囊壁缺损，腹腔内有分隔的或自由流动的胆汁存在，可进一步确诊为穿孔（图 10-2-5）。

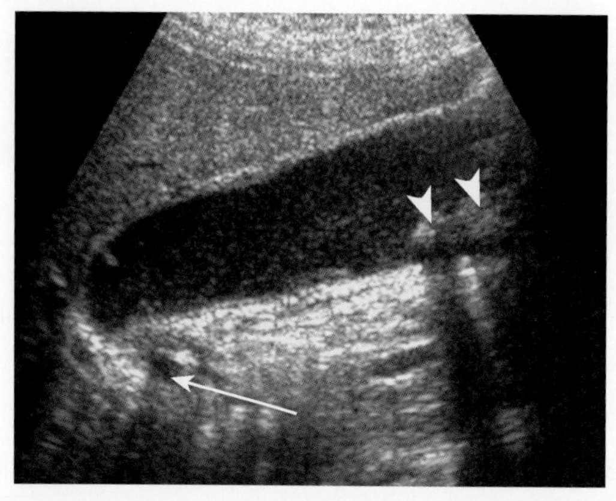

**图 10-2-1　急性胆囊炎**

男,42 岁。矢状位 US 显示胆囊底结石(白箭头)及胆囊颈梗阻性结石(白箭),胆囊扩张

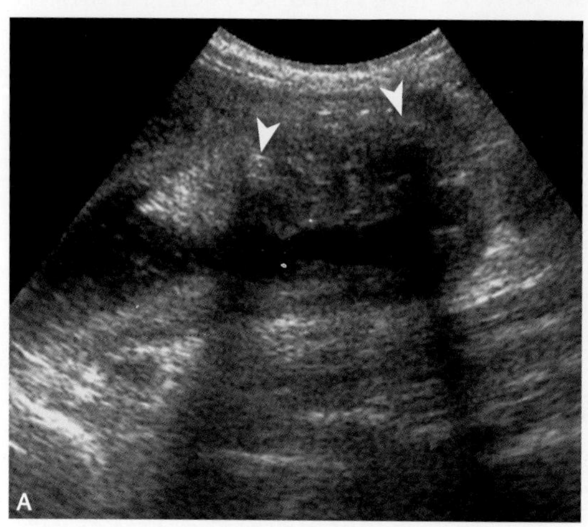

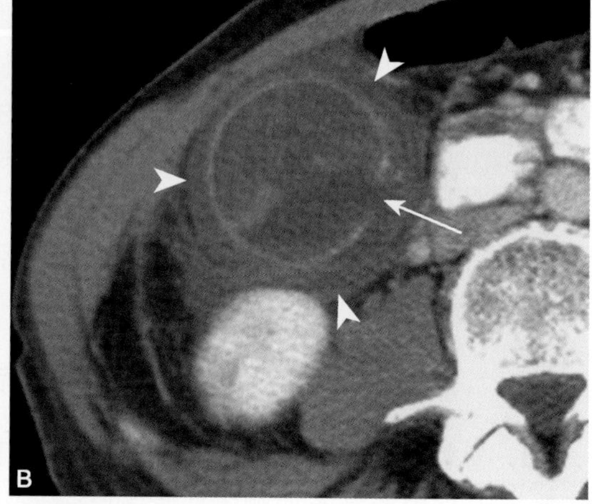

**图 10-2-2　急性胆囊炎**

女,64 岁。腹痛伴发热。A. 矢状位 US 显示不均匀回声内结石(白箭头);B. CT 增强扫描显示扩张胆囊内结石、壁厚并水肿(白箭头),强化黏膜内缺损(白箭)提示早期局灶性坏疽,肿块无强化。手术证实急性胆囊炎

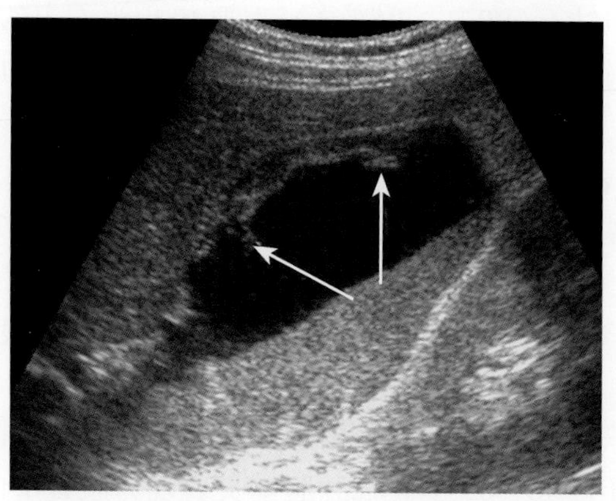

**图 10-2-3　坏疽性胆囊炎**

男,38 岁。患有结节性多动脉炎,隐感腹痛。矢状位 US 显示脱落黏膜(白箭)及胆囊内沉积物或脓性物,手术探查证实并切除胆囊

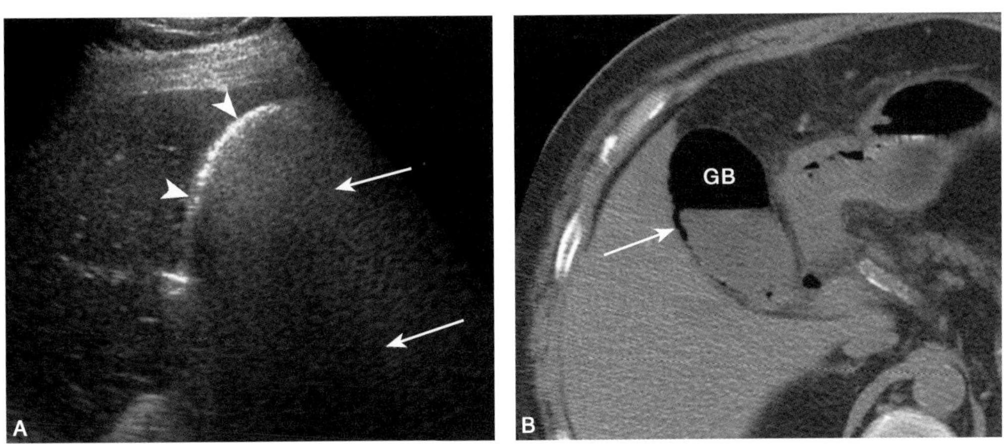


**图 10-2-4 气肿性胆囊炎**

男,58 岁。糖尿病患者,并发终末期肾病。A. 矢状位 US 显示胆囊窝内(白箭头)曲线回声界面并反射伪影(白箭),提示胆囊壁内气体;B. CT 平扫显示胆囊腔及壁内积气

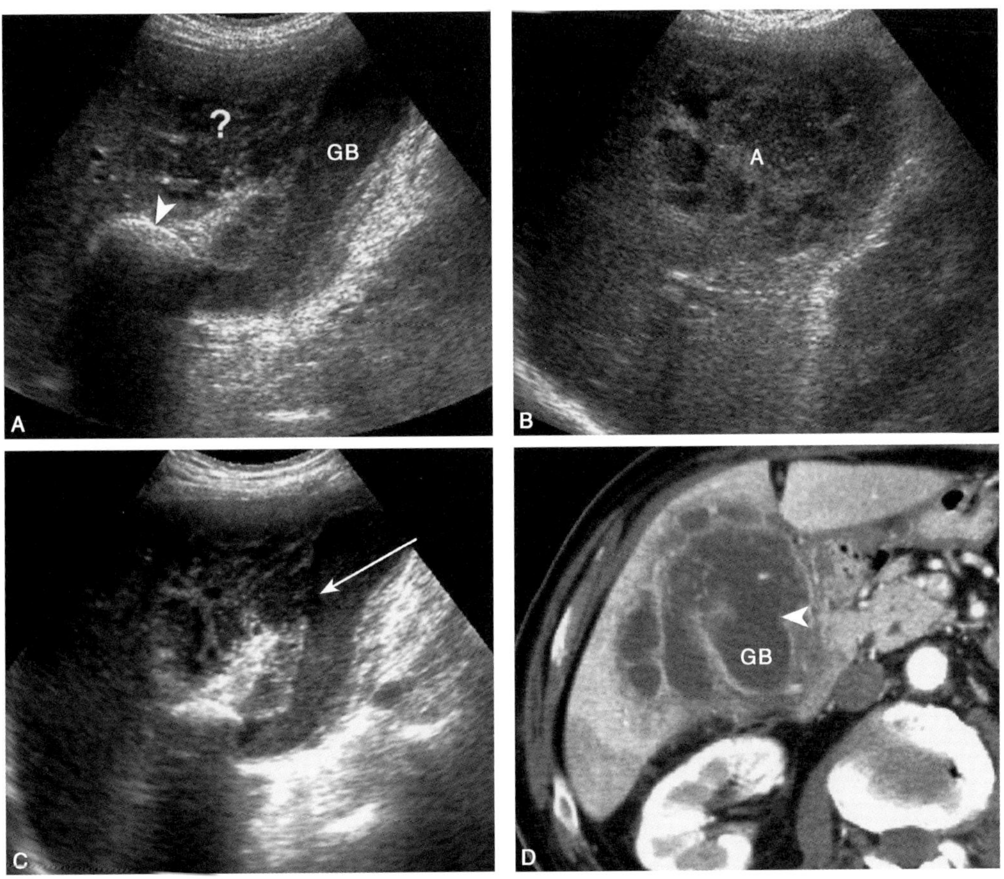


**图 10-2-5 亚急性胆囊穿孔**

男,72 岁。A. 矢状位 US 显示胆囊颈部巨大结石(白箭头),肝内不均匀回声肿块(?)压迫胆囊;B. 肝脏矢状位 US 显示肿块位于 V 段,内部回声复杂提示脓肿可能性大;C. 另一方位的矢状位 US 显示胆囊壁内缺损导致脓肿形成;D. CT 增强扫描显示胆囊壁内较大缺损(白箭头),并显示胆囊周围脓肿范围

一项报道提出急性胆囊炎合并胆囊周围脓肿占 3% ~19%。脓肿表现为壁内和胆囊边缘积液，大网膜粘连、增厚，胆囊周围脓肿扩散到相邻的肝实质，会出现一个周围水肿的复杂囊肿，脓肿可以是单房或分隔的不规则的轮廓，典型表现是胆囊边缘增强，但这并不总是存在，病灶内积气不常见，集聚征和多个相邻小脓肿可以与其他肝脏肿块鉴别。急性胆囊炎相关的血管壁炎可导致胆囊出血，胆囊腔内将有大量高信号分解物质。在急、慢性胆囊炎合并血管炎时，有时也遗留门静脉血栓形成和胆囊动脉假性动脉瘤形成。

胆囊与十二指肠及横结肠近端解剖关系密切，因此，胆囊炎症可能导致这些结构的慢性穿孔及瘘交通。胆囊-十二指肠瘘最常见，一旦瘘形成，气体可以由肠管进入胆囊，而结石由胆囊进入肠管，这些结石走行在肠管内可以引起机械性肠梗阻，最常见于回肠（胆囊结石梗阻）（图 10-2-6），也可发生于其他水平包括十二指肠（Bouveret 综合征）（图 10-2-7）。

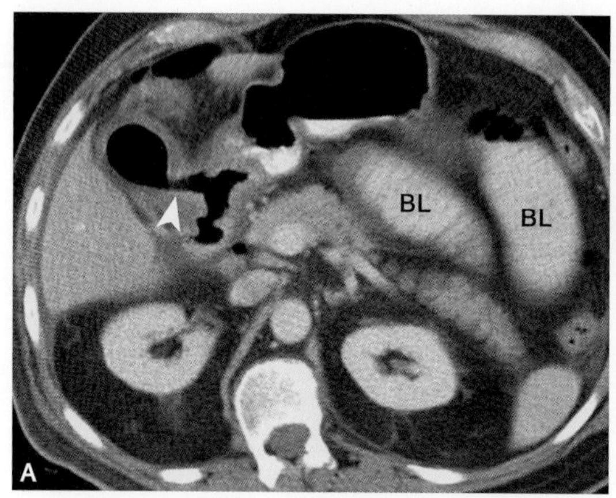


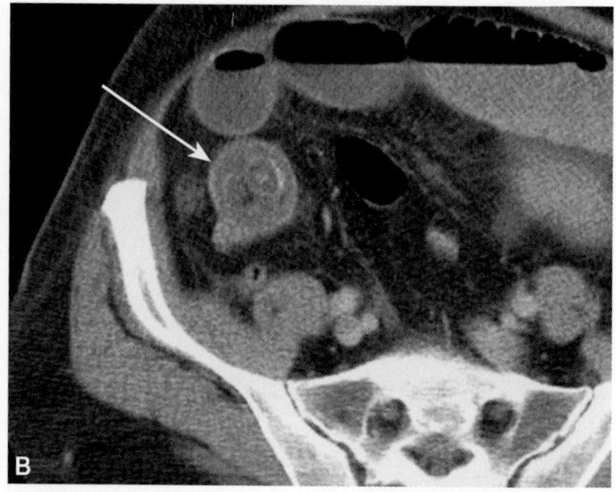


**图 10-2-6　胆囊梗阻**

女，46 岁。A. CT 增强扫描显示胆囊与十二指肠之间有瘘相通（白箭头），二者内都充满气体，小肠近端肠袢扩张；B. 下方层面显示远端回肠袢内结石（白箭），此结石是导致肠梗阻的原因

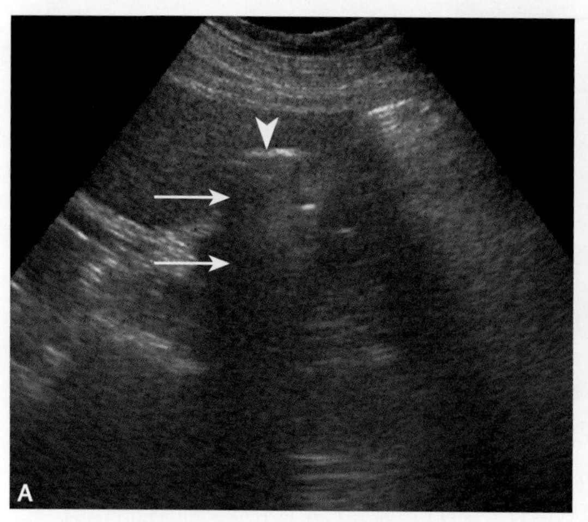


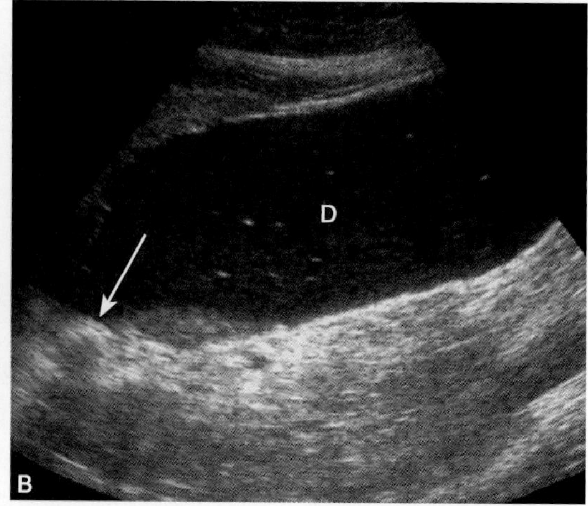

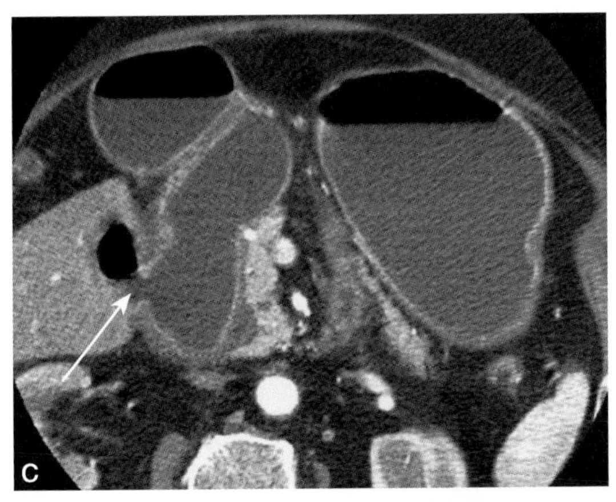

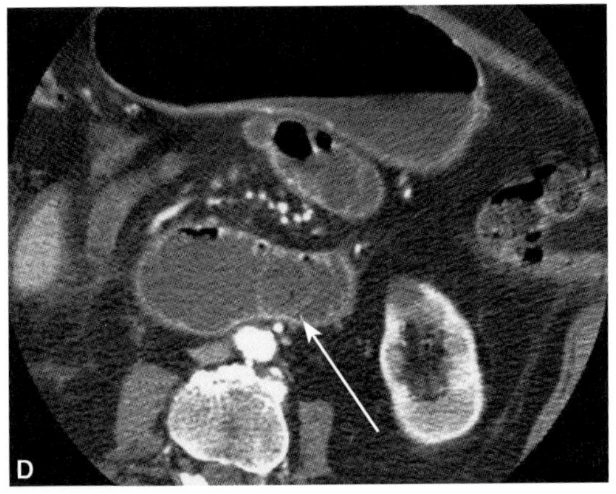

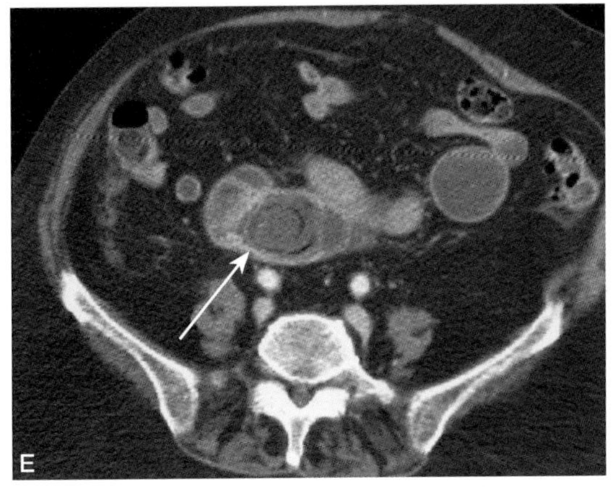

**图 10-2-7　Bouveret 综合征**

女,85 岁。胆囊结石引起十二指肠梗阻。A、B. 胆囊窝横断斜位超声显示气体(白箭头)并反射伪影(白箭),邻近胆囊窝矢状位 US 显示一大的液体充盈结构(D),具有蠕动提示为十二指肠,其内见结石(白箭);C ~ E. CT 增强扫描显示充气胆囊与扩张积液十二指肠之间有瘘交通(白箭),下方层面显示十二指肠第三段内结石(白箭),再下方层面显示另外一大的分层状结石(白箭)阻塞空肠

**2. 胆囊扭转(gallbladder torsion)**　急腹症的一种少见病因,仅见于有限的文献病例报道。通常见于老年患者,多数为女性(84%),以结石性最常见(>67%)。由于肠系膜较长或缺失("游动胆囊"),胆囊移动容易发生扭转,可以是完全性扭转(>180°),也可以是不完全性扭转(<180°)。完全性扭转可能会导致血管压迫、胆囊坏疽,而不完全性扭转可能仅阻塞胆囊管,胆囊壁血供保持正常,术前要高度怀疑到本病并及时作出诊断。US 可表现为胆囊扩张、紧张,远离胆囊窝方向,CT、MRI 可显示胆囊管变细、扭曲并肯定诊断(图 10-2-8)。

**3. 肝炎**　为病毒、药物和毒物、酒精等侵害肝脏,使肝细胞受到破坏,肝脏功能受损,继而引起人体出现一系列不适的症状,主要包括肝区疼痛、消化不良、消瘦。乏力、贫血、黄疸、肝大、脾大、腹水等。实验室检查血清转氨酶升高,白蛋白/球蛋白比值倒置。肝区疼痛是肝炎患者最常见的症状之一,临床上约有 50% ~80% 的患者会出现不同程度的肝区疼痛,疼痛的部位可局限在肝区,也可向上或向下放射,多为胀痛或隐痛,可持续,也可

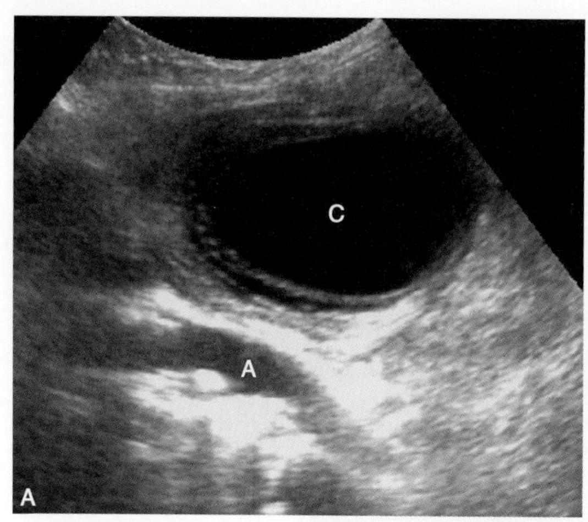


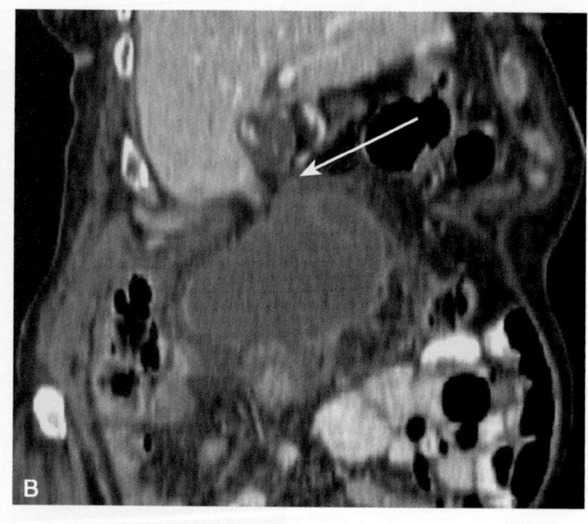


**图 10-2-8　不完全性胆囊扭转**

女，94 岁。A. 中腹部矢状位 US 显示腹主动脉（A）前方囊性肿块（C）伴壁水肿；B. CT 斜冠状位 MIP 重组显示肿块以窄颈（白箭）延伸进入胆囊窝内

时隐时现。究其原因主要有以下几种：① 肝被膜被延伸扩张，肝被膜中的膈神经分支受到刺激而引起肝区疼痛；② 肝实质炎症，当肝脏肿大到不明显或不肿大时，肝实质炎症刺激膈神经的分支，也同样会引起肝区的疼痛；③ 肝周围炎，肝脏周围组织也会发生反应性炎症，形成肝周围炎，并且可能与附近的组织或器官发生粘连而引起疼痛，这种情况多见于肝炎恢复期的患者，这种疼痛持续的时间较长；④ 肝外器官炎症，肝脏发生病变往往会累及胆囊、胆管系统，引起胆囊、胆道炎症或胆囊周围炎症，这些病变都可引起肝区疼痛（图 10-2-9）。

**4. 胆总管结石**　指位于胆总管内的结石，大多数为胆色素结石或以胆色素为主的混合结石，好发于胆总管下端。根据其来源可分为原发性胆总管结石和继发性胆总管结石：在胆管内形成的结石成为原发性胆囊结石，其形成与胆道感染、胆汁淤积、胆道蛔虫密切有关；胆管内结石来自胆囊者，称之为继发性胆管结石，以胆固醇结石多见。胆总管结石典型的临床

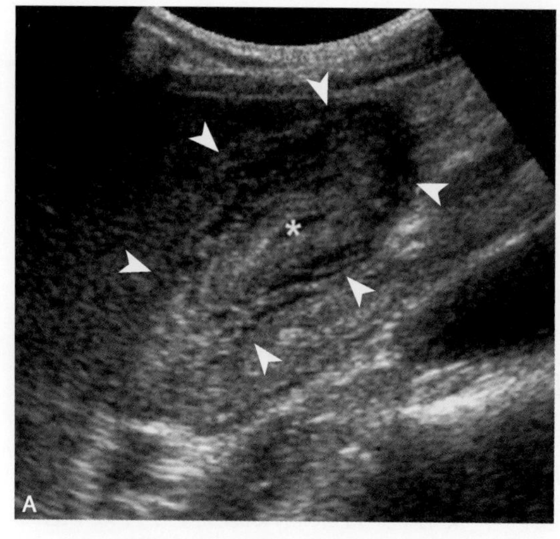


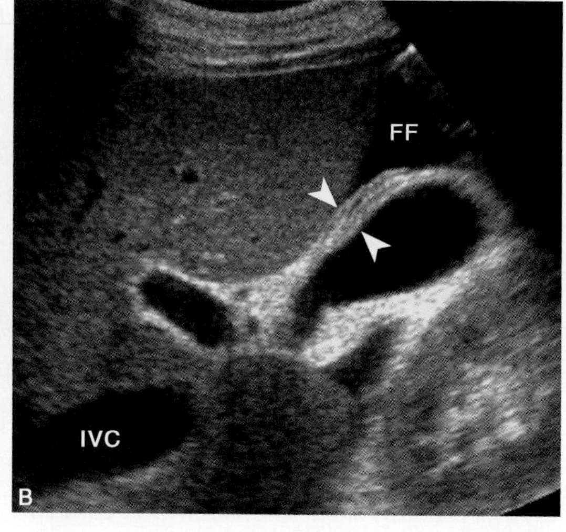

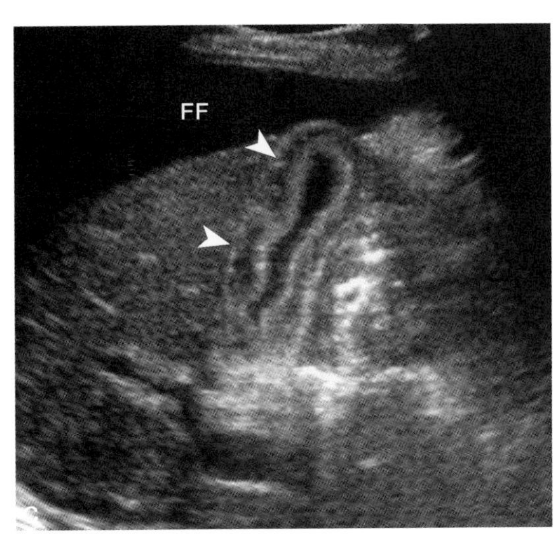


图 10-2-9 急性病毒性肝炎

A. 女,38 岁。胆囊矢状位 US 显示纤细缝隙样腔( * )及胆囊壁重度“洋葱皮”水肿(白箭头);B. 男,56 岁。淤血性心力衰竭。胆囊矢状位 US 显示胆囊壁水肿(白箭头),胆囊周围游离液体(FF),下腔静脉(IVC)扩张;C. 男,37 岁。有肝硬化病史。胆囊矢状位超声显示胆囊壁增厚(白箭头)及游离液体(FF)

表现是上腹绞痛和对穿性背痛,寒战、高热和随后发生的黄疸三大组症状;若胆管下端梗阻完全,胆囊管通畅,胆囊壁尚未纤维化萎缩,表现为右上腹有肿大压痛的囊性包块;肝脏呈对称性、弥漫性肿大、压痛;患者表现为弛张性高热,肝细胞损害和胆汁淤滞等一系列中毒性症状,总称为急性梗阻性化脓性胆管炎。实验室检查多有血白细胞计数显著增多;胆道梗阻和肝细胞坏死可引起血清胆红素、尿胆红素、尿胆素、碱性磷酸酶、血清转氨酶、γ-谷氨酰转肽酶、乳酸脱氢酶等升高。

超声表现:扩张的胆管后方回声增强,管壁不规则,肝门部扩张的胆管与伴行的门静脉于纵断像呈“双筒猎枪征”。CT 表现:胆总管扩张,直径>1cm,胆总管内见钙化密度或软组织密度灶,周围绕以胆汁,若结石较大,其以上胆道系统扩张,在多平面重建图像上梗阻端呈倒杯口状(图 10-2-10)。MRCP:MRCP 图像上胆总管结石表现为胆总管内类圆形、圆形或不规则形的低信号充盈缺损影,周围呈高信号(胆汁);结石位于胆总管下端嵌顿时,胆总管下端呈倒“杯口”状充盈缺损,其上胆道系统扩张(图 10-2-11)。

**5. 急性胰腺炎** 多种病因导致胰酶在胰腺内被激活后引起胰腺组织自身消化、水肿、出血甚至坏死的炎症反应。临床以急性上腹痛、恶心、呕吐、发热和血胰酶增高等为特点。病变程度轻重不等,轻者以胰腺水肿为主,临床多见,病情常呈自限性,预后良好,又称为轻症急性胰腺炎;少数重者的胰腺出血坏死,常继发感染、腹膜炎和休克等,病死率高,称为重症急性胰腺炎。临床病理常把急性胰腺炎分为水肿型和出血坏死型两种。

影像学表现:轻症急性胰腺炎仅显示胰腺增大,密度轻度降低,但仍均匀,边缘毛糙,无明显坏死区,可有少量胰周积液;重症急性胰腺炎胰腺体积明显增大,边缘不规则,密度明显不均匀,可见片状高密度出血灶和低密度液化坏死区,胰周有明显渗出积液,肾前筋膜增厚,

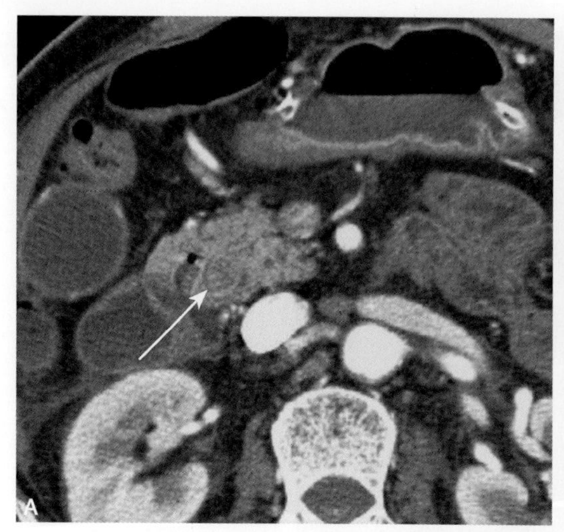


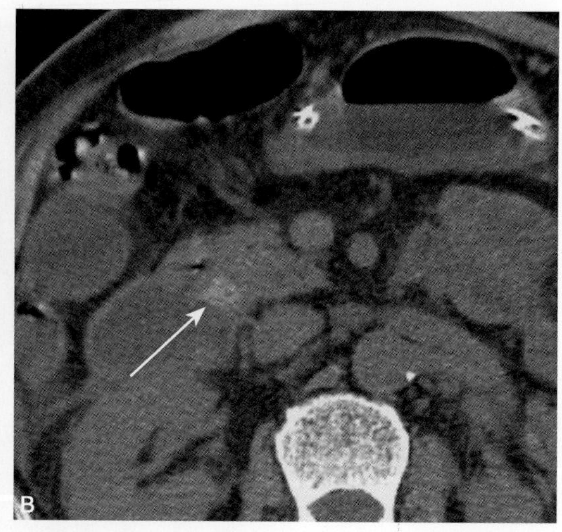


**图 10-2-10　胆总管结石**

男,69 岁。A. 增强 CT 显示胆总管末端内高密度影(白箭),怀疑强化肿块;B. CT 平扫显示高密度影为结石(白箭)

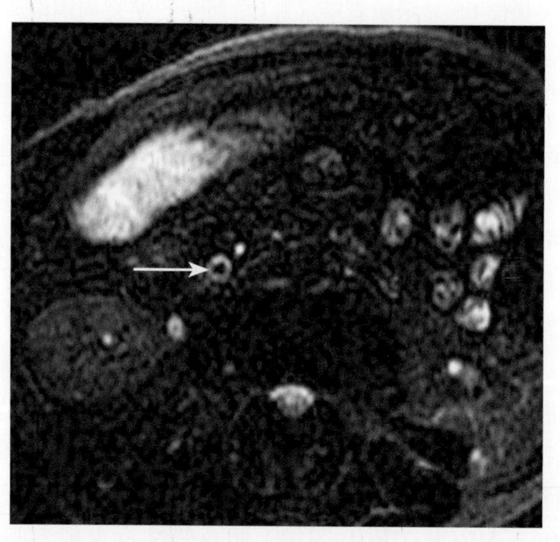

**图 10-2-11　胆总管结石**

男,93 岁。横断位 MRCP 图像显示胆总管末端结石(白箭)

肾旁前间隙、小网膜囊积液多见,少数患者可有腹水。

**6. 十二指肠溃疡**　最常见症状之一为上腹痛或不适,与胃酸分泌异常、幽门螺杆菌(*Helicobacter pylori*)感染、使用非甾体抗炎药(NSAIDs)、生活及饮食不规律、工作及外界压力、吸烟、饮酒以及精神心理因素密切相关。男性发病率明显高于女性。十二指肠溃疡多发生在十二指肠球部(95%),以前壁居多,其次为后壁、下壁、上壁。主要临床表现为上腹部疼痛,可为钝痛、灼痛、胀痛或剧痛,也可表现为仅在饥饿时隐痛不适。内镜(胃镜)检查:可对十二指肠黏膜直接观察、摄像,还可在直视下取活组织作病理学检查,是诊断十二指肠溃疡的最主要方法。

X 线钡剂造影检查直接征象为龛影，通常表现为类圆形或米粒状钡斑，边缘光整，溃疡周围炎性水肿而形成环形透亮区，并可见放射状黏膜皱襞纠集；十二指肠球部因痉挛或瘢痕收缩变形，是球部溃疡的常见而重要的征象，常呈三叶草或葫芦状。

**7. 心绞痛、心肌梗死** 心绞痛是冠状动脉供血不足，心肌急剧的、暂时缺血与缺氧所引起的以发作性胸痛或胸部不适为主要表现的临床综合征。特点为前胸阵发性、压榨性疼痛，可伴有其他症状，疼痛主要位于胸骨后部，可放射至心前区与左上肢，劳动或情绪激动时常发生，每次发作持续 3～5 分钟，可数日一次，也可一日数次，休息或用硝酸酯制剂后消失。本病多见于男性，多数 40 岁以上，劳累、情绪激动、饱食、受寒、阴雨天气、急性循环衰竭等为常见诱因。根据典型的发作特点和体征，含用硝酸甘油后缓解，结合年龄和存在冠心病易患因素，除外其他原因所致的心绞痛，一般即可诊断。

心肌梗死：是冠状动脉急性、持续性缺血缺氧所引起的心肌坏死。临床上多有剧烈而持久的胸骨后疼痛，休息及硝酸酯类药物不能完全缓解，伴有血清心肌酶活性增高及进行性心电图变化，可并发心律失常、休克或心力衰竭，常可危及生命。实验室检查：心电图特征性改变为新出现 Q 波及 ST 段抬高和 ST-T 动态演变。心肌坏死血清生物标志物升高。根据典型的临床表现，特征性心电图衍变以及血清生物标志物的动态变化，可作出正确诊断。

**8. 肺炎并胸膜炎** 胸痛是胸膜炎最常见的症状。常突然发生，程度差异较大，可为不明确的不适或严重的刺痛，或仅在患者深呼吸或咳嗽时出现，也可持续存在并因深呼吸或咳嗽而加剧。胸痛是由壁层胸膜的炎症引起，出现于正对炎症部位的胸壁。也可表现为腹部、颈部或肩部的牵涉痛。腹痛常在咳嗽、发热几天后才出现，咳嗽或深呼吸时，腹痛加重。胸部 X 线常见中、下肺野大片密度增深阴影，少量积液时仅表现肋膈角变钝。

**9. 结肠癌并发肠梗阻** 结肠癌发病年龄以 40～50 岁最多，男性病人较多。结肠癌患者可出现进行性贫血，低热，进行性消瘦，恶病质，肝肿大、水肿、结肠腺癌黄疸和腹水等。结肠癌依据大体病理分为三型：① 增生型：肿瘤向腔内生长，呈菜花状；② 浸润型：肿瘤沿肠壁浸润，肠壁增厚，肠腔环形狭窄，此型最易引起肠梗阻；③ 溃疡型：肿瘤向肠腔生长并浸润肠壁各层，中央部分坏死形成溃疡。结肠癌常并发肠梗阻时有腹部绞痛，伴有腹胀、肠鸣音亢进等。结肠癌并发肠梗阻多为单纯性、机械性、低位性肠梗阻，表现为腹部膨隆，可见肠型和蠕动波，一般无腹膜刺激征；一旦发生肠绞窄，肠型常呈固定性包块，腹膜刺激征也相当明显。

## 五、研究进展及存在问题

急性右上腹部的疾病谱很广，无创性影像学检查方法对正确诊断、及时治疗及预后评估具有重要价值，尤其是对需要急诊手术的急性胆囊炎、肝肿瘤破裂及胆囊扭转等。只有综合患者的病史、症状、体征以及影像学、实验室检查进行综合分析，才可能做出准确、及时的诊断。

CT 显示胆囊结石可靠，但可能会低估胆囊壁增厚。在各种全身性疾病和非胆囊的腹部疾病过程中，也会出现非特异性胆囊壁增厚和周围脂肪变性。由于阳性预测值低，CT 诊断急性胆囊炎时应谨慎，可进一步行腹部超声帮助诊断。CT 具有相对高的阴性预测值

(89%),因而CT结果阴性的患者,诊断为急性胆囊炎可能性不大;但是对于高度怀疑为急性胆囊炎的患者,在后续的随访中应提高警惕。

(王大伟　沈桂权)

## 参考文献


1. Corwin MT, Siewert B, Sheiman RG, et al. Incidentally detected gallbladder polyps: is follow-up necessary? --Long-term clinical and US analysis of 346 patients. Radiology, 2011, 258(1): 277-282.
2. Goshima S, Chang S, Wang JH, et al. Xanthogranulomatous cholecystitis: Diagnostic performance of ct to differentiate from gallbladder cancer. Eur J Radiol, 2010, 74(3): e79-83.
3. Guzman-Valdivia G. Xanthogranulomatous cholecystitis: 15 years' experience. World J Surg, 2004, 28(3): 254-257.
4. Hanbidge AE, Buckler PM, O'Malley ME, et al. From the RSNA refresher courses: imaging evaluation for acute pain in the right upper quadrant. Radiographics, 2004, 24(4): 1117-1135.
5. Jetley S, Rana S, Khan RN, et al. Xanthogranulomatous cholecystitis--a diagnostic challenge. J Indian Med Assoc, 2012, 110(11): 833-837.
6. Joo I, Lee JY, Kim JH, et al. Differentiation of adenomyomatosis of the gallbladder from early-stage, wall-thickening-type gallbladder cancer using high-resolution ultrasound. Eur Radiol, 2013, 23(3): 730-738.
7. Kang TW, Kim SH, Park HJ, et al. Differentiating xanthogranulomatous cholecystitis from wall-thickening type of gallbladder cancer: Added value of diffusion-weighted MRI. Clin Radiol, 2013, 68(10): 992-1001.
8. Kim BS, Oh JY, Nam KJ, et al. Focal thickening at the fundus of the gallbladder: Computed tomography differentiation of fundal type adenomyomatosis and localized chronic cholecystitis. Gut Liver, 2014, 8(2): 219-223.
9. Lee NK, Kim S, Kim TU, et al. Diffusion-weighted mri for differentiation of benign from malignant lesions in the gallbladder. Clin Radiol, 2014, 69(2): e78-85.
10. Mellnick VM, Menias CO, Sandrasegaran K, et al. Polypoid lesions of the gallbladder: disease spectrum with pathologic correlation. Radiographics, 2015, 35(2): 387-399.
11. Ogawa T, Horaguchi J, Fujita N, et al. High b-value diffusion-weighted magnetic resonance imaging for gallbladder lesions: Differentiation between benignity and malignancy. J Gastroenterol, 2012, 47(12): 1352-1360.
12. Oh KY, Gilfeather M, Kennedy A, et al. Limited abdominal MRI in the evaluation of acute right upper quadrant pain. Abdom Imaging, 2003, 28(5): 643-651.
13. Rehani B, Strohmeyer P, Jacobs M, et al. Gallbladder metastasis from malignant melanoma: Diagnosis with FDG PET/CT. Clin Nucl Med, 2006, 31(12): 812-813.
14. Runner GJ, Corwin MT, Siewert B, et al. Gallbladder wall thickening. AJR Am J Roentgenol, 2014, 202(1): W1-W12.
15. Shukla PJ, Neve R, Barreto SG, et al. A new scoring system for gallbladder cancer(aiding treatment algorithm): An analysis of 335 patients. Ann Surg Oncol, 2008, 15(11): 3132-3137.
16. Son JY, Kim YJ, Park HS, et al. Diffuse gallbladder wall thickening on computed tomography in patients with liver cirrhosis: Correlation with clinical and laboratory variables. J Comput Assist Tomogr, 2011, 35(5): 535-538.
17. Vernadakis S, Rallis G, Danias N, et al. Metastatic melanoma of the gallbladder: An unusual clinical presentation of acute cholecystitis. World J Gastroenterol, 2009, 15(27): 3434-3436.

18. Wang R, Leong RW. Primary sclerosing cholangitis as an independent risk factor for colorectal cancer in the context of inflammatory bowel disease: A review of the literature. World J Gastroenterol, 2014, 20 (27): 8783-8789.

19. Zhao F, Lu PX, Yan SX, et al. CT and mr features of xanthogranulomatous cholecystitis: An analysis of consecutive 49 cases. Eur J Radiol, 2013, 82(9): 1391-1397.

# 第十一章 胆道

## 第一节 肝内外胆管扩张

### 一、前 言

现代医学认为胆道是人体的一个重要器官,而不是单纯的管道。胆管的形态是反映机体健康状态的一个重要标志,其正常与否直接影响到肝、肾、胃、肠、心、肺等重要器官的形态和功能。肝内外胆管扩张症临床上多见,其病因十分复杂。有的病因显而易见,如胆管结石、肿瘤等;而有的病因很不清楚,致使诊断和处理非常困难。

肝外胆管可分为三部分,即肝管、胆囊管和胆总管(包括其远端的壶腹和十二指肠乳头部)。肝总管至左、右肝管,肝叶胆管和各肝段胆管分别称为一级、二级、三级胆管,呈树枝状分布。胆囊管大部分扭曲呈螺旋状,多在右侧以锐角与肝总管相连接,少数依次可在前方、左侧或后方与肝总管相接。胆总管从胆囊管与肝总管的连接处开始,实际上是肝总管的延续。胆总管的行径与十二指肠和胰腺保持一定的关系,可将其分为三段:① 近段或胰腺上段,大部位于十二指肠球部后方及上部,从肝、十二指肠韧带间通过,长约 2 ~ 3cm;② 中段或胰腺段,大部位于胰头后方,可完全埋于胰头内,长约 4 ~ 5cm;③ 远段或十二指肠段,即穿过十二指肠壁的一段,长仅数毫米,在十二指肠降部的近中部处穿入十二指肠壁,终于十二指肠乳头,与肠道相通。这段胆总管的肌纤维呈环状,形成 Oddi 括约肌。这段的宽度仅约 1 ~ 2mm,在其上方有一小段胆总管略为膨大,称为胆总管壶腹,胰腺管常在此与其汇合。肝总管的壁厚一般<1.5mm,直径 3 ~ 5mm;66% 的人可以显示,位于门静脉主干的前外侧,而肝固有动脉位于门静脉主干之前内侧。肝总管和胆囊管合并成胆总管,长约4.1 ~ 8cm,壁厚1.5mm,正常管径0.3 ~ 0.6cm,约有 82% 的人可见正常胆总管影。少数人胆囊管与肝总管合并开口的位置很低,以致胆总管上段并不存在。约 80% 的人胆总管末端与胰腺管末端合并,开口于十二指肠壶腹部,其余则单独开口。迷走肝管或胆囊管与肝管的异常连接是可以遇到的正常变异,前者如肝右后叶肝管直接引流入胆总管,后者如胆囊管与肝总管低位汇合。这种变异临床意义在于行胆囊腹腔镜或手术切除时极易被损伤。SCTC 或 MRCP 可识别这种变异,从而明显降低术中胆管损伤的机会。

成人胆总管最宽处直径>8mm 即称为胆总管扩张,8 ~ 12mm 为轻度扩张、>12 ~ 16mm

为中度扩张、>16～20mm 为重度扩张、>20mm 为特重度扩张。正常右肝管直径 3.5mm，左肝管直径 3.3mm，若超出其正常值和（或）有 2、3 级胆管增宽就称为肝内胆管扩张；肝内胆管直径达 5mm 为胆管轻度扩张；5～9mm 为中度扩张；>9mm 则为重度扩张。

CT 胆道造影（CT cholangiography，CTC）和磁共振胰胆管成像（MR cholangiopancreatography，MRCP）日趋成熟，成为 PTC 或 ERCP 强有力的挑战手段。EUS（endoscopic ultrasound，EUS）是将内镜和超声显像结合，将高分辨率的探头通过内镜直接送入胃和十二指肠进行检查，可以显示胰头及胆管下段病变，还可进行活检提高诊断特异性。

## 二、相关疾病分类

将可引起肝内外胆管扩张的各种原因进行系统分类，提供明确的诊断思路，有助于尽早发现病因，为早期诊断与治疗提供理论基础。肝内外胆管扩张在临床上比较常见，病因复杂，还有一些不明原因引起的，处理较为棘手，因而全面、系统、正确地认识肝内外胆管扩张十分必要。肝内外胆管扩张可分为先天性肝内外胆管扩张和继发性肝内外胆管扩张两大类型（表 11-1-1）。

**表 11-1-1　可致肝内外胆管扩张病变分类及常见疾病**

| 病因 | 疾病 |
|---|---|
| 先天性 | 先天性胆管扩张症Ⅰ：胆总管囊性扩张；Ⅱ：胆总管憩室样扩张；Ⅲ：胆总管末端囊肿；Ⅳa：肝内外胆管均有扩张；Ⅳb：肝外胆管多处扩张<br>环状胰腺、十二指肠重复畸形 |
| 继发性/后天性 | 结石性：胆管结石、Mirizzi 综合征、慢性胆囊炎伴颈部结石嵌顿<br>肿瘤性：包括胆管癌、壶腹周围癌、十二指肠乳头癌、胆囊癌侵及胆管、胆管乳头状肿瘤、胆管黏液性囊性肿瘤<br>外压性病变累及胆管：外生型胆管癌、胰头肿瘤、癌肿或淋巴结转移至胆管旁、慢性胰腺炎、胰头部假性囊肿、自身免疫性胰腺炎、胆管周围动脉瘤、十二指肠乳头旁憩室炎、门静脉性胆道病<br>炎症性：胆囊炎、原发性硬化性胆管炎、自身免疫性胆管炎、感染性胆管炎、化脓性胆管炎、缩窄性乳头炎<br>损伤性：胆管狭窄、胆肠吻合口狭窄<br>代偿性：胆囊切除术后、慢性萎缩性胆囊炎<br>寄生虫性：胆道蛔虫、胆道姜片虫、胆道血吸虫、华支睾吸虫、肝包囊虫<br>其他：胆囊或胆道出血、Oddi 括约肌功能紊乱、十二指肠梗阻、老年性改变 |

可致肝内外胆管扩张病变，依据其与胆管的关系主要分为：① 胆管壁本身的炎症、息肉、肿瘤或胆管损伤使胆管壁正常组织结构被破坏，导致病变部位狭窄所引起的胆管扩张；② 胆管腔内有结石、寄生虫等异物阻塞，或末端出口处被肿瘤阻塞所引起的胆管扩张；③ 胆管壁外受某些病灶的压迫、牵拉所引起的胆管扩张（表 11-1-2）。

表 11-1-2　胆管扩张病因分类及常见疾病

| 病因 | 常见疾病 |
|---|---|
| 胆管腔内病变 | 肝内外胆管结石、胆道寄生虫、Mirizzi 综合征、重症急性胆管炎、胆囊出血、十二指肠乳头部肿瘤 |
| 胆管壁病变 | 胆管息肉、胆管癌、胆管乳头状肿瘤、胆管黏液性囊性肿瘤、原发性硬化性胆管炎、慢性胆管炎、壶腹周围癌、胆囊癌侵犯胆管、胆管壁血管瘤、胆管损伤、胆-肠吻合口狭窄 |
| 胆管腔外病变 | 外生型胆管癌、急/慢性胰腺炎、胰腺假性囊肿、胰头癌等胰腺肿瘤、乳头旁憩室、转移性癌肿压迫胆管、多囊肝、十二指肠球后溃疡、胆管周围动脉瘤、门静脉性胆道病 |
| 其他 | 胆囊切除术后、十二指肠梗阻、Oddi's 括约肌功能紊乱、胆道手术后，局部组织粘连、牵拉胆管 |

## 三、影像诊断流程

通过超声、CT、MRI 很容易诊断肝内外胆管扩张，影像学检查对胆系疾病的诊断作用有以下几方面：① 确定胆管是否扩张；② 是先天性的还是继发性的；③ 是否为梗阻性病变；④ 梗阻水平的定位；⑤ 梗阻原因的定性（各种良性及恶性病变）；⑥发现胆道梗阻的并发症（继发胆源性肝脓肿、胆源性胰腺炎、上腹区域转移瘤等）（图 11-1-1）。

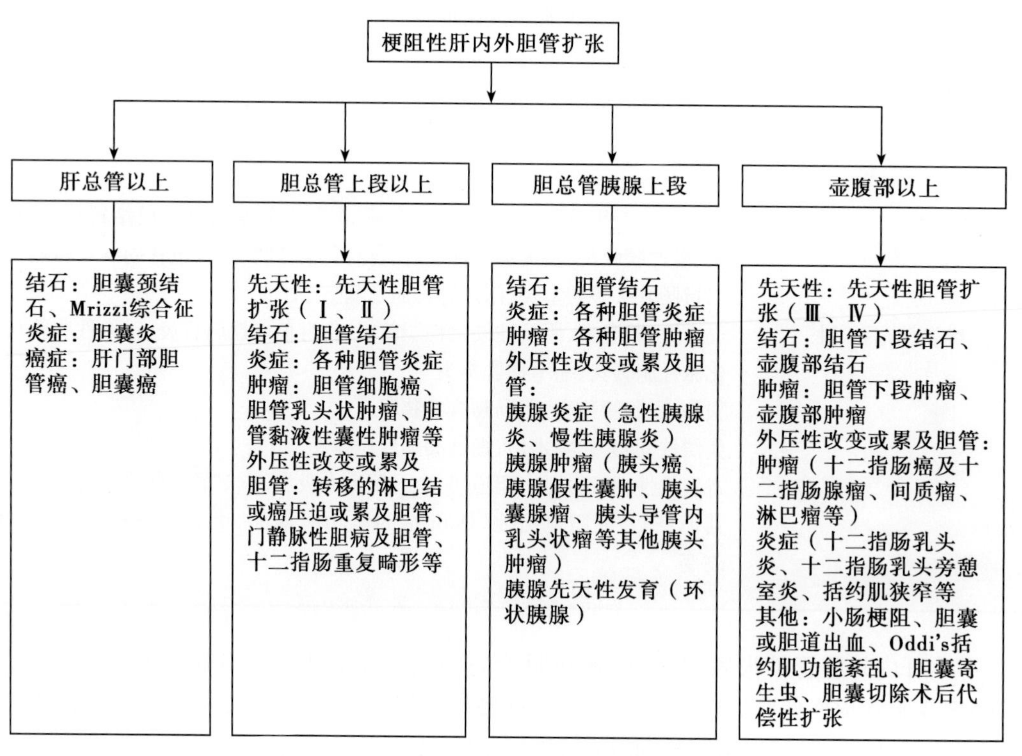


图 11-1-1　肝内外胆管扩张病变鉴别诊断流程

胆管梗阻水平定位分为:① 肝胆管扩张,胆囊不扩张或较小,提示病变在肝总管和胆囊管汇合处以上及肝门部;② 肝胆管及胆囊明显扩张,胆总管不扩张,提示病变在胆囊管和肝总管汇合处以下(胰上段);③ 胰腺上段胆系扩张提示病变在胰腺头部;④ 胰腺后段或胰头段以上的胆系扩张,提示病变在壶腹部或壶腹及其周围(表 11-1-3)。

**表 11-1-3　致肝内外胆管扩张病变鉴别诊断**

| 疾病 | 临床表现 | 影像学表现 | 强化 | 特点 |
| --- | --- | --- | --- | --- |
| 胆总管囊肿 | 可发生于任何年龄,婴幼儿多见,女性多于男性 | 肝门部见边界清楚的液性囊状占位,囊肿的上下端与胆总管相通 | 无 | |
| 胆管结石 | Charcot 三联症 | 胆管扩张程度较轻,最下层面可显示结石 | 无 | 靶征、新月征、杯口征 |
| 胆囊癌 | 常发生于老年女性,常伴有胆囊结石 | 不规则结节状或局限性增厚,内壁凹凸不平,胆囊窝脂肪间隙消失,黏膜线中断,胆管扩张 | 强化较明显,且持续时间较长 | 最常累及淋巴结,其次为肝脏 |
| Mirizzi 综合征 | 反复发作的胆囊炎及胆管炎、梗阻性黄疸 | 肝总管梗阻,肝总管及肝内胆管轻中度扩张,同时合并胆囊萎缩及胆囊颈(管)结石 | 无 | 枯树枝征;治疗 2~3 周后有改善,可与胆囊癌鉴别 |
| 胆总管下段癌 | 男性多见,50~70 岁,黄疸 | 梗阻部位管腔狭窄,管壁均匀或不均匀增强,或者见到腔内软组织影,梗阻上端的胆总管扩张和肝内胆管扩张 | 明显或环形强化,延迟强化 | 胆囊可见明显扩张;下段癌时可出现三管征、截断征等,一般不伴胰管扩张 |
| 胆管乳头状肿瘤 | 多见于成年女性,黄疸、胆管炎,反复发作,病程长 | 扩张的胆管及其内乳头状充盈缺损 | 中度 | 与胆管直接相通,缺乏卵巢样间质 |
| 胆管黏液性囊性肿瘤 | 中年女性好发 | 良性:多房,囊壁及囊内分隔厚薄一致;癌变多为单房,可见乳头状结节突起;囊壁结节及不规则钙化是囊腺癌区别于囊腺瘤的特征性表现 | 囊壁、分隔、壁结节呈明显强化 | 囊腺部分与胆管不相通,上皮下可见卵巢样间质结构 |
| 原发性硬化性胆管炎 | 多见于 25~45 岁男性,临床表现为间断或持续性黄疸 | 累及范围较长,正常管壁与轻度增厚的管壁交错,呈狭窄扩张交替 | | 以肝内外胆管慢性炎症和纤维化为特征;串珠样、枯枝样改变 |

续表

| 疾病 | 临床表现 | 影像学表现 | 强化 | 特点 |
|---|---|---|---|---|
| 胆管炎症 | 病因明确，常见病因包括胆道手术损伤、胆总管结石、肝外胆管肿瘤、缺血性胆管炎、反复发作的胰腺炎、腹部外伤等 | 胆管弥漫或局限性狭窄、扩张、分支僵直；胆管逐渐呈尖削状，扩张的胆管距离大于10mm，肝内外胆管扩张不一致，内轻外重，肝外胆管壁环状增厚 | 明显 | |
| 胰头癌 | 好发于40～80岁，男女比约1.5∶1 | 胰腺头部增大伴胰腺尾部萎缩，早期就可出现胆总管、肝内胆管扩张、胆囊增大以及胰腺管扩张，易侵犯血管 | 轻度，动脉晚期呈相对低密度 | 双管征，破坏残存的主胰管和胆总管呈双管不相交征；四管征、截断征 |
| 急性胰腺炎 | 过量饮酒、高脂餐或胆石症；上腹压痛、反跳痛和肌紧张等 | 局部或全胰腺的增大，可见胰周的积液 | 渐进式强化 | 胰腺周围渗出、肾周筋膜增厚 |
| 慢性胰腺炎 | 一般年龄较轻，临床症状较重，有酗酒史或胆源性疾病 | 主胰管及其分支呈串珠状扩张或扭曲等，同时伴胰腺管内和(或)胰实质的钙化 | | 胰管贯穿征 |
| 壶腹癌 | | 胆总管末端偏心性狭窄或圆钝状中断，全胰管及胆总管全程性均匀扩张 | 均匀强化或边缘环状强化，密度均匀 | 双管征，常伴胰管扩张，强化程度不如胆总管癌明显 |
| 十二指肠乳头癌 | | 肿块的中心偏于肠腔，密度一般较均匀，轮廓规则或不规则 | 中等强化，强化均匀一致 | 侵犯胰头时，胰周主要血管完整有助于鉴别 |

## 四、相关疾病影像学表现

**1. 先天性胆管扩张(congenital biliary dilatation，CBD)** 指肝内、外胆管单独或联合的先天性发育异常。因好发于胆总管，曾称之为先天性胆总管囊肿。根据其发病特点，近年来认为应称为胆管扩张症。本病病因尚未完全明了，目前有许多理论解释胆总管囊肿的发病原因。绝大多数学者认为胆胰管汇合异常是先天性胆总管扩张症的主要病因之一，胆管壁先天发育不良及胆管末端狭窄或闭锁是发生本病的基本因素。本病可发生于任何年龄，婴幼儿多见，成人胆总管囊肿占15%～20%，女性多于男性。亚洲女性中的发病率较高(男∶女比例为1∶4)，在西方发病率较低。通常在婴幼儿时期应进行手术治疗，然而仍有大约20%的患者到成年才发现。扩张的囊壁常因炎症、胆汁潴留以致发生溃疡甚至癌变，随着年龄增长胆总管囊肿的癌变率高，其癌变率为10%，成人接近20%。其他并发症包括肝内、外胆管结石、胆管炎、胰腺炎、门静脉高压症、肝纤维化继发肝硬化及囊肿自发破裂等(表 11-1-4)，因此早期诊治非常重要。外科手术是治疗胆总管囊肿的唯一手段，囊肿切除 Roux-en-Y 胆肠吻合术是最常用的方式。

**表 11-1-4　胆总管囊肿分型**

| 分型 | 亚型 |
|---|---|
| Ⅰ：胆总管囊性扩张 | $Ⅰ_A$型：肝外胆管部分或全部扩张<br>$Ⅰ_B$型：远端胆管局限性扩张<br>$Ⅰ_C$型：弥散型肝外胆管梭形扩张<br>$Ⅰ_D$型①：肝外胆管扩张，扩张囊肿中心部分可见双角形状囊肿 |
| Ⅱ：胆总管侧壁憩室样膨出 | |
| Ⅲ②：胆总管末端囊肿(位于十二指肠) | |
| Ⅳ：多发性肝内外胆管扩张 | Ⅳa：肝内外胆管囊性扩张<br>Ⅳb：肝外胆管多发囊状扩张 |
| Ⅴ：肝内胆管单发或多发囊状扩张伴肝纤维化(Caroli 病) | |

注：① 2011 年 Michaelides 等报道了一种新型变异的胆总管囊肿，命名为 $Ⅰ_D$型；
② 2010 年 Ziegler 等将Ⅲ型胆总管囊肿与其他类型(Ⅰ、Ⅱ、Ⅳ、Ⅴ)比较，此型胆总管囊肿主要发生于老年男性，临床表现主要为急性胰腺炎，而非黄疸和胆管炎，可通过内镜治疗，癌变率较其他类型低

该病典型临床表现是黄疸、腹部肿块和腹痛三联症，但临床实际很少(约 20%)见到典型的三联症表现。大多数患者(80%)在婴幼儿时出现症状。产前超声检查可偶然发现腹腔内囊肿。梗阻性黄疸和腹部肿块是婴幼儿患者的主要症状。成人常见症状为疼痛、发热、呕吐，并可有反复发作的胆管炎和胰腺炎，其他还有胆管癌、胆石病、肝硬化，并可有由肝硬化引起门静脉高压症，造成上消化道大出血、脾大和全血细胞减少。胆总管囊肿自发破裂的发生率为 1% ~2%，主要表现为腹痛、腹膜炎和脓毒血症。Ⅲ型胆总管囊肿由于十二指肠梗阻可表现为胃流出道梗阻症状。同时本病实验室检查多无特异性，因此术前诊断主要依靠影像学检查。

先天性胆管囊肿超声、CT/MRI 主要表现为肝门部边界清楚的液性囊状占位，囊肿的上下端与胆总管相通，增强检查无强化；如果见胆管壁突向腔内的瘤样结节明显增强，为先天性胆管扩张症癌变的诊断依据。钆剂增强磁共振胰胆管造影相对于 $T_2$WI 和抑脂像可以观察到胆汁分泌流出情况，对于胆胰管合流异常者有诊断意义(图 11-1-2)。

**2. 胆总管结石(choledocholithiasis)**　按化学成分不同，胆结石可分为：胆固醇结石、胆色素结石和混合性结石；而按照来源不同，将胆管结石分为原发性和继发性两种。原发性胆管结石指在胆管内形成的结石，主要为胆色素或混合性结石；继发性胆管结石是指胆囊结石排至胆总管者，主要为胆固醇结石。此外，根据结石所在部位，还可将之分为肝外和肝内胆管结石。肝外胆管结石多位于胆总管下端。肝外胆管结石所致病理变化主要有：胆管梗阻、继发感染、胆源性胰腺炎和继发肝细胞损害。胆总管结石，80% 以上引起梗阻性黄疸，常在剧烈腹部绞痛后出现，黄疸、腹痛、发热是临床常见的一组综合征，称为“Charcot 三联症”，是

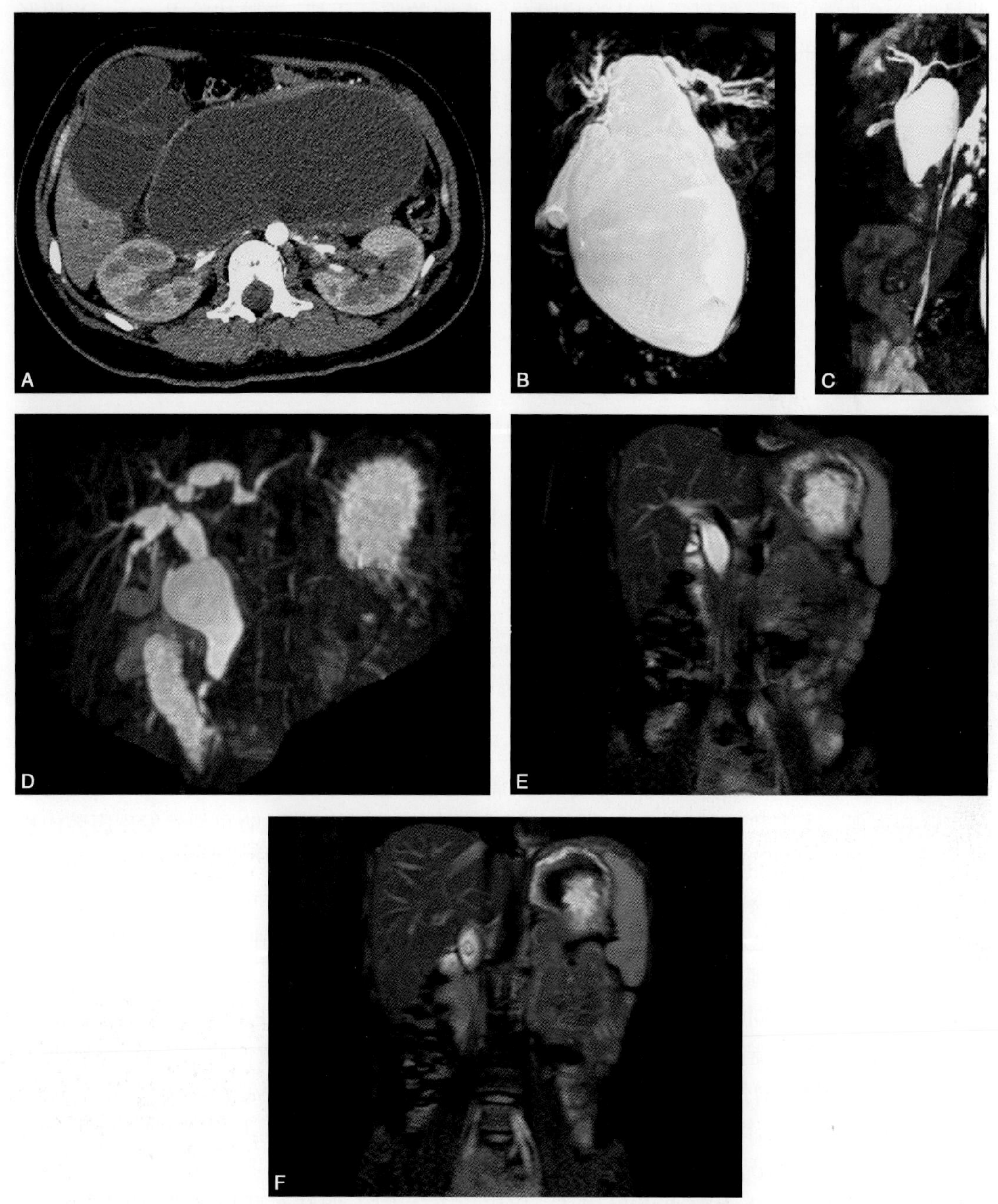


**图 11-1-2　胆总管囊肿**

A. 女性,21 岁。持续性腹痛,停止排气、排便 1 天。胆总管呈囊样扩张(Ⅰ型);B. 男性,4 岁。腹胀 2 天。MRCP 胆总管呈囊样扩张(Ⅰ型);C. 女性,22 岁。查体发现胆总管侧壁呈憩室样膨出(Ⅱ型);D. 女性,5 岁。阵发性腹痛 1 周。肝内外胆管及胆总管扩张,以胆总管中段扩张为著,管壁增厚,边缘模糊,符合胆总管囊肿(Ⅳ型);E、F. 胆总管梭形扩张,内见结石胆总管结石的特征；进一步发展出现休克、意识障碍，即为“Reynolds 五联征”。病情恶化发展为急性梗阻性化脓性胆管炎，即重症急性胆管炎，若不能及时胆道减压，梗阻加剧、胆汁淤积继发肝功不全，诱发肝细胞性黄疸、肝衰，死亡率极高。

胆总管结石的超声表现为胆管腔内出现强回声光团，后方伴有声影，其形态恒定不变，结石阻塞近端的胆总管扩张，结石回声与胆总管管壁之间分界清楚。肝外胆管结石的 CT 表现：直接征象：① 胆总管腔内（多位于胆总管下段）高密度影，可能充满整个管腔，周围无低密度胆汁影；周围环绕低密度影，形成高密度“靶征”；低密度胆汁以新月形围绕高密度结石，形成高密度半月征；② 腔内显示软组织密度影，周围极低密度的胆汁环绕（“靶征”）；③ 软组织密度影占据大部分下段胆总管腔，对侧可见新月形的透亮区（“半月征”）；④ 管腔内中心低密度区边缘为高密度影，代表结石的中心为胆固醇成分，边缘为胆色素成分；⑤ 管腔内低密度区的中心见散在点状高密度影，代表混合性结石，中心为胆色素成分（图 11-1-3）。间接征象：胆总管不同程度梗阻，CT 显示梗阻近端胆管系统扩张；增强扫描后，上述胆总管下段内容物无强化，而且病灶境界显示得更加清晰（图 11-1-4）。MRI 平扫表现为 $T_1$WI 高信号或低信号，$T_2$WI 呈低信号或无信号，近段胆总管扩张；MRCP 显示肝外胆管结石为单发或多发，圆形、斑点状低信号或无信号充盈缺损，其周围可见高信号胆汁，可伴有胆道系统不同程度的扩张。若结石造成胆总管完全梗阻，其断端呈弧形凸而向上的杯口样外观，病变近段胆管扩张。

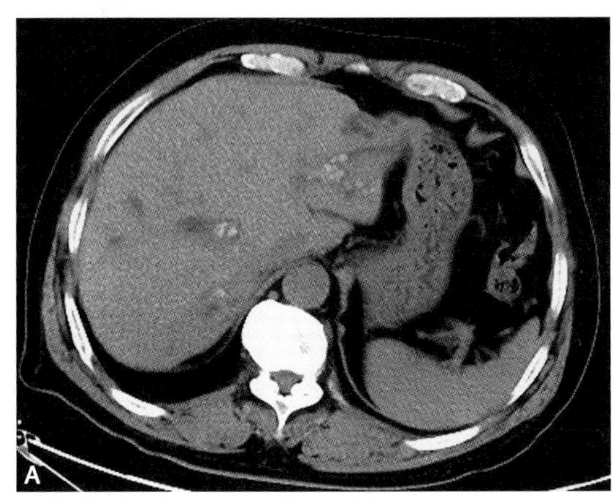


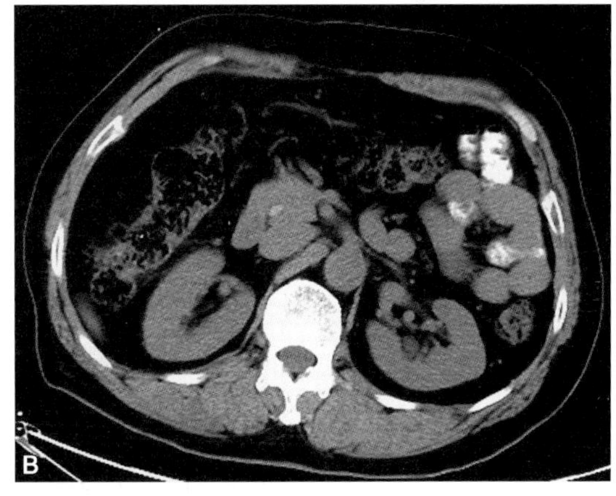


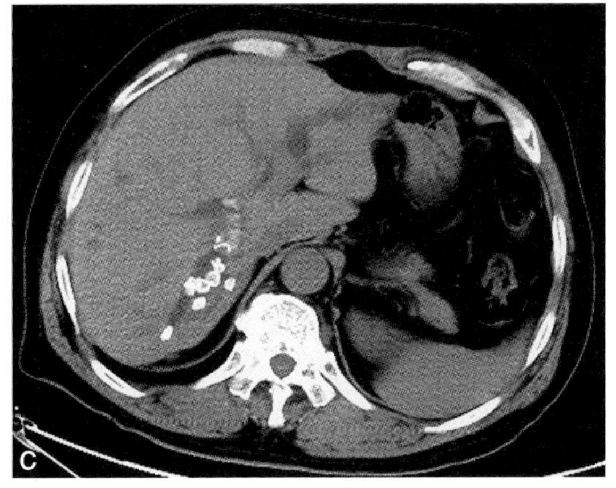


**图 11-1-3　肝内外胆管多发结石**

男性，54 岁。查体发现胆系扩张 7 天。A ~ C. CT 平扫显示肝内胆管及胆总管多发高密度结石，肝内外胆管扩张

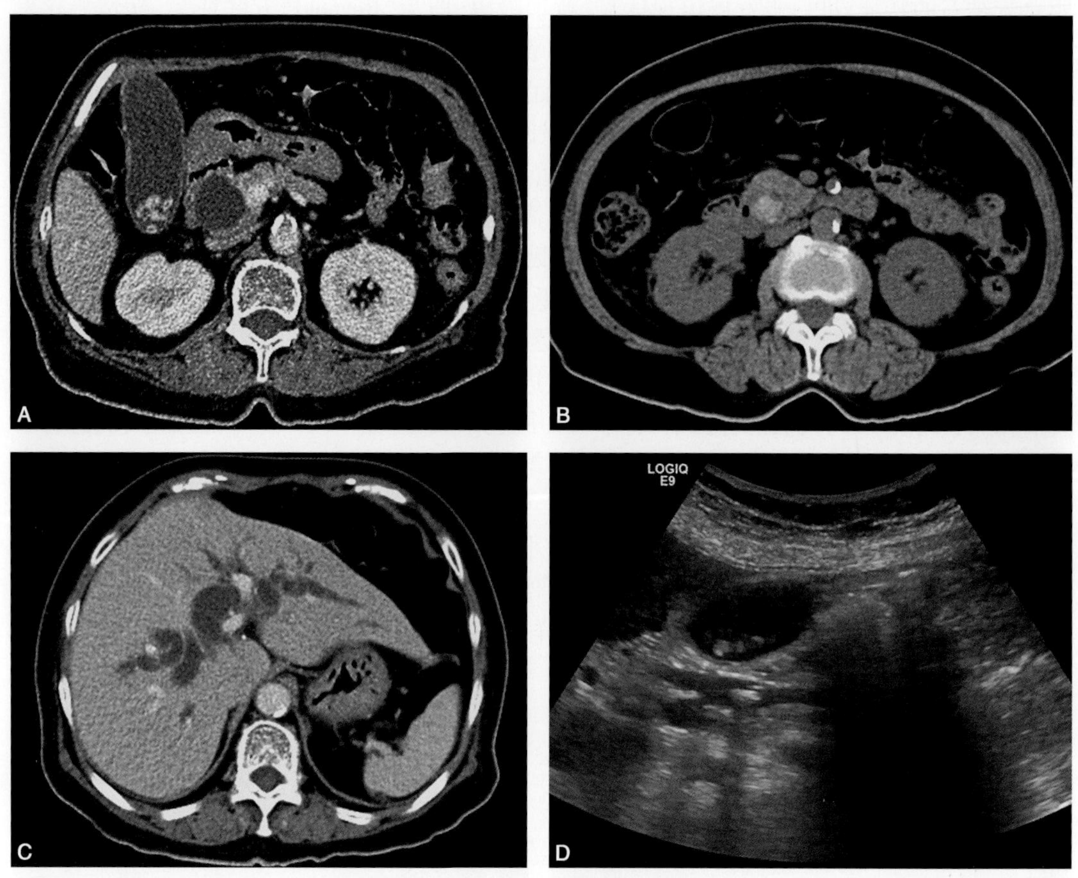


**图 11-1-4　胆囊及胆总管结石**

女性，70 岁。右上腹疼痛 2 个月余。A ~ C. CT 平扫及增强扫描显示胆囊体积增大，胆囊内见多发高密度结石，胆总管扩张，胆总管下端见高密度结石影，肝内胆管明显扩张；D. 超声示胆总管结石及肝内胆管扩张

胆总管结石合并急性化脓性胆管炎时，肝内外胆管明显扩张，扩张的胆道内可见气体影，胆总管管腔可见结石。胆管壁广泛增厚，增强扫描后强化明显。慢性胆管炎并胆总管下段结石时，肝外胆管扩张很明显，直径达 2 ~ 4cm，肝内大的胆管常扩张，而分支不扩张或扩张不明显。胆管壁增厚多位于肝外胆管段，长达 2 ~ 3cm，多呈不规则广泛分布。

**3. Mirizzi 综合征（Mirizzi syndrome，MS）**　指胆囊颈（管）结石嵌顿或并发急慢性炎症引起肝（胆）总管狭窄而导致梗阻性黄疸和胆管炎，是胆囊结石少见的并发症。合并胆囊萎缩、肝门部胆管狭窄伴肝内胆管扩张者易误诊肝门部胆管癌。MS 的解剖基础为胆囊管与肝总管并行过长或胆囊管与肝总管汇合位置过低，Hartmann 囊或胆囊管结石因炎症反复发作压迫肝总管导致狭窄或形成胆囊肝总管内瘘。MS 临床表现为反复发作的胆囊炎及胆管炎，可出现“Charcot 三联症”，但多不典型，可致梗阻性黄疸。急性发作时直接胆红素升高、肝功能指标异常。MS 临床分型以 Csende 分型较为常用：Ⅰ型为胆囊颈或胆囊管结石嵌顿压迫肝总管；Ⅱ型为胆囊胆管瘘形成，瘘管口径<胆管周径的 1/3；Ⅲ型为瘘管口径超过胆管周径 2/3；Ⅳ型为胆囊胆管瘘完全破坏了胆总管壁。

影像学表现：US 检查胆总管直径正常，发现扩张的胆囊管、肝总管和门静脉呈现“三管征”，胆囊结石、胆囊增大或萎缩及胆囊管或胆囊颈部结石伴嵌顿。CT 特征表现为肝内胆管轻中度扩张，胰水平胆管正常，胰腺上段胆管梗阻，肝门区无肿块影，梗阻点附近发现结石影。ERCP 典型表现为肝总管见边缘完整的充盈缺损，此缺损以上肝总管及肝内胆管轻中度扩张，同时合并胆囊萎缩及胆囊结石。MS 由于炎症反复刺激导致胆管壁僵硬，MRCP 表现为“枯树枝征”，为 MS 的特征性改变（图 11-1-5）。

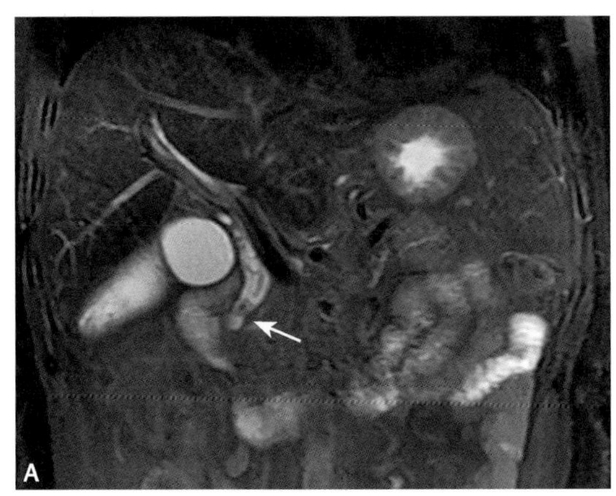


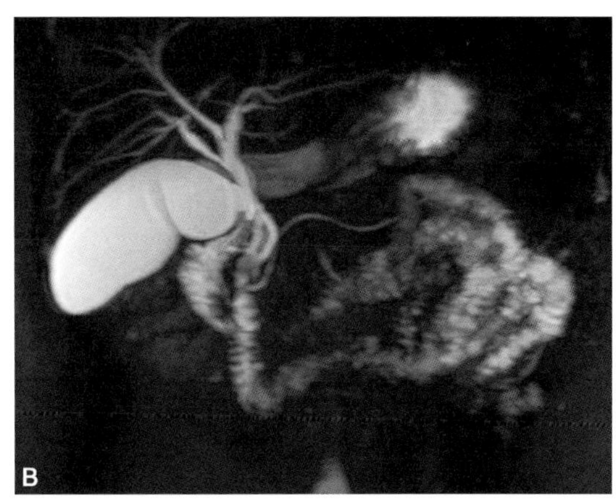


**图 11-1-5　Mirrizi 综合征**

男性，54 岁。右上腹痛 21 小时。A、B. 冠状位 FIESTA、MRCP 显示胆囊管见颗粒状短 $T_2$ 低信号，中心点状更低信号，肝内外胆管轻度扩张，胆囊管位置较低，于胰头部汇入胆总管

**4. 胆管细胞癌**　以男性多见，好发年龄在 50～70 岁。病因不明，可能与慢性溃疡性结肠炎、原发性硬化性胆管炎、Caroli 病、胆总管囊肿、肝胆管结石有关。肝内外胆管结石是胆管细胞癌发生的高危因子，其所致胆管上皮不典型增生可能与胆管癌的发生存在一定相关性，可能是肝内外胆管结石长期慢性机械性刺激及继发细菌感染所致；加以结石使胆管的动力学发生改变，持续的十二指肠肠液反流刺激可使胆管上皮发生变化，最终导致恶变可能。

胆管细胞癌根据发生的部位分为四型：① 周围型：起源于左右主肝管以远分支胆管，又称胆管细胞性肝癌；② 肝门型：起源于左右主肝管及肝总管近端 10mm 范围内；③ 肝外胆管型：起源于左右肝管汇合处 10mm 以远至 Vater 壶腹近端；④ 壶腹型：肿瘤位于 Vater 壶腹部。其中肝门型胆管癌最常见，占 50%～70%，又名 Klatskin 瘤。后 3 型又统称为肝外型。根据大体病理学胆管细胞癌可分为浸润型、结节型及乳头型，其中浸润型为最多见，约占 2/3 以上。组织病理学 95% 以上胆管癌为腺癌，以硬癌最为多见，其成分为癌细胞被丰富的纤维和基质所包埋。病理罕见类型则有鳞癌、腺鳞癌等。胆系管腔由于为长管状薄壁组织构成，癌灶通常向管腔内生长、浸润而形成厚壁，主要沿胆管上皮下呈腔内播散，这种生长方式有助于解释恶性病变较长狭窄的改变。胆管壁增厚造成胆总管不规则狭窄或完全阻塞，因此不对称狭窄及不规则边缘或管腔突然截断、较长的狭窄段以及“软藤征“的出现对肝外胆管恶性梗阻诊断更有提示意义。胆管癌可浸润周围组织，远处转移少。而门静脉则是最常受累的血管。

内生型胆管细胞癌 CT、MRI 见胆总管腔内或乳头处结节状软组织肿块，浸润型或结节

型则表现为胆管壁局限性或弥漫性增厚，管腔圆锥状、鼠尾状逐渐变窄或突然截断；增强扫描肿瘤呈明显强化和管壁不规则的环形强化，且具有延迟强化的特点，当累及壶腹部或胰腺时，可引起胰管扩张（图 11-1-6）。MRCP 可显示梗阻下方正常胆总管而表现为“三管征”（指梗阻近、远端胆总管、主胰管），一般认为“三管征”是胆总管下段癌较特征性的影像学表现；MRCP 表现为肝内胆管成比例扩张，梗阻断端突然截断或不规则狭窄，胆总管局限性狭窄和（或）中断的非低信号性“缺损征”（图 11-1-7）。外生型胆管细胞癌可见肿块位于胆管外，并可压迫胆总管，影像学表现与内生型相似（图 11-1-8）。

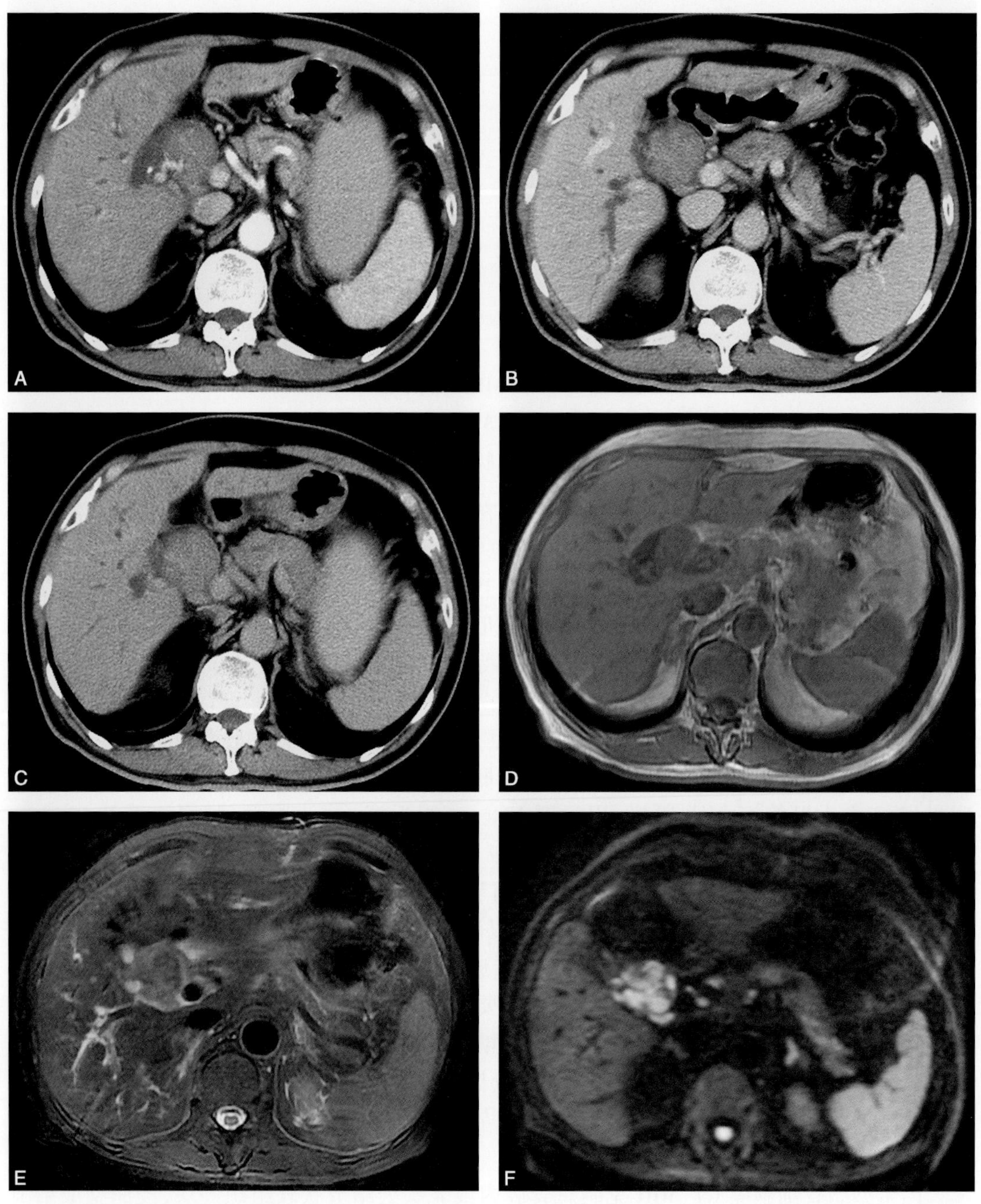

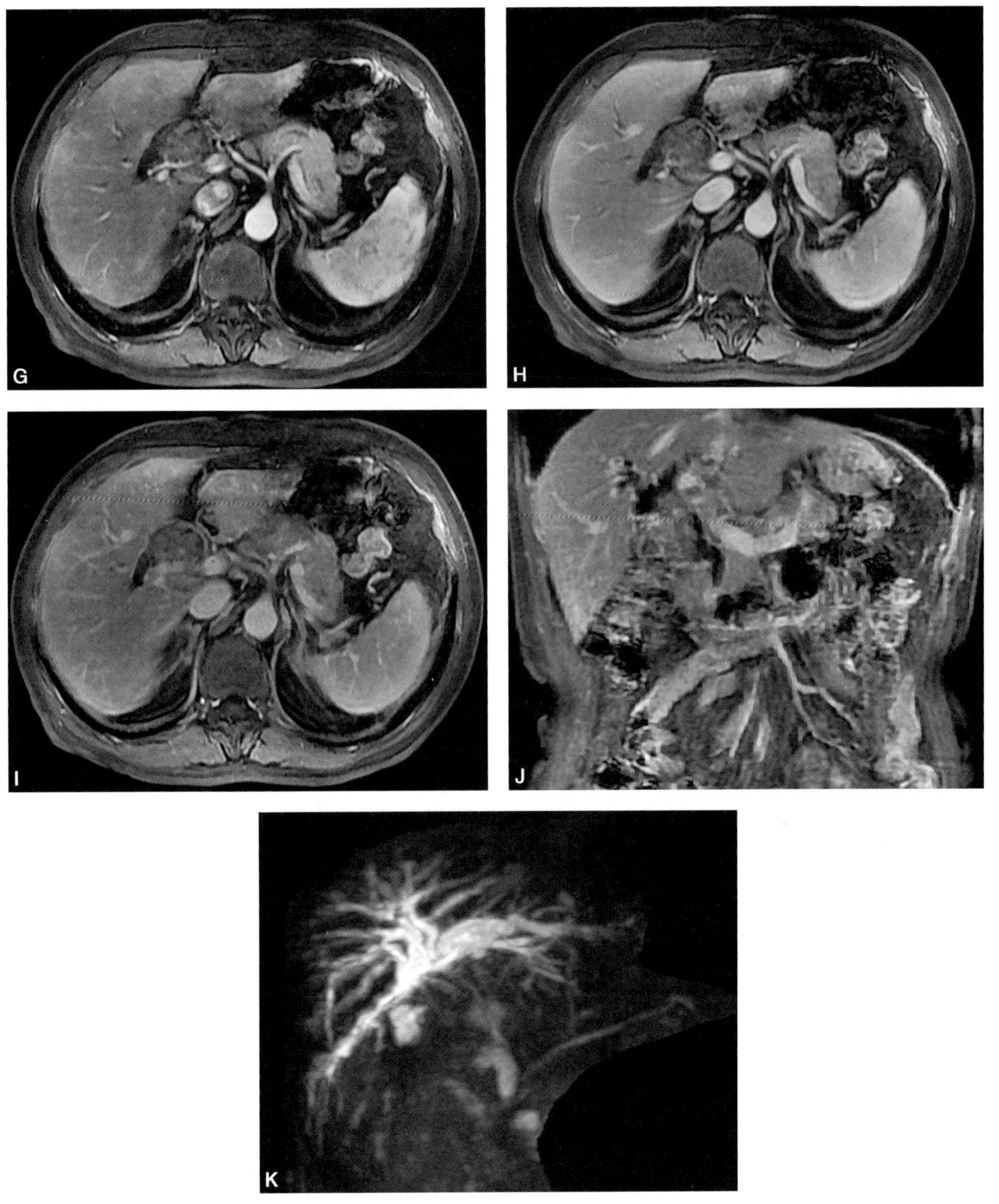

**图 11-1-6　胆总管中段中分化腺癌**

男性，75 岁。反复发热腹痛 4 年，皮肤黄染 2 周。A ~ C. CT 增强扫描显示肝门下方软组织肿块影，与邻近胆总管分界不清，呈中度不均匀强化，肝内胆管明显扩张；D ~ F. MRI 平扫肝门下方见长 $T_1$、长 $T_2$ 异常信号灶，DWI 呈高信号；G ~ J. MRI 增强扫描呈轻-中度强化，与邻近胆总管分界不清；K. MRCP 显示肝内胆管明显扩张

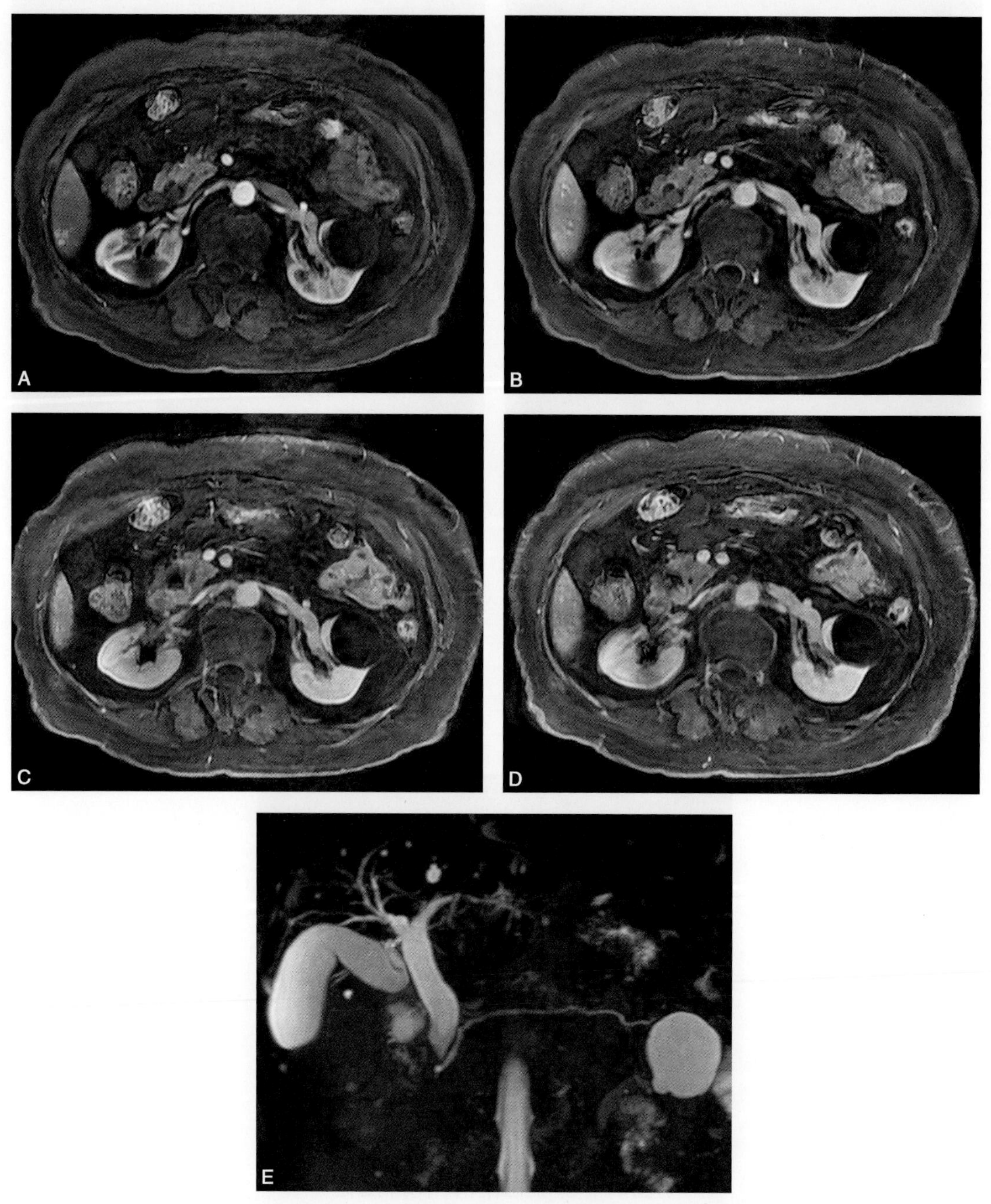


**图 11-1-7　胆总管下段癌**

女性，83 岁。右上腹痛、腹胀 20 余天。A ~ D. MRI 增强扫描显示胆总管下段占位呈延迟强化；E. MRCP 显示胆总管下段低密度充盈缺损，以上肝内外胆管扩张，胰管未见明显扩张

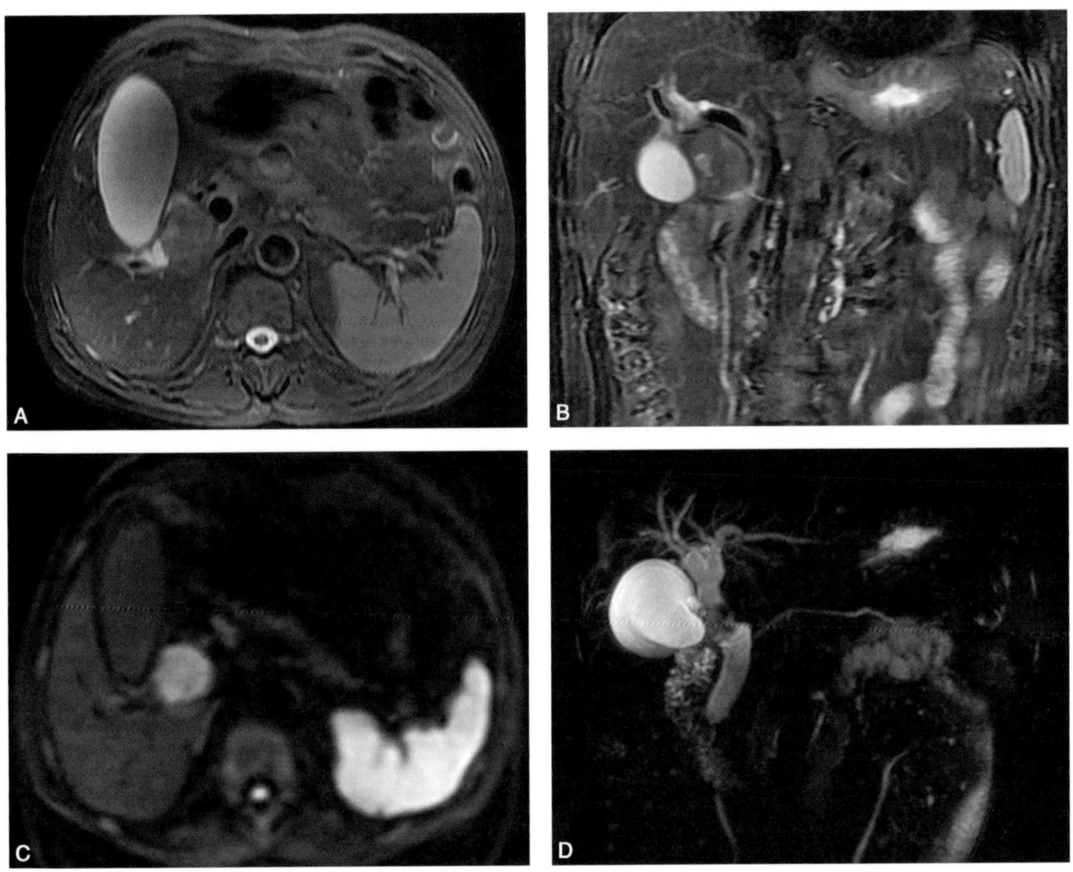


图 11-1-8　胆管中段腺癌(外生型)

男性,72 岁。上腹部胀痛不适 3 个月。A ~ C. MRI 平扫轴位 FS $T_2$WI 显示胆总管中段等高信号软组织灶,冠状位 FS $T_2$WI 显示胆总管中段占位压迫胆总管,轴位 DWI 肿块呈高信号;D. MRCP 显示胆总管中段内见低信号充盈缺损。病理:(胆管)高分化腺癌(外生型)

**5. 胆管内乳头状肿瘤(intraductal papillary neoplasm of the bile duct,IPN-B)**　在 2010 版 WHO 消化系统肿瘤分类中,新增了两种胆道系统的恶性癌前病变(premalignant lesion),胆管内乳头状肿瘤(IPN-B)是其中的一种,IPN-B 多认为包括胆管乳头状腺瘤和乳头状腺癌;另一种为黏液性囊性肿瘤(mucinous cystic neoplasms,MCN),MCN 肿瘤的囊腺部分与胆管不相通,上皮下可见卵巢样间质结构,而 IPN-B 与胆管直接相通,缺乏卵巢样间质。IPN-B 以往曾有较多不同的命名,如胆管乳头状瘤病、胆管黏液性乳头状肿瘤等。由于该病相对少见,对其命名混乱,术前临床及影像检查常误诊为胆管细胞癌、肝黏液性囊性肿瘤等,甚至误诊为胆管炎、胆管结石。

该病多见于成人,女性比男性更多见。本病无特异性表现,主要临床表现为黄疸和胆管炎,反复发作,病程长,所造成的黄疸呈波动性,这些与胆管癌或胰头癌所造成的进行性持续性黄疸和全身情况迅速恶化不同。胆管乳头状腺瘤是一种起源于胆管黏膜上皮的良性肿瘤,可发生于胆管的任何部位,多发者称为胆管乳头状瘤病,可单独发生于肝外胆管,也可同时发生于肝内、外胆管或单独发生于肝内胆管。其特征是胆管内乳头状肿块并有胆道的梗阻和扩张。某些胆管乳头状肿瘤分泌过多的黏液扰乱了胆汁流动导致了严重的胆道扩张。本病目前尚无法根治,虽然在组织学上呈良性,但有恶变及沿胆管黏膜表面生长倾向,近来研究显示，最高癌变率可达64%。

IPN-B影像表现多样，可分为囊性肿瘤型、胆管内息肉状肿瘤型、胆管黏膜播散生长型、胆管内铸型生长型及胆管内漂浮型5种类型，各种类型可混合存在或相互转化。通常显示为扩张的胆管内小的、扁平状或真菌状生长的肿块，CT可显示边界清楚的实质性肿块向肝内外扩张的胆管内延伸，增强扫描表现为轻中度强化，门静脉期延迟强化，而邻近胆管壁或肿瘤附着处胆管壁局限性增厚、强化不明显，受累肝内胆管对比另一肝叶胆管或胆总管不成比例的扩张，而且往往受累肝内胆管呈瘤样扩张（图11-1-9）。MRI可以显示扩张的胆管及

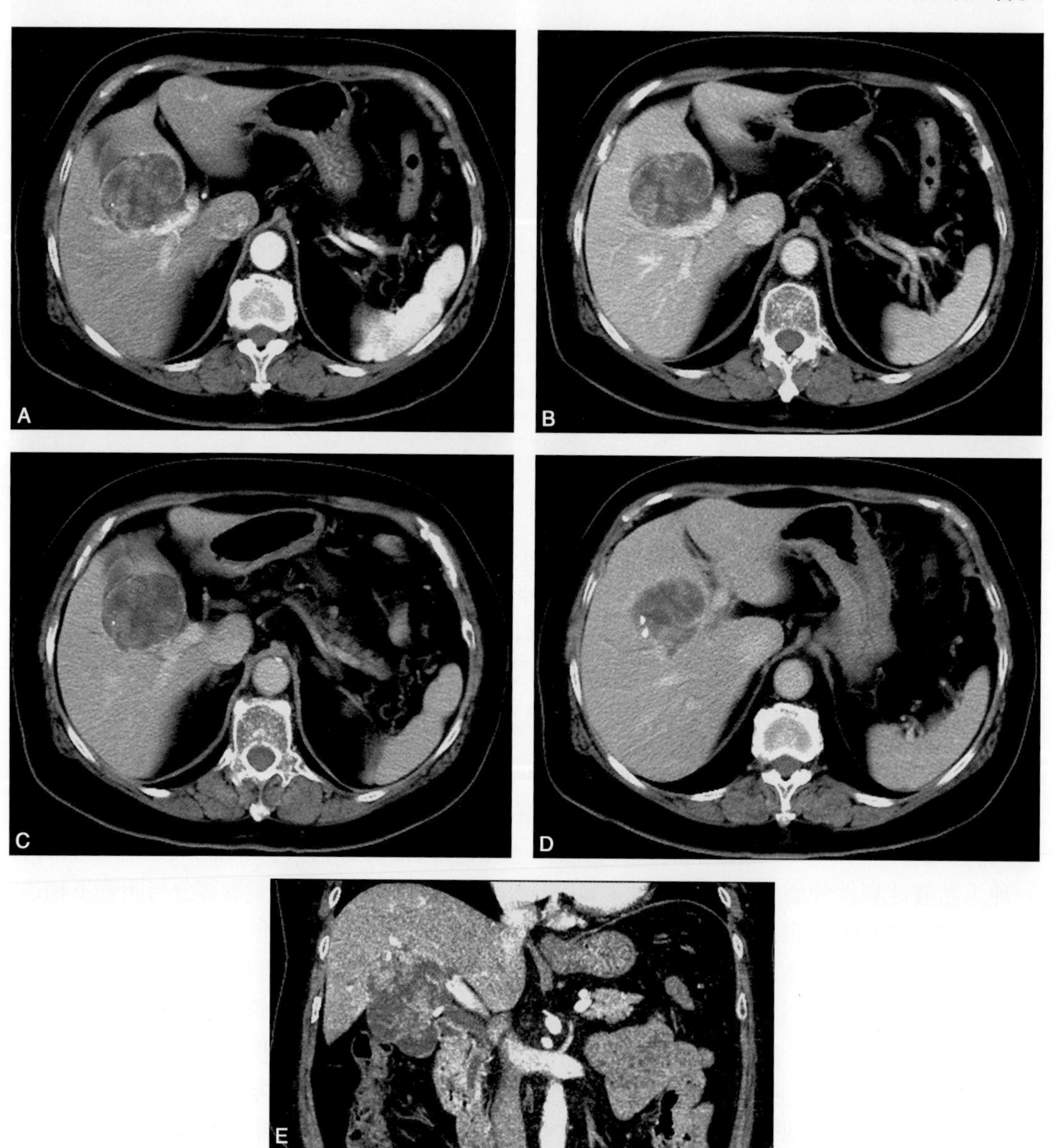

**图11-1-9 胆管内乳头状肿瘤部分恶变为高分化黏膜内癌（肝右叶胆管内）**

女性，66岁。肝占位14年，10余天前复查发现占位较前增大。A～D. CT增强扫描肝左内叶近肝门见一类圆形混杂密度影，肿块部分突出于轮廓外，边界清楚，肿块实质部分可见强化，肿块边缘多发点状钙化灶；E. CT增强冠状位重建显示汇管区胆管受压，肝内胆管扩张

其内乳头状充盈缺损，黏液和水的信号在 MRI 上信号强度相似。$T_1$WI 相对于肝实质呈稍低信号或等信号，$T_2$WI 相对于肝实质呈稍高信号，大部分病例可见完整的胆管壁，$T_2$WI 抑脂序列清晰地显示胆管内软组织成分漂浮于高信号的胆汁中，呈“漂浮征”改变，DWI 病变为高信号；增强扫描胆管内病变呈轻度不均匀强化，胆管壁强化稍明显。乳头状结构动脉期中度强化，强化程度高于周围正常肝实质，门静脉期、平衡期及延迟期强化程度稍低，囊内液体无强化。MRCP 可以发现病变呈弥漫性生长充满胆管系统，但管壁尚可见，可见全胆管系统扩张。

**6. 胆管黏液性囊性肿瘤（mucinous cystic neoplasms of the bile duct，MCN-B）** 以往被称为胆管囊腺瘤或囊腺癌，是一种罕见的肿瘤，在 2010 年 WHO 消化系统肿瘤分类中正式提出，弃用“囊腺瘤”或“囊腺癌”，并明确表示肝脏 MCN-B 的病理诊断必须包含上皮下的卵巢样间质（ovarian-type stroma，OS），且新增为胆道系统的癌前病变之一。肝脏 MCN-B 是一种囊性上皮性肿瘤，囊壁由立方状或柱状黏液上皮及 OS 构成，通常不与胆管相通。目前认为该肿瘤起源于胆管周腺体结构。大多数 MCN-B 患者早期常无明显的临床症状，部分病例因体检或其他原因就诊而偶然发现，若分隔细小可能误诊为囊肿。由于 MCN-B 上皮细胞分泌黏液，肿瘤逐渐增大，部分患者可因肿瘤较大导致腹胀、腹痛，或因压迫胆管导致黄疸。绝大多数 MCN-B 发生于女性患者，大多数为良性，该肿瘤生长缓慢，多年后可进展为浸润性癌，称为黏液性囊性癌。病理表现为囊实性肿瘤，囊壁厚薄不均，囊内壁不光滑且可见明显的壁结节或乳头状突起，囊内可含黏稠液体，囊腔可与胆管相通。

肝脏 MCN-B 的影像表现具有一定的特征性。肿瘤多位于左肝，尤其是左肝方叶（Ⅳ段）。由于肿瘤的上皮细胞分泌大量的黏液，肿瘤通常呈较大或巨大的囊性肿块，部分少分隔的肿瘤常被误诊为肝囊肿，但通常有逐渐增大的表现，部分肿瘤增大的同时出现分隔或囊中囊，不与胆管相通、带有少量分隔或囊中囊的多房囊性肿块是 MCN-B 的特征性影像学表现。该病变较少造成病变区域胆管扩张，部分囊腺癌也可分泌黏液，但黏液局限于肿瘤不进入胆管。

**7. 胆囊癌（carcinoma of gallbladder）** 原发性胆囊癌是胆道系统最常见的恶性肿瘤，胆囊癌通常发生于老年女性，常伴有胆囊结石。目前公认的最重要的危险因素是慢性胆囊炎症，其他危险因素包括慢性感染、胰胆共同管过长、陶瓷胆囊等。超过 80% 的胆囊癌病理类型为腺癌，可分为乳头型、管型、黏液型和印戒细胞型，而未分化癌、鳞癌、腺鳞癌较少见。胆囊癌缺乏特异性临床表现，患者可表现为疼痛、厌食、体质量减轻和黄疸等，并常合并有胆囊炎、胆囊结石等。

胆囊癌常发生于胆囊底部及颈部，但其迅速蔓延常难以分清肿瘤起源。由于胆囊肌层很薄，与肝脏连接紧密，因此容易侵犯肝脏。主要是肝脏的左内叶及右叶前段，其次是十二指肠、胃和结肠，可压迫和侵蚀这些器官，形成瘘管。经门静脉或肝动脉可形成肝内转移，胆囊癌最常转移至淋巴结，达 54% ~64%。胆囊淋巴引流的三种途径：胆囊腹膜后途径、胆囊腹腔途径及胆囊肠系膜途径，发生胆囊癌后可较早经上述途径出现邻近结构的淋巴结转移。

胆囊癌影像学表现包括：① 腔内型：腔内软组织肿块；② 胆囊壁增厚型：胆囊壁局限性或弥漫性增厚；③ 肿块型：形成软组织肿块而取代胆囊影，最为多见。胆囊癌的三个类型不是一成不变的，而是胆囊癌病变发展不同阶段的特征性表现。一般腔内型、壁增厚型属于胆囊癌的早中期表现，肿块型为晚期表现。胆囊癌常伴肝内或肝外胆管梗阻，文献报道 50% 以上的胆囊癌病例可见胆管阻塞，其可能原因为肿瘤直接侵犯胆管以及肝十二指肠韧带内淋巴结和胰头后淋巴结转移压迫胆道。胆囊癌晚期可发生肝内转移，多认为是胆囊静脉回流造成，表现为肝内多发类圆形低密度，边界不清，增强呈环状强化即“牛眼征”。$T_2$WI 肿瘤相对于肝脏常表现为不均匀高信号，而 $T_1$WI 呈现等或稍低信号。胆囊癌增强扫描时有强化特点，在动态增强早期，肿瘤外缘不规则强化，多数病灶可出现持续的延迟强化（图 11-1-10，图 11-1-11）。MRCP 可以很好地显示梗阻部位，其梗阻原因可能是肿瘤、肿大淋巴结压迫胆道或胆道的直接受侵。

**8. 门静脉性胆病（portal biliopathy，PB）** 指慢性门静脉阻塞（主要为门静脉血栓形成）和（或）门静脉海绵样变出现的增粗的侧支循环引起的胆道梗阻样改变，可继发于多种病因引起的门脉高压症，如肝硬化、特发性门静脉高压、非硬化性门静脉纤维化等。门静脉高压导致胆管异常的机制还不十分明确，多数研究认为门静脉相关侧支循环引起的胆管受压、胆管壁缺血和感染是主要病因。临床实践中 PB 患者可表现为无症状性胆道扩张和肝功能异常，慢性患者可并发胆道结石，而黄疸和胆管炎表现较少。按胆管异常的不同部位分为

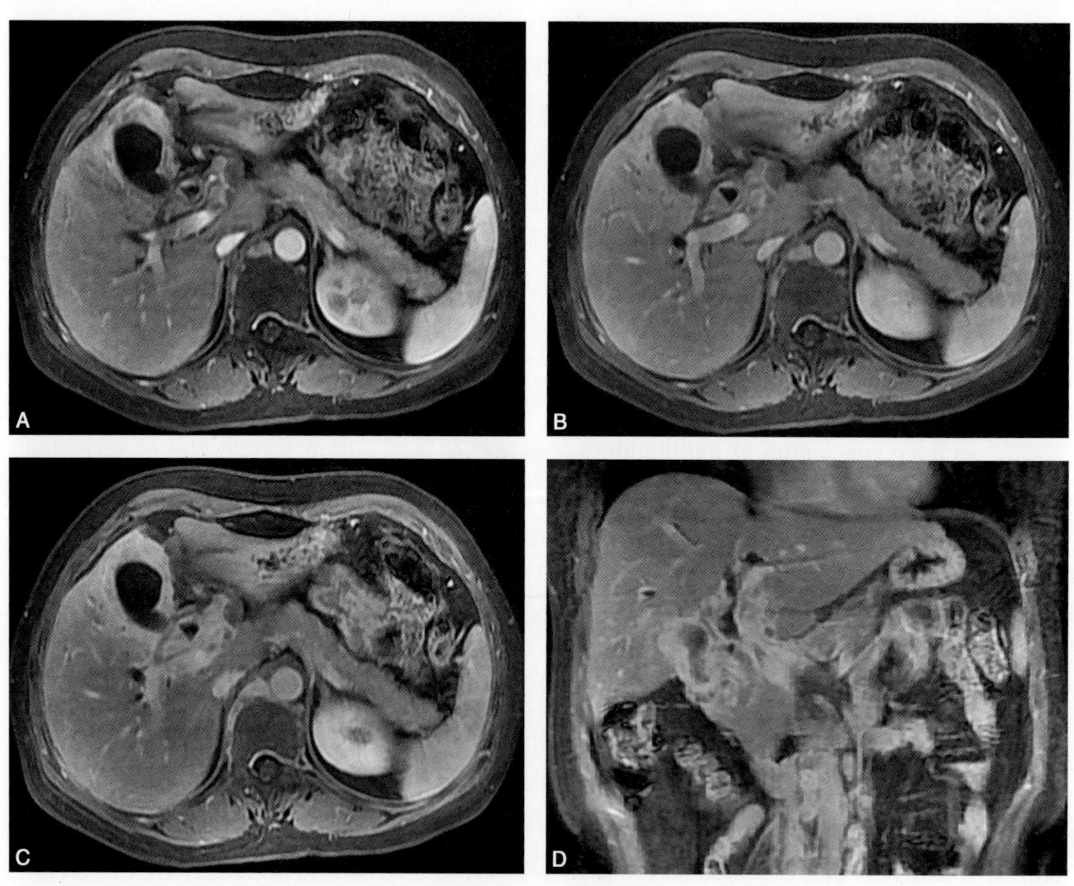


**图 11-1-10　胆囊癌**

女性，45 岁。上腹伴右肩背部疼痛 1 个月余。A ~ D. MRI 增强扫描显示胆囊壁不规则增厚，与肝脏分界不清，增强扫描呈明显不均匀强化；胆总管上段壁增厚，增强扫描可见强化，中段示局限性狭窄，显示不清，下端显示可，肝内胆管扩张，肝门部、腹腔及腹膜后多发淋巴结肿大

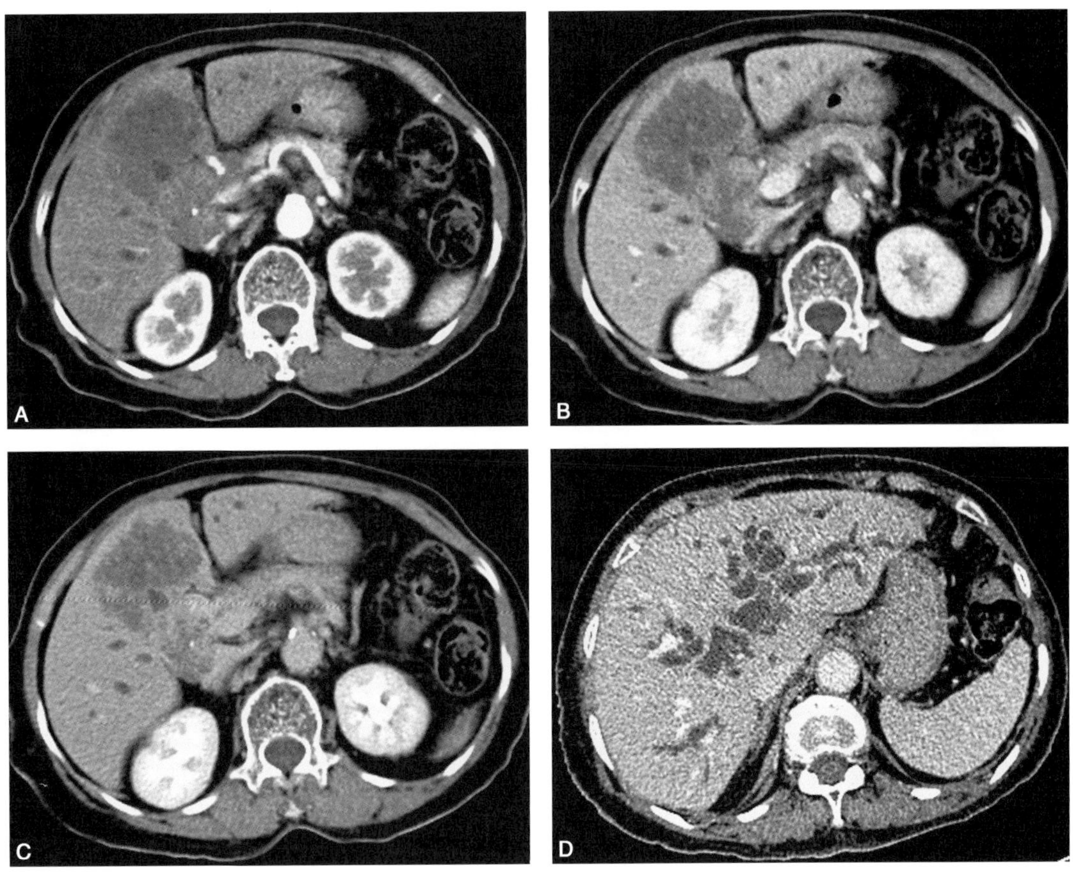


**图 11-1-11 胆囊癌**

女性,74 岁。右上腹不适 2 年余,加重伴食欲减退 1 个月余。A ~ D. CT 增强扫描见胆囊呈软组织密度,邻近肝脏见不规则低密度灶,增强扫描不均匀强化,病变累及周围血管,肝门区、腹膜后多发淋巴结肿大,肝内胆管扩张

4 级:① 仅发生在肝外胆管;② 仅发生在肝内胆管;③ 同时累及肝外胆管和肝内一侧胆管(左或右);④ 同时累及肝外胆管和肝内左右胆管。病变多位于胆总管和左肝管,这与侧支循环形成部位相关。

PB 早期慢性门静脉血栓患者和(或)门脉海绵状变性,出现胆总管旁静脉丛的代偿扩张,胆囊静脉增粗血管的外源性压迫,胆管腔表现为扇形或光滑凹入,这种改变可在 ERCP 或 MRCP 上显示;而较小的胆总管上静脉丛充血则导致横轴影像上的胆管壁增厚和强化。随着病情进展,胆总管周围静脉丛进一步代偿,出现胆总管远端更明显的胆管移位、扭曲和狭窄。这些异常改变也称为假性硬化性胆管炎或假性胆管癌征,可继发症状性胆道梗阻、胆管炎或结石。引流胆管的静脉内血栓可导致静脉损伤,影响毛细血管和小动脉水平的血液供应从而引起胆管的缺血坏死,导致胆管的狭窄或扩张,还可出现胆囊壁静脉曲张和胆囊壁增厚(图 11-1-12)。

**9. 原发性硬化性胆管炎(primary sclerosing cholangitis,PSC)** 以肝内外胆管慢性炎症和纤维化为特征的少见疾病,进而导致多灶性胆管狭窄,最终可发展为继发性胆汁性肝硬化、门静脉高压和肝功能失代偿。PSC 的病理学改变包括胆管周围纤维组织增生、胆管上皮

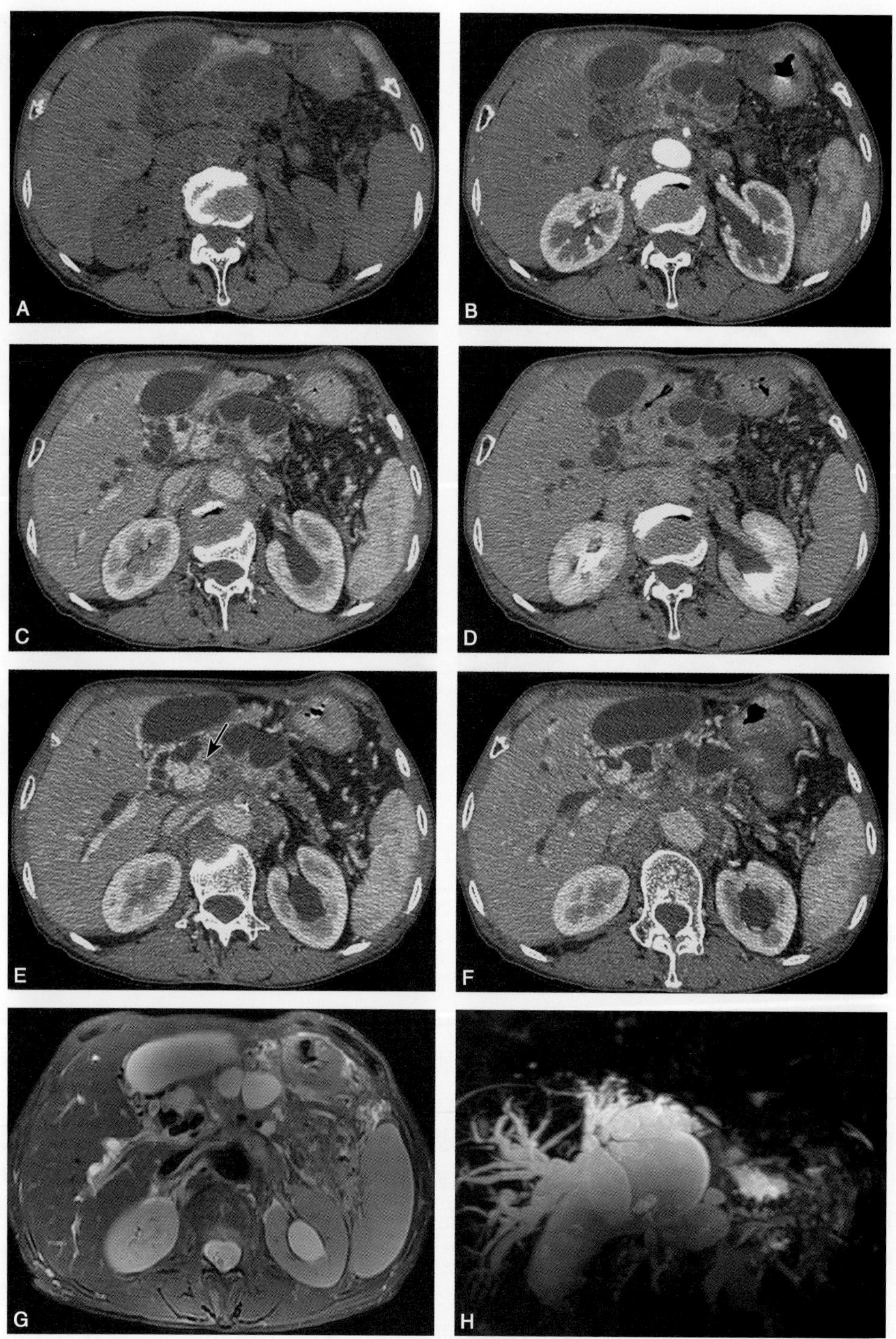

**图 11-1-12　门静脉胆管病**

女性,77 岁。腹胀 1 年余。A. CT 平扫示胰头右侧略低密度灶;B ~ F. CT 增强扫描动脉期未见明显强化,门脉期间多发迂曲血管影,延迟期呈等密度;胆总管受迂曲血管压迫明显变窄(黑箭),以上胆总管及肝内胆管明显扩张;G、H. FS $T_2$WI 肝门及胰头旁见多发血管流空,MRCP 胆总管中上段及肝内胆管扩张细胞变性、基底膜增厚、汇管区炎细胞浸润以及不同程度的汇管周围性肝炎和肝实质改变。本病多见于25～45岁男性，男女比例为2∶1。病因尚不明确，有资料表明PSC可能与体液及细胞介导的自身免疫有关，也可能与遗传及慢性炎性肠病、自身免疫疾病或病毒感染有关；75%的患者有炎症性肠病，如溃疡性结肠炎、克罗恩病等。其他常合并的疾患包括腹膜后纤维化、纵隔纤维化及Sjögren综合征，10%～15%合并胆管细胞癌，部分患者合并肝硬化。临床表现、实验室检查与组织病理学检查结果均缺乏特异性，影像学检查对诊断本病有重要作用。目前尚无有效的治疗药物，肝移植为终末期原发性硬化性胆管炎唯一有效的治疗手段。

Mayer诊断标准：① 临床表现为间断或持续性黄疸；② 实验室检查血清碱性磷酸酶(alkaline phosphatase，ALP)、γ-谷氨酰转移酶(γ-glutamyl transferase，GGT)、胆红素等指标进行性升高，伴肝功能异常；③ 胆道造影显示肝内外胆管串珠样狭窄和节段性扩张的胆管改变；④ 排除继发性硬化性胆管炎、原发性胆汁性肝硬化、胆管癌等疾病。欧洲肝病学会(EASL)建议对疑诊PSC者首先行MRCP检查，若不能确诊，再考虑进行ERCP检查。部分仅有小胆管受损，ERCP与MRCP往往无异常表现，需要结合临床表现、实验室检查及肝穿刺活组织检查结果进行综合诊断。

根据胆管周围炎细胞浸润及纤维化等病变部位，PSC可分为肝内型、肝外型及混合型。部分文献报道混合型占68%、肝内型占27%、肝外型仅占4.8%。PSC的MRCP表现主要如下：① 局限或弥漫性胆管狭窄，其间胆管正常或继发性轻度扩张，典型者呈串珠状改变；② 显著狭窄的胆管在MRCP上显影不佳，表现为胆管多处不连续或呈虚线状，病变较重时可出现狭窄段融合；③ 小胆管闭塞导致肝内胆管分支减少，其余较大胆管狭窄、僵直似枯枝状称为"剪枝征"；④ 肝外胆管病变主要表现为胆管粗细不均，边缘毛糙欠光滑。另外，正常生理状态下，周围肝内胆管直径小于中央肝内胆管，若周围胆管直径大于中央胆管，即使周围胆管直径未超过正常上限，仍可提示病变状态。

PSC变异形式：

(1) IgG4相关性胆管炎：是一种免疫发病机制不详、生化特点及胆管影像学表现与PSC相似、但对糖皮质激素应答良好的疾病，伴有其他纤维化疾病如自身免疫性胰腺炎，血清和组织学IgG4升高对诊断有特异性。

(2) 小胆管PSC：是PSC的一种变异形式，其特征为：具有典型的胆汁淤积和PSC组织学改变，但胆管造影正常。具有PSC临床和生化特点但胆管造影正常的患者，AASLD和EASL均推荐肝活检除外小胆管PSC。

(3) PSC-自身免疫性肝炎(AIH)重叠综合征：胆管造影表现为PSC的患者中具有AIH的临床、生化以及组织学特点。其诊断需行肝穿刺活检。

**10. 继发性硬化性胆管炎(secondary sclerosing cholangitis，SSC)** 一种罕见的慢性胆管阻塞性疾病，以肝内、外胆管的慢性进行性炎症及纤维化，并最终导致胆管的狭窄与扩张为特征。SSC病因明确，常见病因包括胆道手术损伤、胆总管结石、肝外胆管肿瘤、肝脏炎性假瘤、缺血性胆管炎、反复发作的胰腺炎、腹部外伤等，罕见原因有自身免疫性胰腺炎、嗜酸性细胞胆管炎、肥大细胞胆管病、门静脉高压相关胆管病变、获得性免疫缺陷综合征(AIDS)相关胆管病变、反复发作的化脓性胆管炎、囊性纤维化等。

硬化性胆管炎的诊断主要包括临床、生化检查、胆管造影，组织病理学常表现为肝门区肝细胞非特异性慢性炎症、纤维化。临床表现主要为持续性无痛性黄疸、皮肤瘙痒、发热、乏力和体重减轻，有时表现为高热、寒战等胆管炎症状。实验室检查血清总胆红素升高，以直接胆红素升高为主，血浆 ALP 升高。但硬化性胆管炎的临床表现和实验室检查均缺乏特异性，常难于作出明确诊断。内镜逆行胰胆管造影(ERCP)和经皮肝穿刺胆管造影(PTC)可显示胆管弥漫或局限性狭窄、扩张、分支僵直，典型者呈串珠样或枯枝样改变，对诊断硬化性胆管炎具有重要作用，但作为一种侵入性检查，难于被大多数患者所接受。MRI 所见包括肝内胆管扩张(并未见严重扩张者)、胆管壁均匀增厚并强化，未发现胆管狭窄、串珠样或残根样变(图 11-1-13)。

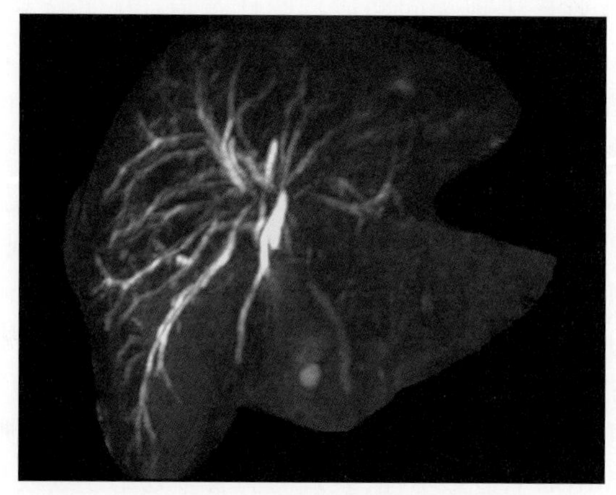

**图 11-1-13 继发性硬化性胆管炎**

男性，45 岁。皮肤黏膜及巩膜黄染伴间断性皮肤瘙痒 1 年，胆囊切除和 T 管引流术后。MRCP 显示左、右叶肝内胆管扩张，胆总管无扩张，肝总管及胆总管上段管腔明显变窄

**11. 化脓性胆管炎(purulent cholangitis，PC)** 又称复发性化脓性胆管炎(RPC)，病程中逐渐加重的胆管纤维化会造成长期的胆管梗阻。RPC 是不同于急性化脓性胆管炎的以反复发作为特点的慢性化脓性胆管炎，好发于东南亚国家，墨西哥、中美洲及南美洲也有发现，国外又称之为东方人上行性胆管炎或东方人胆管肝炎，男、女发病率相似。

RPC 发病原因尚未明确，有研究者认为与相对落后的社会经济生活条件下，细菌感染胆道系统形成结石有关。肝内的结石不断生成并增多，可引起胆管炎的反复发作。临床主要表现为反复发作的腹痛、恶心呕吐、发热寒战及黄疸。70% 的病人可有显著的“Charcot 三联症”表现，另外胆道系统的肿瘤也可引起化脓性胆管炎的反复发作。

CT 表现：常伴有肝内外胆管高度扩张、管壁增厚及胆汁密度增高，胆总管直径常 >20mm，扩张的胆管内有时可见结石影，病变区胆管壁强化较均匀，分局灶性及弥漫性两种。胆管炎性病变的强化在轴位呈环状，纵向层面则显示为“轨道征”，十二指肠乳头增大且呈明显不均匀强化。MRI 表现：胆管狭窄并扩张，腔内结石，尤其可显示超声或 CT 不能发现的不含钙结石，胆管壁增厚为 $T_2$WI 低信号的环状增厚，邻近肝实质炎性变出现的过度灌注；肝实质小脓肿可表现为环状强化而有别于胆汁瘤，肝实质局灶性萎缩并邻近扩张的胆管聚拢，少数可见胆管积气团(图 11-1-14)。

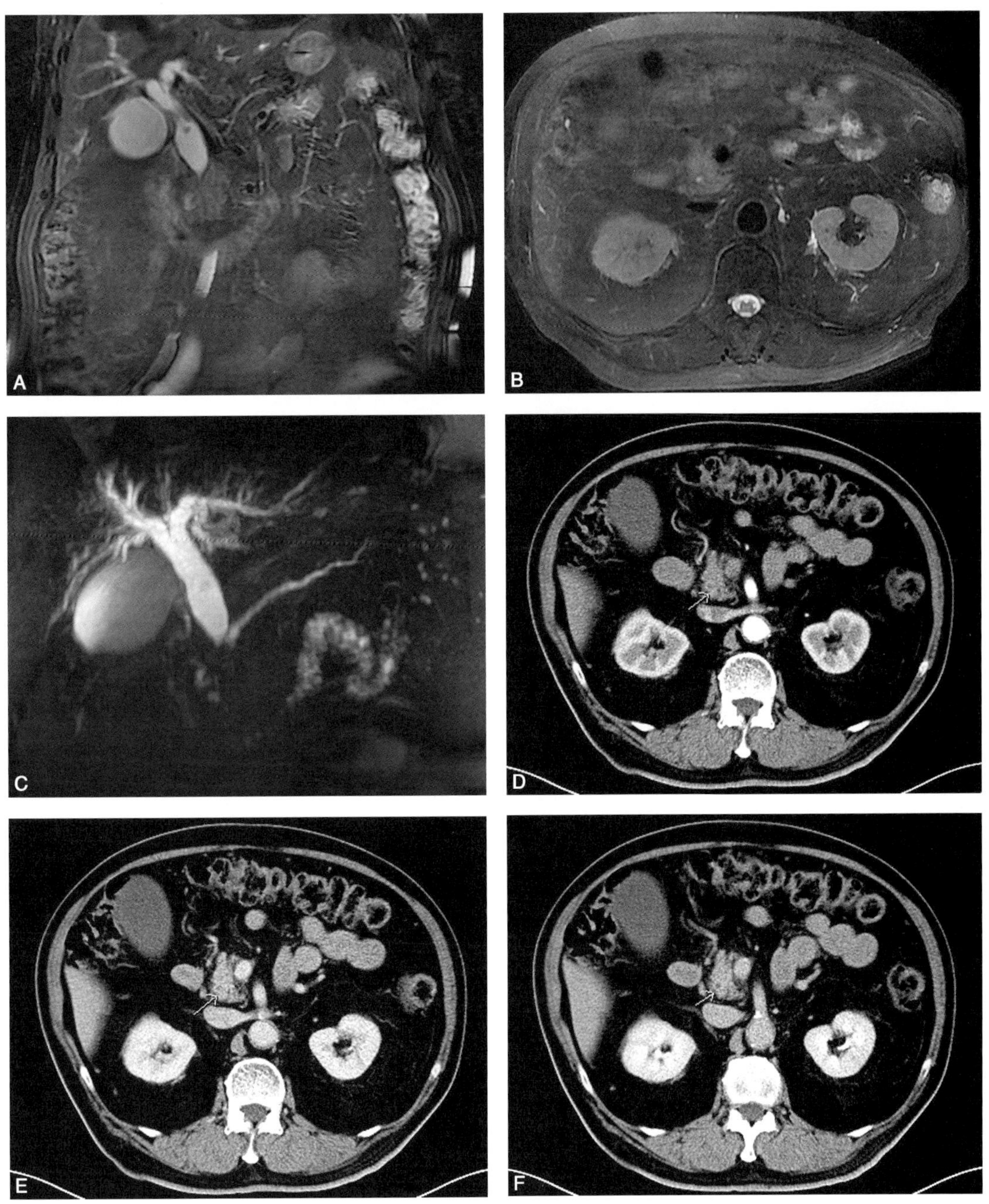


图 11-1-14　急性化脓性胆管炎、胆总管下段炎症

男性，76 岁。黄疸、消瘦 3 个月，发热、腹痛 3 天。A～C. MRCP 显示胆总管中上段扩张，直径约 2cm，胆总管上段见一小圆形点状低信号，肝内胆管轻度扩张；胆囊体积较大，体部后上方见一短 $T_2$ 低信号，长径约 0.5cm，胰管轻度扩张；D～F. CT 增强扫描示胆总管下段壁增厚，增强扫描呈明显强化

**12. 胆道术后并发症**　胆囊切除术、胆总管探查术、肝管空肠吻合术、胆道探查 T 管引流术等手术后可能伴发一系列并发症，如残余胆囊、胆管狭窄、胆道结石、吻合口狭窄、胆瘘或胆汁性腹膜炎、胆道出血等，可致肝内、外胆管扩张（图 11-1-15，图 11-1-16）。

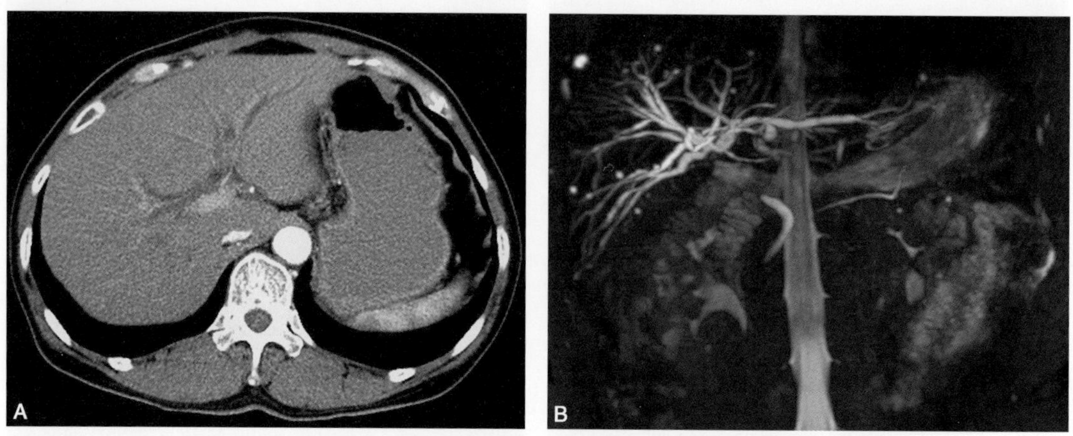

**图 11-1-15　胆囊切除术后、胆肠吻合术后并发症**

女性,55 岁。反复发热、黄染 3 个月;胆囊切除术后、胆肠吻合术后。A. CT 增强扫描显示肝内胆管轻度扩张,肝实质密度均匀性减低;B. MRCP 示胆总管中上段未显影,肝内胆管轻度扩张,考虑吻合口狭窄所致

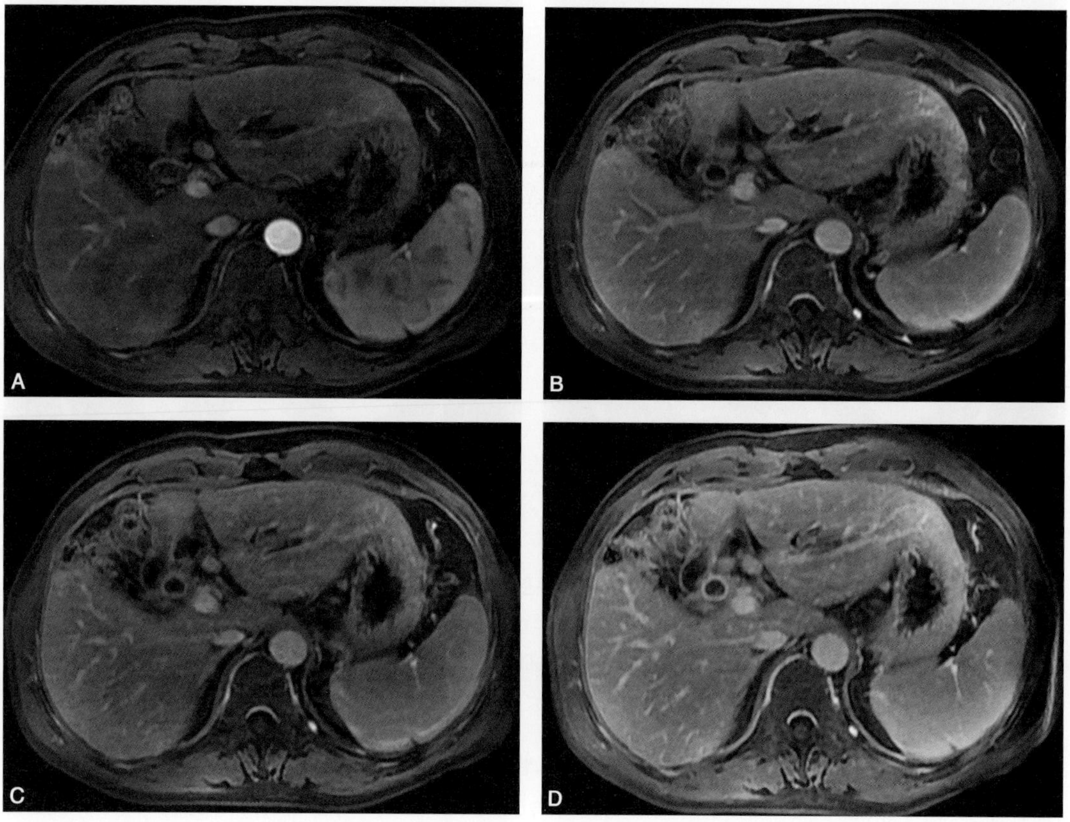

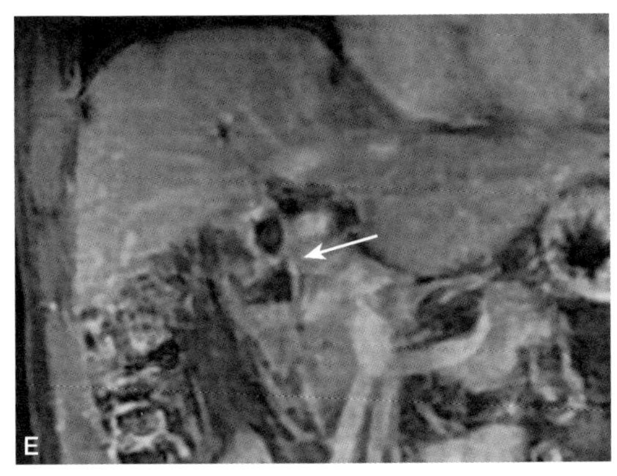


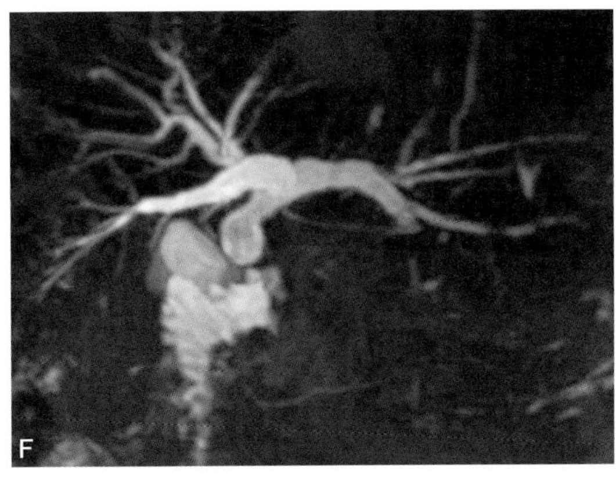


**图 11-1-16　胆-肠吻合口狭窄**

男性,46 岁。反复发热伴尿黄、巩膜发黄 2 月余。A ~ D. MRI 增强扫描显示胆总管壁均匀性异常强化;E. 冠状位 $T_2$WI 见胆肠吻合口狭窄;F. MRCP 示胆肠吻合术后,胆总管中下段缺如,局部见小肠影,吻合口处管腔未见显示,胆总管上段及肝内胆管扩张,胆囊缺如,胰管未见扩张。手术记录:吻合口狭窄仅约 0.3cm

**13. 转移性淋巴结压迫**　淋巴结转移多见于恶性肿瘤手术后或其他部位有恶性肿瘤病史,多转移于胰头前后、幽门上下、肝十二指肠韧带内、肝总动脉、肠系膜根部及腹主动脉旁的淋巴结,压迫或累及胆总管致以上胆管及肝内胆管扩张(图 11-1-17)。

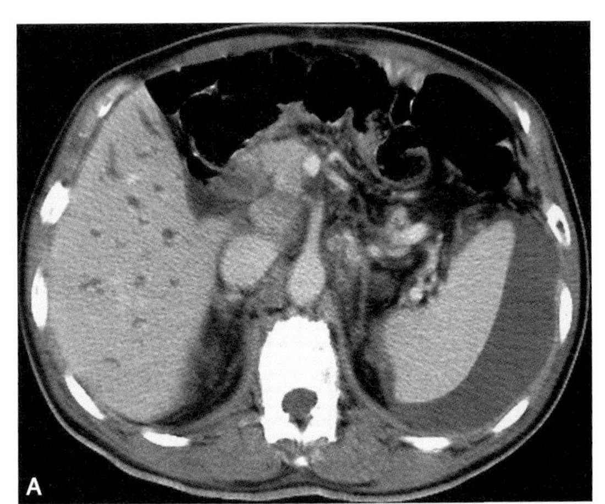


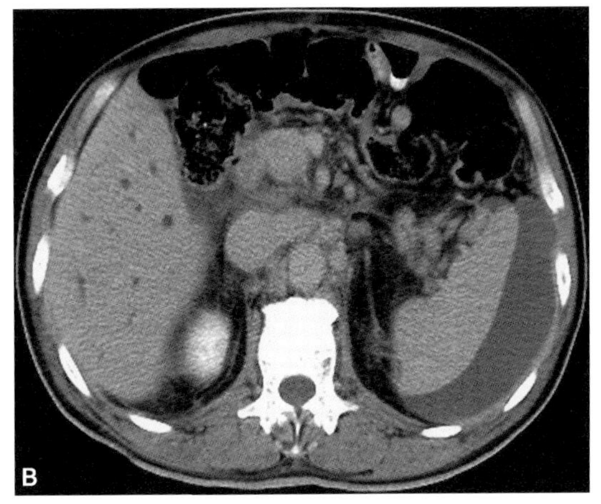


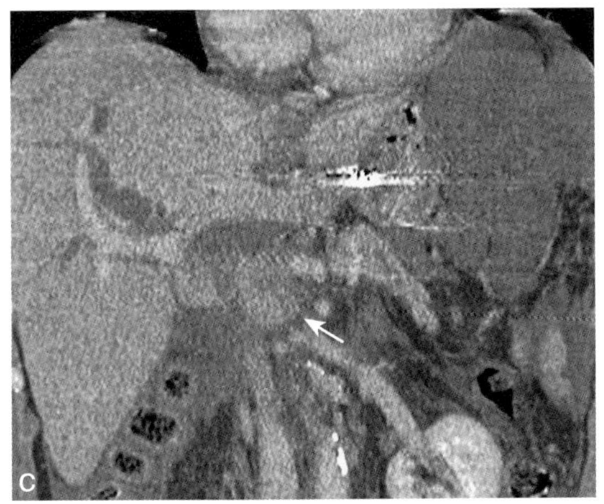


**图 11-1-17　转移的淋巴结压迫**

男性,51 岁。胃癌术后 7 年,全身皮肤黏膜黄染 17 天。A ~ C. CT 增强扫描显示肝门、腹腔、腹膜后多发淋巴结肿大,胆总管受压并肝内、外胆管扩张

## 五、研究进展及存在问题

CT 多平面重建(multi-planar reformation,MPR)后的图像清晰,可任意角度观察胆管,清晰显示胆管解剖、胆管内结石或肿瘤及其与周围组织的关系。血管造影容积再现技术能够提供给外科医生三维图像,充分显示肿瘤与周围血管主干及其分支的关系,并能充分显示血管解剖,用来评价肿瘤的局部蔓延和对手术可切除性的预测。螺旋 CT 胆道成像和仿真内镜技术联合应用,可从胆管腔内外直接观察,具有独特的优越性。近年来,多排螺旋 CT 和快速高场强 MRI 的应用明显地提高了良恶性胆道梗阻鉴别的能力,提高了胆道系统肿瘤诊断的准确性,也使得胆道系统早期肿瘤的检出率明显提高。随着检查技术的发展,设备的改进以及研究工作的深入,螺旋 CT 增强扫描、动态增强 MR、CTC 和 MRCP 等技术必将对胆道系统疾病的诊断、治疗和预后产生新的积极影响。

(邓艳　王青)

## 参 考 文 献


1. Aubé C,Delorme B,Yzet T,et al. MR cholangiopancreatography versus endoscopic sonography in suspected common bile duct lithiasis:a prospective,comparative study. AJR Am J Roentgenol,2005,184(1):55-62.
2. Chiu NC,Chiou YY. Role of MRCP in the measurement of the CBD diameter. J Chin Med Assoc,2012,75(9):423-424.
3. De Oliveira ML,Trivino T,de Jesus Lopes Filho G. Carcinoma of the papilla of Vater:are endoscopic appearance and endoscopic biopsy discordant. Gastrointest Surg,2006,10:1140
4. Dominguez-Comesanna E. Congenital dilations of the biliary tract. Cir Esp,2010,88(5):285-291.
5. Edge MD,Hoteit M,Patel AP. Clinical significance of main pancreatis duct dilatation on computed tomography:single and double duct dilatation. World J Gastroenterol,2007,13(11):1701-1705.
6. Gourgiotis S,Kocher HM,Solaini L,et al. Gallbladder cancer. Am J Surg,2008,196(2):252-264.
7. Han SJ,Hwang EH,Chung KS,et al. Acquired choledochal cyst from anomalous pancreatobiliary duct union. J Pediatr Surg,2005,32(12);1735.
8. Kim H,Lim JH,Jang KT,et al. Morphology of intraductal papillary neoplasm of the bile ducts:radiologic-pathologic correlation. Abdom Imaging,2011,Aug;36(4):438-446.
9. Kim HC,Park SJ,Park SI,et al. Multi-slice CT cholangiogra-phy using thin-slab minimum intensity projection and muhiplanar reformation in the evaluation of patients with suspected biliary obstruction preliminary experience. CIin Imaging,2005,29(1):46-54.
10. Krishna N,Tummala P,Reddy AV,et al. Dilation of both pancreatic duct and the common bile duct on computed tomography and magnetic resonance imaging scans in patients with or without obstructive jaundice. Pancreas,2012,41(5):767-772.
11. Lee JW,Han JK,Kim TK,et al. CT features of intraductal intrahepatic cholangiocarcinoma. AJR Am J Roentgenol,2000,175(3):721-725.
12. 吕云福. 肝内外胆管扩张症的诊断思路. 世界华人消化杂志,2013,21(24):2369-2372.

# 第二节　肝内胆管扩张

## 一、前　　言

正常肝内胆管与肝内门静脉和动脉分支伴行，位于 Glisson 氏鞘内，呈放射状、树枝状分布，肝叶胆管和各肝段胆管分别称为二级、三级胆管。CT 平扫一般不能显示正常无扩张的肝内胆管；肝内胆管在 $T_1$WI 为低信号，$T_2$WI 上表现为点条状的高信号，MRCP 在正常人肝内胆管的显示上有优势，可显示肝内胆管三级以上分支。肝内胆管扩张直径<5mm 时为肝内胆管轻度扩张；5～9mm 为中度扩张；>9mm 则为重度扩张。

## 二、相关疾病分类

肝内胆管扩张在临床上比较常见。病因复杂，常由一些胆道炎症或者肝内占位梗阻引起，可分为先天性和继发性两大类型（表 11-2-1）。

表 11-2-1　致肝内胆管扩张病变分类及常见疾病

| 病因 | 疾病 |
| --- | --- |
| 先天性 | 先天性胆管扩张症（Ⅴ型 Caroli 病），先天性肝纤维化 |
| 继发性 | 结石性：肝内胆管结石、Mirizzi 综合征、慢性胆囊炎伴颈部结石嵌顿<br>肿瘤性：周围型胆管细胞癌、肝门型胆管细胞癌、胆囊癌侵及胆管、胆管乳头状肿瘤、胆管黏液性囊性肿瘤<br>胆管壁外压性或累及胆管：肝细胞肝癌、肝门淋巴结转移、肝转移瘤及淋巴瘤、肝大囊肿、血管瘤等肝内占位性病变压迫、胆管周围动脉瘤、肝硬化、胆管周围囊肿、胆道错构瘤、多囊肝、胆汁瘤等<br>炎症性：胆囊炎、原发性硬化性胆管炎、感染性胆管炎、化脓性胆管炎、化疗性胆管炎等<br>寄生虫性：肝棘球蚴病、胆道寄生虫<br>其他：胆道出血、肝移植术后、肝外伤 |

## 三、影像诊断流程

对肝内胆管扩张的诊断：首先应先除外一些与肝内胆管扩张影像学表现类似的疾病，如肝内门静脉分支周围水肿（胆管扩张仅在门脉一侧，常在前内侧，肝内门静脉周围水肿常围绕门脉一周）；有栓子形成的肝门静脉分支；无胆管扩张的胆管周围囊肿（膨大的胆管周围腺体，与肝门静脉平行）、胆道错构瘤等；肝内其他多发囊性病变，如遗传性多囊肝、多发囊性转移瘤、肝包虫囊肿等。其次，对已确定为肝内胆管的疾病，依据病变与胆管的关系主要分为：① 胆管壁本身的炎症、息肉、肿瘤或胆管损伤使胆管壁正常组织结构被破坏，导致病变部位狭窄所引起的胆管扩张；② 胆管腔内或末端出口处占位性病变阻塞所引起的胆管扩张；③ 胆管壁外受某些病灶的压迫、牵拉所引起的胆管扩张（图 11-2-1）。

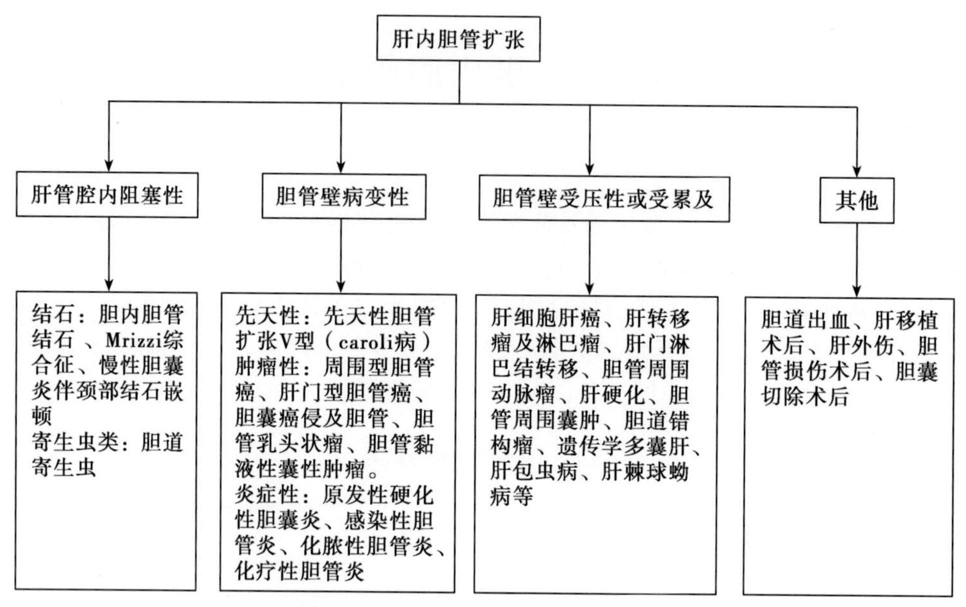


图 11-2-1　肝内胆管扩张病变鉴别诊断流程

引起肝内胆管扩张的常见疾病的鉴别诊断，如下表(表 11-2-2)：

表 11-2-2　致肝内外胆管扩张病变鉴别诊断

| 疾病 | 流行病学 | 影像学表现 | 强化 | 特点 |
|---|---|---|---|---|
| 肝内胆管结石 | 与肝内感染、胆汁淤滞、胆道蛔虫等因素有关 | 管状、不规则状<br>多数密度高于或等于正常肝实质，少数低于肝实质但高于周围的胆汁 | 不强化 | 扩张多局限在一、二级分支 |
| Mirizzi 综合征 | 反复发作的胆囊炎及胆管炎，可出现 Charcot 三联症 | 肝总管见边缘完整的充盈缺损；MRCP 表现为“枯树枝征” | 不强化 | 解剖基础为胆囊管与肝总管并行过长或胆囊管与肝总管汇合位置过低 |
| 胆囊癌 | 常发生于老年女性，常伴有胆囊结石 | 不规则结节状或局限性增厚，内壁凹凸不平，胆囊窝脂肪间隙消失，黏膜线中断，胆管扩张 | 强化较明显，且持续时间较长 | 最常累及淋巴结，其次为肝脏 |
| 肝门胆管癌 | | 肝门“空虚征” | 呈结节状或周边强化 | 仅侵犯门静脉，管腔变细狭窄，无门静脉癌栓 |
| 肝门淋巴结肿大 | 有原发灶，多来自胃肠道、胆囊、胰腺等肿瘤 | 胆管扩张程度一般较胆管癌轻 | 强化不明显或轻中度强化 | |

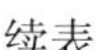

续表

| 疾病 | 流行病学 | 影像学表现 | 强化 | 特点 |
|---|---|---|---|---|
| 肝内胆管细胞癌 | 发病年龄略高，CEA 阳性，与慢性胆管疾病有关，肝内胆石等疾病 | "局部肝包膜回缩征"、"瘤内血管征" | 结节状或周边强化、慢进慢出 | 肝炎、肝硬化少；易转移至肝门、腹膜后淋巴结 |
| 肝细胞肝癌 | 男性比例明显高于女性 | 有假包膜形成、门静脉癌栓常见 | 速升速降密度曲线 | AFP 多阳性，与慢性肝炎、肝硬化密切 |
| 肝吸虫病 | 疫区工作 | 扩张胆管以肝脏被膜下显著 | 无 | 来自流行区 |
| 先天性肝纤维 | 遗传性畸形 | 肝内胆管扩张，可有多囊肾 | 无 | 有门脉高压和胆管炎，肝功能正常 |
| Caroli 病 | 显性遗传性疾病；常伴胆结石，亦可伴发肾脏囊肿或胆总管囊肿 | 肝内大胆管非梗阻性、交通性囊状或梭状扩张，"中心点征" | 无 | 有小囊状影，与扩张的肝内胆管相通 |
| 胆管周围囊肿 |  | 沿肝内门静脉或胆管分布，呈串珠状或管状分布 | 囊壁与囊液均不强化 |  |
| 胆道错构瘤 | 小叶间胆管畸形，大部分病例无明显的临床症状 | 大小近似，分布较均匀 | 无 | 沿血管胆管树分布，不与胆管相通 |
| 多发肝囊肿 | 有家族史，可伴或不伴成人性多囊肾（ADPKD）；≤30 岁伴发率低，囊肿数少；≥50 岁者伴发率高，囊肿多，男性多于女性 | 大小不等，于肝外围实质内散在分布 | 无 | 分布无明显规律 |

## 四、相关疾病影像学表现

**1. Caroli 病及 Caroli 综合征** Caroli 病即先天性胆管扩张症Ⅴ型，也称胆管交通性海绵状扩张，肝内胆管单发或多发囊状或索形扩张伴肝纤维化，肝外胆管无扩张。1958 年首次报道，是一种罕见的显性遗传性疾病，特征性表现为肝内大胆管非梗阻性、交通性囊状或梭状扩张。本病分两型：Ⅰ型特点是伴复发性胆管炎，但无门静脉周围纤维化；Ⅱ型更常见，伴随先天性肝纤维化（CHF）。Caroli 病由于肝内胆管增粗，走行僵直、紊乱，呈粗树枝状、串珠状、囊状扩张，胆汁淤积，肝内胆管内的胆红素胆固醇等引流不畅，易形成肝内胆结石，继发肝内胆管炎和肝脓肿。

Caroli 病的主要 CT 表现：① 肝内胆管扩张呈囊状、条状、分支状的低密度影：分布以外围和右叶为主，肝门区胆管和肝外胆管反而不扩张；② 有小囊状影与扩张的肝内胆管相连；③"中心点征"：是 Caroli 病较特征的 CT 表现，平扫见小囊腔内低于或等于肝脏实质的点状影；④ 延时 5～10 分钟扫描囊内 CT 值可略增高，此为少量经肝脏代谢的造影剂所致；⑤ 合并胆道感染时，胆管壁可增厚，平扫囊内 CT 值可略高；⑥ 可合并囊内结石，可见肝硬化和门静脉高压的 CT 表现，发现囊与管道相连通为本病的特征表现（图 11-2-2）。

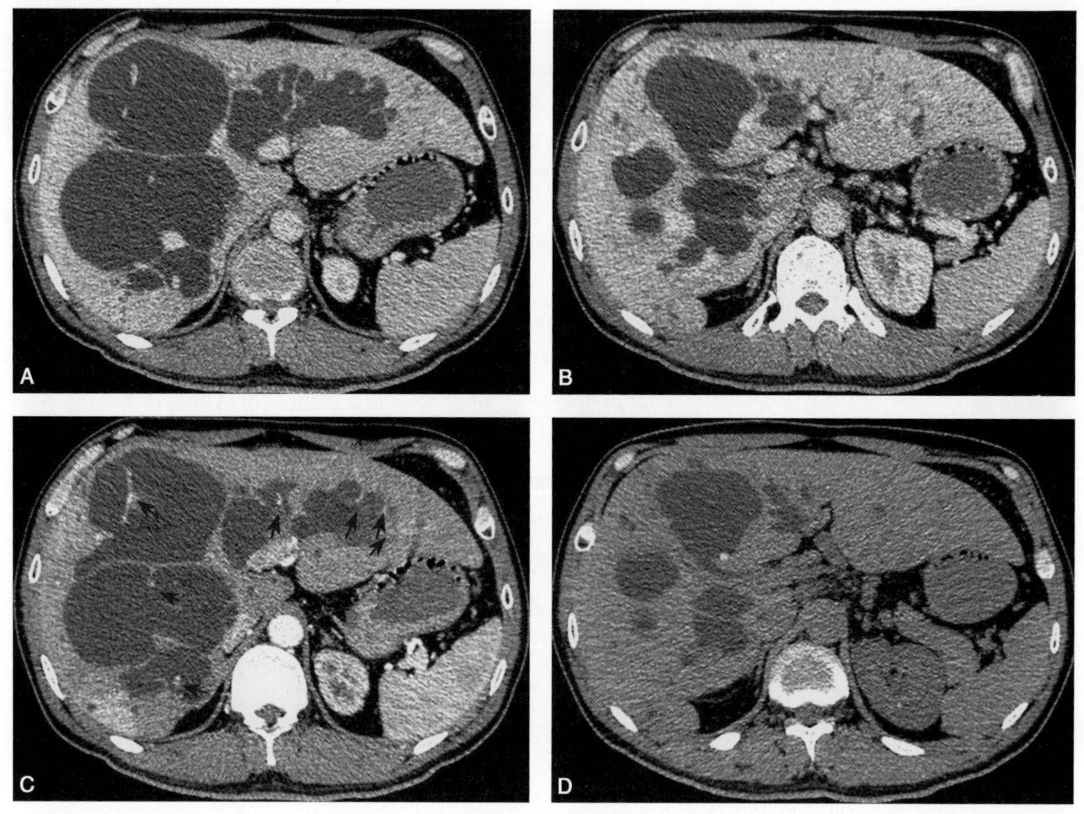


**图 11-2-2　Caroli 病**

男性,32 岁。查体发现肝内胆管囊肿近 1 年半,反复高热近 3 个月。A ~ C. CT 增强扫描可见沿胆管走行方向上大小不等的类圆形低密度影,部分与胆管相通,增强扫描无强化;部分囊内或边缘可见"中央圆点征";D. CT 平扫显示部分囊内见点状高密度结石

MRI 检查显示肝内胆管非梗阻性扩张,一般为弥漫性,囊状多于梭状,胆管壁不规则、串珠状、狭窄、腔内结石,诊断的关键是显示扩张的肝内胆管与胆管系统相通,合并的结石 MRI 显示为低信号结节,胆管炎表现为胆管壁增厚及中度强化。MRI、MRCP 显示肝内囊性病变与胆管交通即可确立 Caroli 病或 Caroli 综合征的诊断,对诊断很有价值。合并胆管癌表现为肝内局部或胆管内肿块及胆管狭窄,胆管狭窄边缘不规则或呈不规则剪枝状应怀疑合并肿瘤,增强扫描可见异常强化(图 11-2-3)。合并 CHF 者可见肝右叶萎缩、左叶外侧段代偿性肥大、脾大及侧支循环。

**2. 先天性肝纤维化(congenital hepatic fibrosis,CHF)**　一种少见的常染色体隐性遗传性疾病。该病与 Caroli 病、胆总管囊肿、胆管错构瘤、常染色体显性多囊性疾病同属于纤维多囊性肝脏疾病范畴,所以上述病变常一个或多个并存。该病还与常染色体隐性多囊性肾脏疾病(ARPKD)关系密切,所有 ARPKD 患者都存在先天性肝纤维化,但先天性肝纤维化患者仅部分并发多囊性肾脏疾病,罕见情况下 CHF 也合并常染色体显性多囊性肾脏疾病(ADPKD)。此外,CHF 还可作为某些综合征的组成部分出现,如 Caroli 综合征、Joubert 综合征等。病理上以无假小叶形成、纤维分隔内多发异常扩张的畸形胆管、门静脉周围纤维化为特征,伴肝内胆管扩张、胆管炎。临床上该病多发生于儿童,少见于成人,主要有门脉高压和

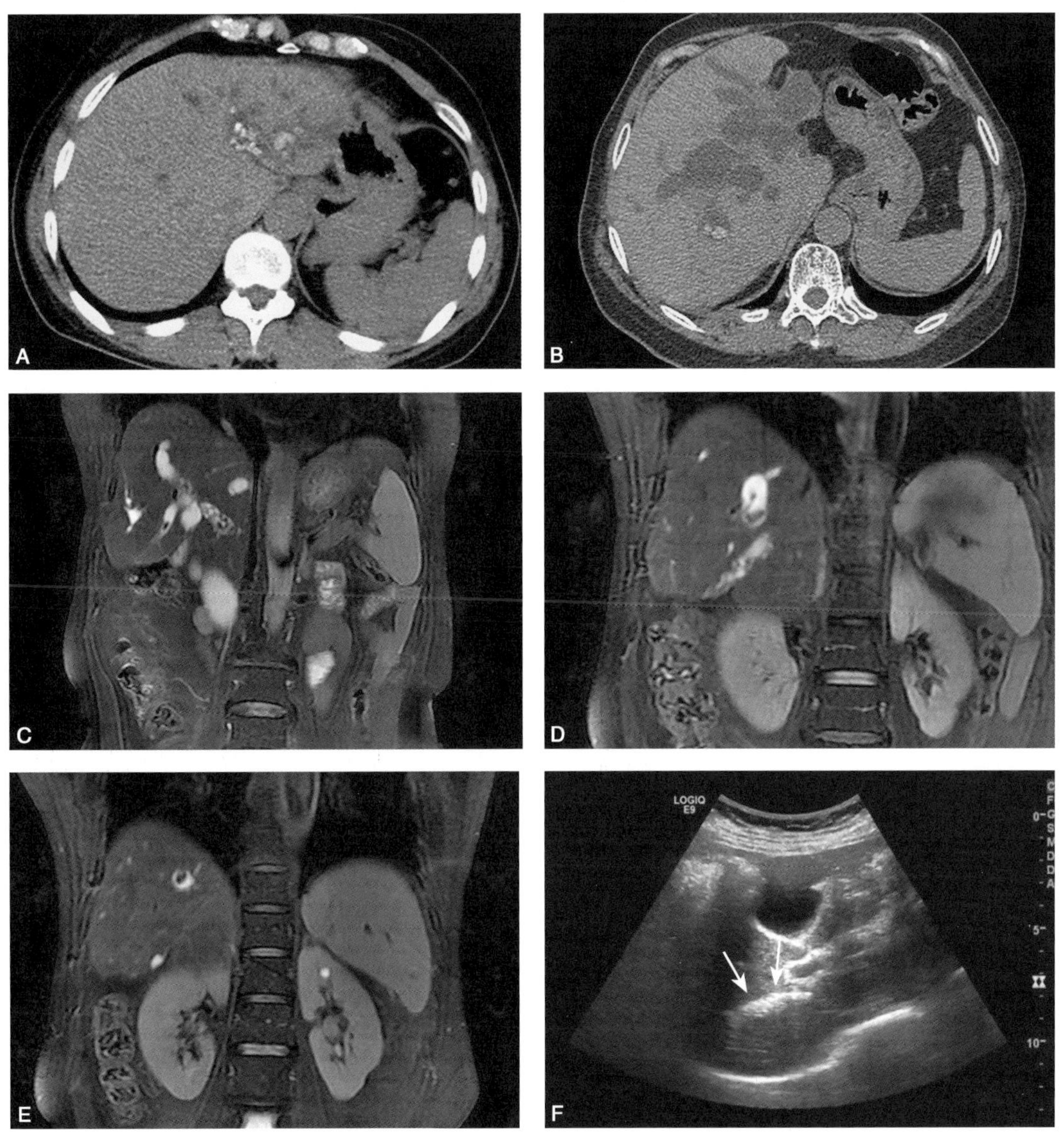


**图 11-2-3 肝内胆管结石**

A、B. 两组病人 CT 平扫肝内胆管见多发高密度结石；C～E. MRI 冠状位 FIESTA 序列显示肝内胆管内见多发低信号提示结石；F. 超声示肝内胆管结石呈强回声伴声影

胆管炎的症状，而肝功能正常，须做活检才能明确诊断。

MRCP 可以显示小的胆管异常，包括小囊肿和 Caroli 病及并存的多囊肾。合并肝纤维化者，有肝大、门脉高压，肝肾多发囊样灶（尤其是病灶围绕门静脉分布），而肝功能正常，且缺乏肝炎或肝硬化临床病史时，应考虑先天性肝纤维化。

**3. 肝内胆管结石（intrahepatic cholangiolithiasis）** 左右肝管汇合区及其胆管分支内的结石，可呈弥漫型、区域型及散在分布，左叶较右叶略多见。肝内胆管结石与肝内感染、胆汁淤滞、胆道蛔虫等因素有关，常合并肝外胆管结石，还可合并肝内胆管狭窄、胆管炎和肝胆管癌。临床上，肝内胆管结石不合并肝外胆管结石时，患者可无症状或者仅有肝区和胸背部不适；若发生胆管梗阻和感染，则可引起急性梗阻性化脓性胆管炎和胆源性肝脓肿；结石广泛者，可引起胆汁性肝硬化。肝内胆管结石合并肝外胆管结石者，其临床表现与单纯肝外胆管结石相似。

肝内胆管结石的影像学表现多种多样，以管状、不规则状多见，铸型状结石亦不少见；多数结石的密度高于或等于正常肝实质，少数低于肝实质但高于周围的胆汁，泥沙样结石仅表现为扩张胆管内胆汁的 CT 值略有增高。肝内胆管结石通常位于左右肝管或肝段肝管的起始部，并依次向胆管的近侧分支堆积，或者位于呈囊状显著扩张胆管分支的内部。结石近段胆管一般均有不同程度的扩张，扩张多局限在一、二级分支，而末梢胆管因炎性纤维化而无明显扩张。如果肝内胆管结石合并化脓性胆管炎，则可见扩张胆管内的胆汁密度显著增高，胆管壁广泛增厚，增强扫描发现肝内胆管壁显著强化(图 11-2-4)。病史较长者还可见肝叶、肝段萎缩的表现；合并胆汁性肝硬化时，可出现肝尾叶或左叶的增大及门脉高压的征象。

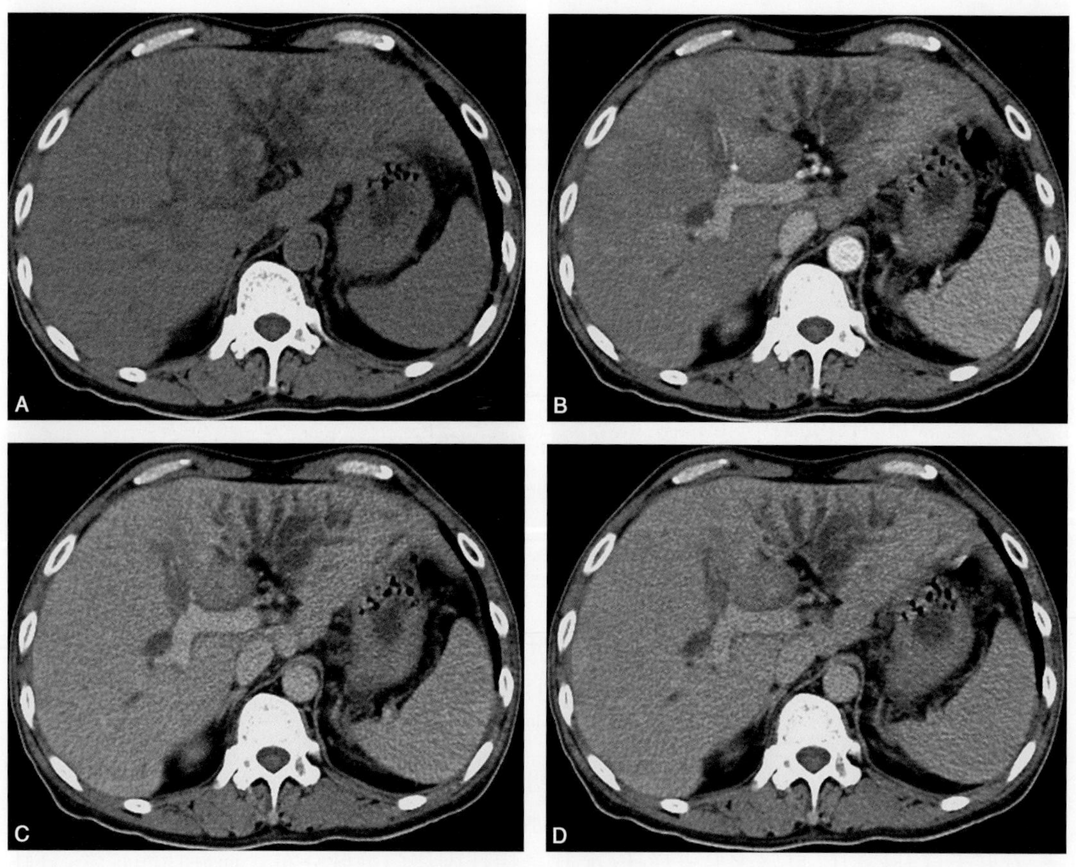


图 11-2-4　肝门胆管癌

男性，58 岁。腹痛伴发热 3 个半月，全身皮肤黏膜黄染 20 余天。A. CT 平扫肝门区见软组织密度灶，周围胆管扩张；B～D. CT 增强扫描显示病变呈轻度强化

**4. 肝门胆管癌(hilar cholangiocarcinoma，HCCA)**　又称 Klatskin 瘤，是指位于胆囊管开口水平以上至左、右肝管二级分支开口之间的胆管癌，范围包括肝总管、汇合部胆管、左右

肝管的一级分支以及尾叶肝管的开口。占肝外胆管癌的58% ~75%。肝门胆管癌中以低分化腺癌及黏液腺癌所占的比例较高。肿瘤早期多沿胆管壁生长,生长部位隐蔽,早期诊断较困难。一些非特异性症状应值得注意,包括体重减轻、间断发热、腹泻和皮肤瘙痒等,对于本病而言黄疸是突出症状,但非早期症状,只有其病变累及左、右肝管或肝总管时才出现症状,但此时常已是晚期,伴有肝门和胆总管淋巴结转移或肝内转移,治疗困难,预后较差。因此早期诊断,可明显提高外科手术切除率,或早期行内支架引流,缓解患者症状,延长生存期。

癌组织在管壁内呈浸润性生长,侵及邻近胆管,常导致纤维组织增生,使受累胆管壁增厚和管腔狭窄。临床分型常用 Bismuth-Corlette 分型:Ⅰ型肿瘤位于肝总管分叉处,左右肝管之间相通;Ⅱ型肿瘤占据左右肝管汇合部,两者之间无通道;Ⅲ型肿瘤侵犯一侧肝管,累及右肝管者为Ⅲa 型,累及左肝管者为Ⅲb 型;Ⅳ型肿瘤左右肝管均受累。准确的临床分型及分期对于治疗方案的选择至关重要。

影像学表现:约70%的肝门胆管癌肝门处可显示肿块,局限于腔内小的肿块,可见肝管壁不规则增厚及管腔狭窄,腔内见软组织块和显示中断的肝管,常侵及肝门结构和周围肝组织,以致难以区分肿块的来源;动态增强扫描大多数病灶表现为缓慢持续性强化,该强化模式的病理基础是肿瘤中心含丰富的纤维组织而细胞成分较少,对比剂进入和廓清速度较缓慢(图 11-2-5)。肝门胆管癌的其他典型征象是病灶近侧端出现胆管扩张,肝内胆管扩张表现为软藤样或蟹足样,大多数为弥漫性,部分为局部肝叶胆管扩张更明显,胆总管一般不扩张(图 11-2-6)。若胆囊受侵其形态可发生变化,可表现为胆囊壁增厚,胆囊管受侵胆囊可明显增大(图 11-2-7)。也有学者提出肝叶萎缩是肝门胆管癌的一个特征,这主

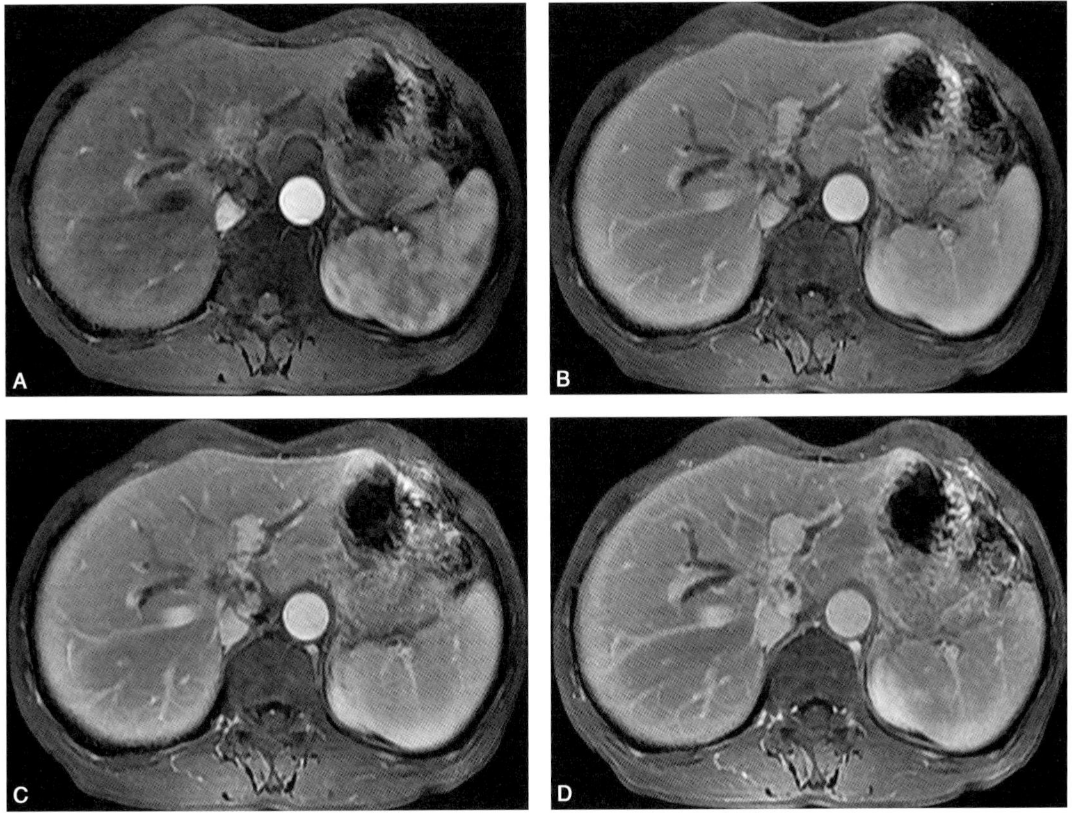

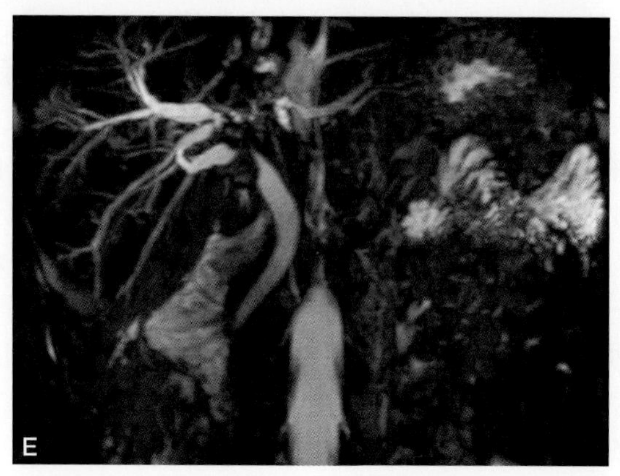

**图 11-2-5　肝门胆管癌**

男性,53 岁。A ~ D. MRI 增强扫描显示肝门软组织占位呈延迟强化;E. MRCP 显示肝门处不规则形充盈缺损,肝内胆管不成比例扩张,胆总管亦轻度增宽

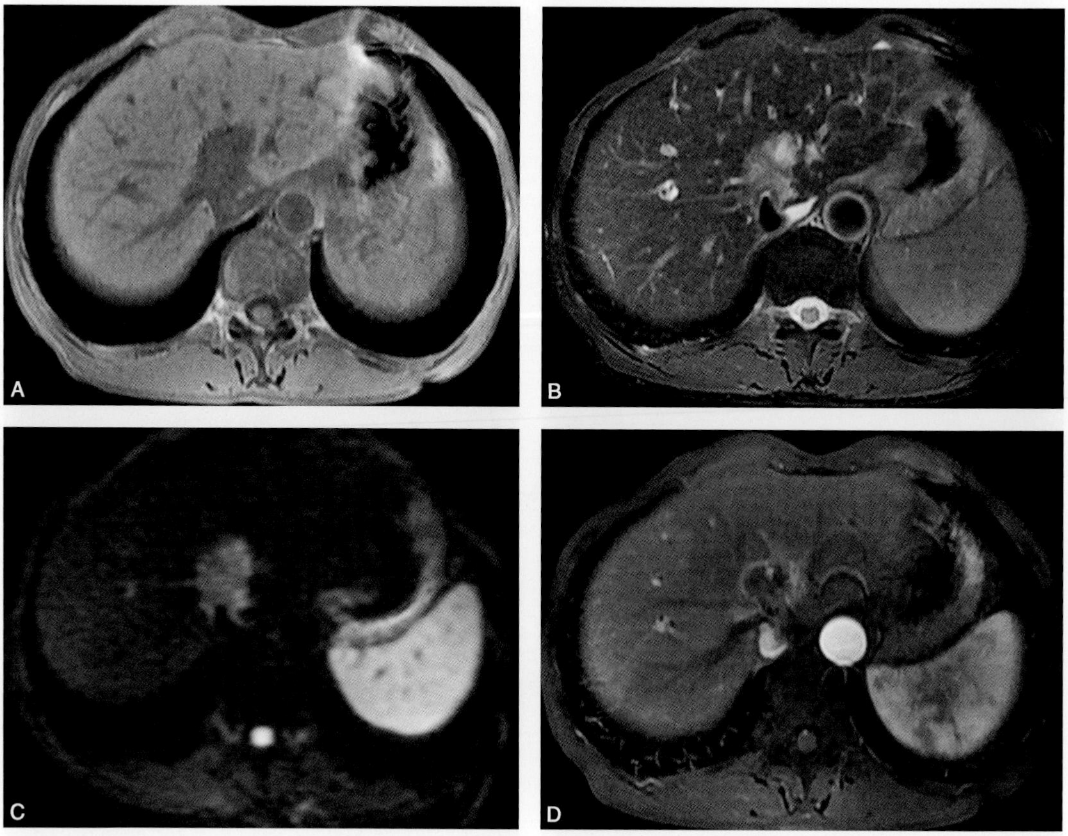

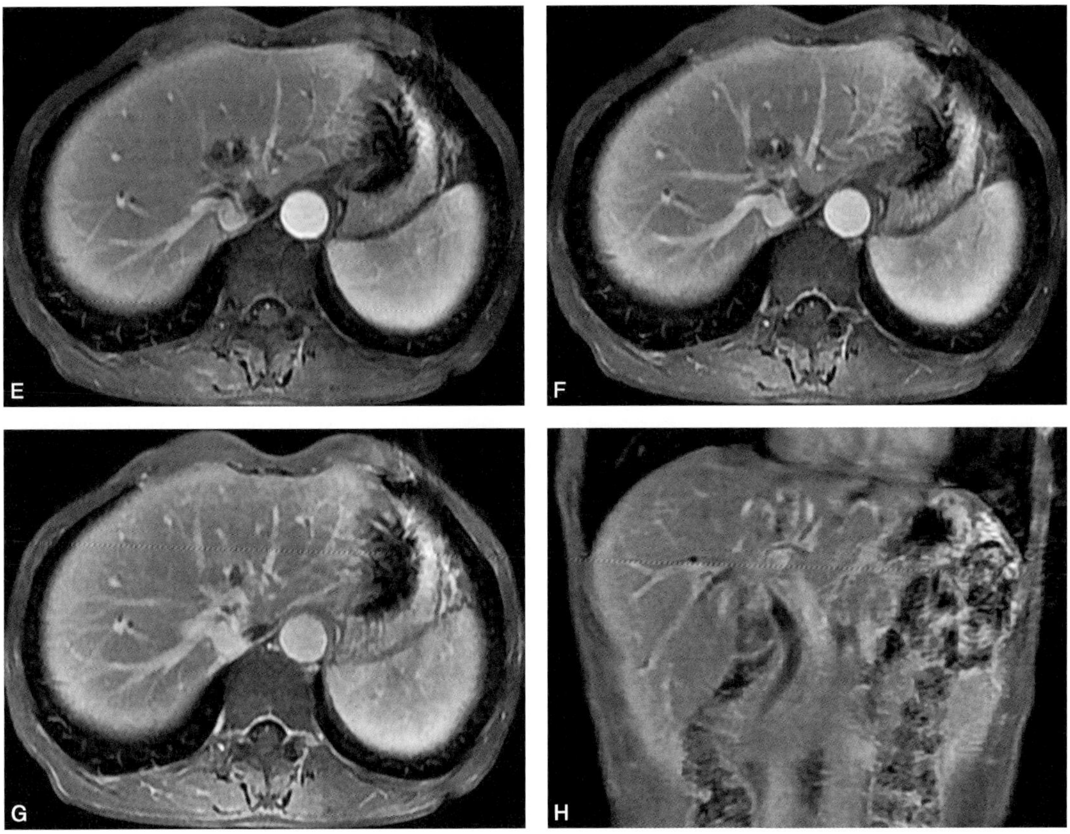

图 11-2-6 肝门胆管癌

男性,59 岁。背痛 3 个月,发现肝门占位 5 天。A ~ C. MRI 平扫肝门区可见软组织肿块,呈不均匀长 $T_1$、长 $T_2$ 信号,DWI 呈高信号;D ~ H. MRI 增强扫描病变不均匀强化,以延迟期强化为著,肿块与下腔静脉分界欠清

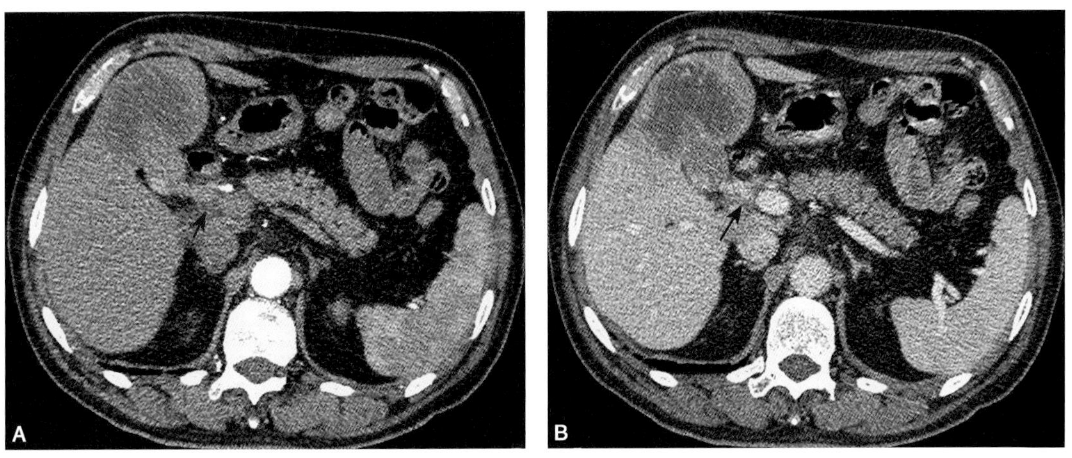

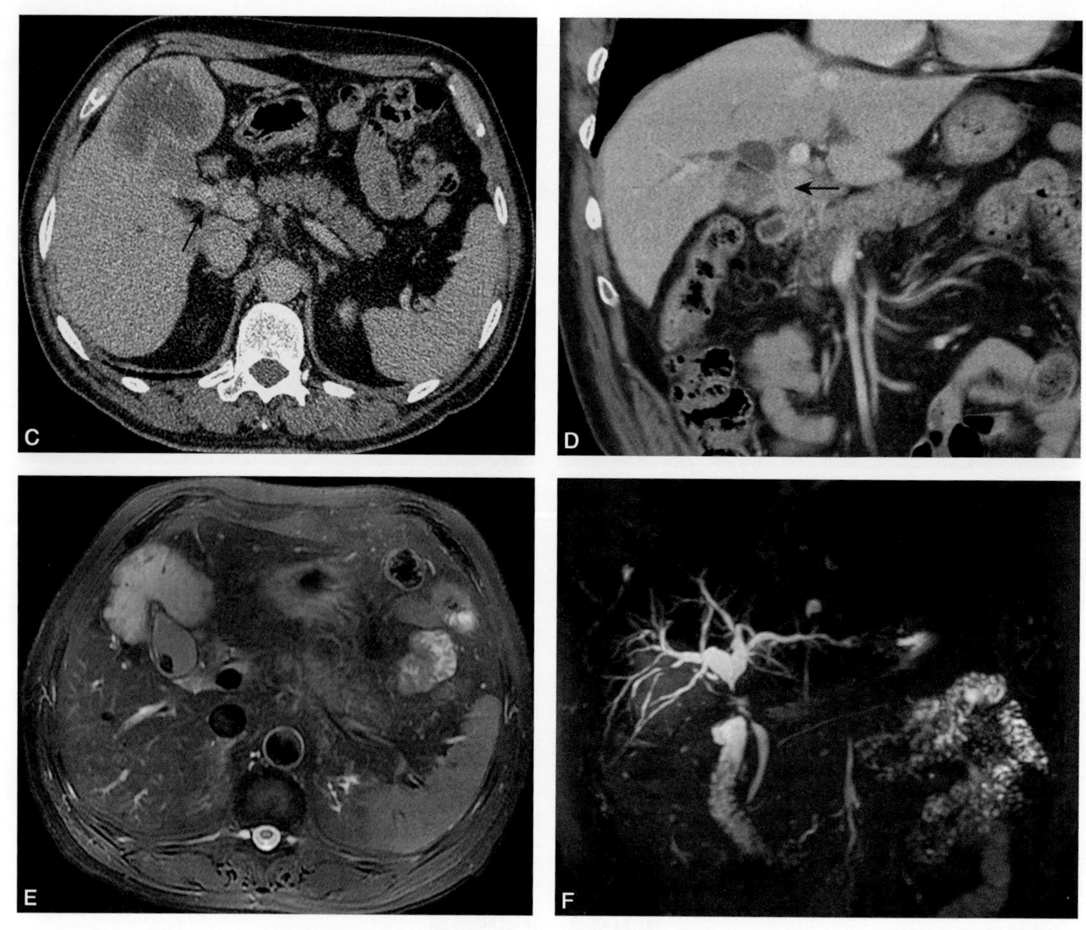

**图 11-2-7　肝内胆管细胞癌累及胆囊及肝门胆管**

男性,71 岁。间断性右上腹疼痛 20 余天。A～D. CT 平扫肝左叶见软组织密度肿块,边缘不清,增强扫描可见强化;胆囊体积不大、呈实性改变,增强后可见强化;胆总管上段管壁增厚,增强扫描可见明显强化,以上肝内外胆管扩张;E. MRI 平扫 FS $T_2$WI 示肝左叶长 $T_2$信号灶,胆囊呈略长 $T_2$信号;F. MRCP 显示胆总管上段明显狭窄,以上肝内外胆管扩张

要是由于胆管阻塞引起门静脉血流逆转,肝细胞代谢障碍,肝细胞萎缩和梗阻后纤维化共同导致肝叶萎缩,严重者出现肝硬化及门脉高压表现,早期由于胆汁淤积也可造成肝叶或肝段肥大。肝门胆管癌的转移途径有局部浸润、血管侵犯、淋巴转移、神经侵犯和腹膜种植五种形式。

**5. 肝内胆管细胞癌(intrahepatic cholangiocarcinoma,ICC)**　又称周围型胆管细胞癌,是发生于胆管上皮的腺癌,发生于肝内胆管的二级分支到末梢胆管。目前对肝内胆管细胞癌发病机制仍不清楚。大约 10% 的 ICC 和已知的致病因素有关,如肝内胆管结石,胆总管囊肿、原发性硬化胜胆管炎、寄生虫感染、药物或毒素暴露、慢性病毒性肝炎等,其原因一般认为可能与引起的增殖性胆管炎、细菌感染、淤滞胆汁的理化性质改变以及胆石所致的机械损伤有关。一般认为 ICC 与肝细胞型肝癌及混合型肝癌统归于原发性肝癌(primary hepatocellular carcinoma,PHCC)。但随着近年来对 ICC 的认识逐渐加深,发现 ICC 发病率在全球范围内呈明显上升趋势,约占肝脏恶性肿瘤的 10% ～20% ,且其临床特征明显有别于肝细胞肝癌。Blumgart 主编的第 4 版《肝胆胰外科》已将 ICC 归入胆道肿瘤系统中。本病发病早期症

状多隐匿，发现困难，发现时多数病例已属晚期，且 ICC 恶性程度高，获得根治性切除机会少，预后欠佳。

影像学表现：由于 ICC 起源于胆管，因此易导致胆管阻塞、破坏或侵犯，而引起肝内胆管扩张。周围型胆管癌容易包绕血管，但通常不直接侵入管腔内，因此可出现“瘤内血管征”，为 ICC 的重要特征之一。肿瘤局部肝轮廓的改变也较常见，可见局部肝包膜回缩征象，其病理基础是由于 ICC 多属于少血供肿瘤，其内可见坏死区，又因其内富含纤维间质，坏死区边缘有坏死后残存的条索状内含癌组织的纤维间质带，造成牵拉收缩。肿瘤周边肝被膜回缩被有关文献认为是 ICC 特征性表现之一，有重要的鉴别价值。但也曾见文献报道肝被膜回缩亦可见于 HCC、海绵状血管瘤等其他肿瘤。肝内胆管细胞癌病理特点是肿块无包膜，纤维结缔组织多，呈浸润性生长，在早期即可沿着 Glesson 鞘生长并经淋巴系统转移，淋巴结阳性率远高于肝细胞肝癌。淋巴转移常见途径是从肝十二指肠韧带，肝动脉周围及胰头后方最后转移到腹主动脉周围；肝左叶肿瘤可经左半肝的尾侧面引流入胃左淋巴结和贲门周围淋巴结。ICC 属于少供血的肿瘤，其内部纤维组织成分较多，血管较少，ICC 动态增强扫描主要特点为早期的边缘部不全性薄环状或厚带状强化，并随时间推移向心性强化，呈慢进慢出的特点。文献报道约有 60% 的 ICC 出现延迟强化，强化范围由其内成分决定，如坏死多则强化区域少，有时仅表现为锥状或条状强化，但仍有慢进慢出的特点（图 11-2-8，图 11-2-9，图 11-2-10）。

**6. 肝细胞肝癌（hepatocellular carcinoma，HCC）**　为原发性肝癌中最常见的一种细胞类型，大多具有肝硬化背景。肝癌起病隐匿，早期多无症状，中晚期常见的症状有：肝区疼痛、恶心、呕吐、腹胀、腹泻或便秘、消瘦乏力、黄疸、发热、右上腹部肿块等。

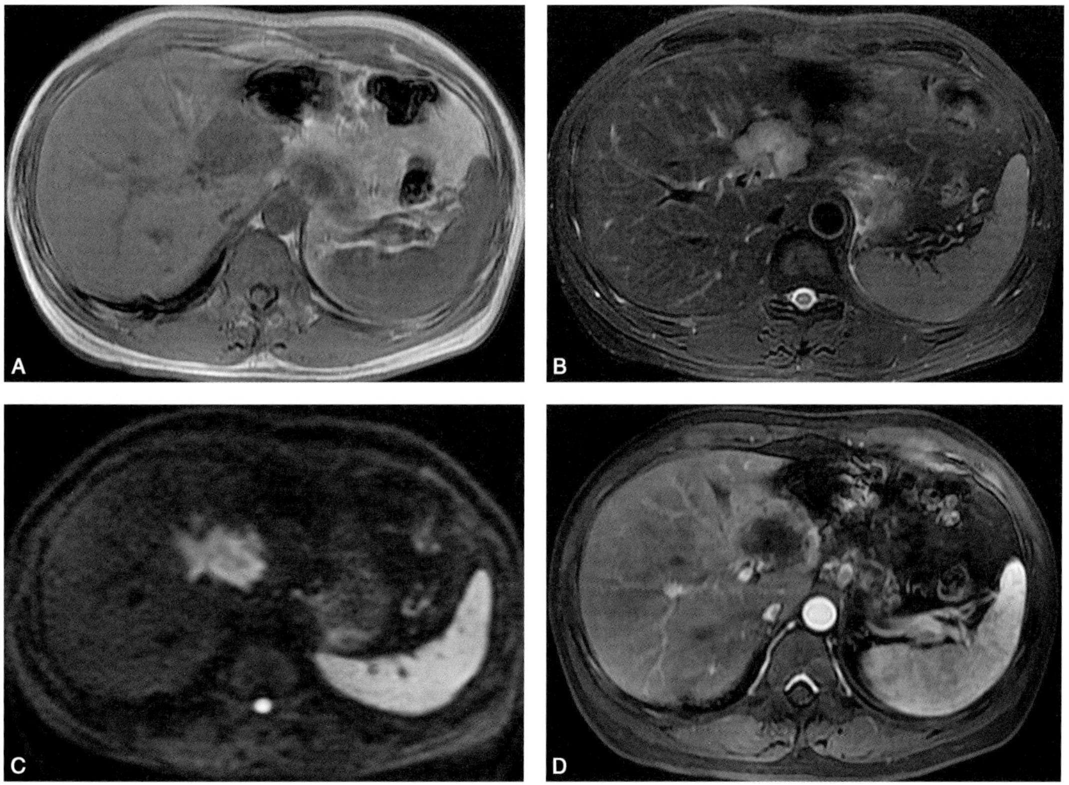

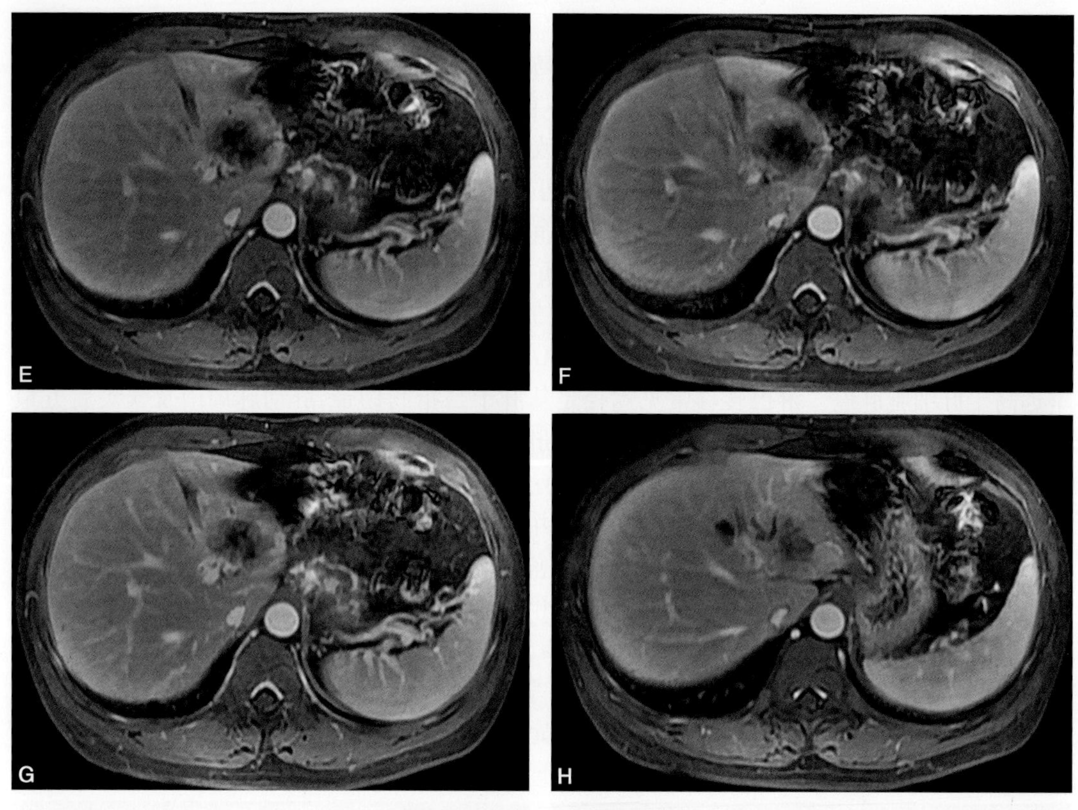


**图 11-2-8 肝内胆管细胞癌**

男性,42 岁。上腹胀不适 1 个月,发现肝占位 1 周。A ~ C. MRI 平扫显示肝左叶近肝门区不规则形长 $T_1$、长 $T_2$肿块,DWI 呈高信号;D ~ G. MRI 增强扫描动脉期呈环形强化,静脉期及延迟期不均匀强化,中心部强化不明显;肝脏内见多发弥漫分布长 $T_1$、短 $T_2$信号,无强化,提示再生结节,其周可见网条状长 $T_1$、长 $T_2$信号,增强扫描延迟强化,提示纤维增生;H. 病变累及左肝内胆管扩张

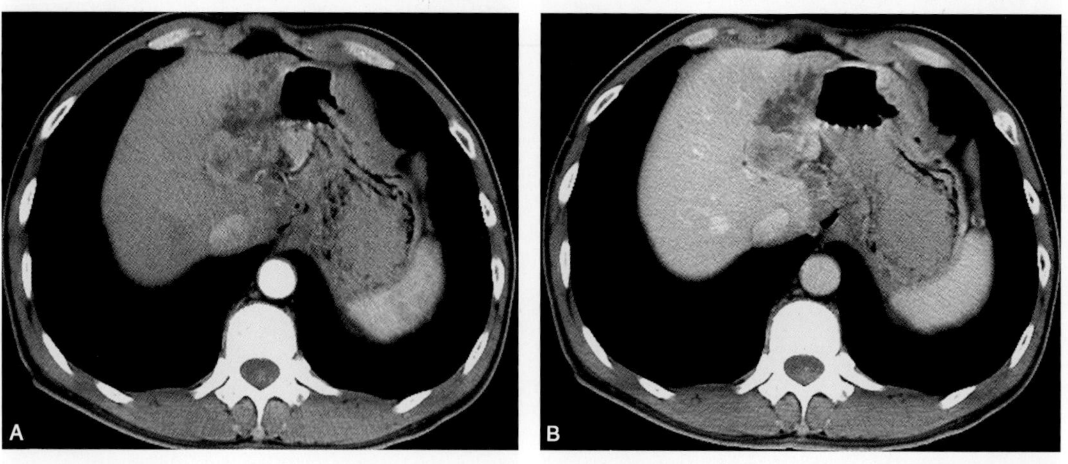

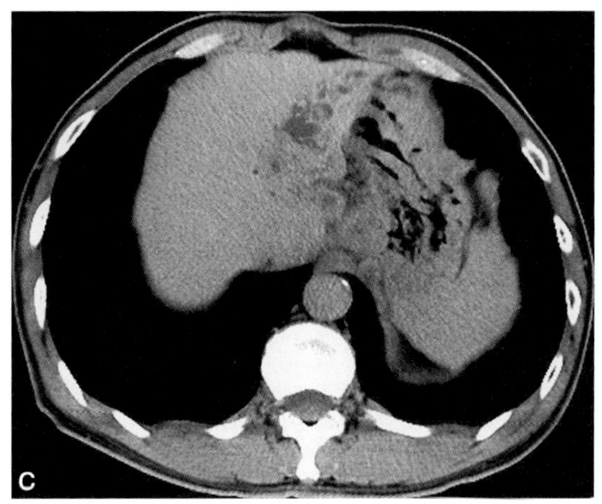


**图 11-2-9　肝内胆管细胞癌**

男性,62 岁。上腹部不适 1 个月余。A ~ C. CT 增强扫描动脉期呈明显强化,延迟期中心进一步强化,受累及胆管扩张

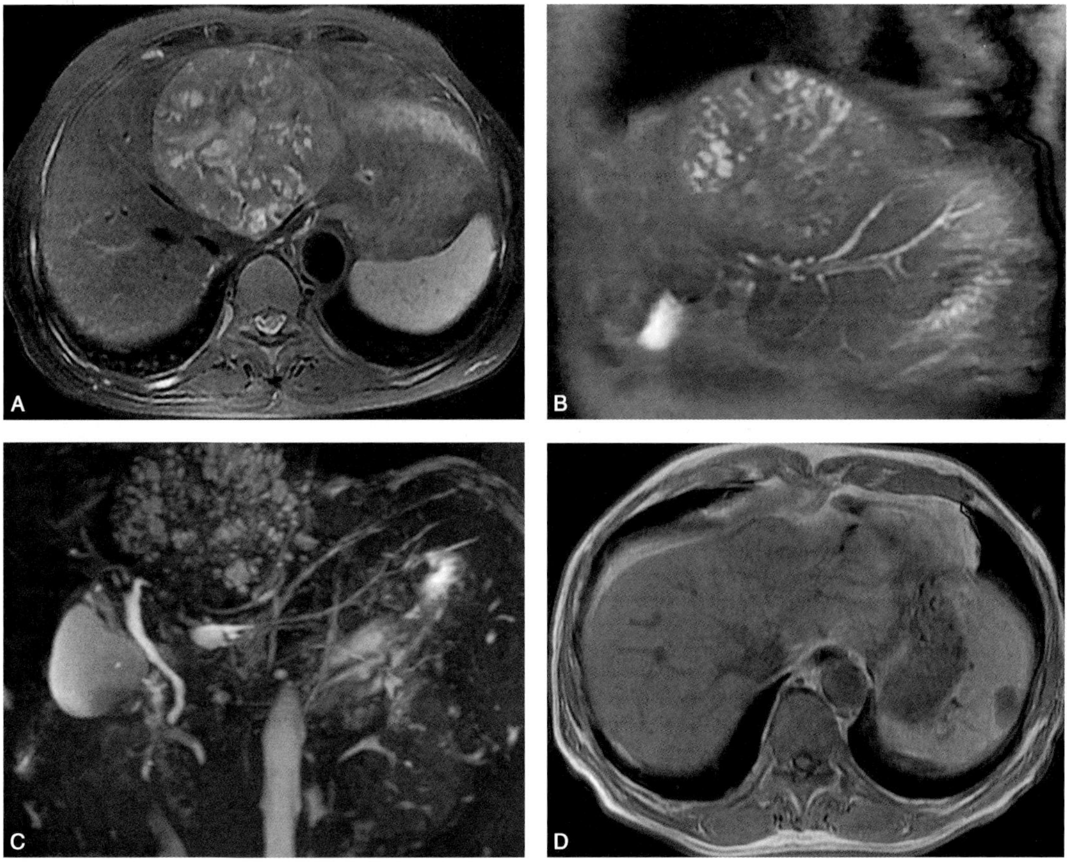

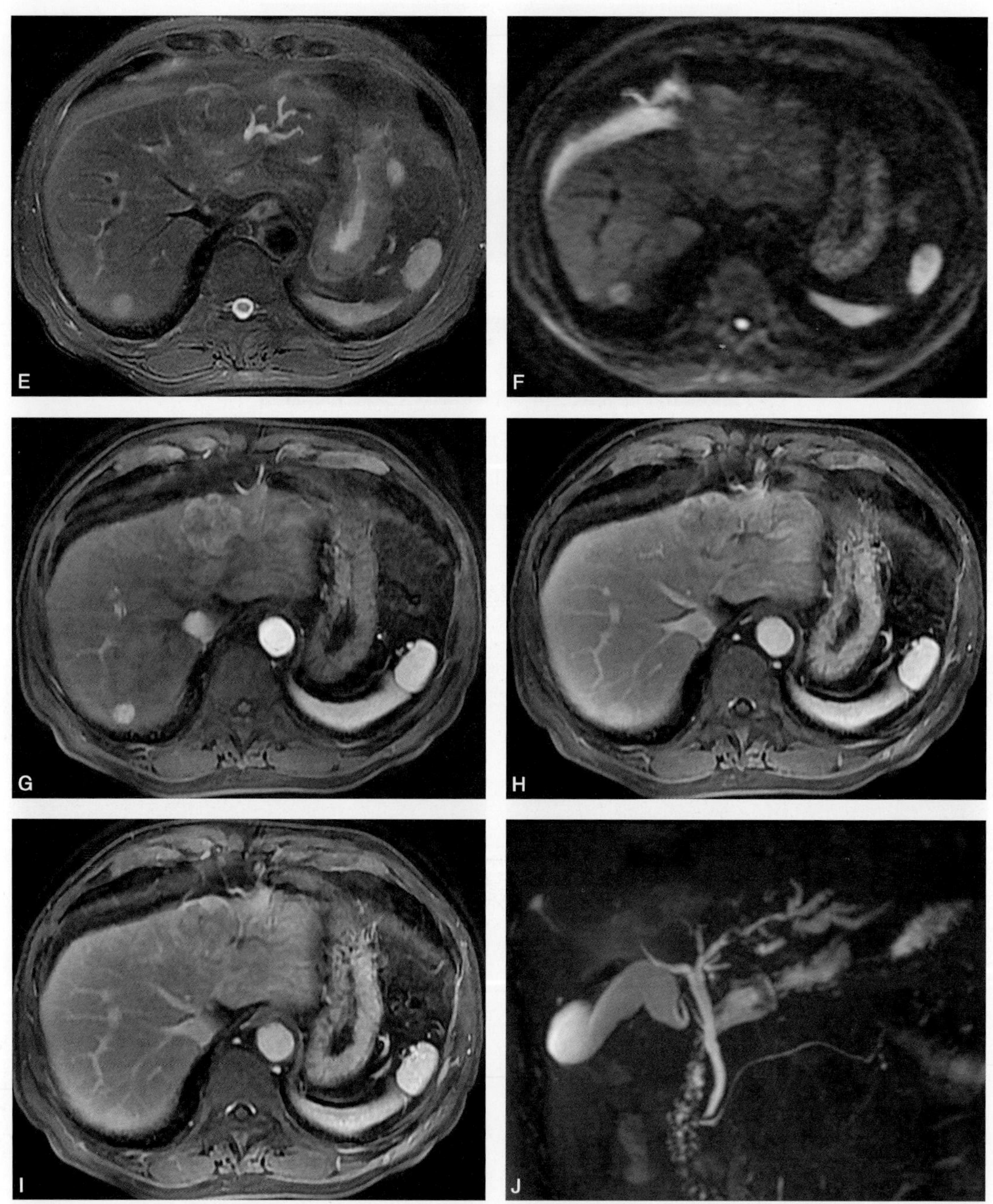

图 11-2-10 肝内胆管细胞癌

A ~ C. 女性，58 岁。查体发现肝内占位 4 天。MRI 平扫肝左叶不均匀长 $T_2$ 信号，相邻肝左叶胆管下移、扩张；D ~ J. 男性，68 岁。上腹部疼痛 8 天。MRI 平扫肝左叶见一分叶状长 $T_1$、混杂 $T_2$ 信号肿块影，DWI 呈高低混杂信号，邻近肝内胆管扩张；增强扫描动脉期呈明显强化，静脉期及延迟期对比剂退出

影像学表现：肝癌病灶以右叶多见，其次为左叶，尾叶少见，压迫或累及邻近胆管时可引起胆管扩张。肿瘤侵犯肝门区或胆管内有癌栓形成时，可造成肝门区和肝内胆管的扩张。扩张的胆管可局限于肝门区附近，但往往同时累及右叶或左叶，或左右叶均见扩张，扩张的

程度为轻到中度，扩张的胆管近肝门处可能中断或不规则，有时肝门淋巴结肿大压迫胆管也可造成肝门区及肝内胆管的扩张。

**7. 肝内其他良恶性病变压迫或累及胆管**　肝硬化增生结节、肝转移瘤及淋巴瘤、肝血管瘤、肝巨大囊肿、多囊肝、胆管周围囊肿等肝内良恶性性占位压迫或累及邻近胆管，致以远胆管扩张（图 11-2-11）。具体内容见第九章肝脏。

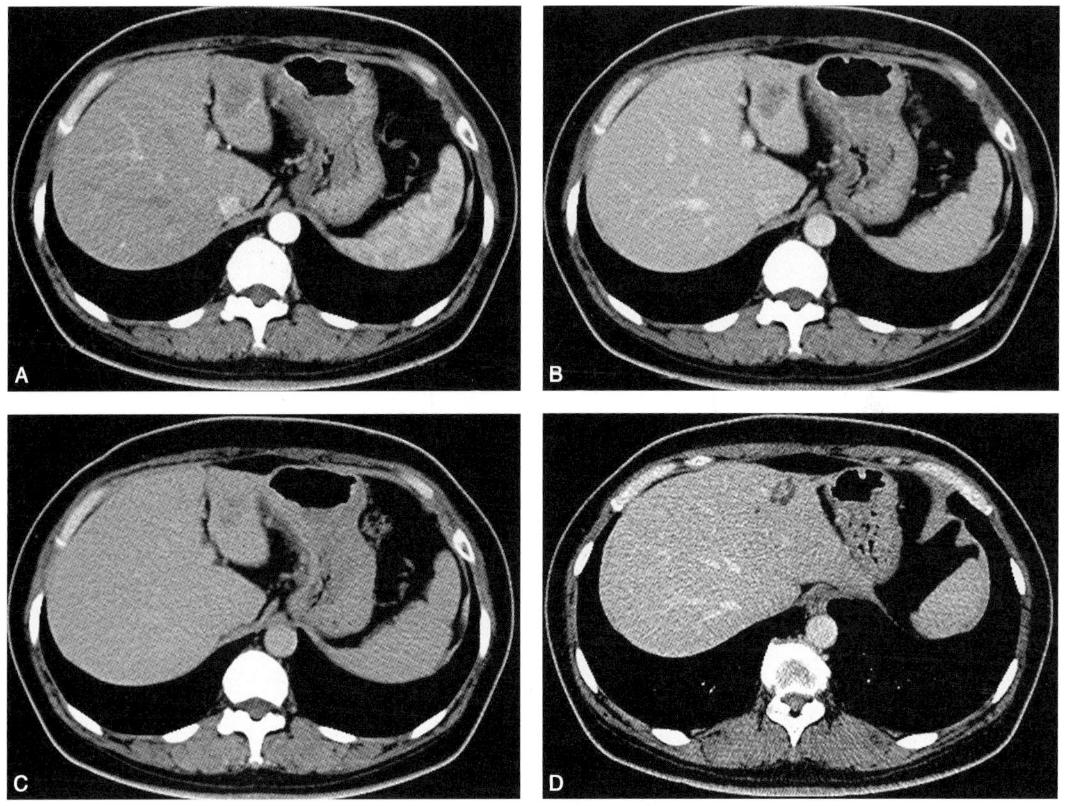


**图 11-2-11　肝转移瘤**

女性，53 岁。上腹部不适 6 个月余。病理示胃中-低分化腺癌，肝转移的中分化腺癌结节。A ~ D. CT 增强扫描肝左叶见片状低密度灶，边界模糊，动脉期边缘不均匀强化，静脉期、延迟期呈略低及等密度；远端肝内胆管轻度扩张

**8. 肝门淋巴结转移**　多来自胃肠道、胆囊、胰腺等肿瘤，压迫或浸润肝总管或胆管分叉部导致胆管阻塞，引起高位梗阻。理论上应对胆管壁产生明显的推压移位征象，但实际中这种征象非常少见，主要是因为这些非胆管恶性肿瘤仍具有恶性肿瘤浸润性生长的特征，多直接侵入组织间隙、淋巴管或血管内，浸润并破坏胆管壁及其周围组织结构导致胆管阻塞，多表现为恶性阻塞征象如“截断征”等；增强扫描时淋巴结强化不明显或无强化，部分可呈轻中度环形强化，其造成的胆管扩张程度一般较胆管癌轻（图 11-2-12）。

**9. 原发性硬化性胆管炎（primary sclerosing cholangitis，PSC）**　以肝内外胆管慢性炎症和纤维化为特征的少见疾病，进而导致多灶性胆管狭窄，最终可发展为继发性胆汁性肝硬化、门静脉高压和肝功能失代偿。可合并多种自身免疫性疾病，常与溃疡性结肠炎或克罗恩病相关。

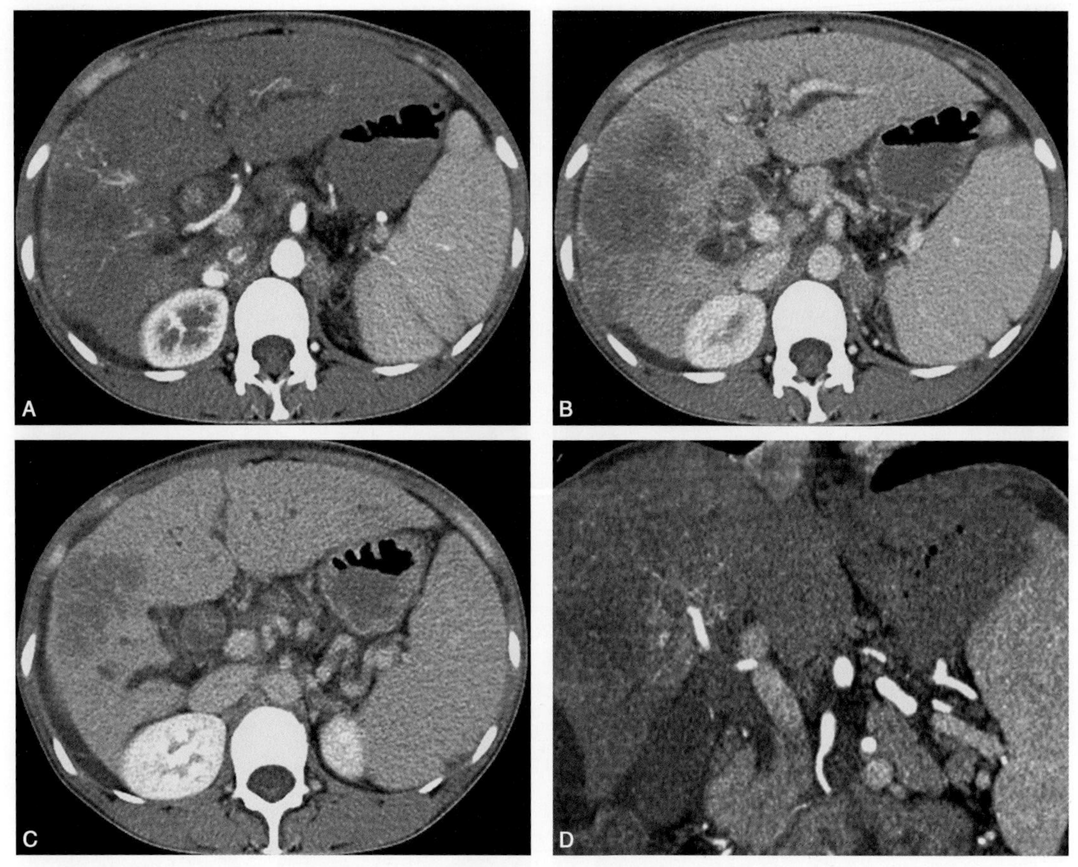

图 11-2-12　肝门淋巴结转移

女性,49 岁。腹部不适 2 个月余。A ~ D. CT 平扫肝右叶见多发类圆形低密度影,增强扫描不均匀性强化,边缘分叶状,肝门淋巴结明显增大并肝内胆管扩张

肝内胆管型分为四个亚型:Ⅰ型肝内胆管轻度不规则狭窄,于胆管分叉处尤为明显,狭窄近端胆管扩张;Ⅱ型肝内胆管螺纹状狭窄,胆管分叉处显著,呈渐进性变窄,如枯树枝状;Ⅲ型外周胆管完全闭塞,中心部胆管呈囊泡状、梭形扩张,间隔的狭窄段与扩张段呈串珠样改变;Ⅳ型外周胆管不可见,肝内大部分间隙空虚,仅示中心部的胆管。

CT/MRI 可显示肝内胆管弥漫或多发狭窄,胆道灶性狭窄和轻微扩张相间如串珠样,狭窄的长度及程度都不一致。由于小胆管闭塞,肝内胆管分支减少呈枯树枝样改变(图 11-2-13)。

**10. 各种继发性胆管炎**　化疗性胆管炎:动脉内化疗可以对胆管造成损害,类似原发性硬化性胆管炎;上行性胆管炎:胆道结石或肠内容物反流(如胆-肠吻合),导致肝内胆管狭窄及扩张,但很少导致慢性肝损害;AIDS 胆管病:表现类似原发性硬化性胆管炎及胆总管狭窄,因机会菌感染所致;复发性化脓性胆管炎:常导致典型的胆管扩张,内充满结石、脓液、气体。

**11. 胆道错构瘤(biliary hamartoma)**　一种小叶间胆管畸形,也称胆管微小错构瘤或 Von-Meyenburg 综合征(VMC)。病变为多发性<15mm,大小近似,分布较均匀,遍布全肝,偶有散在或单发病变,有时甚至为胆管错构瘤、肝囊肿及胆管周围腺体混合组成。不和胆道相

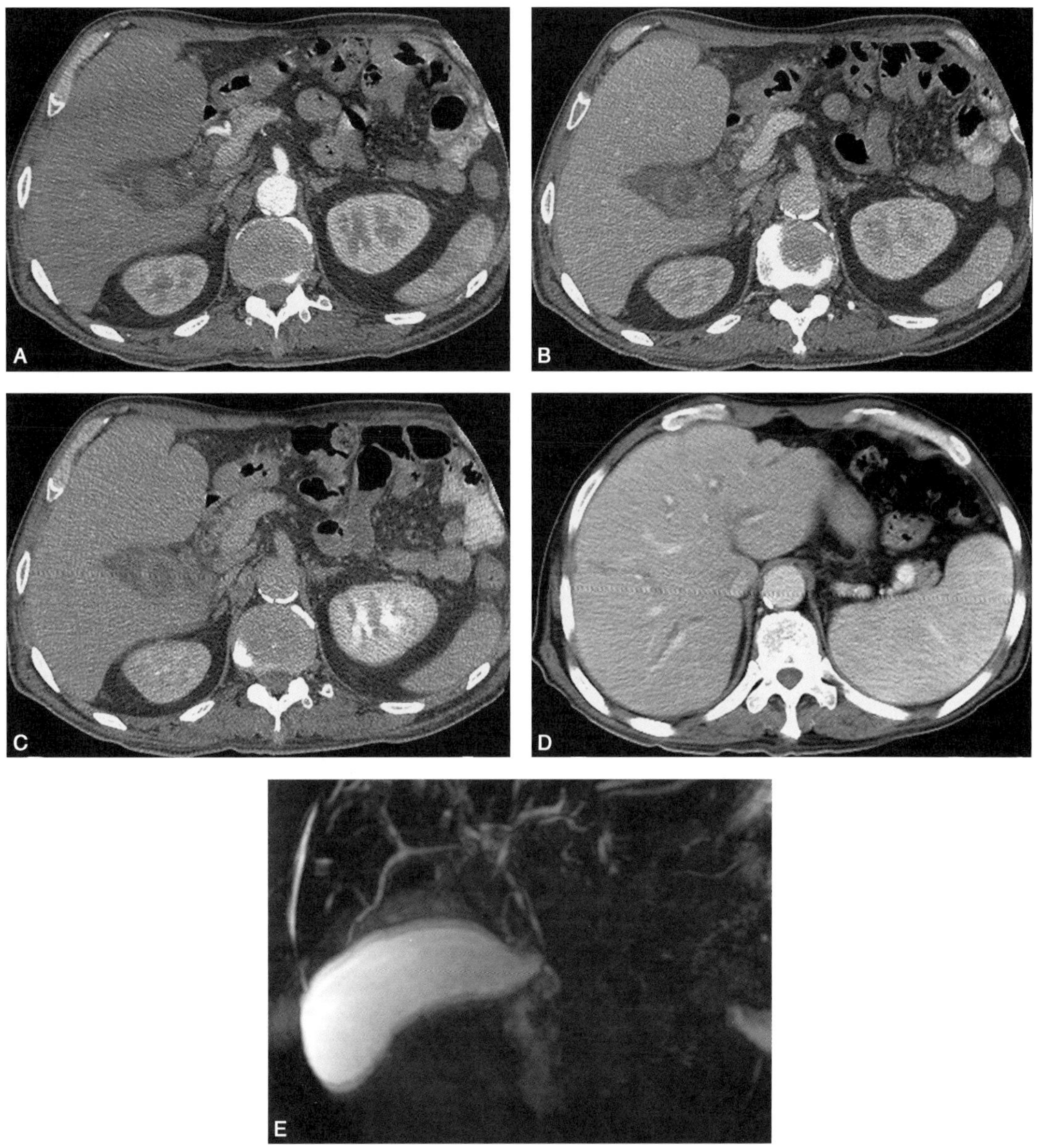


**图 11-2-13 硬化性胆管炎**

男性，66岁。黄疸6年，加重伴发热半个月。A～D. CT显示肝管、胆囊壁增厚，增强扫描可见强化，肝内胆管轻度扩张；E. MRCP显示左、右肝管狭窄，肝内胆管扩张，胆囊体积增大

通，肝和胆道正常。肝内胆管错构瘤临床症状和体征不典型。大部分病例无明显的临床症状，在体检时超声发现。肉眼观察可发现较小、散在分布于肝实质内的多发病变，呈灰白色或暗绿色。病理学表现包括局部胆管样结构聚集、不同程度胆管扩张，在丰富的结缔组织间隔背景上见内衬胆管上皮，被致密纤维间隔包裹。根据胆管错构瘤与胆管扩张程度可将VMC分为三类：① 以实性成分为主，伴胆管狭窄；② 囊实性成分均存在，胆管轻度扩张；③ 显著囊性成分伴胆管明显扩张。

超声表现为高回声或低回声结节，部分结节后方可见“彗星尾征”，也有部分表现为多囊

性病变。CT 病灶小，平扫不易被显示，增强病灶不强化，但在背影肝与周围受压肝组织的变异强化，使其相对密度更低而易被发现。MRI 表现为平扫 $T_1$WI 病变呈低于肝实质的信号，呈多发沿血管胆管树分布，$T_2$WI 病灶显示清楚，呈明显的高信号，增强扫描各期病灶无强化。MRCP 显示肝内多发类囊状高信号病变，与可见的胆管树不相通。

## 五、研究进展及存在问题

肝内周围型小胆管细胞癌是起源于肝段胆管到赫令管的胆管上皮腺癌。无周围胆管扩张的肝内周围型小胆管细胞癌无特征性的临床表现、多数患者起病隐匿，症状、体征轻微或不典型，术前误诊率高。熟悉其影像学特征，并掌握与其对应的病理基础，可提高术前诊断准确率，而得到及时有效的治疗。

（邓艳　王青）

## 参 考 文 献


1. Chiu NC，Chiou YY. Role of MRCP in the measurement of the CBD diameter. J Chin Med Assoc，2012，75(9)：423-424.
2. Edge MD，Hoteit M，Patel AP. Clinical significance of main pancreatis duct dilatation on computed tomography：single and double duct dilatation. World J Gastroenterol，2007，13(11)：1701-1705.
3. Han SJ，Hwang EH，Chung KS，et al. Acquired choledochal cyst from anomalous pancreatobiliary duct union. J Pediatr Surg，2005，32(12)；1735.
4. Kim HC，Park SJ，Park SI，et al. Multi-slice CT cholangiogra-phy using thin-slab minimum intensity projection and muhiplanar reformation in the evaluation of patients with suspected biliary obstruction preliminary experience. CIin Imaging，2005，29(1)：46-54.
5. Krishna N，Tummala P，Reddy AV，et al. Dilation of both pancreatic duct and the common bile duct on computed tomography and magnetic resonance imaging scans in patients with or without obstructive jaundice. Pancreas，2012，41(5)：767-772.
6. 吕云福. 肝内外胆管扩张症的诊断思路. 世界华人消化杂志，2013，21(24)：2369-2372.
7. 丁怀银，孙晓乐，朱西琪，等. 无胆管扩张的肝内胆管细胞癌的 MRI 特征及其病理基础. 中华放射学杂志. 2015，49(2)：113-116.


# 第三节　肝内外胆管及胰管扩张

## 一、前　　言

主胰管位于胸$_{12}$～腰$_2$水平，沿胰腺长轴中心走行，可分为头部、体部和尾部。主胰管与胆总管汇合形成 Vater 壶腹，共同经 Oddi 括约肌开口于十二指肠第二段稍下部。约 80% 的人胆总管末端与胰管末端合并，开口于十二指肠壶腹部，其余则单独开口。主胰管形态各异，常见的为水平型和上斜型，较少见的有下斜型、S 型和 M 型等。一般主胰管自开口至胰尾逐渐变细，头部的胰管直径为 3～4mm，体部为 2～3mm，尾部为 1～2mm。CT 平扫图像上正常胰管一般不可见，老年人可伴均匀细长的胰管扩张，但直径一般不超过 3mm。副胰管走行于胰头部主胰管的上方，与主胰管相续，并开口于十二指肠小乳头。胰管扩张判定的标准：头部胰管>5mm；体部胰管>4mm；尾部胰管>4mm。

## 二、相关疾病分类

肝内外胆管及胰管均扩张，表明病变位于或累及胆胰共同管、壶腹部周围（表 11-3-1）。

**表 11-3-1　致肝内外胆管及胰管扩张病变分类**

| 部位 | 疾病 |
|---|---|
| 胆总管下段 | 胆总管下段癌、胆总管下段结石、胆总管末端囊肿（先天性胆总管囊肿Ⅲ型） |
| 壶腹 | 壶腹癌、壶腹部结石 |
| 胰腺 | 胰头癌、胰头假性囊肿、胰腺囊腺瘤、胰腺导管内乳头状黏液性肿瘤、急性、慢性、沟部及自身免疫性胰腺炎、环状胰腺等 |
| 十二指肠 | 十二指肠乳头癌、转移瘤、淋巴瘤、间质瘤等；十二指肠乳头炎、十二指肠憩室炎、血肿和溃疡等 |
| 其他 | Oddi 氏括约肌功能紊乱、十二指肠梗阻、老年性改变、寄生虫 |

## 三、影像诊断流程

肝内外胆管及胰管扩张并非特异性征象，综合分析胆、胰管的形态、胆胰管扩张程度、梗阻部位、梗阻长度及梗阻端形态等征象，同时结合 ERCP、MRCP 等多种影像技术综合诊断，对于各种致胆胰共同扩张疾病的鉴别诊断具有重要意义（图 11-3-1）。

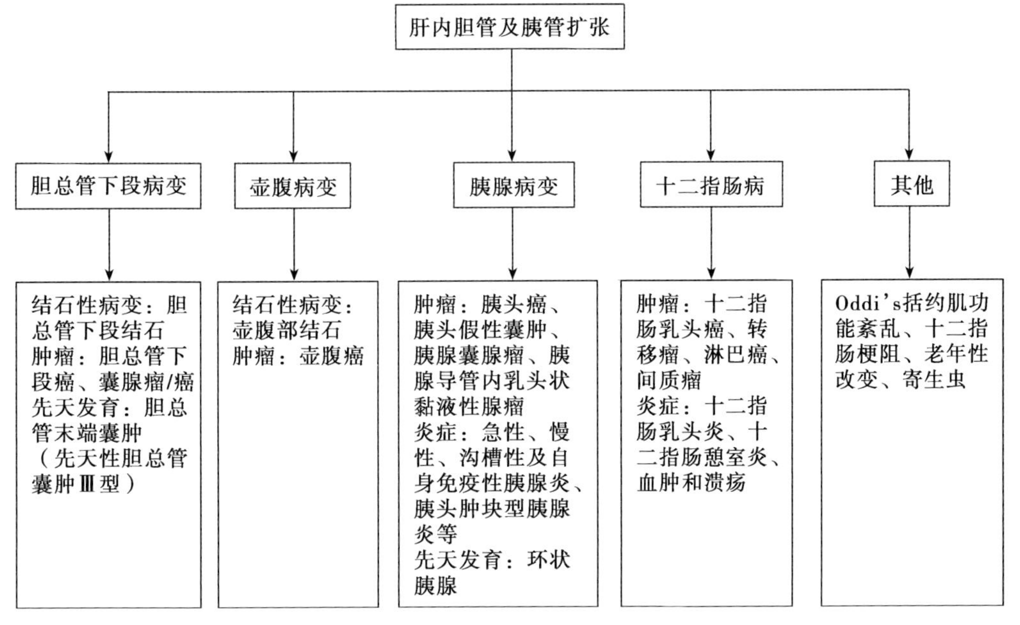


图 11-3-1　肝内外胆管及胰管扩张病变鉴别诊断流程

引起肝内外胆管及胰管扩张的常见疾病鉴别诊断(表11-3-2)。

**表11-3-2 致肝内外胆管及胰管扩张病变的鉴别诊断**

| 疾病 | 流行病学 | 影像学表现 | 强化 | 特点 |
|---|---|---|---|---|
| 胆总管下段癌 | | 偏心性胆总管狭窄或突然截断,肝内胆管成比例扩张,梗阻断端突然截断或不规则狭窄 | 明显或环形强化,延迟强化 | 胰管扩张少见<br>"三管征"(指梗阻近、远端胆总管、主胰管) |
| 壶腹癌 | | 胆总管末端偏心性狭窄或圆钝状中断,全胰管及胆总管全程性均匀扩张 | 均匀强化,或边缘环状强化,且密度较均匀 | 常较小,早期引起胆总管及胰管的扩张,"双管征"呈聚拢的趋势 |
| 胰头癌 | 好发40~80岁,男∶女约1.5∶1 | 胆总管下端锥形狭窄或截断,伴主胰管截断或全程扩张 | 轻度,动脉晚期呈相对低密度 | "双管征"、双管"不相交征""三管征"或"四管征" |
| 胰腺囊腺瘤 | | 外缘较规则,周围血管和邻近结构为推压改变,可见钙化 | 囊壁、结节有较明显强化 | 囊内钙化的几率远高于胰腺癌 |
| IPMT | 60~70岁多见,上腹痛、乏力、体重减轻、发热等 | 软组织密度结节,较大时常常境界清,可见薄包膜,肿块囊实性混杂密度,远端胰管明显不规则扩张 | 轻至中度强化 | 多有慢性胰腺炎史;壁结节强化较明显,可有明显扩张胰管 |
| 胰头部假性囊肿 | 急性胰腺炎病程的4~6周内形成 | 胰头内大小不等的圆形或类圆形水样密度 | 无 | 常见于胰腺炎,偶见于胰腺癌 |
| 急性胰腺炎 | 过量饮酒、高脂餐或者胆石症,腹膜炎 | 局部或全胰腺的增大,可见胰周的积液 | 渐进式强化 | 胰管连续、无中断,胰周渗出、肾周筋膜增厚 |
| 慢性胰腺炎 | 年龄较轻,临床症状较重,酗酒史或胆源性疾病 | 胰腺实质萎缩,常伴有假性囊肿、胰实质钙化和胰管内结石,胰管串珠状扩张,胰腺周围筋膜增厚 | | 胰管不规则扩张、结石及假囊肿形成 |
| 自身免疫性胰腺炎 | 老年男性,IgG显著增高,其他自身免疫疾病 | 密度或信号较均匀,腊肠样外观,包鞘样结构 | 延迟强化 | 胰管可扩张或狭窄;少见钙化与假性囊肿 |

续表

| 疾病 | 流行病学 | 影像学表现 | 强化 | 特点 |
| --- | --- | --- | --- | --- |
| 肿块型胰腺炎 | | 好发于胰头，形态不规则、边界不清晰 | 均匀轻度强化或局部明显强化 | “胰管贯穿征”，慢性炎症表现 |
| 沟部胰腺炎 | | 胰头和十二指肠之间的薄片状肿块且伴有十二指肠壁增厚 | 延迟强化 | 胰头与十二指肠间纤维瘢痕的形成。 |
| 十二指肠乳头癌 | | 肿块的中心偏于肠腔，密度一般较均匀，轮廓规则或不规则 | 中等强化，并且强化均匀一致 | 侵犯胰头时，胰周主要血管完整有助于鉴别胰头癌、上消化道钡剂造影检查有助于诊断 |
| 十二指肠乳头炎 | | 乳头增大，直径≥10mm，十二指肠内充盈缺损，边缘光滑 | 明显强化 | 胆管梗阻程度及其继发性改变较轻，并与乳头部肿块大小不相称。治疗后可明显好转或消失 |

## 四、相关疾病影像学表现

**1. 胰头癌(carcinoma of head of pancreas)**　胰腺最常见的肿瘤，约占胰腺癌的60%～70%。胰腺癌的好发年龄段为40～80岁，发病率随年龄增长而增多。胰腺癌在病理上依细胞分化程度分为高、中、低三类，但多数为高分化腺癌，间质有大量纤维组织。由于胰腺癌具有围管性浸润和嗜神经生长这两个重要生物学特性，因此，胰头癌早期就可出现为胆总管、肝内胆管扩张、胆囊增大以及胰腺管扩张，病人感上腹部闷胀、食欲缺乏和持续性腹痛或腰背痛。胰头癌进一步发展导致临床上病人出现进行性加重的黄疸，由于胰腺淋巴引流丰富和缺乏胰周包膜，故胰腺癌较早出现局部淋巴转移，胰周、主动脉、腔静脉旁和门脉腹腔动脉干旁淋巴结最易受累。

CT表现为胰头部低或等密度实质性肿块，增强扫描动脉晚期(胰腺实质期)肿瘤主要表现为均匀或不均匀的低密度病灶，边缘呈规则或不规则的环状强化，这主要是肿瘤边缘血供相对丰富些。门脉期或肝实质期扫描仍可为低密度，但其和正常胰腺组织间的密度差异不如动脉晚期明显，同时肿瘤边缘亦模糊不清(图11-3-2，图11-3-3)。

MRI表现有胰头软组织肿块，肿块远端的胰腺萎缩和胰管扩张等。胰头癌在MRI表现多样，多数呈低、等$T_1$、等$T_2$信号；MRCP常见肝内胆管、肝总管、胆总管和胰管不同程度的扩张及胆囊的增大，胆总管和胰管的扩张形成的“双管征”，并可见在胰头壶腹区呈截然中断的特征，胆总管胰头段及主胰管胰头段被癌组织破坏中断，二者之残留近段均有扩张及信号增高，并且扩张的两管不能相交，为“不相交征”。有时梗阻近端和远端的两段胰管和胆管表现为四个分离的管腔即“四管征”，为诊断胰头癌的特异征象。如见肝淋巴结转移以及胰腺周围血管被肿瘤包绕和侵犯的间接征象，则对明确胰头癌的诊断十分重要。典型早期胰腺癌

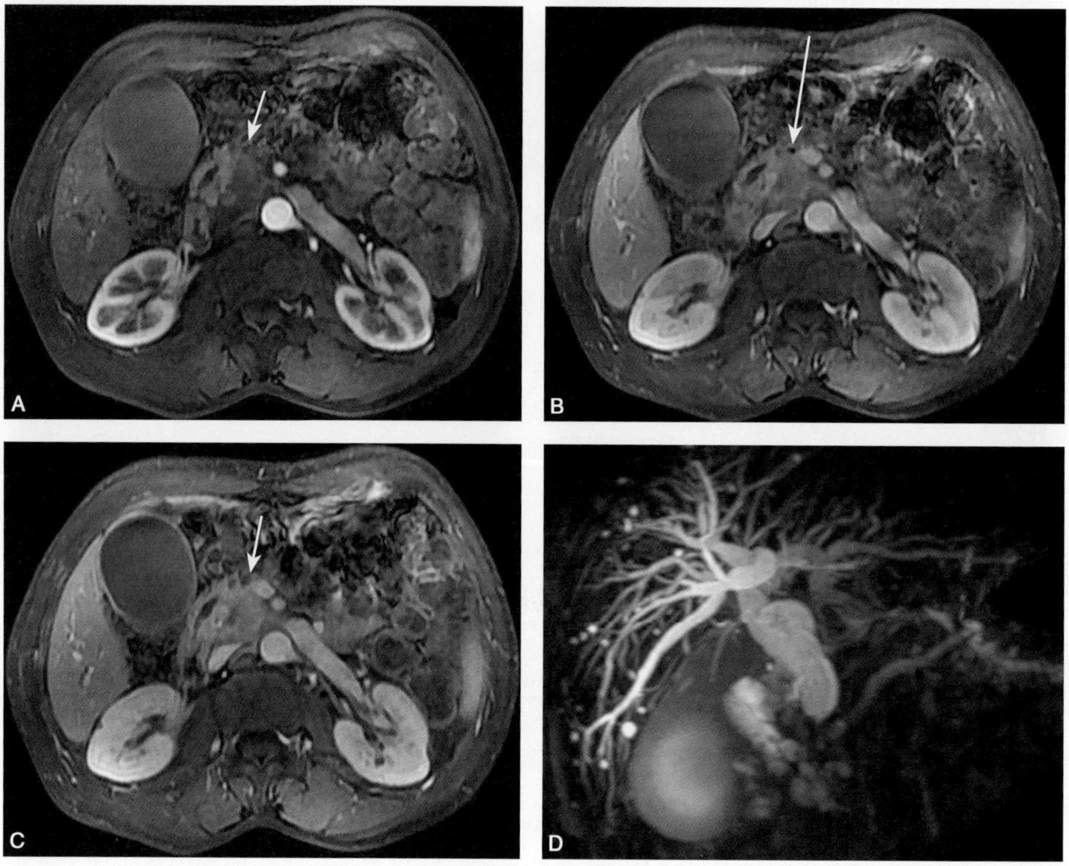

图 11-3-2 胰头癌

男性，65 岁。巩膜黄染、尿黄 1 个月余。A ~ C. MRI 增强扫描胰头区见一结节状低强化区；D. MRCP 胆总管及胰管扩张呈“双管分离征”

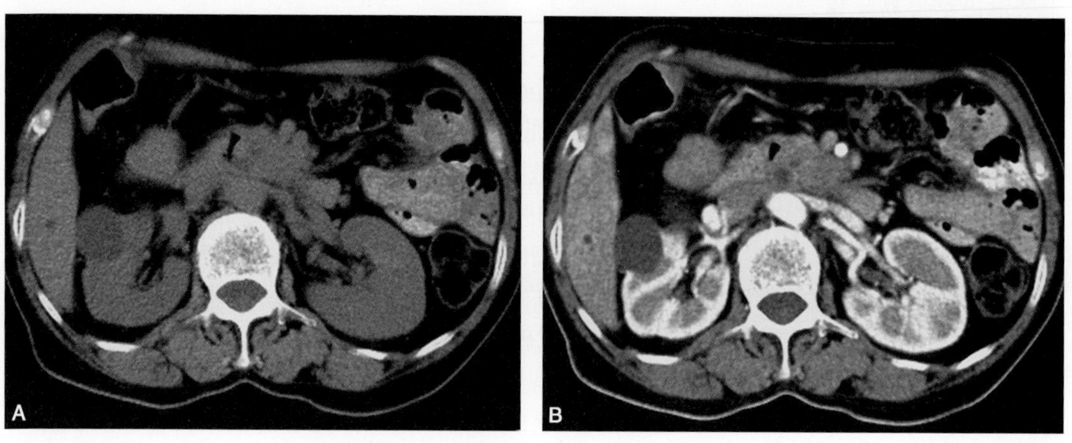

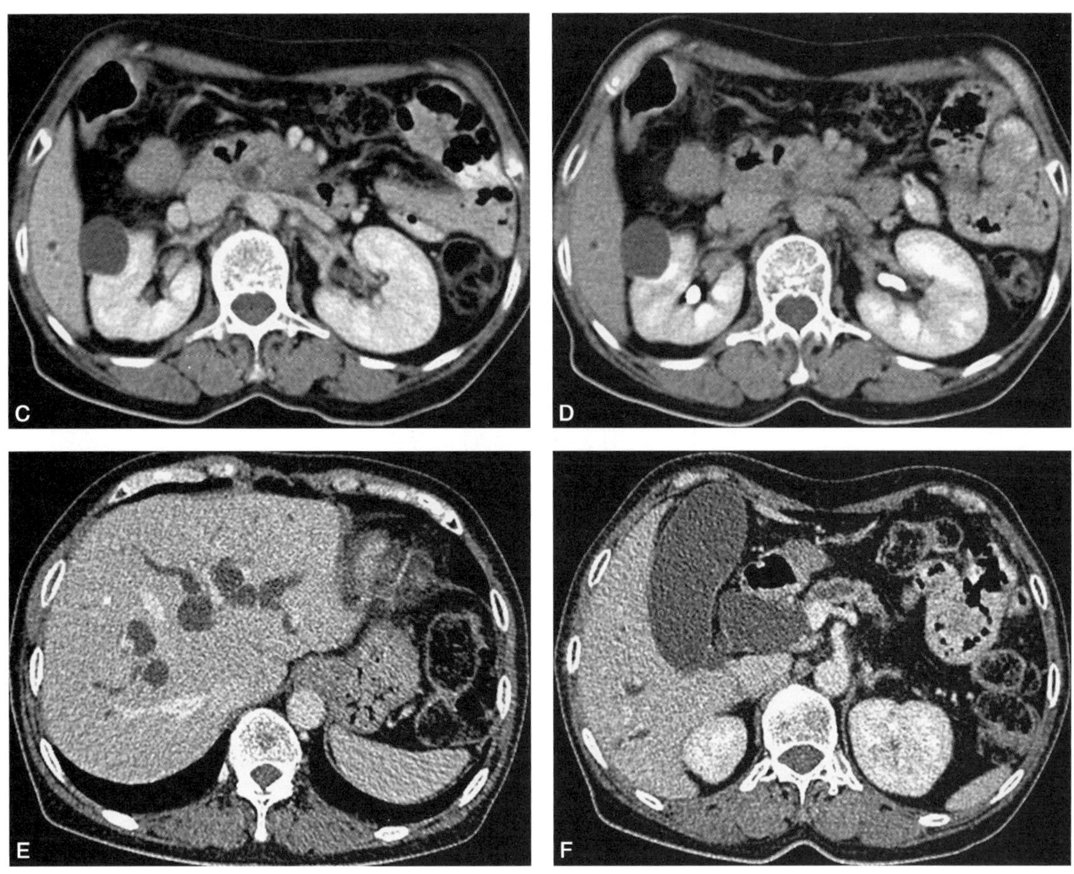


图 11-3-3　胰头中高分化腺癌

女性，68 岁。食欲缺乏 2 周。A. CT 平扫胰头钩突部形态饱满，见稍低密度肿块；B ~ F. CT 增强扫描轻度强化，肝内、外胆管及主胰管扩张

的 PET 表现为胰腺癌瘤体局限性摄取增高灶，其标准摄取最大值 SUVmax>2.5；晚期胰腺癌还可伴有胰腺周围、腹膜后和其他脏器代谢增高灶（转移灶）。

**2. 胰腺囊腺瘤（cystadenoma of pancreas）**　包括浆液性囊腺瘤和黏液性囊腺瘤。浆液性囊腺瘤为良性，几乎无恶变倾向。

胰头浆液性囊腺瘤 CT 表现为胰头单腔或多腔的囊性病变，壁厚薄不均，病灶中心出现钙化，尤其是星芒状瘢痕伴钙化，对浆液性囊腺瘤的诊断有特征性意义。MRI 平扫 $T_1$WI 为低信号，$T_2$WI 为蜂窝状高信号，囊壁光滑，内壁可见壁结节，增强后囊隔和囊壁不同程度强化，呈蜂窝状，中心瘢痕可延迟强化。黏液性囊腺瘤 CT 表现为多房水样低密度病变，囊壁厚薄不均，$T_1$WI 上呈高低混杂信号，$T_2$WI 呈高信号，增强后壁、分隔和实体部分均较明显强化。黏液性囊腺瘤若囊壁不规则增厚，出现壁结节则具有高度潜在恶性，瘤体越大，癌的可能性也越大。若囊内见“岛”状实质性肿物、囊壁钙化、囊肿周围有浸润征象等都高度提示囊腺癌的可能（图 11-3-4）。

**3. 位于胰头的其他肿瘤**　如胰腺内分泌肿瘤、胰腺导管内乳头状黏液性肿瘤、胰腺实性假乳头状瘤、胰腺淋巴瘤、胰母细胞瘤等压迫或累及胆管及胰管，致肝内外胆管及胰管扩张（图 11-3-5）。具体表现见胰腺病变章节。

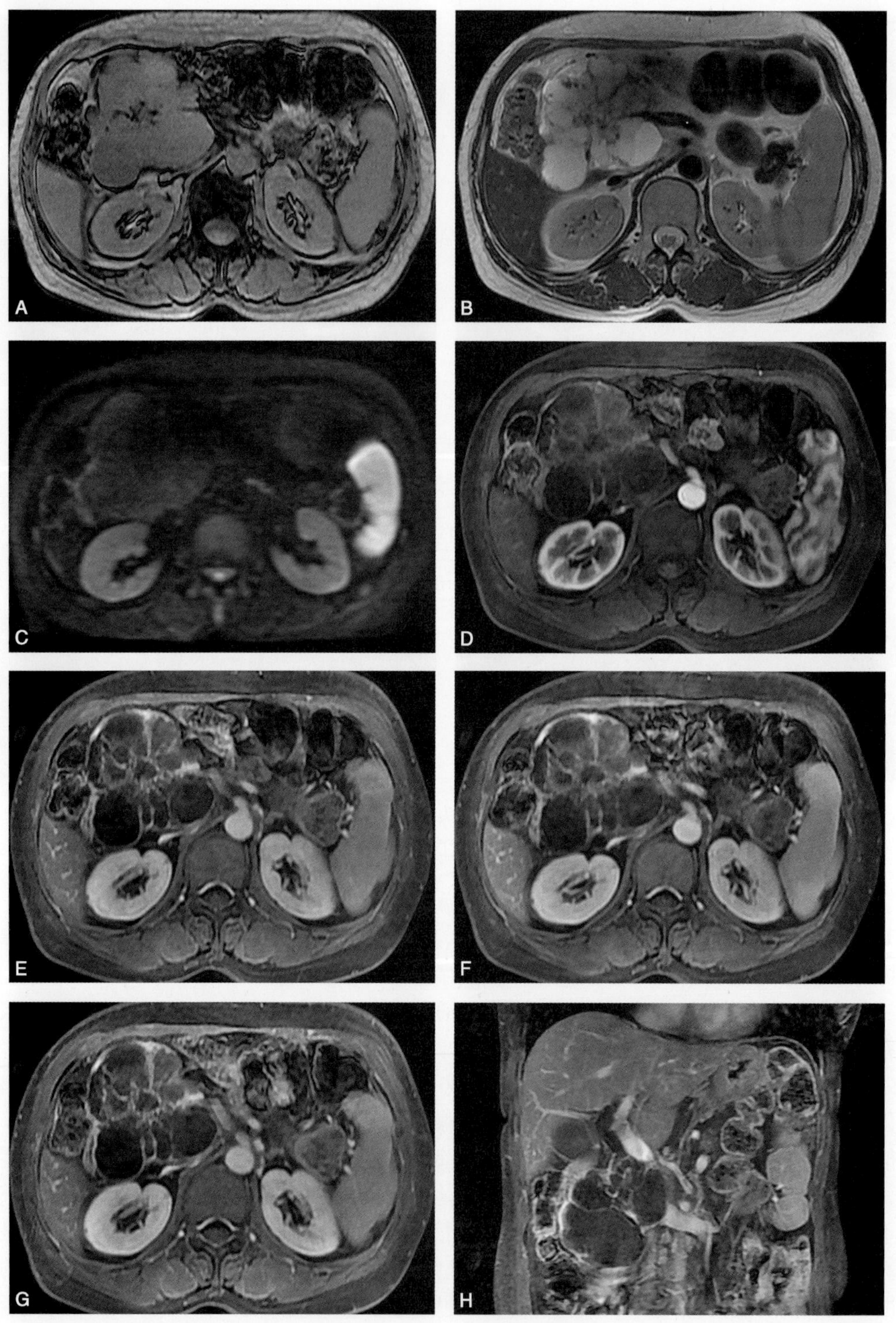


**图 11-3-4　胰头浆液性囊腺瘤**

女性,50 岁。发现上腹部包块 1 年余。A ~ C. MRI 平扫胰头部见一大的多房性囊性肿物,其内可见较多分隔,囊液呈长 $T_1$ 长 $T_2$ 信号,DWI 呈等信号;D ~ H. MRI 增强扫描囊壁及分隔明显强化,囊液无强化;胆总管及左叶肝内胆管、胰管轻度扩张

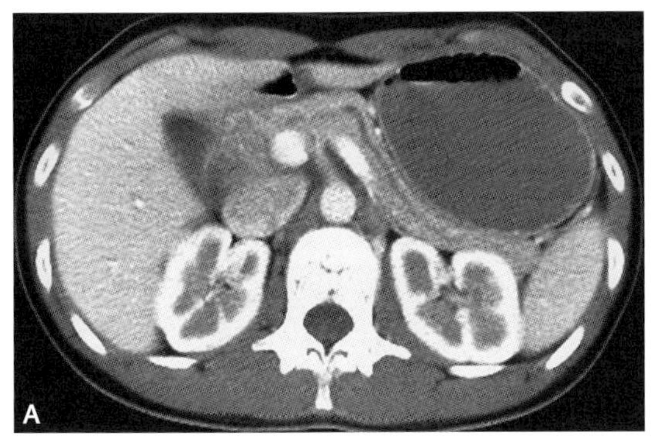
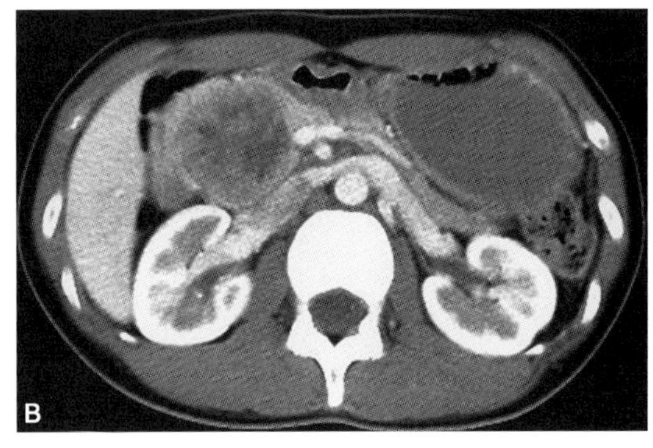

**图 11-3-5　胰头实性假乳突状瘤**

女,27 岁。A、B. CT 增强扫描胰头部见一类圆形不均匀性强化肿块,边界清晰,胰管轻度扩张

**4. 急性胰腺炎(acute pancreatitis,AP)**　胰头部胰腺炎常继发于胆总管结石和 ERCP 检查。CT 表现为胰头体积增大,轮廓不规则,密度稍减低,边缘模糊不清。坏死灶呈更低密度,如伴出血可见点片状高密度影夹杂其中。MRI 平扫表现为胰腺局部或广泛增大,边缘模糊,呈混杂样信号,胰头旁可有大量渗出、假性囊肿、周围包裹积液的形成,假性囊肿在 $T_1$WI 为低信号,$T_2$WI 表现为高信号,但信号的高低还取决于假性囊肿内有无出血、蛋白成分、感染和坏死物质的残留等;增强扫描病变组织呈"渐进式"强化。假性囊肿表现为无强化的低信号区,胰腺炎可引起血管病变。假性动脉瘤形成是胰腺炎的一个重要并发症,当胰液或炎症侵蚀胰腺周围血管时,逐渐导致血管破裂出血,一般发生较缓慢,被纤维组织包裹,形成假性动脉瘤。被累及的血管以脾动脉最常见,其次为胃十二指肠动脉和胰十二指肠动脉,增强 CT 可明确诊断。另外,急性胰腺炎可导致门脉系统血管闭塞和静脉血栓形成,随后伴大量侧支血管形成(图 11-3-6)。

**5. 慢性胰腺炎(chronic pancreatitis,CP)**　患者一般年龄较轻,临床症状较重,有酗酒史或胆源性疾病。典型的胰管改变是主胰管的不规则扩张,胰腺实质常呈萎缩状,常伴有假性囊肿、胰实质钙化和胰管内结石,胰管串珠状扩张,胰腺周围筋膜增厚。典型的慢性胰腺炎 MRCP 表现为胰管的不规则扩张、结石及假囊肿形成,MRCP 可见扩张的胰管沿胰腺长轴多贯穿病变区,多呈不规则形或串珠样改变。轻度扩张的胆总管圆形光滑,自上而下逐渐缩小,无中断改变,呈鼠尾状。胰腺炎常合并假性囊肿,有的假性囊肿可以与胰管相连,MRCP

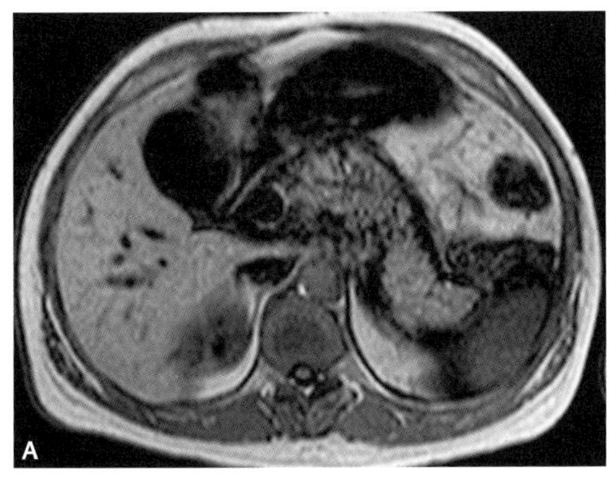
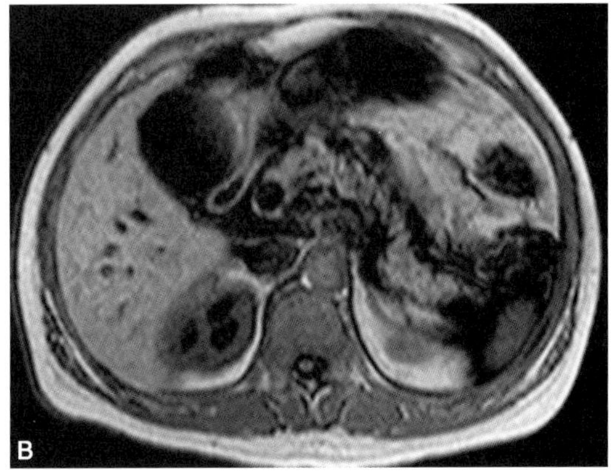

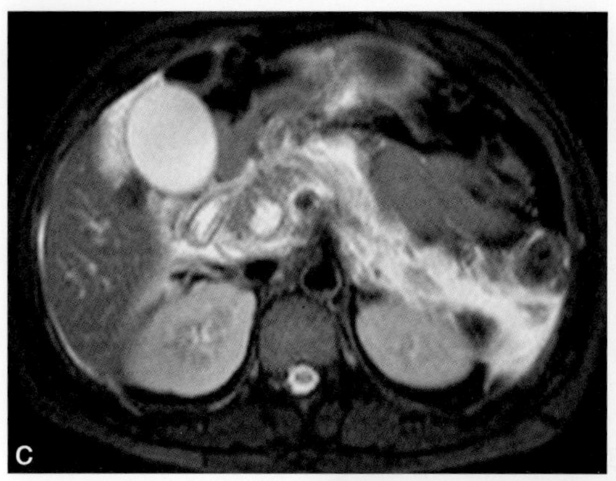
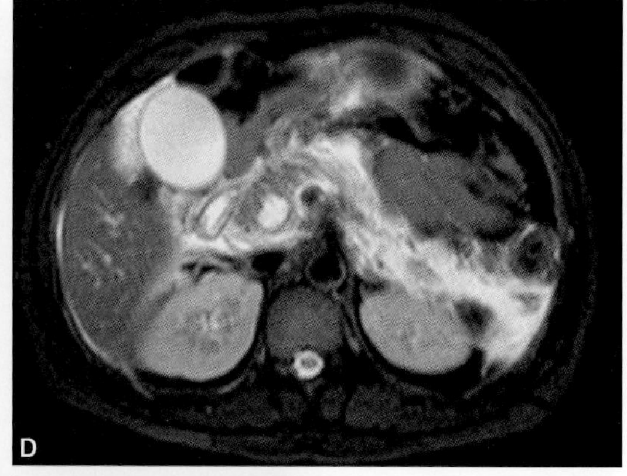
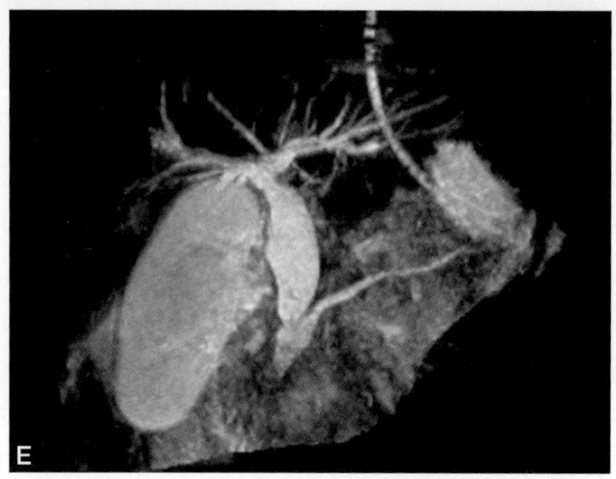

**图 11-3-6　急性胰腺炎**

女性,33 岁。持续性上腹部疼痛伴恶心呕吐 3 天。A ~ D. MRI 平扫胰腺明显增粗,周围脂肪组织模糊,可见长 $T_1$、长 $T_2$液体信号;E. MRCP 显示肝内、外胆管及胰管扩张

均可清楚显示。有胰头局限性增大者,其与胰头癌鉴别困难(图 11-3-7)。

特殊类型胰腺炎根据发病机制不同可分为:

(1) 肿块型胰腺炎:好发于胰头,约占慢性胰腺炎的 10% ~36%。一般表现为形态不规则、边界不清晰的低密度肿块,增强后轻度强化,等或低于胰腺实质密度。肿块内部可伴有囊状低密度,周边厚环状强化,主胰管及其分支呈不规则扩张并穿过肿块,即“胰管贯

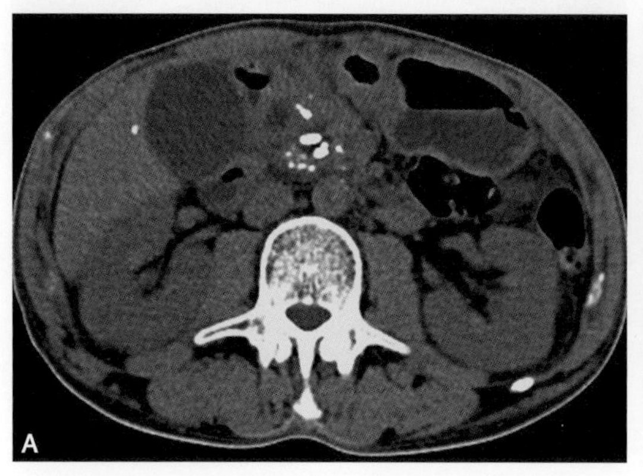
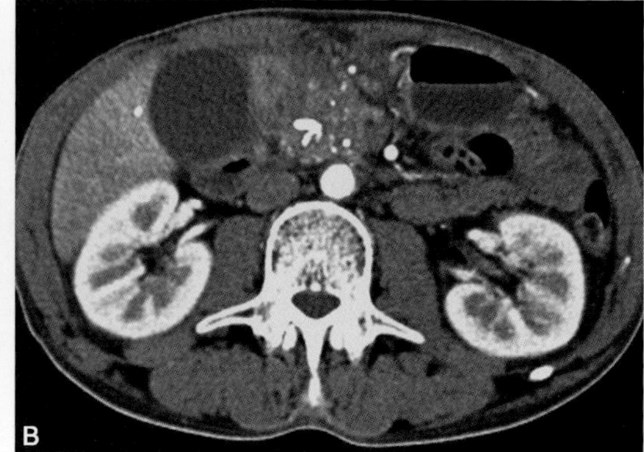

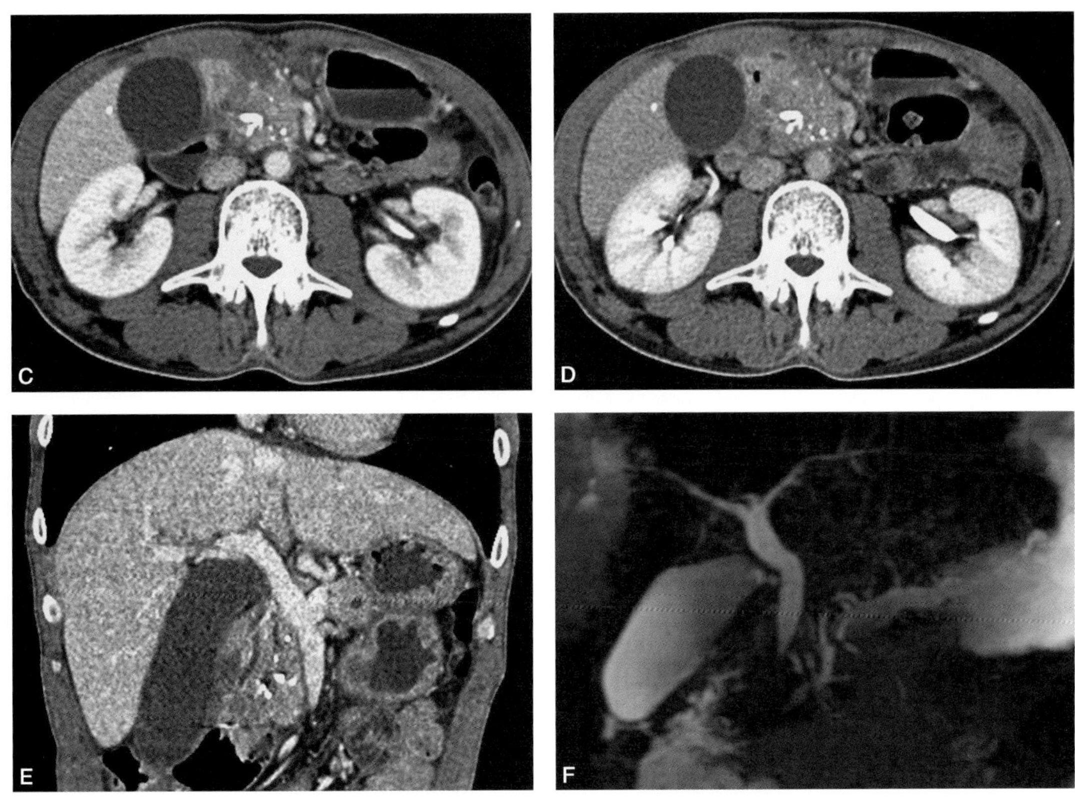


**图 11-3-7　慢性胰腺炎**

男性，42 岁。胰管支架置入术后，腹痛伴恶心呕吐 2 天。A～E. 胰腺头颈部增大，密度不均，内见多发点状高密度灶及插管影，强化不明显，胆总管下段变窄；F. MRCP 显示肝内、外胆管及远段胰管扩张

穿征"，约 20% 可见"双管征"。易与胰头癌混淆，即使手术时，手术者也很难判断其性质，更多地依赖于病理诊断。鉴别要点：① 胰头增大但外形尚光滑，无明显分叶；② 增强扫描动脉期或门脉期密度较均匀一致，无明显低密度区；③ 胆总管扩张，但形态较规则；④ 周围血管及脏器无明显受侵；⑤ 胰头部显示较大的钙化灶；⑥如果出现肾周筋膜增厚、假性囊肿形成有助于慢性炎症的诊断。多个征象的同时出现均有助于胰头部慢性炎症的诊断（图 11-3-8）。

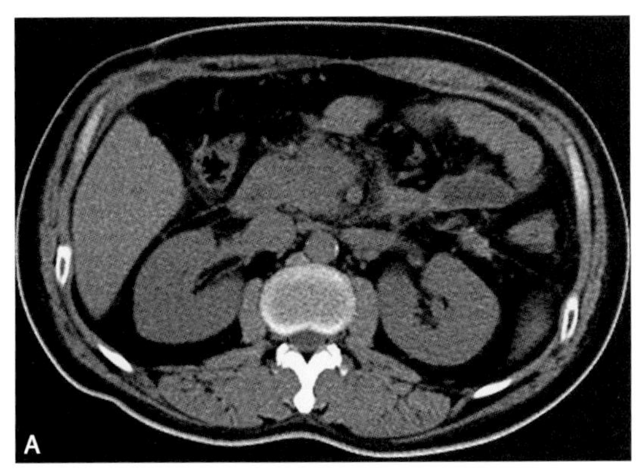


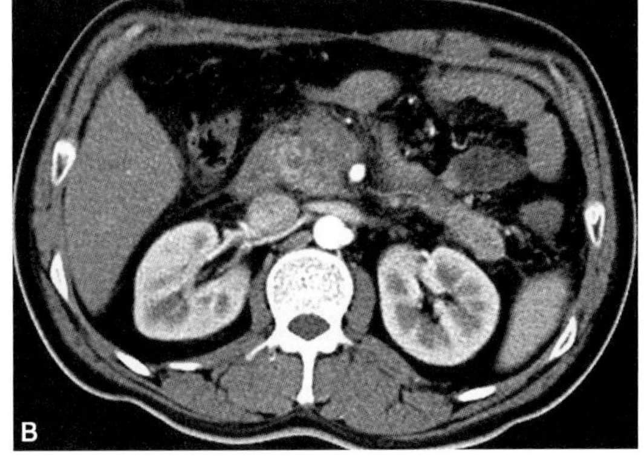

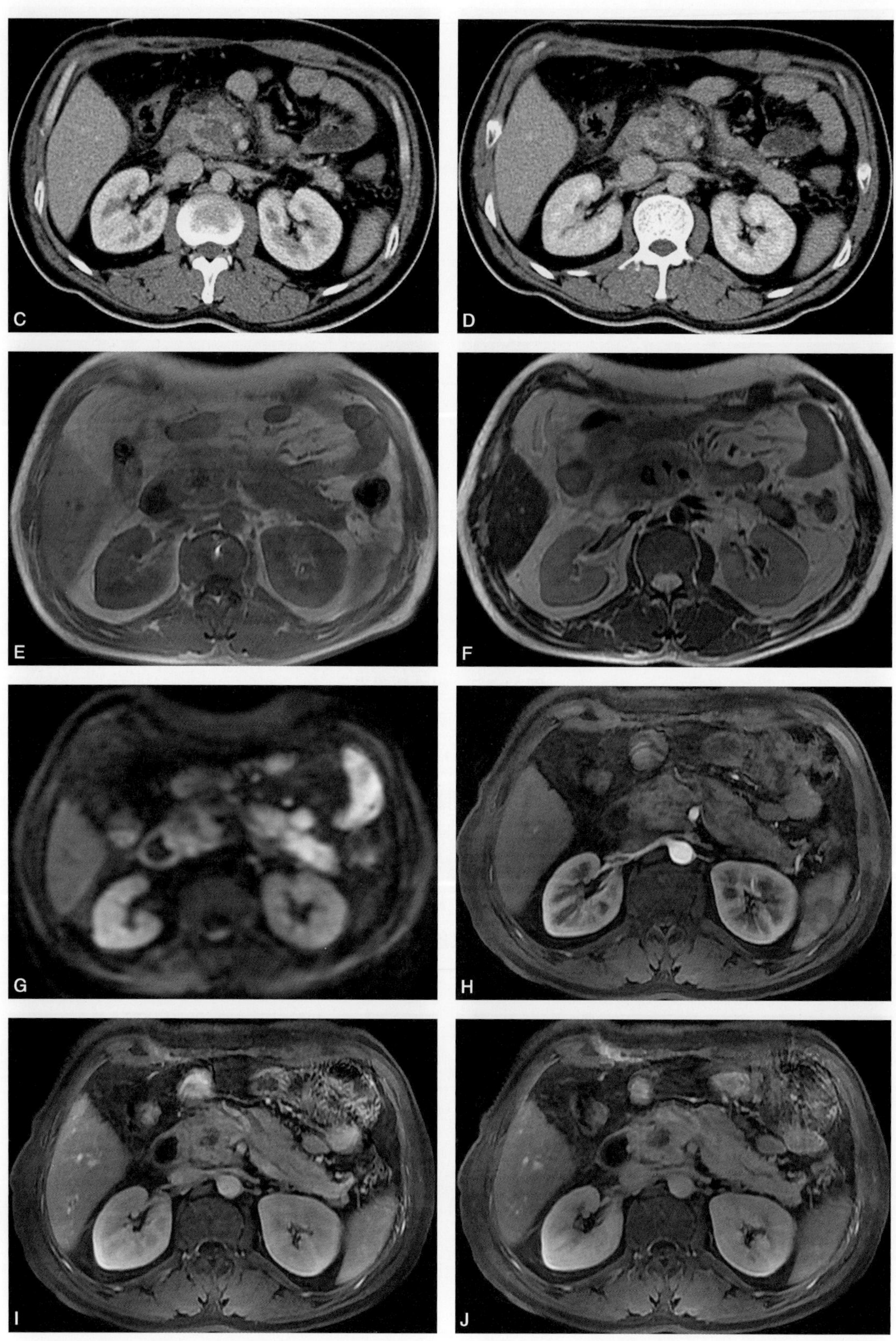
C
D
E
F
G
H
I
J

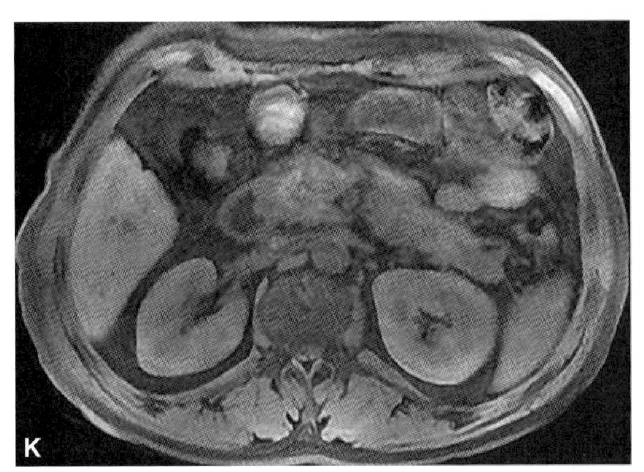


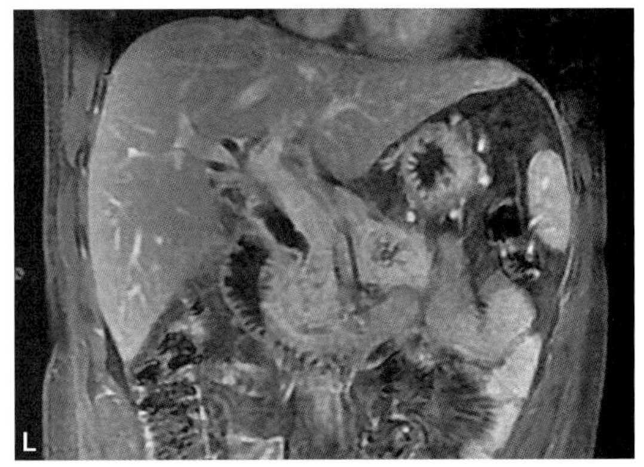


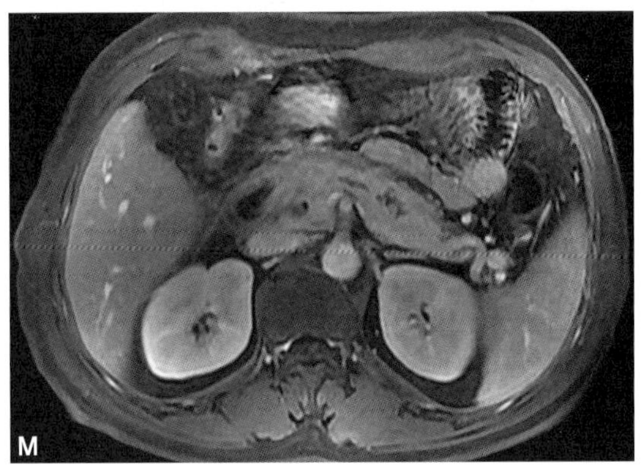


**图 11-3-8　肿块型胰腺炎**

男性，41 岁。腹痛伴恶心、呕吐 2 天。有慢性胰腺炎病史，每年 1 次发作，腹痛伴恶心呕吐 2 天。A. CT 平扫胰腺边缘较模糊，胰头见略低密度灶，分界不清，邻近十二指肠周围渗出；B～D. CT 增强扫描胰腺强化不均匀，大部呈低强化，胰头局部见点片状较明显强化，中央见低密度影，部分层面胰腺周围渗出与肠系膜上静脉分界欠清；E～G. MRI 平扫胰头部体积增大，边缘模糊，侵及十二指肠内侧壁使之增厚，病变区呈等 $T_1$、等 $T_2$ 信号，DWI 呈等及略高信号，其内可见点状短 $T_1$、短 $T_2$ 信号，DWI 呈低信号；H～M. MRI 增强扫描病变区强化不明显；胆总管下段壁增厚，管腔狭窄，以上肝内外胆管扩张，胰管可见扩张

（2）自身免疫性胰腺炎（autoimmune pancreatitis，AIP）：是由自身免疫炎症介导、以胰腺肿大和胰管不规则狭窄为特征的一种特殊类型慢性胰腺炎，发病约占慢性胰腺炎的 5%。典型 AIP 特点：胰腺弥漫性受累，胰腺实质密度/信号减低，以胰头为主，边缘光滑，密度较均匀，DWI 上呈分散或沿胰腺长轴分布的高信号，周围可见包鞘样结构，大部分病灶增强后延迟强化；主胰管狭窄或局部扩张及胰腺段胆总管狭窄合并近端胆管扩张；胰腺钙化或囊肿较少见；激素治疗后肿块明显缩小，可能遗留胰腺萎缩。ERCP 显示主胰管弥漫性不规则狭窄，累及胆管时表现为节段性胆管狭窄（图 11-3-9，图 11-3-10）。

（3）沟部胰腺炎：沟部是十二指肠和胆总管间胰头的一部分，其特点为胰头与十二指肠间纤维瘢痕的形成。影像学表现为胰头和十二指肠之间的薄片状肿块且伴有十二指肠壁增厚，肿块呈低信号/密度，$T_1$WI 呈低信号，$T_2$WI 呈等或轻度高信号，增强后延迟强化，MRCP 显示胰头段胆总管狭窄。有文献报道约 15%～30% 的病例会发生恶变。

**6. 胰腺假性囊肿（pancreatic pseudo cyst）**　最常见的胰腺囊性损害。一般继发于急

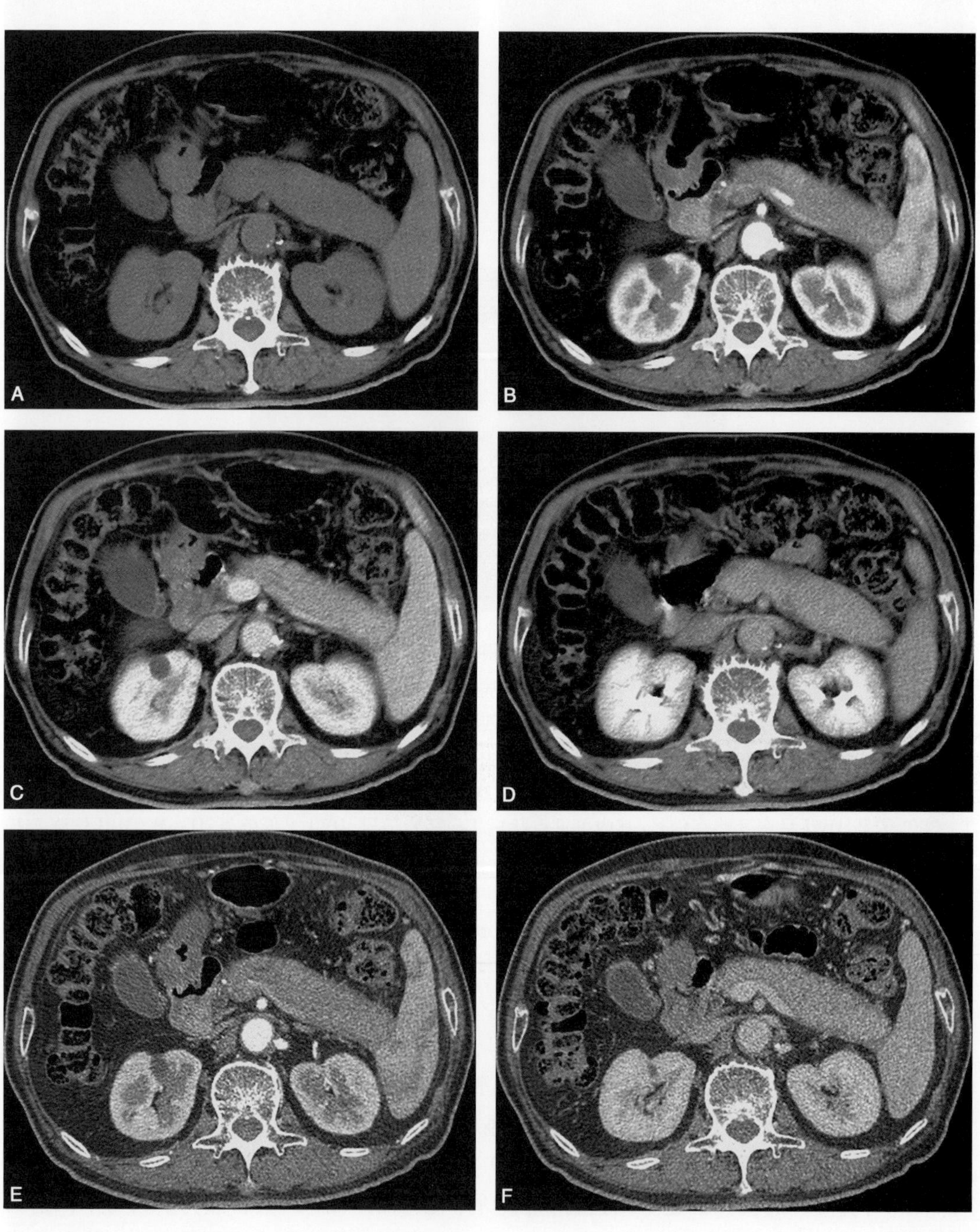
A
B
C
D
E
F

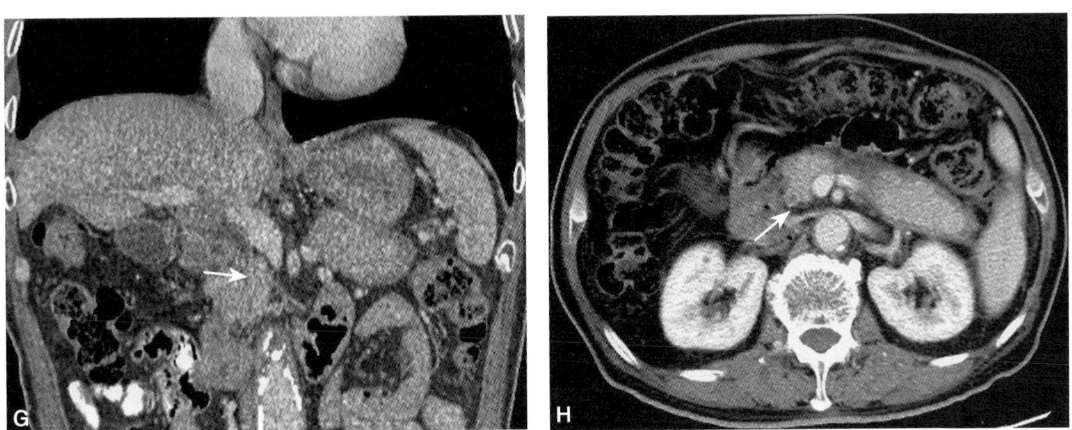

图 11-3-9　自身免疫性胰腺炎

男性,76 岁。无明显诱因出现上腹部不适 1 年余,伴小便发黄。A. CT 平扫胰腺形态饱满,密度均匀;B～H. CT 增强扫描未见明显强化,周围见线样低密度影包绕,未见明显强化;胆总管下段壁增厚,增强扫描可见强化,以上肝左叶胆管及胆总管轻度扩张

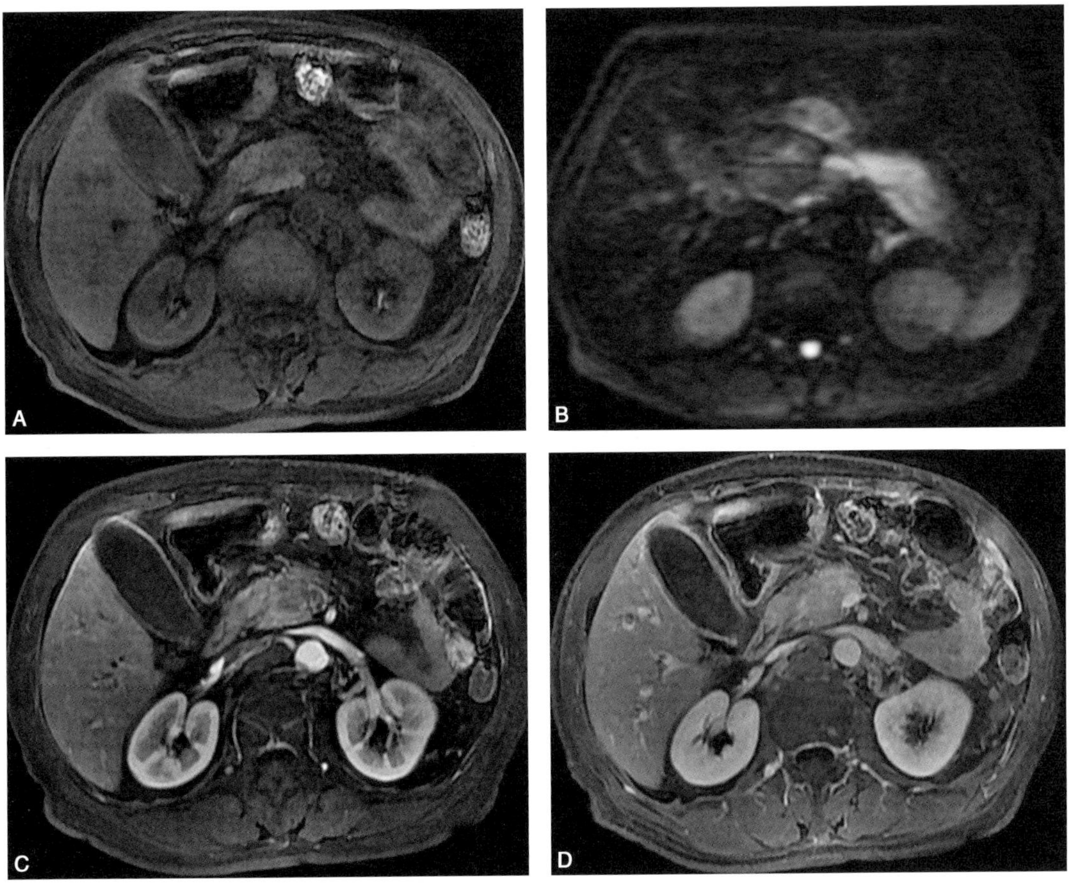

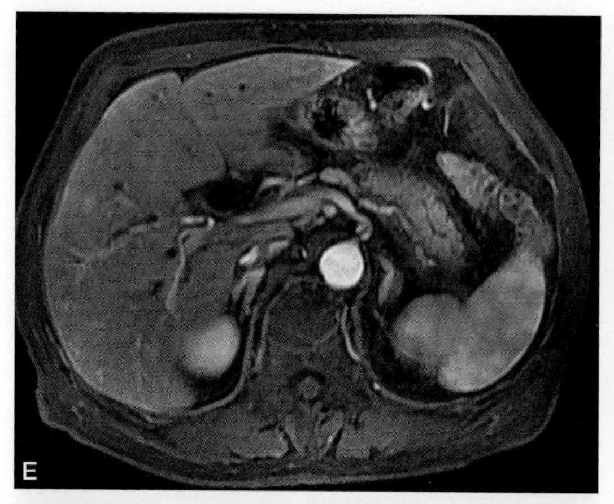


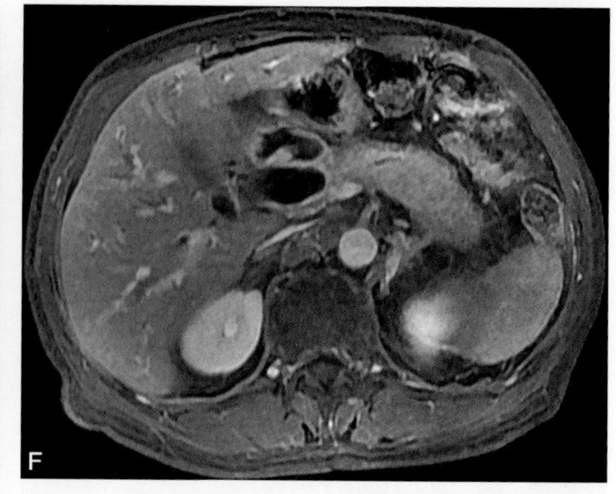


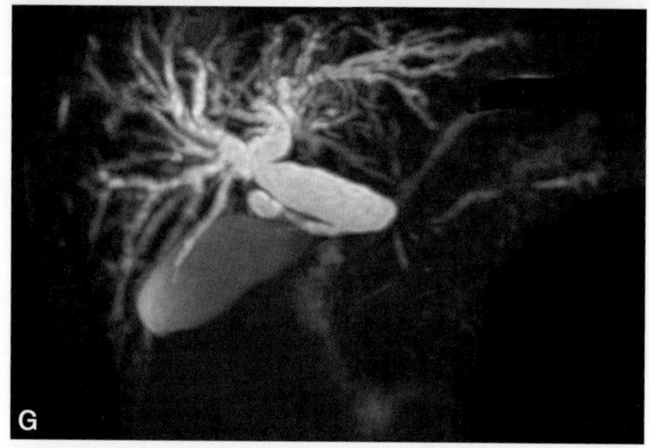


**图 11-3-10　自身免疫性胰腺炎**

男性,67 岁。巩膜黄染 3 个月余。A、B. MRI 平扫胰腺体积增大,胰体部内见片状长 $T_1$ 信号,DWI 呈高信号;C ~ F. MRI 增强扫描动脉期强化程度低于正常胰腺组织,延迟扫描呈等信号;胰腺边缘见线样低信号影,增强扫描延迟期可见强化;G. MRCP 显示肝内外胆管扩张,肝内胆管部分节段变窄,胆总管最大径 1.4cm,下段显示不清,胰管轻度扩张

慢性胰腺炎或胰腺创伤,少见于胰腺癌。假性囊肿大约在急性胰腺炎病程的 4 ~6 周内形成,是积液未能及时吸收,被纤维组织粘连包裹所致。可发生在胰腺内或胰腺外,胰腺外者其分布与积液的扩散途径和分布范围是一致的。

胰头部的假性囊肿 CT 表现为胰头内大小不等的圆形或类圆形水样密度,大小从几厘米至几十厘米不等,大多数为单房,偶为多房具分隔,囊壁可厚薄不一,但一般较均匀,尤其伴感染时,囊壁常较厚,假性囊肿的密度与水相近,感染性和出血性囊肿密度可升高,但也有例外,故不能单从密度高低来区分囊肿有无感染;注射对比剂后囊肿壁强化常不明显,甚至不强化,但如果是感染性囊肿,则囊肿壁可有不规则的强化表现。MRI 表现为 $T_1$WI 均匀低信号、$T_2$WI 均匀高信号,如囊内伴有蛋白成分、坏死组织碎片和出血 $T_1$WI 信号不同程度增加,$T_2$WI 信号不同程度减低。假性囊肿 40% ~50% 可自行吸收,囊肿可与胰腺管相通,胰腺肿胀消退后,囊液可经主胰腺管排入肠道内。囊肿吸收常在 6 周内发生;如果超过 6 周,则囊肿自行吸收的机会明显减低,超过 13 周几乎不可能吸收。假性囊肿可穿破到腹腔或胃肠道,少数可穿破到胆管或压迫胆管引起梗阻性黄疸(图 11-3-11)。

**7. 环状胰腺(annular pancreas)**　为罕见的先天变异,由于胰腺侧原基发生异常,胰腺组织可全部或部分呈环状包绕十二指肠的降部。有一半以上的患者为新生儿,生后出现上消化道梗阻症状,偶伴有梗阻性黄疸症状。一般根据腹部平片有上消化道梗阻的征象,如“双泡征”,应想到环状胰腺的可能。对于另一半的病人往往至儿童期或成年后发病,常常是环状胰腺部分包绕十二指肠,大多没有特殊症状,病人终生不发病,仅在尸检时发现。仅少

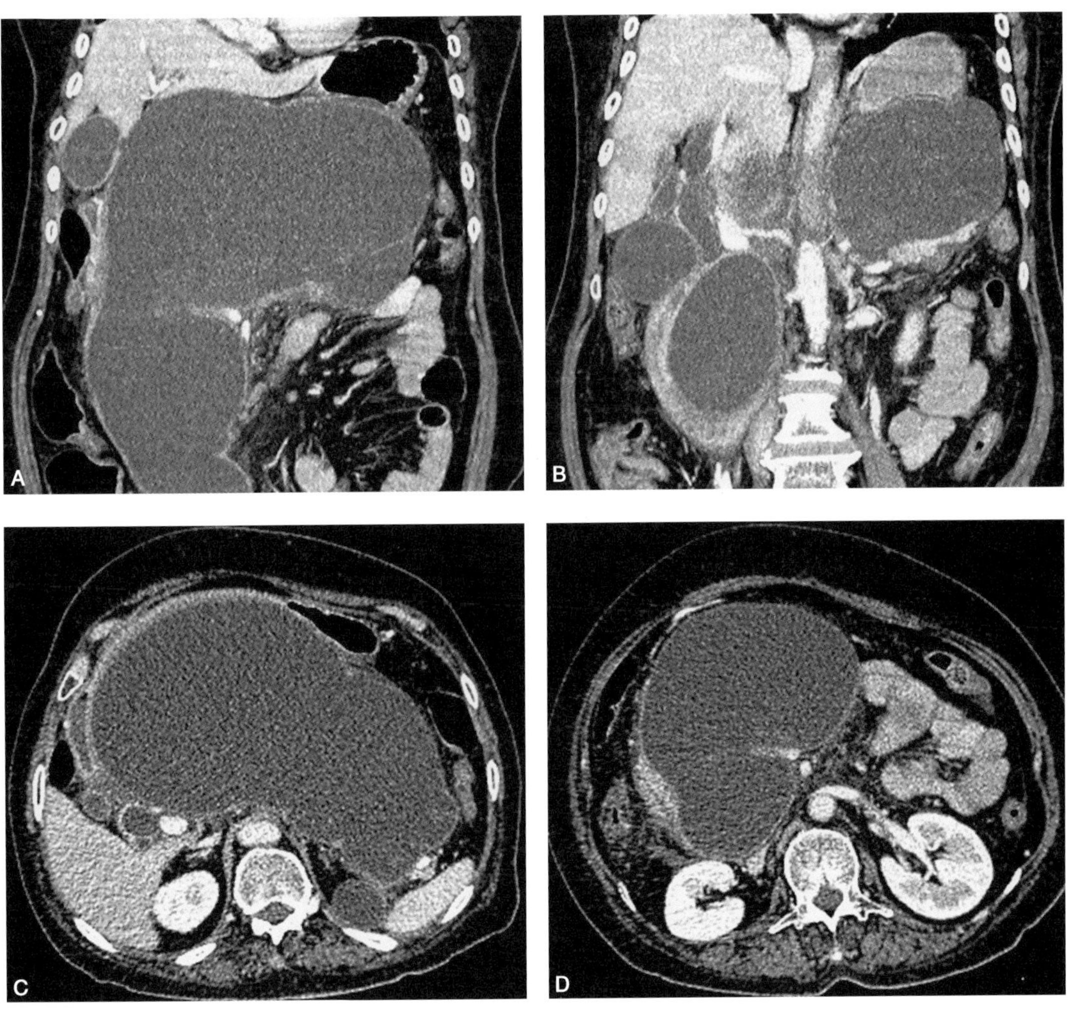

图 11-3-11　胰腺假囊肿

女性,62 岁。腹痛 2 个月余。A ~ D. CT 增强扫描显示胰腺大部呈巨大囊状低密度灶,病灶内见分隔,分隔及囊壁可见强化,胆总管受压,以上胆总管及肝内胆管扩张

部分病人由于部分环状胰腺压迫 Vater 壶腹,造成其开口通而不畅,进而导致反复的胆汁和胰液分泌受阻,或者引起胰头局限性炎症,病人往往因出现梗阻性黄疸和(或)上消化道梗阻的症状而就医。

CT 检查除可显示十二指肠降部狭窄、胃扩张以及胆道系统扩张外,可以更清楚地显示十二指肠降段周围有环状腺样组织包绕,其与胰体、尾组织相连,密度相似,尤其螺旋 CT 在增强扫描动脉期、门脉期和实质期密度变化与胰体、尾密度变化一致。抑脂 $T_1$WI 上见包绕十二指肠的环状胰腺组织呈高信号,而周围组织和十二指肠为低信号区域,这样有助于鉴别和诊断环状胰腺。动态增强扫描,包绕十二指肠的环状胰腺组织和其他胰体、尾部的组织一样呈均匀强化(图 11-3-12)。

**8. 壶腹部肿瘤(periampullary tumor)**　壶腹部的解剖包括位于十二指肠壁内的总胆管扩约肌段,主胰管扩约肌段,胆胰共同管及十二指肠乳头部。大体标本呈息肉型、结节型、肿块型或溃疡型。病理组织学可分为腺癌、乳头状腺癌、黏液腺癌与未分化癌,以管状腺癌、

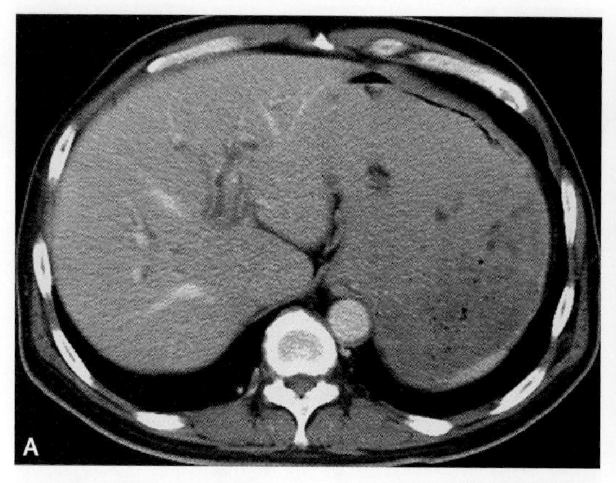

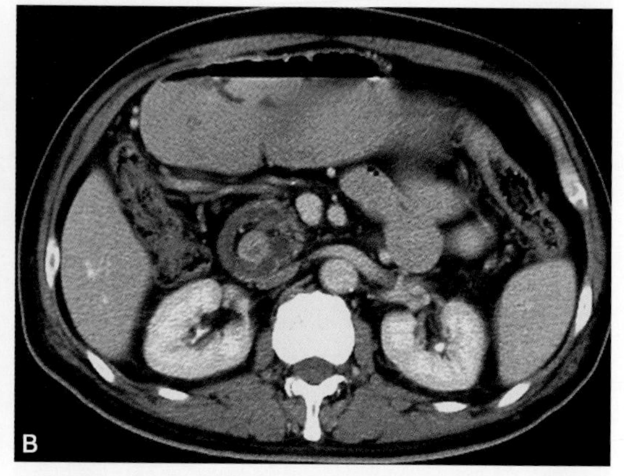

**图 11-3-12　环状胰腺**

男性,58 岁。A、B. CT 增强示肝内胆管扩张,十二指肠降段下部被胰腺环形包绕

乳头状腺癌多见,黏液腺癌与未分化癌少见。它构成壶腹部周围癌的一部分,其发生率占壶腹周围癌的 10% 左右。由于癌肿的特殊位置,该部位的原发肿瘤很容易阻塞胆总管和主胰管,在早期即可引起胆道系统梗阻,引起肝内外胆管扩张、黄疸等。有时胆管扩张可出现在黄疸发生之前,因此对有上腹部不适怀疑胆道疾病者应早期进行影像学检查。亦可直接浸润肠壁形成肿块或溃疡,加之消化液、食物的机械性损伤,可引起十二指肠梗阻、上消化道出血等症状。过去认为无痛性黄疸是壶腹癌的早期症状。现在研究认为,本病的早期临床表现是上腹部隐痛、闷胀、食欲减退、体重减轻、乏力等,这些症状常出现在黄疸前,黄疸多为进行性,如果肿瘤发生坏死组织脱落,也可表现为间歇性。由于壶腹周围癌临床症状出现较早,故发现时肿块体积往往较小。壶腹癌的 TNM 临床分期:T-原发肿瘤:TX 原发肿瘤无法评估,T0 无原发肿瘤证据,Tis 原位癌,T1 肿瘤局限于 Vater 壶腹或 Oddi 括约肌,T2 肿瘤侵及十二指肠肠壁,T3 肿瘤侵及胰腺,T4 肿瘤侵及胰周软组织或其他邻近器官及组织。

影像学表现为胰头前方、胆管下端软组织肿块,增强扫描呈轻至中度均匀或不均匀强化,可呈延迟强化;部分癌肿较小不能明确显示,但胆总管远端与胰管近端的间距缩小,一般认为扩张的双管靠近(扩张的胆胰管末端间距≤5mm)常见于壶腹癌,如扩张的双管分离(扩张的胆胰管末端间距>5mm)常见于胰头癌。肝内外胆管扩张、胆囊增大和双管征等是壶腹癌的间接征象,而这些间接征象的出现往往早于直接征象(图 11-3-13)。MRCP 表现为扩张

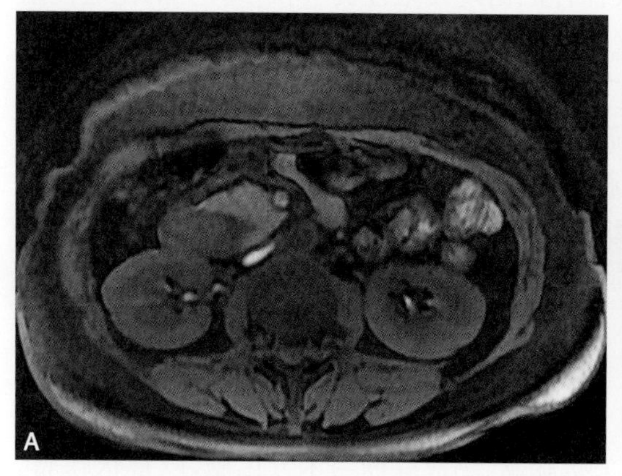

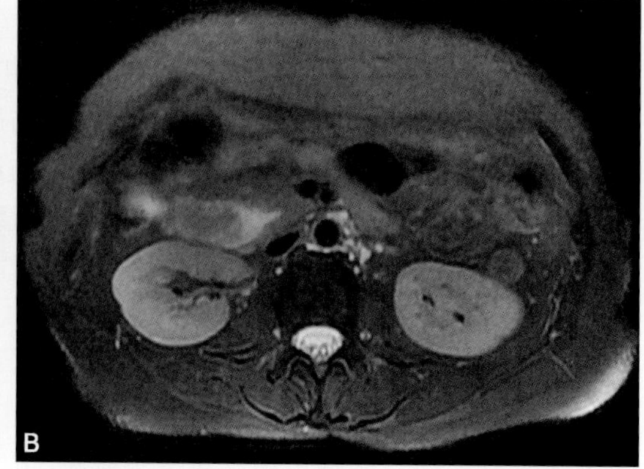

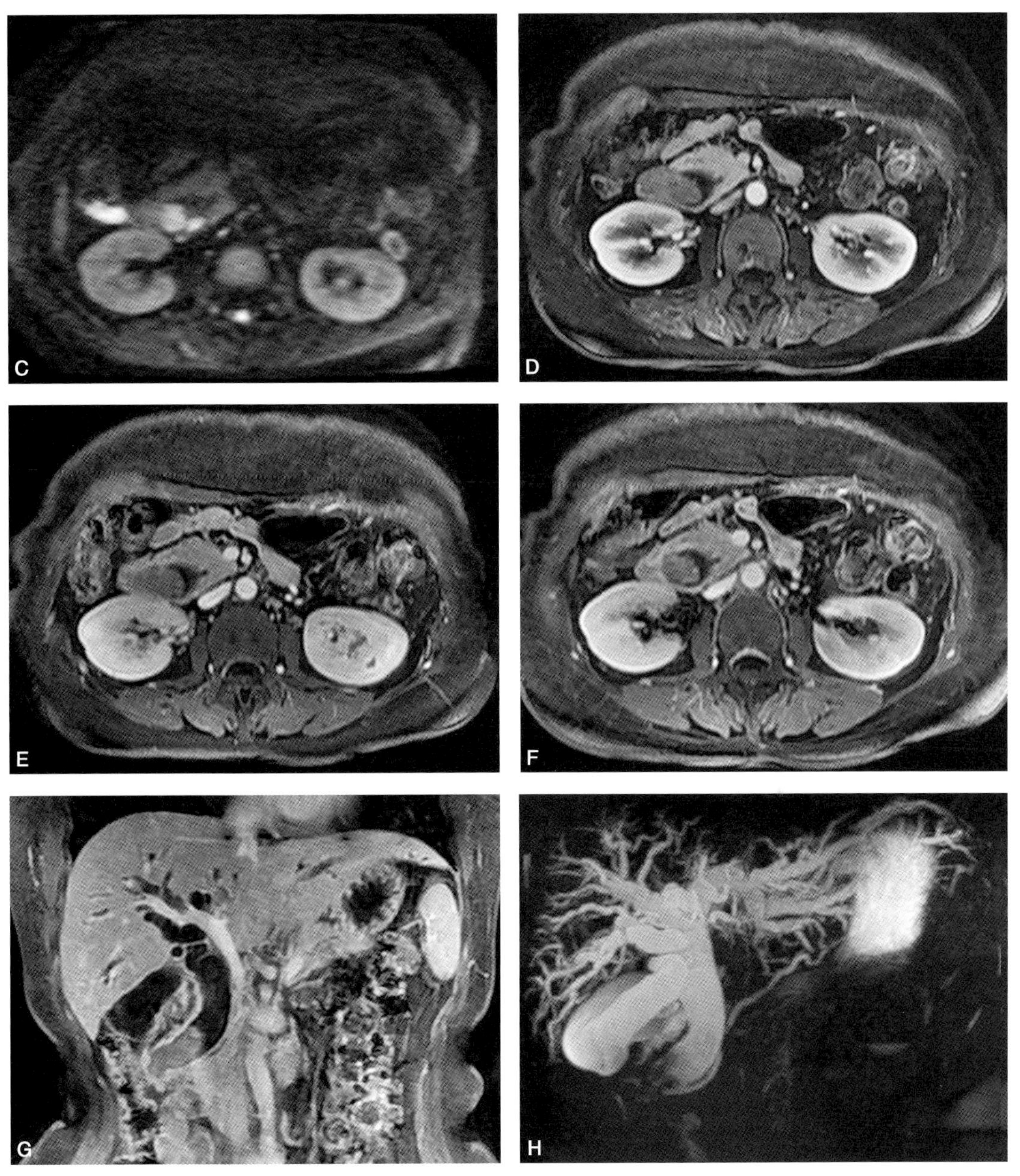

图 11-3-13　壶腹癌

女性，51 岁。腹痛伴小便发黄 1 个月余。A～C. MRI 平扫壶腹处见条形略长 $T_1$、略长 $T_2$ 信号肿块，DWI 呈高信号；D～G. MRI 增强扫描病变呈轻度强化，边界清楚；H. MRCP 显示胆总管下端充盈缺损，以上肝内外胆管扩张，胰管略扩张的胆总管于壶腹部截断，胆总管下端呈不规则或鼠尾状突然变尖狭窄与十二指肠相对应部位的充盈缺损。胆总管呈全程性明显扩张。肝内胆管扩张形态多为软藤样，软藤状扩张的病理基础是肝内外胆管急性完全性梗阻，短时间内周围胆管不能形成明显的纤维增生，而胆管壁柔软有弹性，故明显扩张的胆管状如软藤。

其转移方式主要有：① 直接蔓延至胰头、门静脉及肠系膜血管；② 区域淋巴结转移如十二指肠后、肝十二指肠韧带、胰头上下等处的淋巴结转移；③ 肝转移，晚期可有更广泛地转移，其中肿瘤周围血管的受累情况对手术评估最为重要。壶腹癌由于其毗邻关系，易侵犯门静脉、肠系膜上动脉、肠系膜上静脉。增强扫描较容易估计肿瘤与邻近血管关系，从而明确血管是否受累及血管受累的程度。通过评估血管和肿瘤间的脂肪层范围，预测 PV/SMV 侵犯的准确性超过 85%，为术前提供准确资料。根据 Loyer 制定标准将术前血管受侵犯情况分 6 级：A 级肿瘤与血管间可见脂肪平面，B 级 2 者间的胰腺组织正常，C 级邻近血管的肿瘤有凸向血管的轮廓，D 级邻近血管的肿瘤有内凹的轮廓，E 级血管环状受侵，F 级血管已闭塞。

**9. 十二指肠乳头癌（duodenal papilla carcinoma）** 分为肠型和胰胆管型。CT、MRI 表现：胰腺钩突底部、十二指肠降段内侧乳头区软组织肿块，密度/信号多均匀，边缘多清楚；胰头一般不大，相邻肠壁不规则增厚，肠腔狭窄，肿块长轴常与十二指肠长轴一致，与十二指肠肠腔断面呈“双环征”且内环相切；增强扫描呈轻至中度均匀或不均匀强化，病变穿透浆膜时，可累及胰头。MRCP 示肝内外胆管呈软藤状扩张，扩张胆管于壶腹区突然截断或呈鸟嘴状狭窄，可有主胰管的扩张呈“双管征”（图 11-3-14 ~ 图 11-3-16）。低张十二指肠造影（HD）主要征象为腔内不规则充盈缺损及恶性龛影、黏膜破坏、管壁僵硬、蠕动消失、管腔环形或不规则狭窄等。

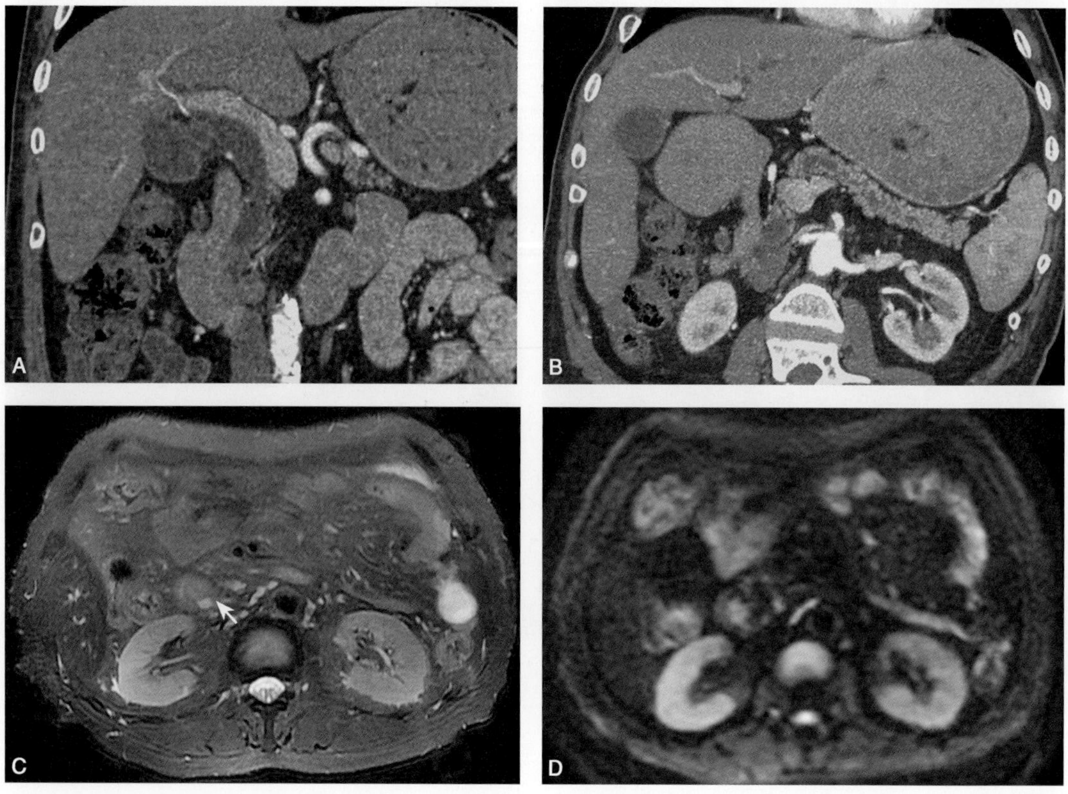

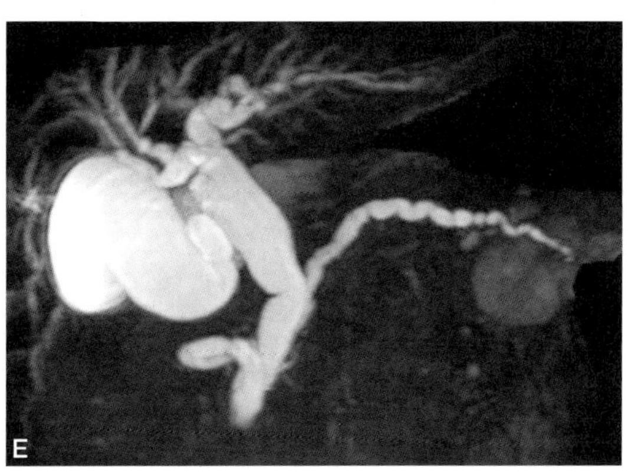

图 11-3-14　十二指肠乳头癌

男性,58 岁。发热 1 个月余,腹泻半月余,皮肤黄染 10 余天。A、B. CT 增强扫描冠状位重建可见十二指肠乳头处见结节灶,增强扫描可见强化,以上肝内外胆管扩张、胰管扩张;C、D. MRI 平扫 FS $T_2$WI 示十二指肠乳头处见略长 $T_2$ 信号灶,DWI 呈高信号;E. MRCP 显示肝内外胆管及胰管明显扩张,主胰管于胰头部呈弧形走行

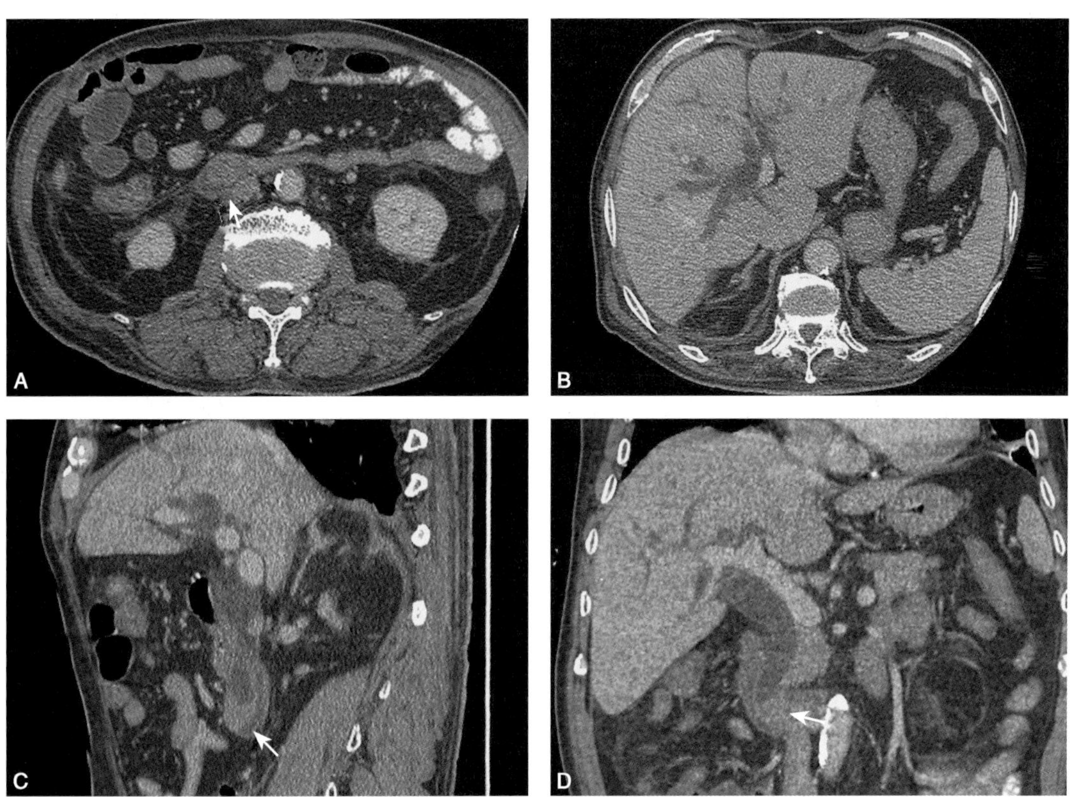

图 11-3-15　十二指肠乳头癌

男性,73 岁。尿黄、皮肤巩膜黄染半个月。A、B. CT 增强十二指肠腔内见中度强化结节灶,边界清晰,肝内胆管明显扩张;C、D. CT 增强矢状位、冠状位重建显示十二指肠腔内结节灶,肝内外胆管扩张

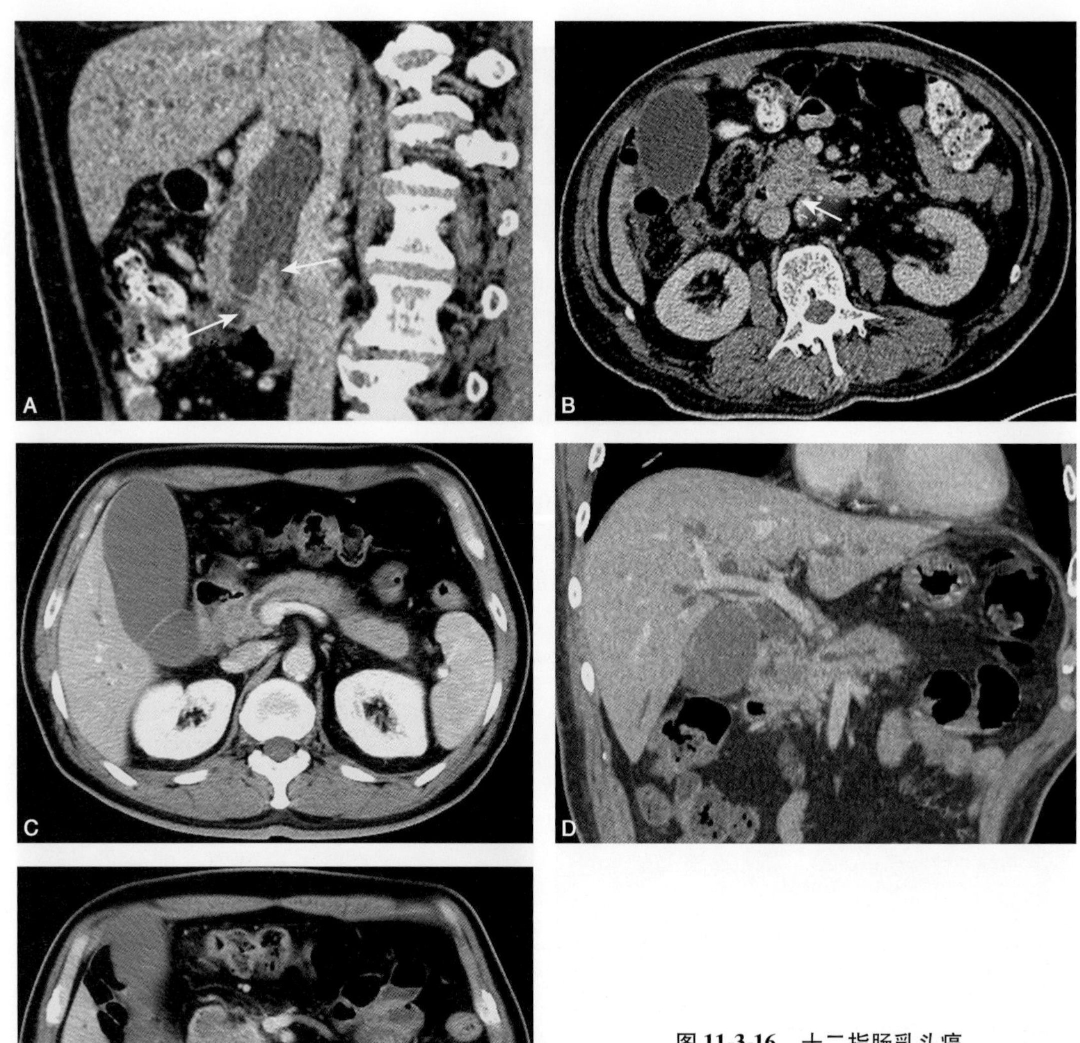

**图 11-3-16 十二指肠乳头癌**

男性，59 岁。尿黄、皮肤巩膜黄染 1 个月余。A～E. CT 平扫十二指肠处见不规则软组织肿块，增强扫描呈明显不均匀强化，肝内外胆管及胰管扩张

**10. 十二指肠腺瘤（duodenal adenoma）** 由腺上皮发生的良胜肿瘤，多呈息肉状。约占十二指肠良性肿瘤的 69%，肿瘤常单发。CT、MRI 表现为局部肠腔内软组织肿块，平扫密度、信号均匀，边缘光滑，可伴有胆胰管扩张、胆囊增大，增强后呈轻至中度均匀强化（图 11-3-17）。HD 表现为十二指肠腔内圆形或椭圆形轮廓光滑的充盈缺损；有糜烂或溃疡形成时可显示钡斑与龛影，肿瘤区域黏膜皱襞可消失但黏膜正常。多发性腺瘤呈多个小圆形充盈缺损，类似蜂窝状；带蒂腺瘤可引起肠梗阻或套叠，加压可显示蒂部，有移位为其特点。

**11. 十二指肠其他肿瘤** 十二指肠间质瘤：胃肠道间质瘤（gastrointestinal stromal tumors，GIST）是由 Mazur 等 1983 年提出的。发生在十二指肠者极少见，多位于十二指肠降段和水

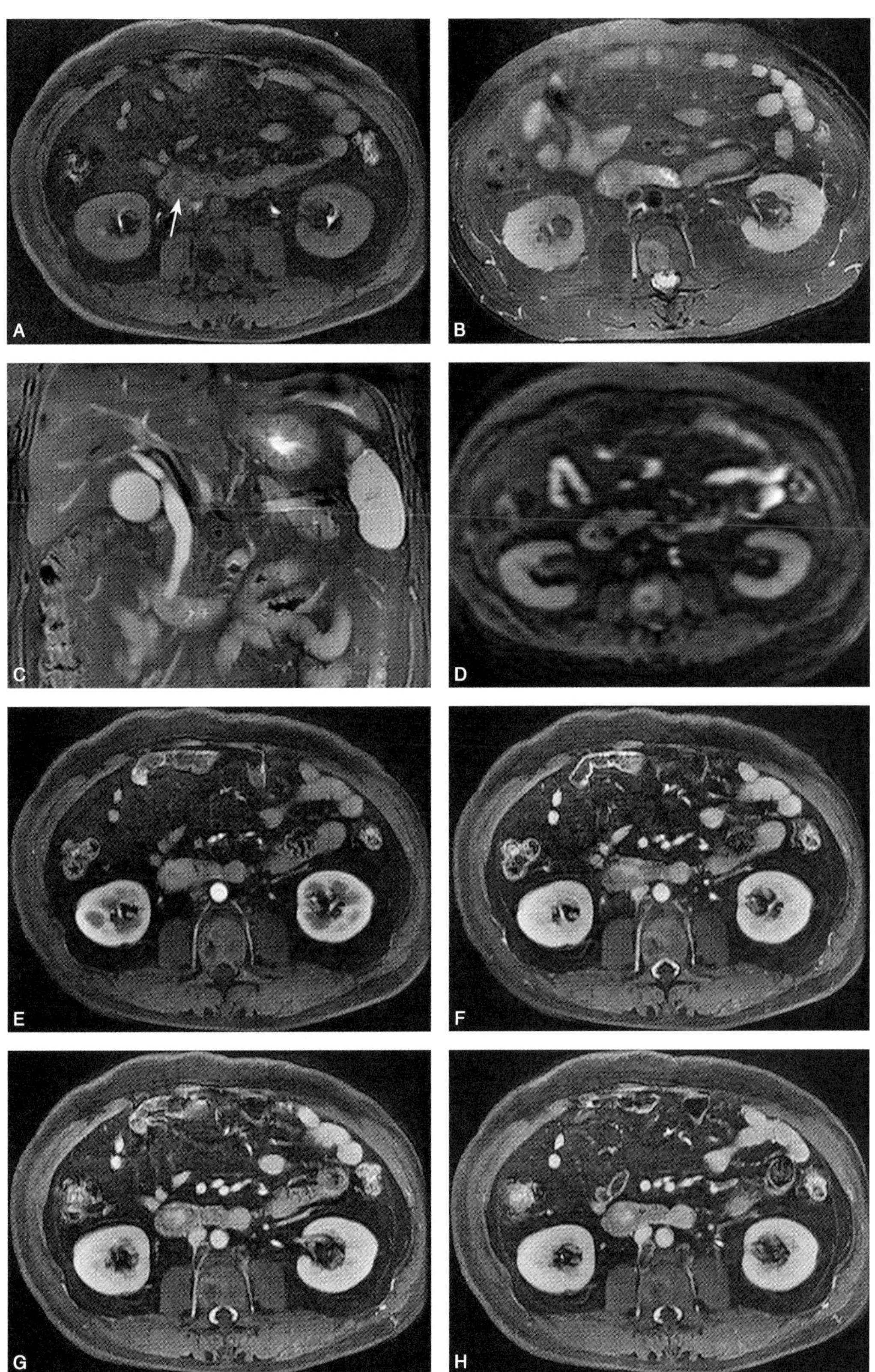
A
B
C
D
E
F
G
H

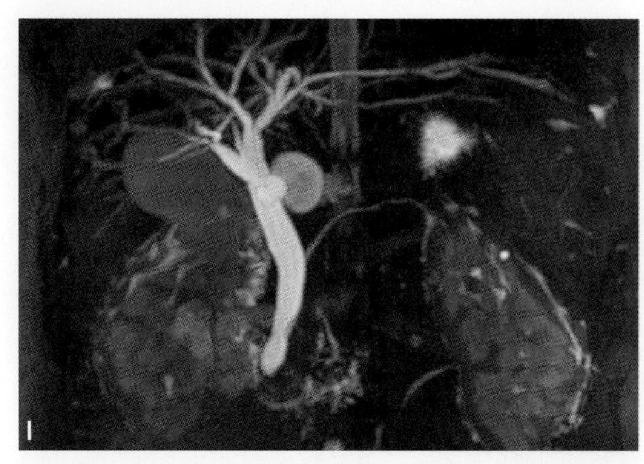


**图 11-3-17　十二指肠腺瘤**

男性，44 岁。发现肝功能异常 2 周。A～D. MRI 平扫十二指肠乳头处见略长 $T_1$ 略长 $T_2$ 结节灶，DWI 呈等或低信号；E～H. MRI 增强扫描病变呈轻、中度强化；I. MRCP 显示肝内外胆管及胰管近段扩张

平段。典型 CT 表现包括：① 良性者体积较小，密度均匀，轮廓清晰，边缘光滑锐利，无或浅分叶，与管壁有蒂相连突向肠腔内生长，邻近肠黏膜结构清晰，呈中度至明显均匀增厚；② 恶性者体积较大，呈明显分叶状或不规则形，密度不均匀，病灶内常有坏死或囊变，常呈外生型生长，轻中度不均匀强化，坏死或囊变区不强化。MRI 上 GIST 信号不均匀，$T_1$WI 以等信号多见，$T_2$WI 呈高信号为主的混杂信号。

十二指肠淋巴瘤：十二指肠恶性淋巴瘤很少见，占小肠恶性淋巴瘤的 10%～15%，绝大多数是 B 细胞型非霍奇金淋巴瘤。可分为五型：浸润型、肠腔动脉瘤样扩张型、息肉肿块型、肠系膜型和混合型。根据分型不同，CT 表现呈多样性。主要表现为多发节段性肠管管壁增厚伴肠系膜淋巴结肿大，肠腔内分叶状息肉样软组织肿块，但病变肠管的黏膜多连续，肠管形态仍能保持一定的扩张度和柔软度，常无梗阻现象，增强后呈轻至中度强化。

**12. 十二指肠乳头炎（duodenal papillitis）**　十二指肠乳头为十二指肠降段内侧壁上的隆起结构，其内部为深入到十二指肠壁内 Vater 壶腹的 Oddi 括约肌，表面被覆十二指肠黏膜，按形态可分为半圆型、乳头型和扁平型。半圆型及乳头型大乳头由于横径一般较大，在肠腔内的充盈缺损也较大，显示清晰，临床上很容易被误诊为十二指肠乳头癌或壶腹癌。十二指肠乳头炎是指累及覆盖乳头黏膜的炎症性改变。

影像表现为乳头增大，直径≥10mm，十二指肠内充盈缺损，边缘光滑，增强后明显强化（图 11-3-18）。胆管梗阻程度及继发性改变也较轻，并与乳头部肿块大小不相称。治疗后可明显好转或消失。

**13. 十二指肠乳头旁憩室（periampullar diverticula，PAD）**　又称壶腹周围憩室，是起自十二指肠大乳头周围 2～3cm 的一种外向性囊袋状突起。因其解剖位置与胰胆管的关系密切，可引起胰胆系统并发症，临床上称之为 PAD 综合征。十二指肠憩室约 60%～70% 发生于降段的内侧壁，胆总管开口处 2.5cm 范围内憩室称为 PAD。以 50～60 岁为多见，女性多于男性。PAD 与胰胆系统病变关系密切，一般认为主要原因是十二指肠乳头旁憩室机械压迫、炎症长期刺激及胆管生理性的蠕动减弱降低 Oddi 括约肌张力，导致胆道逆行性感染，形成胆红素钙结石。胰液、肠液的反流易继发胆、胰系统疾病而加重黄疸。文献报道 0.8% 梗阻性黄疸由 PAD 引起，PAD 对胆总管地非持续性压迫是间歇性黄疸的重要原因之一，PAD 发生与胃肠功能紊乱有一定的相关性，憩室炎、胆管炎、胰腺炎往往互为因果，缺乏特异性症状和体征，所以大多数 PAD 综合征患者易被忽视而延误治疗。当有下列情况时应疑及本病：① 中老年患者反复出现上腹部疼痛、间歇性黄疸，经 US 等均无法解释其症状者；② 胆道手术中无异常发现，但术后症状再发，且有反复发作的胆管炎而无结石者；③ 反复发作的慢性胰腺炎；④ 反复发作原因不明的胆道感染。

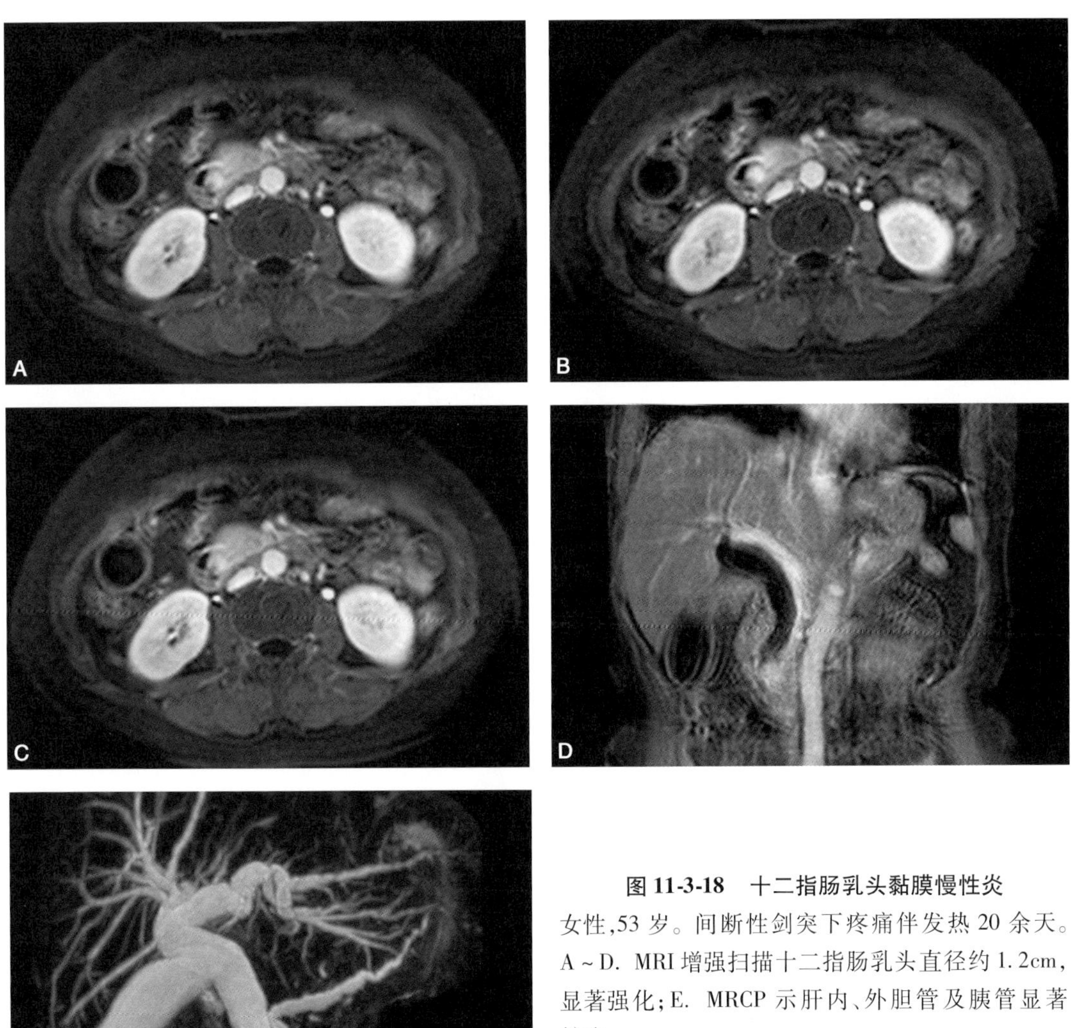

**图 11-3-18　十二指肠乳头黏膜慢性炎**

女性,53 岁。间断性剑突下疼痛伴发热 20 余天。A～D. MRI 增强扫描十二指肠乳头直径约 1.2cm,显著强化;E. MRCP 示肝内、外胆管及胰管显著扩张

典型的 CT、MRI 表现为憩室位于十二指肠降部,虽有黄疸或胆总管扩张但胆总管内无结石,由乳头炎所致的胰腺炎及胆管炎,憩室内有钡造影剂长期存留。十二指肠环内侧与胰头间类圆形的囊袋状气体或液体密度/信号影,与十二指肠关系密切或与肠腔直接沟通,其内可见气-液平面,如憩室内容物残留,则密度不均匀(信号混杂),腔内呈网织状或筛板状结构;与胰头交界部边缘锐利,动脉期胰头明显强化,胰头后含气囊腔影更明显,囊壁增厚,内外胆管呈内轻外重型扩张(图 11-3-19)。

**14. 括约肌段狭窄(stenosis of sphincter)**　又称作乳头狭窄,分为原发性与继发性两类。原发性乳头狭窄可以是乳头先天性异常的结果,指原发性括约肌功能不全,造成胆汁引流不畅,形成慢性炎症,导致纤维化,乳头的急性和慢性炎症可引起狭窄;内膜组织异位类似于前列腺增生所见那样,也可引起流出道狭窄。继发性乳头狭窄可出现于胆囊结石和(或)胆管结石,手术器械直接机械性损伤胆胰管下端括约肌黏膜,形成炎症、纤维化或胆系的连

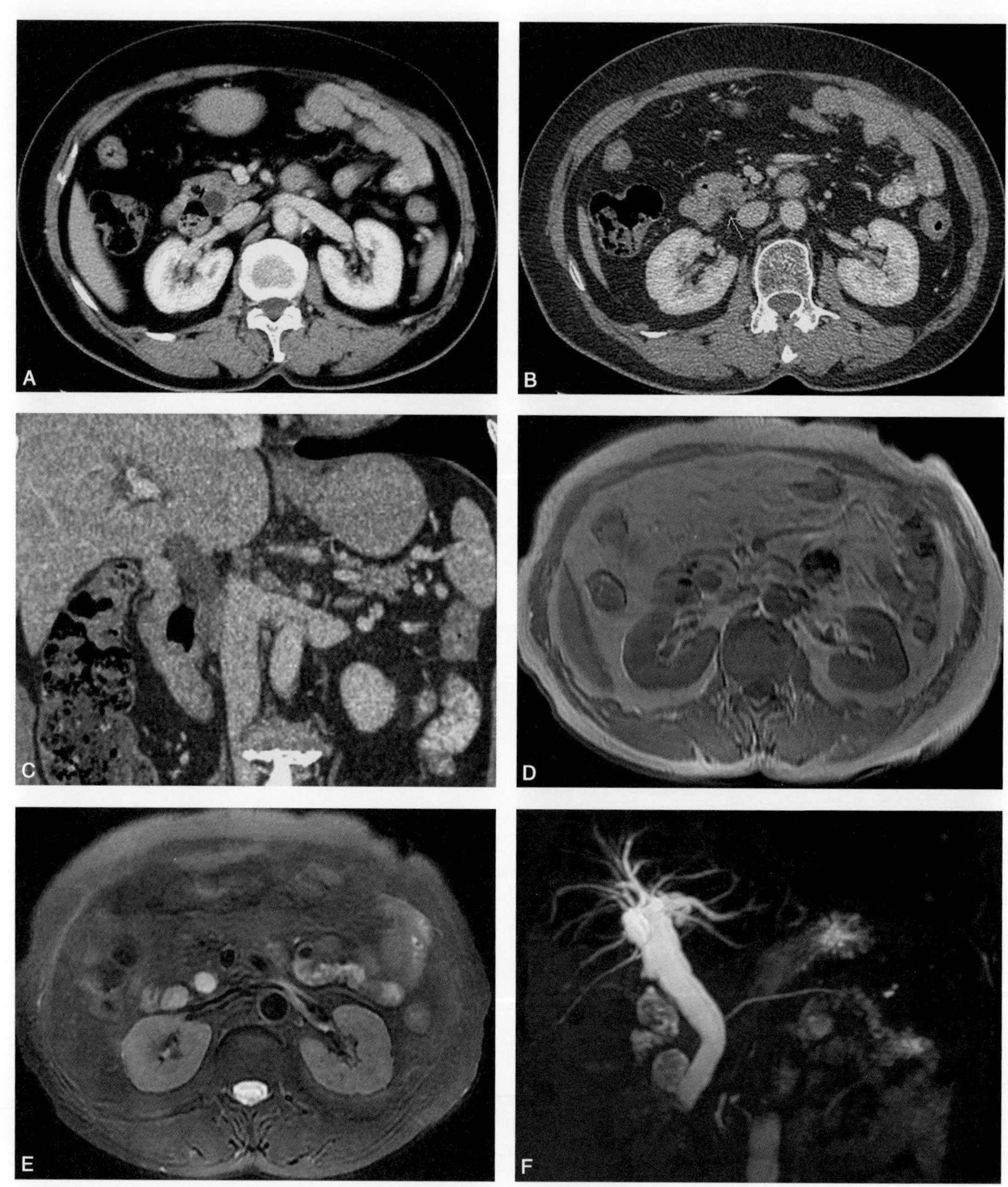


**图 11-3-19　十二指肠乳头旁憩室**

女性，63 岁。腹部不适 1 个月。A～C. CT 增强扫描显示十二指肠降段内侧见一囊袋影，压迫胆总管；D、E. MRI 平扫十二指肠乳头上方内侧可见囊袋状 $T_1$WI 稍低信号、$T_2$WI 不均匀高信号；F. MRCP 显示胆总管扩张及肝内胆管扩张，胰管轻度扩张

续刺激导致乳头反射性痉挛。乳头狭窄的 90% 是来自于这些原因，以往的外科手术处理是较为少见的原因。括约肌段狭窄临床上可有反复发作右上腹痛，右上腹不适，可伴发黄疸。

影像上肝外胆管下端及括约肌段可见形态改变，呈杵状、鸟嘴状、杯口状及囊状，并须除外良性和恶性乳头周围的新生物形成。

## 五、研究进展及存在问题

非结石性肝外胆管梗阻性病变的诊断仍存在较大难题，特别是对于良恶性肿瘤的定性诊断，即使多层CT的分辨率在不断提高，对于该类疾病的诊断准确率仍不理想。DWI是一种从影像学角度评价活体功能的无侵袭性方法，有助于在微观上对病变性质进一步认识，能形象地反映出脏器的功能。MRCP联合高分辨率DWI，对胆总管癌、壶腹癌、十二指肠乳头癌、胆管炎、十二指肠乳头炎的诊断符合率，明显高于单纯MRCP。

（邓艳　王青）

## 参考文献


1. Ahualli J. The double duct sign. Radiology, 2007, 244(1): 314-315.
2. Aubé C, Delorme B, Yzet T, et al. MR cholangiopancreatography versus endoscopic sonography in suspected common bile duct lithiasis: a prospective, comparative study. AJR Am J Roentgenol, 2005, 184(1): 55-62.
3. Catalano OA, Sahani DV, Kalva SP, et al. MR imaging of the gallbladder: a pictorial essay. Radiographics, 2008, 28(1): 135-155.
4. Edge MD, Hoteit M, Patel AP. Clinical significance of main pancreatis duct dilatation on computed tomography: single and double duct dilatation. World J Gastroenterol, 2007, 13(11): 1701-1705.
5. Furlan A, Ferris JV, Hosseinzadeh K, et al. Gallbladder caroinoma update: multimodality imaging evaluation, staging, and treatment options. AJR Am J Roentgenol, 2008, 191(5): 1440-1447.
6. Kwon W, Jang JY, Lee SE, et al. Clinicopathologic features of polypoid lesions of the gallbladder and risk factors of gallbladder cancer. J Korean Med Sci, 2009, 24(3): 481-487.
7. Mesleh M, Deziel DJ. Bile duct cysts. Surg Clin Nor Am, 2008, 88(6): 1369-1384.
8. Sauvanet A. Intraduttal papillary mutinous neoplasms of the pantrea Correlation of helical CT and dynamic MR imaging features with pathologic findings. Abdom Imaging, 2008, 33(4): 474-481.
9. Shimada H, Endo I, Shimada K, et al. The current diagnosis and treatment of benign biliary stricture. Surg Today, 2012, 42(12): 1143-1153.
10. Walser EM, Runyan BR, Heckman MG, et al. Extrahepatic portal biliopathy: proposed etiology on the basis of anatomic and clinical features. Radiology, 2011, 258(1): 146-153.
11. 张尹，曹峰，廖庆. MRCP联合高分辨率DWI对非结石性肝外胆管梗阻性病变定性诊断的初步研究. 中国CT和MRI杂志，2015，13(8)：67-69.


# 第四节　MRCP胆道内充盈缺损

## 一、前　言

磁共振胰胆管成像(magnetic resonance cholangiopancreatography, MRCP)是基于MRI的特征，选择较长的有效回波时间(TE)，使含有大量活动质子具有较长$T_2$的胆汁在获得的重$T_2$WI上呈高信号，肝实质和周围软组织由于$T_2$较短，呈低信号，血液由于流空现象亦呈低或无信号。通过对原始图像经最大强度投影(maximum intensity projection, MIP)及表面遮盖显示(shaded surface display, SSD)等技术后处理，便可以获得不同方位、不同角度的二维投影及三维图像。扫描序列多采用FSE序列。近年来，由于扫描技术的完善，发展了SS-FSE(single shot fast spin echo)和 HASTE(half fourier single shot turbo spin echo),一次激励采集和重建一层图像填充 K 空间所需的半数数据,能在极短的一次屏气时间(18 秒)内完成全部扫描获得 14 ~16 幅层厚 4mm 无间隔的连续图像,或屏气 2 ~5 秒获得 40 ~60mm 单层图像显示胆管树的全貌,从而克服呼吸运动伪影影响。脂肪抑制和空间预置饱和技术常被用来消除脂肪信号和伪影,以提高图像的质量。磁共振胰胆管成像(MRCP)作为一项无创的检查技术,不仅可以全面、多角度、多方位直观地反映胰胆管的扩张情况、梗阻部位、狭窄胆管的长度、范围,而且可以根据胰胆管扩张的形态帮助临床判断梗阻原因,可有效提高对梗阻性黄疸定位、定性的诊断准确性,这对于术前制定恰当的手术方案很有必要。

MRCP 作为一种安全、简便、不需造影剂、适应证广、成功率高、并发症少且能提供胆胰管直观解剖的影像学检查技术,已被广泛应用于胆道梗阻性疾病的诊断中,它可以完整显示肝内外胆道树影像,显示胆系的整体观和连续性,从而准确显示梗阻部位、范围、梗阻端形态变化,又同时显示近端胆管扩张程度及远端非扩张胆管,对于病变范围及肝内胆管受累程度的判断,对病变的定位具有指导意义。对肝外胆道梗阻病因诊断而言,MRCP、ERCP 在诊断的敏感性、特异性及准确性上并无太大区别。目前临床已普遍将 MRCP 作为观察胆道系统的首选检查方法,只有在需获得病理资料或行 ERCP 治疗时才选择 ERCP 检查。MRCP 联合 MRI 其他多序列扫描可无创地显示活体状态下胆道系统复杂解剖关系及其邻近组织情况,能准确判断梗阻的有无及梗阻部位,同时显示梗阻近端及远端通透情况,对诊断及鉴别诊断提供较大的帮助,为术前方案制定及术后评价疗效提供确切的依据,对治疗决策提供有价值的指导意义。

MRCP 对于胆道系统的梗阻性疾病检出率高,且可以较清楚地明确梗阻所在位置,但对于梗阻的性质却难以做出明确的判断;能够很好地显示胆管扩张,但是对于检测胆道受侵,其灵敏度稍低;能很好地显示胆管内结石,但管道内气体、血块或碎片的表现也可能与结石相似,有时难以区别,由于缺乏较高的对比度胆管内小结石及肝内胆管结石易漏诊;扫描野内其他含有液体的结构或者腹水能形成容积效应,遮盖胆胰管结构;病变梗阻远端胆胰管充盈差,而且不能反映胆管壁本身及管腔外的异常;对十二指肠壁显示不足,包括十二指肠腔内及壁的增厚情况,以至于对壶腹区肿瘤及十二指肠乳头旁憩室的诊断准确率较低;且只能诊断,不能做活检,无法治疗,无法观察胰胆管引流排空情况,不能显示胆胰管的微细结构。有研究称 MRCP 联合 MRI 能提高定性诊断符合率,但较低的空间分辨力和难以去除的伪影使其仍有一定限制。对胆道以外的周围组织以及病灶与血管是否发生浸润地显示有局限性,且费用方面比较高。

## 二、相关疾病分类

MRCP 显示胆道内充盈缺损可见于胆道系统及周围组织的多种良恶性疾病(表 11-4-1)。

**表 11-4-1　MRCP 充盈缺损病变分类及常见疾病**

| 病因 | 疾病 |
| --- | --- |
| 结石 | 肝内外胆管结石、Mirizzi 综合征、慢性胆囊炎伴颈部结石嵌顿 |
| 肿瘤 | 包括胆管癌、壶腹周围癌、十二指肠乳头癌、胆囊癌侵及胆管、胆管乳头状肿瘤、胆管黏液性囊性肿瘤 |
| 炎症 | 原发性硬化性胆管炎、自身免疫性胆管炎、感染性胆管炎、化脓性胆管炎、缩窄性乳头炎 |
| 损伤 | 胆管狭窄、胆肠吻合口狭窄、胆道出血、胆道积气 |
| 寄生虫 | 胆道蛔虫、胆道姜片虫、胆道血吸虫、华支睾吸虫、肝包虫 |

多种胆道周围组织的疾病也可出现 MRCP 充盈缺损，如胰头肿瘤、癌肿或淋巴结转移至胆管旁、慢性胰腺炎、胰头部假性囊肿、自身免疫性胰腺炎、胆管周围动脉瘤、十二指肠乳头旁憩室炎及门静脉性胆道病等。

## 三、影像诊断流程

诊断 MRCP 出现充盈缺损的疾病，首先应除外各种假象，通过结合临床及其他 MRI 序列图像排除各种原因导致的伪影，如外科手术夹、壶腹括约肌收缩、流动效应、脉管搏动压迫、胆管内置管、胃或十二指肠内气体、肝门静脉气体等。其次，对一些特殊原因引起的充盈缺损如胆道出血、积气等要根据病史加以区分。再次，根据出现充盈缺损的部位、形态及肝内、外胆管、胰腺的形态对病变进行定位及定性（图 11-4-1）。

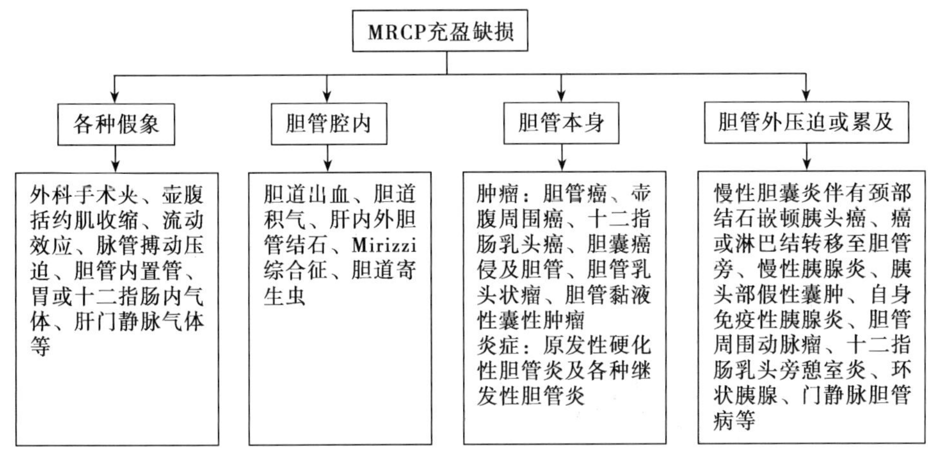


图 11-4-1　肝脏内外胆管扩张病变鉴别诊断流程

良恶性胆管病变均可在梗阻端形成充盈缺损，根据充盈缺损部位及形状判断病变形状、大小及发生部位。结石所致梗阻端多数表现为凹杯口状，由类圆形结石占据形成的充盈缺损所致。炎性狭窄梗阻端表现为渐进性对称性狭窄，管壁较光整，远端无明确充盈缺损。良性占位性病变的充盈缺损位于胆管内，两侧均可见胆汁包绕形成的线状高信号，而恶性占位性病变的充盈缺损由管壁生长或侵犯形成，故必有一侧或两侧均无胆汁信号，梗阻端多表现为偏心性狭窄，或平直状、圆钝状、刀尖状截断，也可形成杯口状中断，取决于肿瘤侵犯胆管生长的方式。

## 四、相关疾病影像学表现

**1. 伪影（artifacts）**　流动效应通常见于胆囊管进入胆总管的位置的线条样假性充盈缺损。Sugita 等实验发现，模拟胆总管内液体的信号强度随液体流速的增高而下降，管径流入口与流出口的比值增大，且流率超过 5mm/s 时，MRCP 就可显示模拟管中央的线条状信号减低区，流速越大，显示越清晰。无梗阻的胆总管内胆汁流动顺畅，流动液体中心部位流速高于周边部位，加上流空效应，所以出现了胆总管中心部位的细线条样低信号充盈缺损。扩张的胆总管管径流入口与流出口的比值明显增大，当十二指肠乳头肌开放时胆汁流速加大，所以也会出现"线条样假性充盈缺损"。扫描层较厚时由于部分容积效应会减少"线条样假性充盈缺损"的显示，所以流空效应、层厚、流率等是影响"线条样假性充盈缺损"显示的主要因素。对线条样假性充盈缺损应注意与胆道内蛔虫区别，后者表现为卷曲的条状充盈缺损，部位局限。

外科手术夹及胆囊管内置管等可见极低信号和磁化率伪影，根据患者病史较易判断。

憋气失败可产生呼吸运动伪影，可能导致胆管及胰管信号消失。其他伪影还有脉管搏动（肝和胃、十二指肠动脉可能压迫胆管）、肝胰壶腹括约肌收缩、肝门静脉内气体、胃或十二指肠内气体及部分容积效应等，可通过对比多个 MRI 序列排除（图 11-4-2）。

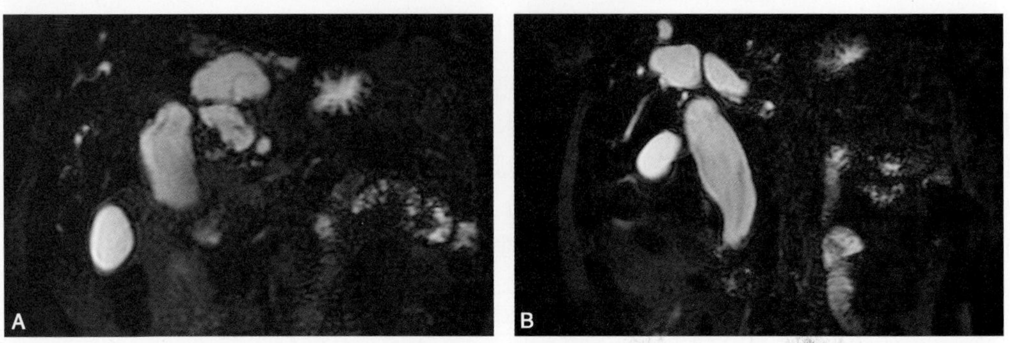


**图 11-4-2　流动效应**

胆管内的条形低信号，为胆汁流动形成的伪影

**2. 胆道出血（hemobilia）**　来自肝、胆道肿瘤或外伤。MRCP 见胆道内低密度充盈缺损（图 11-4-3）。

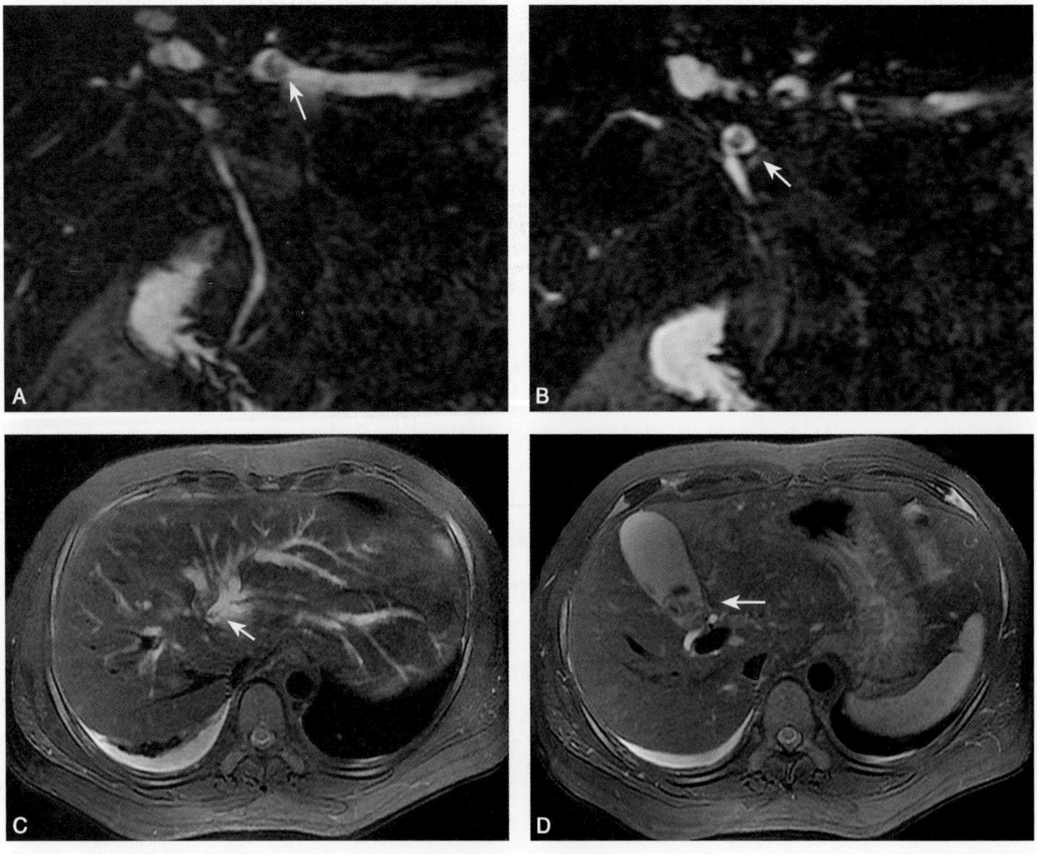

**图 11-4-3　胆道出血**

男性，24 岁。外伤致肝破裂 1 个月余，反复呕血、再发腹痛 5 天。A ~ D. MRCP、MRI 平扫显示胆管内低密度充盈缺损，胆囊内低密度充盈缺损（白箭），超声、CT 及外伤前体检均否定胆囊结石病史

**3. 胆管积气**　可见外伤或感染性疾病，MRCP 见气泡漂浮在腹侧，并可形成气-液平面（图 11-4-4）。

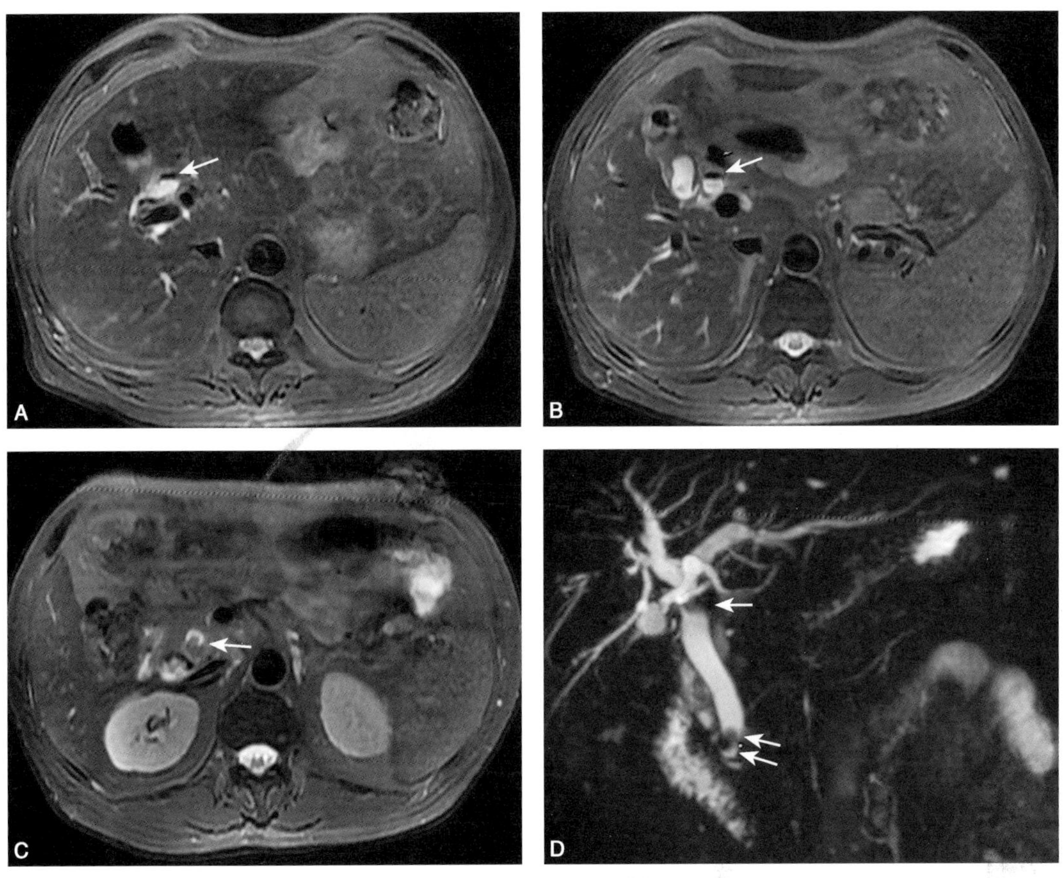

**图 11-4-4　胆道积气、结石**

男性，62 岁。反复腹胀、腹痛 3 个月，间断发热 1 个月余。A ~ C. MRI 平扫胆管内见气-液平面，邻近高信号胆汁，胆总管见低信号结石（白箭）；D. MRCP 显示胆总管近段局限性充盈缺损表现类似于结石，下段见低信号充盈缺损

**4. 肝内外胆管结石**　MRCP 表现为肝内外胆管内形态规则单发或多发，圆形、类圆形或斑点状低信号或无信号充盈缺损，边缘光滑，周围见高信号胆汁包绕，若结石造成胆总管完全梗阻，其断端呈弧形凸而向上的“杯口”样外观，病变近段胆管扩张（图 11-4-5，图 11-4-6）。当然 MRCP 对于胆石症的诊断仍然存在不足：① 管道内气体、血块或碎片的表现也可能与结石相似，还需仔细与临床表现结合；② 由于缺乏较高的对比度胆管内小结石及肝内胆管结石易造成漏诊；③ 胆总管下 1/3 的腔内由于胆汁流动增加所致的信号缺失，易误诊为胆总管结石，常需结合其他影像资料方可做出正确诊断；④ 若胆管内结石的体积较大、数量很多，充满胆管使胆管内的胆汁减少，则可导致胆管不显影，造成胆管节段性缺失的假象。

**5. 肝门胆管癌**　MRCP 表现为“空虚征”，是由于肝门部癌瘤占据阻塞左右肝管汇合部，致使肝门部胆管充盈缺损呈空虚状态，表现为病变以上胆管极度扩张呈软藤状，病变以下胆管显示正常，而肝门部胆管无显影（图 11-4-7）。

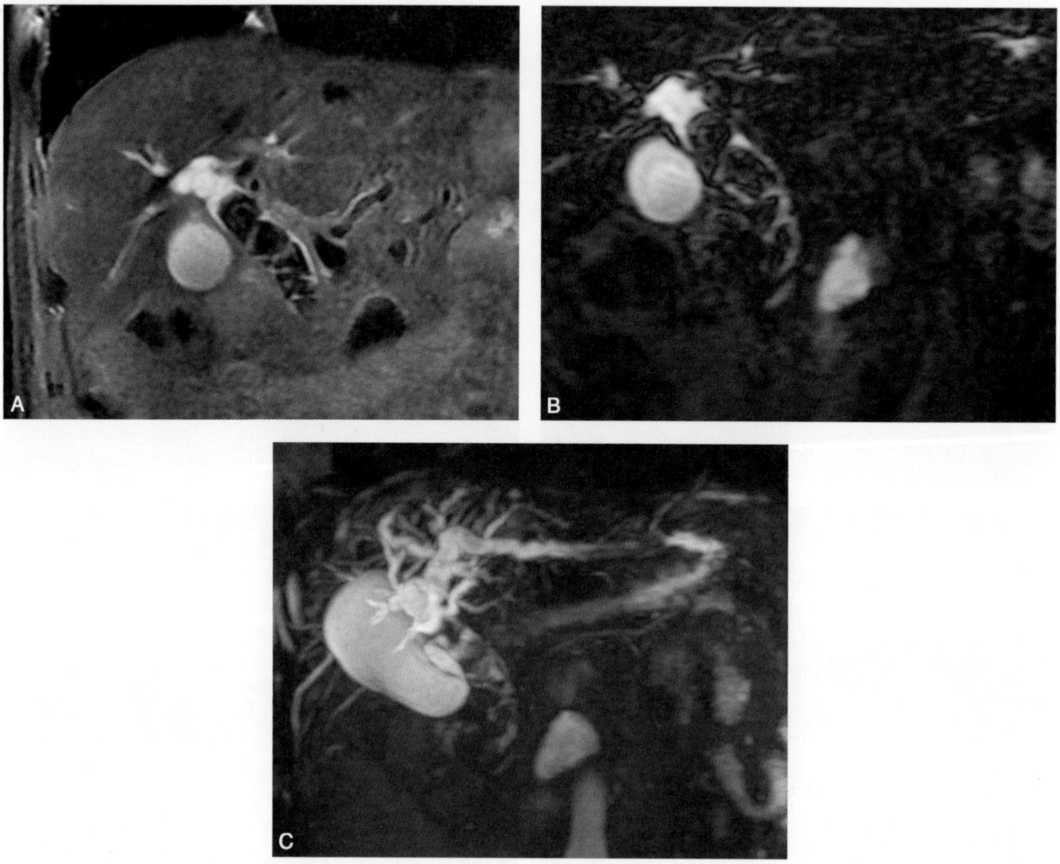

图 11-4-5 胆总管多发结石

男性,85 岁。右上腹部不适 2 年余,加重 10 天。A ~ C. MRI 平扫、MRCP 显示肝内外胆管及胆总管扩张,胆总管内可见多发大小不等短 $T_2$ 低信号充盈缺损,肝、内外胆管扩张

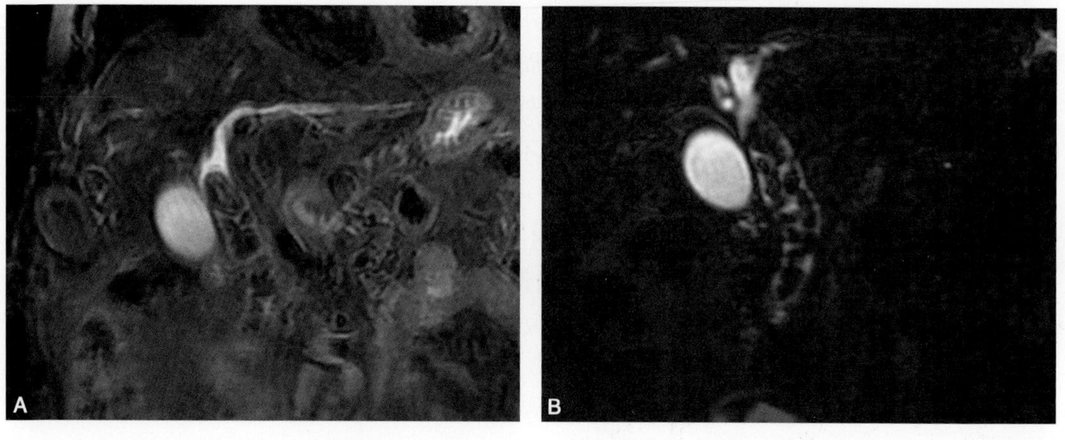

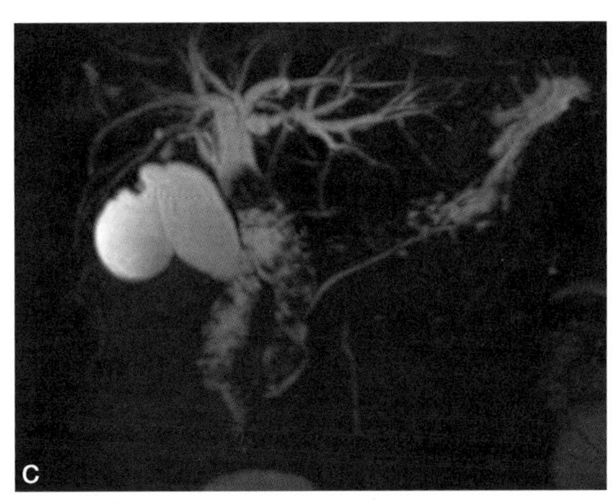


**图 11-4-6　肝总管、胆总管多发结石并胆管扩张**

男性，72 岁。皮肤黄染 10 余天。A～C. MRI 平扫、MRCP 显示肝内胆管轻度扩张，肝总管及胆总管明显扩张，扩张的肝总管、胆总管及胆囊内可见大小不规则的颗粒状低信号结石，胰管无扩张

**6. 胆总管癌**　主要沿胆管内壁浸润生长，胆管壁增厚造成胆总管不规则狭窄或完全阻塞。MRCP 表现为肝内胆管成比例扩张，梗阻断端突然截断或不规则狭窄，胆总管局限性狭窄和（或）中断的非低信号性缺损征。MRCP 可显示梗阻下方正常胆总管而表现为“三管征”（指梗阻近、远端胆总管、主胰管），一般认为“三管征”是胆总管下段癌较特征性的影像学表现（图 11-4-8）。

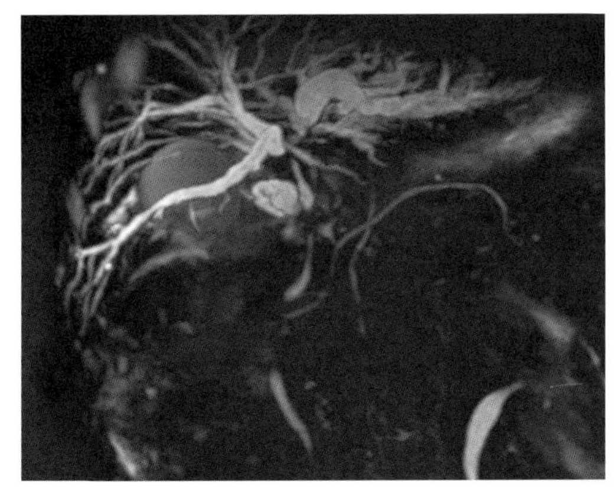

**图 11-4-7　肝门胆管癌-中分化腺癌**

男性，71 岁。小便颜色加深 20 余天。MRCP 显示肝门区见不规则充盈缺损，肝内胆管扩张，以肝左叶胆管扩张为著，胆总管、胰管未见扩张

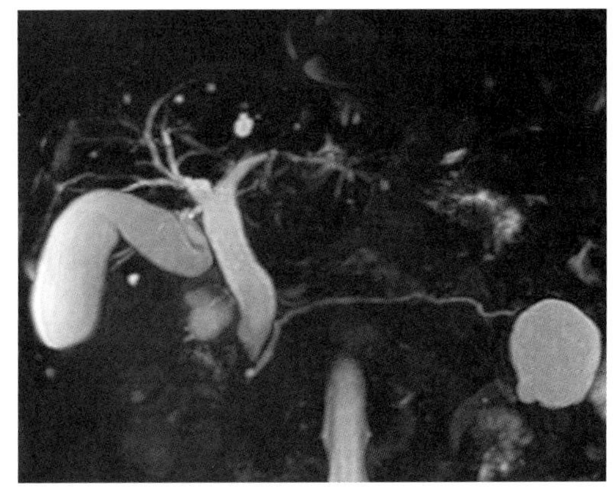

**图 11-4-8　胆总管下段癌**

MRCP 示胆总段下段充盈缺损，胰管扩张不明显

**7. 胰头癌**　MRCP 表现为胆总管重度扩张，梗阻断端圆钝，呈偏心性信号缺损或充盈缺损，主胰管全程明显扩张，与扩张的胆总管并行，呈“双管征”或破坏残存的主胰管和胆总管呈双管“不相交征”，截断远端胆总管或胰管显影多表现为“三管征”或“四管征”（图 11-4-9）。

**8. 壶腹癌**　MRCP 表现为扩张的胆总管于壶腹部偏心性狭窄或圆钝状中断，胆总管下端

呈不规则或鼠尾状突然变尖狭窄，与十二指肠相对应部位的充盈缺损。胰管和胆总管均匀扩张，表现为走行如常的“双管征”，肝内胆管扩张形态多为“软藤样”（图11-4-10，图11-4-11）。

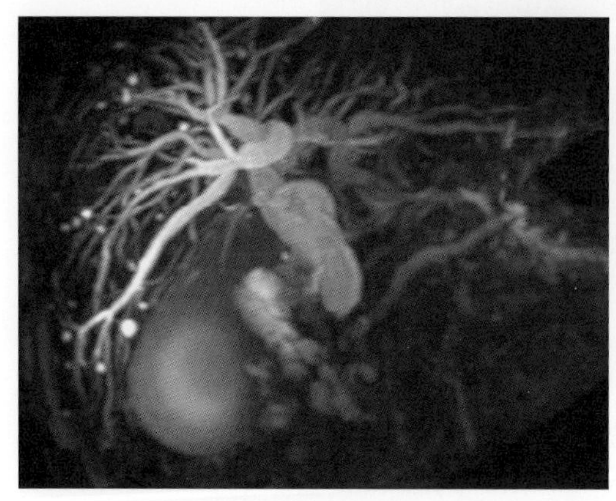

**图11-4-9 胰头中-低分化腺癌**

男性，70岁。腹痛1个月余，加重伴全身黄染两周。MRCP示肝内外胆管及胰管扩张，胆总管下端与胰管呈“双管分离征”

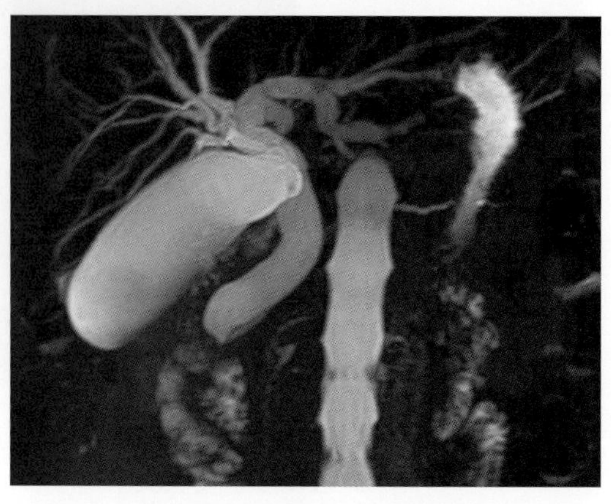

**图11-4-10 壶腹部中分化腺癌**

女性，67岁。上腹部间断性疼痛2个月余，近1月发现皮肤黏膜黄染。MRCP胆总管下端呈鸟嘴状，肝内外胆管扩张，胰管无明显扩张

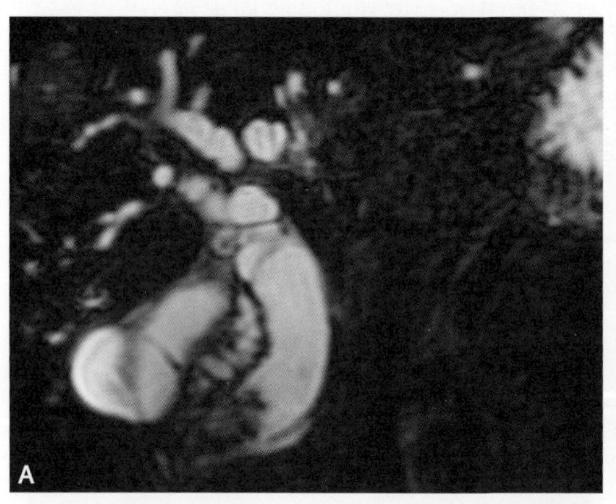

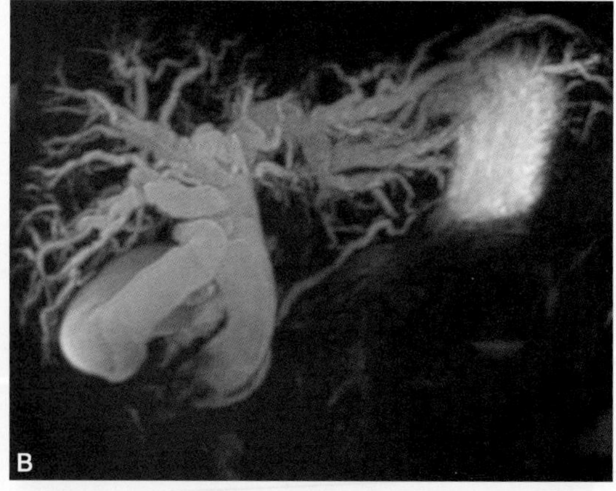

**图11-4-11 壶腹癌**

女性，51岁。腹痛伴小便发黄1个月余。A、B. MRCP显示胆总管下端及壶腹部见不规则充盈缺损，肝内外胆管扩张，胰管无明显扩张

**9. 十二指肠乳头癌** MRCP示肝内外胆管呈软藤状扩张，扩张胆管于壶腹区突然截断或呈鸟嘴状狭窄，可有主胰管的扩张呈“双管征”（图11-4-12）。

**10. 硬化性胆管炎（sclerosing cholangitis）** MRCP主要表现：① 局限或弥漫性胆管狭窄，其间胆管正常或继发性轻度扩张，典型者呈串珠状改变；② 显著狭窄的胆管在MRCP上显影不佳，表现为胆管多处不连续或呈虚线状，病变较重时可出现狭窄段融合；③ 小胆管闭塞导致肝内胆管分支减少，其余较大胆管狭窄、僵直似枯枝状，称为“剪枝征”；④ 肝外胆管病变主要表现为胆管粗细不均，边缘毛糙欠光滑（图11-4-13）。另外，正常生理状态下，周围肝内胆管直径小于中央肝内胆管，若周围胆管直径大于中央胆管，即使周围胆管直径未超过

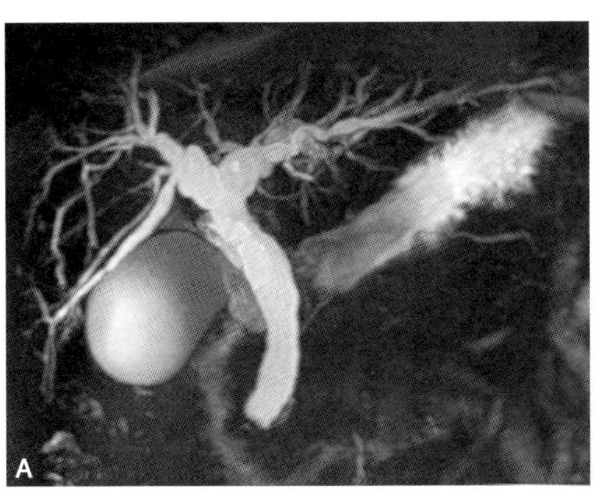


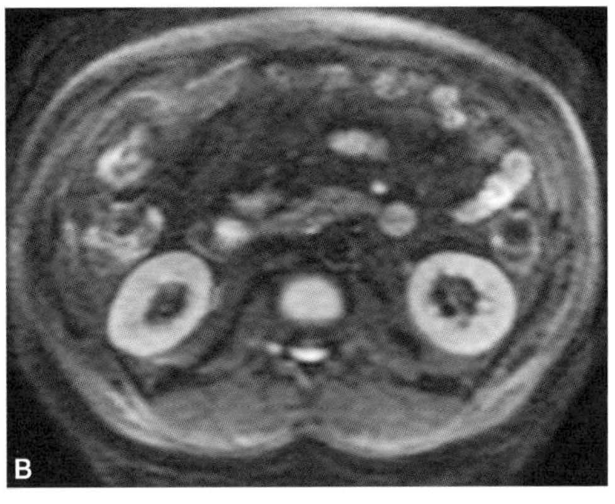


**图 11-4-12 MRCP 十二指肠乳头低分化腺癌**

男性,56 岁。恶心、呕吐伴小便色黄 3 天。A、B. MRCP 示肝内、外胆管呈软藤状扩张,扩张胆管于壶腹区突然截断,主胰管扩张呈“双管征”

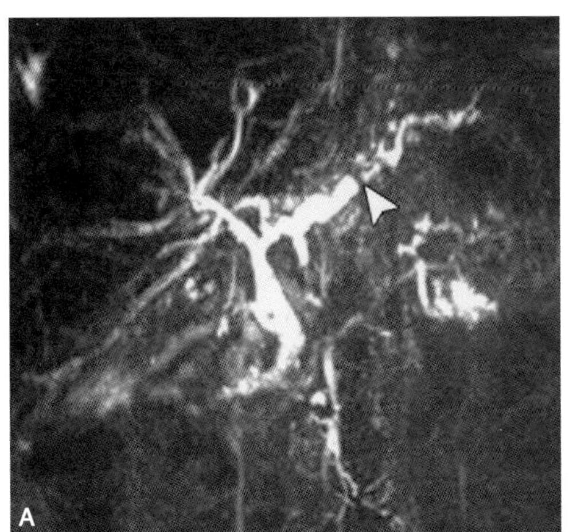


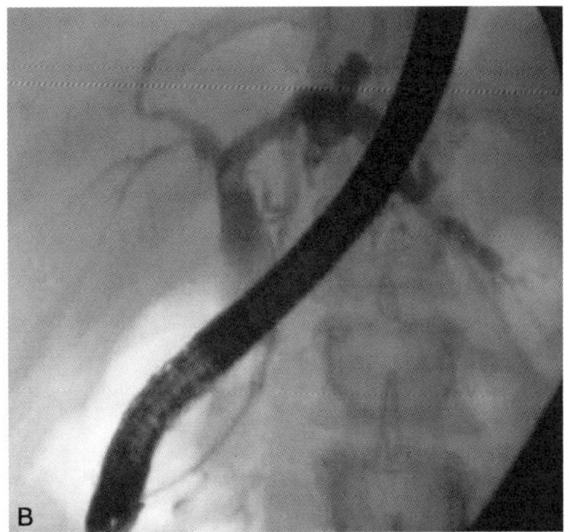


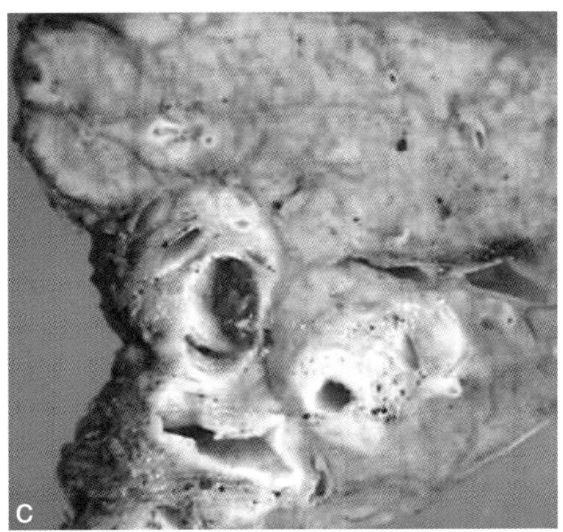


**图 11-4-13 硬化性胆管炎**

男,31 岁。囊性纤维化患者,反复胆系感染拟行左半肝切除术。A、B. MRCP 冠状位 MIP 重建及逆行内镜胆胰管造影(ERCP)显示肝内胆管串珠状改变、扩张及左肝管闭塞;C. 手术切除标本见明显肝内胆管扩张并周围纤维化,内见层状胆汁淤积及小结石正常上限,仍可提示病变状态。

**11. 胆管炎性狭窄** MRCP 表现:胆总管自近端向远端逐渐移行性变细,远端胆管呈细线状,边缘欠光滑,全程显示无中断,节段性环形狭窄,肝内外胆管中度到重度扩张,扩张的胆管对称(图 11-4-14)。

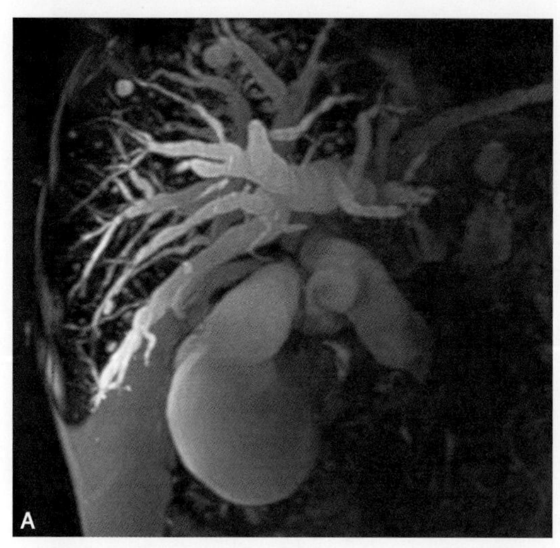


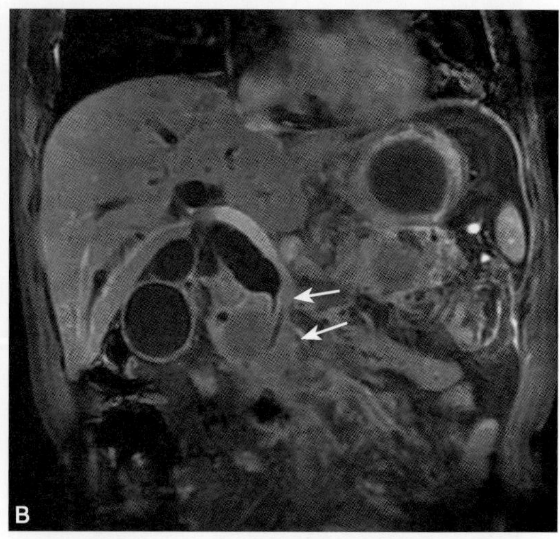


**图 11-4-14 胆管炎性狭窄**

男性,62 岁。A. MRCP 示胆总管末端呈鼠尾样变细,胆总管、肝内胆管明显扩张;B. MRI 增强冠状位显示胆总管末端周围中度强化肿块包绕胆总管及胰头,胆总管管壁光滑,手术证实为炎症

## 五、研究进展及存在问题

随着 MRCP 技术的开展和应用,磁共振设备成像性能的提高及各种新技术的发展,影像检查技术辨别病变能力更加提高,其图像质量必将更加清晰完整。MRCP 技术未来必将会有更大的扩展空间和广阔的应用前景。而未来可能更多涉足的胰胆管 MR 功能成像等对于胆胰管疾病的诊断将会提供更大的帮助,纵观胆道系统疾病影像检查手段,多为形态学的研究,如果能从形态、功能两方面结合,可能为临床提供更加全面诊断及治疗相关信息,从而为临床治疗方案的制定提供更确切的依据。

(邓艳 王青)

## 参 考 文 献


1. Ahualli J. The double duct sign. Radiology Radiology,2007,244(1):314-315.
2. Catalano OA,Sahani DV,Kalva SP,et al. Mr imaging of the gallbladder:a pictorial essay. Radiographics,2008,28(1):135-155.
3. Kwonw,Jang JY,Lee SE,et al. Clinicopathologic features of polypoid lesions of the gallbladder and risk factors of gallbladder cancer. J Korean Med Sci,2009,24(3):481-487.
4. Mesleh M,Deziel DJ. Bile duct cysts. Surg Clin Nor Am,2008,88(6):1369-1384.
5. Shimada H, Endo I, Shimada K, et al. The current diagnosis and treatment of benign biliary stricture. Surg Today,2012,42(12):1143-1153.

6. Tamura R, Ishibashi T, Takahashi S. Chronic pancreatitis: MRCP versus ERCP for quantitative caliber measurement and qualitative evaluation. Radiology, 2006, 238(3): 920-928.

7. Ziegler KM, Pitt HA, Zyromski NJ, et al. Choledochoceles: are they choledochal cyst?. Ann Surg, 2010, 252(4): 683-690.

# 第五节　基于临床的鉴别诊断:黄疸

## 一、前　　言

黄疸是肝内外各种疾病所引起的胆红素代谢障碍的综合性病理过程，胆红素的生成、运输、摄取、结合或排泄等任一环节代谢障碍，均可使血清胆红素增高，而引起巩膜、皮肤黏膜、某些体液和组织的黄染现象。其中早期多呈金黄色，中期呈黄绿色，晚期呈绿褐色甚至近于黑色，小便多呈浓茶样，大便呈灰白色或白陶土样。

黄疸的病因诊断对于制定治疗方案及判断预后均有指导意义。其诊断主要依靠临床表现、生化、肿瘤标志物检测和影像学检查。随着医学影像学的发展，梗阻性黄疸的定位、定性诊断有了长足的进步，选择适宜的检查方法对梗阻性黄疸的诊断与治疗至关重要。

## 二、相关疾病分类

黄疸的分类方法很多，目前尚无统一的分类法，最多采用的是 McNee 分类法，即将黄疸分为溶血性、肝细胞性和梗阻性，但此分类法未包括非溶血性肝前性黄疸和各种肝损伤引起的黄疸。

梗阻性黄疸占很大部分，主要由肝内毛细胆管、小胆管、肝胆管、肝总管或胆总管的机械性梗阻引起。根据梗阻部位不同可分为肝外梗阻性黄疸和肝内梗阻性黄疸。一般而言，肝外梗阻性黄疸为肝门部肝管汇合部以下的胆管梗阻，因常伴有胆管系统的扩张，通过影像学(US、CT 或 MRI)检查比较容易诊断，可通过手术或介入方法根治或缓解，故称外科梗阻性黄疸，习惯上亦称为“外科黄疸”。引起肝外梗阻性黄疸的良性疾病中以胆道结石最为常见。恶性疾病常见的有胆管癌、胰头癌，多呈慢性过程，为无痛性黄疸，常伴有胆囊的无痛性进行性增大。肝内梗阻性黄疸诊断不是很容易。肝内胆汁淤积性黄疸(如胆汁淤滞型肝炎、原发性硬化性胆管炎、原发性胆汁性肝硬化和药物性肝炎等)是肝内各级胆管的弥漫性梗阻致胆汁流动受阻所致，即肝内梗阻性黄疸而无明显肝外胆管阻塞。肝内胆汁淤积或单独出现，或与肝实质损害同时存在。但实际临床工作中，由于病情的变化，并发症的存在，常存在着两种以上原因引起的黄疸，即存在混合性黄疸，表现为肝细胞性黄疸并存溶血性黄疸、梗阻性黄疸并存肝细胞性黄疸、肝细胞性黄疸并存肝内胆汁淤积性黄疸等。病程中可出现新的症状，与原有黄疸症状交织在一起，可能使临床疾病的诊断、鉴别更为复杂(表 11-5-1)。

## 三、影像诊断流程

在进行黄疸的鉴别诊断时，应注意与某些物质引起的巩膜黄染性疾病鉴别，如胡萝卜素可使血清变黄造成黄疸指数假性升高，但黄染多发生在鼻翼两侧和手心、足心，巩膜无黄染；再如血色病时的皮肤呈青铜色，有时会与长期持续性胆道阻塞引起的皮肤深绿色相混淆，但仔细观察，巩膜无黄染。

表 11-5-1　致黄疸病变分类及常见疾病

| 病因 | 疾病 |
| --- | --- |
| 溶血性 | 先天性<br>后天继发性 |
| 肝细胞性 | 自身免疫性肝炎、各类病毒性肝炎、肝硬化失代偿期（包括肝癌晚期）患者、严重酒精性肝硬化、脂肪肝、右心功能不全导致肝淤血、中毒性肝炎、败血症 |
| 梗阻性 | **肝内梗阻性黄疸**<br>多为肝内胆汁淤积性黄疸（如胆汁淤滞型肝炎、原发性硬化性胆管炎、原发性胆汁性肝硬化和药物性肝炎等），临床上称为肝内胆汁淤积综合征（简称肝内淤胆）<br>先天性：先天性胆管扩张症、先天性肝纤维化<br>结石性：肝内胆管结石、Mirizzi 综合征、慢性胆囊炎伴颈部结石嵌顿<br>肿瘤性：胆管癌（周围型）、上段胆管癌（肝门型）、肝细胞肝癌、肝转移瘤及淋巴瘤、胆囊癌侵及胆管、胆管乳头状肿瘤、胆管黏液性囊性肿瘤<br>胆管壁外压性：肝门淋巴结转移、胆道错构瘤、胆管周围动脉瘤、肝硬化、胆管周围囊肿、遗传性多囊肝等<br>炎症性：原发性硬化性胆管炎、感染性胆管炎、化脓性胆管炎、化疗性胆管炎<br>寄生虫性：肝棘球蚴病、胆道寄生虫<br>其他：胆道出血、肝移植术后、肝外伤<br>**肝外梗阻性黄疸**<br>先天性：先天性胆管扩张症<br>结石性：胆管结石、Mirizzi 综合征、慢性胆囊炎伴颈部结石嵌顿<br>肿瘤性：包括胆管癌、壶腹周围癌、十二指肠乳头癌、胆囊癌侵及胆管、胆管乳头状肿瘤、胆管黏液性囊性肿瘤<br>管壁外压性：胰头癌、癌肿或淋巴结转移至胆管旁、慢性胰腺炎、胰头部假性囊肿、自身免疫性胰腺炎、胆管周围动脉瘤、十二指肠乳头旁憩室炎、环状胰腺、门静脉性胆道病<br>炎症性：原发性硬化性胆管炎、感染性胆管炎、化脓性胆管炎、十二指肠乳头炎<br>损伤性：胆管狭窄、胆肠吻合口狭窄<br>寄生虫性：胆道蛔虫、胆道姜片虫、胆道血吸虫、华支睾吸虫、肝包囊虫<br>其他：胆道出血、Oddi's 括约肌功能紊乱、十二指肠梗阻 |

注：肝内的病变，通常只在>50% 的有功能肝脏胆汁引流受到限制时，才可表现为临床黄疸。仅局限于肝脏一段甚至一叶的胆道梗阻尚不能使病人出现黄疸

对临床表现为黄疸的病人，首先详细询问病史，根据临床特点及实验室检查判断病人主要表现为哪一类黄疸；初步判断为梗阻性黄疸的病人首先要确定是否为梗阻性黄疸，进一步确定是肝内梗阻还是肝外梗阻，最后确定梗阻的部位和病因。

详细询问病史，根据临床特点及实验室检查判断病人主要表现为哪一类黄疸（表 11-5-2，表 11-5-3）。

表 11-5-2　致黄疸病变的鉴别诊断

| 特征 | 溶血性 | 肝细胞性 | 梗阻性 |
|---|---|---|---|
| 临床表现 | 巩膜、皮肤轻度黄染,呈浅柠檬色,皮肤无瘙痒,常伴脾脏肿大及骨髓增生旺盛;其他原发病表现 | 皮肤和巩膜呈浅黄至金黄色,可伴有全身皮肤瘙痒。肝脏原发病如疲乏、食欲缺乏、腹胀、肝脾肿大 | 肤色暗黄或黄绿色,常伴明显皮肤瘙痒,瘙痒可发生于黄疸出现前,尿色深,粪便呈浅灰色或陶土色 |
| 血清总胆红素 | 增加 | 增加 | 增加 |
| 间接胆红素 | 增加 | 增加 | |
| 直接胆红素 | 基本正常 | 增加 | 升高为主 |
| 尿胆原 | 增加 | 轻度增加 | 减少或缺如 |
| 尿胆红素 | 阴性 | 增加 | 明显增加 |
| ALP | 正常 | 增加为主 | 明显增加 |
| ALT、AST | 正常 | 明显增加 | 可增加 |
| 血红蛋白尿 | 阳性 | | |
| 影像学表现 | 无胆道影像改变 | 无胆道影像改变 | 肝内外胆管及胰管扩张、胆囊扩大 |

注:谷氨酸转氨酶(ALT)、门冬氨酸转氨酶(AST)、碱性磷酸酶(ALP)

表 11-5-3　肝内外阻塞性黄疸鉴别诊断

| 特征 | 肝内胆汁淤积 | 肝内、外阻塞 |
|---|---|---|
| 发病原因 | 肝炎、药物、胆管炎等 | 结石、肿瘤等 |
| 黄疸与症状关系 | 症状缓解黄疸出现 | 黄疸加重、症状加重 |
| 肝脏 | 轻-中度增大 | 中-重度肿大 |
| ALP | 升高不明显 | 升高明显 |
| GGT | 升高不明显 | 升高明显 |
| 总蛋白 | 降低 | 正常 |
| 血清铁 | 升高 | 正常或偏低 |
| 凝血酶原时间 | Vit K 不能纠正 | Vit K 可以纠正 |
| 影像学表现 | 肝内外胆管不扩张 | 肝内外胆管扩张,胆囊增大,可见结石或肿瘤 |

在影像学检查明确胆道无扩张时，应考虑黄疸由内科疾病所致。临床上最常需要与外科黄疸相鉴别的内科黄疸为各类病毒性肝炎所致的肝细胞性黄疸，其次为药物性黄疸。对于小儿黄疸病人应注意有无先天性溶血及非溶血性黄疸，同时还应注意有无先天性胆道疾病。对于正在妊娠的女性黄疸病人应注意妊娠期高血压疾病及妊娠期溶血性贫血等所致的特发性黄疸。

梗阻性黄疸大部分可通过手术或介入方法根治或缓解，因此判断出是否为梗阻性黄疸，对临床治疗至关重要。在提示胆道梗阻的各项信息中，以胆道系统有无扩张最为主要，胆道发生梗阻时，为缓解胆道内压力的升高，首先发生胆道系统代偿性扩张，而且胆道扩张常发生在黄疸出现以前，是胆道梗阻的早期病理变化之一。因此，可以说判定胆道有无扩张是明确胆道有无梗阻的关键所在，也是影像学的优势所在。

各种胆道扩张疾病的诊断详见本章第一、二、三节。

## 四、相关疾病影像学表现

**1. 老年性肝炎** 老年性肝炎患者的临床特征有：发病较隐匿，症状重；黄疸深、持续时间长，且多为梗阻性黄疸；肝外并发症和并存症多见；预后不良。此病各项病毒学指标均阴性，肝功无显著异常，基本可排除病毒性肝炎。

**2. 自身免疫性肝炎** 多见于中老年女性，临床表现无特异性，主要为食欲减退、乏力、黄疸，常伴发热、关节疼痛、皮疹等，黄疸为肝细胞性，ALP 常不升高或轻度升高，可有免疫球蛋白增高及多种自身抗体阳性，肝炎病毒学指标阴性。老年人非肝炎病毒引起的淤胆性肝炎亦非少见，主要表现为疲乏、食欲减退，黄疸深，伴皮肤瘙痒，肝脏可明显增大。

**3. 传染性病毒性肝炎** 患者临床表现为黄疸、腹胀乏力、肝脾肿大，实验室检查转氨酶明显升高、尿胆素阳性、病毒病原学检查阳性，结合影像学改变，确诊不难，但是要克服传统的“一酶一病”的误区。

**4. 肝硬化失代偿期** 肝硬化失代偿期（包括肝癌晚期）患者、严重酒精性肝硬化、脂肪肝、右心功能不全导致肝淤血，常出现肝细胞性黄疸，若伴随脾功能亢进，血中红细胞破坏过多，超过肝脏的胆红素的代谢能力，会出现溶血性黄疸，急性溶血时会出现贫血、血清未结合胆红素增高，尿中尿胆原增加，尿胆红素阴性，粪中尿胆原增加及血中铁含量增加，网织红细胞增加活跃。

**5. 药物性肝炎** 常表现为急慢性药物性黄疸，临床比较多见，常以肝细胞性黄疸或胆汁淤积性黄疸出现，临床常以排除法来确诊，黄疸同时伴肝肿大、发热、皮疹、瘙痒。

肝内外各种梗阻性病变见本章第一、二、三节。

（邓艳　吕翠）

## 参 考 文 献

1. Catalano OA, Sahani DV, Kalva SP, et al. MR imaging of the gallbladder: a pictorial essay. Radiographics, 2008, 28(1): 135-155.

2. Kwonw, Jang JY, Lee SE, et al. Clinicopathologic features of polypoid lesions of the gallbladder and risk factors of gallbladder cancer. J Korean Med Sci, 2009, 24(3): 481-487.

3. Muraoka N, Uematsu H, Kimura H, et al. Apparent diffusion coefficient in pancreatic cancer characterization and histopathological correlations. J Magn Reson Imaging, 2008, 27(6): 1302-1308.
4. Shimada H, Endo I, Shimada K, et al. The current diagnosis and treatment of benign biliary stricture. Surg Today, 2012, 42(12): 1143-1153.
5. Walser EM, Runyan BR, Heckman MG, et al. Extrahepatic portal biliopathy: proposed etiology on the basis of anatomic and clinical features. Radiology, 2011, 258(1): 146-153.

# 第十二章　胰腺

## 第一节　胰 管 扩 张

### 一、前　　言

胰管直径的改变及形态的异常是诊断胰腺疾病的重要指标，明确胰管正常解剖、变异以及各种形态异常对于准确诊断胰腺疾病具有重要临床意义。

用于诊断胰腺疾病的影像检查有多种，包括内镜逆行胰胆管造影术（endoscopic retrograde cholangiopancreatography，ERCP）、磁共振胰胆管成像（magnetic resonance cholangiopancreatography，MRCP）、多排螺旋 CT（multi-detector computed tomography，MDCT）及超声检查。ERCP 可清楚显示胰胆管的病变部位、梗阻性质、胰胆管的狭窄及扩张情况、结石等，还可同时采集胰管壁细胞、胰液进行细胞学检查及一些基因检测，可同时放置支架行内引流术，进行治疗。ERCP 缺点是对操作者技术要求较高，有一定的并发症如并发胰腺炎等。MRCP 是近年来快速发展起来的一种无创性胆胰管成像技术，它利用重 $T_2$ 水成像原理，清楚显示胆胰管的形态学变化，具有无创、无辐射、无需造影剂等优点，目前已广泛应用于临床；MRCP 为自然生理状态下成像，避免行 ERCP 所致压力性扩张，无严重并发症。MSCT 或 MDCT 扫描速度快，空间分辨率高，多种重建方式能更清楚更直接显示扭曲管道本身及周围毗邻结构；同时可以显示肿块侵犯管道处的细微结构及病变近侧管道的扩张情况。MDCT 被认为是显示胰腺癌和对其分期的最主要的影像检查方式。超声检查操作简便、无创性、无辐射，可直接显示胰管、胆管及周围脏器情况，但易受肠气的干扰，常常不能显示胰管全貌。EUS（endoscopic ultrasound，EUS）是将内镜和超声显像结合，将高分辨率的探头通过内镜直接送入胃和十二指肠进行检查，清晰显示胰头部胰管和肿块，但对胰体尾病变显示较差；EUS 还可进行活检提高诊断特异性。

### 二、相关疾病分类

胰管异常中以胰管扩张最为常见。文献报道正常主胰管直径为 1～3mm，多认为在 MRCP 上主胰管直径>3.5mm 即认为胰管扩张。胰管扩张通常是一些疾病的表现，可见于恶性肿瘤、良性肿瘤，也可见于良性病变及其他少见病，如原发性腹膜后纤维化、寄生虫感染等（表 12-1-1）。病变种类及部位不同，其胰管异常表现也有所不同（表 12-1-2）。

表 12-1-1　胰管扩张按疾病分类

| 病变分类 | 疾病 |
| --- | --- |
| 炎性病变 | 胆源性胰腺炎、慢性胰腺炎、十二指肠乳头炎和寄生虫感染、酒精性胰腺炎 |
| 肿瘤 | 壶腹癌、胆总管下段癌、十二指肠乳头癌、胰腺癌、胰腺内分泌肿瘤、胰腺导管内乳头状黏液性肿瘤、胰腺囊腺瘤 |
| 其他 | 胰腺萎缩、胆管下端或者壶腹部结石、胰腺囊性纤维化 |

表 12-1-2　胰管扩张按形式分类

| 分类 | 形式 |
| --- | --- |
| 扩张形态 | 平滑型(边缘平直)、鸟嘴型(有外凸及狭窄)、不规则型(外凸成角状,边缘不清楚)、串珠状、截断性 |
| 扩张部位 | 主胰管扩张、分支胰管扩张 |
| 扩张原因 | 原发性扩张和继发性扩张 |
| 扩张征象 | 双管征、三管征、四管征、胰管贯穿征等 |

## 三、影像诊断流程

胰管扩张并非特异性征象,临床最常见于胰腺导管癌、慢性胰腺炎、胰腺老年性改变、胰腺导管内乳头状黏液性肿瘤等,其次是壶腹癌、十二指肠癌、胆总管结石等。但是胰岛细胞瘤、黏液性囊性瘤、淋巴瘤、及胰腺转移瘤很少引起胰管扩张。综合分析胰管的形态、胆胰管扩张程度、梗阻部位、梗阻长度及梗阻端形态等征象,同时结合 ERCP、MRCP 等多种影像技术综合诊断,对于各种胰腺疾病的鉴别诊断具有重要意义(图 12-1-1)。

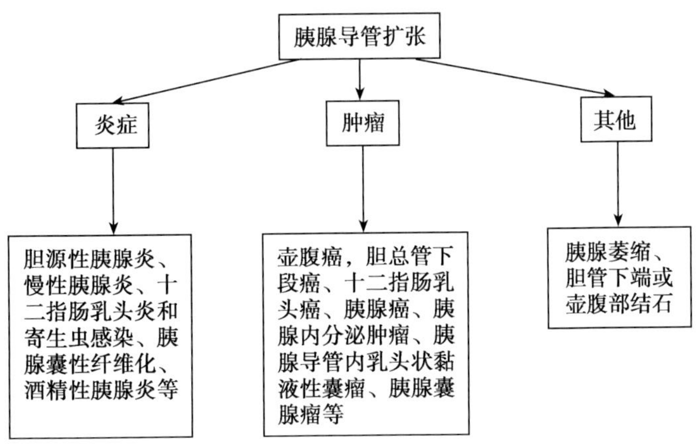


图 12-1-1　胰管扩张鉴别诊断流程

## 四、相关疾病影像学表现

**1. 胰腺导管癌(pancreatic ductal carcinoma)** 胰腺最常见的恶性肿瘤,常常侵犯胰管和胆管,引起胰腺的萎缩、胰管和(或)胆管扩张。以导管腺癌多见,多见于40岁以上,男性多于女性。按部位可分为胰头癌、胰体癌、胰尾癌及全胰癌,70%~80%以上的胰腺癌位于胰头部。

胰头癌胰管改变的主要特征包括:肿块远端胰管扩张,多呈明显扩张,且管腔光滑,并常在胰头肿块处截断,多见分支胰管扩张。梗阻部位见低增强或低回声的占位。肿瘤侵犯胆总管时,引起胆总管扩张,出现"双管征",其管腔末端突然截断。若梗阻近端和远端的两段胰管和胆管表现为4个分离的管腔,称为"四管征"。胰体尾癌主要表现为胰腺体尾部肿块,通常较胰头大。胰体癌可致病变远端胰腺萎缩和胰管扩张,而胰尾癌较少引起胰管扩张(图12-1-2)。

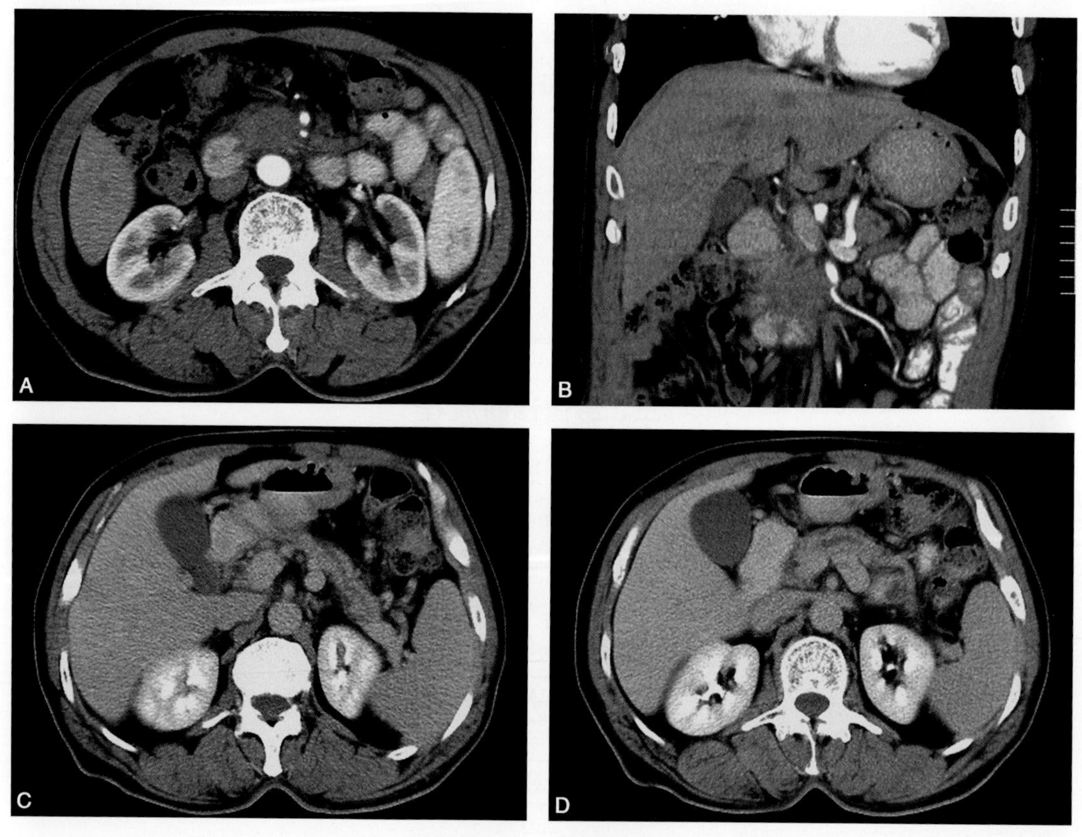


**图12-1-2 胰腺导管癌**

男,65岁。上腹疼痛2个月余。A、B. CT增强扫描动脉期显示胰头部肿块轻度强化,冠状位显示肿块与周围组织边界不清;C、D. CT增强扫描延迟期胰腺体尾部胰管扩张

**2. 壶腹癌(Vater's ampullary carcinoma)** 起源于Vater壶腹腺上皮的恶性肿瘤。肿块一般较小,表现为胆总管下段管腔充盈缺损,呈锯齿状或不规则状狭窄,胆胰管末端边缘常不规则。肝内胆管及主胰管扩张,可见"双管征",胰管轻到中度的扩张,分支胰管扩张少见(图12-1-3)。

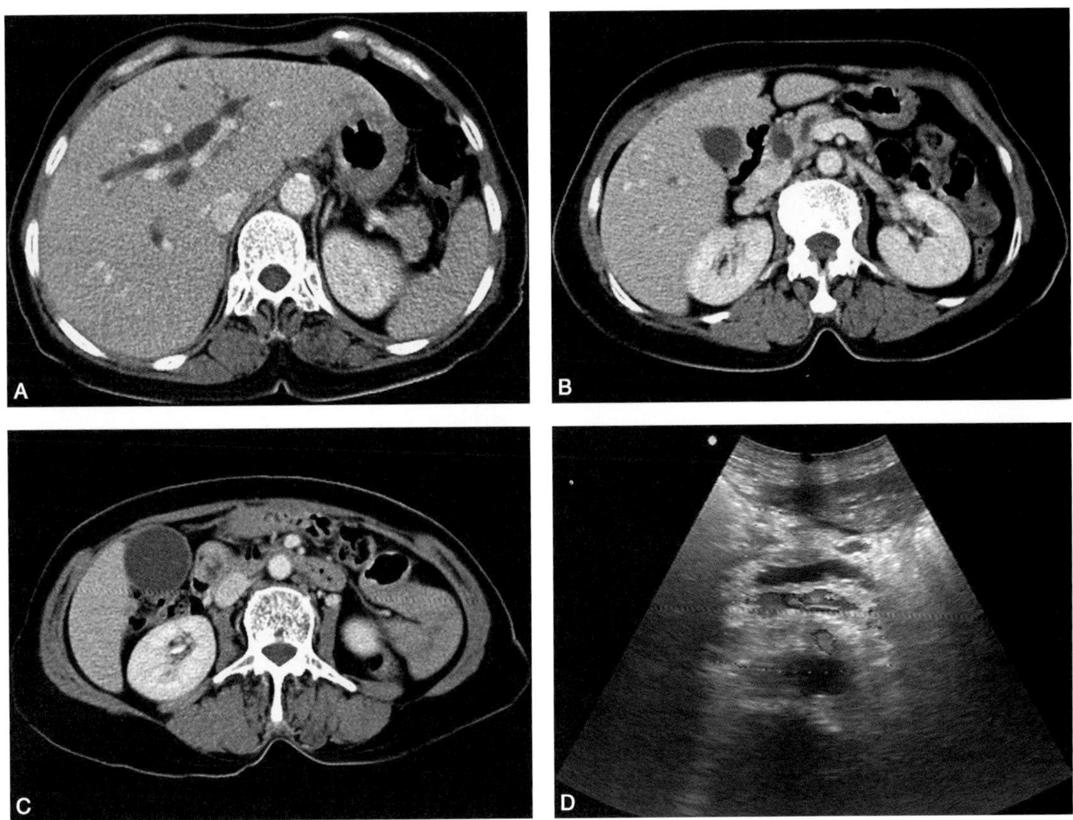

图 12-1-3　壶腹高分化腺癌

女,62 岁。食欲减退半年、黄疸 1 个月余。A～C. CT 增强扫描见壶腹部软组织肿块阻塞胆总管下端,肿块轻度强化,肝内胆管、胆总管及胰管扩张;D. 腹部超声显示胰腺体部胰管扩张

**3. 胆总管下段癌**　胆管壁局部不规则增厚或软组织肿块,胆管不规则狭窄及狭窄前胆管扩张,甚至胆管连续性中断。累及壶腹部或胰腺时,可引起梗阻性胆胰管扩张,形成"双管征"。当梗阻远端的胆管也可以显示时,可形成"三管征",即扩张的近端胆管、扩张的远端胆管和扩张的胰管。

**4. 十二指肠乳头癌**　位于十二指肠乳头区肿瘤可侵犯十二指肠壁、胆总管下端、壶腹部与胰头部。引起胰胆管梗阻扩张表现。有研究发现,胰头癌的"双管征"在接近肿块中段时,二者呈分离征象;而十二指肠乳头癌患者,由于发生在二者交汇处,"双管征"呈聚拢趋势(图 12-1-4,图 12-1-5)。

**5. 胰腺导管内乳头状黏液性肿瘤(intraductal papillary mucinous tumors,IPMT)**　一种少见的起源于主胰管或分支胰管的肿瘤,特征是上皮乳头状突起并分泌大量黏蛋白,导致胰管囊性扩张,肿瘤可单发或多发形成葡萄串样表现,少伴有胆管扩张。IPMT 症状无特异性,多数为良性病变,具有恶变潜能。

MRCP 显示病变与扩张胰管直接相通。根据肿瘤在胰管中的位置,分为主胰管型、分支型和混合型。主胰管型 IPMT 主要表现为主胰管弥漫和(或)节段扩张,伴有结节和(或)壁结节,常合并胰腺实质的萎缩。分支型 IPMT 可见于胰腺各个部位,主要见于胰头和钩突,影像学上表现为和主胰管相交通的单房或多房囊性肿瘤,常伴有分隔和壁结节的存在。当主

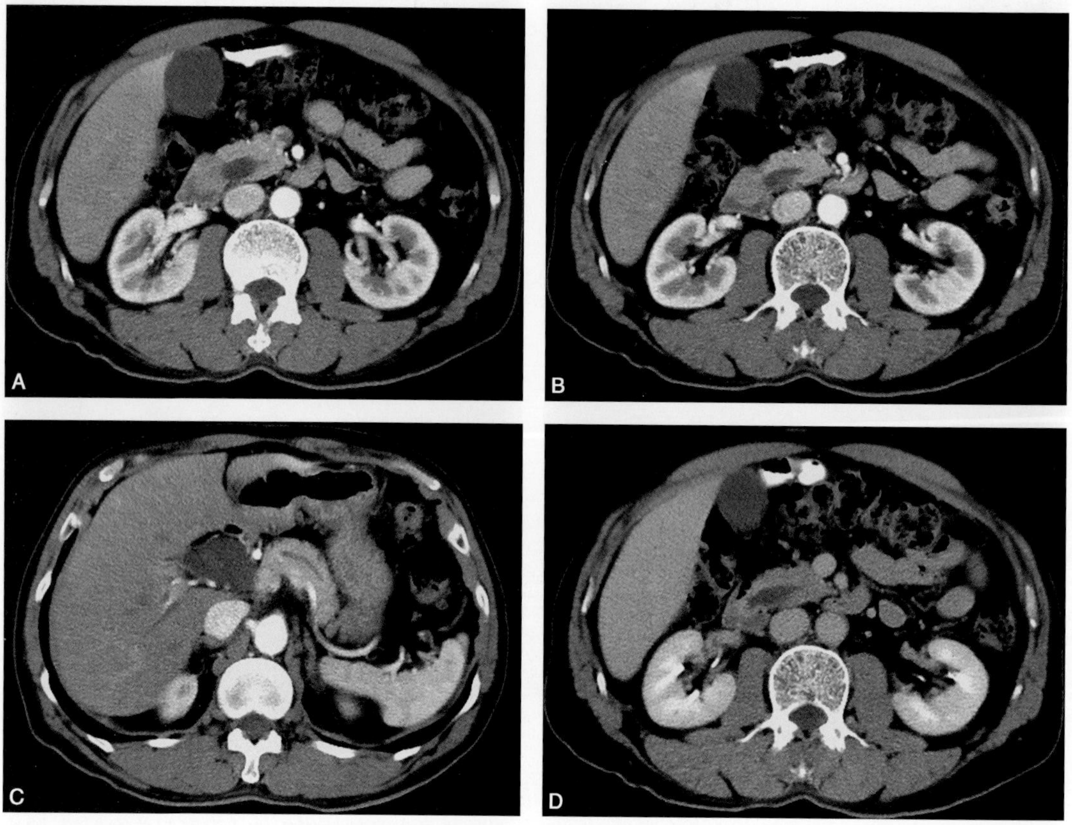

**图 12-1-4　十二指肠乳头管状腺瘤**

男,68 岁。查体发现十二指肠乳头占位,无腹痛腹胀症状。A ~ D. CT 增强扫描示十二指肠降段一类圆形软组织密度影并轻度强化,胰管轻度扩张

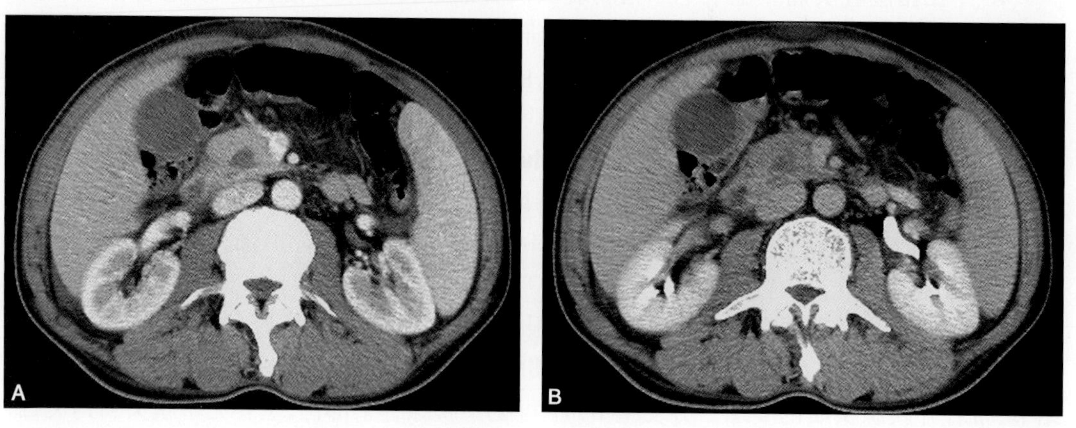

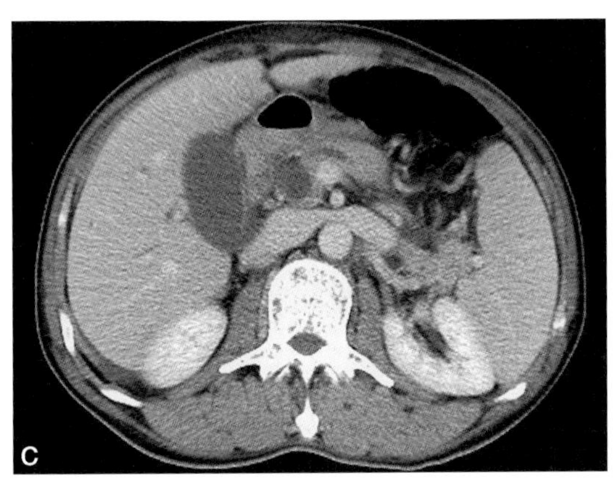


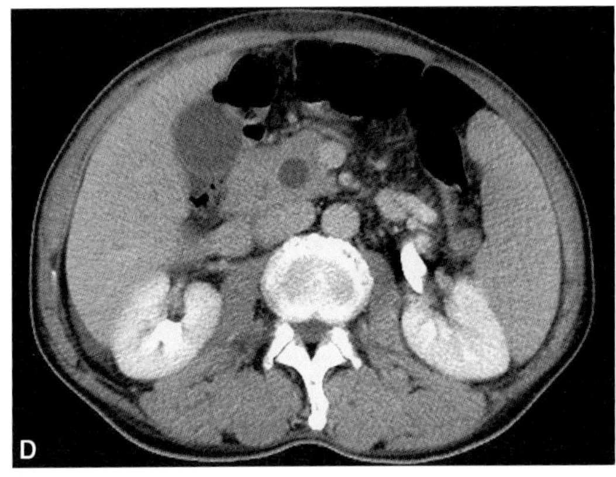


**图 12-1-5　十二指肠中分化腺癌累及胰腺**

男，53 岁。上腹痛、不适 3 个月。A、B. 十二指肠水平部见软组织密度影并轻度强化，与胰腺头部分界不清；C、D. 胆总管及胰管扩张呈“双管征”

胰管受累时可伴有主胰管不同程度的扩张。分支胰管扩张部分与主胰管相通。主胰管型 IPMT 特异性的 MRCP 表现为中到重度广泛的主胰管扩张。分支型 IPMT 会出现串珠样囊性扩张，而主胰管不扩张或只有轻微扩张。主胰管型 IPMT 有时会与慢性胰腺炎混淆，后者扩张的导管多不规则，呈粗细不等改变，前者则往往规则一致，如果能显示扩张胰管内的壁结节或黏液栓则有助于 IPMT 诊断，分支型 IPMT 须与囊腺瘤及与胰管交通的胰腺假性囊肿鉴别（图 12-1-6）。

**6. 胰腺炎（pancreatitis）**　部分结石性急性胰腺炎，尤其是胆总管下段结石可引起胰胆管扩张。慢性胰腺炎从形态上可以分为弥漫型和肿块型。肿块型慢性胰腺炎主胰管呈不规则扩张，管壁多不光滑。受压扩张的胆总管由上至下逐渐变细，肝内胆管扩张少见。肿块型慢性胰腺炎，可类似肿瘤，但这时可见未阻塞的胰管穿过肿块即“胰管贯穿征”（duct penetrating sign），此征象有助于区分胰腺炎性肿块和常规胰腺癌。早期分支胰管扩张和钙化是慢性胰腺炎最突出而特异的征象。扩张胰管的特征为粗细不均，串珠样扩张和狭窄、轮廓不规则（图 12-1-7，图 12-1-8）。

**7. 胆管下端或者壶腹部结石**　当结石位于胆管下端或者壶腹部时，可引起胰管轻度扩张。通常引起胆管和胰管同时扩张而出现“双管征”。MRCP 显示相应梗阻部位类圆形充盈缺损影，CT 可显示高密度结石影，少见低密度结石（图 12-1-9，图 12-1-10）。

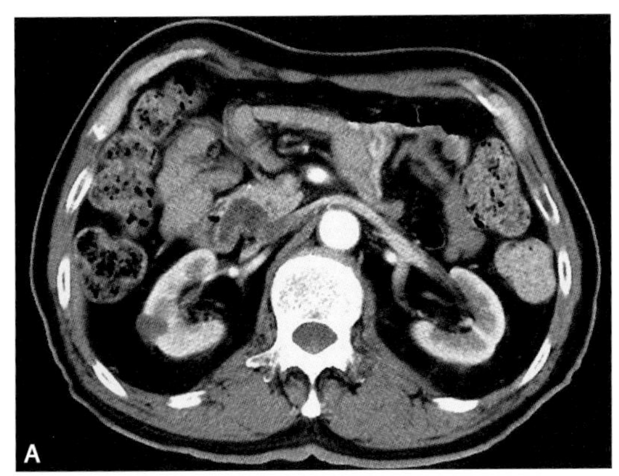


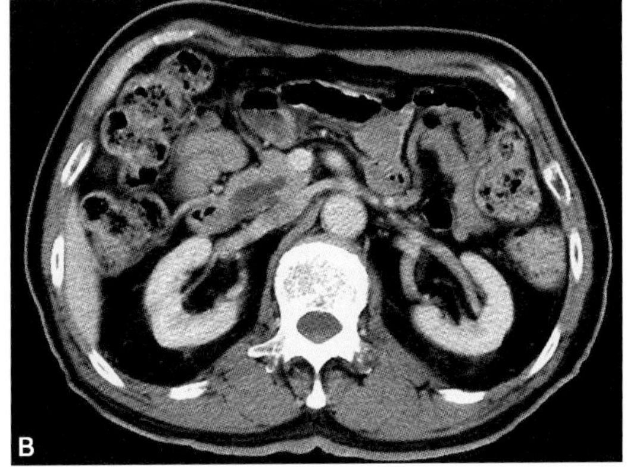

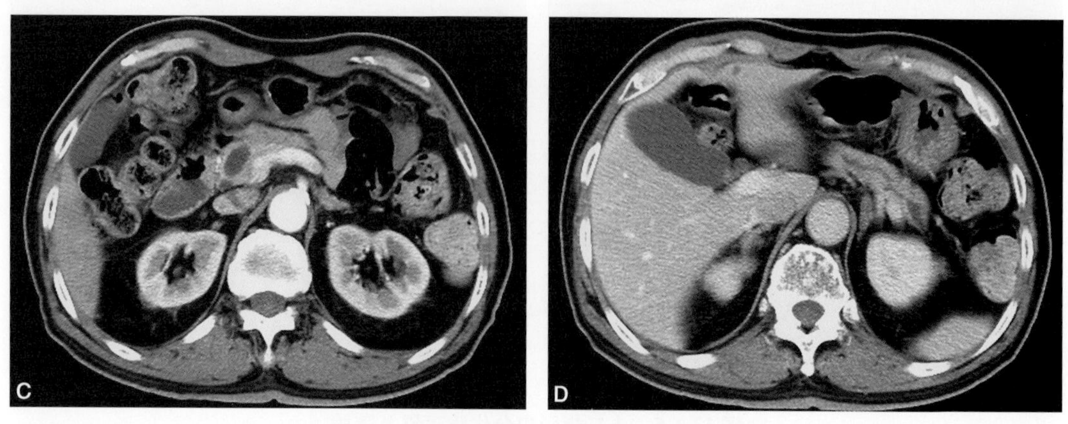


**图 12-1-6　胰腺导管内乳头状黏液性肿瘤**

男,74 岁。上腹不适查体发现腹部肿瘤。A、B. 胰头部可见分支胰管扩张,其内见强化结节与胰管相通,右肾另见一类圆形小囊肿;C、D. 主胰管扩张,胰头部为著

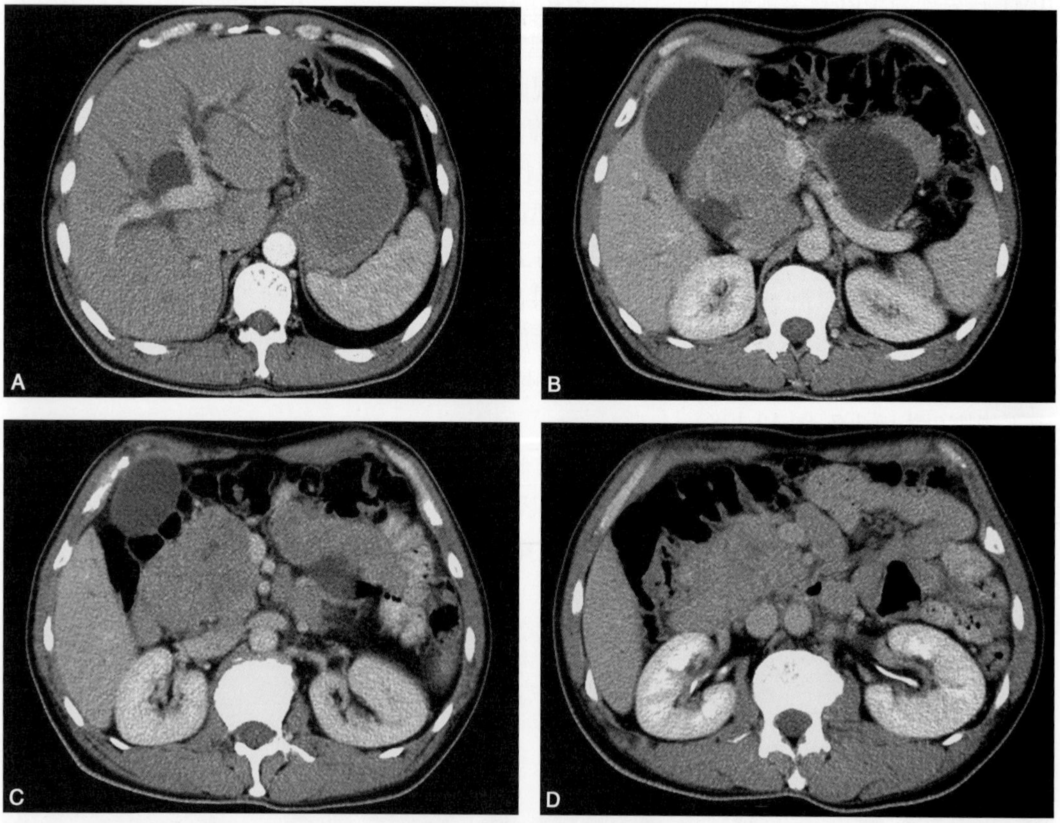

**图 12-1-7　肿块型慢性胰腺炎**

男,52 岁。上腹不适并尿液发黄 10 余天,无明显腹痛。慢性乙型肝炎病史。A ~ D. CT 增强扫描胰头明显肿大,胰头病变不均匀强化,强化程度低于胰腺实质,胰体部见囊状低密度,考虑潴留囊肿,肝内外胆管扩张;周围组织受压轻度移位,未见明显受侵征象。术前考虑肿瘤,病理结果胰腺炎症

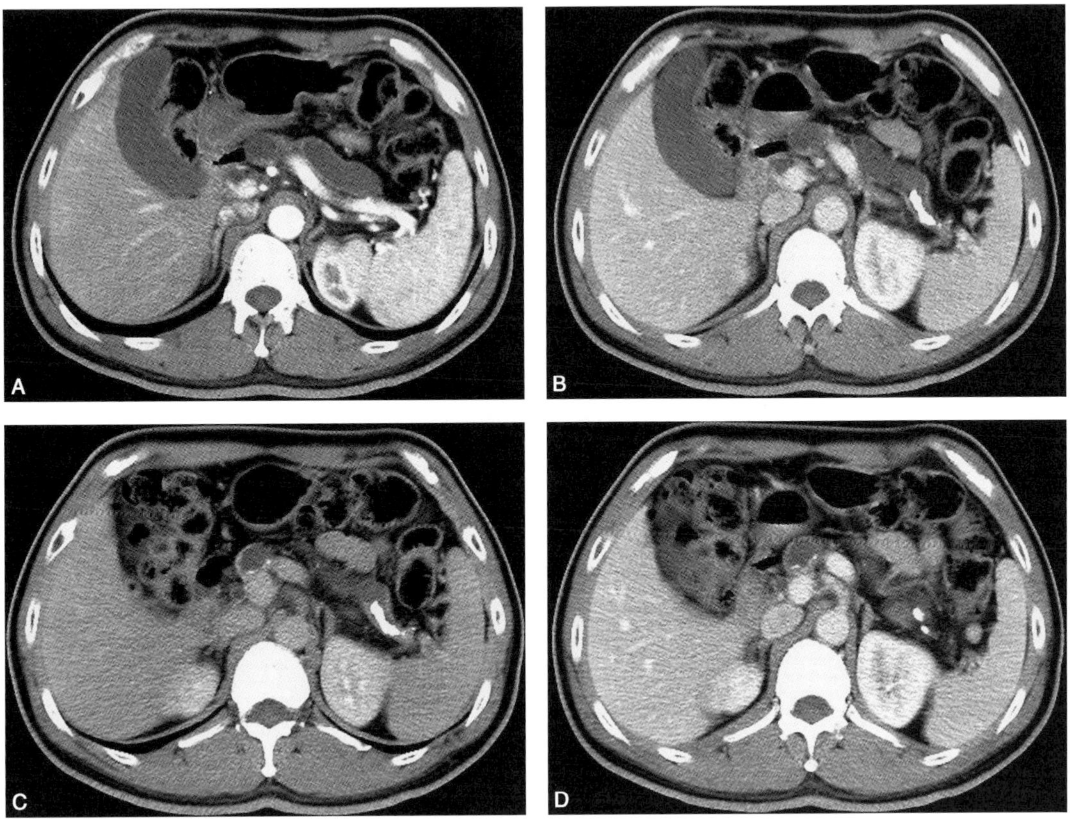

图 12-1-8　慢性胰腺炎

男,50 岁。间断腹泻 3 年余。A ~ D. CT 增强扫描胰腺实质萎缩无明显强化,胰管全程扩张明显,内见高密度钙化灶

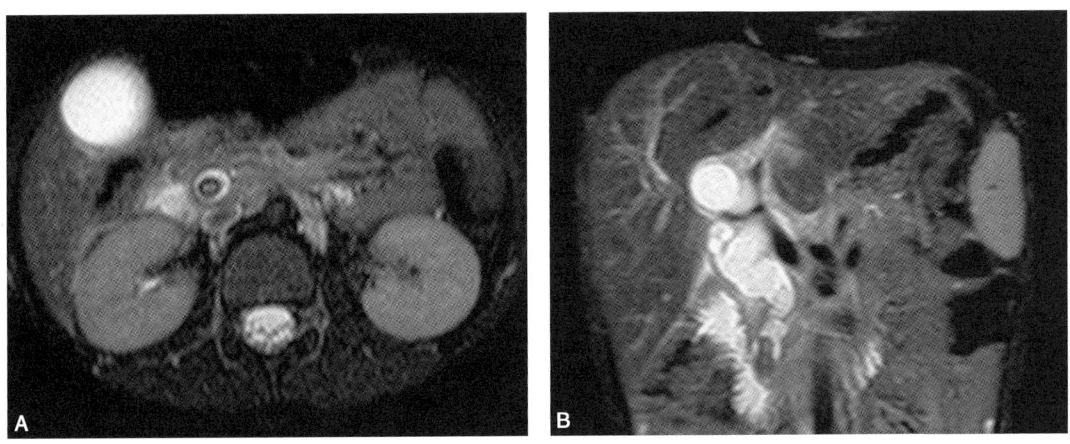

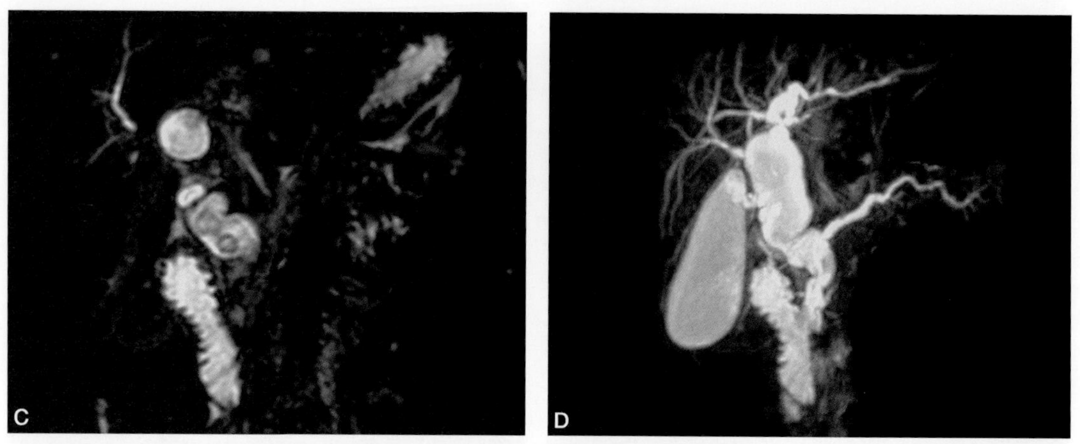

**图 12-1-9　胆总管下端或者壶腹部结石**

女，5 岁。右上腹阵发疼痛 10 天，皮肤黄染 3 天。A ~ D. MRI 平扫、MRCP 检查显示胆总管下端多发类圆形环状低信号，胆囊增大，胆系及胰管扩张呈典型“双管征”

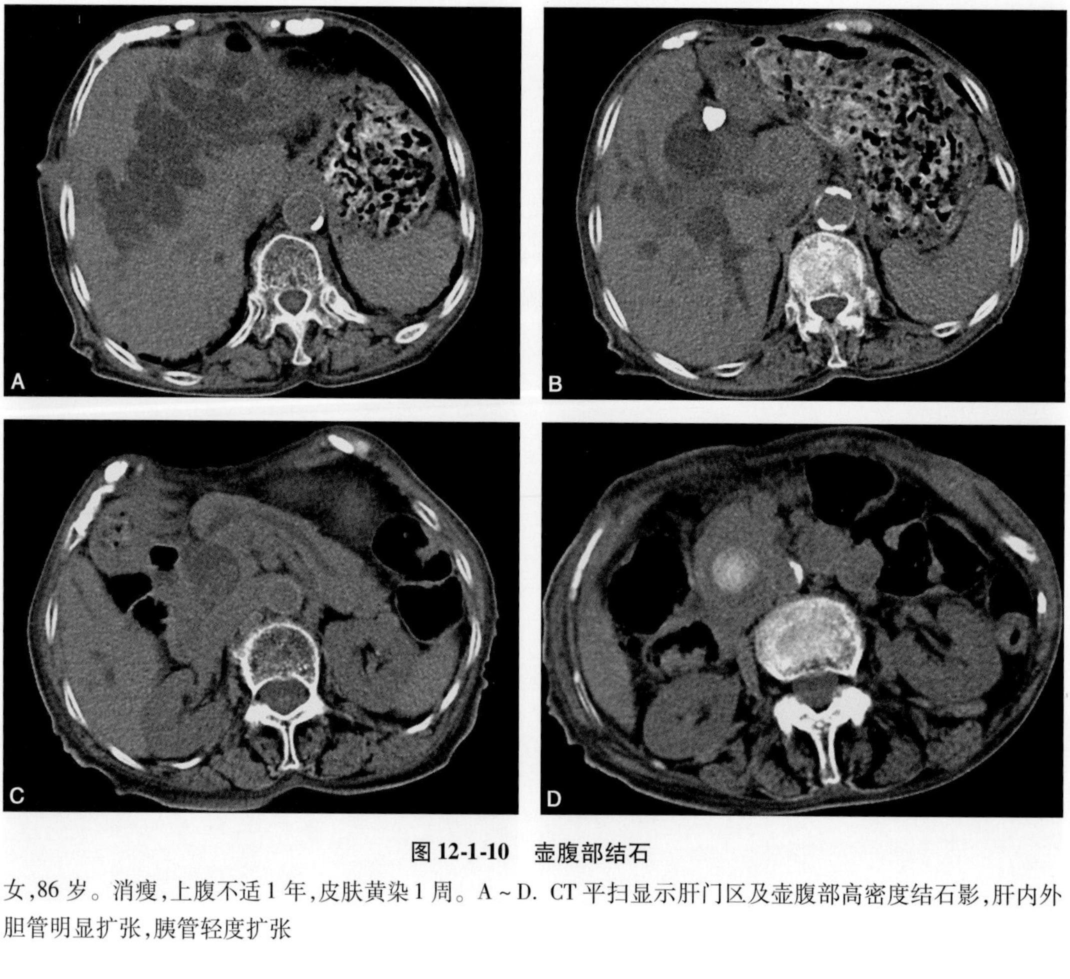

**图 12-1-10　壶腹部结石**

女，86 岁。消瘦，上腹不适 1 年，皮肤黄染 1 周。A ~ D. CT 平扫显示肝门区及壶腹部高密度结石影，肝内外胆管明显扩张，胰管轻度扩张

**8. 十二指肠乳头炎和寄生虫感染** 乳头炎可能是胆道结石、乳头周围憩室、寄生虫引起，医源性（ERCP 及内镜括约肌切开术）、继发性炎症，导致奥迪氏括约肌纤维化或者功能障碍，导致壶腹部梗阻，从而引起胰胆管扩张。

## 五、研究进展及存在问题

近年来 MRCP 技术发展迅速，国内外学者不断优化其成像序列及扫描技术，提高图像质量，更准确进行胰管扩张病变的诊断与鉴别诊断。但 MRCP 难以显示胰管内部病变，不能提供胰管的动态信息，易受胃肠内液体及呼吸运动伪影等干扰；对侵犯邻近组织器官和微小结石诊断精确度不高。由于 MRCP 不能进行细胞学检查和介入治疗，目前仍无法完全替代 ERCP。相信随着成像技术地完善，MRCP 必将更广泛地应用于临床。

（孙军燕　王青）

## 参考文献


1. Irie H, Yoshimitsu K, Aibe H, et al. Natural history of pancreatic intraductal papillary mucinous tumor of branch duct type: follow-up study by magnetic resonance cholangiopancreatography. J Comput Assist Tomogr, 2004, 28(1): 117-122.
2. Kim JH, Kim MJ, Chung JJ, et al. Differential diagnosis of periamullary carcinomas at MR imaging. Radiographics, 2002, 22(6): 1335-1353.
3. Okazaki K, Kawa S, Kamisawa T, et al. Clinical diagnostic criteria of autoimmune pancreatitis: revised proposal. J Gastroenterol, 2006, 41(7): 626-631.
4. Okazaki K, Uchida K, Matsushita M, et al. Autoimmune pancreatitis. Internal Medicine, 2005, 44(12): 1215-1223.
5. Sahani DV, Shah ZK, Catalano OA, et al. Radiology of pancreatic adenocarcinoma: current status of imaging. J Gastroenterol Hepatol, 2008, 23(1): 23-33.
6. Sahani DV, Kadavigere R, Blake M, et al. Intraductal papillary mucinous neoplasm of pancreas: multi-detector row CT with 2D curved reformations-correlation with MRCP. Radiology, 2006, 238(2): 560-569.
7. 王大丽，周健，郑双丽，等. 胰腺导管内乳头状黏液性肿瘤的影像学表现及其在术前诊断相关性浸润性癌中的应用价值. 中华肿瘤杂志，2014，36(9)：682-687.
8. 王克扬，董馨，贺文. 多排螺旋 CT 胰胆管三维成像与 MR 胆胰管成像对胰胆管梗阻性疾病诊断的对照观察. 中国医学影像技术，2010，26(3)：521-524.
9. 殷小平，冯宝，李秋平，等. MSCT 及 MRI 对胰腺导管内乳头状黏液性肿瘤的诊断. 实用放射学杂志，2013，29(12)：2059-2062.
10. 张栋，陈大志，樊华，等. 胰腺导管内乳头状黏液性肿瘤形态学特征与疾病良恶性的相关分析. 中华肝胆外科杂志，2013，19(7)：516-519.


# 第二节 胰腺周围脂肪间隙模糊

## 一、相关疾病分类

胰腺周围脂肪组织在 CT 上表现为均匀低密度，可清晰衬托显示出胰腺边缘结构。任何胰腺周围结构的炎症或新生物（肿瘤）过程都可能引起胰腺周围脂肪间隙变模糊，即胰周脂肪囊浸润。共享胰腺前间隙的脏器(十二指肠、升结肠、降结肠)病变,以及全身水肿和门脉高压时也可见到胰周脂肪的密度改变。胰腺周围脂肪间隙模糊可以弥漫性或局限性,是胰腺病变的辅助征象之一,对判断病变范围及程度有很大帮助。临床常见的相关疾病有急性胰腺炎、胰腺导管癌、全身水肿及门脉高压、创伤性胰腺炎、十二指肠溃疡及胃溃疡;不常见的有胰腺休克、硬化性肠系膜炎、自身免疫性胰腺炎、胰腺转移瘤及淋巴瘤、十二指肠憩室炎等(图 12-2-1)。

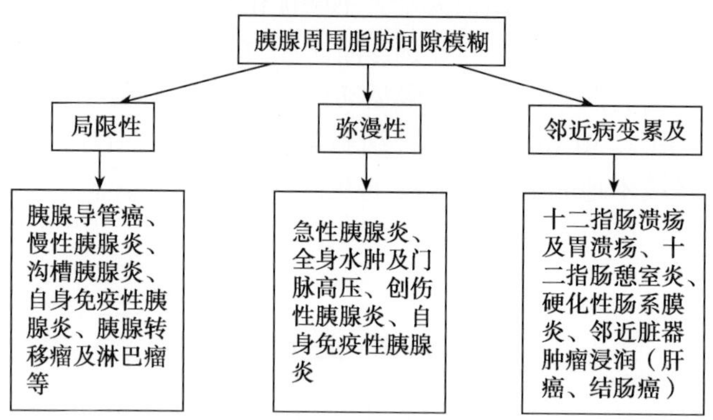


**图 12-2-1 胰腺周围脂肪间隙模糊鉴别诊断流程**

## 二、相关疾病影像学表现

**1. 急性胰腺炎(acute pancreatitis,AP)** 胰周脂肪间隙模糊最常见的原因。AP 是与胆石症、胆道感染、胆道寄生虫、酗酒、外伤、穿透性溃疡病、手术、暴饮暴食及胰管疾病等有关的自身消化性疾病。

CT 检查对于急性胰腺炎的诊断、评估胰腺炎的严重程度具有重要价值。急性胰腺炎可分为急性单纯性胰腺炎及急性出血坏死性胰腺炎。前者 CT 表现为胰腺体积不同程度弥漫性增大,密度正常或轻度下降,无坏死区域;胰腺轮廓多模糊,渗出明显的可有少量胰周积液。急性出血坏死性胰腺炎胰腺密度不均匀减低,坏死区域密度更低,表现为囊样低密度区,出血区密度高于正常胰腺,胰腺周围脂肪间隙消失,胰腺边界模糊不清,左肾前筋膜增厚,胰周往往出现脂肪坏死和胰周积液,小网膜积液最为常见;并发胰腺蜂窝织炎和胰腺脓肿时,表现为胰腺外形模糊,与周围大片不规则低密度软组织影融合成片,其内密度不均匀;4~6 周后可并发假性囊肿形成(图 12-2-2,图 12-2-3)。

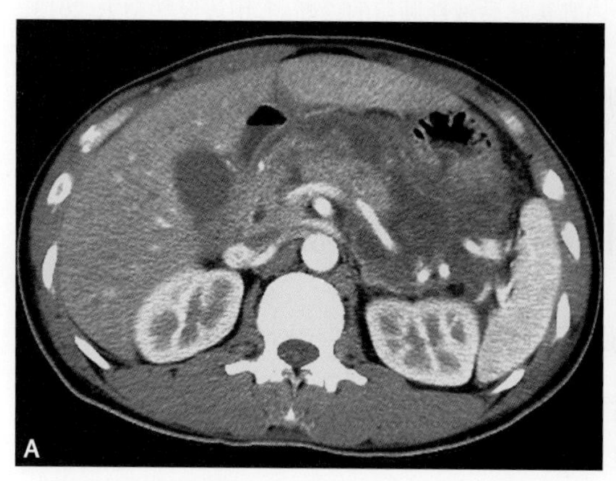


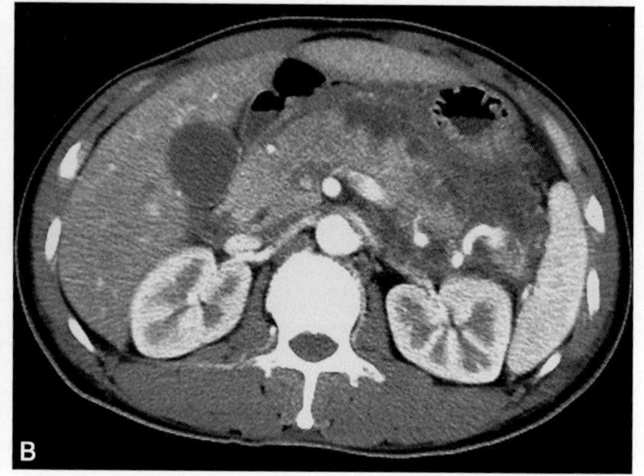

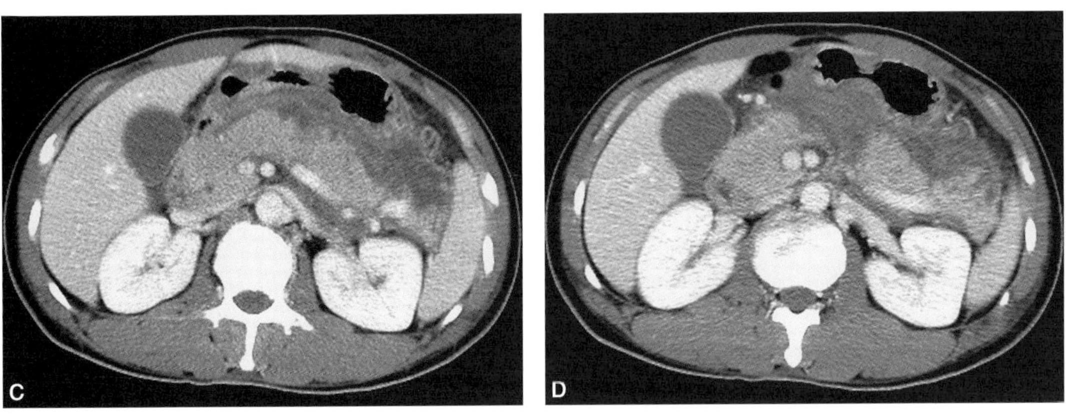


图 12-2-2　急性胰腺炎

男，35 岁。突发上腹痛，血尿淀粉酶增高。A ~ D. CT 增强扫描显示胰腺肿胀，强化欠均匀，胰周脂肪间隙模糊并见片状低密度影

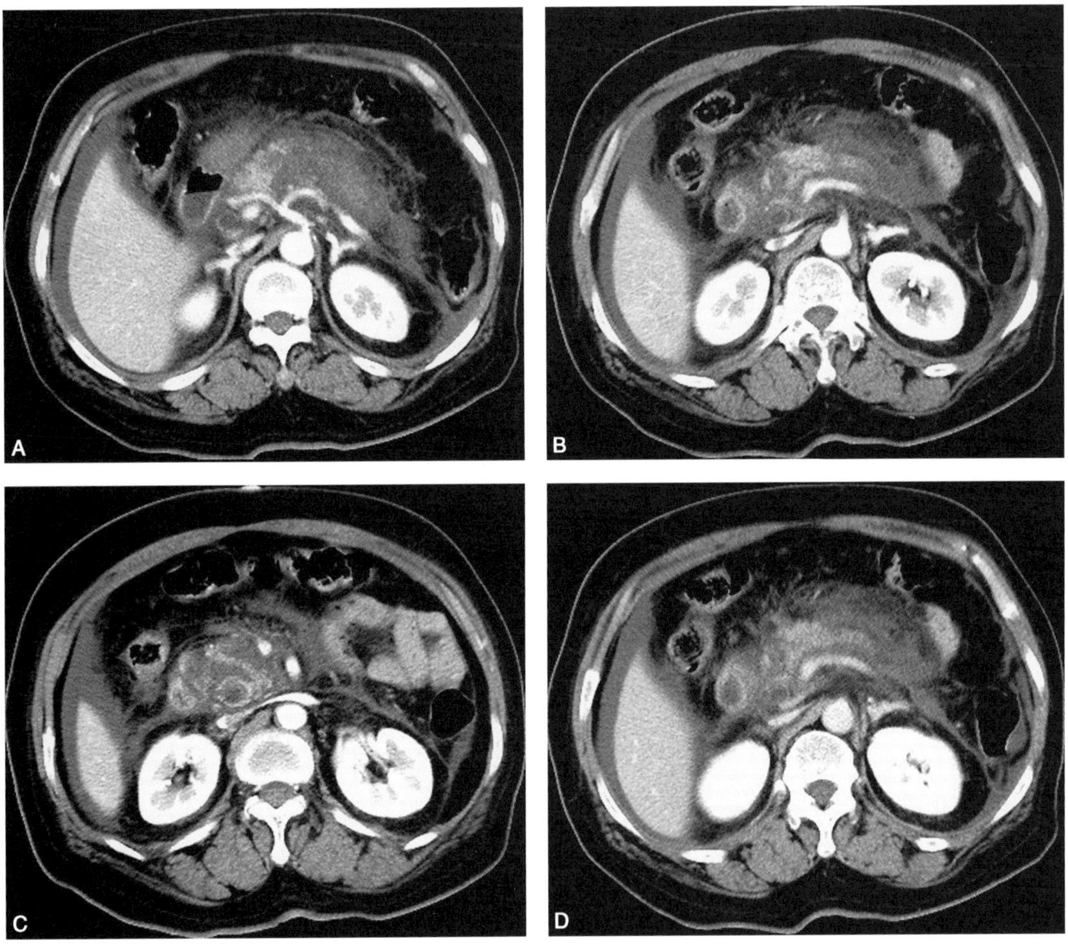

图 12-2-3　急性坏死性胰腺炎

女，61 岁。上腹痛 3 天，加重 1 天。A ~ D. CT 增强扫描显示胰腺肿胀，不均匀强化，边界模糊，周围脂肪密度增高，左侧肾周筋膜增厚，肝周见液体密度影

**2. 创伤性胰腺炎(traumatic pancreatitis,TP)** 继胰腺损伤后出现的一种急性非感染性胰腺炎,多由外伤和外科手术损伤所致。CT扫描是腹部创伤后血流动力学稳定患者首选检查方式,清楚显示胰腺挫裂伤及其并发症。影像特点与急性胰腺炎相似,轻症时胰腺边缘毛糙,无明显坏死区,可有少量胰周积液;重症时体积明显增大,边缘不规则,密度明显不均匀,可见片状高密度出血灶和低密度液化坏死区,周围有明显渗出积液,肾前筋膜水肿增厚,肾旁、肾前间隙及小网膜囊积液等。胰腺断裂是典型征象,可见实质断裂分离,实质内血肿。CT增强扫描对TP坏死程度、腹膜后扩展范围及预后、并发症的评价更为准确(图12-2-4)。

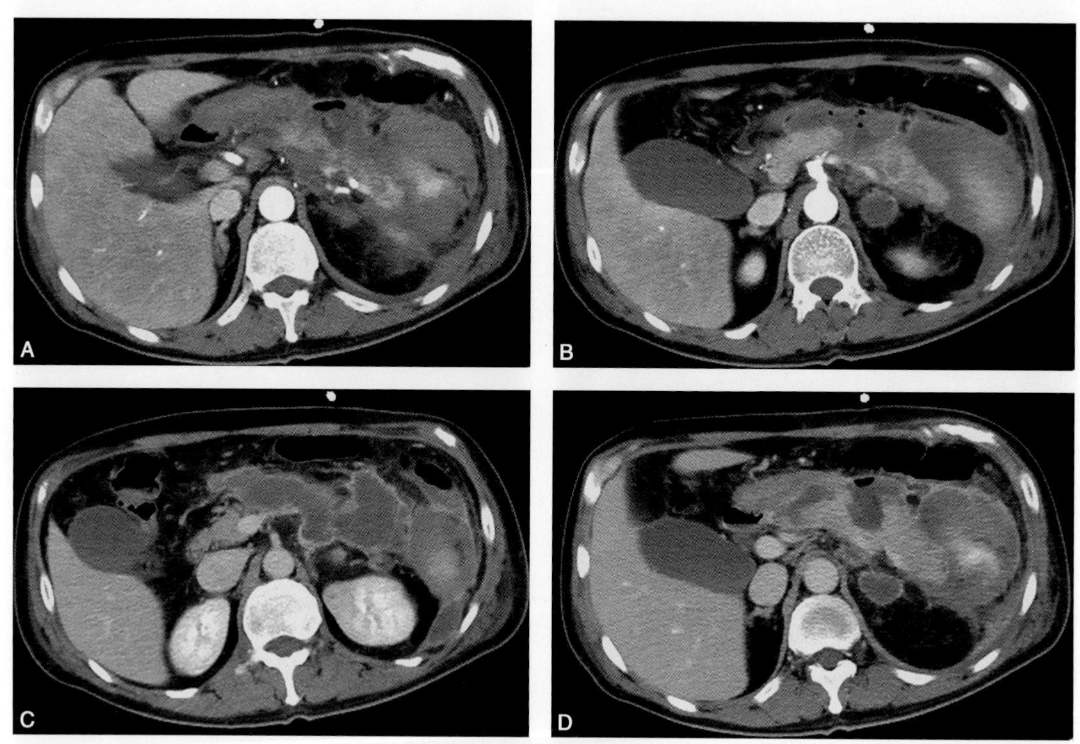


**图12-2-4 创伤性胰腺炎**

男,56岁。腹部车祸外伤,胰腺损伤。A~D. CT增强扫描胰腺体部实质不连续,边缘模糊,胰周脂肪密度增高,见气体及液体密度影,胰尾部密度略高;胰周积液呈边缘性强化,左侧肾周筋膜增厚

**3. 胰腺导管癌(pancreatic ductal carcinoma)** 肿瘤浸润可导致胰周脂肪消失,并常见浸润脾、结肠和肠系膜血管。约5%的胰腺癌患者可表现出急性胰腺炎的临床及生化征象(图12-2-5)。

**4. 硬化性肠系膜炎(sclerosing mesenteritis)** 累及肠系膜脂肪的一种少见的慢性非特异性炎症,有观点认为是肠系膜的自身免疫性炎症。多见于老年男性。患者可有腹痛、恶心、不适、低热、体重减轻、肠道功能紊乱等症状。按照病理分三个亚型:脂肪营养不良型、肠系膜脂膜炎型和收缩性肠系膜炎型。

CT是敏感性较高的检查方法,常表现为纤维脂肪性肠系膜包块,有薄壁的囊和肠系膜血管周围脂肪不受累,可伴簇状肠系膜淋巴结的轻度增大。该病对脂肪囊的浸润常位于空肠系膜及胰尾部,不是真正的胰周。

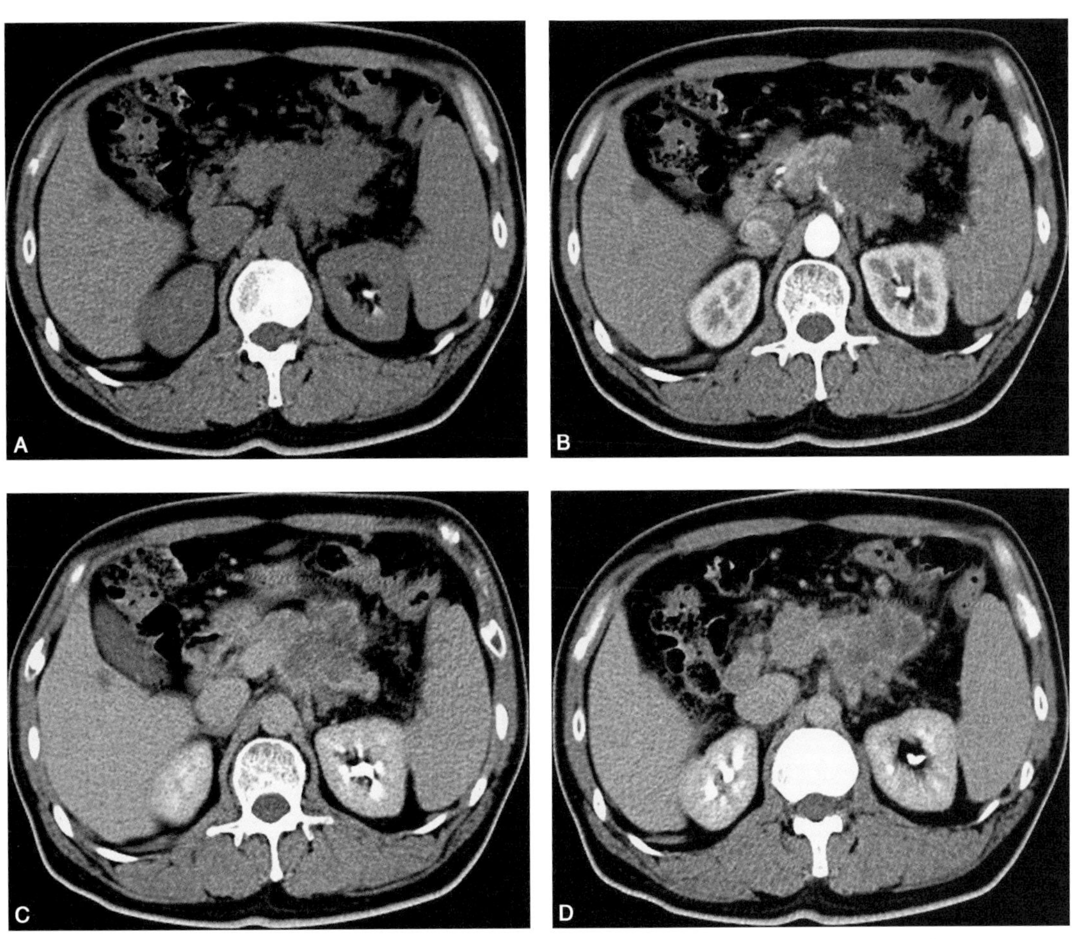

图 12-2-5　胰腺导管癌

男，68 岁。上腹胀痛不适 3 个月余。A. CT 平扫显示胰腺体部低密度肿块，边界模糊，局部脂肪间隙浸润；B～D. CT 增强扫描动脉期肿块强化程度低于胰腺实质，延迟期显示肿块不均匀强化，肝内低密度结节为转移灶

**5. 自身免疫性胰腺炎（AIP）**　由于自身免疫机制导致的一类特殊的慢性胰腺炎。好发于中年男性，主要表现为胰腺弥漫性肿大、主胰管狭窄等，对激素治疗敏感。实验室检查高丙种球蛋白血症和血清 IgG4 水平升高，自身抗体阳性，胰腺形态改变明显但症状轻微是自身免疫性胰腺炎有别于普通胰腺炎的一个明显的临床特点。

AIP 在 CT、MRI 上表现为胰腺增大，胰腺增强程度减弱并且没有钙化，呈腊肠样改变，胰周可有包膜样环状影，考虑为炎症、周围液体积聚或胰周脂肪组织纤维化所致，在 CT 影像上该包膜样环状影表现为低密度，在 MRI 表现为 $T_2$WI 低信号，强化动态扫描表现为延迟强化，少数患者可有胰周淋巴结肿大和胰腺假性囊肿的形成。胰周浸润往往比其他原因引起的急性胰腺炎局限，并可能引起胆管和（或）胰管的扩张（图 12-2-6）。

**6. 十二指肠溃疡及胃溃疡、十二指肠憩室炎等**　可引起右侧肾前间隙脂肪浸润，范围多累及胰头及胰颈部周围，有时可能向两侧扩散至肾前筋膜及胰周区域。少数穿透进入胰体引起胰腺炎。注意寻找腔外气体及肠内对比剂是鉴别关键。

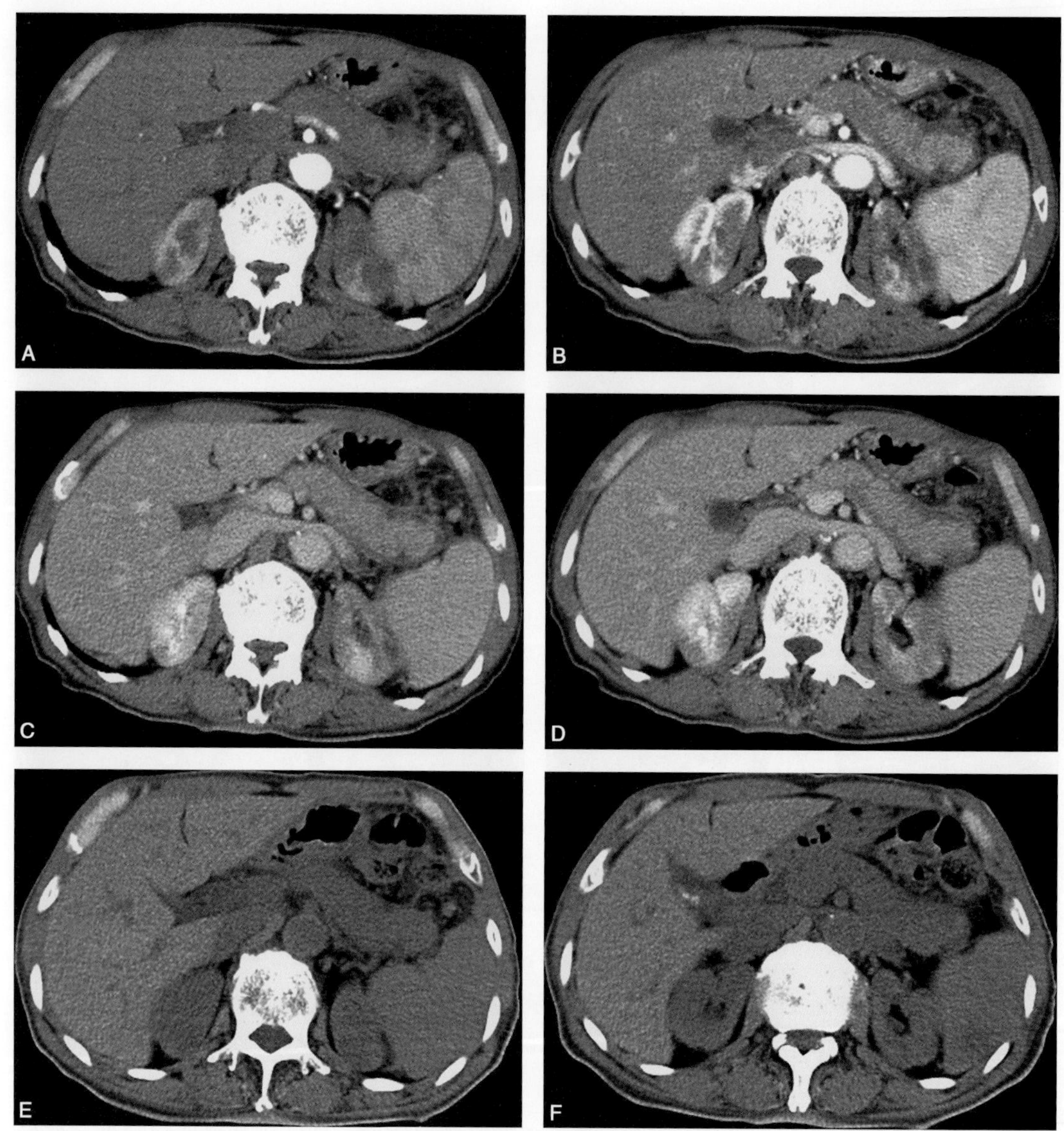

**图 12-2-6 自身免疫性胰腺炎**

男,74 岁。反复发作左上腹痛 2 个月余,胆囊结石病史 4 年;血尿淀粉酶增高,ESR 125mm/1h,ANA 1∶100(+),IgG 19.8g/L。A～D. CT 增强扫描动脉期见胰腺肿胀轻度强化,呈腊肠样改变,胰周脂肪间隙模糊,见包膜样线状低密度;延迟期包膜持续强化,显示更加清晰,双肾强化不均匀;E、F. 小剂量激素治疗 2 个月后复查,CT 平扫见胰周包膜样环状影消失,临床症状明显好转,胆囊内见高密度结石

（孙军燕　王青）

## 参 考 文 献

1. Banks PA, Silverman SG, Shyu JY, et al. Necrotizing pancreatitis: diagnosis, imaging, and intervention. Radiographics, 2014, 34(5): 1218-1239.

2. Cassinotto C, Mouries A, Lafourcade JP, et al. Locally advanced pancreatic adenocarcinoma: reassessment of

response with CT after neoadjuvant chemotherapy and radiation therapy. Radiology,2014,273(1):108-116.

3. Martin DR,Karabulut N,Yang M,et al. High signal peripancreatic fat on fat-suppressed spoiled gradient echo imaging in acute pancreatitis:preliminary evaluation of the prognostic significance. J Magn Reson Imaging,2003,18(1):49-58.

4. Murphy KP,O'Connor OJ,Maher MM. Updated imaging nomenclature for acute pancreatitis. AJR Am J Roentgenol,2014,203(5):W464-469.

5. Türkvatan A,Erden A,Türkoğlu MA,et al. Imaging of acute pancreatitis and its complications. Part 2:Complications of acute pancreatitis. Diagn Interv Imaging,2015,96(2):161-169.

6. 梁亮,曾蒙苏,纪元,等. 自身免疫性胰腺炎合并腹部其他组织器官受累的影像表现. 中华放射学杂志,2013,47(3):220-224.

7. 闵鹏秋,严志汉. 急性胰腺炎腹膜后间隙扩散——一个腹部影像诊断难题. 中华放射学杂志,2005,39(4):342-343.

8. 肖波. 妊娠合并急性胰腺炎四例的影像学表现. 中华胰腺病杂志,2010,10(5):360-361.

9. 杨恒选,闵鹏秋,宋彬,等. 急性胰腺炎左膈下脂肪浸润与临床、影像分级的相关性研究. 中华放射学杂志,2002,36(10):888-891.

10. 朱捷,方金洲,杨正汉,等. 自身免疫性胰腺炎胰腺外病变的影像表现. 中华放射学杂志,2013,47(6):517-521.

# 第三节 胰腺乏血供病变

## 一、前　言

随着医学影像技术的普及应用,各种胰腺占位性病变的临床发现率显著上升,促使临床及影像科医师对不同病变做出正确判断及合理处理。胰腺占位病变的分类有很多种方法,按大体形态可分为实性、囊性、囊实性,按病因病理可分为炎性、肿瘤性、异位及先天性等。根据胰腺占位的血供多寡我们将之分为富血供病变及乏血供病变,CT、MRI 即可初步判断多数肿瘤的性质,明确肿物与胰管、血管和周围脏器的关系,进行术前可切除评估和制定适宜的手术方案。

## 二、相关疾病分类

乏血供胰腺病变在胰腺占位中常见并多见,病种繁多,按生物学特性可分为良性及恶性。按临床需要可以大致分为肿瘤性、炎性及先天改变。临床常见胰腺导管癌、慢性胰腺炎、胰腺黏液性囊腺瘤、胰腺正常变异等。少见有胰腺浆液性囊腺瘤、壶腹癌及胆管癌累及胰腺、胰腺转移瘤、胰岛细胞瘤、急性胰腺炎、自身免疫性胰腺炎、沟槽胰腺炎、实性乳头状肿瘤等。胰腺周围淋巴结转移及不透 X 线的肠管、十二指肠憩室等挤压至胰腺区也会导致误诊胰腺占位,邻近器官占位性病变(胃癌、胃间质瘤、肾上腺癌、嗜铬细胞瘤、十二指肠肿瘤、纤维瘤、腹膜后肉瘤、腹膜后淋巴瘤、胰腺周围血管损害等)也需要鉴别(表 12-3-1)。

## 三、影像诊断流程

胰腺乏血供病变包括多种肿瘤及非肿瘤性病变,关注影像表现的同时需要密切结合临床病史、症状及其他实验室检查结果。除增强扫描乏血供特征外,其他并存征象如钙化及胰管扩张等也同时具有特征性,胰周脂肪及淋巴结的改变有助于鉴别诊断及帮助肿瘤分期。

表 12-3-1　胰腺乏血供病变按疾病分类

| 病变分类 | 疾病 |
|---|---|
| 炎性病变 | 肿块型慢性胰腺炎、局限性急性胰腺炎、自身免疫性胰腺炎、沟槽胰腺炎、胰腺假性囊肿 |
| 恶性肿瘤 | 胰腺癌、浆液性囊腺癌、黏液性囊腺癌、胰腺转移瘤、胰腺淋巴瘤、壶腹癌及胆管癌累及胰腺 |
| 良性肿瘤 | 胰岛细胞瘤、黏液性囊腺瘤及浆液性囊腺瘤、淋巴管瘤 |
| 良恶性交界肿瘤 | 导管内乳头状黏液性肿瘤、实性假乳头状瘤 |
| 其他 | 胰腺变异、胰腺背侧发育不全、胰内副脾、局限性脂肪增生/浸润 |

还应注意观察胰腺损伤的各种表现，如胰管、胆总管的梗阻扩张，胰腺周围组织来源的占位也可以刺激胰腺产生占位，如胃、十二指肠、肾及肾上腺等；慢性胰腺炎及自身免疫性胰腺炎等也可以刺激胰腺肿瘤形成（图 12-3-1）。

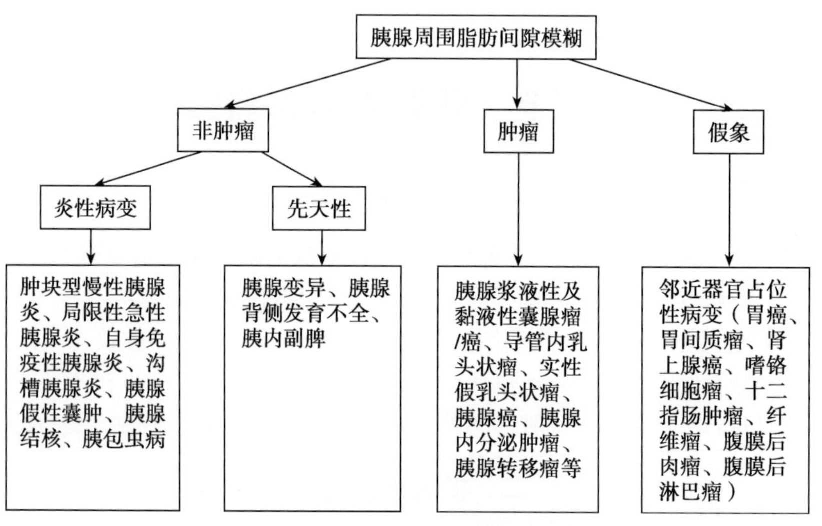


图 12-3-1　胰腺乏血供病变鉴别诊断流程

## 四、相关疾病影像学表现

**1. 胰腺导管腺癌（pancreatic ductal adenocarcinoma，PDAC）**　CT 平扫多为等密度的肿块影，内部液化坏死区呈不规则低密度。MRI 平扫 $T_1$WI 为略低或等信号，如果肿瘤较大（>5cm），常为低信号，并可见中央更低信号的液化坏死区，$T_2$WI 为混杂或略高信号；等密度或等信号病变只能靠间接征象诊断：如局部占位征象和胰腺轮廓改变，胰管胆管扩张、肿瘤远侧胰腺萎缩等；增强扫描动脉期显示最好，肿瘤为低密度或低信号，与明显强化的正常胰腺组织形成明显对比，门脉期及实质期仍多无明显强化，但是不如动脉期对比明显（图 12-3-2，图 12-3-3）。

**2. 肿块型慢性胰腺炎**　慢性胰腺炎的一种特殊类型，胰头区多见，影像学表现类似胰头癌，诊断困难。如发现远侧胰管不规则扩张伴有导管内结石、胰腺实质钙化、肾周筋膜增厚以及假性囊肿的形成，再结合患者的炎症史及饮酒史有助于诊断（图 12-3-4，图 12-3-5）。

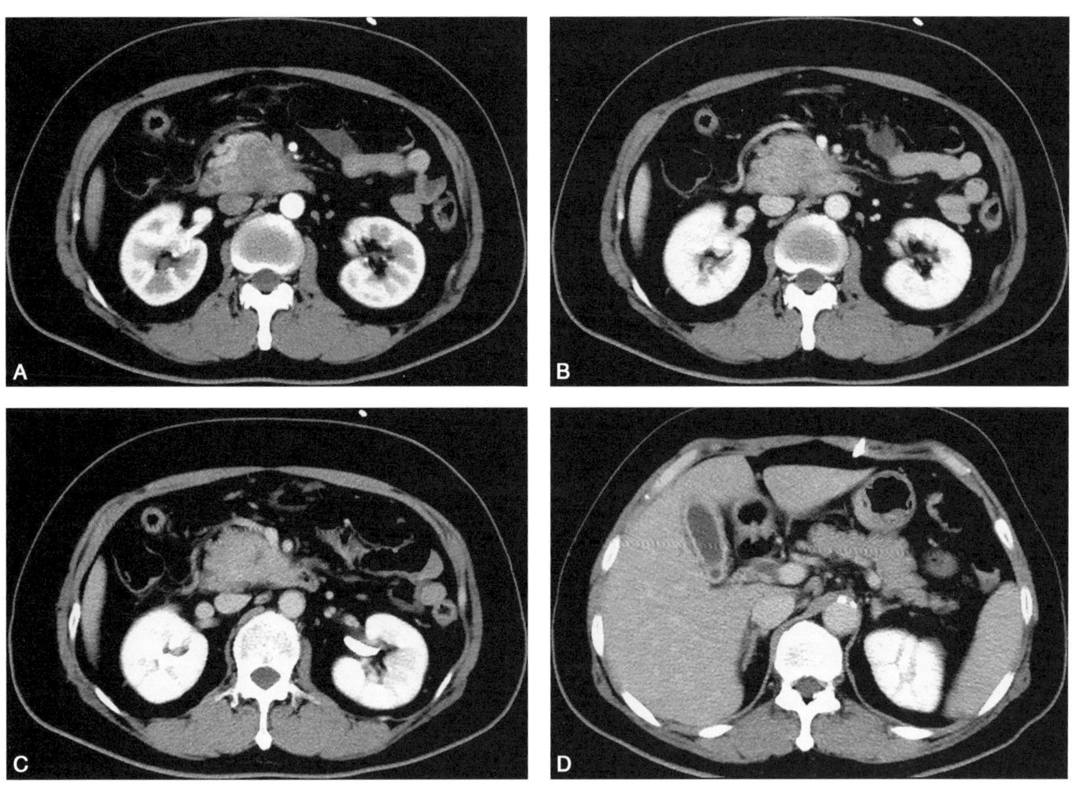


图 12-3-2　胰腺癌

女,59 岁。腹部不适,疼痛 3 个月。A. CT 增强扫描动脉期见胰头部肿块强化程度低于胰腺实质,周围脂肪间隙模糊;B ~ D. CT 增强扫描静脉期肿块持续不均匀强化,胰腺体尾部未见异常,胰管无扩张,胆囊壁增厚并强化

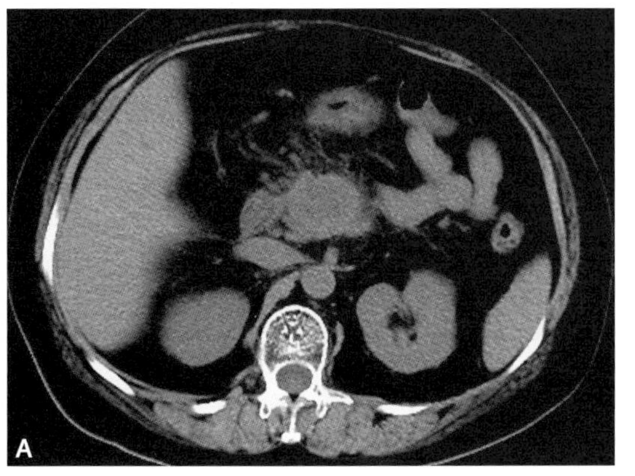


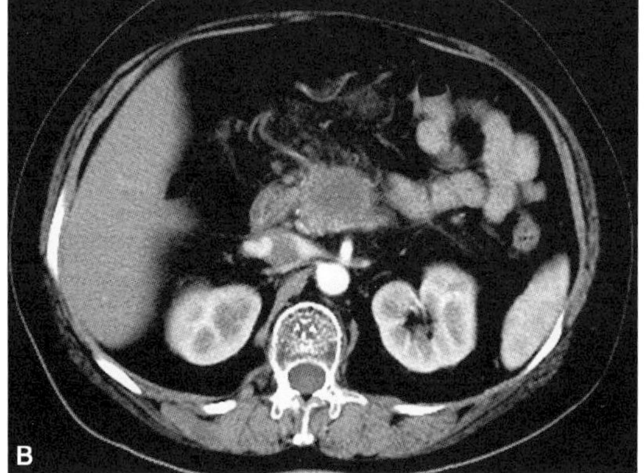

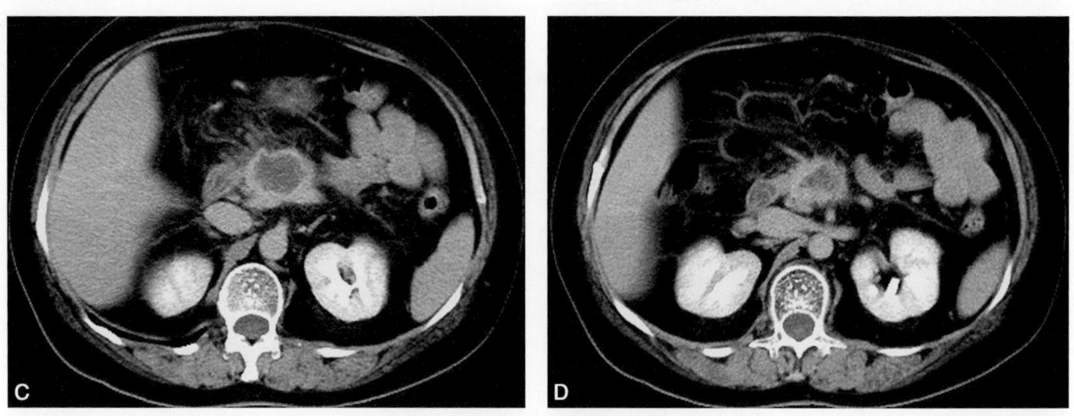

**图 12-3-3　胰头部胰腺癌放化疗后囊变**

女,55 岁。胰头癌放化疗后复查。A. CT 平扫见胰头部低密度肿块;B ~ D. CT 增强扫描肿块边缘明显强化,周围脂肪间隙模糊

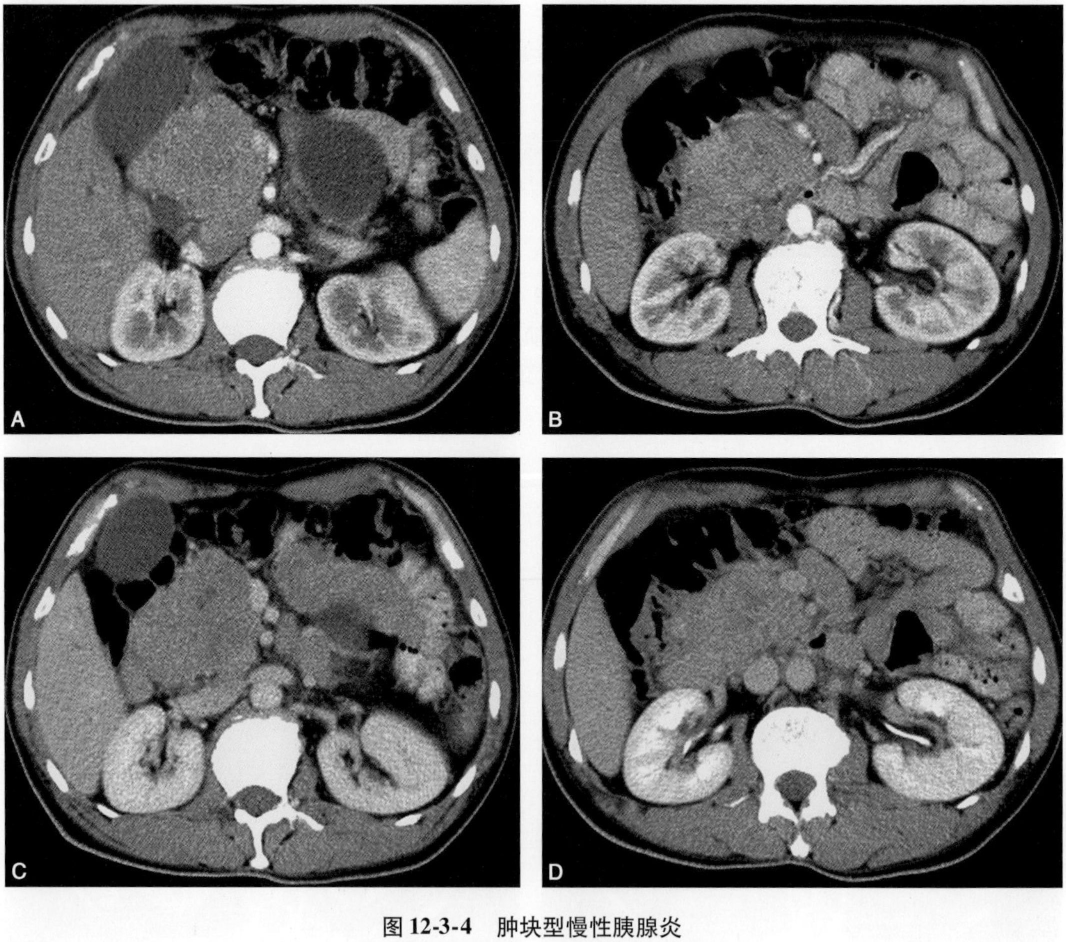

**图 12-3-4　肿块型慢性胰腺炎**

男,52 岁。上腹不适 10 余天,无明显腹痛。A、B. CT 增强扫描动脉期胰头明显肿大,强化程度低于胰腺实质,胰体部见潴留囊肿;C、D. CT 增强扫描静脉期胰头病变不均匀强化,周围组织受压轻度移位,未见明显受侵征象

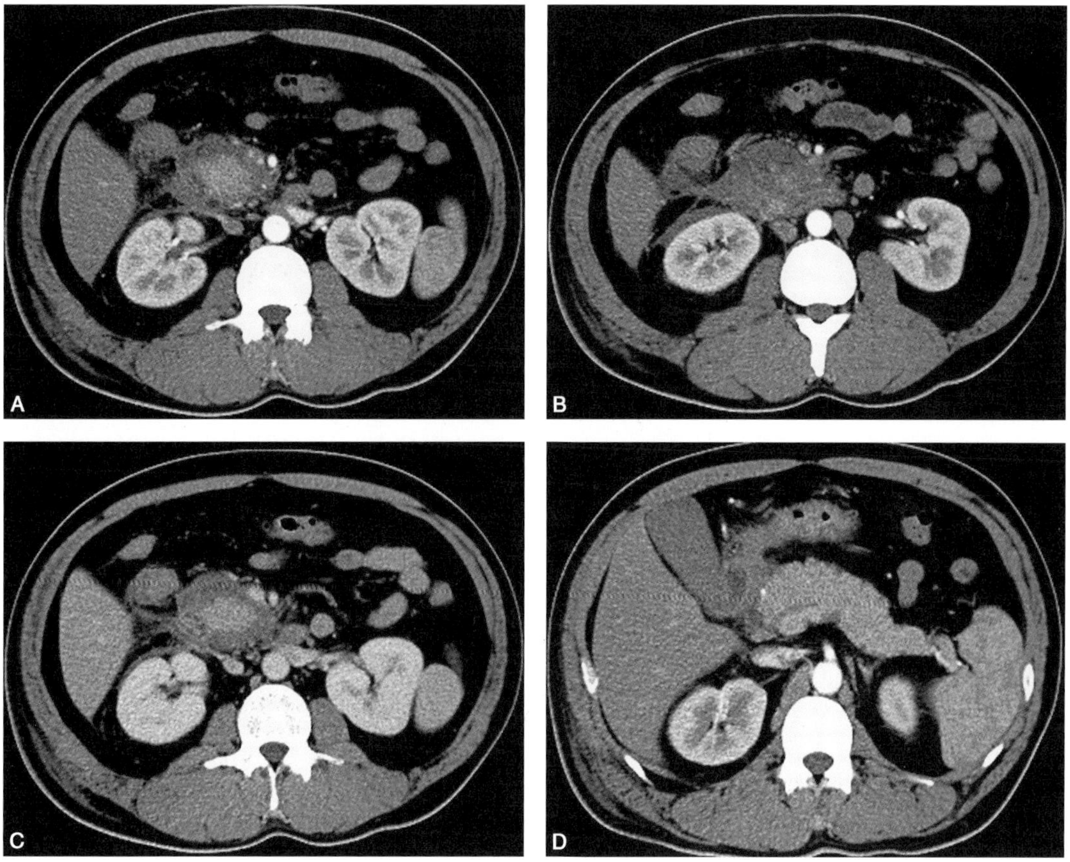

图 12-3-5　胰头局限性胰腺炎

男,41 岁。暴饮暴食后持续上腹痛伴恶心、发热 5 天;淀粉酶 153U/L,脂肪酶 1123U/L,治疗后淀粉酶恢复正常。A～D. CT 增强扫描胰头密度减低,边缘模糊,胰腺体尾部形态、密度未见异常

**3. 胰腺假性囊肿(pseudocyst of the pancreas)**　多由急性胰腺炎胰周积液纤维化包裹所致,以及术后、外伤后改变,囊肿无胰腺上皮细胞内衬。CT 表现为圆或类圆形水样密度肿块,囊内伴出血时 CT 值较高,囊壁钙化多呈曲线状或蛋壳状,胰管梗阻少见(图 12-3-6)。临床病史有助于鉴别诊断。

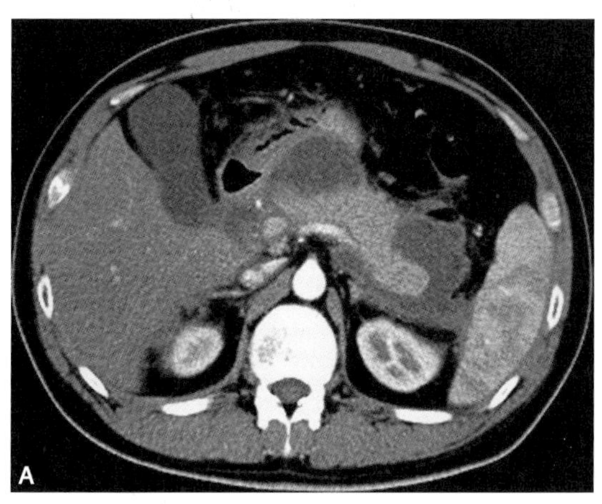


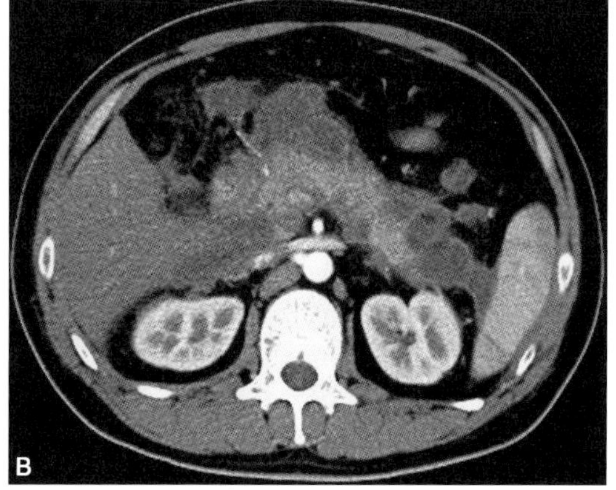

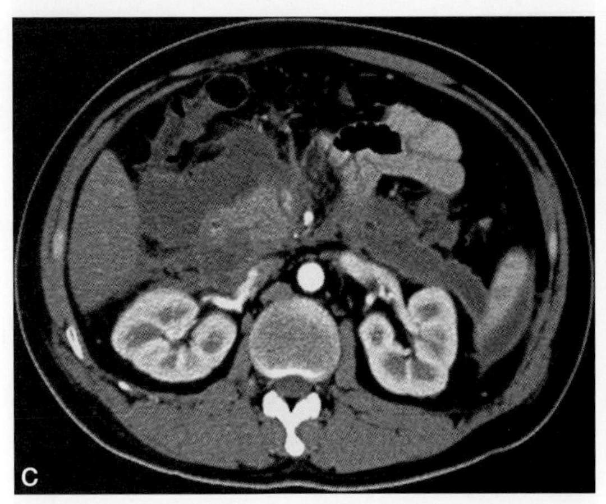
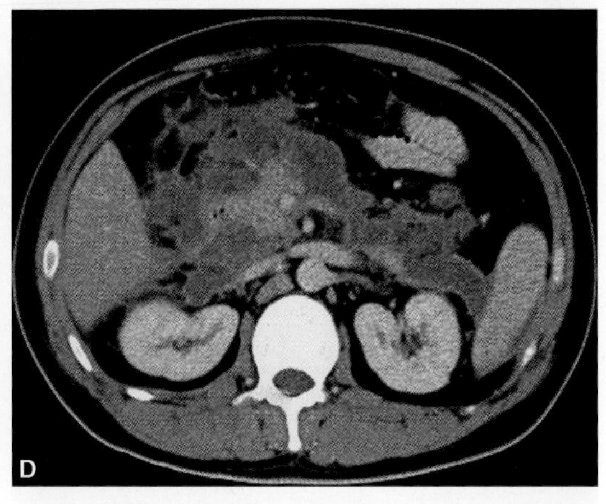

**图 12-3-6　胰腺炎并假性囊肿**

男,25 岁。酒后出现上腹痛 11 天,发热 5 天。A ~ D. CT 增强扫描动脉期胰腺边缘不整、周围脂肪间隙模糊,见多发水样低密度影,假囊肿形成,边缘强化

**4. 浆液性囊腺瘤(serous cystadenoma)**　好发于 30 ~ 50 岁的女性,无症状或无特异性症状,约 20% 的患者合并有肝、肾及中枢神经系统的囊肿,几乎无恶变倾向。从大体形态上可分为小囊型、大囊型和混合型,其中以小囊型占绝大多数,小囊型由许多小囊组成,大囊型多为单发。

CT 表现为水样密度,单腔或多腔囊性病变,壁厚薄不均,可见特征性纤维瘢痕或星芒状钙化。MRI 平扫表现为 $T_1$WI 低信号、$T_2$WI 蜂窝状的高信号,中心瘢痕 $T_2$WI 低信号;增强扫描囊性部分不强化,肿瘤的实性部分、纤维间隔和整个囊壁有不同程度的强化表现,纤维瘢痕可呈延迟强化(图 12-3-7)。

**5. 黏液性囊腺瘤(mucinous cystic neoplasm,MCN)**　中年女性多见。表现为较大的囊性肿物,囊壁厚度不均而边界清楚,90% 以上位于胰体尾,单房或多房,但一般<6 个,囊大,囊腔直径通常>2cm,中央分隔少,内部可以见到肿瘤内分隔、囊壁强化,周边钙化是特征性改变,出现钙化和厚壁的特点时倾向于恶性。如不参考病史,单房型 MCN 通常与胰腺假性囊肿难以鉴别(图 12-3-8)。

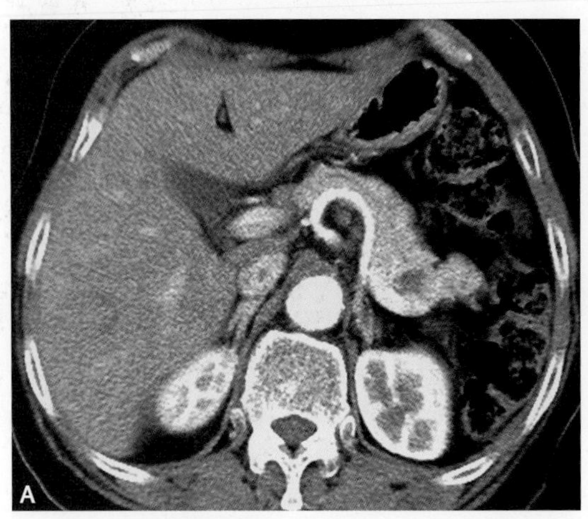
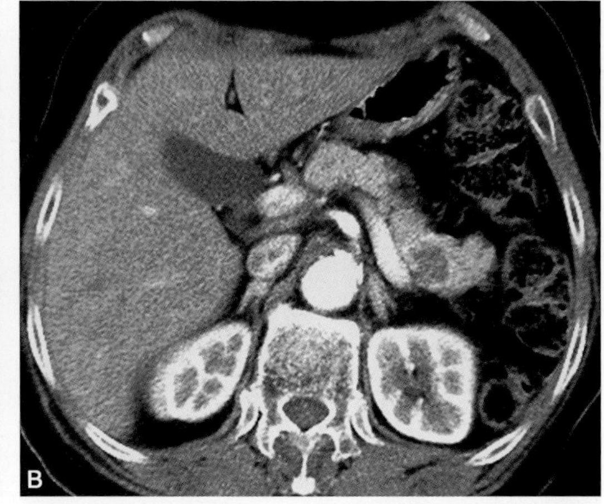

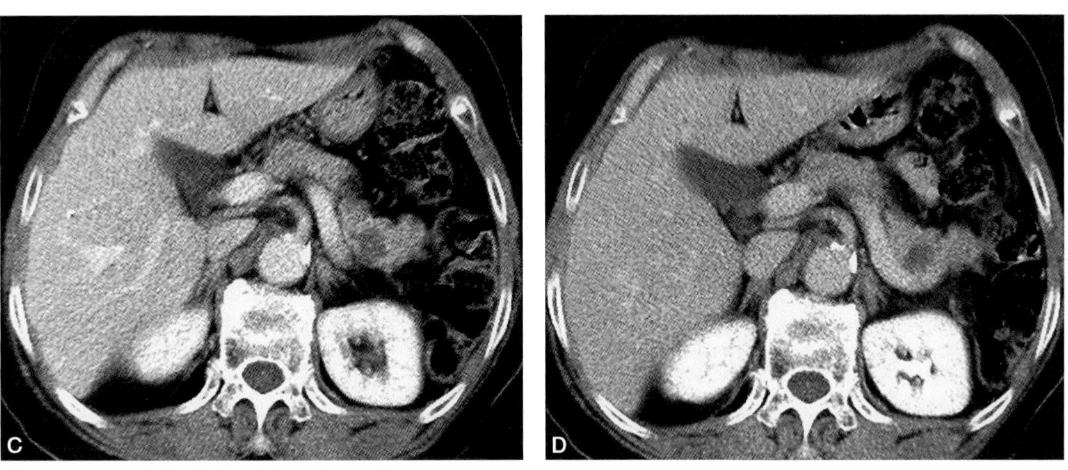


**图 12-3-7　浆液性微囊型囊腺瘤**

女,78 岁。寒战虚汗半个月,术前诊断胰尾癌。A ~ D. CT 增强扫描动脉期胰尾部见低密度占位,边缘强化;延迟期肿块仍呈低密度,胰管未见扩张

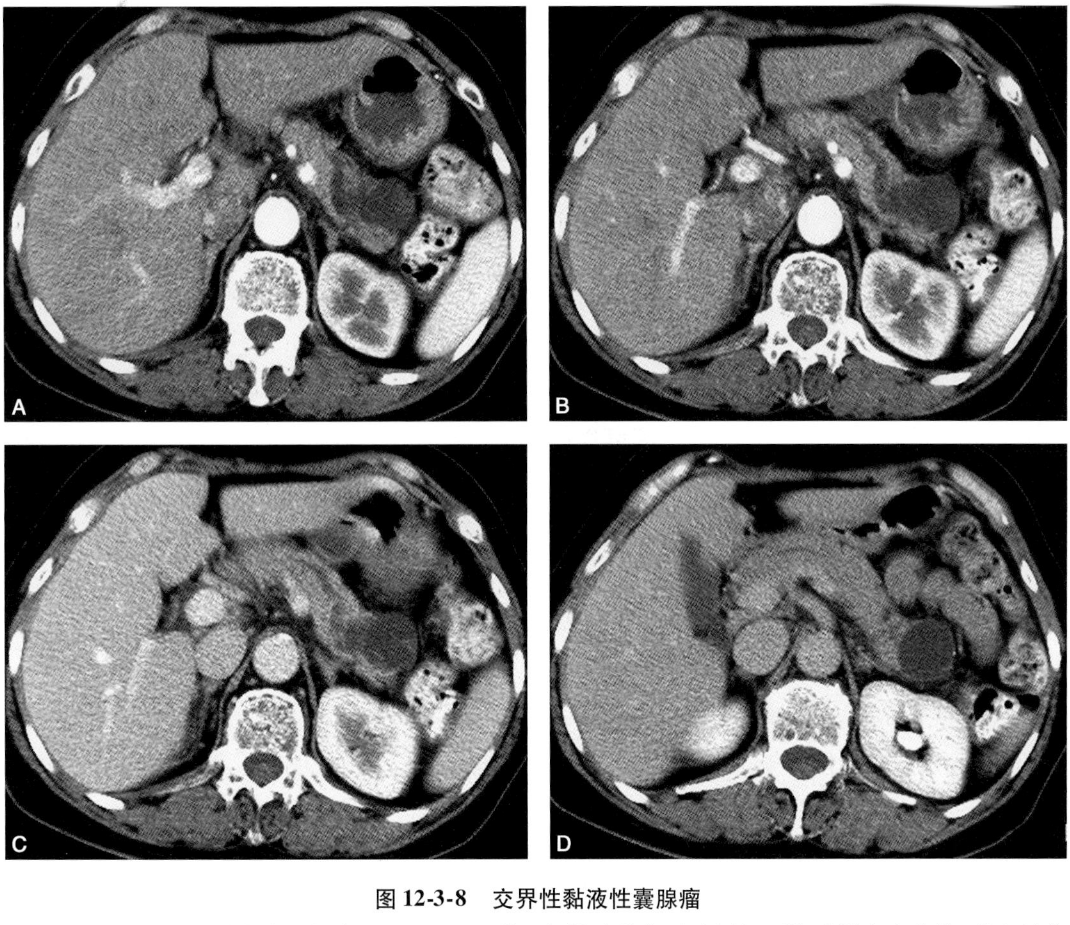

**图 12-3-8　交界性黏液性囊腺瘤**

女,65 岁。左上腹间歇疼痛 1 年余。A ~ D. CT 增强扫描动脉期见胰尾部不均质低密度占位,其内见分隔轻度强化;延迟期肿块仍呈低密度,分隔持续强化,部分边界清晰,体尾部胰管扩张。手术病理见瘤内出血及坏死

**6. 实性假乳头状瘤(solid pseudo-papillary tumor, SPT)** 以年轻女性多见,好发胰头或胰尾部,容易向胰腺外方生长。肿瘤由实质区、假乳头区及二者的过渡区以不同的比例混合而成,这是与胰腺其他肿瘤鉴别的要点。大多数 SPT 是良性,但 10% ~15% 的为低度恶性。

CT 平扫为类圆形或分叶状的不均匀混杂密度肿块,增强后实质性部分动脉期呈轻度强化、门静脉期明显强化,囊性部分无强化,肿瘤可有钙化和出血;实质部分的渐进性强化、囊内出血、囊变及周边包膜具有诊断及鉴别诊断的意义,无论肿瘤大小均不伴有胰腺管和胆总管扩张。MRI 平扫表现为边界清晰、有包膜、实性和囊性混合成分肿物,肿瘤增强后信号强度弱于周围正常胰腺组织(图 12-3-9)。

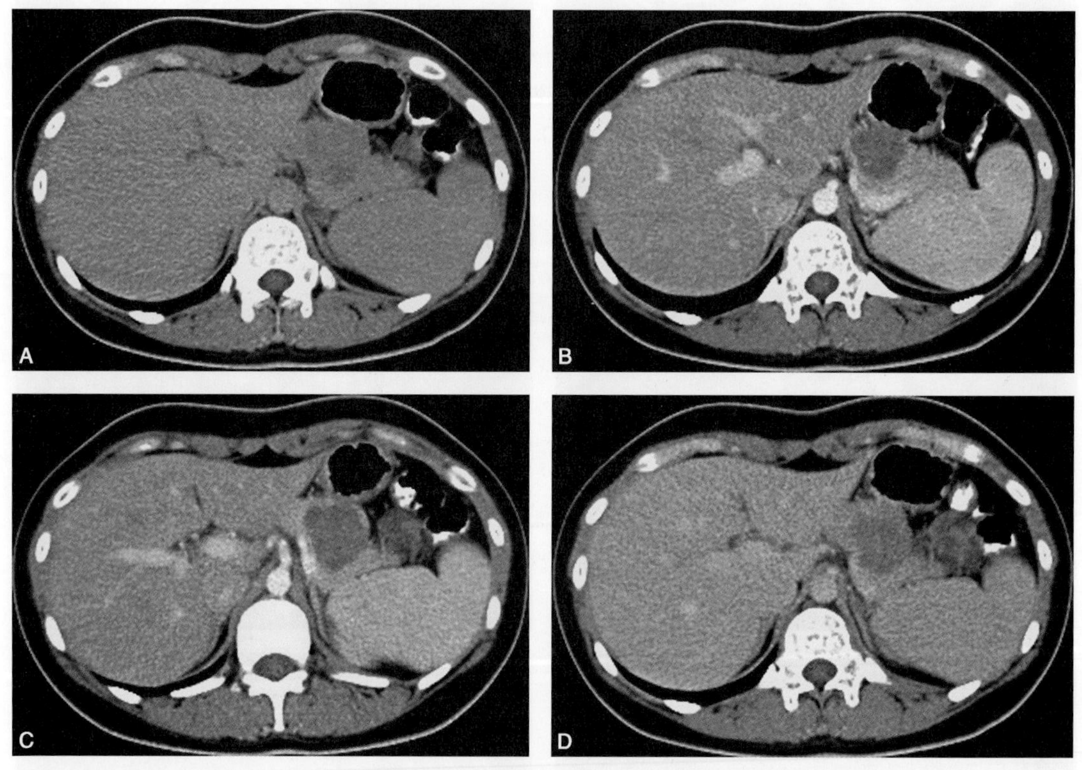


**图 12-3-9 胰腺实性假乳头状瘤**

女,19 岁。无症状,查体偶然发现。A. CT 平扫见胰腺体尾部不均质略低密度肿块;B ~ D. CT 增强扫描肿块边缘轻度强化,延迟期实性部分持续强化,囊性部分无强化,未见胰管扩张

**7. 导管内乳头状黏液瘤(intraductal papillary mucinous tumor, IPMT)** 主胰管型 IPMT:病变见于胰腺任何部位,肿瘤主要局限在导管内,CT 上可见明显扩张的胰管内充满低密度液体,内有多发的乳头状充盈缺损。

分支型 IPMT:肿瘤多位于胰头,可见薄包膜,肿块呈实性和囊性结构的混杂密度,肿瘤与胰腺导管相通具有特征性诊断意义;肿瘤本身较小,为软组织密度,增强扫描动脉期、门脉期轻-中度强化(图 12-3-10)。

**8. 胰腺淋巴瘤** 是罕见的非霍奇金淋巴瘤的结节外肿瘤,淋巴瘤累及胰腺可能不是原发,而是从连续的淋巴组织直接蔓延或通过淋巴管蔓延而来。胰腺受累可见两种不同形态学

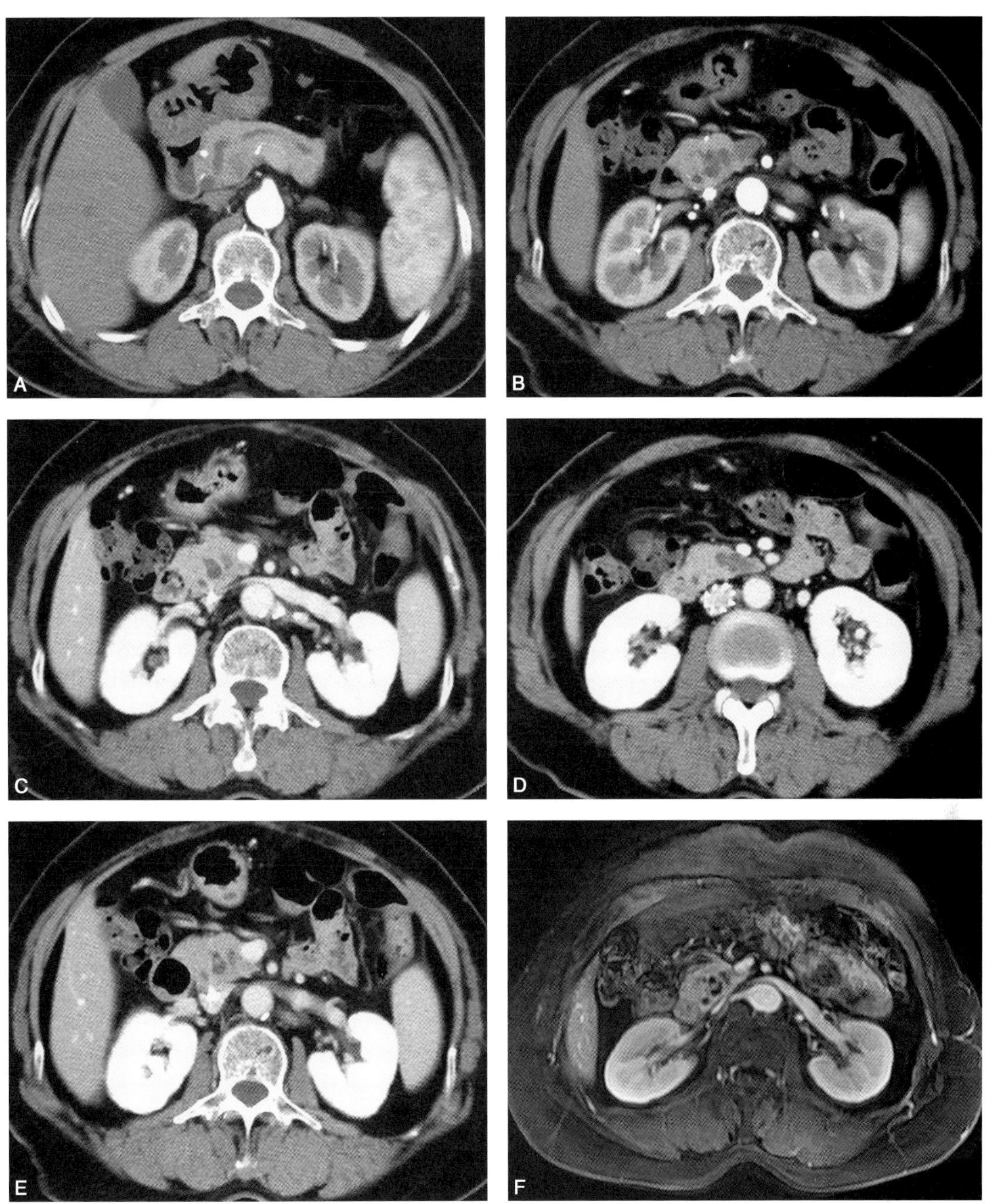


图 12-3-10　导管内乳头状黏液瘤

女,56 岁。无临床症状,查体发现腹部肿块。A ~ E. CT 增强扫描动脉期胰头部增大,可见分支胰管扩张,其内见结节状充盈缺损与胰管相通,主胰管扩张,延迟期导管内结节强化明显;F. MRI 增强扫描 $T_1$WI 清晰显示胰头部扩张胰管内的强化结节特点:局限性境界清楚的肿块、弥漫浸润伴胰腺体积增大(图 12-3-11,图 12-3-12)。原发性胰腺淋巴瘤无明显的胰管扩张。

**9. 胰腺转移瘤** 转移到胰腺的原发肿瘤常来源于肺部、乳腺、肾脏、黑色素瘤、结肠及卵巢。胰腺转移瘤有三种不同类型:单发实性结节、多发结节以及胰腺弥漫性浸润,最常见的是单发结节型(占 50% ~73%),各种类型在胰腺各个部位的发病率没有显著差别(图 12-3-13)。诊断需结合临床肿瘤病史。

**10. 胰腺结核(pancreatic tuberculosis)** 发病率低,临床缺乏特异性,容易误诊为胰腺肿瘤、慢性胰腺炎等。CT 显示胰腺轮廓局限性增大,可见分隔及周边增强的低密度灶,腹腔内同时见多发性淋巴结肿大,后者中心低密度,周边增强表现具有特征性,常作为诊断和鉴别诊断的依据(图 12-3-14)。病灶内常见钙化斑,但无明显特征性。

**11. 自身免疫性胰腺炎(autoimmune pancreatitis,AIP)** 是由于自身免疫机制导致的一类特殊的慢性胰腺炎。好发于中年男性,主要表现为胰腺弥漫性肿大、主胰管狭窄等;对激素治疗敏感,胰腺形态改变明显但症状轻微是其临床特点。CT、MRI 表现为胰腺增大,胰腺增强程度减弱并且没有钙化,呈腊肠样改变,胰周可有包膜样环状影(图 12-3-15);该包膜样环

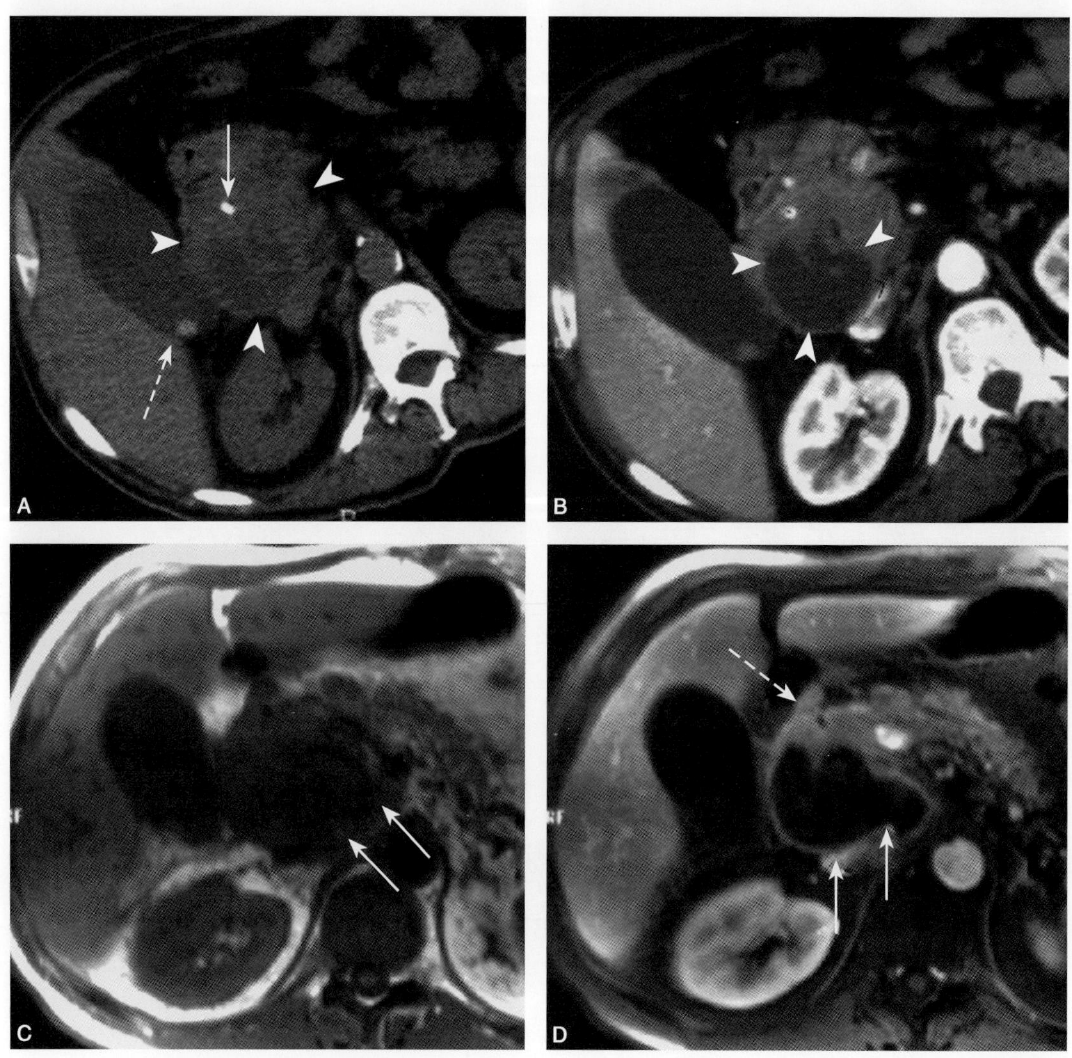

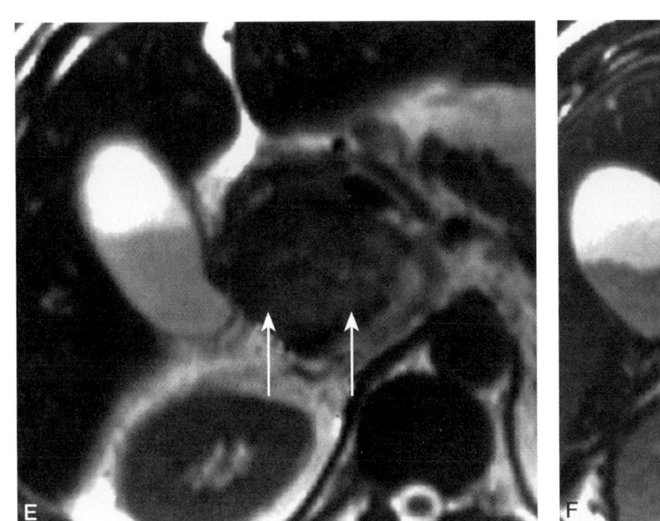


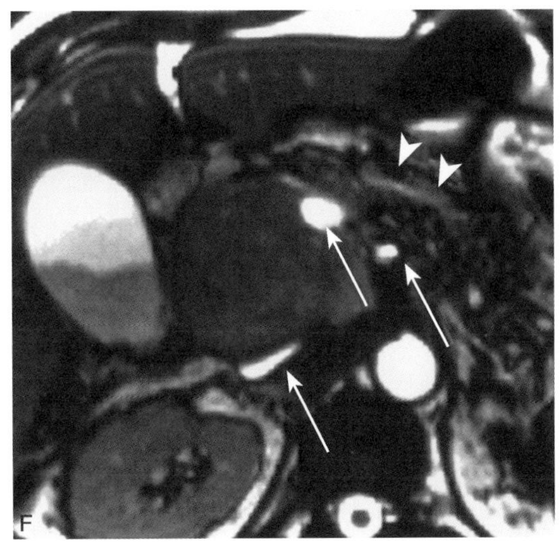


**图 12-3-11　胰腺淋巴瘤**

男,67 岁。无痛性黄疸。A. CT 平扫显示胰头向心性增大(白箭头),并见胆管内支架(白实箭)及胆囊结石(白虚箭);B. CT 增强显示肿瘤不均匀性强化并中央低密度区(白箭头);C. MRI 平扫 $T_1WI$ 显示胰头轻度低信号肿块累及钩突;D. MRI 增强 $T_1WI$ 并脂肪抑制显示增大胰头内不均匀强化及低信号区(白实箭),胆总管内支架呈低信号(白虚箭);E、F. MRI 平扫 $T_2WI$ 显示胰头肿块呈不均匀性稍高信号(箭),反相位 $T_2WI$ 显示肿瘤并清晰看到肠系膜上动脉、下腔静脉及门静脉及轻度扩张胰管(箭头)。手术证实为非霍奇金淋巴瘤

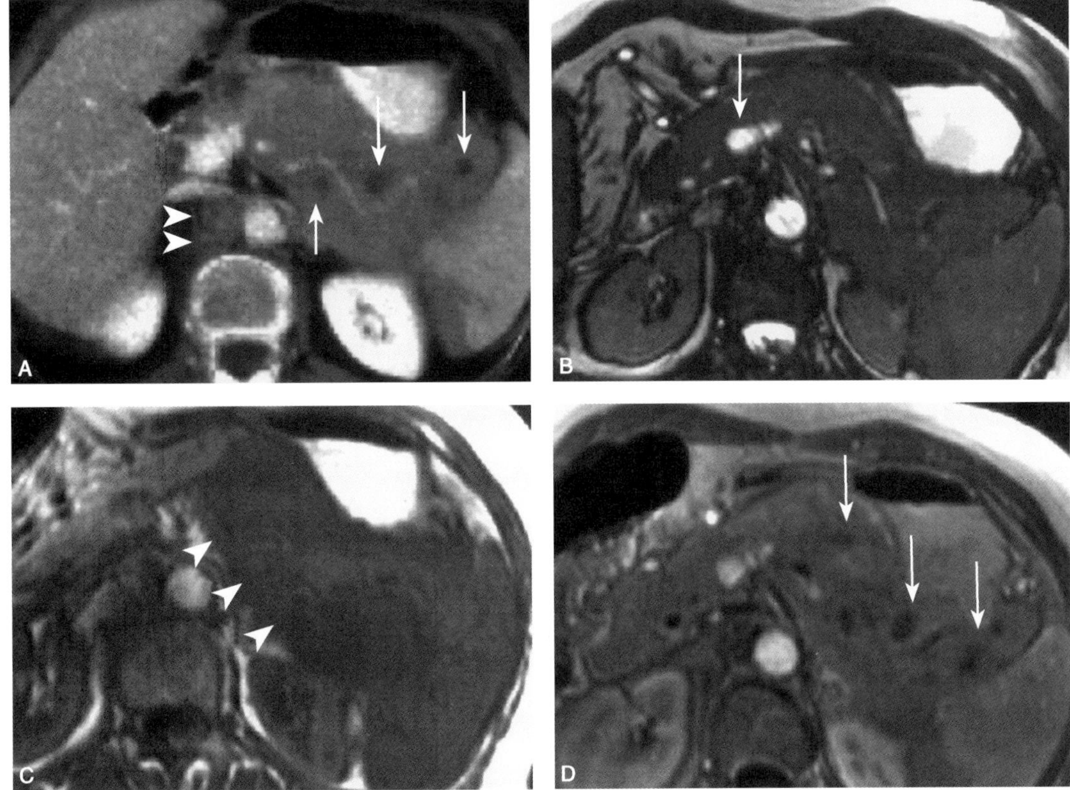

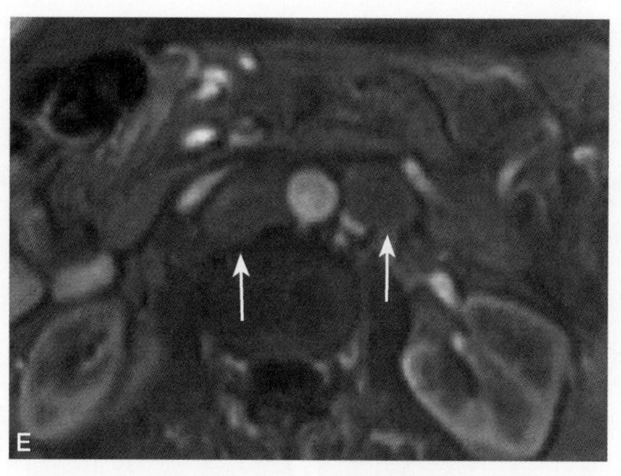

图 12-3-12 胰腺淋巴瘤

女,60 岁。腹疼 1 个月。A. CT 平扫显示胰腺弥漫性肿大呈低密度改变(白箭),包绕脾血管,下腔静脉后淋巴结肿大(白箭头);B. 反相位 $T_2$WI 显示胰腺弥漫性肿大,与脾静脉、门静脉分界不清(白箭);C. MRI 平扫 $T_1$WI 显示胰腺均匀性肿大(白箭头);D. MRI 增强 $T_1$WI 并脂肪抑制显示增大胰腺不均匀强化及低信号区(白箭);E. MRI 增强 $T_1$WI 显示肾静脉水平腹膜后肿大淋巴结。经皮超声下胰尾穿刺证实为非霍奇金淋巴瘤

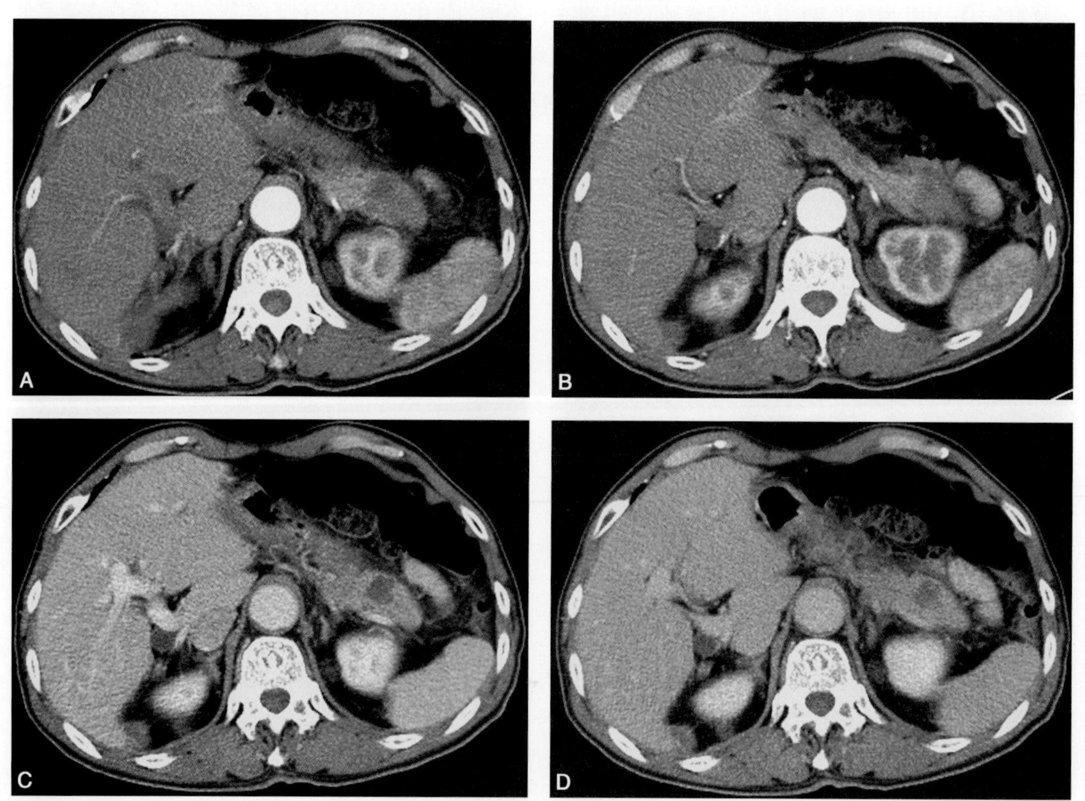

图 12-3-13 胰腺转移瘤

男,59 岁。肺癌病史。A ~ D. CT 增强扫描动脉期见胰腺尾部不均质低密度低强化肿块,边界欠清;延迟期肿块边缘强化明显,未见胰管扩张

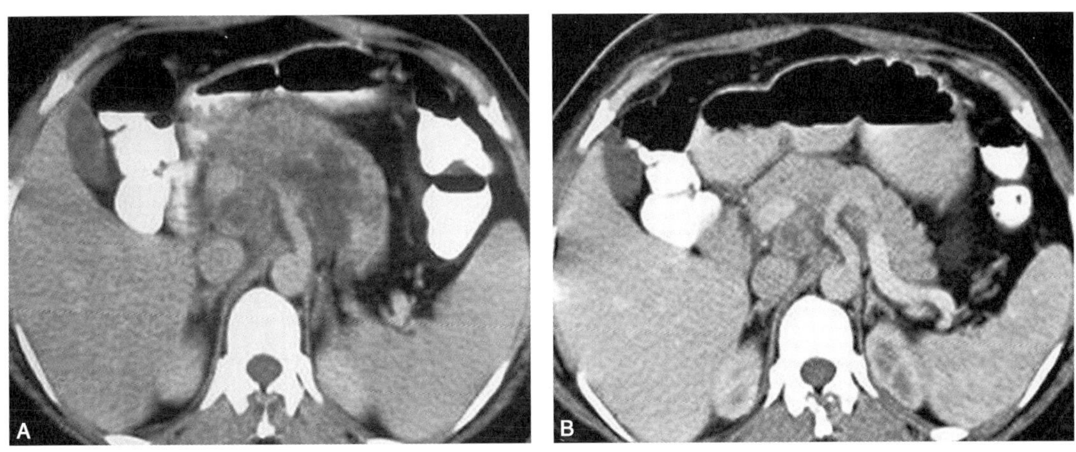

图 12-3-14　胰腺结核

A. 治疗前胰腺 CT 增强检查显示胰腺体部内边界不清的无强化积液，胰头周围坏死性淋巴结；B. 抗结核治疗 6 个月后随访复查显示胰腺内积液吸收消失

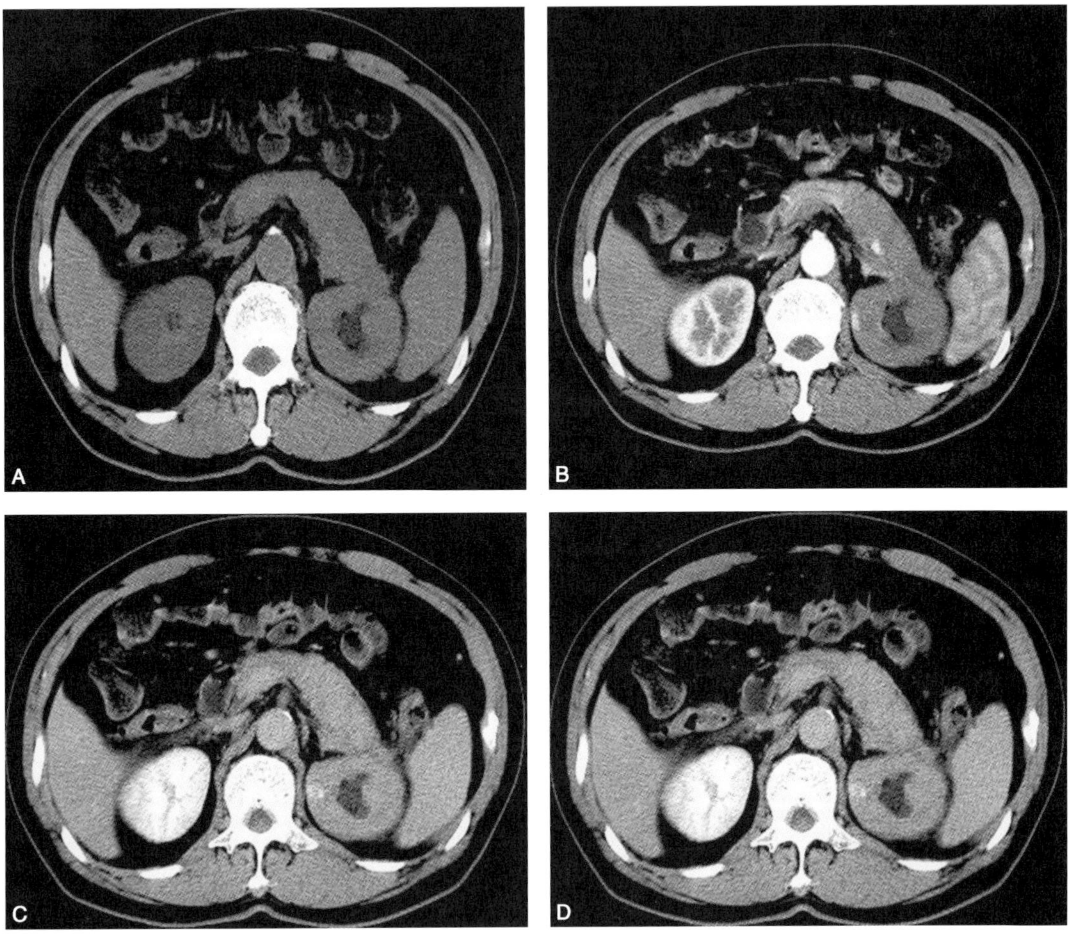

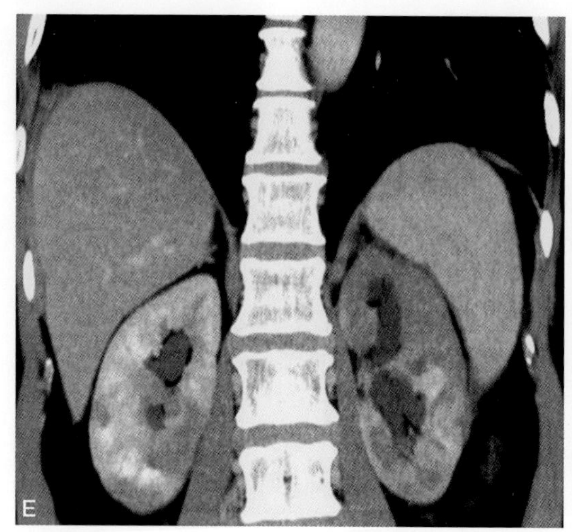


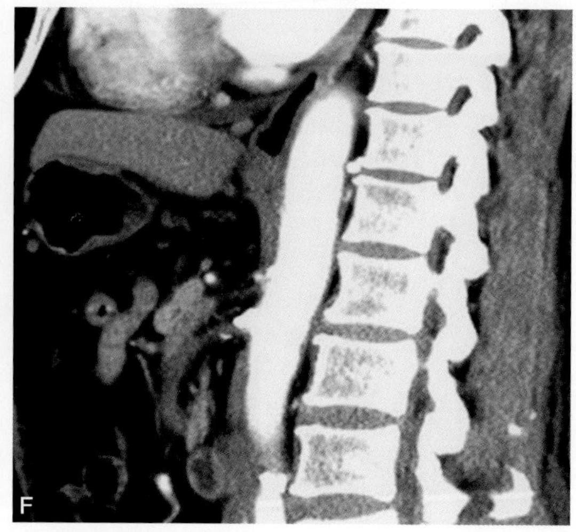


**图 12-3-15　自身免疫性胰腺炎**

A. CT 平扫显示胰腺体尾部形态饱满密实，密度稍减低，周围脂肪间隙清晰；B～D. CT 增强扫描胰腺体尾部肿块动脉期呈低密度，静脉期及延迟期渐进性强化呈稍高密度，呈腊肠样改变，胰周可有包膜样环状影，胰管无明显扩张，左肾强化程度各期明显减低；E. 延迟期冠状位重建显示双肾多发低强化区，边界不清，以左肾上部为著；F. 动脉期矢状位重建显示降主动脉前方被纵行软组织密度影弧形压迫

状影 CT 表现为低密度，在 MRI 表现为 $T_2$WI 低信号，动态扫描表现为延迟强化；节段性 AIP 最常累及胰头部，与胰腺癌较难鉴别。胰腺弥漫性增大，还要注意和胰腺淋巴瘤相鉴别。

## 五、研究进展及存在问题

随着对胰腺乏血供肿瘤认识地逐渐增加，诊断手段也趋于丰富，对典型的肿瘤多数可获得正确的术前诊断。大多数胰腺肿瘤早期临床症状较少或不典型，多数病人是在查体或在其他疾病的检查和随诊中发现，因此了解其临床诊断方法，特别是各种影像学特征，对提高术前诊断准确率、确定合理的治疗方案具有重要意义。目前为提高胰腺肿瘤生存率，越来越多的研究趋向于如何早期发现直径<2cm 的肿瘤并确定其生物学行为，如有无门静脉侵犯、腹膜后及远处淋巴结转移等。

（孙军燕　王青）

## 参 考 文 献

1. Coakley FV，Hanley-Knutson K，Mongan J，et al. Pancreatic imaging mimics：part 1，imaging mimics of pancreatic adenocarcinoma. AJR Am J Roentgenol，2012，199(2)：301-308.

2. Fujinaga Y，Lall C，Patel A，et al. MR features of primary and secondary malignant lymphoma of the pancreas：a pictorial review. Insights into Imaging，2013，4(3)：321-329.

3. Kim JH，Park SH，Yu ES，et al. Visually isoattenuating pancreatic adenocarcinoma at dynamic-enhanced CT：frequency，clinical and pathologic characteristics，and diagnosis at imaging examinations. Radiology，2010，257(1)：87-96.

4. Merkle EM，Bender GN，Brambs HJ. Imaging findings in pancreatic lymphoma：differential aspects. AJR Am J

Roentgenol,2000,174(3):671-675.

5. Nagar AM, Raut AA, Morani AC, et al. Pancreatic tuberculosis: a clinical and imaging review of 32 cases. J Comput Assist Tomogr, 2009, 33(1):136-141.

6. Nino-Murcia M, Jeffrey RB, Beaulieu CF, et al. Multidetector CT of the pancreas and bile duct system: value of curved planar reformations. AJR Am J Roentgenol, 2001, 76(3):689-693.

7. Procacci C, Carbognin G, Accordini S, et al. CT features of malignant mucinous cystic tumors of the pancreas. Eur Radiol, 2001, 11(9):1626-1630.

8. Procacci C, Carbognin G, Accordini S, et al. Nonfunctioning endocrine tumors of the pancreas: possibilities of spiral CT characterization. Eur Radiol, 2001, 11(7):1175-1183.

9. Prokesch RW, Chow LC, Beaulieu CF, et al. Isoattenuating pancreatic adenocarcinoma at multi-detector row CT: secondary signs. Radiology, 2002, 224(3):764-768.

10. Vargas R, Nino-Murcia M, Trueblood W, et al. MDCT in pancreatic adenocarcinoma: prediction of vascular invasion and resectability using a multiphasic technique with curved planar reformations. AJR Am J Roentgenol, 2004, 182(2):419-425.

11. Yoon SH, Lee JM, Cho JY, et al. Small(<20mm) pancreatic adenocarcinomas: analysis of enhancement patterns and secondary signs with multiphasic multidetector CT. Radiology, 2011, 259(2):442-452.

12. 陈雷,周正荣,彭卫军,等. CT 灌注成像在胰腺肿瘤诊断中的应用价值 放射学实践,2011,26(12):1283-1286.

13. 胡瑶,胡道予,王秋霞,等. 多 b 值 DWI 指数模型对胰腺肿瘤鉴别诊断价值初探. 放射学实践,2014,29(3):305-309.

14. 王俭. 重新认识影像检查在胰腺癌诊治中的地位. 中华胰腺病杂志,2012,12(1):1-2.

15. 杨廷双. 早期胰腺癌影像学诊断的研究进展. 中国医学影像技术,2009,25(21):221-223.

16. 周科峰,陈君坤. 与原发性胰腺肿瘤相混淆的胰腺和胰周疾病. 放射学实践,2007,22(8):885-888.

# 第四节　胰腺富血供病变

## 一、前　　言

胰腺富血供病变临床少见,而胰腺内分泌肿瘤(pancreatic endocrine tumors,PETs)是此类病变中最常见的。影像检查中动脉期呈显著强化是其特征性改变。随着 CT 及 MRI 检查技术的发展,体积较小的胰腺内分泌肿瘤检出率迅速提高,很多无症状病变为偶然检查发现。

## 二、相关疾病分类

胰腺富血供病变包含种类较少,主要是 PETs。PETs 包括无功能性及功能性肿瘤,后者包括胰岛素瘤、胃泌素瘤、胰高血糖素瘤、血管活性肠肽瘤、生长抑素瘤等,因分泌激素不同而有不同的相应临床症状。除约 90% 的胰岛素瘤为良性外,其他多数为恶性,大多须外科切除。其他少见胰腺富血供肿瘤有胰腺转移瘤、胰腺浆液性囊腺瘤(微囊型)、胰母细胞瘤、胰腺错构瘤等。2004 年 WHO 对 PETs 进行了分类,分类依据为大小、突变率、细胞增生(Ki-67 标记指数)及侵犯证据如:① 具有良性或不确定行为的高分化内分泌肿瘤;② 高分化内分泌癌;③ 低分化内分泌癌(表 12-4-1)。多数肿瘤分化良好,低分化内分泌癌仅占非微小腺瘤 PETs 的 2% ~3%。

还可根据 PETs 的临床症状、肿瘤大小、生物学行为及组织学参数进行分类(表 12-4-2)。

表 12-4-1 PETs 的 WHO 分类

| 肿瘤类型 | 良性或恶性 | 特点 |
| --- | --- | --- |
| 高分化内分泌肿瘤 | 良性 | 局限于胰腺，直径<2cm，无血管或神经周围侵犯，每 10 倍放大视野下<2 个突变，Ki-67 阳性细胞>2% |
| | 不能确定 | 局限于胰腺并至少下列之一：直径<2cm，血管或神经周围侵犯，每 10 倍放大视野下 2～10 个突变，Ki-67 阳性细胞>2% |
| 高分化内分泌癌 | 低度恶性 | 大体局部侵犯或转移 |
| 低分化内分泌癌 | 高度恶性 | 每 10 倍放大视野下>10 个突变 |

表 12-4-2 PETs 的临床症状、肿瘤大小及位置

| 类型 | 相关综合征 | 症状 | 平均大小(cm) | 常见位置 |
| --- | --- | --- | --- | --- |
| 胰岛素瘤 | Whipple 三联症 | 低血糖症状，眩晕，视力改变及心悸 | <2 | 整个胰腺均匀分布 |
| 胃泌素瘤 | Zollinger-Ellison 综合征 | 消化性溃疡，腹泻及食管炎 | 十二指肠<2，胰腺 3～4 | 十二指肠，然后胰头 |
| 胰高血糖素瘤 | 4D 综合征 | 坏死松解性游走性红斑，糖尿病及血栓栓塞 | 7～8 | 胰尾部 |
| 血管活性肠肽瘤 | WDHA 综合征 | 水样泻，体重下降及低钾 | 5～6 | 胰尾部 |
| 生长抑素瘤 | 抑制性综合征 | 糖尿病，脂肪泻，腹泻及胆结石 | 5～6 | 胰头部 |
| 无功能性 | 无 | 腹痛，肿块及体重下降；偶然发现 | 5～6 | 整个胰腺均匀分布 |
| 低分化 | 无或副肿瘤综合征 | 腹痛，恶病质及黄疸 | 6 | 胰头部 |

4D：dermatitis，diabetes，deep vein thrombosis，depression；WDHA：watery diarrhea，hypokalemia，achlorhydria

## 三、影像诊断流程

PETs 最常见，功能性者结合临床症状及实验室检查可帮助诊断。动态扫描或多期扫描有利于发现和鉴别诊断病变。胰腺富血供病变表现为 CT、MRI 增强扫描动脉期的明显强化，由于大多数体积较小，在静脉期及延迟期往往不容易显示病变。同时需要和邻近器官（胃、脾、肾上腺、肾、动静脉等）起源的病变相鉴别，胰腺占位通常位于脾静脉的腹侧，可通过薄层、多平面重建等后处理方法确定病变与胰腺或邻近器官的关系（图 12-4-1）。

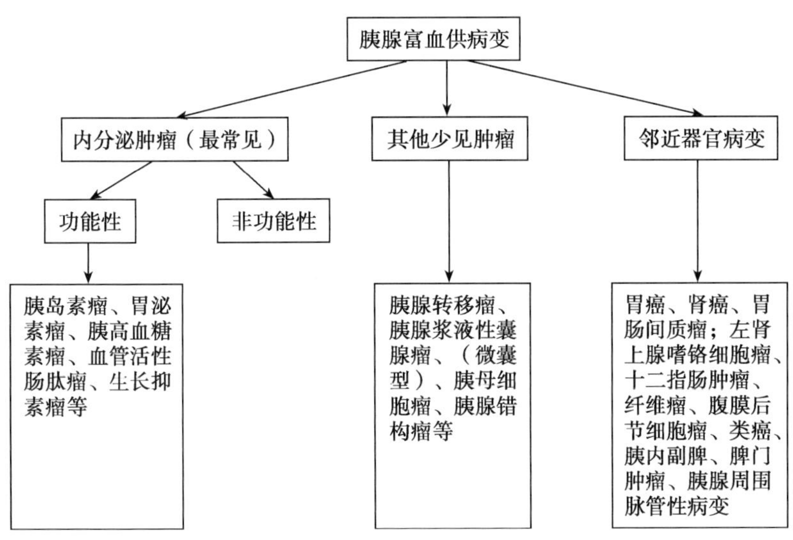


图 12-4-1　胰腺富血供病变鉴别诊断流程

PETs 的表现相对特殊,CT 增强动脉期明显强化而易被发现。随着 CT 技术的不断发展,偶然发现胰腺富血供小病灶越来越常见。尽管这些小病灶通常无功能、行为上无侵袭性,但越来越多的患者接受了手术切除。大量的偶然发现的胰腺内及胰腺周围富血供病灶的 CT 表现类似于 PETs(表 12-4-3)。熟悉这些疾病的影像学特点,对于胰腺富血供病变的诊治具有重要价值。

表 12-4-3　类似 PETs 的疾病及主要鉴别点

| 病变 | 鉴别点 |
|---|---|
| 肾癌转移 | 富血供肿块,有肾癌病史 |
| 胰腺内副脾 | 胰尾部肿块,各期与脾脏等密度 |
| GIST | 肿块与胰腺间脂肪层,起源于胃或十二指肠 |
| 胰周副神经节瘤 | 肿块与胰腺间脂肪层,也是起源于邻近肠道 |
| 腺泡细胞癌 | 外生性边界清楚肿块,包膜强化,一般不是完全富血供 |
| 实性浆液性腺瘤 | 不易与神经内分泌肿瘤鉴别,MRI 平扫 $T_2$WI 信号高且有分隔 |
| 孤立性纤维瘤 | 外生性生长的巨大肿块,不易与神经内分泌肿瘤鉴别 |
| 胰腺错构瘤 | 表现不一,不易与神经内分泌肿瘤鉴别 |
| 胰母细胞瘤 | 表现不一,常见于儿童 |

## 四、相关疾病影像学表现

**1. 胰腺内分泌肿瘤(pancreatic endocrine tumors,PETs)**　起源于胰腺内分泌细胞,约占全部胰腺肿瘤的 1% ~2%。通常按其临床症状分为功能性和无功能性。功能性胰腺胰岛细胞瘤根据分泌激素不同分为胰岛细胞瘤、胃泌素瘤、胰高糖素瘤、血管活性肠肽瘤、生长抑素瘤等。常在疾病早期就出现相应的临床症状,因此发现时体积常较小(<3cm)。

PETs 可位于胰腺实质内任何部位，增强扫描动脉期明显强化，静脉期及延迟期反而不易显示（图 12-4-2，图 12-4-3）。无功能性胰岛细胞瘤出现临床症状较晚，发现时一般肿瘤较大，不均质，可突出胰腺轮廓外，甚至有蒂与胰腺相连（图 12-4-4，图 12-4-5）。典型表现为动脉期肿块明显强化，但肿瘤强化的程度多不及小的功能性胰岛细胞瘤，而且肿瘤强化达到峰值的时间相对延长，肿瘤增强持续的时间也延长。极少数胰岛细胞瘤可以囊变或是中心坏死，但周边实性部分依然呈特征性的动脉期显著强化（图 12-4-6）。胰腺内分泌肿瘤一般不会引起胰管阻塞或扩张，除非肿块过大导致占位压迫效应。

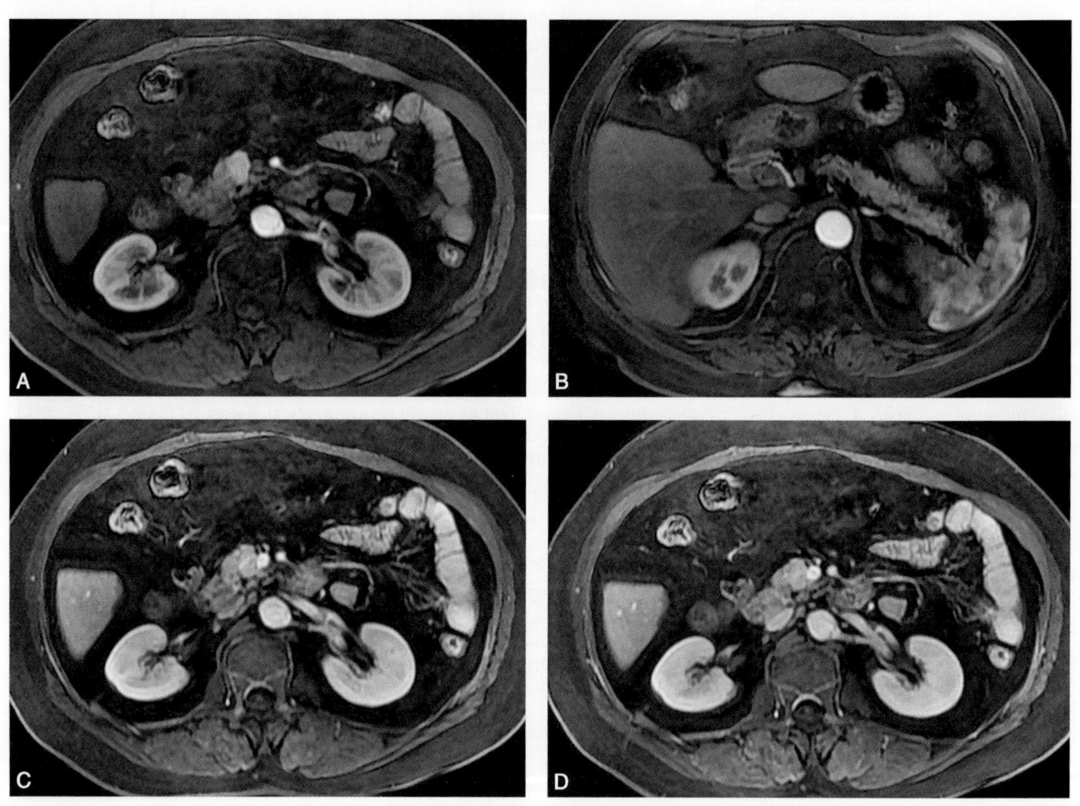


**图 12-4-2　胰头胰岛细胞瘤**

女，58 岁。低血糖发作 2 年。A ~ D. MRI 增强扫描显示胰头部动脉期高强化结节，胰腺轻度萎缩，胰管未见扩张

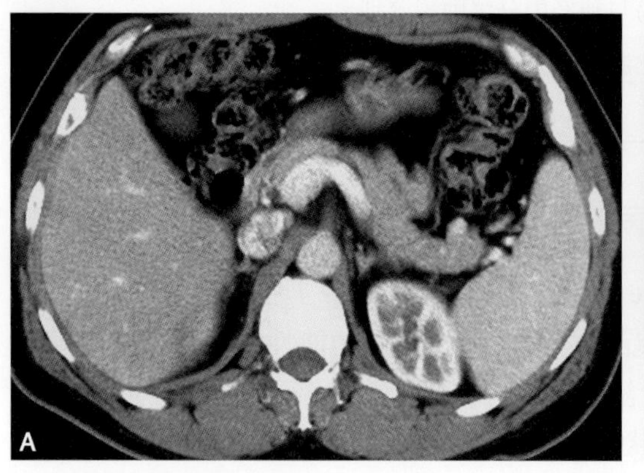


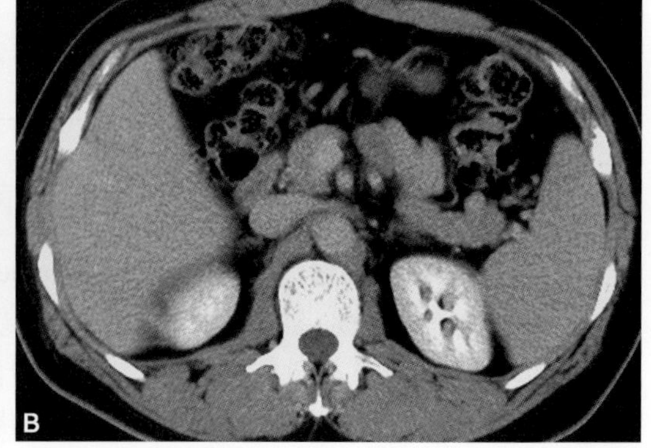

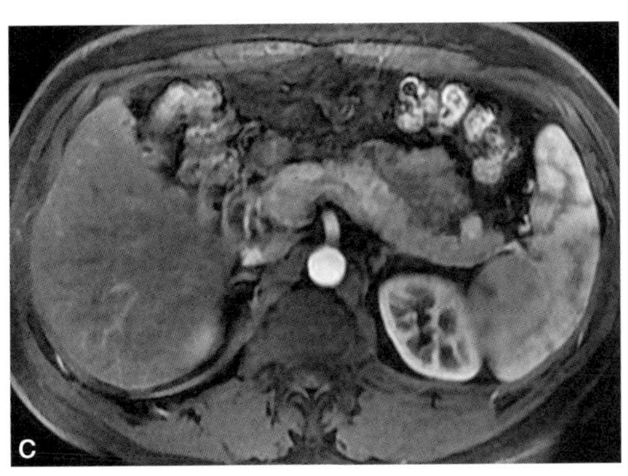


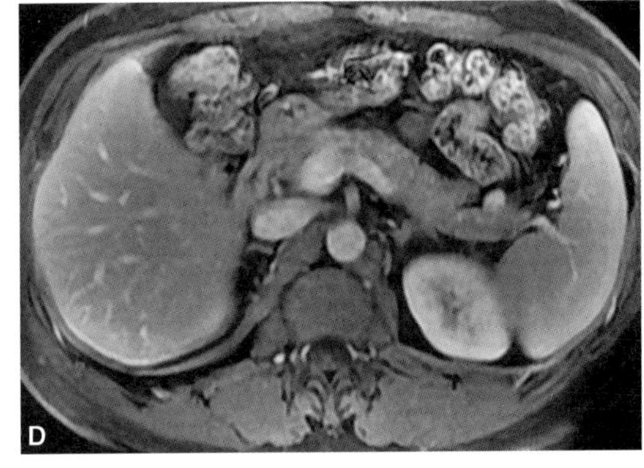


**图 12-4-3 胰尾胰岛细胞瘤**

男,48 岁。头晕、低血糖发作半年。A、B. CT 增强扫描动脉期胰腺尾部见一明显强化结节突出胰腺轮廓外,增强程度较实质明显,延迟期与胰腺密度相同;C、D. MRI 增强 $T_1$WI 扫描胰尾部见一明显强化结节

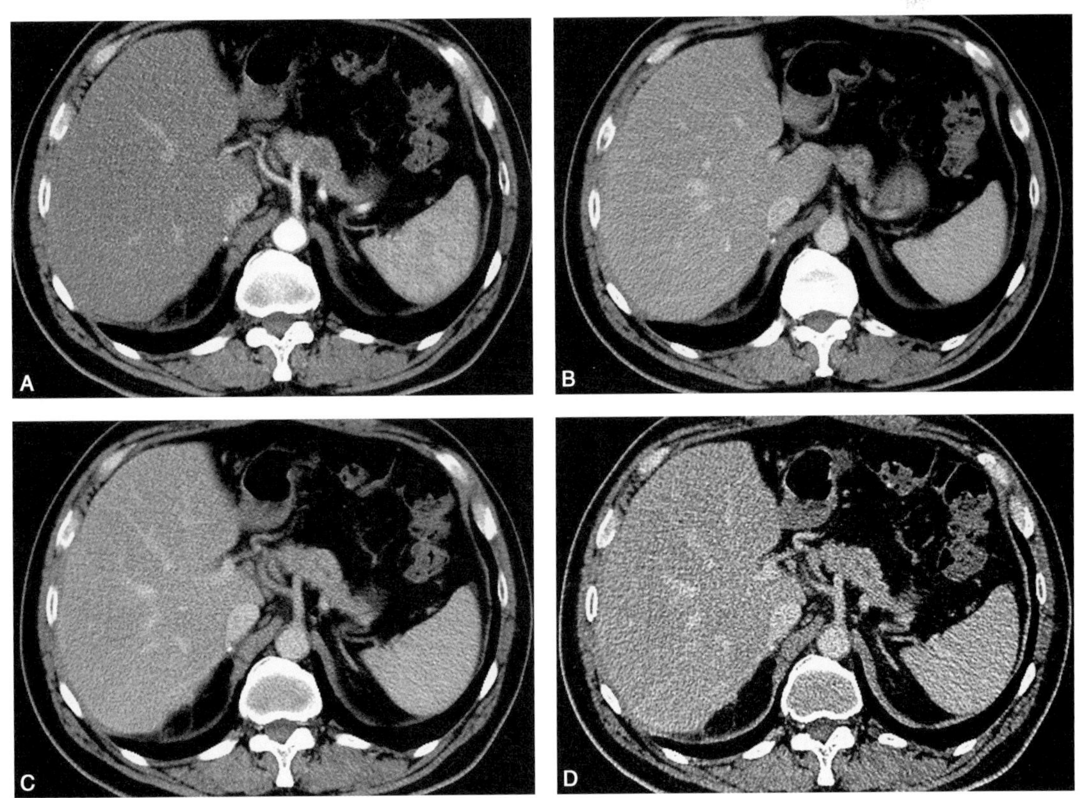


**图 12-4-4 胰腺无症状内分泌肿瘤**

男,67 岁。查体发现胰腺体部占位。A ~ C. CT 增强扫描动脉期见胰体部轻度强化肿块,强化程度低于胰腺实质,延迟期肿块持续不均匀强化,未见明显胰周浸润;D. 1mm 薄层显示肿瘤内坏死区无强化,胰管无扩张

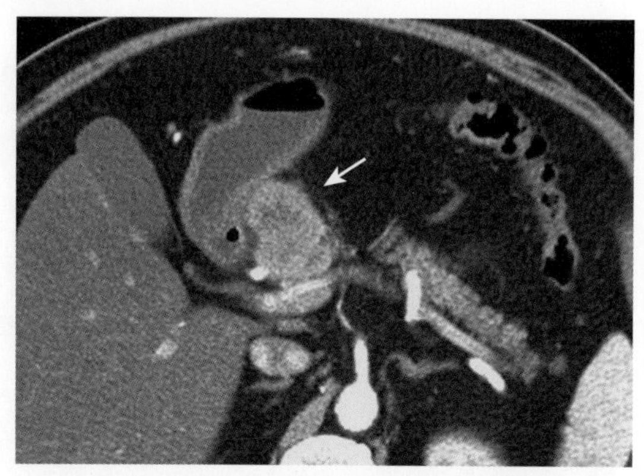

**图 12-4-5　胰腺无症状内分泌肿瘤**

男 62 岁。胰腺 CT 增强扫描动脉期显示胰头部一明显强化肿块(白箭)向外突出。手术证实为内分泌肿瘤

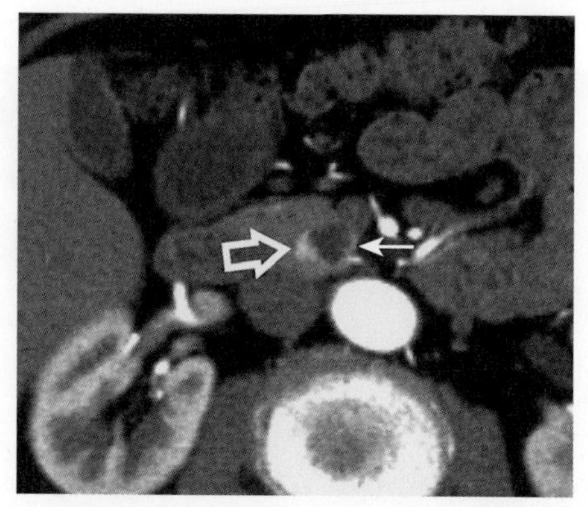

**图 12-4-6　胰腺无症状内分泌肿瘤**

女,65 岁。胰腺 CT 增强扫描动脉期显示胰头钩突部一明显囊变结节,边缘明显强化。手术证实为无功能性胰岛细胞瘤(白实箭)

**2. 胰腺转移瘤**　少见,仅占胰腺肿瘤的 2% ~4%。原发肿瘤多为肾细胞癌(最常见)、黑色素瘤、肉瘤、结肠癌、肺癌及乳腺癌等。虽然大多数转移瘤会发生在原发肿瘤近几年内,但肾细胞癌在肾切除几年后仍可发生胰腺转移。除了肾细胞癌转移瘤与胰腺内分泌肿瘤影像表现相似外,大多数转移瘤没有特殊表现,原发肿瘤病史可提示诊断(图12-4-7)。

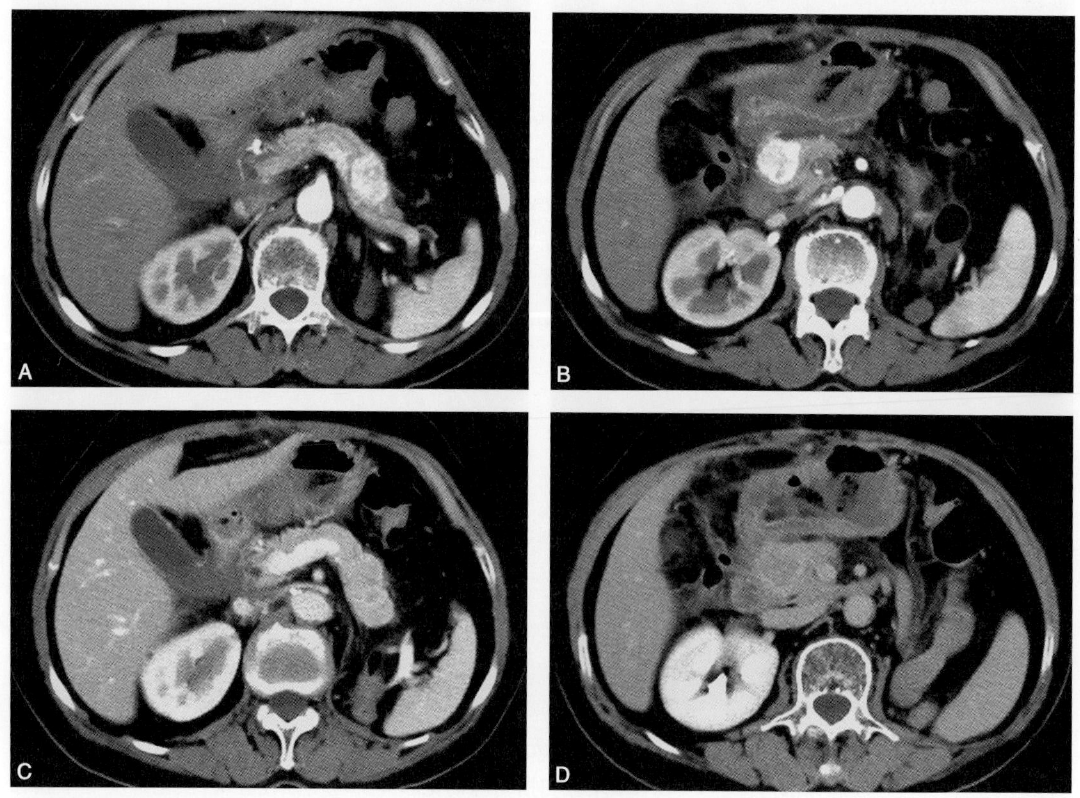


**图 12-4-7　胰腺转移瘤**

女,68 岁。左肾透明细胞癌切除术后 1 年。A ~ D. CT 增强扫描动脉期见胰腺头部及体尾部一明显强化结节,边界清楚;静脉期及延迟期结节强化程度减低,与胰腺实质密度基本相同;左肾术后缺如

**3. 副脾(accessory spleen)**　是一种脾脏胚胎融合异常导致正常脾脏组织异位的先天性异常，有尸检报告胰尾部是副脾的第二常见异位位置。由于与胰腺内分泌肿瘤强化相似，极易误诊。副脾多位于胰腺尾部的末梢，如果病变靠近胰腺体部则不考虑为副脾。副脾与正常脾脏的各期强化表现同步，特征改变是动脉期不均质强化，即"花脾"(图12-4-8)。某些病例中副脾过小，动脉期也无法与胰腺内分泌肿瘤相鉴别，可以通过使用$^{99m}$Tc 标记硫胶体扫描，后者可被脾脏组织摄取，有助于鉴别。

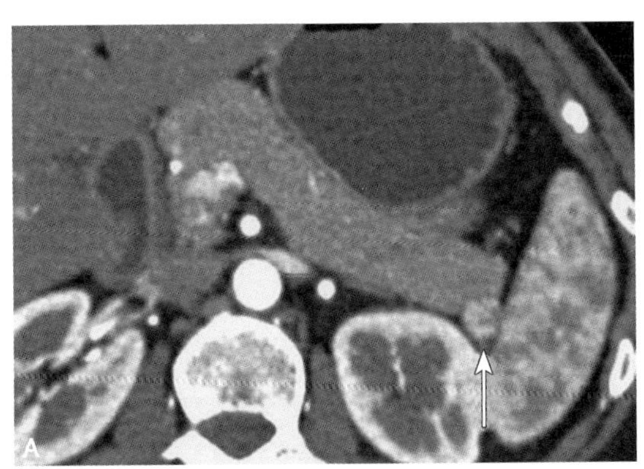

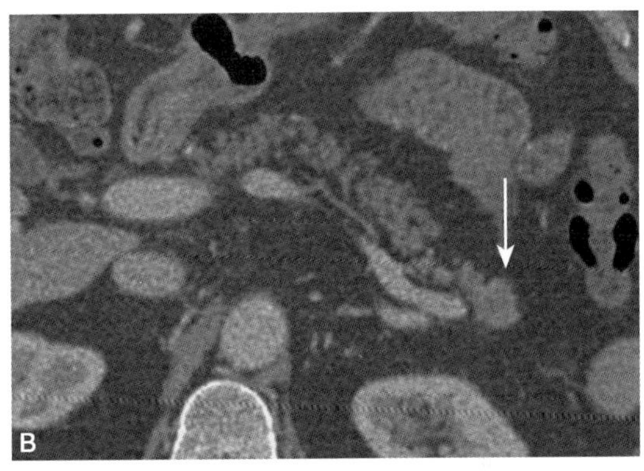


**图 12-4-8　胰腺内副脾**

两例胰腺内副脾。A. 女，50 岁。胰腺 CT 增强动脉期显示胰尾内强化小结节(白箭)为副脾；B. 男，67 岁。胰腺 CT 增强动脉期显示胰尾内强化小结节(白箭)为副脾

**4. 胰腺腺泡细胞癌(acinar cell carcinoma，ACC)**　是一种罕见的胰腺外分泌肿瘤，发病率较低，仅占所有胰腺肿瘤的 1% ～2%。组成胰腺的三种成分及相应的比例为：导管(4%)、腺泡细胞(82%)及胰岛细胞(14%)。尽管腺泡细胞占正常胰腺的绝大部分，但 ACC 却只占所有胰腺肿瘤的1% ～2%，其发病机制至今尚未明确。胰腺 ACC 发病年龄为 50～70 岁，平均 60 岁，男性多见。ACC 可发生于胰腺任何部位，以胰头和胰颈多见(占 60%)，其中胰头钩突部 ACC 占全部肿瘤的 40%。ACC 的临床表现无特异性，可表现为腹痛、腹胀、消瘦乏力、皮肤巩膜黄染等。该病可伴发脂肪酶高分泌综合征，表现为多发性皮下脂肪坏死及骨质溶解性关节病等，易被误诊为转移灶。约 50% 的 ACC 可发生远处转移，肝脏是最常见转移部位，其次是淋巴结。手术是 ACC 的主要治疗手段，彻底切除病灶后，预后较胰腺导管癌好。

ACC 是一种乏血供恶性肿瘤，CT 平扫呈略低于周围胰腺组织的低密度肿物影，MRI 平扫 $T_1$WI 脂肪抑制肿物呈低信号，$T_2$WI 及 $T_2$WI 脂肪抑制则表现为略高信号，密度或信号可均匀或不均匀；CT、MRI 增强扫描动脉期实性成分呈轻度不均匀强化，门脉期强化程度与动脉期相仿或略低于动脉期，强化程度始终低于周围正常胰腺组织(图 12-4-9，图 12-4-10，图 12-4-11)；包膜强化，包膜是影响肿瘤预后的一个重要因素。据报道约 2/3 的 ACC 表现为实性或以实性为主伴不同比例低密度成分的肿瘤，体积较大，具有包膜，偶见出血及钙化；MRI 对于鉴别肿瘤实性与坏死囊变具有较高的敏感性(图 12-4-12)。

ACC 需要与发生于胰腺的导管腺癌、内分泌肿瘤、实性假乳头状瘤等病变鉴别。① 胰腺导管腺癌：肿瘤不具有包膜，边界模糊呈浸润性生长，围管浸润多见，早期即可伴有胰胆管扩张，局部淋巴结转移、远处转移较其他胰腺肿瘤常见；② 胰腺内分泌肿瘤：混合型腺泡-内

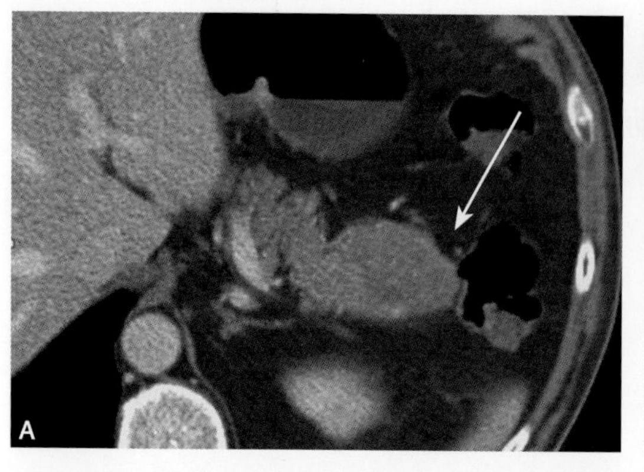


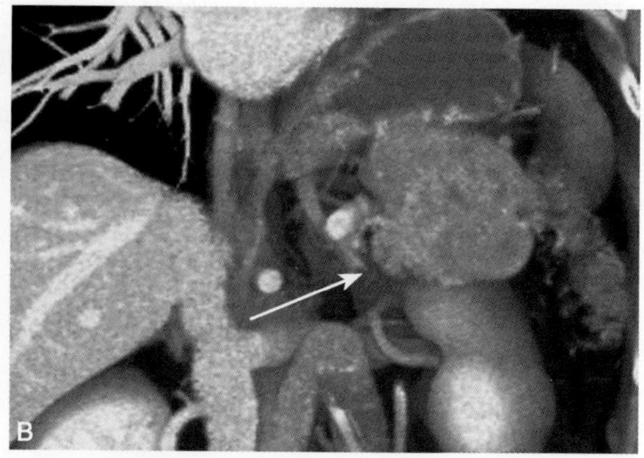


**图 12-4-9　胰腺腺泡细胞癌**

男，56 岁。A、B. 横断位增强及冠状位重建显示胰尾部一相对密度均匀肿块（白箭），术前诊断为胰腺内分泌肿瘤

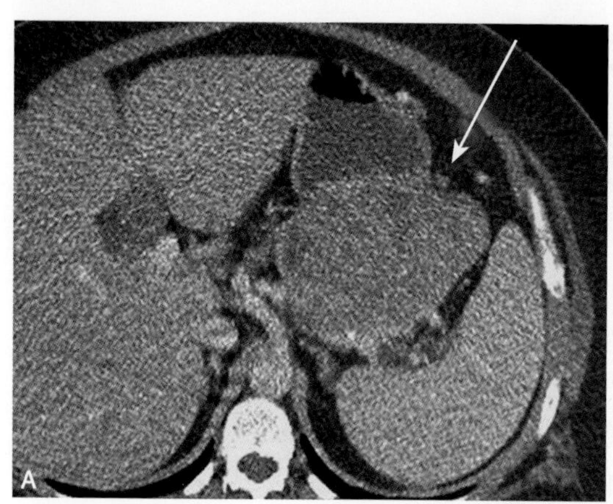


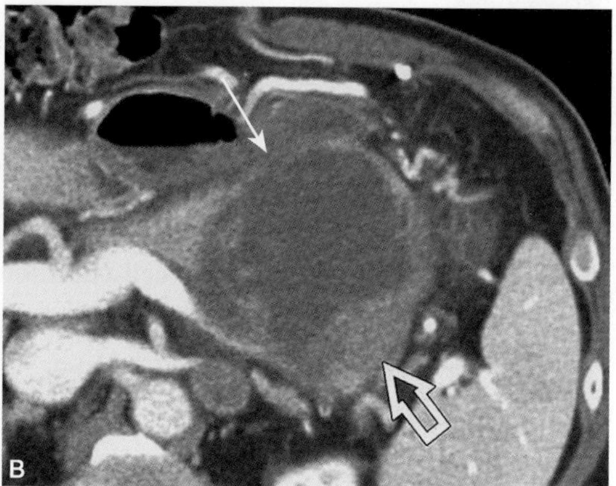


**图 12-4-10　胰腺腺泡细胞癌**

A. 女，47 岁。CT 增强延迟期显示一起源于胰体、尾上方的边界清晰低密度肿块（白箭），内部密度欠均匀，术前诊断为内分泌肿瘤；B. 男，60 岁。CT 增强动脉期显示一起源于胰尾部的巨大坏死性肿块（白箭），内部密度欠均匀，周边不规则性强化（空箭），术前诊断为黏液性囊腺癌或坏死性胰岛细胞瘤

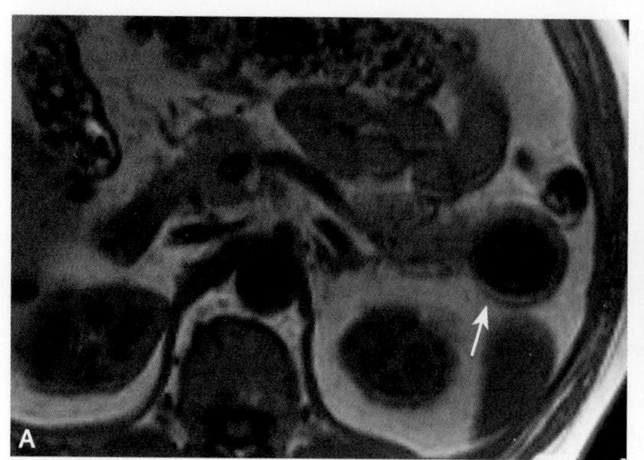


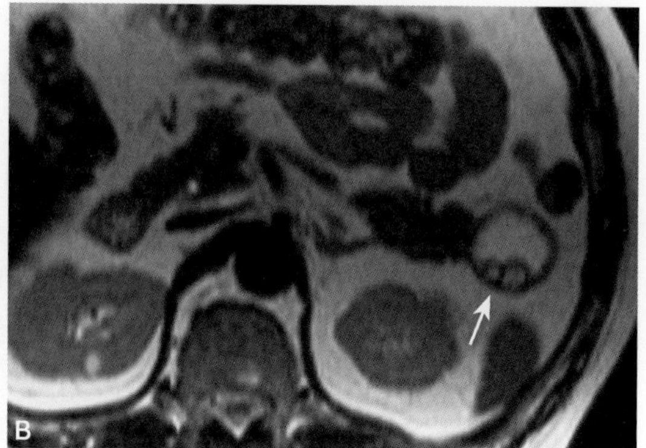

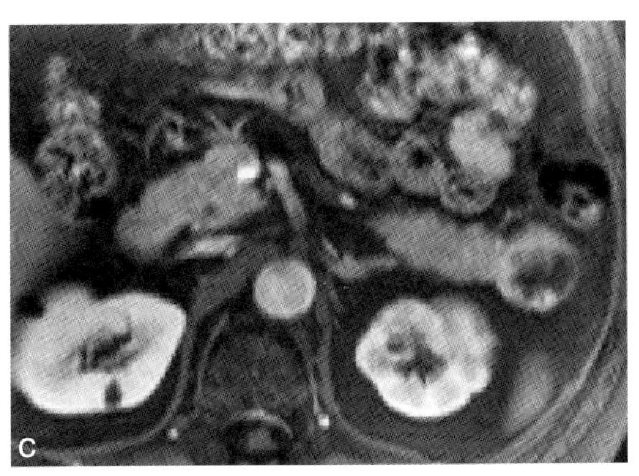


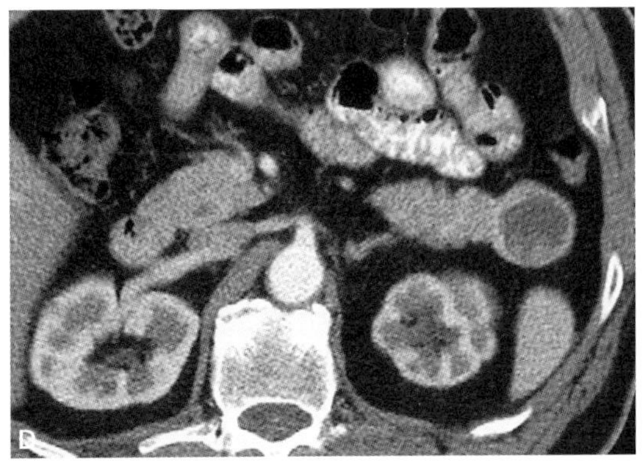


**图 12-4-11　胰腺腺泡细胞癌**

男,66 岁。A、B. MRI 平扫见胰尾部一边界清楚囊性病灶伴壁结节;C、D. MRI 增强 $T_1$WI 及 CT 增强显示强化壁结节及实性成分

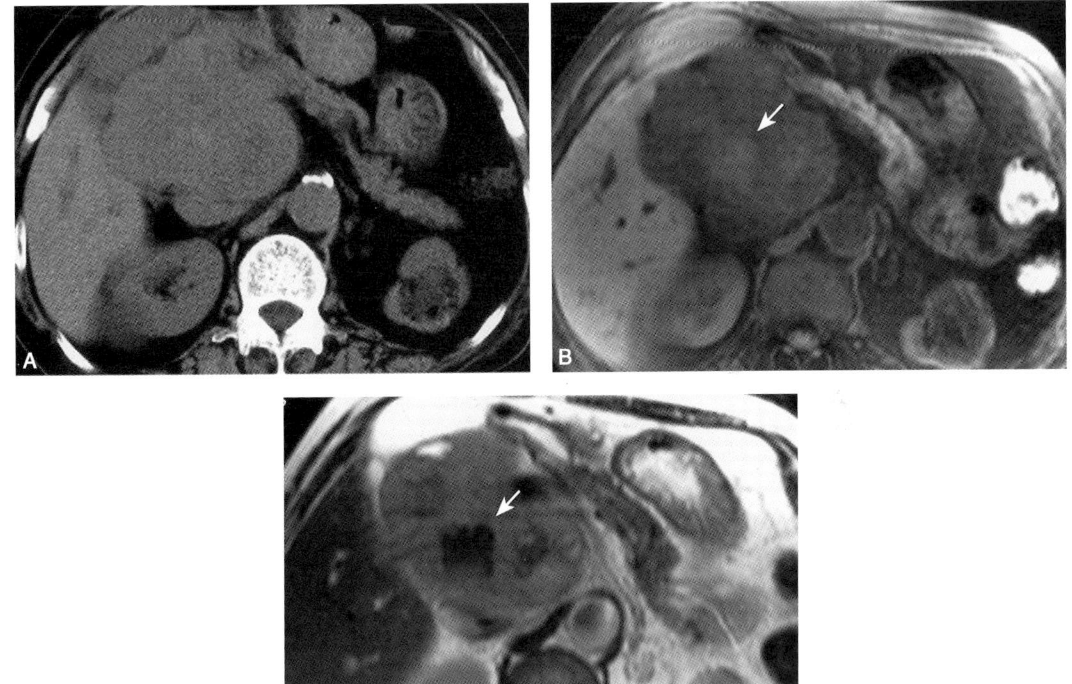


**图 12-4-12　胰腺腺泡细胞癌**

男,71 岁。A. CT 平扫显示胰头部稍高密度巨大肿块;B、C. MRI 平扫 $T_1$WI 显示肿块中央高信号区域(白箭)对应 $T_2$WI 呈低信号(白箭),符合出血

分泌癌临床上可表现为顽固性腹泻,难以与功能性胰腺内分泌肿瘤鉴别,但后者是富血供肿瘤,CT、MRI 增强扫描动脉期实性成分明显强化可资鉴别;③ 实性假乳头状瘤:具有包膜,明显坏死囊变且伴有出血的腺泡细胞癌难以与实性假乳头状瘤鉴别,但前者好发于中老年男性,后者好发于中青年女性,且肿瘤实性成分呈渐进性延迟强化。

**5. 邻近器官病变** 胰腺周围脉管性病变如假性动脉瘤，继发于胰腺炎或外伤，被累及血管以脾动脉最常见，其次为胃十二指肠动脉、胰十二指肠动脉的分支。CT 需鉴别假性囊肿和假性动脉瘤，动脉瘤也以脾动脉常见，增强 CT 血管成像可满意地显示动脉瘤的形态和位置。左肾上腺占位以及来自胃和十二指肠的外生性间质瘤容易误诊为胰腺肿瘤，肿瘤边缘的脂肪密度有助于确定非胰腺起源的病变。脾门血管瘤、血管肉瘤或多血供转移瘤须和胰尾肿瘤鉴别(图 12-4-13)。

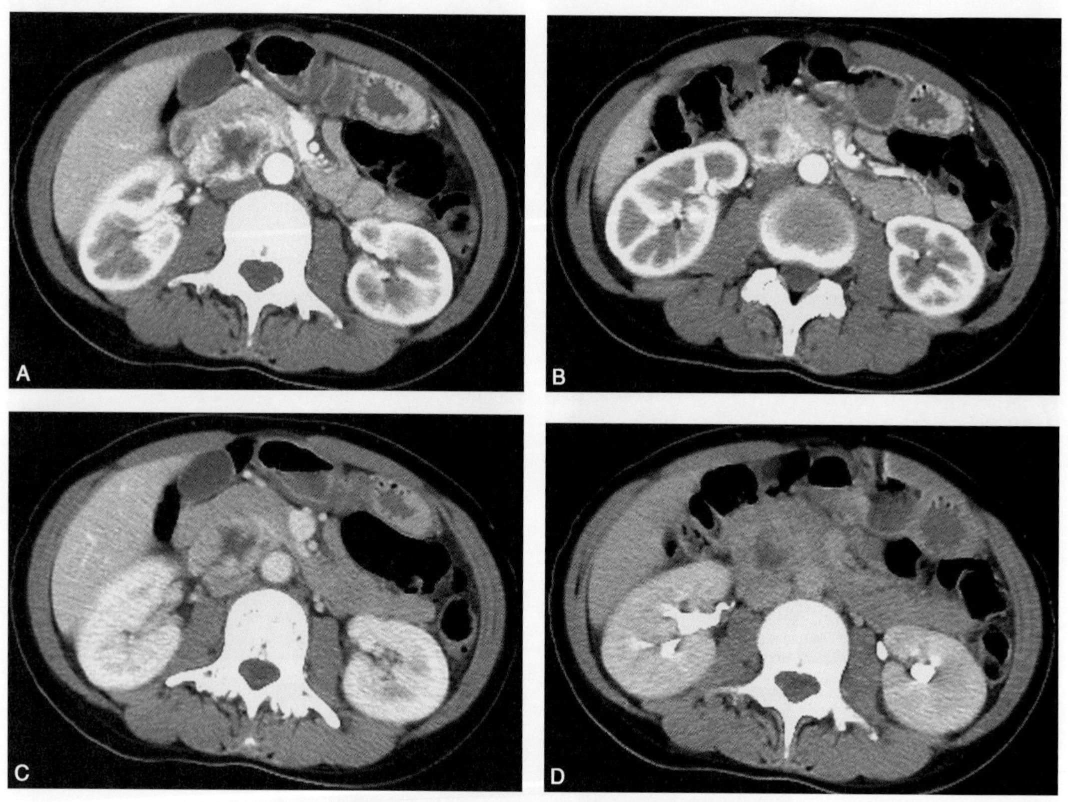


**图 12-4-13 腹膜后副神经节瘤**

女,29 岁。查体发现腹膜后占位,似胰头占位。A ~ D. CT 增强扫描动脉期显示腹膜后肿块明显强化,内见低密度坏死区,胰头受压向前移位;延迟期肿瘤强化程度减低

## 五、研究进展及存在问题

胰腺富血供病变有特征性的动脉期强化表现，以胰腺内分泌肿瘤最常见。CT、MRI 增强扫描技术的提高使其检出率大大提高，但仍需结合临床症状及实验室检查。对无症状的富血供肿瘤，应和转移及胰周病变鉴别。

（孙军燕　王青）

## 参 考 文 献

1. Horton KM, Hruban RH, Yeo C, et al. Multi-detector row CT of pancreatic islet cell tumors. RadioGraphics,

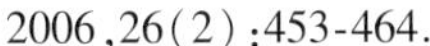



2006,26(2):453-464.

2. Kawamoto S,Johnson PT,Hall H,et al. Intrapancreatic accessory spleen:CT appearance and differential diagnosis. Abdom Imaging,2012,37(5):812-827.

3. Kawamoto S, Shi C, Hruban RH, et al. Small serotonin-producing neuroendocrine tumor of the pancreas associated with pancreatic duct obstruction. AJR,2011,197:663;[web]W482-W488.

4. Low G,Panu A,Millo N,et al. Multimodality imaging of neoplastic and non-neoplastic solid lesions of the pancreas. RadioGraphics,2011,31(4):993-1015.

5. Raman SP,Hruban RH,Cameron JL,et al. Pancreatic imaging mimics:part 2,pancreatic neuroendocrine tumors and their mimics. AJR Am J Roentgenol,2012,199(2):309-318.

6. Sugawara Y,Sakai S,Aono S,et al. Solitary fibrous tumor of the pancreas. Jpn J Radiol,2010,28(6):479-482.

7. Sun HY,Kim SH,Kim MA,et al. CT imaging spectrum of pancreatic serous tumors based on new pathologic classification. Eur J Radiol,2010,75(2):e45-e55.

8. Xue HD,Liu W,Xiao Y,et al. Pancreatic and peripancreatic lesions mimic pancreatic islet cell tumor in multidetector computed tomography. Chin Med J(Engl),2011,124(11):1720-1725.

9. 胡兴荣,崔显念,陈军. 胰腺内分泌肿瘤磁共振影像学特征. 中华消化外科杂志,2013,12(5):391-394.

10. 罗朝峰,刘晶哲,刘伏鹤,等. 胰腺非功能性内分泌肿瘤的CT表现及鉴别诊断. 实用放射学杂志,2013,29(12):2063-2065.

11. 史曙光,王明亮,汪登斌. 胰腺腺泡细胞癌的CT和MRI表现. 放射学实践,2014,29(2):181-184.

12. 史玉振,王中秋,李龙琦,等. 胰腺神经内分泌肿瘤的MRI诊断. 实用放射学杂志,2012,28(1):148-150.

13. 王英伟,王叶,李杰,等. 非功能性胰腺神经内分泌肿瘤的MRI检查特征. 中华消化外科杂志,2014,13(10):768-770.

14. 徐桂芳,张伟杰,彭春艳,等. 胰腺神经内分泌肿瘤的临床、病理及超声内镜特点. 中华胰腺病杂志,2013,13(3):166-169.

15. 中华医学会外科学分会胰腺外科学组. 胰腺神经内分泌肿瘤治疗指南(2014). 中华外科杂志,2014,52(12):888-890.

# 第五节　胰腺囊性病变

## 一、前　　言

随着超声及CT、MRI的广泛应用,越来越多的胰腺囊性病变被发现。大多数胰腺囊性病变患者无明显临床症状,出现症状时可表现为无特异性的消化系统症状,如上腹痛、餐后饱胀、上腹包块、恶心、呕吐、腹泻和(或)体重下降等。如肿瘤出现浸润或恶化进展则其症状类似于胰腺癌,如疼痛或黄疸等。

腹部超声可发现囊性病变,但难以显示整个胰腺,且因受操作者主观影响大,腹部超声并非理想首选方法。CT、MRI诊断胰腺囊性病变,主要优势在于其能明确恶性病变的程度,MRCP能更好地显示主胰管结构以及病变与胰管是否交通,但术前诊断误诊率高。在影像学无法或难以确定黏液性或非黏液性囊性病变时,可经EUS行细针穿刺活检以对囊液分析。囊液细胞学EUS细针穿刺活检细胞学分析囊性病变总的准确性大约50%。细胞学诊断恶性囊肿的特异度高(接近100%),但灵敏度较低,目前临床术前诊断仍很困难。

## 二、相关疾病分类

胰腺囊性病变病理学分类的方法较多，有先天性和后天性、非肿瘤性和肿瘤性、上皮性和间质性以及真性和假性等之分。Sahani 根据囊性病变的放射学形态将其分为：单房型、微囊型、巨囊型和有实质成分的囊性病变四个亚型（表 12-5-1）。

**表 12-5-1　胰腺囊性病变按放射学形态分类**

| 病变分类 | 疾病 |
| --- | --- |
| 单房型 | 无分隔及实性成分，以胰腺假性囊肿、导管内乳头状黏液瘤（IPMN）、黏液性囊腺瘤常见；少见：少囊的浆液性囊腺瘤，淋巴上皮囊肿，囊性胰岛细胞瘤 |
| 微囊型 | 浆液性囊腺瘤 |
| 巨囊型 | 多个囊肿间少许分隔（每个>2cm），黏液性囊腺瘤，IPMN，淋巴上皮囊肿 |
| 有实质成分的囊性病变 | 黏液性囊性肿瘤（黏液性囊腺瘤、黏液性囊腺癌），IPMN，实性假乳头状瘤，实性肿瘤并囊性变（腺癌及胰岛细胞肿瘤） |

临床常见（90% 以上）的胰腺囊性病变如下：非肿瘤性囊性病变，最常见为胰腺假性囊肿，罕见者为真性囊肿、潴留性囊肿和淋巴上皮囊肿、包虫囊等。肿瘤性囊性病变主要有浆液性囊腺瘤（serous cystadenoma，SCA）、黏液性囊性瘤（mucinous cystic neoplasm，MCN）、导管内乳头状黏液肿瘤（intraductal papillary mucinous neoplasm，IPMN）和实体假乳头状瘤（solid pseudopapillary tumor，SPT），罕见有胰腺转移瘤、淋巴瘤、胰岛细胞瘤囊变等。

## 三、影像诊断流程

从临床治疗角度实用出发，可简单分为肿瘤性和非肿瘤性。70% ~80% 的胰腺囊性病变为肿瘤性。假性囊肿依据其病史、临床表现和放射学特征诊断通常不难；其他胰腺囊性病变的术前诊断很困难，尤其是产生黏液的 MCN 和 IPMN、SCN 和 SPT 以及良性非肿瘤性囊肿和反应性囊性病变的鉴别。

CT 诊断囊性肿瘤的准确度为 25% ~60%，对小的单囊病变的准确性更低。可强化的壁结节高度提示诊断为癌，仅基于影像特征很少能做出准确诊断，临床信息非常重要，如年龄、性别。SPT 多见于年轻女性。黏液性囊性肿瘤及浆液性囊腺瘤多见于中年女性；病变部位也有提示作用，如 SPN、MCN 及 SPT 以胰腺体尾部多见，分支型 IPMT 多位于胰腺头颈部。CT 发现微囊病变伴有蜂窝状外观和中央瘢痕对诊断 SCN 具非常高的预测价值，不常见的囊壁外缘蛋壳样钙化对 MCN 具特异性且常高度提示其为恶性。同时注意与胰腺周围病变鉴别，如胆总管囊肿、十二指肠重复囊肿、腹膜后囊性畸胎瘤等（图 12-5-1）。

## 四、相关疾病影像学表现

**1. 胰腺假性囊肿（pseudocyst of the pancreas）**　最常见的胰腺囊性病变，约占所有胰腺囊性病变的 1/3。囊壁有无上皮细胞覆盖，可区别真性囊肿和囊性肿瘤。通常形成于急、慢性胰腺炎病程中或之后，也可继发于腹部创伤后，罕见于肿瘤阻塞大的胰腺导管。病变位于

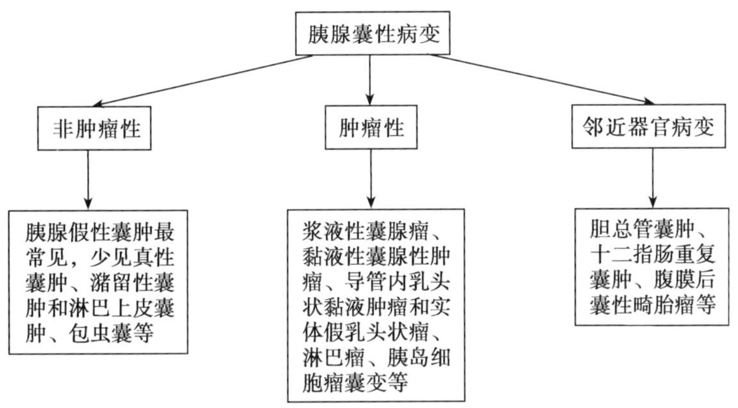


图 12-5-1　胰腺囊性病变鉴别诊断流程

胰腺内(胰腺体、尾部多见)或胰腺周围,可与胰腺交通,多为单囊,也可多房,囊内无分隔和固体成分。病史长者其囊壁倾向于较厚且可钙化。

影像学显示为单个或多个圆形或卵圆形囊性液性病变,CT、MRI 强化时纤维囊壁强化而囊液不强化为其特点;如果并发囊内出血或感染,其 CT 密度则变得不均匀或升高,其 MRI 表现高信号或为不均匀信号。病史和随访有助于与黏液性囊性瘤鉴别,前者短时间变化较大,后者常持续存在(图 12-5-2)。

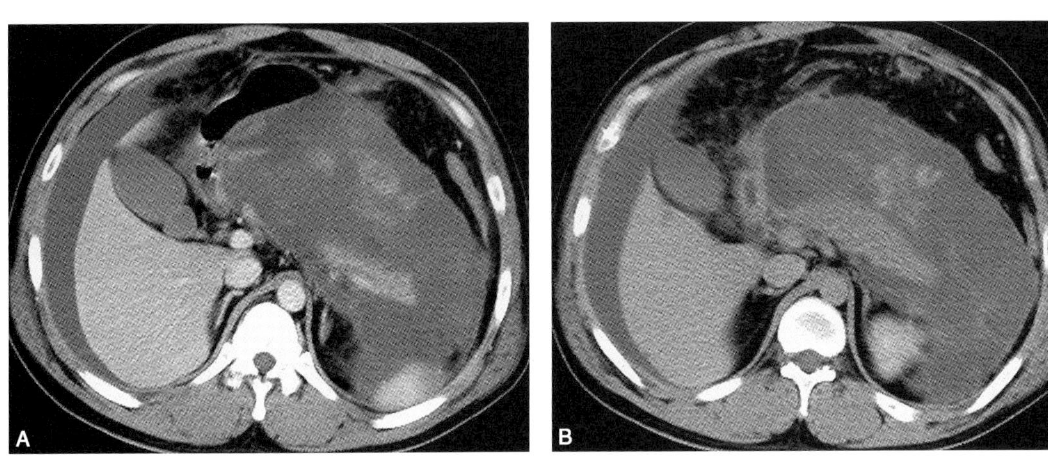


图 12-5-2　胰腺坏死性胰腺炎并假性囊肿形成

男,31 岁。腹痛腹胀半个月,加重 2 天。A、B. CT 增强扫描显示胰腺边缘模糊,周围见囊性低密度包绕,不均匀强化,肝脾周围见液体密度影

**2. 浆液性囊腺瘤(serous cystadenoma,SCA)**　约占所有胰腺囊性病变的 20%,好发于 30～50 岁女性。可见于胰腺任何区域,以体尾部多见,囊与胰管不交通。其 CT 表现为水样密度,单腔或多腔囊性病变,壁厚薄不均,囊的纤维间隔可钙化,约 20%～40% 可出现中心部纤维瘢痕或星芒状钙化,对浆液性囊腺瘤的诊断有特征性意义。SCN 常发生于 von Hippel-Lindau 综合征患者。

CT 或 MRI 显示 20% 的 SCA 病例具有特征性的边缘清的海绵状/蜂窝状排列的多囊性低密度影并中央瘢痕及星形钙化;微囊在 MRI 平扫 $T_2WI$ 表现为具有诊断价值的多个成簇的小的类圆形的高信号。有作者认为下述 5 项 CT/MRI 表现符合 4 项对诊断 SCA 有帮助:

① 位于胰头；② 囊壁厚度<2mm；③ 外形呈分叶状；④ 与胰管不交通；⑤ 囊壁微弱强化。巨囊型和寡囊型浆液性 SCA 并不常见，约占所有 SCA 的 10%，表现为单个巨大囊肿（可大至 20cm）或多个大囊肿（直径>2cm），在影像学上有时很难与位于体尾部的黏液囊腺瘤相鉴别（图 12-5-3）。SCA 为良性肿瘤，虽有少数囊腺癌报道，但通常认为 SCA 实际上并无恶变倾向。

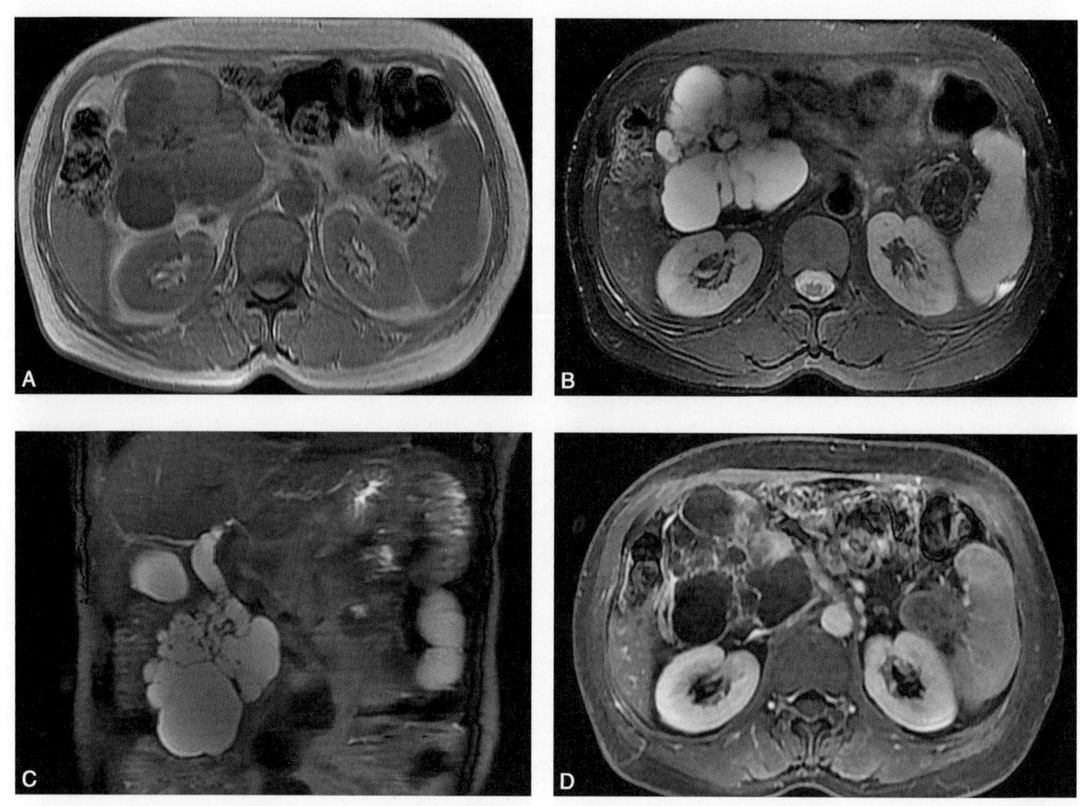


**图 12-5-3　浆液性囊腺瘤**

女，51 岁。发现上腹部包块 1 年余，上腹胀，不适加重 1 个月。A ~ C. MRI 平扫 $T_1$WI 显示胰头部等低信号占位，$T_2$WI 病变呈多囊分隔高信号，边界清晰，$T_2$WI 冠状位示胆总管扩张，下段受压；D. MRI 增强扫描肿瘤分隔强化，囊性部分未见强化

**3. 黏液性囊性肿瘤（mucinous cystadenoma）**　好发于中年女性，多无症状。可分为囊腺瘤和囊腺癌，前者良性，生长慢，但具有恶变倾向，易恶变为囊腺癌。胰腺体尾部好发，约占 70% ~95%。CT 检查为单个大囊或伴有数个子囊，液性，无强化，囊壁厚薄不均及有壁结节并可强化者提示囊腺癌的可能性很大；囊壁的蛋壳样钙化不常见，也提示其为恶性可能大（图 12-5-4，图 12-5-5）。

**4. 导管内乳头状黏液性肿瘤（intraductal papillary mucinous neoplasm，IPMN）**　占所有胰腺肿瘤的 3% ~7.5%，IPMN 略多见于男性，发现时患者年龄多大于 MCN 和 SCN，平均年龄 64 ~70 岁。肿瘤起源于胰腺导管上皮组织，乳头状生长，伴有胰管内大量黏液产生、胰腺囊肿形成。多位于头部和钩突，病变常呈多灶性或弥漫性，与胰管交通。根据累及主胰管或主胰管的分支或两者同时累及，按照 Sugiyama 分型，IPMN 分为主胰管型（main duct type，MD-IPMN）、分支胰管型（branch duct type，BD-IPMN）和混合型。

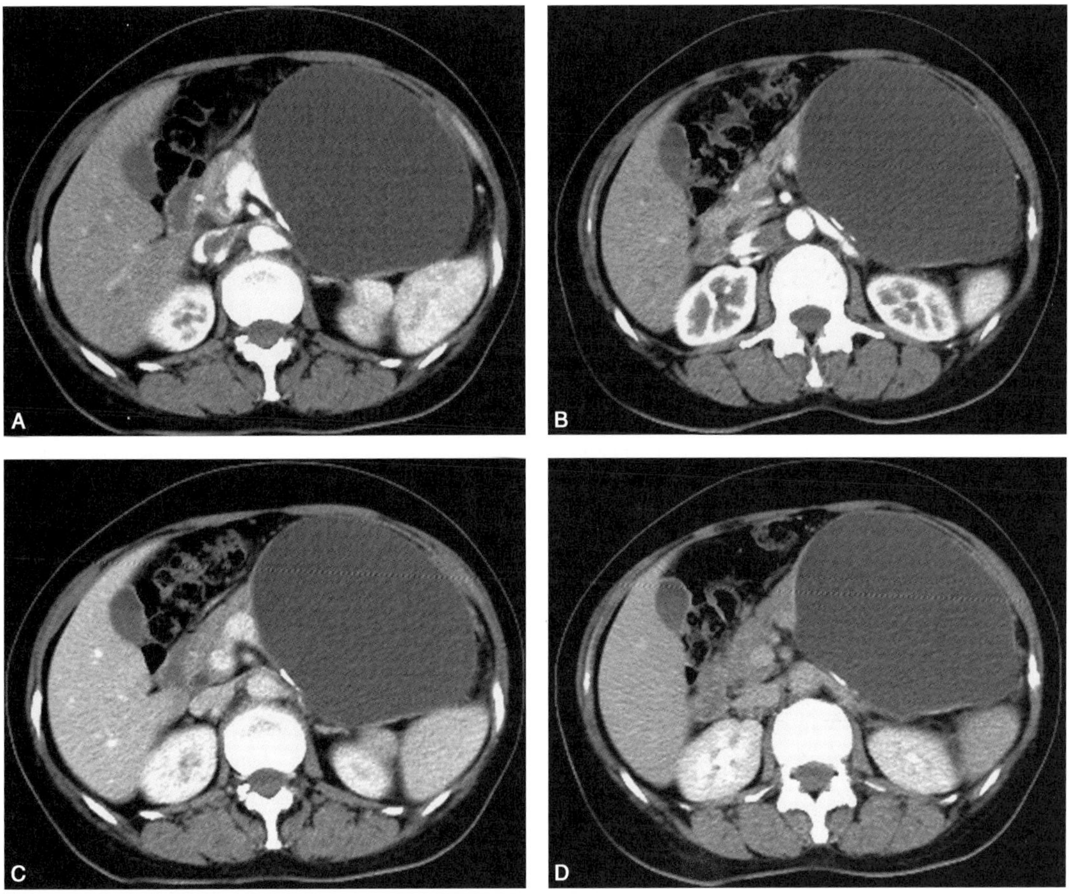

图 12-5-4　黏液性囊腺瘤

女,47 岁。上腹胀痛半年。A～D. CT 增强扫描显示胰腺体尾部巨大单房囊性肿块,边界清晰,囊壁较薄,可见强化,局部见细条状钙化

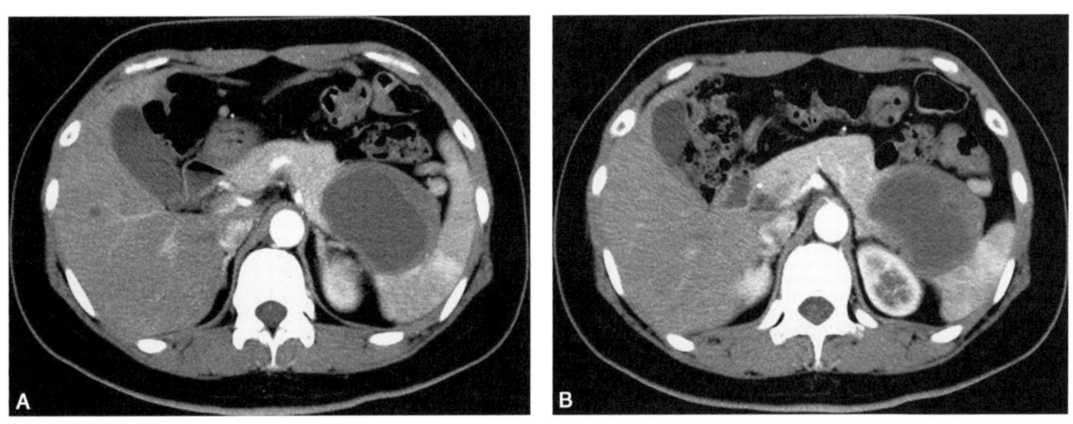

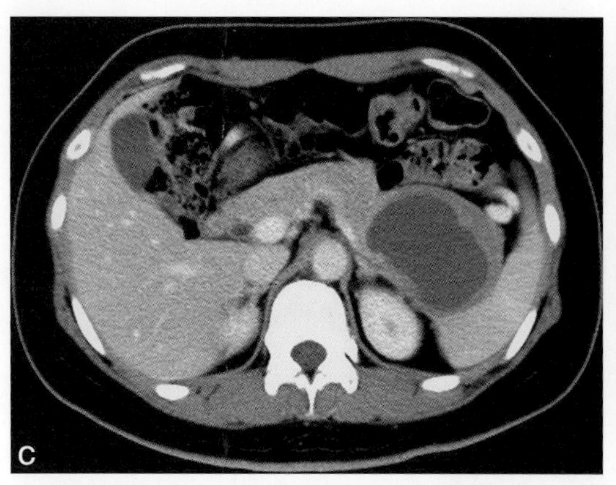
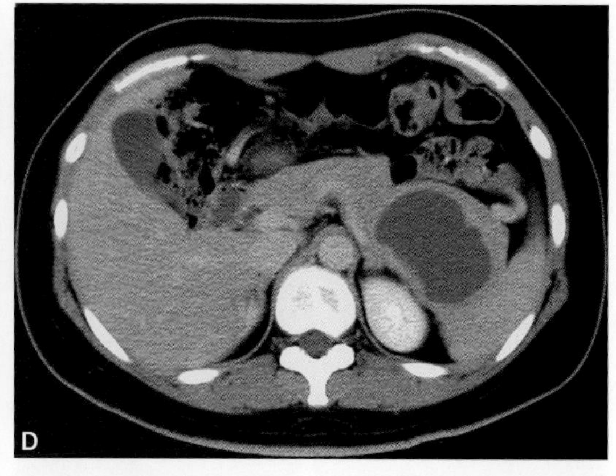

图 12-5-5 单囊性黏液性囊腺瘤

女,36 岁。无明显临床症状,查体发现右上腹包块。A ~ D. CT 增强扫描显示胰腺尾部单房囊性肿块,肿块边界清晰,囊壁厚并可见强化,囊性部分无强化

主胰管型 IPMN 肿瘤位于主胰管为主,恶性倾向大(约 70%),主胰管弥漫性或节段性扩张(>5mm)而无其他梗阻原因;分支胰管型 IPMN 肿瘤不累及主胰管,恶性度较低(15% ~20%)胰管分支扩张且以钩突部分支常见,体尾部分支少见。囊肿直径>5mm 且与主胰管交通,如无胰腺炎病史应考虑该病。混合型者表现为主胰管和分支胰管均扩张,也最常累及钩突部的主胰管及其分支。IPMN 的影像学诊断有赖于确定囊性病变与胰管相通的关系(图 12-5-6)。

**5. 实性假乳头状瘤(solid pseudopapillary tumor,SPT)** 少见,多见于胰腺尾部。常为良性病变,具有低度恶性倾向,好发于 20 ~30 岁年轻女性,通常无症状,偶然发现。影像学表现为有实性及囊性成分的肿块,可有包膜,增强扫描实性成分及包膜可强化,中央实性部分可出血及坏死,具有占位效应但不侵犯周围组织(图 12-5-7)。首选外科手术切除。

**6. 胰腺上皮真性囊肿** 为先天发生的、上皮来源的良性囊肿,可以发生在少年或成年人。表现为单发充满液体的囊性结构,无分隔,囊壁没有结节,增强扫描无强化,不与胰管相通(图 12-5-8)。von Hippel-Lindau 病时可见多个单房囊肿分散于正常胰腺内。

**7. 其他** 胰腺内分泌肿瘤囊变,多伴有临床内分泌异常的相关症状。胰腺导管癌囊性变少见,肿块易侵犯周围组织,早期即引起胰管的扩张。胰腺周围脉管性病变,如脾动脉瘤、假性动脉瘤易误诊为胰腺囊性病变,CT 增强扫描及血管成像(CTA)可以有助于鉴别诊断(图 12-5-9)。

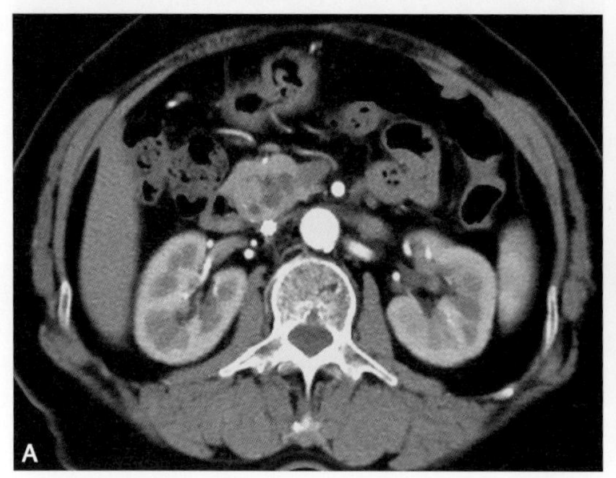
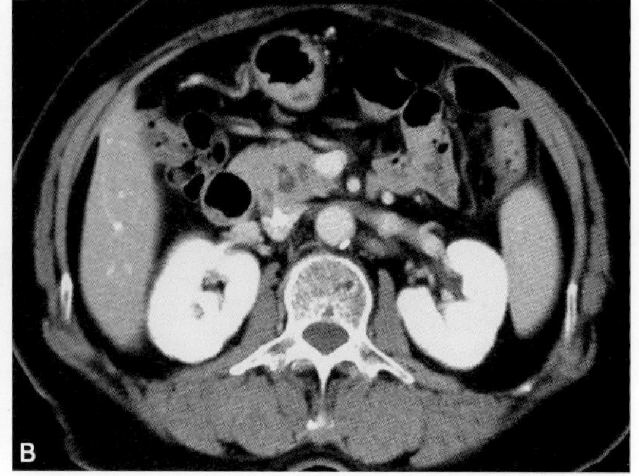

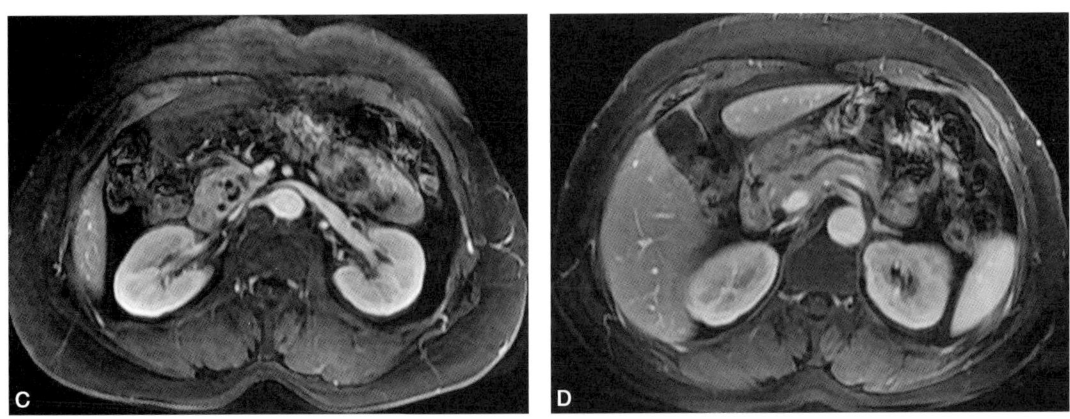

图 12-5-6　导管内乳头状黏液性肿瘤

女,56 岁。无明确临床症状,查体发现。A、B. CT 增强扫描见胰头部一小囊状低密度病灶,囊内见强化结节;C、D. MRI 增强扫描相同层面见囊内强化结节,与胰管相通,胰管轻度扩张

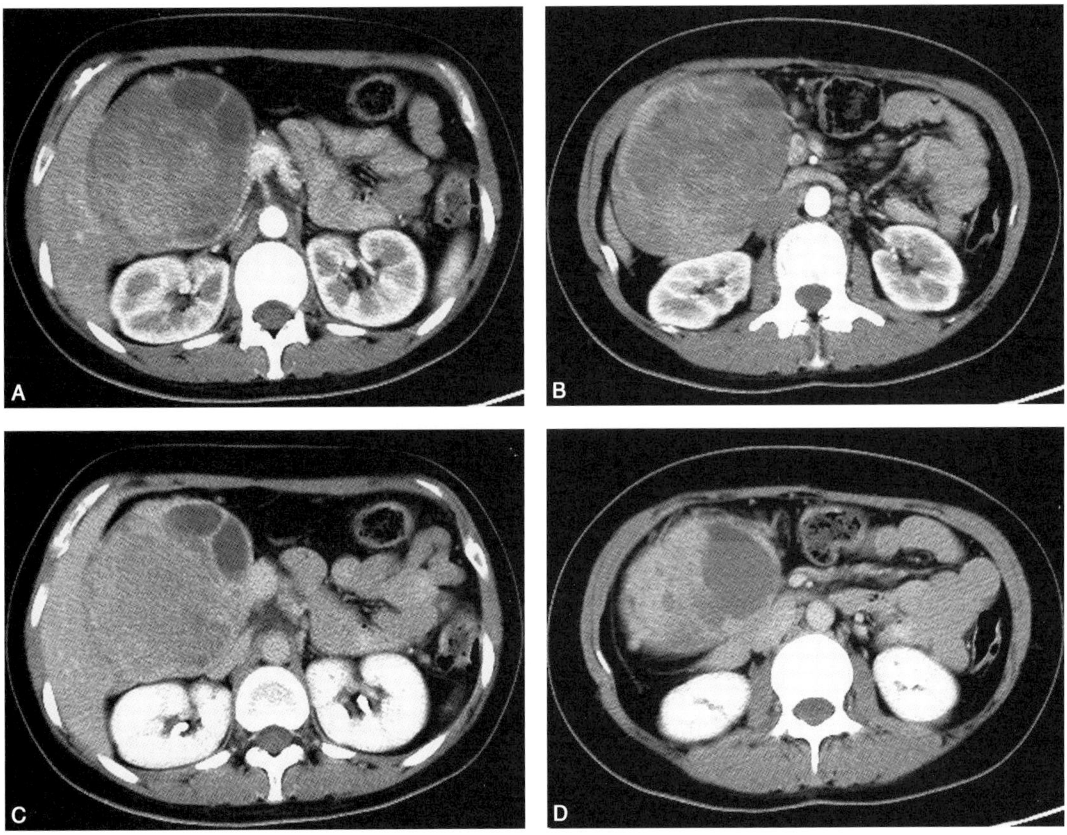

图 12-5-7　实性假乳头状瘤囊变

女,23 岁。上腹不适半年,触及肿块。A ~ D. CT 增强扫描动脉期见胰头部巨大不均质低密度肿块,不均匀强化,部分囊变可见少许分隔;扫描延迟期肿瘤持续强化,囊变部分无强化,并见液-液平面

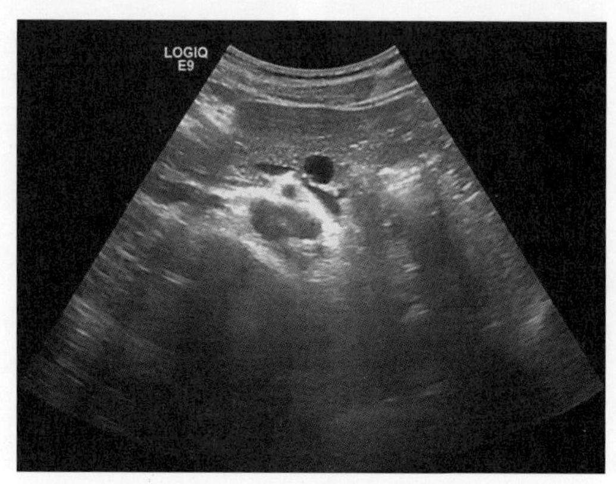


**图 12-5-8 胰腺真性囊肿**

女,22 岁。查体发现胰腺囊性病变。腹部超声显示胰腺体部类圆形无回声囊性暗区,边界清晰,无分隔,不与胰管相通

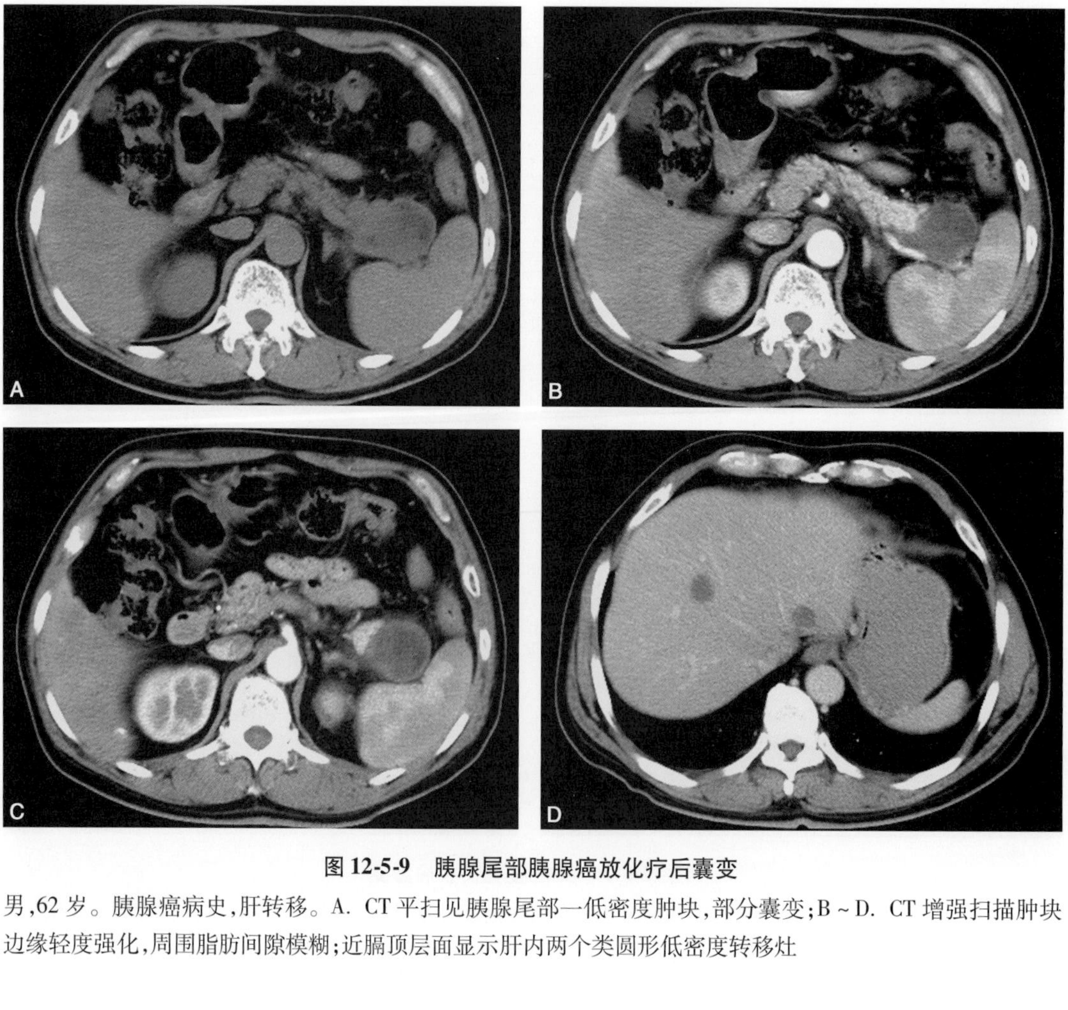

**图 12-5-9 胰腺尾部胰腺癌放化疗后囊变**

男,62 岁。胰腺癌病史,肝转移。A. CT 平扫见胰腺尾部一低密度肿块,部分囊变;B ~ D. CT 增强扫描肿块边缘轻度强化,周围脂肪间隙模糊;近膈顶层面显示肝内两个类圆形低密度转移灶

## 五、研究进展及存在问题

胰腺囊性病变包括多种良性及恶性病变，临床上患者很少有明确的胰腺炎病史，大多数胰腺囊性病变病例并无症状或症状无特异性，以现有影像学诊断手段或方法鉴别胰腺囊性病变之良恶性仍有困难，确诊常需依赖手术及病理检查。临床对各种胰腺囊性病变的处理，如随访观察还是手术切除要根据患者年龄、并存病、肿瘤风险评估以及有无症状来综合判断。CT、MRI 提供的影像信息对临床决策大有帮助。

（孙军燕　王青）

## 参考文献


1. Khan A, Khosa F, Eisenberg RL. Cystic lesions of the pancreas. Am J Roentgenol, 2011, 196(6): W668-W677.
2. Kim YH, Saini S, Sahani D, et al. Imaging diagnosis of cystic pancreatic lesions: pseudocyst versus nonpseudocyst. Radiographics, 2005, 25(3): 671-685.
3. Morgan DE. Cystic lesions of the pancreas. Semin Roentgenol, 2009, 44(4): 255-265.
4. Sahani DV, Kadavigere R, Saokar A, et al. Cystic pancreatic lesions: a simple imaging-based classification system for guiding management. Radiographics, 2005, 25(6): 1471-1484.
5. Tanaka M, Fernández-del Castillo C, Adsay V, et al. International consensus guidelines 2012 for the management of IPMN and MCN of the pancreas. Pancreatology, 2012, 12(3): 183-197.
6. Vyas S, Markar S, Ezzat TM, et al. Cystic lesions of the pancreas: current trends in approach and management. Post-grad Med J, 2011, 87(1025): 207-214.
7. 戴梦华，徐涛，张太平，等. 胰腺囊性肿瘤良恶性诊断的影响因素. 中华肝胆外科杂志，2010，16(11): 831-834.
8. 丁庆国，成翠娥，蒯新平，等. 磁共振扩散加权成像在胰腺囊性病变中的鉴别诊断价值. 中华胰腺病杂志. 2013. 13(6): 382-385.
9. 罗帝林，赵志清，黄春元，等. 多层螺旋 CT 对胰腺囊腺瘤与囊腺癌的诊断价值. 放射学实践，2014，29(4): 419-421.
10. 罗华，梁亮，曾蒙苏. 胰腺巨囊型浆液性囊腺瘤的 MSCT 表现及其诊断. 放射学实践，2011，26(7): 739-741.
11. 《中华胰腺病杂志》编辑委员会. 我国胰腺囊性肿瘤共识意见(草案 2013，上海). 中华胰腺病杂志，2013，13(2): 79-90.


# 第六节　胰 腺 钙 化

## 一、前　　言

胰腺内钙化的发生机制尚未完全明确，胰腺内钙化可能为胰腺组织发生炎性损伤，而使局部理化环境发生一系列病理生理变化，导致局部钙盐沉积。胰腺炎症、肿瘤样病变及良恶性肿瘤等胰腺疾患可有不同比例的钙化灶出现，不同程度和形式的钙化对胰腺疾患的诊断具有不同的价值。常用的影像学检查方法有 CT、MRI、超声等，多层螺旋 CT 已成为首次检查和观察胰腺钙化病变特征的首选检查方法。

## 二、相关疾病分类

胰腺病变的钙化大体可以分为炎性病变、代谢性病变、肿瘤样病变及肿瘤等。导致胰腺钙化的常见疾病有慢性胰腺炎、胰腺假性囊肿、胰腺老年性改变、胰腺旁血管病变，另外常见胆管结石及十二指肠憩室造成的假象；不常见的有胰腺黏液囊性肿瘤、胰腺囊性纤维化、胰岛细胞瘤、胰腺癌、实性假乳头状瘤、遗传性胰腺炎、甲状旁腺功能亢进等（表 12-6-1）。

**表 12-6-1　胰腺钙化病变按疾病分类**

| 病变分类 | 疾病 |
| --- | --- |
| 炎性病变 | 慢性胰腺炎、胰腺假性囊肿、胰腺结核、胰棘球蚴病 |
| 良恶性肿瘤 | 胰腺囊腺瘤、导管内乳头状黏液瘤、实性假乳头状瘤、胰腺癌、胰腺内分泌肿瘤、畸胎瘤、胰母细胞瘤、胰腺平滑肌肉瘤等 |
| 遗传/代谢疾病 | 甲状旁腺功能亢进、脂质沉积性肌病、糖尿病伴胰腺钙化、胰腺萎缩、胰腺囊性纤维化、酒精性胰腺炎、遗传性胰腺炎 |
| 周围血管病变 | 脾动脉钙化、脾动脉瘤壁钙化、脾静脉血栓钙化 |

不同类型肿瘤、不同病变其钙化形式亦不同（表 12-6-2）。

**表 12-6-2　胰腺钙化按形式分类**

| 病变 | 部位及形式 |
| --- | --- |
| 黏液性囊腺瘤 | 瘤体周边或分隔具有特征的蛋壳样钙化 |
| 浆液性囊腺瘤 | 瘤体中央出现星芒状钙化 |
| 实性假乳头状瘤 | 细条状或斑点状钙化、周边 |
| 慢性胰腺炎 | 广泛性钙化，且多沿胰管分布 |
| 胰腺类癌 | 点状、斑块状或不规则形钙化 |
| 畸胎瘤 | 除外钙化还有多种混合型成分 |
| 血管病变 | 假性动脉瘤为弧状/蛋壳状钙化，脾动脉双轨状钙化，门脉高压时脾静脉壁或血栓钙化 |

## 三、影像诊断流程

胰腺疾病的钙化在不同的疾病可有不同的钙化形态、部位，不同的疾病钙化发生率也不一样，慢性胰腺炎的钙化最常见，钙化的形状、数量和分布是鉴别诊断要点。大多数情况下，结合其病史、临床表现、相应的实验室检查以及 CT、MRI 表现可以做出正确的诊断与鉴别诊断（图 12-6-1）。

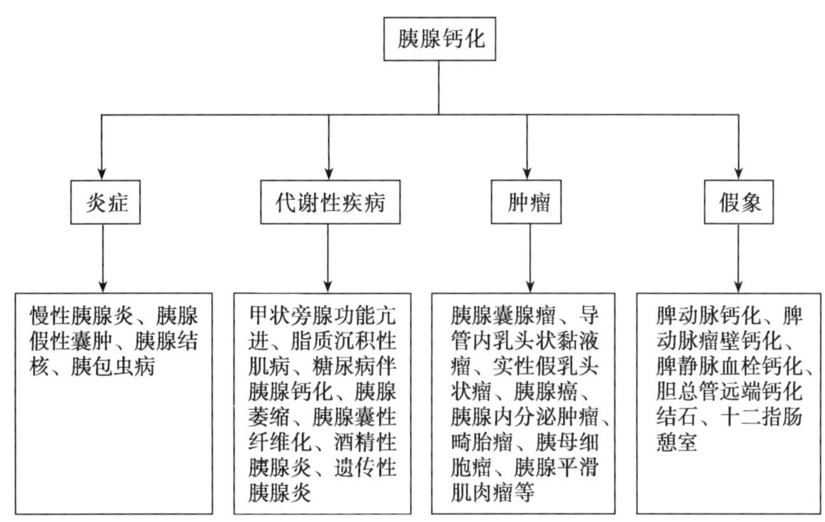


图 12-6-1　胰腺钙化灶鉴别诊断流程

## 四、相关疾病影像学表现

**1．慢性胰腺炎(chronic pancreatitis,CP)**　病程呈反复发作,可从病因上分为酒精性、梗阻性、自身免疫性等。酒精性慢性胰腺炎最常见,多见于40岁以上男性。多发生腺体萎缩及主胰管扩张,呈串珠样,伴有导管内结石和狭窄以及假性囊肿的形成,少数可见淋巴结肿大。CP发生钙化多沿胰管分布呈结节状、条状或不规则斑片状,通常认为广泛性胰腺钙化是CP的特征性表现(图12-6-2)。

**2．胰腺假性囊肿(pseudocyst of the pancreas)**　多由急性胰腺炎胰周积液纤维化包裹所致,术后、外伤后也可出现这种改变。病理学上囊肿无胰腺上皮细胞内衬。CT表现为圆或类圆形水样密度、囊性肿块,囊壁钙化多呈曲线状或蛋壳状,胰管梗阻少见(图12-6-3)。

**3．胰腺结核(pancreatic tuberculosis)**　发病率低,临床缺乏特异性,常误诊为胰腺肿瘤、CP等疾病。胰腺常呈局限性增大,可见分隔及周边增强的低密度灶,腹腔内同时见多发性淋巴结肿大,后者CT呈现特征性的中心低密度、周边增强表现,常作为诊断和鉴别诊断的依据。病灶内常见钙化斑,但无明显特征性(图12-6-4)。

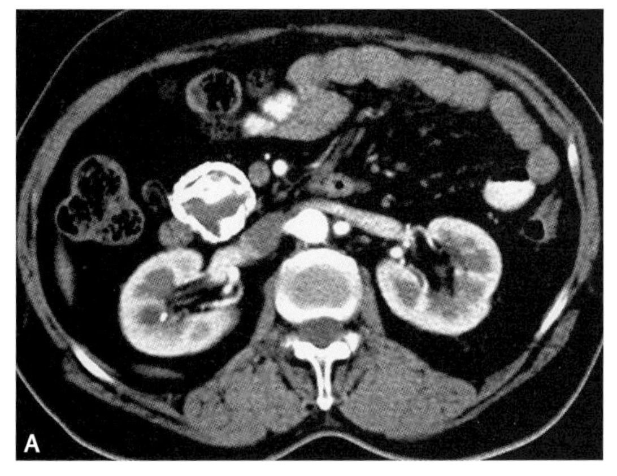


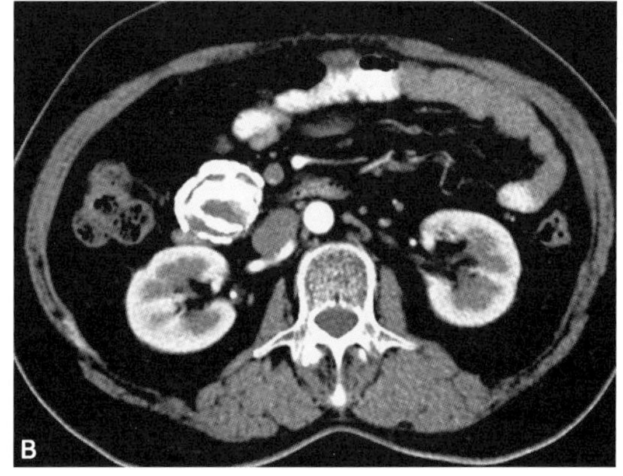

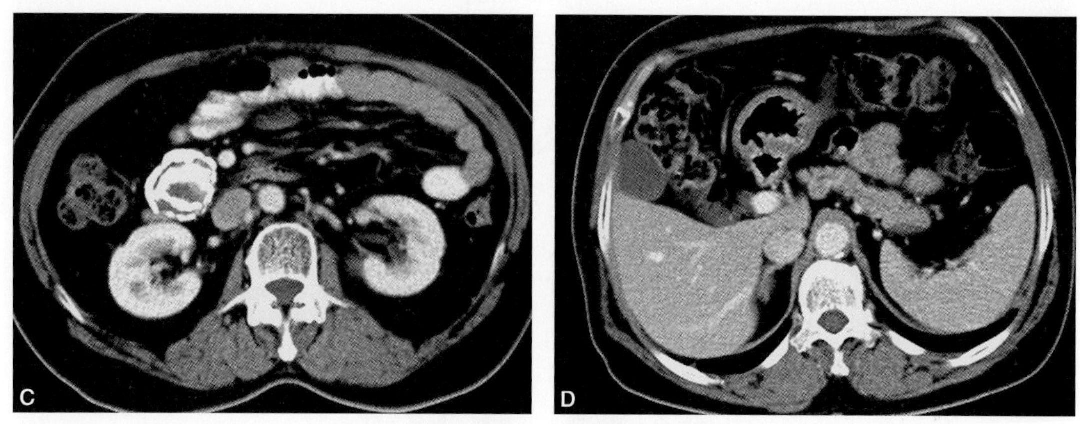


**图 12-6-2　慢性胰腺炎**

女,66 岁。上腹疼痛 2 个月余。A ~ D. CT 增强扫描胰头部见一类圆形占位,其内及边缘见环状高密度钙化影,胰腺体尾部未见异常,胰管未见明显扩张征象

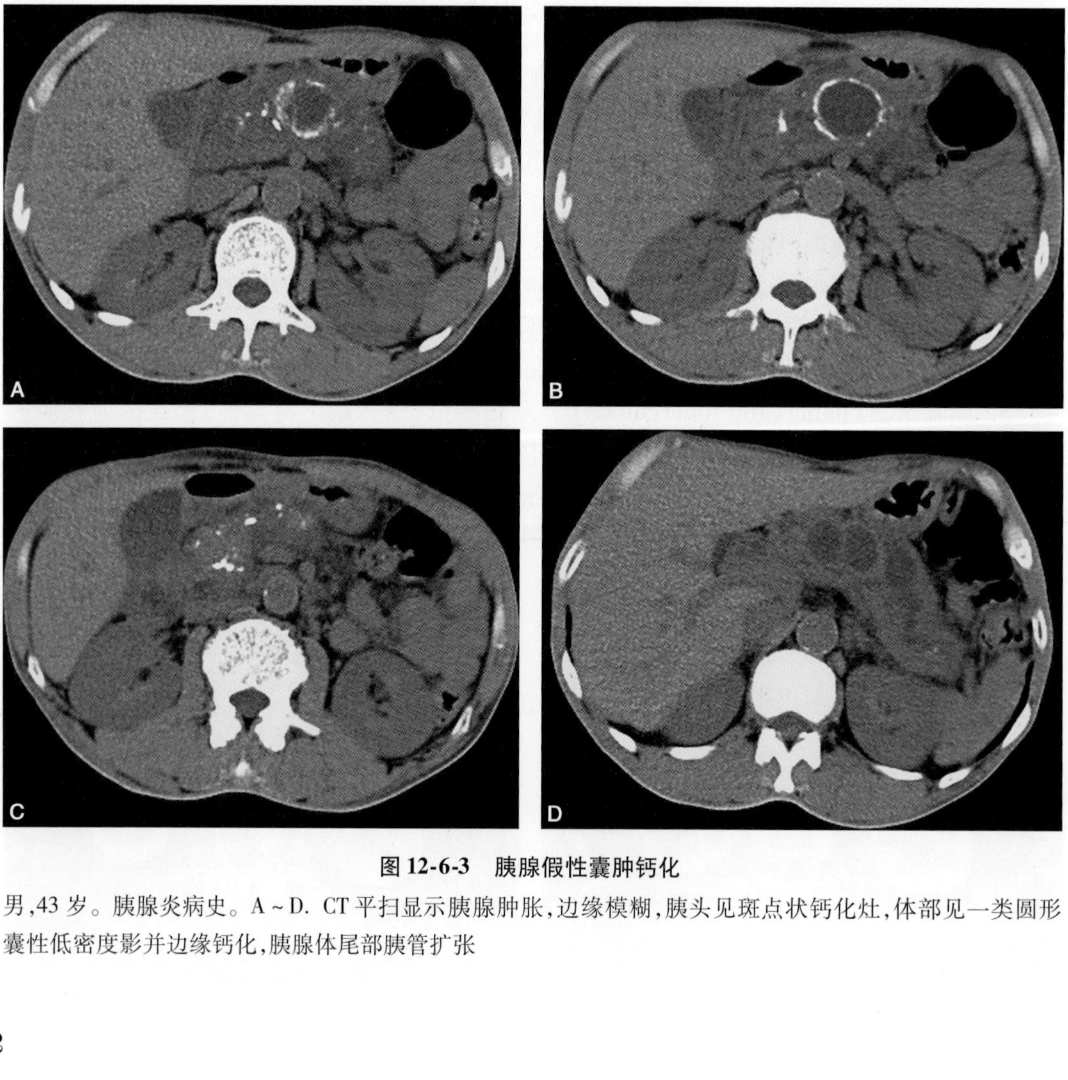

**图 12-6-3　胰腺假性囊肿钙化**

男,43 岁。胰腺炎病史。A ~ D. CT 平扫显示胰腺肿胀,边缘模糊,胰头见斑点状钙化灶,体部见一类圆形囊性低密度影并边缘钙化,胰腺体尾部胰管扩张

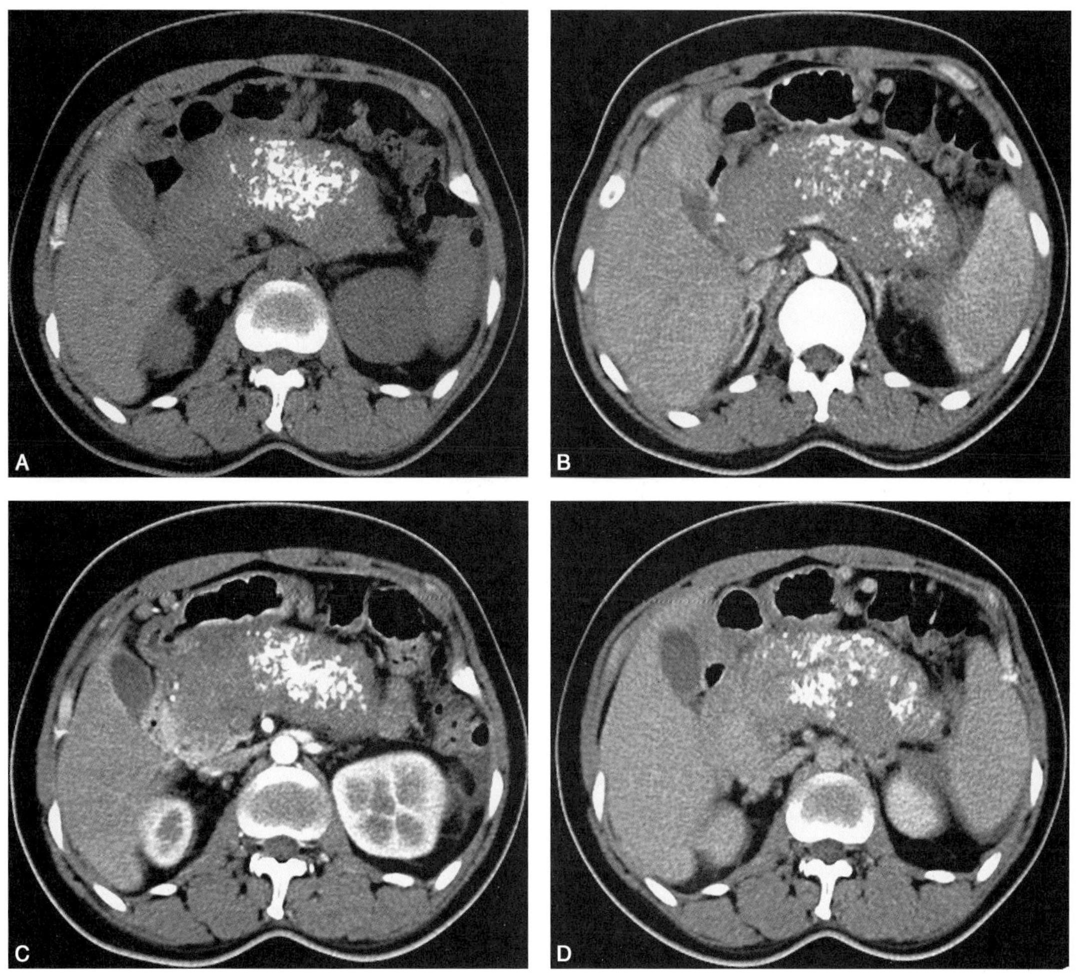

图 12-6-4　胰腺结核

女,37 岁。既往有结核病史,上腹不适,排便形状改变 1 年,病理见干酪样坏死。A. CT 平扫显示胰腺密度减低,体积肿胀增大,边缘欠清,体部见点状簇状高密度钙化灶;B ~ D. CT 增强扫描胰腺轻度不均匀强化,体尾部多发钙化,胰管未见明显扩张

**4. 浆液性囊腺瘤(serous cystadenoma)**　是非内分泌起源的良性肿瘤,好发于 50 ~ 60 岁女性。其 CT 表现为水样密度,单腔或多腔囊性病变,壁厚薄不均,囊的纤维间隔可钙化。约 20% ~ 40% 可出现中心部纤维瘢痕或星芒状钙化,对浆液性囊腺瘤的诊断有特征性意义。

**5. 黏液性囊性肿瘤(mucinous cystadenoma)**　好发于中年女性,多无症状。可分为囊腺瘤和囊腺癌,前者良性,生长慢,但具有恶变倾向,易恶变为囊腺癌。CT 检查为单个大囊或伴有数个子囊,液性,无强化,囊壁厚薄不均及有壁结节,提示囊腺癌的可能性很大。囊壁的蛋壳样钙化不常见,但如出现往往提示恶性可能性大(图 12-6-5)。

**6. 实性假乳头状瘤(solid pseudopapillary tumor,SPT)**　好发胰头或胰尾部常见,以年轻女性多见。大多数 SPT 是良性,但 10% ~ 15% 的为低度恶性。CT 平扫为类圆形或分叶状的不均匀的混杂密度肿块,肿瘤可有钙化和出血。多数报道都提到肿瘤的钙化,约占所有病例的 30%,且均出现在周边部分,呈细条状或斑点状(图 12-6-6,图 12-6-7)。

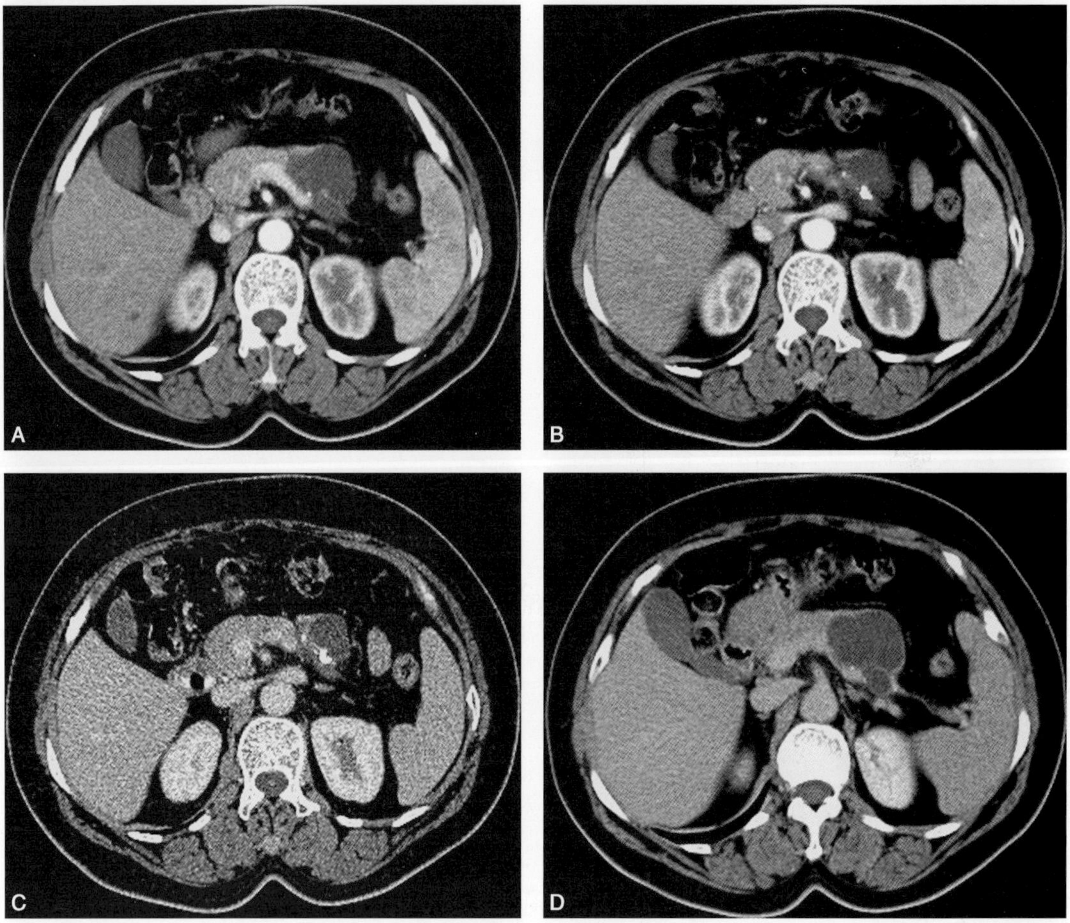

**图 12-6-5　黏液性囊性肿瘤边缘钙化**

女,57 岁。查体发现胰腺肿物。A～D. CT 增强扫描显示胰腺体尾部一囊性低密度肿块,边界清晰,边缘及线状分隔强化,其内见高密度钙化结节

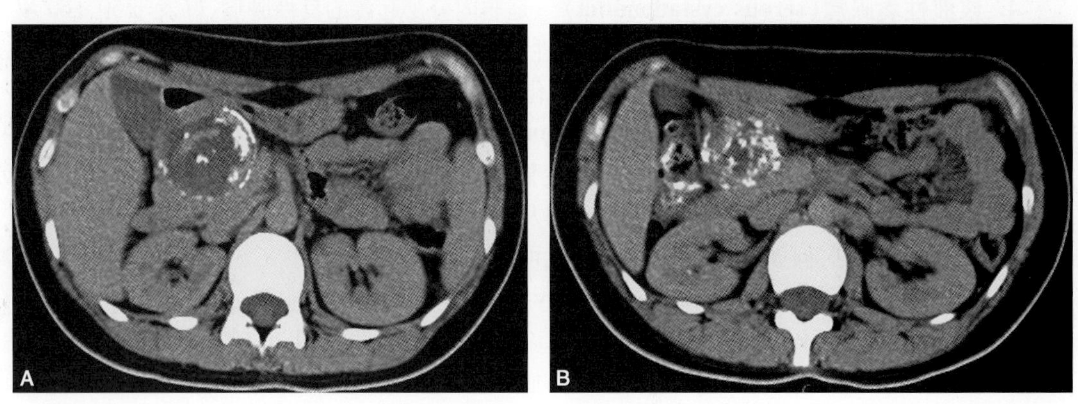

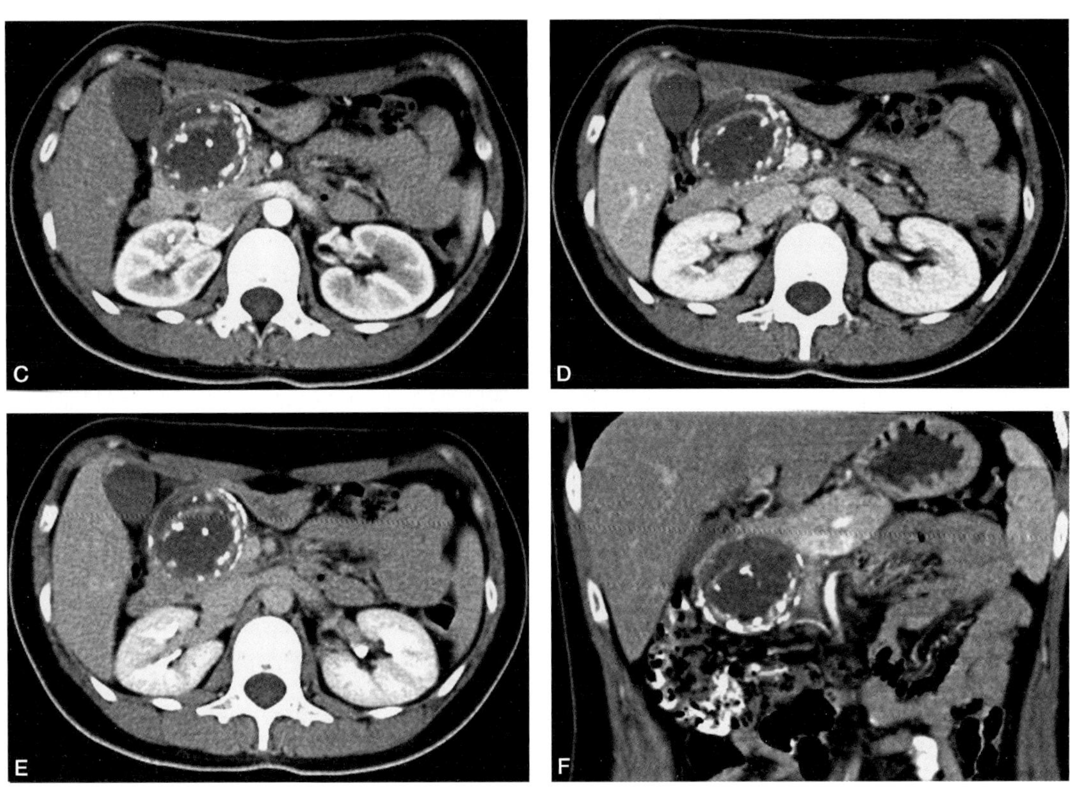

图 12-6-6　实性假乳头状瘤

女,28 岁。反复腰背部疼痛。A、B. CT 平扫见胰头部类圆形囊实性混杂密度肿块,内见斑点状、壳状钙化;C～F. CT 增强扫描肿块实性成分及分隔强化,胰管未见扩张征象

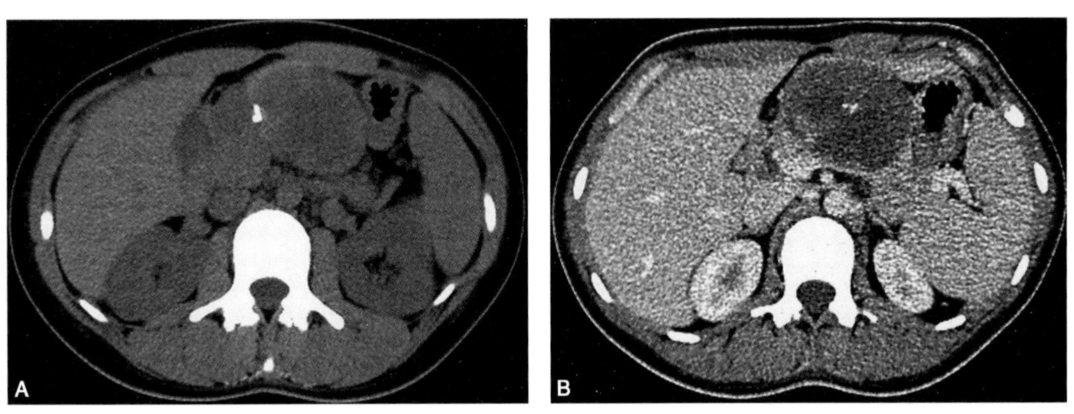

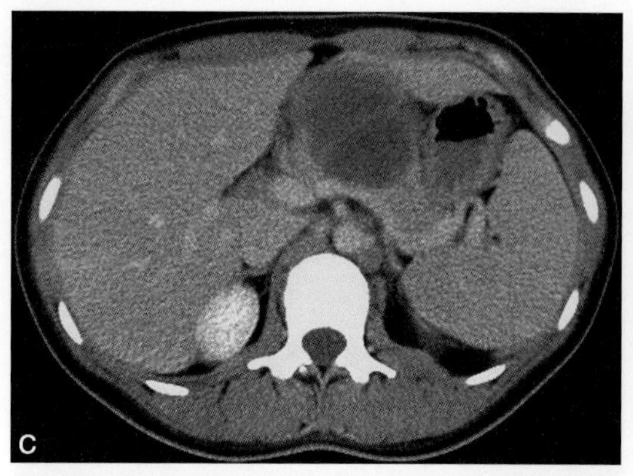


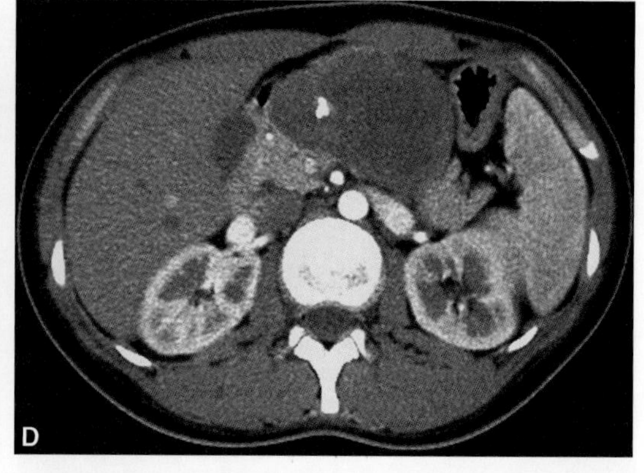


**图 12-6-7　实性假乳头状瘤**

女,22 岁。查体发现腹部包块。A. CT 平扫见胰腺体部略低密度肿块,边缘见钙化结节;B、C. CT 增强扫描见肿块实性部分强化,低密度区未见强化;D. 增强 1mm 薄层重建显示肿块内线状分隔并钙化

**7. 胰腺囊性纤维化(cystic fibrosis,CF)**　是欧美白种人中最常见的致死性常染色体隐性遗传病,而亚洲人和非洲黑人少见。通常具有慢性梗阻性肺部病变,以胰腺外分泌功能不足和汗液电解质异常升高为特征。影像学表现为不同程度的胰腺脂肪化和胰腺纤维化,胰腺萎缩,外形不规则,可见大小不一囊肿及弥漫分布的小钙化。

**8. 胰腺旁血管病变**　动脉粥样硬化钙化常见于老年人,由于脾动脉紧邻胰腺背侧,容易误认为胰腺钙化,脾动脉钙化的"双轨征"是特异性表现;局限性的脾动脉瘤平扫可见蛋壳状、卵圆形钙化;门静脉高压时脾静脉内血栓形成,壁及血栓均可钙化。上述血管病变增强扫描均有助于鉴别(图 12-6-8)。

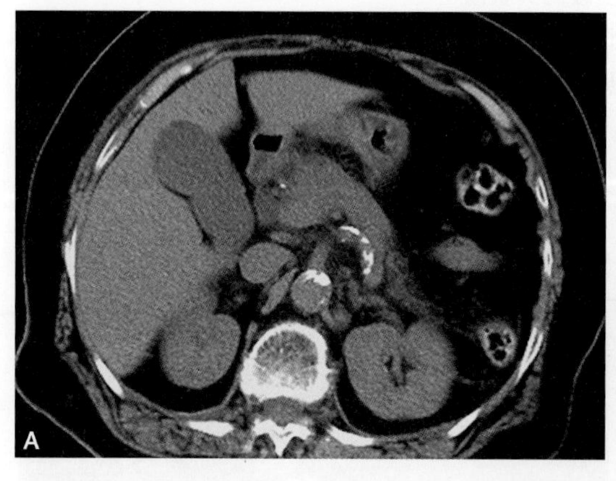


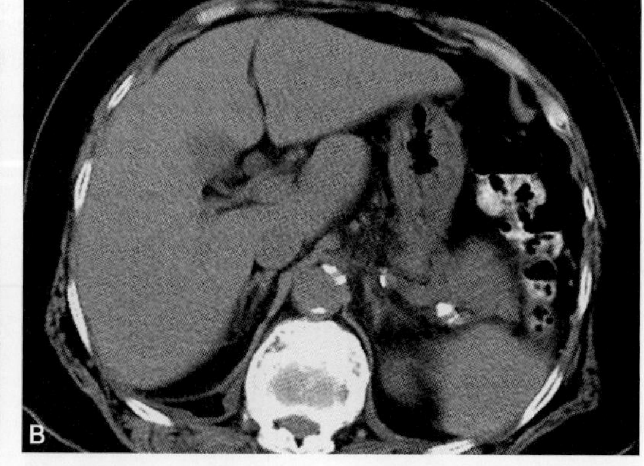


**图 12-6-8　脾动脉钙化**

女,70 岁。上腹疼痛,临床诊断胰腺炎。A、B. CT 平扫显示胰腺边缘轻度模糊,胰腺后方条状多发钙化为脾动脉钙化,易误诊为胰管钙化

**9. 其他少见、罕见胰腺肿瘤**　如胰母细胞瘤、胰腺平滑肌肉瘤、胰腺内分泌肿瘤等均可出现钙化,但无特征性。

## 五、研究进展及存在问题

胰腺疾病钙化在不同的疾病可有不同的钙化形态、部位，不同的疾病钙化发生率也不一样，有时钙化没有特异性。认识这些钙化影像表现的特征性，并结合临床资料及多种影像学检查，可以提高对这些疾病的诊断和鉴别诊断能力。

（孙军燕　王青）

## 参考文献

1. Endo K, Sata N, Shimura K, et al. Pancreatic Arteriovenous Malformation: Case Report of Hemodynamic and Three-Dimensional Morphological Analysis Using Multi-Detector Row Computed Tomography and Post-Processing Methods. J Pancreas(Online), 2009, 10(1): 59-63.
2. Goh BK, Tan YM, Chung YF, et al. Utility of fusion CT-PET in the diagnosis of small pancreatic carcinoma. World J Gastroenterol, 2005, 11(24): 3800-3802.
3. Ichikawa T, Erturk SM, Motosugi U, et al. High-b value diffusion-weighted MRI for detecting pancreatic adenocarcinoma: preliminary results. AJR, 2007, 188(2): 409-414.
4. Lee H, Yu JS, Kim H, et al. Solid pseudopapillary carcinoma of the pancreas: differentiation from benign solid pseudopapillary tumour using CT and MRI. Clinic Radiol, 2008, 63(9): 1006-1014.
5. Leonard D, Baulieux J, Rode A, et al. Multiple synchronous serous cystadenomas of the pancreas: uncommon CT and MRI findings. Hepatobiliary Pancreat Surg, 2007, 14(6): 600-603.
6. 裴育，庞萍，王海珍，等. 胰腺纤维钙化性糖尿病三例报告及文献复习. 中华糖尿病杂志，2012，4(12)：713-717.
7. 童明敏. 胰腺内钙化灶病变的影像表现及其诊断价值. 医学研究生学报，2011，24(11)：1198-1202.

# 第十三章 肾上腺

肾上腺是人体重要的内分泌腺，由皮质和髓质两部分组成。

肾上腺皮质来源于胚胎时期的体腔上皮，约占肾上腺总重量的80%～90%，含有大量脂类，故呈黄色。肾上腺皮质由外向内又分为三层，外层为球状带，约占皮质的15%，主要分泌盐皮质激素，以醛固酮为主，主要调节钠、钾等电解质的代谢；中层为束状带，约占皮质的78%，主要分泌糖皮质激素，以皮质醇为主，主要调节糖、蛋白质、脂肪的代谢；内层为网状带，约占皮质的7%，主要分泌性激素，如雄激素、雌激素和孕酮等，主要促进毛发、骨骼、肌肉生长及第二性征发育等。

肾上腺髓质位于肾上腺中心，来源于神经外胚层的神经嵴，呈棕褐色。从胚胎发生来看，髓质与交感神经同一来源，相当于一个交感神经节，受内脏大神经节前纤维支配（属交感神经），形成交感神经-肾上腺系统。肾上腺髓质的腺细胞较大，细胞内含有细小颗粒，经铬盐处理后，一些颗粒与铬盐呈棕色反应，含有这种颗粒的细胞称为嗜铬细胞，这些颗粒内的物质可能就是肾上腺髓质激素的前体。肾上腺髓质主要由嗜铬细胞组成，主要分泌肾上腺素和去甲肾上腺素，使心跳加快、心收缩力加强、小动脉收缩维持血压和调节内脏平滑肌的活动。

肾上腺皮质和髓质起源不同，因此皮质和髓质的病变往往独立发生。肾上腺病变依其是否引起上述激素的改变而分为三种类型：肾上腺功能亢进性病变、功能低下性病变及无功能性病变。无功能性肿瘤患者没有出现肾上腺相关的内分泌临床症状，因健康体检或其他疾病检查时或手术时偶然发现，称为肾上腺偶发瘤（adrenal incidentaloma）。

## 第一节 单侧肾上腺病变

### 一、前 言

肾上腺疾病种类繁多，临床表现多样。肾上腺病变诊断需要密切结合影像学表现、临床症状、体征及实验室检查综合分析。除肾上腺增生、结核、淋巴瘤、转移瘤等疾病外，肾上腺疾病多单侧发病。

肾上腺位于肾周间隙吉氏筋膜内，因周围脂肪衬托，CT/MRI可清晰显示肾上腺病变的位置、形态及病变与周围结构的关系。超声检查的图像不如CT清晰、直观，对于体积较小的

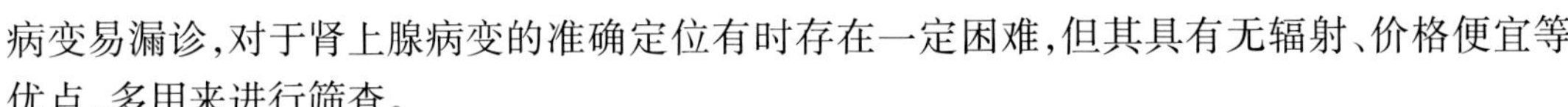


病变易漏诊，对于肾上腺病变的准确定位有时存在一定困难，但其具有无辐射、价格便宜等优点，多用来进行筛查。

肾上腺肿块较小时，病变局限于肾上腺区域内，周围解剖结构清晰，易于准确定位。对于直径<0.5cm 的肾上腺肿瘤，CT、MRI 薄层扫描并进行多平面重组可提高病灶的检出及诊断准确率；当肾上腺区肿块较大时，该区域的解剖间隙消失，肿块与周围组织界限不清，有时难以鉴别肿块的真正起源，多平面重组图像观察常常提供重要帮助。发生于右肾上腺的肿瘤应与右肾上极及肝脏肿瘤进行鉴别，前者多推压下腔静脉向前移位；发生于左肾上腺者应与左肾上极、脾脏及胰尾肿瘤进行鉴别，前者可使胰腺及脾静脉向前移位。肾上腺肿瘤还应与假肿瘤鉴别，如副脾，胰尾，扭曲的脾动静脉或肾动脉，胃肠道结构（如含液的胃底）或胃憩室、小肠以及膈肌脚肥大等。

肾上腺良性肿瘤的发病率高于恶性肿瘤，转移瘤较原发恶性肿瘤常见。影像学检查对鉴别肾上腺肿瘤良恶性有一定帮助：良性肿瘤多呈圆形、椭圆形，恶性肿瘤多呈不规则形、分叶状。若疑为恶性肿瘤，应仔细观察是否存在肝脏、腹膜后及其他部位的转移；同样，如果发现周围浸润及远处转移征象对恶性肿瘤的定性诊断具有极其重要的意义。

## 二、相关疾病分类

单侧肾上腺疾病主要可分为肿瘤、增生、结核及外伤等几大类。肾上腺肿瘤种类较多，世界卫生组织《肿瘤国际组织学分类第 2 版》（2000 年）修订后的肾上腺肿瘤的组织学分类如下：

**1. 肾上腺皮质肿瘤的组织学分类**

**1.1 肾上腺皮质肿瘤**

1.1.1 良性

1.1.1.1 肾上腺皮质腺瘤

1.1.1.2 色素性（黑色）腺瘤

1.1.1.3 嗜酸性肾上腺皮质腺瘤

1.1.2 恶性

1.1.2.1 肾上腺皮质癌

1.1.2.2 肾上腺癌肉瘤

**1.2 肾上腺皮质结节和瘤样病变**

1.2.1 结节性肾上腺皮质增生

1.2.2 异位的和副肾上腺皮质结节

1.2.3 原发性色素性结节的肾上腺皮质疾病（PPNAD）

1.2.4 具有明显肾上腺肿大的巨结节性增生（MHMAE）

1.2.5 肾上腺巨细胞症（adrenal cytomegaly）

**1.3 其他肾上腺肿瘤和瘤样病变**

1.3.1 良性

1.3.1.1 髓性脂肪瘤

1.3.1.2 肾上腺囊肿

1.3.1.3 原发性间叶肿瘤

1.3.1.4　其他

1.3.2　恶性

1.3.2.1　肉瘤

1.3.2.2　其他

**1.4　继发性肿瘤**

**1.5　未分类肿瘤**

**2. 肾上腺副节瘤的组织学分类**

**2.1　副神经节瘤**

2.1.1　肾上腺交感神经节的副神经节瘤

2.1.1.1　嗜铬细胞瘤(肾上腺髓质副节瘤)

2.1.1.2　肾上腺外副节瘤

**2.2　神经和神经母细胞性肿瘤**

2.2.1　良性

2.2.1.1　节细胞性神经瘤

2.2.2　恶性

2.2.2.1　神经母细胞瘤

2.2.2.2　节细胞性神经母细胞瘤

2.2.2.3　原始性神经外胚瘤

2.2.2.4　恶性外周神经鞘瘤(恶性雪旺氏瘤)

2.2.2.5　原始性神经性肿瘤(不能分类的)

**2.3　未分类肿瘤**

**2.4　瘤样病变**

2.4.1　肾上腺髓质增生

2.4.2　肾上腺外副节细胞增生

2.4.3　神经母细胞性结节(neuroblastic nodules)

## 三、影像诊断流程

肾上腺结核和外伤常有特定的病史;肾上腺肿瘤有多种类型,临床表现多样。单侧肾上腺病变结合其病史、临床表现、相应的实验室检查以及影像学表现可以做出正确的诊断与鉴别诊断(图13-1-1)。

肾上腺功能性肿瘤可引起不同的综合征,结合患者的临床症状及实验室结果诊断非常重要(表13-1-1);肾上腺无功能性肿瘤种类较多,无特异性症状和体征,体积多较功能性肿瘤大,部分肿瘤的影像学表现具有一定特异性(表13-1-2)。

## 四、相关疾病影像学表现

**1. 肾上腺腺瘤(adrenal adenoma)**　是发生于肾上腺皮质的一类良性肿瘤,临床较为常见,分为功能性和无功能性两种。肾上腺功能性腺瘤根据分泌激素的类别和临床表现分为三类:皮质醇腺瘤(Cushing 腺瘤)、醛固酮腺瘤(Conn 腺瘤)和性腺综合征腺瘤。皮质醇腺瘤临床主要表现为向心性肥胖、满月脸、水牛背、高血压及皮肤紫纹、多毛等症状;醛固酮

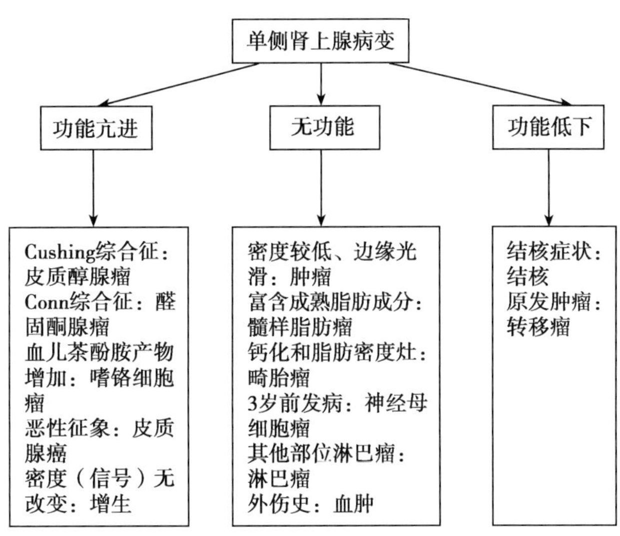


图 13-1-1　单侧肾上腺病变鉴别诊断流程

表 13-1-1　肾上腺功能性肿瘤的鉴别诊断

| 疾病 | 临床特点 | 影像学表现 |
| --- | --- | --- |
| 皮质醇腺瘤 | 向心性肥胖，满月脸，水牛背，高血压，皮肤紫纹，多毛 | 腺瘤较大，低密度，可见坏死囊变 |
| 醛固酮腺瘤 | 高血压、低血钾，周期性软瘫，多饮及夜尿增多 | 腺瘤较小，均匀低密度，CT 值可为负值；MRI 反相位肿瘤信号明显下降 |
| 性腺综合征腺瘤 | 临床少见，闭经、性早熟 | 腺瘤略大，低密度 |
| 嗜铬细胞瘤 | 阵发性或持续性高血压，血、尿儿茶酚胺产物增加 | 单侧或双侧，坏死常见，可见钙化，实性部分快速明显强化 |
| 皮质腺癌 | 多数无功能，部分可出现 Cushing 综合征、闭经、性早熟 | 大而不规则、分叶，中心常出血坏死，可见钙化，明显不均匀强化，可侵犯包膜、血管及发生转移 |

表 13-1-2　肾上腺无功能性肿瘤的鉴别诊断

| 疾病 | 临床特点 | 影像学表现 |
| --- | --- | --- |
| 髓样脂肪瘤 | 肿瘤较大或出血时产生腰部疼痛 | 富含脂肪成分，边界清晰，有假包膜，钙化及出血、坏死常见；脂肪成分无强化，骨髓成分轻中度强化 |
| 畸胎瘤 | 多数无症状，肿瘤较大时可出现腰背部疼痛 | 钙化和脂肪密度灶是特征性影像学表现，可见脂液平面、毛发和脂液混合体 |

续表

| 疾病 | 临床特点 | 影像学表现 |
| --- | --- | --- |
| 囊肿 | 多数无症状,偶有腰部不适 | 边界清晰,囊性密度/信号,无强化 |
| 神经母细胞瘤 | 多于3岁前发病,腹部包块、发热、贫血及腹痛 | 肿瘤巨大,跨越中线,出血、坏死及囊变多见,肿瘤钙化常见 |
| 转移瘤 | 原发肿瘤病史 | 单侧或双侧,大的肿瘤内可有坏死;可伴全身其他部位转移瘤 |
| 节细胞神经瘤 | 多数无症状,偶有腹痛或腹部不适 | 嵌入式生长,不侵犯邻近结构,瘤体平扫密度较低,钙化常见,多呈渐进性轻中度不均匀强化 |
| 淋巴瘤 | 发热、食欲减退、腹部或腰背部疼痛 | 密度/信号均匀,坏死囊变少见,病灶内出血及钙化罕见;中度均匀强化;常伴全身其他部位淋巴瘤 |
| 神经鞘瘤 | 多数无症状,肿瘤较大时可出现腰背部隐痛 | 边界清晰,边缘光滑,呈低密度,内部可见更低密度及点状出血灶,偶见壁有钙化;不均匀明显强化 |
| 海绵状血管瘤 | 增大时出现腰肋部钝痛,继发出血时可危及生命 | 边缘清楚,出血、坏死、囊变、钙化常见;渐进性、向心性强化 |
| 平滑肌肉瘤 | 上腹或腰肋部胀痛 | 肿瘤可压迫或侵犯下腔静脉,出现广泛转移 |
| 恶性黑色素瘤 | 发病年龄多为中年到老年,恶性程度非常高 | MRI具有一定特征性,$T_1WI$呈高信号,$T_2WI$呈低信号 |

腺瘤主要表现为高血压、低血钾、周期性软瘫,多饮及夜尿增多;性腺综合征腺瘤多表现为女孩男性化、男孩性早熟,临床少见。肾上腺无功能腺瘤无明确临床症状,生化检查正常,多为体检偶然发现。具有分泌激素功能的腺瘤通常较小,无功能腺瘤通常体积较大。

肾上腺腺瘤的CT表现为肾上腺区圆形或椭圆形肿块,边界清楚,包膜完整,轮廓光滑,瘤体大小不等,可伴有同侧或对侧肾上腺萎缩。肾上腺腺瘤最重要的病理特征是多由富含脂质的泡沫状透明细胞组成,这种大量的细胞内脂质是腺瘤CT值明显偏低的原因。腺瘤的密度取决于其细胞内脂质成分的多少,一般为等密度和低密度,甚至为负CT值(图13-1-2),瘤体可见钙化。较小的腺瘤可显示瘤体与肾上腺的连接关系,体积较大的腺瘤推压邻近结构,中央可有变性、坏死囊变或出血等表现;增强扫描腺瘤的强化程度差异较大,可无明显强化或周边环状强化,亦可呈轻度或中度强化(图13-1-3,图13-1-4,图13-1-5)。

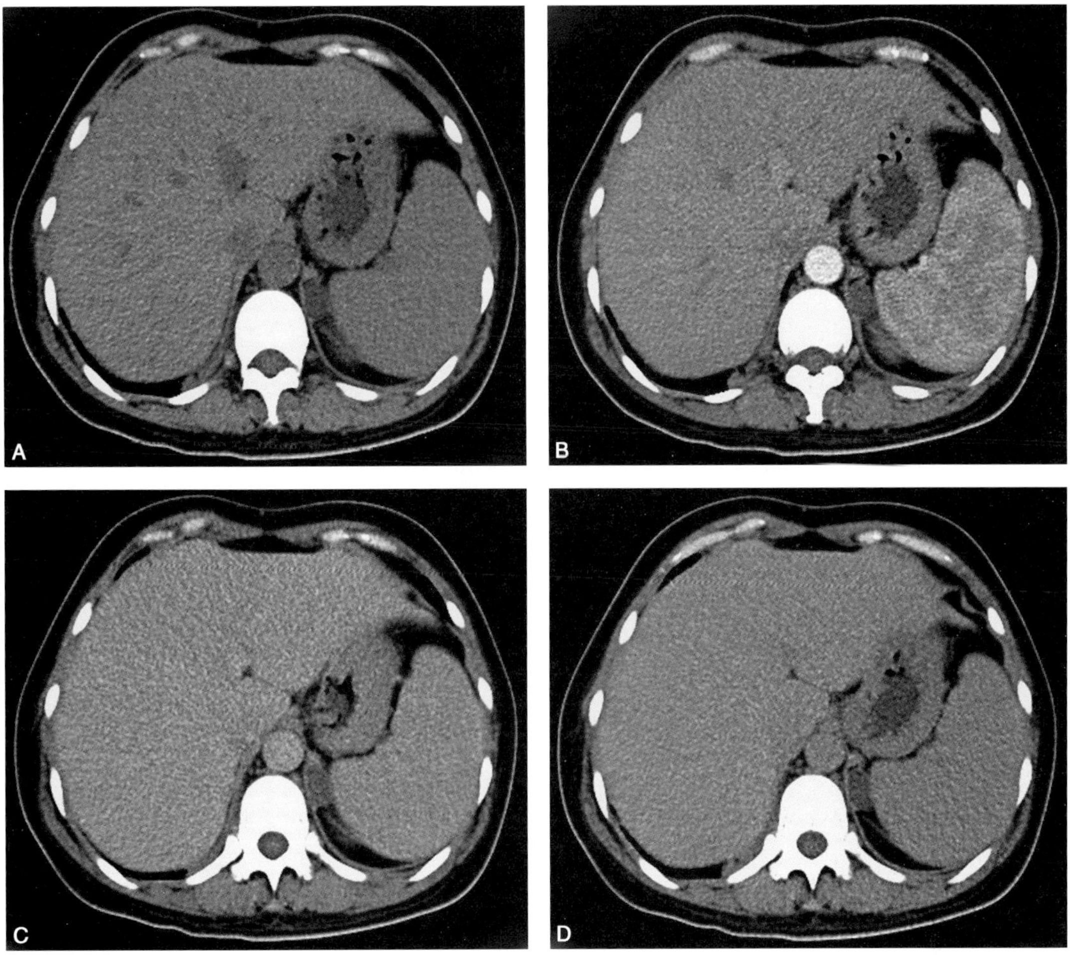

图 13-1-2　左肾上腺腺瘤(醛固酮腺瘤)

女性,37 岁。血压升高 5 年,全身乏力 13 天,血钾 2.0mmol/L(3.50 ~ 5.30mmol/L)。A. CT 平扫显示左肾上腺椭圆形肿块,肿块较小,边缘光滑,密度较低;B ~ D. CT 增强扫描动脉期、静脉期及延迟期肿瘤无明显强化

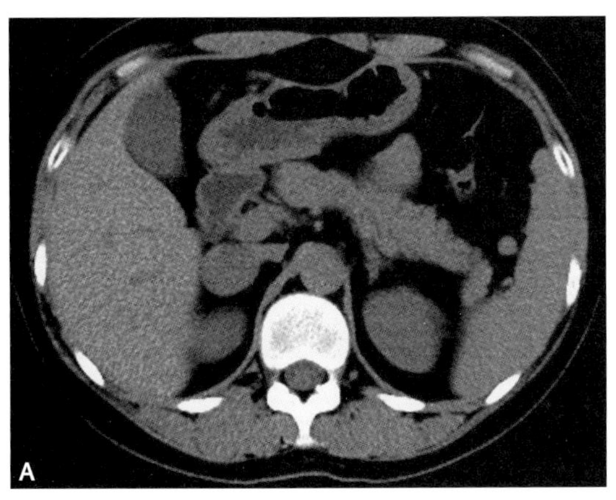


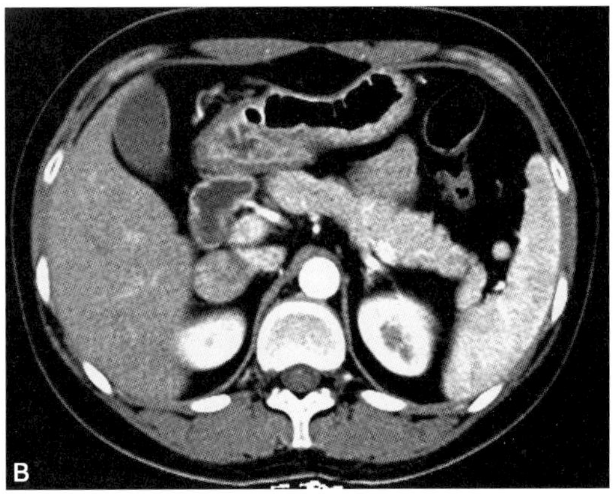

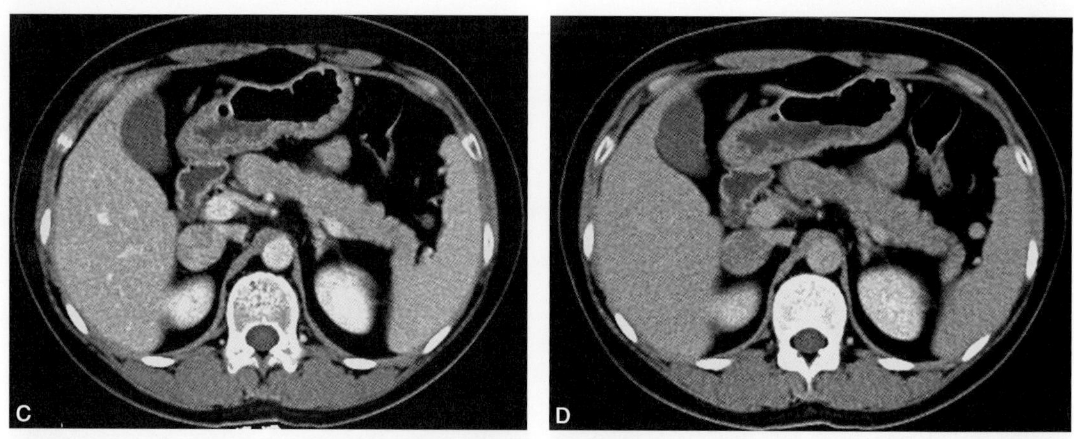


**图 13-1-3　右肾上腺腺瘤(皮质醇腺瘤)**

女性,23 岁。因进行性向心性肥胖,行 CT 检查发现右肾上腺占位 1 周。A. CT 平扫显示右肾上腺类圆形肿块,边缘光滑,边界清晰,密度均匀,低于邻近肝脏密度;B ~ D. CT 增强扫描动脉期肿瘤中度均匀强化,静脉期肿瘤持续中度均匀强化,延迟期肿瘤对比剂退出

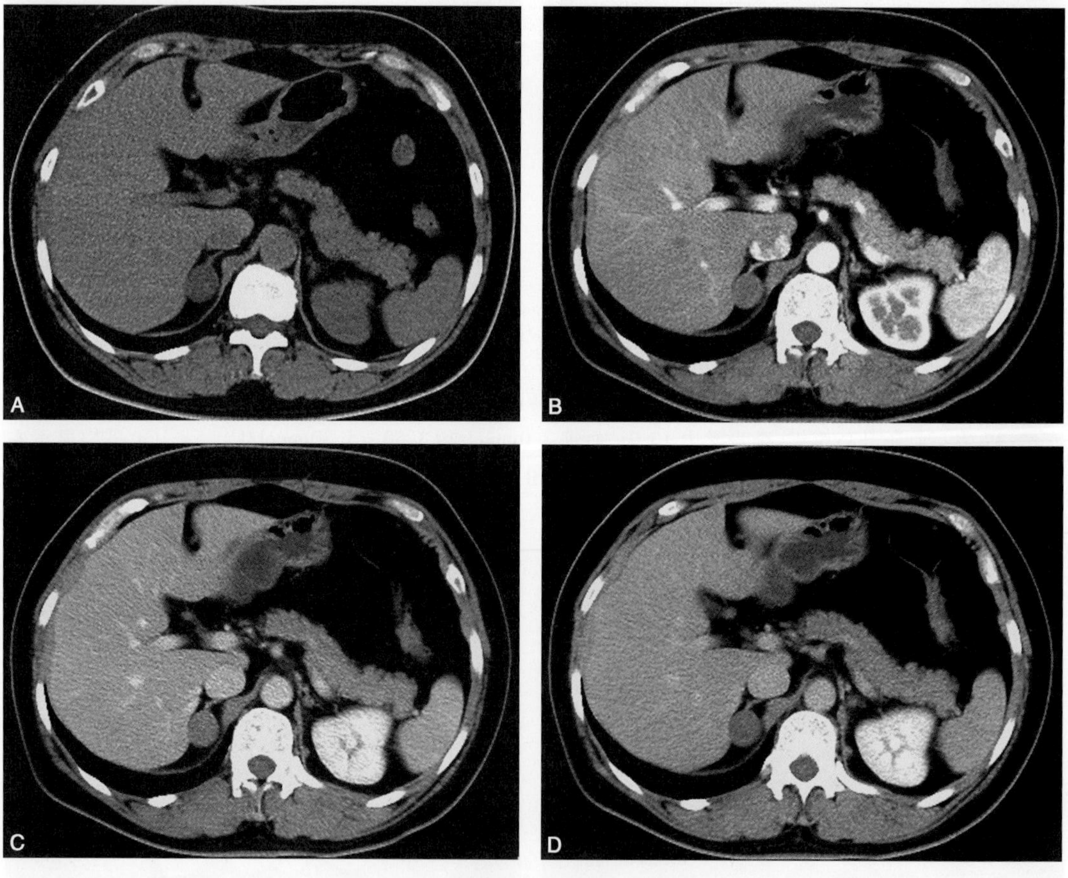

**图 13-1-4　右肾上腺腺瘤(无功能腺瘤)**

女性,48 岁。右侧腰部疼痛 2 个月。A. CT 平扫显示右肾上腺类圆形肿块,边缘光滑,边界清晰,密度均匀,低于邻近肝脏密度;B ~ D. CT 增强扫描动脉期肿瘤轻度均匀强化,静脉期肿瘤持续轻度均匀强化,延迟期肿瘤对比剂退出

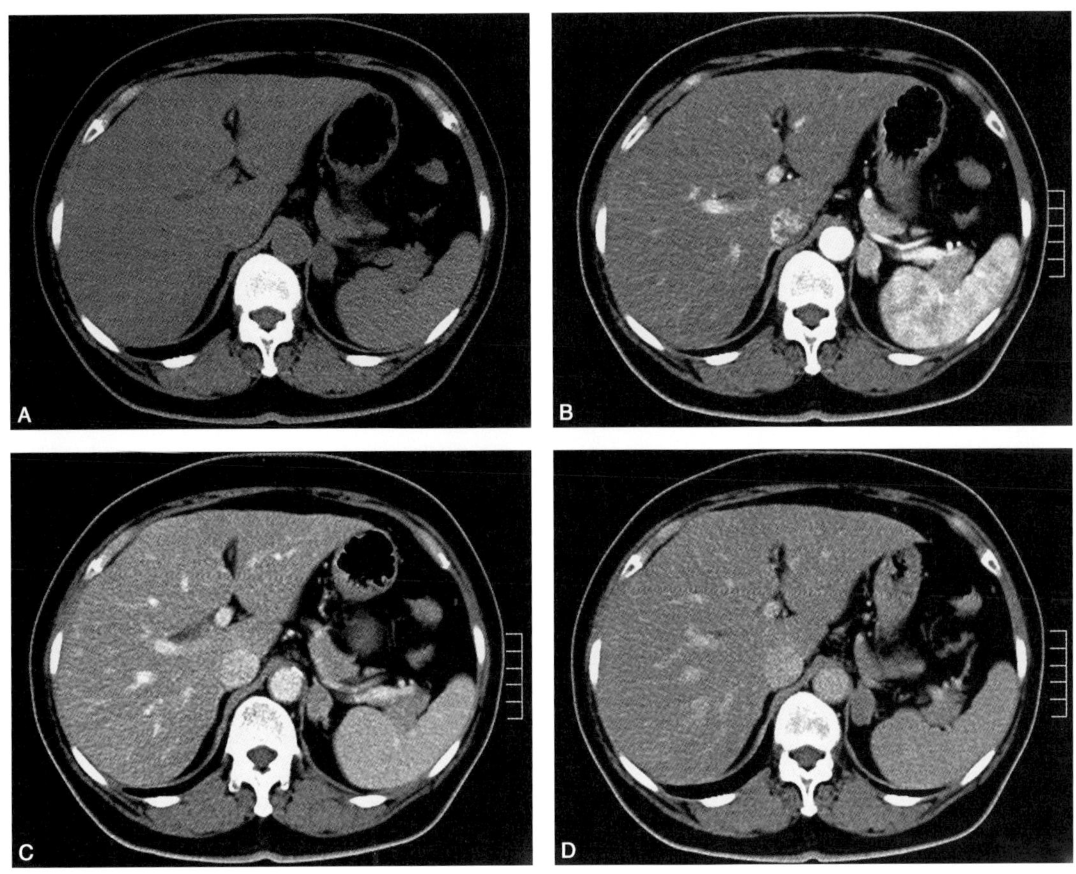

**图 13-1-5 左肾上腺腺瘤**

女性,64 岁。查体发现左肾上腺占位 4 天。A. CT 平扫显示左肾上腺椭圆形低密度肿块,边缘光滑,边界清晰,密度均匀;B ~ D. CT 增强扫描动脉期肿瘤较明显均匀强化,静脉期、延迟期肿瘤对比剂逐渐退出

腺瘤多为单侧单发,也可单侧多发或双侧多发(图 13-1-6,图 13-1-7)。多数肾上腺腺瘤的 MRI 信号与正常肝脏信号接近,如伴有坏死囊变者呈长 $T_1$ 长 $T_2$ 改变,而出血则呈短 $T_1$、长 $T_2$ 改变等,肿瘤完整的包膜在 $T_1$WI、$T_2$WI 上均为环形低信号。腺瘤的透明细胞胞质内含有的大量脂滴,可以采用 MRI 化学位移成像技术有效检出,表现为与同相位相比反相位上肿瘤信号明显下降,该表现是腺瘤非常重要的影像学特征(图 13-1-8)。

**2. 肾上腺囊肿(adrenal cyst)** 较少见,常为单侧发病,无内分泌症状,大多数是在体检时偶然发现。少数因囊肿较大压迫邻近脏器而出现上腹部疼痛不适症状。按 Foster 提出的标准,肾上腺囊肿的病理可分为四种类型:① 内皮性囊肿(45%):较常见,发生于肾上腺内血管或淋巴管的内皮细胞,包括淋巴管瘤(lymphangioma)和淋巴管扩张性囊肿;② 上皮性囊肿(9%):为残余的胚胎基异常发育所致,内壁为柱状上皮;③ 假性囊肿(39%):由外伤或感染形成;④ 寄生虫性囊肿(7%):常为包虫囊肿。内皮性囊肿和上皮性囊肿为真性囊肿,囊壁为内皮或上皮细胞,而假性囊肿的囊壁是纤维组织。

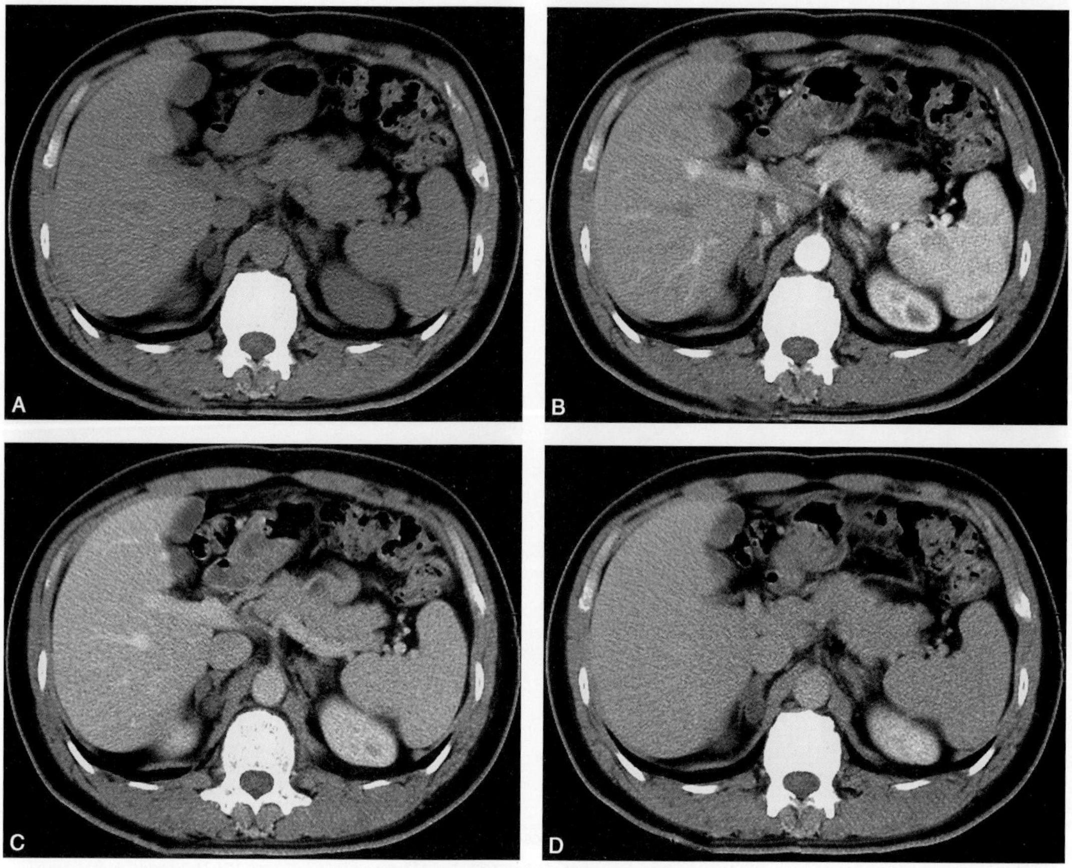

图 13-1-6　右肾上腺多发腺瘤

男性,40 岁。查体发现高血压 6 年。A. CT 平扫显示右肾上腺内侧支及外侧支分别见椭圆形低密度肿块,边缘光滑,边界清晰,密度均匀;B ~ D. CT 增强扫描动脉期、静脉期肿瘤轻度较均匀强化,延迟期肿瘤对比剂渐退出

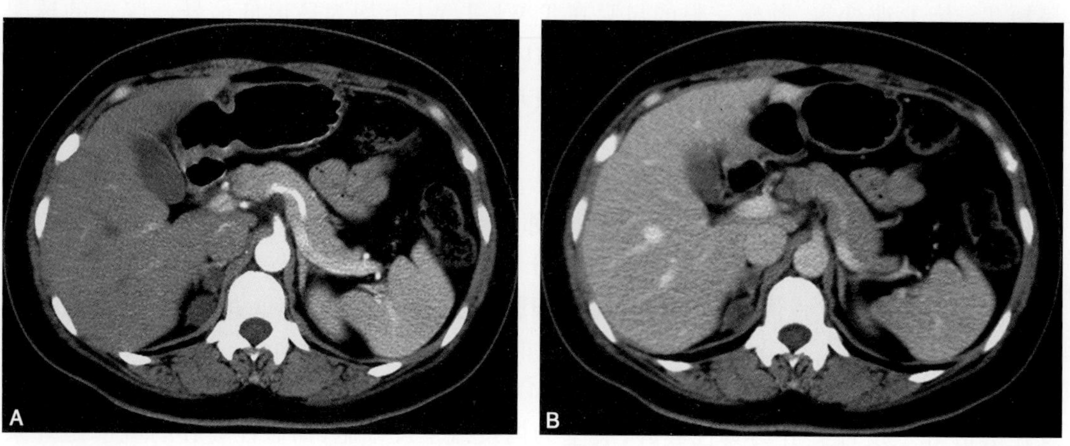

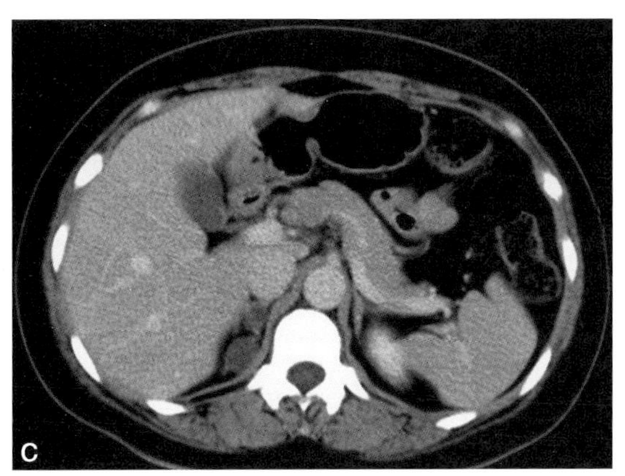

**图 13-1-7　右肾上腺多发腺瘤**

女性，38 岁。发现高血压 8 年，阵发性全身乏力 2 周。A～C. CT 增强扫描动脉期、静脉期及延迟期显示右肾上腺内侧支两个椭圆形低密度肿块，边缘光滑，边界清晰，密度均匀，轻度强化

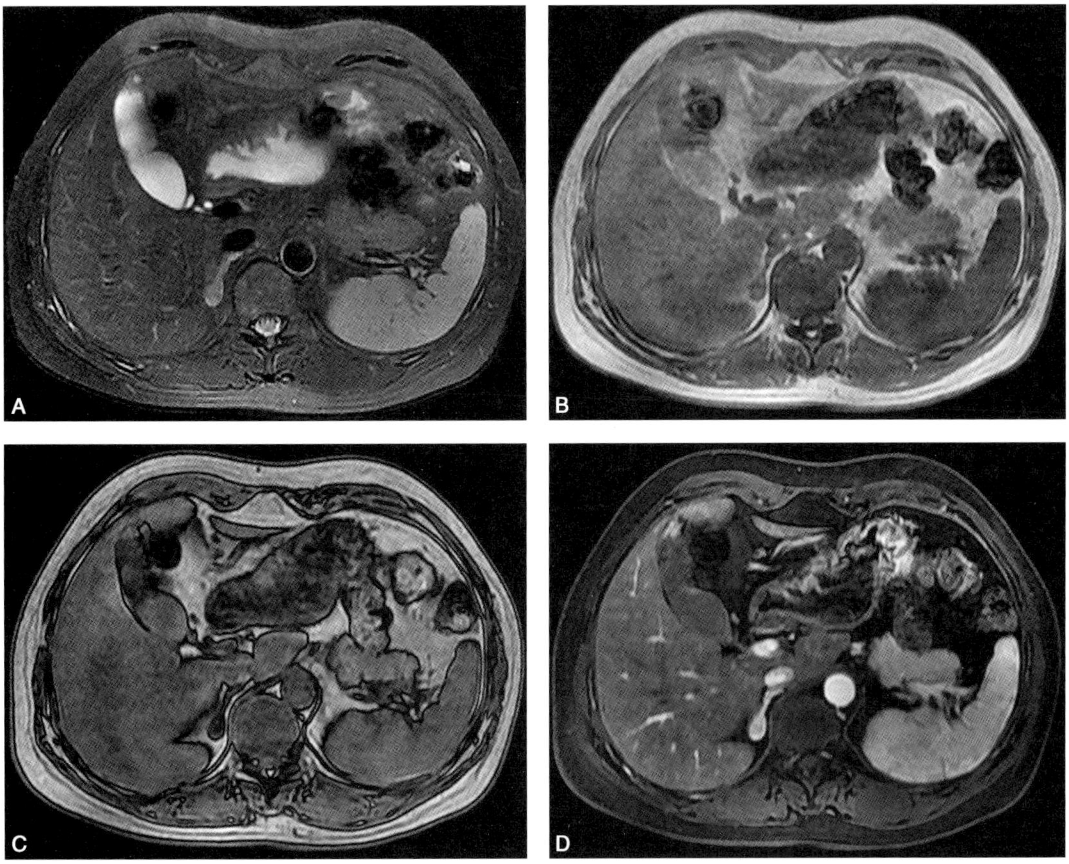

**图 13-1-8　右肾上腺腺瘤**

女性，41 岁。发现高血压 4 天。A. MRI 平扫 $T_2$WI 显示右肾上腺腺瘤，边缘光滑，边界清晰，呈高信号；B、C. MRI同相位肿瘤呈等低信号，反相位肿瘤信号明显减低；D. MRI 增强扫描肿瘤明显均匀强化

肾上腺囊肿的典型 CT 表现为肾上腺区单房或多房液性密度/信号灶，密度/信号均匀，壁薄而光滑，增强扫描无强化（图 13-1-9）。而假性囊肿或真性囊肿合并感染时囊壁可较厚，增强扫描囊壁强化（图 13-1-10）。肾上腺囊肿可见囊壁或囊内钙化，呈斑点状、弧形或蛋壳样。若囊肿为水样低密度，诊断不难；当囊肿的密度增高，称为高密度囊肿，易误诊为肿瘤，囊肿密度的改变取决于囊液蛋白、含铁血黄素及钙盐的含量。肾上腺囊肿的典型 MRI 表现为 $T_1$WI 低信号、$T_2$WI 高信号，$T_2$WI 高信号随回波时间延长信号逐渐增强，但随囊内容物的不同囊肿信号亦发生改变，如囊内出血 $T_1$WI、$T_2$WI 均为高信号（图 13-1-11）。

**3. 肾上腺嗜铬细胞瘤（adrenal pheochromocytoma）** 肾上腺是嗜铬细胞瘤的主要发生部位，约占全部嗜铬细胞瘤的 80% ~90%，主要发生于肾上腺髓质。肾上腺嗜铬细胞瘤大多数为良性，但 10% 可为恶性。多为单侧发病，约 10% 的病例为双侧。由于肿瘤组织产生过多的儿茶酚胺，临床上出现高血压和高代谢等症候群，血浆的儿茶酚胺水平明显升高对嗜铬细胞瘤的诊断具有重要意义。

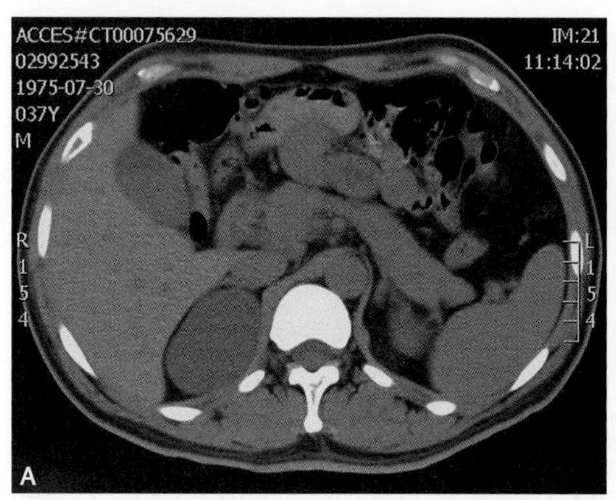


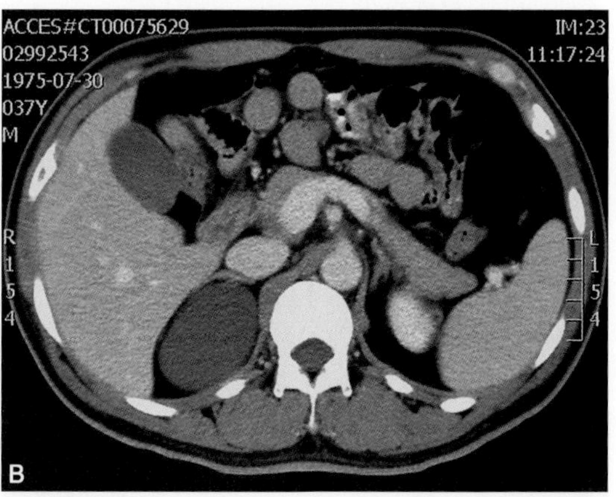


**图 13-1-9 右肾上腺内皮囊肿**

男性，37 岁。查体发现右肾上腺占位 8 年余。A. CT 平扫显示右肾上腺囊性占位性病变，边界清楚，囊肿壁较薄，呈均匀水样密度。B. CT 增强扫描病变无强化

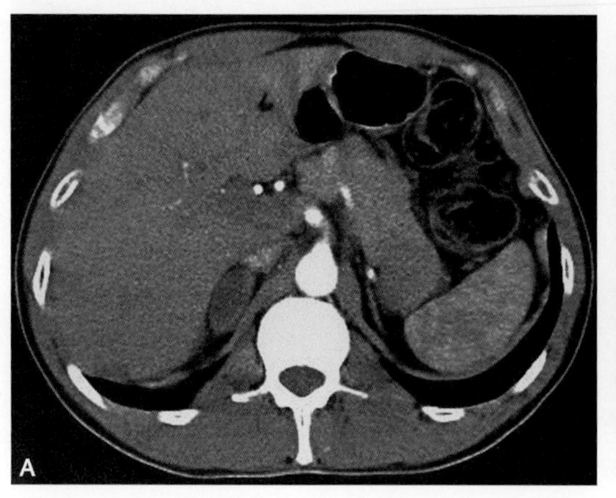


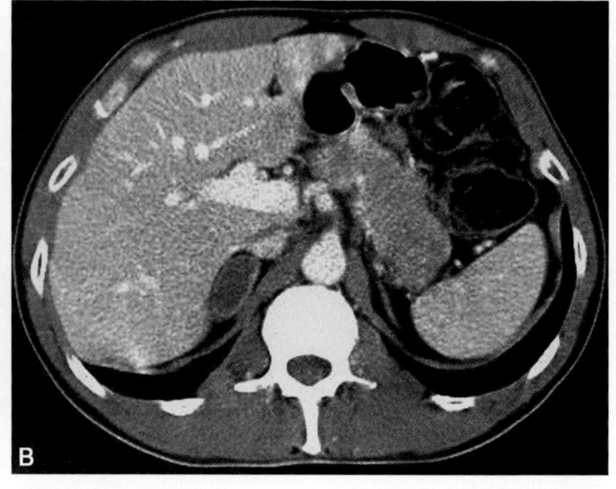

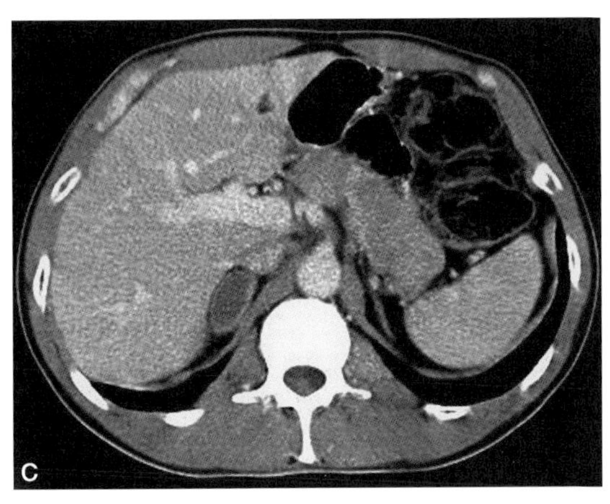
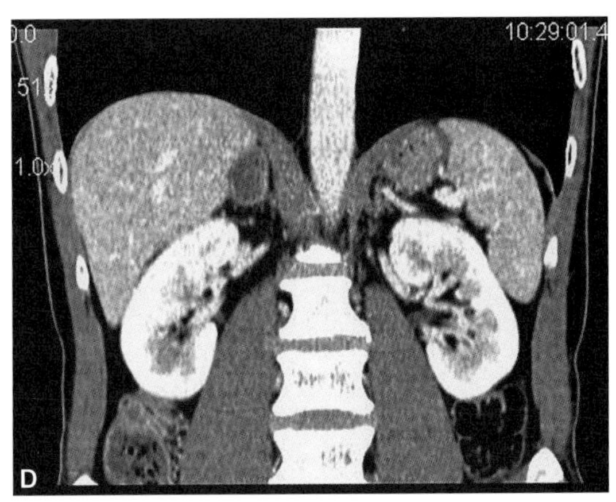

图 13-1-10　右肾上腺出血性假性囊肿

男性,38 岁。查体发现右肾上腺占位半个月。A～C. CT 增强扫描动脉期、静脉期及延迟期显示右肾上腺囊性占位,边界清楚,囊壁较厚,囊壁明显强化;D. CT 冠状位重组图像显示病变的全貌及与邻近结构的关系

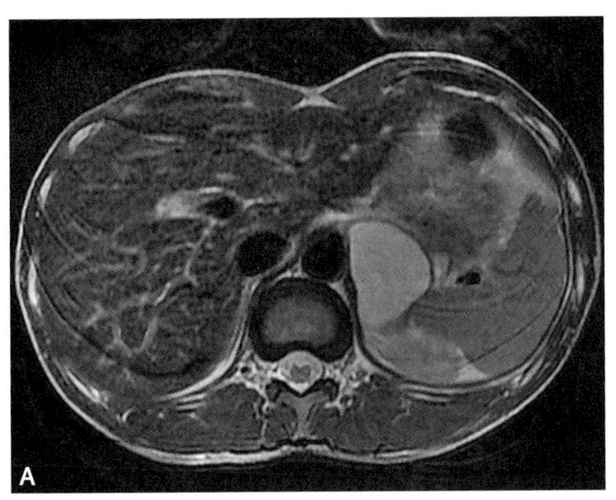
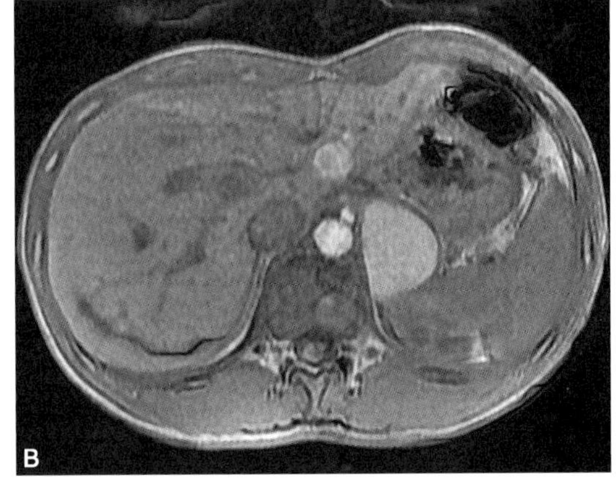

图 13-1-11　左肾上腺单纯性囊肿

男性,32 岁。左上腹疼痛不适 2 个月余。A. MRI 平扫 $T_2$WI 序列显示左肾上腺囊性病变,边界清楚,壁薄光滑,囊液呈均匀高信号;B. MRI 平扫 $T_1$WI 同相位序列,由于囊液内蛋白成分较多,囊液呈均匀高信号

肾上腺嗜铬细胞瘤较小时常呈均匀的实性结节,较大时容易发生出血、坏死、囊变,中心坏死的范围可很大,有时呈类似囊肿的表现,肿瘤可见钙化,少数情况下肿瘤发生急性出血,可见肿瘤内不规则高密度影。嗜铬细胞瘤 MRI 表现为 $T_1$WI 呈低信号,少数为等信号;$T_2$WI 呈高信号,接近脑脊液信号,具有一定特征性;增强扫描动脉期肿瘤实性部分明显强化,门脉期强化程度减弱或持续强化,中心囊变坏死区无强化(图 13-1-12,图 13-1-13)。

**4. 肾上腺神经母细胞瘤(adrenal neuroblastoma)**　是源于腹膜后交感神经链和肾上腺神经嵴细胞的恶性肿瘤,多发生于肾上腺髓质,是儿童肾上腺最常见的恶性肿瘤,大部分在 3 岁前发病,成人肾上腺神经母细胞瘤极少见。临床表现与发病年龄、原发部位及分期有关,以腹部包块、发热及腹痛常见。肿瘤恶性程度高,短期内即可发生扩散和转移,一般确诊时多数已属晚期,常见肝脏及骨转移。肾上腺神经母细胞瘤多为单侧,由于肿瘤生长迅速,不引起内分泌功能紊乱,所以就诊时体积多已较大。

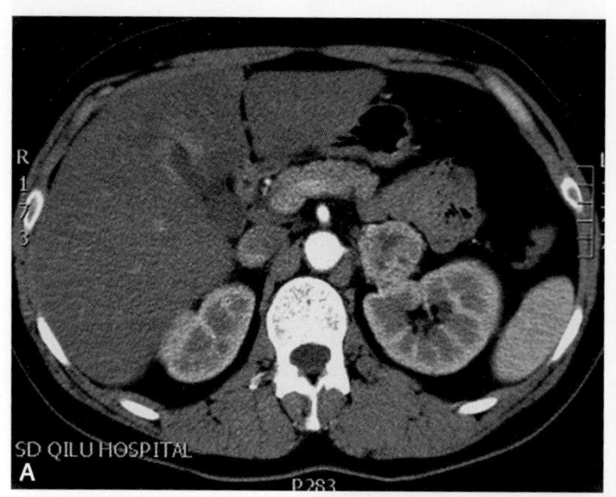


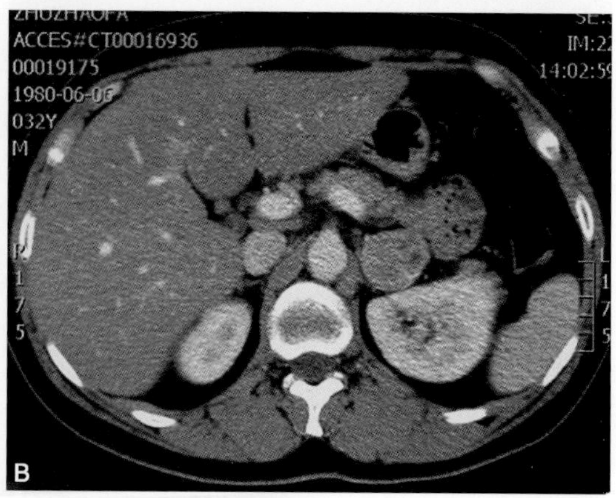


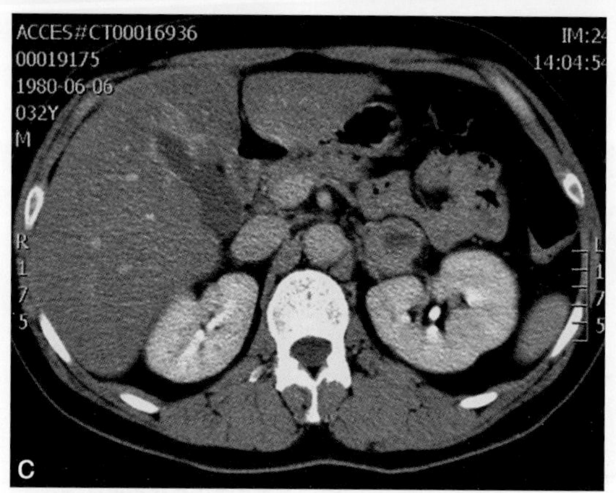


**图 13-1-12　左肾上腺嗜铬细胞瘤**

男性，32 岁。阵发性头痛、发现高血压 2 年。A ~ C. CT 增强扫描动脉期显示左肾上腺类圆形肿块，明显不均匀强化，多发斑点状坏死区无强化；静脉期、延迟期肿瘤实性成分强化程度减低

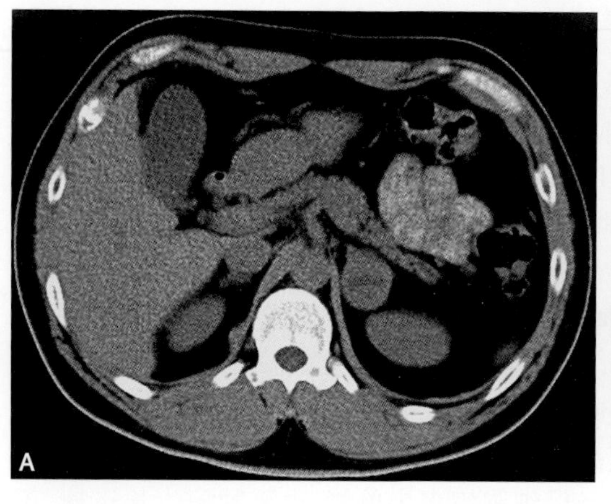


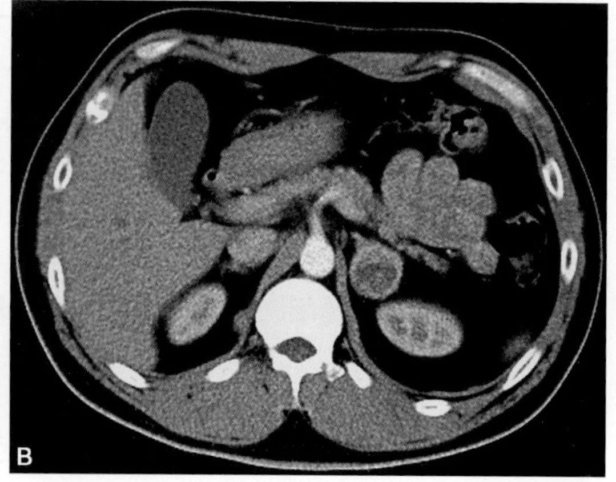

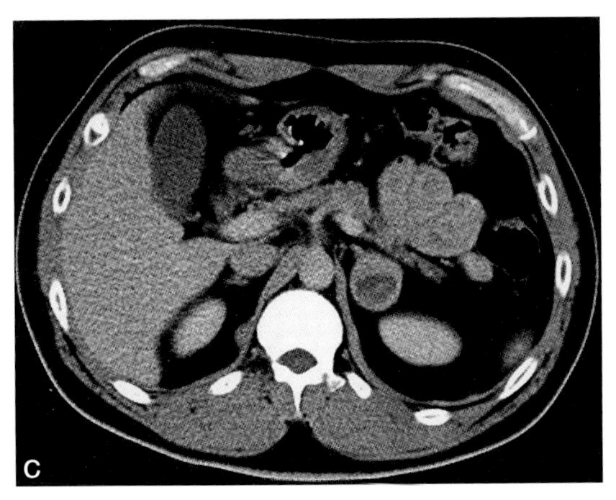


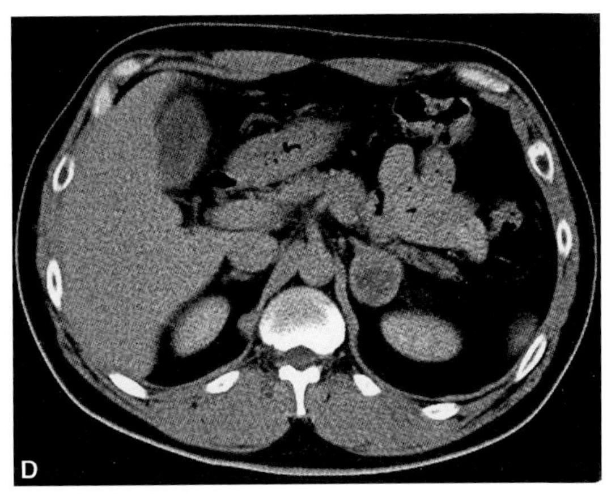


**图 13-1-13　左肾上腺嗜铬细胞瘤**

男性,43 岁。高血压病史 10 年,查体发现左肾上腺肿物 1 周。A. CT 平扫显示左肾上腺囊实性占位性病变,边界清楚,密度不均匀,中心呈低密度;B～D. CT 增强扫描动脉期显示肿块实性部分明显不均匀强化,坏死区无强化,静脉期、延迟期肿瘤实性成分强化程度减低

影像学主要表现为圆形或分叶状混杂密度(信号或回声)的软组织肿块,早期边界清晰(图 13-1-14),晚期浸润周围结构,边界模糊,肿瘤易发生出血坏死;增强扫描肿瘤明显不均匀强化(图 13-1-15)。肿瘤内钙化常见,具有较大诊断价值,多呈斑片状或砂粒状钙化。肾上腺神经母细胞瘤多体积较大并常跨越中线,呈浸润生长,可直接侵及邻近脏器或远处转移(图 13-1-16)。

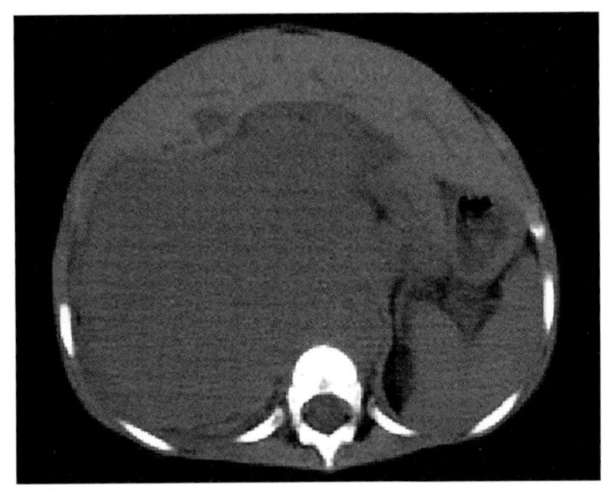

**图 13-1-14　右肾上腺神经母细胞瘤**

男性,2 岁。咳嗽、发热伴腹胀 10 余天。CT 平扫显示右肾上腺巨大软组织肿块,密度欠均匀,邻近结构受压移位,肿瘤跨越中线生长

**5. 肾上腺淋巴瘤(adrenal lymphoma)**　分为继发性和原发性两类,多为弥漫大 B 细胞型非霍奇金淋巴瘤。继发性肾上腺淋巴瘤为淋巴瘤全身浸润的一部分,在晚期淋巴瘤患者中并不少见。原发性肾上腺淋巴瘤少见,多数由于发病较隐匿,临床症状不明显,肿块生长时间长,体积相对较大,形态不规则。

肾上腺淋巴瘤不论是原发还是继发,多数为双侧性。影像学表现为单侧或双侧肾上腺区实质性软组织肿块,且发现时肿块多数较大。肿块较小者大都边界清楚,呈三角形。肿瘤增大后则呈不规则形、圆形或椭圆形且与邻近肝、肾等器官分界不清。CT 或 MRI 平扫肿瘤密度/信号均匀,坏死囊变少见,病灶内出血及钙化罕见;增强扫描动脉期肿瘤呈轻度强化,静脉期呈中度均匀强化(图 13-1-17)。病灶较大者常见肾上腺肿块包绕周围血管征象。继发性肾上腺淋巴瘤可见脾脏淋巴瘤或腹膜后、颈部及腹股沟等处淋巴结肿大。

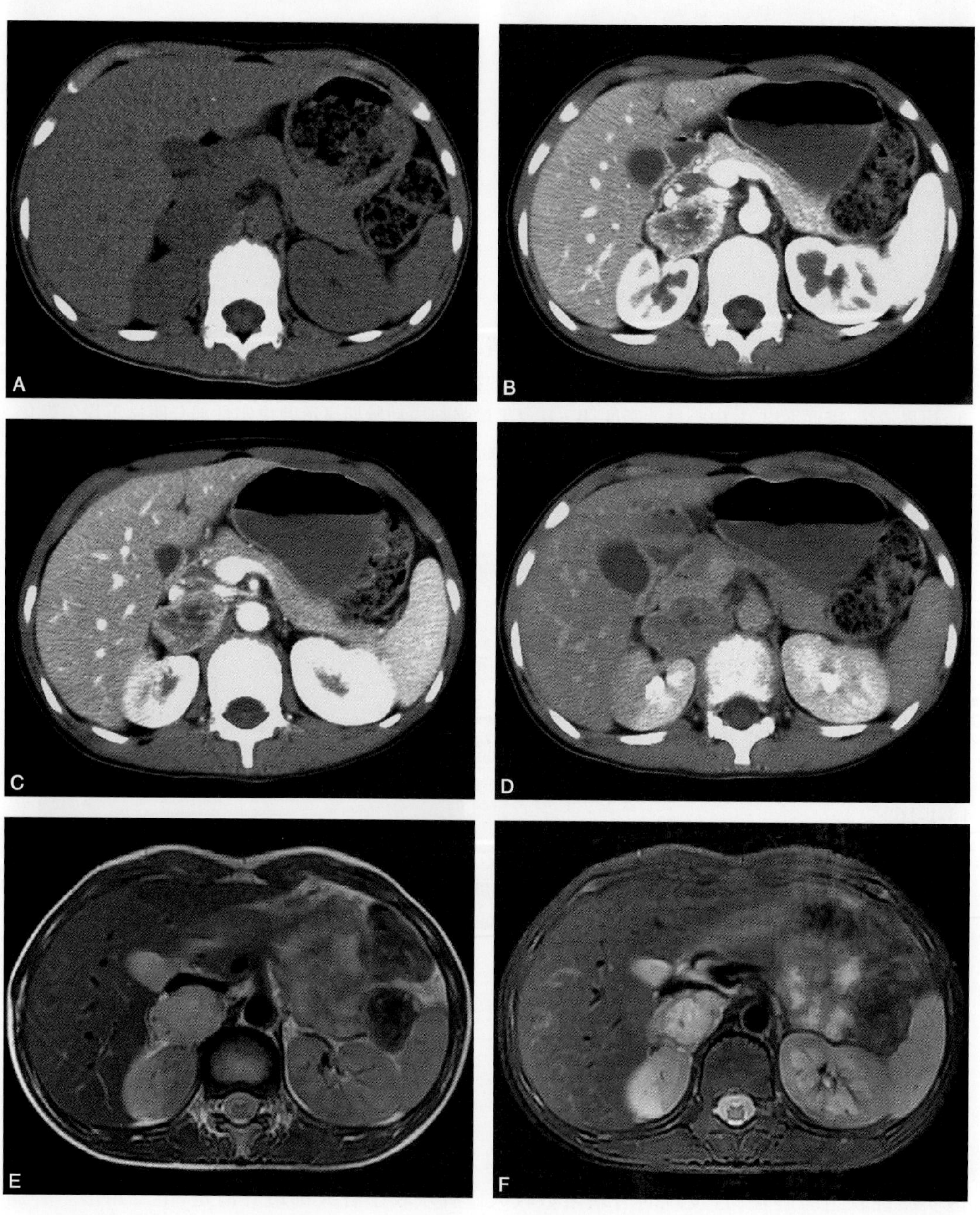
A
B
C
D
E
F

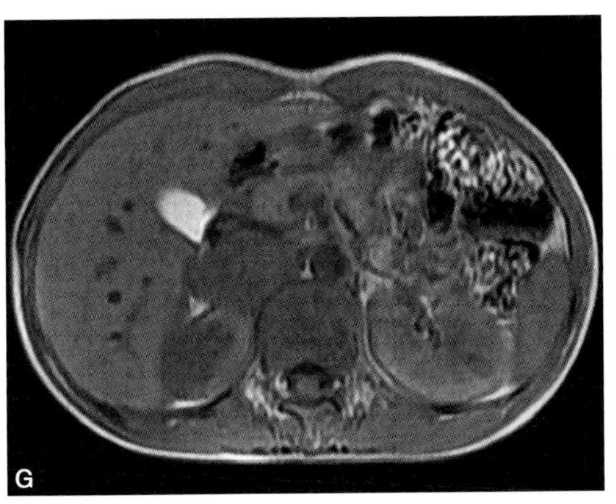

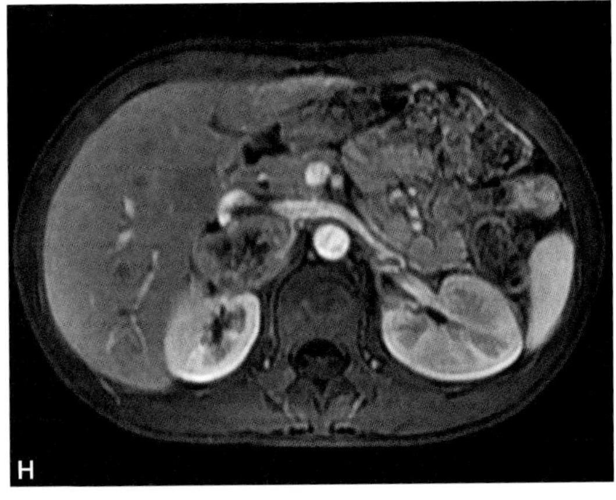

**图 13-1-15　右肾上腺神经母细胞瘤**

男性，10 岁。头痛、咳嗽 10 天，抽搐 6 天。A. CT 平扫显示右肾上腺软组织肿块，呈不均匀低密度，边界清晰；B ~ D. CT 增强扫描动脉期肿瘤明显不均匀强化，静脉期、延迟期对比剂逐渐退出；E ~ G. 同一病例 MRI 平扫 $T_2$WI、FS $T_2$WI 序列显示肿瘤呈不均匀高信号，FS $T_1$WI 显示肿瘤呈低信号；H. MRI 增强扫描显示肿瘤明显不均匀强化

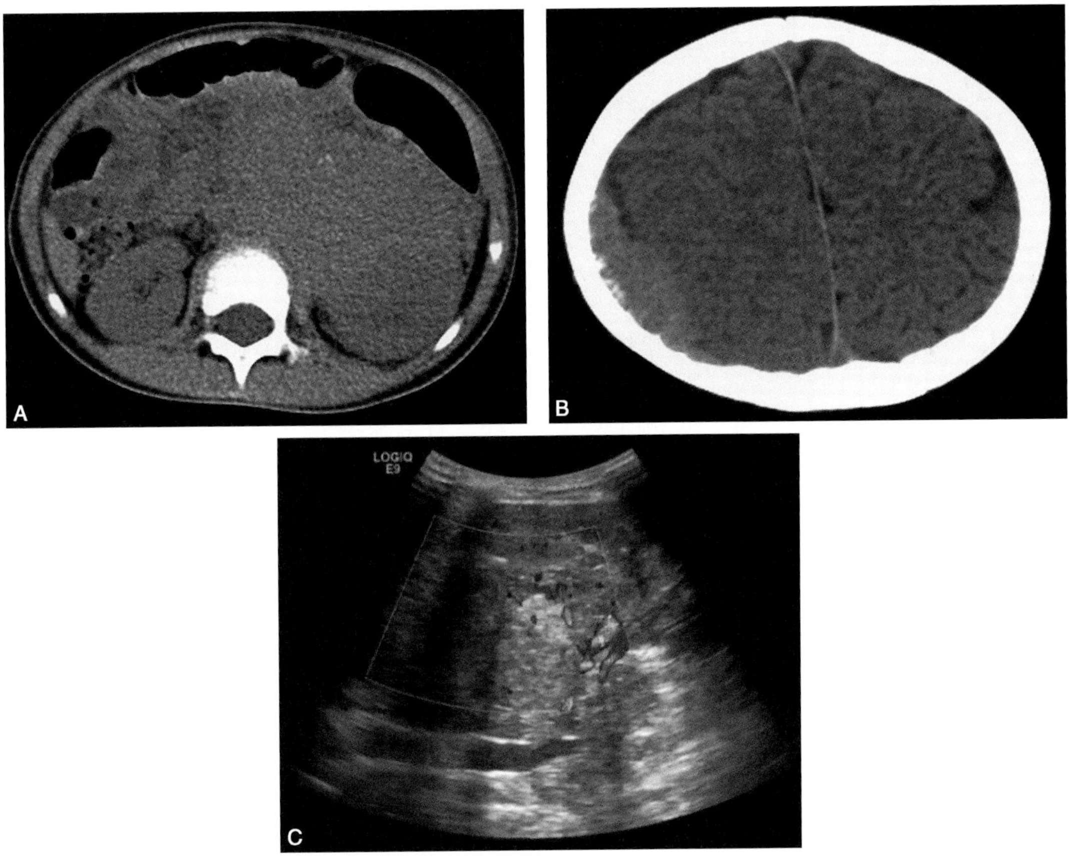

**图 13-1-16　左肾上腺神经母细胞瘤并颅骨转移**

男性，3 岁。反复发热、腹痛 45 天，面黄、乏力 15 天。A. 腹部 CT 平扫显示左肾上腺巨大软组织肿块，跨越中线生长，与邻近结构分界不清，内见点状钙化灶；B. 颅脑 CT 平扫显示右侧顶骨骨质破坏并形成软组织肿块，邻近脑组织明显弧形受压内移；C. 超声显示左肾上腺肿块，内部散在斑点状血流回声

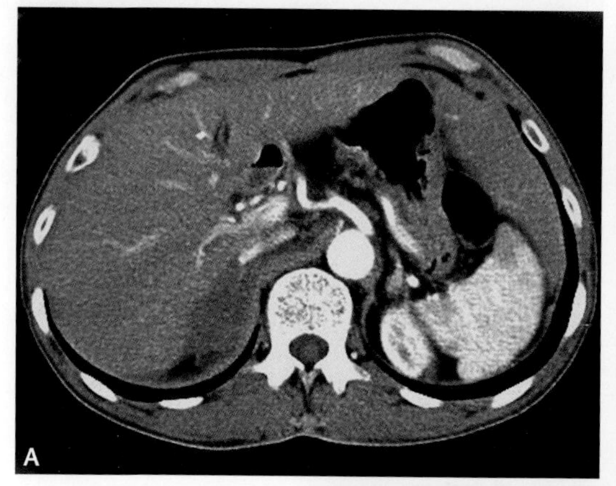


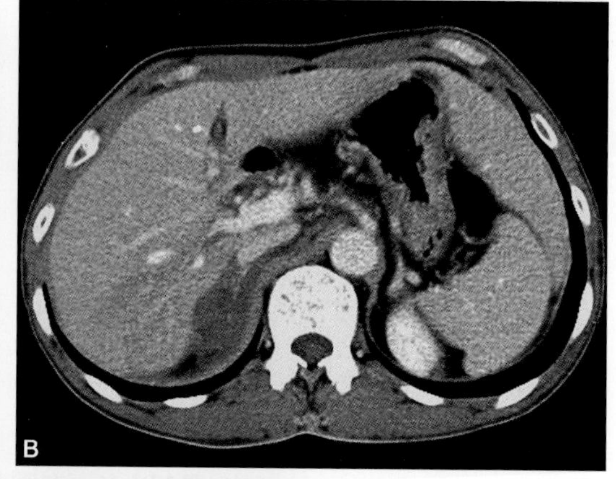


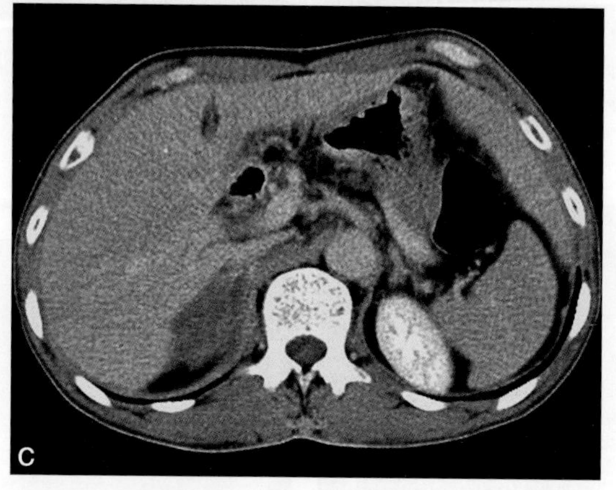


**图 13-1-17　右肾上腺淋巴瘤**

男性,56 岁。查体发现右肾上腺占位 10 余天。A ~ C. CT 增强扫描动脉期、静脉期及延迟期扫描显示右肾上腺肿瘤边界清楚,密度均匀,呈中度均匀强化

**6. 肾上腺转移瘤(adrenal metastases cancer)**　肾上腺是全身恶性肿瘤转移的好发器官,原发肿瘤可经血行转移、淋巴系统转移或直接侵犯肾上腺,其中血行转移为主要途径。原发肿瘤以肺癌、乳腺癌、胃癌、肾癌、结直肠癌、肝胆管癌、甲状腺癌、胰腺癌及恶性黑色素瘤常见;肺癌最多见,肺癌患者做胸部 CT 时有必要同时扫描肾上腺区。由于肾上腺血供丰富,转移瘤生长迅速,甚至在原发肿瘤被发现之前就可发现肾上腺转移瘤。肾上腺转移瘤可单侧或双侧发生,可伴有肝脏、腹膜后淋巴结等其他部位转移瘤。结合临床病史诊断非常重要;但应当注意,肿瘤患者的肾上腺占位性病变相当一部分不是转移瘤。

肾上腺转移瘤影像表现为单侧或双侧肾上腺肿块,肿块大小变化较大,多呈圆形或椭圆形,边缘界清楚,密度/信号不均匀,可见坏死区;增强扫描可表现为均匀强化、混杂强化和环状强化等,坏死区不强化,不同的强化方式可反映肿瘤的不同组织学成分、生长速度等(图 13-1-18,图 13-1-19)。

**7. 肾上腺节细胞神经瘤(adrenal ganglioneuroma)**　是一种少见的神经源性良性肿瘤,起源于原始神经嵴细胞,由分化良好的神经节细胞、Schwann 细胞和神经纤维构成,部分病变内可见少量分化不成熟的节细胞或分化的神经母细胞,可恶变为节细胞神经母细胞瘤。

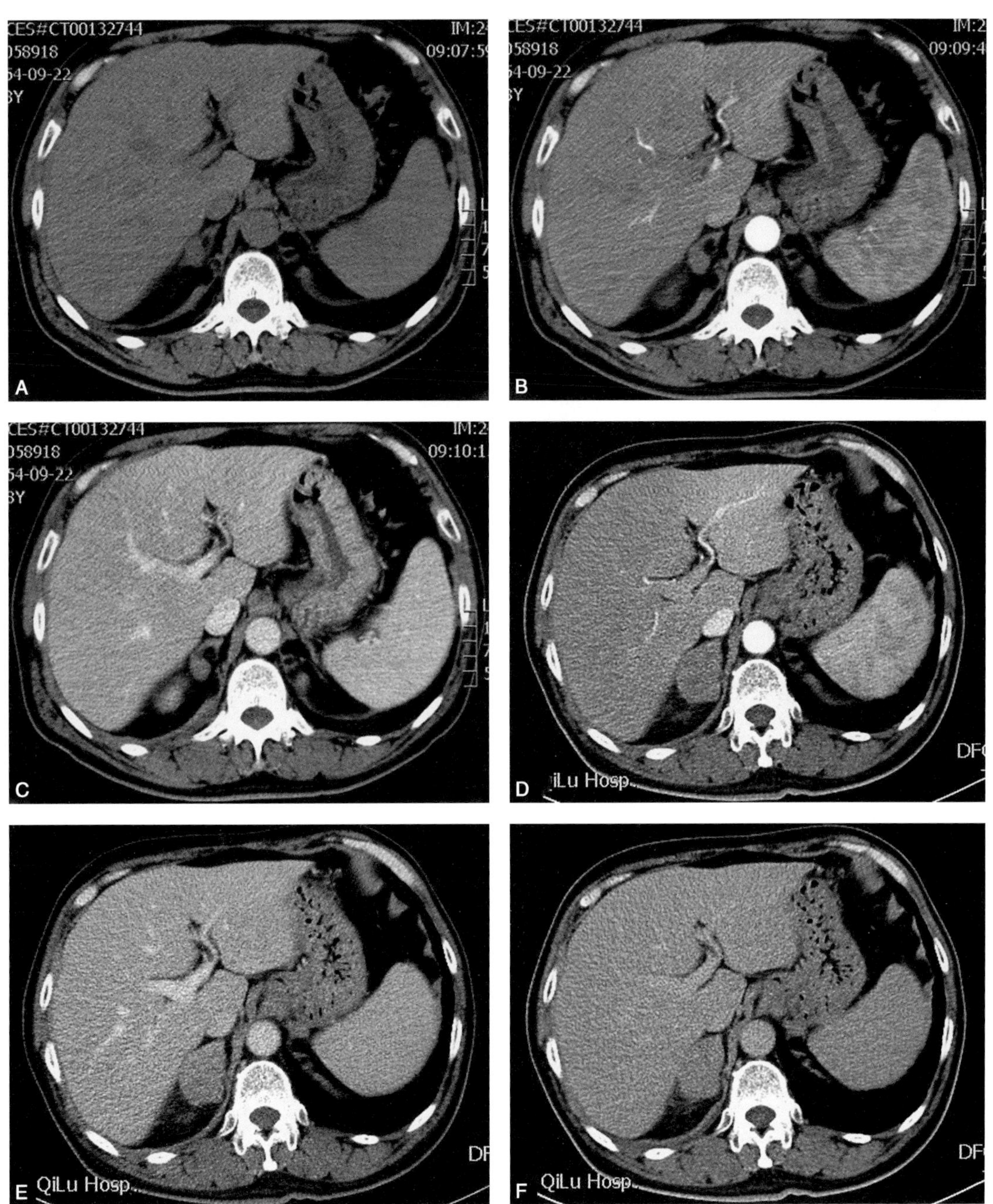


**图 13-1-18　肺癌右肾上腺转移**

男性,58 岁。肺癌病史。A. CT 平扫显示右肾上腺肿瘤呈类圆形,边缘光滑,密度尚均匀;B、C. CT 增强扫描动脉期及静脉期显示肿瘤中度强化;D ~ F. 4 个月后复查,CT 增强扫描动脉期、静脉期及延迟期显示右肾上腺肿瘤体积明显增大,形状不规则,中度强化

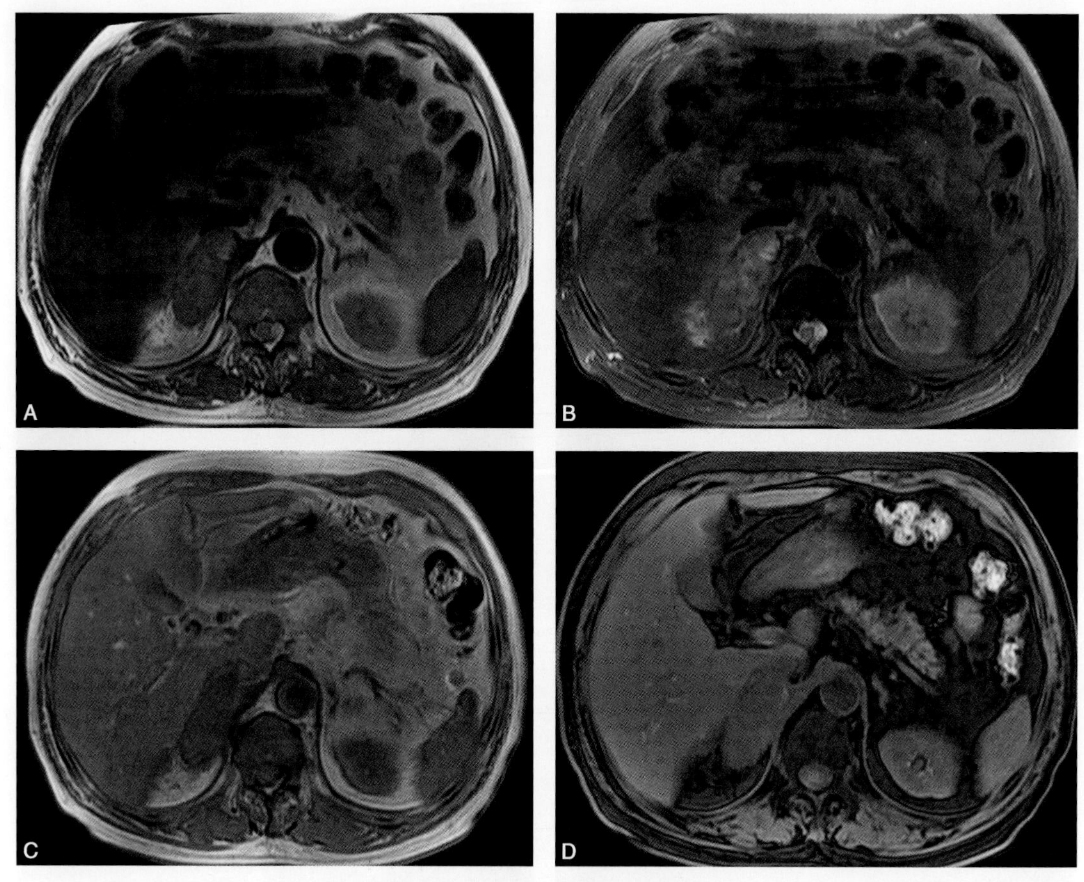

**图 13-1-19　肺癌右肾上腺转移**

A、B. MRI 平扫 $T_2WI$、FS $T_2WI$ 序列显示右肾上腺椭圆形软组织肿块，呈不均匀略高信号，边界清晰；C、D. MRI平扫 $T_1WI$、FS $T_1WI$ 序列显示肿瘤呈低信号

节细胞神经瘤通常起源于脊柱旁的交感神经链，腹膜后和后纵隔是最常发生的部位，也可发生在肾上腺髓质。发病年龄以儿童和青少年为主。患者多无明显临床症状，且肿瘤生长缓慢，因而临床发现时肿瘤常较大。

肾上腺节细胞神经瘤边界清晰，有完整包膜，质地柔软，沿周围器官间隙呈嵌入性生长，因而肿瘤生长时受周围脏器的限制而成椭圆形，且不侵犯周围的组织和血管，这种嵌入式生长具有一定特征性。影像学表现为类圆形或不规则形边界清楚的肿块，呈均匀或不均匀密度/信号，CT 值接近或略高于囊性病灶密度，这与肿瘤内含有大量黏液基质有关，肿瘤钙化常见；增强扫描肿瘤多表现为渐进性轻中度不均匀强化，可见肿瘤包膜强化（图 13-1-20，图 13-1-21），少数肿瘤无明显强化，可能与肿瘤间质成分丰富、血管含量相对较少有关。

**8. 肾上腺髓样脂肪瘤（adrenal myelolipoma）**　是肾上腺少见的良性、无功能性肿瘤，多发生于肾上腺髓质，由成熟脂肪细胞和骨髓样造血组织成分按不同比例混合组成，周围有受挤压的肾上腺组织形成的假包膜，体积大者瘤体内可见出血、坏死及钙化灶。发病年龄以 40～60 岁多见，多为单侧发病，双侧少见。多数患者无明显症状，肿瘤较大或出血坏死时产生腰部疼痛等症状。

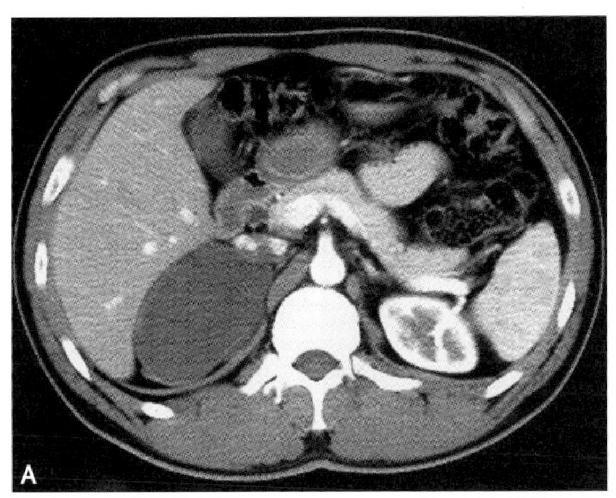
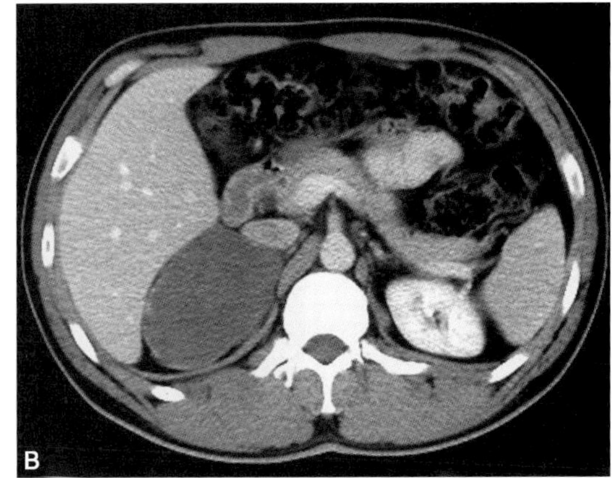
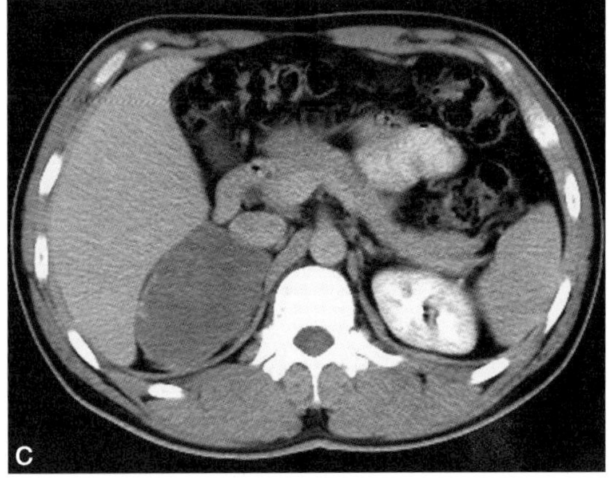

**图 13-1-20　右肾上腺节细胞神经瘤**

男性，53 岁。因车祸行 CT 检查发现右肾上腺占位 3 个月。A. CT 增强扫描动脉期显示右肾上腺肿瘤密度较低，边界清晰，强化不明显；B、C. CT 增强扫描静脉期、延迟期显示肿瘤渐进性中度不均匀强化，可见包膜强化

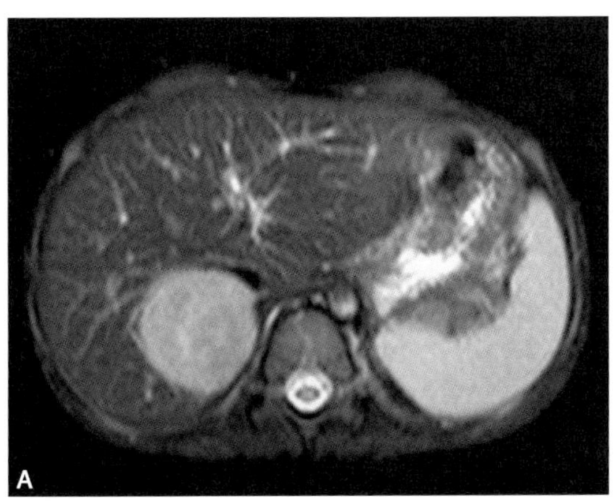
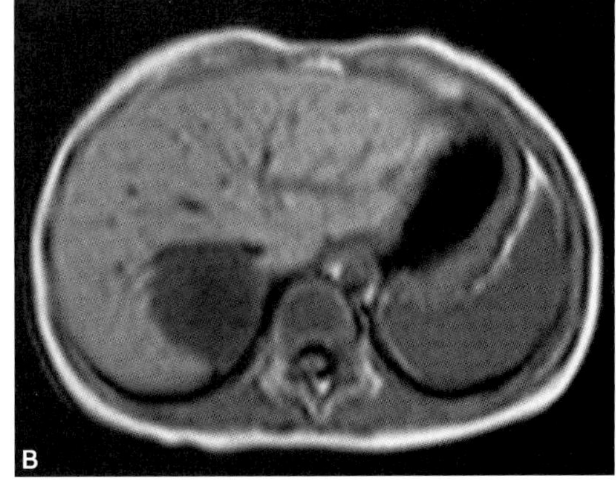

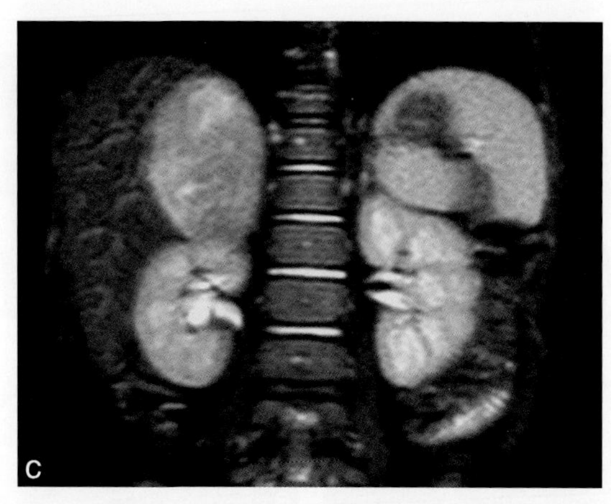

**图 13-1-21　右肾上腺节细胞神经瘤**

男性，3 岁。因阵发性腹痛行 CT 检查发现右肾上腺占位 7 天。A ~ C. MRI 平扫 FS $T_2$WI 序列显示右肾上腺肿瘤边界清晰，呈不均匀略高信号，$T_1$WI 序列显示肿瘤呈不均匀低信号，冠状位 FS $T_2$WI 显示肿瘤的全貌及与邻近结构的关系

肾上腺髓样脂肪瘤主要表现为肾上腺区边界清晰的圆形或椭圆形肿块，具有假包膜和良性生长的特性。肾上腺髓样脂肪瘤因含成熟脂肪成分而具有特征性的影像学表现，常呈混杂密度，密度高低取决于瘤内脂肪组织和骨髓组织成分的不同比例（图 13-1-22）。脂肪成分多者以低密度为主，可有分隔；骨髓组织成分多者以软组织密度为主，常表现为肿块内除脂肪密度外的云絮状、斑点状、片状及条索状骨髓样组织影。为了很好显示肿瘤内部不同密度组织成分，可采用薄层扫描以减少因厚层扫描产生的容积效应因素。诊断过程中适时调整窗宽、窗位技术，亦能更好地显示肿块内部的密度差异。肿瘤内点、条状钙化及出血、坏死常见。肿块较大时推压周围组织，如肝脏、胰腺、下腔静脉及肾脏等。增强扫描肿块的脂肪成分无强化，可出现包膜强化，含骨髓组织成分的软组织密度影可轻中度强化。肾上腺髓样脂肪瘤的脂肪成分在 MRI 平扫 $T_1$WI、$T_2$WI 均为高信号，脂肪抑制序列信号降低；若为脂肪及髓样组织弥漫性混合，在反相位图像上病灶信号减低（图 13-1-23）。

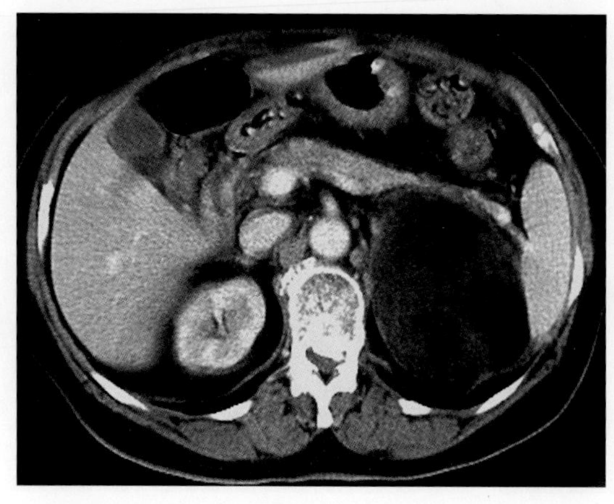

**图 13-1-22　左肾上腺髓样脂肪瘤**

女性，68 岁。高血压，头晕、恶心、呕吐 10 余天。CT 增强扫描显示左肾上腺肿瘤呈脂肪密度，其内夹杂以少量条索状、斑片状稍高密度的骨髓样组织密度；边界清楚，有假包膜，邻近结构受压移位，肿瘤无明显强化

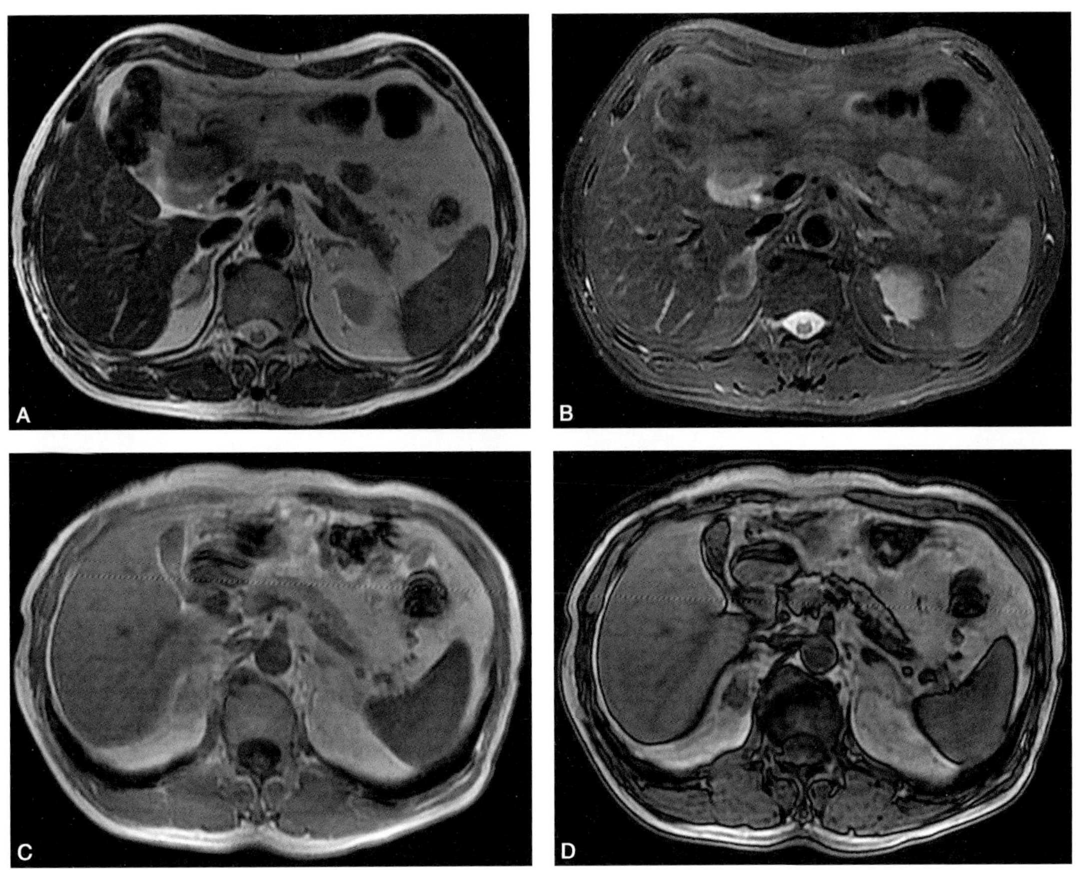


**图 13-1-23　右肾上腺髓样脂肪瘤**

男性,65 岁。高血压 14 年,查体发现右肾上腺占位 8 个月。A、B. MRI 平扫 $T_2$WI 序列显示右肾上腺肿瘤形态不规则呈高信号,边界尚清,FS $T_2$WI 显示肿瘤呈低信号;C、D. MRI 平扫 $T_1$WI 同相位序列显示肿瘤呈高信号,反相位呈低信号

**9. 肾上腺神经鞘瘤(adrenal schwannoma)**　起源于神经鞘膜的施万细胞,可发生于全身各处的神经组织,绝大多数为良性,恶性神经鞘瘤中约半数病例伴有神经纤维瘤病。肾上腺神经鞘瘤少见,多数学者认为肾上腺神经鞘瘤是来源于肾上腺的交感神经纤维。有学者认为其源于腹膜后神经组织,并非起源于肾上腺组织,由于肿瘤靠近肾上腺生长,称之为肾上腺旁神经鞘瘤(juxtadrenal schwannoma)。

肾上腺神经鞘瘤大小不一,多为单发,呈圆形或结节状,有包膜,边界清晰,肿瘤较大时常囊变或瘤内出血。CT 平扫表现为略低或低密度肿块,边缘光滑,内部可见更低密度区及点状出血灶,偶见壁有钙化;增强扫描肿瘤呈不均匀明显强化(图 13-1-24)。MRI 平扫肿瘤呈 $T_1$WI 低信号、$T_2$WI 高信号,当肿瘤内部有囊变时则表现为 $T_2$WI 明显高信号,纤维包膜在 $T_2$WI 呈低信号;增强后可见强化。

**10. 肾上腺海绵状血管瘤(adrenal hemangioma)**　为少见的良性无功能性肿瘤,以成年多见,多为单侧发病。肾上腺海绵状血管瘤常有梗死、出血、坏死和钙化,因此在大体标本上常表现为多彩状。本病无特异性临床表现,多为偶发,发现时瘤体往往较大。当肿瘤增大时可压迫周围组织出现腰肋部钝痛,肿瘤出血时可危及生命。

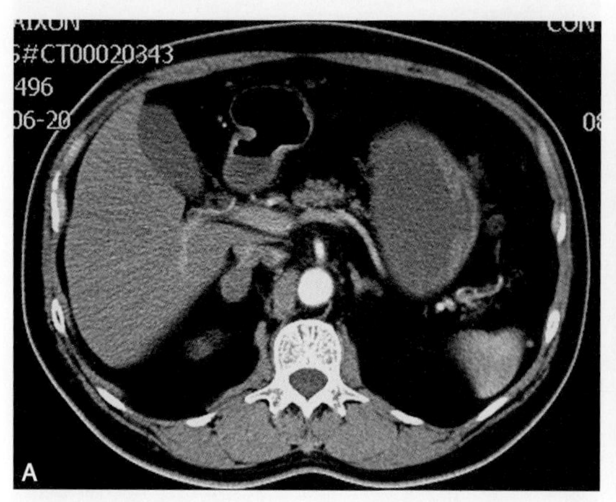


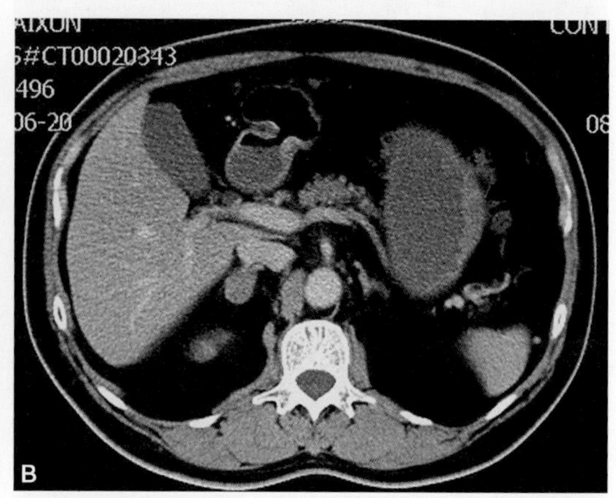


**图 13-1-24　右肾上腺神经鞘瘤**

男性,64 岁。查体发现右肾上腺肿物 2 个月。A、B. CT 增强扫描动脉期、静脉期显示右侧肾上腺类圆形肿瘤轻度均匀强化,边界清晰

肾上腺海绵状血管瘤 CT 平扫表现为不均匀低或混杂密度肿块,边缘清楚;增强扫描肿瘤边缘结节样显著强化,延迟扫描对比剂逐渐向中心填充,呈渐进性、向心性强化(图 13-1-25)。肿瘤实性部分出血、坏死、囊变后可形成大片或结节状囊性成分,肿瘤边缘或中心分布的实性成分由充满血液的血管囊腔构成(图 13-1-26)。当肿瘤出现明显的出血坏死,内部结构完全消失,形成囊肿表现,血管瘤钙化常见,MRI 平扫 $T_1$WI 高信号提示血管瘤出血。

**11. 肾上腺畸胎瘤(adrenal teratoma)**　罕见,是一种来源于生殖细胞的肿瘤,往往含有三个胚层的多种组织成分,多数为良性,但恶性倾向随年龄增长而呈上升趋势。女性多见,多发生于年轻人。早期多数无症状,往往体检时发现。

钙化和脂肪密度灶是肾上腺畸胎瘤的特征性影像学表现,可见脂-液平面、毛发和脂液混合体,钙化多表现为斑块状或弧形钙化;由于成分复杂,增强扫描可见实质成分中度强化,包膜及分隔明显强化,囊性部分无强化(图 13-1-27)。

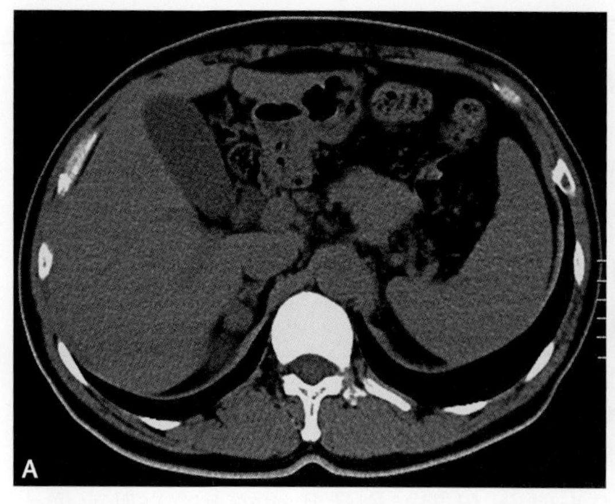


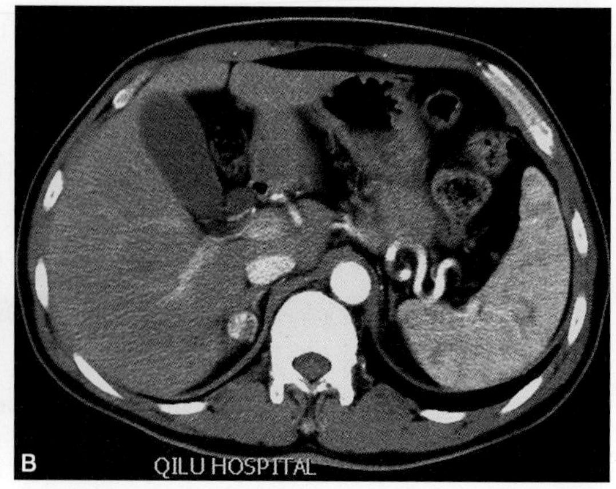

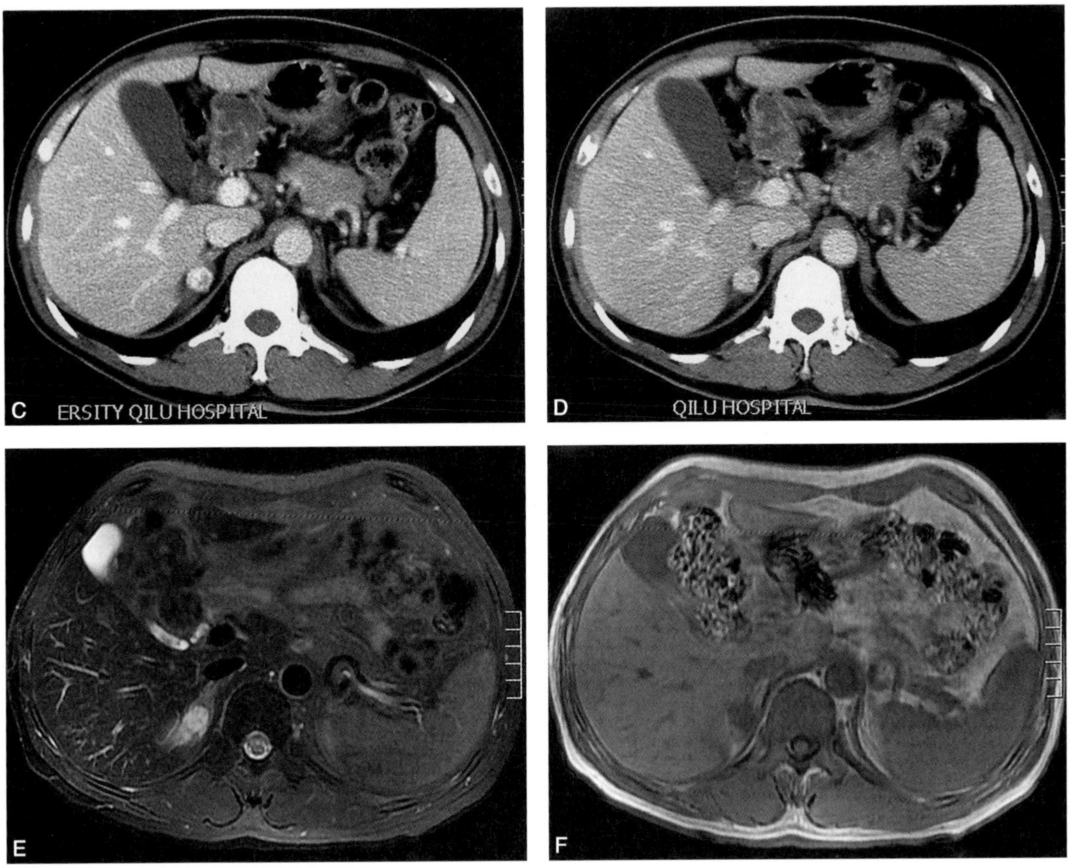

**图 13-1-25 右肾上腺海绵状血管瘤**

男性,46 岁。高血压 12 年,查体发现右肾上腺占位半月余。A. CT 平扫显示右肾上腺类圆形肿瘤,边界清楚,密度欠均匀;B ~ D. CT 增强扫描动脉期显示肿瘤边缘明显结节样强化,静脉期及延迟期显示肿瘤呈持续性渐进性强化;E、F. 同一病例 MRI 图像,FS $T_2$WI 序列显示肿瘤呈明显高信号,$T_1$WI 序列显示肿瘤呈低信号

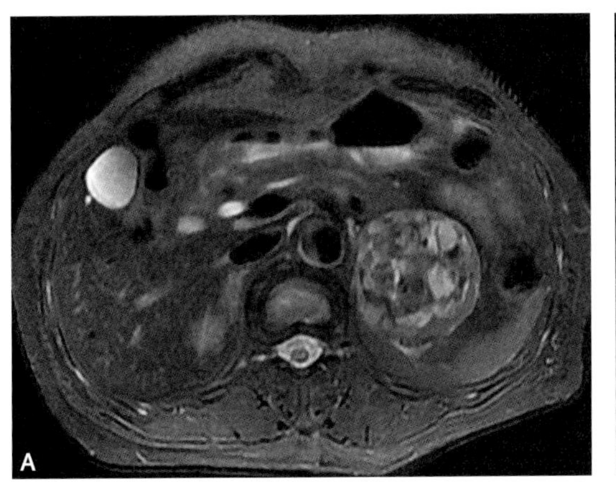


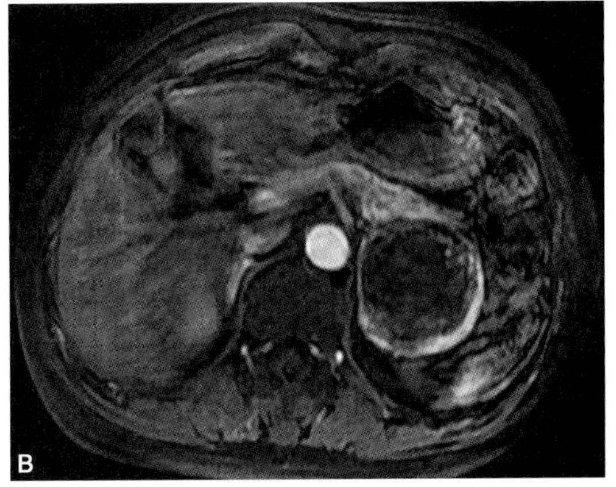

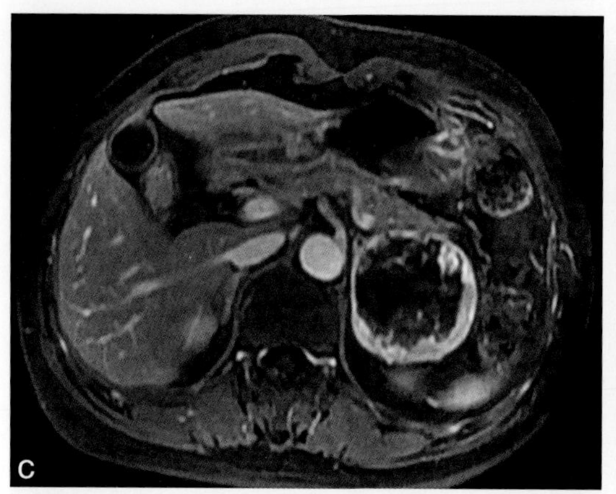


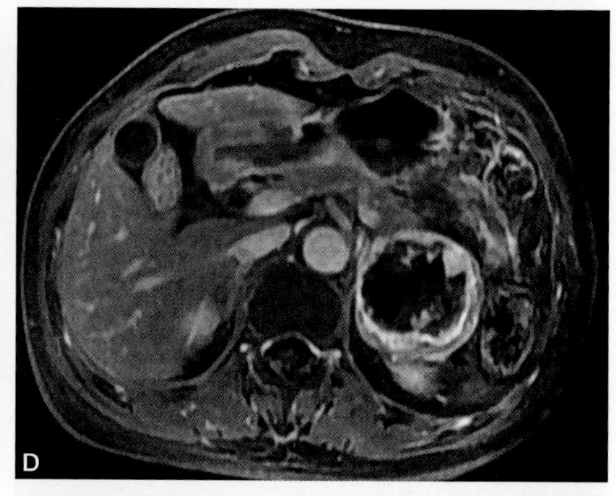


**图 13-1-26　左肾上腺海绵状血管瘤**

女性,66 岁。查体发现左肾上腺占位 5 天。A. MRI 平扫 $T_2$WI 显示左肾上腺肿瘤,体积较大,边界清楚,信号不均匀,见多发斑片状高信号坏死区;B ~ D. MRI 增强扫描动脉期显示肿瘤呈边缘结节状、条索状显著强化,静脉期及延迟期显示肿瘤强化程度及强化范围增大,中心大片坏死区无强化

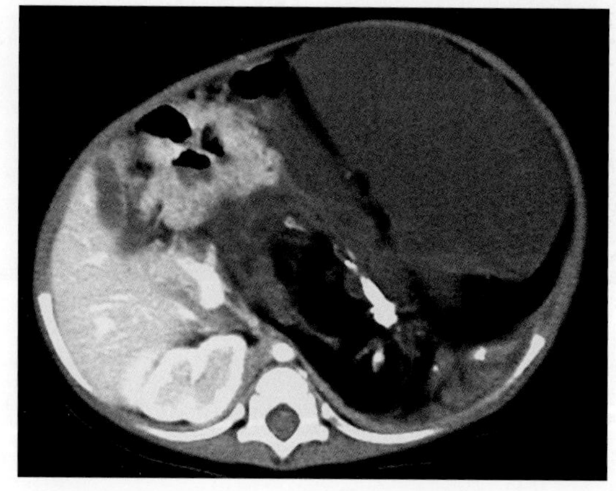

**图 13-1-27　左肾上腺畸胎瘤**

女性,5 个月。腹胀 2 个月。CT 增强扫描显示左肾上腺区及左侧腹腔巨大混杂密度肿块,可见脂肪、钙化、软组织及囊性密度,肿瘤实性部分不均匀强化

**12. 肾上腺皮质腺癌(adrenocortical carcinoma)**　是少见的起源于肾上腺皮质的原发恶性肿瘤,单侧多见。无功能性占的比例相对较多,部分为功能性,主要症状体征为腰背疼痛及腹部肿块;功能性者以皮质醇增多症常见。本病由于肿瘤生长迅速及症状不明显,就诊时肿块通常已较大,肿瘤晚期可突破包膜直接侵犯邻近结构,也可转移至肝脏、肺及腹膜后淋巴结。

肾上腺皮质腺癌的影像学表现为较大的软组织肿块,呈分叶状,轮廓不规则,中心可见不规则出血、坏死,可见钙化;增强扫描肿块呈不均匀或边缘结节状强化,肿瘤浸润包膜和侵犯血管具有较大诊断价值(图 13-1-28)。

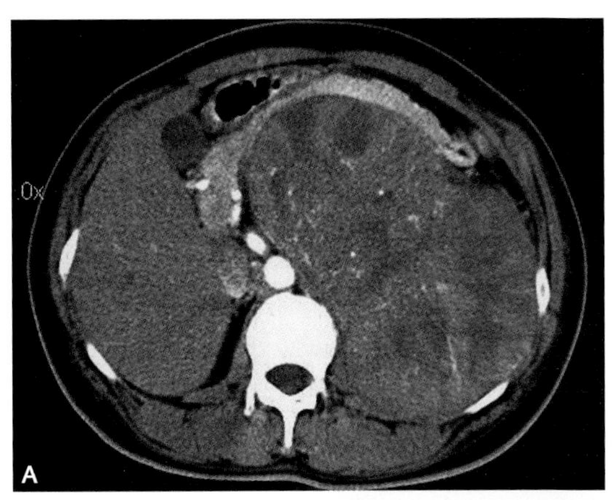
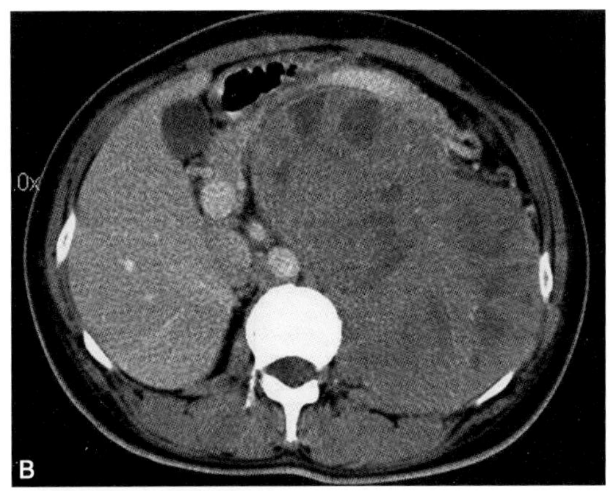
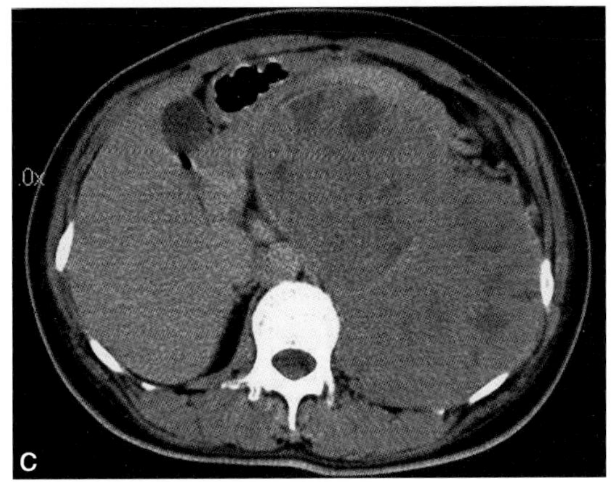

**图 13-1-28　左肾上腺皮质腺癌**

女性,44 岁。左下腹痛、腹胀 1 个月余。A. CT 增强扫描动脉期显示左肾上腺巨大软组织肿块,明显不均匀强化;B、C. CT 增强扫描静脉期及延迟期显示肿瘤强化程度减低,可见多发不强化的坏死区;胰腺受压前移,胰尾区肿块包膜不完整

**13. 肾上腺平滑肌肉瘤(adrenal leiomyosarcoma)**　原发于肾上腺的平滑肌肉瘤罕见,其来源可能为肾上腺中央静脉或其属支的平滑肌。临床表现主要为上腹或腰肋部胀痛,肿瘤可出现广泛转移。右肾上腺平滑肌肉瘤可压迫或侵犯下腔静脉,引起下腔静脉综合征(图 13-1-29)。

**14. 肾上腺恶性黑色素瘤(adrenal malignant melanoma)**　一种产生黑色素的高度恶性肿瘤,可为原发或转移。发病年龄多为中年到老年,青春期前很少发生。黑色素瘤多发生于皮肤、口腔、消化道、呼吸道、生殖系统的黏膜,眼球的睫状体、虹膜、脉络膜以及脑膜的脉络膜处。发生于肾上腺的原发恶性黑色素瘤非常罕见,通常认为是在肾上腺髓质中由神经嵴衍化的细胞发展而来。诊断原发性肾上腺恶性黑色素瘤需满足以下标准:① 仅有一侧肾上腺受累;② 无黑色素瘤及色素沉着病变病史;③ 无内分泌异常证据;④ 具有典型黑色素瘤组织学特点。肾上腺恶性黑色素瘤的恶性程度非常高,手术切除后 2 年内死亡率达到 100% 。

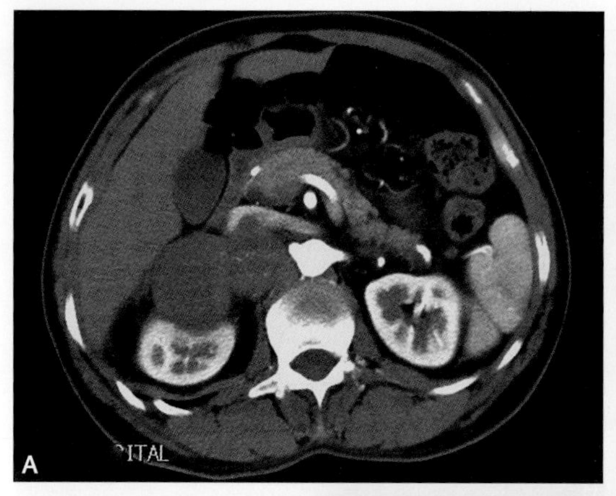

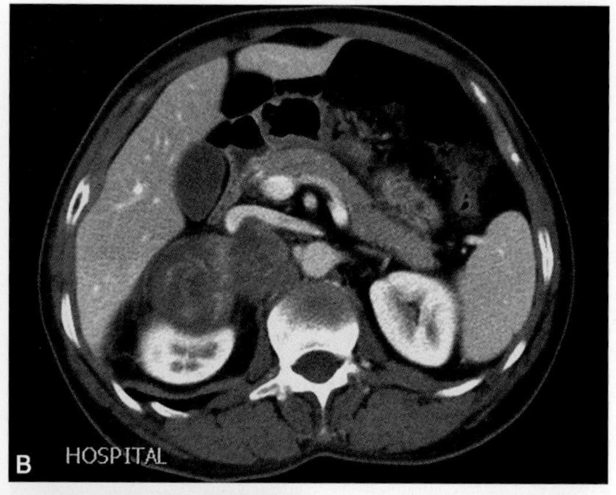

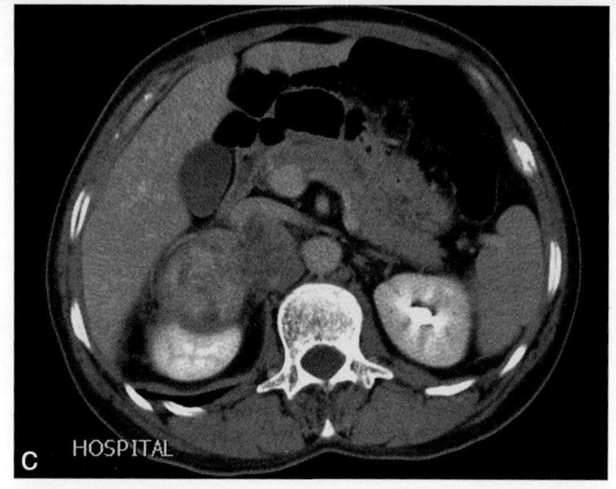


**图 13-1-29　右肾上腺平滑肌肉瘤**

男性,61 岁。右腰腹部疼痛间断发作 1 年,加重 3 天。A ~ C. CT 增强扫描动脉期显示右肾上腺肿瘤,密度不均匀,边缘轻度强化;静脉期及延迟期显示肿瘤强化范围增大,强化程度更明显,肿瘤变性区域无强化,肿瘤左侧可见转移的淋巴结并侵犯下腔静脉

肾上腺恶性黑色素瘤 CT 多表现为较大软组织肿块,密度不均匀,中心易坏死和出血,实性部分厚薄不均;增强扫描实性部分明显强化(图 13-1-30)。黑色素瘤在 MRI 上具有一定特征性,$T_1$WI 呈高信号,$T_2$WI 呈低信号。

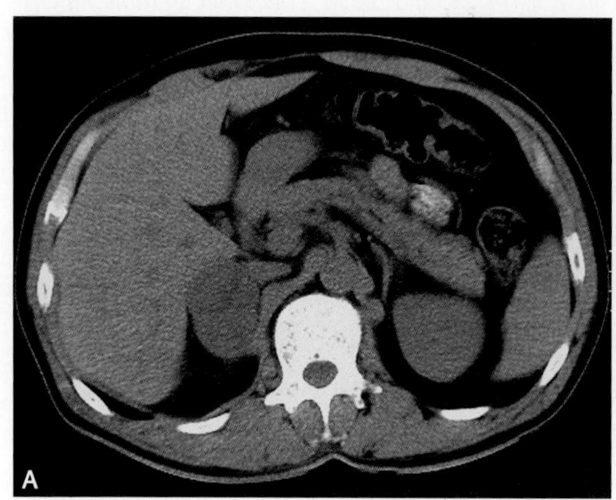

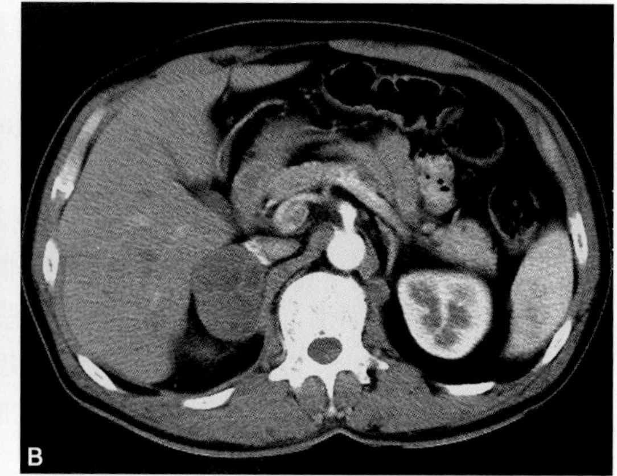

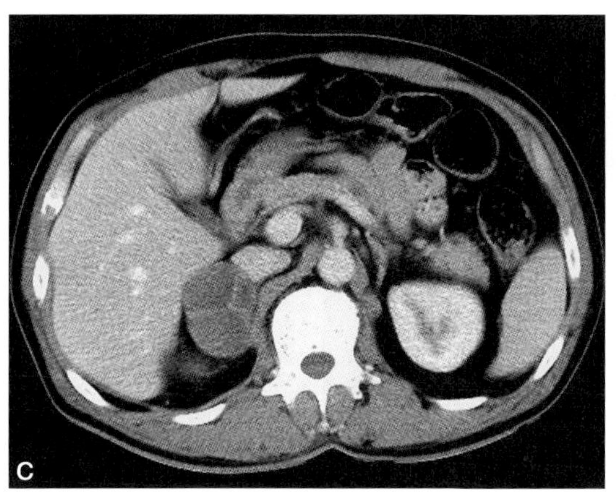


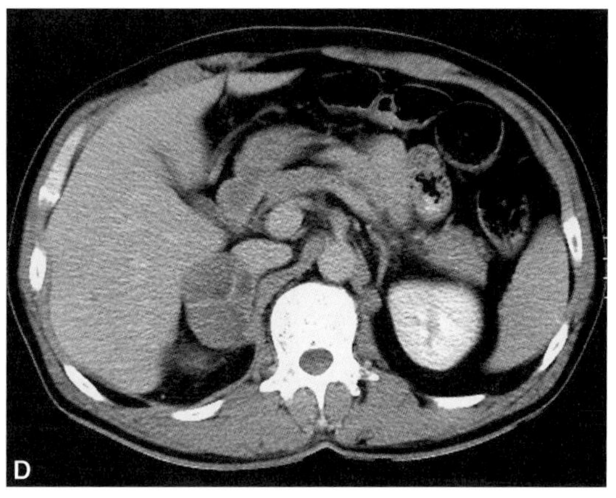


**图 13-1-30　右肾上腺恶性黑色素瘤**

男性,50 岁。外伤后发现右肾上腺占位 2 个月余。A. CT 平扫显示右肾上腺类圆形肿块,边界清晰,内见分隔。B ~ D. CT增强扫描动脉期、静脉期及延迟期显示右侧肾上腺肿块呈持续性轻度强化,内部分隔呈渐进性强化

**15. 肾上腺增生(adrenal hyperplasia)**　所致高血压的发病率在整个高血压人群中占有较高比例,双侧肾上腺增生常见。肾上腺增生可分为原发性和继发性(垂体微腺瘤引起,多为双侧肾上腺增生),形态上可分为弥漫性和结节性增生。按组织学来源不同,肾上腺增生可分为肾上腺皮质增生和肾上腺髓质增生:① 肾上腺皮质增生:肾上腺皮质体积和重量增加,包括球状带、束状带及网状带细胞单纯增生或混合增生,肾上腺皮质起源于中胚层,肾上腺皮质球状带主要由血钾及肾素-血管紧张素系统调节,束状带及网状带由下丘脑-垂体-肾上腺轴调控;肾上腺皮质增生引起皮质功能亢进,临床表现为皮质醇增多症或原发性醛固酮增多症;② 肾上腺髓质增生:肾上腺髓质与皮质比例增大和(或)尾部及两翼发现髓质,嗜铬细胞增生且分泌功能增强。通常认为肾上腺髓质起源于神经外胚层,主要受交感神经调节,髓质增生引起髓质功能亢进,表现为非嗜铬细胞瘤的儿茶酚胺增多症。

肾上腺增生在 CT 或 MRI 图像上多表现为肾上腺体积弥漫性增大,多保持肾上腺的形态,呈三角形、V 字形或 Y 字形;少数结节状增生表现为肾上腺不均匀增粗,边缘见多发小突起,薄层 CT 扫描有助于显示肾上腺结节样增生。增生的肾上腺密度/信号无变化,增强扫描与正常肾上腺强化一致(图 13-1-31,图 13-1-32)。

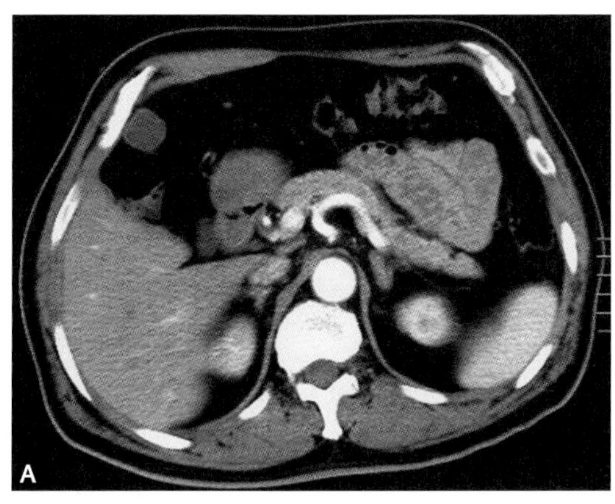


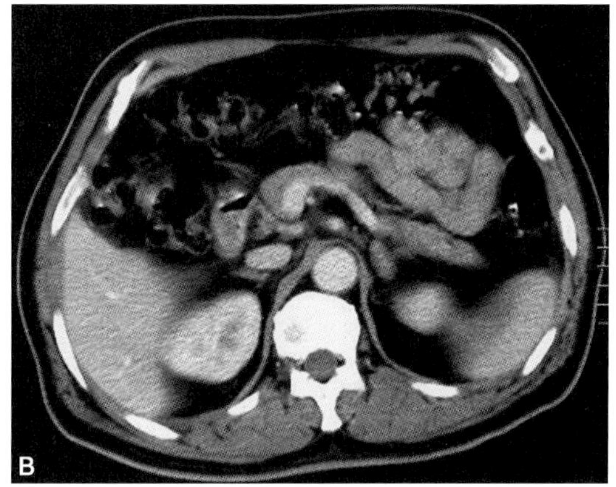

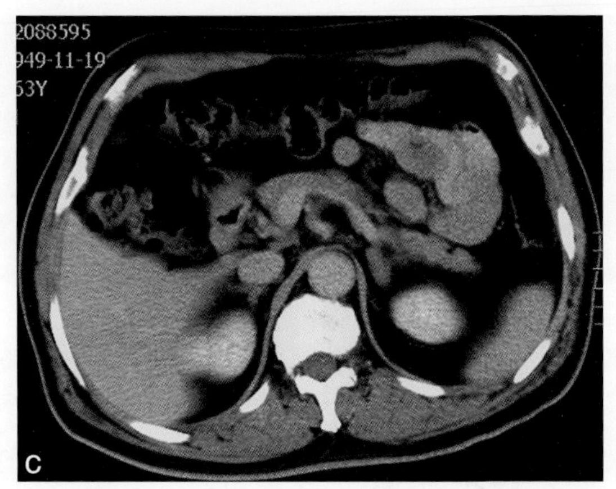


**图 13-1-31　左侧肾上腺增生(弥漫性)**

男性,63 岁。高血压 5 个月余。A ~ C. CT 增强扫描动脉期、静脉期及延迟期显示左侧肾上腺内侧支增粗,增强扫描与右侧肾上腺强化程度一致,形态及走行方向未见异常

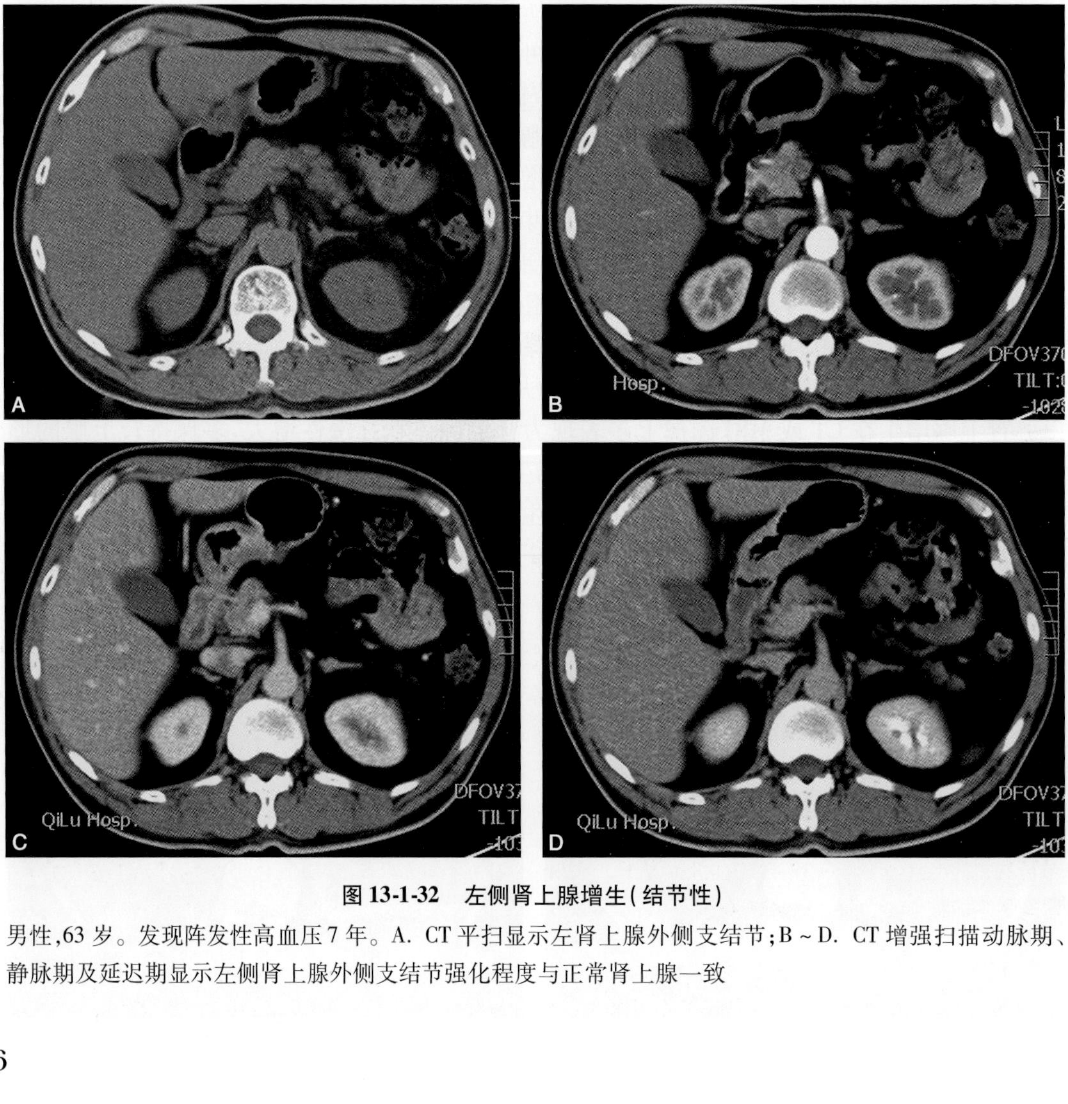

**图 13-1-32　左侧肾上腺增生(结节性)**

男性,63 岁。发现阵发性高血压 7 年。A. CT 平扫显示左肾上腺外侧支结节;B ~ D. CT 增强扫描动脉期、静脉期及延迟期显示左侧肾上腺外侧支结节强化程度与正常肾上腺一致

肾上腺增生有时表现为单个结节增生，需要与肾上腺腺瘤鉴别，因为二者的临床治疗方法不同。腺瘤需手术切除，而增生因手术疗效差而内科治疗较好。主要鉴别点：① 肾上腺腺瘤 CT 值约 0 ~ 50HU，密度较低，增强扫描轻度强化，强化程度低于肾上腺；增生结节多为等密度或稍低密度，增强后强化多较明显，与肾上腺强化保持同步；② 腺瘤多造成周围及对侧腺体萎缩；增生的结节周围及对侧腺体呈增生状态；③ 多数腺瘤可显示包膜，而增生无包膜；④ 腺瘤体积略大，而增生结节一般体积较小。

**16. 肾上腺结核（adrenal tuberculosis）**　患者多伴有其他部位结核，主要是肺结核。肾上腺结核由结核杆菌血行播散所致，多为双侧性，也可以一侧为主，这可能与病程有关。单侧肾上腺结核往往无症状或症状轻微，双侧肾上腺受累者可出现 Addison 病，表现为皮肤色素沉着、乏力、食欲减退、腹痛等，患者对感染、外伤等各种应激的抵抗力减弱，易出现肾上腺危象，重者可出现休克、昏迷乃至死亡。肾上腺结核病程多较长，早期腺体肿胀，晚期伴有不同程度的纤维化及钙化。肾上腺结核的病理特点为干酪样坏死、结核性肉芽肿和钙化，各类病变常同时存在于同一个病灶内或以其中一种为主。

肾上腺体积增大、囊变以及钙化是肾上腺结核的主要影像学表现。病变的大小、密度/信号、钙化出现的时间以及强化方式均与病程的长短密切相关，能够大致反映结核灶在病理上的演变。干酪化期的肾上腺结核影像学表现为双侧肾上腺增大，形成肿块，肿块长轴与肾上腺长轴一致，边缘模糊，肿块密度/信号均匀或不均匀，肿块边缘或中心可有斑点状钙化，肿块内有多发干酪坏死区；增强扫描肿块可呈均匀性强化、环状强化及边缘或分隔状强化，干酪坏死区不强化，其中环状或分隔状强化是肾上腺结核急性期较具特征的征象。钙化的出现和形态与病程有关，病程短、处于干酪化期时无钙化或仅有少量细小钙化，后期肾上腺萎缩伴完全或不完全钙化（图 13-1-33）。

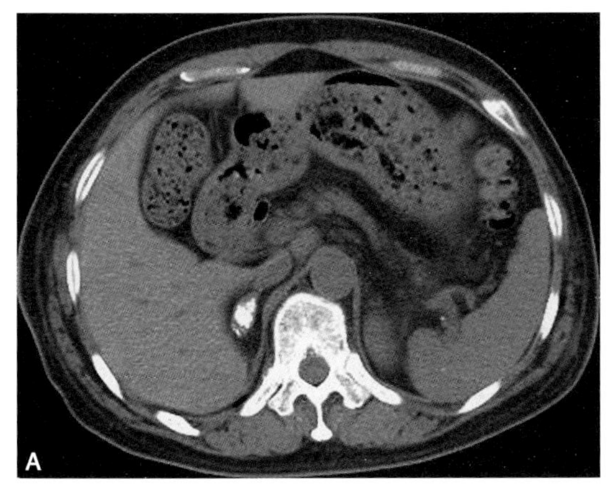


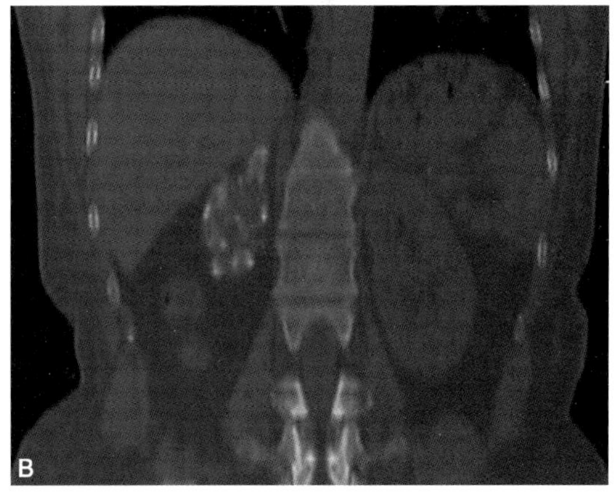


**图 13-1-33　右肾上腺结核**

女性，60 岁。既往有肺、肾结核病史，皮质醇水平明显减低。A. CT 平扫显示右肾上腺体积增大，内部及边缘可见斑片状及点条状钙化；B. 冠状位重组图像显示右肾上腺广泛钙化，同时显示右肾体积缩小、密度不均匀并见多发钙化，呈“肾自截”表现

**17. 肾上腺外伤（adrenal trauma）**　肾上腺是腹膜后器官，体积小，位置深，周围有丰富的脂肪包绕，外伤不易累及，外伤性肾上腺血肿少见。确切的外伤性肾上腺损伤机制还不明

了，可能与以下几方面因素有关：① 外伤导致肾上腺直接受压损伤；② 外伤压迫下腔静脉产生的压力波直接传至肾上腺而引起血肿；③ 肾上腺血供丰富，且管壁较薄，外伤后的突然减速力造成血管破裂而形成血肿；④ 还可能与外伤后患者机体的高度应激反应以及患者本身的凝血机制异常有一定关系。临床上右侧肾上腺损伤比左侧多，可能原因：① 右侧肾上腺紧贴于肝脏、右肾、脊柱，空间相对较小，容易受到挤压伤，左侧肾上腺有胃等空腔脏器的保护；② 右肾上腺静脉短而直，直接引流入下腔静脉，外伤时压力可直接通过下腔静脉传递到肾上腺，冲击肾上腺导致肾上腺的损伤；左肾上腺静脉多先引流入左肾静脉，再注入下腔静脉，受到压力的骤然冲击力小，所以不易损伤或损伤较轻。

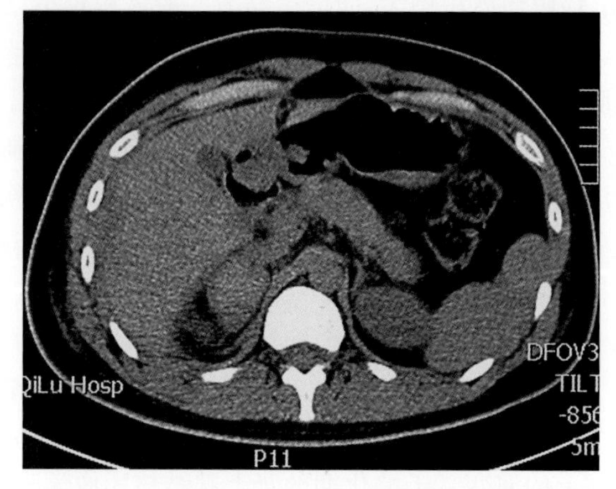


**图 13-1-34　右肾上腺血肿**

男性，21 岁。腹部外伤 1 天。CT 平扫显示右肾上腺体积增大，密度增高，边缘毛糙

轻微外伤性肾上腺损伤的 CT 或 MRI 扫描多无明显阳性表现，只有当肾上腺肿胀及形成血肿时才被发现。肾上腺表面有一层很薄紧密的被膜，肾上腺血肿多局限于肾上腺及被膜内，呈类圆形、椭圆形高密度影。急性期肾上腺血肿 CT 值明显增高，可呈弥漫肿胀型或局限型（图 13-1-34）；随访观察肾上腺血肿 CT 值逐渐减低，血肿缩小吸收，部分肾上腺恢复正常形态，部分慢性期血肿机化或囊变，增强扫描急性期肾上腺血肿无强化，病灶边缘及周围脂肪间隙内可见条索状轻度强化影；慢性期肾上腺血肿常出现环形强化或条索状强化。肾上腺血肿 MRI 表现随时间不同具有一定特点。急性期血肿表现为肾上腺增大，$T_2$WI 略高或等信号、$T_1$WI 高信号；亚急性期 $T_1$WI、$T_2$WI 均呈不均匀高信号，慢性期 $T_1$WI、$T_2$WI 均呈低信号（图 13-1-35）。

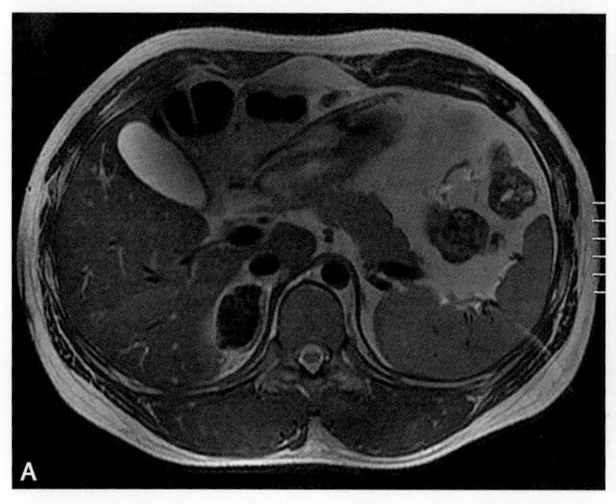


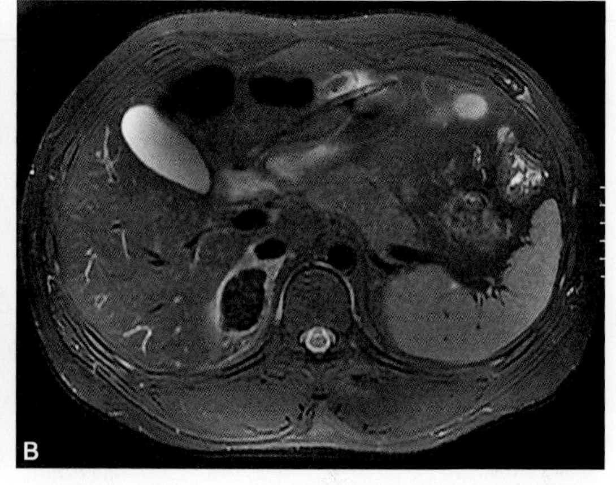

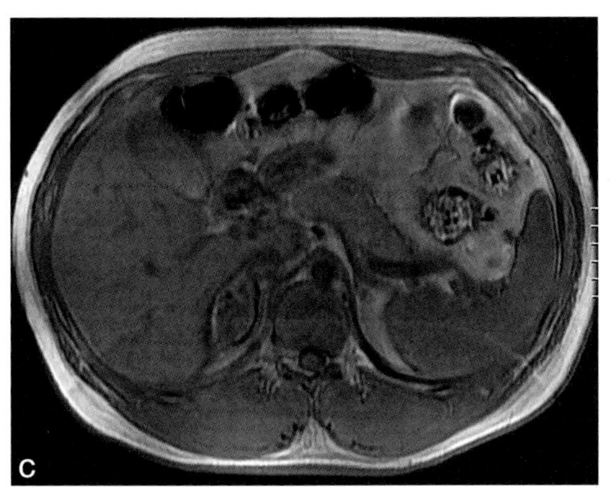


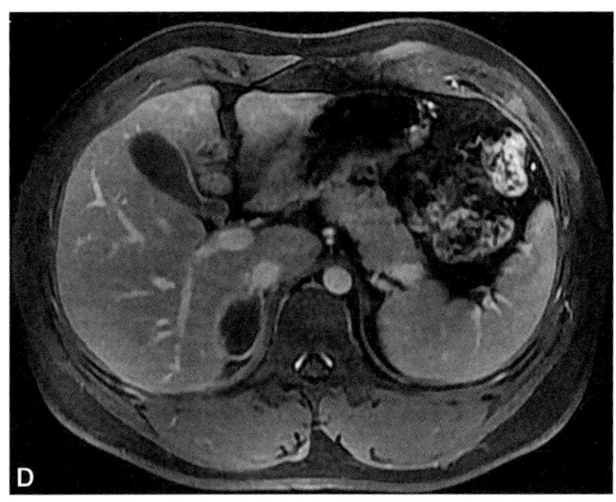


**图 13-1-35　右肾上腺血肿**

男性，22 岁。腹部外伤。A ~ C. MRI 平扫 $T_2WI$、FS $T_2WI$、$T_1WI$ 序列显示右肾上腺体积增大，在各种序列上均呈低信号；D. MRI 增强扫描显示血肿无强化，血肿边缘环状强化

## 五、研究进展及存在问题

肾上腺疾病种类繁多，有些病变诊断和鉴别诊断困难，必须结合形态学改变、临床表现及实验室检查综合分析。MRI 化学位移成像对肾上腺腺瘤的诊断具有一定特异性，表现为与同相位相比，反相位上肿瘤信号明显下降。新的影像学新技术如功能影像学、能谱 CT 在肾上腺疾病诊断中的应用有助于提高术前诊断的准确率。

（姜保东　闫华）

## 参 考 文 献


1. Birsen O, Akyuz M, Dural C, et al. A new risk stratification algorithm for the management of patients with adrenal incidentalomas. Surgery, 2014, 156(4): 959-965.
2. Boland GW. Adrenal imaging: why, when, what, and how? Part 3. The algorithmic approach to definitive characterization of the adrenal incidentaloma. AJR Am J Roentgenol, 2011, 196(2): W109-111.
3. Choi YA, Kim CK, Park BK, et al. Evaluation of adrenal metastases from renal cell carcinoma and hepatocellular carcinoma: use of delayed contrast-enhanced CT. Radiology, 2013, 266(2): 514-520.
4. Chong S, Lee KS, Kim HY, et al. Integrated PET-CT for the characterization of adrenal gland lesions in cancer patients: diagnostic efficacy and interpretation pitfalls. Radiographics, 2006, 26(6): 1811-1824; discussion 1824-6.
5. Halefoglu AM, Yasar A, Bas N, et al. Comparison of computed tomography histogram analysis and chemical-shift magnetic resonance imaging for adrenal mass characterization. Acta Radiol, 2009, 50(9): 1071-1079.
6. Heller MT, Haarer KA, Thomas E, et al. Neoplastic and proliferative disorders of the perinephric space. Clin Radiol, 2012, 67(11): e31-41.
7. Johnson PT, Horton KM, Fishman EK. Adrenal mass imaging with multidetector CT: pathologic conditions, pearls, and pitfalls. Radiographics, 2009, 29(5): 1333-1351.

8. Katabathina VS, Flaherty E, Kaza R, et al. Adrenal collision tumors and their mimics: multimodality imaging findings. Cancer Imaging, 2013, 13(4): 602-610.

9. Kim JY, Kim SH, Lee HJ, et al. Adrenal venous sampling for stratifying patients for surgery of adrenal nodules detected using dynamic contrast enhanced CT. Diagnostic and interventional Radiology, 2014, 20(1): 65-71.

10. Lee HJ, Lee J. Differential diagnosis of adrenal mass using imaging modality: special emphasis on f-18 fluoro-2-deoxy-d-glucose positron emission tomography/computed tomography. Endocrinol Metab (Seoul), 2014, 29(1): 5-11.

11. Low G, Dhliwayo H, Lomas DJ. Adrenal neoplasms. Clin Radiol, 2012, 67(10): 988-1000.

12. Shin YR, Kim KA. Imaging Features of Various Adrenal Neoplastic Lesions on Radiologic and Nuclear Medicine Imaging. AJR Am J Roentgenol, 2015, 205(3): 554-563.

13. 陈玲军，银小辉，方虹，等. 肾上腺嗜铬细胞瘤及异位嗜铬细胞瘤的CT、MRI表现. 实用放射学杂志，2013，29(7)：1125-1128.

14. 路俊英，李婧，邹绍蕾，等. 肾上腺海绵状血管瘤的CT诊断. 中华放射学杂志，2013，47(9)：860-861.

15. 汪俊萍，白人驹，孙浩然，等. 四例原发性肾上腺淋巴瘤的影像表现. 中华放射学杂志，2009，43(7)：768-770.

16. 王建伟，满立波，黄广林，等. 创伤性肾上腺损伤的临床特点分析. 中华医学杂志，2014，94(22)：1733-1735.

17. 郑军华，齐隽，朱有华，等. 肾上腺肿瘤的影像学诊断与临床治疗(附117例报告). 中华泌尿外科杂志，2001，22(12)：716-718.

# 第二节　双侧肾上腺病变

## 一、前　　言

双侧肾上腺同时发生病变相对少见，单侧肾上腺发生的病变均可发生于双侧肾上腺，以肾上腺增生、结核、转移瘤、淋巴瘤、嗜铬细胞瘤、腺瘤等多见。

双侧肾上腺增生、结核、转移瘤及淋巴瘤很少进行手术治疗；对于双侧肾上腺功能性肿瘤应行双侧肾上腺肿瘤切除术。因此双侧肾上腺肿瘤的定性诊断对于治疗方式的选择有着至关重要的意义。双侧肾上腺肿瘤的定性诊断主要依靠临床症状、体征、实验室检查及影像学检查的综合评价。

## 二、相关疾病分类

双侧肾上腺疾病主要包括结核、增生、肿瘤及外伤等几大类(表13-2-1)。

## 三、影像诊断流程

肾上腺结核、外伤常有特定的病史，结合临床症状容易诊断。双侧肾上腺肿瘤种类较多，影像学检查可以明确肿瘤的位置、大小、形态、密度/信号及其强化程度，需要密切结合临床资料才能作出准确诊断(图13-2-1，表13-2-2)。

表 13-2-1　双侧肾上腺病变分类

| 疾病 | 临床特点 |
|---|---|
| 结核 | 肾上腺结核多为双侧性，患者可出现 Addison 病 |
| 增生 | 双侧肾上腺增生多为继发性（垂体微腺瘤引起），可呈弥漫性或结节性增生 |
| 肿瘤 | ① 双侧有功能的肾上腺肿瘤，如腺瘤、嗜铬细胞瘤；② 一侧有功能而另一侧无功能肾上腺肿瘤；③ 双侧无功能肾上腺肿瘤如淋巴瘤、转移瘤等 |
| 外伤 | 明确外伤史 |

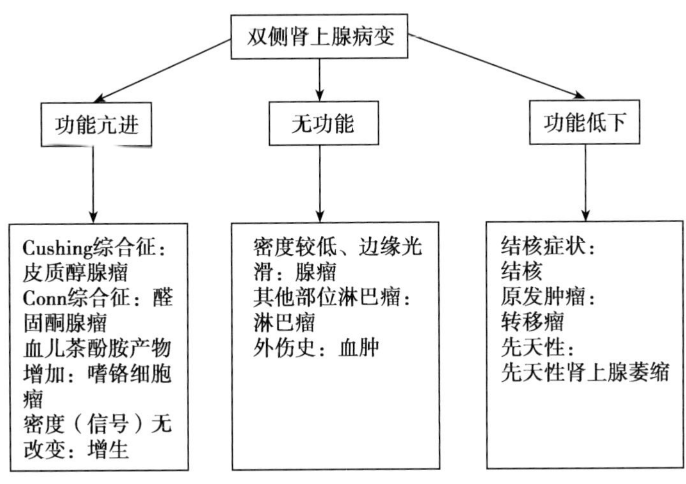


图 13-2-1　双侧肾上腺病变鉴别诊断流程

表 13-2-2　双侧肾上腺肿瘤的鉴别诊断

| 疾病 | 临床特点 | 影像学表现 |
|---|---|---|
| 皮质醇腺瘤 | 向心性肥胖，满月脸，水牛背，高血压，皮肤紫纹，多毛 | 腺瘤较大，低密度，可见坏死囊变 |
| 醛固酮腺瘤 | 高血压、低血钾，周期性软瘫，多饮及夜尿增多 | 腺瘤较小，均匀低密度，CT 值可为负值；MRI 反相位肿瘤信号明显下降 |
| 无功能腺瘤 | 多数无症状，偶有腰部不适 | 腺瘤略大，低密度 |
| 转移瘤 | 原发肿瘤病史 | 大的肿瘤内可有坏死，可伴其他部位转移瘤 |
| 淋巴瘤 | 发热、食欲减退、腹部或腰背部疼痛 | 密度/信号均匀，坏死囊变少见，出血、钙化罕见；中度均匀强化；常伴其他部位淋巴瘤 |
| 嗜铬细胞瘤 | 阵发性或持续性高血压，血、尿儿茶酚胺产物增加 | 单侧或双侧，坏死常见，可见钙化，实性部分快速明显强化 |

## 四、相关疾病影像学表现

**1. 肾上腺腺瘤(adrenal adenoma)** 双侧肾上腺腺瘤发病率低,以无功能腺瘤或醛固酮腺瘤多见。表现为肾上腺区圆形或椭圆形肿块,边界清楚,包膜完整,轮廓光滑(图 13-2-2,图 13-2-3)。

**2. 肾上腺转移瘤(adrenal metastases)** 双侧发生常见,多为非功能性,少数双侧肾上腺转移瘤可造成 Addison 病(图 13-2-4,图 13-2-5)。

**3. 肾上腺嗜铬细胞瘤(adrenal pheochromocytoma)** 大多数肾上腺嗜铬细胞瘤为良性,但约 10% 为恶性。单侧肾上腺嗜铬细胞瘤多见,约 10% 的病例为双侧(图 13-2-6,图 13-2-7)。

**4. 肾上腺淋巴瘤(adrenal lymphoma)** 多双侧发病,CT 或 MRI 平时呈均匀等密度/信号;增强扫描轻度至中度强化,坏死、囊变及钙化少见(图 13-2-8)。

**5. 肾上腺增生(adrenal hyperplasia)** 可分为原发性和继发性,形态上可分为弥漫性和结节性增生;双侧肾上腺增生常见(图 13-2-9,图 13-2-10)。

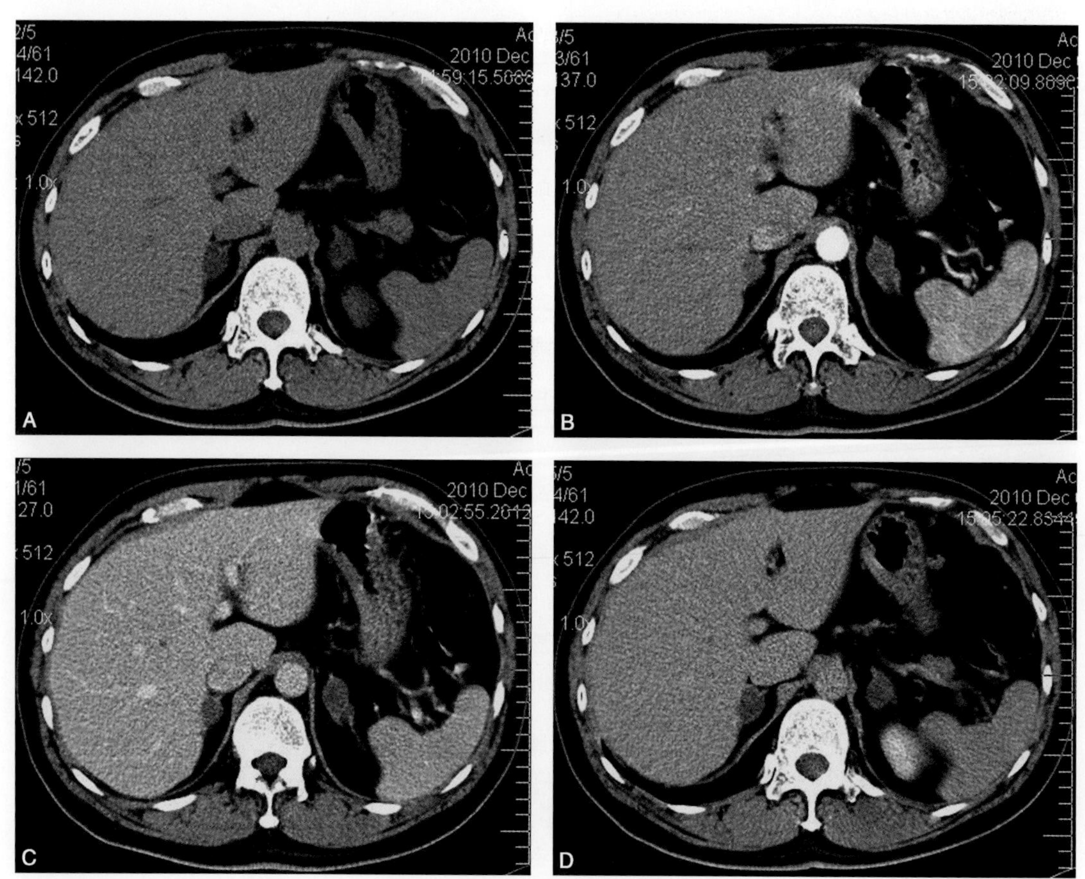

**图 13-2-2 双侧肾上腺腺瘤**

男性,47 岁。高血压伴发作性头痛 2 年余。A. CT 平扫显示双侧肾上腺肿瘤,边缘光滑,边界清晰,密度均匀,呈略低密度;B ~ D. CT 增强扫描动脉期、静脉期及延迟期肿瘤轻度不均匀强化

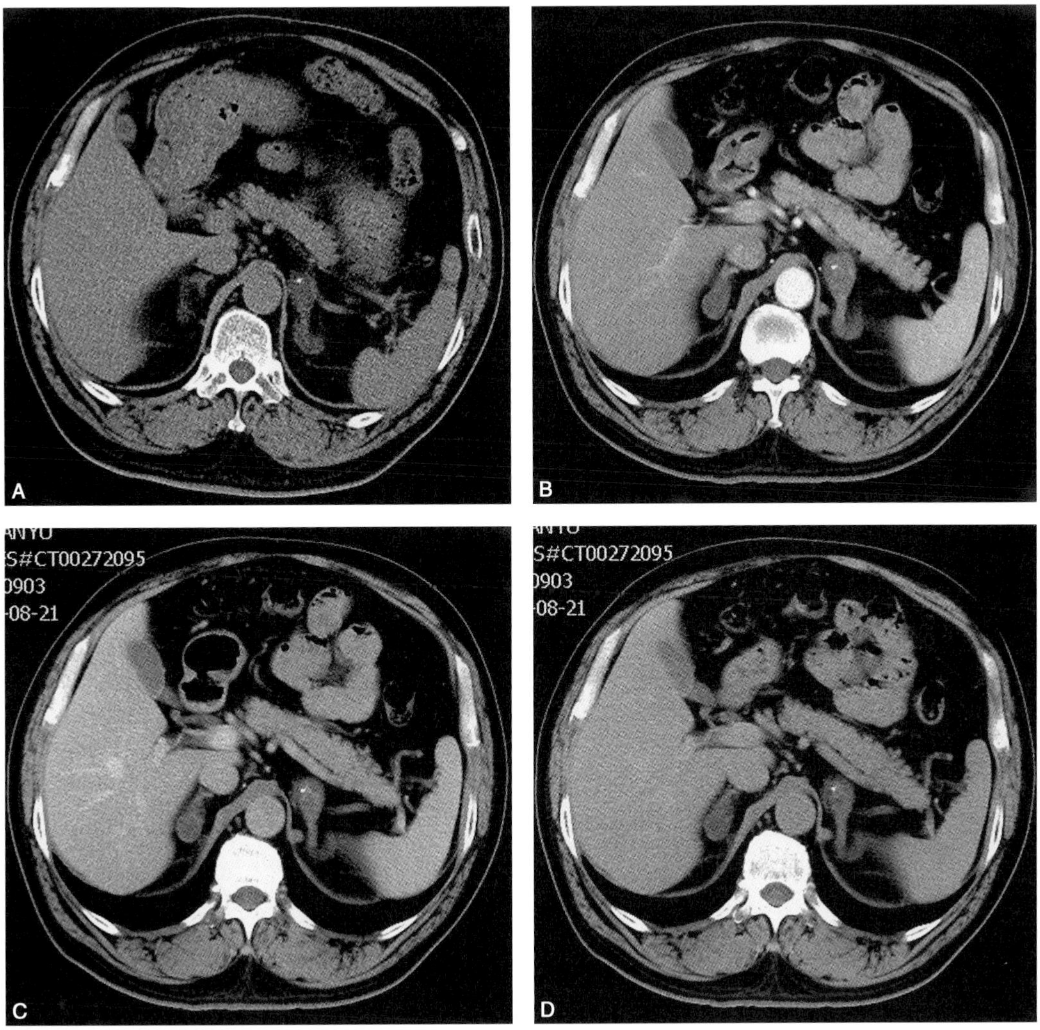

**图 13-2-3　双侧肾上腺腺瘤**

男性,56 岁。高血压 8 年,因输尿管结石行 CT 检查发现双侧肾上腺占位 1 个月。A. CT 平扫显示双侧肾上腺肿瘤,边缘光滑,边界清晰,密度较低,左侧肾上腺病变内见点状钙化灶;B ~ D. CT 增强扫描动脉期、静脉期及延迟期显示右侧肾上腺肿瘤呈边缘环状强化,左侧肾上腺肿瘤轻度不均匀强化

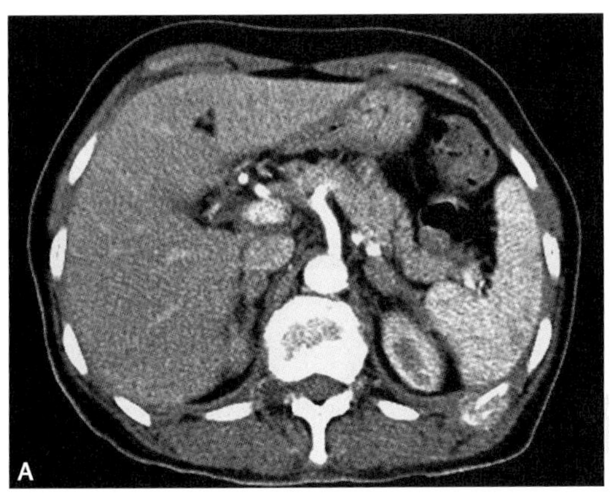

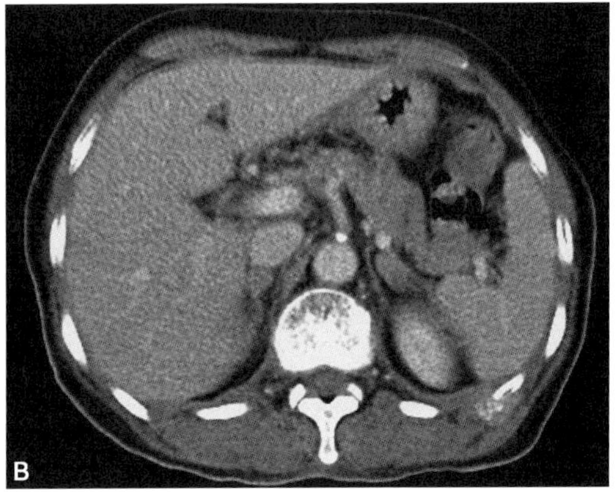

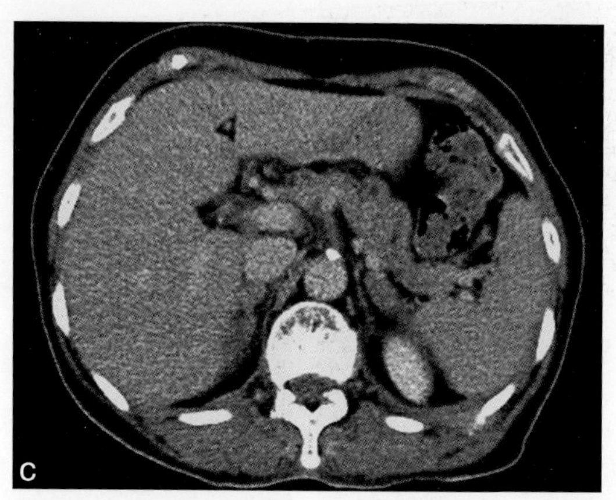

图 13-2-4　肺癌双侧肾上腺转移

女性,81 岁。肺癌病史。A ~ C. CT 增强扫描动脉期、静脉期及延迟期显示右肾上腺转移瘤呈类圆形,左肾上腺转移瘤呈椭圆形;肿瘤边界尚清晰,明显不均匀强化

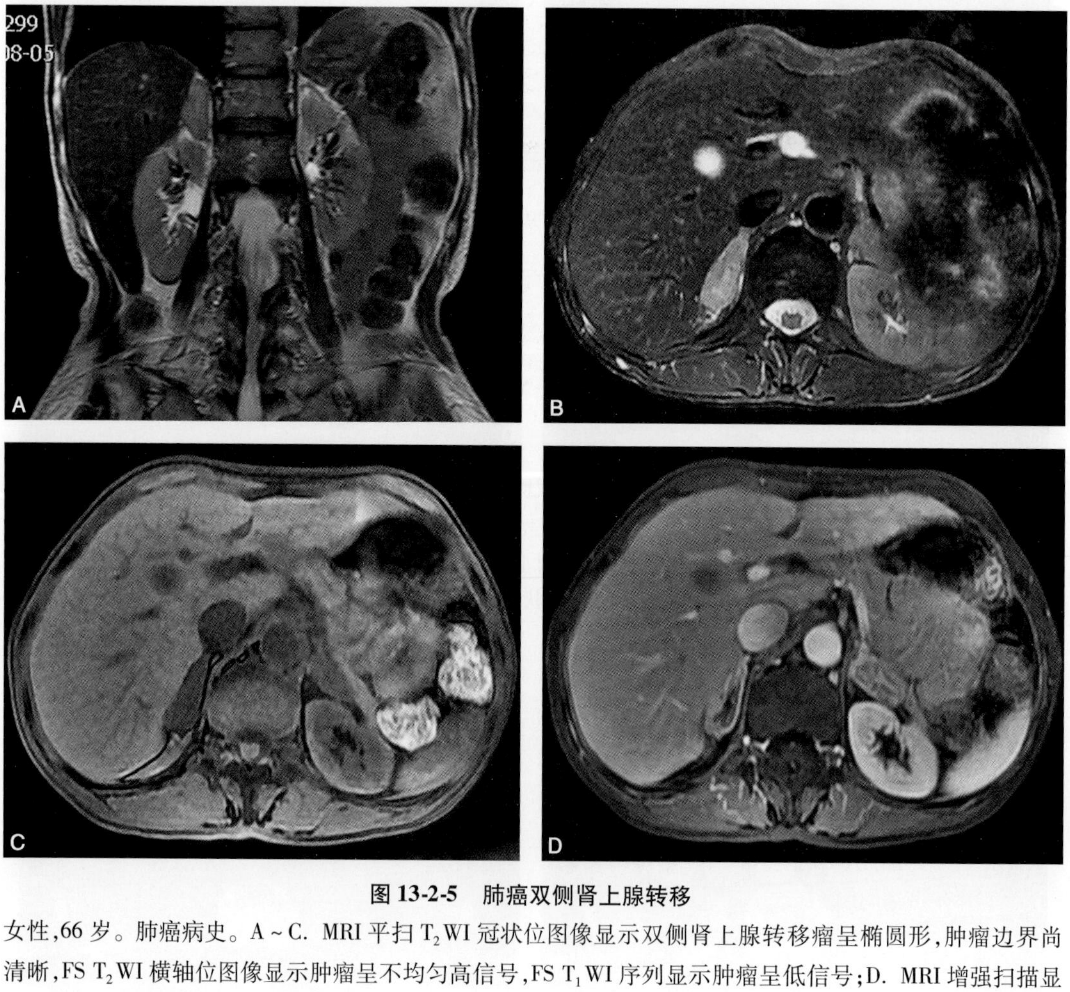

图 13-2-5　肺癌双侧肾上腺转移

女性,66 岁。肺癌病史。A ~ C. MRI 平扫 $T_2$WI 冠状位图像显示双侧肾上腺转移瘤呈椭圆形,肿瘤边界尚清晰,FS $T_2$WI 横轴位图像显示肿瘤呈不均匀高信号,FS $T_1$WI 序列显示肿瘤呈低信号;D. MRI 增强扫描显示双侧肾上腺肿瘤明显不均匀强化

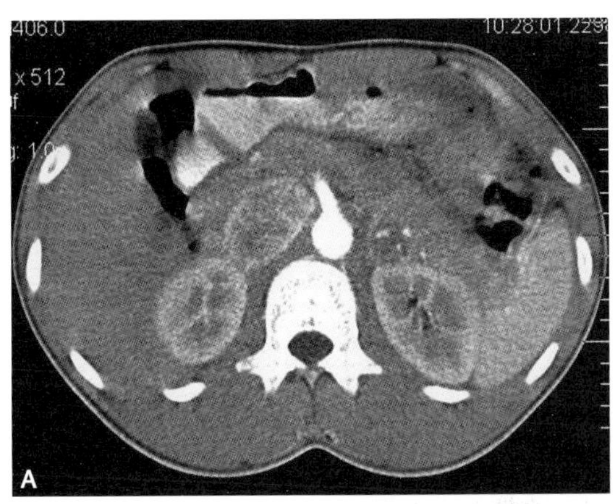


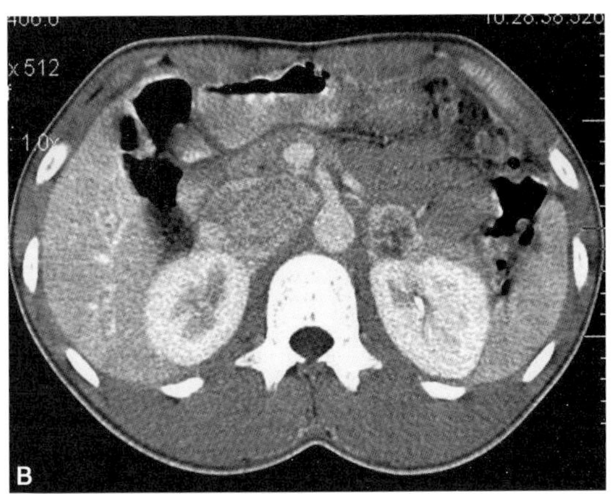


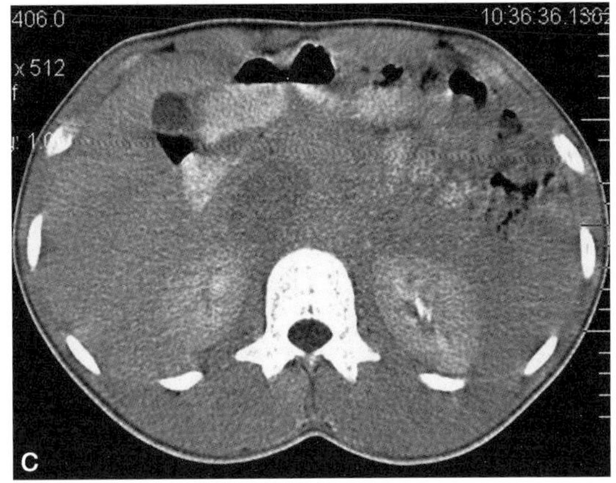


**图 13-2-6　双侧肾上腺嗜铬细胞瘤**

男性，19 岁。发现血压高半年。A～C. CT 增强扫描动脉期显示双侧肾上腺肿块密度不均匀，包膜及实性部分明显强化，左肾上腺肿块可见多发点状钙化；静脉期显示肿瘤实性部分呈持续强化，坏死区无强化；延迟期显示肿瘤对比剂退出，呈低密度

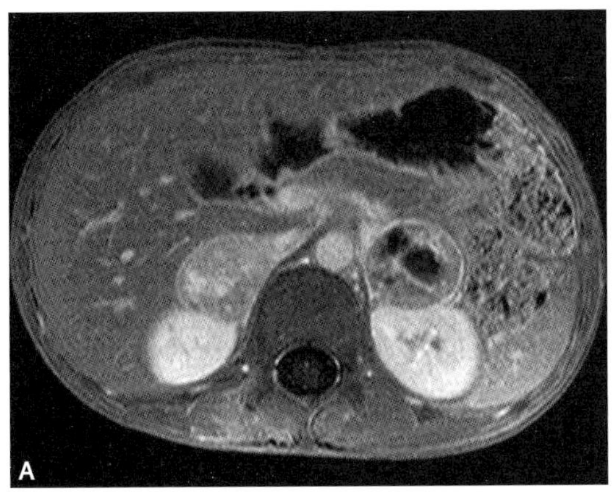


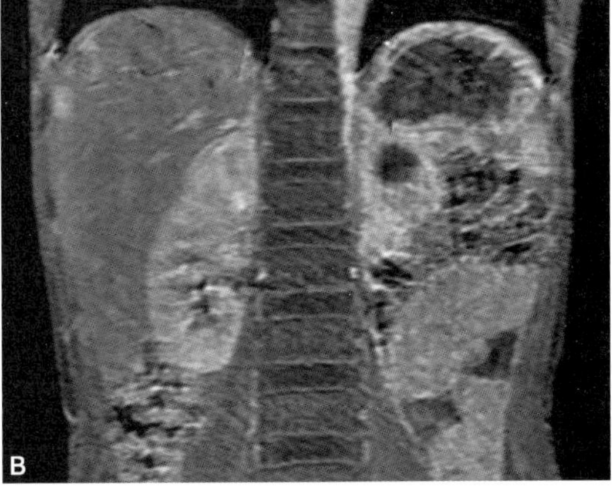


**图 13-2-7　双侧肾上腺嗜铬细胞瘤**

男性，13 岁。无痛性血尿 5 天，头痛、抽搐 4 次。A、B. MRI 增强扫描横轴位、冠状位图像显示肿瘤边界清晰，信号不均匀，明显不均匀强化，左侧肾上腺肿瘤坏死区无强化

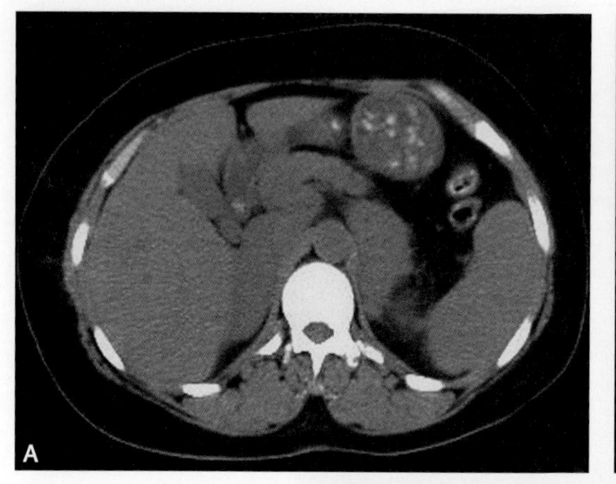

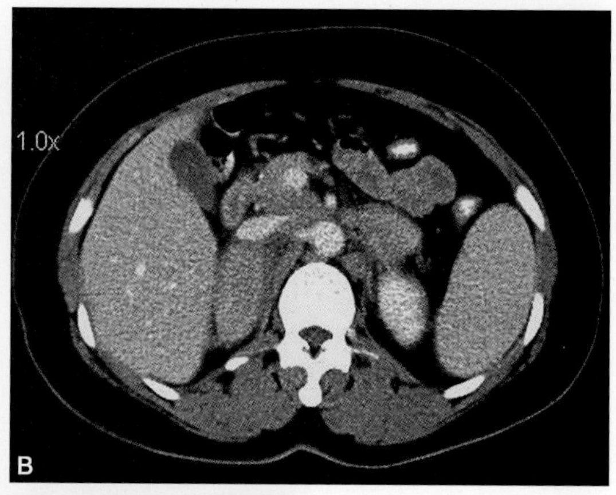

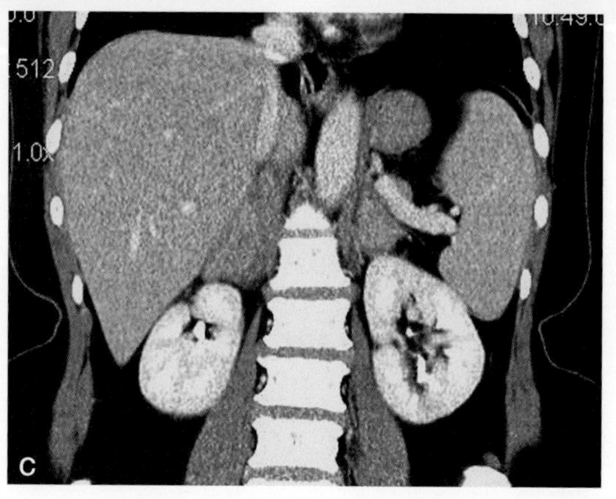

**图 13-2-8　双侧肾上腺淋巴瘤**

女性,59 岁。发热伴盗汗 2 个月。A. CT 平扫显示双侧肾上腺肿瘤呈椭圆形,边界清楚,密度均匀;B、C. CT 增强扫描横轴位、冠状位显示双侧肾上腺肿瘤呈中度均匀强化

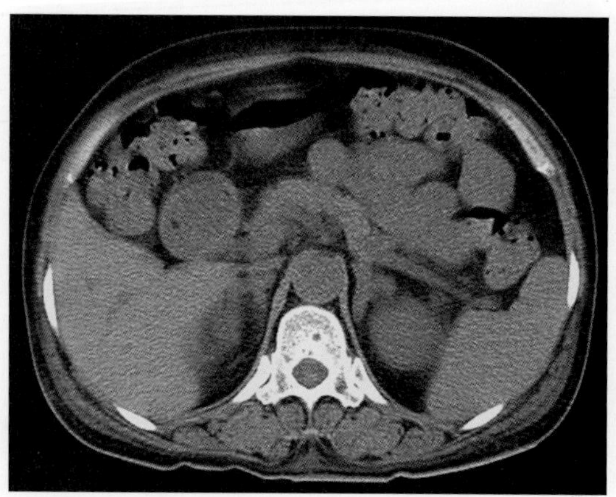

**图 13-2-9　双侧肾上腺增生**

女性,42 岁。发现高血压 3 年,全身乏力 1 个月。CT 平扫显示双侧肾上腺明显增粗,形态及走行方向未见异常,密度均匀

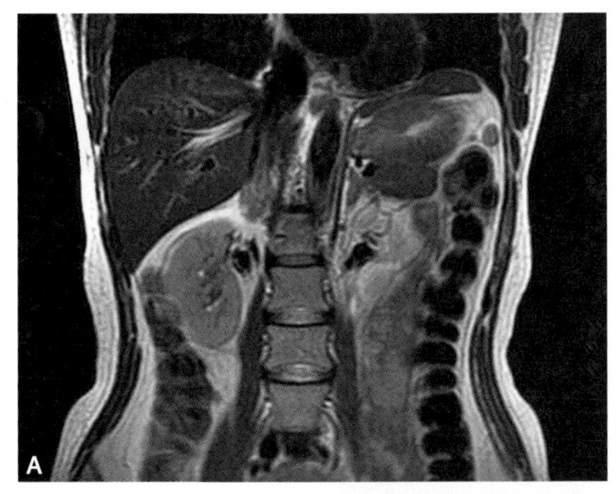

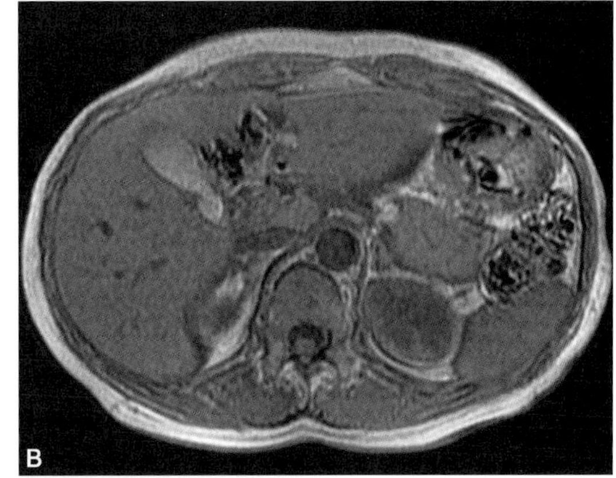

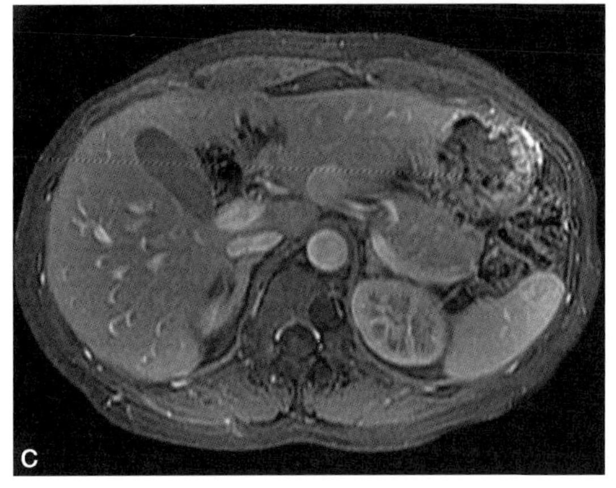

**图 13-2-10　双侧肾上腺增生**

A、B. MRI 平扫 $T_2$WI 冠状位、$T_1$WI 显示双侧肾上腺均匀增粗，信号均匀，形态及走行无异常；C. MRI 增强扫描强化均匀

先天性肾上腺皮质增生症又称肾上腺性腺综合征，是常染色体隐性遗传病，主要由于肾上腺皮质激素生物合成过程中所必须的酶存在先天缺陷，致使皮质激素合成不正常；皮质醇合成不足使血中浓度降低，由于负反馈作用刺激垂体分泌促肾上腺皮质激素（ACTH）增多，导致肾上腺皮质增生并分泌过多的皮质醇前身物质如 11-去氧皮质醇和肾上腺雄酮等，而发生一系列临床症状。多数病例肾上腺分泌糖皮质激素、盐皮质激素不足而雄性激素过多，故临床上出现不同程度的肾上腺皮质功能减退，伴有女孩男性化，而男孩则表现性早熟，此外尚可有低血钠或高血压等多种症候群（图 13-2-11）。

**6. 肾上腺萎缩（adrenal atrophy）**　特发性或肉芽肿性肾上腺萎缩可造成腺皮质功能减退从而引起 Addison 病。肾上腺萎缩表现为肾上腺细小，形态及走行正常（图 13-2-12）。

**7. 肾上腺结核（adrenal tuberculosis）**　由结核杆菌血行播散所致，多为双侧性，也可以一侧为主，这可能与病程有关。早期腺体肿胀，晚期伴有不同程度的纤维化及钙化，有时腺体萎缩。单侧肾上腺结核往往无症状或症状轻微，双侧肾上腺受累者可出现 Addison 病（图 13-2-13）。

**8. 肾上腺外伤（adrenal trauma）**　临床上右侧肾上腺损伤比左侧多见，双侧肾上腺损伤少见。急性期肾上腺血肿 CT 值明显增高，可呈弥漫肿胀型或局限型（图 13-2-14）。

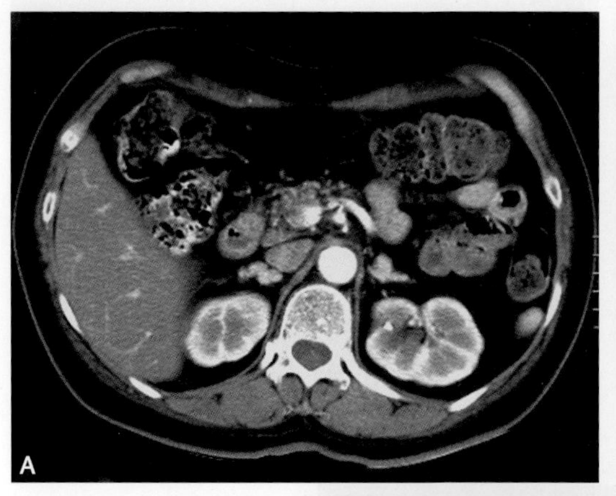


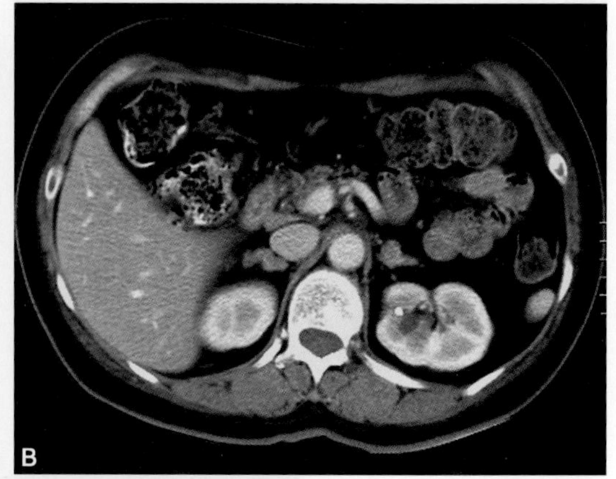


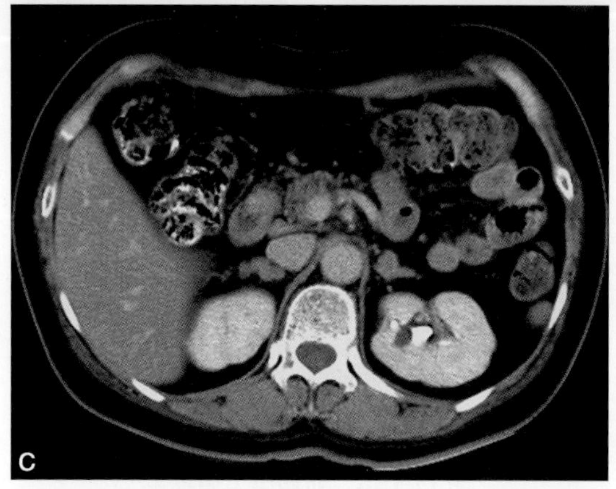


**图 13-2-11　双侧肾上腺增生(先天性肾上腺皮质增生症)**

女性,54 岁。40 余年前因高血压、皮肤黑经检查发现 17-α 羟化酶缺乏,无月经来潮,长期服用激素类药物。A ~ C. CT增强扫描动脉期、静脉期及延迟期显示双侧肾上腺结节,强化程度与正常肾上腺一致

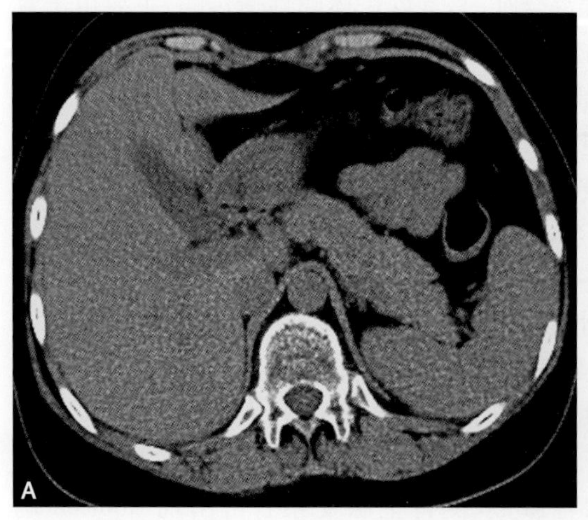


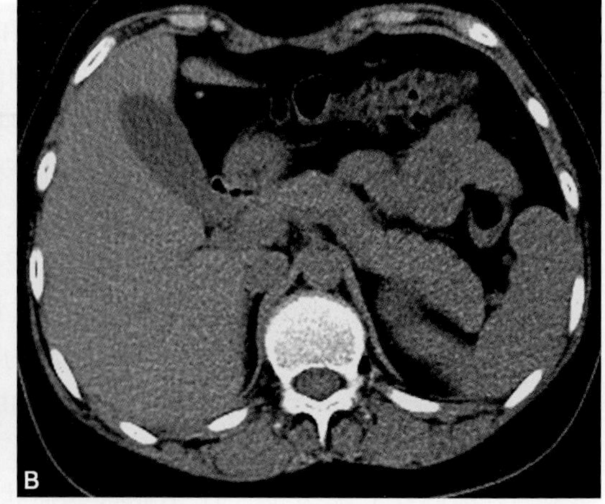


**图 13-2-12　双侧肾上腺特发性萎缩**

男性,26 岁。皮质醇低下。A. CT 平扫显示左侧肾上腺细短,形态及走行正常;B. 同一患者 CT 平扫显示右侧肾上腺细短,形态及走行正常

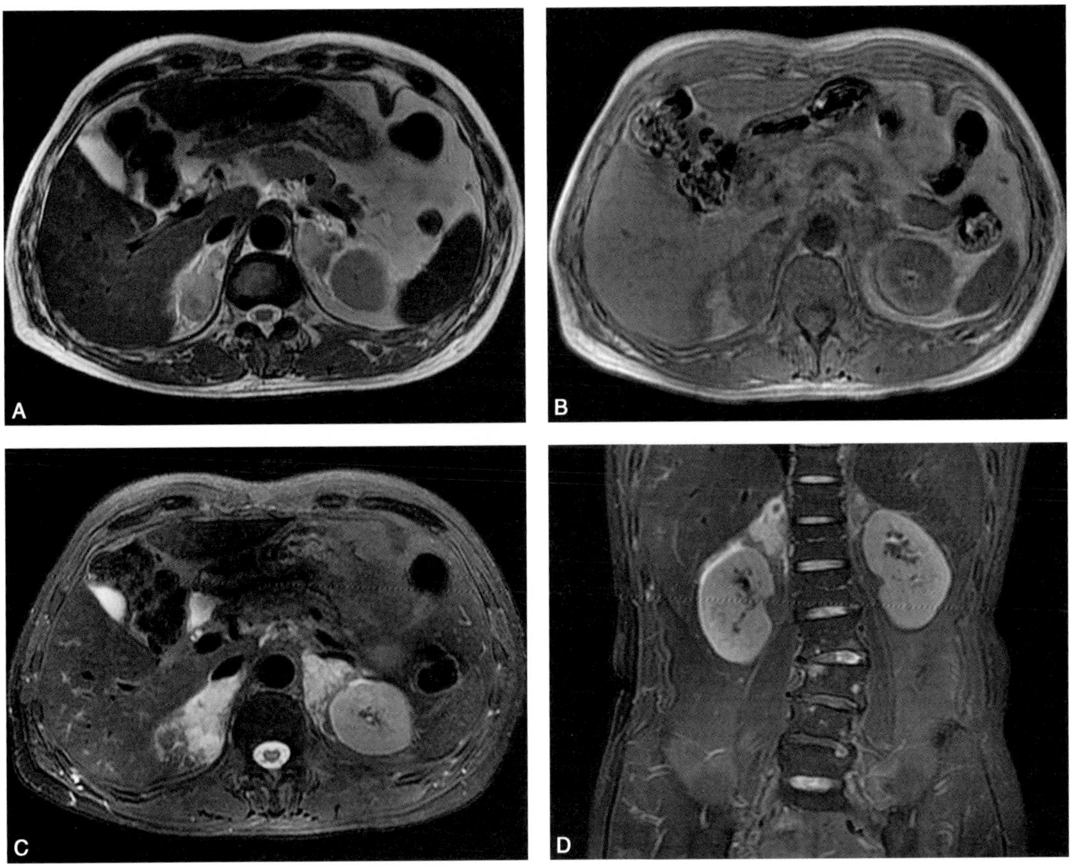

图 13-2-13　双侧肾上腺结核

A、B. MRI 平扫 $T_2WI$ 序列显示双侧肾上腺体积明显增大，形态不规则，边缘模糊，呈不均匀略高信号；$T_1WI$ 序列显示双侧肾上腺体积明显增大，呈不均匀略低信号；C、D. MRI 平扫 FS $T_2WI$ 序列横轴位及冠状位显示双侧肾上腺呈明显不均匀高信号，内部及周边可见点片状低信号钙化灶

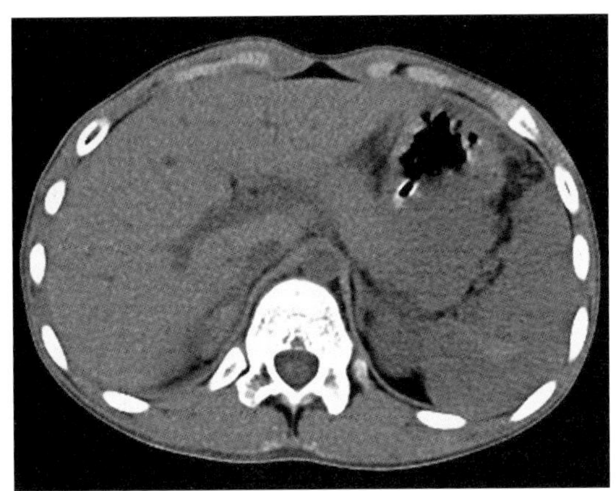

图 13-2-14　双侧肾上腺血肿

男性，11 岁。车祸多发伤。CT 平扫显示右肾上腺体积增大，密度增高；左肾上腺外侧支增粗，可见条片状略高密度影；脾脏可见斑片状高密度出血影

## 五、研究进展及存在问题

双侧肾上腺肿瘤的术前定位及定性诊断非常重要。双侧均有功能性肾上腺肿瘤应同时行双侧肾上腺肿瘤切除；对于一侧有功能、对侧无功能的双侧肾上腺肿瘤，应切除有功能瘤，无功能瘤可以依据影像学决定是否切除；无功能性双侧肾上腺良性肿瘤，可以根据临床随访。对于一侧有功能而另一侧无功能肾上腺肿瘤，有时很难在术前准确地判断出哪侧肿瘤为有功能性瘤，需要密切结合影像学检查、临床症状与体征及实验室检查进行综合评价。

（姜保东　闫华）

## 参 考 文 献


1. Choi YA, Kim CK, Park BK, et al. Evaluation of adrenal metastases from renal cell carcinoma and hepatocellular carcinoma: use of delayed contrast-enhanced CT. Radiology, 2013, 266(2): 514-520.
2. Dhamija E, Panda A, Das CJ, et al. Adrenal imaging(Part 2): Medullary and secondary adrenal lesions. Indian J Endocrinol Metab, 2015, 19(1): 16-24.
3. Halefoglu AM, Yasar A, Bas N, et al. Comparison of computed tomography histogram analysis and chemical-shift magnetic resonance imaging for adrenal mass characterization. Acta Radiol, 2009, 50(9): 1071-1079.
4. Heller MT, Haarer KA, Thomas E, et al. Neoplastic and proliferative disorders of the perinephric space. Clin Radiol, 2012, 67(11): e31-41.
5. Ito K, Higashi H, Kanki A, et al. Adrenal glands in hypovolemic shock: preservation of contrast enhancement at dynamic computed tomography. J Comput Assist Tomogr, 2010, 34(4): 513-516.
6. Johnson PT, Horton KM, Fishman EK. Adrenal mass imaging with multidetector CT: pathologic conditions, pearls, and pitfalls. Radiographics, 2009, 29(5): 1333-1351.
7. Katabathina VS, Flaherty E, Kaza R, et al. Adrenal collision tumors and their mimics: multimodality imaging findings. Cancer Imaging, 2013, 13(4): 602-610.
8. Kim JY, Kim SH, Lee HJ, et al. Adrenal venous sampling for stratifying patients for surgery of adrenal nodules detected using dynamic contrast enhanced CT. Diagnostic and interventional Radiology, 2014, 20(1): 65-71.
9. Mayo-Smith WW, Boland GW, Noto RB, et al. State-of-the-art adrenal imaging. Radiographics, 2001, 21(4): 995-1012.
10. Sangwaiya MJ, Boland GW, Cronin CG, et al. Incidental adrenal lesions: accuracy of characterization with contrast-enhanced washout multidetector CT--10-minute delayed imaging protocol revisited in a large patient cohort. Radiology, 2010, 256(2): 504-510.
11. Tang YZ, Bharwani N, Micco M, et al. The prevalence of incidentally detected adrenal enlargement on CT. Clinical radiology, 2014, 69(1): 37-42.
12. Wickramarachchi BN, Meyer-Rochow GY, McAnulty K, et al. Adherence to adrenal incidentaloma guidelines is influenced by radiology report recommendations. ANZ J Surg, 2014 Jul 25. doi: 10.1111/ans.12799. [Epub ahead of print]
13. Yasaka K, Gonoi W, Akai H, et al. Differentiation of adrenal tumors in patients with hepatocellular carcinoma: adrenal adenoma versus metastasis. Eur J Radiol, 2013, 82(8): 1213-1218.
14. 李平，沈山梅，张雪斌，等. 肾上腺静脉采血在影像学检查无法确定分型的原发性醛固酮增多症病因诊

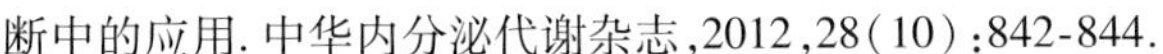


断中的应用. 中华内分泌代谢杂志,2012,28(10):842-844.
15. 汪俊萍,白人驹,孙浩然,等. 四例原发性肾上腺淋巴瘤的影像表现. 中华放射学杂志,2009,43(7):768-770.

# 第三节　含钙化灶的肾上腺病变

## 一、前　　言

钙化(calcification)是以羟磷灰石为主要成分的钙盐在病变中的沉积。部分肾上腺病变容易出现钙化,钙化的出现率对肾上腺疾病具有鉴别诊断作用。

CT 是发现肾上腺病变钙化较敏感的检查方法。钙化在 MRI 上的信号随病灶内部成分的不同而各异,可显示为高、等、低及极低四种信号类型,其中以 $T_1$WI 等/低信号、$T_2$WI 低/极低信号多见,两种序列图像均呈低信号最为常见;同时 MRI 对钙化的敏感性与钙化大小关系密切。

## 二、相关疾病分类

肾上腺含钙化灶疾病主要为结核性和肿瘤性;易钙化的肿瘤种类较多,诊断时需仔细鉴别(表 13-3-1)。

表 13-3-1　含钙化灶的肾上腺病变分类

| 疾病 | 临床特点 |
|---|---|
| 结核 | 病灶周边明显强化,钙化不明显:提示病灶处于进展期,病理上以炎性反应及干酪坏死为主<br>病灶不强化,钙化明显:提示病灶处于稳定期,腺体明显纤维化或钙化,功能丧失 |
| 肿瘤 | 髓样脂肪瘤、海绵状血管瘤、节细胞神经瘤、神经母细胞瘤、皮质腺癌、嗜铬细胞瘤、畸胎瘤腺瘤、囊肿等钙化常见<br>淋巴瘤很少出现钙化 |

## 三、影像诊断流程

肾上腺结核常有特定的病史,可结合病史及临床症状诊断(图 13-3-1,表 13-3-2)。

## 四、相关疾病影像学表现

**1. 肾上腺结核(adrenal tuberculosis)**　肾上腺体积增大、囊变以及钙化是肾上腺结核的主要影像学表现。病变的大小、密度/信号、钙化出现的时间以及强化方式均与病程的长短密切相关,而且能够大致反映结核灶在病理上的演变。肾上腺钙化是肾上腺结核重要的 CT 征象。钙化的出现和形态与病程有关,病程短、处于干酪化期时无钙化或仅有少量细小钙化,后期可出现较大钙化灶甚至整个病灶钙化。肾上腺钙化的长轴多与肾上腺方向一致,但钙化形态多样,可为斑片状、弧线状或散在颗粒状(图 13-3-2)。

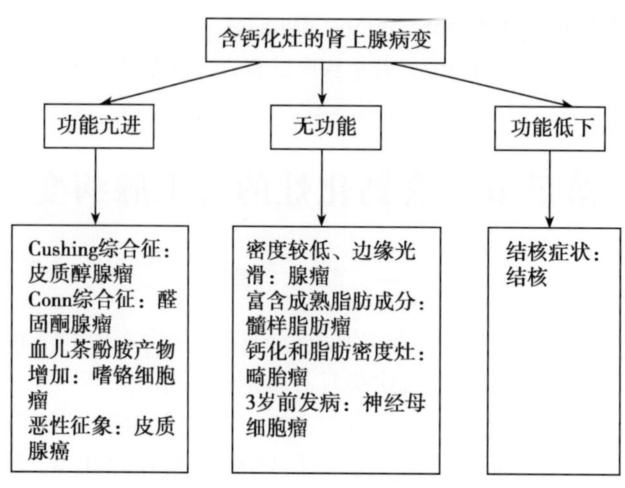


图 13-3-1　含钙化灶的肾上腺病变鉴别诊断流程

表 13-3-2　含钙化灶的肾上腺肿瘤的鉴别诊断

| 疾病 | 临床特点 | 影像学表现 |
|---|---|---|
| 髓样脂肪瘤 | 肿瘤较大或出血时产生腰部疼痛 | 富含脂肪成分，边界清晰，有假包膜，钙化及出血、坏死常见；脂肪成分无强化，骨髓成分轻中度强化 |
| 海绵状血管瘤 | 增大时出现腰肋部钝痛，继发出血时可危及生命 | 边缘清楚，出血、坏死、囊变、钙化常见；渐进性、向心性强化 |
| 节细胞神经瘤 | 多数无症状，偶有腹痛或腹部不适 | 嵌入式生长，不侵犯邻近结构；瘤体平扫密度较低，钙化常见；多呈渐进性轻中度不均匀强化 |
| 神经母细胞瘤 | 多于 3 岁前发病，腹部包块、发热、贫血及腹痛 | 肿瘤巨大，跨越中线，出血、坏死及囊变多见，肿瘤钙化常见 |
| 皮质腺癌 | 多数无功能，部分可出现 Cushing 综合征、闭经、性早熟 | 大而不规则、分叶，中心常出血坏死，可见钙化，明显不均匀强化，可侵犯包膜、血管及发生转移 |
| 畸胎瘤 | 多数无症状，肿瘤较大时可出现腰背部疼痛 | 钙化和脂肪密度灶是特征性影像学表现，可见脂-液平面、毛发和脂液混合体 |
| 嗜铬细胞瘤 | 阵发性或持续性高血压，血、尿儿茶酚胺产物增加 | 单侧或双侧，坏死常见，可见钙化，实性部分快速明显强化 |
| 囊肿 | 多数无症状，偶有腰部不适 | 边界清晰，囊性密度/信号，无强化 |
| 腺瘤 | 高血压、低血钾或库欣综合征 | 肿瘤边界光滑，密度较低 |

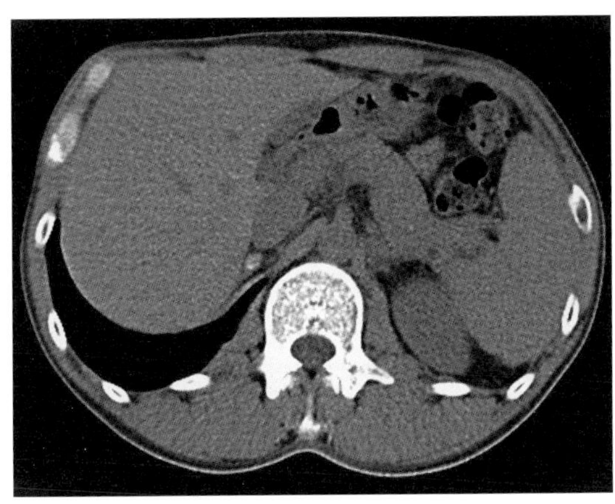

图 13-3-2 双侧肾上腺结核

男性,37 岁。肺结核病史。CT 平扫显示右肾上腺密度增高,可见斑片状钙化;左肾上腺体积增大,边缘模糊,密度不均匀

**2. 肾上腺皮质腺癌(adrenocortical carcinoma)** 多表现为较大的软组织肿块,呈分叶状,轮廓不规则,中心可见不规则出血、坏死,肿瘤可见钙化(图 13-3-3)。

**3. 肾上腺神经母细胞瘤(adrenal neuroblastoma)** 生长迅速,不引起内分泌功能紊乱,所以就诊时体积多已较大。肿瘤多呈浸润生长并常跨越中线,易发生出血、坏死,钙化常见。肿瘤内斑片状或砂粒状钙化具有较大诊断价值(图 13-3-4)。

**4. 肾上腺嗜铬细胞瘤(adrenal pheochromocytoma)** 较大时容易发生出血、坏死、囊变;肿瘤钙化可见,约占 12%,可呈斑片状或蛋壳样(图 13-3-5,图 13-3-6)。

**5. 肾上腺髓样脂肪瘤(adrenal myelolipoma)** 可出现点、条状钙化或边缘蛋壳状钙化(图 13-3-7)。当肿瘤内髓样成分占优势或伴出血、钙化时,诊断比较困难。

**6. 肾上腺节细胞神经瘤(adrenal ganglioneuroma)** 钙化常见,以点状或针尖状钙化为主(图 13-3-8)。恶性倾向者可见小斑块状及条状钙化。

**7. 肾上腺海绵状血管瘤(adrenal hemangioma)** 钙化常见,肿瘤小静脉内静脉石或肿瘤实性成分钙化表现为肿块边缘或中心分布的圆点状、结节状或斑块状钙化(图 13-3-9)。

**8. 肾上腺畸胎瘤(adrenal teratoma)** 成分多样,钙化和脂肪密度灶是肾上腺畸胎瘤的特征性影像学表现,钙化多表现为斑块状、弧形或不规则形钙化(图 13-3-10)。

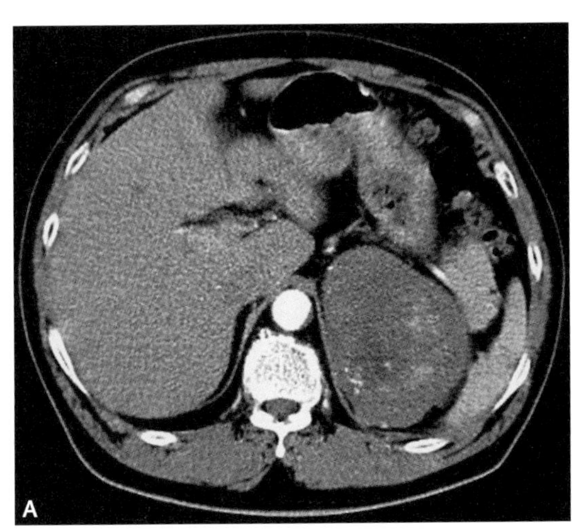


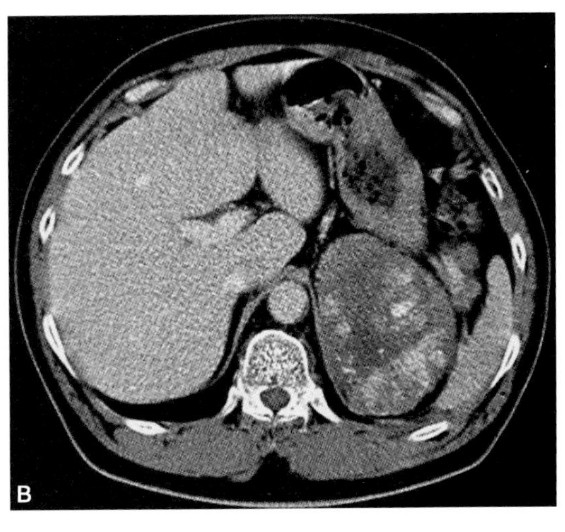

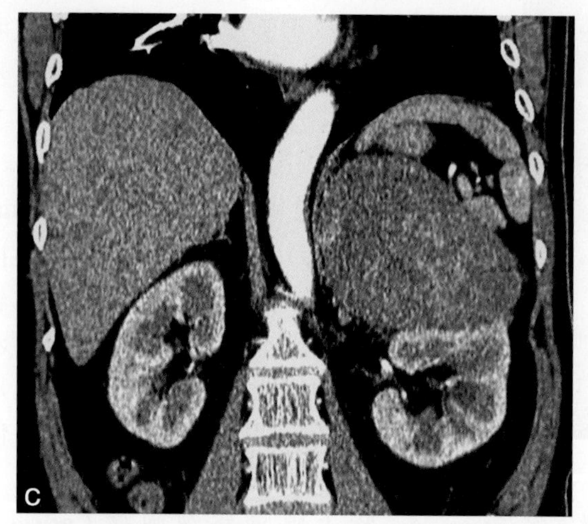


**图 13-3-3　左肾上腺皮质腺癌**

男性,44 岁。高血压 1 年余,视物模糊 3 个月余。A、B. CT 增强扫描动脉期显示左肾上腺区软组织肿块,可见多发斑片状明显强化,同时可见多发点状钙化灶;静脉期显示肿块强化范围增大,变性区域无强化;C. CT 冠状位重组图像显示左肾受压下移,肾皮质尚完整

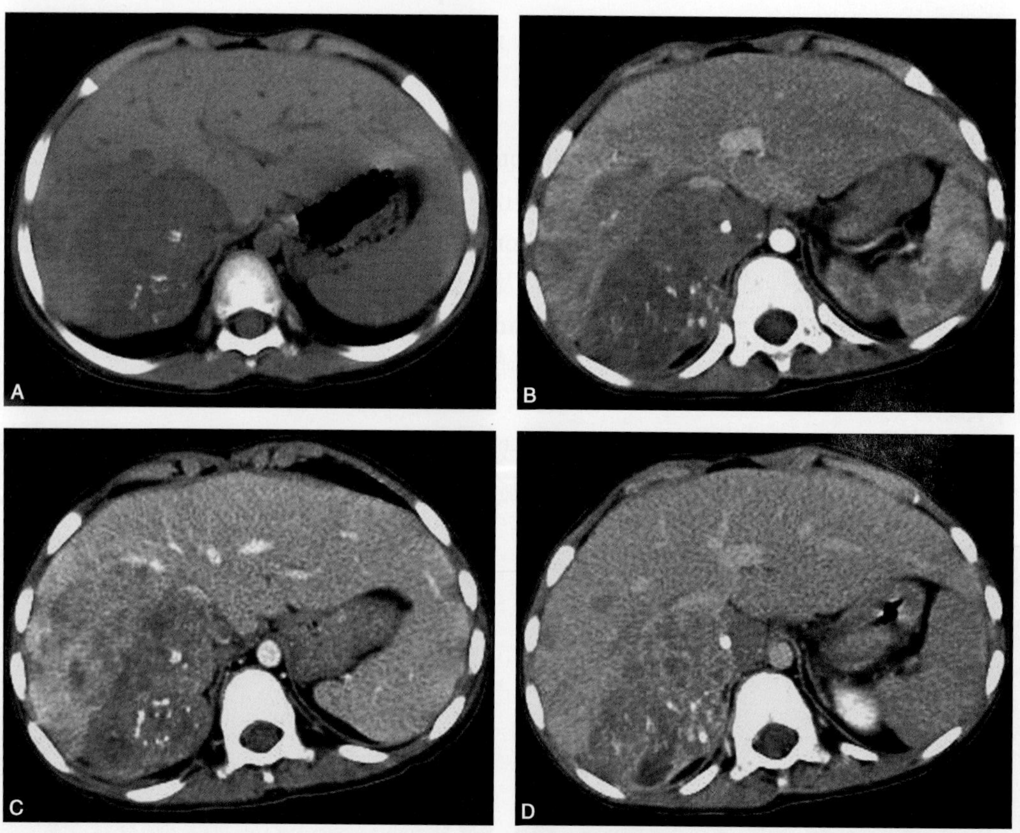


**图 13-3-4　右肾上腺神经母细胞瘤**

男性,5 岁。反复双下肢疼痛伴发热 2 个月,腹痛 3 天。A. CT 平扫显示右肾上腺巨大软组织肿块,形态不规则,邻近结构受压移位,密度不均匀,见多发斑点状钙化灶;B ~ D. CT 增强扫描动脉期、静脉期及延迟期显示肿瘤明显不均匀强化,肿瘤侵及邻近肝脏

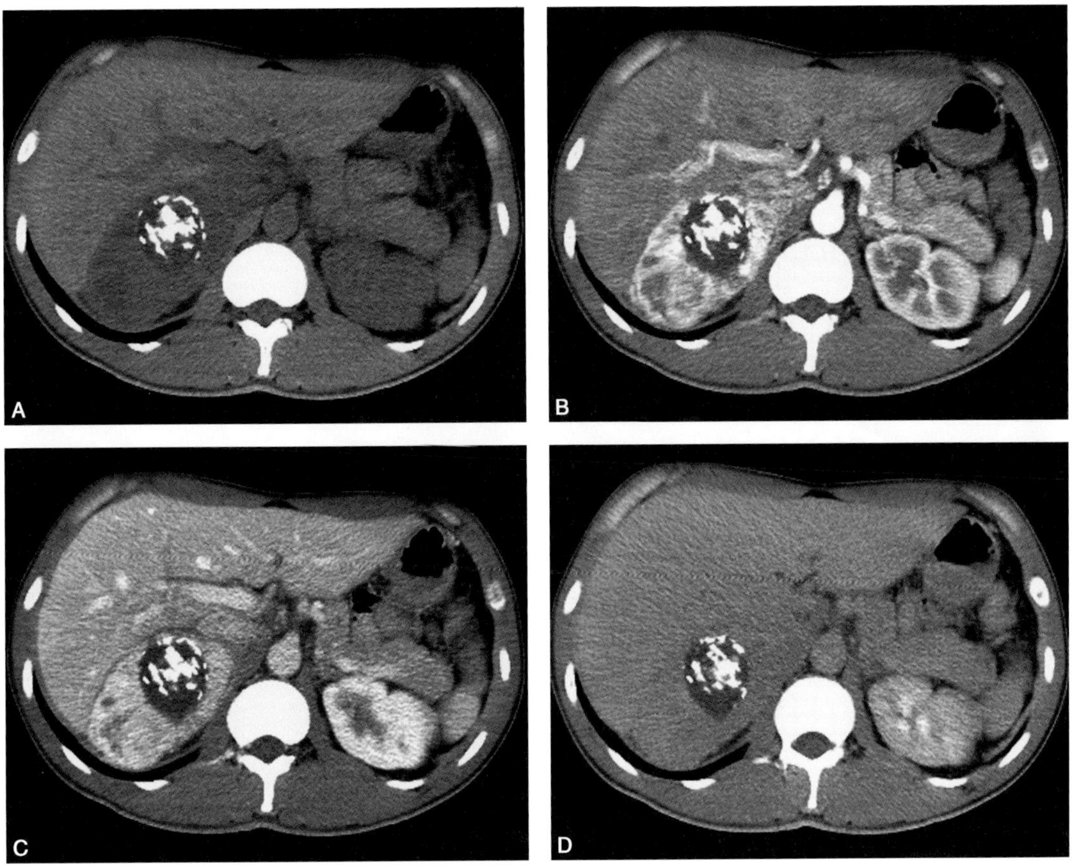

图 13-3-5 右肾上腺嗜铬细胞瘤

男性，27岁。高血压5年，右腰背痛2个月余，发现右肾上腺占位20天。A. CT平扫显示右肾上腺椭圆形肿块，肿块内可见斑片状、蛋壳状钙化及小低密度灶；B～D. CT增强扫描动脉期肿瘤包膜及实性部分明显强化，静脉期肿瘤实性部分持续强化，坏死区无强化，延迟期肿瘤对比剂退出

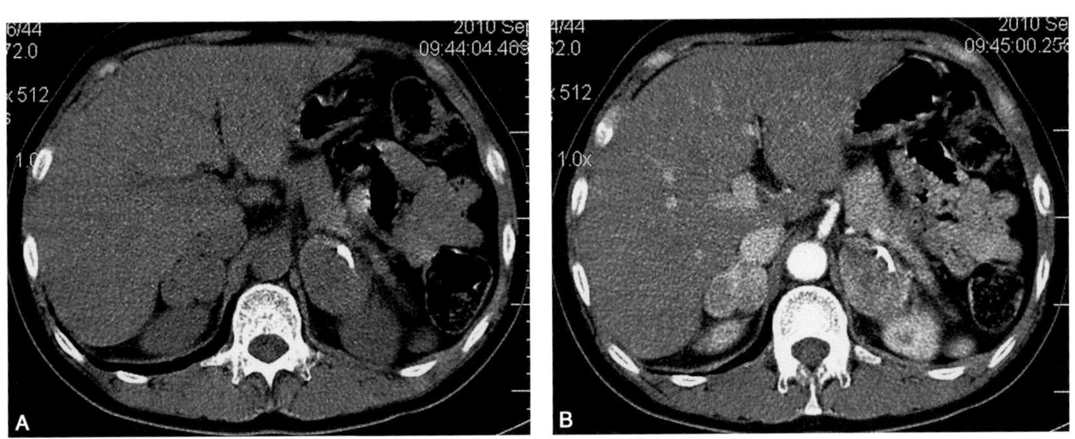

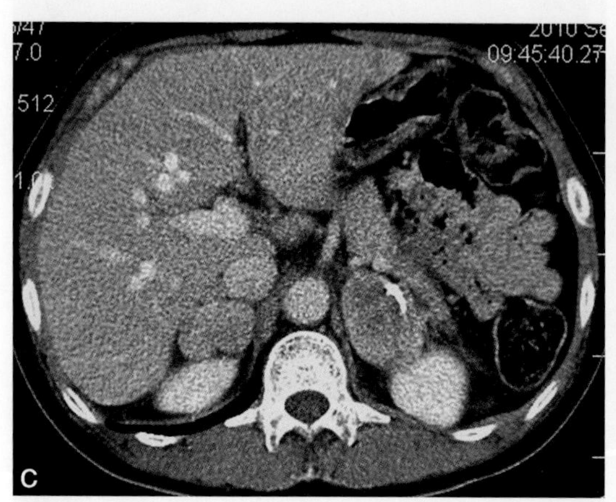


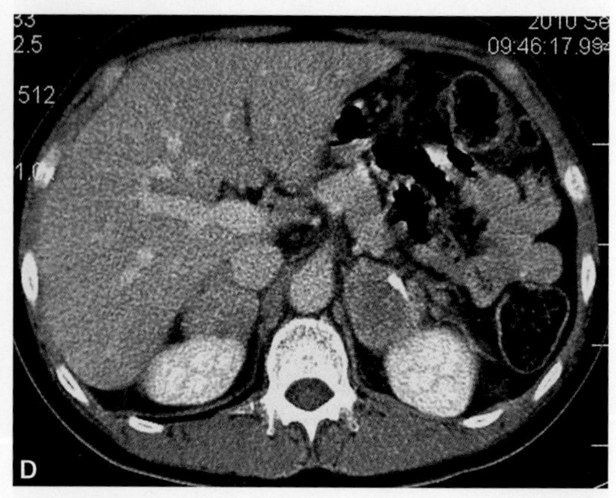


**图 13-3-6　双侧肾上腺嗜铬细胞瘤**

男性,30 岁。血压升高伴发作性心悸胸闷 2 年余。A. CT 平扫显示双侧肾上腺肿块,左肾上腺肿块边缘可见蛋壳状钙化;B ~ D. CT 增强扫描动脉期肿瘤包膜及实性部分明显强化,静脉期肿瘤实性部分呈持续强化,坏死区无强化,延迟期肿瘤对比剂退出

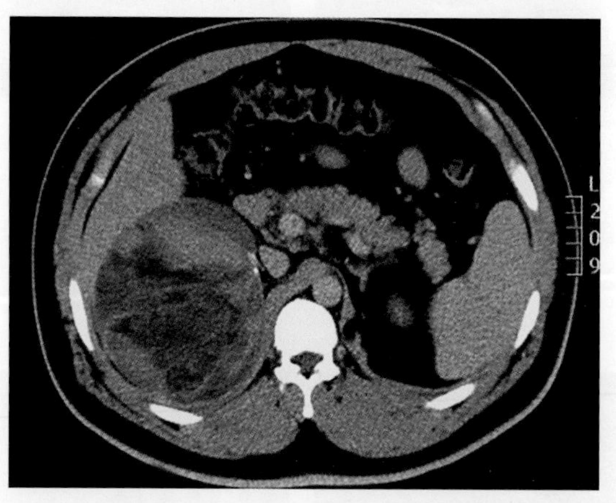

**图 13-3-7　右肾上腺髓样脂肪瘤**

男性,31 岁。腹痛伴发热 10 余天,US 发现腹腔占位 1 周。CT 平扫显示右肾上腺肿瘤,边界清楚,有假包膜,邻近结构受压移位,边缘可见多个点状钙化灶;肿瘤密度不均匀,可见特征性的脂肪密度,内见分隔;另可见多发斑片状骨髓样软组织密度

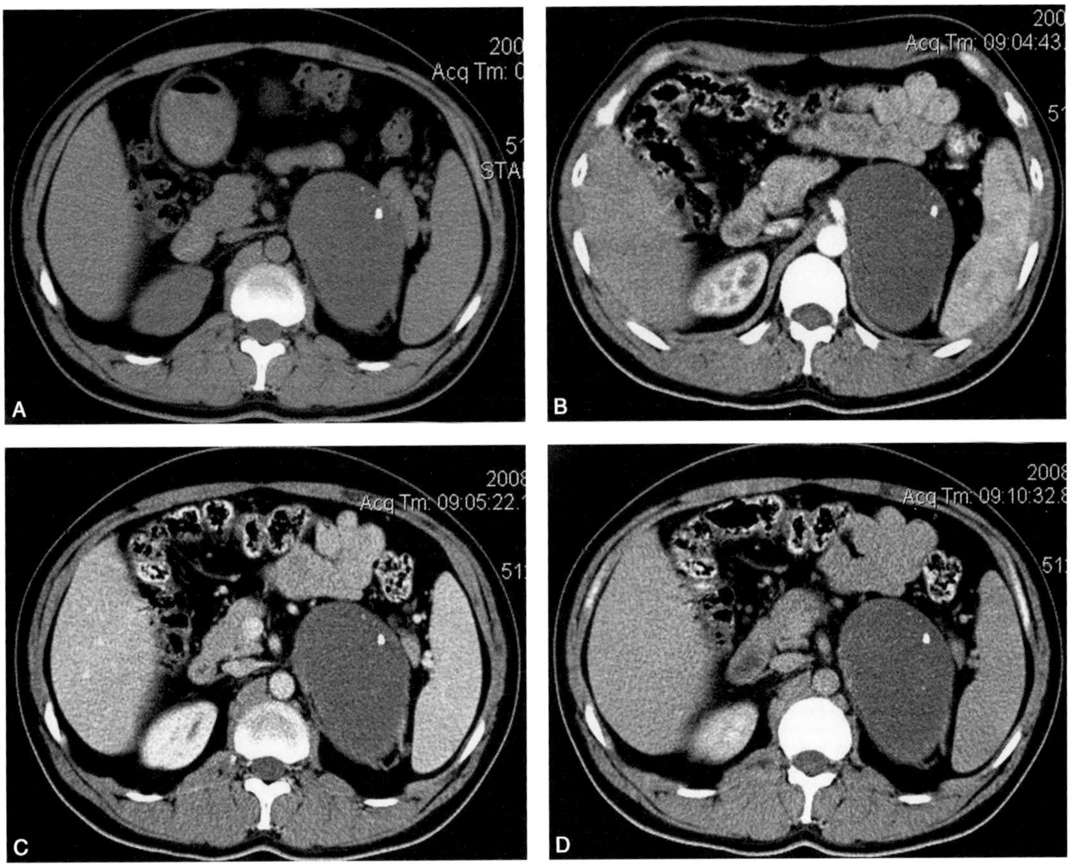

图 13-3-8　左肾上腺节细胞神经瘤

男性,28 岁。因乏力、腹泻行 CT 检查发现左肾上腺占位 6 天。A. CT 平扫显示左肾上腺椭圆形肿瘤,边界清,密度较低,边缘可见多个点状钙化灶;B～D. CT 增强扫描动脉期肿瘤内部无明显强化,肿瘤包膜轻度强化,静脉期及延迟期肿瘤呈渐进性轻度不均匀强化

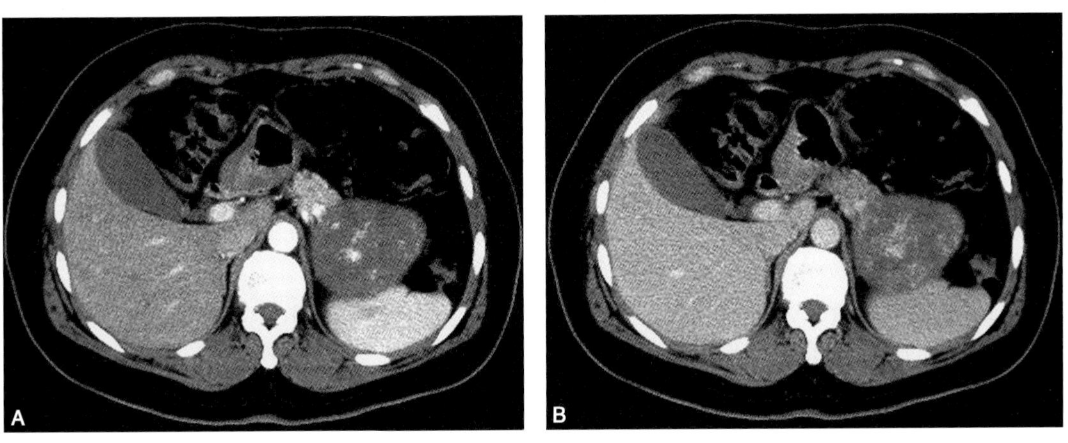

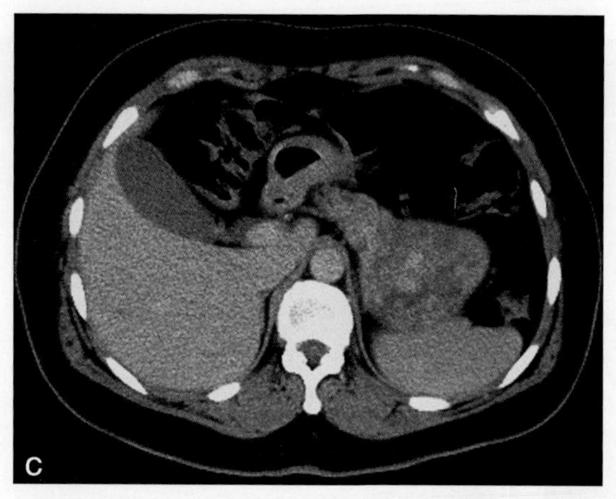


**图 13-3-9　左肾上腺海绵状血管瘤**
女性，45 岁。腹痛 2 个月，腹胀 3 天。A. CT增强扫描动脉期显示肿瘤边界清楚，见多发斑点状钙化灶；B、C. CT 增强扫描静脉期及延迟期肿瘤呈渐进性、向心性强化

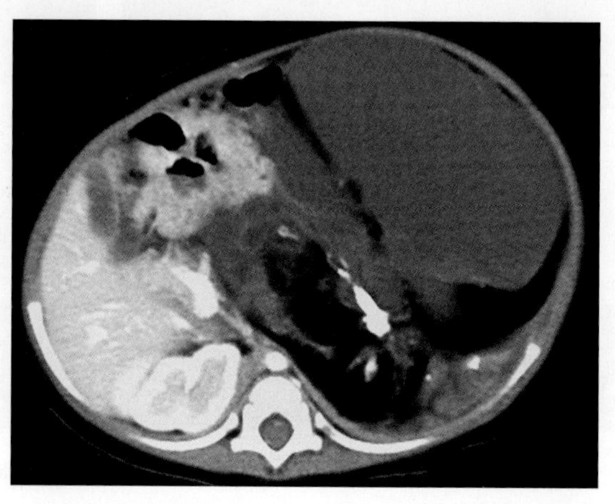

**图 13-3-10　左肾上腺畸胎瘤**
女性，5 个月。腹胀 2 个月。CT 增强扫描显示左肾上腺区及左侧腹腔巨大混杂密度肿块，可见脂肪、钙化、软组织及囊性密度，肿瘤实性部分不均匀强化

**9. 肾上腺腺瘤(adrenal adenoma)**　多表现为圆形或椭圆形肿块，边界清楚，包膜完整，轮廓光滑，瘤体大小不等；体积较大的腺瘤推压邻近结构，中央可有坏死囊变或出血等表现，瘤体内可见钙化(图 13-3-11)。

**10. 肾上腺囊肿(adrenal cyst)**　外伤、感染或寄生虫性囊肿钙化的出现率较先天性真性囊肿高，多表现为囊壁弧线或蛋壳样钙化(图 13-3-12)。

## 五、研究进展及存在问题

部分肾上腺病变容易出现钙化，钙化的出现率对肾上腺疾病具有鉴别诊断作用。仔细辨别病变钙化的部位及形态等对诊断某些肾上腺疾病具有提示作用，但其价值有限，无绝对特异性。功能影像学、双源 CT、能谱 CT 可分析钙化的成分，对肾上腺钙化疾病的影像诊断及手术方案的制定具有重要作用。

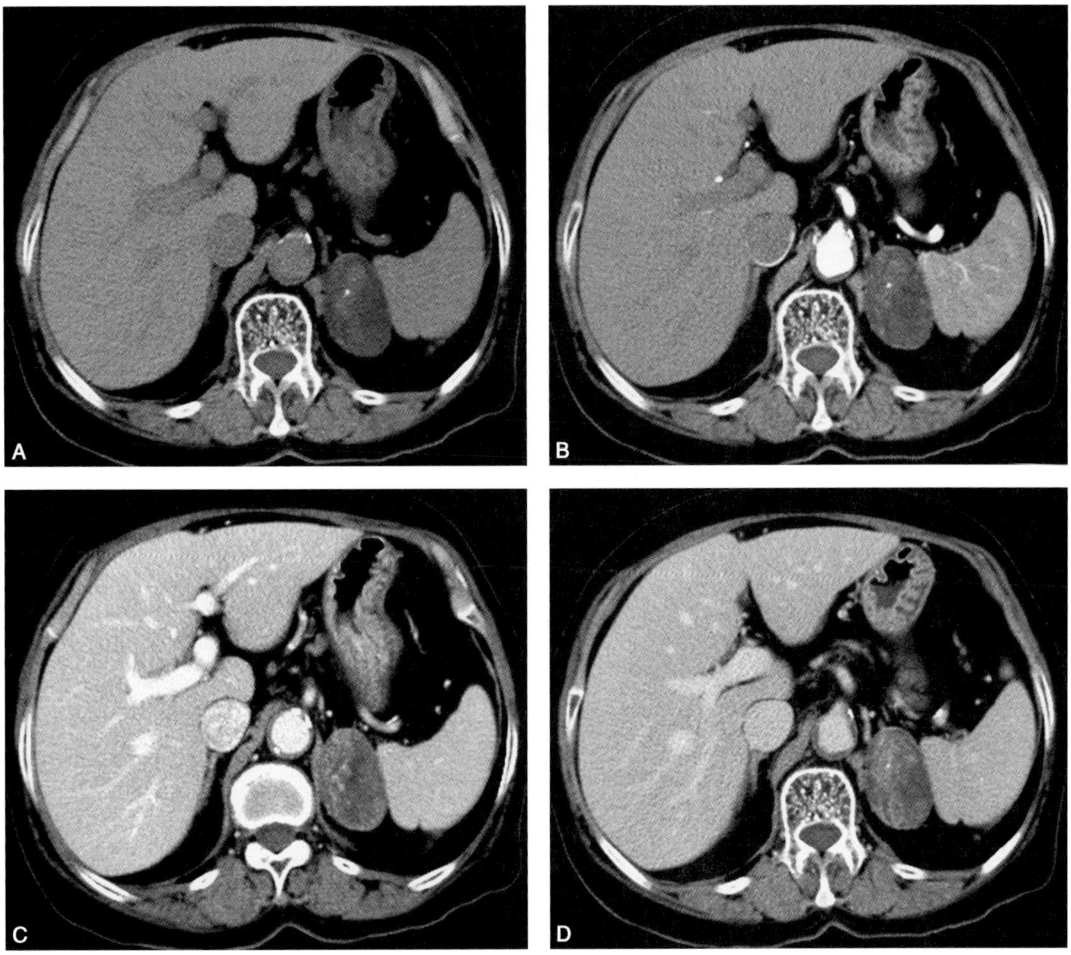

**图 13-3-11　左肾上腺腺瘤**

女性，78 岁。查体发现左肾上腺占位 2 年。A. CT 平扫显示左肾上腺腺瘤，边界清晰，包膜完整，密度不均匀，内见脂肪、软组织密度及点状钙化灶；B～D. CT 增强扫描动脉期、静脉期及延迟期肿瘤呈渐进性明显不均匀强化

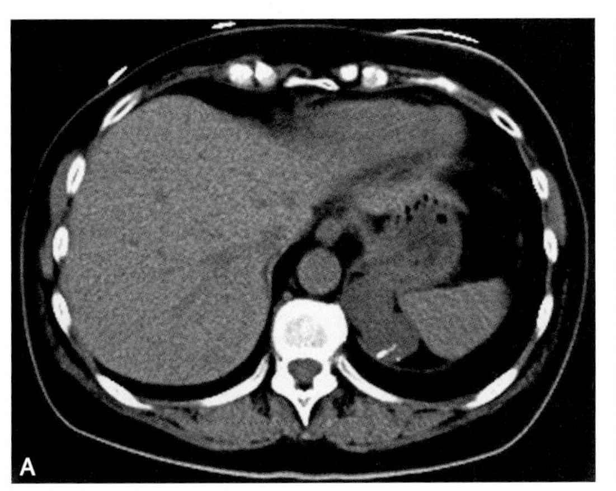

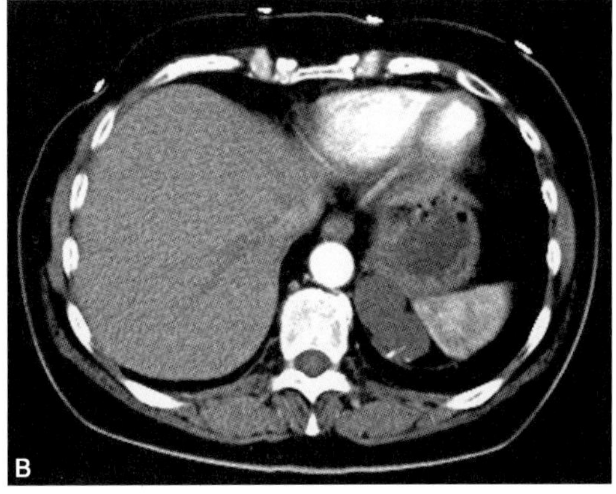

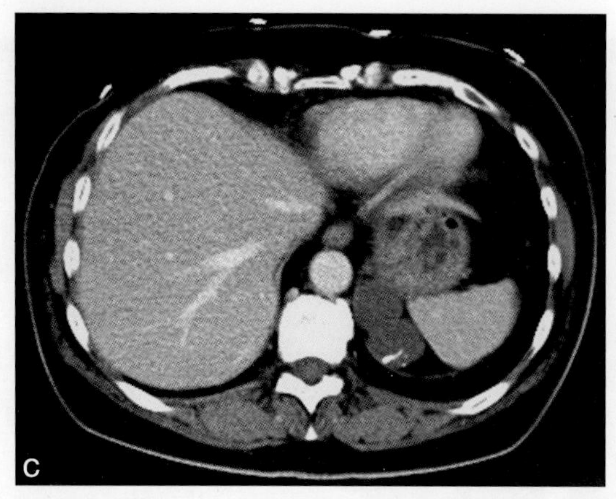

**图 13-3-12　左肾上腺囊肿**

女性,54 岁。查体发现左肾上腺占位 2 个月。A. CT 平扫显示左肾上腺囊性占位性病变,病变边界清楚,边缘可见多发点状钙化灶,囊肿内部呈均匀水样密度;B、C. CT 增强扫描动脉期及静脉期显示囊肿壁轻度强化,囊肿内部无强化

（姜保东　闫华）

## 参考文献


1. Boland GW. Adrenal imaging:from Addison to algorithms. Radiol Clin North Am,2011,49(3):511-528.
2. Botsikas D,Triponez F,Boudabbous S,et al. Incidental adrenal lesions detected on enhanced abdominal dual-energy CT:can the diagnostic workup be shortened by the implementation of virtual unenhanced images? Eur J Radiol,2014,83(10):1746-1751.
3. Dhamija E,Panda A,Das CJ,et al. Adrenal imaging(Part 2):Medullary and secondary adrenal lesions. Indian J Endocrinol Metab,2015,19(1):16-24.
4. Elaini AB,Shetty SK,Chapman VM,et al. Improved detection and characterization of adrenal disease with PET-CT. Radiographics,2007,27(3):755-767.
5. Johnson PT,Horton KM,Fishman EK. Adrenal imaging with multidetector CT:evidence-based protocol optimization and interpretative practice. Radiographics,2009,29(5):1319-1331.
6. Katabathina VS,Flaherty E,Kaza R,et al. Adrenal collision tumors and their mimics:multimodality imaging findings. Cancer Imaging,2013,13(4):602-610.
7. Mayo-Smith WW,Boland GW,Noto RB,et al. State-of-the-art adrenal imaging. Radiographics,2001,21(4):995-1012.
8. Musella M,Conzo G,Milone M,et al. Preoperative workup in the assessment of adrenal incidentalomas:outcome from 282 consecutive laparoscopic adrenalectomies. BMC Surg,2013,13:57.
9. Perri M,Erba P,Volterrani D,et al. Adrenal masses in patients with cancer:PET/CT characterization with combined CT histogram and standardized uptake value PET analysis. AJR Am J Roentgenol,2011,197(1):209-216.
10. Sangwaiya MJ,Boland GW,Cronin CG,et al. Incidental adrenal lesions:accuracy of characterization with contrast-enhanced washout multidetector CT--10-minute delayed imaging protocol revisited in a large patient cohort. Radiology,2010,256(2):504-510.
11. 王承胜,丁晓毅,王明亮,等. 肾上腺结核的 MSCT 诊断及临床价值. 放射学实践,2012,27(12):1347-1350.
12. 叶奕兰. 肾上腺病变引起 Addison's 病的影像学研究进展. 实用放射学杂志,2014,30(3):515-517,542.
13. 张雪哲,卢延. 重视肾上腺疾病的影像学诊断. 中华放射学杂志,2006,40(10):1013.

# 第四节　肾上腺囊性病变

## 一、前　　言

肾上腺囊性病变(adrenal cystic lesions)包括真性囊肿、出血或感染性病变形成的假性囊肿及肾上腺各种肿瘤的囊性变。肿瘤性与非肿瘤性囊肿、良性与恶性肿瘤囊性变的鉴别对于制定治疗方案及判断预后具有重要意义。

囊性病变的影像学表现具有相似性,鉴别较为困难。仔细观察病变的形态、大小、密度(信号或回声)、囊壁情况、强化特点及周围组织结构受压迫或侵犯情况,结合患者的症状、体征及实验室检查,可提高肾上腺囊性病变术前诊断的准确率。囊壁厚薄、内外壁光整对于鉴别肾上腺非肿瘤性与肿瘤性囊性病变有重要价值,囊内壁是否光整、是否有附壁结节及病变的强化方式对于鉴别肾上腺良、恶性病变有较大价值。

## 二、相关疾病分类

肾上腺囊性病变一般可分为真性囊肿、非肿瘤性假性囊肿及肿瘤性囊性病变等 3 大类(表 13-4-1)。

**表 13-4-1　肾上腺囊性病变的分类**

| 疾病 | 临床特征 |
|---|---|
| 真性囊肿 | 源于上皮或内皮组织的先天性囊肿 |
| 非肿瘤性假性囊肿 | 出血或感染性病变形成的 |
| 肿瘤囊性变 | 嗜铬细胞瘤、皮质腺癌、神经鞘瘤、转移瘤和腺瘤等 |

## 三、影像诊断流程

在临床工作中,需要鉴别肾上腺非肿瘤性与肿瘤性囊性病变、良性肿瘤与恶性肿瘤囊性变(图 13-4-1,表 13-4-2)。

## 四、相关疾病影像学表现

**1. 肾上腺囊肿(adrenal cyst)**　典型 CT 表现为肾上腺区单房或多房液性密度/信号灶,密度/信号均匀,壁薄而光滑,增强扫描无强化;而假性囊肿或真性囊肿合并感染时囊壁可较厚,增强扫描囊壁强化(图 13-4-2)。

临床诊断时需要仔细观察肾上腺囊肿的形态、囊液、囊壁及囊周情况,密切结合病史才能正确分类。① 肾上腺内皮性囊肿:又称囊性淋巴管瘤、淋巴管囊肿,是由于淋巴管发育障碍或扩张引起的,含淋巴基质,表面覆以光滑的内皮细胞,增强扫描不强化;囊肿形态多不规则,可呈圆形、串珠状、葫芦状或分叶状,横断面部分呈多囊结构,囊腔大小相差悬殊,较易出现钙化;② 肾上腺上皮性囊肿:多呈类圆形囊性密度;增强扫描无强化,壁菲薄

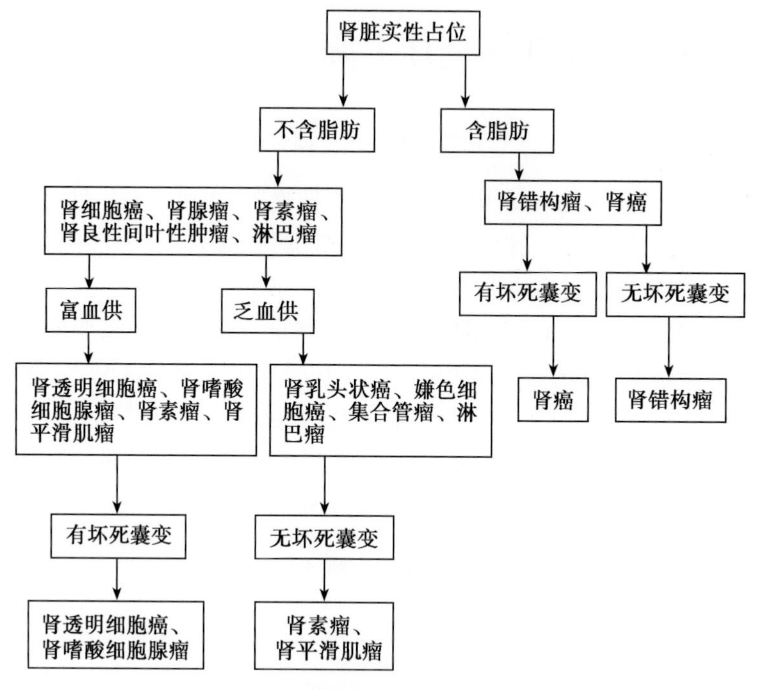


图 13-4-1　肾上腺囊性病变的影像诊断流程

表 13-4-2　肾上腺囊性病变的鉴别诊断

| 分类 | 囊壁厚度 | 内壁是否光整 | 有无附壁结节 | 囊外缘 | 囊壁强化程度 |
|---|---|---|---|---|---|
| 真性囊肿 | 较薄，多<1mm | 光整 | 无 | 光滑 | 无或轻度 |
| 出血或感染性假性囊肿 | 较厚，可>1mm | 光整或不光整 | 无 | 边缘毛糙或粘连，周围脂肪密度增高 | 中度 |
| 肿瘤囊性变 | 较厚，多>5mm | 不光整 | 多有 | 光滑 | 中度或明显 |

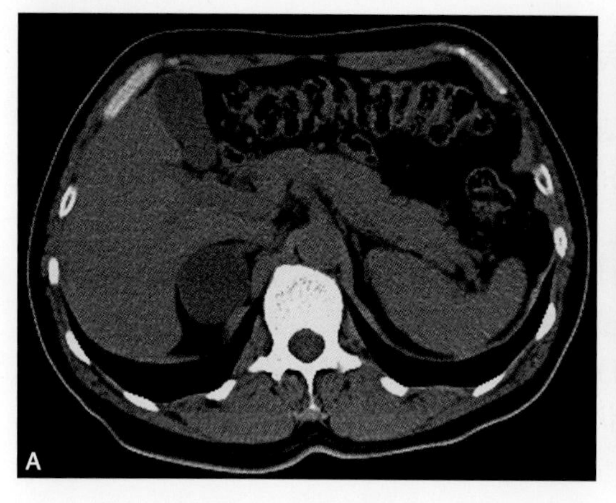


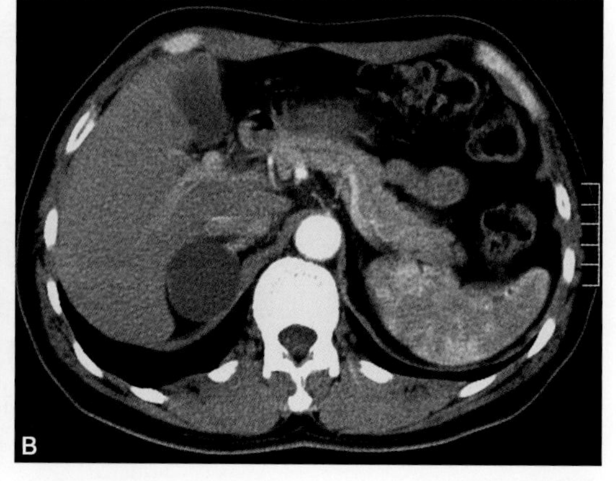

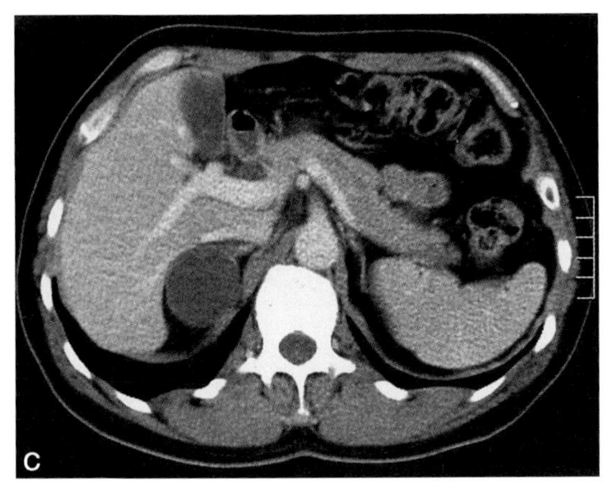

**图 13-4-2　右肾上腺囊肿**

男性,56 岁。A. CT 平扫显示右肾上腺囊性占位性病变,病变边界清楚,呈均匀水样密度;B、C. CT 增强扫描动脉期及静脉期显示病变无强化

且光整,囊壁或囊内可见线状或点状钙化,当囊内蛋白质含量较高或出血时囊肿呈高密度;③ 肾上腺出血形成假囊肿:系出血吸收、纤维化所致,囊壁形态与出血时间长短有关,一般较光整,出血吸收可引起含铁血黄素沉着,形成所谓的液-液平面,渗出可导致周围脂肪间隙密度增高,血肿机化可出现钙化;增强扫描囊内无强化,囊壁多数无强化,少数可呈轻度延迟强化;④ 肾上腺感染性病变液化坏死形成假囊肿:囊壁厚薄不等,外壁边缘模糊、毛糙或粘连,周围脂肪密度增高、出现索条影,但囊内壁一般光整,囊内可见分隔;增强扫描囊壁与分隔可见强化。

**2. 肾上腺腺瘤(adrenal adenoma)**　大腺瘤囊变发生率高于小腺瘤,体积较大的肾上腺腺瘤推压邻近结构,中央可有坏死囊变或出血等表现(图 13-4-3,图 13-4-4)。腺瘤多呈圆形或类圆形低密度肿块,壁薄,常呈轻度强化,边缘光整,无周围浸润。

**3. 肾上腺嗜铬细胞瘤(adrenal pheochromocytoma)**　较大时容易发生出血、坏死、囊变,中心坏死的范围可很大,有时呈类似囊肿表现(图 13-4-5)。肿瘤一般壁较厚,内外壁光整,无附壁结节,部分囊壁可见点状钙化,部分囊内可见分隔,囊变区无强化,实性肿瘤成分构成的囊壁及分隔可见强化。

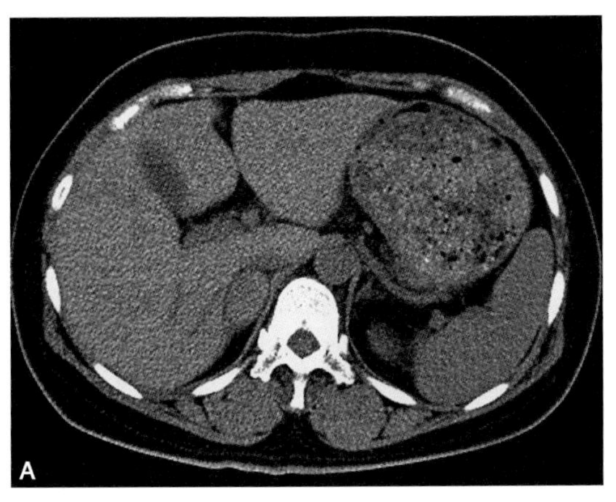

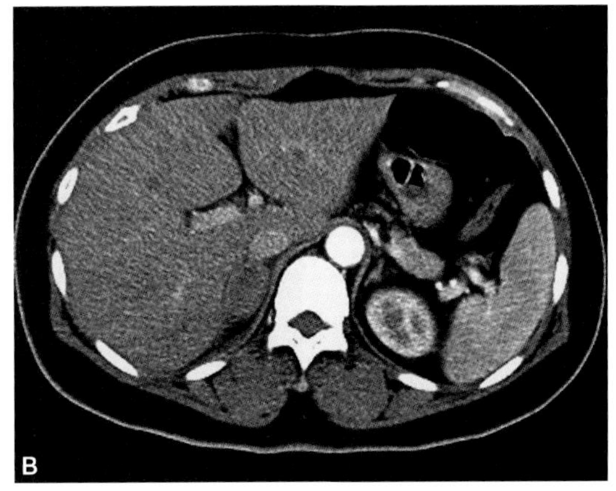

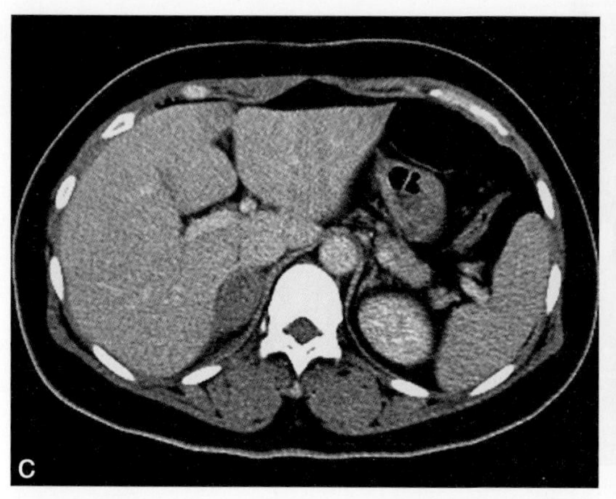

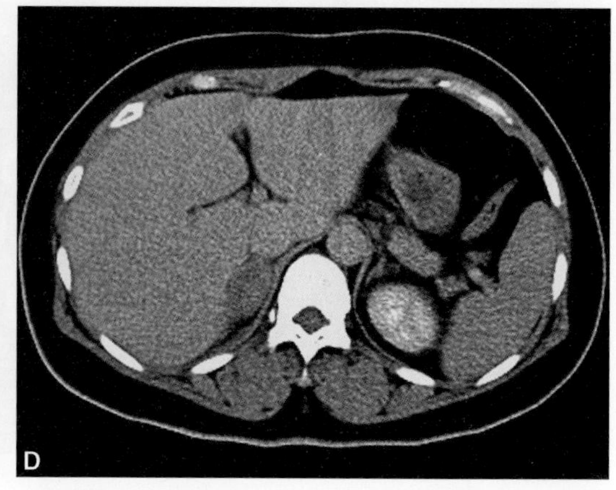


**图 13-4-3　右肾上腺腺瘤并出血囊性变**

女性，44 岁。查体发现右肾上腺占位 20 余天。A. CT 平扫显示右肾上腺占位性病变呈略高密度，边界清晰；B～D. CT 增强扫描动脉期、静脉期及延迟期显示右肾上腺病变囊壁较厚，明显强化，中心无强化

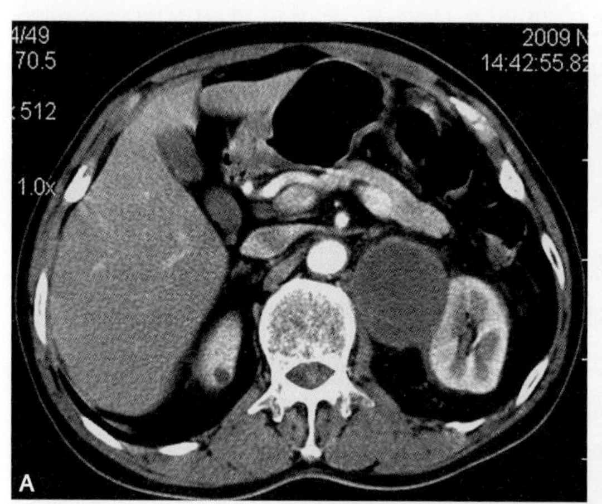

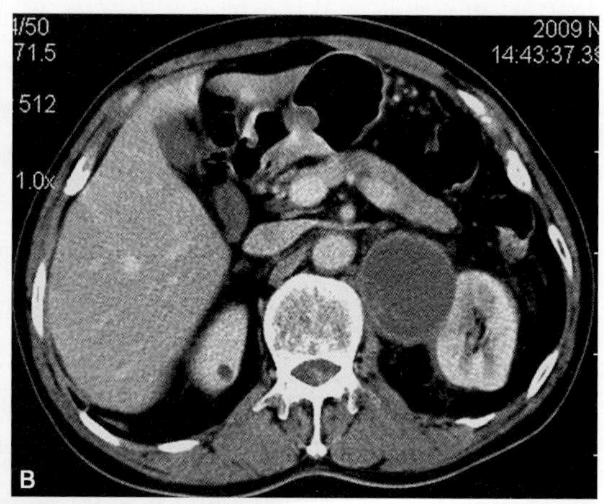


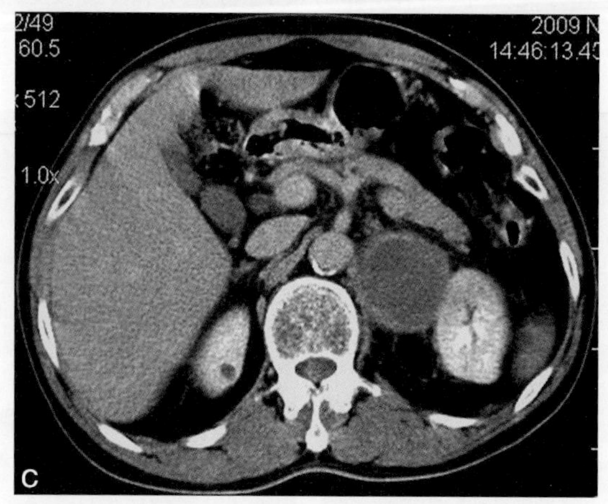


**图 13-4-4　左肾上腺腺瘤并广泛坏死**

男性，64 岁。查体发现左肾上腺占位 6 个月。A～C. CT 增强扫描动脉期、静脉期及延迟期显示左肾上腺占位性病变，边界清晰，包膜完整，内部呈均匀囊性密度；囊壁较厚，明显强化，内容物无强化

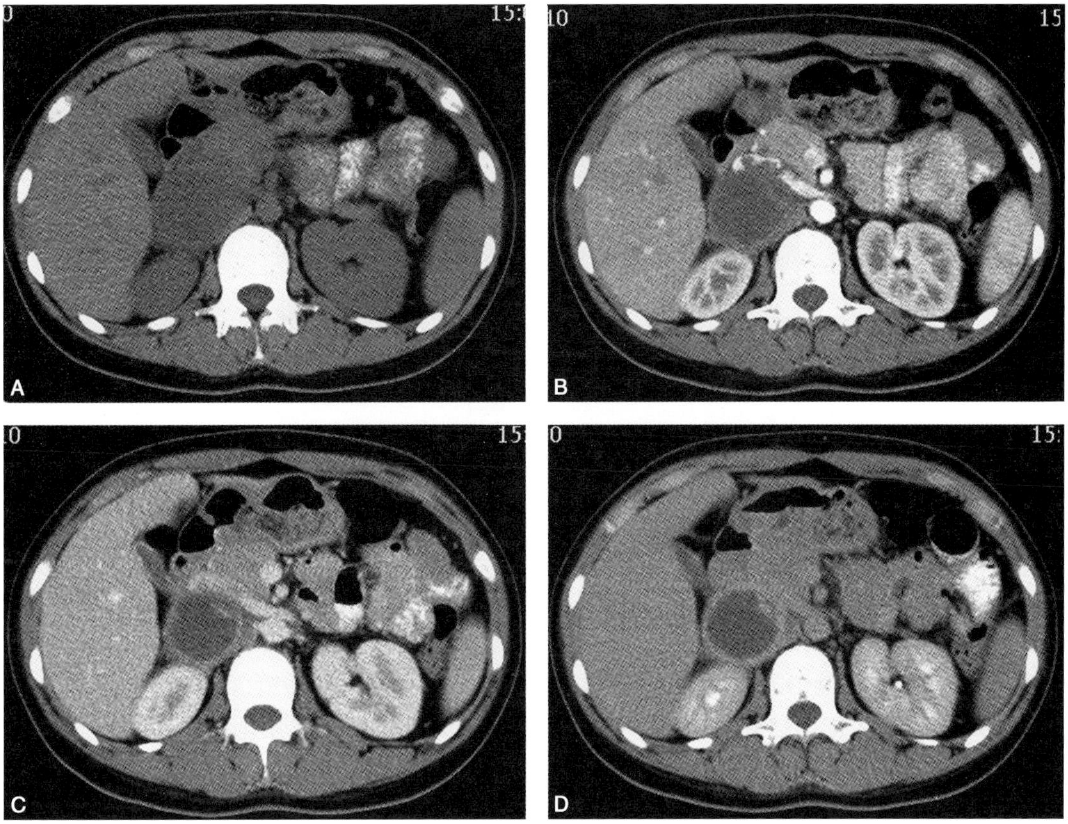

图 13-4-5　右肾上腺嗜铬细胞瘤

女性，14 岁。右侧腰痛伴高血压 1 周。A. CT 平扫显示右肾上腺占位性病变，密度均匀；B ~ D. CT 增强扫描动脉期、静脉期及延迟期显示病变边缘实性部分明显强化，中心大片坏死囊变区无强化

**4. 肾上腺神经鞘瘤（adrenal schwannoma）**　较大时常见有液化坏死，呈囊实性改变，表现为不均匀的低密度病变；坏死囊变区不强化，实性部分明显强化。囊变是肾上腺神经鞘瘤较特征性的表现（图 13-4-6）。

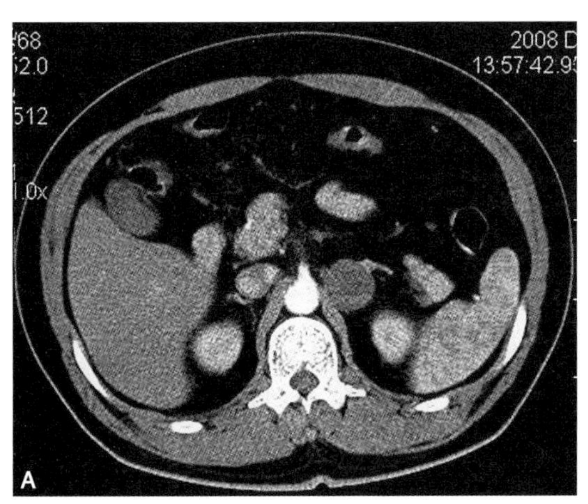


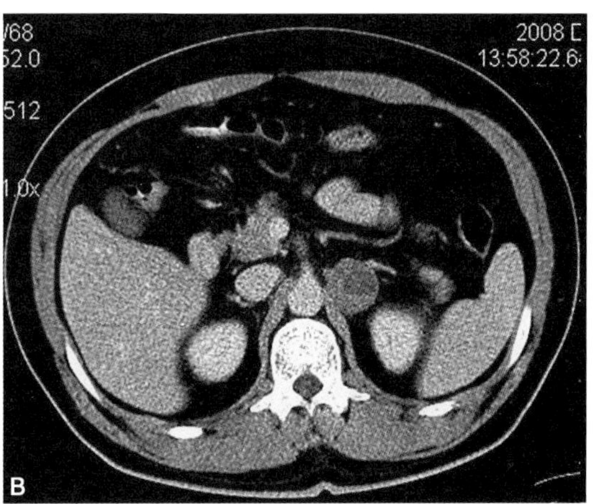

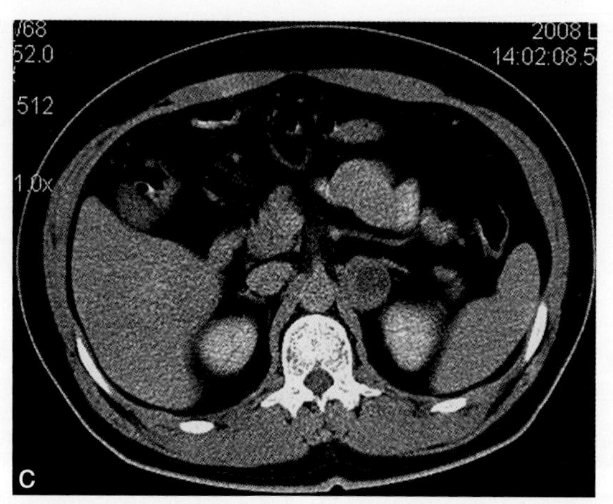


**图 13-4-6 左肾上腺神经鞘瘤**

男性,43 岁。查体发现左肾上腺占位 2 天。A ~ C. CT 增强扫描动脉期、静脉期及延迟期显示左肾上腺肿瘤,边界清晰;实性部分明显强化,囊性密度区无强化

**5. 肾上腺转移瘤(adrenal metastases)** 中心易发生坏死形成囊性密度/信号肿块,形态多不规则,也可呈圆形或类圆形,囊壁厚薄不均,部分可见附壁结节,可侵犯周围结构;增强扫描肿瘤中心坏死不强化,边缘残留的肿瘤组织或假包膜明显强化而表现为环状强化(图 13-4-7)。

## 五、研究进展及存在问题

肾上腺囊性病变的影像学表现存在一定相似性,需要仔细观察病变的形态、密度、囊壁的厚度、是否有附壁结节、强化特点及周围组织结构受累情况,进行鉴别诊断,以提高诊断准确性。密切结合患者的影像学表现、临床症状与体征及实验室检查综合分析对肾上腺囊性病变的准确诊断也非常重要。功能影像学进一步分析囊液成分,对肾上腺囊性疾病的影像诊断及手术方案的制定具有重要作用。

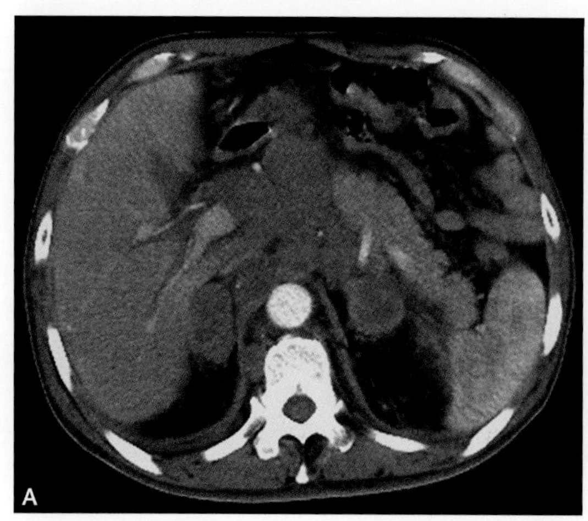


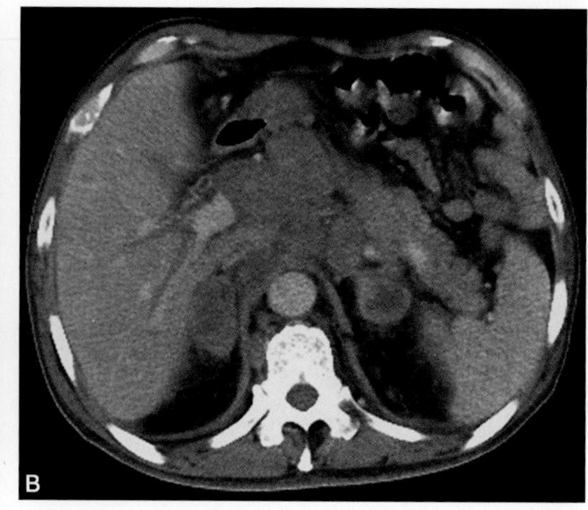

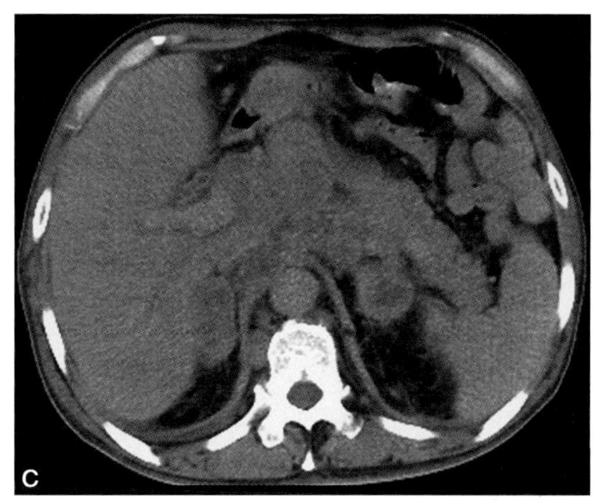


**图 13-4-7 肺癌双侧肾上腺转移**

男性,58 岁。肺癌病史。A～C. CT 增强扫描动脉期、静脉期及延迟期显示右肾上腺转移瘤呈椭圆形,左肾上腺转移瘤呈类圆形;肿瘤呈环形强化,中心坏死区无强化;腹膜后可见多发淋巴结转移瘤

（姜保东 闫华）

## 参考文献


1. Boland GW. Adrenal imaging:from Addison to algorithms. Radiol Clin North Am,2011,49(3):511-528.
2. Boland GW. Adrenal imaging:why,when,what,and how? Part 3. The algorithmic approach to definitive characterization of the adrenal incidentaloma. AJR Am J Roentgenol,2011,196(2):W109-111.
3. Kim JY,Kim SH,Lee HJ,et al. Adrenal venous sampling for stratifying patients for surgery of adrenal nodules detected using dynamic contrast enhanced CT. Diagnostic and interventional radiology,2014,20(1):65-71.
4. Korivi BR,Elsayes KM. Cross-sectional imaging work-up of adrenal masses. World J Radiol,2013,5(3):88-97.
5. Lee HJ,Lee J. Differential diagnosis of adrenal mass using imaging modality:special emphasis on f-18 fluoro-2-deoxy-d-glucose positron emission tomography/computed tomography. Endocrinol Metab(Seoul),2014,29(1):5-11.
6. Morgan DE,Weber AC,Lockhart ME,et al. Differentiation of high lipid content from low lipid content adrenal lesions using single-source rapid kilovolt(peak)-switching dual-energy multidetector CT. J Comput Assist Tomogr,2013,37(6):937-943.
7. 周建军,曾维新,曾蒙苏,等. 肾上腺囊性病变的影像学诊断和鉴别. 临床放射学杂志,2008,27(3):347-350.
8. 彭芸,曾津津,孙国强,等. 新生儿肾上腺囊性占位性病变的影像学观察. 临床放射学杂志,2004,23(10):920-921.

# 第十四章　肾脏

## 第一节　肾脏实性占位

### 一、前　　言

肾脏占位性病变中，实体性肿瘤较为多见。肾肿瘤在我国泌尿外科肿瘤中占第二位，仅次于膀胱肿瘤，大约占成人恶性肿瘤的2% ~3%，但在小儿恶性肿瘤中达20%，是儿科常见的恶性肿瘤之一。实性肿瘤大部分为恶性肿瘤，其中以肾细胞癌多见。不同组织学类型肾细胞癌的生物学行为以及预后有很大的区别，故将肾细胞癌的不同亚型鉴别开来可对临床治疗方式的选择提供了一定的客观依据。

### 二、相关疾病分类

在肾脏实性占位中，恶性肿瘤占大部分，其中肾细胞癌及其亚型最为常见；其次为淋巴瘤、转移瘤、肾母细胞瘤（肾胚胎瘤）、肾平滑肌肉瘤、肾恶性横纹肌样瘤等，少部分实性肿瘤为良性肿瘤，如肾血管平滑肌脂肪瘤、肾嗜酸细胞腺瘤、肾素瘤、肾良性间叶瘤如平滑肌瘤等（表14-1-1）。这些疾病临床症状无特异性，但影像学表现各有特点，综合分析一般可做出正确的诊断。

表14-1-1　肾脏实性占位分类

| 分类 | 疾病 |
|---|---|
| 恶性 | 肾细胞癌及常见亚型，淋巴瘤，转移瘤，肾母细胞瘤，平滑肌肉瘤，恶性横纹肌样瘤 |
| 良性 | 血管平滑肌脂肪瘤，嗜酸细胞腺瘤，肾素瘤，良性间叶瘤如平滑肌瘤 |

### 三、影像诊断流程

成年人中实性、膨胀性肿块通常是肾细胞癌。当患者有以下情况时需要考虑其他占位，如肿块含有脂肪（可能是血管平滑肌脂肪瘤）、患者免疫力低下（考虑淋巴瘤）、患者已确诊为其他原发性恶性肿瘤（考虑转移瘤）等。临床病史是诊断转移瘤、淋巴瘤的关键，但对原发肾肿瘤的诊断通常帮助不大（表14-1-2）。除了以上鉴别点外，对于肾原发性肿瘤，影像鉴别征象还有血供丰富程度、内部坏死囊变或结构异常如瘢痕等，具体鉴别时要综合分析

（图14-1-1）。除了脂肪、明显坏死囊变伴动脉期富血供等特征性表现外，肾原发性肿瘤良恶性征象有重叠，但是肾原发良恶性肿瘤的发生率有明显差别。此外，肾脏多期相扫描对于肾实性占位鉴别诊断具有重要价值。

**表14-1-2　肾脏实性占位常见病变鉴别诊断**

| 病变类型 | 特点 |
| --- | --- |
| 肾细胞癌及其常见亚型 | 可能有血尿或者肾区疼痛；较大肿瘤可有脂肪变性，侵犯肾窦及肾周脂肪，可有骨转移、胸部转移，通常侵犯肾静脉 |
| 淋巴瘤 | 多发肿块或结节伴腹膜后淋巴结肿大，边界清楚，密度或信号均匀，轻度强化 |
| 转移瘤 | 有恶性肿瘤病史，双肾多发实性小结节影 |
| 肾母细胞瘤（肾胚胎瘤） | 一侧腹部软组织包块，CT显示肾内大而圆的软组织不均匀低密度病变及肾实质移位和分离，增强扫描呈新月形残肾 |
| 肾平滑肌肉瘤 | CT平扫呈不均匀密度肿块，增强肿块不均匀强化，中央有不规则无强化区，伴包膜侵犯 |
| 肾恶性横纹肌样瘤 | 广泛破坏肾实质和肾盂的肿块伴明显出血、坏死和囊变 |
| 肾血管平滑肌脂肪瘤 | 肿块内见脂肪成分 |
| 肾嗜酸细胞腺瘤 | 中心常有星形瘢痕 |
| 肾素瘤 | 年轻患者，有高血压，反复的脑出血，血浆肾素增高 |
| 肾良性间叶瘤如平滑肌瘤 | 无影像学特征性 |

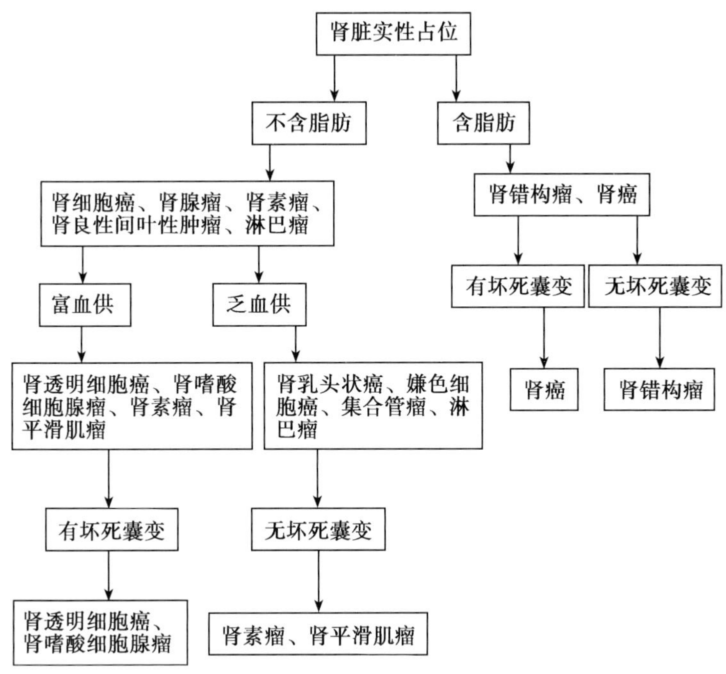


**图14-1-1　肾脏实性占位性病变鉴别诊断流程**

一般将肾肿瘤的生长方式分为膨胀性和浸润性两种，Dyer 等根据病变的生长方式，提出了“球型”和“豆型”两种影像学模式用于鉴别诊断(图 14-1-2，表 14-1-3)。

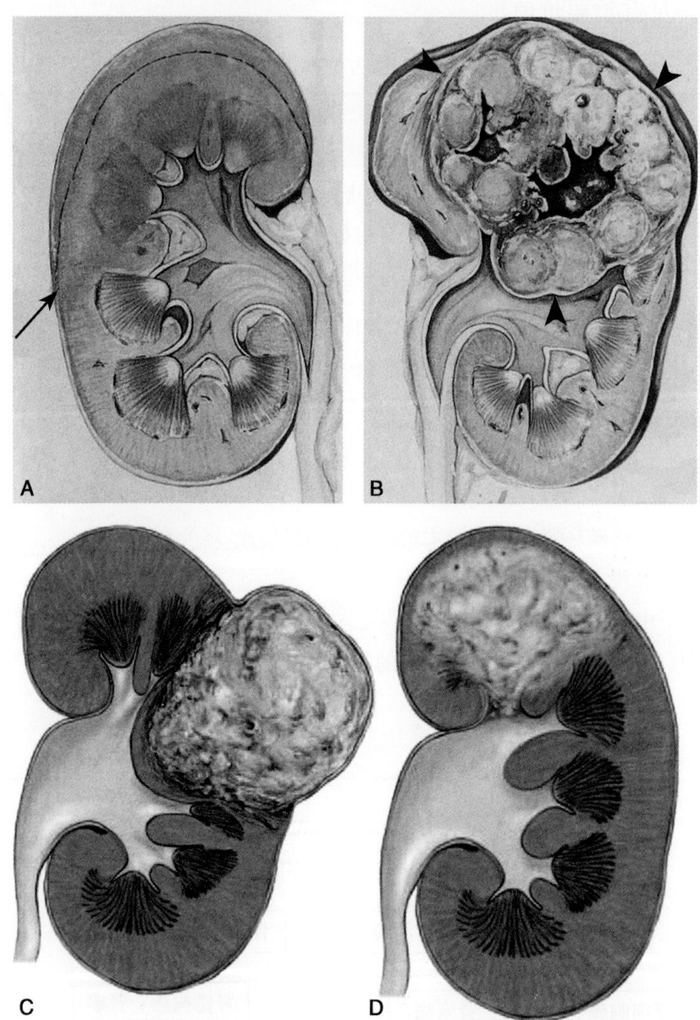


**图 14-1-2　肾肿块不同生长方式鉴别**

肾肿瘤浸润性生长与膨胀性生长示意图。A. 浸润性病变使肾膨胀(虚线)但仍保持肾样轮廓，肿瘤边缘不清(黑箭)；B. 更常见的膨胀性生长肿瘤呈球形并使正常肾实质移位，肾轮廓局限性膨胀并有假包膜形成(黑箭头)；球状与豆状概念示意图。C. 球状肿块外向性生长导致肾边缘轮廓变形，压迫邻近肾实质或移位局部集合系统；D. 豆状肿块搭肾实质呈脚手架式生长，肿块可使肾体积增大但肾形保持，肾窦脂肪及集合系统可受破坏

**表 14-1-3　肾肿块不同生长方式鉴别**

| 肿块类型 | 疾病 |
| --- | --- |
| 球型 | RCC，AML，嗜酸细胞腺瘤，转移瘤，淋巴瘤 |
| 豆型 | 移行细胞癌，转移瘤，RCC(浸润性)，肾髓质癌，肾集合管癌 |

## 四、相关疾病影像学表现

**1. 肾细胞癌(renal cell carcinoma,RCC)** 肾脏最常见的恶性肿瘤,好发于40岁以上男性。早期常无临床症状,多为偶然发现,间歇性血尿是最常见的首发症状,晚期出现典型三联症(间歇性血尿、肾区肿物及疼痛)。病理上肿瘤来源于肾小管上皮细胞,发生在肾实质内,约6%由肾皮质腺瘤变化而来。肾细胞癌易侵犯肾包膜、筋膜及邻近肌肉、血管、淋巴管等,且易在肾静脉、下腔静脉,甚至心房形成瘤栓,晚期可发生肺、脑、骨、肝、肾上腺转移。

肾癌是一组疾病群的总称,2004年WHO根据肾肿瘤组织细胞的形态学特点、遗传学特征等将肾癌分为11种亚型,即:肾透明细胞癌(CCRCC)、肾乳头状癌(PRCC)、嫌色细胞癌(CRCC)、多房囊性细胞癌、集合管癌、髓样癌、黏液性管状癌、梭形细胞癌、神经母细胞相关性肾细胞癌、Xp 11.2易位性肾细胞癌和未归类肾细胞癌。上述前四型及未归类癌多见,约占全部亚型的98%(表14-1-4)。CCRCC预后较差,PRCC及CRCC预后明显优于前者。对较早期或部分预后较好的肾癌亚型可局部肾切除或非手术方法治疗,了解肾癌的病理类型对治疗药物的选择及预后判断有重要意义。

**表14-1-4 肾细胞癌组织学分类(2004年)**

| | |
|---|---|
| 透明细胞肾细胞癌 | 髓样癌 |
| 多房囊性肾细胞癌 | 伴有Xp11.2转位/TFE3基因融合肾细胞癌 |
| 乳头状肾细胞癌 | 神经母细胞瘤相关肾细胞癌 |
| 嫌色细胞癌 | 黏液小管和梭形细胞癌 |
| 集合管癌 | 肾细胞癌,未分类 |

CT表现:大多数肾细胞癌为富血供肿瘤,平扫表现为形态不规则软组织肿块,肾轮廓局部失常,多数肾癌呈浸润性生长,边界不清,其内可见囊变、出血、坏死及钙化,以坏死最常见;增强扫描时肾细胞癌多数明显强化,但整体强化程度较肾实质低。CT增强扫描对肾癌的诊断及临床分期具有较高价值,不仅能清楚显示肿块与肾脏的分界,与肾包膜及周围肌肉、淋巴结的关系,更能清晰观察肾静脉、下腔静脉及右心房内有无癌栓存在。

(1) 肾透明细胞癌(clear cell renal cell carcinoma,CCRCC):是最常见的肾癌亚型,约占RCC的60%~85%,预后较差。CCRCC起源于肾近曲小管,肿瘤细胞胞质透亮,瘤内血管网丰富,多同时含有实性和囊性结构。病变源于肾小管上皮细胞,单侧多见,瘤体内常见坏死、出血,部分囊变,质地多不均匀或欠均匀,10%~20%实质内钙化。CT平扫多为低密度,肿瘤大小超过3cm时常呈混杂密度改变;增强扫描为实质部分血供丰富,以"快进快退"为其特点,强化峰值多在皮髓期,程度高于或等于周围肾皮质,实质期强化程度明显减低(图14-1-3)。

江新青等研究中CCRCC大部分信号不均匀,$T_1$WI以低信号为主,$T_2$WI、$T_2$WI抑脂像呈混杂信号或高信号,等、低信号极少,常见出血、坏死和囊变,坏死率为本组各亚型中最高,与以往文献报道的CCRCC坏死率(30.7%)低于PRCC(46.3%)不同。动态增强扫描各期CCRCC强化程度均最显著,肿瘤-皮质增强指数亦最高,以中重度强化为主,肿瘤新生血管明显较其他亚型多见,均体现其血管生成活跃、血供丰富的特点,与病理结果相符。本组研究各亚型中仅CCRCC呈现较特征性的"快进快退"强化方式,与富血供肾癌血流量大且流速快、循环时间短有关(图14-1-4)。

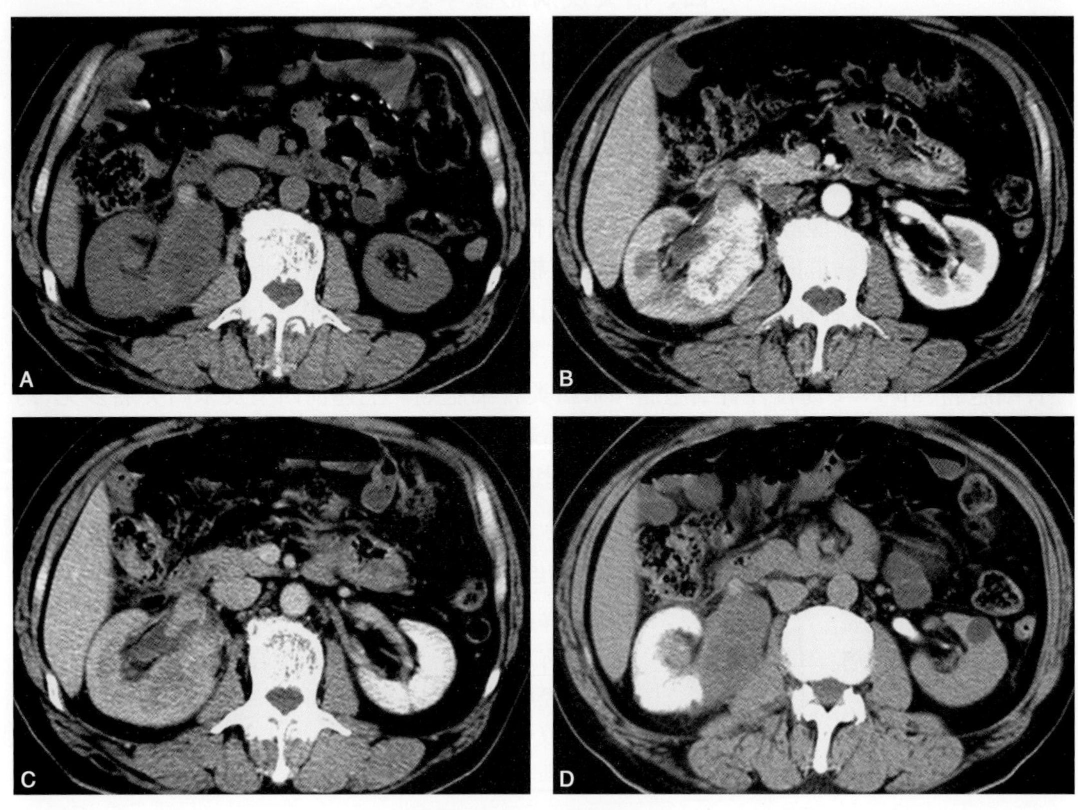

**图 14-1-3　肾透明细胞癌**

女,55 岁。右肾区疼痛 5 个月。A. CT 平扫显示右肾中极软组织肿块,平扫 CT 值约 26HU;B ~ D. CT 增强扫描动脉期明显不均匀强化,静脉期强化程度下降,延迟呈相对低密度

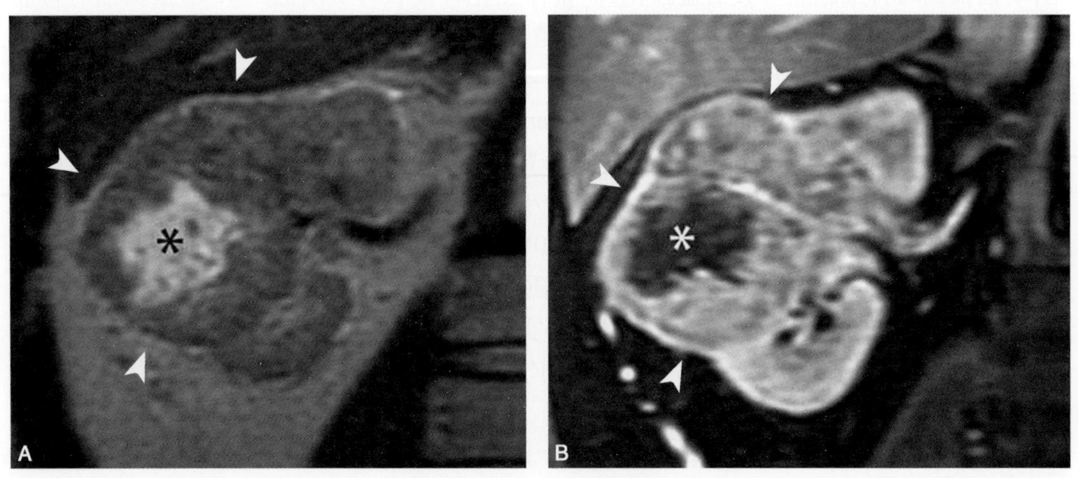

**图 14-1-4　肾透明细胞癌**

男,58 岁。透明细胞癌伴中央坏死。A. 冠状位单次激发 FS $T_2$WI 显示右肾中部一巨大肿块,边缘(白箭头)呈环状中等信号,伴中央区域高信号(*);B. 冠状位增强 FS GRE-$T_1$WI 肾实质期肯定了强化肿瘤(白箭头)周边实性边缘及中央坏死的出现。肾切除组织学检查证实为高级别透明细胞癌伴中央坏死

（2）乳头状肾细胞癌（papillary renal cell carcinoma，PRCC）：较少见，约占 RCC 的 7%～14%。PRCC 起源于肾近曲小管或远曲小管的上皮细胞，分为两型：Ⅰ型为乳头表面覆盖单层细胞，预后较好；Ⅱ型乳头表面覆盖假复层上皮细胞，细胞分化Ⅲ-Ⅳ级，具侵袭性。目前多认为其预后好于肾透明细胞癌，生物学行为相对偏良性。并多认为 PRCC 是少血供肿瘤，CT 表现有以下特点：易出现囊变、坏死，且常见大片囊变，少数见钙化，故 CT 平扫密度不均匀；增强不均匀强化，强化程度不如典型透明细胞癌明显，多呈轻中度强化，明显低于肾实质，随时相延长减低不明显或缓慢减低；可显示完整假包膜。此亚型强化程度最低，由皮质期到实质期平缓递进，且强化减退较慢，可能与 PRCC 乏血供、对比剂循环时间较长有关（图 14-1-5）。

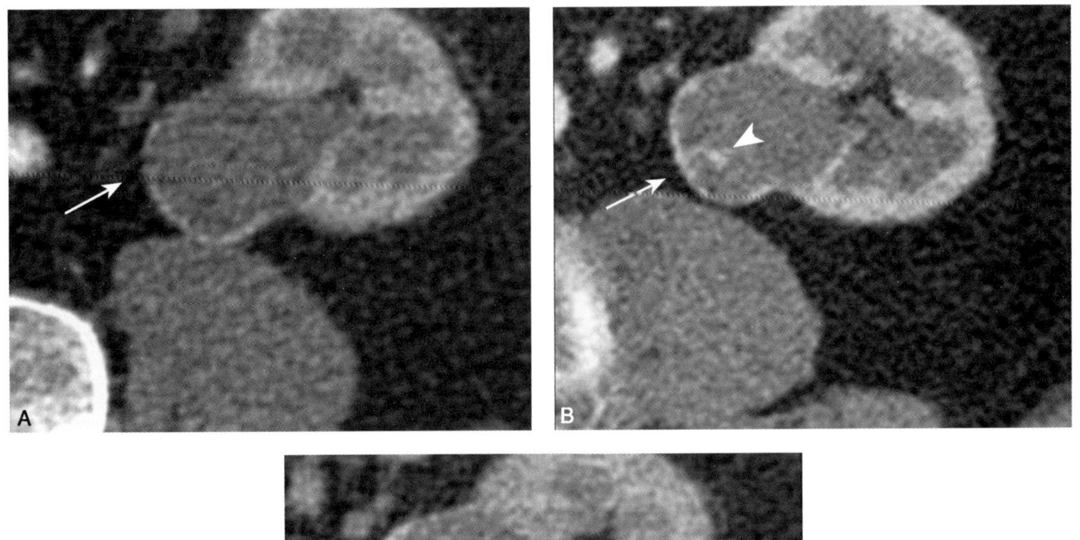


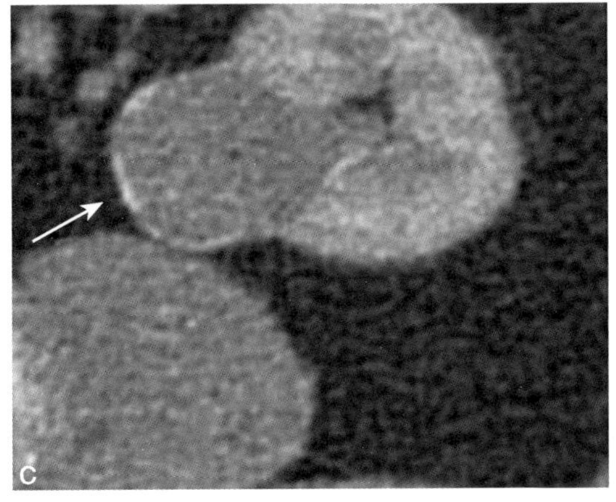


**图 14-1-5　乳头状肾细胞癌**

男，61 岁。体检发现左肾下极囊性病灶。A. CT 平扫显示囊壁不均匀增厚伴钙化，增强扫描无强化；B、C. 两年后复查，囊壁不均匀增厚并出现壁结节，皮质期强化（B 图白箭头）。术后病理诊断为乳头状肾细胞癌

因肿瘤乏血供，易形成囊腔结构和营养不良性坏死，MRI 以混杂信号为主，出血及囊变率为本组最高。病灶实性成分 $T_2$WI 多为低信号，考虑与下列因素有关：① 细胞结构相对稀疏；② 肿瘤内含铁血黄素沉着，产生的顺磁性效应导致信号降低；③ 钙化（图 14-1-6）。

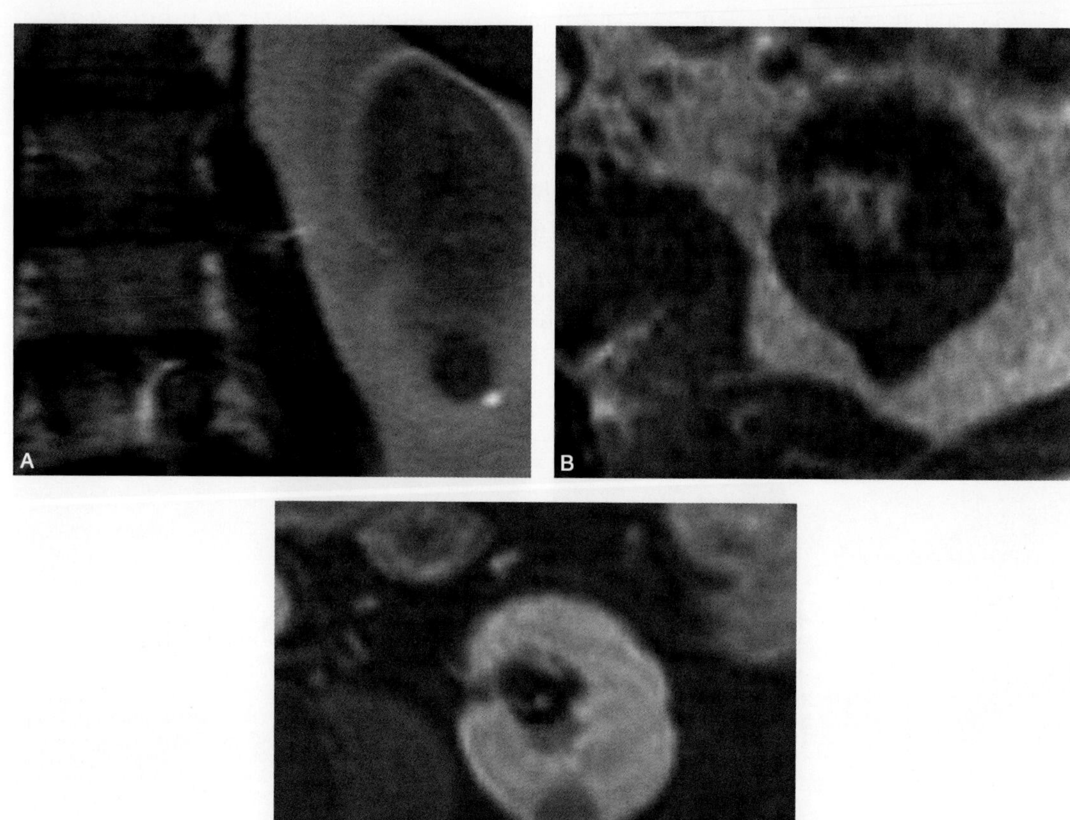

**图 14-1-6　乳头状肾细胞癌**

男,65 岁。A. 冠状位脂肪饱和 $T_2WI$ 显示左肾下极低密度结节;B. 横断位 $T_1WI$ 也显示结节主体呈低信号;C. 横断位对比增强脂肪饱和 $T_1WI$ 肾实质期显示结节呈低强化

(3) 嫌色细胞癌(chromophobe renal cell carcinoma,CRCC):起源于肾集合管的暗细胞,肿瘤细胞分两型,即胞质几乎透明的气球样Ⅰ型细胞和胞质嗜酸性早颗粒状的Ⅱ型细胞,瘤细胞呈实性片状排列,质地较均匀。CT 特点:瘤体常较大,中心多位于肾髓质,呈膨胀性生长(图 14-1-7);属少血供肿瘤,增强扫描肿瘤强化不明显,多认为内部密度均匀,坏死少见。肿瘤中央可见星状瘢痕及轮辐状强化,肿瘤越大星状瘢痕发生率越高;星状瘢痕及高钙化率多认为是其特征。

肾肿瘤的均质性与其大小有关,肿瘤因大小不同其 MRI 征象也存在差异。CRCC 的 MRI 特征性表现主要为 $T_2WI$ 低信号,假包膜明显,肿瘤整体信号较均匀,囊变、坏死和出血少见,肿瘤越大越容易出现瘢痕,轻到中度均匀强化(图 14-1-8)。

(4) 肾集合管癌(renal collecting duct carcinoma,RCDC):罕见,约占 RCC 的 1% ~2%。RCDC 来源于集合管或 Bellini 管上皮细胞,髓质起源并有浸润性生长倾向为其病理学特征,预后较差,诊断时多为晚期。发病年龄相对年轻,平均 55 岁左右。CT 多表现为浸润性生

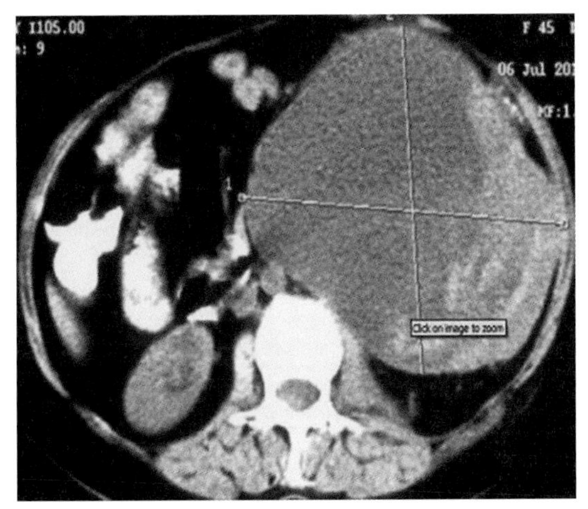


**图 14-1-7　左肾嫌色细胞癌并肉瘤样变**
女,45 岁。左腰部包块伴隐痛 3 个月余。CT 显示左侧后腹膜区囊实性肿块,大小约 19cm×14cm×11cm,并与左肾相连

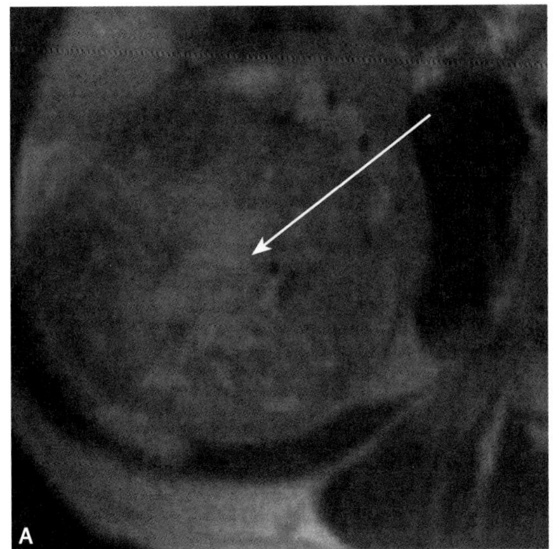


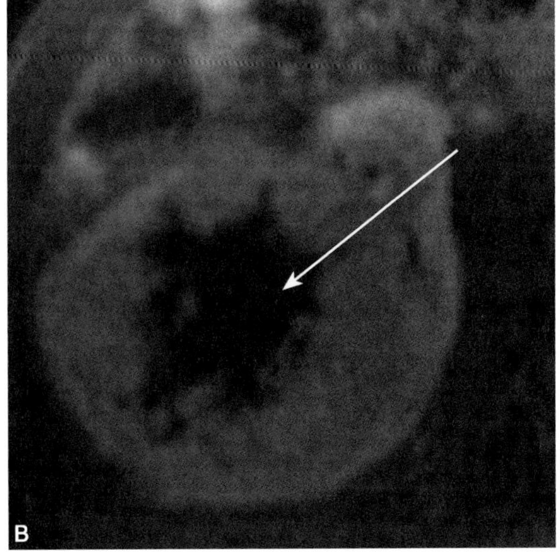


**图 14-1-8　肾嫌色细胞癌**

女,81 岁。A. 横断位 HASTE 序列显示右肾一巨大不均匀性高信号实性肿块,中央更高信号大块瘢痕,边界清晰;B. 分泌期 3D GRE-$T_1$WI 显示肿块主体呈稍低强化,中央大片低信号区无强化

长,与周围正常肾实质分界不清,可累及肾皮质和肾盂,常见肾周组织的侵犯征象,较早发现局部淋巴结及远处血行转移,易侵犯肾静脉及下腔静脉,肿块呈实性或囊实性,少数见钙化;增强后中等程度强化,均匀或不均匀,低于周围正常肾实质(图 14-1-9)。根据浸润范围 RCDC 分三型:单纯髓质型、皮质-髓质型及皮质-髓质-肾盂型,少数表现为膨胀性或膨胀与浸润混合生长。

RCDC 的特征性 MRI 表现为 $T_2$WI 低信号、$T_1$WI 稍低信号改变,这可能与病理上集合管癌肿瘤间质内明显纤维结缔组织增生有关。坏死、囊变灶在 $T_2$WI 显示斑片状或片状、大片状高信号,$T_1$WI 显示低信号,DWI 呈低信号;集合管癌为少血供肿瘤,增强后实质部分为轻度或轻中度强化,皮髓质期为轻中度强化,信号低于肾皮质,稍高于肾髓质,实质期为轻中度持续强化,信号仍低于肾实质(图 14-1-10)。

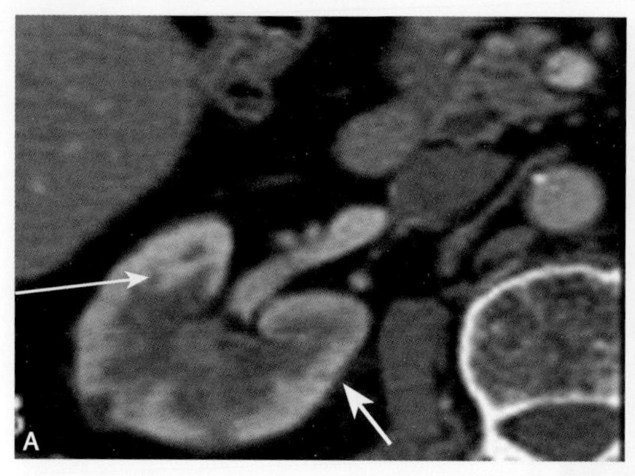


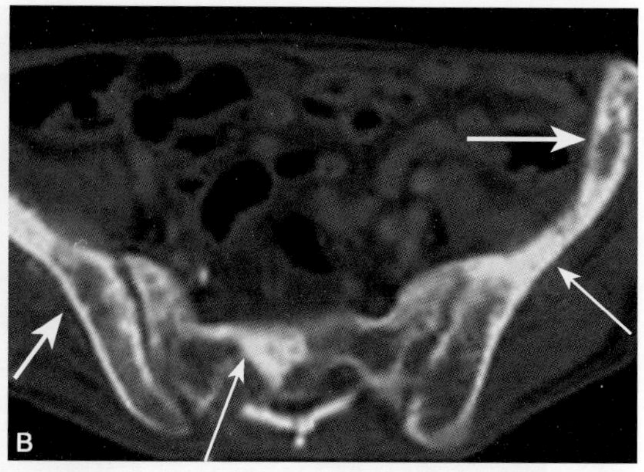


**图 14-1-9　肾集合管癌**

男,70 岁。发热伴右腰背部疼痛。A. CT 增强扫描显示右肾中极实质内占位,分界不清,呈浸润性生长,右肾轮廓正常;B. 下方层面 CT 骨窗示双侧髂骨及骶骨多发斑片状异常密度影,部分呈高密度,部分呈低密度。尸检证实右肾集合管癌伴骨转移

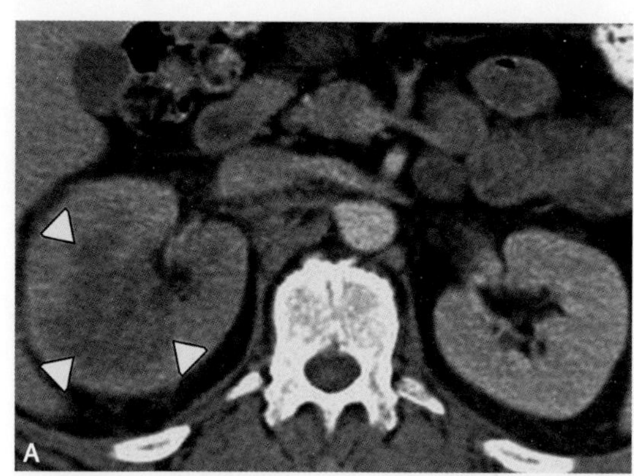


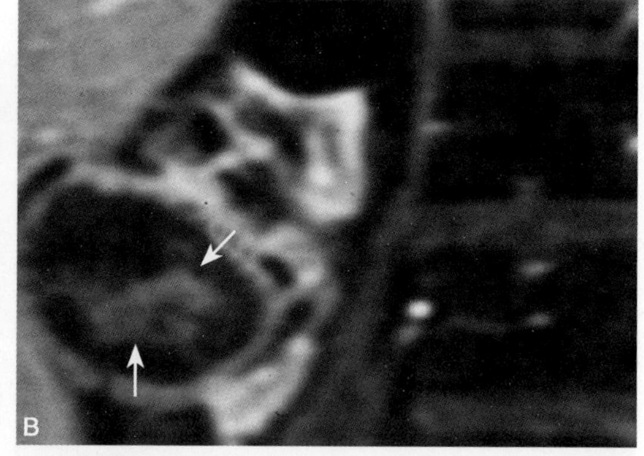


**图 14-1-10　肾集合管癌**

A. 增强 CT 显示一边界不清低密度肿块累及髓质、皮质;B. 另一位患者 MRI 对比增强冠状位 $T_1$WI 显示低信号肿块中央强化(白箭),自髓质向外生长至皮质,低信号代表坏死区

**2. 肾淋巴瘤(renal lymphoma)**　肾脏自身无淋巴组织,故原发肾脏淋巴瘤十分罕见,绝大多数为淋巴瘤累及肾脏。继发肾脏淋巴瘤是结外淋巴瘤的好发部位之一,发病率明显高于肝脏、胰腺,占所有结外淋巴瘤的 3% ~8%。继发肾脏淋巴瘤绝大多数为非霍奇金淋巴瘤(其中又以大 B 细胞淋巴瘤占绝大多数),淋巴瘤细胞经血行播散到达肾实质并在间质内增殖,也可从腹膜后间隙向邻近蔓延穿透肾包膜;而原发肾脏淋巴瘤发生机制目前尚不清楚,原发肾脏淋巴瘤全身浅表及深部淋巴结无肿大,骨髓穿刺检查无异常细胞。肾脏淋巴瘤临床表现以无痛性、进行性淋巴结肿大最典型,发热、肝脾肿大亦常见,出现血尿及肾功能下降的比例很低。肾脏淋巴瘤以单一细胞为主堆积,形成软组织肿块,其内细胞密度程度高,间质成分少,故肿块密度均匀,坏死、出血、钙化少见。根据肾脏形态及起源肾脏淋巴瘤可大致分为多结节型(最常见)、单结节型、腹膜后浸润型、肾周型(较少见)及肾窦型。肾脏淋巴瘤对化疗、放疗非常敏感,理论上不需

要手术治疗。

CT 表现：淋巴瘤病灶密实且均匀，呈等密度、低密度或略高密度，其内无明显坏死囊变，肿块形态不规则或沿着肾间质或肾皮质表面爬行浸润，包绕肾皮质，此征象对肾脏淋巴瘤的诊断有提示性。出血、坏死、囊变、钙化及不均质强化为肾脏淋巴瘤少见表现，部分巨大肿块可见中央瘢痕。肾脏淋巴瘤为少血供肿瘤，增强扫描常呈轻中度进行性延迟强化，皮质期肿块呈轻度强化，强化欠均匀，实质期呈轻中度均匀强化（图 14-1-11）。腹膜后淋巴结肾脏蔓延的肾脏淋巴瘤，动态增强病灶内动脉及静脉走行，且形态相对正常，即所谓“血管漂浮征”。

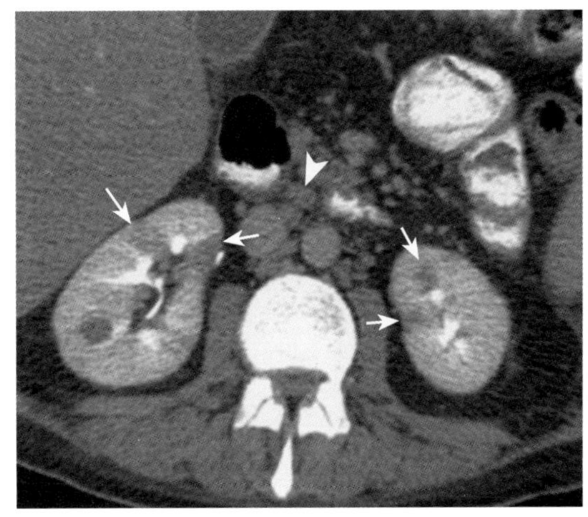

**图 14-1-11　肾淋巴瘤**

男，30 岁。滤泡细胞型淋巴瘤患者。增强 CT 分泌期显示双肾多发低强化结节

MRI 表现：平扫 $T_1$WI 上病灶呈低信号、等信号或略高信号，$T_2$WI 上呈等或低信号，DWI 上呈显著高信号，肿瘤信号相对均匀，坏死少见，无包膜；MRI 增强扫描病灶的强化程度较 CT 更为明显（图 14-1-12）。肾脏淋巴瘤缺乏特异性影像学表现，其影像学表现介于肾脏良性肿瘤、恶性肿瘤（原发及转移）、肿瘤样病变、炎症（特异或非特异炎症）之间，与上述病变既相似又有不同，即所谓“四像”和“四不像”。临床工作中具有“四像”或“四不像”病变，应考虑该病可能。

**3. 肾转移瘤（metastasis cancer of kidney）**　常见的肾继发肿瘤。除淋巴瘤和白血病的肾浸润外，常转移至肾的恶性肿瘤来源于肺、乳腺、胃、结肠和骨，尤其是肺最常见。肾转移瘤以双侧多见，为单侧时难以与肾脏原发肿瘤鉴别。肾转移瘤可累及肾脏皮质和髓质，大多数转移灶小（直径常<3cm）且多发。绝大多数肾转移瘤无临床症状。

CT 典型表现：双肾多发低密度小结节影，增强后轻度强化（图 14-1-13）。不典型的表现有：单发不规则大肿块伴坏死，可伴出血或钙化；病灶累及肾周间隙，伴或不伴肾周筋膜增

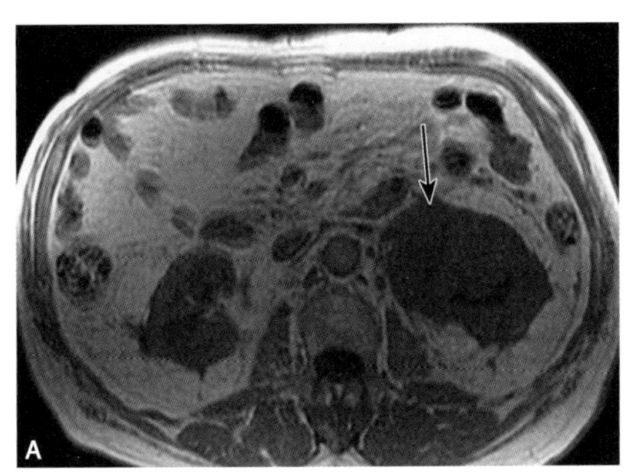


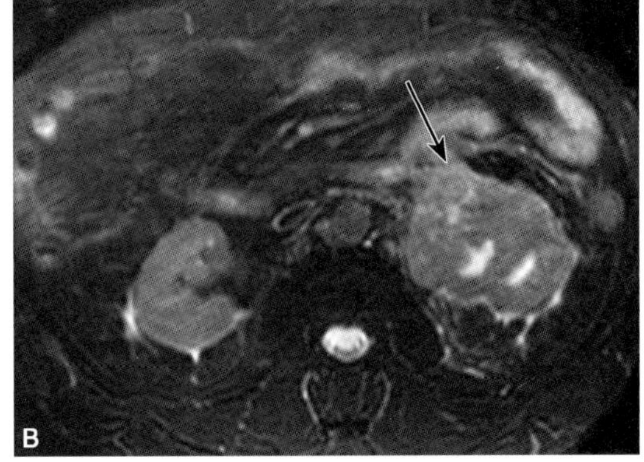

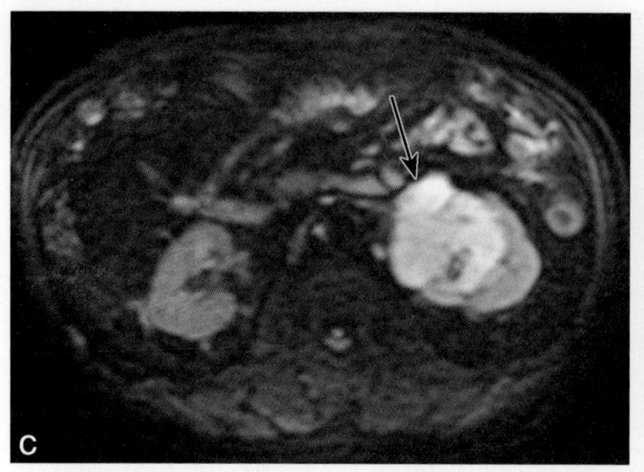


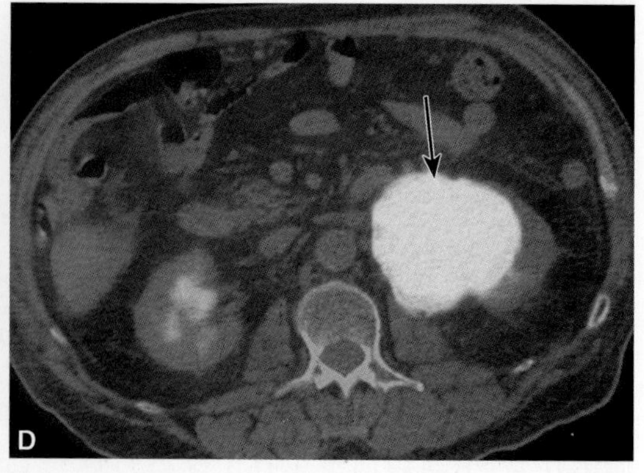


**图 14-1-12 肾淋巴瘤**

男,56 岁。左侧腰疼。A~C. MRI 平扫 $T_1$WI 显示左肾一等信号肿块,大小约 7.0cm(黑箭),$T_2$WI 肿块呈不均匀性高信号(黑箭),DWI 肿块弥散受限(黑箭);D. PET/CT 融合图像显示病灶对 FEG 摄取明显增高(黑箭)(引自本节参考文献 4)

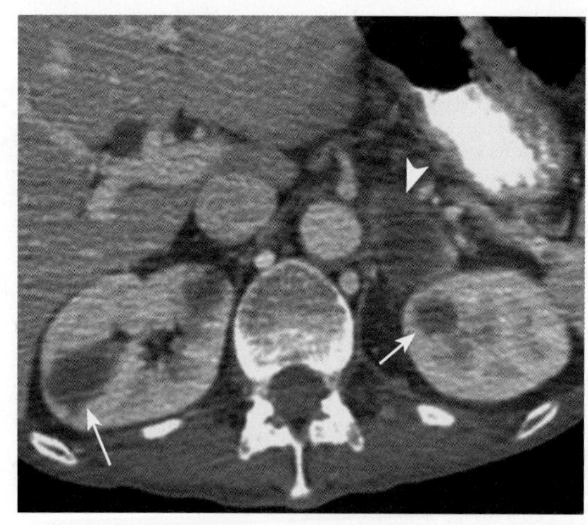

**图 14-1-13 肾转移瘤**

男,54 岁。左肺非小细胞肺癌患者。CT 增强扫描显示双肾多发低强化区,左侧肾上腺乏血供肿块,强化方式与肾脏结节一致

厚;病变突向肾轮廓外,并弥漫性累及肾脏等。MRI 表现:双肾多发小结节状 $T_1$WI 低信号、$T_2$WI 高信号为主的异常信号影,少数可表现为单发结节。

**4. 肾母细胞瘤(nephroblastoma)** 又称 Wilms 瘤或肾胚胎瘤(renal embryoma),为小儿最常见肿瘤,占小儿恶性肿瘤的 10% ~24%,以 6 个月至 3 岁最常见。临床表现主要为腹部包块、腹痛、腹胀、发热及镜下血尿等。肾母细胞瘤起源于未分化的中胚叶组织,组织学上由原生质、上皮和基质组成。肿瘤生长迅速,常出现囊变、坏死及出血,钙化相对较少。肿瘤通常单发,血行转移以肺和肝较常见,瘤体破坏假包膜后可有肾静脉瘤栓形成。

CT 表现:肾母细胞瘤常呈体积巨大的球形占位,轮廓多较光滑,平扫密度可低或高于肾实质,瘤内出血、坏死导致密度不均,甚至可全部囊变;与肾细胞癌相比,肾母细胞瘤的强化程度较弱,且不均匀(图 14-1-14)。MRI 表现:$T_1$WI 呈低信号,$T_2$WI 呈高信号,通常肿瘤内信号不均,其内出血时 $T_1$WI、$T_2$WI 均呈不规则高信号,液化、坏死时 $T_1$WI 呈低信号而 $T_2$WI 呈明显高信号。

**5. 肾平滑肌肉瘤(renal leiomyosarcoma)** 常发生于胃肠道、子宫、大网膜等部位,发生于肾脏者罕见。肾脏原发肉瘤占所有肾肿瘤的比率不到 1%,其中肾平滑肌肉瘤是最常见的肾脏原发肉瘤。肿瘤起源于肾包膜、肾盂或肾血管等处的平滑肌组织,或来源于具有向平滑肌细胞分化能力的间叶细胞。本病多见 50~60 岁中老年,性别无明显差异。临床常见症状为患侧腰

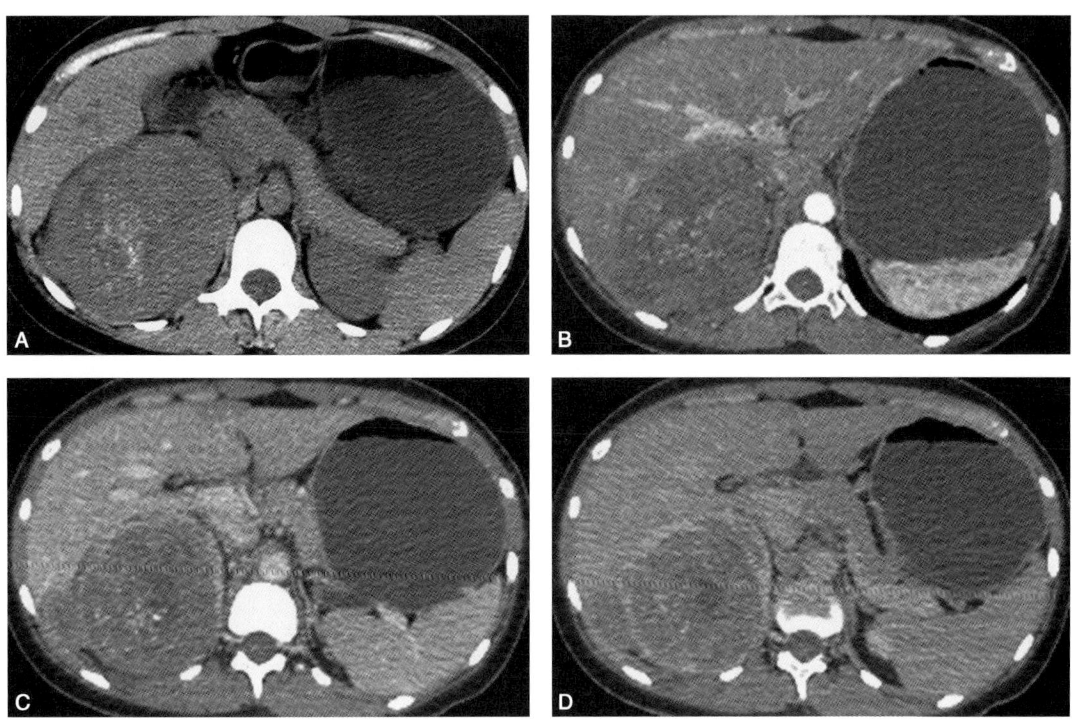

图 14-1-14　成人型肾母细胞瘤

女,20 岁。间断右侧腰腹部不适 4 年,加重伴间断血尿 1 个月。A. CT 平扫显示右肾巨大软组织肿块,其内密度不均,可见斑片状钙化影及不规则低密度区;B ~ D. CT 增强扫描肿块呈不均匀轻度渐进性强化,边缘欠清,下极与肝右叶后段分界不清。静脉期可见下腔静脉内充盈缺损,且呈轻度强化

痛,腹部或背部疼痛,肾区叩痛,亦可有发热。血尿不常见,体检时通常可发现肿块。

CT 表现:肿块大、密度混杂、并见大片坏死囊变;CT 平扫呈低、等或高密度,因肿瘤富含纤维组织,增强呈延迟强化(图 14-1-15)。肾包膜受侵明显、静脉瘤栓、肾门及腹膜后淋巴结肿大及周围组织器官受侵时应考虑本病。

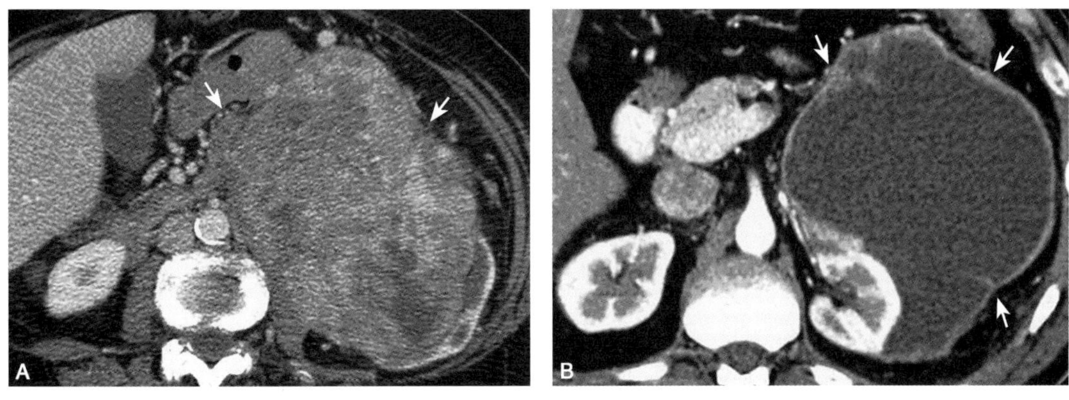

图 14-1-15　肾平滑肌肉瘤

A. 增强 CT 显示左肾一软组织密度肿块,呈不均匀性强化,向肾周及腹膜后浸润(白箭);B. 另一例患者增强 CT 显示一环状强化囊性肿块,起源于左肾包膜

**6. 肾恶性横纹肌样瘤(malignant rhabdoid tumor of the kidney,MRTK)** 又名肾杆状细胞瘤,是罕见的、高度恶性的肾肿瘤,主要发生于婴幼儿及学龄前儿童。该肿瘤命名为肾横纹肌样瘤,是因为肿瘤组织学表现与横纹肌肉瘤相似,但其并非是肌源性。肾恶性横纹肌样瘤分期诊断标准:Ⅰ期,肿瘤局限在肾内,能完全切除;Ⅱ期,肿瘤累及肾外,能完全切除;Ⅲ期,肿瘤累及肾外,不能完全切除;Ⅳ期,血行转移或腹部区域之外转移;Ⅴ期,双肾原发肿瘤。

CT 表现:位于肾髓质紧邻肾门处混杂密度肿块,可见分叶、细线样钙化,包膜下新月状积液或出血,同时合并不同范围包膜增厚,呈小结节样改变时应首先考虑为 MRTK,且后三者应视为具有特异性的影像表现。肿瘤广泛破坏肾实质,侵犯肾盂,伴明显出血、坏死和囊变,亦可累及邻近结构;增强后有不规则轻度或明显强化。MRI 表现:混杂不均异常信号影,以 $T_1$WI 低信号、$T_2$WI 高信号为主,可伴 $T_1$WI 高信号、$T_2$WI 低信号,假包膜少见,邻近结构可受累,腹膜后可见肿大淋巴结影(图 14-1-16)。

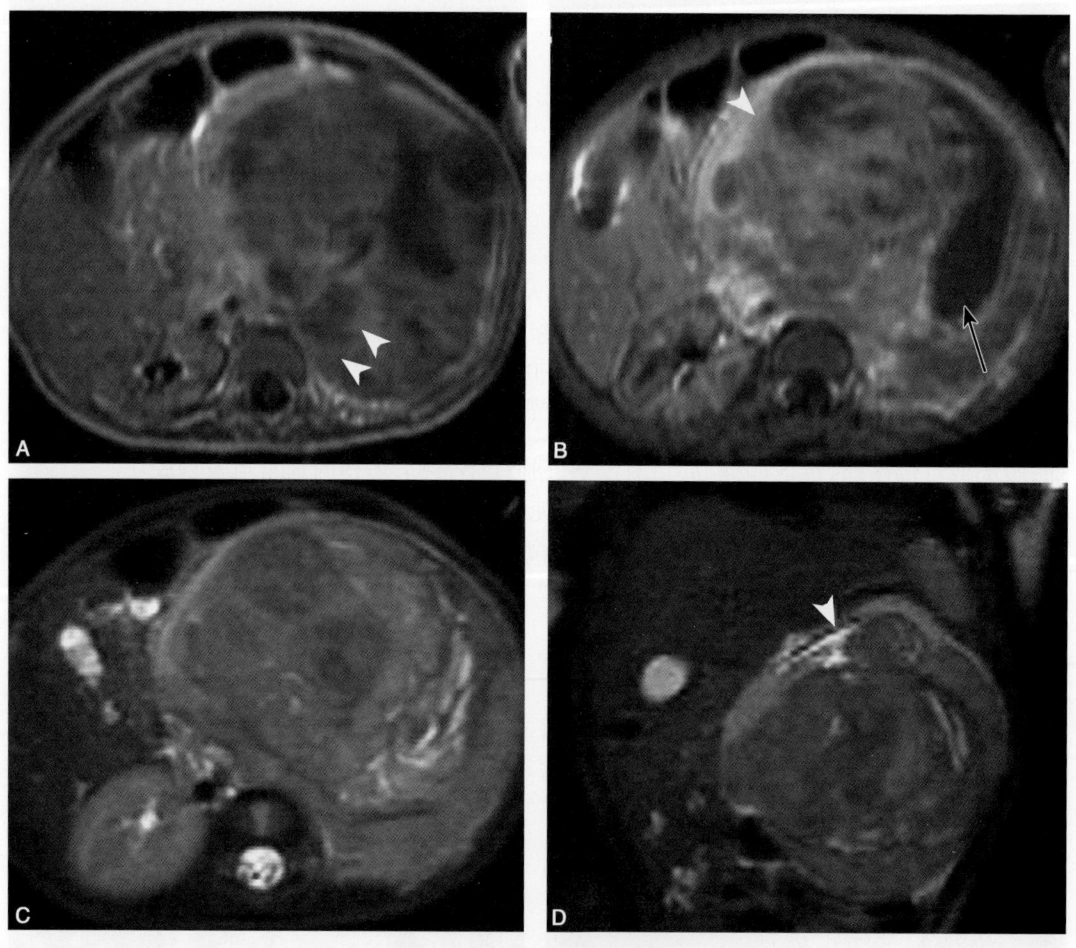


**图 14-1-16 肾恶性横纹肌样瘤**

男,1.5 岁。A. 横断位 $T_1$WI 显示左肾巨大多房状肿块,分隔呈边缘性高信号对应出血区(黑箭头);B. 横断位 $T_1$WI 脂肪饱和对比增强显示不均匀强化(白箭头)及巨大新月形坏死区(黑箭);C. 横断位 $T_2$WI 显示肿块中心位于肾实质内,腹主动脉受压右移;D. 冠状位 $T_2$WI 显示肾实质包绕肿块呈“箝征”及包膜下少量积液(白箭头)

**7. 肾血管平滑肌脂肪瘤(renal angioleiomyolipoma,RAML)**　一种常见的肾脏良性肿瘤,由不同比例的平滑肌、血管和脂肪组织构成。本病发展缓慢,早期多无症状,肿瘤较大时可出现腰腹部疼痛、肿块、血尿等症状。如肿瘤自发破裂出血,表现为腰腹部突发剧痛、大出血,可引起休克,慢性出血者可伴低热。

肿瘤一般呈膨胀性缓慢生长,不侵蚀肾盏和肾盂。肿瘤一般为圆形或卵圆形,生长较大时可凸出肾包膜。典型 CT 表现:肾实质占位病变,边界清楚,密度不均匀,瘤内含脂肪密度灶,其中混杂着不同数量的软组织成分,呈网状或蜂窝状分隔;增强后部分组织强化,尤其是血管组织,脂肪组织不强化(图 14-1-17)。CT 主要是确定瘤内有无脂肪成分,即便极少量也有确诊意义。MRI 表现取决于肿瘤三种成分的差别:脂肪成分多者 $T_1$WI 高信号、$T_2$WI 低信号;瘤内出血时信号强度增高,$T_1$WI 可与脂肪信号混淆,但 $T_2$WI 血肿信号较脂肪信号高(图 14-1-18)。MRI 显示血管及脂肪成分较 CT 敏感,但显示肌肉方面尚缺乏特异性。

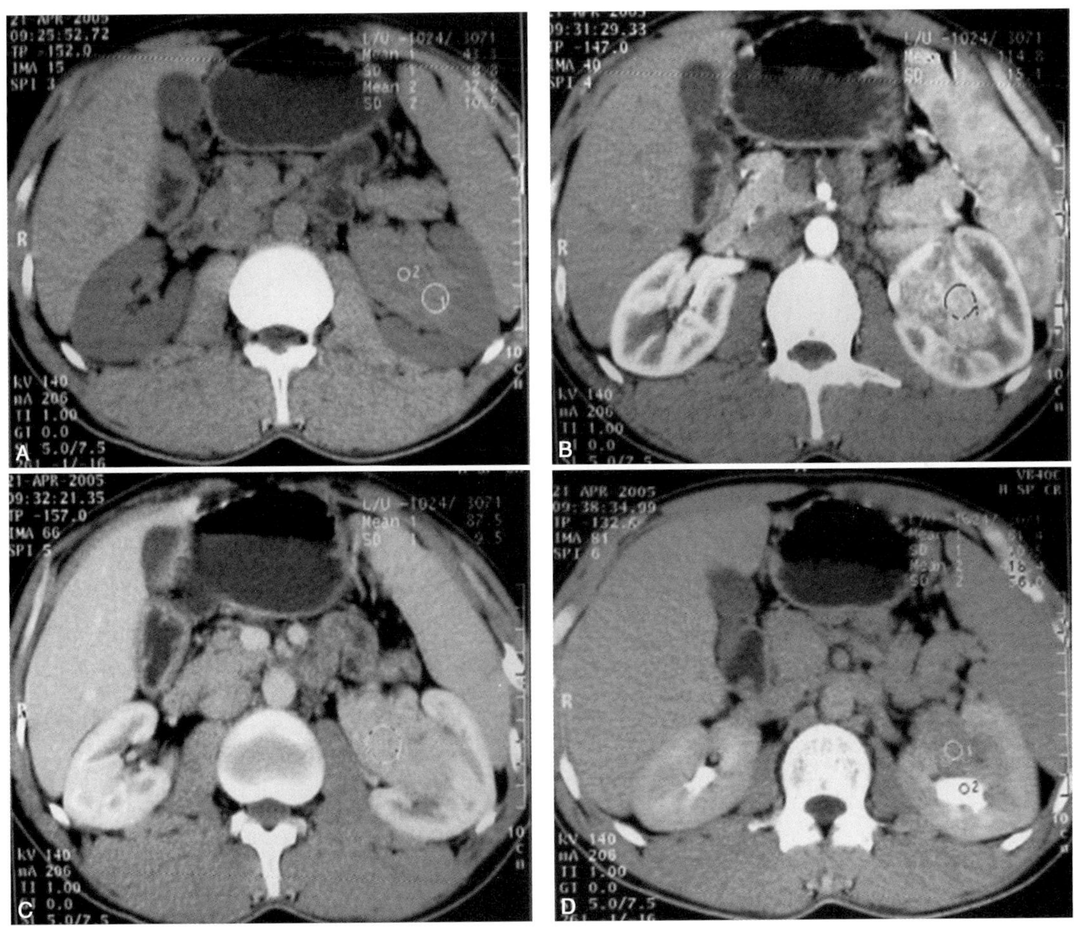

**图 14-1-17　肾血管平滑肌脂肪瘤**

女,40 岁。左腰部疼痛伴血尿。A. CT 平扫显示左肾窦内不规则略高密度肿块影,其内散在点状稍低密度影,与肾实质分界清;B～D. CT 增强扫描皮质期病灶呈明显不均匀强化,CT 值约 114HU,内伴条索样血管影;髓质期病灶仍为明显强化,较皮质期下降,CT 值约 87HU;延迟期病灶密度进一步下降,CT 值约 61HU,肾盂受挤压、移位

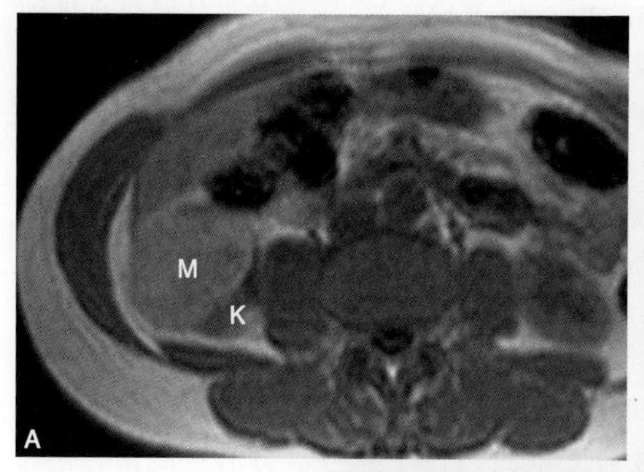

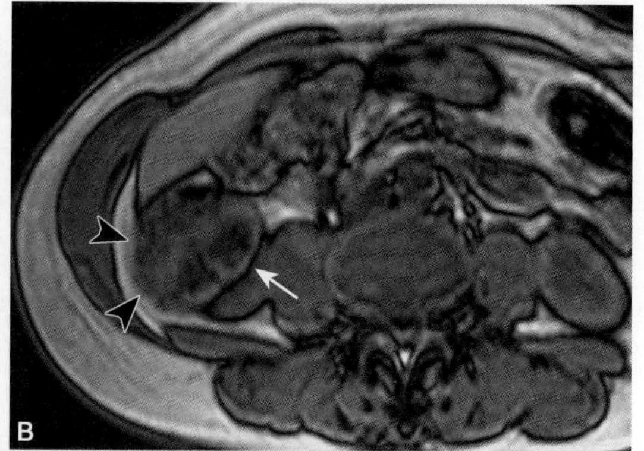

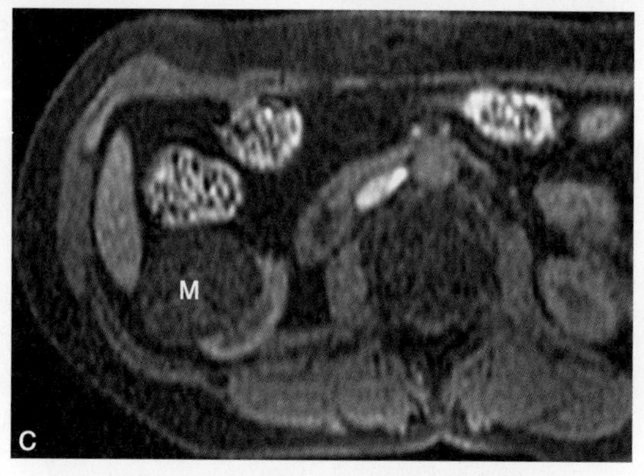


**图 14-1-18　肾血管平滑肌脂肪瘤**

女,54 岁。A、B. MRI 平扫同相位 $T_1$WI 显示巨大肿块起源于右肾下极,信号高于肾实质;反相位 $T_1$WI 显示肿块某些区域信号减低,但其他区域仍呈高信号提示大块脂肪,肿块与肾之间(白箭)出现水-脂界面特征性“印度墨”伪影,代表腹膜后脂肪与肿块本身脂肪之间的脂-脂界面;C. 横断位频率选择脂肪饱和 3D GRE-$T_1$WI 显示肿块内弥漫性信号抑制,这样证实了大块脂肪的出现,从而诊断为血管平滑肌脂肪瘤

**8. 肾嗜酸细胞腺瘤(renal oncocytoma,RO)**　一种少见的良性肿瘤,患者多无临床症状,常为偶然发现,约 3% ~7% 患者误诊为嫌色细胞癌或透明细胞癌。嗜酸细胞腺瘤在各年龄段都可发生,儿童、高龄老人都有报道,好发于 60 岁以上,男性较女性多见(男女比例约为 2:1),常为单侧发病。RO 起源于肾皮质,常由肾皮质向外膨胀性生长,多数可见完整包膜,使瘤体与正常肾实质分界清楚。

CT 表现:平扫肿块呈较高密度或等密度,密度较均匀,中心瘢痕处呈星形低密度,肿瘤越大越容易发生中心瘢痕;增强扫描瘤体呈均匀中等强化(图 14-1-19)。MRI 表现:瘤体本身为长 $T_1$、长 $T_2$ 信号,故 $T_1$WI 呈低或稍低信号,$T_2$WI 呈较高信号;中心瘢痕一般 $T_1$WI、$T_2$WI 上均为低信号,而新形成的瘢痕 $T_2$WI 呈较高信号(图 14-1-20)。

**9. 肾素瘤(reninoma)**　也称肾小球旁器细胞瘤,为少见的肾脏良性肿瘤。多见于青年,女性较多见,平均发病年龄 31 岁。常见临床症状类似于原发性醛固酮增多症,表现为持续性高血压、头痛、多尿、间歇性肌肉无力、低血钾性肾病以及血醛固酮增多等。

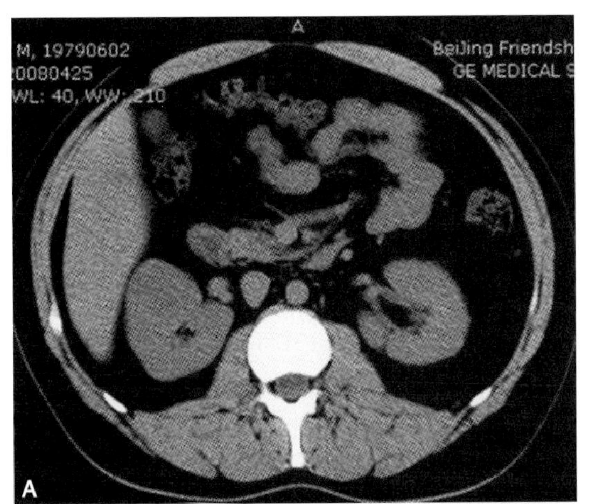


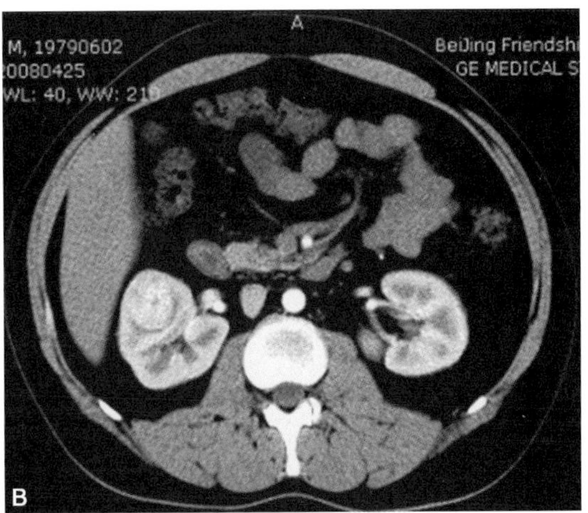


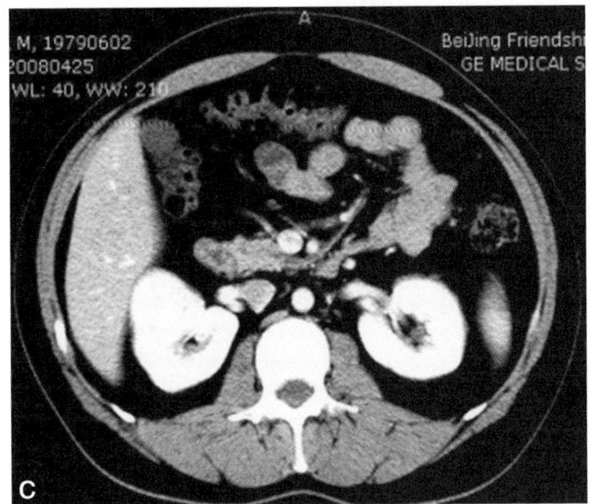


**图 14-1-19　肾嗜酸细胞腺瘤**

男,66 岁。体检时发现右肾肿块。A. CT 平扫显示右肾中极等密度肿块影,中央似可见更低密度影;B、C. CT 增强扫描皮质期瘤体呈均匀中等强化,并可见包膜,实质期瘤体均匀强化

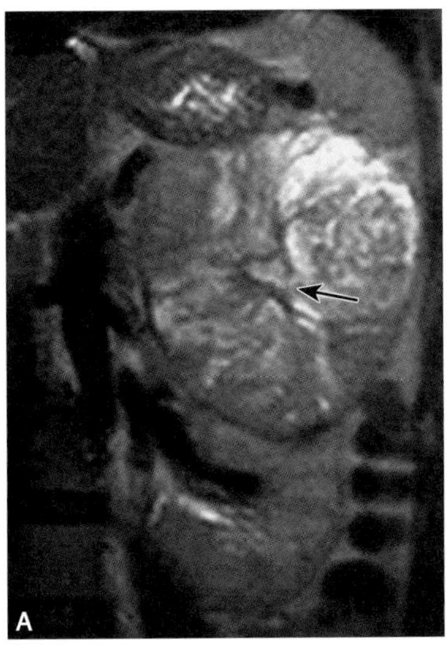


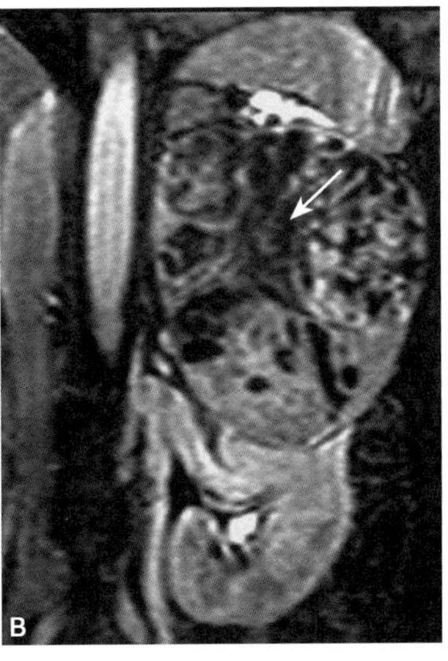

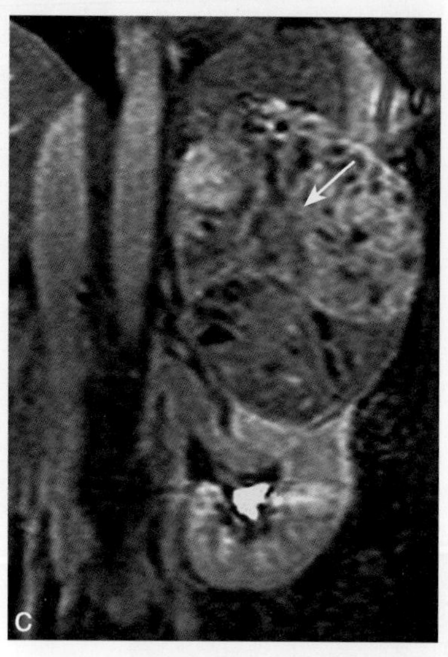

**图 14-1-20　肾嗜酸细胞腺瘤**

女,42 岁。A. 冠状位 FSE $T_2$WI 显示左肾一巨大不均匀信号肿块伴中央裂隙(黑箭);B、C. MRI 冠状位增强实质期、分泌期显示肿块不均匀性强化,中央裂隙延迟期强化排除坏死

CT 表现:肾实质内平扫呈低或等密度较小占位,瘤体内常出血;增强扫描呈低度均匀强化,密度可不均匀,而正常肾实质明显强化,此时病灶与肾实质形成鲜明对比(图 14-1-21)。MRI 表现:境界清楚的 $T_1$WI 低信号、$T_2$WI 高信号病灶,不具特征性(图 14-1-22)。

**10. 肾良性间叶瘤(benign renal mesenchymal tumor)**　十分少见。由成熟的脂肪、纤维组织、混杂的血管和散在分布的平滑肌细胞巢或平滑肌肿块构成,偶尔有软骨岛、骨、淋巴组织及其他间质成分。如肾平滑肌瘤,临床极为罕见,以成年女性多见,临床表现症状不明显,瘤体较大时,可出现腹部包块,有时腰痛并血尿等。

CT 表现:肿瘤边界清楚,平扫呈较高密度,增强扫描强化程度低于肾实质,延迟期倾向于持续均匀强化。MRI 表现:平扫时 $T_1$WI、$T_2$WI 上为较均匀或不均匀低信号,增强扫描呈均匀中度强化。

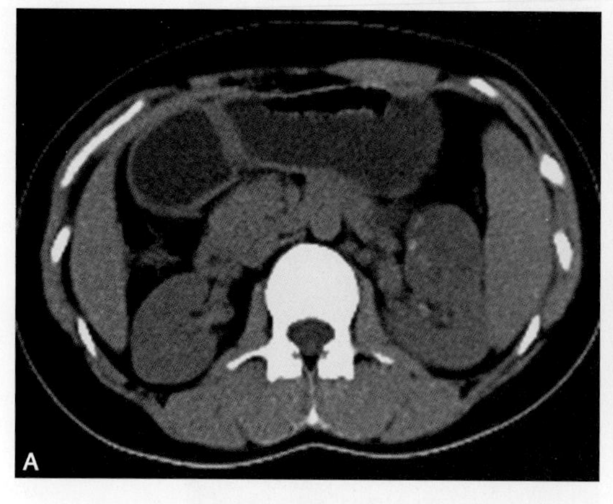

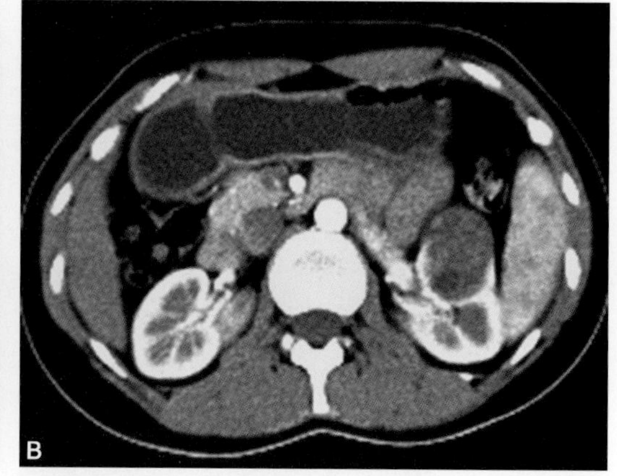

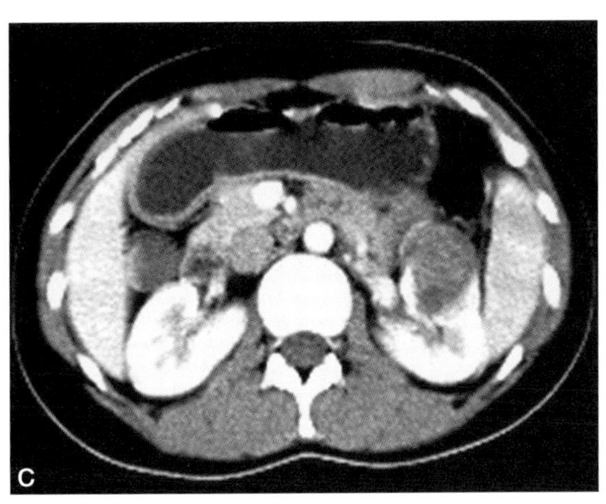

**图 14-1-21　肾素瘤**

女,23 岁。产后 2 周,长期诊断为妊娠期高血压。A. CT 平扫显示左肾低密度病变,并突出肾轮廓外,边缘可见散在钙化影;B、C. CT 增强皮质期病灶呈轻度不均匀强化,实质期病灶强化程度较皮质期增加,有假包膜,肾周间隙可见索条影

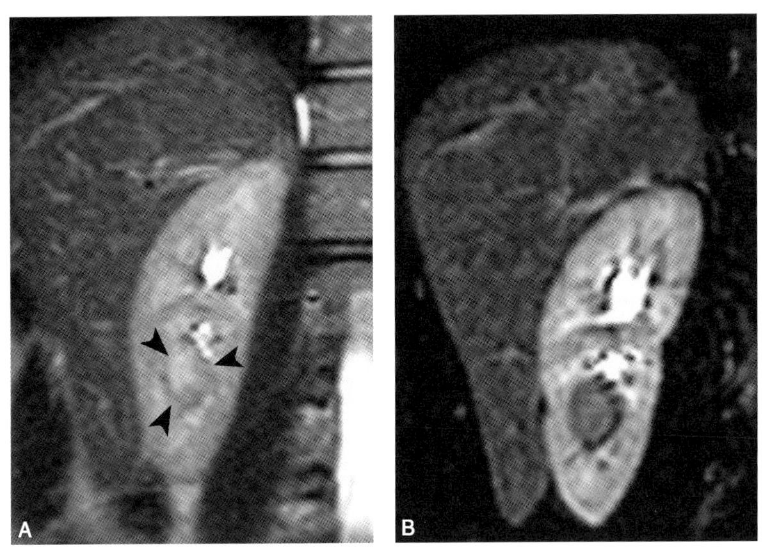

**图 14-1-22　肾素瘤**

女,27 岁。高血压病史。A. MRI 冠状位稳态 FSE $T_2$WI 显示右肾中央区一小结节(黑箭头);B. MRI 冠状位对比增强 $T_1$WI 延迟分泌期显示结节呈均匀性低信号

## 五、研究进展及存在问题

肾实性占位性病变中,绝大多数为恶性病变,其中多数为肾细胞癌,故目前随着新的影像手段的应用,对小肾癌、肾癌亚型及肾癌与良性肿瘤的鉴别诊断是研究的热点。

超声方便价廉无创,但单独应用二维超声对小肾癌的诊断敏感性较高,而特异性较低,

利用彩色超声多普勒技术，对肿瘤及其周边血管形态及血流进行探测，诊断小肾癌的准确率可以提升至90%左右。超声造影利用微气泡作为造影剂，初步研究可提供较彩色多普勒更丰富的信息。小肾癌的多排螺旋CT多期相扫描，可以观察到更多的CT征象及细节，为诊断及鉴别提供了更多的依据。Jamis-Dow等的研究表明CT能比超声检出更多的小肾癌；CT对肾癌的分期准确率可达90%以上。但有些研究认为对于肾周组织受侵、血管内瘤栓的观察，CT不如MRI。MRI较强的软组织分辨率及多种扫描序列，可不进行增强而对小肾癌进行检出及诊断，其中DWI对肾实性占位性病变的诊断及鉴别有较多的研究，然而研究表明其意义仍然有限。

（乔英　宋磊　高波）

## 参考文献


1. Doshi AM, Huang WC, Donin NM, et al. MRI features of renal cell carcinoma that predict favorable clinicopathologic outcomes. AJR Am J Roentgenol, 2015, 204(4): 798-803.
2. Dyer R, DiSantis DJ, McClennan BL. Simplified imaging approach for evaluation of the solid renal mass in adults. Radiology, 2008, 247(2): 331-343.
3. Egbert ND, Caoili EM, Cohan RH, et al. Differentiation of papillary renal cell carcinoma subtypes on CT and MRI. AJR Am J Roentgenol, 2013, 2013(2): 347-355.
4. Ganeshan D, Iyer R, Devine C, et al. Imaging of primary and secondary renal lymphoma. AJR Am J Roentgenol, 2013, 201(5): W712-719.
5. Geetika Khanna, Arlene Naranjo, Fredric Hoffer, et al. Detection of Preoperative Wilms Tumor Rupture with CT: A Report from the Children's Oncology Group. Radiology, 2013, 266(2): 610-617.
6. Israel GM, Silverman SG. The incidental renal mass. Radiol Clin North Am, 2011, 49(2): 369-383.
7. Katabathina VS, Vikram R, Nagar AM, et al. Mesenchymal neoplasms of the kidney in adults: imaging spectrum with radiologic-pathologic correlation. Radiographics, 2010, 30(6): 1525-1540.
8. Lalwani N, Prasad SR, Vikram R, et al. Pediatric and adult primary sarcomas of the kidney: a cross-sectional imaging review. Acta Radiol, 2011, 52(4): 448-457.
9. Oliva MR, Glickman JN, Zou KH, et al. Renal cell carcinoma: t1 and t2 signal intensity characteristics of papillary and clear cell types correlated with pathology. AJR Am J Roentgenol, 2009, 192(6): 1524-1530.
10. Paudyal B, Paudyal P, Tsushima Y, et al. The role of the ADC value in the characterisation of renal carcinoma by diffusion-weighted MRI. Br J Radiol, 2010, 83(988): 336-343.
11. Prasad SR, Surabhi VR, Menias CO, et al. Benign renal neoplasms in adults: cross-sectional imaging findings. AJR Am J Roentgenol, 2008, 190(1): 158-164.
12. Quiroga-Garza G, Khurana H, Shen S, et al. Sarcomatoid chromophobe renal cell carcinoma with heterologous sarcomatoid elements. A case report and review of the literature. Arch Pathol Lab Med, 2009, 133(11): 1857-1860.
13. Rajiah P, Sinha R, Cuevas C, et al. Imaging of uncommon retroperitoneal masses. Radiographics, 2011, 31(4): 949-976.
14. Reiter M, Schwope R, Clarkson A. Sarcomatoid renal cell carcinoma: a case report and literature review. J Radiol Case Rep, 2012, 6(4): 11-16.

15. Scialpi M, Mazzei MA, Piscioli I, et al. Drawbacks of the simplified imaging approach for evaluation of the solid renal mass in adults. Radiology, 2009, 250(1): 301; author reply 301-302.

16. Taneja R, Bhargava P, Cuevas C, et al. Common and less-common renal masses and masslike conditions. Radiol Clin North Am, 2012, 50(2): 245-257.

17. Wang J, Gillaspiea C, Kunadharajua R, et al. Sarcomatoid urothelial carcinoma: A single cancer center experience. World J Oncol, 2011, 2: 175-180.

18. 莫蕾，江新青，黄云海，等. 肾透明细胞癌与肾乳头状癌、嫌色细胞癌 MRI 表现的对照研究. 中华放射学杂志，2011，45(6): 555-559.

19. 熊明辉，王东，时惠平，等. 小肾癌的影像学诊断及自然生长时间的观察. 实用放射学杂志，2011，27(8): 1205-1207，1297.

20. 朱庆强，王中秋，王守安，等. 肾透明细胞癌与少见的肾癌亚型 CT 表现的对照研究. 中华泌尿外科杂志，2014，35(3): 168-173.

21. 朱庆强，朱文荣，吴晶涛，等. XP11. 2/TFE 易位基因融合相关性肾癌与乳头状肾细胞癌的 CT 和 MRI 鉴别诊断. 中华医学杂志，2014，94(19): 1470-1472.

# 第二节　肾脏囊性病变

## 一、前　　言

肾脏囊性疾病是具有肾囊肿形态特性的多种混杂疾病，是最常见的肾占位性病变。可以发生在各年龄段，20 岁以下罕见，之后随年龄增加发病率逐渐升高，40 岁发病率 20%，60 岁以上发病率 50%。男女比例约 2∶1。

肾脏囊性病变种类较多，以往此类疾患由于体积较小常无明显症状，不易引起注意。自从影像医学飞速发展后，这类病变的病例明显增多，相关的研究也日益增多。当某一含液体病变出现下列任一特点时被认为是囊性肿块（如不是单纯囊肿）：钙化、高密度（CT 值>20HU）、MRI 上不是典型水的信号强度、分隔、多房、强化、囊壁增厚或壁结节。囊性肾肿块主要有两类：复杂性单纯囊肿（如含有出血、感染或缺血）和囊性肾癌。影像学评价这类肿块，必须选择最佳的影像学检查技术。出现钙化、高密度/信号或分隔的肿块可以分为良性（不需要进一步评估）、需要随访观察（很可能为良性）及需要手术切除，出现多房囊状、强化、囊壁增厚或囊壁结节往往需要手术切除。当出现多种特点时（如钙化和强化），就需要根据是否具有侵袭性特点来处理；同样，不同影像学方法出现互相矛盾的特点时，就需要根据是否具有侵袭性表现做出治疗选择。

肾脏囊性病变形态多种多样，仅通过影像学检查来区分病变的良恶性比较困难。临床处理肾脏囊性病变的关键问题是区分其良恶性和是否需要手术治疗。Bosniak 分类为解决此问题提供了实用方法，被广大影像科医师和泌尿外科医师接受，是目前国际上广泛应用的肾脏囊性病变分类标准。Bosniak 分类由 Bosniak 于 1986 年提出，经临床应用不断完善并于 2005 年进行更新。根据 Bosniak 分类建议，Ⅰ型和Ⅱ型为良性囊肿，不需进一步处理；Ⅲ型部分是良性、部分是恶性病变，Ⅳ型是恶性病变，此两型须手术治疗；ⅡF 型被认为是良性病变，但须随诊观察。

## 二、相关疾病分类

肾脏含囊性占位性病变种类繁多，其原因可分为先天性与后天性，后者又分为肿瘤性质、炎性和外伤性质。肾薄壁囊性病变包含肾囊肿及盂旁囊肿、肾盂源性囊肿、多囊肾、髓质囊性疾病、von Hippel-Lindau 病、多房性囊性肾瘤、局限性囊性肾病、节段性多囊性肾发育不良。肾感染性病变形成囊腔见于肾脓肿，肾肿瘤坏死囊变见于肾细胞癌、肾母细胞瘤等（表 14-2-1）。

**表 14-2-1　肾脏囊性病变分类**

| 性质 | 肾脏囊性病变 |
| --- | --- |
| 肾薄壁囊性病变 | 肾囊肿及盂旁囊肿，肾盂源性囊肿，多囊肾，髓质囊性疾病，von Hippel-Lindau 病，多房性囊性肾瘤，局限性囊性肾病，节段性多囊性肾发育不良 |
| 肾感染性病变形成囊腔 | 肾脓肿，肾结核 |
| 肾肿瘤坏死囊变 | 肾细胞癌，肾母细胞瘤 |

成人肾囊性疾病为一组以肾出现多房囊肿为特征的疾病群，根据其病因可分为遗传性、获得性或发育性（表 14-2-2）。

**表 14-2-2　成人肾脏囊性疾病分类**

| 分类 | 肾脏囊性病变 |
| --- | --- |
| 遗传性 | 常染色体显性多囊性肾病（ADPKD），髓质囊性肾病，von Hippel-Lindau 病，结节性硬化 |
| 获得性 | 囊性肾病（见于终末期肾病） |
| 发育性 | 局灶性囊性肾病，多囊性发育不良肾，髓质海绵肾 |

Bosniak 分类是临床肾囊性病变分类的常用标准：Ⅰ类：单纯性囊肿，水样均匀密度，与肾实质分界清晰，内部无分隔，囊壁薄、无钙化或增厚，增强 CT 无强化；Ⅱ类：有 1～2 个细小分隔（≤1cm），囊壁上小钙化以及均质的高密度囊肿（≤3cm）；ⅡF 类：多发的细小分隔，囊壁或者分隔可以有轻度增厚，可伴有钙化或者结节，但增强 CT 上无明显对比增强，囊肿边缘清楚，>3cm 的高密度囊肿也属于此类；Ⅲ类：大量分隔或厚壁分隔，增强 CT 有明显对比增强，多房囊肿，大量不规则形钙化；Ⅳ类：不规则的厚壁囊肿，囊肿壁有增强或囊肿内有实质性占位或囊肿壁上有增强结节。通常认为Ⅰ、Ⅱ类囊肿（包括ⅡF 类）由于囊壁或者其中的细小分隔不被强化或者仅为轻微的强化，恶变可能性较小，一般不需要外科处理；Ⅲ、Ⅳ类囊肿伴有囊壁以及分隔明显增厚和强化，恶变可能性大为增加，需要及时的外科处理。随着囊肿分类级别增加，恶变的可能性也增加。因此在制定肾囊性疾病治疗方案时必须明确病变的 Bosniak 分类。

从 CT 检查对照来看，囊内结构是否被增强对判断囊肿的良恶性具有重要意义。Rsrael 和 Bosniak 建议将囊肿类别归类于高级别积极处理，特别是那些能够行部分肾切除的病例应该积极手术；但如果难以鉴别Ⅱ类和ⅡF类囊肿，一般情况下不建议行外科手术，应进一步临床随访。近来有学者建议行经皮肾占位穿刺活检明确其性质。但是，包括Bosniak在内的众多学者持反对意见，认为穿刺活检结果不足以证实囊肿的良恶性。因此在Ⅲ、Ⅳ类囊肿中，即使穿刺结果未能证实为恶性肿瘤，手术探查指征仍然存在，而且穿刺还可能造成囊肿内出血、感染等并发症。某些囊肿穿刺后，自然发展过程可能发生改变，在随访过程中，很难区别囊肿变化是穿刺后改变或是自然进程，也有肿瘤细胞针道转移的报道。

## 三、影像诊断流程

在诊断肾脏含囊性病变时一定得依据患者病史并结合临床表现来下结论，最后以手术为对照进行评价。尤其是MSCT及现代超声技术在诊断肾脏含囊性占位性病变的性质方面准确率极高，不但可以观察到占位本身的情况，对占位的发展趋势及周围组织的侵犯程度也能明确显示（表14-2-3），还可以行US或CT引导下穿刺及介入治疗，制定肿瘤分期进一步指导临床，为临床提供更多的影像信息和治疗方案。

**表14-2-3 肾脏囊性病变鉴别诊断**

| 病变类型 | 特点 |
|---|---|
| 肾囊肿及盂旁囊肿 | 囊肿内含液体，有很薄的壁，液体无回声，CT值近水，MRI呈长$T_1$、长$T_2$信号 |
| 肾盂源性囊肿 | 肾盂及周围囊肿，延迟期病变内无造影剂进入 |
| 多囊肾 | 双侧多发囊肿，内含有高密度内容物和出血后壁的钙化 |
| 髓质囊性疾病 | 多数双肾受累，皮质变薄，髓质低密度，并有多发小囊肿形成 |
| von Hippel-Lindau病 | 双侧肾皮质为主的多发囊肿，直径几毫米至3cm；囊性肾内常发生腺瘤、肾细胞癌 |
| 多房性囊性肾瘤 | 由多发非交通性囊肿组成的良性肿块，壁和分隔可强化及钙化，囊性部分不强化，实性部分有强化 |
| 局限性囊性肾病 | 由多发薄壁囊肿组成的单侧融合肿块，可累及整个肾脏 |
| 节段性多囊性肾发育不良 | 由大小不等的囊肿组成，病变区域无或仅有少量肾实质 |
| 肾脓肿 | 通常壁毛糙，有强化，侵犯肾周脂肪 |
| 肾细胞癌 | 壁不规则及强化 |
| 肾母细胞瘤 | 肿瘤内含有局灶钙化和（或）脂肪 |

对于每一位患者，都要慎重考虑预测的可能性及患者对不肯定性的心理承受能力。有von Hippel-Lindau病或其他与恶性肿瘤相关综合征的患者比同年龄组具有更高患有肾癌的危险性。同样，肾囊性肿块的年轻患者应该比老年患者复查更频繁，后者比前者患有囊肿或复杂性囊肿的可能性更大。熟悉肾囊性病变的影像学表现特点对诊断及鉴别诊断具有重要意义（表14-2-4）。

表 14-2-4 肾脏囊性病变影像学鉴别诊断

| 影像学表现 | 鉴别点 |
| --- | --- |
| 钙化 | 良性钙化:单侧囊肿的壁或分隔上光滑,沉积少许钙化灶<br>手术钙化:肿块内有强化、壁结节或壁增厚<br>随访钙化:有厚的或结节样钙化,不合并有强化、壁结节或壁增厚 |
| 高密度/信号 | 良性高密度/信号:边缘清晰或内部均匀或有沉积效应<br>手术高密度/信号:缺乏光滑轮廓或界面,不均匀纹理,明显强化或超声有实性表现<br>随访高密度/信号:满足上述标准但完全位于肾内和(或)>3cm 或肾内多个复杂的囊性病灶 |
| 分隔 | 良性分隔:分隔薄(≤1mm)而光滑并附着在囊壁上并无壁结节,单个囊肿必须仅少许分隔<br>手术分隔:分隔厚、不规则或结节状或明显强化,分隔与囊壁交界处最容易显示壁结节<br>随访分隔:分隔比头发丝粗但光滑,复查中分隔增厚或壁结节增大就要考虑手术 |
| 多房 | |
| 厚壁、壁结节及强化 | |

## 四、相关疾病影像学表现

**1. 肾囊肿及肾盂旁囊肿(renal cyst & parapelvic cyst)** 肾囊肿以单纯性肾囊肿最为常见,由肾小管憩室发展而来,肾囊肿的发生率随年龄增长而增加。囊肿多见于肾皮质的浅、深部或髓质,囊壁薄而透明,内含透明液体,不与肾盂相通。囊肿壁衬以单层扁平上皮细胞,对周围正常肾实质有压迫现象。单纯肾囊肿内含有血液、脓液、间隔或钙化时,称复杂性囊肿。肾盂旁囊肿是一种含清亮尿液或淋巴液的假性囊肿,不与集合系统相通,起源于肾窦,为淋巴管源性,是淋巴管扩张或淋巴管梗阻所致。

CT 检查对肾囊肿(盂旁囊肿)确诊率高,表现为肾实质(肾门附近)类圆形液性密度影,边界清晰,肾实质(肾盂、肾盏)受压变形、移位;增强扫描无强化,延迟扫描对比剂不进入囊内(图 14-2-1,图 14-2-2)。MRI 表现与 CT 相似,但 MRI 对囊内出血、血肿机化及良恶性肿瘤之间的鉴别较为特异。

**2. 肾盂源性囊肿(cyst from the renal pelvis)** 也称为肾盏憩室、尿囊肿。诊断必须符合下列三个条件:① 肾髓质中有局限性含尿囊肿;② 囊肿内壁衬以移行上皮;③ 囊肿与收集系统有狭窄的管道相通。

CT 表现为囊状低密度影,多紧靠肾盏,囊内可合并钙乳或结石。动态观察大小可变;增强扫描(多在延迟期)可见囊内有造影剂充盈,表示其与肾盏交通,据此可与单纯肾囊肿区别(图 14-2-3)。

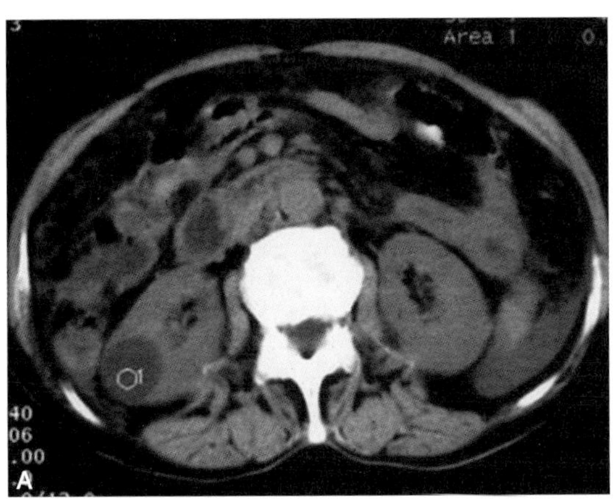


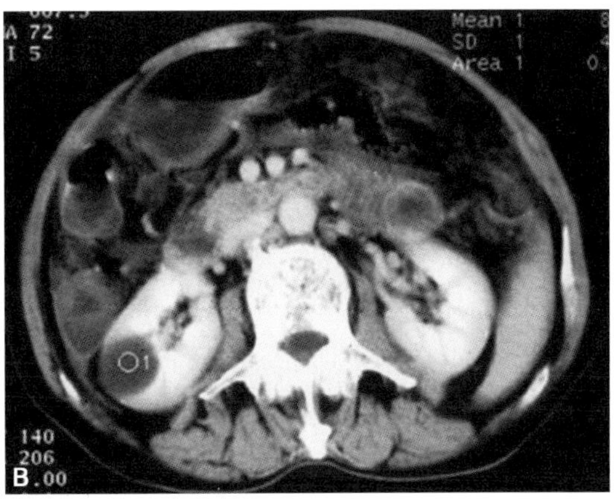


图 14-2-1　肾单纯囊肿

男,58 岁。体检无任何症状。A. CT 平扫显示右肾中极囊性密度影,边缘光滑;B. CT 增强扫描未见强化

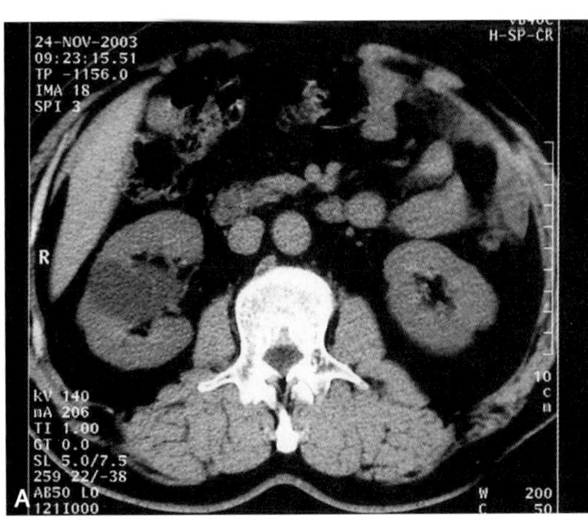


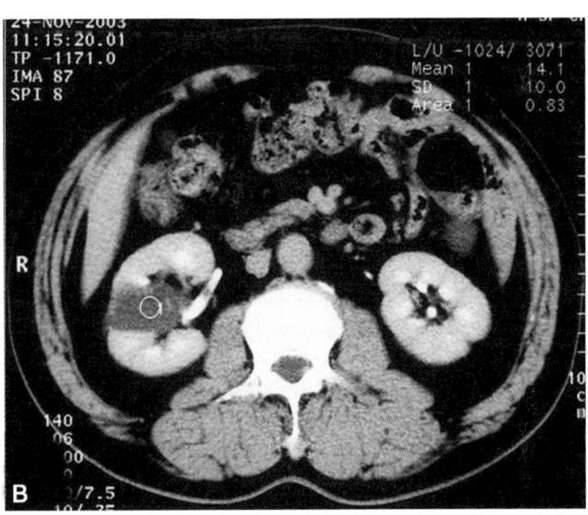


图 14-2-2　肾盂旁囊肿

女,50 岁。A. CT 平扫显示右肾中极类圆形液性密度影,边界清晰;B. CT 延迟扫描对比剂不进入囊内,邻近肾实质变薄,肾盂、肾盏受压移位

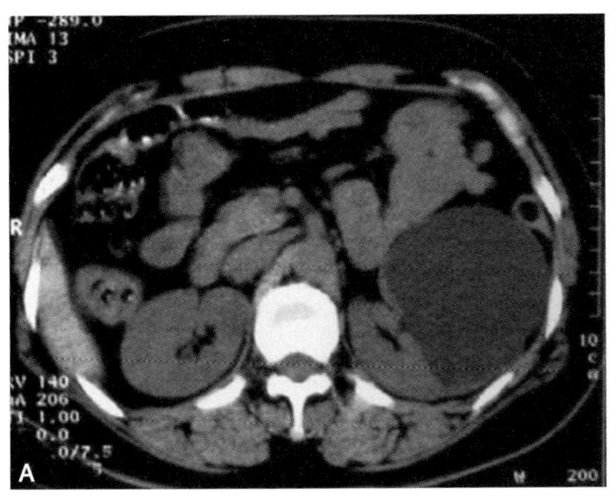


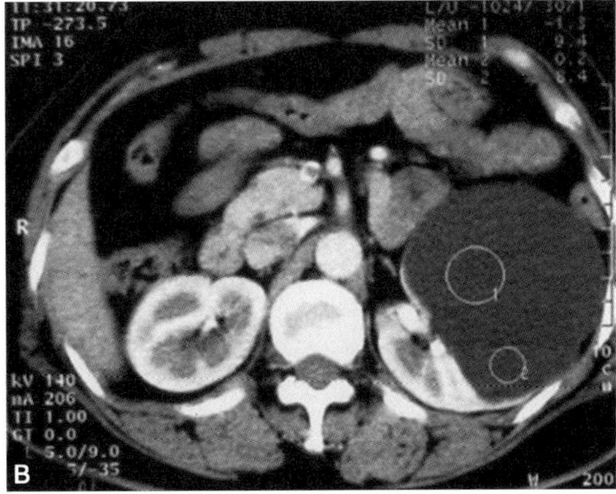

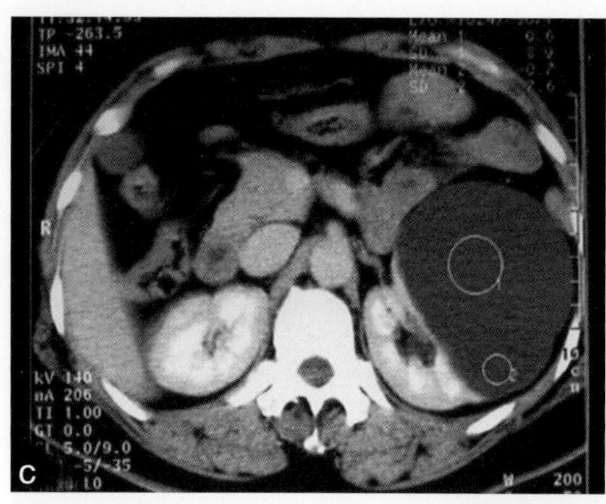


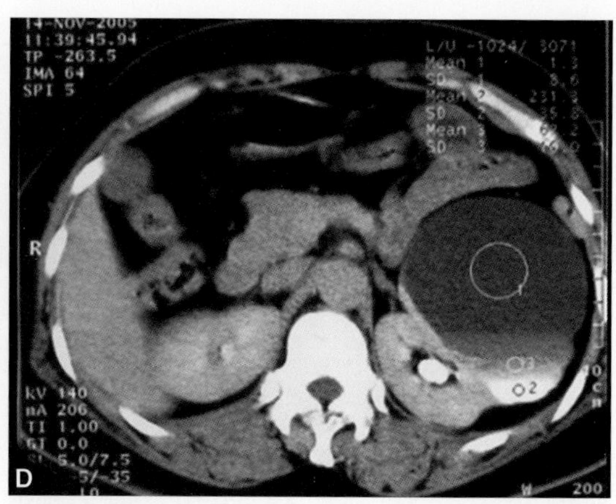


**图 14-2-3　肾盂源性囊肿**

女,38 岁。体检。A. CT 平扫显示左肾内类圆形低密度影,并突出肾轮廓;B ~ D. CT 增强扫描皮质期及实质期肾内未见强化,延迟期囊内可见造影剂进入

**3. 多囊肾(polycystic kidney)**　包括婴儿型和成人型,婴儿型多囊肾(autosomal recessive polycystic kidney disease,ARPKD)是一种少见的常染色体隐性遗传的致死性肾脏囊性病,常合并肝、胆、胰和内脏的纤维化和囊性变。根据其在不同年龄的病理表现,又分为围生期型和儿童型:围生期常表现为明显的肾脏增大和严重的肾功能衰竭,此型的肝脏病变较轻;儿童型则以肝脏病变为主,表现为肝脾大和门脉高压,而肾脏的病变相对轻。

影像表现:围生期型双肾增大伴有明显分叶,肾实质有无数小囊肿,密度普遍不均匀减低,肾叶间隔较密,呈轮辐状表现。儿童型双肾影正常或稍大,肾实质出现多发扩张的集合管,构成散在多发的小囊肿,可伴有结石形成和髓质钙质沉着症(图 14-2-4)。

成人型多囊肾(autosomal dominant polycystic kidney disease,ADPKD)为常染色体显性遗传性肾脏发育异常。影像学一般表现较典型,两肾弥散性大小不等的囊肿,肾体积增大,增强后囊肿不强化,并可分辨受压变薄的残余肾皮质和肾盂、肾盏受压变形情况(图 14-2-5)。

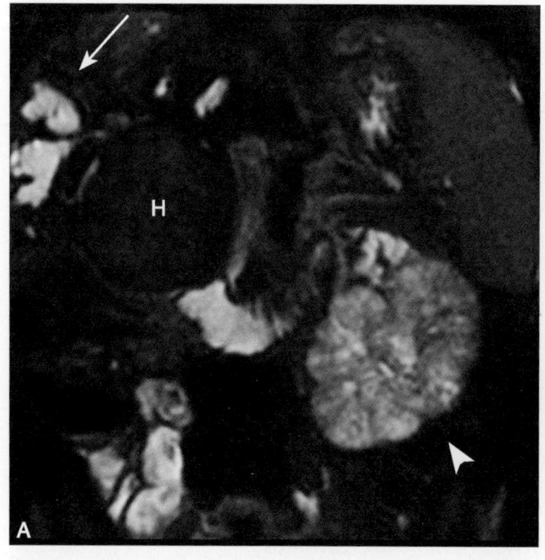


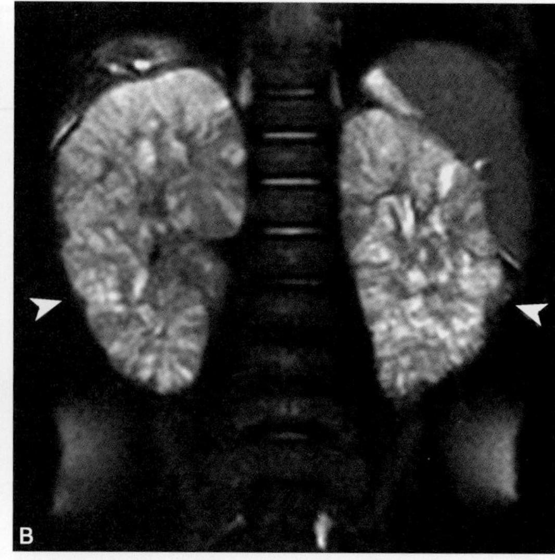

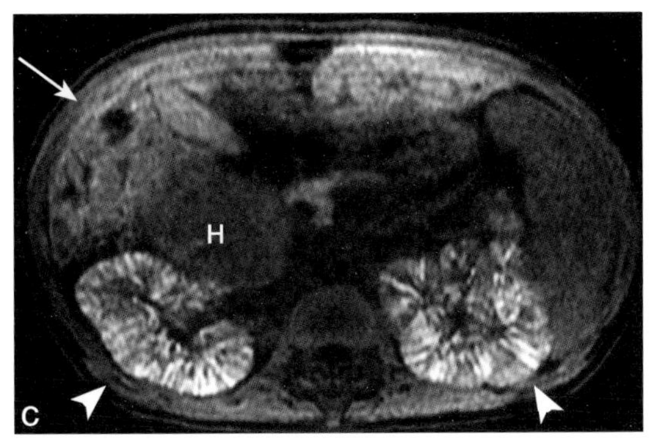


**图 14-2-4　多囊肾(婴儿型)**
女,23 个月。出生时诊断 ARPKD。A、B. MRI平扫冠状位 $T_2$WI 显示扩张胆管(白箭)及整个肾内放射状扩张管道(白箭头);C. 横断位脂肪饱和增强 $T_1$WI 显示肾内条纹状强化(白箭头),扩张胆管无强化(白箭);H:肝母细胞瘤

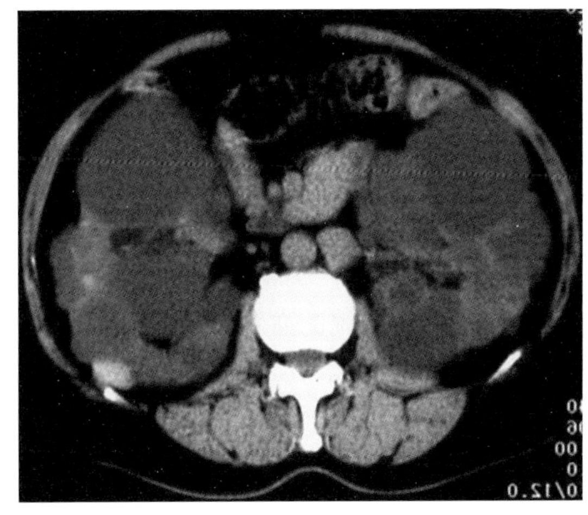

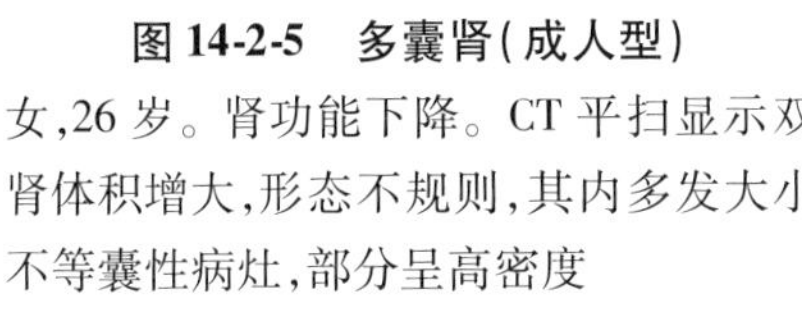
**图 14-2-5　多囊肾(成人型)**
女,26 岁。肾功能下降。CT 平扫显示双肾体积增大,形态不规则,其内多发大小不等囊性病灶,部分呈高密度

**4. 髓质囊性疾病(medullary cystic disease)**　一种先天性发育异常,为常染色体隐性遗传。特征为肾髓质集合管的多发囊肿,囊肿被覆扁平上皮,与不扩张肾小管可自由交通,伴进行性的肾衰竭和皮质萎缩,肾外形光整。

CT 表现:多数为双肾受累,肾皮质变薄,髓质呈低密度,较大囊肿表现为球形低密度,增强扫描肾显影迟缓,密度减低,尤以肾髓质更为明显,其内有不增强液性低密度影,皮质极薄,类似肾积水,而低密度区的密度较水略高。

**5. 髓质海绵肾(medullary sponge kidney,MSK)**　一种非遗传性的肾髓质发育异常,肾集合管囊状扩张,其他部分及输尿管均正常。病变局限于肾小盏周围,直径多较小(<1cm);囊内充以脱落的上皮细胞及钙化小结石;大体肾脏切面上肾锥体呈多孔的海绵状。

CT 表现:环绕诸肾小盏的钙化灶或结石,可单发或成簇状,一般较小,无肾积水征。肾锥体部可见小囊状稍低密度影。增强扫描髓质密度增高,小结石周围扩张的收集管内造影剂聚集,造成结石影增大的假象。如锥体部无结石,则造影剂在收集管内聚集形成"条纹征";可并存未显影的扩张收集管,显示从乳头伸向髓质的小囊状低密度影(图 14-2-6)。

**6. von Hippel-Lindau 病(von Hippel-Lindau disease,VHLD)**　一种少见的由 VHL 基

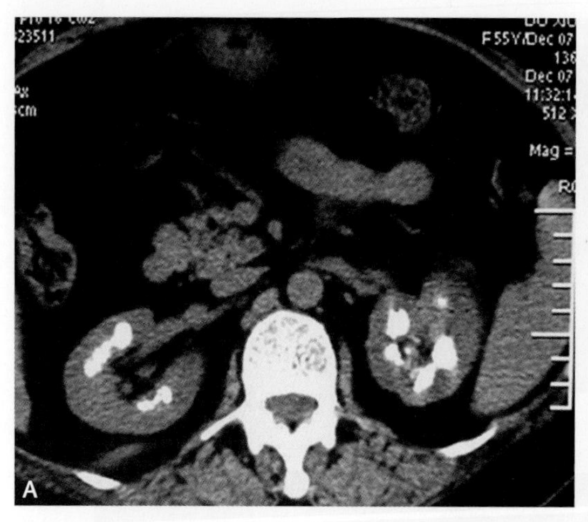

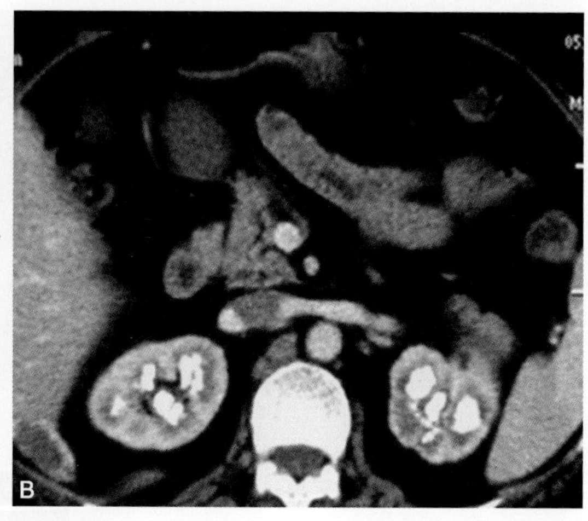

**图 14-2-6　髓质海绵肾**

女,30 岁。体检。A. CT 平扫显示双肾髓质内可见多发结石影;B. CT 增强扫描延迟期结石影增大的假象

因突变引起的常染色体显性遗传性疾病,常同时或先后累及多个器官且具有家族易感性。VHLD 是中枢神经系统的血管网状细胞瘤合并肝、胰、肺、肾多脏器先天性囊肿、血管瘤或肾癌等疾病,具有家族遗传性,为常染色体显性遗传。美国国家癌症研究所将 VHL 病分为三型:Ⅰ型包括中枢神经系统的血管网状细胞瘤、肾囊肿、肾细胞癌和胰腺囊肿,但无嗜铬细胞瘤;Ⅱ型包括中枢神经系统的血管网状细胞瘤、嗜铬细胞瘤和胰岛细胞瘤,而无胰腺囊肿和肾囊肿或癌;Ⅲ型包括中枢神经系统的血管网状细胞瘤、嗜铬细胞瘤、胰腺和肾脏疾病。由于本病发病率较低,涉及多个器官,病种多样,临床常常只满足于本病的中枢神经系统病变的诊断与治疗,而忽视了本病腹部脏器病变的表现或对其缺乏足够的认识,造成本病的误诊和漏诊。

VHLD 肾受累最常见的表现为双肾多发单纯性囊肿,当双肾多发单纯性囊肿合并分隔囊肿、含壁结节囊肿或多发实性肿块同时存在时,则高度提示 VHLD 的诊断。囊实性病灶 CT、MRI 表现为囊肿壁不规则,可见壁结节,囊肿内可见粗大分隔;增强后囊肿壁、壁结节和粗大分隔可见明显强化,部分病灶在延迟期实性部分强化范围较动脉期和静脉期扩大(图 14-2-7),MRI 显示壁结节及粗大分隔较 CT 清晰。实性病灶 CT、MRI 平扫及增强表现类似常见的散发性肾癌,但 VHLD 肾癌较散发性肾癌发病年龄早,且常为双侧性、多发性,并与多发囊肿同时存在。VHLD 肾囊肿可能是肾细胞癌的前体。因此 VHLD 双肾多发囊肿均应密切随访,囊肿壁不规则、出现壁结节和粗大分隔时高度提示癌灶的存在。

**7. 结节性硬化综合征(tuberous sclerosis complex,TSC)**　一种家族性遗传性神经皮肤综合征,其典型的临床表现是癫痫、智力低下及面部皮肤皮脂腺瘤三联症,包括了多系统的损害如神经、皮肤、肾脏、眼等器官的损害。结节性硬化能引发多种肾脏病变,最常见的是血管平滑肌脂肪瘤即错构瘤以及肾囊肿。结节硬化病人中,50% ~75% 的病人有肾脏错构瘤。肾错构瘤往往多发及双侧,并随病程延长逐渐增大。肾错构瘤能改变肾脏结构并影响肾功能;瘤体内有异常血管及血管瘤,往往会自发破裂出血,甚至导致死亡。因此了解肾错构瘤的大小并定期随访对临床治疗有很大意义。现在一般认为肾错构瘤较大时容易出血,应该用介入栓塞的方法进行治疗。影像学上，双肾多发囊肿并混杂有错构瘤是 TSC 的特征性表现（图 14-2-8）。

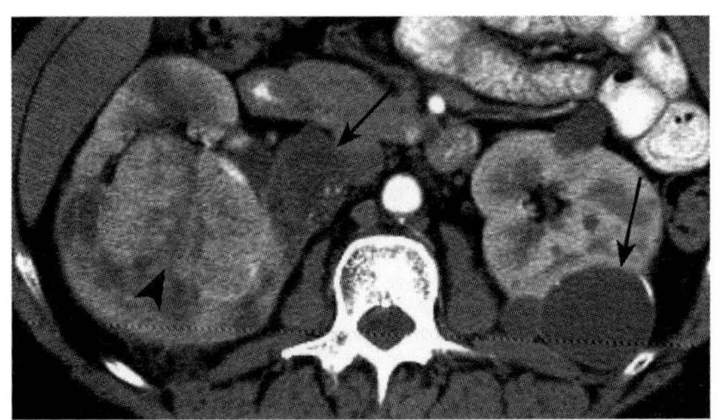

**图 14-2-7 von Hippel-Lindau 病**

增强 CT 显示双肾多发囊肿（黑箭）及右肾强化肿块（黑箭头），肿块密度类似于软组织，提示肾透明细胞癌

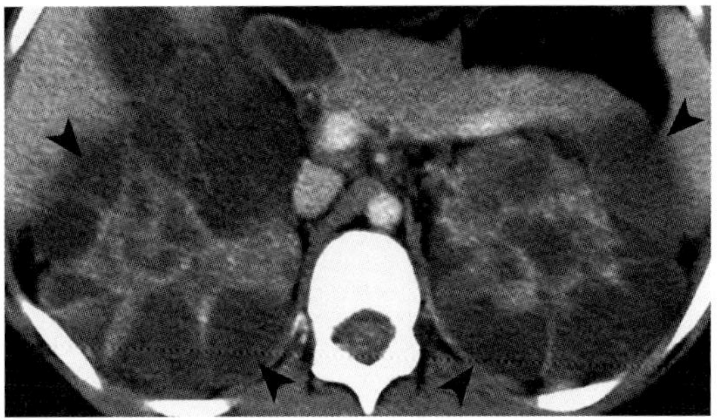

**图 14-2-8 结节性硬化综合征**

男，28 岁。结节性硬化患者。增强 CT 显示双肾多发囊肿（黑箭头）

**8. 多房性囊性肾瘤（multilocular cystic nephroma）** 半数发生在 5 岁以下，常误诊为积水或肾盂肿瘤。它是一种非遗传性的少见良性肾肿瘤，有囊肿成分，囊壁内衬扁平或立方上皮，也有实性成分（壁和间隔）内含有胚胎性间叶组织和形成不良的肾小管和肾小球原基。

CT 表现：边界清楚的多房囊性占位，囊壁完整，边缘光整，囊肿聚集于肾脏的侧面，囊肿内伴增厚且相对均匀的纤维间隔；增强扫描时实性成分（纤维间隔）可见中度强化，因而不易误诊为囊肿（图 14-2-9）。

**9. 局限性囊性肾病** 囊性病变在肾脏的肿瘤和非肿瘤性疾病中常见。局限性囊性肾病是一种少见的非遗传性、非进行性、非肿瘤性的囊性病变，可类似于囊性肾肿瘤或遗传性多囊性肾病。局限性囊性肾病不形成包膜，囊性改变与正常肾实质轻微融合，房隔中可见残存的肾小管和肾小球。

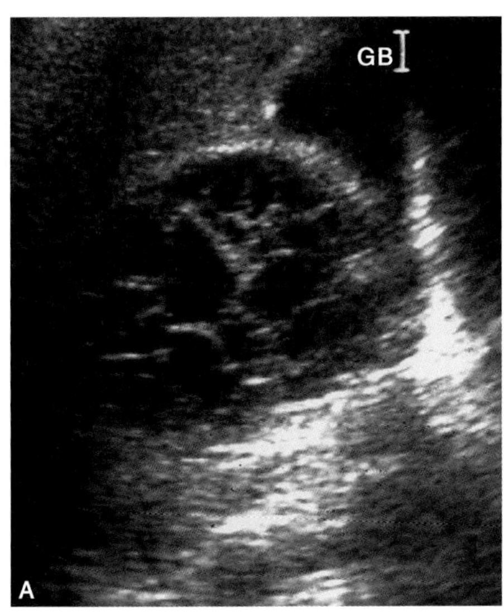


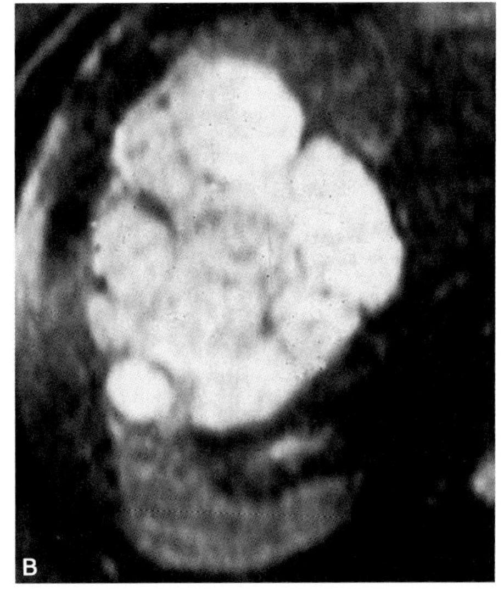

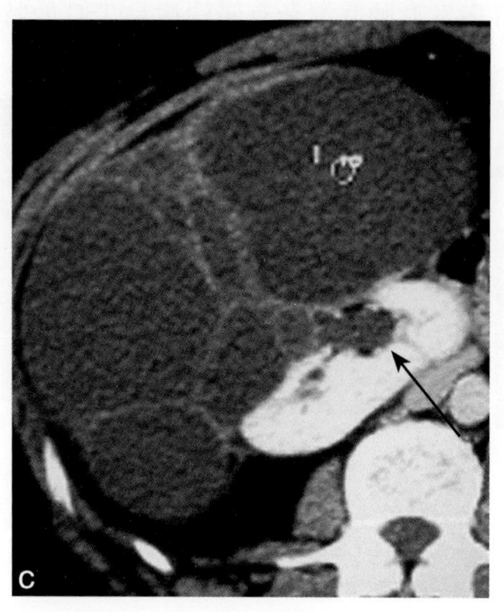

**图 14-2-9　多房性囊性肾瘤**

男,42 岁。A. 纵切面超声显示多房性肿块,诊断为肾细胞癌;B. MRI 平扫横断位 $T_2$WI 显示多房性肾细胞癌,直径 11cm,边缘清楚;C. 女,49 岁。20 年前因肾囊肿抽吸治疗。CT 增强显示右肾多房性肿块,肿块一部分凸入肾盂(黑箭),提示多房囊性肾瘤

诊断局限性囊性肾病需符合 3 个标准:① 影像学上囊性病变累及部分肾脏,其余肾脏或至少对侧肾脏是完好的;② 患者无肾脏或其他器官囊性疾病,也无囊性肾病家族史;③ 囊性病变无包膜(图 14-2-10)。

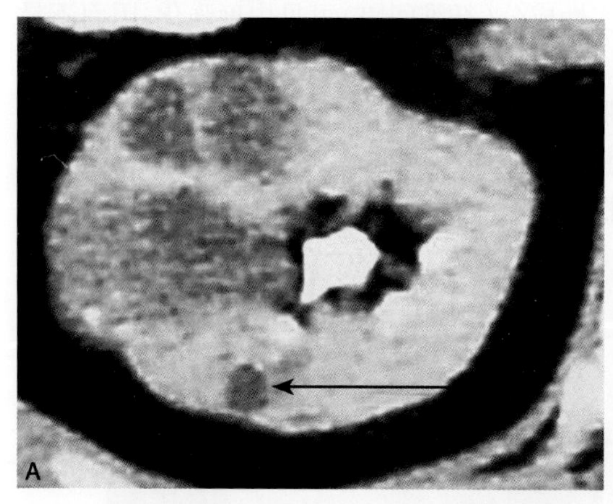

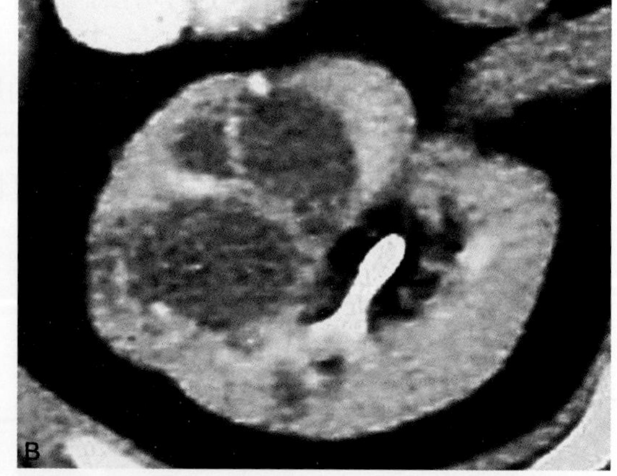

**图 14-2-10　局限性囊性肾病**

男,43 岁。腹部外伤行 CT 检查,偶然发现右肾囊性病变。A、B. 增强 CT 显示右肾上极与正常肾实质分隔的簇状囊性病变,周围无假包膜,6 点钟位置小囊肿(A 黑箭)与其分界清晰

**10. 肾脏混合性上皮间质肿瘤(mixed epithelial and stromal tumor of the kidney,MESTK)**　一种罕见的良性肾脏肿瘤,由 Pawade 等于 1993 年首次报道,并被 WHO 确认为独立的肾肿瘤类型。文献中曾以成人中胚叶肾瘤、具有卵巢样间质的多囊性肾瘤、肾盂囊性错构瘤等来命名。临床上,MESTK 有明显的性别倾向,男女之比为 1∶6,以围绝经期女性多见,平均发病年龄为 46 岁,大多数有雌激素治疗史。临床症状为腰部不适、疼痛、血尿或泌尿生殖系统感染,25% 的患者可无任何症状。MESTK 肉眼观为囊实性肿物,位于肾皮质或肾盂内,平均大小 6cm,大小不等的囊腔分布于实性区。实性区灰白色,质地中等或较韧。镜下,肿

瘤由上皮和间质成分混合构成；上皮细胞呈不同形态，包括立方状、黏液柱状、透明细胞、嗜酸性细胞及鞋钉样细胞；间质成分以梭形细胞为主。MESTK通常表现为良性的形态及行为方式，彻底切除后不会复发或转移，术后无需放疗、化疗等辅助治疗。

影像学表现为边界清楚的囊实性肾肿块，囊壁光整，间隔较厚、完整，实性成分延迟强化，偶有囊腔内出血，且无血管侵犯、淋巴结转移等恶性征象，需考虑本病的可能。MSCT多期动态扫描可以更清楚地显示肿瘤分隔形态、有无结节、肿瘤血供情况，为鉴别诊断提供有利依据。根据实性成分多少、间隔形态和增强形式可以与其他肿瘤进行鉴别，如果实性成分很少，间隔菲薄，增强扫描轻至中度延迟强化，可以首先考虑多房性透明细胞性肾细胞癌(multilocular clear cell renal cell carcinoma，MCCRCC)；而实性成分较多，分隔薄厚均匀且光滑，增强扫描呈轻至中等程度延迟强化，多提示MESTK(图14-2-11)；如果肿瘤的囊壁薄厚不均，出现壁结节，间隔毛糙不规整，实性成分增强扫描呈一过性"快进快出"形式，多提示肾透明细胞癌囊变。

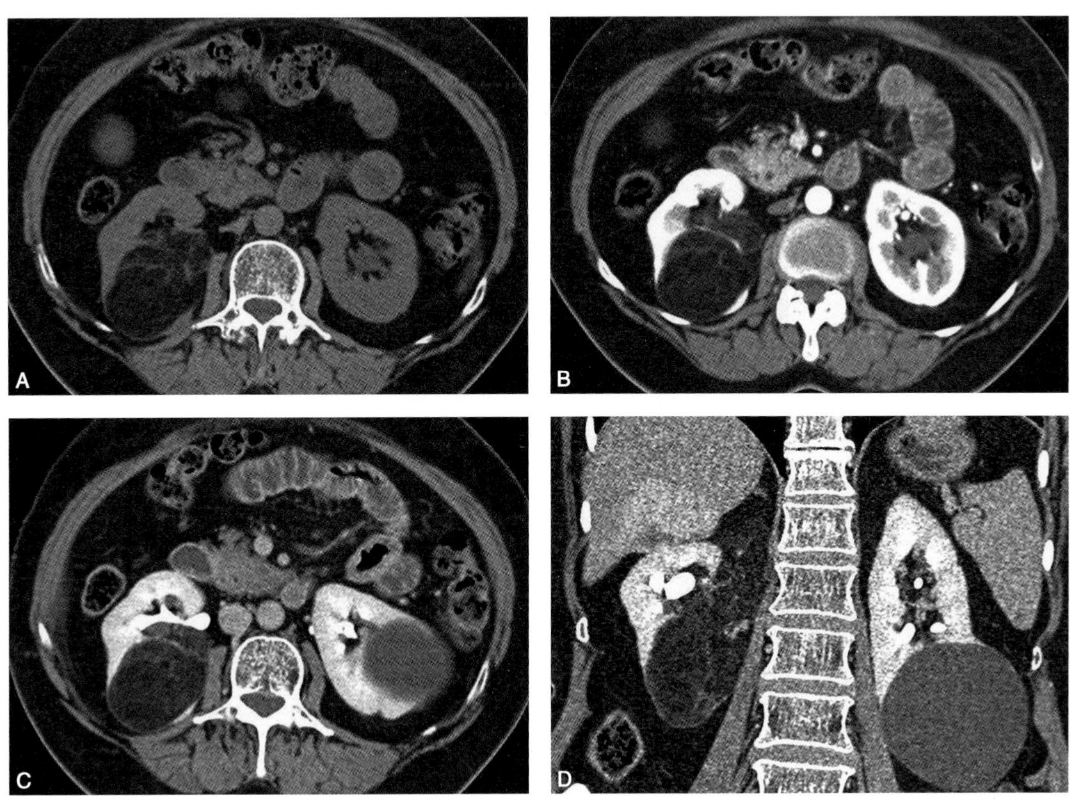


**图14-2-11　肾脏混合性上皮间质肿瘤**

女，57岁。泌尿系感染病史，右侧腹痛。A. 平扫CT显示右肾中下极病灶，边界清晰，以脂肪密度为主伴少许内部分隔；B～D. 增强CT显示病灶内部分隔轻度延迟强化，无明确囊性成分，左肾下极囊肿

**11. 肾脓肿(renal abscess)**　当急性肾盂肾炎或局灶性肾炎进展时，白细胞浸润发展至微小脓肿形成，并最终融合成大的脓肿。逆行或血行感染肾脏而引起的肾实质炎症性液化坏死，病变中心为液化区，周围为炎性肉芽组织。CT表现：肾内低密度病灶，密度高于水，但低于周围肾实质，CT值约20～30HU，病灶内出现气体是其特征性表现；具有炎症病变的一

般特征,即可侵及肾包膜、包膜外、腰大肌等;增强扫描脓肿本身低密度区不强化,但脓肿壁可呈环状强化(图 14-2-12)。

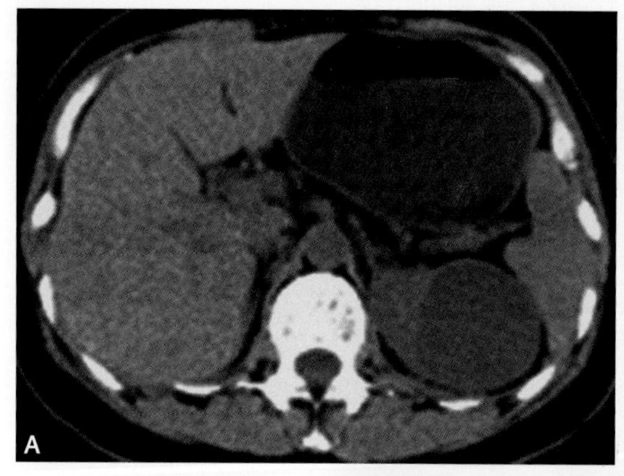

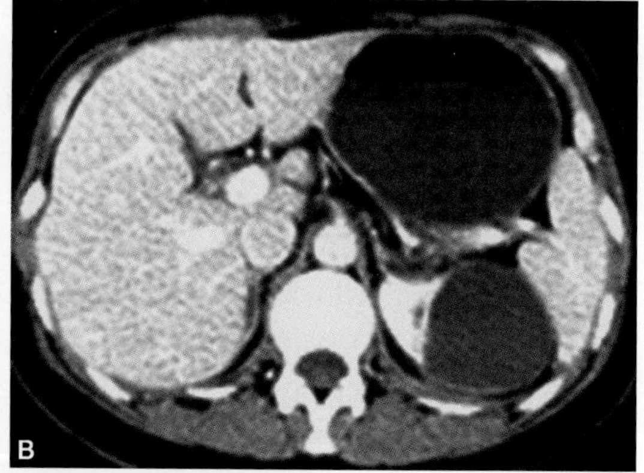

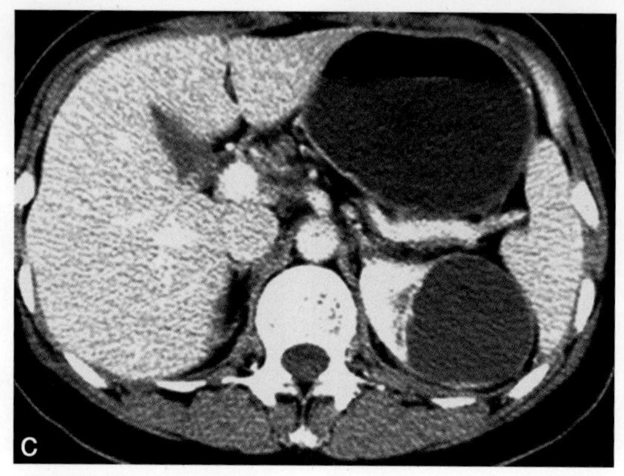

**图 14-2-12　肾脓肿**

女,55 岁。发热就诊,左侧肾区叩痛。A. CT 平扫显示左肾中极类圆形低密度影,边缘模糊;B、C. CT 增强扫描囊壁强化,其内低密度未见强化

## 五、研究进展及存在问题

肾囊性病变既有非肿瘤性病变,也有肿瘤性病变,各种类型的预后和治疗方案都不相同,因此术前对囊性病变的性质判断、病变的随访观察及影像检查都有重要的作用,但鉴别肾脏囊性病变的良恶性仍然存在一定困难。随着更高质量影像检查手段的应用,提高了肾脏囊性病变诊断的准确率,如超声造影技术,有助于囊肿内部细微结构、强化及微量血流的显示,但对于某些高密度囊肿,因囊内高蛋白物质的干扰,使定性出现困难。MRI 可明确表现不典型高密度囊肿的性质,对 CT 假性强化或乏血供肿瘤有鉴别意义。多排螺旋 CT 在肾囊性病变的诊断及鉴别中有重要作用,在肾脏囊性病变的诊断及术前检查中作为常规检查。

Bosniak 分类在肾脏囊性病变的诊断治疗中具有重要的临床指导意义,但该分类仅根据影像学特征给出诊治建议,而非组织学分类,特别是Ⅱ ~ Ⅲ型肾脏囊性肿物的良恶性难以确定,临床应用存在一定的局限性。临床处理此类病变时还应考虑患者的年龄、病史、病变部

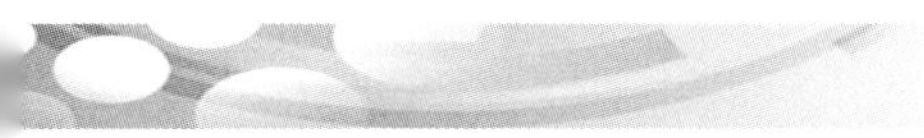


位、技术条件等具体情况进行个体化治疗。近年来腹腔镜外科和保留肾单位手术技术广泛应用并日渐成熟,如患者情况适合,应积极行腹腔镜和保留肾单位手术治疗,使患者最大程度获益。

（乔英　高波）

## 参考文献

1. Bisceglia M, Galliani CA, Senger C, et al. Renal cystic diseases: a review. Adv Anat Pathol, 2006, 13(1): 26-56.
2. Bosniak MA. The Bosniak Renal Cyst Classification: 25 years later. Radiology, 2012, 262(3): 781-785.
3. Bosniak MA. The current radiological approach to renal cysts. Radiology, 1986, 158(1): 1-10.
4. Chu LC, Hruban RH, Horton KM, et al. Mixed epithelial and stromal tumor of the kidney: radiologic-pathologic correlation. Radiographics, 2010, 30(6): 1541-1551.
5. Chung EM, Conran RM, Schroeder JW, et al. From the radiologic pathology archives: pediatric polycystic kidney disease and other ciliopathies: radiologic-pathologic correlation. Radiographics, 2014, 34(1): 155-178.
6. Cokkinos DD, Antypa EG, Skilakaki M, et al. Contrast enhanced ultrasound of the kidneys: what is it capable of? Biomed Res Int, 2013, 2013: 595873.
7. Graumann O, Osther SS, Osther PJS. Characterization of complex renal cysts: a critical evaluation of the Bosniak classification. Scand J Urol Nephrol, 2011, 45(2): 84-90.
8. Hartman DS, Choyke PL, Hartman MS. From the RSNA refresher courses: a practical approach to the cystic renal mass. Radiographics, 2004, 24 Suppl 1: S101-115.
9. Israel GM, Hindman N, Bosniak MA. Evaluation of cystic renal masses: comparison of CT and MR imaging by using the Bosniak classification system. Radiology, 2004, 231(2): 365-371.
10. Katabathina VS, Garg D, Prasad SR, et al. Cystic renal neoplasms and renal neoplasms associated with cystic renal diseases in adults: cross-sectional imaging findings. J Comput Assist Tomogr, 2012, 36(6): 659-668.
11. Katabathina VS, Kota G, Dasyam AK, et al. Adult renal cystic disease: a genetic, biological, and developmental primer. Radiographics, 2010, 30(6): 1509-1523.
12. Qin X, Ye L, Zhang H, et al. Complicated variation of simple renal cyst usually means malignancy: results from a cohort study. World J Surg Oncol, 2014, 12: 316.
13. Rsrael GM, Bosniak MA. An update of the Bosniak renal cyst classification system. Urology, 2005, 66: 484-488.
14. Wang CJ, Lin YW, Xiang H, et al. Mixed epithelial and stromal tumor of the kidney: report of eight cases and literature review. World J Surg Oncol, 2013, 11(1): 207.
15. 李庆玲,成娜,郭若汨,等. 肾脏混合性上皮间质肿瘤的临床与CT表现. 实用放射学杂志,2014,30(9): 1514-1516,1552.
16. 邵光军,张雷,蔡林,等. Bosniak肾脏囊性病变分类的单中心12年经验总结. 中华泌尿外科杂志,2014, 35(1): 32-35.
17. 孙灿辉,冯仕庭,彭振鹏,等. von Hippel-Lindau病胰腺和肾受累的影像表现. 中华放射学杂志,2009,43(4): 378-381.
18. 王杭,王国民,郭剑明,等. Bosniak肾囊性病变分类的临床应用价值. 中华泌尿外科杂志,2009,30(8): 525-527.
19. 王志伟,孙光,吕铮,等. Bosniak分类在复杂性肾囊性病变诊疗中的应用价值. 中华泌尿外科杂志,2013, 34(1): 72-73.

# 第三节　肾脏高密度/信号病变

## 一、前　　言

肾脏高密度/信号病变是指在 CT 或 MRI 平扫检查中病灶呈高密度/信号改变，病灶密度/信号可以是均匀一致，也可以是混杂密度/信号。引起高密度的物质可以是钙化、出血、脂肪等成分，引起高信号的物质可以是脂肪或含脂质成分。

## 二、相关疾病分类

根据引起高密度/信号的原因不同，肾脏病变可见分为以下情况：① 肾高密度病变：肾血管平滑肌瘤出血、高密度囊肿、肾结石、肾结核钙化、黄色肉芽肾盂肾炎内钙化或结石、肾内钙化性肿瘤如肾癌钙化；② 肾高信号病变：肾血管平滑肌脂肪瘤、黄色肉芽肿性肾盂肾炎等（表 14-3-1）。

表 14-3-1　肾脏高密度/信号病变分类

| 性质 | 肾脏高密度/信号病变 |
|---|---|
| 高密度病变 | 肾血管平滑肌瘤出血，高密度囊肿，肾结石，肾结核钙化，黄色肉芽肾盂肾炎内钙化或结石，肾可钙化性肿瘤，如肾癌钙化 |
| 高信号病变 | 肾血管平滑肌脂肪瘤；黄色肉芽肿性肾盂肾炎 |

## 三、影像诊断流程

在肾脏病变中，高密度/信号病变较为常见，可以是良性病变，也可以是恶性病变；可以是感染性病变，也可以是肿瘤性病变。应根据病灶特点结合其他检查方法如增强扫描等综合做出诊断（表 14-3-2）。

表 14-3-2　肾脏高密度/信号病变鉴别诊断

| 病变类型 | 特点 |
|---|---|
| 肾血管平滑肌瘤 | 95% 在 CT、MRI 上显示脂肪成分，增强可以鉴别小脂肪灶，可自发出血 |
| 肾结核 | 结核脓肿常有点状或壳状钙化，肾小盏破坏常有空洞形成或相连，肾周组织炎症浸润较少见 |
| 高密度囊肿 | 囊肿不强化 |
| 肾结石 | 致密度影 |
| 黄色肉芽肿性肾盂肾炎 | 肾弥漫性肿大，轮廓不规整，肾窦脂肪为纤维组织代替，肾实质内多个囊状低密度；肾周筋膜增厚粘连 |
| 钙化性肾肿瘤 | 血尿或肾区疼痛；较大肿瘤可有脂肪变性，少数可见钙化，可侵犯肾窦、肾周脂肪或肾静脉 |

## 四、相关疾病影像学表现

**1. 肾创伤(renal trauma)**　最常见的临床表现是腰痛、腹痛、血尿及骨折，严重者特别是合并其他脏器损伤或肾蒂撕裂时可由于大量失血而休克。由于肾出血时间不同，CT 表现的密度也不同。急性期(1 周左右)出血为高密度；亚急性期出血(1 个月左右)为混杂密度或等密度；慢性期出血(2 个月以上)为低密度。以后肾积液可慢慢吸收，最后完全不留痕迹。

急性肾创伤根据部位不同其 CT 表现分为：① 急性肾包膜下血肿：血肿位于肾外周与肾周脂肪间隙之间，常表现为梭形、半月形或新月形高密度影，局部肾实质受压变扁，增强扫描肾实质明显强化而血肿呈低密度影(图 14-3-1)；② 急性肾周血肿：血肿局限于肾周筋膜内，表现为肾前或肾后脂肪间隙内高密度影，与肾周形态一致，或使其扩大，并使肾周筋膜肥厚(图 14-3-2)；③ 急性肾内血肿：肾实质内圆形或类圆形高密度影，增强后呈低密度影；④ 急性肾不全撕裂和全肾撕裂：肾不全撕裂表现为实质内撕裂处线状低密度的裂隙，但常不见撕裂处，只见合并包膜下血肿。

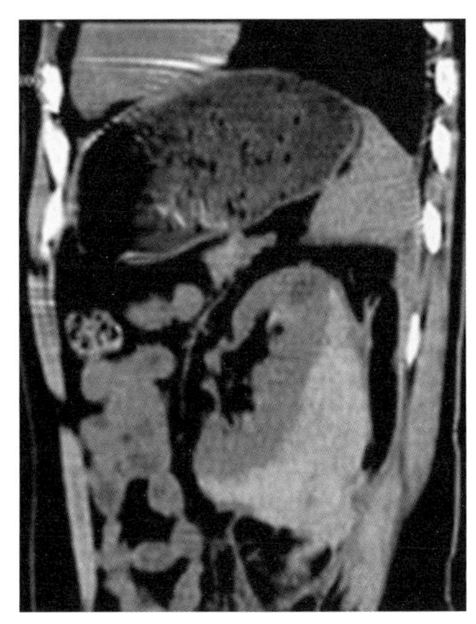

**图 14-3-1　肾包膜下血肿**

男，35 岁。车祸外伤。CT 平扫冠状位重组显示左肾包膜下弧形高密度影，肾实质受压变薄

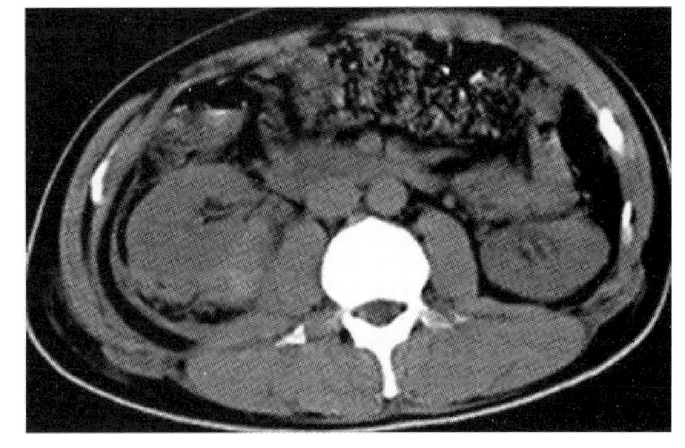

**图 14-3-2　急性肾周血肿**

女，70 岁。上腹部胀痛 3 天。CT 平扫示右肾周脂肪间隙内新月形低密度影，右肾向前推移

**2. 高密度肾囊肿(hyper-attenuation renal cyst)**　指平扫时比肾实质密度高的囊肿，密度可高达 60 ~ 70HU，甚至更高，形成的主要原因为囊肿内出血及蛋白样物质凝集，常误诊为结石或肿瘤。高密度囊肿多位于肾包膜下，增强扫描无强化，此点可与囊性肾癌鉴别(图 14-3-3)。

**3. 肾结石(nephrolith)**　泌尿系统常见病，可引起尿路梗阻积水，严重的可导致肾功能丧失。临床常伴有肾绞痛、血尿和尿路感染等症状。肾结石 90% 为阳性结石，好发于肾盂、肾盏内，少数可位于肾盂源性囊肿内。CT 上呈结节状高密度影(图 14-3-4)。

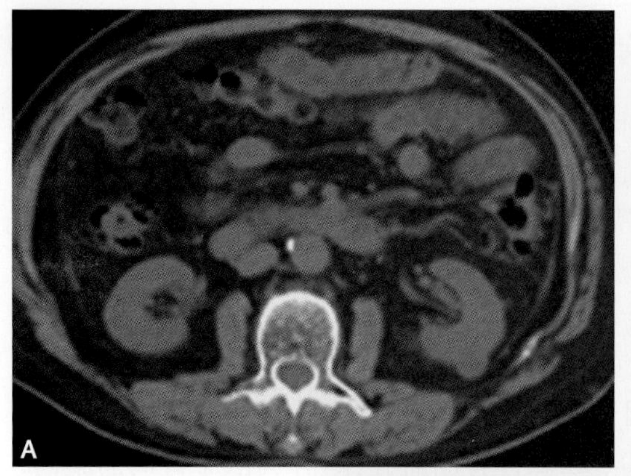


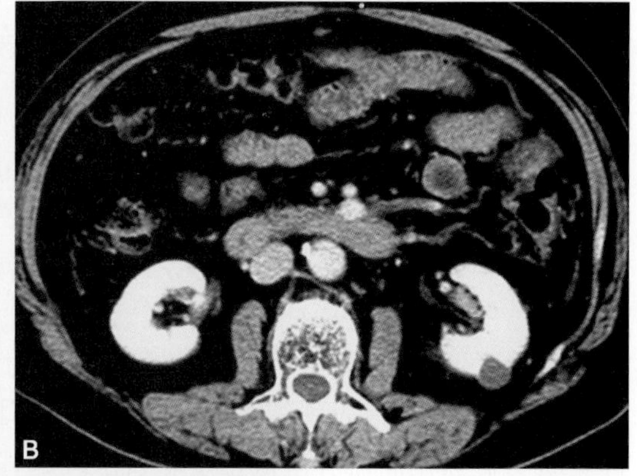


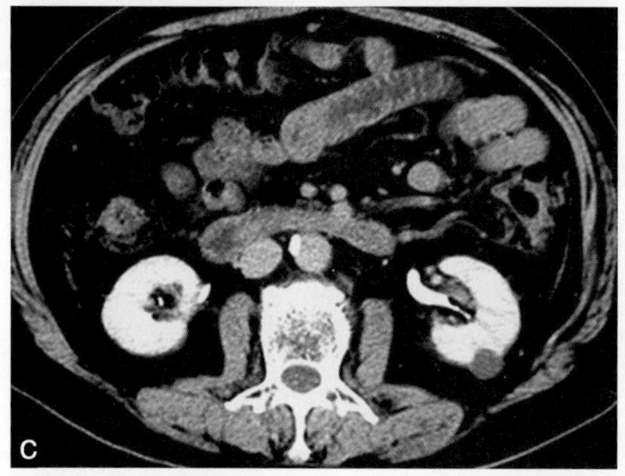


**图 14-3-3　肾高密度囊肿**

男,55 岁。体检。A. CT 平扫示双肾多发大小不等类圆形低密度影;B、C. CT 增强扫描右肾中极可见一类圆形低密度影,部分突出肾轮廓外

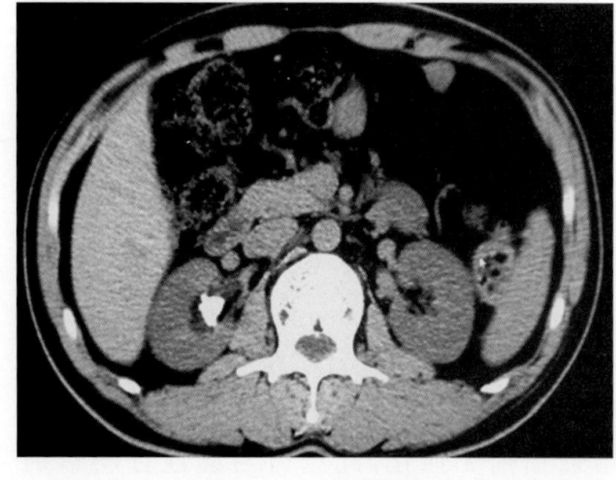

**图 14-3-4　肾盂结石**

男,35 岁。右肾绞痛,伴肉眼血尿。CT 平扫示右侧肾盂内可见一不规则致密结节

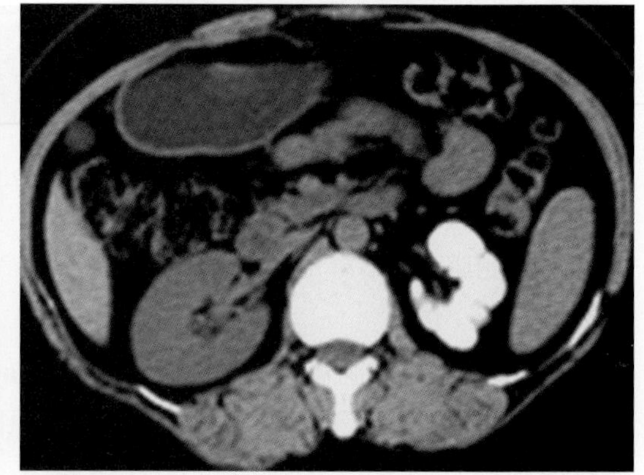

**图 14-3-5　自截肾**

女,50 岁。左侧腰背部不适。CT 平扫示左肾形态失常,全肾可见弥漫性钙化,部分肾盏囊状扩张且壁较薄,呈花瓣状改变

**4. 肾结核(renal tuberculosis)** 发生于肾脏的特异性感染性疾病。肾结核常表现为单个或多个肾盏颈部狭窄伴肾盏囊状扩张且壁较薄,呈花瓣状改变,占位效应较轻。肾内钙化常为散在小斑片状钙化,主要有三种表现:① 全肾或肾大部的弥漫性钙化:此种类型的肾功能常全部丧失,称为“自截肾”(图 14-3-5);② 云朵状钙化:多发生于广泛或大片的结核性坏死或干酪化的基础上,钙化相当广泛;③ 不规则、无定形散在或比较局限的斑点状钙化。

**5. 黄色肉芽肿性肾盂肾炎(xanthogranulomatous pyelonephritis, XGP)** 一种少见的肾慢性炎症。好发于中年女性,单侧发病常见。临床症状为反复低热、局部疼痛、肿块、白细胞增高,常有血沉加速、贫血、排尿困难和尿频,血尿罕见。

目前 CT 检查是 XGP 术前评价最有价值的方法。CT 特征性表现为肾窦脂肪出现减少或消失,肾周受累;增强扫描肾动脉主干不会增粗和变细,肾内血管不会出现粗细不均和新生肿瘤血管等,常伴有肾盂肾盏或输尿管上端结石(图 14-3-6)。

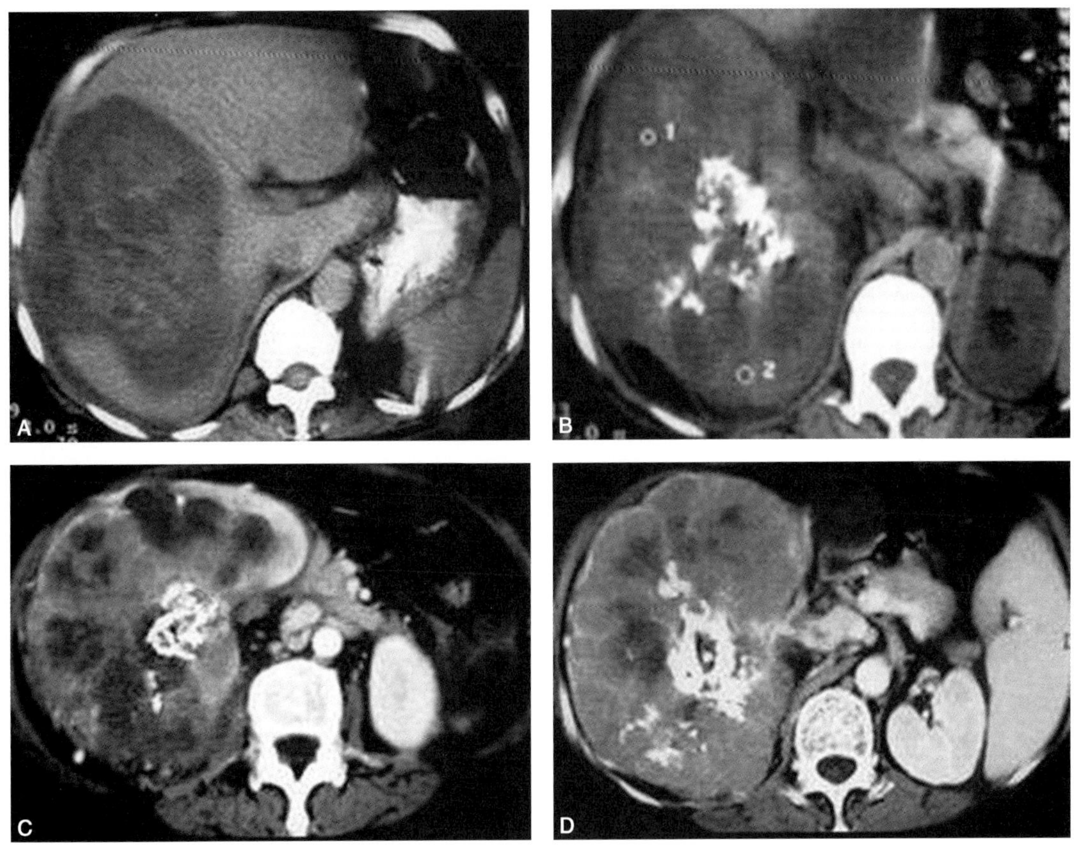


**图 14-3-6 黄色肉芽肿性肾盂肾炎**

女,40 岁。腰痛伴反复肉眼血尿 10 余年,A、B. 7 年前 CT 平扫显示右肾体积增大,其内可见多发低密度区,肾盂肾盏内可见多发致密结节影;C、D. 7 年后 CT 增强扫描,右肾体积较前片稍增大,其内见多发未强化低密度肿块

**6. 肾癌出血或钙化(RCC hemorrhage or calcification)** 肾癌出血囊变坏死多是由于肿瘤生长过快,血液供应相对不足,导致肿瘤缺血坏死所致,常提示预后不良。

CT 表现:囊壁及分隔不同程度的增厚,薄厚不均,局部有明显结节或向囊腔内突出的实质性肿块;早期强化效应明显,急性期出血呈高密度,慢性期呈囊性密度,有时可有钙化(图 14-3-7)。

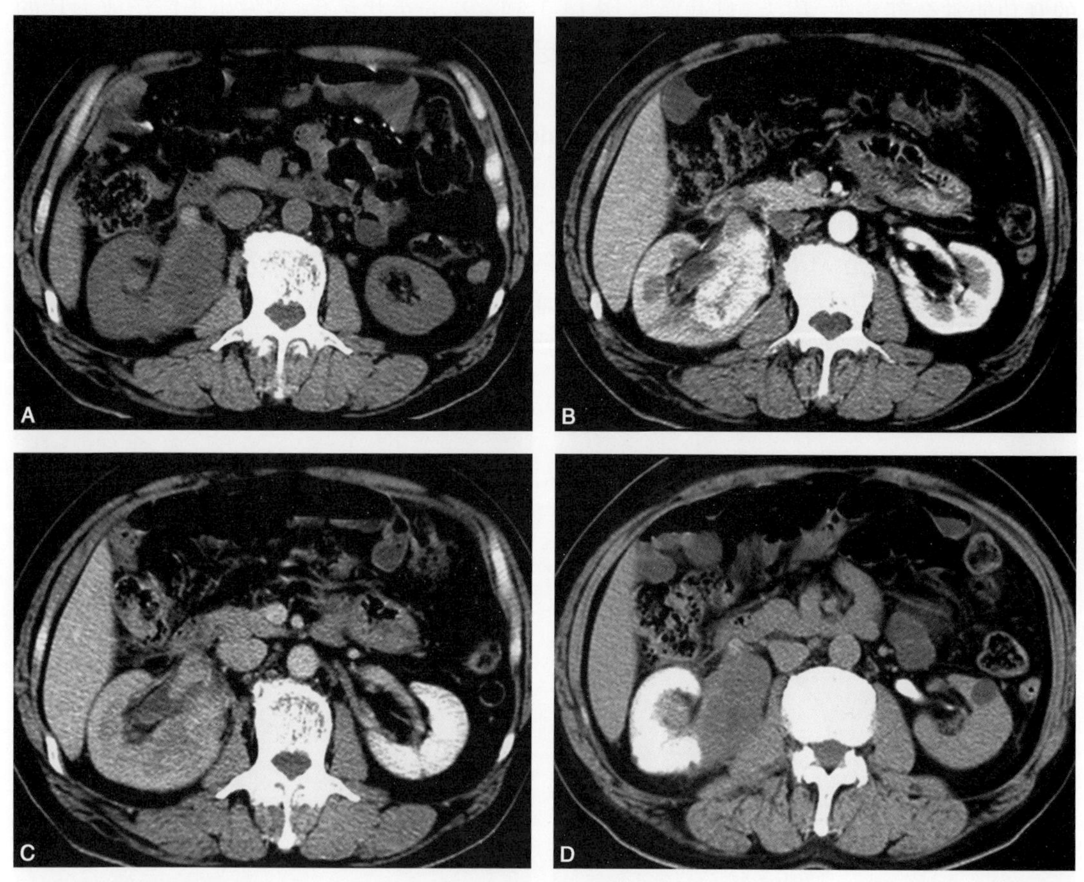


**图 14-3-7　肾癌并出血**

女,55 岁。右肾区疼痛 5 个月。A. CT 平扫显示右肾中极软组织肿块,CT 值约 26HU;B ~ D. CT 增强扫描动脉期明显不均匀强化,静脉期强化程度下降,延迟呈相对低密度;肾盂及上段输尿管内可见高密度影,增强扫描未见强化

**7. 肾血管平滑肌脂肪瘤(renal angiomyolipoma,RAML)**　肾错构瘤的一种特殊类型,肿瘤由血管、平滑肌 2 种成分构成,不含脂肪成分。根据瘤内血管、平滑肌的比例及分布不同,CT 增强扫描主要有以下三种强化形式:① 肾皮质期肿瘤明显强化,呈等密度或接近于正常肾皮质,肾实质期肿瘤强化减退,密度低于正常肾实质,呈"快进快出"表现,这类肾错构瘤血管丰富,易误诊为血供丰富的肾癌;② 肾皮质期肿瘤轻度强化,瘤内可见数量不等的血管影,这类肾错构瘤以平滑肌成分居多;③ 肾错构瘤可能由于瘤内血管缺乏弹力膜,易形成动脉瘤或动脉瘤样改变,常合并自发出血或轻微外伤后出血,当瘤内大量出血时掩盖脂肪组织密度,CT 平扫肿瘤密度较正常肾实质高,增强扫描肿瘤强化,但强化程度及表现形式往往由于出血而不能准确判断。

由于 RAML 中含有脂肪成分,因此最具有特征性的是脂肪信号,在 $T_1$WI、$T_2$WI 上为高

信号，在 STIR 序列上信号减低，从而能很明显地检出较小病灶（图 14-3-8）。MRI 诊断 RAML 应与发生于肾脏的含脂肪成分的肿瘤进行鉴别，其中脂肪瘤较少见，且肿瘤全部为脂肪成分，境界较清楚。脂肪肉瘤大部分发生于肾周间隙且常侵犯肾实质，分化好的脂肪肉瘤侵犯破坏肾实质后，与本病表现极为相似，鉴别诊断需要依靠病理。腹膜后含脂肪成分的畸胎瘤，境界常比较清楚，内含壁结节、钙化及骨组织，鉴别不难。其他肾脏肿瘤不含脂肪成分，在 MRI 上鉴别较易。

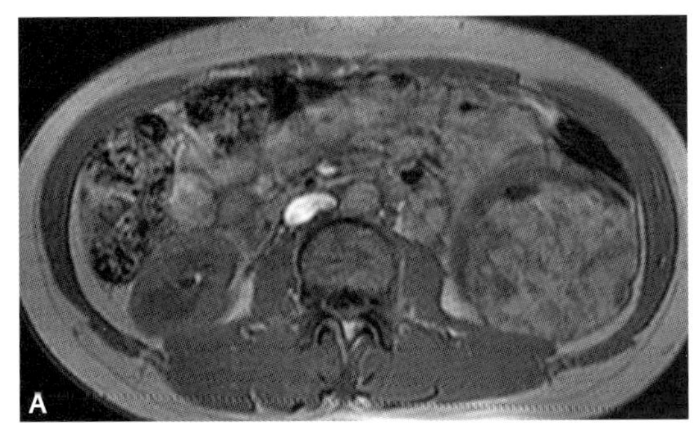

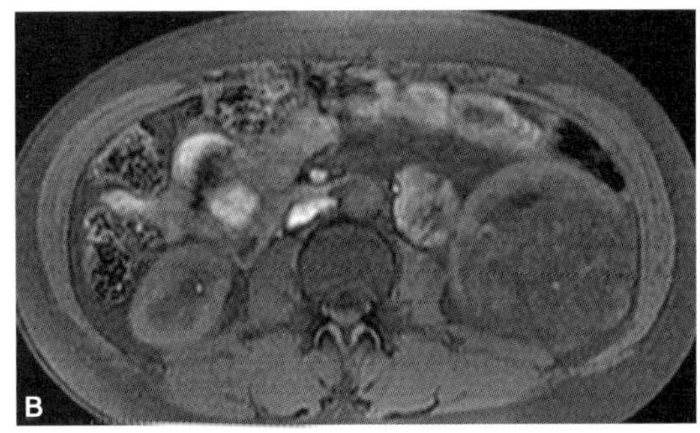


**图 14-3-8　肾血管平滑肌脂肪瘤**

女，35 岁。左肾区疼痛。A、B. MRI 平扫 $T_1WI$ 示左肾巨大肿块，其内可见高低混杂信号，周围环以低信号；$T_2WI$ 压脂序列示原高信号区呈低信号

## 五、研究进展及存在问题

CT 对钙化及急性出血造成的肾内高密度影地显示及诊断具有明显优势，尤其随着多排螺旋 CT 薄层扫描及各向同性的三维后处理，对较小的钙化灶避免了容积效应的影响，可以更明确诊断；亚急性及慢性出血的显示是 MRI 的优势，并对软组织病变的鉴别诊断有着较为丰富的线索。病变急性期出血量较大时，掩盖软组织病灶，对诊断有一定影响，需动态观察。有学者尝试利用 DWI 测量的 ADC 值联合对比增强 MRI 确定不含脂 $T_1WI$ 高信号肾肿块的性质，结果发现 DWI 的效能等价于强化比，两种方法的敏感性都较图像减影法低。

（乔英　陈征　高波）

## 参考文献

1. Antonio L, Marina S, Rodolfo M, et al. 2004 WHO classification of the renal tumors of the adults. Eur Urol, 2006, 49(5): 798-805.

2. Ferré R, Cornelis F, Verkarre V, et al. Double-echo gradient chemical shift MR imaging fails to differentiate minimal fat renal angiomyolipomas from other homogeneous solid renal tumors. Eur J Radiol, 2015, 84(3): 360-365.

3. Froemming AT, Boland J, Cheville J, et al. Renal epithelioid angiomyolipoma: imaging characteristics in nine cases with radiologic-pathologic correlation and review of the literature. AJR Am J Roentgenol, 2013, 200(2): W178-186.

4. Hammond NA, Lostumbo A, Adam SZ, et al. Imaging of adrenal and renal hemorrhage. Abdom Imaging, 2015, 40(7): 2747-2760.

5. Hida T, Nishie A, Asayama Y, et al. MR imaging of focal medullary sponge kidney: case report. Magn Reson Med Sci, 2012, 11(1):65-69.
6. Hindman N, Ngo L, Genega EM, et al. Angiomyolipoma with minimal fat: can it be differentiated from clear cell renal cell carcinoma by using standard MR techniques? Radiology, 2012, 265(2):468-477.
7. Huynh TN, Johnson T, Poder L, et al. T1 pseudohyperintensity on fat-suppressed magnetic resonance imaging: a potential diagnostic pitfall. J Comput Assist Tomogr, 2011, 35(4):459-461.
8. Kim S, Jain M, Harris AB, et al. T1 hyperintense renal lesions: characterization with diffusion-weighted MR imaging versus contrast-enhanced MR imaging. Radiology, 2009, 251(3):796-807.
9. Le J, Flusberg M, Rozenblit AM, et al. T1-hyperintense renal lesions: can high signal predict lack of enhancement? Abdom Imaging, 2015, 40(8):3175-3181.
10. Sasiwimonphan K, Takahashi N, Leibovich BC, et al. Small (<4cm) renal mass: differentiation of angiomyolipoma without visible fat from renal cell carcinoma utilizing MR imaging. Radiology, 2012, 263(1):160-168.
11. Sueli S, Antonio, Rodolfo M, et al. Multilocular cystic renal cell carcinoma. a report of 45 cases of a kidney tumor of low malignant. Am J Clin Pathol, 2006, 125(2):217-222.
12. 孙娟,孙浩然,白旭,等. MRI 化学位移同、反相位成像的体外实验模型研究. 临床放射学杂志,2003,22(8):712.


# 第四节 肾脏浸润性病变

## 一、前 言

肾脏浸润性病变是指代替肾实质而不改变其外形的一组疾病,与外生性肿块不同,这些病变与正常实质边界不清。病变较小时位于肾髓质内,较大常浸润至肾实质、肾盂、肾周脂肪,病变肾脏外形增大,但肾脏轮廓基本存在。

## 二、相关疾病分类

肾脏浸润性病变种类较少,可分为感染性病变和肿瘤性病变。感染性病变包括黄色肉芽肿性肾盂肾炎、肾外型肾结核,肿瘤性病变包括肾集合管癌、肾肉瘤样癌、肾移行细胞癌等(表 14-4-1)。

表 14-4-1 肾脏浸润性病变分类

| 性质 | 肾浸润性病变 |
|---|---|
| 感染性病变 | 黄色肉芽肿性肾盂肾炎,肾外型肾结核 |
| 肿瘤性病变 | 肾集合管癌,肾肉瘤样癌,肾移行细胞癌 |

## 三、影像诊断流程

在肾脏病变,浸润性病变相对少见。感染性病变中以结核较为多见,黄色肉芽肿性肾盂肾炎少见;肿瘤性病变中,移行细胞癌常见肾实质浸润,肾集合管癌和肉瘤样癌有其自身的影像特征(表 14-4-2)。

表 14-4-2　肾脏浸润性病变鉴别诊断

| 病变类型 | 特点 |
| --- | --- |
| 黄色肉芽肿性肾盂肾炎 | 弥漫型肾脏常增大，轮廓不规整，肾窦脂肪减少，为纤维组织所代替，肾实质为多个囊状低密度占位所取代；肾周筋膜增厚粘连 |
| 肾外型肾结核 | 常有点状或壳状钙化，肾小盏破坏常有空洞形成或相连，肾周组织炎症浸润较少见 |
| 肾集合管癌 | 髓质起源，肾-瘤分界不清；肿块轻中度强化、渐进性延迟强化 |
| 肾肉瘤样癌 | 多表现为肾实质内巨大不规则软组织团块影，呈不均匀混杂密度，增强后不均质强化 |
| 肾移行细胞癌 | 软组织肿块，有强化，肿瘤的存在多不改变肾脏外形 |

## 四、相关疾病影像学表现

**1. 肾盂肾炎(pyelonephritis)**　由细菌侵犯肾盂、髓质和皮质引起的一种肾间质炎症，是最常见的一种肾脏疾病，以血行感染、上行感染最常见。可分为急性和慢性两种类型，急性可有肾包膜外炎性病变的累及，而慢性肾盂肾炎常无肾周围的浸润性改变。

急性肾盂肾炎的 CT 表现包括局灶型和弥漫型两种：① 局灶型：平扫时炎性病灶常呈等密度，边缘不清，无占位效应，CT 值较水高，炎症吸收期病灶范围缩小；增强扫描病灶呈楔形或类圆形相对低密度区；② 弥漫型：肾脏体积增大，轮廓欠光整，伴出血时呈高密度，肾周筋膜增厚，肾周脂肪间隙密度增高，其特征性表现为肾内车辐状低密度带(图 14-4-1)。

**2. 黄色肉芽肿性肾盂肾炎(xanthogranulomatous pyelonephritis，XGP)**　一种特殊类型的感染性肾小球间质性肾炎，为肾脏较少见的慢性非特异性肉芽肿性炎症。多发生于单侧肾脏，炎症始于肾盂，进而延伸破坏周围髓质和皮质，形成多个脓腔，因脓腔周围有黄色肉芽组织围绕而得名。本病可发生于任何年龄，但好发于中年妇女。

CT 表现：病变内含有大量的含脂质的泡沫细胞，CT 值可为负值，增强扫描强化不明确，对提示本病诊断有很大帮助。本病包括局限型和弥漫型：① 局限型：平扫肾实质内局灶性

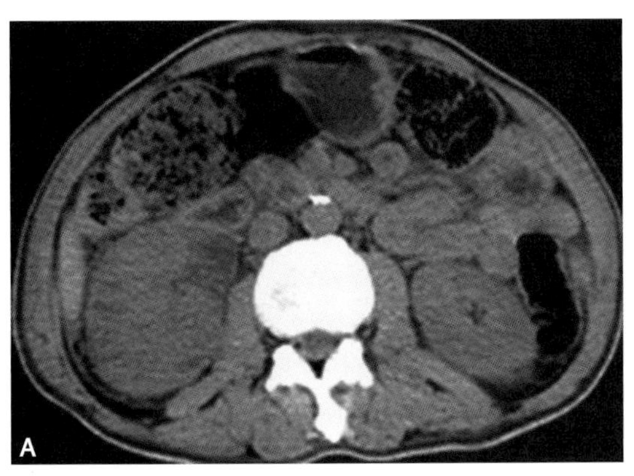


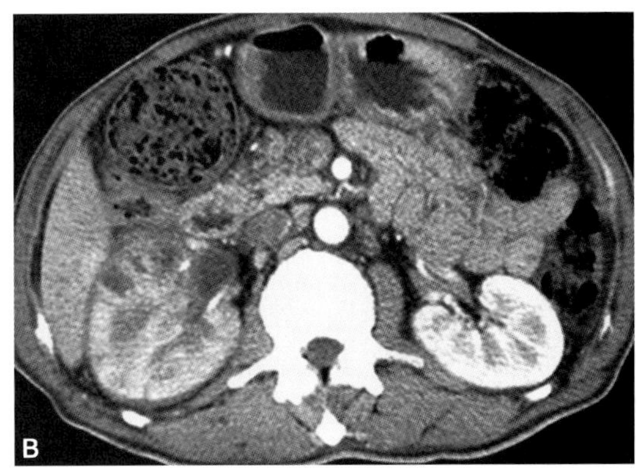

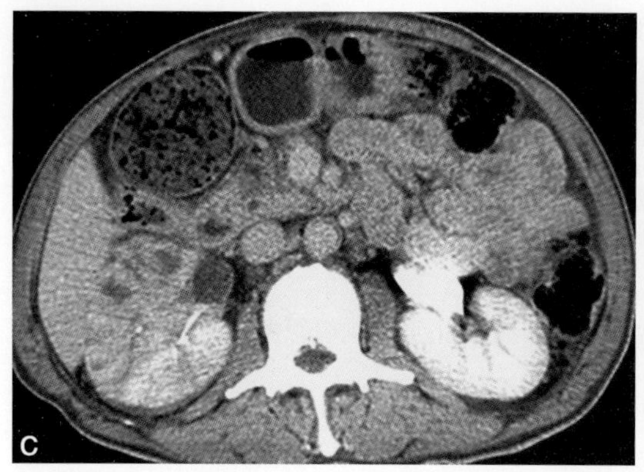


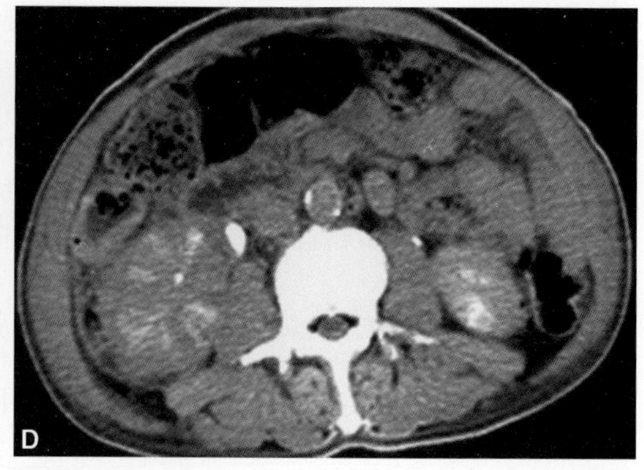


**图 14-4-1　急性肾盂肾炎(弥漫型)**

女,40 岁。右侧腰背部不适,A. CT 平扫示右肾内多发不规则低密度区;B ~ D. CT 增强扫描动脉期及静脉期低密度区未见强化,延迟期原低密度区可见造影剂填充,呈轮辐状

囊状肿块,坏死区液性成分,伴出血时密度增高;增强扫描脓肿壁强化,坏死区无强化,有结石者可见毗邻病灶的结石影,常伴有肾周受累,引起肾筋膜及腰大肌等部位的炎症性粘连增厚等改变;② 弥漫型:平扫病肾增大,轮廓不规整,肾盂难以分辨,肾窦脂肪减少,被纤维组织所代替,肾脏集合系统结石;肾实质内多个实性占位,囊状低密度(图 14-4-2)。MRI 能更好地显示炎症累及范围,对肾周情况显示优于其他影像学检查。

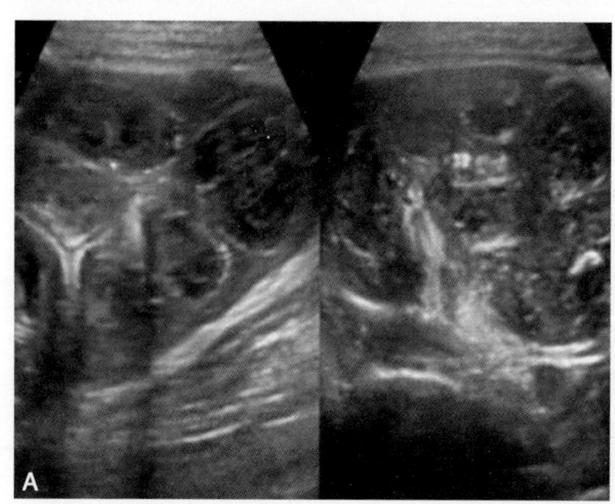


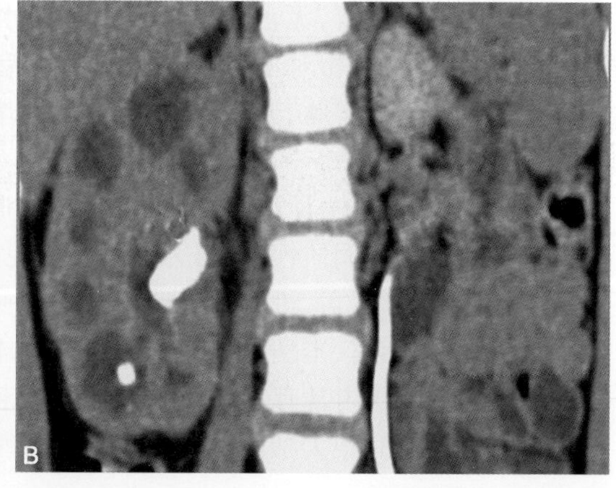


**图 14-4-2　黄色肉芽肿性肾盂肾炎**

A. 超声显示增大肾脏实质被多发含有炎性渗出物的低回声肿块代替;B. CT 平扫冠状位重建显示多发低密度圆形肿块,可能是扩张肾盏或局灶性肾实质破坏,中央为鹿角形结石

**3. 肾结核(renal tuberculosis)**　结核杆菌多经血行传播到肾脏,生殖系统结核可经淋巴逆行到肾脏。结核杆菌达到肾皮质后在肾小球毛细血管丛聚集,形成多发细小的病灶。这种病灶有两种转归:一种是自然愈合,不引起任何症状,此期称之为非临床型结核或病理性结核;另一种发生于对结核免疫力差者,发展为慢性进行性结核性病变,为临床型肾结核。结核杆菌自血行播散期停留于肾小球周围毛细血管,随后形成皮质肉芽肿,进一步发展为肾髓质结核、肾乳头炎;肾小盏破坏、空洞或冷脓肿形成,进而侵犯肾大盏、肾盂、全肾并向下尿

路蔓延；肾结核在破坏的同时也发生纤维增生瘢痕化及钙质沉着，最终可导致肾萎缩。肾结核的典型症状包括膀胱刺激症状、脓尿、血尿、腰痛等；若肾结核合并有其他器官结核时，可有消瘦、发热、盗汗等全身症状；当双侧肾结核或单侧肾结核伴对侧肾盂积水时可影响肾功能，出现尿毒症症状。

肾结核典型的 CT 表现为肾内多发低密度灶，增强后静脉呈花瓣样强化，不对称性肾积水、多发钙化、肾盂肾盏、输尿管及膀胱壁的增厚，伴随肾周筋膜模糊（图 14-4-3）。单纯脓腔是肾结核的前期表现，边缘一般较模糊，密度偏高，此时肾功能损害不明显，肾盏扩张形成脓腔属肾结核修复期改变，在增强延迟扫描中，观察对比剂有无进入囊腔，对肾结核的诊断、临床治疗及预后评估均有重要参考价值。当肾结核突破包膜，侵犯肾周围脂肪时，CT 表现为原有肾实质病变的基础上，周围脂肪密度增高、模糊，界线不清，结合肾实质结核特点，可以判断结核病变对周围的侵犯。

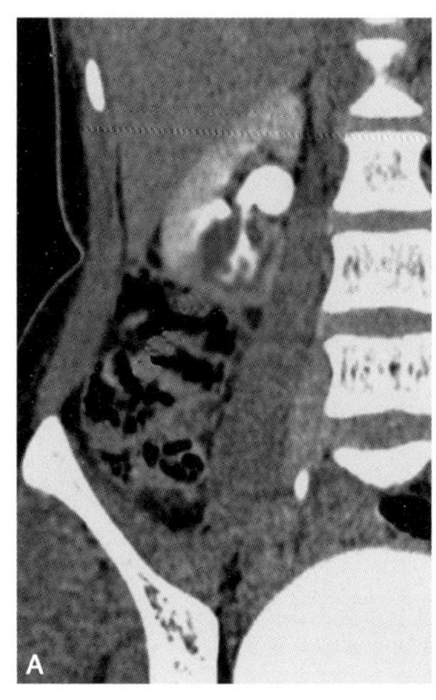

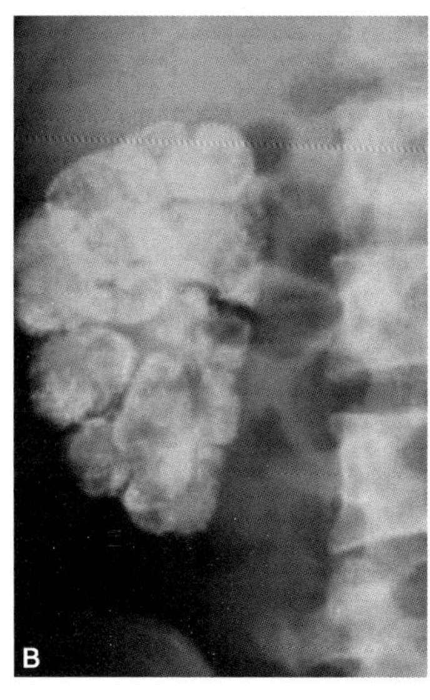

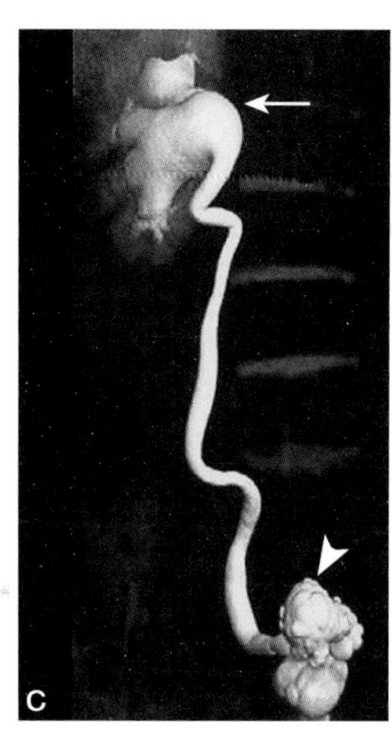


**图 14-4-3　肾结核**

A. 男，17 岁。有肺结核病史。CT 增强扫描延迟期显示右肾下极空洞与肾盂肾盏系统相通，为结核的典型征象；B. 另一例患者，腹部平片显示右肾弥漫性肾实质钙化，提示终末期自截肾；C. CT 增强扫描延迟期 VR 图像显示挛缩的膀胱（箭头）、高起的肾盂（箭）及肾-输尿管积水，本患者尿抗酸杆菌培养阳性

**4. 肾脏淋巴瘤（renal lymphoma）**　可分为 5 型：多结节型、单结节型、腹膜后浸润型、肾周型及肾窦型。肾淋巴瘤浸润型为常见类型之一，影像表现为腹膜后较大软组织肿块，侵犯肾脏并包绕肾血管及肾门，肾脏病灶与腹膜后肿块可分开、可融合，增强扫描肿块呈轻度强化，且为进行性延迟强化（图 14-4-4）。

**5. 白血病肾浸润（leukemia renal infiltration）**　主要见于儿童，可发生急性或慢性白血病，多见于淋巴细胞白血病。临床通常无泌尿系统症状。

CT 表现：双肾体积增大，密度不均匀，正常肾盂、肾盏结构大部分消失，少数情况下呈单侧弥漫性增大或局限性肿块，甚至肾门肿块伴继发性肾积水。MRI 示双肾体积增大，伴肾皮质、髓质分界消失（图 14-4-5）。

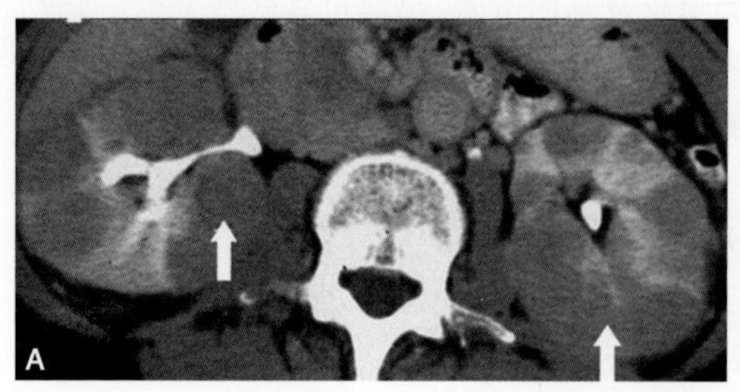


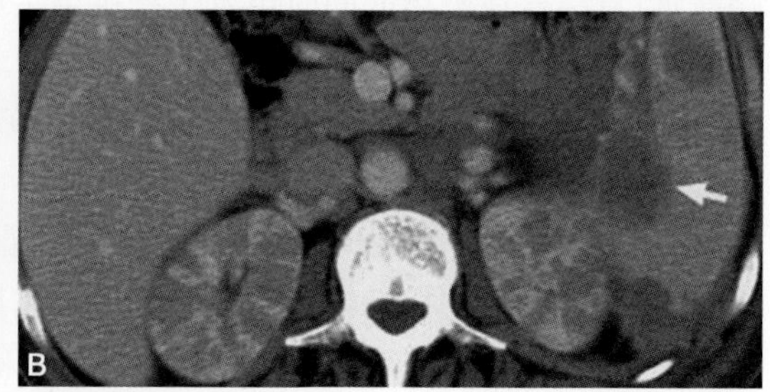


**图 14-4-4　肾淋巴瘤**

A. 女,45 岁。CT 增强延迟期见双肾多发不规则低密度区(白箭);B. 另一例患者。增强 CT 肾实质期显示双肾淋巴瘤豆状浸润,腹膜后淋巴结肿大并脾脏多发病灶(白箭)

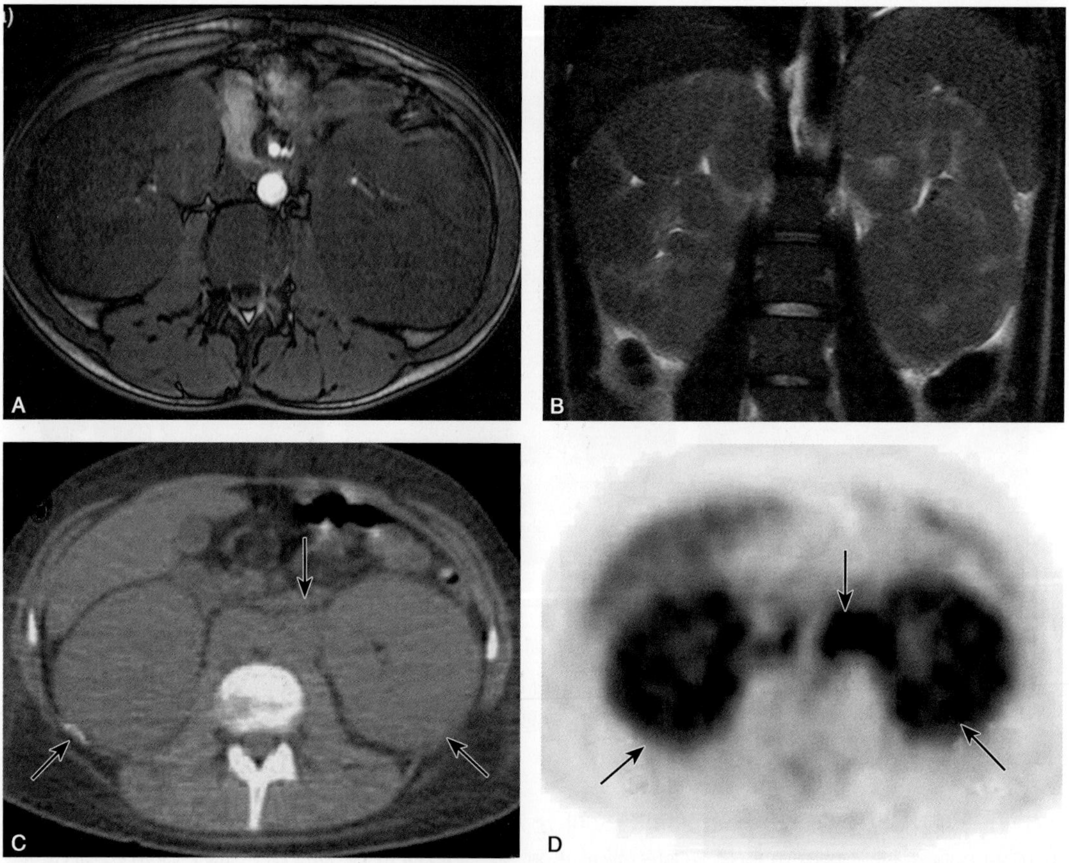

**图 14-4-5　白血病肾浸润**

A、B. 男,44 岁。急性淋巴细胞性白血病,肾衰竭。MRI 平扫横断位 $T_1$WI、冠状位 $T_2$WI 显示肾实质弥漫性增大;C、D. 男,22 岁。白血病病史,新发急性肾衰竭。平扫 CT 显示双肾均匀性增大,FDG 明显高摄取,包括腹膜后淋巴结。穿刺活检证实为白血病肾浸润

**6. 肾集合管癌(renal collecting duct carcinoma,RCDC)**　一种较为罕见的恶性肿瘤,起源于肾髓质的远端集合管上皮。2004 年 WHO 分类中将其列为肾细胞癌的一个特殊类型,发病率极低,约占肾脏肿瘤的 0.4% ~2.6% 。临床上血尿、腰背部疼痛不适是最常见症状,也有

患者以腹部包块、发热及高血压等症状就诊。该病恶性程度高,易广泛侵犯周围组织及转移。

CT除表现为肾实质内较弥漫的密度及结构异常外,病变常向肾外浸润,致肾窦内及肾包膜外弥漫不规则密度增高,界线不清,同时常伴有肾门淋巴结的增大转移,肾周围筋膜增厚(图14-4-6)。

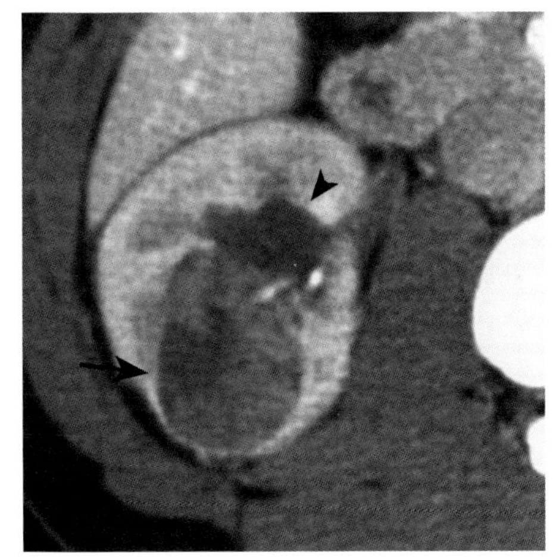

**图14-4-6　肾集合管癌**

男,24岁。肉眼血尿1次。增强CT肾实质期显示位于右肾深部髓质内肿块,伴邻近集合系统扩张(黑箭头),集合系统梗阻导致肾实质期强化延迟、皮髓质分界持续。尽管肿块较小,肿块内低密度区符合梗死(黑箭),肿块暴露于集合系统部分沿其表面钙化;部分肾切除病理证实为集合管癌

**7. 肾肉瘤样癌(sarcomatoid renal cell carcinoma,SRCC)**　为肾脏恶性肿瘤中较少见的一种类型,具有恶性程度高、转移早、生存期短及预后差的特点。多见于中老年人,中位发病年龄60岁,男性略多于女性(1.6∶1),临床表现与肾细胞癌相似,主要是患侧腰、腹或背部疼痛、血尿及肿块。临床症状经典的三联症可较其他不含肉瘤样分化的肾细胞癌常见,但病情发展迅速,肿块在短期内增大,向周围组织侵袭性生长,易侵犯血管,并可有远处转移(多转移到肺、骨),患者预后较差,术后生存期一般不超过1年。

肾肉瘤样癌在影像学上与典型肾细胞癌不易区分。超声:巨大不规则肿块,内部回声不均匀,边界欠清,部分可有坏死液化及侵入肾盂的表现,有时易误诊为肾盂肿瘤;彩色多普勒血流成像示肿瘤内部血流信号丰富,肿块周边可探及条索状血流信号。CT表现:肾实质内巨大不规则软组织团块影,呈不均匀混杂密度,增强后病灶呈不均质强化。肿块呈膨胀性及浸润性生长,可见假性包膜,常侵犯邻近脂肪、肌肉、组织、血管及淋巴管等(图14-4-7)。

**8. 肾移行细胞癌(renal transitional cell carcinoma,RTCC)**　起源于尿路上皮的恶性肿瘤,是肾盂癌的一种,属低度恶性,浸润慢、转移晚,且具有多中心发病的特点,可为原发或转移性病变,能同时或先后伴发输尿管、膀胱以及对侧肾盂的移行上皮癌变。该病多见于中老年男性,典型的临床特征为反复发作的肉眼血尿。

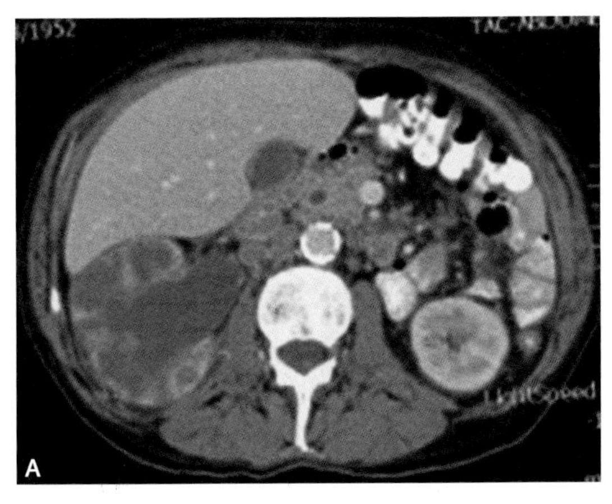


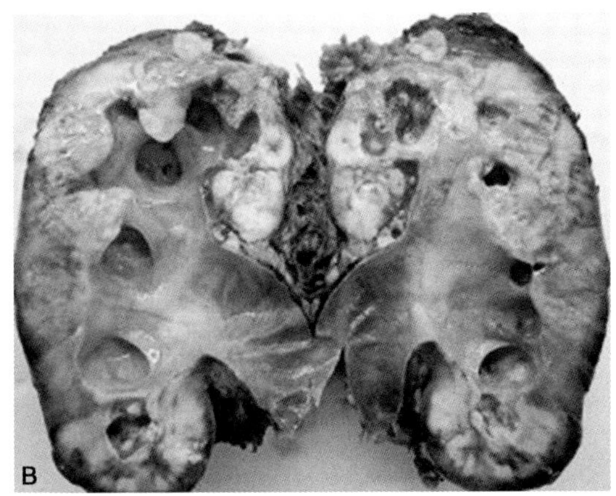

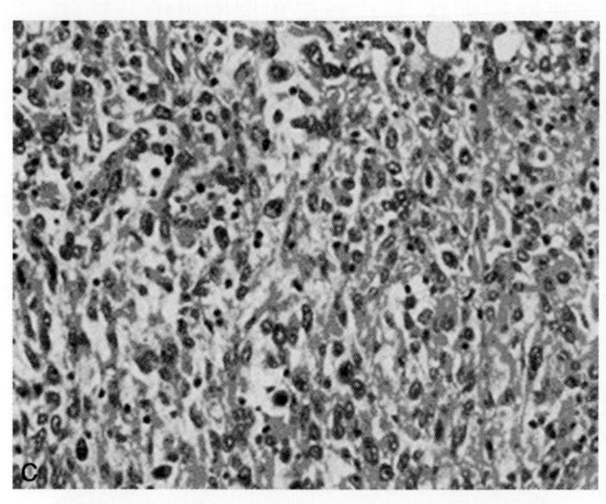


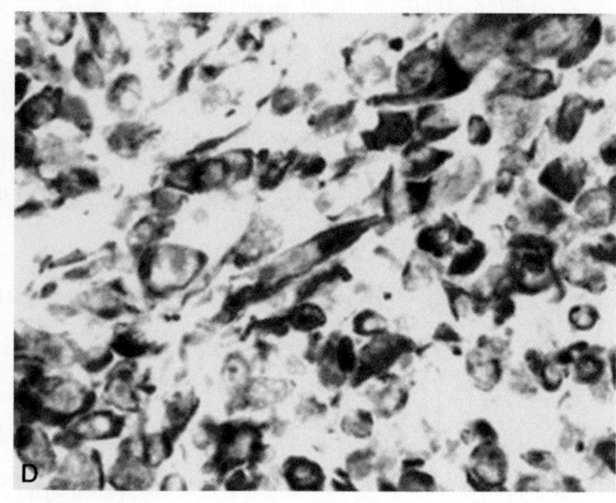


**图 14-4-7 肾肉瘤样癌**

A. 腹部 CT 增强显示右肾扩张并失去正常形态,无明显占位效应;B. 矢状面剖开切除右肾大体观察,肾内外实质内坏死区域代之以纤维组织;C. 病理学检查呈浸润性肉瘤样改变(HE 染色,×20);D. 免疫组化 CK7(+)(×40)(引自本节参考文献 7)

肾移行细胞癌 CT 表现具有一定的特征性,术前综合分析患者 CT 表现不难做出准确诊断。CT 表现:肾盂和肾盏内与肾实质具有相等密度或稍低密度的结节或者包块影,周围环绕低密度的脂肪。典型的肾盂移行细胞癌肿瘤常居肾盂的中央,且常呈离心性、膨胀性生长,可侵犯肾窦及肾实质,但肾外形多不发生变化(图 14-4-8)。

## 五、研究进展及存在问题

肾浸润性病变多见于炎性病变,少数见于恶性肿瘤性病变,二者的鉴别是关键。文献对肾细胞癌表现为浸润性表现(全肾癌)、肾集合管癌、肾肉瘤样癌、肾肉瘤、移行细胞癌大多为小样本病例报告,对其影像尤其 CT 表现作了探讨;而对肾淋巴瘤、淋巴细胞性白血病的肾浸润作了研究,提示以双肾肿大为首发症状的患者尤其儿童,要注意想到上述病变的可能。但上述病变的诊断及其与炎性病变的鉴别,某些病变仍缺乏特异性,诊断时要密切结合临床。

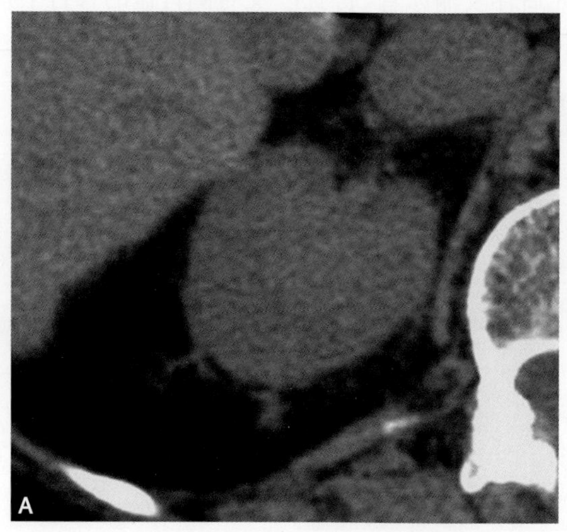

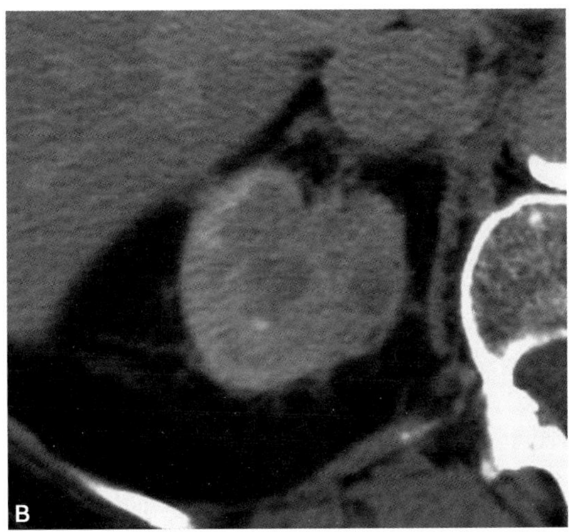


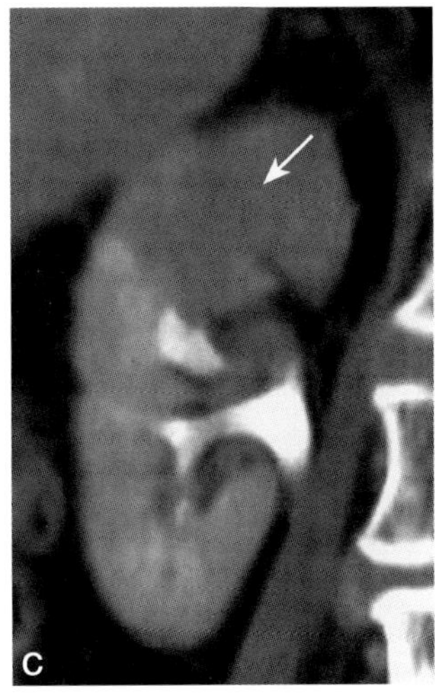


**图 14-4-8　肾移行细胞癌**

女,83 岁。A. 平扫 CT 显示右肾上部肾窦脂肪模糊;B. 同一平面增强 CT 肾实质期显示一边界不清肿块,肾轮廓无明显改变;C. 重建冠状位增强 CT 分泌期(CTU 图像)更好地显示肾实质强化改变及上极肾盏模糊(白箭),肾镜穿刺活检证实为移行细胞癌

（乔英　陈征　高波）

## 参考文献


1. Antonelli A,Portesi E,Cozzoli A,et al. The collecting duct carcinoma of the kidney:a cystogenetical study. Eur Urol,2003,43(6):680-685.
2. Bach AG,Behrmann C,Holzhausen HJ,et al. Prevalence and patterns of renal involvement in imaging of malignant lymphoproliferative diseases. Acta Radiol,2012,53(3):343-348.
3. Das CJ,Ahmad Z,Sharma S,et al. Multimodality imaging of renal inflammatory lesions. World J Radiol,2014,6(11):865-873.
4. Kose F,Sakalli H,Mertsoylu H,et al. Primary renal lymphoma:report of four cases. Onkologie,2009,32(4):200-202.
5. Na KY,Kim HS,Park YK,et al. Multifocal renal cell carcinoma of different histological subtypes in autosomal dominant polycystic kidney disease. Korean J Pathol,2012,46(4):382-386.
6. Pickhardt PJ,Siegel CL,McLarney JK. Collecting duct carcinoma of the kidney:are imaging findings suggestive of the diagnosis? AJR Am J Roentgenol,2001,176(3):627-633.
7. Sergio Fernández-Pello,Victoria Venta,Iván González,et al. Pyonephrosis as a sign of sarcomatoid carcinoma of the renal pelvis. World J Clin Cases,2014,2(6):215-218.
8. Zukotynski K,Lewis A,O'Regan K,et al. PET/CT and renal pathology:a blind spot for radiologists? Part 2—lymphoma,leukemia,and metastatic disease. AJR Am J Roentgenol,2012,199(2):W168-174.
9. Zukotynski K,Lewis A,O'Regan K,et al. PET/CT and renal pathology:a blind spot for radiologists? Part 1,primary pathology. AJR Am J Roentgenol,2012,199(2):W163-167.

# 第五节 肾脏钙质沉着症

## 一、前　　言

肾钙质沉着症(nephron-calcinosis)是由于体内钙代谢异常导致钙结晶在肾实质内沉积所致。肾钙质沉着由多种原因引起,常见于高钙血症及高尿钙症,钙沉积于肾皮质与肾髓质之间的肾小管,而肾小管主要分布在肾髓质。

## 二、相关疾病分类

肾钙质沉着症根据钙质沉积部位不同分为皮质钙质沉积症和髓质钙质沉积症。肾皮质钙质沉积症包括:高钙血症、肾结核、肾机会性感染(HIV、真菌);肾髓质钙质沉积症包括:甲状旁腺功能亢进症及肾小管酸中毒、甲状旁腺功能减退症、髓质海绵肾(表 14-5-1)。

表 14-5-1　肾钙质沉着症分类

| 性质 | 肾钙质沉着症 |
|---|---|
| 肾皮质钙质沉积症 | 高钙血症,肾结核,肾机会性感染(HIV、真菌) |
| 肾髓质钙质沉积症 | 甲状旁腺功能亢进症及肾小管酸中毒,甲状旁腺功能减退症,髓质海绵肾 |

## 三、影像诊断流程

肾钙质沉积症一般指肾实质内钙质的沉积,病因复杂。目前认为既可由局部原因如肾小管扩张、肾皮质坏死等造成,亦可由全身原因如钙、磷代谢异常和任何引起高钙症的疾病造成,肾皮质钙质沉积症较髓质少见。各种病变影像较难鉴别,需要结合临床才可能做出正确诊断(表 14-5-2)。

表 14-5-2　肾钙质沉着症鉴别诊断

| 病变类型 | 特点 |
|---|---|
| 高钙血症 | 有多种潜在原因,可引起皮质和髓质钙质沉着 |
| 肾结核 | 在干酪样病变中有局灶或弥漫的无定形钙化灶 |
| 肾机会性感染 | 常发生于 AIDS 患者 |
| 甲状旁腺功能亢进症及肾小管酸中毒 | 成簇圆形钙化原发于肾锥体,可能填充输尿管,静脉注射造影剂后在 CT 和 X 线平片上仍可见 |
| 髓质海绵肾 | 常呈簇状,位于肾锥体内,沿肾窦周围分布;CT 易于显示肾锥体内海绵状肾小管扩张及多发沙粒状结石 |

## 四、相关疾病影像学表现

**1. 髓质海绵肾(medullary sponge kidney,MSK)** 其特征为一侧或双侧肾集合小管发育不良性扩张,呈囊状或梭形,致肾脏似海绵状,故称海绵肾。1949 年 Cocchi 和 Ricci 正式命名此病,多数学者认为 MSK 是一种先天性发育异常,可能是由于肾源性胚基与输尿管芽胚异常连接所致。病理上海绵肾大小正常或略小,肾乳头集合管呈梭形或囊状扩张,病变仅限于髓质锥体部顶端,位于肾小盏周围形成多数大小不一的小囊。MSK 还常与其他遗传性疾病同时发生,如先天性偏侧肢体肥大、Marfan 综合征、Caroil 病及常染色体遗传性多囊肾等,也提示本病与遗传因素有关。海绵肾病变局限一侧和双侧肾脏,可累及全部或部分乳头。约 70% 病例系双肾病变,每个肾脏有 1 个至数个乳头受累,只有一侧肾脏而且只限于 1 个锥体有病变者非常少见。本病在出生时即有,但无症状,尿常规检查正常。通常到 40 ~ 50 岁时,因发生结石、感染并发症才被发现。集合管扩张造成长期的尿液潴留,加上经常合并的高钙尿症,是发生结石和感染的原因。

CT 表现为环绕诸肾小盏的钙化灶或结石,可单发或成簇状,一般较小,位于肾锥体内,沿肾窦周围分布,无肾积水征(图 14-5-1)。CT 泌尿系造影(computed tomography urography,CTU)可有效显示 MSK 的特征性影像学表现包括集合小管扩张、髓质钙质沉积、肾结石及髓质内囊肿(图 14-5-2)。而且 CTU 比常规 IVP 辐射剂量减少,目前已在临床中广泛应用。

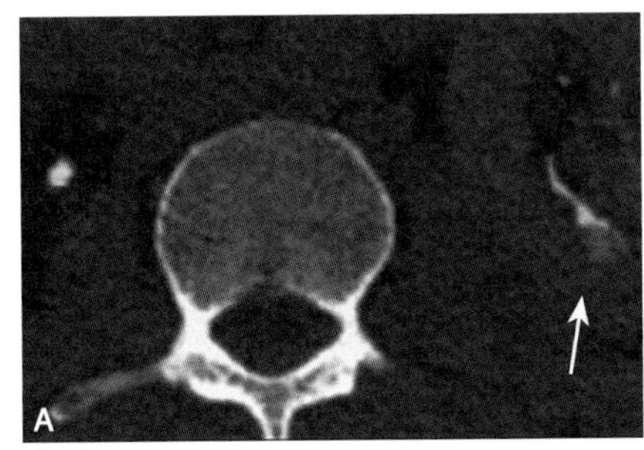


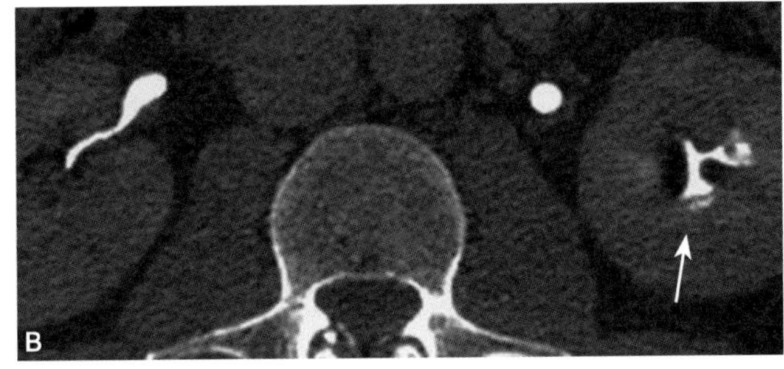


**图 14-5-1 髓质海绵肾**

A、B. 增强 CT 分泌期显示左肾髓质内乳头状毛刷样表现(白箭)

**2. 甲状旁腺功能亢进症及肾小管酸中毒** 肾小管酸中毒是由于近端和(或)远端肾小管功能障碍引起的代谢性酸中毒。肾小管对钙的重吸收减少并抑制 1,25-$(OH)_2D_3$的生成,从而出现高尿钙和低血钙,进而继发甲状旁腺功能亢进,诱导高尿磷、低血磷的发生。原发性和继发性甲状旁腺功能亢进症时,甲状旁腺激素(PTH)分泌过多,导致破骨增加,大量骨钙释放,血钙增高。PTH 促进 25-OH-$D_3$在肾小管上皮细胞内转化为 1,25-$(OH)_2D_3$,后者促进肠钙磷吸收,同时又促进磷排泄,导致高血钙和低血磷。钙和磷自尿排泄增多,易形成磷酸钙结石和肾钙盐沉积。

**3. 甲状旁腺功能减退症** 遗传性甲状旁腺功能减退和假性甲状旁腺功能减退能导致 PTH 缺乏或抵抗,PTH 减少,导致肾脏排磷减少,血磷升高,抑制肾小管分泌 1,25-$(OH)_2D_3$,造成肠钙吸收减少,肾小管钙重吸收降低,尿钙排出量与肾小球滤过率的比值高于正常人。

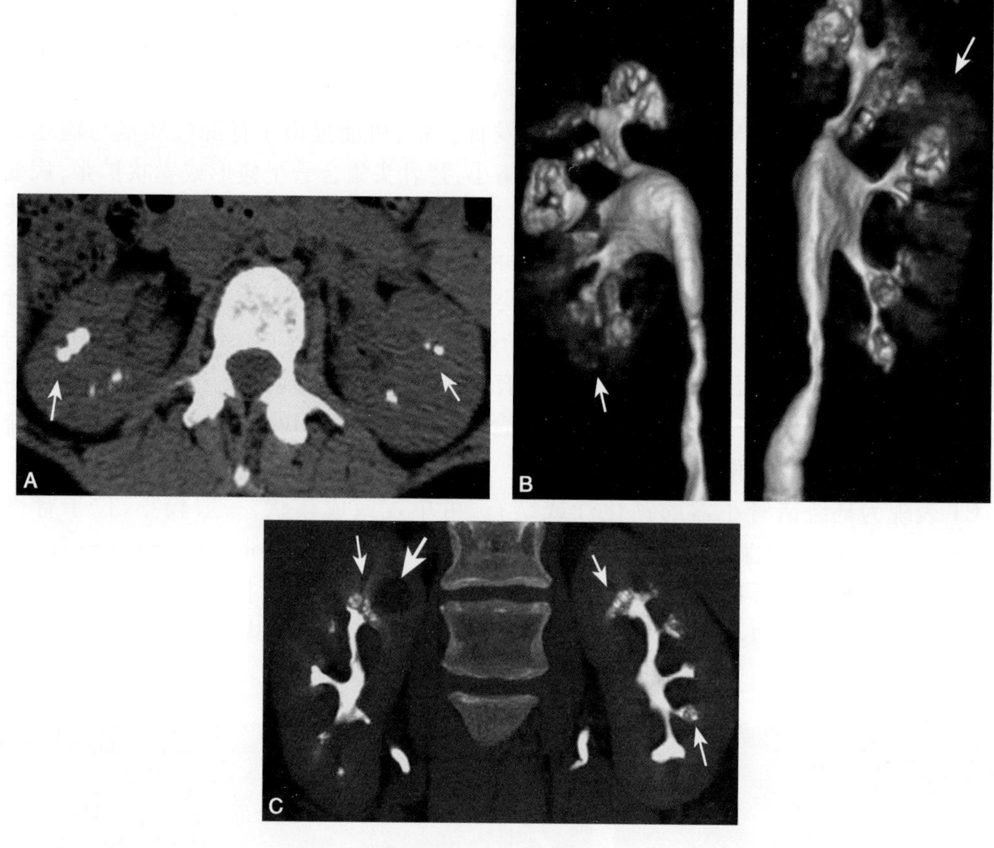


**图 14-5-2 髓质海绵肾**

A. 平扫 CT 显示双肾髓质钙化灶(白箭);B. CTU 获得 3D VR 像显示双肾乳头区典型的“花束状”改变(白箭);C. CTU 分泌期冠状位 MIP 显示乳头状囊肿(白粗箭)及双肾扩张集合小管呈“乳头刷”状改变(白细箭)

## 五、研究进展及存在问题

超声及 CT 均可很好显示肾脏钙质沉积性病变。超声由于无创及方便,在小儿肾沉积性病变诊断中应用较多,近年来文献对肾小管性酸中毒、甲状旁腺功能异常、维生素 D 中毒等代谢性或全身性异常,继发肾弥漫性髓质为主钙质沉积性病变研究较多。上述表现多类似,认为各种原因最终导致高血钙或高尿钙,影像表现常为沿锥体分布的强回声或钙质样高密度影,典型表现者可明确诊断,部分可发现引起高钙血症的病因,如甲状旁腺病变等,但多数需结合临床资料明确病因,以便从中得到正确治疗。而局限性的肾实质内钙质沉积病变 CT 更具优势,根据影像学表现常可明确或提示病因,尤其薄层螺旋 CT 对病变细节如髓质海绵肾条纹征的显示更为明确,从而与其他相似病变进行鉴别。单纯肾皮质钙质沉积性病变较少见,但随着肾移植手术的增多,与之相关的钙质沉着正在逐渐引起临床的重视。

(吕翠　高波)

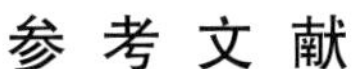

## 参考文献


1. Boyce AM, Shawker TH, Hill SC, et al. Ultrasound is superior to computed tomography for assessment of medullary nephrocalcinosis in hypoparathyroidism. J Clin Endocrinol Metab, 2013, 98(3): 989-994.
2. Koraishy FM, Ngo TT, Israel GM, et al. CT urography for the diagnosis of medullary sponge kidney. Am J Nephrol, 2014, 39(2): 165-170.
3. Williams JC Jr, McAteer JA. Retention and growth of urinary stones: insights from imaging. J Nephrol, 2013, 26(1): 25-31.


# 第六节　肾脏条形或楔形低强化区

## 一、前　　言

在 CT 检查中，引起肾条形或楔形低强化区的病变较多，病因复杂，包括感染、创伤、梗阻、血管病变、集合管阻塞等。

随着多排螺旋 CT 的应用及技术进步，目前多数文献认为增强 CT、CT 动脉造影对急性肾梗死有较高的诊断价值，是急性肾梗死首选的检查方法，已可取代肾动脉造影。当然肾动脉造影仍是肾梗死诊断的金标准，目前多在多排螺旋 CT 或 MRI 无法诊断的情况下施行。多普勒超声可以发现肾梗死，但敏感度低，不能用于确定诊断；血管炎造成的肾脏损害，影像检查除可提示诊断外，CTA 检查尚可发现并发改变，如动脉瘤、肾周血肿及动态观察，但定性诊断仍然离不开临床资料。

## 二、相关疾病分类

根据引起肾条形或楔形低强化区的病因和形态不同，相关疾病可分为以下几种：急性肾盂肾炎、肾梗死、血管炎、髓质海绵肾、多发性骨髓瘤（表 14-6-1）。

**表 14-6-1　引起肾条形或楔形低强化区病变分类**

| 形态 | 病变 |
|---|---|
| 条状低强化区 | 急性肾盂肾炎，肾梗死，血管炎 |
| 楔形低强化区 | 髓质海绵肾，多发性骨髓瘤 |

肾感染可分为轻型至重型、急性到慢性（表 14-6-2），并可能与易感危险因素如糖尿病、HIV、白血病、膀胱-输尿管反流及鹿角形结石等因素有关。

**表 14-6-2　肾感染的疾病谱**

| 分类 | 疾病 |
|---|---|
| 急性 | 急性肾盂肾炎，脓肿，气肿型肾盂肾炎，肾乳头坏死，脓肾 |
| 慢性 | 慢性肾盂肾炎，黄色肉芽肿性肾盂肾炎，软化病，嗜酸性膀胱炎 |
| 其他 | 结核，真菌 |

## 三、影像诊断流程

感染性病变如急性肾炎或血管性病变如肾梗死、血管炎等，通常是由于集合小管梗阻所致，表现为条纹状低强化区；楔形影可能为损伤或替代部分肾的因素所致，如髓质海绵肾，多发性骨髓瘤等。必须结合临床及相关实验室检查方能做出正确诊断(表 14-6-3)。

表 14-6-3 引起肾条形或楔形低强化区病变鉴别诊断

| 病变类型 | 特点 |
|---|---|
| 急性肾盂肾炎 | 肾增大，条纹状低强化区，肾周脂肪浸润；年轻女性，急性腰痛、排尿困难及高热 |
| 肾梗死 | 正常与异常肾之间可见直线状界限，被膜下肾组织灌注仍保留 |
| 血管炎 | 患者通常有自身免疫疾病史 |
| 髓质海绵肾 | 仅在髓质内见楔形低强化区，肾小管扩张，肾锥体和肾盏内小结石 |
| 多发性骨髓瘤 | 影像学表现类似急性肾盂肾炎，临床表现各异 |

## 四、相关疾病影像学表现

**1. 急性肾盂肾炎(acute pyelonephritis，APN)** 属肾小管-间性肾炎范畴，是肾盂、肾间质和肾小管的化脓性炎症，主要由细菌感染引起，上行性感染可为单或双侧，血行性感染多为双侧。病变呈弥漫或灶状分布，病肾增大、充血，切面髓质内可见黄色化脓性条纹，向皮质延伸。发生肾盂炎时，肾盂壁充血、水肿，黏膜糜烂、溃疡形成。CT 表现为肾盂壁弥漫性轻度增厚，呈线样强化，此征可作为肾盂炎的直接征象；同时，由于肾盂炎的脓性物分泌物较黏稠，常引起肾盂内积脓，甚至为胶冻样物质，因此肾盂轻度扩张，平扫密度较健侧尿液密度高可作为肾盂炎的间接征象。肾盂壁局限性或弥漫性轻度增厚、呈线样强化可能是肾盂肾炎的特征性征象之一(图 14-6-1)。

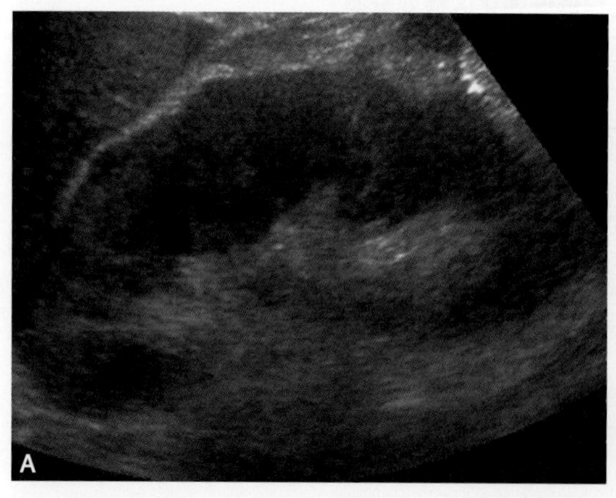


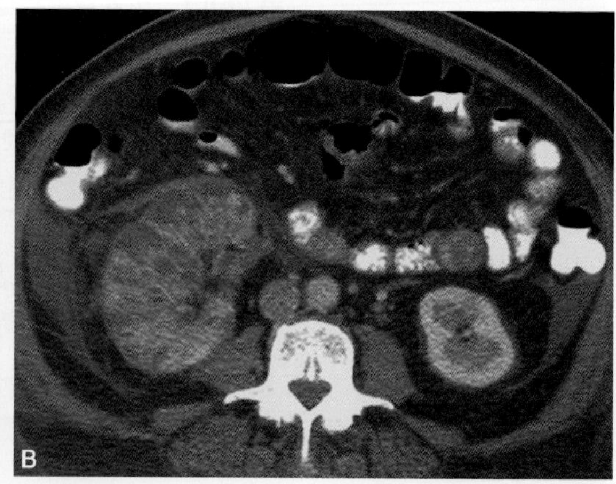


**图 14-6-1 急性肾盂肾炎**

A. US 示右肾轻度扩大但不明显；B. CT 增强显示右肾体积增大并整个对比剂摄取下降，多发小低密度区代表脓肿灶形成局灶型肾盂肾炎：CT 平扫时炎性病灶常呈等密度，增强扫描病灶呈楔形或类圆形相对低密度区，边缘不清，无占位效应，CT 值较水高；实质内也可见条纹状低强化影，甚至延迟期条纹状低密度影内可见对比剂充盈；炎症吸收期病灶范围缩小（图 14-6-2）。

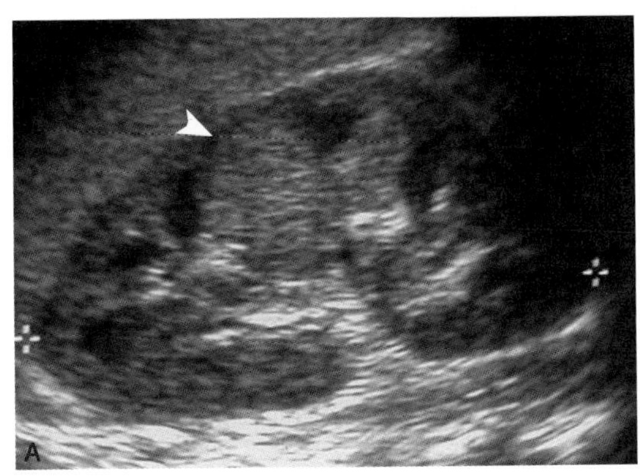
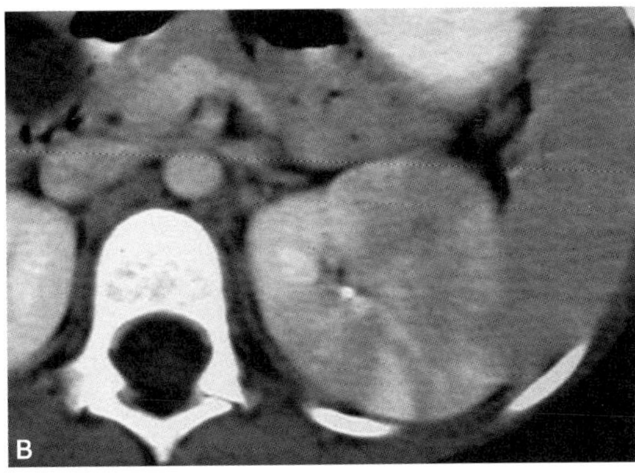

**图 14-6-2　急性肾盂肾炎**

A. US 显示左肾中部地图样、轻度分叶状“肿块”（白箭头）；B. CT 增强见多发低强化区并累及肾周，符合间质性肾炎表现

弥漫型肾盂肾炎：特征性表现为肾脏体积增大，轮廓欠光整，肾内车辐状低密度带，伴出血时呈高密度。急性肾盂肾炎可并发急性肾乳头坏死、肾盂积脓及肾周脓肿（图 14-6-3）。

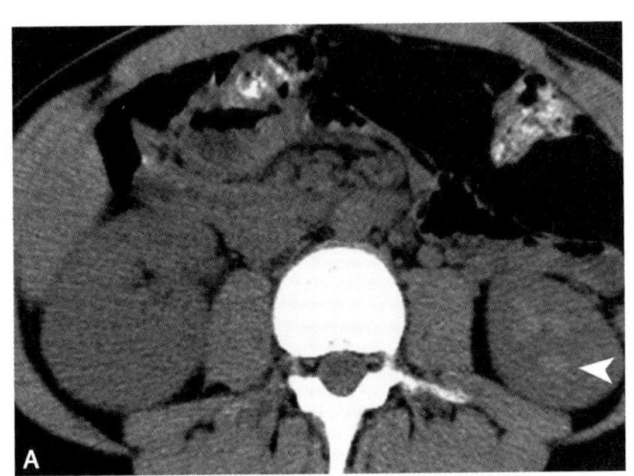
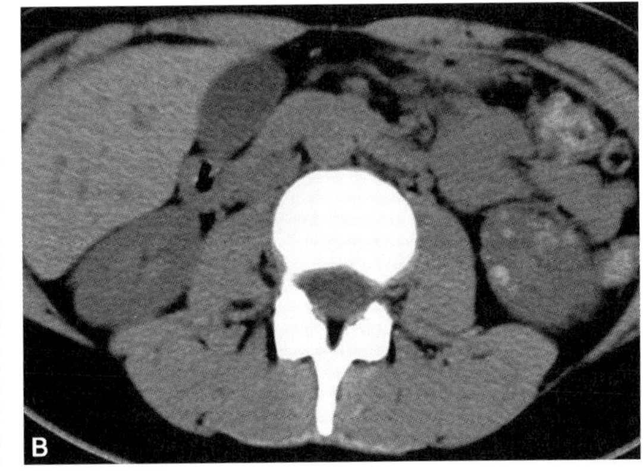

**图 14-6-3　急性肾盂肾炎**

A、B. 平扫 CT 见右肾不对称性体积增大、肾锥体结构消失，左肾见正常肾锥体结构（箭头）并见多发散在圆形、类圆形高密度灶，提示出血性急性化脓性肾盂肾炎

肾脓肿与肾积水的液体成分不同，其内存在坏死组织、出血，也含有较多的其他细胞成分，这些成分的存在限制了其内水分子的运动，所以其扩散程度与肾盂积水不同，反映在扩散加权图像中二者的信号强度不同。而且肾脓肿的液体成分复杂，在扩散图中信号不均匀，测量 ADC 值可以定量表达二者的区别。有效地应用该项技术不仅可以区别肾脓肿与肾积水，还可以在合并肾积水的结核性肾脓肿中较为准确地分辨积脓灶与积水灶，对临床治疗方案的选择有很大的价值。通过对病肾肾实质 ADC 值的测量，还可以了解肾实质的扩散情况，从而辅助评价病肾功能（图 14-6-4）。

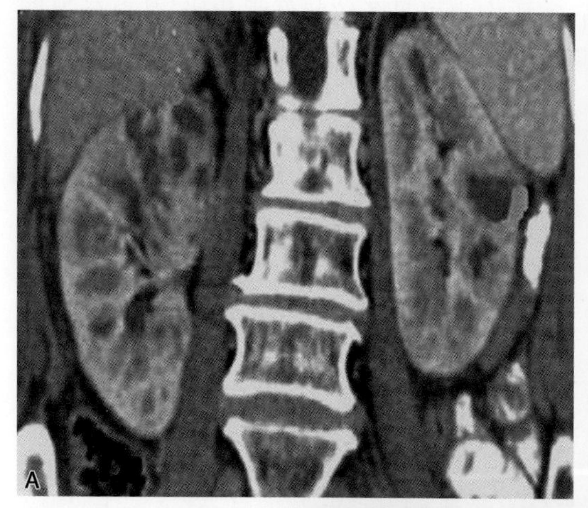


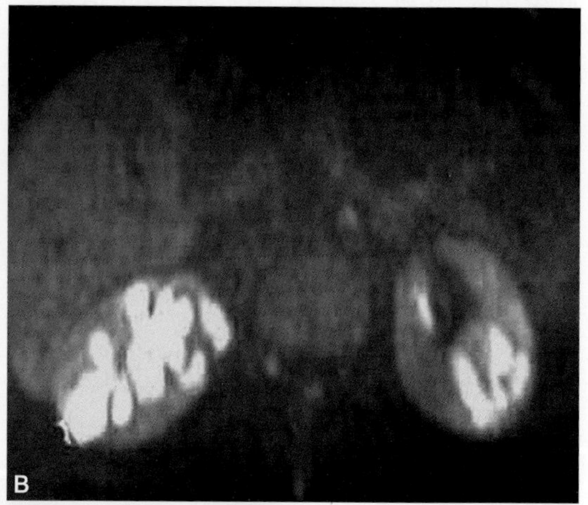


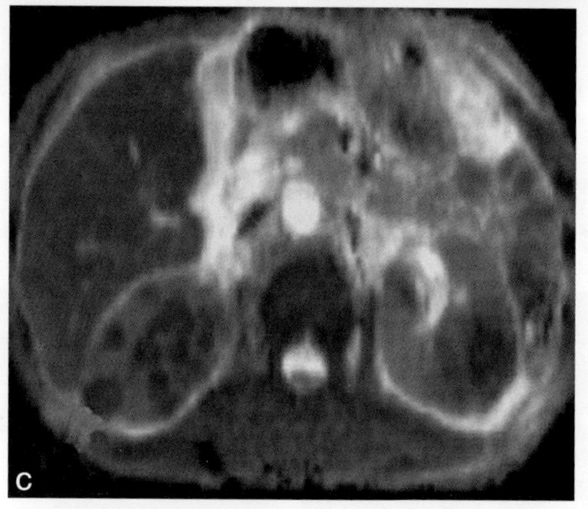


**图 14-6-4 急性肾盂肾炎**

男,40 岁。糖尿病患者。A. 增强 CT 显示双肾多发环状强化灶;B、C. DWI、ADC 图显示病灶弥散受限,抽吸证实为脓肿

脓肾是脓液在肾脏集合系统内阻塞造成的,阻塞原因可以是结石、狭窄、肿瘤或先天性异常。US 显示扩张的肾盂肾盏系统(pelvicalyceal system,PCS)伴碎屑及液-液平面。CT 显示扩张 PCS 内高密度尿液并对比剂分层,实质内及肾周炎性反应及肾盂壁增厚提示感染。DWI 对于鉴别肾积水与脓肾具有重要价值,对比增强 MRI 可以显示肾盂的强化及壁厚改变(图 14-6-5)。

**2. 肾梗死** 急性肾梗死多是由于栓子堵塞导致肾段动脉血流急剧减少而引起的一种少见疾病。典型 CT 表现是肾实质外周区存在楔形密度减低区,无增强效应,梗死灶的皮质缘可见强化带("皮质边缘征"),主要可能由侧支循环所致;正常、异常肾之间可见直线状界线,梗死区可有延迟增强现象,是由增强剂从缺血破坏的肾小球外渗造成的,动态复查可见梗死区由于瘢痕逐渐形成而有收缩表现,而急性间质性肾盂肾炎无此表现(图 14-6-6)。

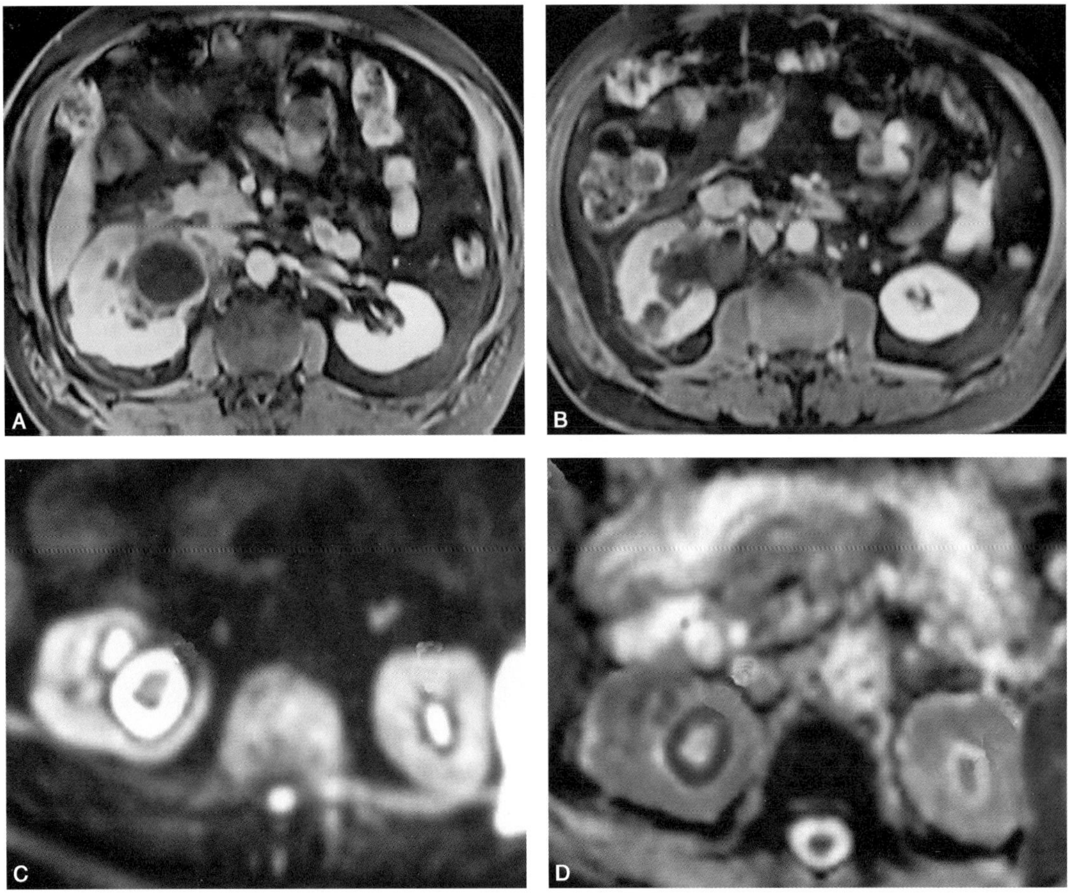

图 14-6-5 脓肾

男,42 岁。A、B. MRI 增强扫描见右肾积水、扩张肾盂环状强化提示脓肾,肾实质内不均匀低强化区为局限性肾盂肾炎;C、D. DWI 及对应 ADC 图显示弥散受限,提示脓肾

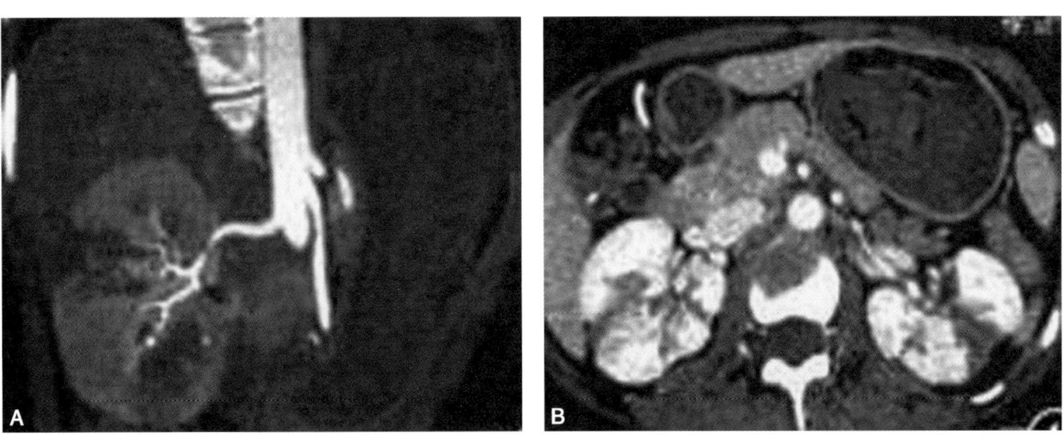

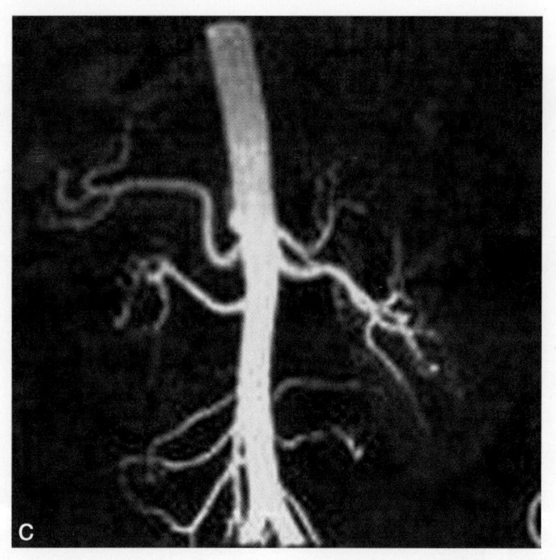

**图 14-6-6 肾梗死**

女,18 岁。头痛伴恶心 1 个月,以高血压病入院,A. CT 增强扫描示双肾实质内多发斑片状低密度强化减低区伴肾皮质萎缩;B. MIP 重组图像示右肾实质内小动脉局限囊状扩张;C. CTA 示双肾实质内叶间动脉多发微小动脉瘤伴远端血管不规则狭窄、闭塞,双肾多发强化减低区

## 五、研究进展及存在问题

肾条形或楔形低强化区,多由肾实质内的炎性或血管性病变导致,炎性的原因可能为感染性、创伤性或缺血性,或由肾小管各种原因造成的梗阻所致,其鉴别需要临床及影像多种方法的结合。对于无并发症急性肾盂肾炎,除常规影像手段外,DWI 比增强 MRI 更有效更快捷更廉价。DWI 是诊断无并发症急性肾盂肾炎有前景的新技术,其与增强 MRI 具有高度诊断一致性可在无辐射及不使用对比剂的情况下做出诊断。

(乔英　苑康　高波)

## 参考文献


1. Alanee S, Dynda DI, Hemmer P, et al. Low enhancing papillary renal cell carcinoma diagnosed by using dual energy computerized tomography: a case report and review of literature. BMC Urol, 2014, 14: 102.
2. Craig WD, Wagner BJ, Travis MD. Pyelonephritis: radiologic-pathologic review. Radiographics, 2008, 28(1): 255-277.
3. Das CJ, Ahmad Z, Sharma S, et al. Multimodality imaging of renal inflammatory lesions. World J Radiol, 2014, 6(11): 865-873.
4. Kim B, Kim JH, Byun JH, et al. IgG4-related kidney disease: MRI findings with emphasis on the usefulness of diffusion-weighted imaging. Eur J Radiol, 2014, 83(7): 1057-1062.
5. Piccoli GB, Priola AM, Vigotti FN, et al. Renal infarction versus pyelonephritis in a woman presenting with fever and flank pain. Am J Kidney Dis, 2014, 64(2): 311-314.
6. Vivier PH, Sallem A, Beurdeley M, et al. MRI and suspected acute pyelonephritis in children: comparison of diffusion-weighted imaging with gadolinium-enhanced T1-weighted imaging. Eur Radiol, 2014, 24(1): 19-25.
7. Zhu YH, Wang X, Zhang J, et al. Low enhancement on multiphase contrast-enhanced CT images: an independent

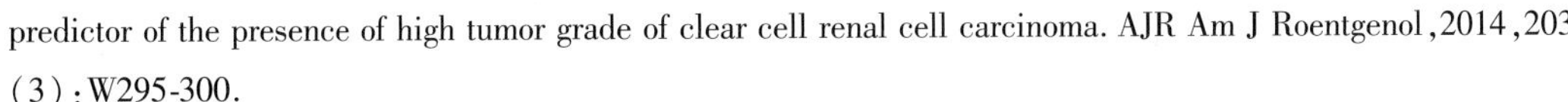


predictor of the presence of high tumor grade of clear cell renal cell carcinoma. AJR Am J Roentgenol, 2014, 203(3): W295-300.

8. 陈信坚,曾晓华,刘忠,等. 急性肾盂肾炎的CT表现及诊断价值. 中国临床医学影像杂志,2006,17(12):710-711.

9. 江婷,王劲,杨扬,等. 肝移植术后肾曲霉菌性脓肿的CT及MRI影像表现二例. 中华医学杂志,2009,89(45):3239-3240.

10. 武志峰,周翔平,刘荣波,等. 磁共振扩散加权成像在肾盂积水及结核性脓肾鉴别中的应用. 中国医学影像技术,2005,21(12):1852-1854.

# 第七节　肾脏强回声肿物

## 一、前　　言

在肾脏超声检查中,强回声肿物是一种常见的影像学征象。多种物体在超声上可表现为强回声,如脂肪、钙化、结石、气体等,肿块内出现强回声征象,提示病灶内含有以上一种或几种成分。肾脏高密度灶全部或大部分由X线衰减值高于周围肾实质物质所构成,在CT平扫图像上呈高密度影像。囊肿通常是由于病变内凝集的蛋白样物质、出血、感染包括铁含量增多,实性或部分实性病灶主要由于结构致密或弥漫性微钙化等原因,导致病灶密度增加引起,而且良恶性均有可能。CT在诊断高密度囊肿、出血、肿块样血管畸形等方面有重要作用,然而MRI对部分乏脂性血管平滑肌脂肪瘤(AML)与肾癌的鉴别诊断更具优势,因此二者结合对正确认识此类病变具有重要的临床意义。

## 二、相关疾病分类

CT、MRI上脂肪密度/信号灶在超声上通常表现为强回声,但仅凭强回声不足以确定病变内含脂肪,结石和气体同样表现为强回声或高回声灶。肾脏强回声肿物包括:血管平滑肌脂肪瘤、肾钙乳囊肿、肾结石、气肿性肾盂肾炎等(表14-7-1)。

**表14-7-1　肾脏强回声肿物分类**

| 性质 | 肾强回声肿物 |
|---|---|
| 含脂肪成分 | 血管平滑肌脂肪瘤 |
| 钙化、结石 | 肾钙乳囊肿,肾结石 |
| 含气体 | 气肿性肾盂肾炎 |

## 三、影像诊断流程

在肾脏超声上观察到强回声肿块影,必须结合其他征象及临床病史才能诊断,必要时需要行CT、MRI检查进一步明确诊断(表14-7-2)。

表 14-7-2 肾脏强回声肿物鉴别诊断

| 病变类型 | 特点 |
|---|---|
| 血管平滑肌脂肪瘤 | 高回声肿物，边缘清楚，高回声来源于高脂肪及多发血管-组织交界面，病灶后见声影 |
| 肾钙乳囊肿 | 高回声灶，典型彗星尾/倒置铃状，钙化可形成液-石平面 |
| 肾结石 | 高密度灶 |
| 气肿性肾盂肾炎 | 发热、腰痛和电解质紊乱；孤立线状高回声，后远侧声影 |

## 四、相关疾病影像学表现

**1. 肾钙乳囊肿(renal milk of calcium cyst)** 肾钙乳症为含钙的细微粒子呈混悬状态存留于肾盂源性囊肿或积水的肾盂肾盏内。病因和发病机制尚不清楚。囊肿型肾钙乳症位于肾盏憩室或肾实质囊肿内，由于囊内液体长期存留、浓缩后形成钙乳。积水型肾钙乳症的形成与炎症、梗阻有关。炎症和梗阻使肾单位分泌、重吸收发生障碍，肾盏内长期潴留的尿液逐渐浓缩，使含钙、磷盐晶体物质呈饱和状态，沉淀下来形成钙乳，并逐渐浓缩形成钙乳颗粒。

超声检查时囊肿内可探及两个较特征性征象：①“钙-液面征”：声像图为盘状、半月状或条带状强回声，强回声的上缘即钙-液面，其下缘轮廓呈弧形；②“麻饼征”：声像图表现为圆形强回声区，边界较清晰，内部回声多不均匀，系因钙乳颗粒大小不等、分布不均匀所致，其表现类似麻饼样，即“麻饼征”(图 14-7-1，图 14-7-2)。

**2. 肾结石(renal calculus)** 在尿路结石中居首位，发病年龄多为 20～50 岁，男性多于女性。多为单侧性，左、右肾发病大致相等。结石可为单发或多发，多位于肾盂或肾盂输尿管连接部，肾盏次之，下组肾盏较上、中组肾盏更为多见。病理改变主要为梗阻、积水、感染及对肾盂黏膜和肾实质的损害。肾结石典型临床表现为疼痛、血尿和排石史。当结石继发

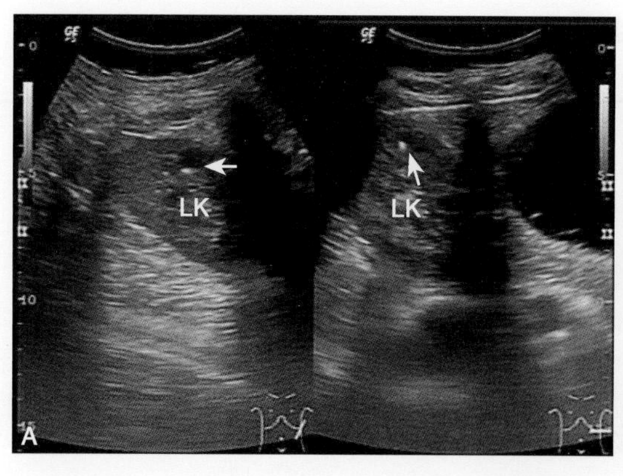

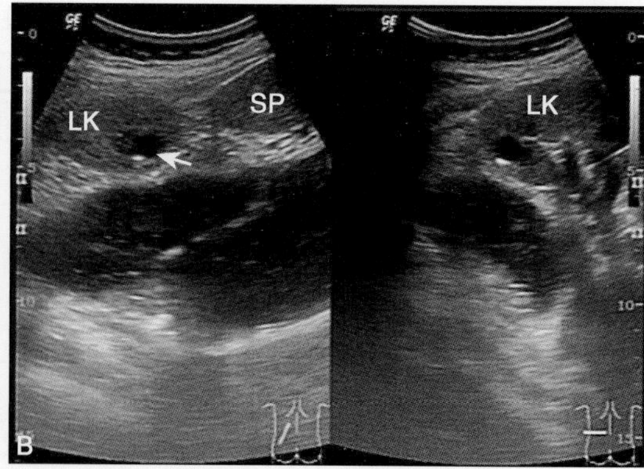


图 14-7-1 肾钙乳囊肿

女，25 岁。A、B. 超声见左肾大小形态正常，实质中部偏上极外侧缘可见一约 1.2cm×0.9cm 的边界尚清的液区，其内可见一约 0.5cm 的“彗星尾样”强回声斑点，右肾、双输尿管走行区、膀胱未见明显异常回声

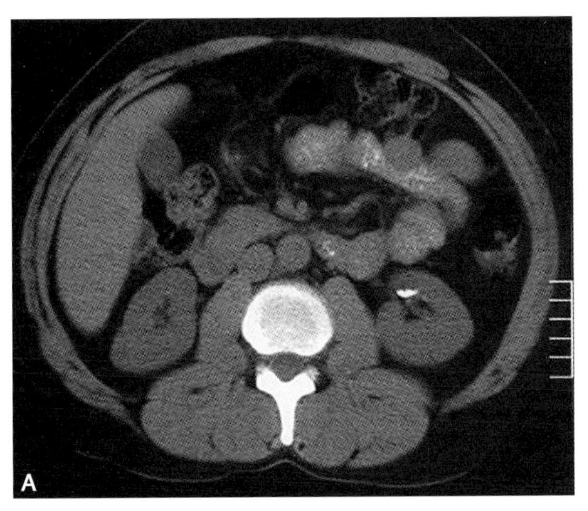


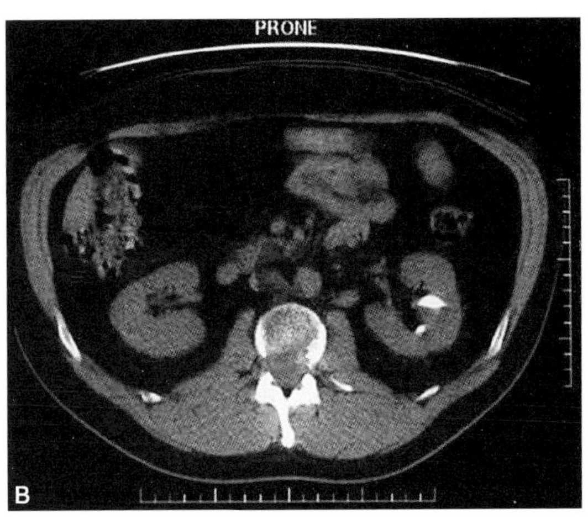


**图 14-7-2　肾钙乳囊肿**

A. 男,38 岁。典型右侧肾绞痛症状。平扫 CT 显示左肾前方囊肿边缘的钙乳;B. 男,54 岁。双侧腰疼伴明显血尿数日。平扫 CT 显示左肾一明显液-液平面,上层明显高密度(钙乳)

感染和梗阻性肾积水时,出现相应临床改变。

B 超表现为肾脏集合系统中的强回声光团伴声影,伴或不伴肾盂肾盏扩张;超声检查更可发现 X 线平片检查阴性的结石,弥补了 X 线检查的不足。肾结石通常不需要做 CT 检查,更无必要进行 MRI 检查。但 CT 平扫发现肾结石的分辨力比 X 线平片高得多,可作为 X 线检查的重要补充。CT 平扫可发现肾盂肾盏内结节状高密度影充填,CT 值高于肾实质,常在 100HU 以上,增强扫描无增强效应,排泄期示肾盂肾盏内充盈缺损(图 14-7-3,图 14-7-4,见文末彩图)。CT 除能精确判断结石的大小和部位外,还可大致判断体内结石的成分,尤其是双源 CT 的出现为研究结石组成成分提供了一种全新的方法,能为查找结石的成因、预防和治疗提供影像学依据。

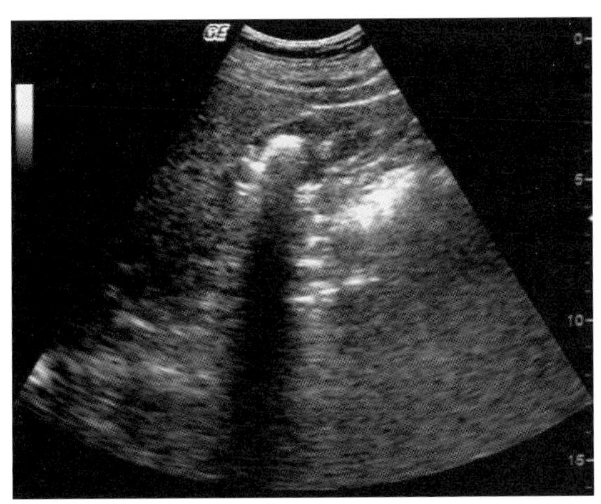

**图 14-7-3　肾结石**

男,85 岁。因支气管炎入院。超声检查右肾显示不清,右肾区域似可见肾脏结构,内可见多个强回声,伴后方声影,最大约 13mm

**3. 气肿性肾盂肾炎(emphysematous pyelonephritis,EPN)**　本病是一种急性凶险性化脓性肾感染性疾病。病理学上为急性坏死性肾盂肾炎。好发于糖尿病、免疫功能低下、尿路化脓性梗阻、吸毒及长期慢性衰竭疾病的患者。68% 的病例由大肠杆菌引起,9% 由克雷伯氏杆菌引起,少数也可由其他厌氧菌引起。细菌分解肾脏收集系统内的坏死物质及葡萄糖,

在短时间内即产生 $H_2$、$CO_2$，造成肾实质及肾周组织坏死及气体蓄积。患者常有高热、腰痛、全身衰竭、神志模糊、白细胞急剧增多及脓血尿等症状。病情发展迅速，若治疗不及死亡率高。

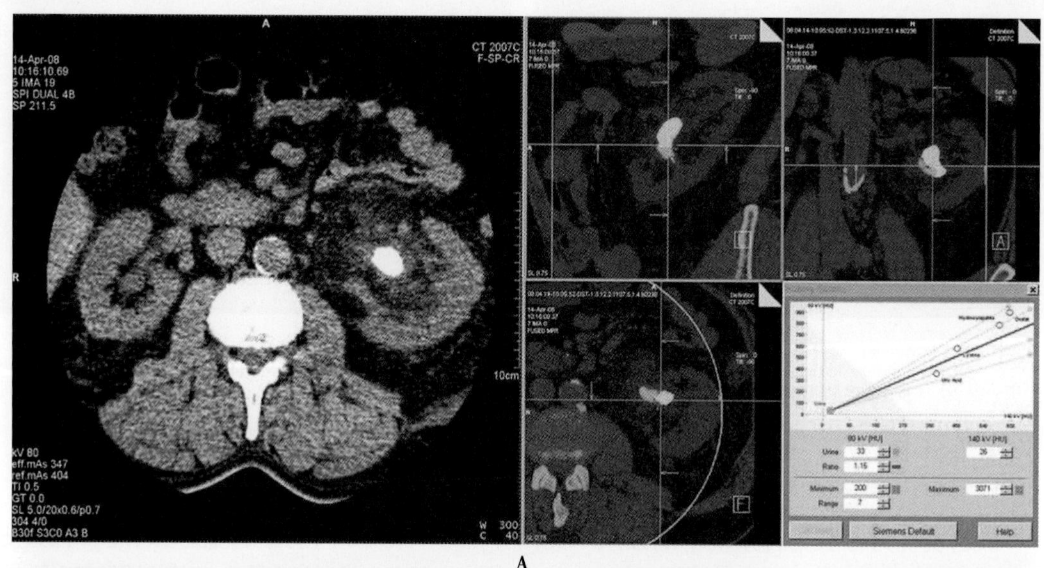

A

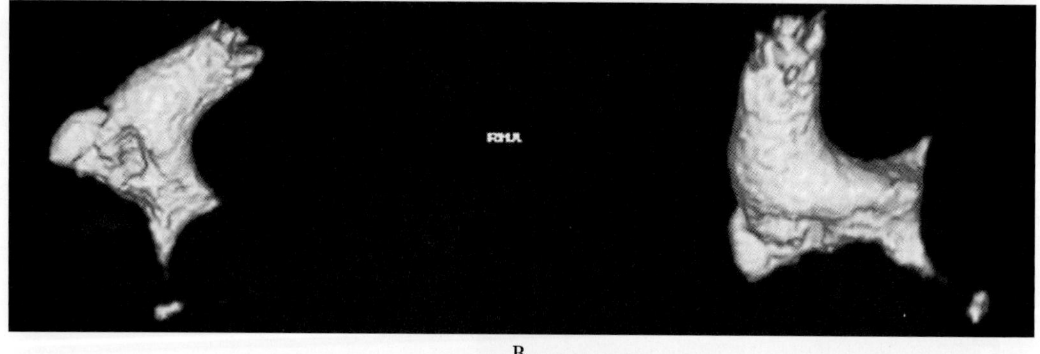

B

**图 14-7-4　肾结石**

男，68 岁。双能 CT 准确显示单发混合性结石（尿酸和磷酸）。A. 左图 CT 平扫显示横断图像，右图展示肾结石软件不同方位显示结石彩图及双能量图，齿状结石（直径 3～4cm，平均 CT 值 530HU）均含尿酸盐几乎为红色；B. 3D 图像显示结石不规则形状及粗糙表面，经皮肾镜取石成功

EPN 的诊断主要依据肾实质或肾周存在积气，CT 检查对 EPN 的诊断价值最高，准确率可达 100%；超声和腹部 X 线检查的准确率分别为 69%、65%。超声检查示病变边界模糊，内呈低回声，伴气体样强回声。CT 表现：肾脏增大，肾内有多个含气的脓腔存在，有时还可产生液面现象；严重时气肿性化脓病变还可扩散到邻近脏器如胰腺、肝脏、肠管等处，这种肾外形性改变的发生率约占 14%，肾感染区气体吸收较慢。此病在影像诊断上较易确定，较少与其他型肾盂肾炎混淆（图 14-7-5，图 14-7-6，图 14-7-7）。根据严重程度及预后的不同，EPN 可分为Ⅰ型和Ⅱ型两种类型（表 14-7-3）。

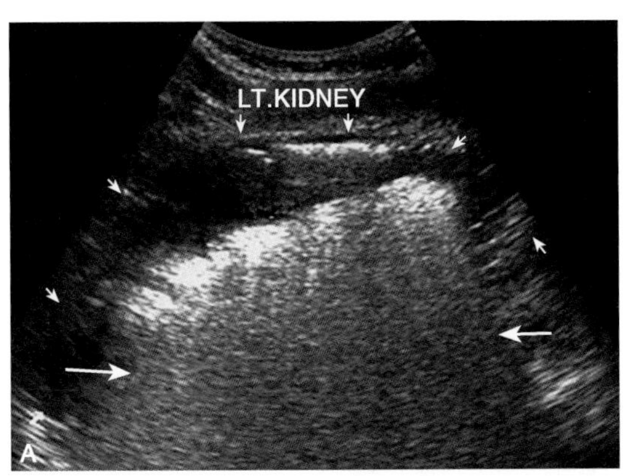

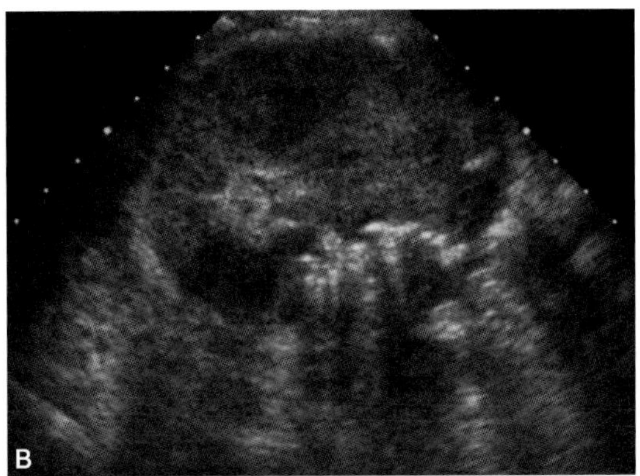
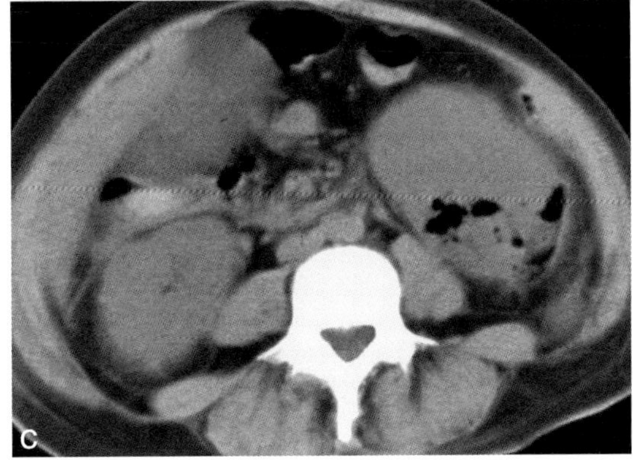

图 14-7-5　气肿型肾盂肾炎

A. 女，68 岁。左肾区疼痛，伴肉眼血尿，左肾灰阶超声切面示，左肾实质内气体伴声影（白箭头）；B、C. US 显示左肾非依赖性回声及声影，平扫 CT 证实为肾实质内空气造成

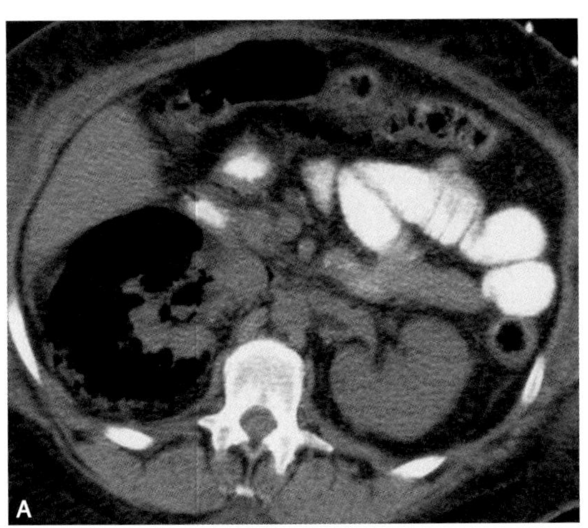
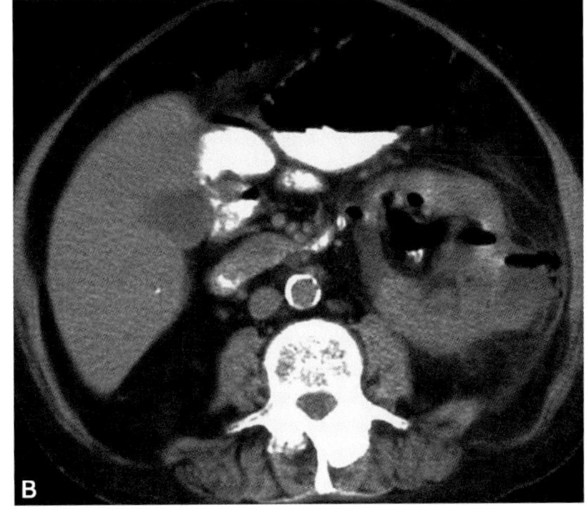

图 14-7-6　气肿型肾盂肾炎

不同类型气肿型肾盂肾炎。A. 平扫 CT 显示 Ⅰ 型，表现为大面积气体完全破坏及变形右肾，肾内或周围无液体；B. 平扫 CT 显示 Ⅱ 型，表现为双肾实质、集合系统内气体，外侧缘积液

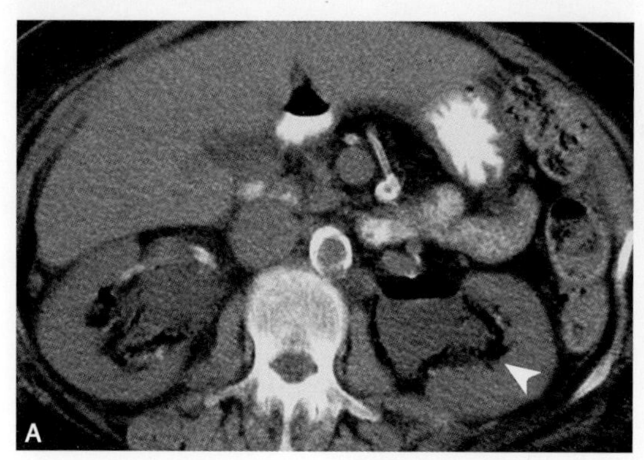


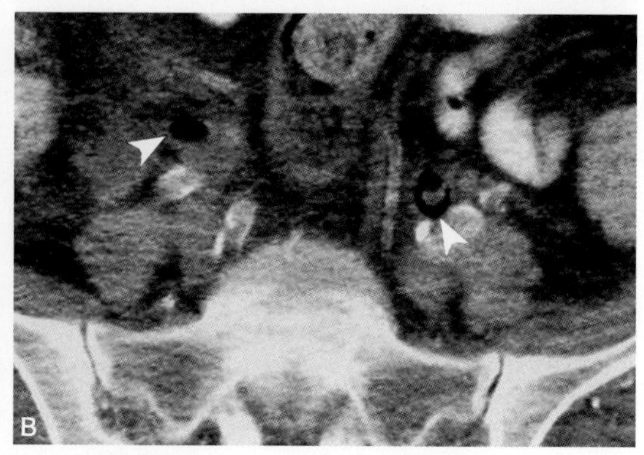


**图 14-7-7　气肿型肾盂肾炎**

A、B. 腹部及盆腔 CT 显示双肾中央集合系统(A 图白箭头)、输尿管(B 图白箭头)内积气

**表 14-7-3　气肿性肾盂肾炎分型**

| 类型 | Ⅰ型 | Ⅱ型 |
|---|---|---|
| 比例 | 33% | 66% |
| 肾实质破坏 | 严重,新月形包膜下积气 | 较少 |
| 积液 | 由于免疫反应下降限制了脓液集聚 | 以肾实质或肾周积液为特点 |
| 死亡率 | 80% | 20% |
| 治疗 | 肾切除 | 经皮穿刺引流 |

## 五、研究进展及存在问题

含有脂肪、结石、钙化及气体成分的病变,均可造成肾脏强回声表现。病变可有良恶性实体性肿瘤、感染、出血及正常肾组织坏死,而这些病变的进一步定性诊断,往往需要 CT、MRI 的进一步检查,虽然超声检查中强回声代表性病变如肾错构瘤、肾钙乳囊肿、气肿性肾盂肾炎,甚至小肾癌、较大的恶性肿瘤等仍有研究文献,但 CT、MRI 对上述不典型病变似有更高的诊断准确性,故强回声肿物最终的诊断问题焦点集中在了 CT、MRI 检查上。

(乔英　赵登玲　高波)

## 参 考 文 献

1. Bagheri MH, Zare Z, Sefidbakht S, et al. Bilateral renal lymphangiomatosis: sonographic findings. J Clin Ultrasound, 2009, 37(2): 115-118.

2. Kim S, Jain M, Harris AB, et al. T1 hyperintense renal lesions: characterization with diffusion-weighted MR ima-

ging versus contrast-enhanced MR imaging. Radiology,2009,251(3):796-807.

3. Zhang JL, Morrell G, Rusinek H, et al. New magnetic resonance imaging methods in nephrology. Kidney Int, 2014,85(4):768-778.

4. 曾志斌,黄静,沈比先,等. 肾脏高密度病灶影像诊断与病理基础. 中国临床医学影像杂志,2011,22(1):42-44.

5. 冯强,马智军. 泌尿系结石成分分析的 CT 研究进展. 国际放射医学核医学杂志,2009,33(2):123-125.

6. 罗实,张莹莹,徐荣天. 平扫 CT 鉴别肾透明细胞癌与高密度肾囊肿的应用价值. 实用放射学杂志,2014,30(11):1855-1857.

7. 文进,李汉忠,肖河. 高密度肾囊肿影像学特点分析. 中华泌尿外科杂志,2008,29(12):833-835.

# 第八节　肾脏延迟显影或持续显影

## 一、前　　言

肾脏延迟显影(delayed opacification)是指其显影期相时间超出正常范围,如正常应为实质期时间而病变肾却表现为动脉期。肾脏显影延迟往往伴有实质的持续显影,同时有强化程度的减低。有文献认为肾延迟显影或持续显影是指肾显影超过 30 分钟、静脉或动脉内造影剂注入 5 分钟后密度增高。原因可能为:尿液或静脉流动受阻,动脉血流入或肾功能受损所致,也即影响肾小球血液出入循环及滤过功能的因素,就可能是肾显影延迟及持续的病因。如果按解剖部位分类,病因大致为三管(动脉、静脉及尿管)阻塞及实质灌注异常。肾延迟显影或持续显影可以是单侧肾脏,也可以是双侧肾脏。

## 二、相关疾病分类

根据引起肾延迟显影或持续显影的病因不同,大致可分为以下病变:① 尿路梗阻性病变:结石、肾盂及输尿管癌、盆腔及腹膜后肿瘤侵犯输尿管(如腹膜后转移瘤)、腹膜后纤维化;② 其他病变:肾盂肾炎、肾动脉狭窄、肾静脉狭窄/血栓;急性肾小管坏死(表 14-8-1)。

**表 14-8-1　引起肾脏延迟显影或持续显影病变分类**

| 性质 | 引起肾脏延迟显影或持续显影病变 |
|---|---|
| 尿路梗阻性病变 | 结石,肾盂及输尿管癌,盆腔及腹膜后肿瘤侵犯输尿管,腹膜后纤维化 |
| 其他 | 肾盂肾炎,肾动脉狭窄,肾静脉狭窄/血栓,急性肾小管坏死 |

## 三、影像诊断流程

当单侧肾脏延迟显影或持续显影时,输尿管梗阻可能性大,其次是肾动脉狭窄,肾静脉狭窄或血栓形成,或单侧肾功能受损所致。当表现为双侧肾脏延迟显影或持续显影时,可考虑的病变有:低血压休克、急性肾小管坏死、双侧输尿管狭窄、双侧肾动脉狭窄或双侧肾静脉狭窄或血栓形成(表 14-8-2)。

表 14-8-2　引起肾脏延迟显影或持续显影病变鉴别诊断

| 病变类型 | 特点 |
|---|---|
| 结石 | 致密高密度影,形态规则或不规则,一般边缘光滑清晰 |
| 肾盂及输尿管癌 | 软组织肿块,有强化,肿瘤的存在多不改变肾脏外形 |
| 盆腔、腹膜后肿瘤侵犯输尿管 | 有原发肿瘤病史 |
| 腹膜后纤维化 | 融合的肿块包绕远段主动脉、下腔静脉及输尿管,输尿管梗阻可造成肾盂扩张、肾盂积水及尿囊肿 |
| 肾盂肾炎 | 通常为双侧,肾功能受损 |
| 肾动脉狭窄 | 血流延迟导致肾显影延迟和显影密度减低 |
| 肾静脉狭窄血栓 | 可为双侧或单侧,管腔内血栓可清楚显示 |
| 急性肾小管坏死 | 通常导致双侧肾显影持续,发生在休克、胎盘早剥以及肾毒性药物使用后 |

碘剂的清除与肾滤过率有关,滤过率的大小与肾小球囊内压呈反向作用,故肾小球囊内压增大时,肾小球滤过率降低。尿路梗阻性病变可使梗阻上部的尿路积水、内压升高,从而影响囊内压并使其升高,从而降低肾小球的滤过率,致使碘剂清除变慢、时间延长,表现为 CT 检查时肾脏显影延迟、持续,同时密度相对变低。根据梗阻程度不同,显影延迟持续时间及肾脏密度不同,有时急性重度梗阻时,肾脏可完全不显影。有时根据肾脏显影延迟、密度高低等,大致可判断肾功能受损情况,此点有待进一步研究。此时,观察和重点应是梗阻病变本身,而肾实质的显影延迟及持续现象仅为其继发征象,但存在与可致该征象的其他病变鉴别问题。

## 四、相关疾病影像学表现

**1. 肾结石(renal calculus, nephrolith)** 临床症状明显,常以急腹症就诊,尿化验常有异常。CT 几乎可全部显示各种成分的结石,从而对尿路内的结石显示、诊断明确,同时可显示其近侧段尿路梗阻程度。

结石的直接征象为尿路走行区的致密钙化影,范围可从近乳头的集合管区至膀胱甚至尿道,近侧尿路扩张积水,相邻尿路壁可轻度均匀增厚,外缘有时可毛糙模糊;当结石排出后,原梗阻扩张尿路可持续扩张一段时间后恢复。一般平扫可明确诊断,不必行增强扫描(图 14-8-1)。

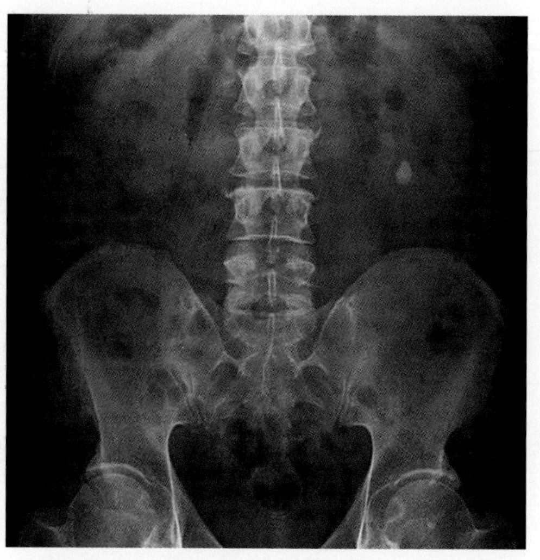

**图 14-8-1　肾结石**

腹部 X 线平片显示左肾下盏内类圆形高密度影,边缘光滑清晰

**2. 肾盂及输尿管癌**　可发生于尿路的任何部位,单发或多中心发生,尤其注意发生于肾小盏内的早期移行上皮癌。平扫时其结节状团组织影与肾窦内的静脉类似,但仔细观察

其较相邻静脉略大，薄层连续观察与肾盂及输尿管不相延续，此时一定要行 CT 多期相增强扫描，尤其排泄期是观察的重点，充盈缺损是可靠 CT 征象，而动脉静脉期一般强化程度为轻中度。肾盂及输尿管癌部分可无近侧段尿路的梗阻性扩张积水，与肿瘤对尿路的阻塞程度及其质硬度有关；当完全阻塞致尿液通过受阻时，近侧段扩张积水，梗阻区内肾实质增强后可显影延迟及持续，此外梗阻程度重且时间较短者，肾包膜外脂肪囊内可见点、索状甚至斑片状渗出影（图 14-8-2，图 14-8-3）。

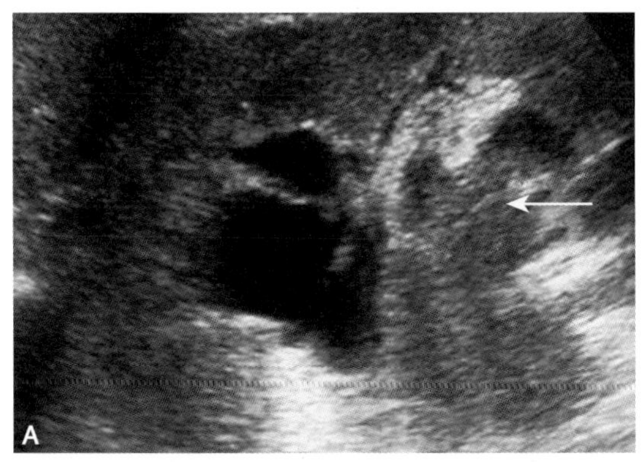


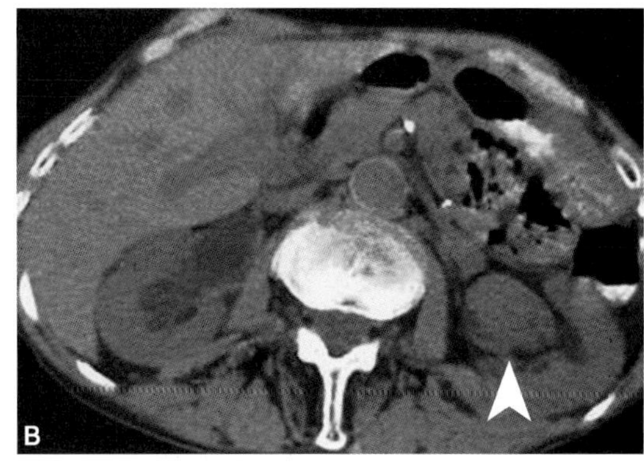


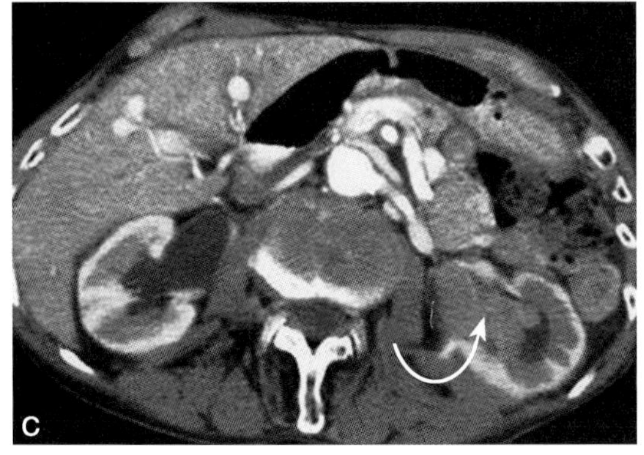


**图 14-8-2　肾盂癌**

女，84 岁。血尿。A. 左肾 US 显示中度积水及下极内充盈缺损（白箭）；B. 平扫 CT 显示左肾集合系统内稍高密度软组织肿块（白箭头）；C. 增强 CT 动脉期显示软组织肿块轻度强化

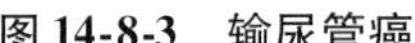

**图 14-8-3　输尿管癌**

男，61 岁。血尿。冠状位重建分泌期 CTU 显示右肾排泄正常，左肾无分泌伴积水、弥漫性皮质变薄，输尿管中段局限性节段性增厚（白箭）高度提示移行细胞癌

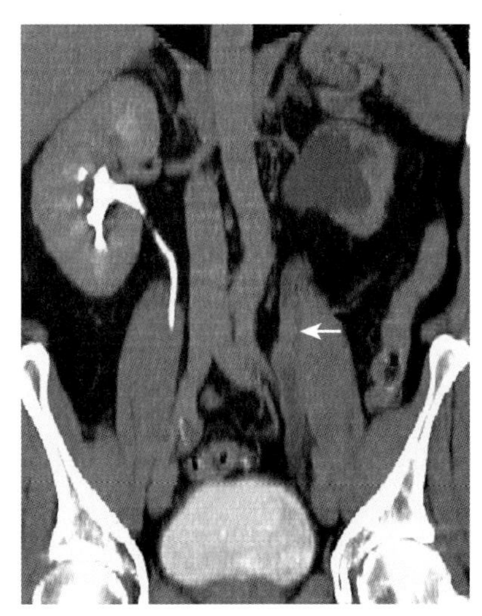

**3. 盆腔及腹膜后占位侵犯/压迫输尿管** 输尿管走行区尤其腹膜区的任何原发及继发的恶性病变均可侵犯输尿管，良性肿瘤包括妊娠子宫长期压迫输尿管，致其梗阻而近侧段扩张积液，从而出现肾脏增强后较正常肾脏实质的显影延迟及持续现象(图 14-8-4)。病变本身的定位、定性、侵犯征象是观察的重点，原发病变的寻找是转移瘤的重要依据。

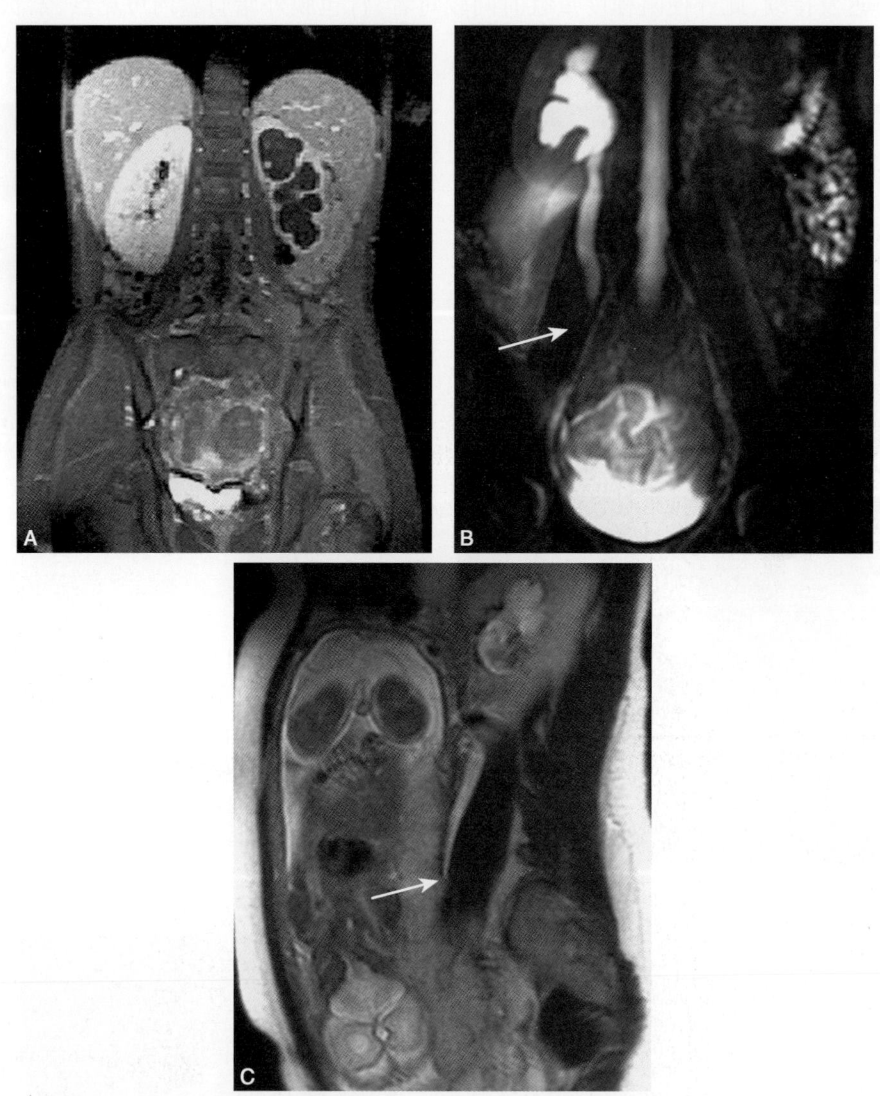


**图 14-8-4 输尿管受压迫**

A. 脂肪饱和冠状位增强 $T_1$WI 显示腹腔神经母细胞瘤导致左肾严重慢性积水，盆腔、腹膜后区域淋巴结转移；B、C. 女，28 岁。妊娠。MRU 显示右侧输尿管在盆腔边缘(白箭)变细，矢状位显示右侧输尿管在子宫与腰大肌之间受压并逐渐平滑变细

**4. 腹膜后纤维化(retroperitoneal fibrosis，RPF)** 腹膜后纤维化是一种胶原血管病，其特征是腹膜后慢性非特异性炎症伴纤维组织增生，包绕压迫输尿管和腹膜后腔其他脏器，继发肾盂积水，从而产生腰腹部疼痛等临床表现。腹膜后纤维化是一种病理学征象，而病因可分为特发性及继发性。特发性约占 2/3，发病机制尚未明确；继发性约占 1/3，继

发于恶性肿瘤、炎症、外伤、手术、放射线治疗及某些药物，以及动脉粥样硬化等，约8%的RPF继发于恶性肿瘤而呈恶性。病理分为急性期和慢性期，急性期为不成熟纤维化，内含有丰富的成纤维细胞、炎症细胞和增生的毛细血管，病灶内组织液较多；慢性期为成熟的纤维性病变，常发生玻璃样变性，细胞成分减少；癌症患者在胶原纤维及炎症细胞间可见肿瘤细胞散在分布。

CT表现：弥漫型表现为腹膜后近似于肌肉密度的不规则软组织病变，边界清或不清，包绕腹膜后血管及输尿管，输尿管受累可引起狭窄梗阻，导致近侧段尿路扩张积水，从而引起肾实质强化时的显影延迟及持续现象；局限型表现为孤立的软组织肿块或斑点状或索条状影，此时鉴别诊断较为困难。增强表现根据病理时期不同而不同，急性期常因血供丰富而强化明显。腹膜后纤维化输尿管受累后变窄较为常见，而其他血管性管道受累后可无明显变窄及移位，病变累及范围常为肾门水平下至髂内、外动脉分叉处(图14-8-5，图14-8-6)。

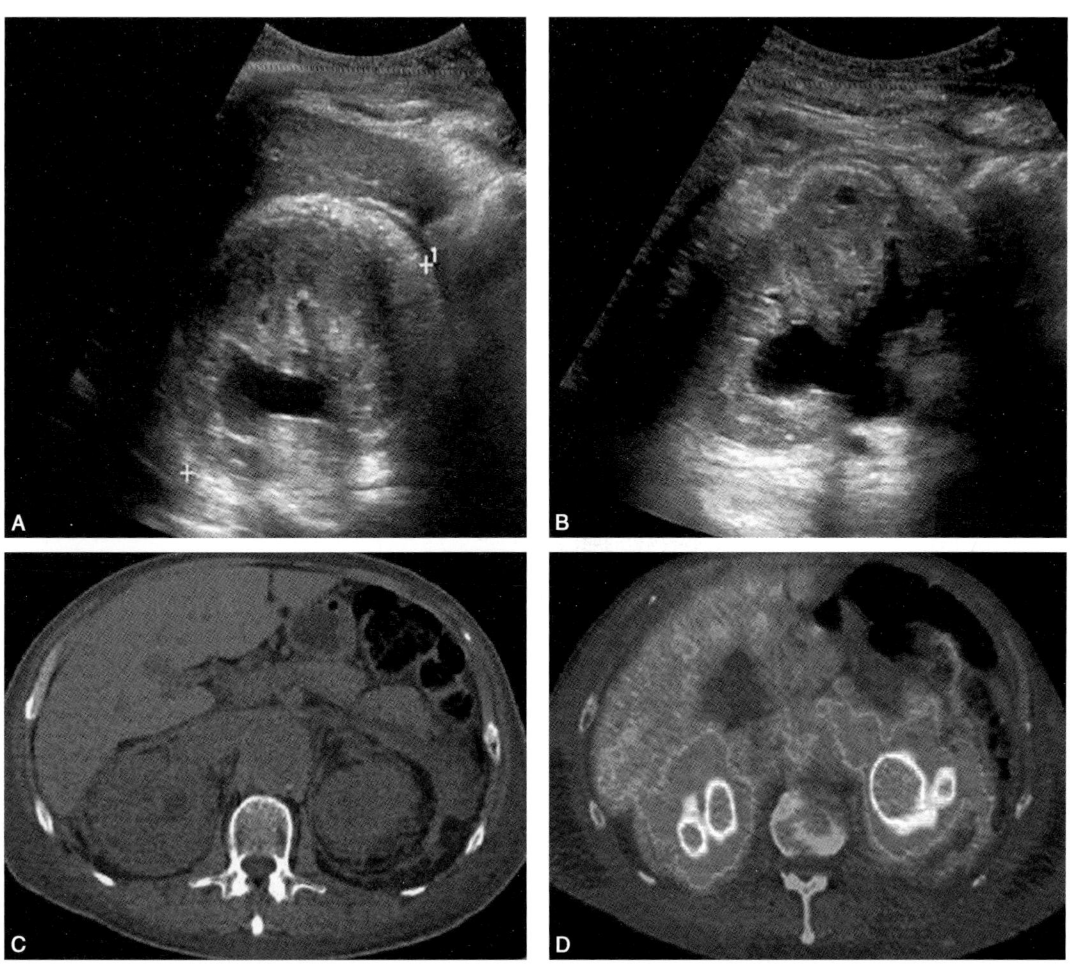


**图14-8-5　腹膜后纤维化**

男，66岁。肾功能下降。A、B. 肾脏超声显示双肾形态圆钝、积水并周围异常回声环；C、D. PET/CT显示双肾周围软组织密度影及弥漫性腹膜后浸润

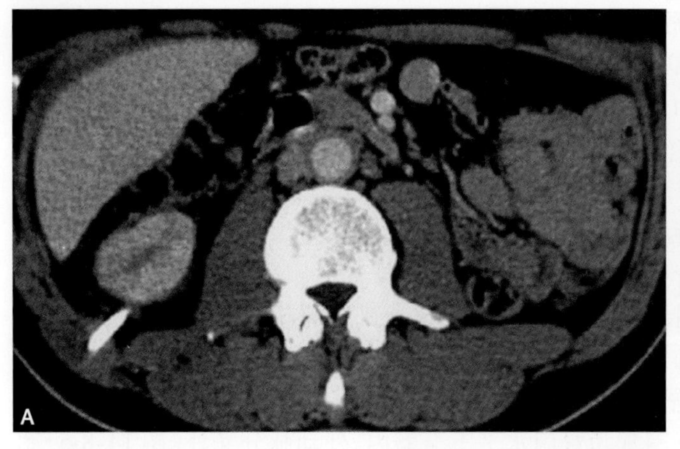

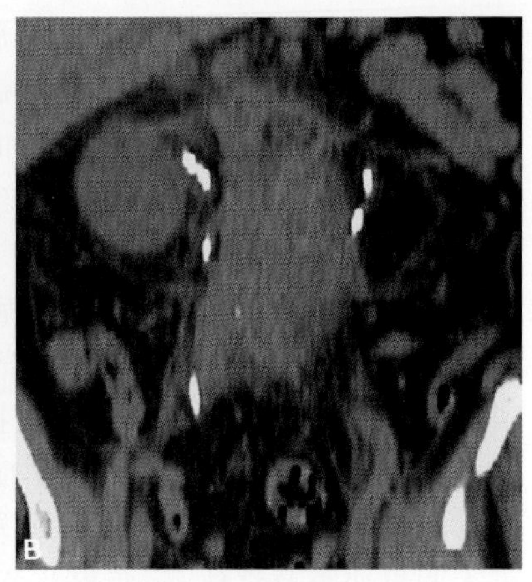

**图 14-8-6　腹膜后纤维化**

A. CT 增强扫描显示主动脉前后方低密度影，腹主动脉、下腔静脉无前移，右侧输尿管内移；B. 平扫 CT 冠状位重建显示腹膜后肿块包绕双侧输尿管并双侧 JJ 管，左侧输尿管明显内移

**5. 肾盂肾炎（pyelonephritis）**　主要指急性肾盂肾炎时，肾盂、肾盏及肾间质由非特异性细菌感染所致的炎症病变，致肾病变区楔形或弥漫型肿胀，肿胀区白细胞或细菌性脓液可梗阻肾小管，以及合并肾功能受损，出现条纹状密度减低影、楔形影，以及显影延迟及显影密度降低。常可合并肾周炎性病变，表现为肾周间隙脂肪组织出现边缘模糊的斑片状、条带状高密度影，以及肾周筋膜增厚；也可有肾盂内炎性表现，如盂壁增厚、线样强化、腔内尿液密度增高等（图 14-8-7）。

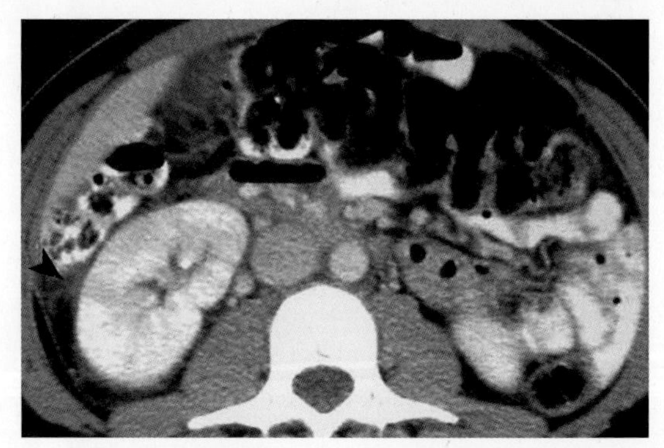

**图 14-8-7　急性肾盂肾炎**

增强 CT 显示右肾强化程度减低，正常与异常区移行清楚

**6. 急性肾小管坏死（acute tubular necrosis，ATN）**　即肾小管上皮细胞损伤，常由缺血所致，也可由肾毒性药物引起，是肾性急性肾损伤或肾功能衰竭中的常见类型。肾小管细胞损伤后，导致肾功能急骤进行性减退而出现一系列的临床综合征。以肾小球滤过率突然下降、含氮物质堆积和水电解质紊乱为特征。临床分为少尿型和非少尿型，主要根据患者的病史、体格检查和实验室检查结果进行综合诊断。常有导致肾缺血缺氧或中毒的病史，如败血症、严重创伤、各种原因的休克以及基础病变上的肾毒性药物的应用。实验室检查有重要的提示及诊断作用，如血肌酐、尿素氮，尿钠、渗透压，尿沉渣中肾小管上皮、管型等，上述改变提示肾功能的急性衰竭和肾小管的损伤。

CT 增强扫描可一定程度反映肾血流的灌注以及肾功能受损情况。肾小管坏死造成肾源性肾功能的急性损伤，CT 表现为增强后双侧肾显影延迟、密度减低，峰值较低的动脉期出现后持续时间较长，实质期及排泄期出现的时间延后并持续。上述改变根据肾功能受损程度不同而表现不同，严重时各期增强程度无明显区别。

**7. 急性间质性肾炎(acute interstitial nephritis,AIN)** 以急性肾小管间质炎症为基本特征的一组肾脏疾病,可由多种病因引起,临床通常表现为急性肾衰竭,肾小球、肾血管一般不受累或受累相对较轻。在急性肾衰竭的病例中,急性间质性肾炎占10% ~20%。急性间质性肾炎的病因多样,大致有药物过敏、感染相关、肾移植急性排异反应、系统性疾病伴发等几种;此外,特发性急性间质性肾炎病因尚不完全清楚,但目前已经明确其中部分发病与病毒感染有关。急性间质性肾炎常同时具有全身过敏表现,主要见于药物过敏引起的AIN,可表现为皮疹、发热及外周血嗜酸性白细胞计数增多,部分病例还可有关节痛、淋巴结肿大等。AIN肾损害的表现,主要是迅速发生的急性肾衰竭(少尿型或非少尿型),可见血清肌酐及尿素氮升高。尿检查异常包括血尿、白细胞尿及蛋白尿(多为轻度蛋白尿,以低分子蛋白尿为主)。白细胞尿通常为无菌性白细胞尿,有时可发现嗜酸性粒细胞,偶见白细胞管型。常伴有明显肾小管功能损害,出现肾性糖尿、低渗透压尿,有时可有远端或肾小管酸中毒,偶见Fanconi综合征(糖尿、氨基酸尿、磷酸盐尿、尿酸尿等),少数患者血清学检查可见IgE增高或抗TBM抗体阳性。特发性AIN患者在病变活动时可有贫血、血沉快、C反应蛋白阳性和蛋白电泳时$\gamma$-球蛋白增高等异常。

影像学检查常发现病人双肾体积增大或正常,未见肾血管和肾实质改变,无肾后性梗阻如肾盂、输尿管扩张等表现。

## 五、研究进展及存在问题

尿液或血液流出受阻(尿路、静脉梗阻),流入受限(动脉狭窄、肾小球滤过即肾功受损),即可造成肾脏增强时延迟显影或持续显影。由于多排螺旋CT的应用及技术的不断进步,较高的扫描时间分辨率、强大的三维后处理及各向同性显示,尤其CT泌尿系造影(CTU)对提高尿路梗阻延迟显影的准确显示、病因的诊断有着显著价值。多排螺旋CT增强扫描血管成像可与血管造影相媲美,故对肾脏血管性病变的显示及诊断,可大部分取代血管造影,成为无创、高效的诊断方法。但目前对急性肾小管坏死、多发性骨髓瘤所致的延迟显影,尚需密切结合临床资料,才能正确诊断,而影像仅为提示作用。

(乔英　高波)

## 参考文献


1. Bakir B, Yilmaz F, Turkay R, et al. Role of diffusion-weighted MR imaging in the differentiation of benign retroperitoneal fibrosis from malignant neoplasm: preliminary study. Radiology, 2014, 272(2): 438-445.
2. Caiafa RO, Vinuesa AS, Izquierdo RS, et al. Retroperitoneal fibrosis: role of imaging in diagnosis and follow-up. Radiographics, 2013, 33(2): 535-552.
3. Clatworthy MR, Kettunen MI, Hu DE, et al. Magnetic resonance imaging with hyperpolarized [1,4-(13)C2] fumarate allows detection of early renal acute tubular necrosis. Proc Natl Acad Sci U S A, 2012, 109(33): 13374-13379.
4. Cronin CG, Lohan DG, Blake MA, et al. Retroperitoneal fibrosis: a review of clinical features and imaging findings. AJR Am J Roentgenol, 2008, 191(2): 423-431.
5. Liang W, Xu S. Imaging-based Evaluation of Retroperitoneal Fibrosis: A Challenge for Radiologists. Radiology, 2015, 274(3): 937-939.

6. Nixon JN, Biyyam DR, Stanescu L, et al. Imaging of pediatric renal transplants and their complications: a pictorial review. Radiographics, 2013, 33(5): 1227-1251.
7. Park SY, Kim CK, Park BK, et al. Assessment of early renal allograft dysfunction with blood oxygenation level-dependent MRI and diffusion-weighted imaging. Eur J Radiol, 2014, 83(12): 2114-2121.
8. Schietinger BJ, Brammer GM, Wang H, et al. Patterns of late gadolinium enhancement in chronic hemodialysis patients. JACC Cardiovasc Imaging, 2008, 1(4): 450-456.
9. Portnoy O, Guranda L, Apter S, et al. Optimization of 64-MDCT urography: effect of dual-phase imaging with furosemide on collecting system opacification and radiation dose. AJR Am J Roentgenol, 2011, 197(5): W882-886.
10. Sudakoff GS, Dunn DP, Hellman RS, et al. Opacification of the genitourinary collecting system during MDCT urography with enhanced CT digital radiography: nonsaline versus saline bolus. AJR Am J Roentgenol, 2006, 186(1): 122-129.
11. 蒋高民，赵绘萍，陈新哲. 输尿管癌与输尿管息肉的螺旋CT诊断. 临床放射学杂志，2009，28(6)：834-836.
12. 潘卫东，赵荣国，秦明伟，等. 腹膜后纤维化的临床及影像学表现. 中华放射学杂志，2005，39(9)：79-82.
13. 田芳，朴雪梅，周自明，等. IgG4相关性腹膜后纤维化CT诊断. 放射学实践，2012，27(6)：638-640.
14. 万绪明，侯艳玲，于忠海. 原发性输尿管癌与输尿管转移癌的螺旋CT诊断. 临床放射学杂志，2010，29(7)：985-987.

# 第九节　肾盏扩张

## 一、前　　言

引起肾盏扩张的疾病种类较多，主要与肾盏的解剖位置有关。在肾窦内有7～8个呈漏斗状的组织，称之为肾小盏，肾小盏包绕肾乳头；2～3个肾小盏合成一个肾大盏，2～3个肾大盏汇合成一个前后扁平的、漏斗状的肾盂。正是基于上述解剖特点，多种肾盂及输尿管病变均可引起肾盏扩张。

## 二、相关疾病分类

引起肾盏扩张的疾病种类繁多，大致可分为三大类。输尿管梗阻性病变：结石，原发性肿瘤（移行细胞癌），肿瘤继发性侵犯或压迫（盆腔腹膜后肿瘤），腹膜后纤维化，肾盂输尿管移行处良性狭窄（先天性，血管压迫性，炎性）；非梗阻性病变：膀胱过度憋尿（膀胱扩张），妊娠期肾盂输尿管扩张，膀胱输尿管反流；发育性病变：肾外肾盂，输尿管重复畸形，先天性巨输尿管（表14-9-1）。

**表14-9-1　肾盏扩张分类**

| 病变性质 | 疾病 |
| --- | --- |
| 输尿管梗阻性病变 | 结石，原发性肿瘤（移行细胞癌），继发性肿瘤侵犯或压迫（盆腔腹膜后肿瘤），腹膜后纤维化，肾盂输尿管移行处良性狭窄（先天性，血管压迫性，炎性） |
| 非梗阻性病变 | 膀胱过度憋尿（膀胱扩张），妊娠期肾盂输尿管扩张，膀胱输尿管反流 |
| 发育性病变 | 肾钙质沉着症，肾外肾盂，输尿管重复畸形，先天性巨输尿管 |

## 三、影像诊断流程

表现为肾盏扩张的多种病变，均有相应的特征性表现用来鉴别，需要结合临床信息、实验室检查等综合做出诊断（表14-9-2）。鉴别诊断应注意是否所有肾盏均扩张、肾盂是否与扩张的肾盏和输尿管相通。

表14-9-2　肾盏扩张鉴别诊断

| 病变类型 | 疾病特点 |
|---|---|
| 结石 | 钙化样致密影 |
| 原发性肿瘤（移行细胞癌） | 软组织肿块，有强化，肿瘤的存在多不影响肾脏外形 |
| 肿瘤继发性侵犯或压迫（盆腔腹膜后肿瘤） | 有原发肿瘤病史 |
| 腹膜后纤维化 | 融合的肿块包绕远段主动脉、下腔静脉及输尿管，输尿管梗阻可造成肾盂扩张、肾盂积水及尿囊肿 |
| 肾盂输尿管移行处良性狭窄（先天性，血管压迫性，炎性） | 肾盂肾盏显著扩张，肾盂输尿管移行处狭窄 |
| 膀胱过度憋尿（膀胱扩张） | 输尿管和肾盏扩张，膀胱排空后可见之前扩张的输尿管及肾盏恢复正常内径 |
| 妊娠期肾盂输尿管扩张 | 原因为激素变化和妊娠子宫的肿物效应，对右肾影响较左肾大 |
| 膀胱输尿管反流 | 造成急性或慢性输尿管和肾盏扩张，实质可见瘢痕 |
| 肾外肾盂 | 假性肾盏扩张 |
| 输尿管重复畸形 | 同侧存在2条输尿管；插入异位合并扩张在上极输尿管更为常见 |
| 先天性巨输尿管 | 输尿管明显扩张，肾功能可仍保持正常 |

## 四、相关疾病影像学表现

**1. 输尿管重复畸形（ureteral duplication）**　上泌尿道最常见的先天畸形，在人群中发病率为0.7%～4%。多发生于女性，重复畸形可为部分性，形成一个单输尿管开口，亦可为完全性，两个输尿管开口于膀胱三角区，单侧双输尿管较双侧多6倍。完全重复的输尿管由中肾管两个输尿管芽形成，重复的输尿管完全分开，分别引流重复肾的两个肾盂的尿液，但此两个肾常融合为一体，称为双肾或重复肾（图14-9-1）。

**2. 先天性肾盂-输尿管移行处狭窄（congenital renal pelvis and ureter stenosis）**　约占先天性肾积水病因的90%。其病理改变主要是纤维组织及平滑肌增生，排列紊乱，胶原细胞大量堆积，使肾盂输尿管连接部平滑肌功能发生障碍；其他病因有肾盂输尿管连接部瓣膜、息肉、迷走血管或副血管压迫肾盂输尿管连接部。国外有作者提出神经分布或功能异常可能是先天性肾积水的病因之一，国内有人认为可能为肾盂输尿管连接部神经结构缺如，使得局部输尿管平滑肌蠕动功能障碍。值得注意的是，少数患者有肾积水不一定必然有梗阻存在。本病好发于男性、左侧多见，可使肾盂肾盏显著扩张，大量饮水后可出现腹痛是本病特点之一，可继发尿路感染、血尿、结石等。积水程度不等，重度致肾皮质明显变薄、功能丧失，并体积巨大（图 14-9-2）。

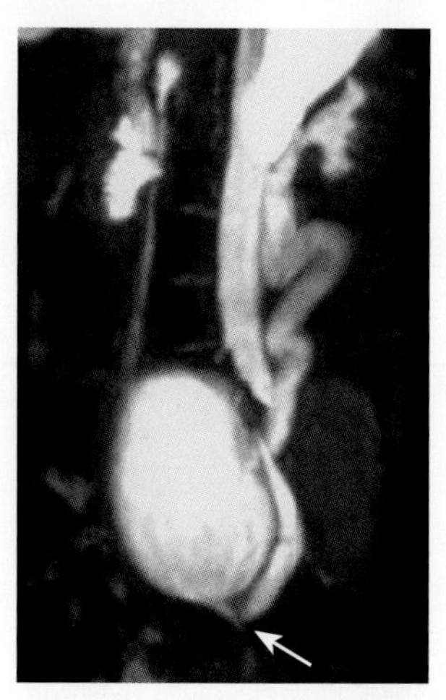

**图 14-9-1　输尿管重复畸形**

男，4 岁。反复尿路感染。MRI 平扫冠状位多层重 $T_2$WI（3D SPIR）显示双侧集合系统重复畸形

**3. 先天性巨输尿管（congenital megaloureter）**　一种先天性输尿管扩大。无输尿管膀胱出口以下的机械性梗阻及逆流，而是输尿管远端无蠕动所致，至今原因未明。基本特点是：① 不同程度的输尿管扩张；② 无器质性输尿管病变；③ 无下尿道阻塞病变；④ 无膀胱输尿管反流；⑤ 无神经源性膀胱；⑥ 输尿管连接处解剖正常；⑦ 功能性梗阻，输尿管管腔正常。

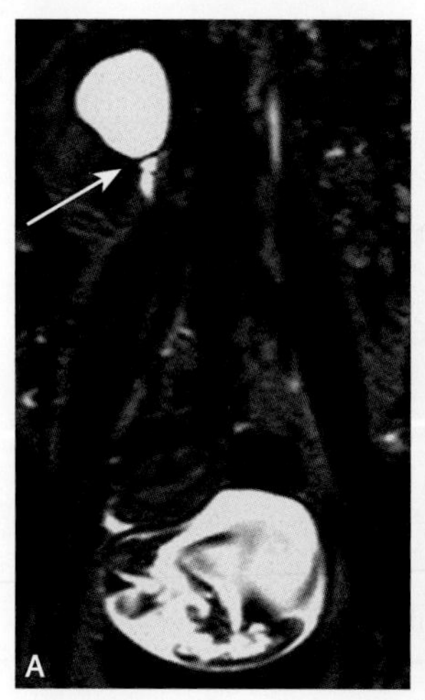


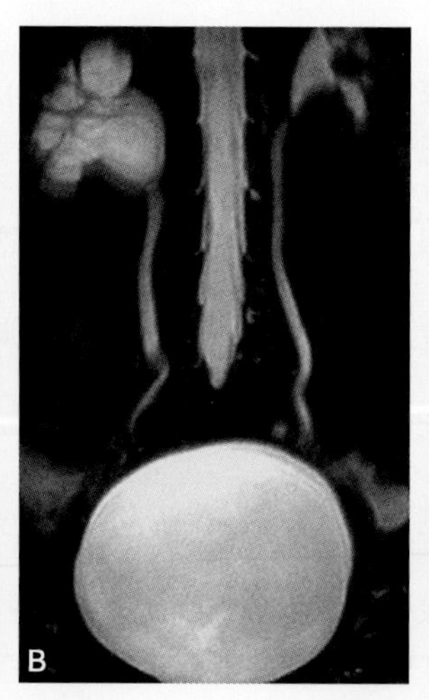


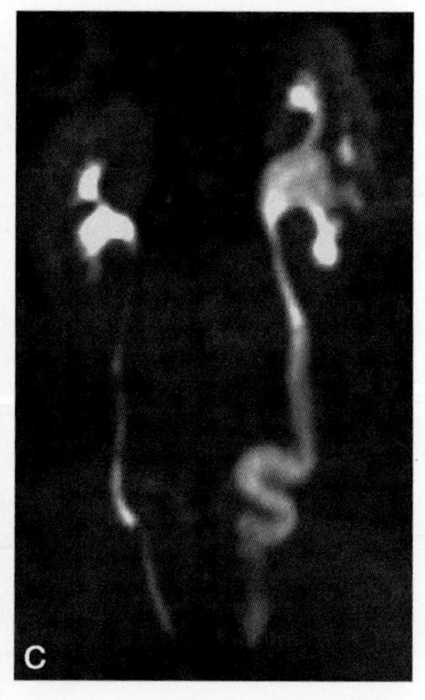


**图 14-9-2　肾盂输尿管移行处狭窄**

A、B. 单侧输尿管-肾盂交界处（UPJ）狭窄，单平面图像及 3D 容积图像显示右侧 UPJ 狭窄，左侧集合系统正常，双侧输尿管显示良好；C. 另一例患者。男，10 个月。MRU 冠状位 MIP 显示左侧输尿管扭曲、扩张及 UPJ 狭窄

影像学检查以尿路造影为主。尿路造影示输尿管下 1/3 段显著扩大，有时全程扩张，贴近膀胱的输尿管下端不显影（图 14-9-3）。尿路造影可分四期：第一期，肾实质厚度正常，肾盏正常；第二期，肾实质厚度在 1 ~ 2cm，肾盏杯口平坦；第三期，肾实质厚度在 1cm 以上，婴幼儿在 0.5cm 以下，肾盏杯口不规则和隆起外突；第四期，肾实质很薄，肾盂呈球状扩张，膀胱造影及肾盂造影可除外其他器质性病变。

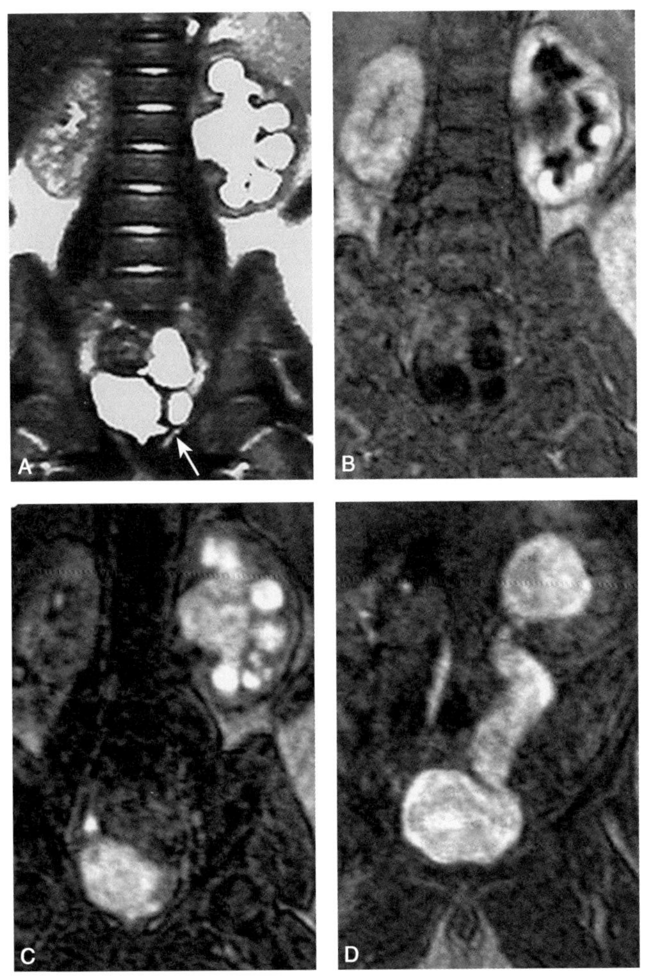


**图 14-9-3　先天性巨输尿管**

男,10 岁。梗阻性巨输尿管。A. 最初 $T_2$WI 显示左肾积水并输尿管扩张,巨输尿管深入至膀胱内(白箭);B. 增强 $T_1$WI 动态 MRU 显示扩张肾集合系统内不对称性延迟分泌及对称性实质强化;C. 服用呋塞米后,延迟期整个肾盂被对比剂尿充盈,未见输尿管强化;D. 晚期图像显示整个巨输尿管充盈对比剂尿

**4. 肾外肾盂(extrarenal pelvis)**　正常肾盂的一种变异类型,可见于任何年龄,女性多于男性。肾外型肾盂又称为假性肾盏扩张,是指大部分肾盂位于肾外,易误为肾积水。较常见,可大可小,甚至为巨大,大多无症状。

影像仅表现为肾盂内轻度液体存留,单双侧均有,单侧略多,肾盂上游的大小盏及下游的输尿管均无扩张积液征象,但显示肾盏较长。多排螺旋 CT 及三维后处理技术可较好的诊断、显示本病。

**5. 膀胱输尿管反流(bladder ureter reflux)**　是由于输尿管及膀胱连接部失去正常生理作用,膀胱尿液反流入输尿管及肾盂所致。可引起肾及肾盂感染,称反流性肾病;当为双侧时,是先天性家族遗传性疾患,可能是显性遗传性疾病。

影像学检查主要是应用静脉法尿路造影剂排泄性尿路造影,观察充盈期及排尿期是否出现反流至输尿管。反流分Ⅰ-Ⅳ级:Ⅰ级:反流仅限于输尿管;Ⅱ级:反流至输尿管及肾盂但不扩张;Ⅲ级:反流伴有输尿管中度扩张,肾盂轻度扩张,肾盏呈杵状;Ⅳ级:反流伴明显集合系统扩张积液。

**6. Fraley 综合征(Fraley syndrome)** 异常的肾血管分支压迫上肾盏漏斗部,引起上肾盏扩大积水,合并感染时出现发热、腹痛及尿路刺激症状。成人及儿童均可见到,右肾多于左肾。

CT 表现为右肾上极肾盏积水或囊肿样改变,增强扫描可见与集合系统相通,但常排空延迟。CTA 或选择性肾动脉造影可见异常的横行肾动脉分支位于上组肾盏漏斗部,并对其压迫致梗阻。

## 五、研究进展及存在问题

肾盏扩张是上尿路扩张的一个代表性称谓,包括单纯肾盏扩张、肾盏肾盂扩张、肾盏肾盂及不同范围的输尿管扩张,而单纯肾盏扩张又有部分或全部之分,扩张内容物可为尿液、脓液或血液。肾盏扩张除发育性原因外,均为各种病因的继发性改变,扩张本身影像可明确诊断,而病因诊断相对较为复杂。尿路移行细胞癌,近期文献报道集中于多排螺旋 CT 的应用如 CTU 在其中的诊断价值,包括超声造影等新方法的应用提高了移行细胞癌的诊断、分期及对早期移行细胞癌的诊断。腹膜后纤维化及其对输尿管的压迫性改变,影像检查的价值较大,MRI 及 CT 是诊断的主要手段,MRI 对其病理时期的判定更有优势。亦有文献认为超声可作为腹膜后纤维化首选的有效诊断手段,但上述影像手段对于腹膜后纤维化的病因判断尚有一定难度。

(乔英　曾瑜　高波)

## 参考文献


1. Chapman T. Fetal genitourinary imaging. Pediatr Radiol, 2012, Suppl 1: S115-123.
2. Khrichenko D, Darge K. Functional analysis in MR urography-made simple. Pediatr Radiol, 2010, 40(2): 182-199.
3. Liao L, Zhang F, Chen G. New grading system for upper urinary tract dilation using magnetic resonance urography in patients with neurogenic bladder. BMC Urol, 2014, 14: 38.
4. Lin F, Li Z, Gan Y, et al. Relationship between renal apparent diffusion coefficient values and glomerular filtration rate in infants with congenital hydronephrosis. Biosci Trends, 2014, 8(5): 274-279.
5. Riccabona M, Avni FE, Blickman JG, et al. Imaging recommendations in paediatric uroradiology: minutes of the ESPR workgroup session on urinary tract infection, fetal hydronephrosis, urinary tract ultrasonography and voiding cystourethrography, Barcelona, Spain, June 2007. Pediatr Radiol, 2008, 38(2): 138-145.
6. Riccabona M, Avni FE, Dacher JN, et al. ESPR uroradiology task force and ESUR paediatric working group: imaging and procedural recommendations in paediatric uroradiology, part Ⅲ. Minutes of the ESPR uroradiology task force minisymposium on intravenous urography, uro-CT and MR-urography in childhood. Pediatr Radiol, 2010, 40(7): 1315-1320.
7. Riccabona M. Pediatric MRU—its potential and its role in the diagnostic work-up of upper urinary tract

dilatation in infants and children. World J Urol,2004,22(2):79-87.

8. Swenson DW, Darge K, Ziniel SI, et al. Characterizing upper urinary tract dilation on ultrasound: a survey of North American pediatric radiologists' practices. Pediatr Radiol,2015,45(5):686-694.

9. 武志峰,周翔平,刘荣波,等. 磁共振扩散加权成像在肾盂积水及结核性脓肾鉴别中的应用. 中国医学影像技术,2005,21(12):1852-1854.

# 第十节　肾盂充盈缺损

## 一、前　　言

肾盂系统包括肾小盏、肾大盏及肾盂,其腔内线轮廓完整性缺如即为充盈缺损(filling defect)。肾盂充盈缺损可以被 IVP、CT 多期增强扫描及 MR 泌尿系水成像(MRU)显示,代表了侵入至肾盂系统中的空间占位性病灶,是一种常见的影像学征象,更是肾脏集合系统及其邻近结构病变诊断的重要依据。

## 二、相关疾病分类

产生肾盂充盈缺损的病变性质多种多样,可分为腔内占位和腔外压迫。病理为良性和恶性两种类型,包括以下病变:肾结石、肾盂癌、凝血块、肾乳头坏死、肾乳头状瘤(表 14-10-1)。

表 14-10-1　引起肾盂充盈缺损的病变分类

| 病变性质 | 疾病 |
| --- | --- |
| 肿瘤性病变 | 肾盂癌,肾乳头状瘤 |
| 非肿瘤性病变 | 肾结石,凝血块,肾乳头坏死 |

## 三、影像诊断流程

肾盂充盈缺损是一种常见的放射学征象,常规诊断以静脉肾盂造影(IVP)和 CT 为主,辅以 MRI 检查。病因复杂,形态多变,必须结合详细的病史以及适当的实验室检查方能做出正确诊断(表 14-10-2)。

表 14-10-2　引起肾盂充盈缺损鉴别诊断

| 病变类型 | 疾病特点 |
| --- | --- |
| 肾盂癌 | 充盈缺损形状不规则,肾盏"截断" |
| 肾乳头状瘤 | 良性软组织肿块,为尿路上皮瘤 |
| 肾结石 | 高密度灶 |
| 凝血块 | 数天之内应吸收消失 |
| 肾乳头坏死 | 乳头脱落后相应肾盏形成空腔,肾盏"杵状变"(镇痛药滥用) |

## 四、相关疾病影像学表现

**1. 肾结石(renal calculus)** 在尿路结石中居首位,发病年龄多为20~50岁,男性多于女性。多为单侧性,双侧发病大致相等。结石可为单发或多发,多位于肾盂或肾盂输尿管连接部,肾盏次之,下组肾盏较上、中组肾盏更为多见。病理改变主要为梗阻、积水、感染及对肾盂黏膜和肾实质的损害。肾结石典型临床表现为疼痛、血尿和排石史,当结石继发感染和梗阻性肾积水时出现相应临床症状。

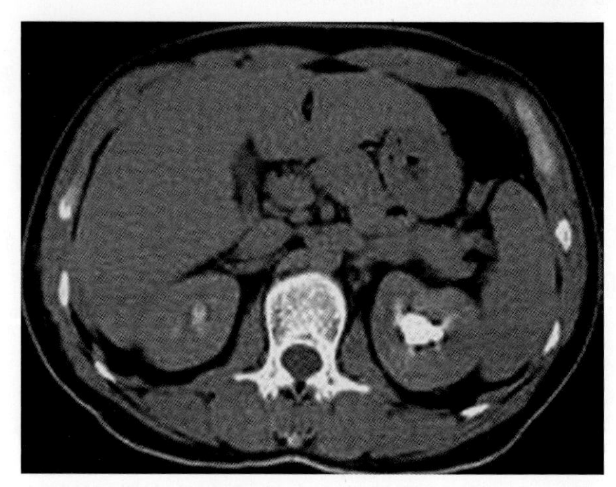

**图 14-10-1 肾结石**

女,55岁。左肾绞痛3天。CT平扫示左侧肾盂内致密结节影

肾结石通常不需要做CT检查,更无必要行MRI检查。但CT平扫发现肾结石的分辨力比X线平片高得多,可作为X线检查的重要补充。CT平扫可发现肾盂肾盏内结节状高密度影充填,CT值高于肾实质,常在100HU以上;增强扫描无增强效应,排泄期示肾盂肾盏内充盈缺损(图14-10-1)。

**2. 肾盂癌(renal pelvic carcinoma)** 起源于尿路上皮,可来源于一个肾盏,也可能弥漫侵犯肾盏与肾盂。85%~95%的肾盂癌属于移行上皮癌,大约10%属于鳞癌,腺癌则低于1%。移行上皮癌具有多中心发病的特点,有时为原发性病变,有时为转移性病变,能够同时或先后伴发输尿管、膀胱以及对侧肾盂的移行上皮癌变。该病多见于中老年男性,典型的临床特征为反复发作的肉眼血尿,肾盂鳞癌与腺癌多伴有肾盂肾炎与结石发生,这可能和结石的长时间刺激与梗阻、积脓以及慢性炎症的发生、引发移行上皮快速增生,还可能与鳞状上皮化生有关。

CT能够清晰显示肾盂肿瘤,通过动态增强扫描可以体现出肿瘤的形态与大小,特别适用于显示肾实质受累与部分及远端淋巴结转移。肾盂癌的CT表现由肿瘤的病理形态特征决定,平扫通常表现为肾盂和肾盏内与肾实质等密度或稍低密度的结节或肿块,周围环绕低密度脂肪,肾盂内占位一般为偏心性,也可膨大至充满整个肾盂,形成充满肾脏的实质性占位,肾窦脂肪出现受压移位,甚至消失,但这种情况大多不引起肾脏外形的变化。肾盂癌是较少血供的肿瘤,CT平扫肿块和肾实质密度基本相等,增强早期强化并不显著,实质期表现为轻至中度强化,具有延迟强化,实质期比增强早期更易检出小病灶,所以肾实质期扫描具有重要意义,动态扫描有利于病灶的检出(图14-10-2)。

**3. 凝血块(clot)** 全身性因素及肾脏本身病变均可出血至上尿路内,造成肾盏肾盂内的充盈缺损,均伴有血尿症状,血凝块形成后排出不畅可引起肾绞痛。CT急性期表现为肾盏肾盂内的高密度影,往往铸形,但亦可致肾盂系统扩大,增强后无强化是其特点;短期内复查可见形态大小及密度有明显变化,如无继续活动性上尿路出血,最终消失(图14-10-3)。

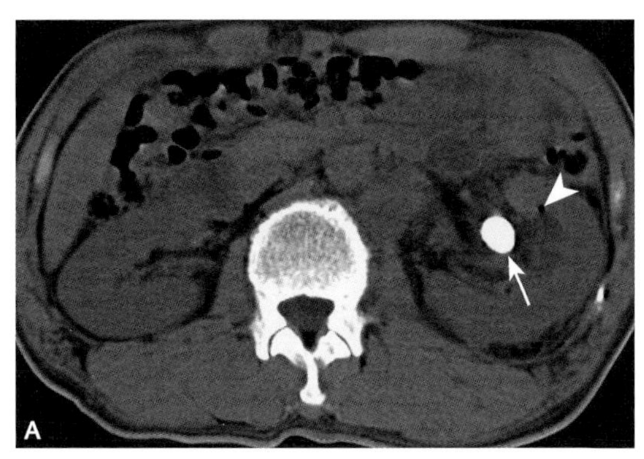
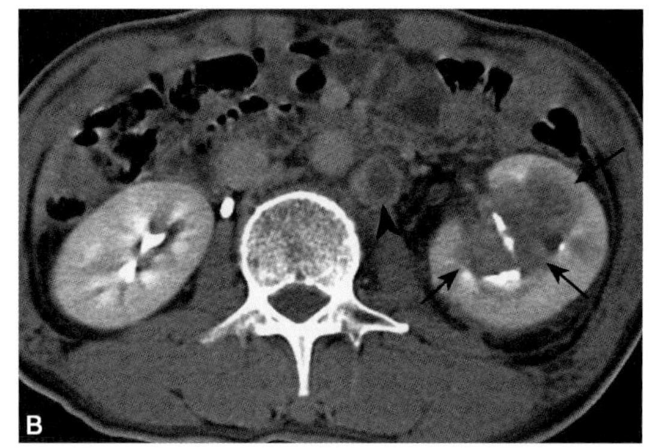

**图 14-10-2　肾盂癌**

男,50 岁。长期肾结石,左侧腰痛。A. 平扫 CT 显示左肾盂内高密度结石(白箭),原先行经皮肾镜肾窦内见少许气体(白箭头);B. 增强 CT 扫描分泌期显示肾盂内浸润性肿块(黑箭)侵及肾实质,腹主动脉周围转移性淋巴结(黑箭头)

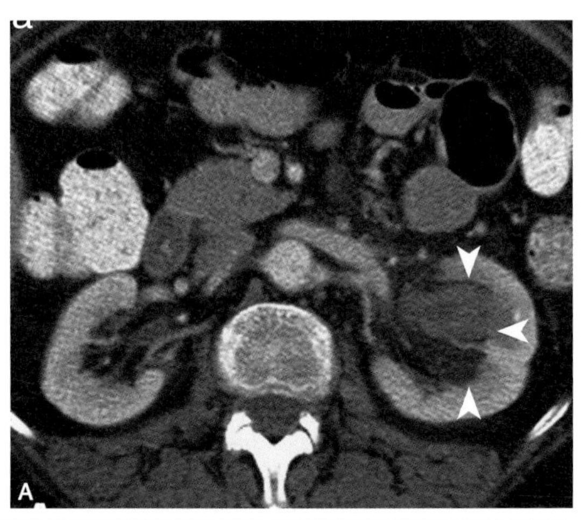
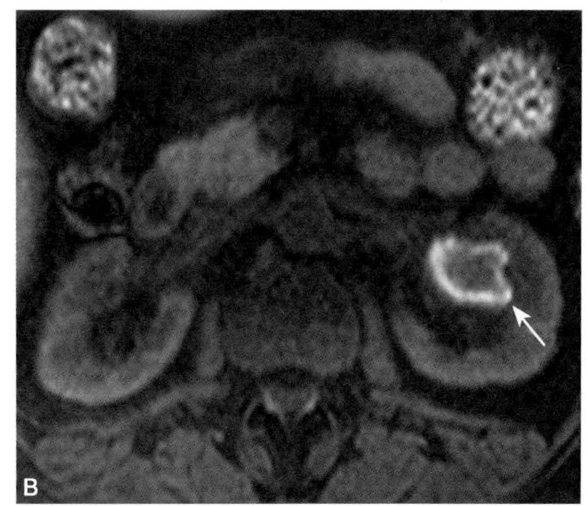
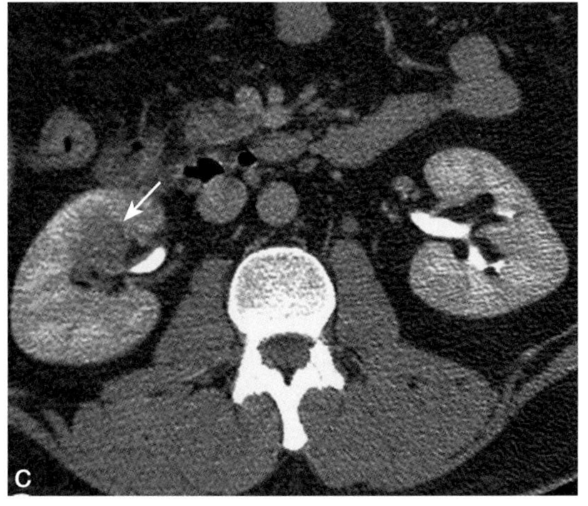

**图 14-10-3　肾窦出血**

A. 增强 CT 显示一混杂性肿块样结构累及左侧肾窦,呈明显软组织密度并中央低密度(白箭头);B. 对应平扫压脂 $T_1$ GRE 序列显示肿块呈周高、中低信号,提示血肿(白箭);C. 另一例患者。增强 CT 分泌期右肾盂内部分充盈高密度物质(白箭)提示血肿,复查吸收证实为血肿

**4. 肾乳头坏死(renal papillary necrosis,RPN)** 一种严重的肾脏间质性疾病,为许多可引起肾小管间质性肾病的伴发性病变,如严重上尿路感染时的并发症,病变主要位于肾脏的髓质锥体和乳头部。病理机制:肾髓质锥体乳头部接受约全肾10%的供血,且几乎全部由髓旁肾单位发出的若干直行进入髓质的直小动脉供血,加上受肾髓质中浓度梯度的影响,肾乳头的血液黏稠度高,血流速度缓慢,一旦损伤因素致血供中断,极易发生肾乳头的缺血坏死。

CT表现:肾乳头坏死后,其组织密度减低,故CT表现为不同形状低密度影。坏死灶周围组织受病变影响发生水肿、充血、出血及炎细胞浸润致肾脏肿大及周围组织反应性改变;增强扫描检查不同分型表现不同:① 局灶型坏死:肾乳头病变局限且未与肾盏相通,未形成空洞,故对比剂未进入肾坏死区;② 空洞型坏死:肾乳头病变形成空洞并与肾盏相通,对比剂可进入肾坏死区;③ 混合型坏死:以上两种坏死病变类型同时存在。空洞型坏死时,肾乳头可脱落,造成肾盂内充盈缺损以及肾盏变形,增强扫描无强化,可为单一或多灶,亦可形成IVP中的环形影(图14-10-4)。

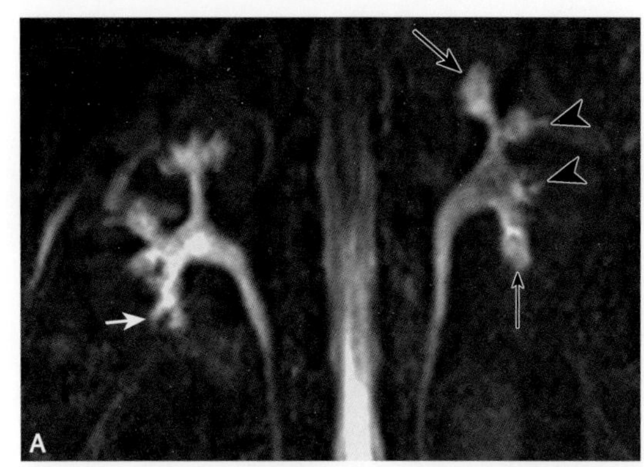


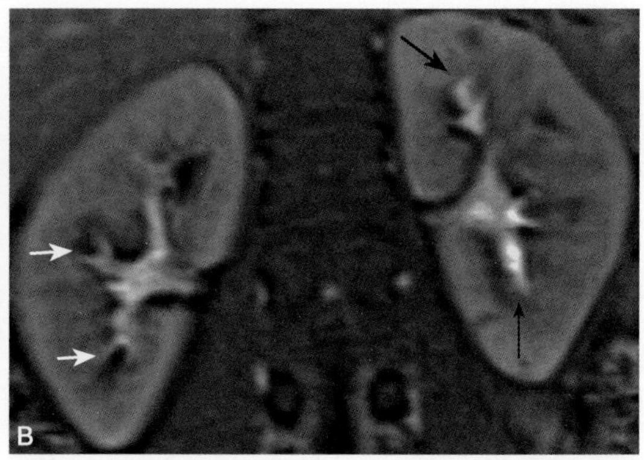


**图14-10-4 肾乳头坏死**

A. $T_2WI$冠状位MIP重建显示左肾中部肾大盏、上极肾小盏乳头样组织呈"烛焰样"(黑箭),为肾乳头坏死的典型表现;左肾上极内侧肾小盏变钝(粗黑箭),呈"高尔夫球座"表现,下极肾小盏由于乳头再吸收亦变钝(细黑箭)。右肾下极肾盏中央充盈缺损(白箭)呈"蟹足样"变形,上极形态正常;B. 冠状位增强压脂3D VIBE $T_1WI$更好地显示了上述改变

## 五、研究进展及存在问题

肾盏、肾盂、输尿管及膀胱内的充盈缺损,可由于良、恶性肿瘤性组织、非肿瘤异常组织或成分如结石、坏死物、凝血块、炎性组织以及气体等造成,CT更容易观察缺损灶的密度,CTU可直观全面观察尿路系统,从而使某些常见病如结石、凝血块及气体的诊断及鉴别变得相对容易。多排螺旋CT大范围薄层容积扫描,使检出<2mm的结石成为可能,同时由于密度分辨率是普通X线的20倍,使98%的结石得以显示,仅单纯胱氨酸结石在CT上显示为阴性。但充盈缺损是否为肿瘤及其性质的判断,仍然具有一定的难度。近期有文献利用多排螺旋CT的优势,对小的肾盂癌进行诊断,或对肾盂癌进行分期、分型,以及浸润型肾盂癌的鉴别,显示了多排螺旋CT的优势。据文献研究,MSCT与MRI在诊断肾盂癌准确率上无

显著性差异，但各有优势，MRI 的某些序列可更明确地显示病灶及其范围，从而更好地指导手术治疗。

（乔英　李健丁　高波）

## 参考文献

1. Jung DC, Kim SH, Jung SI, et al. Renal papillary necrosis: review and comparison of findings at multi-detector row CT and intravenous urography. Radiographics, 2006, 26(6): 1827-1836.

2. Lang EK, Macchia RJ, Thomas R, et al. Multiphasic helical CT diagnosis of early medullary and papillary necrosis. J Endourol, 2004, 18(1): 49-56.

3. Schroeder J, Thacker PG, Purves TJ. Magnetic resonance urography of renal papillary necrosis. Pediatr Radiol, 2014, 44(4): 491-493.

# 第十一节　肾窦病变

## 一、前　　言

肾门深入肾实质所围成的腔隙称为肾窦，内有肾动脉的分支、肾静脉的属支、肾盂，肾大、小盏，神经、淋巴管和脂肪组织等多种间叶组织成分，向外与肾周间隙连通。肾窦内病变，主要指原发于肾窦内、肾盂外病变的诊断，发生于肾实质或肾盂肿瘤性病变，进展后侵犯肾窦不在本节讨论范围内。肾窦病变相对多样，肾窦肿瘤可原发于肾窦内多种组织成分，亦可为腹膜后或其他部位恶性肿瘤直接蔓延、侵犯或转移而致。

## 二、相关疾病分类

肾窦病变种类繁多，Helenon 等将肾窦病变分为三种：① 窦内固有成分发生的病变，如脂肪组织、集合系统、血管及神经组织来源的；② 外来的从肾实质发展进入肾窦内的病变；③ 继发的包括转移或腹膜后肿瘤累及肾窦的肿瘤（表 14-11-1）。

表 14-11-1　肾窦病变分类

| 性质 | 肾窦病变 |
|---|---|
| 脂肪组织、集合系统及神经组织来源 | 肾盂旁囊肿，肾创伤，肾结石，黄色肉芽肿性肾盂肾炎 |
| 肾窦内血管性病变 | 动脉瘤，动静脉畸形 |
| 肿瘤性病变 | 肾盂肿瘤（移行细胞癌，鳞状细胞癌）<br>间质起源的原发性肿瘤<br>凸入肾窦的肾实质肿瘤（肾癌，多房囊性肾瘤）<br>凸入肾窦的腹膜后肿瘤（淋巴瘤） |

## 三、影像诊断流程

对肾窦病变的诊断常依赖 IVU(intravenous urography,IVU)、多普勒超声和 CT 等检查方法,但其来源范围较广,所以在多数病例的病因学诊断方面存在一定难度(表 14-11-2)。近年影像技术的飞速发展及技术的进步,对各种病变的认识逐步加深。CT 是诊断肾窦病变的主要检查手段,尤其多排螺旋 CT 增强扫描可明确显示病变的范围及多数病变的性质。MRI 对显示及诊断肾窦内血管性病变更具有优势。

表 14-11-2　肾窦病变鉴别诊断

| 病变类型 | 特点 |
|---|---|
| 肾盂旁囊肿(肾窦囊肿) | 肾盂周多发非交通性囊肿相融合,包绕、压迫肾盏,导致血管移位,通常为双侧 |
| 肾创伤(致肾窦内出血尿瘤形成等) | 可导致肾盂内血凝块、肾门血肿或尿性囊肿 |
| 肾结石 | 致密度灶 |
| 黄色肉芽肿性肾盂肾炎(弥漫型侵入肾窦内) | 弥漫型肾脏常增大,轮廓不规整,肾窦脂肪减少,为纤维组织所代替,肾实质为多个囊状低密度占位所取代;肾周筋膜增厚粘连 |
| 动脉瘤 | 动脉管壁有钙化灶 |
| 动静脉畸形 | 超声检查显示涡流,血管造影肾静脉提前充盈 |

## 四、相关疾病影像学表现

**1. 肾替代性脂肪瘤病(renal replacement lipomatosis,RRL)**　一种少见的良性瘤样病变,并非真正的肿瘤,与肾窦脂肪瘤病被认为是脂肪增殖程度不同的同一疾病,肾窦脂肪瘤病常见,但发展为完全性肾替代性脂肪瘤病的机会并不多(图 14-11-1)。本病的病理组织学特点是肾实质萎缩或破坏,肾窦、肾蒂、肾周脂肪组织高度增生,部分或全部代替了病变的肾实质,常伴有慢性肾盂肾炎,肾结石等疾病。关于本病的发生机制,大部分人认为是由于某种破坏性的疾病造成肾脏正常结构的破坏、萎缩,而脂肪组织继发性大量增殖;另一种观点认为肾脏的慢性炎症可以刺激肾门及肾窦内的脂肪增殖改变,而肾萎缩是继发的。RRL 罕见,如肾结石合并肾实质萎缩、萎缩的肾实质周围充填大量脂肪组织成分时,应想到 RRL 的可能。及时治疗结石及感染是预防 RRL 和患肾功能损害的有效方法。RRL 确诊时,患肾功能往往已经丧失,若患者一般情况允许,应行患肾切除术。

本病的诊断主要依靠病理组织学,CT 是最为重要的辅助手段。CT 或 MRI 表现:患肾实质萎缩,皮质变薄,轮廓不清,以肾门、肾窦为中心可见脂肪密度/信号影充填,肾周也见脂肪包绕,常伴肾盂区高密度结石影(图 14-11-2,图 14-11-3)。

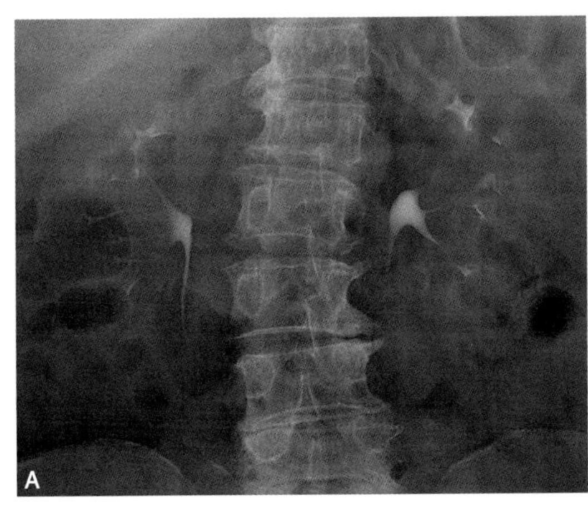


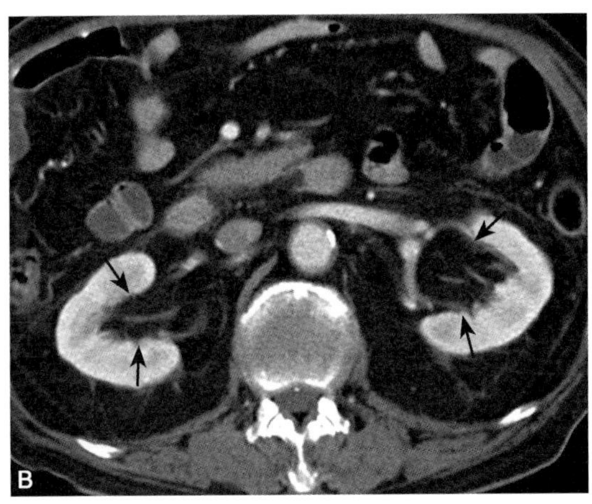


**图 14-11-1　肾窦脂肪瘤病**

男,76 岁。查体。A. IVP 显示双侧肾盂、漏斗形态变长、密度减低;B. 增强 CT 双侧肾窦内脂肪浸润(黑箭),提示肾窦脂肪瘤病

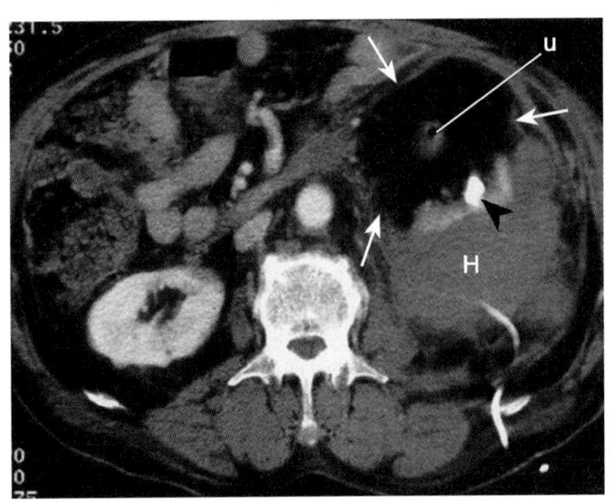


**图 14-11-2　肾替代性脂肪瘤病**

男,63 岁。长期肾结石病史。增强 CT 显示一肿瘤样脂肪肿块(白箭)占据左侧肾窦及左侧输尿管(u)周围,左肾实质明显萎缩伴结石(黑箭头),并见大量包膜下血肿(H)

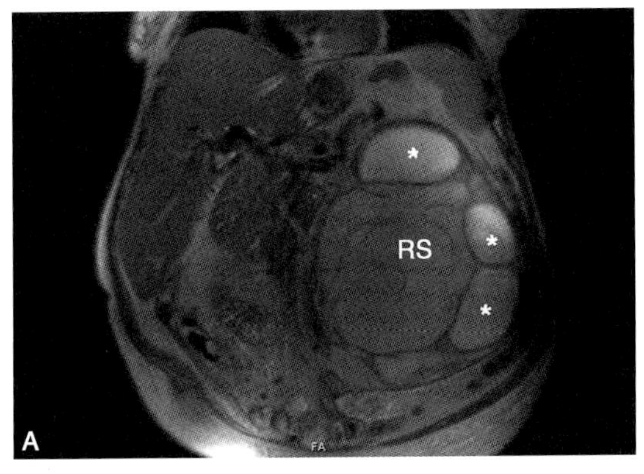


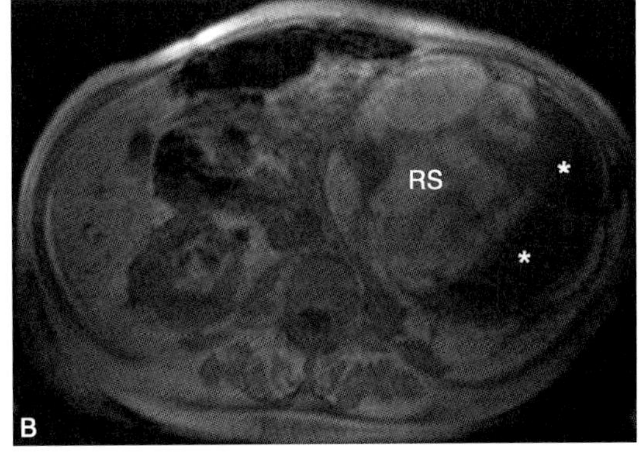

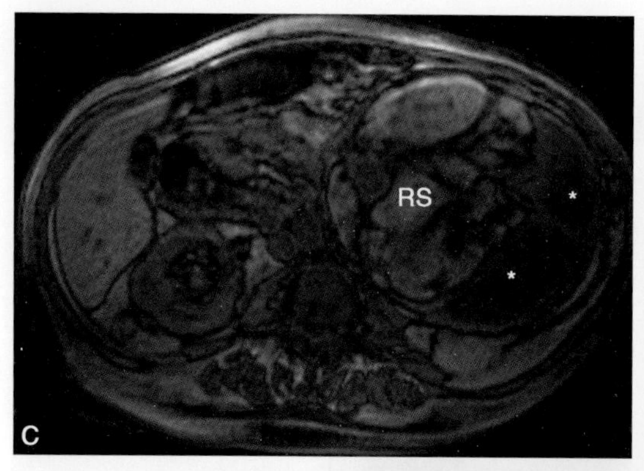


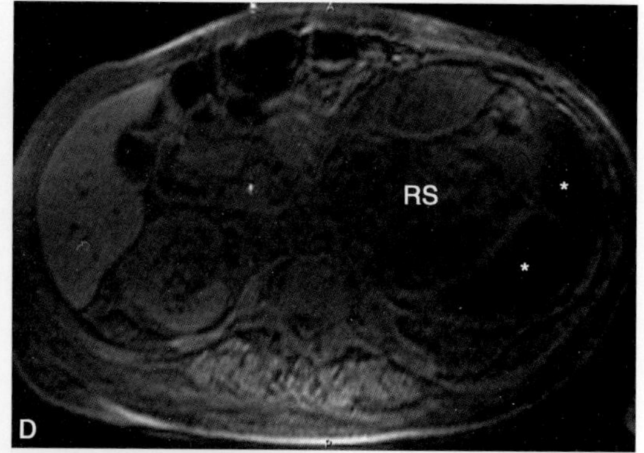


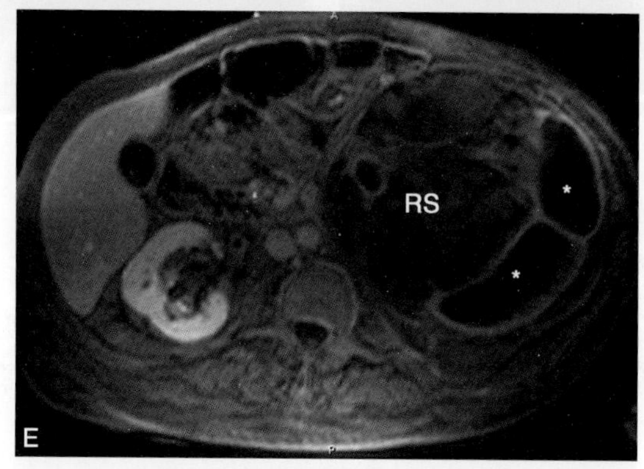


**图 14-11-3　肾替代性脂肪瘤病**

女,79 岁。既往子宫切除手术并发左侧输尿管远端狭窄及继发肾盂、输尿管积水、反复发作性肾盂炎。A. 冠状位 FSE 单次激发半傅立叶(HASTE)序列显示左肾明显肿大并肾窦内明显脂肪高信号使肾盂扩大,即替代性脂肪瘤病,另外萎缩肾实质内部的周边见卵圆形高信号(＊)即积液,肾盏明显扩张;B、C. 横断位同相位、反相位 GRE $T_1$WI 显示扩张左肾窦的 $T_1$ 高信号组织及液体低信号;D、E. 增强压脂 GRE $T_1$WI 显示肾窦内脂肪明显低信号,周围扩张肾盏未见分泌

RRL 需与脂肪瘤、血管平滑肌脂肪瘤、脂肪肉瘤和黄色肉芽肿性肾盂肾炎等相鉴别。含脂肪成分的肿瘤随着生长会对正常集合系统形成占位效应,导致邻近集合系统延长、扭曲、变形;而 RRL 主要表现为肾结构破坏、肾实质萎缩及肾功能的丧失。黄色肉芽肿性肾盂肾炎也多由肾结石和感染所诱发,临床上很难与 RRL 鉴别,但病理检查可见 RRL 的脂质成分主要位于肾实质外,而黄色肉芽肿性肾盂肾炎的脂质成分位于泡沫细胞内,肾脂质间可见大量富含脂质的泡沫细胞浸润。

**2. 肾盂旁囊肿(parapelvic cyst)**　一种含清亮尿液或淋巴液的假性囊肿,不与集合系统相通,起源于肾窦外侵入肾窦,为淋巴管源性,是淋巴管扩张或淋巴管梗阻所致。肾囊肿(盂旁囊肿)CT 检查确诊率高,表现为肾实质(肾门附近)类圆形液性密度影,边界清晰,肾实质(肾盂、肾盏)受压变形、移位,增强扫描无强化,延迟扫描对比剂不进入囊内(图 14-11-4)。MRI 表现与 CT 相似,但 MRI 对囊内出血、血肿机化及与良恶性肿瘤之间的鉴别较为特异。

肾窦内囊肿有两种截然不同的表现形式:① 第一种为起源于肾窦本身的多发小的融合性囊肿,称为肾盂周围囊肿;为良性肾实质外囊肿,位于肾窦内,可能为淋巴起源,很少有症

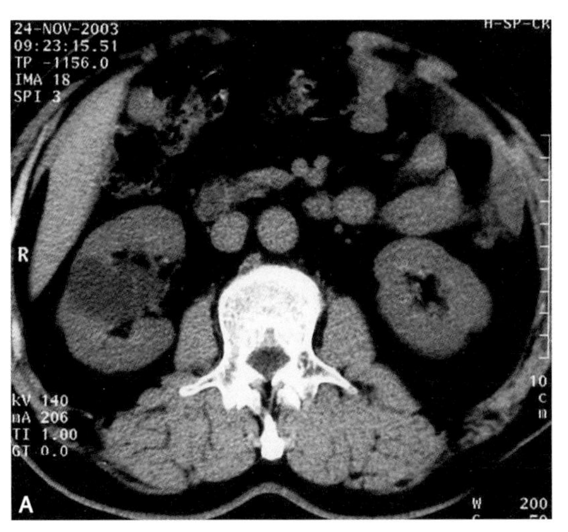


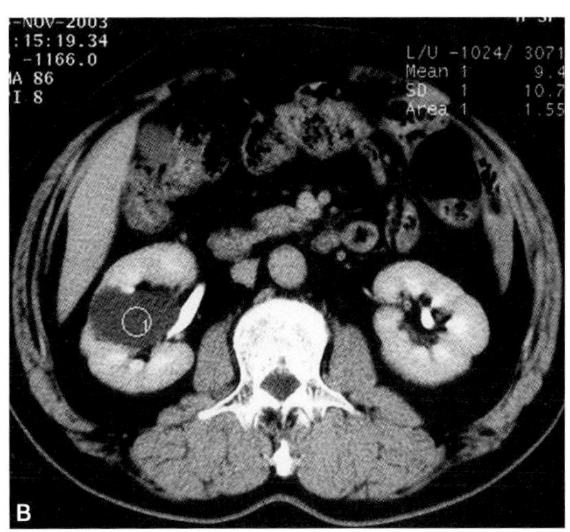


**图 14-11-4　肾窦囊肿**

女,50 岁。A. CT 平扫显示右肾中极类圆形液性密度影,边界清晰;B. CT 增强扫描延迟期显示对比剂不进入囊内,邻近肾实质变薄,肾盂、肾盏受压移位

状,通常为双侧(图 14-11-5);② 另一种为单发大囊肿,位于肾窦,多起源于邻近肾实质,称为盂旁囊肿;为起源于内侧肾实质的单纯囊肿,凸入肾窦内,通常单发或数量很少,偶尔表现为高血压、血尿或局限性肾积水(图 14-11-6)。

**3. 动脉瘤(aneurysm)**　肾动脉瘤是一种较为罕见的肾血管疾病,发病率仅为0.03% ~ 0.90%。动脉瘤是指肾动脉或其分支动脉壁局部变薄,结构破坏后所形成的永久性异常扩张和膨出,其可发生于肾动脉主干、动脉分叉及肾实质内。常见的临床表现包括高血压、血尿、腰痛等。

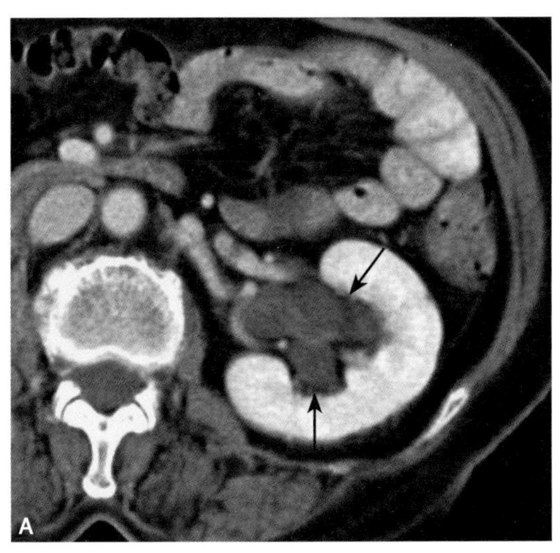


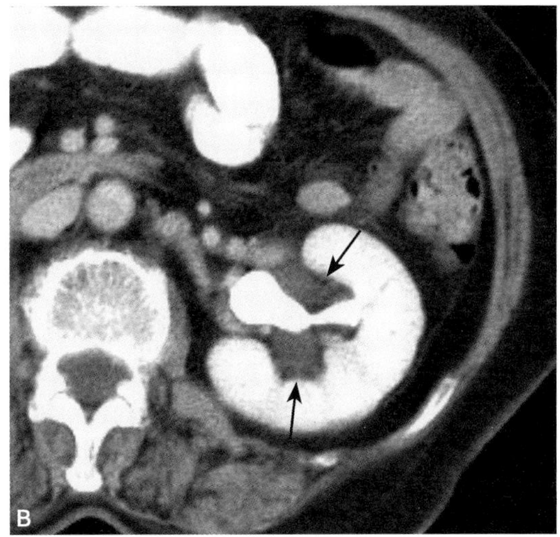


**图 14-11-5　肾窦囊肿**

男,53 岁。无任何症状。A. 增强 CT 肾实质期见左肾窦内低密度囊肿,容易误诊为肾盂积水;B. 分泌期见肾窦内囊肿(黑箭),强化肾盏伸长但未被囊肿压迫导致梗阻

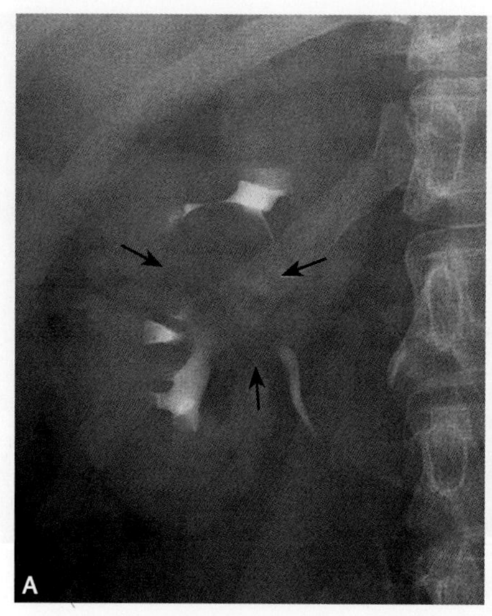


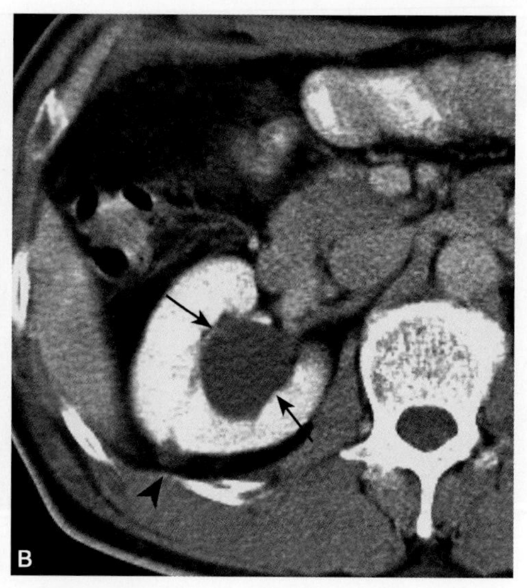


**图 14-11-6　肾窦囊肿**

男,54 岁。患者无任何症状。A. IVP 提示肾盏变形、肾盂受压(黑箭)提示局限性占位性病变;B. 增强 CT 见一类圆形液体密度囊性病变凸入肾窦内(黑箭),边缘光滑清晰,与一般肾皮质囊肿表现类似(黑箭头)

CT 表现:患肾肾窦内等密度结节灶,边缘光滑,增强扫描呈明显强化,强化程度与同期肾动脉一致,且廓清速度快(图 14-11-7)。选择性肾动脉造影是肾动脉瘤诊断的金标准,可以较直观地显示病变及其与动脉的关系(图 14-11-8)。

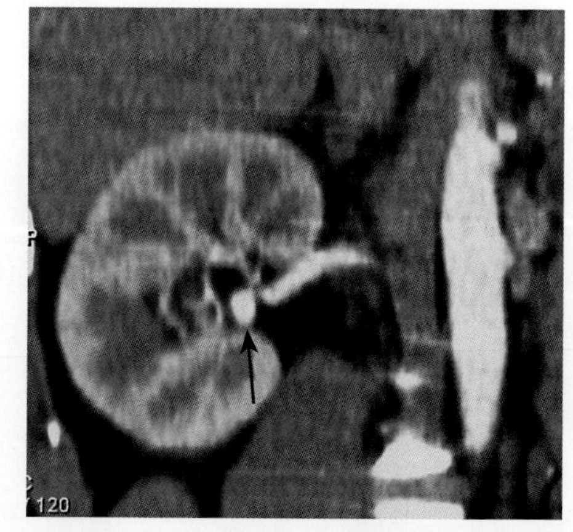


**图 14-11-7　肾动脉瘤**

男,47 岁。肉眼血尿。CT 增强冠状位重建显示皮髓质期右肾窦内一小囊袋状动脉瘤

**4. 动静脉异常交通(arteriovenous abnormal communication)**　根据其病因不同,一些学者将肾动静脉异常交通分为:先天性动静脉畸形、获得性动静脉瘘及特发性动静脉瘘三种。先天性肾动静脉畸形(arteriovenous malformation,AVM)是先天性血管发育异常所致的畸形;获得性肾动静脉瘘(arteriovenous fistula,AVF)相对多见,多与创伤、肿瘤、炎症或医源性等因素有关;特发性(或自发性)肾动静脉瘘少见,表现为单支扩张迂曲的动脉与静脉直接相通,故又称为动脉瘤型肾动静脉瘘。先天性肾动静脉瘘多涉及多处动静脉分支,形成血管团,易破入集合系统,因此临床主要表现为间歇突发血尿,出血量大而快,可导致血块迅速形成并堵塞尿路,引起肾绞痛或尿潴留,短期内大量出血甚至可导致出血性休克。患者多伴有严重贫血征象,发生高血压者少见。

超声检查在肾脏血管性病变筛查中具有重要意义。近年来随着 CT 技术的不断提高,尤

其是3D-CTA技术的广泛应用，对复杂动静脉瘘的诊断具有越来越重要的价值，3D-CTA可多角度、多方位显示病变血管的层次及与毗邻组织的关系，可精确测量病变血管的内径，在肾动脉造影基础上提供更加丰富的参考信息。但目前肾动脉造影依然是诊断肾动静脉瘘的金标准（图14-11-9）。

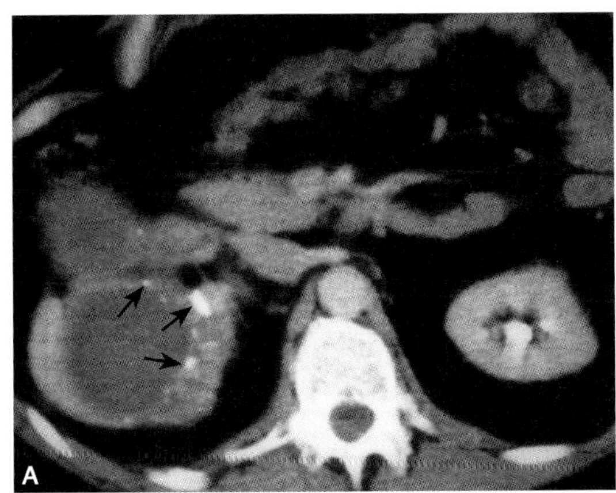


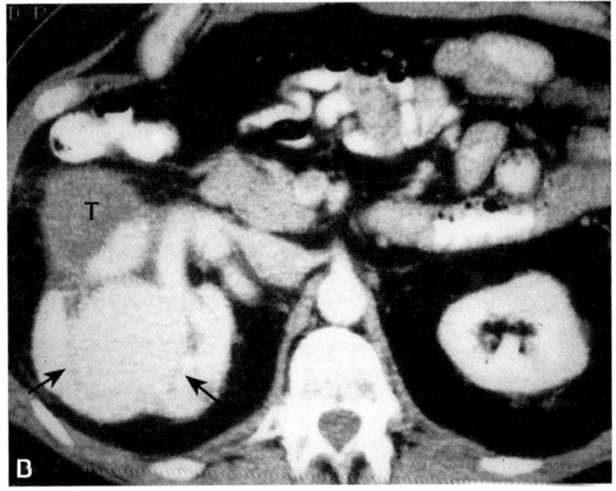


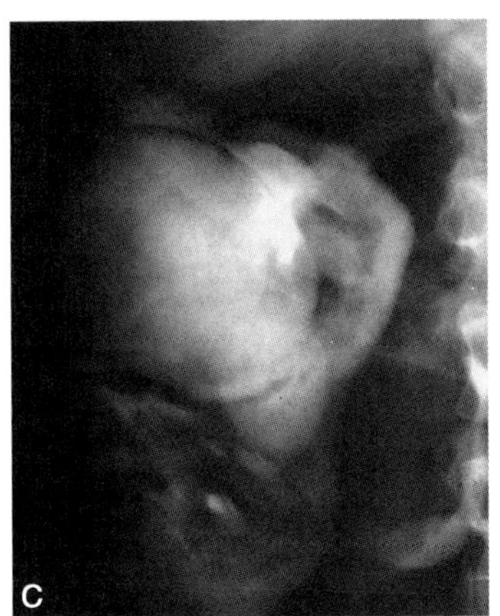


**图14-11-8 肾动脉瘤**

男，67岁。高血压患者，肾动脉瘤部分栓塞后伴边缘性钙化。A. 平扫CT见右肾窦内一巨大分叶状肿块样病灶伴软组织密度及周边钙化；B. 增强CT见病灶为血管性（黑箭），无强化区提示栓子（T）；C. 直接右肾动脉血管造影见一巨大囊袋状动脉瘤

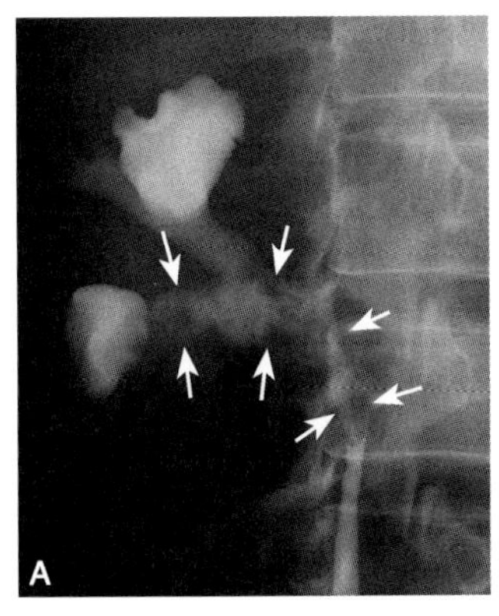


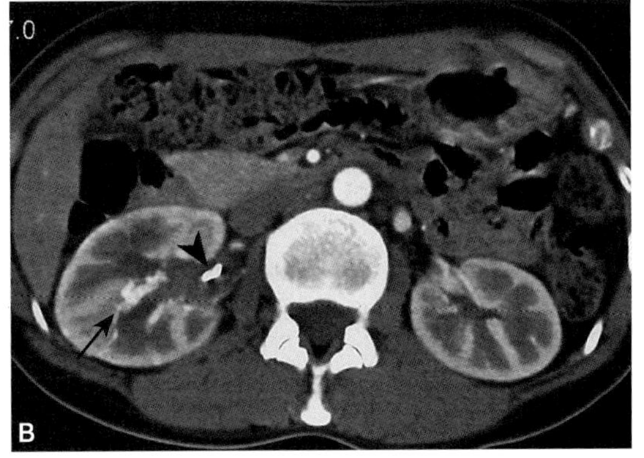

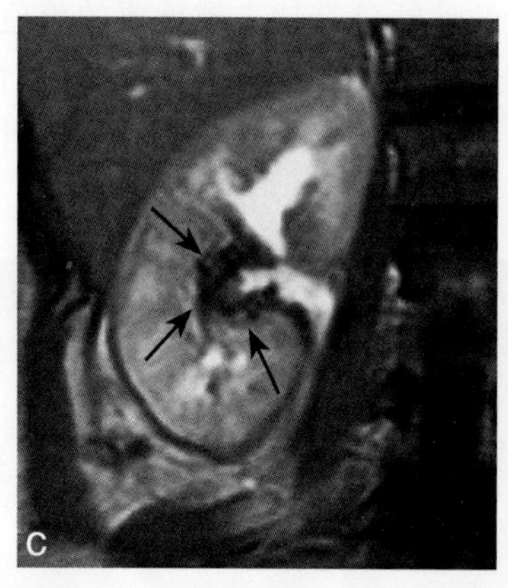
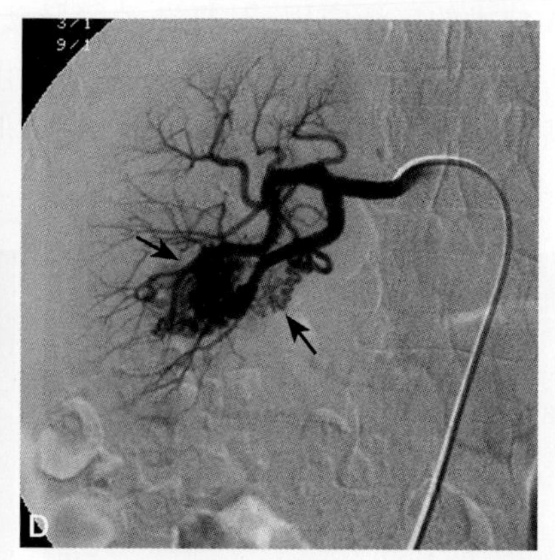

**图 14-11-9　肾动静脉瘘**

女,48 岁。突发血尿并右侧腹痛。3 天前 IVP 右肾未显影。A. 逆行 IVU 见右肾下盏未显影及肾盏肾盂不规则扭曲充盈缺损区;B. 增强 CT 皮髓质期显示扭曲扩张、血管性强化结构(黑箭),肾盂轻度扩张并见双 J 管(黑箭头);C. MRI 增强冠状位 $T_1$WI 显示沿扩张集合系统内扭曲血管性结构伴信号流空(黑箭);D. 右肾动脉造影见右肾下极动静脉交通缠绕血管(黑箭)

**5. 肾盂移行细胞癌(transitional cell carcinoma of renal pelvis)**　发病率仅次于肾癌,占肾肿瘤的 5% ~10%。肾盂癌在病理上有三种细胞类型,即移行细胞癌、鳞癌、腺癌,其中以移行细胞癌最多见,低度恶性,生长缓慢,较晚发生转移。肾移行细胞癌可发生在肾盂任何部位,多从肾外肾盂开始,少数病例起源于肾盏或肾内肾盂,病变局限在输尿管肾盂以上;有两种情况:一种为无蒂的腔内肿块,边缘光滑,密度均匀,周围脂肪间隙受压移位,中心位于肾盂内;另一种病变以肾盂为主向肾实质偏心性浸润,肿瘤侵及肾盂输尿管交界处,可出现肾盂积水。临床上出现无痛性全程血尿伴腰痛。

CT 表现:① 病变位于肾盂或以肾盂为中心,病变较小时,位于肾盂内,病变较大向周围侵犯时病变最大径在肾盂内;② 呈圆形光滑的软组织块影,密度均匀,病变有坏死液化时出现密度不均匀;③ 增强扫描显示病灶呈轻中度强化;④ 延迟扫描显示肾集合管有充盈缺损,其周围有造影剂环绕;⑤ 当病变累及周围肾实质输尿管时,病变中心在肾盂,肾盂可有积水表现;⑥少有肾静脉瘤栓形成,可有腹膜后淋巴结肿大(图 14-11-10)。

**6. 淋巴瘤(lymphoma)**　肾窦型淋巴瘤主要位于肾盂肾盏周围,浸润肾脏集合管和肾髓质,影响肾脏排泄功能,病变常同时浸润肾实质和肾盂;增强扫描时,与其他型淋巴瘤不同,此型淋巴瘤影响肾脏的功能,肿瘤和肾脏的界限无法区分。肾窦型淋巴瘤容易与浸润型肾盂癌和集合管癌混淆,鉴别诊断有一定难度(图 14-11-11)。

**7. 肾创伤(renal trauma)**　根据受伤程度可分为肾挫伤及肾撕裂伤,肾撕裂伤损伤可涉及肾皮质、肾髓质,严重者肾脏可碎裂、离断,收集系统破裂导致尿液外溢形成尿液囊肿。CT 增强检查对于肾损伤的诊断及鉴别诊断有着重要的意义。判断有无尿外渗,必须在平扫、增强皮质期、实质期和肾盂期以后再进行延迟扫描,能够发现对比剂的渗出,从而确诊肾脏收集系统损伤和(或)肾盂输尿管移行处的破裂,既可做出定性诊断,又可做出定位诊断。

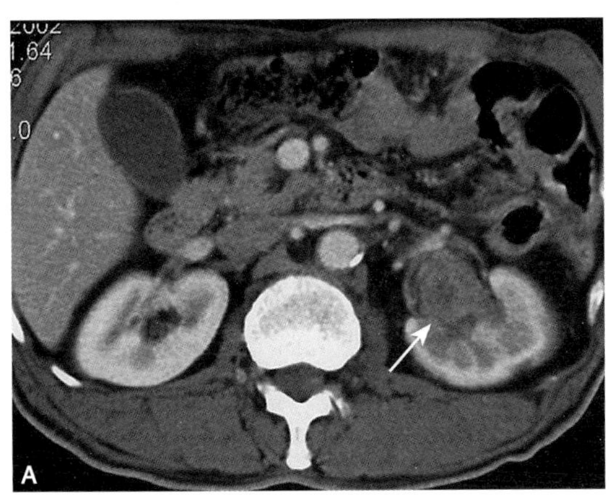


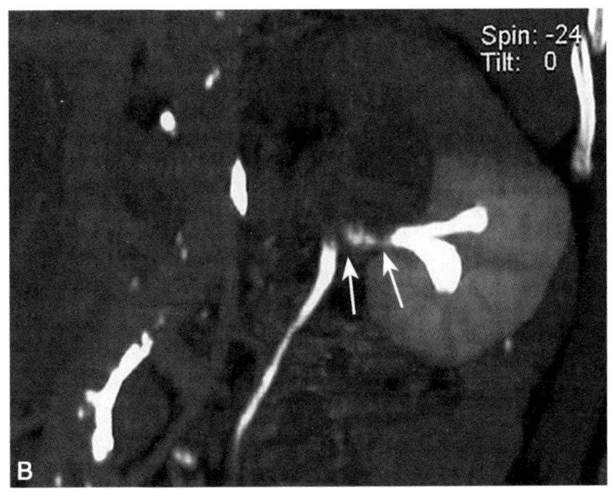


**图 14-11-10 肾盂移行细胞癌**

男,65 岁。左侧腹痛并间段性肉眼血尿。A. 增强 CT 肾实质期显示左肾中部一边界不清低密度肿块(白箭);B. 分泌期冠状位 MIP 重建肾盂肾盏内巨大充盈缺损,边缘不规则(白箭),肿瘤范围显示清晰

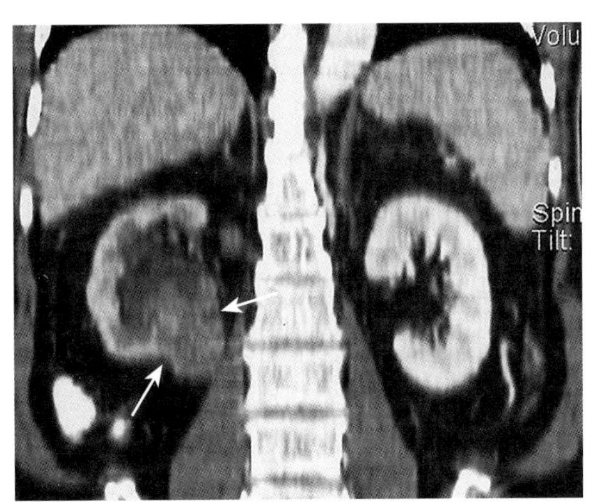

**图 14-11-11 肾窦型淋巴瘤**

男,56 岁。全身无力。CT 增强肾实质期冠状位重建显示右肾下极一巨大、相对均匀腹膜后肿块(白箭)侵及肾窦,轻度肾积水

## 五、研究进展及存在问题

肾窦脂肪瘤病和肾替代性脂肪瘤病被认为是脂肪增殖程度不同的同一疾病,多为个案报道。临床在不熟悉本病的情况下,可能误诊为含脂肪性肿瘤,而进行不必要的手术治疗。肾淋巴瘤可位于肾窦内,CT 可发现肾淋巴瘤及其位置、累及范围、临床分期,在肾淋巴瘤的诊断及鉴别诊断、临床治疗方法地选择上具有重要的应用价值,其影像学特点有助于术前与肾癌、肾盂癌相鉴别。但由于肾淋巴瘤影像学检查具有良性肿瘤特点,早期不易明确诊断而延误合理治疗。

(乔英 李健丁 高波)

## 参考文献


1. Cura M, Elmerhi F, Suri R, et al. Vascular malformations and arteriovenous fistulas of the kidney. Acta Radiol, 2010, 51(2): 144-149.
2. Fitzgerald E, Melamed J, Taneja SS, et al. MRI appearance of massive renal replacement lipomatosis in the absence of renal calculus disease. Br J Radiol, 2011, 84(998): e41-44.
3. Mulligan JM, Cagiannos I, Collins JP, et al. Ureteropelvic junction disruption secondary to blund trauma; excretory imaging ( delayed films ) should help prevent a missed diagnosis (Review). J Urol, 1998, 159: 67.
4. Nikolaidis P, Gabriel H, Khong K, et al. Computed tomography and magnetic resonance imaging features of lesions of the renal medulla and sinus. Curr Probl Diagn Radiol, 2008, 37(6): 262-278.
5. Prasad SR, Humphrey PA, Menias CO, et al. Neoplasms of the renal medulla: radiologic-pathologic correlation. Radiographics, 2005, 25(2): 369-380.
6. Rha SE, Byun JY, Jung SE, et al. The renal sinus: pathologic spectrum and multimodality imaging approach. Radiographics, 2004, Suppl 1: S117-131.
7. Sidhu R, Lockhart ME. Imaging of renovascular disease. Semin Ultrasound CT MR, 2009, 30(4): 271-288.
8. 车宪平,古军,徐磊,等. 肾脏替代性脂肪瘤病二例报告. 中华泌尿外科杂志,2014,35(10):798-799.
9. 李刚,纪建松,张翠莲,等. 原发性肾窦肿瘤三例报告. 中华泌尿外科杂志,2010,31(7):446-448.
10. 赵中伟,纪建松,涂建飞,等. 特发性肾动静脉瘘影像学特征与介入栓塞治疗四例. 介入放射学杂志,2013,22(12):1045-1048.


# 第十二节　基于临床的鉴别诊断:肾性高血压

## 一、前　　言

肾性高血压主要是由于肾脏实质性病变和肾动脉病变引起的血压升高,在症状性高血压中称为肾性高血压。其发病机制与病理特点:① 肾实质病的病理特点表现为肾小球玻璃样变性、间质组织和结缔组织增生、肾小管萎缩、肾细小动脉狭窄,造成了肾脏既有实质性损害,也有血液供应不足;② 肾动脉壁的中层黏液性肌纤维增生,形成多数小动脉瘤,使肾小动脉内壁呈串珠样突出,造成肾动脉呈节段性狭窄;③ 非特异性大动脉炎,引起肾脏血流灌注不足。

肾性高血压是继发性高血压的一种,主要是由于肾脏实质性病变和肾动脉病变引起的血压升高,约占成人高血压的5%～10%。理论上讲,无论单侧或双侧肾实质疾患,几乎每一种肾脏病都有可能引起高血压,其最终是否引起高血压,与病变范围、血管受累或肾缺血程度相关,最终与肾小球功能状态是否受累有关,如弥漫性病变容易引起高血压,而局灶性病变不易引起高血压。影像检查对肾性高血压有重要的诊断及提示作用。

## 二、相关疾病分类

肾性高血压主要是由肾实质及血管性病变引起的,主要包括:慢性肾盂肾炎、肾动脉狭窄、多囊肾、肾素瘤等,其中慢性肾盂肾炎和肾动脉狭窄临床上比较常见。

## 三、影像诊断流程

引起肾性高血压的疾病较少,有自身的临床特征和影像学表现,一般不难做出诊断(表14-12-1)。

表 14-12-1　肾性高血压鉴别诊断

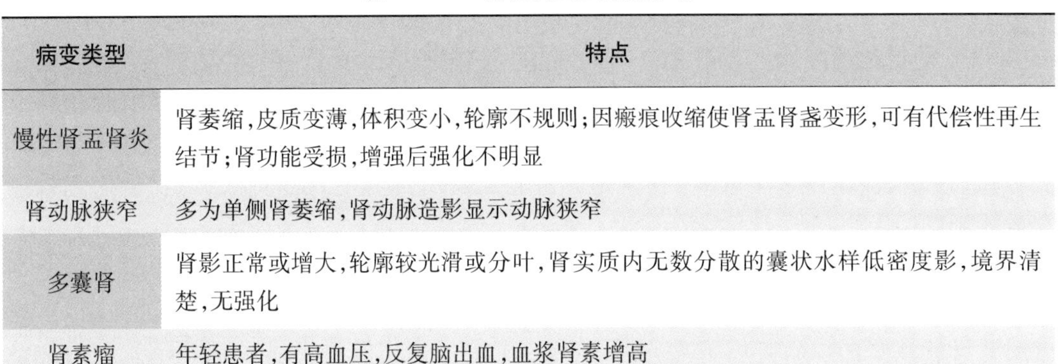

| 病变类型 | 特点 |
| --- | --- |
| 慢性肾盂肾炎 | 肾萎缩,皮质变薄,体积变小,轮廓不规则;因瘢痕收缩使肾盂肾盏变形,可有代偿性再生结节;肾功能受损,增强后强化不明显 |
| 肾动脉狭窄 | 多为单侧肾萎缩,肾动脉造影显示动脉狭窄 |
| 多囊肾 | 肾影正常或增大,轮廓较光滑或分叶,肾实质内无数分散的囊状水样低密度影,境界清楚,无强化 |
| 肾素瘤 | 年轻患者,有高血压,反复脑出血,血浆肾素增高 |

## 四、相关疾病影像学表现

**1. 慢性肾盂肾炎(chronic pyelonephritis)**　肾盂肾炎是一种最常见的肾脏疾病,它是由细菌侵犯肾盂、髓质和皮质引起的一种肾间质炎症,细菌可经血行、泌尿系统、淋巴管或直接侵入肾脏。根据其临床经过和病理变化,可分为急性和慢性两种类型。慢性肾盂肾炎大都是急性肾盂肾炎没有及时治愈迁延所致或长期低度感染的结果。慢性肾盂肾炎的病理变化为进行性肾脏破坏,皮质与乳头瘢痕形成,肾脏较正常缩小,但两侧缩小程度不一致,肾表面有大小不等的凹陷瘢痕,皮质明显减少,肾盂肾盏正常或扩张。慢性肾盂肾炎患者一般症状较轻,如不规则低热、腰部疼痛、轻度尿频等。部分患者有高血压。

CT 表现:肾萎缩,皮质变薄,体积变小,轮廓不规则;因瘢痕收缩使肾盂肾盏变形,可有代偿性再生结节,但密度无差别;肾功能受损,增强后强化不明显(图 14-12-1)。

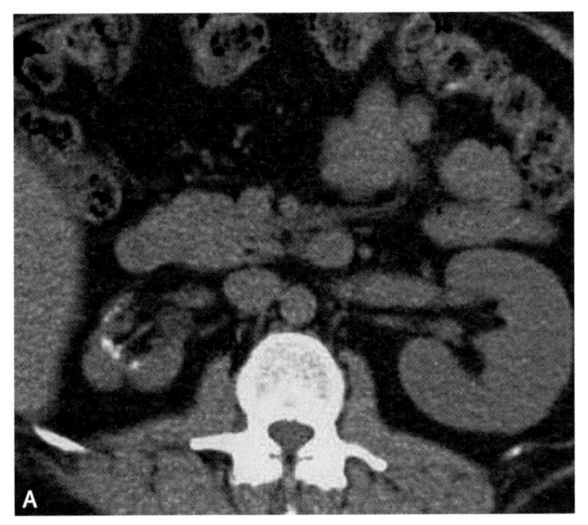


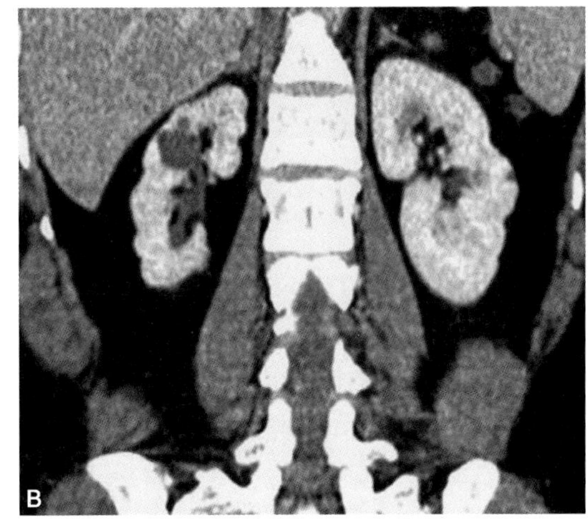


图 14-12-1　慢性肾盂肾炎

A. 平扫 CT 见右肾体积明显缩小变形并多发瘢痕及发育不良性钙化;B. 增强 CT 冠状位重建见右肾萎缩并扩张肾盏表面多发皮质瘢痕,这是慢性肾盂肾炎的典型表现

**2. 肾动脉狭窄(renal artery stenosis,RAS)**　指各种原因引起的肾动脉起始部、肾动脉主干或其分支的狭窄,是引起继发性高血压的最常见病因之一。引起肾动脉狭窄的

原因很多，其中大动脉炎在国内最为常见；在西方国家，动脉粥样硬化是引起肾动脉狭窄的最常见原因。纤维肌肉发育不良、肾动脉先天发育不良等也可引起肾动脉狭窄。由大动脉炎和肾动脉肌纤维发育不良引起的 RAS 多见于青壮年，女性多于男性；而由动脉粥样硬化引起者多见于 50 岁以上的患者，男性多于女性。肾动脉狭窄引起的高血压有以下特点：患者多无高血压病家族史；高血压在短期内出现，血压突然发作性升高，病程短，进展快；血压水平较高，尤其是以舒张压的增高为主；抗高血压药物治疗无效或疗效不显著。

影像学表现：B 超显示患肾体积缩小，纵径<9cm，形态不规则；彩色多普勒显示肾动脉狭窄段血流亮度增加，狭窄后血流紊乱，呈多彩湍流，称为“狭窄后湍流”。常规 CT 检查对肾动脉狭窄的诊断价值不大，多层螺旋 CT 增强扫描能清晰显示肾动脉管腔内的情况、血管壁的病理变化（图 14-12-2）。在活动期，增厚的血管壁呈非均匀性强化，而非活动期病变较少出现增强征象。另外，以下间接征象有助于肾动脉狭窄的诊断：狭窄后扩张，在狭窄段远侧肾动脉局限性扩张；肾皮质变薄；增强扫描肾皮质强化程度减低；肾脏形态改变，体积缩小。

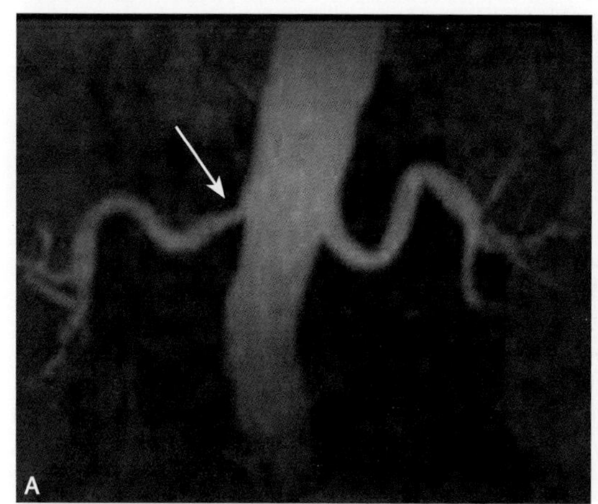


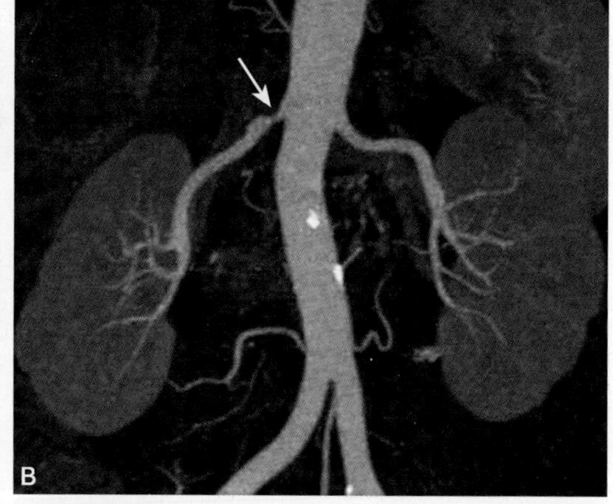


**图 14-12-2　肾动脉狭窄**

男，70 岁。A. SSFP MRA 见右肾动脉开口处轻度狭窄（白箭）；B. CTA 显示类似改变

**3. 大动脉炎（Takayasu arteritis）**　一种非特异性炎性动脉疾病，以节段性侵犯主动脉及其主要分支和肺动脉为特征。绝大多数患者为女性（70% ~100%），起病和确诊的平均年龄<35 岁。大动脉炎的病因目前仍不清楚。本病是一种以大中动脉管壁中膜损害为主的非特异性全层动脉炎。中膜以弹力纤维和平滑肌细胞损害为主，继发内膜和外膜广泛性纤维增厚。发病大多较缓慢，受累血管的部位、程度和范围不同，症状轻重不一。大动脉炎累及肾动脉相当常见，肾动脉受累多位于近中段，可导致肾血管性高血压，严重者可伴有蛋白尿、肾功能减低等肾脏受损的表现。受累血管的部位与临床表现密切相关，因此根据受累血管部位对大动脉炎进行分型有助于疾病预后的判断。

DSA 是诊断大动脉炎的金标准，它能准确反映血管管腔的变化，但对血管壁病变的诊断价值有限。病变早期血管未出现明显狭窄时，DSA 可显示正常。由于大动脉炎早期的病理变化以血管壁的炎性水肿为主而管腔狭窄不明显，DSA 易漏诊，CT 的敏感性明显高于 DSA。

MRI、MRA 是诊断和评价多发性大动脉炎的最佳影像方法之一，可清晰显示动脉走行及血管壁结构，早期发现病变血管增厚及血管水肿情况，对本病的诊断和治疗后随访有重要意义。大动脉炎需与动脉粥样硬化、主动脉壁间血肿、主动脉缩窄、血栓闭塞性脉管炎、结节性多动脉炎、慢性肺动脉栓塞等进行鉴别。动脉粥样硬化的钙化常发生在动脉内膜，血管腔的不均匀狭窄或向心性狭窄及阻塞是大动脉炎的基本征象。大动脉炎时可见血管壁不同程度的增厚，呈向心性或新月形局限性增厚；部分病例可见附壁血栓及血管壁的钙化，钙化多发生在动脉壁的中层，也可累及全层（图 14-12-3）。

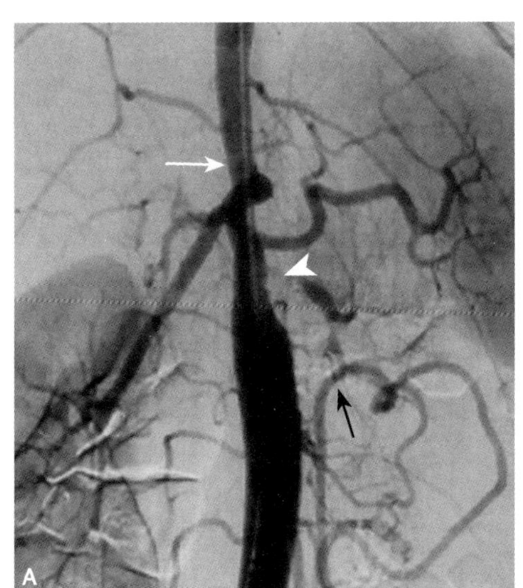

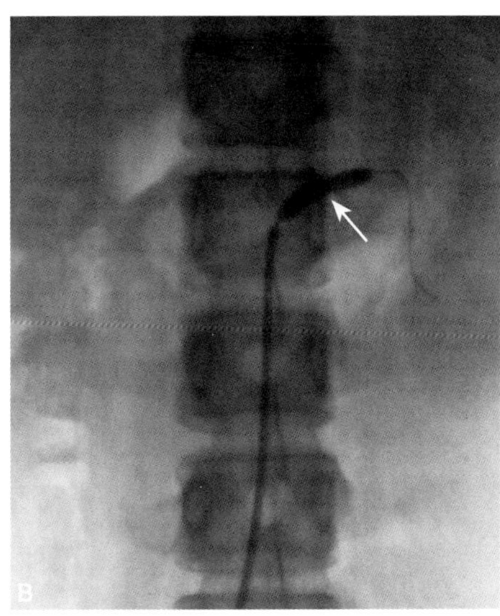

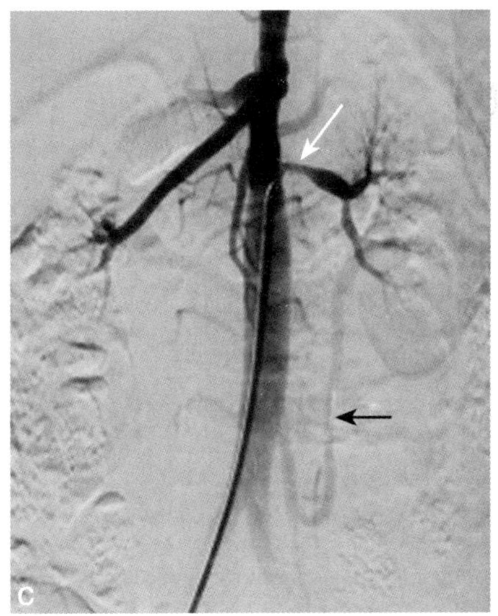

**图 14-12-3　大动脉炎**

女，15 岁。大动脉炎病史。A. 经皮腔内肾血管成形术显示左肾动脉（白箭头）重度狭窄、降主动脉中度狭窄（50%）（白箭）及由于肠系膜上动脉、主动脉狭窄引起的肠系膜下动脉侧支循环扩张（黑箭），伴左肾萎缩；B. 行左肾动脉狭窄处球囊扩张术（白箭）；C. 术后左肾动脉扩张仍有轻度狭窄（白箭），左肾部分供血来自于肠系膜下动脉的扩张侧支循环（黑箭）

**4. 肾素瘤(reninoma)** 也称肾小球旁器细胞瘤,为一种少见的肾良性肿瘤,多见于青年女性,最常见的临床症状是持续性高血压、头痛、烦渴、多尿、血醛固酮增多等。病理上常表现为境界清楚的黑褐色或灰色的肾皮质肿瘤,一般较小,直径大小约 2 ~ 3cm。组织学上肿瘤由小的单一的细胞组成,排列成管状或片状,其间有许多血管间隙。肿瘤细胞可有许多颗粒,并有抗人类肾素免疫荧光反应。

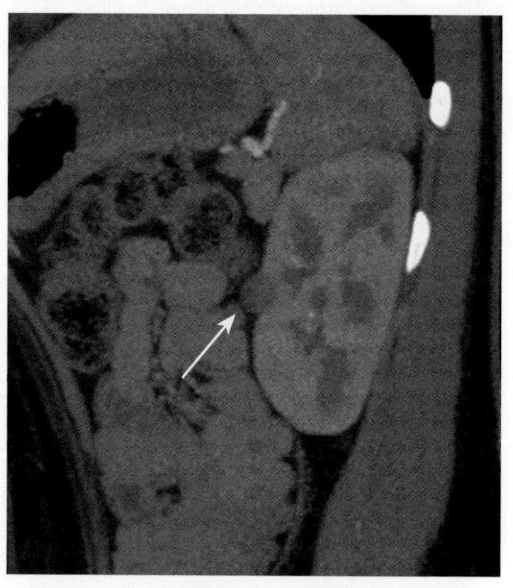

**图 14-12-4 肾素瘤**

增强 CT 矢状位重建见一圆形低密度灶自肾前缘突出于包膜下(白箭),直径约 10mm

影像学表现:CT 平扫肾实质内可见低或等密度的较小的占位性病变,境界较清楚,呈圆形或椭圆形;增强扫描病灶呈轻度均匀强化,有时病灶内可见出血,瘤体密度不均匀。MRI 平扫病灶 $T_1$WI 为低信号、$T_2$WI 为高信号图 14-12-4。

## 五、研究进展及存在问题

对于肾血管狭窄性病变,近年来发展的超声新型微气泡造影,增加了诊断的准确性,因经肝代谢,无诱发造影剂肾病的风险,在临床中的应用逐渐增加。高端螺旋 CT 血管成像具有较高的时间、空间分辨率,能清楚显示肾动脉及肾实质,对肾动脉狭窄诊断的敏感性及特异性较高;但某些情况下可能高估狭窄程度,同时碘对比剂对肾脏有一定的损害,严重肾功能异常者慎用。增强 MRA 对肾血管狭窄有较好的诊断准确率,但由于运动伪影及低空间分辨率,对肾动脉分支狭窄敏感性较差,不适合于纤维肌性发育不良病变的显示。肾动脉血管造影仍然是诊断肾动脉狭窄的金标准,但有创检查及其可能的并发症,限制了其应用。对于肾实质异常病变所致的高血压,MSCT、高场 MRI、彩色多普勒及超声造影仍是近年来研究应用较多的影像学方法。

(乔英 吕翠 高波)

## 参 考 文 献

1. AbuRahma AF, Yacoub M. Renal imaging: duplex ultrasound, computed tomography angiography, magnetic resonance angiography, and angiography. Semin Vasc Surg, 2013, 26(4): 134-143.

2. Albert TS, Akahane M, Parienty I, et al. An international multicenter comparison of time-SLIP unenhanced MR angiography and contrast-enhanced CT angiography for assessing renal artery stenosis: the renal artery contrast-free trial. AJR Am J Roentgenol, 2015, 204(1): 182-188.

3. François CJ, Lum DP, Johnson KM, et al. Renal arteries: isotropic, high-spatial-resolution, unenhanced MR angiography with three-dimensional radial phase contrast. Radiology, 2011, 258(1): 254-260.

4. Hackländer T, Mertens H, Stattaus J, et al. Evaluation of renovascular hypertension: comparison of functional MRI and contrast-enhanced MRA with a routinely performed renal scintigraphy and DSA. J Comput Assist Tomogr, 2004, 28(6): 823-831.
5. Hartlage GR, Palios J, Barron BJ, et al. Multimodality imaging of aortitis. JACC Cardiovasc Imaging, 2014, 7(6): 605-619.
6. Morita S, Masukawa A, Suzuki K, et al. Unenhanced MR angiography: techniques and clinical applications in patients with chronic kidney disease. Radiographics, 2011, 31(2): E13-33.
7. Oh LC, Lau KK, Devapalasundaram A, et al. Efficacy of 'fine' focal spot imaging in CT abdominal angiography. Eur Radiol, 2014, 24(12): 3010-3016.
8. Riccabona M, Lobo ML, Papadopoulou F, et al. ESPR uroradiology task force and ESUR paediatric working group: imaging recommendations in paediatric uroradiology, part Ⅳ: Minutes of the ESPR uroradiology task force mini-symposium on imaging in childhood renal hypertension and imaging of renal trauma in children. Pediatr Radiol, 2011, 41(7): 939-944.
9. 李可基，杜毅力，曹永政，等. 超声血管增强技术联合 CDFI 诊断肾动脉狭窄. 中国医学影像技术，2012，28(3): 496-498.
10. 罗松，张龙江，周长圣，等. CTA 在大动脉炎诊断中的应用价值. 放射学实践，2012，27(8): 816-819.
11. 徐俊玲，陈传亮，窦社伟，等. 流入敏感翻转恢复序列 MR 血管造影诊断肾动脉狭窄. 中国医学影像技术，2012，28(6): 1221-1225.
12. 严健华，孙璨贤，赵肖奕，等. 动脉粥样硬化性肾动脉狭窄的患病率及危险因素分析. 中华医学杂志，2013，93(11): 827-831.
13. 张岚，梁卫，薛冠华，等. 超声造影评价肾动脉狭窄患者肾实质血流灌注的可行性. 中华医学杂志，2010，90(11): 752-755.
14. 张欣，王海燕. 动脉粥样硬化性肾动脉狭窄治疗中的困惑与思考. 中华内科杂志，2010，49(7): 560-562.
15. 郑军华，齐隽，闵志廉，等. 移植肾动脉狭窄的影像学检查. 中华器官移植杂志，2001，22(5): 317.

# 第十三节　基于临床的鉴别诊断：血尿

## 一、前　　言

血尿是常见的泌尿系统症状，是指离心沉淀尿中每高倍镜视野≥3 个红细胞，或非离心尿液超过 1 个，或 1 小时尿红细胞计数超过 10 万，或 12 小时尿沉渣计数超过 50 万（均示尿液中红细胞异常增多）。血尿原因有泌尿系炎症、结核、结石或肿瘤、外伤、药物等，不同原因造成的血尿对机体影响甚为悬殊。轻者仅镜下发现红细胞增多，称为镜下血尿；重者外观呈洗肉水样或含有血凝块，称为肉眼血尿，通常每升尿液中有 1ml 血液时即肉眼可见，尿呈红色或呈洗肉水样。近年来无明显伴随症状的血尿有增多趋势，大多为肾小球性血尿，已引起广泛重视和大量研究。

一过性镜下血尿是成人常见临床症状，多数情况下找不到病因。但是，对于具有恶性肿瘤危险因素的患者，如年龄>40 岁、有吸烟史、既往有泌尿生殖系统恶性肿瘤或职业暴露，则患有潜在恶性肿瘤的危险度明显增加（表 14-13-1）。

表 14-13-1　血尿患者发生恶性肿瘤的危险因素

| 发生恶性肿瘤的危险因素 | 发生恶性肿瘤的危险因素 |
|---|---|
| 年龄>40 岁 | 化学致癌物滥用，如芳香胺 |
| 肉眼血尿 | 职业致癌物，如煤矿工、油漆工、橡胶加工 |
| 吸烟 | 泌尿系慢性炎症 |
| 麻醉药物滥用，如非那西丁 | 盆腔辐射 |

血尿是泌尿系统疾病的一个主要症状，占泌尿科总就诊人数的 4% ~20% 。结石、肿瘤、各种感染或非感染性炎性病变均可引发血尿，血尿可源于肾脏、输尿管、膀胱等部位。常规检查方法包括静脉泌尿系造影（intravenous urography，IVU）和超声，对较低恶性肿瘤危险性的年轻患者首选。由于成像新技术的引入及技术进步，影像学检查已大大提高了无症状性血尿的诊断。CT 泌尿系造影（computed tomography urography，CTU）“一站式”检查可以全面评价整个泌尿道，多模成像联合对病变定性也非常有价值。随着 CTU 重建成像技术的改进、临床诊断经验的积累，有望取代 IVP 成为血尿原因检查的首选方法。

## 二、相关疾病分类

血尿的病因众多，包括泌尿道结石、感染、肿瘤（肾细胞癌及尿路上皮肿瘤）、外伤及肾实质疾病（表 14-13-2）。

表 14-13-2　血尿病因

| 血尿病因 | 血尿病因 |
|---|---|
| 先天的肾小球疾病 | 子宫内膜异位 |
| 一过性无法解释血尿 | 多囊性肾病 |
| 泌尿系感染 | 尿路肿瘤 |
| 泌尿系结石 | 肾肿瘤 |
| 训练 | 良性前列腺增生 |
| 创伤 | 前列腺癌 |

引起血尿的泌尿系统疾病较多，主要包括肿瘤性病变、感染性病变及其他病变等（表 14-13-3）。

表 14-13-3　引起血尿病变分类

| 病变性质 | 疾病 |
|---|---|
| 肿瘤性病变 | 肾细胞癌，肾盂及输尿管癌，膀胱癌 |
| 感染性病变 | 急性间质性肾炎，肾结核 |
| 其他病变 | 泌尿系结石，胡桃夹综合征 |

## 三、影像诊断流程

引起血尿的泌尿系统疾病均有相应的特征性影像学表现，结合临床信息、实验室检查等综合分析一般可做出明确诊断（表 14-13-4）。

**表 14-13-4　引起血尿病变鉴别诊断**

| 病变类型 | 特点 |
|---|---|
| 肾细胞癌 | 可能有血尿或者肾区疼痛；较大肿瘤可有脂肪变性，侵犯肾窦及肾周脂肪，可有骨、肺转移，通常侵犯肾静脉 |
| 肾盂及输尿管癌 | 软组织肿块，有强化，肿瘤的存在多不影响肾脏外形 |
| 膀胱癌 | 肿瘤为软组织密度，明显强化，较大时因坏死而密度不均 |
| 急性间质性肾炎 | 双肾体积增大或正常 |
| 肾结核 | 在干酪样病变中有局灶或弥漫的无定形钙化灶 |
| 泌尿系结石 | 高密度影 |
| 胡桃夹综合征 | 左肾静脉受压 |

传统上 IVP 为血尿检查的首选方法和影像诊断的金标准。目前国际上最新的观点是对血尿患者进行 CT 检查：首选平扫 CT 检查排除结石，阴性者行肾脏增强 CT 扫描，着重观察肾实质以排除肿瘤，未发现肿瘤者行 CTU 检查肾集合系统、输尿管和膀胱（图 14-13-1）。在

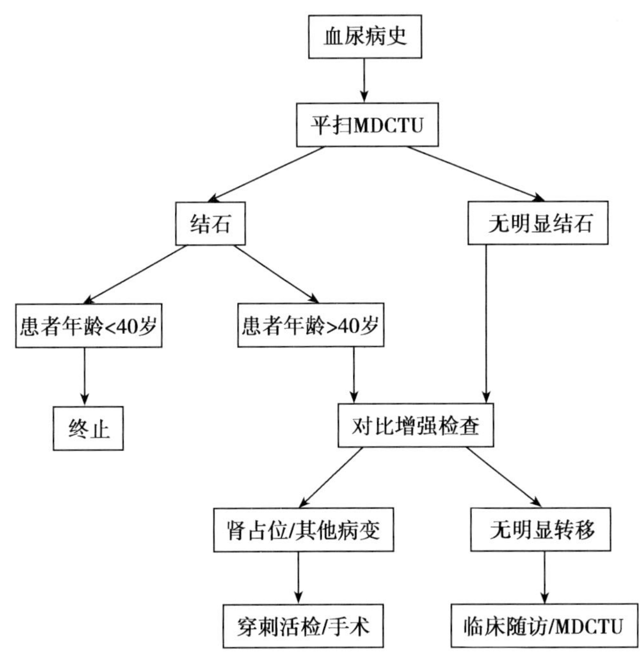


图 14-13-1　血尿的 CT 检查流程

日常工作中,我们参考上述观点将非增强肾输尿管成像、肾实质 CT 增强和 CTU 结合起来形成血尿检查的“一站式”方法,其优点是一次检查即可获得肾实质、集合系统、输尿管和膀胱的完整信息,缩短检查及确诊时间,减少病人总的费用,在临床应用中效果良好,并得到临床医师的认同。对于部分肾脏排泻功能差,泌尿系统需较长时间才能显影,为避免浪费可间断对肾脏进行单层扫描,发现肾盂显影后再行完整泌尿系扫描。对个别集合系统明显扩张且延迟扫描不显影者,适宜应用非增强肾输尿管成像技术,可将整个集合系统展示在一个平面上,对诊断和鉴别亦有帮助。

目前尚无比较评价不同影像学方法及策略对血尿价值的随机对照试验(RCT),因此当前的指南都是基于广泛的文献检索及专家意见。任何诊断流程都必须基于患者恶性肿瘤的危险度及对危险性估计的合理影像学检查。美国放射学院适宜性标准(The American College of Radiology Appropriateness Criteria,ACRAC)推荐对所有血尿患者都应该行影像学检查,治疗后血尿消失的无并发膀胱炎的年轻女性不需要影像学检查;对于有明确肾小球疾病的患者,建议在肾穿刺前行胸部平片及肾脏超声检查;其余患者初选手段为 IVU(用或不用 US)或 CTU;MRU 可用于儿童、孕妇及对碘对比剂过敏患者。膀胱镜仍然是评价膀胱的金标准,并且是上述影像学检查的辅助方法。欧洲泌尿放射学会(The European Society of Urogenital Radiology,ERUS)2008 年发布了使用 CTU 检查无痛性血尿的指南,根据这一指南,根据患者恶性肿瘤危险度将患者分层为低、中和高危组。建议采用如下诊断流程:① 低危组:US 和膀胱镜;② 中危组:US 和膀胱镜(如果均为阴性,应该选择 IVU 或 CTU);③ 高危组:CTU 和膀胱镜。

## 四、相关疾病影像学表现

**1. 泌尿系结石(urolithiasis)** 血尿的常见原因。输尿管结石大多数是由于肾结石落入输尿管后不能顺利下行,导致尿液无法顺利排入膀胱而积于输尿管、肾盂肾盏内。患者临床有血尿、典型的腰腹部绞痛发作病史。

输尿管结石大多密度较高,为阳性结石,CT 平扫示输尿管内结节状致密影,其以上输尿管及肾盂肾盏扩张积液;排泄性尿路造影或 CTU 时,输尿管内可见充盈缺损,其以上扩张输尿管及肾盂肾盏内可见造影剂充填;少数因含尿酸较多,呈阴性结石,CT 平扫呈等密度影。个别情况下,需要行 CT 增强扫描排除非梗阻性泌尿系结石。出现“软组织环征(soft tissue rim sign)”(腹腔或盆腔钙化灶周围环绕一圈软组织密度影)强烈提示沿输尿管走行区的钙化为结石(图 14-13-2,图 14-13-3);类似的,从腹腔或盆腔钙化延伸出的线样、曲线状软组织结构即“彗星尾征(comet-tail sign)”是提示可疑钙化为静脉石的一个重要指征,无此征象提示不确定性钙化。

**2. 移行细胞癌(transitional cell carcinoma,TCC)** 可发生于尿路的任何部位,单发或多中心发生,尤其注意发生于小盏内的早期移行上皮癌,平扫时其结节状团组织影与肾窦内的静脉类似,但仔细观察其较相邻静脉略大,薄层连续观察与肾盂及输尿管不相延续,此时一定要行 CT 多期相增强扫描,尤其排泄期是观察的重点,充盈缺损是可靠的 CT 征象,而动脉静脉期一般强化程度为轻中度。肾盂及输尿管癌部分可无近侧段尿路的梗阻性扩张积水,与肿瘤对尿路的阻塞程度及其硬度有关;当完全阻塞致尿液通过受阻时,近侧段扩张积

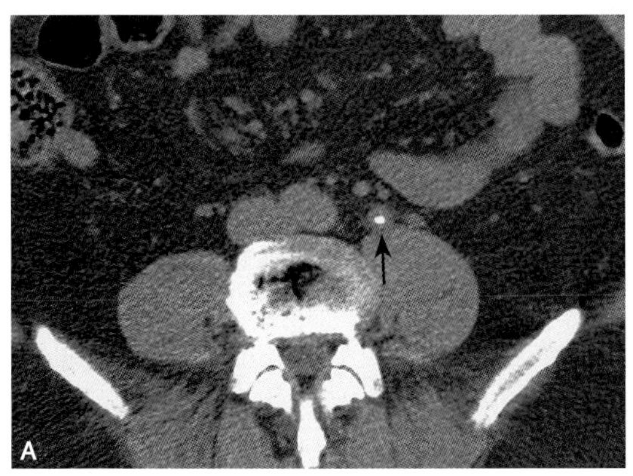
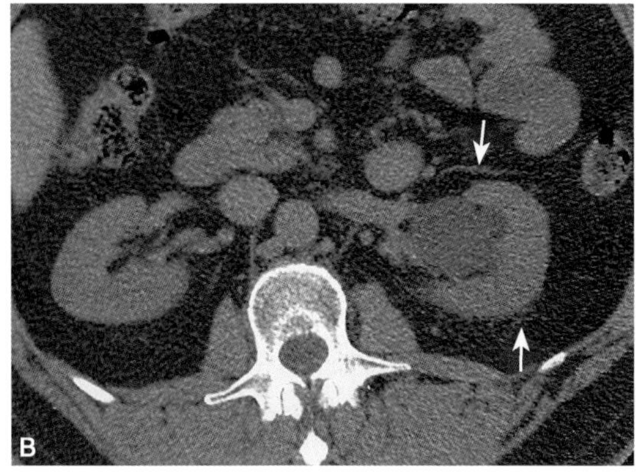

**图 14-13-2　泌尿系结石**

男,46 岁。血尿并左侧绞痛。A. 左侧输尿管中段内结石呈"软组织环征(soft tissue rim sign)"(黑箭);B. 肾盂积水并肾周少许脂肪条纹影(白箭)

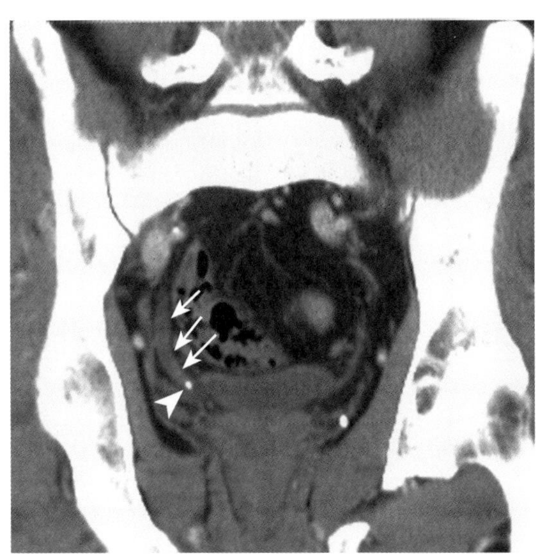

**图 14-13-3　泌尿系结石**

CT 冠状位重建清晰显示右输尿管远段扩张(白箭)及小结石(白箭头),其余钙化为静脉石

水,梗阻区内肾实质增强后可显影延迟及持续(图 14-13-4,图 14-13-5,图 14-13-6)。此外梗阻程度重且时间较短者,肾包膜外脂肪囊内可见点、索状甚至斑片状渗出影。

**3. 急性肾盂肾炎(acute pyelonephritis,APN)**　肾盂、肾间质和肾小管的化脓性炎症,主要由细菌感染引起,上行性感染可为单或双侧,血行性感染多为双侧。泌尿系感染是血尿的常见病因,但多数情况下,无并发症的泌尿系感染包括急性肾盂肾炎不需要影像学检查即可通过尿液的微生物检测诊断,但急性脓血症伴发脓尿需要 CT 检查,尤其是需要排除脓肾或肾脓肿。

CT 图像表现为肾盂壁弥漫性轻度增厚、呈线样强化,即"条纹状肾图(striated nephrogram)",此征可作为急性肾盂肾炎的直接征象(图 14-13-7)。同时,肾盂壁局限性或弥漫性

轻度增厚、呈线样强化可能是肾盂肾炎的特征性征象之一。肾盂轻度扩张，平扫密度较健侧尿液密度高可作为肾盂炎的间接征象。由于肾盂炎的脓性分泌物较黏稠，常引起肾盂内积脓，甚至脓肾(图 14-13-8，图 14-13-9)。

**4. 肾盂旁囊肿(parapelvic cyst)** 比较少见，其发病率为肾囊肿的 1% ~3%。Amis 等提出将起源于肾窦的囊肿命名为肾盂周围囊肿，而把起源于肾窦外侵入肾窦的囊肿命名为肾盂旁囊肿。肾盂周围囊肿常为小而多发，囊肿壁为内皮细胞和淋巴细胞，提示其为淋巴源性，为淋巴管扩张或梗阻所致，因此有人提出淋巴管扩张的说法以区别于肾盂旁囊肿。临床工作中通常把二者统称为肾盂旁囊肿。肾盂旁囊肿多由先天性因素造成，但多数患者在 50 岁以后才出现肾盂旁囊肿，且既往常有泌尿系感染、梗阻或结石病史。临床表现主要是腰部不适、血尿、高血压，部分患者无症状，查体时偶然发现。由于平滑肌痉挛可产生镜下血尿或肉眼血尿，但囊肿破裂并与肾盂相通后则为肉眼血尿。

肾盂旁囊肿的诊断主要依靠影像学检查。B 超简便易行无损伤，表现为肾门附近的液性暗区，当囊肿进入肾窦内引起肾盂肾盏积水或囊肿在肾窦深处时易被误认为肾盂积水。静脉肾盂造影表现为肾盂肾盏、输尿管上段受压、变形、移位和拉长，囊肿内无对比剂进入，但囊肿较小时易漏诊。CT 平扫表现为肾窦区囊状低密度影，可为单发或多发，边界清晰，使

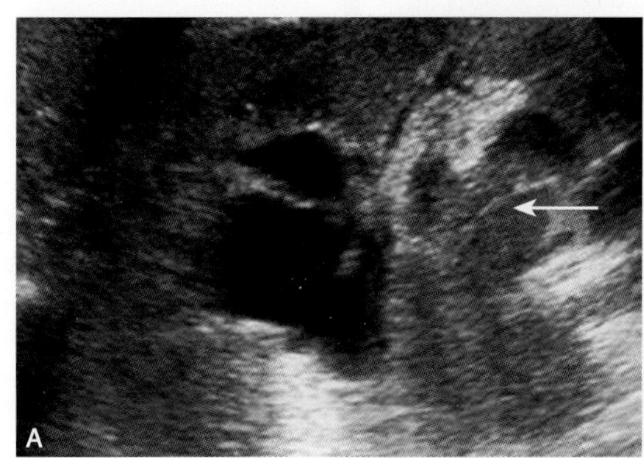


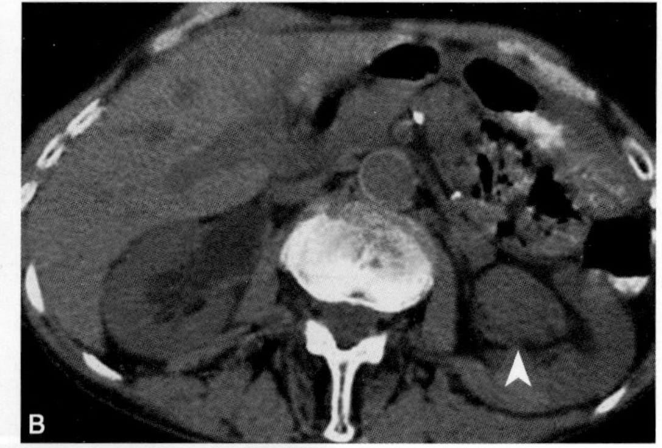


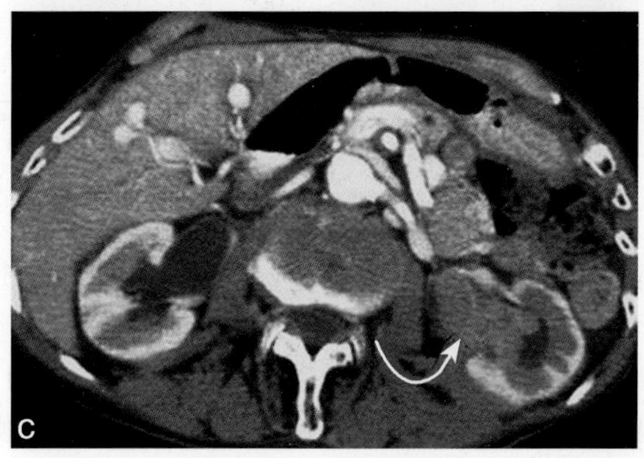


**图 14-13-4 移行细胞癌**

女，84 岁。血尿。A. US 见左肾下极中度肾积水及低信号充盈缺损；B. 平扫 CT 示左肾集合系统内稍高密度软组织肿块(白箭头)；C. 增强 CT 皮质期见软组织肿块轻度强化

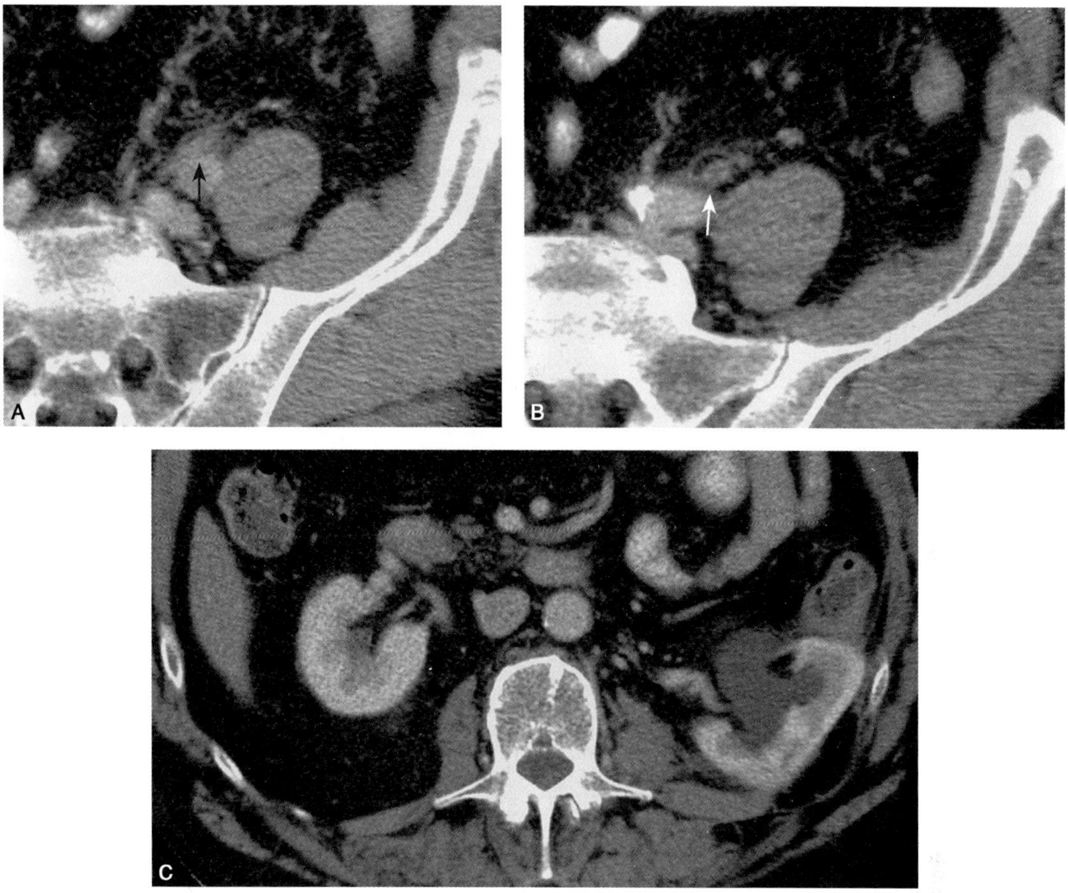

图 14-13-5　移行细胞癌

男,53 岁。血尿。A、B. 左侧输尿管管壁增厚、强化并周围条纹影提示尿路上皮病变并壁外侵犯;C. 同侧肾积水

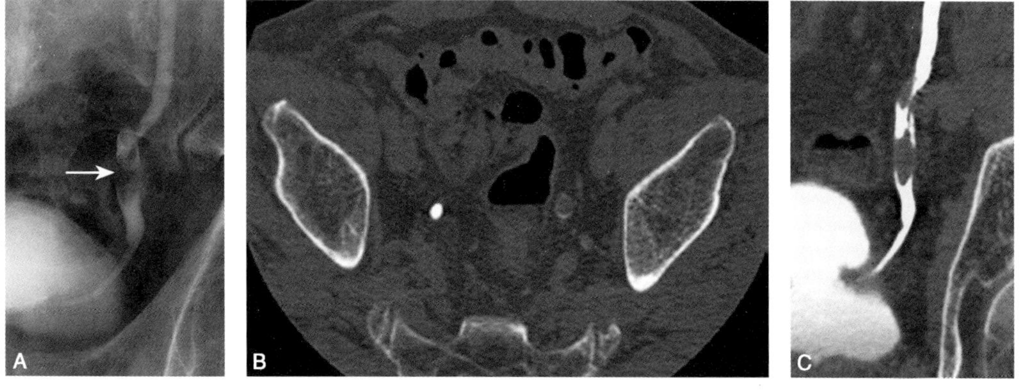

图 14-13-6　移行细胞癌

A. IVU 见左侧输尿管远段低密度充盈缺损(箭);B. CT 平扫见左侧输尿管内软组织密度充盈缺损;C. CTU 曲面重建见左侧输尿管下段内不规则形软组织密度充盈缺损,膀胱入口处亦见软组织肿块

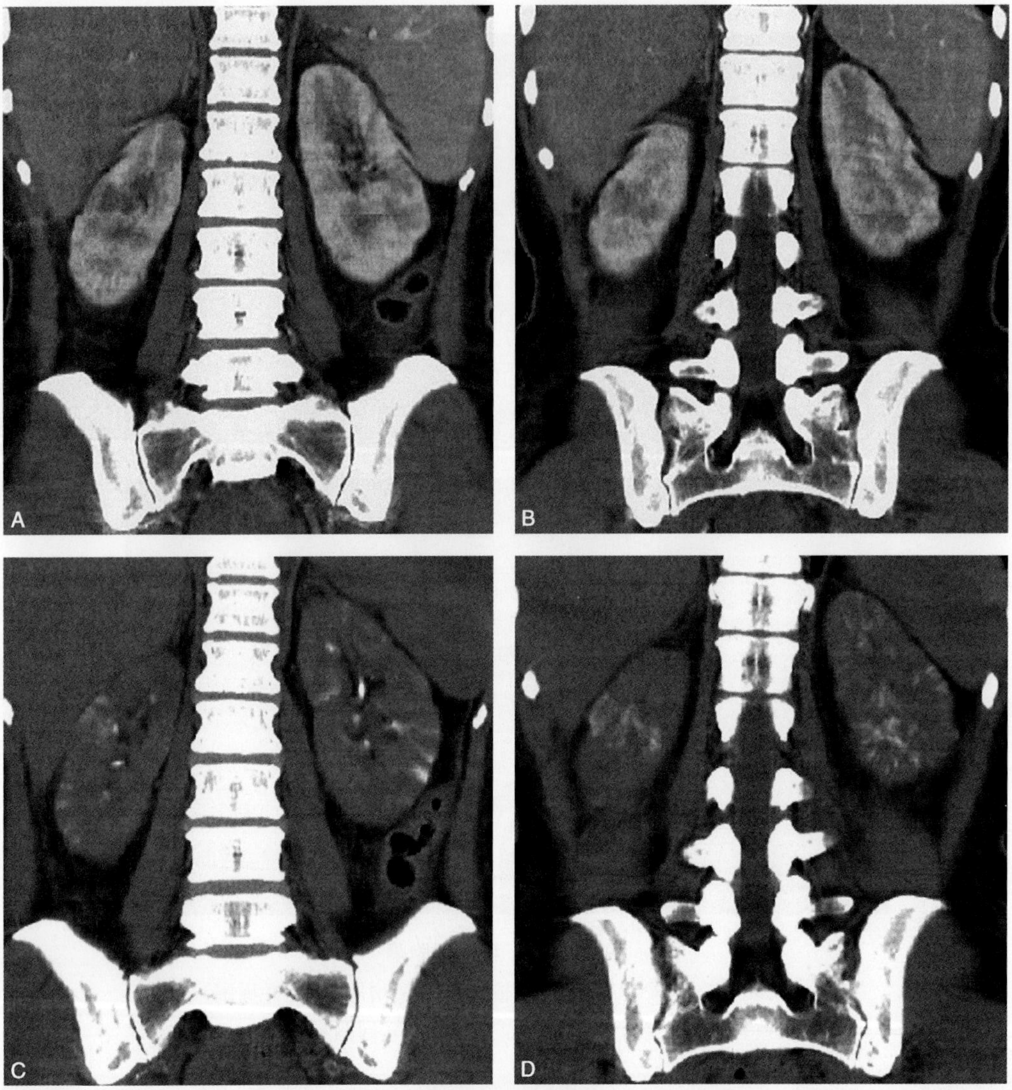

**图 14-13-7　肾盂肾炎**

A、B. CT 增强髓质期冠状位重建见双肾条纹状稍低密度影；C、D. 延迟期见低密度条纹状影延迟强化

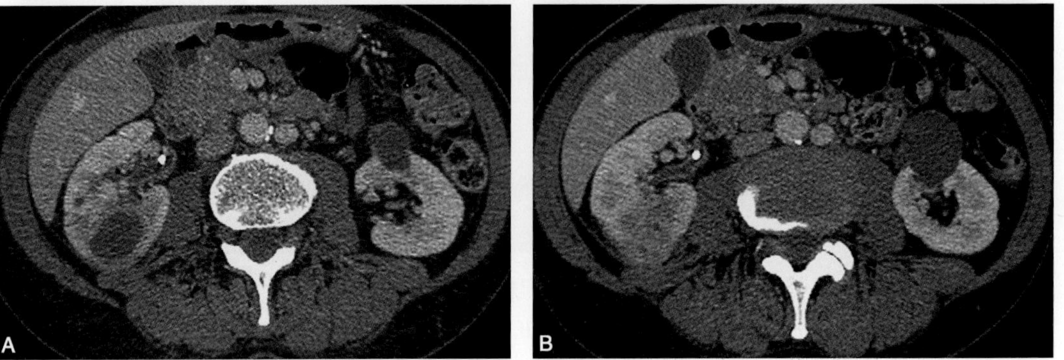

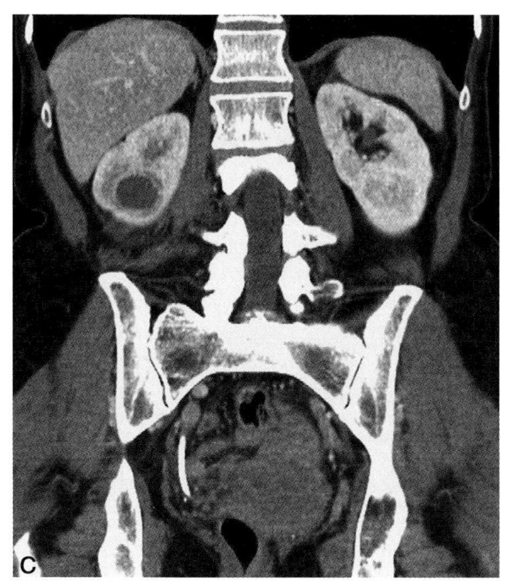


**图 14-13-8　肾盂肾炎并脓肿形成**

A～C. CT 增强显示右肾下盏内一边界清晰低密度积液伴厚壁形成，左肾单纯囊肿

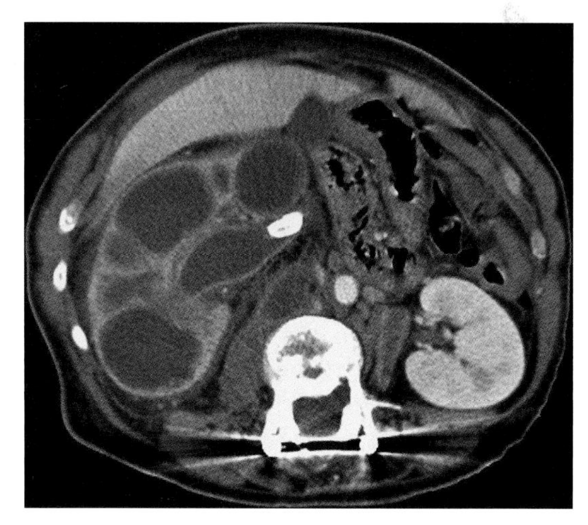

**图 14-13-9　脓肾**

CT 增强扫描显示右侧肾盂、输尿管交界处一大结石嵌顿，右肾体积明显增大肿胀并集合系统多发类圆形液体低密度区，周围厚壁，肾周见条纹影

周围肾盂肾盏受压变形、移位；增强后多期扫描囊肿无强化效应，病变周围肾实质呈受挤压改变，强化均匀；延迟期扫描可见囊肿周边的肾盏肾盂内有对比剂进入，而囊肿内仍然无对比剂进入，两者分界清楚，这一点有助于与肾盂肾盏扩张积水的鉴别（图 14-13-10）。

肾盂的分型：就肾盂所处的位置可分为肾内型肾盂和肾外型肾盂，即肾盂位于肾内缘外侧为肾内型，位于肾内缘内侧为肾外型；按照形态可分为喇叭型、分枝型、壶腹型和移行型，因喇叭型较为多见故又称常见型。经验不足者易将壶腹型肾盂与肾盂积水混淆，肾外型肾盂则易误认为输尿管上端的扩张（图 14-13-11）。确立肾盂的分型、熟悉肾盂的形态，有助于提高诊断的准确率。

**5. 膀胱癌（bladder carcinoma）**　膀胱肿瘤中最常见的类型，约占所有恶性肿瘤的 4%。90% 为移行细胞癌，鳞癌、腺癌占 2%～3%。移行细胞癌多呈乳头状向腔内生长，故又称乳头状癌，其还可向外侵犯肌层，进而延伸至周围组织和器官。部分移行细胞癌及鳞癌和腺癌

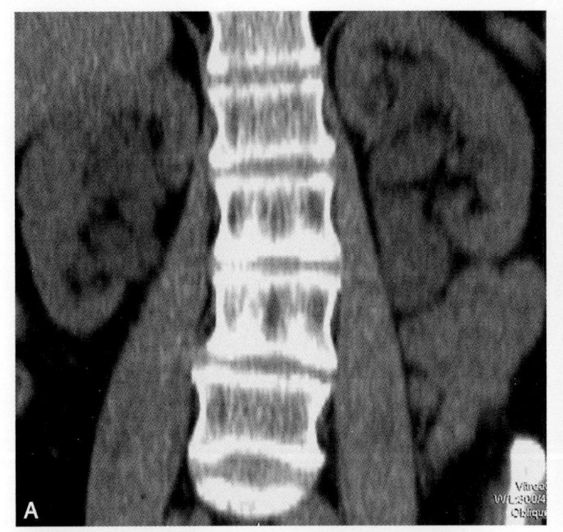


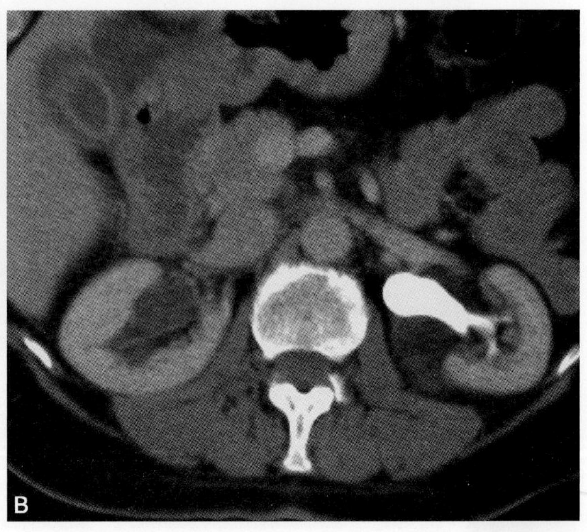


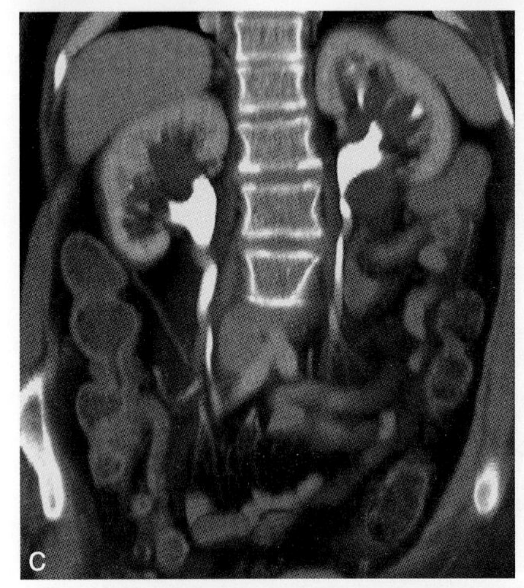


**图 14-13-10　肾盂旁囊肿**

女,80 岁。无症状性血尿。A. CT 平扫冠状位重建示双肾积水;B. CTU 分泌期见对比剂正常分泌、无梗阻,证实双侧盂旁囊肿;C. CTU 分泌期冠状位 MIP 重建显示双侧集合系统正常密度、双侧盂旁囊肿

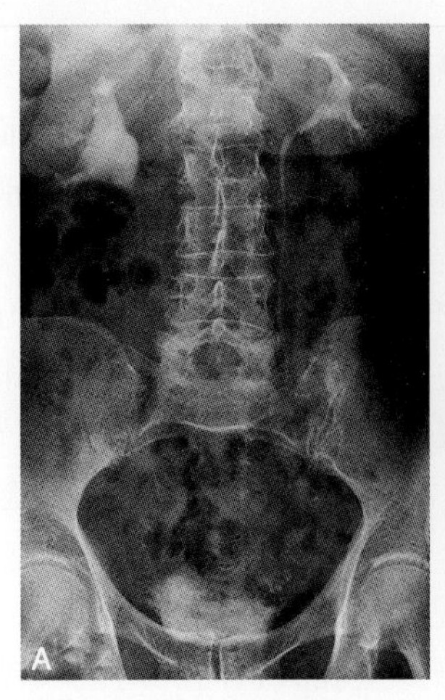


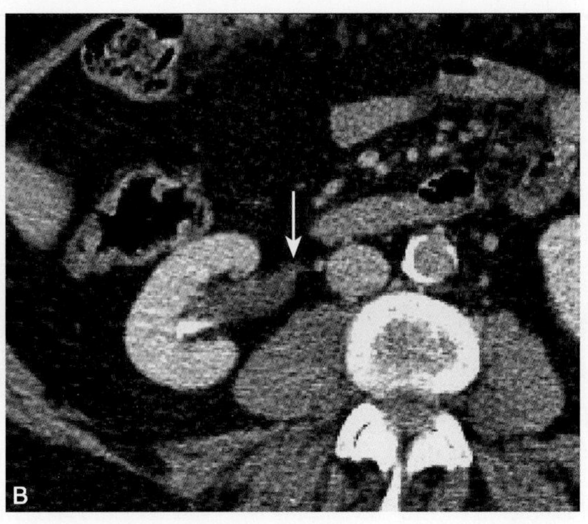

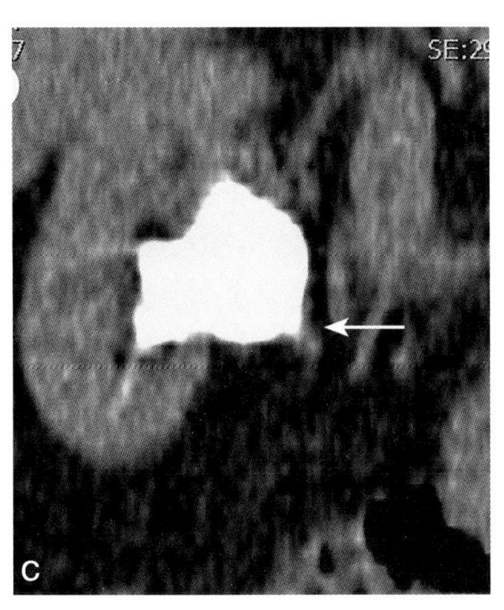


**图 14-13-11　肾外型肾盂**

女,80 岁。无痛性血尿。A. IVU 分泌期见右肾盂扩张、肾盂输尿管交界处(UPJ)变窄;B. CTU 肾实质期发现 UPJ(白箭)无内源性或外源性肿块;C. CTU 分泌期冠状位重建见 UPJ 无肿块、无肾积水,符合肾外型肾盂表现

呈浸润性生长,造成膀胱壁局限性增厚。膀胱癌的发生部位以膀胱三角区和两旁的侧壁最为常见。男性发病率约为女性的 3~4 倍,年龄以 50~70 岁为多。临床表现主要为无痛性肉眼血尿,约 10% 患者出现膀胱刺激症状,如尿痛、尿急、尿频等。浸润癌晚期或脐尿管癌可在下腹部触到肿块,转移性淋巴结压迫髂静脉时可引起下肢水肿。

膀胱癌的 CT 影像为膀胱壁局部增厚或向腔内突出的肿块,肿块形态多种多样,常表现为乳头状、菜花状和不规则形。其形态的多样性是由肿瘤的生长方式决定的。肿瘤向壁外生长时,出现膀胱轮廓不清楚,膀胱周围脂肪层消失,并可累及邻近的组织器官,如腹壁、盆腔、肠道、输尿管、精囊、前列腺及宫旁组织等。当出现转移灶时,常见盆腔或腹膜后淋巴结肿大。MRI 检查:由于肿瘤的信号强度既不同于膀胱腔内尿液,也不同于膀胱周围脂肪组织,因而易于发现膀胱癌向腔内生长所形成的肿块,也易于显示肿瘤侵犯肌层所造成的膀胱壁增厚。此外,还能发现膀胱癌对周围组织和邻近器官的侵犯,以及盆腔淋巴结转移(图 14-13-12)。对于膀胱镜检查已发现的膀胱癌,MRI 显示肿瘤对膀胱壁浸润深度、盆腔脏器与肿瘤的关系、膀胱癌引起上尿路积水等方面有一定的优势;增强 MRI 检查还能确定肿瘤侵犯膀胱壁的深度,所有这些均有助于临床治疗方案的选择。

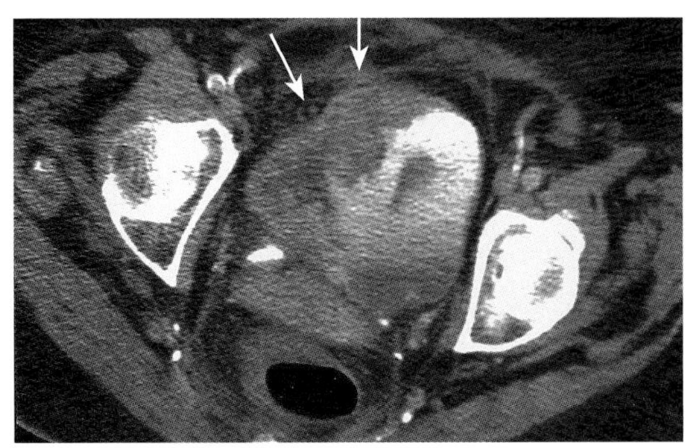

**图 14-13-12　膀胱癌**

女,71 岁。肉眼血尿。CTU 见膀胱右壁一巨大息肉样肿块并腔外脂肪条纹影,提示壁外侵犯

**6. 胡桃夹综合征** 又称为左肾静脉(LRV)压迫综合征,是指LRV在汇入下腔静脉(IVC)的行程中,通过肠系膜上动脉(SMA)与腹主动脉(AA)的夹角时受到钳夹,血液回流受阻、静脉压升高引起的一系列临床症状,包括肉眼血尿或镜下血尿、蛋白尿及性腺静脉曲张、左腰腹部疼痛等。正常状态下,SMA从AA发出4~5mm后下行,SMA与AA之间的夹角内被肠系膜、脂肪、腹膜和神经纤维丛等填充,此夹角约为45°~60°,<45°即视为异常。青春期身体迅速增长、体形急剧变化、腹腔脏器下垂等情况下,此夹角明显缩小,LRV受到搏动钳夹,引起LRV静脉压升高,属支静脉淤血,称为胡桃夹现象(nutcracker phenomenon,NCP)。夹角<16°时,可引起血尿、蛋白尿、左腰腹痛及性腺静脉曲张等一系列症状,称为胡桃夹综合征。病因迄今尚未明确,多发生于生长发育较快的青少年和体型瘦长的成年人,男性多发,以9~18岁多见。

超声表现:肠系膜上动脉段左肾静脉横切面像,可见腹主动脉与肠系膜上动脉之间的间隙明显变小,肠系膜上动脉几乎贴在腹主动脉前壁上,使左肾静脉明显受压。左肾静脉纵切面图像见左肾静脉远心端(即腹主动脉及肠系膜上动脉左侧的肾静脉)明显扩张,而腹主动脉与肠系膜上动脉之间的左肾静脉明显变窄,左肾静脉呈漏斗状(正常左肾静脉解剖形态呈棍棒状)。彩色多普勒检测可探及左肾静脉扩张段血流缓慢,色彩暗淡、时隐时现,狭窄处血流加速,呈花彩血流,血流信号变细甚至消失。平卧位左肾静脉狭窄处血流速度为扩张部血流速度4倍以上。

CT表现:SMA与AA夹角≤20°,LRV主干受压明显狭窄及LRV肾门侧扩张、LRV属支扩张及肾周侧支循环形成。磁共振血管成像经三维成像可明确、直观地显示左肾静脉受压情况,观察腹主动脉、SMA和左肾静脉三者之间的关系、左肾静脉狭窄部位的横断面,测量SMA和腹主动脉之间夹角的度数等。由于大范围薄层容积扫描及CT血管成像能力的提高,各向同性的显示,可以清楚显示相关血管,并准确进行角度测量,使其在诊断该病有着巨大的潜力;而彩色多普勒超声,不仅能显示血管、测量角度,并且可以进行血流动力学观察,从而进一步判别狭窄及其程度;虽然MRA空间分辨率不如MSCT,MRI二维相位对比血流测定技术可以无创地测量出左肾静脉内的血流变化,为该病的诊断提供了广阔的前景;左肾静脉造影被认为是临床上诊断NCS的金标准,在明确诊断的同时,可以进行介入治疗。

## 五、研究进展及存在问题

血尿有多种原因,其中泌尿系统疾病是最常见的血尿原因。除肾小球肾炎外,影像检查对肾脏及尿路病变有较好的显示及诊断作用。造成血尿的泌尿系统病变,随着影像设备的不断发展,细节显示更为丰富,诊断准确率在新检查手段的应用下不断提高。此外,双能量扫描CTU检查,结合虚拟平扫图像对无痛性血尿诊断能力较高,同时降低了放射剂量,有望作为诊断无痛性血尿的常规影像学检查方法。

(乔英　吕翠　高波)

## 参 考 文 献

1. Ather MH, Faizullah K, Achakzai I, et al. Alternate and incidental diagnoses on noncontrast-enhanced spiral computed tomography for acute flank pain. Urol J, 2009, 6(1): 14-18.
2. Cauberg EC, Nio CY, de la Rosette JM, et al. Computed tomography-urography for upper urinary tract imaging: is it required for all patients who present with hematuria? J Endourol, 2011, 25(11): 1733-1740.
3. Choyke PL. Radiologic evaluation of hematuria: Guidelines from the American College of Radiology's appropriateness criteria. Am Fam Physician, 2008, 78(3): 347-352.
4. Gulleroglu K, Gulleroglu B, Baskin E. Nutcracker syndrome. World J Nephrol, 2014, 3(4): 277-281.
5. Kurklinsky AK, Rooke Tw. Nutcracker phenomenon and nutcracker syndrome. Mayo Clin Proc, 2010, 85(6): 552-559.
6. Mullen KM, Sahni VA, Sadow CA, et al. Yield of urinary tract cancer diagnosis with repeat ct urography in patients with hematuria. AJR Am J Roentgenol, 2015, 204(2): 318-323.
7. O'Keeffe S, McNally S, Keogan M. Investigating painless haematuria. BMJ, 2008, 337: a260.
8. O'Connor OJ, Fitzgerald E, Maher MM. Imaging of hematuria. AJR Am J Roentgenol, 2010, 195(4): W263-267.
9. O'Regan KN, O'Connor OJ, McLoughlin P, et al. The role of imaging in the investigation of painless hematuria in adults. Semin Ultrasound CT MR, 2009, 30(4): 258-270.
10. Shin jI, Park JM, Lee js. Effect of renal Doppler ultrasound on the detection of nutcracker syndrome in children with hematuria. Eur J Pediatr, 2007, 166(5): 399-404.
11. Taourel P, Thuret R, Hoquet MD, et al. Computed tomography in the nontraumatic renal causes of acute flank pain. Semin Ultrasound CT MR, 2008, 29(5): 341-352.
12. Van der Molen AJ, Cowan NC, Mueller-Lisse UG, et al. Urography Working Group of the European Society of Urogenital Radiology (ESUR): CT urography: Definition, indications and techniques. A guideline for clinical practice. Eur Radiol, 2008, 18(1): 4-17.
13. 戚跃勇，邹利光，陈林，等. MSCT 重组技术对左肾静脉压迫综合征的诊断价值. 临床放射学杂志，2008，27(1): 93-96.
14. 任安，卢延，张雪哲，等. 螺旋 CT 泌尿系统重建成像在血尿诊断上的临床应用. 中国医学计算机成像杂志，2006，12(1): 32-35.
15. 孙昊，薛华丹，刘炜，等. 单次团注对比剂双源双能量 CT 泌尿系成像在上泌尿系显影及无痛性血尿诊断中的应用价值. 中国医学科学院学报，2014，36(3): 283-290.

# 第十四节　活体肾移植供体术前评估

## 一、前　　言

肾移植(renal transplantation)是治疗临床终末期肾病最有效的方法。近年来随着对供肾的需求日益增多，亲体肾移植手术开展的也越来越多，而术前对供体肾血管、肾实质及泌尿系统的结构和变异进行准确的评估是手术成功的重要保证。

随着无创性影像技术，如彩色多普勒超声、MSCT 和 MRI 的发展，DSA 在肾血管疾病诊断方面的作用已经减少，许多学者认为 MSCT 或 MRI 已经可以替代 DSA。多普勒超声通过测定血流速度及阻力指数等在判定肾功能方面有其独到之处，但由于主要采用2D成像技术及其分辨率不足，在显示肾血管的数量、解剖定位的精确性上有所局限，对操作者的依赖性也较大，且易受肠气的干扰。MSCT可以在显示肾血管部位、数目、走行的同时，观察肾、输尿管及周围组织结构，但是射线剂量较大。MRA检查安全、无创，因此被越来越多地应用于临床各项检查，尤其对于肾移植患者。

## 二、相关疾病分类

术前详细评价供体双肾情况对于手术的成功是必须的。活体肾移植供体（living kidney donors）的术前评价主要内容包括：肾动脉、肾静脉的血管变异、肾实质及集合系统异常、肾结石及其他肾及肾外异常病变。为了提高供肾的质量和存活率，外科医师术前熟悉供肾血管的解剖非常重要。

保证供体安全和供肾质量是临床开展活体供肾肾移植手术的首要条件。术前影像评估除能排除供肾畸形和基础病变，更关键的是可以了解供肾血管的解剖结构和毗邻关系，为手术方式的选择提供可靠的参考依据。术前需要证实的肾动脉变异是肾副动脉，因为肾段之间无吻合支，意外切断被遗漏的肾副动脉将导致移植肾梗死。肾副动脉的发生率高达30.0%，肾副动脉又可分为副肾门动脉和副上、下极动脉，前者与主肾动脉直径相当；而后者直径比较细小，出现率约28.7%。肾门前动脉分支也是必须确认的另一常见肾动脉变异，指肾动脉的第1支分支位于其开口1.5～2.0cm内，因为成功吻合要求肾动脉开口与其第1支分支相距至少1.5～2.0cm。此外，双肾静脉、主动脉周围型肾静脉、主动脉后位型肾静脉以及性腺静脉迂曲也是术前必须确认的重要肾静脉变异。

泌尿系统及肾脏实质的异常主要见于肾盂输尿管重复畸形、肾盂积水、小结石、肾脏囊肿等。肾脏先天异常，如单侧肾不发育、肾异位、马蹄肾等都是肾移植的手术禁忌证。小的单发肾囊肿常不作为肾移植的手术禁忌证，不影响供肾选择。

## 三、影像诊断流程

活体肾移植供体的术前评价中，MSCT能够精确地检测供肾动脉、静脉的血管变异、肾实质及集合系统异常、肾结石及其他肾及肾外异常病变（表14-14-1），能够作为肾移植供体术前供体选择、手术计划制定的最重要影像学方法。

每一例患者需要获得下列重建图像评价肾动脉、肾静脉及肾实质：每侧肾脏矢状位重建获得肾脏的长度、肾动脉/静脉的横断位薄层MIP图像、通过肾动脉/静脉的冠状曲面重建、冠状曲面重建的薄层MIP图像、3D容积重现（VR）图像（图14-14-1～图14-14-3）。

活体肾移植术前MSCT可以观察供肾的动脉系统、静脉系统、泌尿系统以及肾脏及肾外病变，其中肾血管的评估是术前检查的关键，它关系到供肾的选择以及手术进行的方式。CTU在完成平扫及动、静脉期扫描后，延迟8～20分钟再一次全尿路扫描即完成。CTU不用压迫腹部及逆行插管、无痛苦，CT组织分辨力高，并且重建图像不受气体、骨骼的干扰，能够清晰再现泌尿系全貌，其良好的显示效果是其他方法无法比拟的。CTU对泌尿系结石、先天变异、肿瘤、肾积水等均具有很高的特异性。

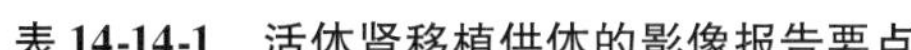

表 14-14-1　活体肾移植供体的影像报告要点

| 评估内容 | 要点 |
|---|---|
| 肾脏 | 位置及长度 |
| 肾动脉 | 数量<br>副肾动脉类型(如肾门或肾极)<br>副肾动脉直径<br>肾动脉第一分叉位置及长度测量 |
| 肾静脉 | 肾静脉汇合的位置及长度测量<br>肾静脉分支类型<br>肾静脉分支直径及变异 |
| 病变 | 有无动脉性疾病<br>囊肿、结石及血管平滑肌瘤的数目、位置<br>肿瘤的数目、位置、大小及分期 |
| 上泌尿道评价<br>肾周脂肪 | 数量,有无其他异常病变 |

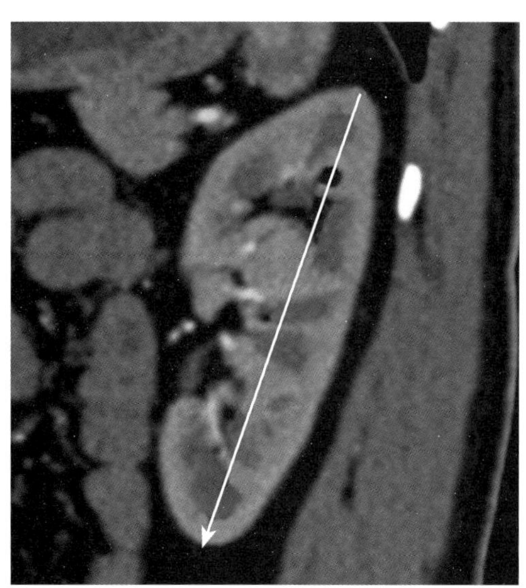

图 14-14-1　肾脏长度测量

CT 矢状位重建测量肾脏长度,自肾脏上极顶部至下极底部(黑箭)

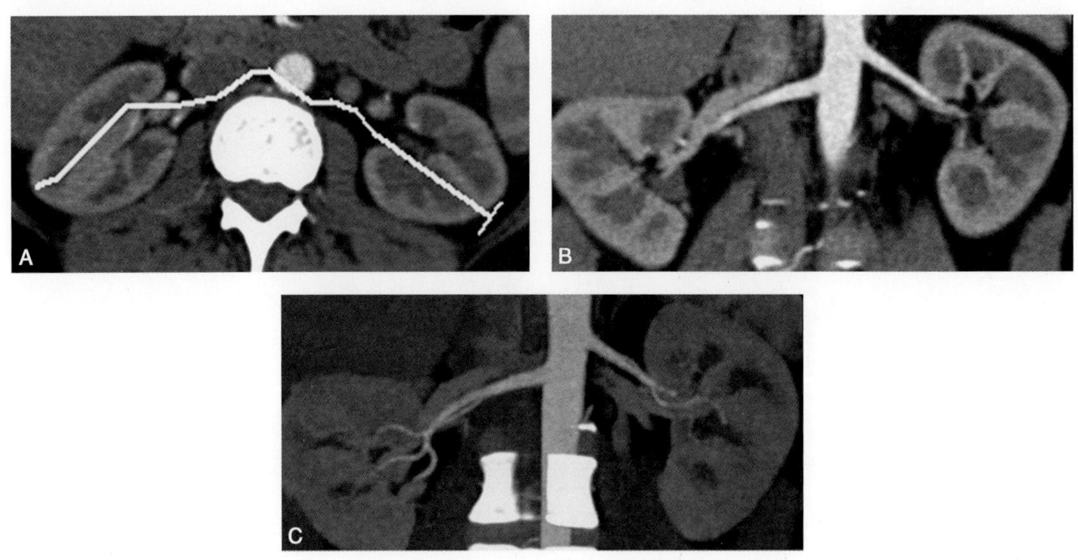

**图 14-14-2　肾血管图像重建方案**

A. 横断位 CT 显示在肾动脉水平画曲线用于重建；B. 曲面冠状位重建显示肾动脉；C. 曲面薄层（15mm）MIP 图像更好地显示肾动脉分支

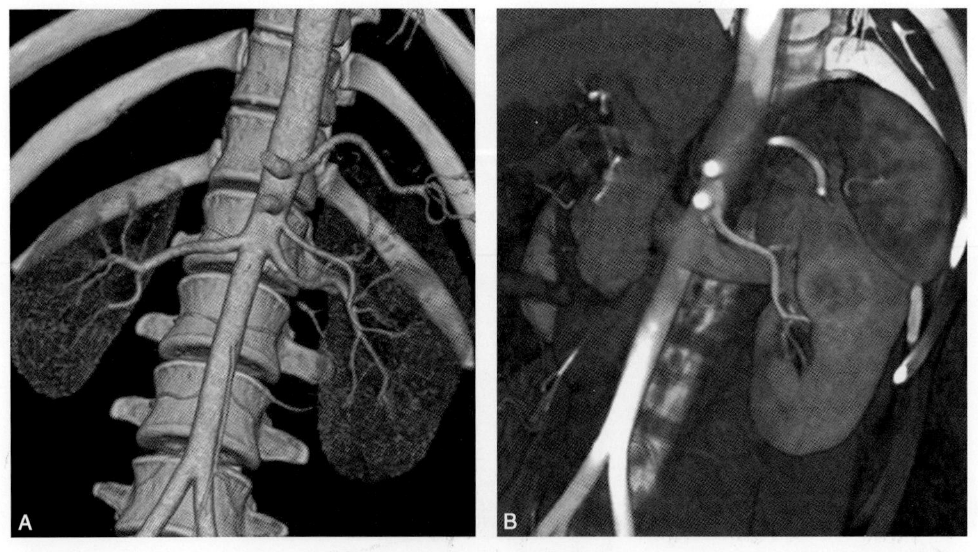

**图 14-14-3　肾血管 VR 图像**

A、B. 冠状位 VR 图像显示肾动脉、肾静脉及肾实质目前认为无解剖变异且两侧肾脏功能良好时，优先选取左肾，这主要是由于左肾静脉较长，在腹主动脉前方走行汇入下腔静脉，管径也较对侧粗，血管容易暴露，手术时有利于血管的结扎及处理。同时由于肾血管起源、走行及数目等变异较高，术前通过 MSCT 血管成像了解供肾的解剖情况，选择解剖变异小、手术处理相对简单的一侧为供肾，可以避免不必要的创伤，大大提高移植的成功率。重建图像必须明确肾动脉数量、副肾动脉类型（如肾门或肾极）、直径、肾动脉第一分叉位置及长度测量（图 14-14-4）。

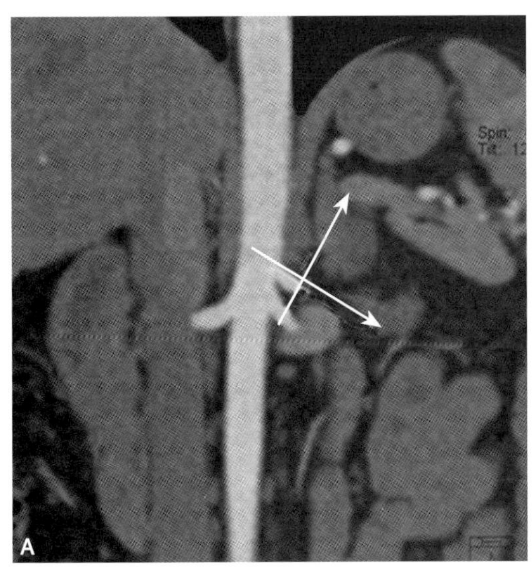

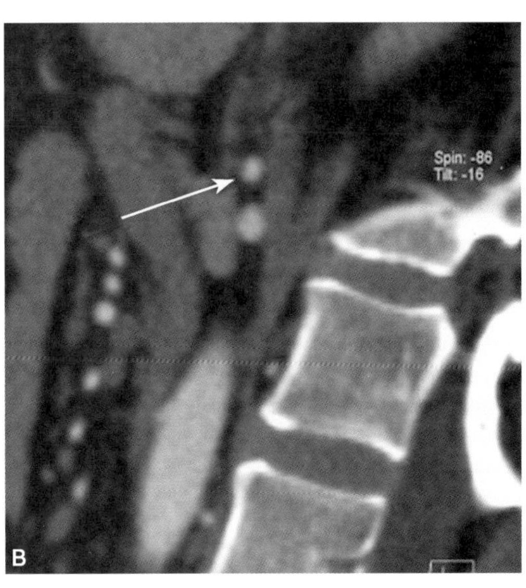


**图 14-14-4　肾动脉直径测量**

A. CT 冠状位 MIP 重建显示肾动脉（白箭），此图像用于重建垂直交叉层面；B. 垂直交叉平面显示肾动脉（白箭）及测量肾动脉直径

肾静脉评估主要包括肾静脉数目、走行及主肾静脉长度及异常分支。肾静脉的数目和分支情况对活体肾移植供肾切除和血管吻合也是非常重要的，从外科出血及损伤的角度而言，对肾静脉的解剖认识要比肾动脉重要。肾静脉变异较少，约 92% 的个体为双侧单支，多支肾静脉常发生在右侧。右肾静脉变异除多支静脉外，还有右侧性腺静脉与肾上腺静脉汇入右肾静脉等。左侧肾静脉变异主要为多支、肾静脉汇合过迟、腰静脉汇入等。肾静脉畸形一般包括环绕主动脉（环绕主动脉的左肾静脉）及左肾静脉经主动脉的后方走行汇入下腔静脉（主动脉后左肾静脉）（图 14-14-5 ~ 图 14-14-7）。

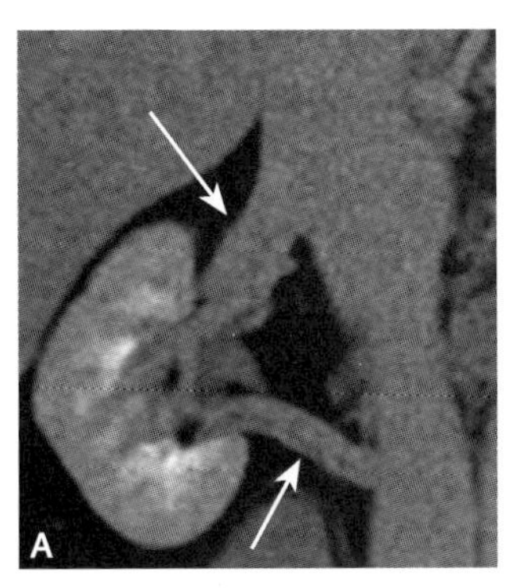

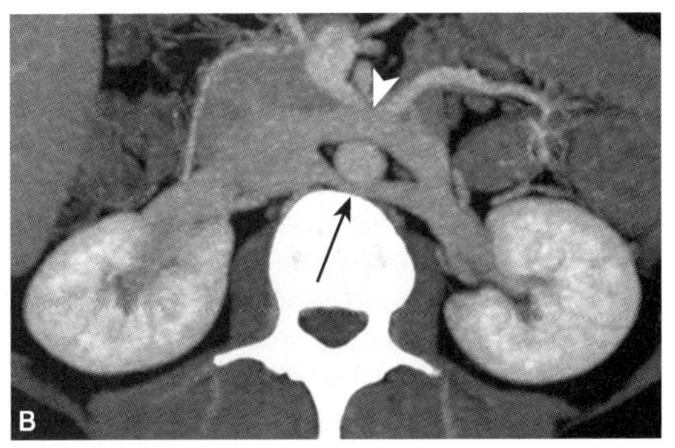

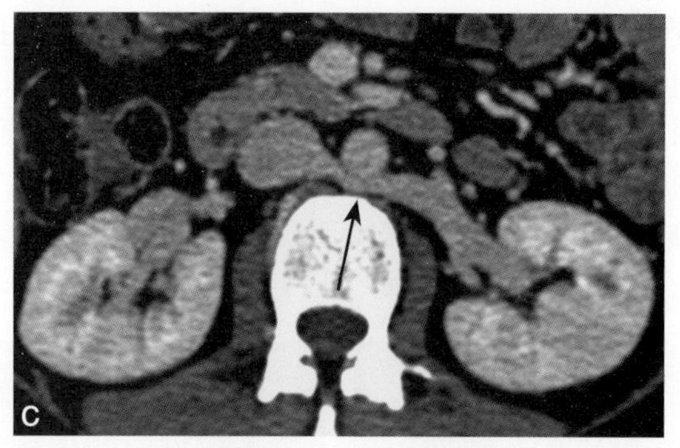

**图 14-14-5 肾静脉变异**

A. 右侧双肾静脉,冠状位曲面重建 MIP 显示两支右肾静脉(白箭);B. 环绕主动脉左肾静脉(黑箭);C. 主动脉后左肾静脉(黑箭)

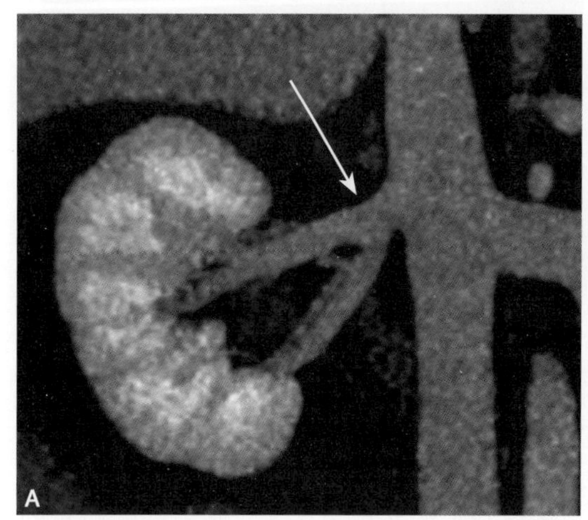

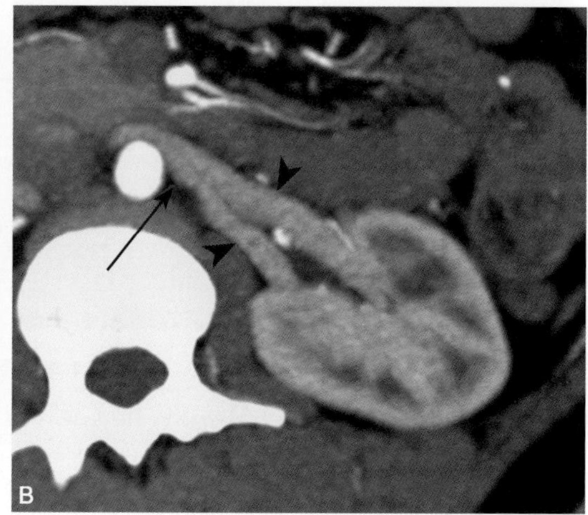

**图 14-14-6 肾静脉汇合异常**

A. 右肾静脉汇合过迟(白箭);B. 左肾静脉汇合过迟(黑箭)

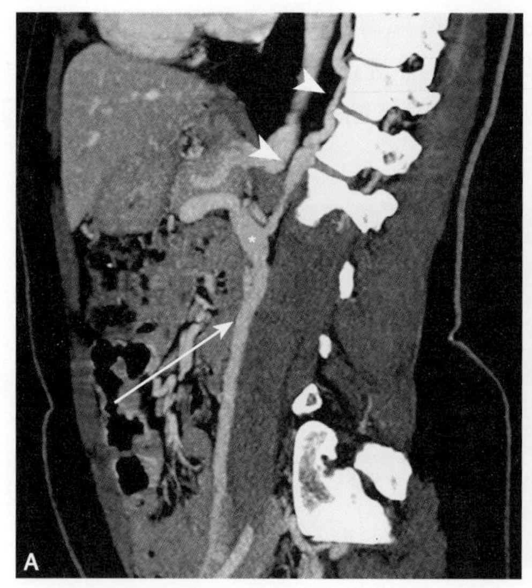

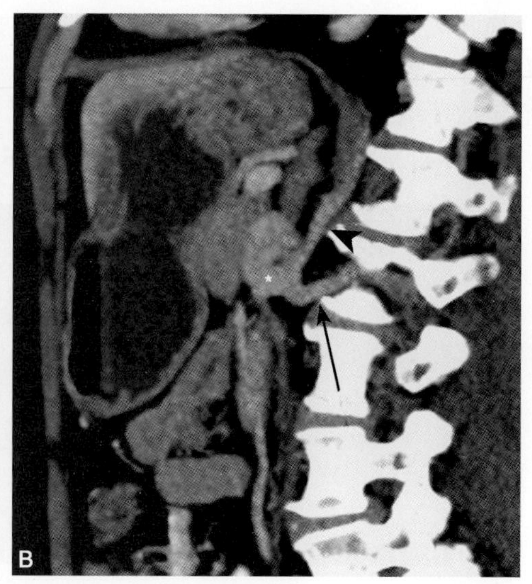

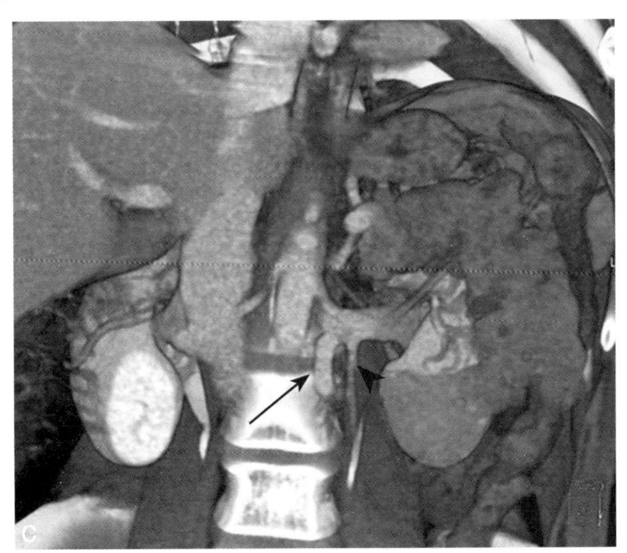

**图 14-14-7 左肾静脉属支**

A. 左侧性腺静脉;B. 左侧腰静脉、半奇静脉;C. 腰升静脉

MDCT 在肾移植术前供肾者评估中除快速、无创外,还具有以下优点:① 节省时间和医疗资源:MDCT 后处理图像将动脉造影、静脉造影、排泄性尿路造影和超声等多种检查集中为单一检查,避免了 DSA、IVP、超声等多项检查,减少患者受线剂量和对比剂的用量,降低不良反应发生率,同时为患者节省检查时间和费用;② 重现检查结果功能强大:获得原始资料,就可以反复多次处理,直至获得满意图像;③ 有利于临床和放射医师交流:放射医师能够根据临床医师要求改进扫描技术,根据医师要求重组理想图像,为手术及其他相关检查提供更多参考,使影像与临床结合更为紧密;④ 准确性高:CT 原始图像结合后处理图像对肾动静脉、副肾动脉显示可达 100%。

近年来随着 MRI 软硬件的发展,动态增强扫描所需的时间明显缩短,图像的时间和空间分辨率也得到了极大的改善,但是 MIP 重组对于相互重叠的结构很难获得理想的显示效果,必须获得不同角度的 MIP 图像来清晰地显示血管的起源及走形,仔细观察原始图像,不能只依赖于重组后图像。MRI“一站式”检查包括 $T_1WI$、$T_2WI$、MRA 及 MRV 序列,目前已成为活体肾供体的良好选择(图 14-14-8)。

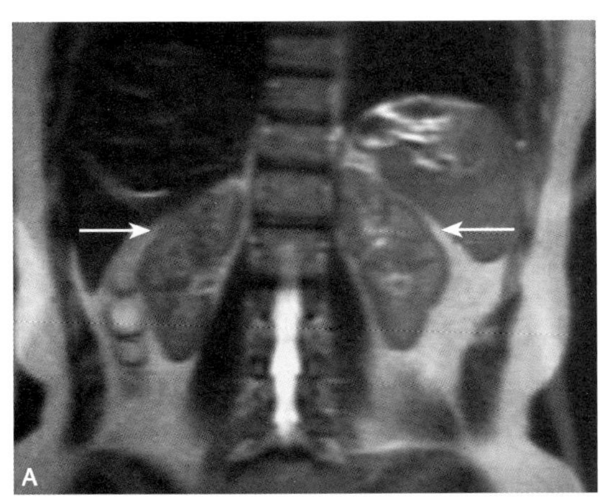

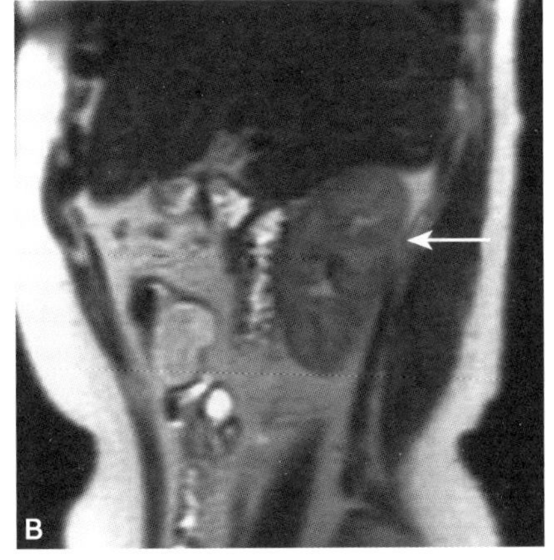

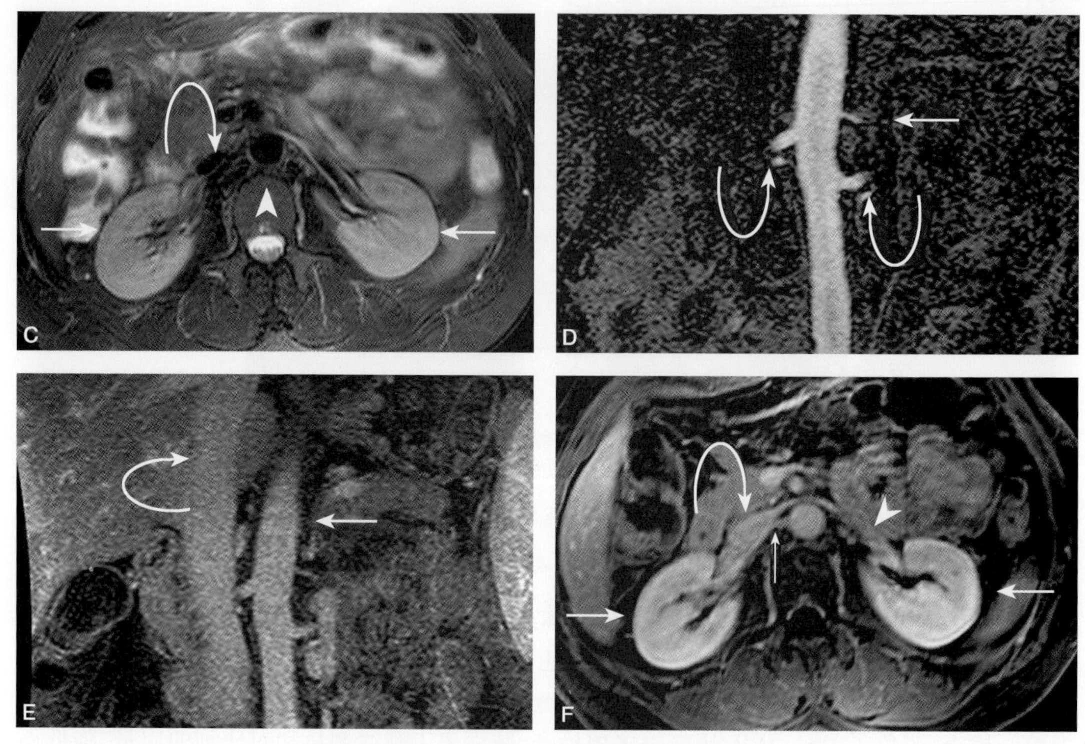

图 14-14-8　活体肾供体的 MRI“一站式”检查

A ~ F. MRI“一站式“检查包括 $T_1$WI、$T_2$WI、MRA、MRV 序列，是活体肾移植检查的标准模式，原始图像可在任意方位重建 MIP 图像，显示肾脏解剖结构

## 四、相关疾病影像学表现

**1. 副肾动脉(accessory renal artery,ARA)**　指主肾动脉以外的肾动脉，分为副肾门动脉和副肾上下极动脉。前者与主肾动脉直径相当，后者比较细小。副肾动脉可单支也可多支，可以单侧也可双侧，直径与肾动脉相当或稍细，起源于腹主动脉，少数起源于髂总动脉(图 14-14-9)。文献报道副肾动脉的发生率约为 28% ~30%，而有副肾动脉的供肾术中需要吻

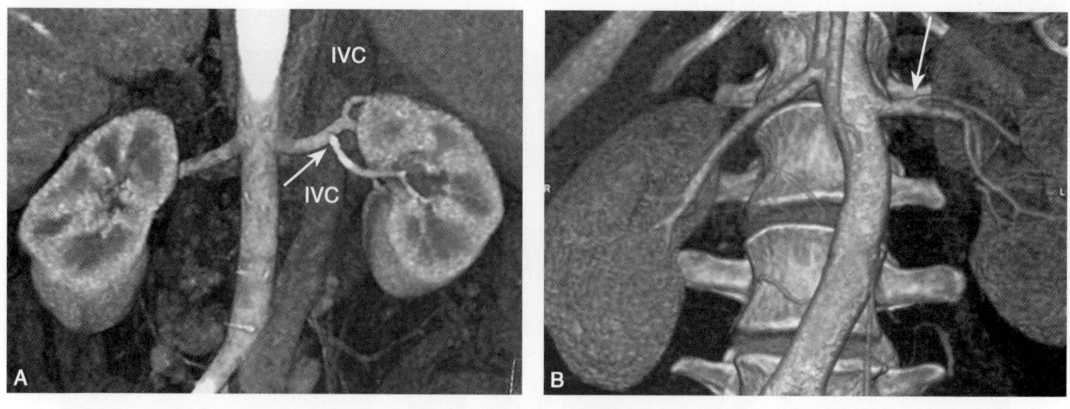


图 14-14-9　副肾极动脉

A. 双侧副肾上极动脉(白箭头)；B. 起源于左侧性腺动脉的副肾极动脉

合更多的血管，延长移植肾的热缺血时间，增加急性期排斥反应及血管并发症。并且如果肾段动脉之间没有吻合支，术中切断被遗漏的副肾动脉将导致移植肾的肾段梗死，导致移植失败。

自上、下极进入肾的动脉称为肾极动脉（the polar artery），根据血管大小可以大体估计由肾极动脉供血的范围（图 14-14-10）。小动脉（直径 2mm 或以下）可以切断或栓塞，梗死容积<10%。

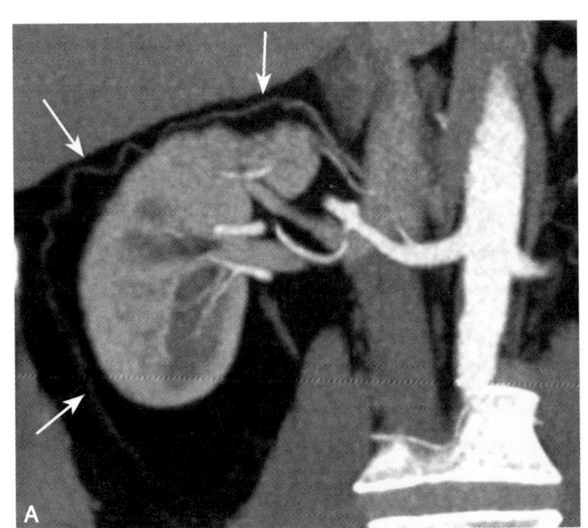

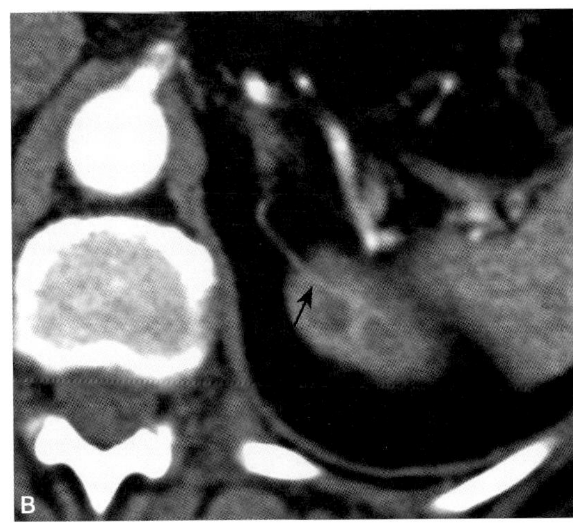


**图 14-14-10　肾极动脉**

A. 右副肾极动脉；B. 左副肾极动脉

**2. 肾动脉过早分叉（early segmental branching of renal artery）**　指在主肾动脉开口 2cm 内发出分支以供应相应肾段（图 14-14-11）。随着腹腔镜技术的发展，过早分支定义标准已经发展到 1.5cm。术前发现肾动脉过早分叉非常重要，如果肾动脉在分支前的长度<1.5cm，则无法采用双 10mm 锁扣夹夹闭肾动脉根部，而采用动脉吻合方式则明显增加了手术的难度。另外，供肾手术前还应对肾动脉根部发出的小分支血管进行评估，主要包括肾上腺动脉，邻近腰动脉或细小的膈肌动脉分支。对于泌尿外科医师而言可以避免不必要的血管损伤。

**3. 肾动脉粥样硬化（renal artery atherosclerosis）**　肾动脉狭窄可引起肾血管性高血压及缺血性肾病，其主要原因有三种：动脉粥样硬化、纤维肌性发育不良及大动脉炎。年轻者多见于后两种疾病，而年老者以动脉粥样硬化居多。随着社会生活水平的提高、全球人口老龄化，动脉粥样硬化性肾动脉狭窄（atherosclerotic renal artery stenosis，ARAS）的发生率不断增加，ARAS 已成为导致终末期肾脏疾病的常见原因，占老年性高血压患者的 10% ~40%。ARAS 的临床诊断标准：① 年龄≥50 岁的高血压患者中，近期出现高血压或稳定的高血压突然升高，用 3 种作用机制不同的降压药后，血压仍难以控制；② 腹主动脉区闻及血管杂音，但听不到杂音不能排除；③ 一侧肾脏萎缩或两侧肾脏长径相差 1.5 ~2.0cm；④ 反复发生的慢性心力衰竭或肺水肿；⑤ 伴发其他血管疾病，有全身动脉粥样硬化表现。对于符合 ARAS 临床诊断标准的首选要进行影像检查，经过影像学检查确诊后，对于符合介入治疗或外科手术治疗适应证的患者及时进行治疗。钙化性斑块使血管不易正常夹闭，并可导致内膜撕裂，引起致命性大出血，因此鉴别钙化性斑块与软斑块非常重要（图 14-14-12）。

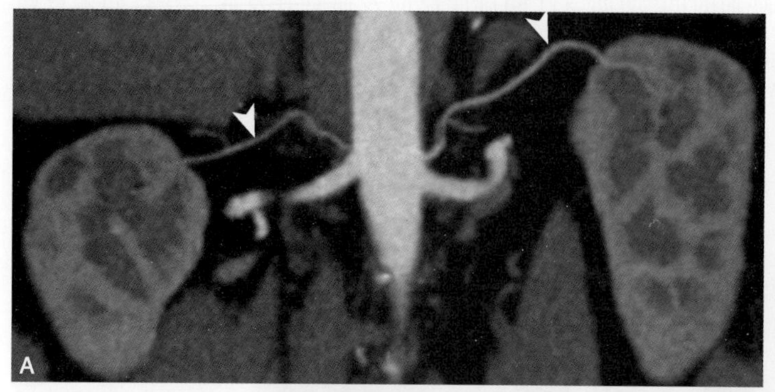

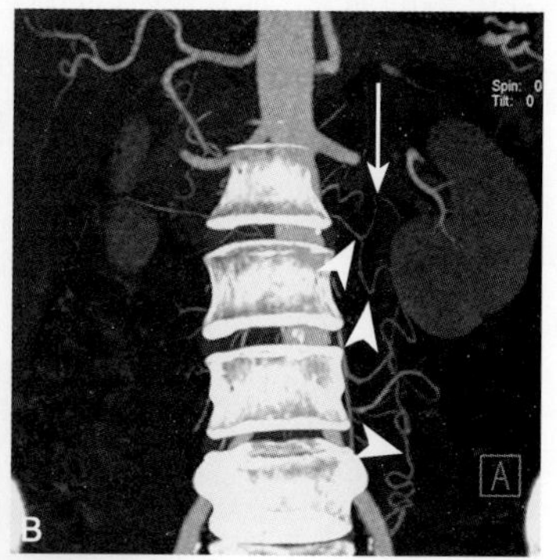

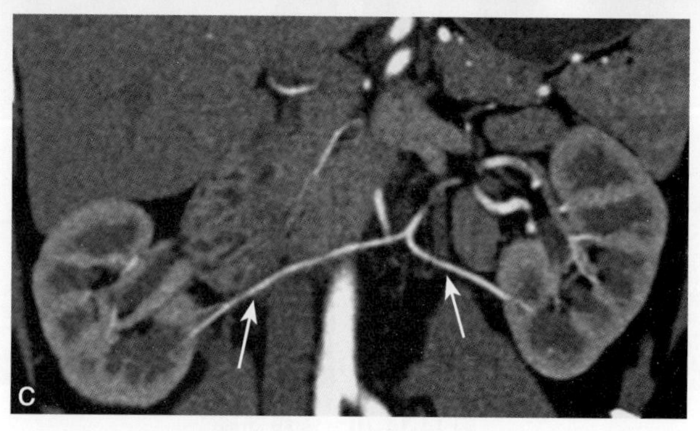

**图 14-14-11　肾动脉近段分支**

A、B. 右肾动脉近段分支；C. 左肾动脉近段分支

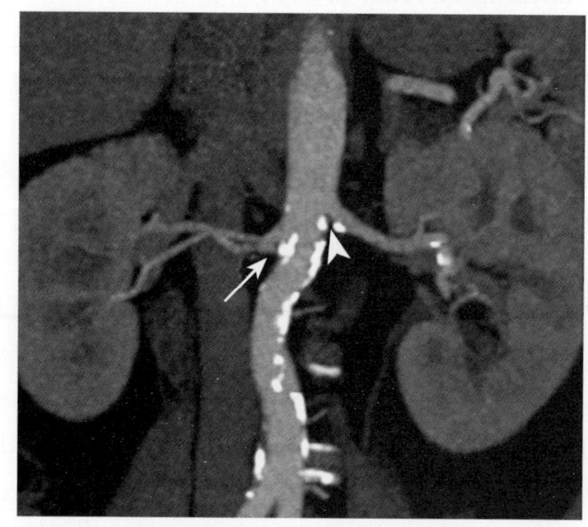

**图 14-14-12　肾动脉粥样硬化**

曲面冠状位薄层 MIP 重建显示双支右肾动脉，左肾动脉近端下壁钙化性斑块

一般以肾动脉狭窄率≥50%为诊断标准。US 简便、快捷、无创、无辐射，但对操作者的经验水平要求较高，并且诊断效能不高。CTA、DSA 对于 ARAS 的诊断价值较大，但是其存在一定的创伤、辐射及造影剂心肾毒性，不能作为筛查 ARAS 的首选方法。CE-MRA 虽然没有辐射损伤，但其对比剂存在肾毒性，对肾功能不全的患者不能作为 ARAS 诊断的首选检查方法。非对比剂增强磁共振肾动脉成像技术具有无创伤、无辐射及无对比剂肾病等优点，是诊断 ARAS 的一种比较理想的首选筛查方法。

**4. 肌纤维发育不良（fibromuscular dysplasia，FMD）**　一种非动脉粥样硬化性、非炎性血管性疾病，最常累及肾动脉、颈内动脉，以青年女性多见。无症状性 FMD 见于 2% ~6% 的活体肾供体患者的术前评估中，这些患者的长期预后尚不清楚。FMD 的 CT 表现具有特征性，包括“串珠状”表现、局限性狭窄及动脉瘤，通常见于肾动脉主干的中、远段及肾段动脉(图 14-14-13)。诊断不明时血管造影可进一步明确诊断。

## 五、研究进展及存在问题

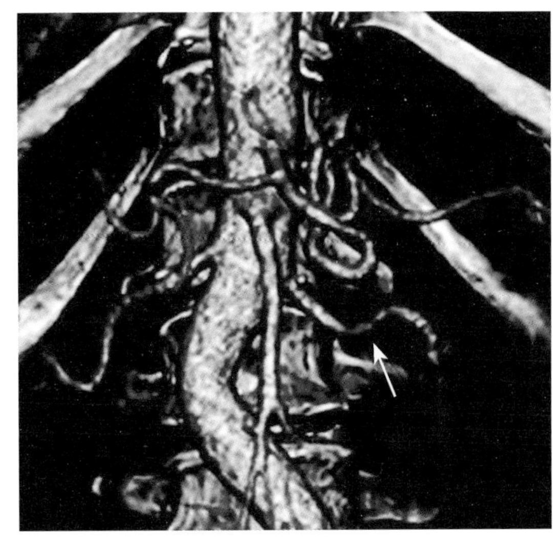

**图 14-14-13　肾动脉肌纤维发育不良**

CTA 重建 VR 图像显示左肾动脉主干中部鸟嘴样狭窄

在评价亲属活体供肾移植前的肾实质、上尿路、肾脏血管和肾脏与周围脏器的空间立体关系中,MDCT 后处理图像具有精确、便捷、无创、经济及全面等优点,成为移植前亲属供肾首选方法。临床中 CTA 可以取代 DSA 来准确评价供体肾脏血管,CTU 可代替 IVP 来评价肾脏和上尿路。选择适当的 CT 扫描方案和图像后处理技术,以及泌尿外科医师和放射医师的充分交流,可获得高质量的 CTA、CTU 图像。对供肾者术前筛选、取肾手术方案选择、减少手术风险和损伤具有重要作用。对肾移植供体行术前血管评价方面,动态增强 MR 血管成像安全无创、无辐射,对肾动脉、肾静脉显示清楚,诊断变异准确度高,是术前肾移植供体血管评价的较好影像学检查手段。

(高波　吕翠)

## 参 考 文 献

1. Arévalo Pérez J, Gragera Torres F, Marín Toribio A, et al. Angio CT assessment of anatomical variants in renal vasculature: its importance in the living donor. Insights Imaging, 2013, 4(2): 199-211.

2. Goetti R, Baumueller S, Alkadhi H, et al. Diagnostic performance of a non-contrast-enhanced magnetic resonance imaging protocol for potential living related kidney donors. Acad Radiol, 2013, 20(4): 393-400.

3. Holden A, Smith A, Dukes P, et al. Assessment of 100 live potential renal donors for laparoscopic nephrectomy with multi-detector row helical CT. Radiology, 2005, 237(3): 973-980.

4. Hussain SM, Kock MC, IJzermans JN, et al. MR imaging: a "one-stop shop" modality for preoperative evaluation of potential living kidney donors. Radiographics, 2003, 23(2): 505-520.

5. Kawamoto S, Fishman EK. MDCT angiography of living laparoscopic renal donors. Abdom Imaging, 2006, 31(3): 361-373.

6. Kawamoto S, Montgomery RA, Lawler LP, et al. Multi-detector row CT evaluation of living renal donors prior to laparoscopic nephrectomy. Radiographics, 2004, 24(2): 453-466.

7. Sebastià C, Peri L, Salvador R, et al. Multidetector CT of living renal donors: lessons learned from surgeons. Radiographics, 2010, 30(7): 1875-1890.

8. 常恒,董伟华,肖湘生. 肾移植的影像学检查进展. 国外医学(临床放射学分册), 2004, 27(1): 44-46, 51.

# 第十五节　肾移植术后并发症

## 一、前　　言

肾移植已成为治疗终末期肾病的有效手段，由于病人术后长期大量应用免疫抑制剂，使病人免疫功能低下，加之移植病人特殊体质，可出现各种并发症而导致移植肾失去功能，甚至危及病人生命。随着肾移植外科技术的改进和新型免疫抑制剂在临床的应用，对于肾移植术后并发症（renal transplantation complications，RTC）已有逐步认识，患者生存率已明显提高。

放射科医师应该熟悉肾移植手术技术。对于儿童，目前一般采用异体移植，移植肾放置于腹腔内或腹腔外，置于腹腔外的优点是手术并发症少、对腹腔破坏最少；对于大龄儿童，移植肾放置于右侧或左侧髂窝内，这是成人常见位置。移植肾血供一般通过肾动脉、肾静脉分别与同侧髂外动脉、静脉端-侧吻合而建立（图 14-15-1）。

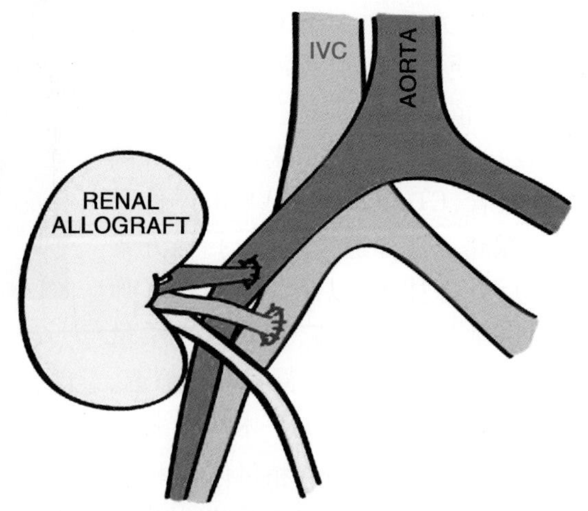


**图 14-15-1　肾移植血管吻合示意图**

进行肾移植手术时，单一肾动脉、单一肾静脉与右侧髂动脉、髂静脉分别吻合

## 二、相关疾病分类

肾移植术后并发症发生原因复杂，病情变化快，故只有对其有较全面的认识和了解，积极预防并发症的发生，为挽救病人生命赢得更多宝贵的时间和机会。肾移植的术后并发症从影像学检查的角度分为两类：与手术无关的内科并发症和与手术有关的外科并发症，其中后者相对容易发现和确诊，而前者的进一步鉴别比较困难。与手术无关的内科并发症包括急、慢性排斥反应（rejection reaction，RR），急性肾小管坏死（acute tubular necrosis，ATN）和环孢素肾毒性（cyclosporin nephrotoxicity，CN）等；与手术有关的外科并发症包括血栓形成或血管狭窄梗阻、动静脉瘘、尿路梗阻扩张、肾周积液和感染等。肾移植后各系统的感染和肿瘤时见报道，移植肾本身的癌变亦不少见；移植术后激素的使用导致股骨头缺血性坏死和骨密度改变也引起学者注意。

此外，根据移植手术后发病时间，术后并发症可分为即刻（<1 周）并发症、早期（1 周～1 个月）并发症及晚期（>1 个月以后）并发症（表 14-15-1）；另一种分类方法是基于起源解剖位置，包括肾周积液、血管并发症、泌尿系统并发症、肾功能降低及占位性病变（表 14-15-2）。

**表 14-15-1　肾移植并发症根据发病时间分类**

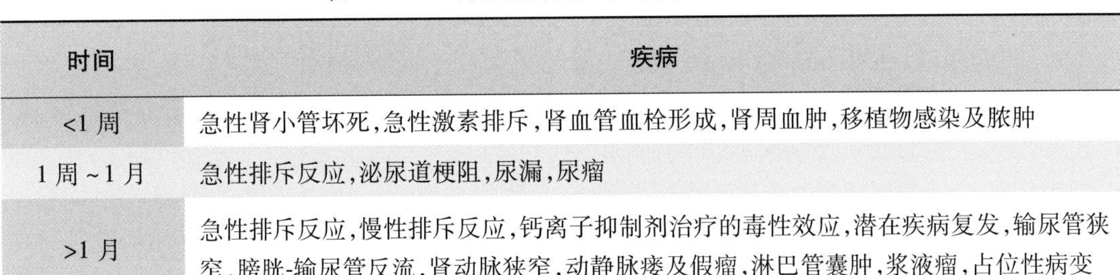

| 时间 | 疾病 |
|---|---|
| <1 周 | 急性肾小管坏死，急性激素排斥，肾血管血栓形成，肾周血肿，移植物感染及脓肿 |
| 1 周～1 月 | 急性排斥反应，泌尿道梗阻，尿漏，尿瘤 |
| >1 月 | 急性排斥反应，慢性排斥反应，钙离子抑制剂治疗的毒性效应，潜在疾病复发，输尿管狭窄，膀胱-输尿管反流，肾动脉狭窄，动静脉瘘及假瘤，淋巴管囊肿，浆液瘤，占位性病变 |

**表 14-15-2　肾移植并发症根据解剖腔室分类**

| 位置 | 疾病 |
|---|---|
| 肾周积液 | 血肿及浆液瘤，移植物感染及脓肿，淋巴管囊肿，尿瘤 |
| 血管性并发症 | 肾血管血栓形成，肾动脉狭窄，动静脉瘘，假性动脉瘤 |
| 泌尿系统并发症 | 尿漏及尿瘤，泌尿道梗阻及狭窄，膀胱-输尿管反流 |
| 肾功能降低 | 急性肾小管坏死，激素排斥，急性排斥反应，慢性排斥反应，钙离子抑制剂治疗的毒性效应，潜在疾病复发 |
| 占位性病变 | 移植后淋巴增生性疾病，炎性肌成纤维细胞性肿瘤 |

## 三、影像诊断流程

常规 MRI 通过 $T_1$WI 观察移植肾的大小、轮廓、肾窦脂肪及肾皮髓质分界（corticomedullary differentiation，CMD），$T_2$WI 可观察移植肾内血管的分布情况，对 CMD、肾窦脂肪及肾内血管进行评分、分级，从而作出评估。功能正常的移植肾在 $T_1$WI 上与周围脂肪界限清晰、轮廓规整不肿大，切面呈椭圆形、肾窦内可见高信号脂肪，CMD 均清晰可辨；$T_2$WI 上 CMD 消失，但有利于观察肾实质内血管分布情况，一般可见到 2～3 级血管影。

MRU 可清楚地显示移植肾在盆腔内的位置及形态，并可测量肾脏的大小及肾实质的厚度。对多数功能正常的移植肾，能清晰显示上、中、下组肾小盏及穹隆部等细致的解剖结构。MRU 对观察移植肾的外形、肾实质的信号，发现集合系统的梗阻及肾周积液有重要意义，有着其他影像学方法不可替代的优点，随着技术的改进，检查费用的降低，MRU 必将成为肾移植术后最重要的监测手段之一。所得图像与传统的 IVU 影像相同，分析原则也相同，比横断面成像更容易被外科医生所接受。重建后的 MRU 图像可以一次显示整体泌尿系统影像并任意旋转观察，但由于采取了 MIP 重建，在重建过程中可能有小部分信息缺失而造成诊断的假阴性，例如泌尿系腔内小的充盈缺损病变（小的结石或肿瘤）就完全可能在重建时被液体等高信号所掩盖，因此在诊断时应注意结合原始图像全面仔细观察，以保证诊断结果的客观、全面。

影响移植肾存活的常见原因包括：急性肾小管坏死（ATN）、急性排斥反应（acute rejection，AR）、环孢素肾中毒（CN）等。目前临床对抗排斥反应多选择经验性用药，如甲泼尼龙冲击治疗、联合环孢素及吗替麦考酚酯三联抑制排斥反应。移植肾检查的金标准为肾穿刺活检，但此为有创检查，并发症多且严重。MRI 用于移植肾具有多方位及多参数成像、无创伤性、无放射性及优越的软组织对比等特点，可以同时提供移植肾结构和功能信息。

## 四、相关疾病影像学表现

**1. 肾周积液(perinephric hydrops)** 肾及输尿管上端破损后,尿液经裂口外溢至肾周组织或包膜下即形成肾周积液,形状不规则。在尿液的刺激下,肾周围脂肪逐渐变性分解,形成纤维组织囊壁或实质与包膜分离,将积液包绕起来而形成尿囊肿。肾脏或输尿管上端破裂后尿外渗早期形成肾周积液,晚期即出现尿囊肿并发症。所以早期常因症状不明显而被忽视。当尿液持续外渗形成并发症(如粘连性肠梗阻、腹部渐进性增大包块)时,患者才来就诊。Portela 等认为肾周尿囊肿形成须具备以下条件:存在能产生尿液的肾实质;肾集合系统完整性受损后尿液外渗;输尿管梗阻因素存在。

肾周积液种类很多,包括血肿、淋巴囊肿、尿囊肿和脓肿等,US、CT 及 MRI 均能清晰显示液性暗区,但特异性都不高(图 14-15-2 ~ 图 14-15-4)。在影像设备引导下穿刺和引流有利于解决临床诊断和治疗问题。

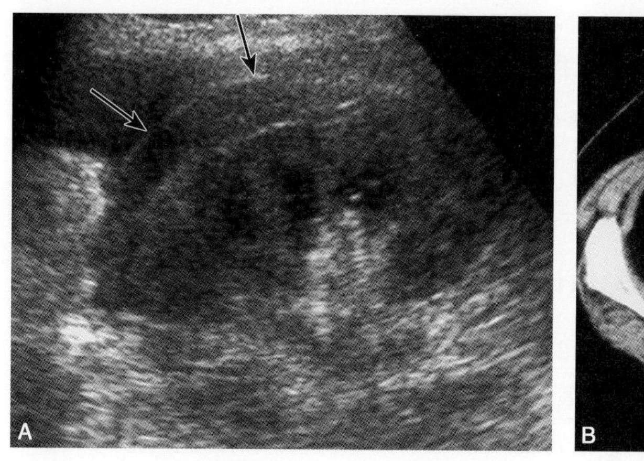


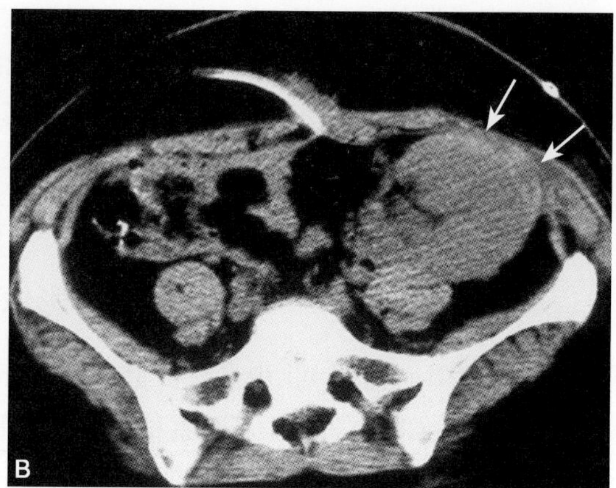


**图 14-15-2 肾包膜下血肿**

男,38 岁。运动时持续性钝伤伤及腹部。A. US 见包膜下等回声积液(黑箭);B. CT 平扫见移植肾由于血肿形成不均匀新月形肿块

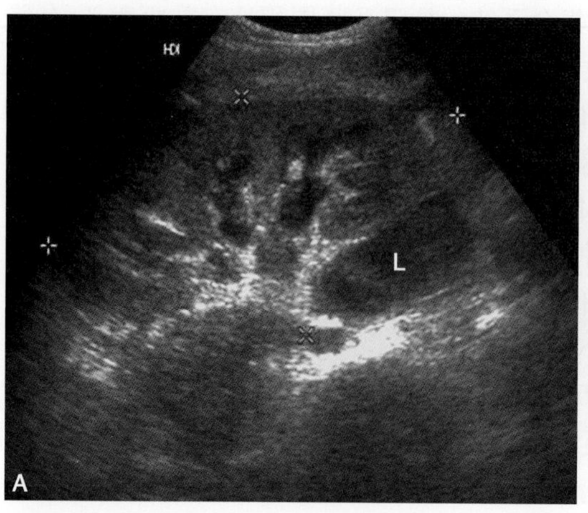


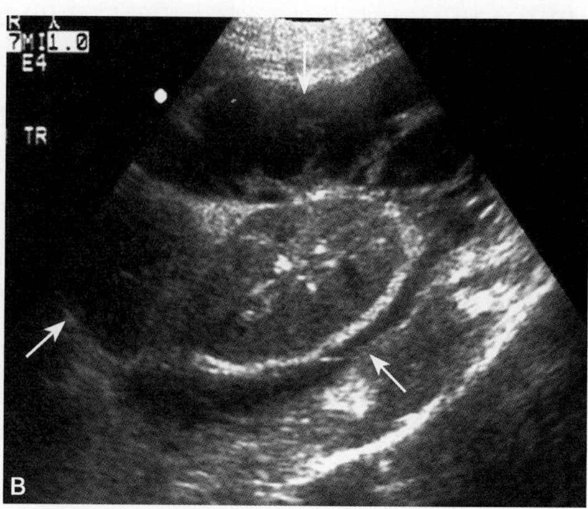

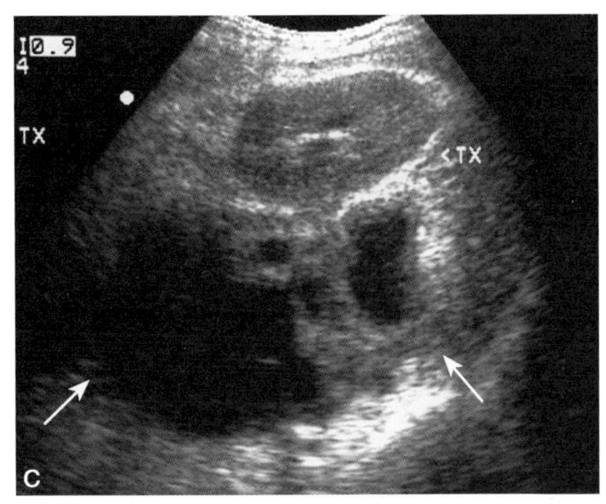


**图 14-15-3　淋巴管囊肿**

A. US 显示移植肾轻度积水，邻近无回声区为淋巴管囊肿（L）；B. 另一例患者 US 见多房积液包绕移植肾，积液证实为淋巴管囊肿；C. US 见移植肾周围混杂回声积液（白箭）

**2. 移植肾感染（post-transplantation renal infection）**　随着肾移植手术的广泛开展及各种免疫抑制剂的大量应用，感染成为肾移植术后最常见的并发症和死亡原因。近年来由于新型抗生素的应用和各种感染监控及预防措施的不断完善，细菌感染发生率明显下降，而真菌感染发生率有所上升，感染率为 2% ~ 14%。肾移植患者由于长期服用免疫抑制药物，尤其应重视移植肾的功能和感染。

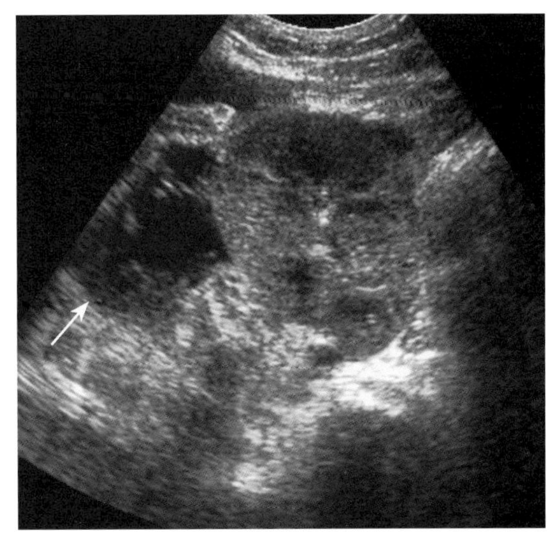

**图 14-15-4　肾周脓肿**

US 显示多房状肾周积液（白箭），积液被证实为感染性尿瘤

移植肾集合系统内高回声、弱声影肿块高度怀疑是真菌球（图 14-15-5），逆行静脉肾盂造影显示肾盏破坏扭曲提示结核（图 14-15-6）。对大剂量静脉尿路造影和经皮移植肾穿刺顺行尿路造影不易接受，MRU 技术可同时观察肾实质和泌尿系集合系统，而且不用对比剂，避免了碘对比剂不良反应发生的危险性及经皮移植肾穿刺顺行尿路造影恐惧感。

**3. 肾动脉狭窄（RAS）**　往往见于肾移植术后 1 年之内，狭窄段可位于吻合口前（由于供体血管动脉粥样硬化性疾病）、吻合口处（继发于血管灌注损伤、错误缝合技术或对缝合材质反应）或吻合口后（由于排斥反应、肾位置异常造成湍流或动脉扭曲、缠结或压迫）。DSA 是诊断 RAS 的金标准，按程度可分为轻度（<50%）、中度（50% ~ 90%）、重度（>90%）（图 14-15-7）。其他常见的为移植肾动静脉血管狭窄、闭塞、血栓形成、动静脉瘘等。

MRI 增强扫描动脉期除可观察皮质的强化程度外，还可观察腹部动脉血管情况，MIP、MPR 及 CTA 可多方位多角度显示移植肾血管形态，观察移植肾血液供应情况，管腔有无狭窄、闭塞及通畅情况，有无管腔充盈缺损即有无动脉血管栓塞、狭窄或闭塞的较为准确部位（图 14-15-8）。与 DSA 相比，CTA 作为一种无创性比较经济安全的检查方法，并且于 CPR 图

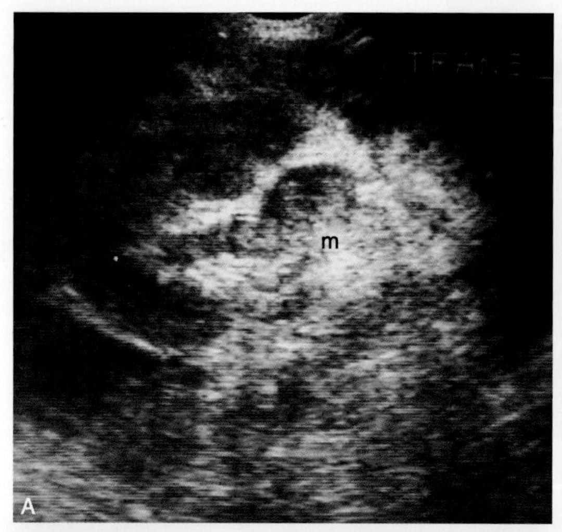


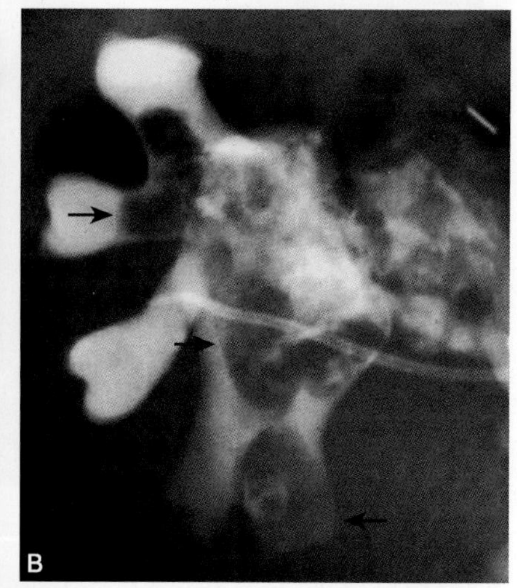


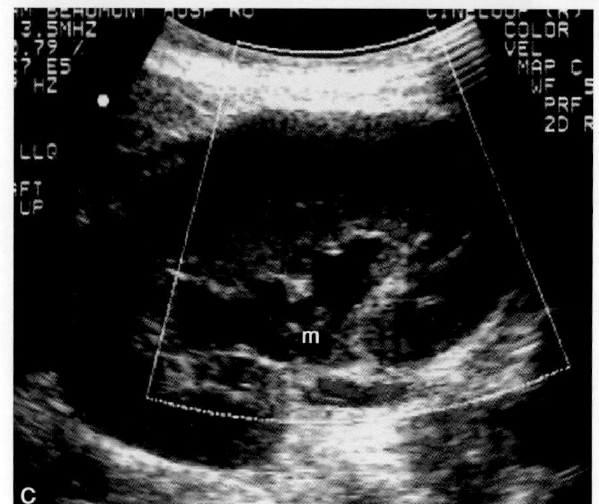


**图 14-15-5　移植肾真菌球**

A. US 移植肾肾盂内软组织回声肿块；B. 逆行肾盂造影见肾盂内充盈缺损（黑箭），后证实为真菌球；C. 彩色多普勒超声见移植肾内低回声肿块（m）并导致肾积水，后证实为真菌球

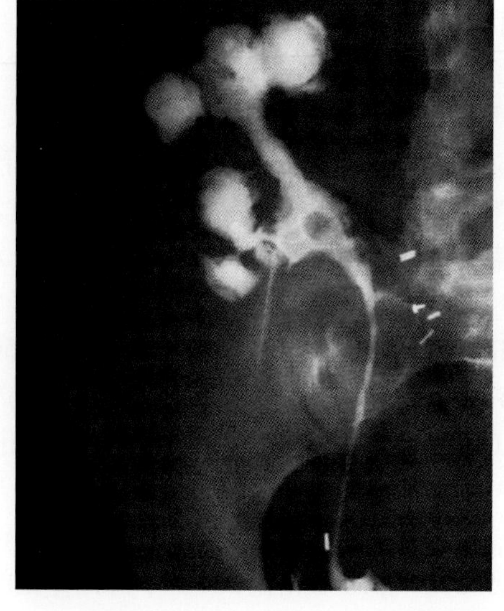

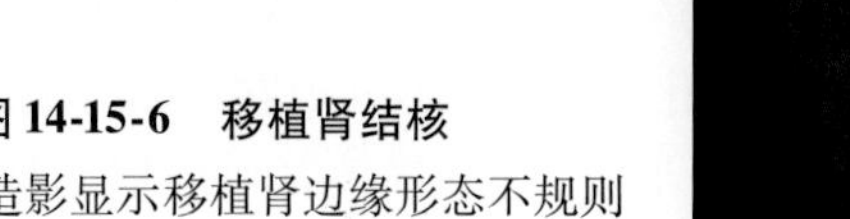

**图 14-15-6　移植肾结核**

逆行肾盂造影显示移植肾边缘形态不规则

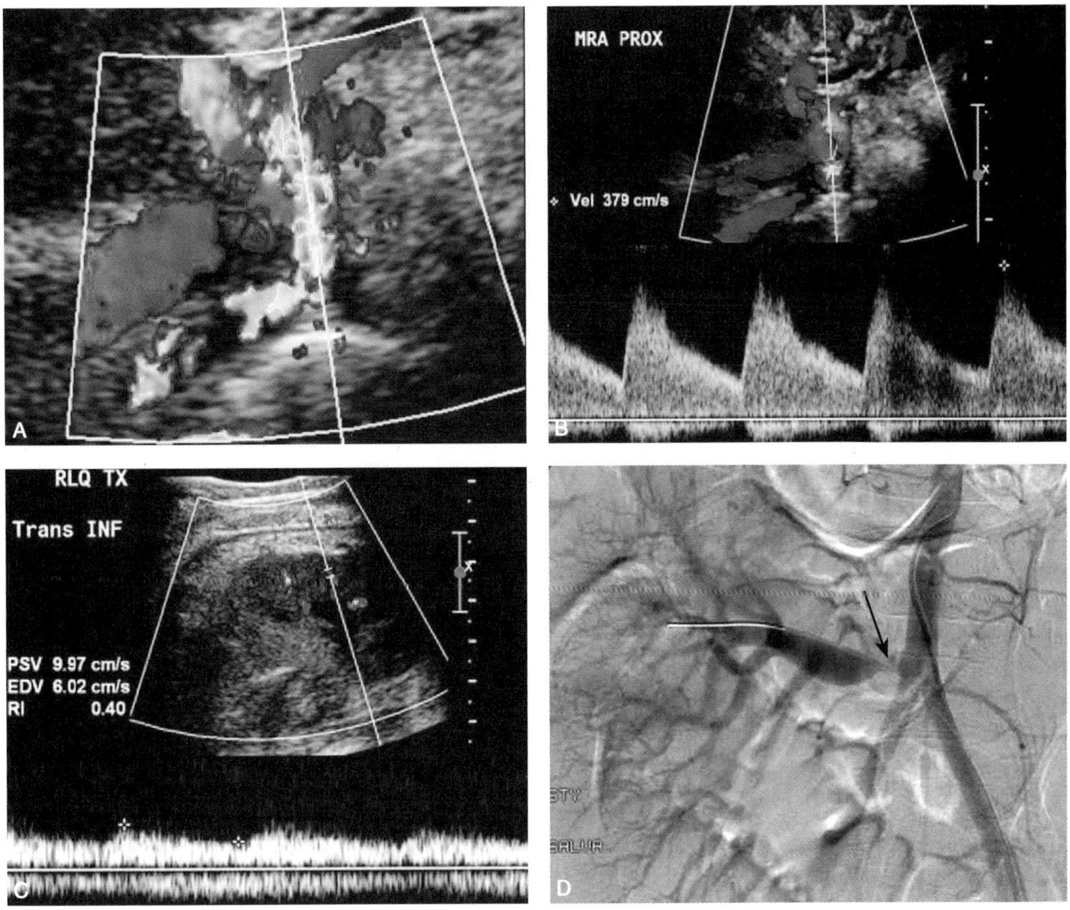

图 14-15-7　肾动脉狭窄

女,4 岁。先天性肾病综合征行肾移植后 3 个月。A. 纵切面双功多普勒 US 见肾动脉近段内混响回声;B. 纵切面双功多普勒 US 肾动脉内收缩期峰值速度为 379cm/s;C. 横切面双功多普勒 US 显示肾动脉内滞后小波形并脉冲幅度减低、收缩期上扬延迟;D. 移植肾动脉造影见近吻合处局限性中度狭窄段(黑箭)

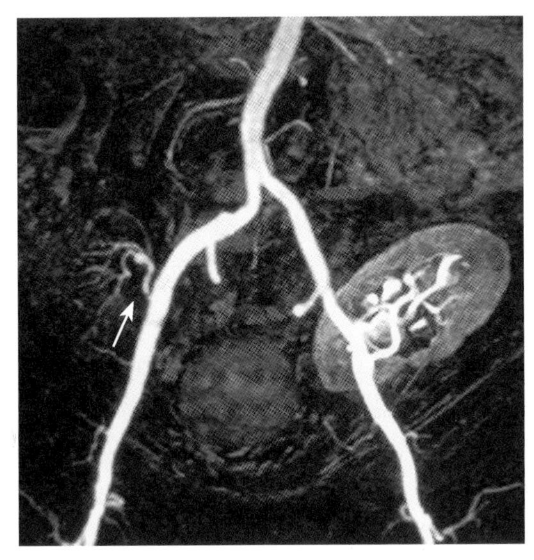

图 14-15-8　肾动脉狭窄

男,35 岁。二次肾移植后反复重度高血压。MRI 增强 MIP 图像显示第一次移植肾动脉近端重度狭窄(白箭)、灌注明显减低像上可清晰且较为准确地测量移植肾动静脉血管腔径，对进一步处理提供有价值的信息。延迟期及排泄期可进一步观察移植肾脏的功能，配合三维重建，如 VR、CPR 能清晰地观察移植肾对应输尿管能否通畅、有无异常，进一步了解肾脏的排泄功能（图 14-15-9）。

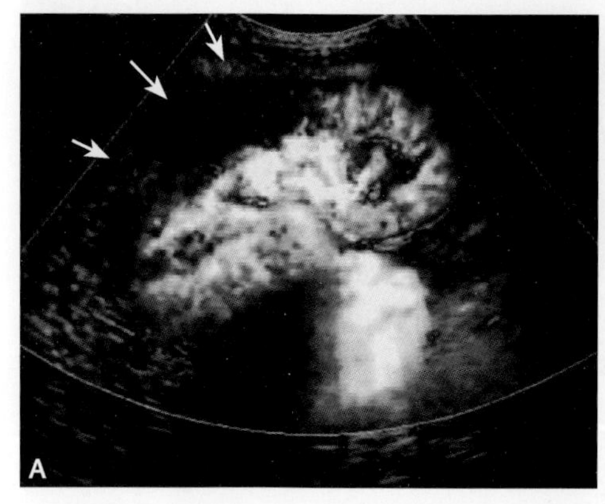


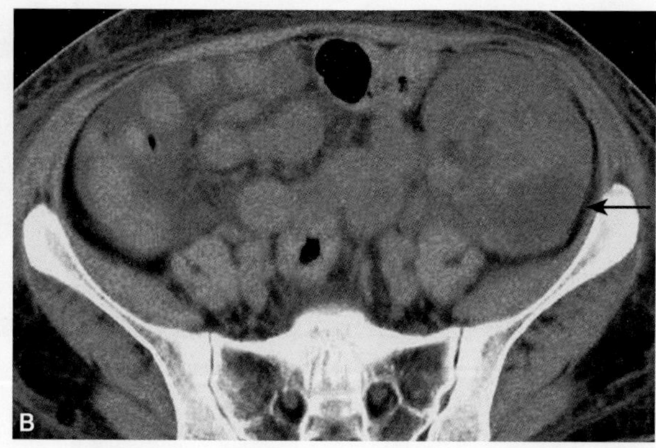


**图 14-15-9　肾梗死**

A. 功率多普勒超声显示移植肾灌注节段性缺损（白箭），符合梗死；B. CT 平扫显示移植肾节段性低密度（黑箭）

**4. 移植肾急性排斥反应（post-transplantation acute rejection）**　T 淋巴细胞介导的急性细胞性排斥反应的病理学表现包括在肾间质内、肾小管内及肾小管上皮细胞间以 T 淋巴细胞为主的淋巴细胞浸润，可见肾间质水肿，不同程度的动脉内膜炎，入球小动脉、小叶间动脉内膜增生、肿胀导致的管腔狭窄和（或）闭塞。重度急性排斥反应可见全层性动脉炎，血管内皮细胞可被严重破坏和（或）消失，伴有纤维素样改变和平滑肌细胞坏死。抗体介导的急性体液性排斥反应可见 CD4 沉积。包括管周毛细血管、肾小球动脉的炎症浸润及肾小管损伤和间质的纤维化。移植肾急性排斥反应的病理改变是其影像学表现的重要基础。

移植肾发生急性排斥反应时常规二维灰阶超声可见移植肾体积明显增大，肾实质水肿，皮质增厚回声不均，皮髓质分界不清及肾锥体肿大等。特别是肾实质水肿对于亚临床急性排斥反应具有一定的提示作用，但没有上述表现时并不能排除急性排斥反应。因此已较少将其单独用于移植肾急性排斥反应的诊断。多普勒超声包括彩色多普勒超声、脉冲多普勒超声和能量多普勒超声等，可显示移植肾血流情况。移植肾发生急性排斥反应时，肾血管阻力增加导致血流受阻、灌注变差，彩色多普勒超声可见移植肾叶间动脉血流呈断续闪烁状，小叶间动脉血流明显减少，并可显示舒张期血流受阻甚至消失。能量多普勒超声对血流显示更加敏感，可显示肾皮质乃至包膜下的血流情况，具有更好的特异性；CDPI 技术不仅对早期诊断移植肾排异反应很有价值，而且对治疗效果的监测和指导用药也很有意义（图 14-15-10，图 14-15-11）。

正常情况下 CT 检查在注射造影剂 30 秒后显示仅肾皮质强化而髓质尚未强化的图像，即皮髓质界限清晰。急性肾小管坏死时，肾皮髓质分界可以更为清晰或变模糊、消失，而移植肾出现排斥反应时可在 CT 增强扫描图像动脉期显示肾脏内部细节较为模糊，皮髓质无明显界限，即皮髓质界限消失。而在许多文献及临床研究表明肾脏皮髓质界限消失是急性移植肾脏功能失常的标志，可作为评价移植肾功能的标志。

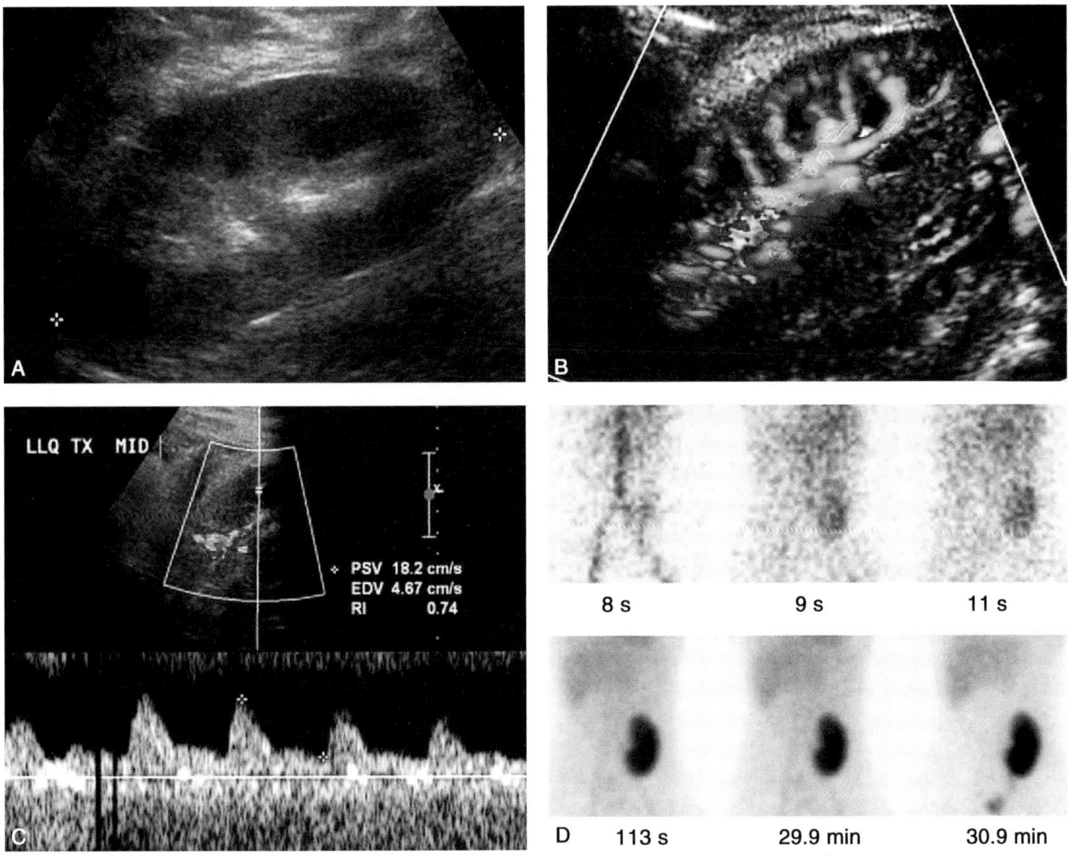

**图 14-15-10　急性肾小管坏死**

女，13 岁。肾发育不良移植肾术后 1 天。A、B. 纵切面灰阶 US 及彩色多普勒 US 显示移植肾正常表现；C. 斜纵切面双工多普勒 US 显示肾内波谱波形及阻力指数均正常；D. $^{99m}$Tc-巯替肽荧光成像显示放射性示踪剂立刻摄取（上排）但明显滞后（下排），符合急性肾小管坏死

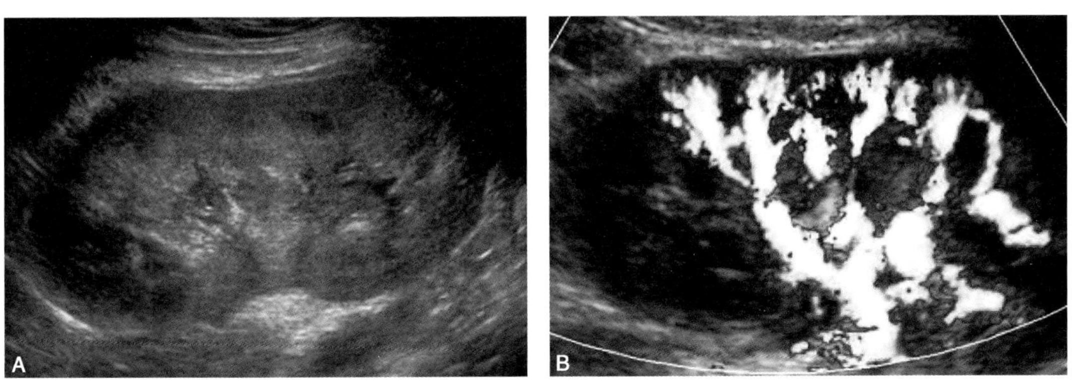

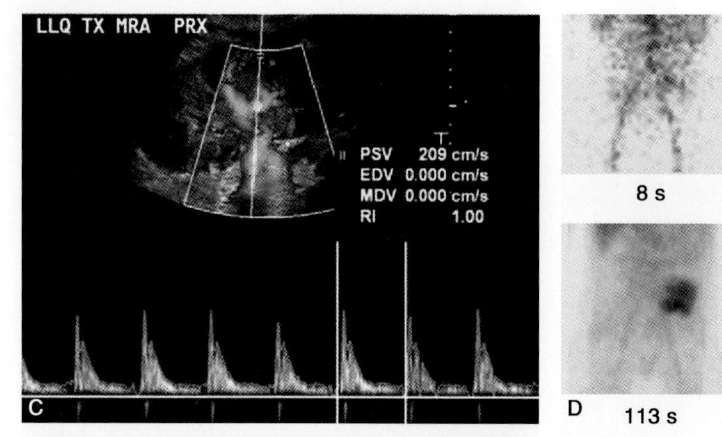


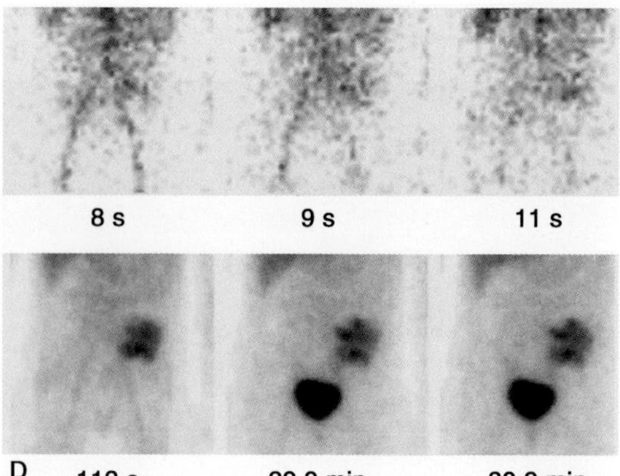


**图 14-15-11 急性排斥反应**

与图 14-15-10 同一患者，术后 5 个月。A、B. 纵切面灰阶 US 及彩色多普勒 US 显示正常肾实质回声，移植肾上下极无血流，符合移植肾水肿及节段性梗死；C. 斜纵切面双功多普勒 US 显示舒张期血流下降、阻力指数增加；D. $^{99m}$Tc-巯替肽肾图显示灌注延迟（上排）及多发无摄取区

急性排斥在 MRI 上表现出异常改变需要一定的时间，一般在 24～72 小时左右 CMD 消失、肾窦脂肪消失及 1 级肾血管可作为急性排斥的可靠性诊断标准；而 CMD 模糊、肾窦脂肪减少及 2 级肾内血管可作为模糊性指标，结合临床有肾功能改变者也同样可作出急性排斥的诊断。而移植肾急性肾小管坏死的 CMD 表现存在两种不同的影像学特征：CMD 保存甚至升高、CMD 降低或消失，前者是由于肾小管坏死使水含量升高致髓质 $T_1$ 值延长，CMD 清楚，随着髓质病变的发展可进一步引起皮质血流灌注量减少致皮质水含量亦升高，$T_1$ 值也延长的结果使 CMD 可以模糊或消失。

必须指出，由于排斥反应有多种形态变化，而几乎所有的变化亦见于其他移植肾并发症，因此当形态学不足以明确诊断时，应当及时行活检。此外，核素扫描能提供功能信息和

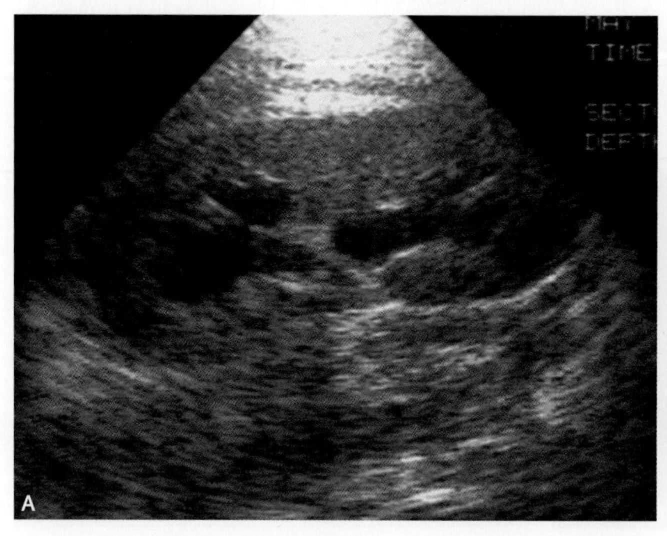


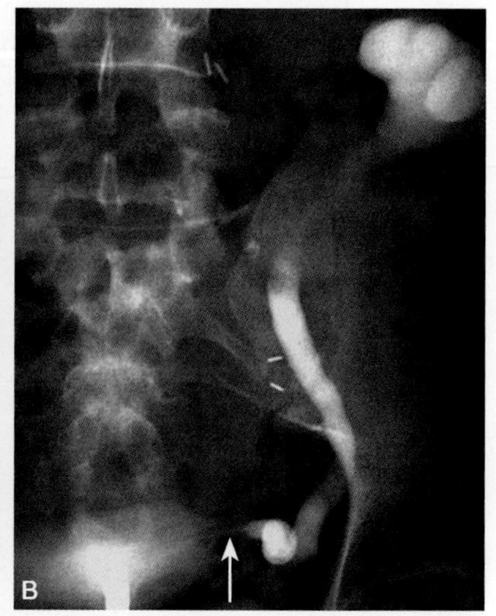


**图 14-15-12 肾积水**

A. 超声显示轻度肾积水；B. 逆行静脉肾盂造影显示输尿管膀胱入口处狭窄（白箭）

部分解剖信息。

**5. 移植肾积水扩张(post-transplantation hydronephrosis)**　分为梗阻性和非梗阻性。梗阻可因外周积液压迫所致,也可由血块或坏死脱落肾乳头栓塞内腔引起。轻度自限性梗阻常常是早期输尿管-膀胱吻合水肿所致。非梗阻性因素有:膀胱涨满、排斥和感染等,有时梗阻解除后仍会遗留轻度扩张。由于泌尿系统失神经和无张力,移植肾较易发生非梗阻性扩张。

US、IVP是诊断本病的常规手段(图14-15-12),MRU可同时观察肾实质和泌尿系集合系统,所得影像与传统的IVU影像相同,比横断面的影像技术更容易被移植医生所接受。

**6. 肾移植术后输尿管梗阻(post-transplantation ureteral obstruction)**　移植术后输尿管并发症的发生率在3%~15%,主要是尿漏和输尿管梗阻(图14-15-13,图14-15-14)。输尿管并发症的发生多由于外科医生在供肾摘取、修肾及移植过程中的操作不当所造成。另

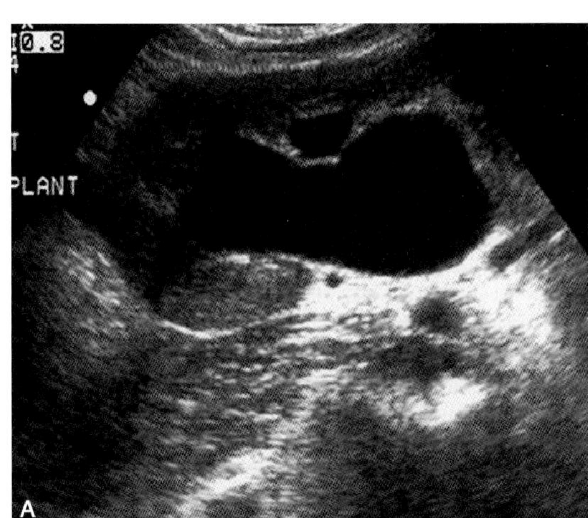


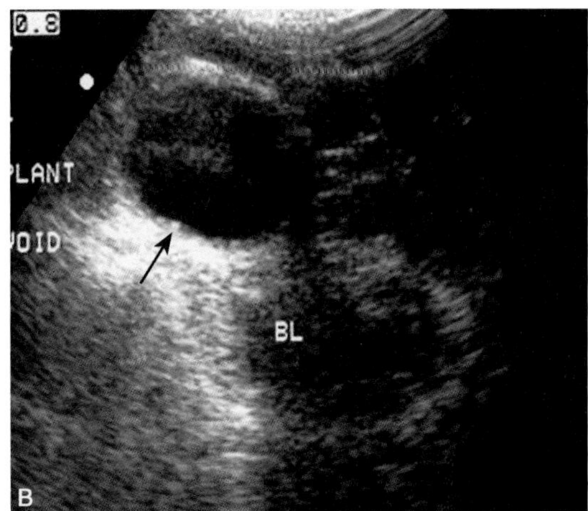


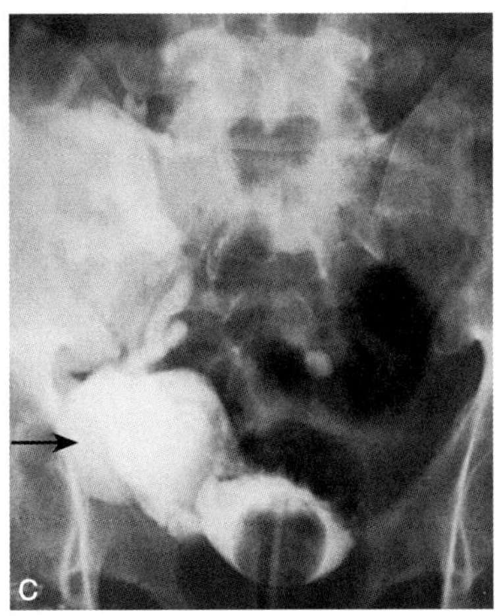


**图14-15-13　尿瘤**

A. US图像见移植肾由于输尿管膀胱吻合处破裂并尿瘤形成导致梗阻;B. 排尿后US图像见积液,代表尿液外渗(黑箭)及膀胱缩小;C. 膀胱造影显示液体外渗(黑箭)

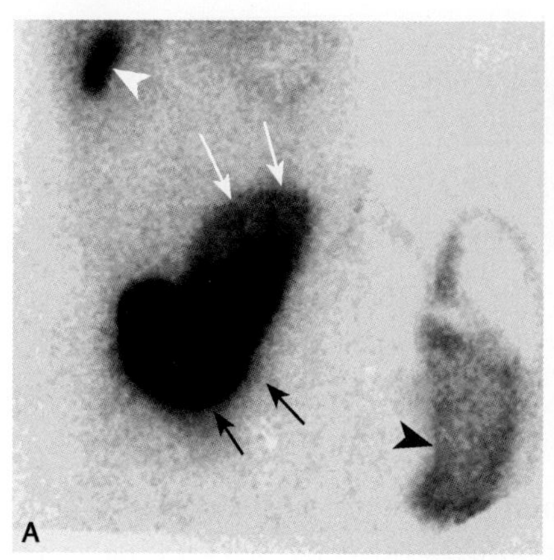

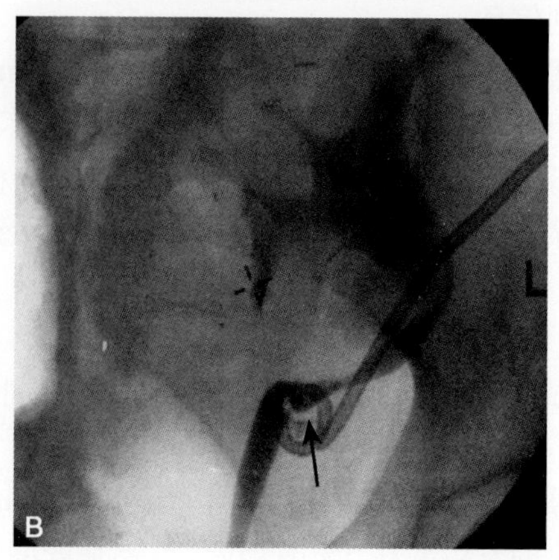

**图 14-15-14　尿瘤**

女,18 岁。溶血性尿毒症综合征二次肾移植后 6 周患者出现肾周积液,遂行经皮置管引流,由于引流量一直很大,行核医学检查。A. 注射 $^{99m}$Tc-巯替肽后 1 小时前位扫描显示充尿膀胱内示踪剂显像(黑箭),部分掩盖移植肾(白箭),引流肾周积液的尿袋内见放射性显影,提示尿漏;B. 逆行泌尿系造影显示腔外对比剂显影

外与移植肾排斥反应有一定的关系。而且多在移植术后较长时间发生,这可能与排斥反应造成输尿管血供障碍、炎性反应过度、坏死组织脱落引起输尿管堵塞有关。肾移植术后输尿管梗阻的发生,早期(1 ~2 个月之内)与局部及外来的压迫、血块、扭曲等有关,包括供肾输尿管血供障碍;后期(2 个月之后)主要与排斥反应、早期尿漏形成、输尿管血供障碍、炎性反应过度、坏死组织脱落等有关。

**7. 移植后淋巴增生性疾病(post-transplantation lymphoproliferative disorders,PTLD)** 在肾移植病人发病率约为 1%,较正常人群高 20 ~120 倍,因常导致泌尿系梗阻而引起重视,病理上是伴随 FR 病毒感染的 B 细胞增生。影像学表现为移植肾肾门区血管周围结节影,US、CT 和 MRI 均能发现,而后两者准确性更高(图 14-15-15,图 14-15-16)。

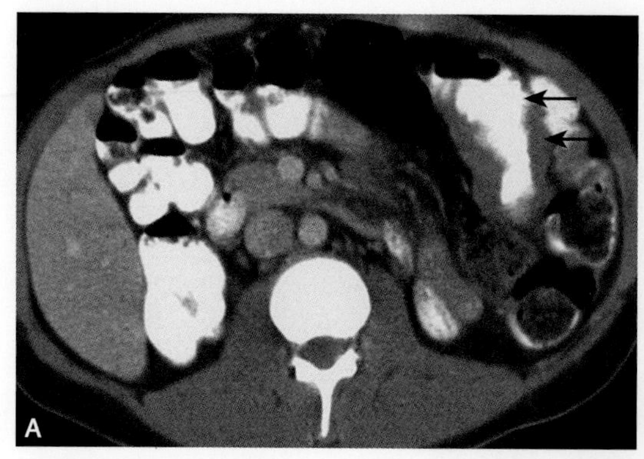

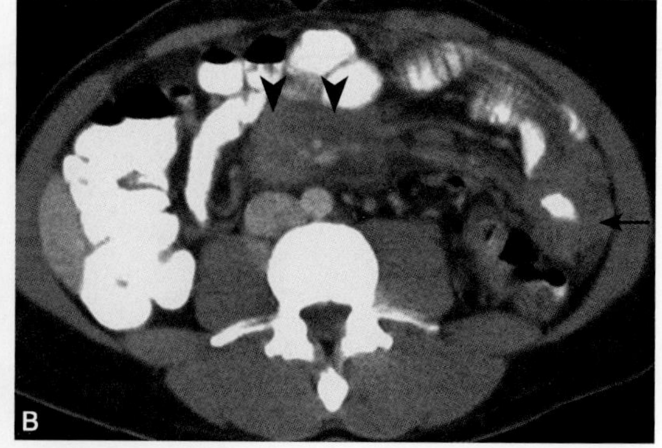

**图 14-15-15　移植后淋巴增生性疾病**

男,25 岁。异体肾移植后出现腹痛。A. 增强 CT 显示回肠向心性肠壁增厚(黑箭);B. 下方层面肠系膜上动脉被肿大淋巴结包绕(黑箭头)、回肠肠壁增厚(黑箭)

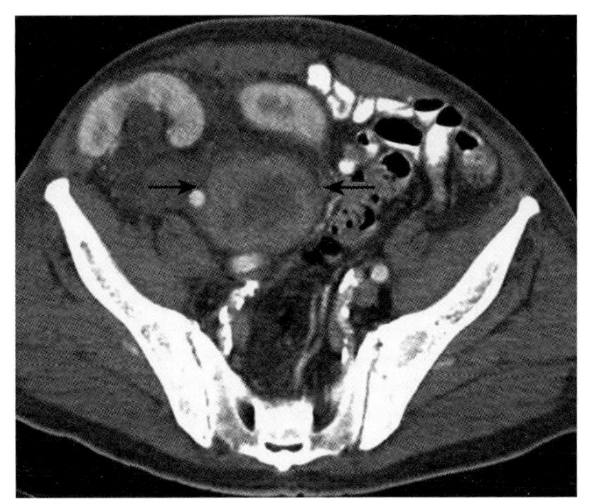

**图 14-15-16　移植后淋巴增生性疾病**
肾移植后出现发热。增强 CT 显示盆腔内移植肾后方一坏死性肿块（黑箭）

## 五、研究现状及存在问题

随着肾移植技术的成熟、免疫抑制剂的发展和临床经验的积累，患者的存活率不断提高，但急性排斥反应仍然是降低移植肾短期存活率的主要原因之一。早期诊断并及时治疗急性排斥反应具有重要的临床意义。目前通过移植肾穿刺活检取得的病理诊断，是移植肾急性排斥反应诊断的金标准，但因其存在出血、感染甚至移植肾破裂等风险，且不能在短时间内重复进行，临床应用有一定局限性。各种无创性的诊断方法特别是影像学检查已成为临床研究的热点。影像学检查在移植肾急性排斥反应的诊断与鉴别诊断中的临床价值将越来越大。

扩散加权成像（DWI）评价肾移植术后移植肾功能的可行性及可重复性已经得到广泛的验证，但 DWI 的定量指标 ADC 值反映更多的是组织内水分子扩散运动幅度的信息。DTI 能够无创性地评价，肾移植后早期移植肾的功能及微观结构的改变，能够定量且直观地对处于不同功能状态的移植肾进行有效鉴别。国内胡道予团队基于多反转脉冲空间标记技术（SLEEK）的非对比剂增强磁共振血管成像被证明是显示移植肾血管解剖的一种可靠方法，SLEEK 可以作为评估移植肾血管的方法，尤其适用于肾功能不良的患者。只要能合理、有效地选择或联合运用不同的影像学方法，就会进一步改善肾移植病人这一特殊群体的预后，而各种新成像方法地不断涌现，也将为更多的病人带来希望。

（高波　吕翠）

## 参 考 文 献

1. Friedewald SM, Molmenti EP, Friedewald JJ, et al. Vascular and nonvascular complications of renal transplants: sonographic evaluation and correlation with other imaging modalities, surgery, and pathology. J Clin Ultrasound, 2005, 33(3): 127-139.

2. Inci MF, Ozkan F, See TC, et al. Renal transplant complications: diagnostic and therapeutic role of radiology. Can

Assoc Radiol J,2014,65(3):242-252.

3. Kobayashi K,Censullo ML,Rossman LL,et al. Interventional radiologic management of renal transplant dysfunction:indications,limitations,and technical considerations. Radiographics,2007,27(4):1109-1130.

4. Nixon JN,Biyyam DR,Stanescu L,et al. Imaging of pediatric renal transplants and their complications:a pictorial review. Radiographics,2013,33(5):1227-1251.

5. Tang H,Wang Z,Wang L,et al. Depiction of transplant renal vascular anatomy and complications:unenhanced MR angiography by using spatial labeling with multiple inversion pulses. Radiology,2014,271(3):879-887.

6. 范文骏,沈文,龙淼淼,等. 应用磁共振扩散张量成像评价肾移植术后早期移植肾功能的研究. 中华器官移植杂志,2014,35(11):662-667.

7. 鲁继东,戎瑞明. 影像学检查在移植肾急性排斥反应诊断中应用的进展. 中华器官移植杂志,2011,32(2):126-128.

8. 陆媛媛,何之彦. 3T MR DW 和 BOLD 对移植肾初步研究. 中国医学计算机成像杂志,2012,18(2):139-143.

9. 王宏,穆学涛,钟心,等. 动态增强 MR 血管成像对活体肾移植供体术前的评估. 中华放射学杂志,2010,44(6):626-629.

10. 肖运平,肖恩华,谭利华,等. 磁共振诊断肾移植后合并脑后部可逆性脑病综合征四例. 中华器官移植杂志,2009,30(5):281-283.

11. 许梅娜,朱建平. 肾移植血流灌注的影像学研究进展. 国际医学放射学杂志,2009,32(5):463-466.

12. 薛峰,刘士远. 肾移植后肺部真菌感染病理及影像学表现. 国际医学临床放射学分册,2007,30(5):320-322.

13. 赵亮,涂响安,王长希,等. 肾移植术后输尿管梗阻的原因及对策. 中华器官移植杂志,2008,29(2):108-110.

# 第十五章　输尿管

## 第一节　输尿管狭窄或充盈缺损

### 一、前　　言

输尿管狭窄或充盈缺损(narrowing or filling defect of ureter)可见于多种疾病,主要与输尿管的解剖特点有关。输尿管为一长管状结构,全程长约25~30cm,管径宽约3~7mm。输尿管沿腰椎横突,下端沿骶髂关节内侧,向内入膀胱。分为腹段、盆段和壁内段三段,分别起于腰$_2$水平、骶髂关节内侧及穿越膀胱壁处;有三个生理狭窄区,分别是:肾盂输尿管移行处、越过骨盆边缘处与髂血管相交处及进入膀胱处。此外,其他狭窄还包括:肾盂输尿管交界处迷走肾下极动脉引起的压迹、输尿管中下1/3交界处睾丸血管引起的压迹。正是基于上述解剖特点,尿液在输尿管行程中易发生梗阻,多种输尿管病变均可在影像上主要表现为输尿管狭窄或充盈缺损。影像检查方法包括超声、X线、CT、MRI等。

### 二、相关疾病分类

多种输尿管病变都可表现为输尿管狭窄与充盈缺损。按阻塞的性质分为机械性和功能性两类,功能性病变少见,机械性又依病变发生的部位分成腔内病变、管壁病变和尿路外病变。腔内病变主要是结石,其次还包括血凝块、气泡等。管壁病变包括肿瘤、感染性病变等。尿路外病变包括腹盆部泌尿系周围的各种肿瘤、某些先天和后天腹部血管性疾患、手术创伤、炎症、腹膜后纤维化等疾患(表15-1-1)。这些疾病具有特征性的临床症状及影像学表现,综合分析可以作出正确的诊断。

表15-1-1　输尿管狭窄或充盈缺损病变分类

| 位置 | 病变 |
|---|---|
| 腔内病变 | 结石,血凝块、气泡 |
| 管壁病变 | 肿瘤,息肉,感染性病变,输尿管炎症 |
| 尿路外病变 | 腹盆部泌尿系周围的各种肿瘤,先天或后天腹部血管性疾患,手术创伤,炎症,腹膜后纤维化 |

## 三、影像诊断流程

表现为输尿管狭窄或充盈缺损的多种病变，均有相应的特征性表现用来鉴别（图 15-1-1）；除此之外，需要结合临床信息、实验室检查等，例如已知盆腔或肾脏的恶性肿瘤或有无此类肿瘤病史，近期是否使用过器械（可解释输尿管中气泡或血凝块），以及有否放射治疗、化疗等，以上病史对于治疗性输尿管支架的放置也很重要（表 15-1-2）。

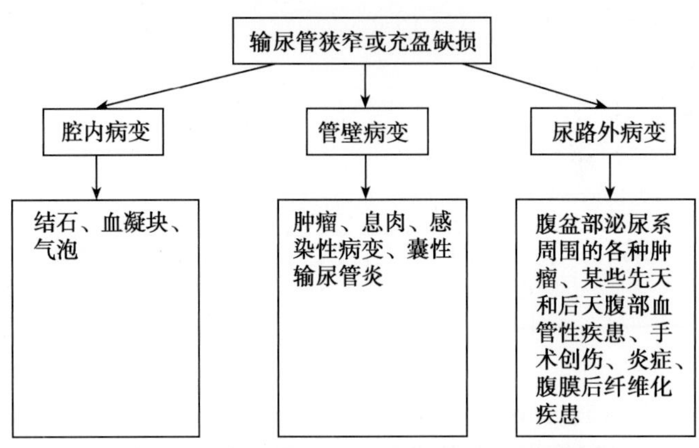


图 15-1-1　输尿管狭窄或充盈缺损病变诊断流程

表 15-1-2　输尿管狭窄或充盈缺损常见病变鉴别诊断

| 病变类型 | 特点 |
|---|---|
| 结石 | CT：局灶性致密度（>200HU），伴以上输尿管及肾积水；“轮缘征”：输尿管管壁水肿，表现为围绕结石的软组织环 |
| 血凝块 | CT 值约 50～90HU，不强化；肾盂造影表现为“点彩征”；随访发现其溶解消失 |
| 气泡 | 可移动，常见于逆行造影或肾脏切开术后插导尿管的患者 |
| 移行细胞癌 | 输尿管不规则管腔狭窄，肿块轻中度强化，邻近结构的侵犯及淋巴结转移；逆行造影示肿瘤推向上方而下方输尿管扩张呈高脚酒杯状 |
| 输尿管结核 | 多由同侧肾结核向下蔓延所致，管腔边缘不整，管壁僵直，蠕动消失，出现多发不规则狭窄与扩张而呈串珠状表现，边缘呈虫蚀样；串珠状、软木塞状和笔杆状表现是输尿管结核的特征 |
| 术后输尿管狭窄 | 继发于多种类型的腹部或盆腔手术，输尿管可能被结扎、切断或发生缺血性狭窄 |
| 血管压迫 | 在肾脏异常时常见，如异位肾或马蹄肾 |
| 输尿管转移瘤或直接侵袭 | 输尿管转移瘤或直接侵袭：结肠和宫颈癌最常见；血源性转移常表现为壁内肿块，原发灶包括肺、乳腺和胃肠道、淋巴瘤等 |
| 克罗恩病 | 炎症可扩散到输尿管，导致狭窄或痉挛；常累及右侧输尿管，因为回肠末端是最常累及部位 |
| 子宫内膜异位症 | 累及盆腔边缘以下段输尿管，邻近病灶压迫，输尿管壁或管腔受累 |

续表

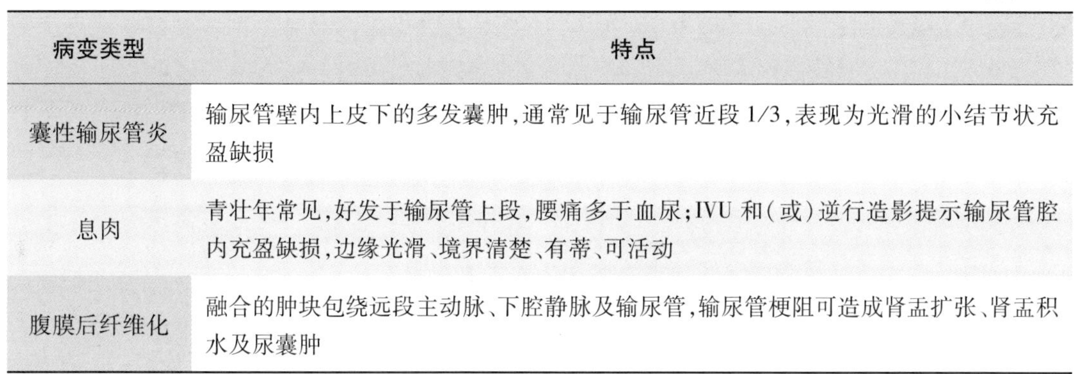

| 病变类型 | 特点 |
| --- | --- |
| 囊性输尿管炎 | 输尿管壁内上皮下的多发囊肿，通常见于输尿管近段1/3，表现为光滑的小结节状充盈缺损 |
| 息肉 | 青壮年常见，好发于输尿管上段，腰痛多于血尿；IVU和（或）逆行造影提示输尿管腔内充盈缺损，边缘光滑、境界清楚、有蒂、可活动 |
| 腹膜后纤维化 | 融合的肿块包绕远段主动脉、下腔静脉及输尿管，输尿管梗阻可造成肾盂扩张、肾盂积水及尿囊肿 |

## 四、相关疾病影像学表现

**1. 输尿管肿瘤（ureteral tumor）**　较为少见，约占全部泌尿系统肿瘤的1%～2%，且多为恶性。多来自输尿管上皮组织，有移行细胞癌、鳞状细胞癌、腺癌等，其中以移行细胞癌最为常见。移行细胞癌具有乳头状和非乳头状两种生长方式：绝大多数病变呈息肉状向腔内突入即乳头状癌，其中约1/3为多发性肿瘤；后者呈浸润性生长，造成输尿管管壁增厚，为非乳头状癌。鳞状细胞癌和腺癌少见，常为浸润性生长，累及输尿管壁各层。晚期可侵犯邻近组织，转移至周围淋巴结，也可通过血液或淋巴液发生远处转移。输尿管癌多见于男性，平均发病年龄约为60岁，常见症状是血尿和胁腹部疼痛。

腹部平片（KUB）：积水时肾影增大；IVP：病变表现为输尿管腔内中心性或偏心性的充盈缺损，边缘不规则，形态不整，表面凹凸不平，有时可见虫蚀状溃疡；若肿瘤呈浸润性生长，则病变处管壁不规则、僵硬。病变致输尿管梗阻，其狭窄以上呈慢性积水扩张改变，极少有输尿管中线移位。逆行造影显示肿瘤推向上方而病变周围及下方输尿管扩张呈"高脚酒杯"状改变。CT平扫显示病变上方的肾盂输尿管常有不同程度的扩张积水，于病变处可见类似肌肉密度的软组织肿块（图15-1-2），较小者呈圆形，边缘光滑或有棘状突起，较大者形态不规则，并可累及周围组织致其密度发生改变；增强检查肿块呈轻中度强化，也可显示输尿管内充盈缺损或输尿管壁不规则增厚、狭窄、闭塞，还可显示邻近组织结构的侵犯情况及淋巴结转移，MPR可更加直观地显示肿瘤及其周围的情况（图15-1-3）。MRI：肿块呈稍长$T_1$、稍长$T_2$改变，MRU可更好地显示病变上方的输尿管、肾盂肾盏扩张积水。

**2. 输尿管息肉（ureteral polyp）**　常见于青壮年，好发于输尿管上段，腰痛多于血尿。输尿管息肉引起的梗阻是一个慢性发展过程。临床表现缺乏特异性，诊断主要依赖于影像学检查。

IVU和（或）逆行造影检查输尿管腔内充盈缺损，边缘光滑、境界清楚、有蒂、可活动等征象对诊断本病有重要价值；CT扫描示扩张输尿管内低密度充盈缺损（图15-1-4）；MRU可显示扩张的肾盂输尿管及梗阻部位，输尿管镜检及活检可明确病变部位、数目及性质。

**3. 输尿管结石（ureteral calculi）**　常见于中青年男性，一般由肾结石下移而来，且易停留在三个生理狭窄处。结石除造成黏膜刺激和引起出血外，还可使其上方尿路发生不同程度扩张积水。症状为突发性胁腹部绞痛并向会阴部放射，同时伴有血尿，继发感染可出现尿急、尿频和尿痛等膀胱刺激症状。

超声可显示输尿管上段及膀胱开口处壁内段结石，中、下段输尿管结石则难以显示，表

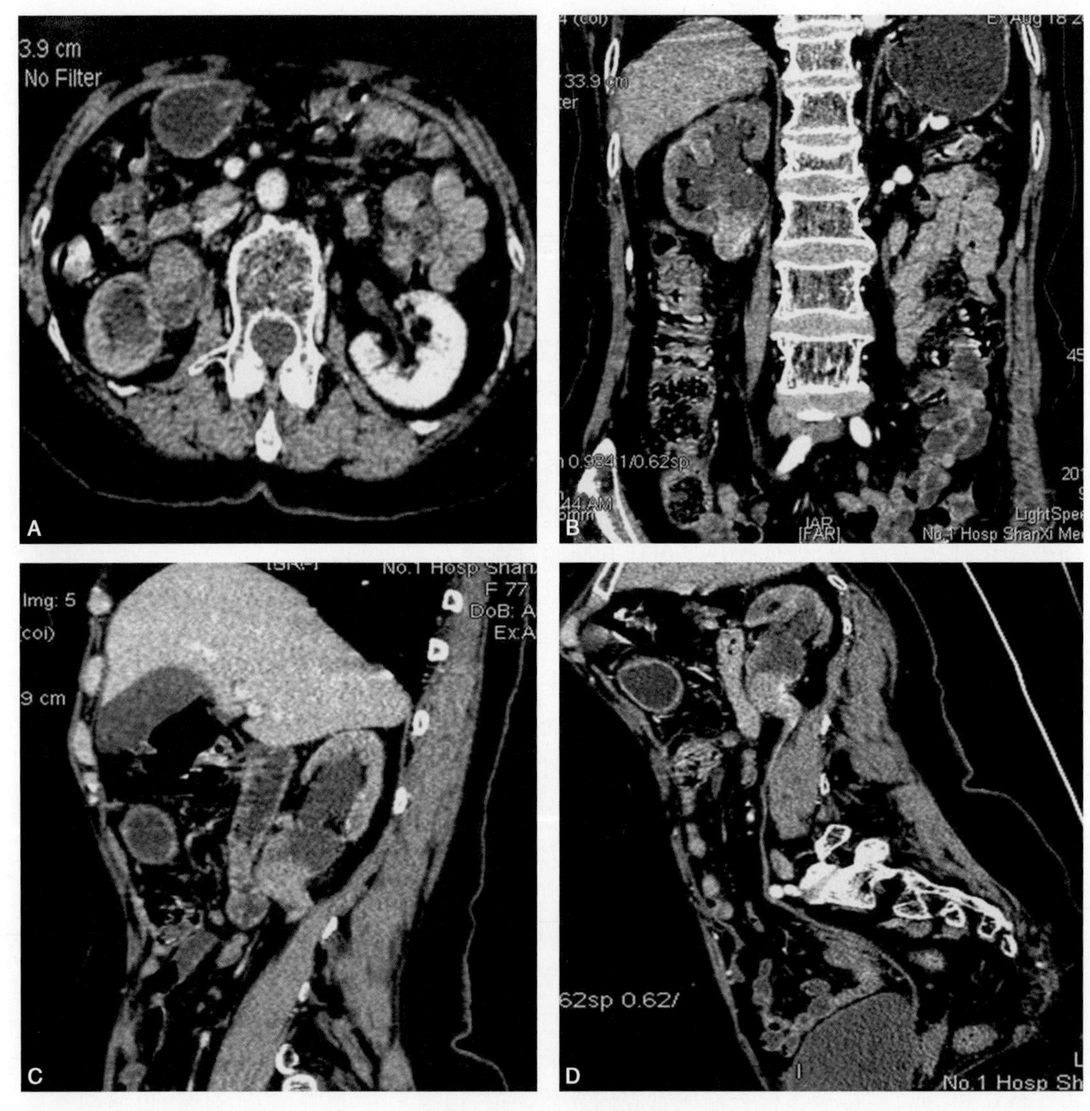

图 15-1-2 右侧输尿管癌

女性,77 岁。体检发现右肾积水。A ~ D. 右侧输尿管上段管壁增厚,管腔内见软组织密度影,累及肾盂,平扫 CT 值约 43HU,增强扫描两期 CT 值分别约 81HU、70HU,右肾强化程度较左肾减低,其以上肾盂肾盏扩张积水

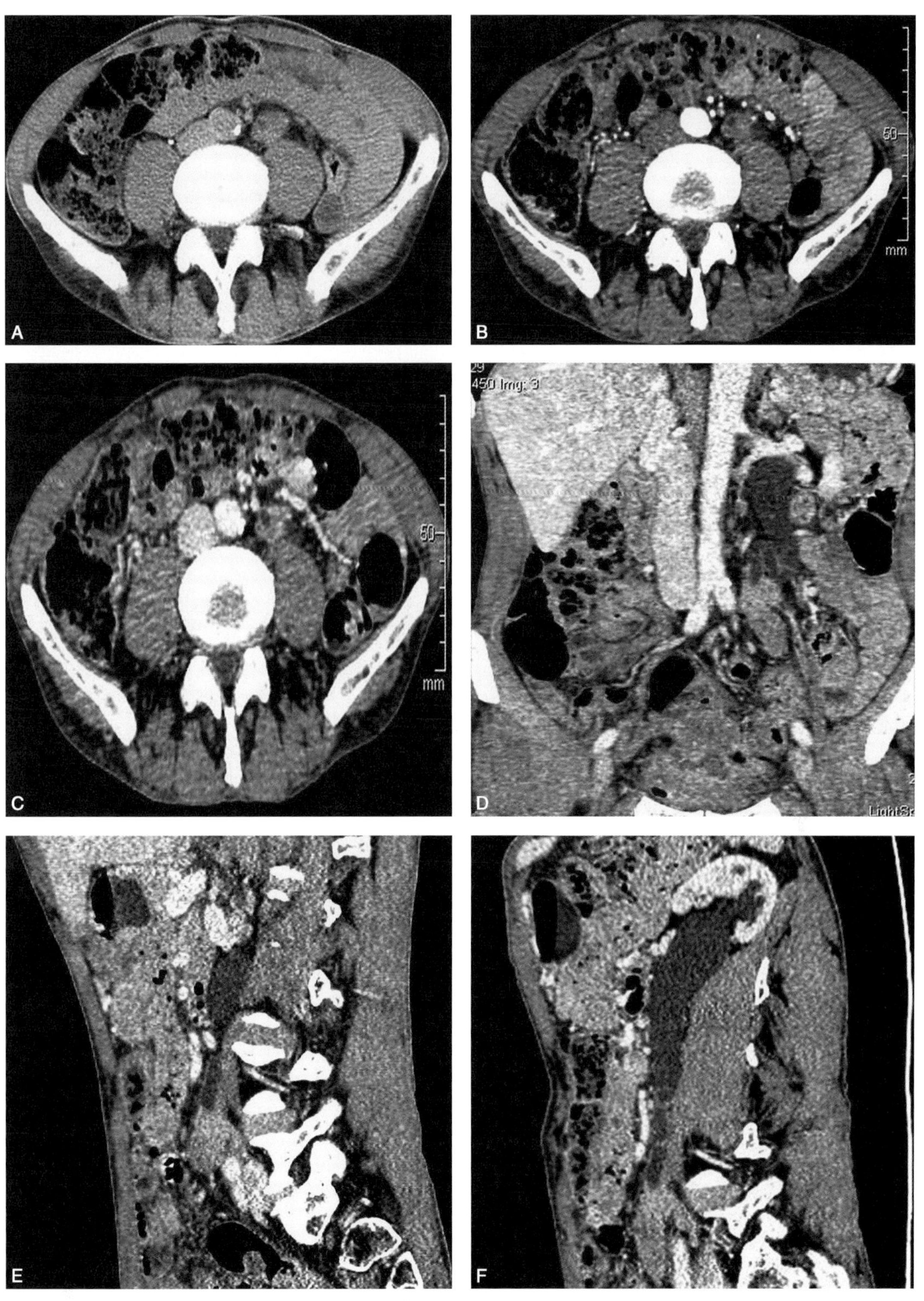


**图 15-1-3　左侧输尿管癌**

男性,58 岁。发现血尿 1 个月余。A ~ F. CT 显示左侧输尿管跨髂血管处结节影,边界清楚,呈中度强化,以上输尿管、肾盂及肾盏扩张积水肾盏高度扩张，充以高密度对比剂影，肾实质明显受压变薄。输尿管扩张，约平左肾下极下 1cm 水平输尿管左后壁呈结节样软组织增厚，CT 值 25.6～38.2HU，局部管腔狭窄，病变段输尿管长约 4cm；D～F. CT 增强扫描病灶随增强扫描各期逐渐强化，于静脉期达高峰，CT 值约 85HU 左右

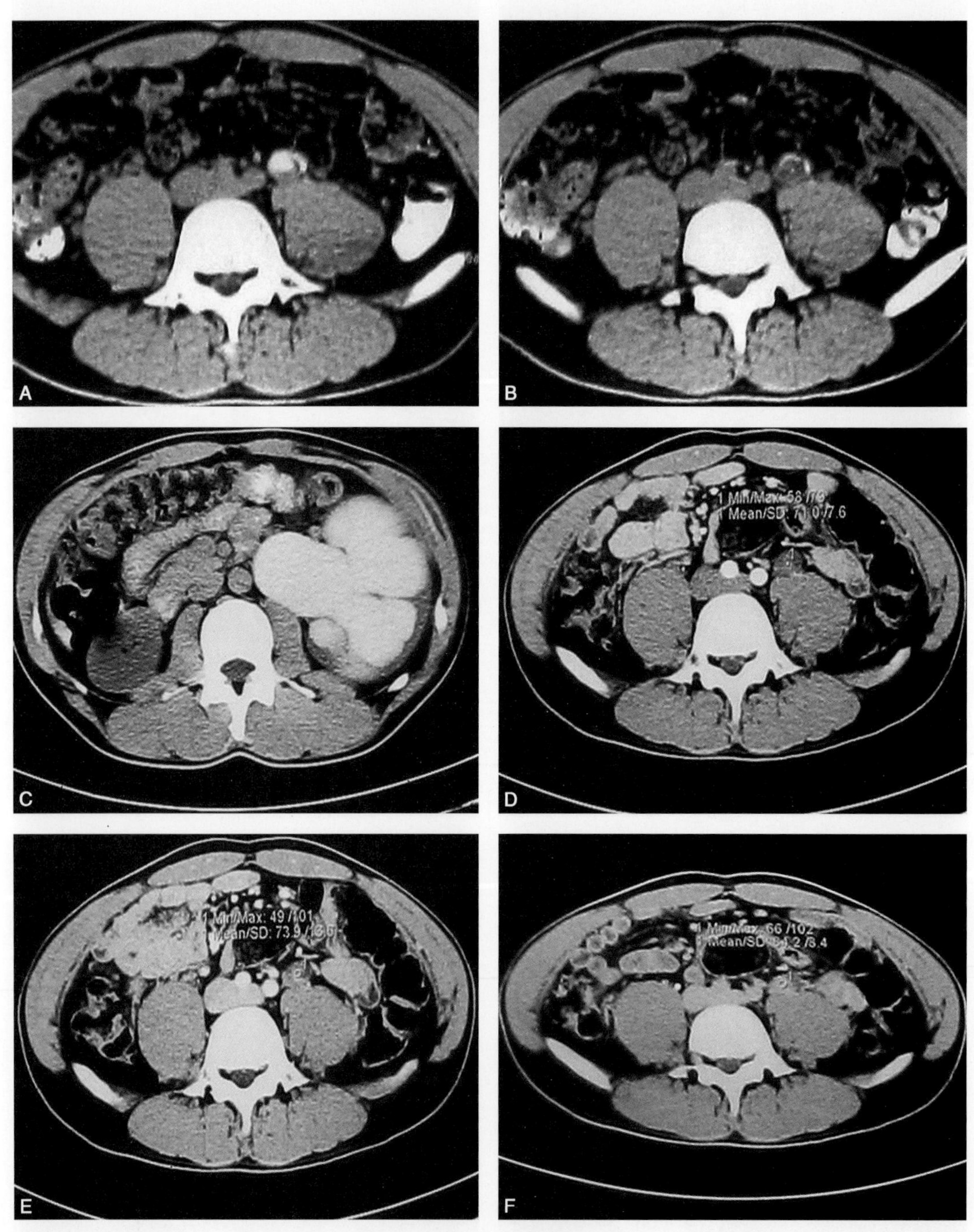

**图 15-1-4　左侧输尿管息肉**

男，24 岁。间断性左侧背部疼痛 6 年，加重 10 天入院，偶伴腰痛。A～C. CT 平扫左肾体积明显增大，肾盂肾盏高度扩张，充以高密度对比剂影，肾实质明显受压变薄。输尿管扩张，约平左肾下极下 1cm 水平输尿管左后壁呈结节样软组织增厚，CT 值 25.6～38.2HU，局部管腔狭窄，病变段输尿管长约 4cm；D～F. CT 增强扫描病灶随增强扫描各期逐渐强化，于静脉期达高峰，CT 值约 85HU 左右

现为扩张输尿管末端出现强回声光团影，其后方伴有声影，病灶以上输尿管扩张，其内为液性暗区。X 线平片可发现输尿管阳性结石，呈米粒至枣核大小的卵圆形致密影，边缘多毛糙不整，长轴与输尿管走行一致。尿路造影检查可明确病灶是否在输尿管内，且能显示阴性结石，为输尿管内充盈缺损。某些输尿管结石因阻塞时间长，可位于中线甚至对侧腹部，阻塞以上的输尿管明显增粗、迂曲、扩张，若病侧肾功能严重损害静脉尿路造影可不显影。

CT 平扫可见输尿管走行区内的高密度影，通常较小，横断面呈点状或结节状，其上下径一般大于横径和前后径，上方的输尿管常有不同程度扩张，并于高密度影处突然截断，冠、矢状面重组上显示更为直观（图 15-1-5）；当输尿管结石仅表现为高密度影，而不并有上方尿路扩张积水时，或难以确定高密度灶是否位于输尿管内时需行增强 CT 延迟扫描，可见平扫的

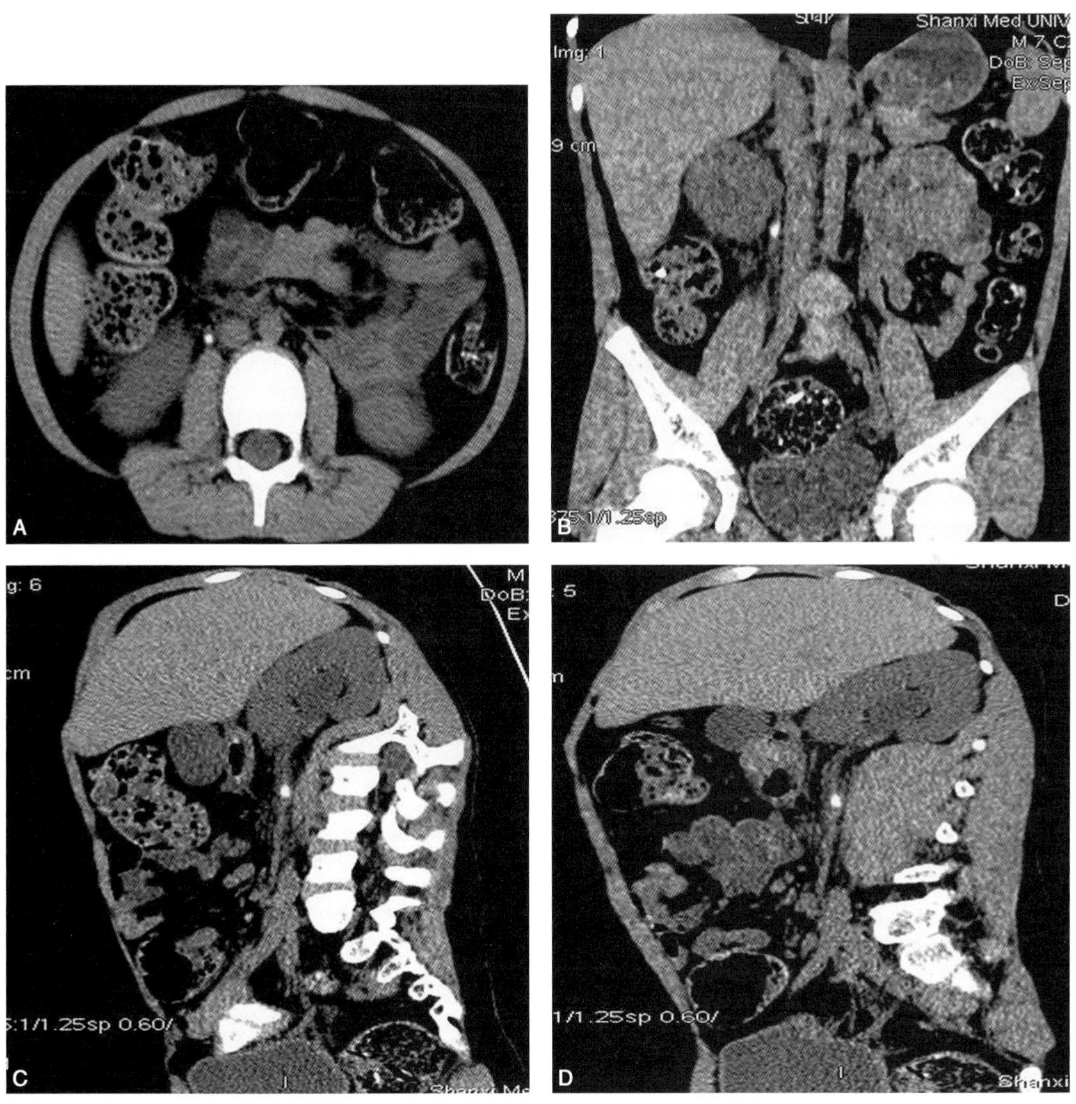


**图 15-1-5　右侧输尿管结石**

男性，7 岁。右腰部疼痛 1 个月余。查体：肉眼血尿，右肾叩击痛。A～D. CT 平扫显示右侧输尿管内（平腰$_3$椎体水平）结节状致密影，直径约 3mm，右侧肾盂肾盏可见扩张积水

高密度影与强化的输尿管相重合,从而指示其位于输尿管内。“轮缘征”:输尿管壁水肿影像表现为围绕结石的软组织环。MRI 常规扫描表现为低信号影,$T_2$WI 信号更低;但 MRI 对小结石的显示不敏感,通过观察肾皮、髓质的分辨程度来判定肾功能的受损情况,MRU 可显示结石梗阻所致的输尿管扩张、积水。

**4. 输尿管结核(ureteral tuberculosis)** 多由同侧肾结核向下蔓延所致,也可为膀胱结核杆菌随尿液反流所发生的逆行感染。病变早期,输尿管黏膜破坏,溃疡形成,管径扩大;后期因结核性肉芽组织形成及纤维化,发生管壁增厚、僵直,成为僵硬的索条,瘢痕形成,管腔狭窄甚至闭塞。

X 线平片:有时可见与输尿管走行一致的线状钙化,且常与肾结核一起存在。尿路造影:病变早期输尿管全程扩张和管壁轻微不规则;病变进展,管腔边缘不整,管壁僵直,蠕动消失,出现多发不规则狭窄与扩张而呈串珠状表现,边缘呈“虫蚀”样;输尿管外形也可极不规则,呈扭曲状;严重者输尿管壁硬化、短缩和管腔狭窄,形似笔杆,上部输尿管、肾盂肾盏积水,如输尿管管腔闭塞。超声一般难以显示病灶本身,有时可见因梗阻所造成的上段输尿管扩张,位于上段输尿管的结核有时可见输尿管壁不规则增厚,管腔狭窄。CT:早期输尿管结核常无异常发现或呈轻度扩张,后期则可显示输尿管管壁较弥漫性增厚(图 15-1-6),管腔呈多发不规则狭窄与扩张,严重者可累及输尿管全程,冠、矢状面及曲面重建显示效果较佳。MRU 典型表现是输尿管僵直、不规则,呈多发相间的狭窄与扩张,表现如尿路造影所见。

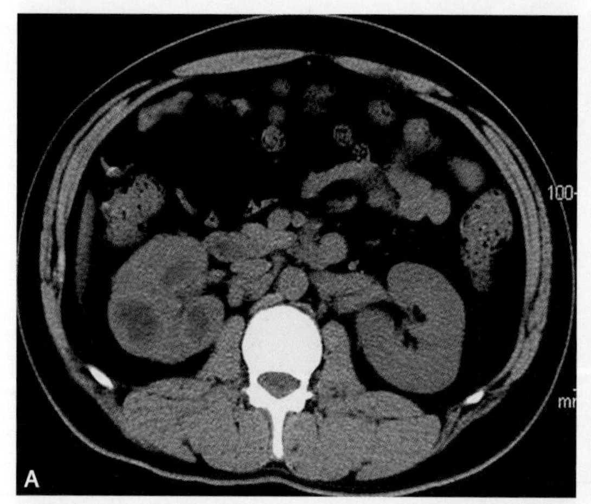


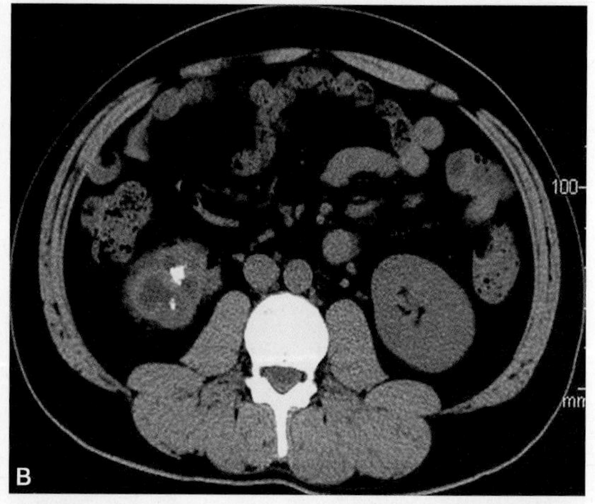


**图 15-1-6 右肾及输尿管结核**

男性,39 岁。排尿困难 1 个月。A、B. CT 平扫显示右肾皮质变薄,实质内见多发大小不等的低密度影,部分边缘见斑点状致密度影,右侧输尿管上段管壁增厚

**5. 引起尿路梗阻的尿路外病变**

(1) 肿瘤:腹盆部泌尿系周围的各种肿瘤均可引起尿路阻塞,其原因可为外压性或侵蚀性,较常见的是生殖系统肿瘤、某些消化系统肿瘤、腹膜后肿瘤。

1) 女性生殖系统肿瘤:子宫、卵巢的良恶性肿瘤常可造成不同程度的尿路阻塞,良性肿瘤如卵巢囊腺瘤常因体积巨大占据盆腔甚至部分腹腔,推压输尿管和肾脏,影像学表现为外压性输尿管和肾盂积水,边缘光滑,管腔内未见病变,一般不影响肾功能,结合 B 超、CT、MRI 表现不难作出诊断(图 15-1-7)。恶性肿瘤常常是因为病变侵犯浸润盆腔内输尿管或膀胱,造成一侧尿路阻塞,影像学表现为病变区域输尿管或膀胱僵硬、狭窄以及狭窄以上尿路扩

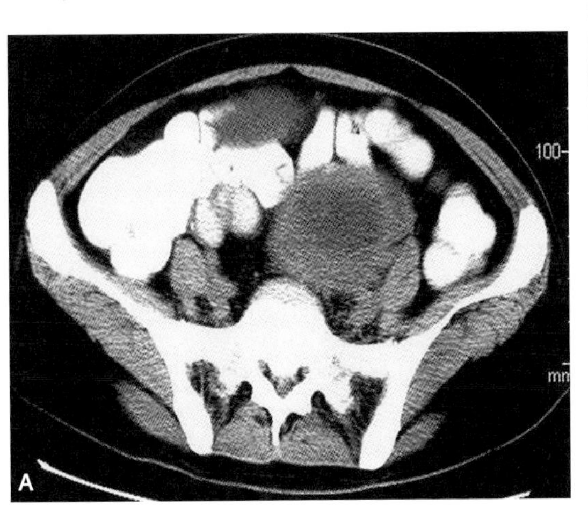


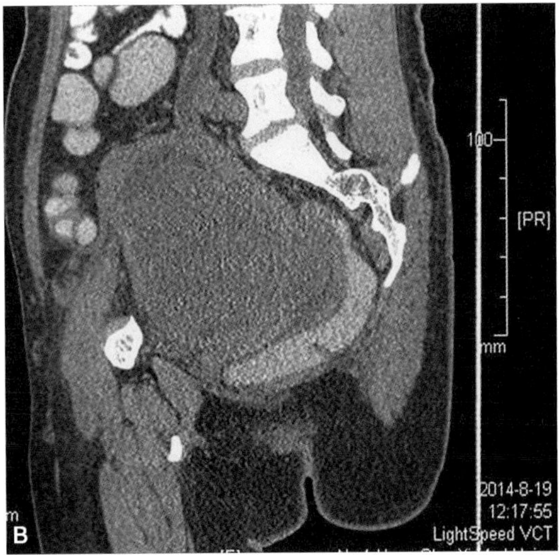


**图 15-1-7　盆腔占位累及左侧输尿管**

女性，44 岁。发现盆腔肿物 1 周。A、B. CT 平扫显示子宫体后缘巨大囊实性肿块影，边界较清，左侧输尿管下段受压，以上水平扩张积水

张，推压移位不明显，CT、MRI 可直接显示病变区域的肿瘤范围和侵犯程度。

2）其他肿瘤：某些消化系统肿瘤如结肠癌、腹膜后肿瘤、骨盆恶性骨肿瘤均可引起尿路不同程度的阻塞，通常表现为一侧输尿管、肾盂肾盏扩张积水，形态固定，管壁不同程度浸润破坏（图 15-1-8）。由于阻塞多为原发病变的晚期并发症，诊断与鉴别诊断较为容易。

（2）血管性疾患：某些先天和后天腹部血管性疾患可以造成尿路阻塞，较为常见的是腔静脉后输尿管、腹主动脉瘤等疾病。

腔静脉后输尿管又称环状腔静脉输尿管，它可压迫右肾盂输尿管交界处引起狭窄，形成狭窄以上肾盂肾盏扩张，右输尿管向中线移位呈“S”状，MRI 可同时显示输尿管和下腔静脉间畸形扭曲的关系。

体积较大的腹主动脉瘤和夹层动脉瘤，特别当瘤体破裂迅速增大时，压迫输尿管和肾脏

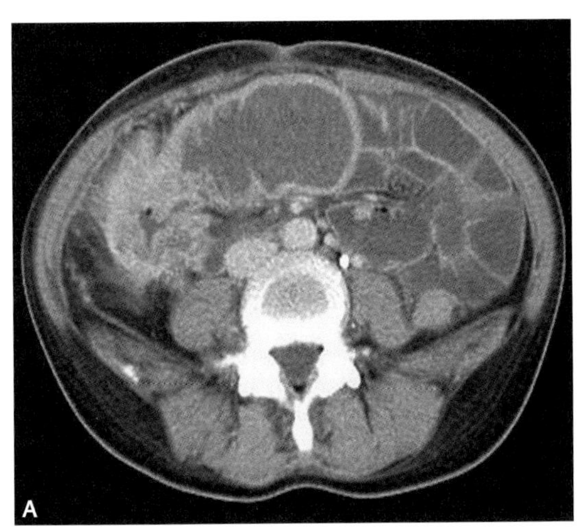


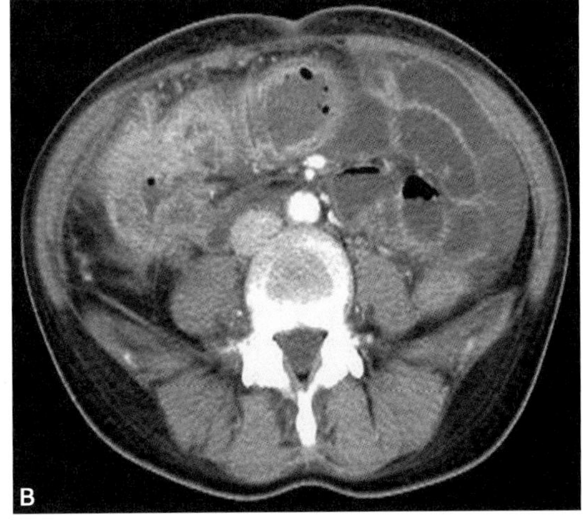

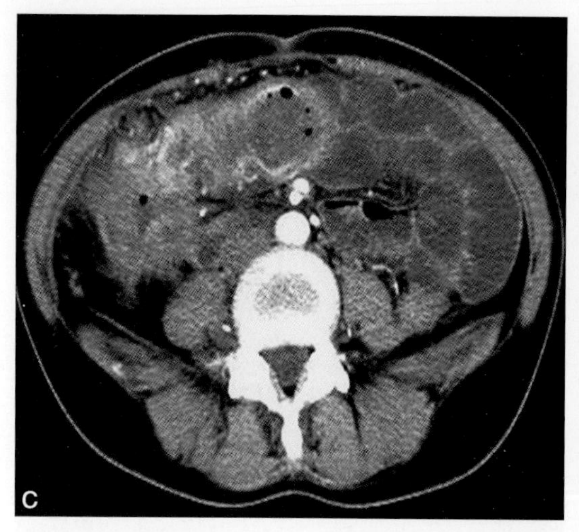


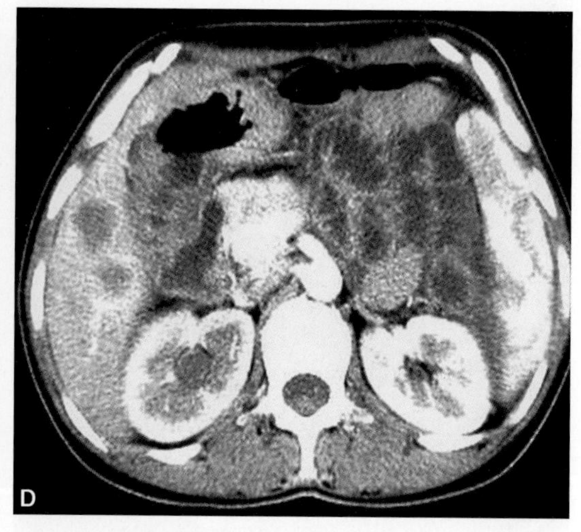


**图 15-1-8 升结肠占位累及右侧输尿管**

女性,37 岁。腹痛 20 天。A ~ D. CT 显示升结肠局部肠壁增厚,肠腔狭窄,增强扫描呈明显强化,其周围见片絮状渗出影,腰$_5$水平右侧输尿管邻近受累,以上输尿管及肾盂扩张积水

可产生尿路阻塞,静脉尿路造影显示一侧或双侧输尿管、肾盂推压移位和压迫性尿路扩张。CT、MRI 可清楚地显示腹主动脉瘤的位置、形态、范围及其与受压输尿管、肾脏间的关系,CT 检查需要增强扫描,而 MRI 则不需对比剂,且能多个方向显示瘤体与邻近受压结构的关系;此外,髂总动脉的迂曲也可压迫输尿管下段造成不同程度的输尿管、肾盂扩张。

(3) 其他各种因素:如手术创伤、炎症、腹膜后纤维化和纤维带等,均可引起不同程度的尿路狭窄和阻塞。如盆腔手术误扎一侧或双侧输尿管下段,造成输尿管完全不通形成阻塞,影像学表现为输尿管下段的完全截断,边缘整齐,少数患者一侧误扎可很迟才被发现。静脉尿路造影可完全不显影而需要穿刺法肾盂造影或逆行造影才显示病变部位和扩张程度,有时可发现病变端有尿漏现象。

腹膜后纤维化(retroperitoneal fibrosis)为少见病变,由于腹膜后广泛纤维化可造成输尿管内移和狭窄。尿路造影表现为一侧或双侧内移部输尿管狭窄,狭窄以上肾盂和输尿管扩张,CT、MRI 可显示腹膜后广泛纤维化征象而证实该病变。

## 五、研究进展及存在问题

多种输尿管病变在影像学检查中都可表现为输尿管狭窄与充盈缺损,病变种类繁多,检查手段多样。目前 CTU 在诊断输尿管病变中的价值越来越受到重视。研究发现两次团注法和三次团注法一次扫描 CTU 都可以在获得比较满意的 CT 图像的同时,大大减少患者接受辐射的剂量,但是也有人认为由于在扫描时集合系统内已经充盈了造影剂,可能会影响对集合系统周围肾实质地观察,从而可能会影响诊断。其次,集合系统周围脂肪模糊可提示肿瘤侵犯输尿管外结构,但手术创伤、放射治疗及炎症都可引起这一表现,MRI 检查可用于鉴别诊断,因为在慢性病变中多有纤维素沉积,而纤维素在 $T_2$WI 上呈低信号,这有助于鉴别肿瘤侵犯与慢性炎症。输尿管移行上皮癌的多种 CT 表现,还没有报道证实

哪些是诊断移行上皮癌的特异参数，因为很多上尿路良性疾病如炎症、结核、息肉等，CT也可表现为管壁增厚、软组织占位、管壁僵硬及周围脂肪间隙模糊等征象，还有待进一步研究。

（贺敬红　李健丁）

## 参考文献


1. Aboumarzouk OM, Mains E, Moseley H, et al. Diagnosis of upper urinary tract tumours: is photodynamic diagnosis assisted ureterorenoscopy required as an addition to modern imaging and ureterorenoscopy? Photodiagnosis Photodyn Ther, 2013, 10(2): 127-133.
2. Broadis E, Barbour L, O'Toole S, et al. Bilateral ureteric obstruction secondary to renal papillary necrosis. Pediatr Surg Int, 2010, 26(8): 867-869.
3. Caoili EM, Cohan RH, Korobkin M, et al. Urinary tract abnormalities: initial experience with multi-detector row CT urography. Radiology, 2002, 222(2): 353-360.
4. Cauberg EC, Nio CY, de la Rosette JM, et al. Computed tomography-urography for upper urinary tract imaging: is it required for all patients who present with hematuria? J Endourol, 2011, 25(11): 1733-1740.
5. Hadjiiski L, Chan HP, Cohan RH, et al. Urinary bladder segmentation in CT urography (CTU) using CLASS. Med Phys, 2013, 40(11): 111906.
6. Jung P, Brauers A, Nolte-Ernsting CAJ, et al. Magnetic resonance urography enhanced by gadolinium and diuretics: a comparison with conventional urography in diagnosing the cause of ureteric obstruction. BJU Int, 2000, 86(9): 960-965.
7. Scardapane A, Pagliarulo V, Ianora AA, et al. Contrast-enhanced multislice pneumo-CT-cystography in the evaluation of urinary bladder neoplasms. Eur J Radiol, 2008, 66(2): 246-252.
8. Wang J, Wang H, Tang G, et al. Transitional cell carcinoma of upper urinary tract vs. benign lesions: distinctive MSCT features. Abdom Imaging, 2009, 34(1): 94-106.
9. 何超，蒋立明，刘晓冰，等. 下腔静脉后输尿管的影像学诊断进展. 中国医学影像学杂志，2013，6：478-482.
10. 刘奔，孔垂泽，李振华，等. 多层螺旋 CT 三维成像在肾盂输尿管癌诊断中的价值. 中华泌尿外科杂志，2007，28(6)：376-378.
11. 徐丽莹，刘骏方，胡金香，等. 输尿管息肉的影像学诊断. 临床放射学杂志，2005，24(9)：801-803.


# 第二节　输尿管远段囊状扩张

## 一、前　　言

输尿管远段囊状扩张见于多种疾病，可以是疾病的直接征象，也可以是其他病变的继发改变，主要反映了输尿管末端病变，也可见于膀胱及精囊腺、卵巢等结构病变；可以是先天性病变，也见于后天性病变。熟悉这些病变的特征有助于病变的诊断。

## 二、相关疾病分类

多种病变可引起输尿管远段囊状扩张，主要见于输尿管远端病变如结石、肿瘤等，其次异位输尿管、输尿管囊肿、膀胱憩室也可引起输尿管远段扩张，不常见的病因有精囊腺囊肿、纳博特纳管(卵巢冠)囊肿、先天性巨输尿管、先天性输尿管狭窄等病变(表15-2-1)。这些疾病谱具有特征性临床表现和影像学征象,根据这些特征可对病变作出确切诊断。

表15-2-1　输尿管远段囊状扩张病变分类

| 部位 | 病变 |
|---|---|
| 输尿管 | 结石、肿瘤、异位输尿管、输尿管囊肿、先天性巨输尿管、先天性输尿管狭窄 |
| 膀胱 | 膀胱憩室、肿瘤 |
| 其他 | 精囊腺囊肿、纳博特纳管(卵巢冠)囊肿 |

## 三、影像诊断流程

在引起输尿管远段囊状扩张的病变中,最常见的是输尿管末端梗阻,梗阻最常见的原因为输尿管壁内段结石,其次是肿瘤性病变,而膀胱肿瘤较输尿管肿瘤更常见;此外,先天性病变引起输尿管远段囊状扩张也不少见,主要是异位输尿管、输尿管囊肿、先天性巨输尿管、先天性输尿管狭窄等病变;不常见的病变还包括:精囊腺囊肿、纳博特纳管(卵巢冠)囊肿等病变(图15-2-1),确定输尿管喷射口是其重要鉴别点。影像检查方法中,CT、MRI优于US。这些病变具有相应的临床病史和影像学表现,综合分析一般不难作出正确诊断(表15-2-2)。

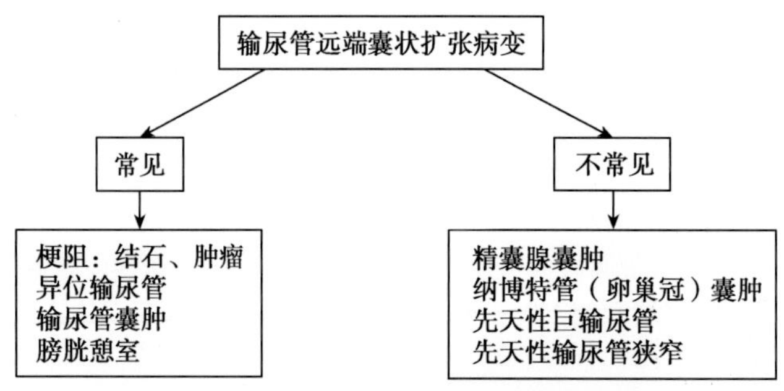


图15-2-1　输尿管远段囊状扩张病变诊断流程

表15-2-2　输尿管远段囊状扩张病变鉴别诊断

| 病变类型 | 特点 |
|---|---|
| 结石 | 高密度影,可活动 |
| 肿瘤 | 软组织密度肿块影,境界清楚,有强化 |
| 异位输尿管 | 70%～80%与完全重复输尿管相关,尿道前列腺部是男性最常见插入部分,尿道或前庭是女性最常见插入部分 |
| 输尿管囊肿 | 扩张的输尿管周围伴透亮影而呈“眼镜蛇头”改变 |
| 膀胱憩室 | 位于输尿管精囊连接处附近,精囊周的囊状肿物和膀胱内腔相连 |

续表

| 病变类型 | 特点 |
|---|---|
| 精囊腺囊肿 | 与肾发育不全有关 |
| 纳博特管囊肿 | 阴道壁后方包含囊肿,中肾管残留 |
| 先天性巨输尿管 | 输尿管远段扩张常见,肾功能通常正常 |
| 先天性输尿管狭窄 | 常见于输尿管精囊连接处 |

## 四、相关疾病影像学表现

**1. 输尿管囊肿(ureterocele)**　又称输尿管膨出,系由于黏膜下输尿管末端的囊状扩张突入膀胱所致。其原因不明,多认为系输尿管口先天性狭窄致膀胱壁内段扩张并突入膀胱所致。本病多见于成年女性,临床无症状或有梗阻、感染、结石表现。一般可分为两种:① 原位输尿管囊肿,输尿管开口部正常或近于正常,囊肿完全位于膀胱中,小的囊肿可产生输尿管轻度梗阻,但不阻塞膀胱颈部,因而患侧肾只受到轻度损害或根本无影响;② 异位输尿管囊肿,常常发生于输尿管重复畸形患者,一般发生于同侧重复肾的上输尿管,但亦可发生在非双输尿管病,由于其开口在一个异常的位置,这样的囊肿一般较大。

IVU 是本病的基本检查方法,显示肾盂、肾盏和输尿管有不同程度扩张、积水。特征性表现是病侧输尿管膀胱入口处有一囊肿,囊肿与扩张的输尿管相连犹如伸入膀胱的蛇影,囊肿即为蛇头,称之为"蛇头征"。当囊内与膀胱内均有对比剂充盈时,囊壁为一环状透亮影;囊内无对比剂时则表现为圆形光滑的充盈缺损,边缘光滑,可从 1cm 大小到占据整个膀胱,应用排空性膀胱造影使膀胱对比剂排空,而囊肿内由于充盈对比剂而清楚显示,有时可见囊肿由膀胱内突入尿道内。囊肿由于液体间歇性排出而于不同时间大小可不同,这是由于膀胱压力小时,输尿管囊肿充满,膀胱充满时,囊肿内液体排出而变小。囊肿内常可见有结石形成,用膀胱造影可诊断,且可于结石周围形成晕影。异位输尿管囊肿时,由于肾上部的收集系统终止于输尿管囊肿内,可见扩张的输尿管、杵状肾盏及功能减退而形成囊状扩张,压迫下部肾盂肾盏如"下垂莲花状"。输尿管囊肿可引起膀胱颈的梗阻,异位的输尿管囊肿可超过中线使对侧输尿管受阻。

CT、MRI 在膀胱三角区均可发现薄壁圆形结构,其内为尿液密度和信号强度,而壁的密度与信号特征类似于膀胱壁(图 15-2-2);MRU 表现类似于排泄性尿路造影表现。

**2. 膀胱憩室(bladder diverticula)**　泌尿系统中的少见病变,分先天性和后天性两种,前者更少见。根据 Boechat 等的观点先天性膀胱憩室可分为 4 种类型:可合并有膀胱出口阻塞,包括后尿道瓣膜、尿道狭窄、大输尿管囊肿及神经功能不良;手术后憩室;为特殊综合征之一,如梅干腹综合征、Meukes 综合征等;先天性或原发性,伴有或不伴有膀胱输尿管逆流。形成原因分为两大类:一类认为胎儿时期下尿路有梗阻因素使膀胱压力增高,从而使膀胱壁的某个薄弱处膨出而形成憩室,它主要发生于输尿管和膀胱连接处附近,由于膀胱三角区的膀胱壁肌和其他部分的膀胱壁肌起源不同,故该处是胚胎发育的一个薄弱点;另一类则认

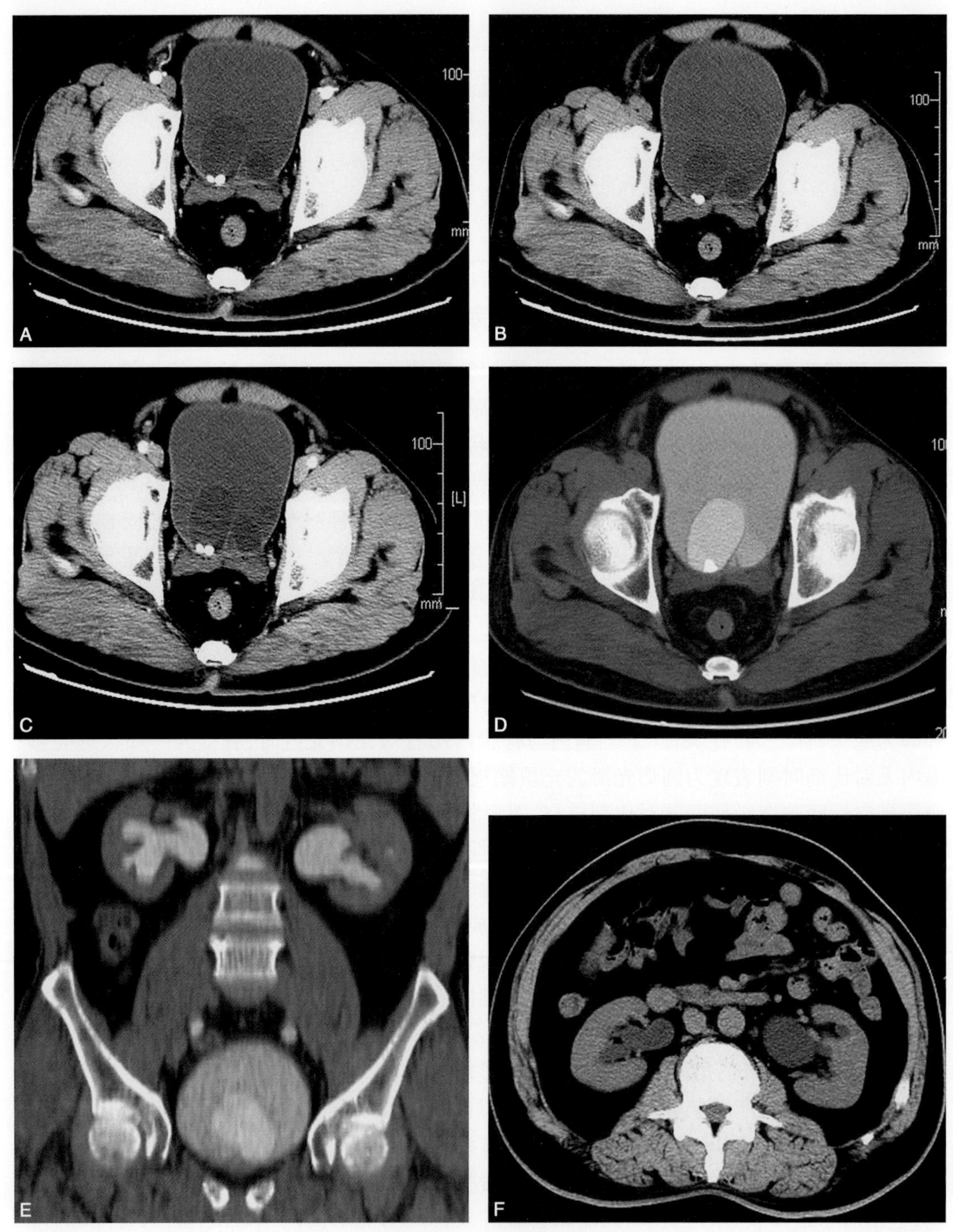

图 15-2-2　双侧输尿管囊肿

男性,50 岁。A ~ F. CT 显示双侧输尿管末端呈椭圆形低密度影,边缘光整,囊内密度均匀,平扫 CT 值约 3.2HU,右侧病灶内见结节状致密度影;延迟期双侧病灶内见造影剂充盈。双侧肾盂及输尿管扩张积水为新生儿出生时并无膀胱憩室，在下尿路有梗阻或在正常排尿需用力的情况下，膀胱黏膜可在膀胱壁肌薄弱处膨出而产生膀胱憩室。后天性由于膀胱内在压力增高，使膀胱壁自分离的逼尿肌束变薄而形成囊袋样结构，外突的袋形，憩室有较小的颈部与膀胱相通，憩室壁内有较薄的肌纤维，因而能排空，但有的憩室壁很薄弱，仅有黏膜及纤维组织，容易引起尿潴留。

任何年龄均可发病，老年男性是该病的主要对象，老年人下尿路梗阻是形成膀胱憩室的重要因素，还有其他因素，与先天性膀胱肌纤维排列异常或先天性缺陷有关。膀胱憩室内常有尿液淤积滞留，易并发感染或结石，个别病人伴有脓尿、膀胱炎，慢性感染刺激和结石可使膀胱发生黏膜鳞状腺性化生，继而发生癌变。憩室常位于膀胱输尿管入口区的后外侧，憩室因无肌肉而无收缩性，大多数为单发，少部分为多发，多发憩室往往伴有神经源性膀胱或后尿道瓣膜等并发症，憩室可小如1～2cm，而最大者如膀胱大小，当膀胱排空时，可见憩室较大。憩室的颈部狭窄，大的低位憩室可阻塞尿路或输尿管，引起膀胱输尿管逆流，个别患者可见输尿管进入憩室部位。

B超在膀胱后方可见囊性液性暗区与膀胱紧邻，二者仅隔一层带状回声，沿隔膜顺序检查，可见回声中断的憩室口，憩室内出现肿块回声，呈中等或高等回声，并可根据膀胱壁回声判定肿瘤浸润范围及程度。静脉尿路造影是膀胱憩室主要检查方法之一，可以检查和诊断膀胱憩室，并可以检出合并的结石、肿瘤及其他病变。膀胱镜检查是诊断该病最常用和最直观的方法，镜检时可直接观察憩室的大小、形态、位置及结石、肿瘤大小，有无并发症。CT能够较好地显示膀胱憩室的大小、部位、形态、开口及并发症，能够及时早期发现憩室内肿瘤，对诊断憩室、憩室内肿瘤及判断肿瘤浸润深度、淋巴结是否转移具有较高的价值（图15-2-3）；疑有膀胱憩室时，增强延迟扫描可见造影剂进入憩室内，憩室被造影剂充盈，薄层扫描有利于进一步明确诊断。对有憩室的患者要定期随访，警惕恶性肿瘤的发生。

**3. 输尿管异位开口（ectopic debouch of ureteral orifice）**　指输尿管开口于正常位置以外的部位，是儿童时期较为常见的先天性尿路畸形，女性多见。男性多异位于后尿道、射精管、精囊等处，女性则可异位于前尿道、阴道、前庭及宫颈等。由于男性的输尿管异位开

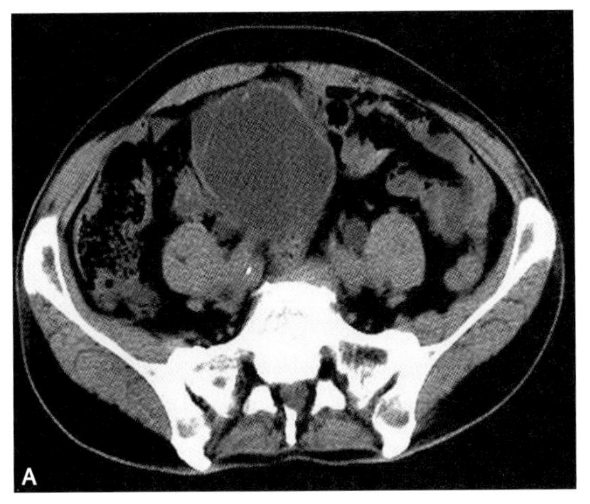


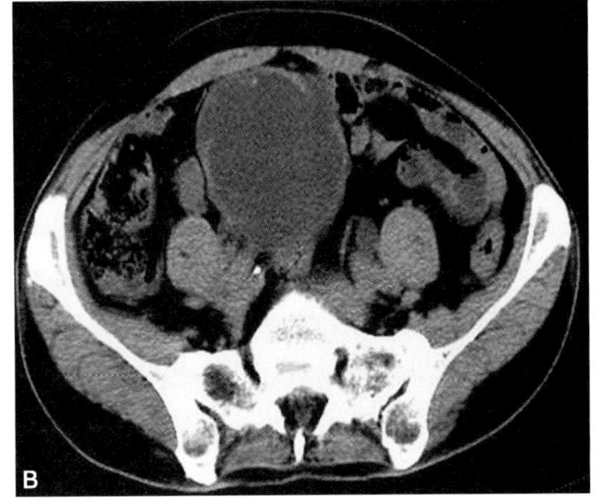

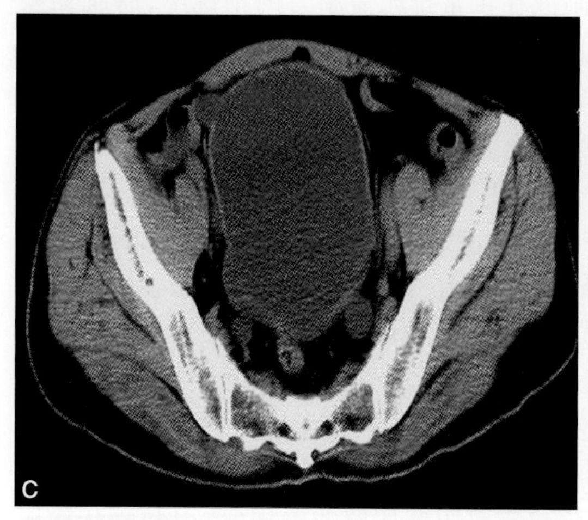


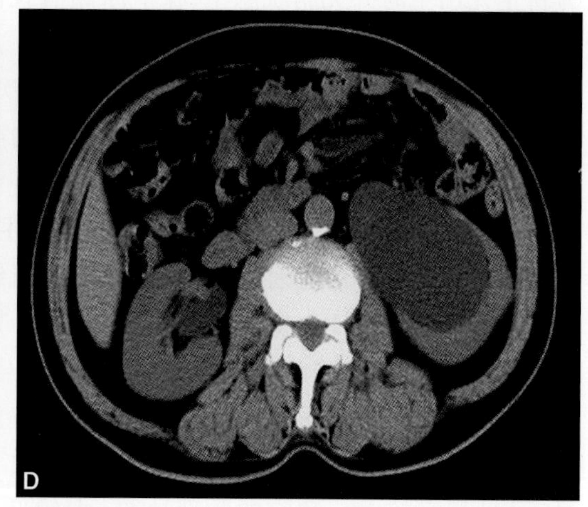


**图 15-2-3 膀胱憩室**

男性,71 岁。间断性左侧腰背部疼痛 3 个月。A～D. CT 显示膀胱充盈尚可,膀胱壁见多发囊袋状凸起影;双侧输尿管全程扩张,左侧为著,左侧肾盂明显扩张积水,左肾实质变薄;右侧肾盂轻度积水

口多位于尿道括约肌以上,因此不常出现滴尿症状;女性输尿管开口异位常在括约肌控制之外,故表现为正常排尿的同时出现持续性尿失禁和尿路感染。临床上可分单根输尿管异位开口和重复肾输尿管异位开口:单根异位输尿管开口往往并发肾脏发育不良;重复肾输尿管异位开口根据 Weigert-Meyer 定律引流上位肾的输尿管,最后开口位置往往在下位输尿管开口的内下方,异位开口无正常输尿管功能,常因狭窄使尿液引流不畅,发生不同程度的输尿管扩张、扭曲而导致引流肾段积水,且多合并引流肾的肾功能不良,一般下位肾输尿管多向外上移位。

输尿管异位开口诊断的目的是发现异位输尿管引流的肾脏或肾段,了解其功能的变化;同时了解输尿管异位开口的部位及其是否存在梗阻或反流,从而选择合适的治疗方案(图 15-2-4,图 15-2-5)。对于有典型症状的患儿,应仔细检查尿道口周围,若发现有漏尿小孔,行插管造影都能明确诊断,但常常开口位置比较隐蔽,或者开口末端细小较难插管。B 超能够发现发育不良的肾脏、重复肾的半肾积水和扩张积水的输尿管,但对于输尿管异位开口的诊断则帮助不大。异位输尿管引流的肾段一般功能都较差,IVU 往往不能显示。大剂量静脉造影延迟摄片对此有所帮助,可表现为下位肾盂、肾盏受压下移和上位显影浅淡而扩张的肾盂。尿道膀胱镜检有时能在膀胱颈或尿道内发现异位输尿管开口,同时行逆行插管造影可明确诊断,但尿道膀胱镜检查侵入性大,配合差,而且不能了解重肾下位肾和对侧肾脏的情况,仍然不能单独用于小儿异位输尿管开口的诊断。MRU 结合 MRI 检查清晰地显示了重复肾及异位输尿管形态走行、异位开口部位及输尿管口囊肿,对于 IVU 不显影的疑难病例是一种理想的检查方法。

**4. 先天性巨输尿管(congenital megalo-ureter)** 一种先天性输尿管扩大,无输尿管膀胱出口以下的机械性梗阻及逆流,而是由于输尿管远端即膀胱段的近端无蠕动所致,应与继发性梗阻性巨输尿管及逆流性巨输尿管相区别。基本特点:① 有不同程度的输尿管扩张;② 无器质性输尿管病变,如狭窄、异位开口等;③ 无下尿道阻塞性病变,如尿道瓣膜;

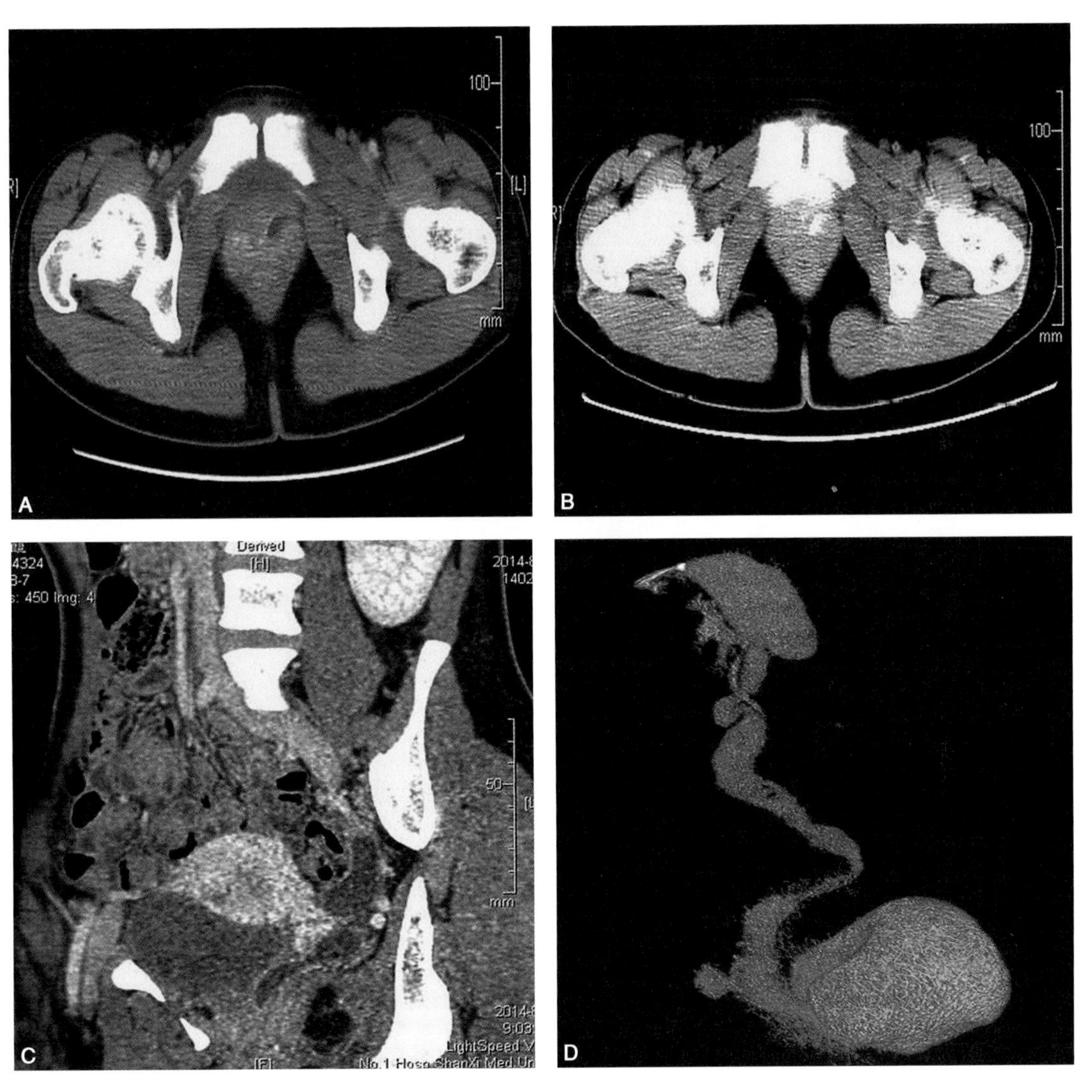

图 15-2-4　左侧双肾盂输尿管畸形

女性，22 岁。左肾绞痛 10 天余。A ~ D. CT 显示左肾两个肾盂，其中上部肾盂扩张积液，于腰$_4$水平汇合，左侧输尿管迂曲、增粗并扩张积液，末端汇入阴道左侧壁

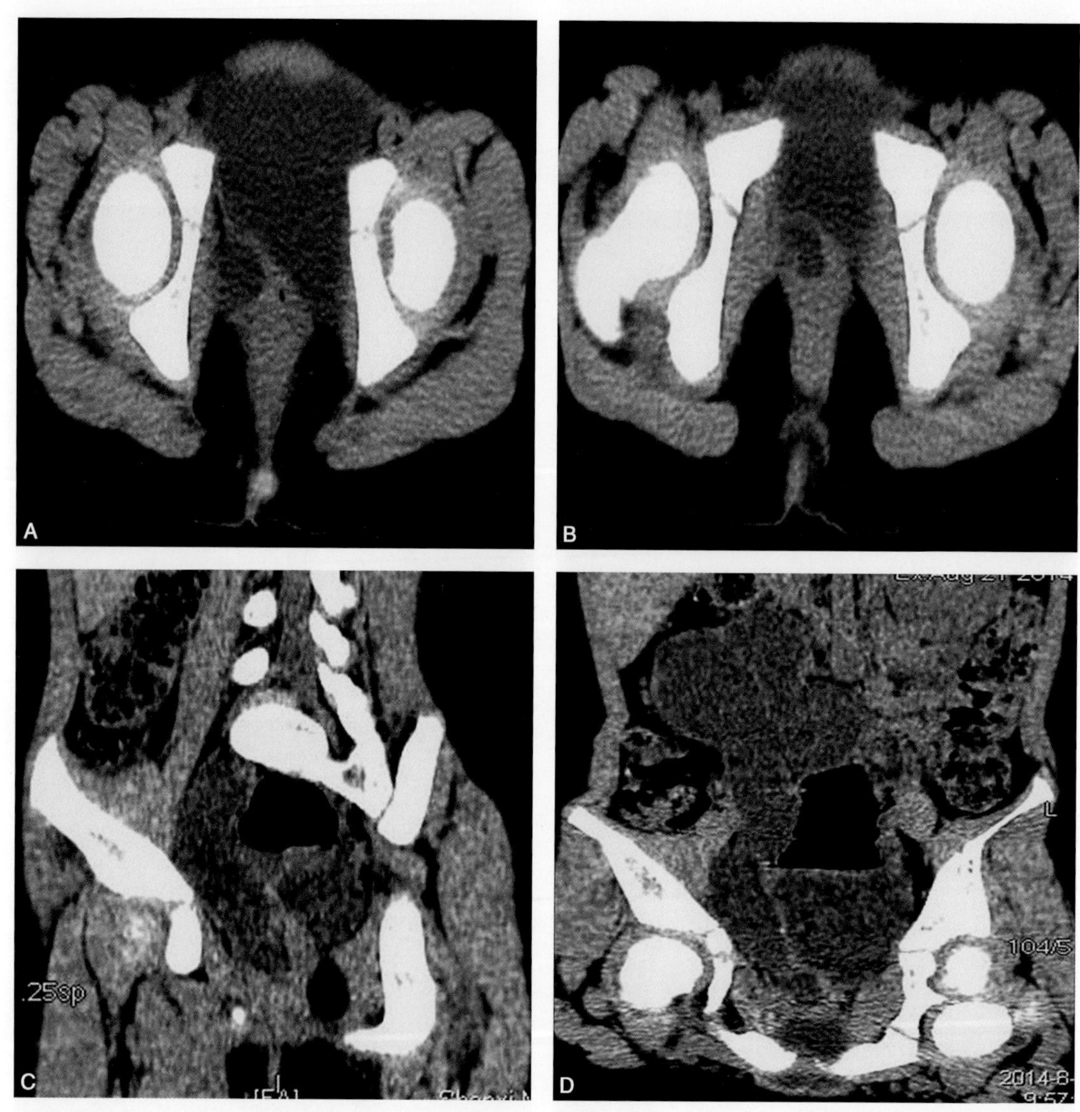


**图 15-2-5　右侧异位肾**

女性,7 岁。体检发现右肾输尿管积水 1 周。A ~ D. CT 平扫示右侧肾区未见右肾显示,右侧腹腔内可见不规则多房囊状低密度影,并经管状结构与阴道相通

④ 无膀胱输尿管反流;⑤ 无神经源性膀胱;⑥ 输尿管膀胱连接处解剖正常,包括正常输尿管开口与位置,膀胱三角区发育良好;⑦ 功能性梗阻,输尿管管腔正常。至今原因未明。Notley 用电子显微镜检查异常输尿管肌层的神经分布是正常的,但肌层内有异常的胶原纤维,干扰了融合细胞层的排列,从而阻碍了蠕动的传导。相对狭窄段纵肌缺乏不完整,黏膜下及不完整的纵肌中纤维组织明显增多,无蠕动的输尿管段长 0.5 ~4cm,大多数患者系单侧性,左侧较右侧常见。一般可分为儿童型及成人型,儿童型并发症较多,特别是尿路感染、发热、氮质血症等;在成人型主要是钝性腰痛或偶然体检时发现,有时可有尿急、尿频、血尿等。

尿路造影可显示输尿管下 1/3 段显著扩大,可有一球状或梭形扩张的下端,有时输尿管全程扩大,贴近膀胱的输尿管下端不显影,拔管后延迟摄片中可见明显的输尿管排空延迟,

在 X 线透视下见输尿管上、中段蠕动增强，输尿管下端显示迟缓。CT 增强检查对于肾脏情况及输尿管情况可以显示（图 15-2-6），MRI 可以显示肾脏皮质的厚度，MR 泌尿系统水成像术及脂肪抑制技术可见肾实质及扩张的输尿管。

肾脏情况按静脉尿路造影的显示可分为四期：一期：肾实质厚度正常，一般>2cm，X 线造影片上肾盏正常；二期：肾实质厚度在 1～2cm，X 线片上见肾盏杯口平坦；三期：肾实质厚度<1cm，婴幼儿<0.5cm，X 线片见肾盏杯口不规则和隆起外突；四期：肾实质很薄，肾盂呈球状扩张，膀胱造影及肾盂造影可以除外其他器质性病变。

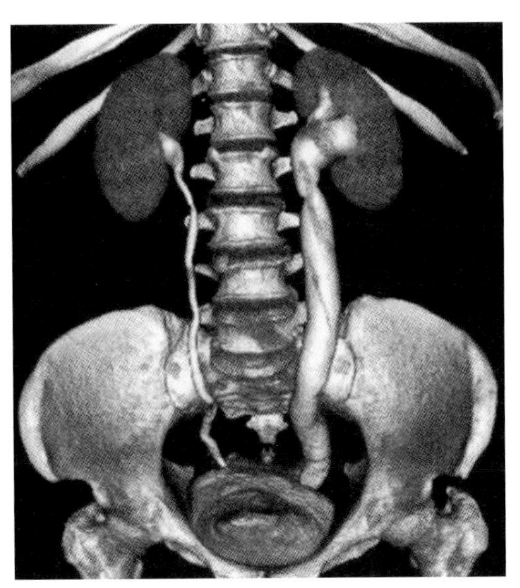

**图 15-2-6　左侧巨输尿管**

女性，55 岁。反复尿路感染 10 年余。CTU 冠状位 VR 重建图像显示左侧输尿管全程扩张

**5. 精囊囊肿（cystis vesiculae seminalis）** 可分为先天性和后天性两种。先天性精囊囊肿常与中肾管发育不良、午非管或其畸形有关，常合并隐睾、尿道下裂、两性畸形、同侧肾不发育、输尿管异位开口等；精囊囊肿的发生与常染色体显性遗传的成人多囊肾病有关，在诊断精囊囊肿时应注意有无多囊肾。后天性可因多种原因造成射精管阻塞所致，包括后尿道炎症和经尿道前列腺切除术后造成的射精管梗阻等。精囊囊肿发病年龄多在 20～40 岁，症状多见于男性性活动旺盛期。常见症状有血精、血尿、会阴痛、射精痛、膀胱刺激征、尿潴留、排尿困难、附睾炎、前列腺炎、伴排便困难以及不育等，其中血精最为常见。

精囊囊肿的诊断主要依靠各种影像学检查。正常精囊在 B 超上表现为前列腺以上层面膀胱后方对称性的椭圆形软组织影，典型的精囊囊肿表现为精囊区薄壁囊肿，边界清楚，其内为水样密度；位置一般偏离中线，多为单房囊肿。CT 表现为膀胱后方偏一侧的多囊状水样密度影，边界清楚，其内可见分隔改变，增强后囊壁及其分隔可强化，其内水样密度病灶不强化。对于大的精囊囊肿患者，可行精路造影仔细检查射精管有无排泄梗阻，而排泄性尿路造影可显示同侧肾缺如、肾发育不良、集合系统重复畸形或膀胱畸形，也可以作为诊断本病的辅助手段。对于膀胱后肿物的鉴别有利于提高精囊囊肿诊断的准确率，为进一步治疗提供依据，如前列腺囊肿、前列腺脓肿、巨大输尿管膨出、混合性脂肪肉瘤、恶性纤维组织瘤、纤维闭塞性囊肿、血管外皮细胞瘤和平滑肌肉瘤等，有文献报道精囊囊肿可能合并恶性肿瘤如精囊腺癌。穿刺活检对组织学诊断是必要的，在不能确诊时可行探查术。

## 五、研究进展及存在问题

输尿管远段囊状扩张见于多种疾病，既可以是疾病的直接征象，也可以是其他病变的继发改变，主要反映了输尿管末端病变，也可见于膀胱及精囊腺等结构病变。某些先天性疾病病因还不明确，鉴别诊断显得非常重要。随着影像学的快速发展，各种检查手段日新月异，结合临床病史，可对相关疾病做出确切的诊断。

（贺敬红　李健丁）

## 参 考 文 献

1. Jaidane M, Hidoussi A, Slama A, et al. An acute urinary retention in an old man caused by a giant mullerian duct cyst: a case report. Cases J, 2009, 2: 203.
2. Jhaveri KS, Mazrani W, Chawla TP, et al. The role of corse-sectinal imaging in male infertility: a pictorial review. Can Assoc Radiol J, 2010, 61(3): 144-155.
3. Martingano P, Stacul F, Cavallaro M, et al. 64-slice CT urography: 30 months of clinical Experience. Radiol Med, 2010, 115(6): 920-935.
4. SilVerman SG, Leyendecker JR, Amis ES Jr. What is the current role of CT urography and MR urography in the evaluation of the urinary tract. Radiology, 2009, 250(2): 309-323.
5. Van Der Molen AJ, Cowajl NC, Mueller-Lisse UG, et al. CT urography: definition, indications and techniques. A guideline orclinical practice. Eur Radiol, 2008, 18(1): 4-17.
6. 吕宇涛,文建国,黄书满,等. 影像尿动力学评估先天性膀胱输尿管返流患儿的膀胱功能障碍. 中华实用儿科临床杂志, 2014, 29(17): 1310-1313.
7. 万常华,郑光,胡军武,等. 磁共振尿路成像(MRU)在儿童输尿管异位开口中的诊断价值. 放射学实践, 2011, 26(6): 656-658.
8. 徐朝霞,贺洪德,张学昕,等. 输尿管囊肿的影像学检查表现及应用. 实用放射学杂志, 2004, 20(11): 1019-1021.
9. 杨秀军,凌桂明,缪竞陶,等. 磁共振仿真输尿管膀胱镜成像技术研究. 中国医学影像技术, 2001, 17(2): 175-177.
10. 杨颖,韩飞. MSCT 尿路成像在小儿先天性上尿路畸形的诊断价值. 实用放射学杂志, 2011, 27(2): 308-310.

# 第三节 可疑泌尿系结石的影像学评估

## 一、前 言

泌尿系结石(urinary lithiasis)是一种或几种物质组成的凝集物,以不同形状存在于尿路中,是泌尿系统常见疾病之一。形成结石的病因复杂,主要与地理环境因素、全身性代谢异常及泌尿系统疾病密切相关。结石是成人泌尿系统的常见疾病,是临床引起肾绞痛和血尿的最常见原因。临床上将泌尿系结石分为两种,一种为原发性结石(特发结石),即无尿路梗阻、感染和泌尿系统畸形发生的尿路结石;另一种为继发性结石,即因感染、尿路梗阻、泌尿生殖系统先天畸形、长期卧床、代谢性疾病和营养异常所致的尿路结石。另外,依据结石成分还可将其分为草酸结石、磷酸结石、尿酸结石和胱氨酸结石等。

儿科泌尿系原发性结石的发病率因地域不同而有很大区别。儿科泌尿系结石可发生于任何年龄,男性多见,男性发病率是女性的 2~8 倍。草酸结石和磷酸结石为最常见的结石类型,占儿科结石的 75%;高钙血症是导致儿童泌尿系结石的最常见原因,其次为感染性结石。约 50% 泌尿系结石患儿存在代谢性疾病,约 1/3 患儿可见泌尿生殖系畸形。在儿科泌尿系结石中,对婴儿期病例报道较少。一般认为,婴儿期泌尿系结石系由代谢、基因、营养和解剖异常所致。儿科泌尿系结石虽然常作为鉴别诊断出现于临床工作中,但得到确诊却较困难。

除了进行实验室检查外,影像检查已经成为确诊泌尿系结石的首选诊断方法。目前,用于泌尿系结石诊断的影像检查方法主要有腹部平片(KUB)、经静脉泌尿系造影(IVU)、螺旋 CT

平扫、超声检查和磁共振尿路成像(MRU),前三种方法均可致电离辐射损伤。每种影像检查在发现和确诊儿科泌尿系结石及其并发症时各具优势,充分了解和掌握各种影像方法的优劣和适应证,有助于临床医生选择适当手段,经济、简便和及时明确诊断,并可指导治疗和判断预后。

## 二、相关疾病分类

结石可发生于尿路任何部位,但主要在肾、膀胱内形成,输尿管和尿道一般不形成结石,往往为上部器官的结石向下移动嵌顿或停留于下部管腔内,或停留一段时间再继续下降所致(表 15-3-1)。

**表 15-3-1　泌尿系结石分类**

| 部位 | 病变 |
|---|---|
| 肾 | 肾结石、肾钙乳、海绵肾结石 |
| 输尿管 | 输尿管结石 |
| 膀胱 | 膀胱结石 |
| 尿道、前列腺 | 尿道结石、前列腺结石 |

泌尿系结石很少为单一晶体组成,往往为两种或以上,且以一种为主混合组成。在我国,最常见的是磷酸钙和草酸钙为主的混合结石。结石的化学成分及含量决定其能否在 X 线平片上显影。草酸钙结石一般出现在无感染的酸性尿液内,密度较高,质硬,较小,常多发,X 线检查显影较好。磷灰石结石常与磷酸镁铵或草酸钙混合组成,在感染的碱性尿液中生长迅速,X 线显影清晰,层状纹较明显。磷酸镁铵结石常与磷灰石混合,在感染的碱性尿中最易形成,有多发、体积大及双侧对称性等特点。单纯磷酸镁铵结石少见,密度较含钙结石低,X 线检查为鹿角形结石,分层状,为磷酸镁铵结石复合钙分层表现。男性膀胱结石中,大多为混合的磷酸镁铵结石。尿酸结石多为颗粒状,表面光滑,切面为同心圆状分层排列,密度低,X 线平片上不显影。混合的尿酸结石含草酸钙或磷灰石,X 线平片显示中心密度低或透亮而外周密度稍高。单纯的胱氨酸结石质地较软,常呈多发性,小圆形,外形光滑而不分层。因密度甚低而 X 线平片不显影。若外层粘附少量磷灰石或草酸钙,称基质结石再矿化,X 线平片可显示中心透亮而周围环绕致密外壳。嘌呤结石非常罕见,发生于少见的代谢性疾病病例。

## 三、影像诊断流程

在泌尿系结石的影像学诊断中,结石的特点对临床上可疑泌尿系结石患者选择影像检查方法及相关疾病的诊断有很大的价值(图 15-3-1)。X 线平片为简便、经济且较准确的方法,可以发现绝大多数阳性结石及结石的位置、形态、大小、数量,为是否引起肾、输尿管积水及是否再做进一步检查提供基本资料,可作为结石检查的首选方法。临床常使用 K(肾)、U(输尿管)、B(膀胱)平片,疑为下尿路结石时,应摄骨盆平片并包括尿道。

尿路造影应在平片基础上进行,其价值在于对结石进一步定位;鉴别泌尿系统以外的腹盆部钙化灶;可发现阴性结石;明确有无并发症及其他先天性异常;了解泌尿系统的功能情况。逆行性尿路造影具有一定的创伤性,应用时应严格掌握适应证及禁忌证。超声检查简

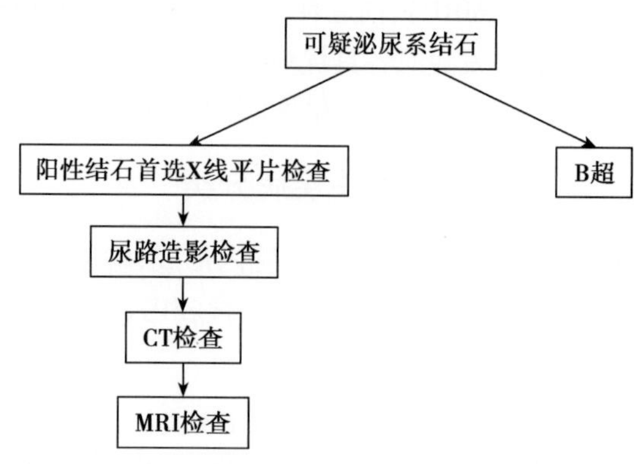


图 15-3-1 可疑泌尿系结石的影像诊断流程

便、经济且无创伤,可以发现不透和透 X 线的结石;对透 X 线结石与肿瘤、血块的鉴别有重要价值;对观察梗阻性并发症及其先天性异常亦有重要帮助。泌尿系统 CT 扫描以平扫为主,必要时使用增强扫描。一般来说,CT 平扫即可明确尿路结石的诊断,能够发现<0.5cm 直径大小的不透 X 线性结石。增强扫描的应用在于对结石的进一步定位,鉴别结石与邻近的钙化灶,观察肾功能变化及并发症。MRI 对结石造成梗阻的集合系统诊断价值较高。但在 MRI 上,多数结石本身呈低信号,对小的结石诊断不佳。

## 四、相关疾病影像学表现

**1. 肾结石(renal calculus)** 在尿路结石中发病率最高,发病年龄多为 20 ~ 50 岁,男性多于女性。多为单侧,左、右发病大致相等。可单发或多发,多位于肾盂或肾盂输尿管移行处,肾盏次之,以下组肾盏多见。肾结石的病理改变主要为结石引起的继发改变,如梗阻、积水、感染以及对肾盂黏膜和肾实质的损害。若结石位于肾盂或肾盂输尿管移行处,常发生不完全性梗阻,继而形成肾盂、肾盏积水,继发性感染,使肾实质破坏、功能受损,晚期可发生肾萎缩。若结石发生于肾盏则引起该组肾盏及相应肾小盏梗阻、积水。上述改变的发生与发展和肾结石的位置、大小、形状及嵌顿情况有关。典型临床表现为疼痛、血尿和排石史。当结石继发感染和梗阻性肾积水时,则出现相应临床改变。有少数病例无任何症状而偶然发现。

X 线平片:90% 以上的肾结石能在 X 线平片上显影,称为阳性结石,绝大多数系含钙结石。形状多样,肾盏结石多为圆形或卵圆形,部分为桑葚形,肾盂结石多为三角形或铸型,密度可以高而均匀,亦可浓淡不均或分层,边缘光整或不光整。具有肾盂或肾盏形状为肾结石的特征,呈鹿角状。桑葚、分层、鹿角形结石为三种典型结石。结石大小悬殊。平片能大致确定结石的位置,并可推测是否有肾积水及积水程度。侧位片上,肾结石通常与脊柱重叠。肾积水时,结石可位于椎体前方。在不同时间或改变体位摄片时,较小的结石可发生移位;若较大结石发生移位,称“结石游动征”,说明必然存在肾积水;鹿角形结石不会发生移动,若有移位则提示有严重积水或已有肾积脓。

静脉尿路造影目的在于发现 X 线平片不能显示的阴性结石,了解肾排泄功能、有无积水及其程度,确定结石的位置,鉴别平片上可疑的钙化灶。逆行肾盂造影通常是不必要的,当平片诊断困难、静脉尿路造影不成功、怀疑阴性结石需要进一步鉴别或因手术需要时才予进行。

CT 平扫发现肾结石的分辨力比 X 线平片高得多,可作为 X 线检查的重要补充(图 15-3-

2)。CT 平扫可以发现阳性结石亦可发现阴性结石,阴性结石的 CT 值也常常高于肾实质,常在 100HU 以上,无增强。MRI 检查钙化性结石在 $T_1WI$、$T_2WI$ 上均为低信号,不含钙的结石则为高或稍高信号。

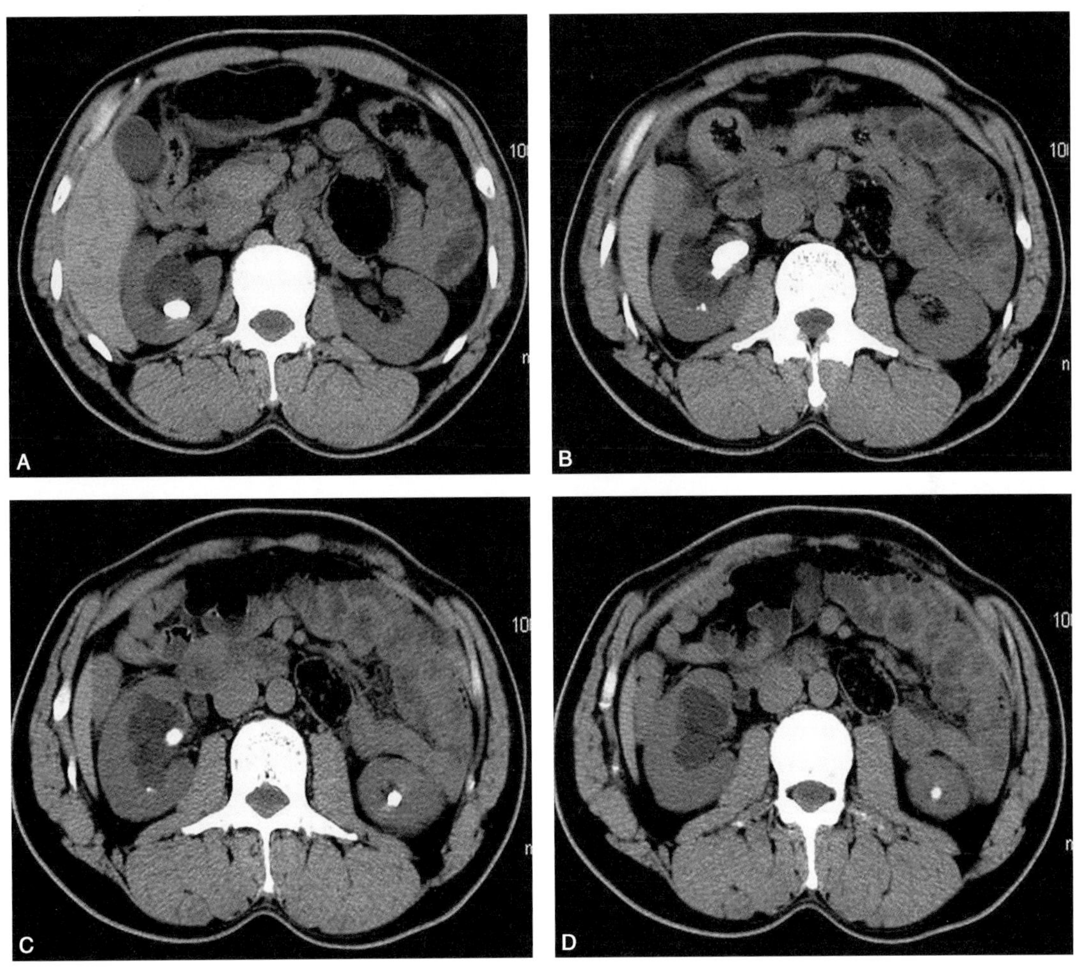


**图 15-3-2　双肾多发结石**

男性,44 岁。双肾绞痛 2 天余。A ~ D. CT 平扫显示右侧肾盂肾盏内多发结节状致密度影,右侧肾盂肾盏扩张积水,左侧肾盏内结节状致密度影

**2. 肾钙乳(calcium milk of the kidney)**　指肾盏憩室内含钙微粒组成的混悬液,实际上是一种特殊类型的尿石症。由于重力的关系,钙乳微粒的位置随体位的改变而有变化,其形成与尿路梗阻、尿液浓缩、慢性炎症有关。分为两种类型:① 囊肿型,多在肾上盏;② 积水型,肾下盏多见。梗阻和炎症时,肾单位分泌和重吸收功能障碍、肾盏内尿液逐渐浓缩、使钙和磷酸盐等晶体成分呈饱和状态而沉淀下来,形成钙化颗粒。

X 线表现具有特征性,含钙的混悬液随体位改变而变化,仰卧位正位照片上呈团状密度增高影,密度较含钙结石低,立位正位或侧位则显示钙-液平面,多数液面整齐锐利,少数液面不整齐。静脉尿路造影时,对比剂大多不能进入钙乳内,积水型偶可进入使密度增高。CT 平扫可显示肾囊肿或肾盂积水内高密度钙质,并呈钙-液平面(图 15-3-3)。

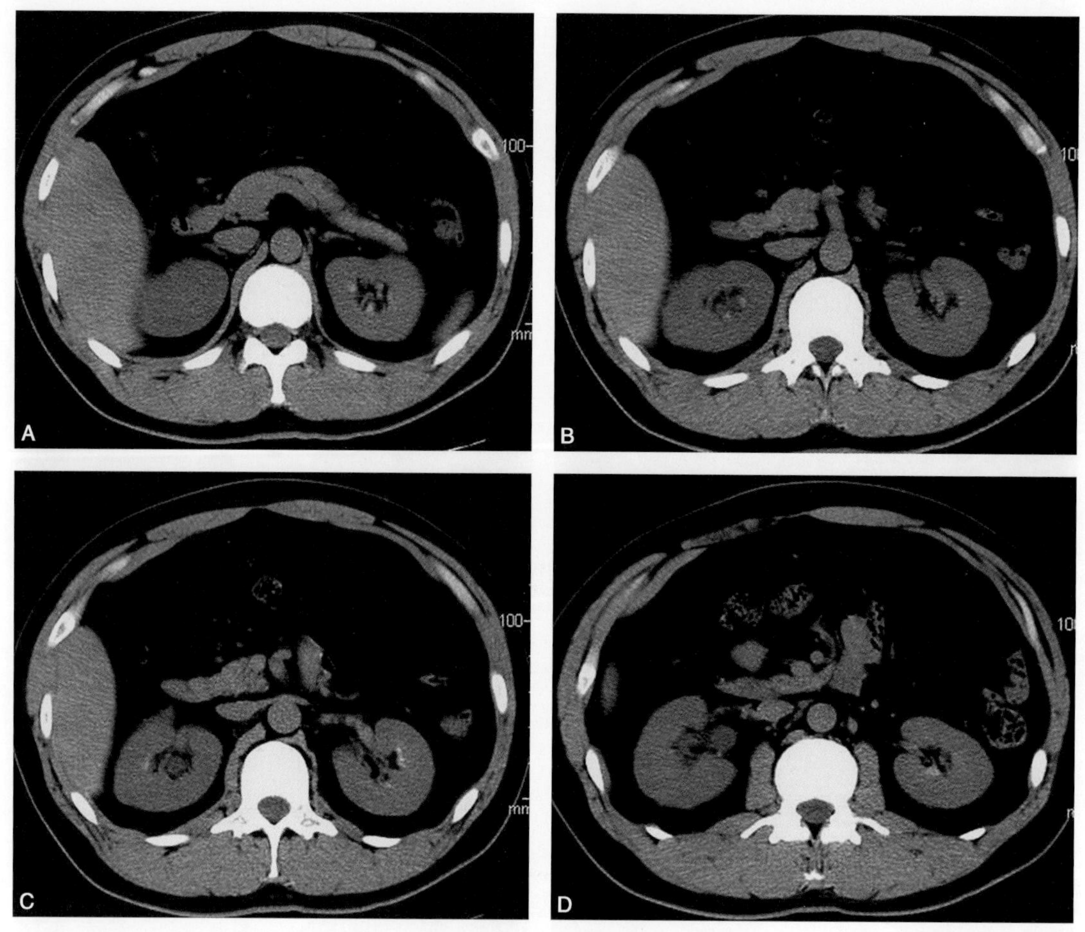

**图 15-3-3　双肾钙乳沉积**

男性，26 岁。A～D. CT 平扫显示双肾大小形态未见异常，双侧肾乳头内可见密度增高影

**3. 海绵肾(sponge kidney)**　又称髓质海绵肾(medullary sponge kidney，MSK)，为先天性发育异常疾病，该病于 1944 年由 Cacci 及 Ricei 描述并正式命名。许多患者在 40～50 岁时因出现肾结石、尿路感染等获诊断。男性多见，一般无家族史。海绵肾是先天性、良性肾髓质囊性疾病，虽不是遗传性疾病，但有家族发病的报道，被认为可能有常染色体显性遗传或隐性遗传。事实上病肾外观与海绵毫无相类似之处，仅见肾增大，肾功能一般无影响。Hamburger 认为使用肾盏前小管扩张症这一名词较为适宜。临床上不常见，一般在 20 岁以上才被发现。患者可无症状或表现为反复尿路结石形成和尿路感染。一般预后较好。

X 线平片显示结石为多发性，呈沙粒状，直径不超过 1cm。分布规律：常呈簇状，位于肾锥体内，沿肾窦周围分布，具有特征性。静脉尿路造影肾实质显影迟缓，可显示肾锥体内扩张的肾小管，肾小盏增宽，杯口扩大。逆行造影见肾小盏变宽，并同时发现与结石的位置关系。CT 扫描易于显示肾锥体内海绵状肾小管扩张及多发性沙粒状结石(图 15-3-4)。

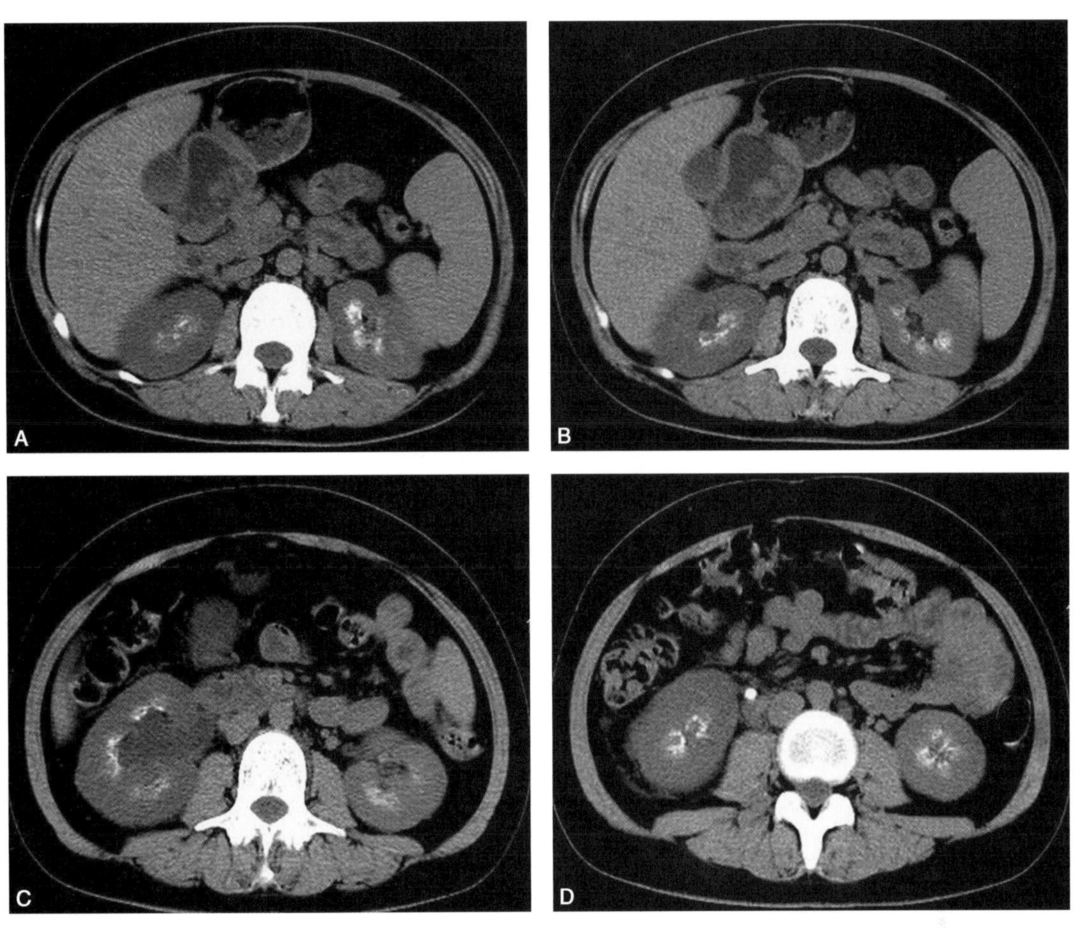

**图 15-3-4　双侧髓质海绵肾**

女性,33 岁。A ~ D. CT 平扫显示双肾锥体内多发斑片状高密度影,边缘不整

**4. 膀胱结石(bladder calculus)**　多见于男性,可发生于任何年龄,但以 10 岁以下儿童、50 岁以上老年人多见。结石源于膀胱者为原发性结石,以儿童为多,多因营养不良引起;继发结石以成人为多,来源于肾、输尿管,其次,膀胱感染、出口梗阻、膀胱憩室、异物等也可引起继发性结石。由肾、输尿管进入膀胱的结石较小,多数能自行排出,但亦有少数停留于膀胱内继续长大。结石的主要病理变化是对黏膜的刺激、继发性炎症、溃疡形成及出血。主要症状为疼痛、排尿中断、血尿及膀胱刺激症状。疼痛常向阴茎和会阴部放射,有时极为痛苦,血尿为镜下或肉眼血尿。症状轻重与结石大小、表面光滑度及并发感染有关。

膀胱结石钙含量多,平片上表现为:单发或多发,大小不等,形态多种多样的高密度影,密度不均,层状结石有一定特征性;边缘多数光整,少数不规则或毛糙状;可随体位改变而移动;憩室内结石可位于膀胱轮廓外。膀胱造影一般采用逆行造影,其价值在于:① 证实平片上发现的结石是否在膀胱内;② 发现阴性结石及憩室内结石;③ 鉴别膀胱区钙灶。阴性结石表现为充盈缺损且随体位而动,排空后即时摄片,结石表面“染色”,形成暂时性高密度环;

在空气对比下，结石呈软组织密度影。膀胱憩室内结石，大小多少不一，利用膀胱造影多轴位观察，既可确诊憩室，又能查明结石的存在。

膀胱结石于CT平扫图像上显示为块状高密度灶，CT值在100HU以上，具有移动性。CT对膀胱区可疑致密灶定位准确，易于表明位于膀胱内、憩室内、膀胱壁及壁外，CT易于反映膀胱炎等继发改变及膀胱周围改变。

**5. 尿道结石(urethral calculus)** 少见，约占尿路结石总数的10%以下。男性多见，尿道内不形成结石，由膀胱或上尿路结石排出时停留在此且继续增大。尿道憩室内可形成结石，如女性尿道结石。结石常位于后尿道，次之在球部和舟状窝内。主要病理改变为尿道炎、溃疡及尿道周围炎，重者出现脓肿导致瘘管形成。尿道结石急性嵌顿者表现为急性梗阻、尿潴留、尿外渗及阴茎剧痛。结石慢性长大者主要表现疼痛、尿流变细无力、尿滴沥。尿道憩室内结石主要表现为疼痛、感染，多无梗阻症状，无论何处的结石皆可有血尿。尿道结石常可直接或经肛门触及。

通常X线平片能诊断。结石一般为单个，形态规则，轴径多与尿道走行一致，边缘多光滑。憩室内结石可大可小，多为单个。另有一种少见的沙钟状结石，一端位于膀胱出口部，另一端在前列腺部尿道内形成这种特殊形状。逆行性或排泄性尿道造影可进一步明确结石的具体位置，还可查明尿道狭窄及憩室情况。

**6. 前列腺结石(prostatic calculus)** 较少见，主要由无机盐沉淀于前列腺腺泡内所致，淀粉样小体、凝血块、异物及坏死组织块均有可能作为结石的核心而逐步形成结石。常见于50岁以上老年人，绝大多数患者伴有前列腺病变，如增生或慢性炎症、结核、肿瘤等。临床上可有尿路刺激症状、排尿障碍、血尿或性功能紊乱等症状。

X线平片可见多个大小不等的致密度影位于耻骨联合上方乃至其下方，呈散在或集聚状分布。CT平扫显示前列腺实质内散在性或堆集状分布的多发性圆点状高密度灶，CT值在100HU以上(图15-3-5)，少数患者见较大结石。MRI对钙化灶显示不敏感，一般不作为单独检查，结石在$T_1$WI、$T_2$WI均表现为低信号。

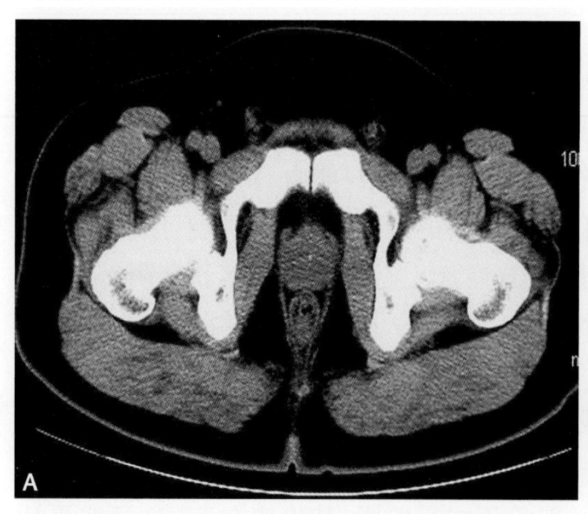


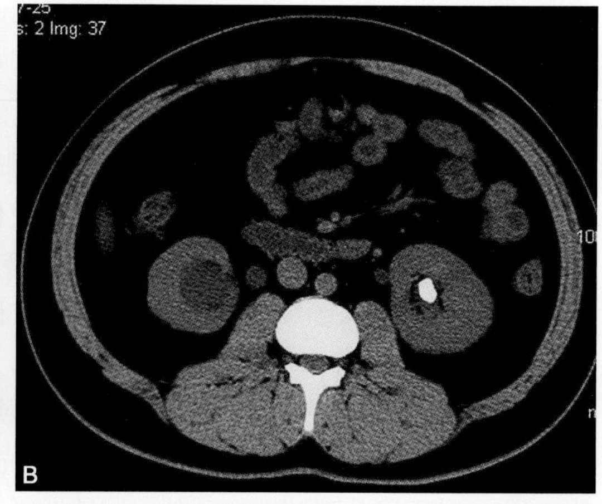

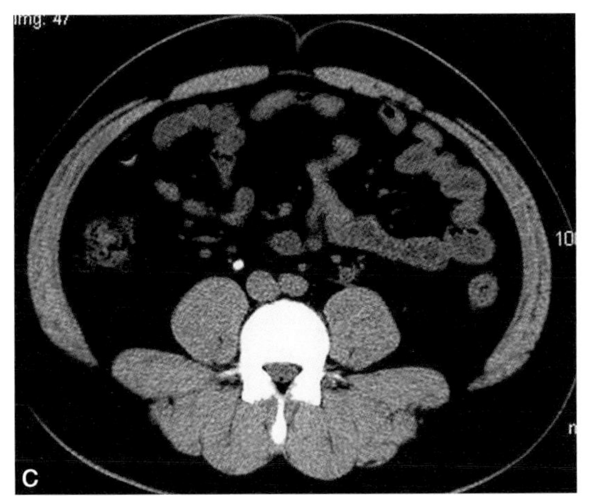


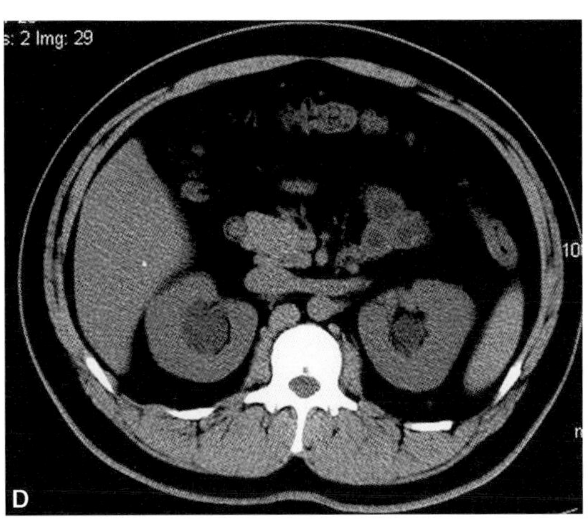


**图 15-3-5　前列腺结石**

男性,21 岁。腰痛,血尿 1 周。A. CT 平扫显示前列腺内点状致密度影。B. CT 平扫显示左侧肾盏内结节状致密度影,右侧肾盂及输尿管上段积水;C. CT 平扫显示右侧输尿管中段管腔内点状致密度影;D. 双侧肾盂扩张积水

## 五、研究进展及存在问题

泌尿系结石的诊断一般基于症状、体征、实验室检查和影像学检查。但人们大多局限于结石的临床诊断,而忽视了病因诊断,这其中尿液和结石成分分析是关键,据此通过详细的病史询问、遗传背景和环境因素分析,结合代谢异常分析,大致可确定其结石类别及病因,并确定结石形成的危险因素。

随着影像技术的发展,影像学检查已经广泛应用于可疑泌尿系结石的临床诊断和评估。CT、MRI 的普及促进了隐匿结石的发现,提高了结石检出率。特别是随着能谱 CT 的发展,使得通过影像学检查判断泌尿系结石的成分成为可能。

(贺敬红　李健丁)

## 参 考 文 献

1. Boyce CJ, Pickhardt PJ, Lawrence EM. et al. Prevalence of urolithiasis in asymptoniatic adults: objective determination using low dose noncontrast coniputerized toniography. J Urol, 2010, 183(3): 1017-1021.
2. Friedlander J, Moreira D, Hartnian C, et al. Longer interval froill stone analysis to urinalysis leads to differences on 24-hour urine collections. The Journal of Urology, 2013, 189(4): 926-927.
3. Lee SL, Koh LT, Ng KK, et al. Incidence of Computed Tomography (CT) detected urolithiasis: An update. European Urology Supplenlents, 2013, 12(1): 318-319.
4. Lorenz EC, Lieske JC, Vrtiska TJ, et al. ClinicaI characteristics of potential kidney donors with asyniptoniatic kidney stones. Nephrol Dial Transplant, 2011, 26(8): 2695-2700.
5. Marchini GS, Sarkissian C, Tian D, et al. Gout, stone composition and urinary stone risk: a case matched coniparative study. The Journal of Urology, 2013, 189(4): 859.
6. 陈腊梅,王仁法,朱丽娟,等. 三聚氰胺致儿童泌尿系结石的临床与影像. 放射学实践,2010,25(3):335-337.

7. 李小虎,余永强,王万勤,等. CT 能谱成像对肾结石成分分析的初步研究. 中华放射学杂志,2011,45(12):1216-1219.

8. 吴礼明,刘斌,李小虎,等. 能谱 CT 扫描钙基图及水基图区分泌尿系结石成分的初步实验研究. 实用放射学杂志,2012,28(8):1280-1282.

9. 袁新宇,肖江喜. 儿科泌尿系结石的影像诊断. 中华临床医师杂志(电子版),2009,3(10):1610-1614.

# 第十六章 膀胱及尿道

## 第一节 膀胱充盈缺损

### 一、前 言

膀胱充盈缺损是临床常见的影像表征之一，所涵盖的病变范围较广，在这些病变中很多临床表现、大体形态以及影像表现有一定重叠性，因此给术前诊断带来了一定的困难。常常靠病理进行诊断，就影像学表现而言很少有特异性，但仍有一定价值。

由于形成膀胱充盈的病变范围及性质多样，需要综合运用影像检查手段对其进行分析，进而得出可靠的诊断结果。X线平片对于阳性结石来说是最快速及简便易行的诊查手段，尿路造影同样是简便易行的筛检手段；超声不仅对结石敏感，在诊断肿瘤性或软组织性病变方面，相对于X线而言除了简便快捷外，还可以了解病变是否有血供；CT、MRI不仅能够直观显示病变，更可以反映病变的特征及性质，给予诊断更加可靠的依据。

膀胱CT扫描正常表现：膀胱充盈较满时呈圆形、椭圆形或类方形，膀胱腔内尿液为均匀一致水样低密度；膀胱壁在周围低密度脂肪组织及腔内尿液对比下，显示为均匀一致薄壁软组织影，内外缘均光滑，其厚度为2～3mm；增强扫描早期显示膀胱壁强化，30～60分钟延迟扫描见膀胱腔内为均一高密度，如对比剂混合不均则出现液-液平面。

### 二、相关疾病分类

膀胱内充盈缺损根据其病变发生部位可以分为膀胱性和非膀胱性，而对于膀胱来源的病变按其性质又可以分为非肿瘤性（结石、血块、炎性病变）和肿瘤性病变等（表16-1-1）。非膀胱源性病变主要是来自于邻近器官，如前列腺、输尿管的病变对膀胱的外压或侵犯。

表16-1-1 出现膀胱内充盈缺损常见病变

| 性质 | | 病变 |
|---|---|---|
| 非膀胱性 | | 前列腺增生（良，恶），输尿管远端病变 |
| 膀胱性 | 非肿瘤病变 | 结石，血凝块，炎性病变（腺性膀胱炎、放射及化学性膀胱炎、嗜酸细胞性膀胱炎），炎性假瘤，子宫内膜异位症 |
| | 肿瘤性病变 | 上皮性肿瘤，非上皮来源肿瘤 |

膀胱源性病变一般而言主体在膀胱，而非膀胱来源性病变可见其病变主体位于膀胱外，部分良性病变可见与膀胱间有分界存在。

## 三、影像诊断流程

根据影像表现首先区分结石还是非结石病变，再从非结石病变中根据相应的影像学表现结合临病史及实验室检查将疾病分成肿瘤与非肿瘤，从而进一步鉴别疾病性质（图 16-1-1，表 16-1-2）。

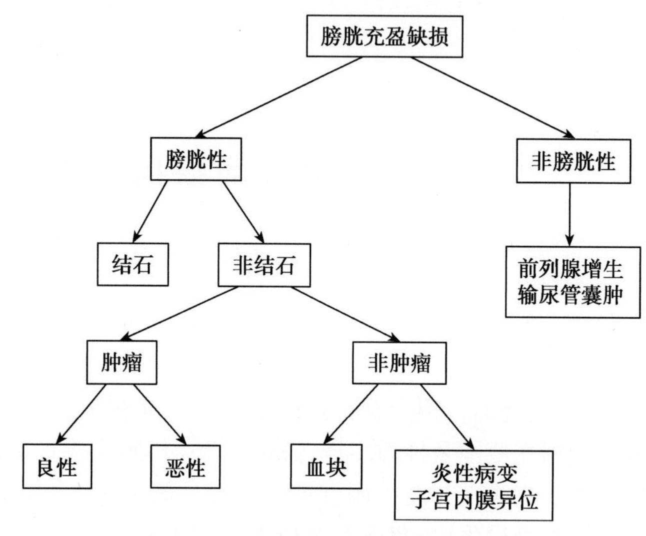


图 16-1-1 膀胱充盈缺损的诊断流程

表 16-1-2 膀胱充盈缺损病变鉴别诊断

| 病变类型 | 特点 |
|---|---|
| 结石 | 局灶性致密影，形态不定，可移动，超声示强回声，后方伴声影 |
| 血凝块 | CT 值高于膀胱壁，增强后不强化；随诊复查可见明显缩小 |
| 腺性膀胱炎 | 乳头样或结节状肿块，可有囊肿或壳状钙化形成，$T_1$WI 为等信号，$T_2$WI 为稍高信号，增强扫描轻度强化 |
| 放射性及化学性膀胱炎 | 放化疗后，膀胱壁局限性或弥漫性不规则增厚，僵硬、挛缩以及腔内血块；炎性及水肿区 $T_2$WI 呈高信号，少数病例伴钙化 |
| 嗜酸细胞性膀胱炎 | 多发肿块，可无蒂；膀胱壁可正常，亦可增厚，增强后见边缘强化的囊变区；病变 $T_1$WI 呈高信号，$T_2$WI 呈等信号；常伴其他肿瘤 |
| 炎性假瘤 | 单发软组织肿块，$T_2$WI 信号不均，中央呈高信号，周围见低信号带环绕；增强后周围明显强化，中央部分仅轻度强化；超声显示病变内部血流信号，中央区域由坏死组织构成 |

续表

| 病变类型 | 特点 |
|---|---|
| 子宫内膜异位症 | 肿块通常位于膀胱后壁，且与子宫的前部分界不清，不同程度突向腔内；$T_1$WI显示高信号出血点，肿块可均匀强化，亦可边缘强化；多数病例在盆腔其他部位存在异位子宫内膜 |
| 良性上皮肿瘤 | 病灶一般<3cm，多单发，呈菜花状或乳头状，带蒂或不带蒂，边界清楚，未累及膀胱壁及周围结构，CT增强扫描后呈中高度强化，临床病史相对较长，肿瘤生长缓慢 |
| 恶性上皮肿瘤 | 腔内肿块可以是单发或多发，壁增厚多为不规则局限性，CT增强扫描膀胱癌肿块呈中高度强化，腹盆腔淋巴结或者是远处转移等；MRI平扫$T_1$WI上肿瘤的信号等于或略高于正常膀胱壁或邻近肌肉的信号，与膀胱壁组织分界欠清，$T_2$WI上呈高或稍高信号，但低于高信号的尿液及膀胱周围脂肪的信号，增强扫描后肿瘤实质均匀或不均匀强化，肿瘤浸润处膀胱壁完整性中断，DWI病变呈明显高信号，ADC图为低信号 |
| 膀胱副神经节瘤 | B超低回声肿块，表面黏膜为强回声；CT病变多呈类圆形软组织肿块影，少数可见结节或分叶状表现，富血供病变，增强后明显强化；$T_1$WI呈等或稍高信号，$T_2$WI呈高信号，但低于尿液信号 |
| 膀胱横纹肌肉瘤 | 主要见于年幼儿童，好发于膀胱三角区、颈部及尿道内口的特殊类型；IVP和膀胱造影为膀胱内充盈缺损，B超为膀胱低回声团块；CT平扫见膀胱腔内多发大小不等葡萄簇状肿块，多从膀胱后下壁隆起，膀胱壁灶性或弥漫性不均等增厚，肿块密度低于腹壁肌肉，增强扫描肿块呈轻中度强化，一般无钙化，囊变坏死亦少见 |
| 前列腺增生 | CT上良性增生动静脉期增强扫描示中央区弥漫不均强化，外周区不强化，恶性病变静脉期相对低密度结节影；MRI上良性病变$T_2$WI中央区与周围带间常见连续的线样极低信号影，为前列腺增生的假包膜，完整与否可鉴别良恶性；此外前列腺癌还表现$T_2$WI高信号的外周区内出现低信号结节影<br>MRS中正常前列腺与良性病变的Cit峰明显高于Cho+Cr峰，恶性病变相反，并且CC/C值一般在2左右 |
| 输尿管囊肿 | 尿路造影表现为边缘清楚的充盈缺损，依充盈程度病变可大可小，周围伴有透亮边缘，即“眼镜蛇头征” |

## 四、相关疾病影像学表现

**1. 膀胱结石(bladder calculus)**　分为原发性膀胱结石和继发性膀胱结石，前者是指在膀胱内形成的结石，多由于营养不良引起，多发于儿童；继发性则是指由于上尿路结石下降或继发于下尿路梗阻、感染、膀胱异物或神经源性膀胱等因素而形成的膀胱结石。结石成分多以草酸盐、磷酸盐及尿酸盐为主，其中以草酸盐最多。膀胱结石以男性多见，临床表现主要为排尿中断伴疼痛，并可随体位变换而改善，还有尿频、尿急以及血尿等，当梗阻输尿管入口时可引起上尿路扩张积液而出现腰部疼痛。

膀胱结石一般多为阳性结石，而在腹平片表现为耻骨联合上方形态各异的致密影，可单发也可以多发，大小不一，阴性结石造影显示可活动的充盈缺损（图 16-1-2）；超声上则表现为膀胱无回声液性暗区内的团块状强回声区，后方可见声影，并可随体位而移动（图 16-1-3）。CT、MRI 能够准确检出结石，CT 表现同 X 线，而 MRI 上结石呈低信号，同时 CT、MRI 还可以判断尿路梗阻情况（图 16-1-4）。

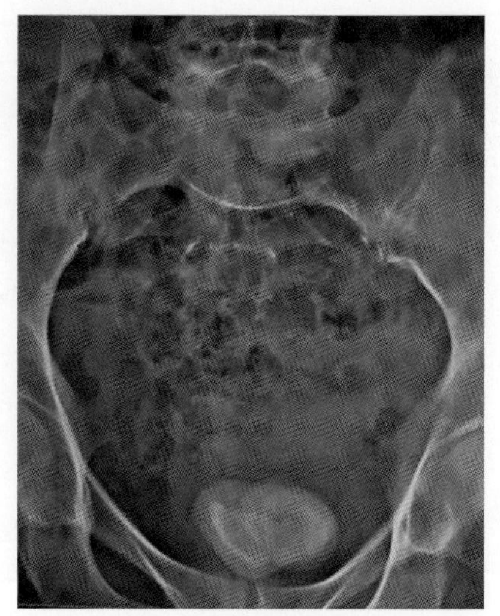

**图 16-1-2 膀胱结石**

腹部 X 线平片显示膀胱内巨大椭圆形致密影，浅分叶，边缘光滑，内见层状结构

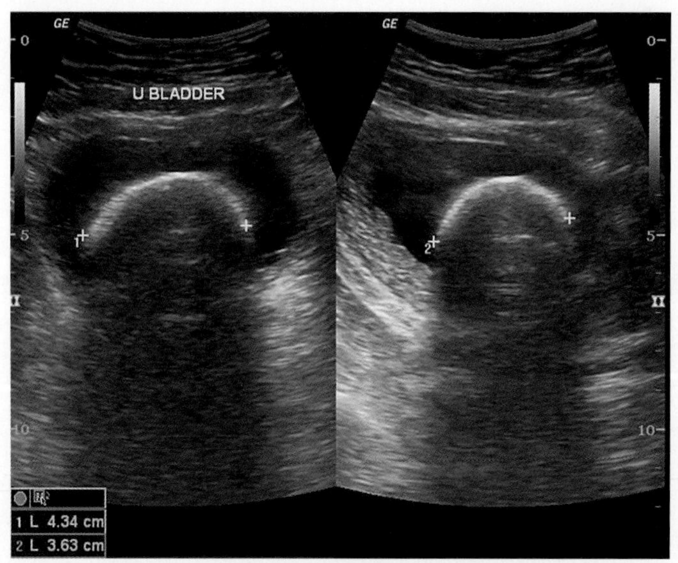


**图 16-1-3 膀胱结石**

膀胱超声显示腔内巨大强回声光团，边缘见反射声影

**2. 膀胱内血块（blood clot in bladder）** 泌尿系肿瘤、外伤、结石、炎症和手术创伤均可引起泌尿系出血，如果出血急、量多或排尿不畅，很容易导致膀胱内血块形成，如不及时处理可造成血块填塞，进一步加重出血，形成恶性循环。

影像上超声检查较为敏感且简便，一般表现为膀胱三角区的低回声或高回声团块，部分团块可移动，内可见因少量尿液渗入而形成的低回声带，无血流信号；CT 上主要为膀胱内高密度团块影，可移动，CT 值约 50 ~ 90HU，增强后无强化表现，随诊观察可见部分病例团块逐渐缩小（图 16-1-5）。

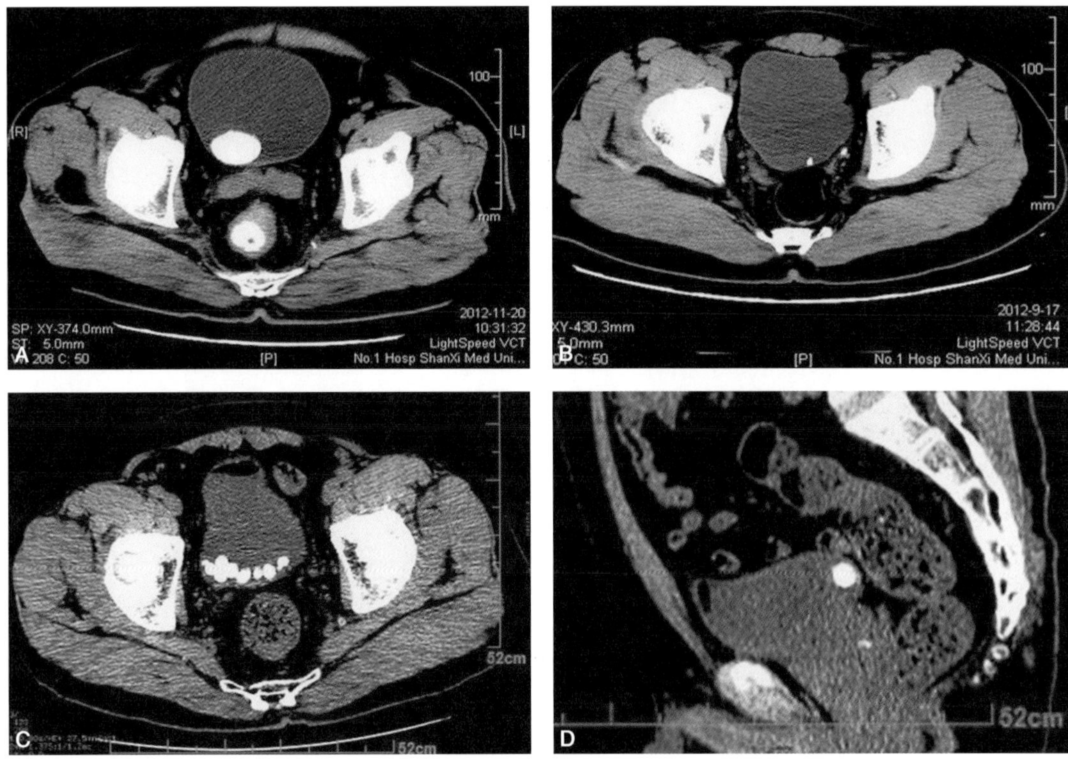


**图 16-1-4　膀胱结石**

A、B. 单发大小各异的膀胱结石；C、D. 多发膀胱结石并前列腺增生和钙化

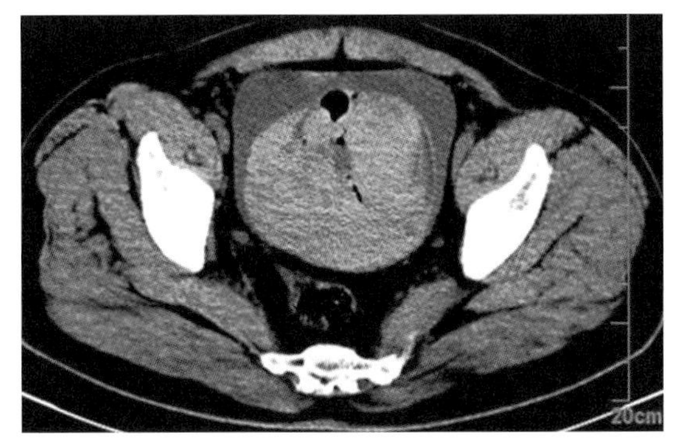


**图 16-1-5　膀胱内血块**

男，45 岁。膀胱血块清除术及造瘘术后，膀胱内可见大块状高密度影，CT 值约 71HU，病变及膀胱腔内可见多发气体密度影

**3. 腺性膀胱炎（glandular cystitis）**　一种膀胱黏膜增生性病变。1899 年由 Sterok 首次报道，国外发病率约 0.1%～1.9%，为慢性增生性病变，常位于慢性刺激部位。其发生机制尚不明确，Edward 等认为膀胱内不含腺组织，其发生腺性膀胱炎有两种可能：一是正常尿路上皮间变，二是内胚层组织的胚胎残留。部分学者认为是癌前病变，研究表明 RSAP 基因蛋白阳性者在腺性膀胱炎的形成与癌变转化过程中可能存在相同的基本调控机制。根据膀胱镜检查将腺性膀胱炎分为四型：乳头状瘤样型、滤泡样或绒毛样水肿型、慢性炎症型和黏膜无显著改变型。临床症状以血尿和膀胱刺激症状为主，少数患者尿中可见黏液存在。

尿路造影表现为充盈缺损，在 CT、MRI 上可见乳头样或结节状肿块，可有囊肿或壳状钙化形成，膀胱肌层完整；$T_1$WI 为等信号，$T_2$WI 主要为稍高信号，增强扫描后可见轻度强化（图 16-1-6）。

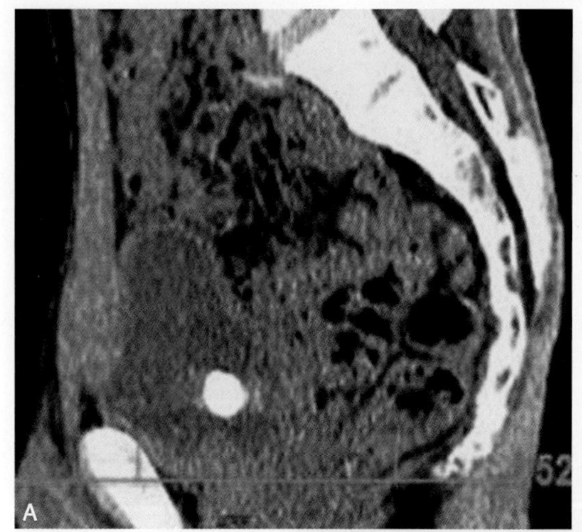

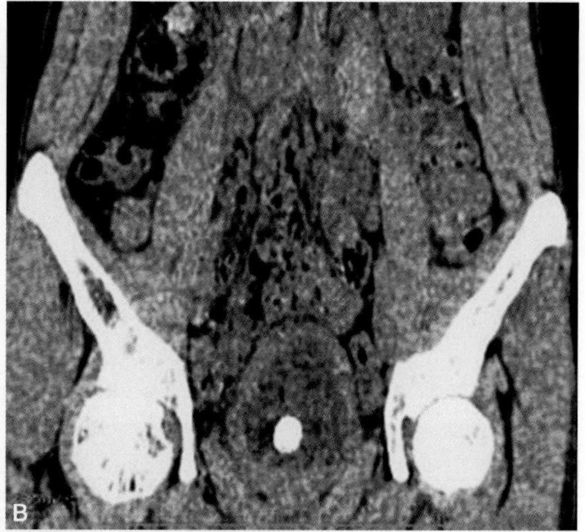

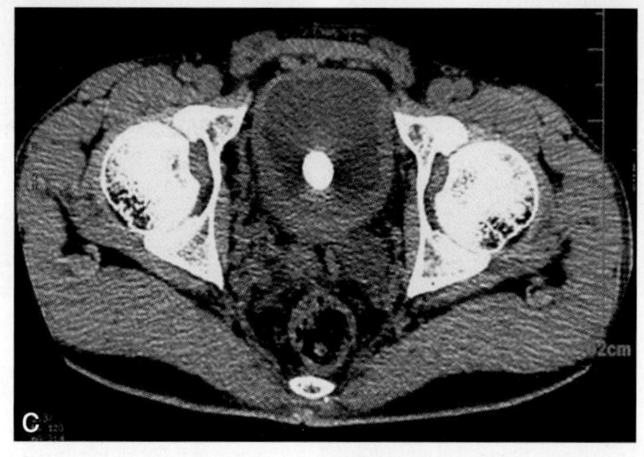

**图 16-1-6　腺性膀胱炎**

男,25 岁。A ~ C. CT 平扫膀胱内可见结节状致密影,其周可见放射伪影,膀胱壁可见明显弥漫性增厚,密度均匀,内缘较光滑

**4. 辐射诱导的或化学性出血性膀胱炎(radiation-induced &chemical haemorrhagic cystitis)**　化疗相关膀胱炎发生于系统或局部化疗后。放射损伤继发于膀胱肿瘤或盆腔其他恶性肿瘤的外部及腔内放射治疗后,其损伤效应可分为急性期、慢性期,化学治疗及膀胱放射损伤均可导致严重出血性膀胱炎。急性期:黏膜的剥脱致出血性膀胱炎,继而剥脱部位被纤维组织覆盖,可表现为排尿困难、肉眼血尿、尿频、尿不尽等;重度者损伤可导致膀胱壁的坏死,尿失禁以及局部瘘管形成,表现为气尿及粪尿的出现。1 年以后进入慢性期,主要由固有层闭塞性动脉炎引起,引起缺血改变及间质纤维化。病变膀胱镜下可见黏膜充血、有淤血点、出血以及溃疡。病理学检查可见细胞不典型增生,但无核分裂。有时上皮组织明显增生,易误认为肿瘤已侵犯固有层。

急性期超声或 CT 可见膀胱壁局限性或弥漫性不规则增厚,僵硬、挛缩以及腔内血块,MRI 显示炎性及水肿区 $T_2$WI 呈高信号,以区分出膀胱壁及血块;慢性期可见挛缩的厚壁膀胱以及肾盂积水,少数病例伴钙化。辐射损伤的征象还包括:正常的骨盆骨骼肌由脂肪组织取代、骶前间隙增宽等,膀胱内出现气体影提示瘘道存在,并可形成复杂瘘道。

**5. 膀胱结核(bladder tuberculosis)** 多因肾结核向下蔓延形成,其机制是位于输尿管口处黏膜由于结核杆菌侵犯发生充血、水肿和溃疡,继而肉芽组织形成或纤维化,其后延伸至三角区乃至全膀胱。一侧肾结核可引起对侧肾积水,其中间途径之一是膀胱结核蔓延到对侧输尿管口,引起对侧肾、输尿管积水,由此而发展为双侧肾结核,因此早做检查,对阻止病变发展有重要意义。

膀胱结核早期病变部位在输尿管口附近,侵及范围较小,一般直径在 3.0cm 内,与膀胱镜对比观察发现输尿管口、输尿管间嵴侧受累常见,表现为壁僵硬者往往容易漏诊。膀胱壁上小结节多为结核性肉芽肿,增强扫描时可不规则强化,提示病变活动和进展。动态增强扫描时可显示高密度对比剂自输尿管口喷入膀胱内,呈一带状致密影,如输尿管口阻塞则无上述征象,因此动态增强扫描可提示输尿管梗阻等征象。膀胱结核中晚期多由于肾结核病程长,未有效规范治疗,或者由于膀胱内脓性分泌物未能及时排出,使病变快速加重,造成患侧膀胱壁较大范围增厚、僵硬、平直,膀胱挛缩甚至膀胱腔闭塞等,CT 检查可清楚显示膀胱壁的厚度、容积及外形改变(图 16-1-7)。

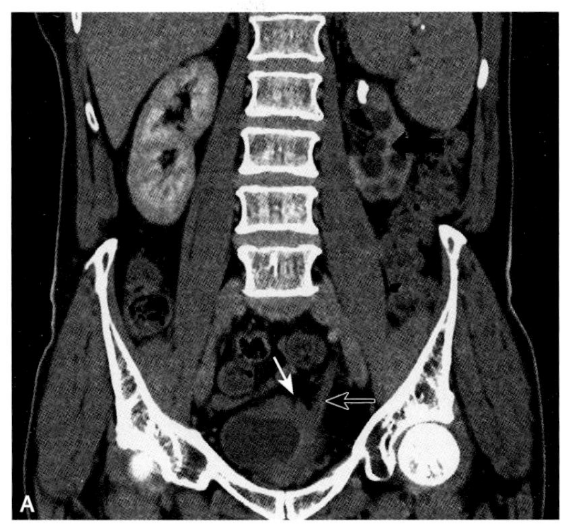


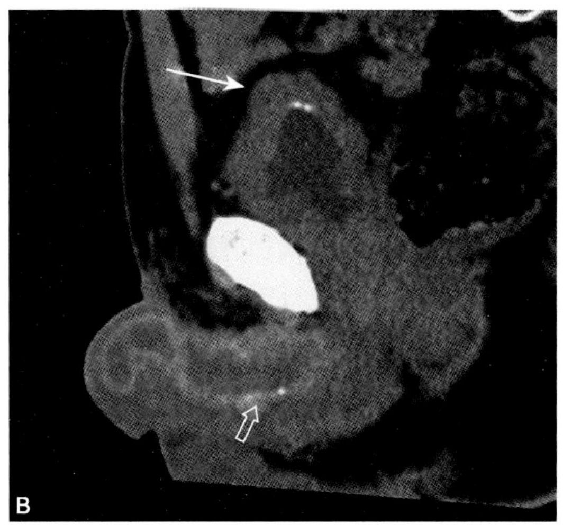


**图 16-1-7 膀胱结核**

A. CT 增强斜冠状位重建显示膀胱左侧壁增厚、钙化及皱缩(白箭),同侧输尿管扩张及肾实质后遗症改变,肾盏狭窄及实质钙化(黑箭);B. CT 平扫矢状位重建显示膀胱、阴茎海绵体钙化

膀胱结核主要需与膀胱癌鉴别。膀胱癌为膀胱壁突向腔内的结节,呈分叶状或菜花状软组织肿块,大小不等,表面可有点状钙化,常位于侧壁及三角区。也有肿瘤仅见局部,膀胱壁不规则增厚需与膀胱结核鉴别。从形态上看,结核病变范围较大,境界不清,而肿瘤病变边缘清晰。二者强化均明显,但肿瘤一般强化均匀,只有较大者中心略低;结核强化欠均匀,周边强化明显。另外,膀胱结核患者尿液密度偏高,常有絮状物;肿瘤患者膀胱腔内呈水样密度(出血者除外)也有助于二者鉴别。

**6. 炎性假瘤(inflammatory pseudotumor)** 膀胱炎性假瘤是膀胱局部组织在慢性炎症的长期刺激下增生形成的一种瘤样病变,临床少见。1980 年 Roth 首先报道,描述为一种罕见的良性成纤维细胞或肌纤维细胞增生瘤样病变,又称为非典型性肌成纤维细胞瘤、非典型性纤维黏液样瘤、浆细胞肉芽肿等。其主要为肌纤维梭形细胞及含有黏液基质的炎性细胞的非肿瘤性增生，肿块表面可见溃疡及出血点。临床有血尿及膀胱排空刺激症状，还可有发热、缺铁性贫血等。常累及成年人，男性多见，其发病机制尚不清。镜下为边界清晰，黏液基质内见排列松散的梭形细胞。因此，部分学者倾向于将其命名为假肉瘤性纤维黏液样瘤。病灶直径为 2 ~8cm，膀胱镜下，肿块表面水肿，呈胶冻样。具有侵袭性生长的特点，目前暂无手术治疗后复发报道。

影像上炎性假瘤通常表现为膀胱内单一软组织肿块，可外生或呈息肉样，表面可见溃疡，内部可为囊、实性，$T_2$WI 上炎性假瘤信号不均，中央呈高信号，周围见低信号带环绕；增强后周围明显强化，中央部分仅轻度强化。多普勒超声显示病变内部血流信号中央区域由坏死组织构成，此外对于年轻患者，膀胱明显强化肿块周围发现腔内血块环绕，提示诊断作用。通常不累及膀胱三角，较大范围病变可浸透膀胱壁形成膀胱外实性肿块，与恶性肿瘤难以鉴别。

**7. 子宫内膜异位症（endometriosis）** 一般不累及泌尿系统，膀胱最常受累，约占子宫内膜异位症的1% ~15%。本病可继发于腹部外伤后或子宫内膜直接植入，据报道仅见于育龄期妇女。症状与月经周期有关强烈提示膀胱子宫内膜异位症的存在，但仅见于20%的患者。临床上可出现周期性腹痛、排尿困难、尿急、尿痛，或无症状。子宫内膜异位症可表现为囊性卵巢子宫内膜肿块、外在型、内在型，内在型子宫内膜种植深度>5mm。膀胱子宫内膜异位多种植较深，一般位于膀胱子宫隐窝，可穿过肌肉深入黏膜下层，形成膀胱内钝性凸起，少数可穿过黏膜形成息肉样肿块。子宫内膜异位的汇合区域可扩大到子宫与膀胱之间，掩盖正常膀胱子宫隐窝。小范围绒毛膜种植亦可见。本病发生在膀胱三角区上方的后壁或膀胱顶部。

膀胱子宫内膜异位症可位于多个部位，浅表型及内在型较常发生在腹膜腔近腹膜处，病灶更多位于后方道格拉斯窝。逼尿肌的子宫内膜异位可能是前穹窿内内膜细胞陷入，伴炎性反应与纤维化，使该间隙消失。典型的膀胱子宫内膜异位症与子宫前部无法分开，但通常并非子宫腺肌瘤病的直接蔓延。子宫内膜异位膀胱镜的典型表现是淡蓝色或淡棕红色的黏膜下肿块，肿块表面可有出血，大小 2 ~4cm。肿块可长入膀胱腔与息肉样肿瘤相似。子宫内膜异位症罕见恶变为子宫内膜样腺癌和透明细胞癌。

影像表现无特异性，在 B 超、CT 及排泄性尿路造影中病灶的部位较其影像表现更有助于诊断。肿块通常位于膀胱后壁，且与子宫的前部分界不清，不同程度突向腔内。经阴道超声有助于显示病灶在膀胱壁内的深度，此外，在膀胱子宫内膜异位症和子宫腺肌瘤与子宫前方肌层相连的病例，可以显示其连贯性。MRI 由于具有更好的软组织分辨率，在显示该病方面优于其他成像方法，典型表现为压脂及非压脂 $T_1$WI 的高信号出血点，这种出血点存在于 $T_1$WI、$T_2$WI 均为低信号的纤维化区域；肿块可均匀强化，亦可边缘强化。膀胱子宫内膜异位症很少是孤立存在的，大多数病例在盆腔其他地方可以找到点状异位内膜。

**8. 膀胱肿瘤**

（1）上皮源性肿瘤

1）良性肿瘤：膀胱良性上皮性肿瘤的病理类型有乳头状瘤和内翻性乳头状瘤两种，乳头状瘤起源于移行上皮，而关于内翻性乳头状瘤的起源尚有争议，一种是说法是起源于Brunn 上皮巢，另一种是黏膜下腺体。两种疾病病因目前不明确，IPB 目前普遍认为与膀胱慢性炎症刺激及下尿路梗阻所致膀胱黏膜局部上皮异常增生有关，也有部分学者认为与人乳头瘤病毒感染有关，分子遗传学改变提示为良性肿瘤，但有研究发现可能有恶变潜能。二者好发部位均为膀胱三角区，内翻乳头状瘤于膀胱颈部较多见，病变多单发，组织学形态较为相似。主要临床症状均为无痛性肉眼血尿，伴有感染时可有相应的临床表现。此外两种病变都有一定的复发率及恶性潜能，随诊复查是极为必要的，然而对于术后是否常规给予膀胱灌注化疗尚有争议。

影像学表现 CT 薄层扫描再加上多平面重建及仿真内镜技术，可较为敏感地发现较小的易漏诊病例，病灶一般<3cm，多单发，呈菜花状或乳头状，带蒂或不带蒂，边界清楚，未累及膀胱壁及周围结构，CT 增强扫描后呈中高度强化，同时临床病史相对较长，肿瘤生长缓慢等是膀胱良性上皮肿瘤的特点。

2）膀胱癌（bladder cancer）：是泌尿系最常见的肿瘤，并且肿瘤常呈多中心发展，病变起源于膀胱上皮，90% 为移行细胞癌，5% ～10% 为鳞癌，腺癌仅占 2%。发生部位以膀胱三角区和两旁的侧壁最为常见，顶壁和前壁极少发生。易累及输尿管、精囊腺、直肠前壁。膀胱癌一种表现为肿瘤在上皮内浸润生长、形成原位癌和浸润性癌，主要表现为膀胱壁局限性增厚；另一种是上皮和间质共同构成，向膀胱内生长，主要表现为乳头、菜花状和不规则形肿块。其生长方式决定了膀胱肿瘤的形态影像学表现。

血尿是膀胱癌最常见的起始症状，为无痛性全程血尿，也是泌尿系肿瘤的特点，膀胱颈部的肿瘤易出现中末血尿。尿频和尿痛一般不是早期症状，它表示肿瘤恶性度高，对膀胱壁有广泛的浸润，使膀胱容量减少；或是由于肿瘤坏死，组织分解物刺激膀胱或并发膀胱炎。这两种情况往往同时存在，常提示预后不良。

影像学表现主要根据其生长方式分为肿块型和壁厚型两种类型，腔内肿块可以是单发或多发，壁增厚多为不规则局限性，较大肿块内可出现出血坏死和钙化，与其他占位性病变相比较，钙化灶的出现可提示膀胱癌可能。造影示不规则充盈缺损，膀胱壁僵硬。平扫 CT 值约 30～40HU，增强 CT 扫描膀胱癌肿块呈中高度强化，强化可不均匀，CT 值约 70～110HU（图 16-1-8）。有研究显示膀胱癌强化峰值出现在 60 秒延迟扫描时，CT 可见病变周围累及情况和有无淋巴结或者是远处转移等。

由于 MRI 对软组织有较高的分辨率，其在膀胱癌的诊断中，尤其是分期诊断中明显优于 CT。MRI 平扫 $T_1$WI 上肿瘤的信号等于或略高于正常膀胱壁或邻近肌肉的信号，与膀胱壁组织分界欠清，但低于膀胱周围脂肪的信号，$T_2$WI 上呈高或稍高信号，但低于高信号的尿液及膀胱周围脂肪的信号，而正常膀胱壁在高信号尿液和盆腔脂肪的衬托下则呈一环状低信号带，增强扫描后肿瘤实质均匀或不均匀强化，肿瘤浸润处膀胱壁完整性中断，病变显示较平扫更加清晰，DWI 图像上病变呈明显高信号，而 ADC 图上为低信号，周围正常膀胱壁呈中等信号，周围脂肪、尿液及软组织均呈低信号，DWI 上显示周围组织结构形态及周围淋巴转移情况较欠缺。

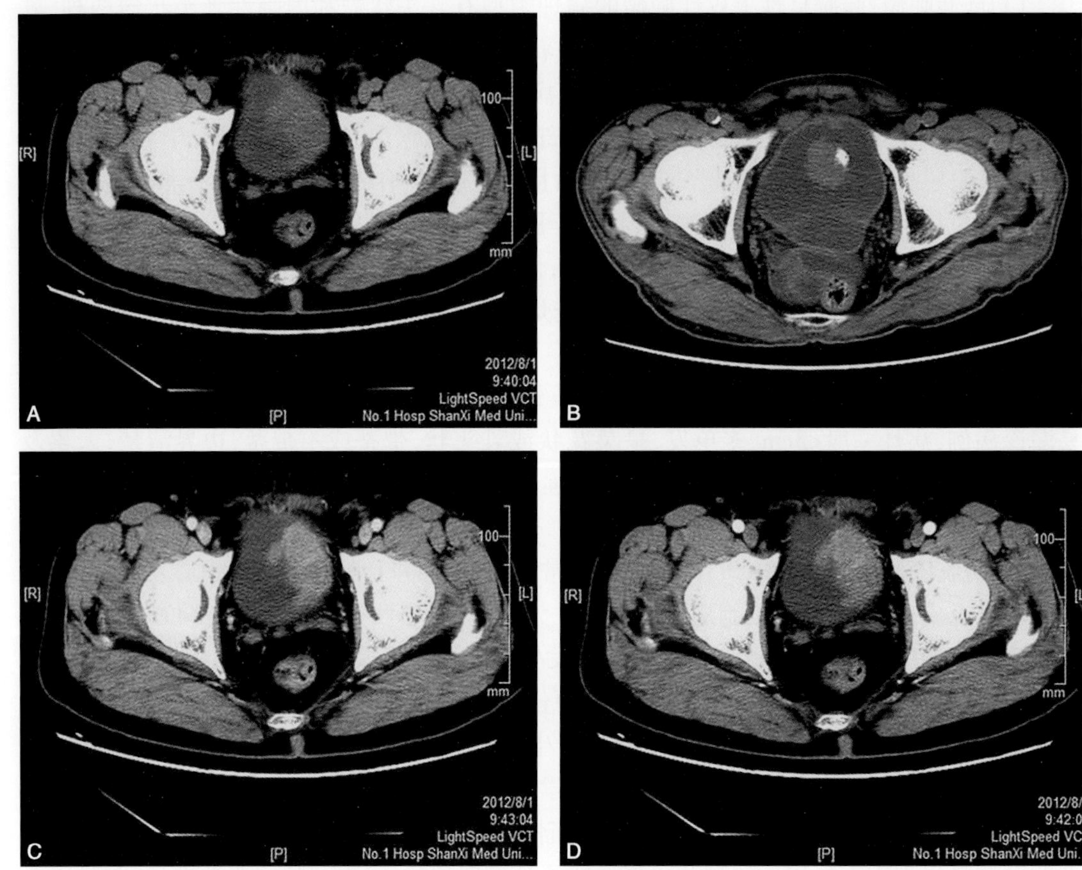


**图 16-1-8 膀胱癌**

男,48 岁。发现肉眼血尿 2 周。A、B. CT 平扫膀胱左侧壁局限性增厚呈不规则肿块样,肿块边缘见结节状钙化灶,膀胱壁外缘毛糙、脂肪间隙密度增高,提示病变突破浆膜层可能;C、D. CT 增强见肿块明显均匀性强化

(2) 非上皮源性肿瘤

1) 膀胱副神经节瘤(paraganglioma of bladder):是一种罕见的潜在恶性肿瘤。发病率低,约占膀胱肿瘤 0.5%,最先由 Zimmeman 等于 1953 年报道。副神经节瘤主要来源于胚胎发育过程中的神经嵴细胞,可以发生于全身自主神经支配的各个区域,但是发生于膀胱的非常少见。本病根据儿茶酚胺的释放活性可分为功能性和非功能性,临床主要表现是去甲肾上腺素过度分泌的症状,常引起排尿时高血压发作,伴头痛、心悸、面色苍白、大汗淋漓等,无痛性的血尿和尿路梗阻为本病相对常见的临床表现。本病好发于中青年女性,多为单发,多发少见,多数为良性,包膜完整,表面光滑,瘤中可有囊变及出血。病变多发生于膀胱黏膜下,以膀胱后壁和侧壁多见,而膀胱三角区相对少见,绝大多数累及膀胱肌层,部分可扩展至膀胱外或累及骨盆。

CT 平扫多表现为等或稍低密度软组织结节或肿块,肿瘤血供丰富,增强后明显强化,可发现包膜样异常强化,较大肿瘤可发生出血、囊变和坏死(图 16-1-9)。良、恶性单从形态不能区分,只有发生浸润邻近脏器或转移,才能考虑为恶性副神经节瘤。

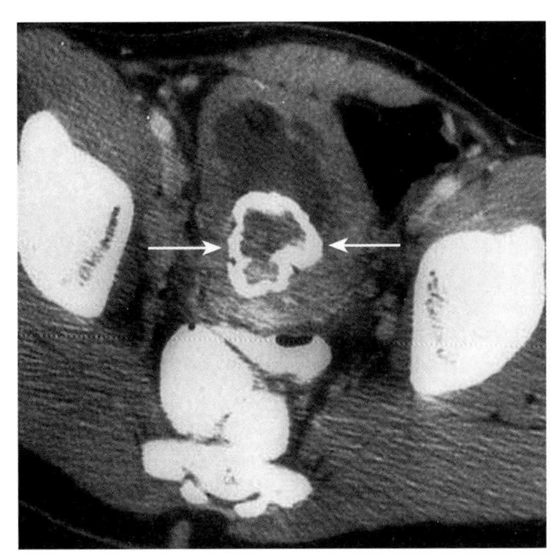

**图 16-1-9　膀胱副神经节瘤**

CT 增强显示膀胱后壁明显强化软组织肿块，并见环状致密钙化

2）膀胱平滑肌瘤（leiomyoma of bladder）：平滑肌瘤临床少见，但是是膀胱良性间充质肿瘤中最常见的类型，约占膀胱肿瘤 0.43%，以青中年女性多见。好发于膀胱三角区，组织学上与子宫平滑肌瘤相似，组织学上当瘤细胞核有大量有丝分裂和染色质过浓、多核巨细胞，应考虑平滑肌肉瘤。形态多为球形，也可呈分叶状或结蒂状，偶尔有蒂。病理上分为膀胱黏膜下、膀胱壁间、膀胱浆膜下三型，其中膀胱壁间型最常见，前两型主要表现为尿路刺激症状、排尿困难及血尿，浆膜下型常无尿路症状，主要为下腹部及盆腔内肿块。

影像诊断中，B 超一般为低回声肿块，表面黏膜为强回声。IVU 主要显示为膀胱内的充盈缺损，对于浆膜下型显示不明显。CT 扫描病变多呈类圆形软组织肿块影，少数可见结节或分叶状表现，富血供病变，增强后可见明显强化。MRI 上显示为膀胱壁的局限性增厚，凸向腔内，$T_1$WI 上呈等或稍高信号，$T_2$WI 上呈高信号，但低于尿液的信号。

3）膀胱横纹肌肉瘤（rhabdomyosarcoma，RMS）：发生于非横纹肌空腔器官的罕见肿瘤，由未分化的原始间叶组织组成，主要见于年幼儿童，好发于膀胱三角区、颈部及尿道内口，肿瘤位于黏膜下层及表浅肌层，向上或向下蔓延侵犯尿道和输尿管，生长迅速，局部浸润明显，转移早而广泛。临床表现为血尿、排尿困难和膀胱刺激症状。肉眼呈多个半透明圆形结节，犹如成串的葡萄，故又名为葡萄状肉瘤，是一种起自黏膜下呈息肉样生长的特殊类型。

IVU 和膀胱造影为膀胱内充盈缺损，B 超为膀胱低回声团块。CT 平扫见膀胱腔内多发大小不等葡萄簇状肿块，多从膀胱后下壁隆起，膀胱壁灶性或弥漫性不均等增厚，肿块密度低于腹壁肌肉；增强扫描肿块呈轻中度强化。实质型平扫见膀胱壁不规则增厚，并见壁外型肿块影；增强扫描膀胱壁及肿块影均有中度或明显强化，一般无钙化，囊变坏死亦少见。当临床儿童出现排尿困难或血尿，影像手段发现膀胱内实性肿物时，应首先考虑横纹肌肉瘤。

**9. 非膀胱源性病变所致膀胱充盈缺损**

（1）良性前列腺增生（benign prostatic hyperplasia，BPH）：前列腺增大分良性和恶性，以良性多见。本病随着年龄的增加，发病率亦增高。前列腺内腺增大，可突向膀胱底部，酷似膀胱起源肿瘤。

CT、US 上肿块起源部位较其影像表现更具诊断价值。CT 平扫恶性增生结节稍大时表现为低密度，弥漫多发结节较小呈略低密度（图 16-1-10）；良性增生动静脉期增强扫描示中央区弥漫不均强化，外周区不强化。有文献指出动静脉扫描所见的中央区与外周区比例增大，对病变的诊断意义较大。

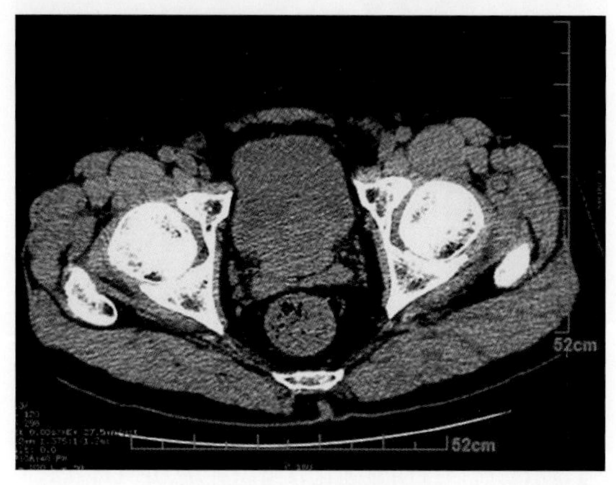

**图 16-1-10　前列腺增生**

男性，57 岁。CT 平扫示前列腺体积增大，密度欠均匀，部分凸向膀胱腔内

（2）输尿管囊肿（ureterocele）：另一种导致膀胱充盈缺损的疾病，其发病机制为输尿管口的先天性阻塞，导致壁内段囊状扩张，并可突入膀胱内或异位于尿道或阴道内。输尿管囊肿可伴有输尿管重复畸形或单发畸形，发病率为 1/4000，男女比例为 1∶4～1∶7，大约 10% 输尿管囊肿为双侧性。症状表现不一，与输尿管膀胱连接处阻塞及尿路反流有关，主要包括：尿路感染、尿频、血尿、尿痛、尿不尽及结石病等，亦可无临床症状。膀胱镜检查，输尿管囊肿的壁光滑，被覆正常上皮组织，由输尿管黏膜及膀胱黏膜构成。

输尿管囊肿的影像学表现具有特异性。超声图像，典型表现为起源于膀胱壁充满液体的腔内病变，邻近输尿管，伴有的输尿管喷射征象有助于诊断。与之伴随的重复输尿管或扩张的近端输尿管可显示。尿路造影输尿管囊肿表现为边缘清楚的充盈缺损，依充盈程度，病变可大可小，病变侧输尿管有明显扩张表现，并与囊肿相连，周围伴有透亮边缘，此即为“眼镜蛇头征”，在 CT、MRI 病变表现为圆形的液性病灶（图 16-1-11，图 16-1-12）。

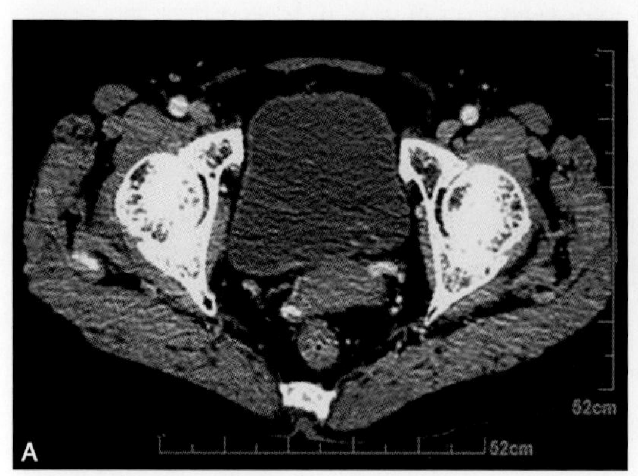

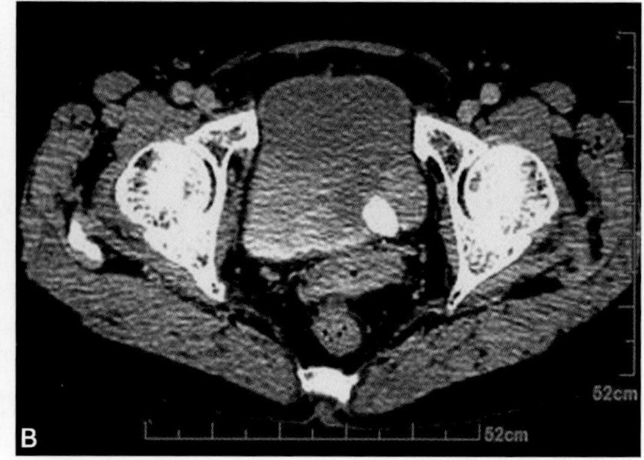

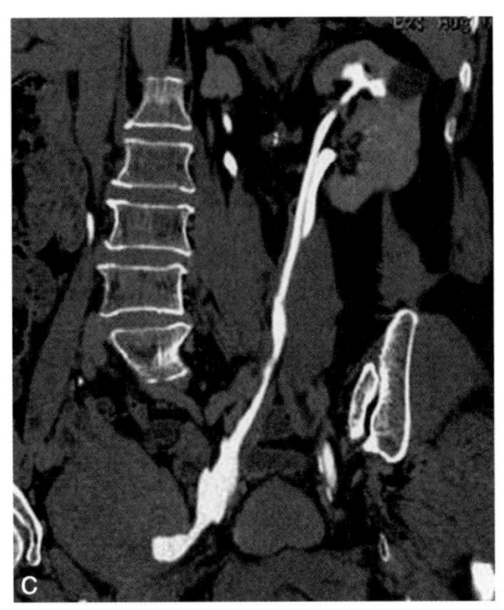

**图 16-1-11　输尿管囊肿**

男,50 岁。左侧双输尿管并囊肿。A、B. CT 增强显示膀胱左侧后壁输尿管入口处囊性低密度影凸向腔内,左侧输尿管扩张,静脉期可见病灶壁增厚并强化,排泄期可见造影剂充满右侧病变及扩张输尿管;C. 曲面重建(CPR)完整显示病变侧输尿管及囊肿

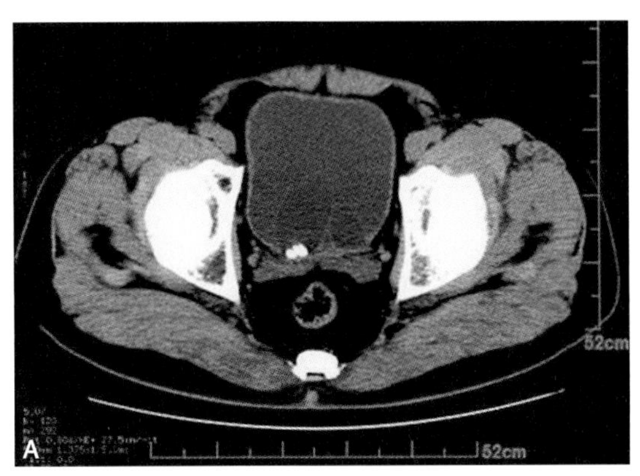

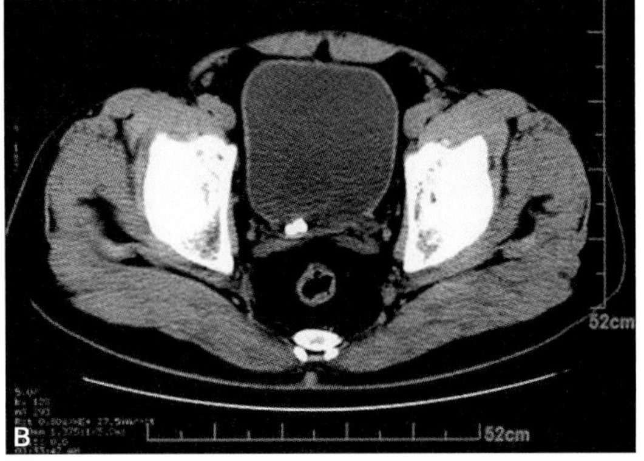

**图 16-1-12　输尿管囊肿**

男,50 岁。A、B. CT 平扫显示双侧输尿管壁内段囊状扩张并凸向膀胱,壁薄而光滑,右侧输尿管壁内段内可见结节状致密影

## 五、研究进展及存在的问题

对于膀胱的充盈缺损病变来说非软组织性病变,通过结合临床病史诊断较为简单。而软组织类病变的影像鉴别诊断相对较难,尽管近年来,影像检查手段发展迅速,如 CT 能谱成像根据低能量段(40～80keV)碘浓度的差异可以在一定程度上判断的浸润程度及微血管丰富程度提示膀胱癌的病理学类型;超声造影(CEUS)已逐步广泛应用于临床,能明确显示组织微循环灌注与肿瘤的血供情况,从而在诊断膀胱占位性疾病中取得了明显进展。但就目前而言影像检查手段主要还是提高检出、定位,定量,而对于定性诊断而言除有明显恶

性征象的病变外，因恶性病变早期与其余肿瘤或非肿瘤性病变存在影像或生物学行为上的相似性，所以如何能做到早期精确诊断，给临床治疗争取时间和更好的预后是亟待解决的问题。

（王争　李健丁　高波）

## 参考文献


1. Cosgrave DJ, Monga M. Inveaedp apilloma as a cause of higher-grade ureteral obstruction. Urology, 2000, 56(5): 856-857.
2. Crew JP, Jephcott CR, Reynard JM. Radiation-induced hemor-rhagic cyctits. Eur Urol, 2001, 40(2): 111-123.
3. Gross JS, Rotenberg S, Horrow MM. Resident and fellow education feature. Bladder injury: types, mechanisms, and diagnostic imaging. Radiographics, 2014, 34(3): 802-803.
4. Kim JK, Park SY, Ahn HJ, et al. Bladder cancer: analysis of multi-detector row helical CT enhancement pattern and accuracy in tumor detection and perivesical staging. Radiology, 2004, 231(3): 725-731.
5. Necolau C, Bunesch L, Peri L, et al. Accuracy of : contrast-enhanced ultrasound in the detection of bladder cancer. Br J Radiol, 2011, 84(1008): 1091-1099.
6. Raquel CA, Susana BN, Patricia DM, et al. Kidney in danger: CT findings of blunt and penetrating renal trauma. Radiographics, 2009, 29(7): 2033-2053.
7. Young RH. Tumor-like lesions of the urinary bladder. Mod Pathol. 2009, 22: 37-52.
8. 郝丽，刘爱连，汪禾清，等. CT 能谱成像鉴别膀胱后壁癌与前列腺增生突入膀胱. 中国医学影像技术，2013，29(2)：269-272.
9. 马军，寻正为，哈若水，等. 多层螺旋 CT 双期增强扫描结合仿真内镜成像在膀胱癌术前分期中的诊断价值. 中华泌尿外科杂志，2010，31(12)：839-843.
10. 石向明，王辉，张强，等. 腺性膀胱炎的影像诊断(附 8 例报告). 实用放射学杂志，2010，26(2)：216-218.
11. 王秀忠，啜振华，刘荣欣，等. CT 仿真膀胱镜的临床应用研究. 中华放射学杂志，2001，35(3)：221-223.
12. 王宇军，胡利荣，程有根，等. 血吸虫性膀胱炎的 CT 表现. 中华放射学杂志，2014，48(2)：132-134.
13. 肖远松，胡卫列，姚华强，等. 女性膀胱流出道梗阻的影像尿动力学检查特点分析. 中华泌尿外科杂志，2010，31(6)：413-415.
14. 徐学勤，林晓珠，朱晓雷，等. 不同病理类型膀胱癌能谱 CT 成像特点的临床研究. 中国医学计算机成像杂志，2013，19(1)：61-64.
15. 杨晓坤，董胜国，董震，等. 泌尿系结核并发膀胱肿瘤六例报告. 中华泌尿外科杂志，2007，28(8)：568-569.


# 第二节　尿道狭窄

## 一、前　言

尿道狭窄(urethral stricture)是泌尿系统常见病。多见于男性，发病率约 300/10 万。患者主要表现为排尿困难、尿路感染等症状，易复发；严重者甚至出现肾功能损害、男性不育及性功能障碍等，严重影响患者的生活质量，甚至危及生命。

目前主要应用尿路造影对该类疾病进行影像诊断，以了解患者发生狭窄的位置、狭窄长度、是否出现瘘管或假道等，并且能进一步了解患者狭窄段以上尿道情况，造影分为排尿性膀胱尿道造影（voiding cystourethrography，VCUG）与逆行尿道造影（retrograde urethrography，RGU）两种，但尿道X线造影检查对后尿道的显示有一定的局限性，有时需要结合超声或者CT重建对狭窄部位范围及形态进行综合评判。CT尿道成像（CT urethrography，CTU）可以获得横断位、3D的尿道异常图像，对腔外解剖标志无放大、失真显示，避免了对医生的辐射暴露。MRI是评价外伤后盆腔解剖的最佳影像学方法，已成功用于无创伤测量尿道狭窄长度，也可以清晰显示瘢痕组织的范围及前列腺移位的程度和方向，从而有助于术前决策。注入无菌性润滑剂的磁共振尿道成像（magnetic resonance urethrography，MRU）能更有效地评价复杂性尿道狭窄，克服了常规MRI及RGU、VCUG的局限性，尤其对闭塞性后尿道狭窄选择最佳的手术方式具有重要价值。

## 二、相关疾病分类

根据尿道狭窄的病因，临床分为四类（表16-2-1）：

1. 尿道先天发育畸形如先天性尿道外口狭窄，尿道瓣膜，精阜肥大，尿道管腔先天狭窄等所致；

2. 尿道炎症，常因尿道管腔感染；

3. 尿道肿瘤；

4. 损伤所致，尿道损伤包括了外伤性及医源性，前者多因损伤初期处理不当所致，而后者则是操作不当引起如留置尿管不当，前列腺电切术后及气囊、导尿管压迫损伤等均可诱发炎症，发生出血坏死，进而发生狭窄。

表16-2-1　尿道狭窄疾病分类

| 性质 | 病变 | |
|---|---|---|
| 先天性 | 先天性尿道外口狭窄，尿道瓣膜，精阜肥大，尿道管腔先天狭窄 | |
| 后天性 | 炎性： | 淋菌性，非淋菌性，结核 |
| | 肿瘤性： | 上皮性：乳头状瘤、尿道癌；非上皮性肿瘤：平滑肌瘤、血管瘤及恶性黑色素瘤等 |
| | 外伤性： | 骑跨伤；手术、尿道器械探查操作后等 |

## 三、影像诊断流程

根据临床表现明确存在尿道狭窄：① 根据病史判别先天性，还是后天获得性；② 同样根据病史再把后天获得性分为外伤性、肿瘤性和炎性；③ 对于炎性狭窄，影像结合临床进行鉴别诊断（图16-2-1，表16-2-2）。对于尿道狭窄的影像诊断主要是观察狭窄部位、范围及程度。

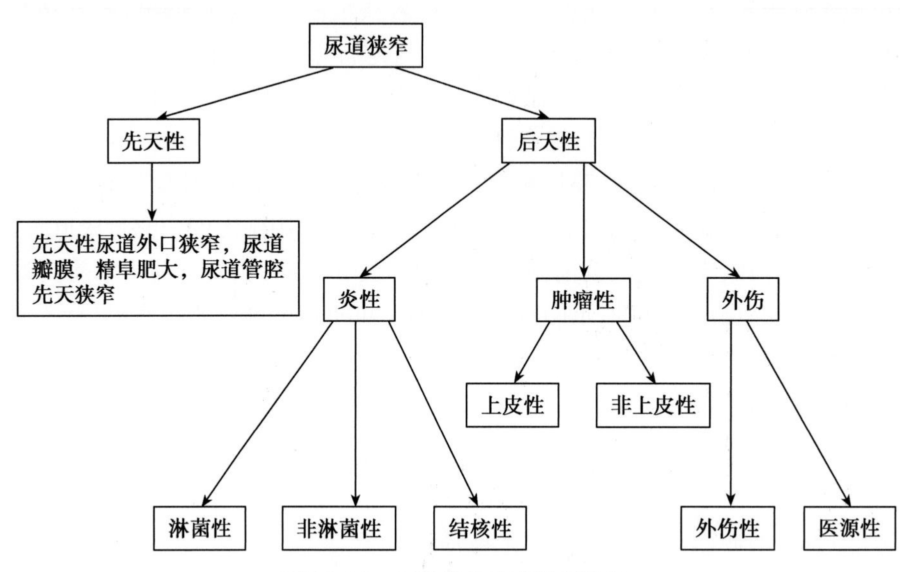


图 16-2-1　尿道狭窄疾病诊断流程

表 16-2-2　尿道狭窄疾病影像学鉴别诊断

| 病变类型 | 特点 |
|---|---|
| 先天性狭窄 | 造影表现一般为狭窄部粗细均匀,边缘光整,尿道壁柔软;尿道瓣膜可见病变处横行线状影凸入尿道腔内,尿道壁光整而柔软;一般出生后不久即可出现相应临床症状 |
| 尿道炎性病变 | 尿道炎和尿道结核形成的尿道狭窄,均表现为长度不等、粗细不均、边缘毛糙的狭窄段,一般范围较长;但尿道炎所致的尿道狭窄的长度比尿道结核相对较长;尿道淋病所致的尿道狭窄多较短,粗细较一致,边缘光整;结核还可以发现肺结核或肾结核,且狭窄段尿道可出现毛刺样小龛影或粟粒样充盈缺损 |
| 尿道肿瘤 | 规则或不规则软组织肿块影,良性者可见边缘光滑,分界清晰,或者可见包膜结构,恶性者边界不清,可见明显邻近累及表现,尿道癌易发生淋巴转移 |
| 尿道损伤 | 有明确病史造影可表现为尿道的缺损,甚至断裂,有造影剂外溢,纤维瘢痕收缩形成的尿道狭窄,狭窄段的僵直,边缘可呈锯齿状也可光整,没有尿路刺激表现;平片及 CT 还可见骨折、血肿等外伤征象 |

## 四、相关疾病影像学诊断

**1. 先天性尿道狭窄(congenital stricture of urethra)**　尿道外口有狭窄,常伴有包皮过长或包茎;尿道瓣膜分为前尿道瓣膜和后尿道瓣膜,前者常为间隔瓣膜而形成双腔前尿道畸形,而后尿道瓣膜常中央有一小孔;尿道腔狭窄多见于球部和膜部交界处和舟状窝的后端。临床表现可有尿少,尿频,尿流细如线状,甚至尿流如滴状、排尿障碍,尿流间断,淋漓不尽及不自觉滴尿等。

造影表现一般为狭窄部粗细均匀，边缘光整，尿道壁柔软；尿道瓣膜可见病变处横行线状影凸入尿道腔内，尿道壁光整而柔软（图 16-2-2）。

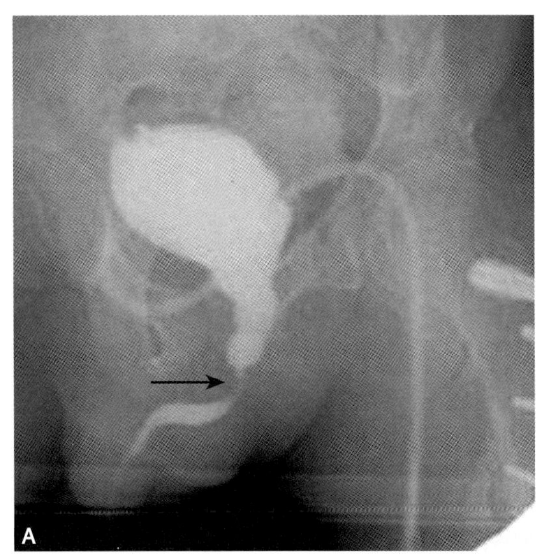


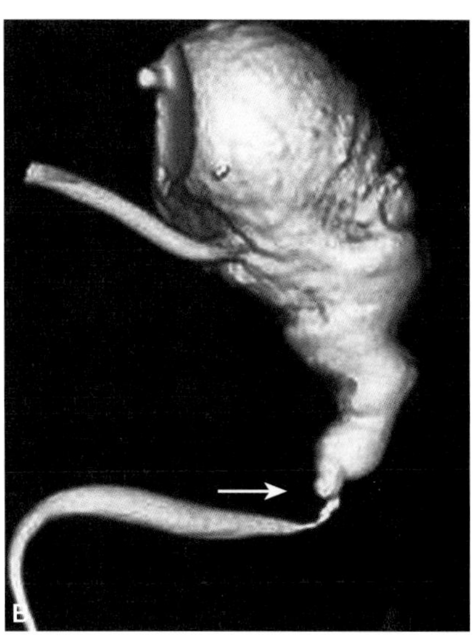


**图 16-2-2 先天性尿道狭窄**

男，22 岁。A. 膀胱造影显示后尿道局限性明显狭窄；B. CTU 显示后尿道局限性狭窄

**2. 尿道炎性病变（urethritis）** 非淋菌性尿道炎是最常见的疾病，致病菌一般为大肠杆菌、链球菌和葡萄球菌，可以与尿道梗阻互为因果。急性尿道炎时，黏膜下层与腺体周围组织受到炎症浸润。在慢性炎症期间，炎症逐渐吸收，形成纤维性变而引起尿道狭窄，故炎症性狭窄多在急性尿道炎一年或数年后发生。由炎症引起的尿道狭窄比创伤所致者范围广泛，瘢痕组织更多，治疗困难。淋病是由淋病双球菌引起的黏膜的化脓性炎，慢性尿道淋病容易发生不同程度的尿道狭窄，以男性多见。尿道结核少见，多继发于肾结核、膀胱结核等上尿路结核，或生殖系统结核如前列腺结核、附睾结核、子宫输卵管结核等，也可继发于肺结核。尿道结核可同时并发尿道炎，但尿道结核发生尿道狭窄的几率却远较尿道炎为高。

造影 X 线表现：尿道炎和尿道结核形成的尿道狭窄，均表现为长度不等、粗细不均、边缘毛糙的狭窄段，一般范围较长（图 16-2-3），但尿道炎所致的尿道狭窄的长度比尿道结核长；尿道淋病所致的尿道狭窄多较短，粗细较一致，边缘光整。除此之外在结核，还可以发现肺结核或肾结核，且狭窄段尿道可出现毛刺样小龛影（溃疡型）或粟粒样充盈缺损（增殖型）。

**3. 尿道肿瘤（tumor of urethra）** 临床相对少见或罕见，根据来源分为上皮性和非上皮性。上皮性如乳头状瘤和尿道癌，其中尿道癌以移行细胞癌和鳞状上皮癌最为常见；多发生于尿道球膜部，是少见的尿路肿瘤，男性多见，多发生于 50 岁后，易发生淋巴转移，非上皮性则有平滑肌瘤、血管瘤及恶性黑色素瘤等。平滑肌瘤几乎仅见于女性，且多为生殖期女性，提示该疾病可能与雌激素水平有关。而恶性黑色素瘤也多发生于 50 岁以上女性，以远端尿道多见，男性多发生于舟状窝处；该疾病临床罕见，表现类似于上皮类肿瘤，多需要借助免疫组化验查，肿瘤细胞 S-100 蛋白、HMB45、Vi-mentin 及 Tyrosinase、Melan-A 阳性表达进行确

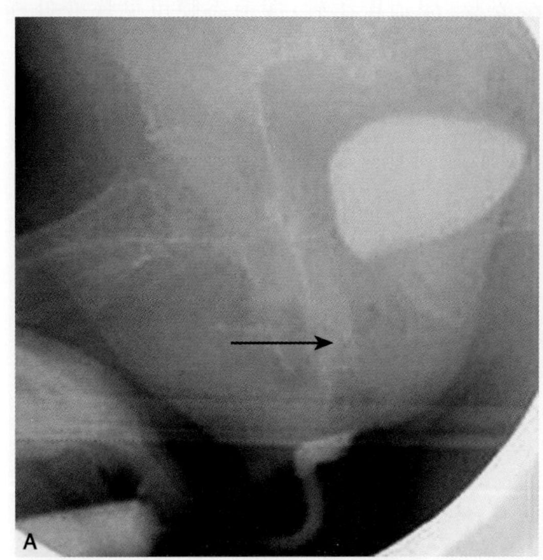
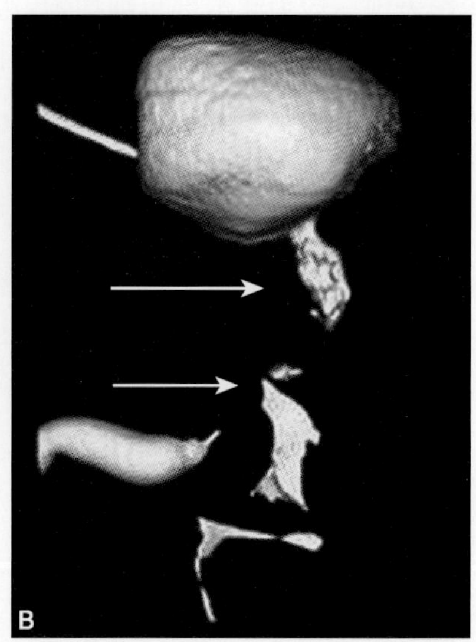

**图 16-2-3　尿道炎性狭窄**

男,34 岁。A. 膀胱造影显示后尿道节段性重度狭窄;B. CTU 显示后尿道节段性重度狭窄

诊。尿道肿瘤常会造成尿道梗阻,引起相应的临床表现如排尿困难等,除此之外还有血尿以及尿道分泌物等,分泌物可为血性或者脓性。由于肿瘤侵犯还可以形成周围脓肿以及瘘道等,临床上查体多可触及肿块。

X 线造影表现为尿道区的充盈缺损或是尿道狭窄以及造影剂外漏,恶性病变一般为僵硬的不规则充盈缺损,可见黏膜破坏,良性病变边界多光整。B 超也是简便快捷的检查手段但对于病变范围、邻近累及转移的观察,无法与 CT、MRI 相媲美,尤其 MRI 对于明确疾病的累及分期有着明显优势(图 16-2-4)。

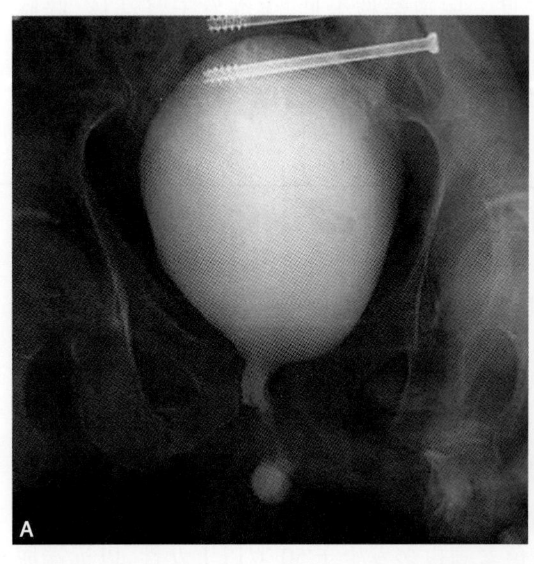
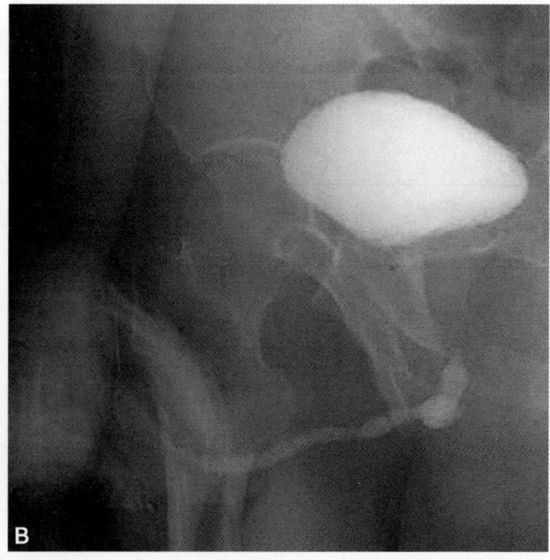

**图 16-2-4　尿道占位**

A、B. 尿道造影示尿道球部局限性充盈缺损,管腔狭窄,范围较短,位置相对较固定

**4. 尿道损伤(injury of urethra)**　最常见的原因就是外伤特别是骑跨伤,另外也可因手术、尿道器械探查或结石摩擦造成。外伤性尿道损伤经常伴有骨盆骨折特别是耻、坐骨的骨折。急性外伤可造成尿道的挫裂伤、出血或周围血肿,出血形成的凝血块常会造成尿道梗阻,但尿道损伤修复过程中的纤维瘢痕收缩才是其造成尿道梗阻的主要原因。

尿道造影上可表现为尿道的缺损甚至断裂,并可见造影剂外溢,如有凝血块则表现为充盈缺损,局部管壁柔软,经冲洗引流后充盈缺损可消失;损伤后慢性的纤维瘢痕收缩形成的尿道狭窄,狭窄段的僵直,边缘可呈锯齿状也可光整,没有尿路刺激表现。平片、CT 还可见骨折、血肿等外伤征象(图 16-2-5,图 16-2-6)。

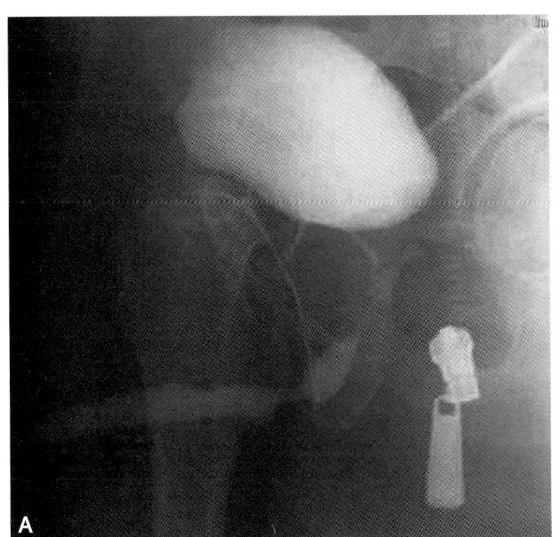


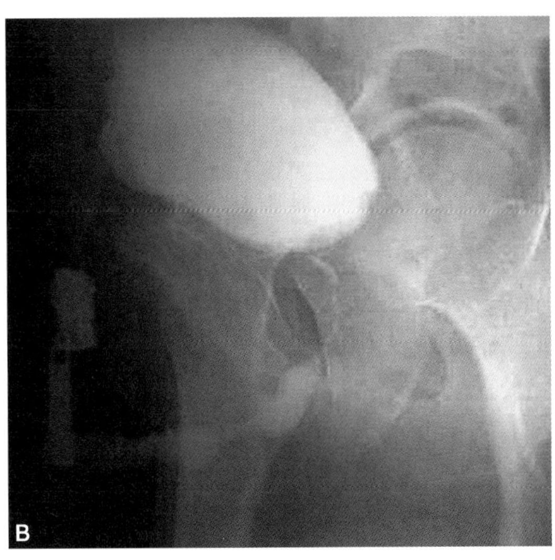


**图 16-2-5　外伤后尿道狭窄**

A、B. 病变位于尿道球部,范围较短,并可见骨折及其术后改变

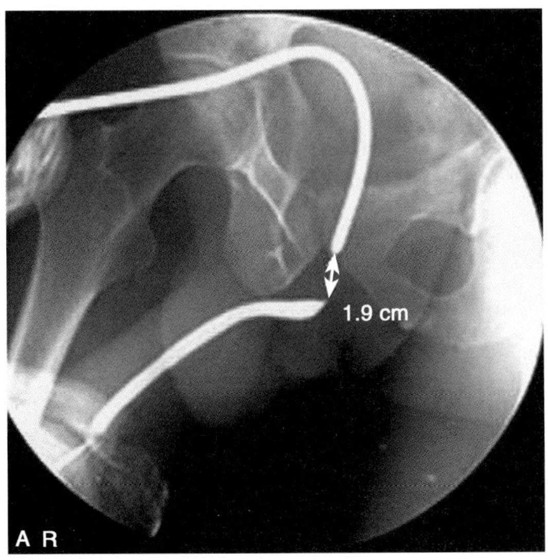


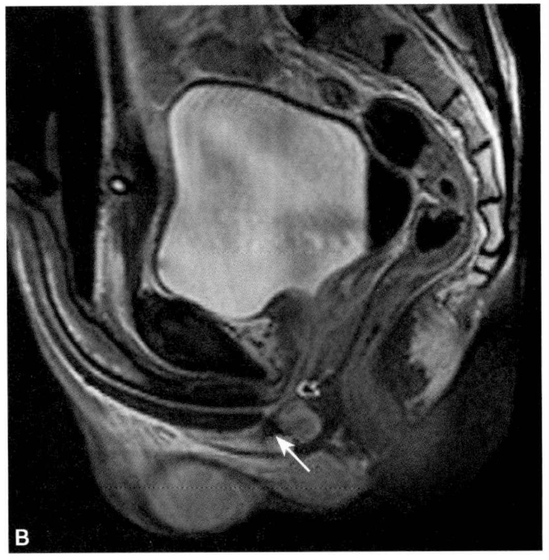

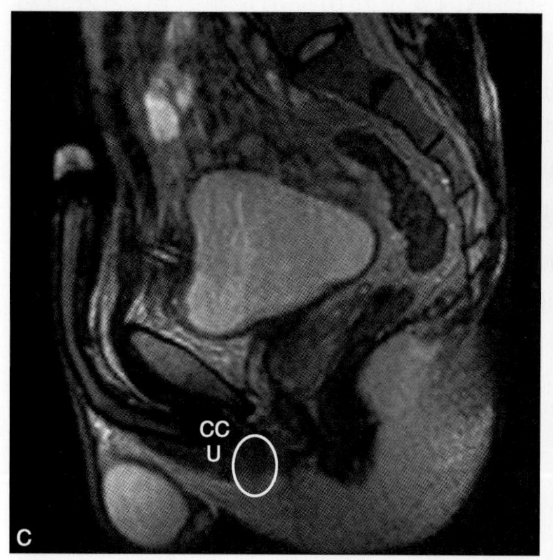


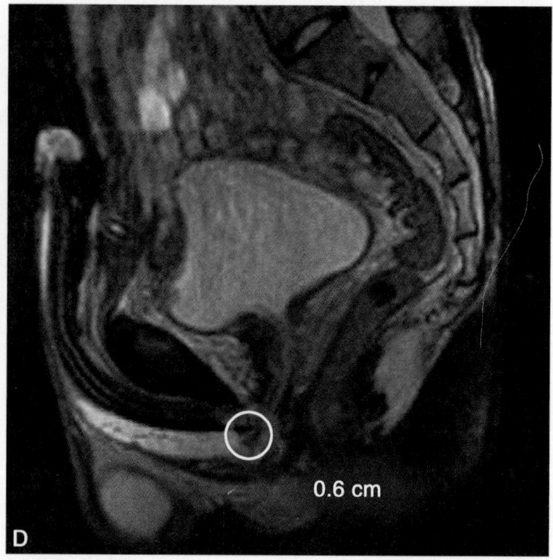


**图 16-2-6 外伤后尿道狭窄**

男,33 岁。骑跨伤后完全性尿道狭窄。A. 尿道造影显示插管进入尿道近端及长约 2.0cm 狭窄;B. 增强 $T_1$WI 显示近狭窄处(白箭)海绵体明显强化,狭窄处远端海绵体塌陷及明显强化,狭窄处强化不明显;C. 矢状位 $T_2$WI 由于尿道无扩张故未显示尿道远端(U),狭窄远端(卵圆形)边界不清;D. 矢状位 $T_2$WI 由于尿道扩张可显示完整的 0.6cm 狭窄段(圆圈),尿道球部呈低信号,狭窄远端靠近扩张尿道远端

## 五、研究进展及存在的问题

目前根据尿道狭窄临床症状及病史不难做出诊断,而该病治疗方法也是多种多样,主要包括:尿道扩张、尿道内切开术、激光治疗、尿道支架、开放性尿道重建术等,并且随着自体组织在尿道成形术中的应用及组织工程学技术的发展,新的治疗材料和方法不断涌现,疗效也较前有了显著的提高。但是治疗方法的多样性说明没有一种是完全理想的,如何根据狭窄的病因、部位、长度、并发症、既往手术史等情况选择最适合的治疗方案,以及治疗后功能的恢复是目前临床主要探讨的问题。

(王争 李健丁 高波)

## 参考文献

1. Angermeier KW, Rourke KF, Dubey D, et al. SIU/ICUD Consultation on Urethral Strictures: Evaluation and follow-up. Urology, 2014, 83(3 Suppl): S8-17.
2. Bai SW, Jung HJ, Joen MJ, et al. Leiomyomas of female and bladder : a report of five cases and review of literature. Int Urogynecol J Pelvie Floor Dysfunet J, 2007, 18(8): 913-917.
3. Berrocal T, López-Pereira P, Arjonilla A, et al. Anomalies of the distal ureter, bladder, and urethra in children: embryologic, radiologic, and pathologic features. Radiographics, 2002, 22(5): 1139-1164.
4. Di Marco DS, DiMarco CS, Zincke H, et al. Outcome of surgical treatment for primary malignant melanoma of the female urethra. J Urol, 2004, 171(2Pt 1): 765-767.
5. Goto K, Orisaka S, Kurokawa T, et al. Leiomyomas of female urethra : urodynamic changes after surgical inter-

vention. Int Urogynecol J Pelvie Floor Dysfunet J. 2005,16(2):164-165.

6. Hosseinzadeh K, Heller MT, Houshmand G. Imaging of the female perineum in adults. Radiographics, 2012, 32(4):E129-168.

7. Oh MM, Jin MH, Sung DJ, et al. Magnetic resonance urethrography to assess obliterative posterior urethral stricture: comparison to conventional retrograde urethrography with voiding cystourethrography. J Urol, 2010, 183(2):603-607.

8. Oliva E, Quinn TR, Amin MB, et al. Primary malignant melanoma of the urethra: a cli-nicopathologic analysis of 15 cases. AmJ Surg Pathol, 2000, 24(6):785-796.

9. Ozel B, Ballard. Urethral and paraurethral leiomyomas in the female patient. Int Urogynecol J Pelvie Floor Dysfunet J, 2006, 17(1):93-95.

10. Song L, Xie M, Zhang Y, et al. Imaging techniques for the diagnosis of male traumatic urethral strictures. J Xray Sci Technol, 2013, 21(1):111-123.

11. Sung DJ, Kim YH, Cho SB, et al. Obliterative urethral stricture: MR urethrography versus conventional retrograde urethrography with voiding cystourethrography. Radiology, 2006, 240(3):842-848.

12. Zhang XM, Hu WL, He HX, et al. Diagnosis of male posterior urethral stricture: comparison of 64-MDCT urethrography vs. standard urethrography. Abdom Imaging, 2011, 36(6):771-775.

13. 鞠彦合,廖利民,李东,等. 神经源性膀胱尿道功能障碍患者的影像尿动力学研究. 中华外科杂志,2008,46(20):1525-1528.

14. 肖远松,胡卫列,吕军,等. 经耻骨上尿道中段吊带术治疗女性压力性尿失禁的影像尿动力学评价. 中国医师进修杂志,2011,34(32):14-16.

# 第三节　女性反复下尿道感染

## 一、前　　言

尿路感染(urinary tract infection, UTI)又称泌尿系统感染,是指伴或不伴有临床症状的尿路大量致病微生物繁殖而引起的尿路炎症。最多见的致病微生物是细菌,其次是真菌,其他如病毒、支原体、衣原体、寄生虫等。尿路感染分为上尿路感染和下尿路感染(lower urinary tract infection, LUTI)。对于后者女性因尿道短、无括约肌,且尿道口与阴道、肛门邻近,易受感染,发生率比男性高 8～10 倍。大多数妇女在其一生中会发生 2 次或多次泌尿系感染。女性下尿路感染以尿道炎、膀胱炎为主,绝大多数是由革兰阴性细菌感染引致,主要为大肠杆菌,并且随着年龄的增长女性发病率会有所增加,这可能和雌激素减少后,IgA 分泌减少以及阴道内 pH 值升高有关,同时女性下尿路感染也常继发于女性尿道综合征。部分病例中患者同时还存在功能结构异常等易感因素,因此将这部分病例称为复杂性下尿路感染。

## 二、相关疾病分类

临床上女性下尿路感染主要是膀胱炎和尿道炎。

## 三、影像诊断流程

本病一般不需做泌尿系检查,根据临床表现及实验室检查,基本能做诊断。影像检查中阴道超声对轻度充盈的膀胱可清晰显示膀胱壁三层结构,并且可以清晰显示尿道全程及膀胱颈部,因此对于膀胱及尿道炎性病变的诊断符合率较高,还可以结合高敏感性的彩色血流信号确定病变的性质等,所以有着一定的优势性。然而对于复杂性或者反复发作性的 LUTI 患者,需警惕有无功能性病变或者解剖异常的存在,这时候就需要 CT 扫描除外这种可能性。

## 四、相关疾病影像学诊断

LUTI 临床主要表现为膀胱刺激症状,如尿频、尿急、尿痛(从排尿时轻度烧灼感到明显疼痛),重症时伴随出现肉眼血尿及低热(<38℃);血白细胞一般正常,而尿中白细胞增多,可伴血尿。

超声表现膀胱壁不光整、增厚,急性膀胱炎时腔内充满密集点状回声,膀胱三角区可见片絮状高回声漂浮;尿道炎则表现为尿道壁不同程度增厚或尿道腔变窄,黏膜面毛糙,回声增强。如伴有其他异常,如结石在超声上显示强回声并伴后方声影,CT 上可见腔内致密影;解剖异常在 CT 及尿路造影上也会有相应的显示(图 16-3-1)。

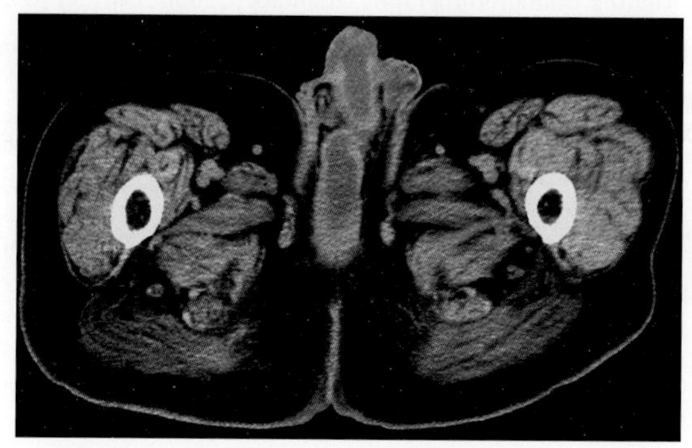

**图 16-3-1　下尿路感染**

男,83 岁。反复尿道感染、发热,尿液分析提示菌尿、脓尿,血、尿培养摩根氏菌阳性。CT 平扫显示尿道扩张约 16mm,阴茎及包皮肿胀

## 五、研究进展及存在问题

女性 LUTI 其诊断根据相应的临床症状及实验室检查,并不困难,主要还是如何彻底治愈防止复发。临床根据女性不同生理时期的特点制定有针对性的治疗方案,取得了不错的疗效,如育龄期女性单纯无并发症者,仅应用抗生素即可治愈,而反复感染者要完善检查除外有无结构异常,以便在抗炎症的同时进行根除病因的治疗;而对于绝经期女性除应用抗生素外,还应该加用雌激素进行治疗;绝经期反复感染者则需要注意有无其他疾病如糖尿病等。

(王争　吕翠)

## 参 考 文 献

1. Awais M, Rehman A, Baloch NU, et al. Evaluation and management of recurrent urinary tract infections in children: state of the art. Expert Rev Anti Infect Ther, 2015, 13(2): 209-231.

2. Browne RF, Zwirewich C, Torreggiani WC. Imaging of urinary tract infection in the adult. Eur Radiol, 2004, 14

Suppl 3:E168-183.

3. Dielubanza EJ,Schaeffer AJ. Urinary tract infections in women. Med Clin North Am,2011,95(1):27-41.
4. Hosseinzadeh K,Heller MT,Houshmand G. Imaging of the female perineum in adults. Radiographics,2012,32(4):E129-168.
5. Ifergan J,Pommier R,Brion MC,et al. Imaging in upper urinary tract infections. Diagn Interv Imaging,2012,93(6):509-519.
6. Kawashima A,Sandler CM,Wasserman NF,et al. Imaging of urethral disease: a pictorial review. Radiographics,2004,24 Suppl 1:S195-216.
7. Najar MS, Saldanha CL, Banday KA. Approach to urinary tract infections. Indian J Nephrol, 2009, 19(4):129-139
8. Ristola MT,Hurme T. Consequences of following the new American Academy of Pediatrics guidelines for imaging children with urinary tract infection. Scand J Urol,2015,49(5):419-423.
9. Schull A,Monzani Q,Bour L,et al. Imaging in lower urinary tract infections. Diagn Interv Imaging,2012,93(6):500-508.
10. Tan CH, Vikram R, Boonsirikamchai P, et al. Pathways of extrapelvic spread of pelvic disease: imaging findings. Radiographics,2011,31(1):117-133.
11. 耿琳,曾纪骅. 儿童泌尿道感染影像学检查进展. 中国实用儿科杂志,2004,19(2): 114-116.
12. 牟珊,张庆怡. 尿路感染的诊断和鉴别诊断. 中国实用内科杂志,2001,21(4):203.
13. 赵瑞芳,曾纪骅,季志英,等. 首诊泌尿道感染患儿影像学检查评价与分析. 中国医学影像技术,2006,22(7):1083-1086.

# 第十七章　前列腺及精囊腺

## 第一节　前列腺实性病变

### 一、前　　言

前列腺(prostate)是男性泌尿生殖系统的重要器官,位于盆腔内膀胱颈的后下方,尿生殖膈的上方,耻骨联合及耻骨弓后方,包绕尿道前列腺部。前列腺外形呈倒锥体样,左右对称。根据 McNeal 提出的前列腺带区解剖新概念,将前列腺分为腺体和非腺体两部分。非腺体部分主要指位于前列腺前部的非纤维基质带,在前列腺发育过程中体积逐渐退缩,并且很少有前列腺病变发生于该区,故该区在影像诊断中的价值有限。正常前列腺腺体部分主要包括三个区域:外周带(70%)、中央带(25%)和移行带(5%);前列腺解剖带可分为两区:内腺(移行带)和外腺(中央带和外周带)。良性前列腺增生(BPH)最常发生于内腺,而外腺是前列腺炎、前列腺癌最常发生的部位。

$T_1$WI 正常前列腺显示为一均匀中等信号结构,类似于周围肌肉组织,此序列常用于发现穿刺活检术后因人为因素而产生的病变;$T_2$WI 外周带显示为前列腺后部对称的马蹄样高信号,并由前列腺周围脂肪包绕;移行带信号不均匀,可见结节样表现,腺体结节呈高信号,基质结节呈低信号(图 17-1-1);在前列腺底部可见中央带呈低信号,精囊腺和输精管壶腹部(vas deferens,VD)汇合成射精管。腺体的中部和底部可见被膜呈 $T_2$WI 低信号,腺体尖部缺乏被膜和前列腺周围脂肪。

前列腺癌(prostate cancer,PCa)在我国发病率呈明显上升趋势。PCa 的诊断、鉴别诊断、治疗疗效评估对指导患者治疗方式的选择和提高患者预后意义重大。目前 PCa 的影像研究主要集中于多参数磁共振成像(multi-parametric MRI,Mp-MRI)扫描方案的优选、PCa 的检出和恶性程度的无创评估、治疗疗效评估、穿刺活检引导技术以及新检查序列技术的应用。前列腺癌的 MRI 诊断存在敏感性高、特异性低的问题,主要是因为诊断前列腺癌是观察外周带 $T_2$WI 信号减低,但其他疾病如炎症、良性增生、放疗或内分泌治疗后改变都可表现为外周带低信号区。

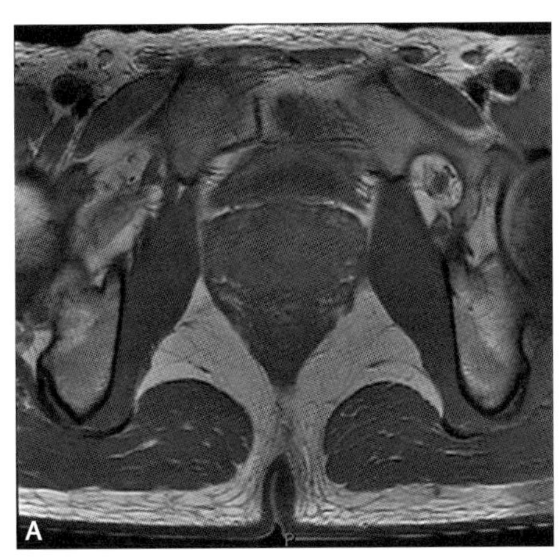


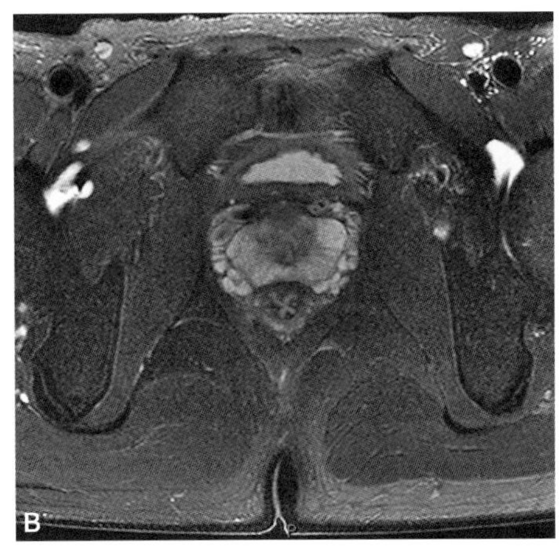


**图 17-1-1　正常前列腺**

男性,32 岁。A. MRI 平扫 $T_1WI$ 前列腺显示为一均匀中等信号结构;B. MRI 平扫 $T_2WI$ 显示前列腺后外侧对称性分布的外周带呈高信号,中央腺体呈相对低信号

## 二、相关疾病分类

正常男性在 40 岁以后前列腺可有不同程度的增生,因此无症状性的良性前列腺增生(BPH)可被视为一种生理状态。前列腺的常见实性病变包括增生、肿瘤和炎症,在 $T_2WI$ 上多呈低信号改变。所以前列腺 MRI 检查的主要目的是判断前列腺 $T_2WI$ 低信号病变的良恶性,即将前列腺癌与增生、炎症等良性改变进行鉴别。MRI 在前列腺的良恶性鉴别上具有一定优势,BPH 主要发生在中央区(中央带及移行带),表现为前列腺均匀增大,边缘光滑,周围脂肪组织清晰,$T_2WI$ 上中央区与周围带间常见连续的线样极低信号影,为前列腺增生的假包膜,诊断上常以此低信号环是否完整作为鉴别前列腺癌与 BPH 的特异性征象。前列腺癌表现为 $T_2WI$ 上高信号的外周区内出现低信号结节影。$^1$H-MRS 即磁共振波谱分析对于良恶性前列腺增生,尤其是良性增生伴有瘢痕、钙化等复杂表现与恶性病变难以区分的情况有很好的鉴别诊断价值。

## 三、影像诊断流程

**1. Mp-MRI 扫描方案的优选**　指常规序列结合功能序列的 MRI 扫描方案。常规序列包括 $T_1WI$、$T_2WI$,功能序列主要包括磁共振扩散加权(DWI)、磁共振波谱(MRS)、磁共振动态增强(dynamic contrast-enhanced MRI,DCE-MRI)等,高分辨率 $T_2WI$ 联合两个以上功能序列的 Mp-MRI 可明显提高 PCa 诊断的敏感度和特异度,被认为是 PCa 最有效的检查方法;但检查时间长、费用昂贵,目前在我国难以普遍推广,实际工作中应根据临床需要优化检查方案。欧洲泌尿生殖放射学会推荐 $T_2WI$+DWI+DCE-MRI 作为 PCa 诊断的扫描方案,但也有研究认为 $T_2WI$+DWI 对 PCa 的诊断效能仅略逊于 $T_2WI$+DWI+DCE-MRI,两种扫描方案差异没有统计学意义。因此,还需要进一步深入的研究和探讨 Mp-MRI 中最优化的组合方案。

**2. PCa 的检出及恶性度评估**　是 MRI 研究的一个重要方向。定量参数具有恒定性,可以进行同一患者自身内、不同患者间及不同研究中心间的比较，便于诊断标准的制定和保证诊断的准确、客观。穿刺活检的 Gleason 评分是目前评估 PCa 分化程度和预后情况的一种主要根据，但其有创性及高并发症使部分患者难以接受，因此未成为有效的随访检测方法。DWI 的定量参数表观扩散系数（ADC）值、MRS（胆碱+肌酐）/枸橼酸盐比值（CC/C）、DCE-MRI 的定量参数 $K^{trans}$、$V_e$及 $K_{ep}$值等在 PCa 的诊断价值研究及 PCa 与 Gleason 分级的相关性研究也是当前研究的一项重要内容。目前研究认为，ADC 值、CC/C 在 PCa 的诊断中都有较高的准确度和特异度，ADC 值、CC/C 与 PCa 的 Gleason 分级具有很好的相关性。DCE-MRI 的定量参数对 PCa 的诊断有重要意义，但其与 Gleason 分级的相关性研究尚存在分歧。总之，MRI 能够定量诊断 PCa，使 PCa 的 Gleason 分级的无创评估成为可能，但是否能代替穿刺活检还需要进一步研究。

**3. PI-RADS** 根据 2012 欧洲泌尿生殖放射学会（European Society of Urogenital Radiology，ESUR）的前列腺磁共振诊断指南（prostate imaging reporting and data system，PI-RADS），将前列腺的异常信号或异常功能成像结果进行评分。采用 5 分制，1 分为基本正常，5 分为高度考虑为前列腺癌（表 17-1-1）。

**表 17-1-1 2012 ESUR 前列腺磁共振诊断指南**

| 评分 | 标准 |
|---|---|
| A1 | $T_2$WI（外周带） |
| 1 分 | 均匀高信号 |
| 2 分 | 线状、楔形或地图样低信号，通常边界不清晰 |
| 3 分 | 中间表现，无法明确归类为 1/2 分或 4/5 分 |
| 4 分 | 局限于前列腺内的分离的、均匀的低信号病灶或肿块 |
| 5 分 | 分离的、均匀的低信号病变，并且具有侵犯/突破前列腺包膜的征象（局部包膜隆起或与包膜广泛相邻>1.5cm） |
| A2 | $T_2$WI（移行带） |
| 1 分 | 不均匀信号结节（腺瘤样），边界清晰 |
| 2 分 | 有较多的均匀低信号成分，但边界仍然清晰，来源于良性前列腺增生（BPH） |
| 3 分 | 中间表现，无法明确归类为 1～2 分或 4～5 分 |
| 4 分 | 更多的均匀低信号成分，边界不清"擦木炭画征" |
| 5 分 | 与 4 分表现相同，但累及前纤维基质带或外周带前角，"水滴状" |
| B | DWI |
| 1 分 | 与正常腺体比较，ADC 值未降低；高 b 值图像（≥800）上信号未见增高 |
| 2 分 | 在 b 值≥800 的 DWI 图像上弥漫性高信号，ADC 值降低，但无局灶性特征，常呈线状、三角形、地图形 |
| 3 分 | 中间表现，无法明确归类为 1～2 分或 4～5 分 |
| 4 分 | 局灶性病变，ADC 值降低，但在 b 值≥800 的 DWI 图像上为等信号 |
| 5 分 | 局灶性病变或肿块在 b 值≥800 的 DWI 图像上为高信号，ADC 值降低 |

续表

| 评分 | 标准 |
|---|---|
| C | DCE |
| 1 分 | 1 型曲线(流入型) |
| 2 分 | 2 型曲线(平台型) |
| 3 分 | 3 型曲线(流出型) |
| +1 分 | 2、3 型曲线的局灶性强化病变 |
| +1 分 | 2、3 型曲线的非对称病变或位于好发部位的病变 |
| D1 | 定量 MRS(1.5T):(胆碱+肌酸)/枸橼酸盐 |
| 1 分 | 肯定良性　外周区≤0.44　中央腺体≤0.52 |
| 2 分 | 很可能良性　外周区 0.44～0.58　中央腺体 0.52～0.66 |
| 3 分 | 可能恶性　外周区 0.58～0.72　中央腺体 0.66～0.80 |
| 4 分 | 很可能恶性　外周区 0.72～0.86　中央腺体 0.80～0.94 |
| 5 分 | 肯定恶性　外周区>0.86　中央腺体>0.94 |
| D2 | 定性 MRS |
| 1 分 | 枸橼酸盐峰(Cit)高度超过胆碱峰(Cho)>2 倍 |
| 2 分 | 枸橼酸盐峰高度超过胆碱峰>1 倍,但<2 倍 |
| 3 分 | 枸橼酸盐峰与胆碱峰高度相等 |
| 4 分 | 胆碱峰高度超过枸橼酸盐峰>1 倍,但<2 倍 |
| 5 分 | 胆碱峰高度超过枸橼酸盐峰>2 倍 |

NCCN 制定的 PCa 临床诊疗指南确定了影像学包括 MRI 的应用价值和局限性,对临床实践具有重要价值和指导意义(图 17-1-2)。

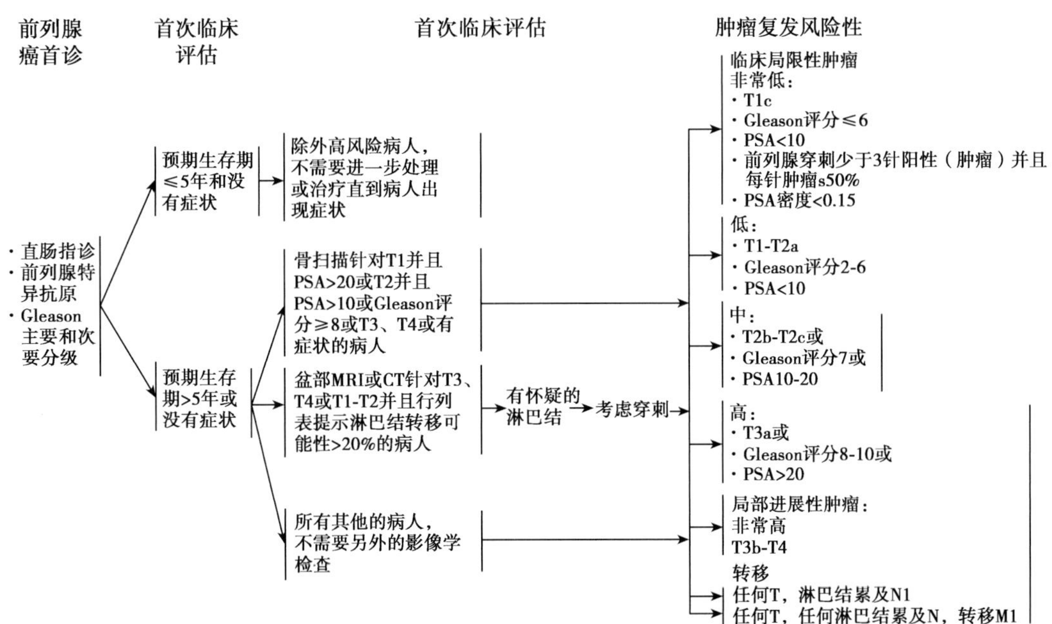


**图 17-1-2　NCCN 前列腺癌临床诊疗指南(2014)**

(引自本节参考文献 16)

## 四、相关疾病影像学表现

**1. 前列腺癌(prostate cancer,PCa)** 70% ~75%发生于外周带,其余发生于中央腺体。典型表现是 $T_2WI$ 低信号结节或肿块,尤其是发生于外周带时与正常组织的 $T_2WI$ 高信号对比明显(图 17-1-3),肿瘤向前列腺外侵犯时表现为包膜毛糙或中断,还可以累及前列腺神经血管束、精囊腺以及直肠等相邻器官。淋巴结转移主要以盆腔局部和髂血管旁淋巴结转移为主。前列腺癌易于发生骨转移,全身骨都可受累,以骨盆和腰椎多见。

前列腺癌在 $T_2WI$ 上表现为低信号,而前列腺炎、纤维化、内分泌治疗后同样表现为低信号,因此特异性不高。DCE-MRI 能够反映活体肿瘤的微血管生成及通透性等血流动力学信息,在前列腺癌的诊断和研究中发挥重要的作用。DCE-MRI 的原理主要基于肿瘤的血管生成,由于肿瘤组织的毛细血管数量增加,新生毛细血管壁不完整,肿瘤血管与正常血管相比有较大的通透性;同时由于肿瘤较正常组织有较大的细胞外间隙,因此 DCE-MRI 所表现的血管内外以及血浆与细胞外间隙间的对比剂浓度的差别促使对比剂通过血管壁进行转移,导致肿瘤与正常组织间的强化模式不同,肿瘤表现为早期明显强化、快速消退。DCE-MRI 图像经过后处理可以得出时间信号强度曲线,能够判断曲线类型,还能够半定量地计算出强化参数比如开始强化时间、达峰时间、强化程度、强化率(wash-in rate)、廓清率(wash-out rate)等。一般情况下肿瘤的开始强化时间、达峰时间要快于非肿瘤组织,强化程度、强化率、廓清率一

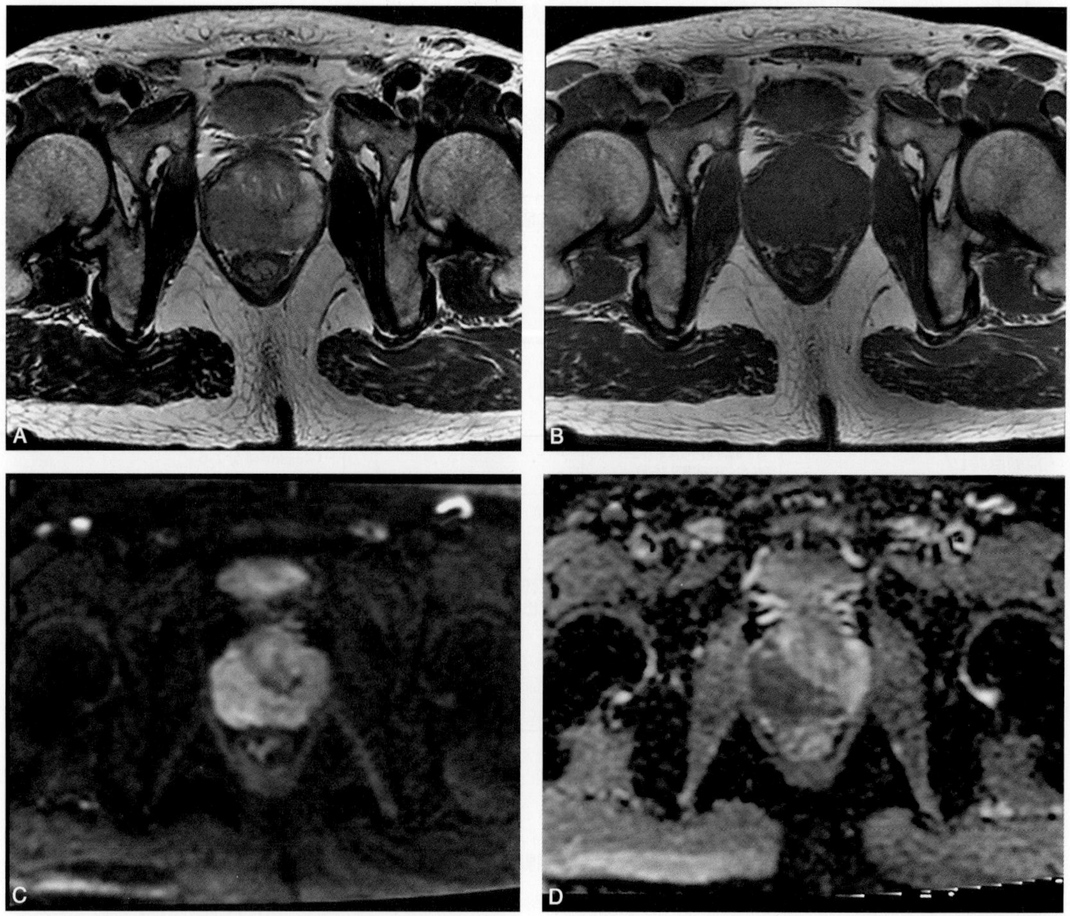

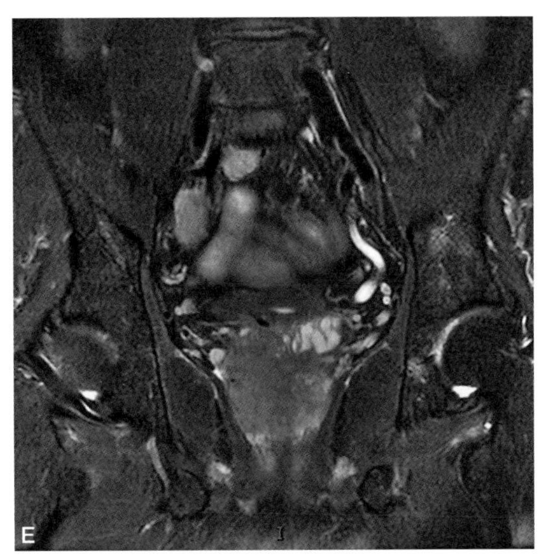

图 17-1-3　前列腺癌

男性，65 岁。发现 PSA 升高 1 个月余。A. MRI 平扫 $T_2$WI 可见右侧外周带 $T_2$ 低信号团块，局部包膜外凸，左侧外周带显示为正常 $T_2$WI 高信号；B. MRI 平扫 $T_1$WI 显示前列腺为均一中等信号，难以区别病变和正常组织；C. DWI（b = 800mm²/s）病灶区呈高信号改变；D. ADC 图显示病灶区为低信号；E. 冠状位 $T_2$WI 压脂像显示右侧精囊腺受累，腺管结构消失，呈低信号实性改变；左侧精囊腺正常，呈 $T_2$WI 高信号

般要高于非肿瘤组织。目前较成熟的药代动力学二室模型能够提供更多复杂的关于肿瘤灌注的参数，比如容积转移常数（$K^{trans}$）、运动速度常数（$K_{ep}$）、血管外细胞外容积分数（$V_e$）、血浆对比剂浓度（$C_P$）、血浆容积（$V_P$）等，这些参数能够对肿瘤的血流信息进行定量的分析。因此，DCE-MRI 可以活体无创地评价肿瘤的血管生成及毛细血管通透性等血流动力学信息，在前列腺癌的检出、定位、分期、疗效监测、复发判断及预后评估等方面的应用越来越广泛（图 17-1-4）。

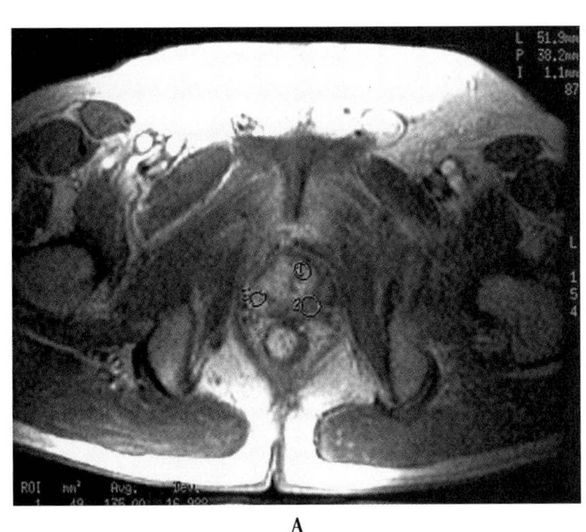

A

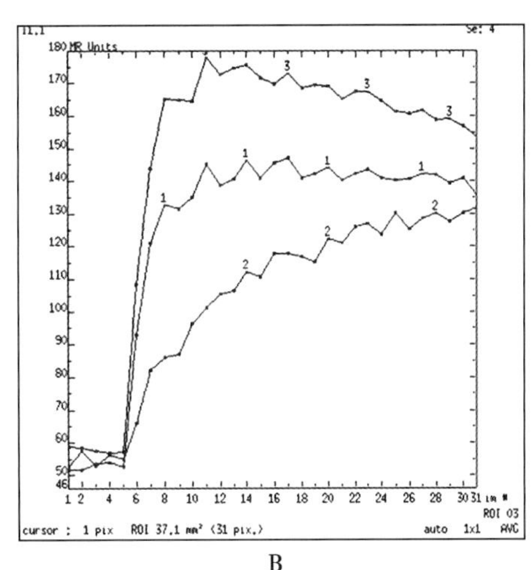



B

图 17-1-4　前列腺癌

男性，72 岁，右侧外周带前列腺癌。A. MRI 增强扫描 $T_1$WI 感兴趣区 1 位于左侧正常中央腺体，感兴趣区 2 位于左侧正常外周带，感兴趣区 3 位于右侧外周带癌区；B. 时间-信号强度曲线，1 为平台型，2 为流入型，3 为流出型

前列腺的 MRS 主要分析前列腺内所含的三种特异性化合物即胆碱(Cho)、肌酸(Cr)和枸橼酸盐(Cit),这三种物质在正常前列腺组织内存在较恒定,良性病变与前列腺癌存在显著不同,正常前列腺的 Cit 峰明显高于 Cho+Cr 峰,良性前列腺增生谱线形态与正常前列腺的基本一致,部分病例 CC/C 比值略高于正常前列腺值。在前列腺癌表现为特异性的 Cit 峰明显减低,同时 Cho 峰显著增高,Cho+Cr 峰高于 Cit 峰,CC/C 比值恶性病变一般在 2 左右,有较高特异性(图 17-1-5)。

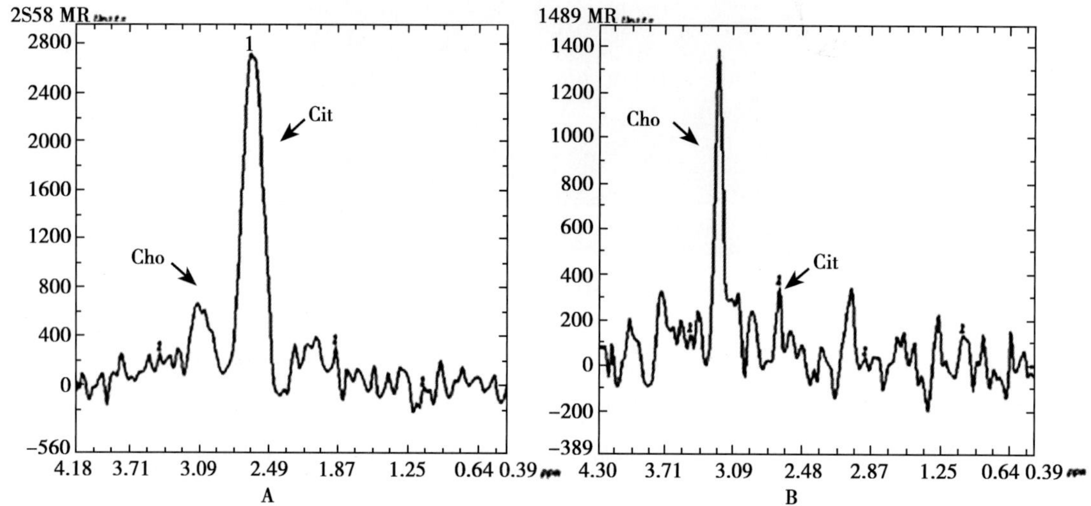


**图 17-1-5　前列腺癌**

A. 正常前列腺 MRS 枸橼酸盐峰(Cit)高度超过胆碱峰(Cho)2 倍以上,PI-RADS 为 1 分;B. 前列腺癌 MRS 胆碱峰高度超过枸橼酸盐峰 2 倍以上,PI-RADS 为 5 分

**2. 前列腺炎(prostatitis)**　在没有脓肿形成时,也表现为 $T_2WI$ 低信号区,但这种低信号区没有肿瘤的占位效应,形态上多表现为沿着前列腺小叶分布的线状、楔形或三角形,局部包膜不外凸,在一些慢性炎症时局部包膜还可出现凹陷(图 17-1-6)。

**3. 良性前列腺增生(benign prostate hyperplasia,BPH)**　本病可突向膀胱底部,酷似膀胱起源肿瘤。前列腺增大分良性和恶性,以良性多见。本病随着年龄的增加,发病率亦增高。前列腺内腺体增大,突向膀胱,较容易发现。恶性增生即前列腺癌以外周带多见,常为多个病灶,单个结节少见。病理上结节突出包膜外,外形凹凸不平,剖面结节外周呈多个大小不等同心圆状,组织结构较紧密,结节中心组织较疏脆,可见多个细小腔隙,部分融合,镜下显示病变外周为纤维、平滑肌成分,中心腺体改变随肿瘤组织类型而定。良性增生起源于中央区及移行区,尤其是后尿道旁区的腺组织、结缔组织及平滑肌组织。病变组织逐渐增生形成多发球形结节,外周区前列腺组织常受挤压可形成假性包膜。镜下见纤维、平滑肌及腺组织有不同程度增生。

在 CT、超声影像表现上,肿块起源部位较其影像表现更具诊断价值。CT 平扫恶性增生结节稍大时表现为低密度,弥漫多发结节较小呈略低密度;增强扫描动脉期无明显强化,与癌结节外周较紧密,血供未能进入有关;静脉期正常区域及癌结节间组织强化,衬托出略低密度癌结节,有较好的诊断提示性。良性增生动静脉期增强扫描示中央区弥漫不均强化,外周区不强化,有文献指出动静脉扫描所见的中央区与外周区比例增大,对病变的诊断意义较大。

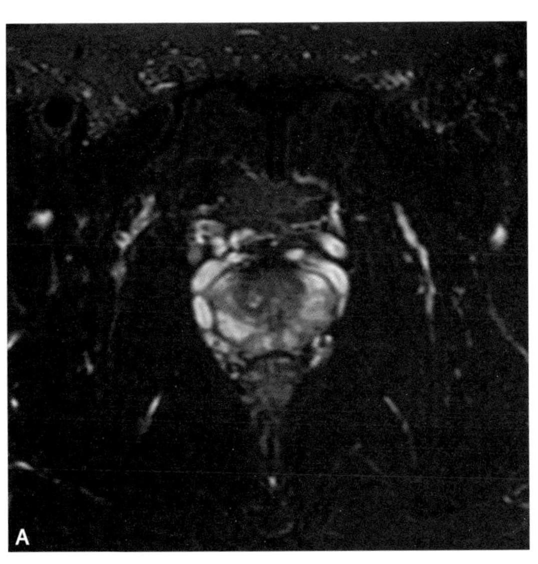


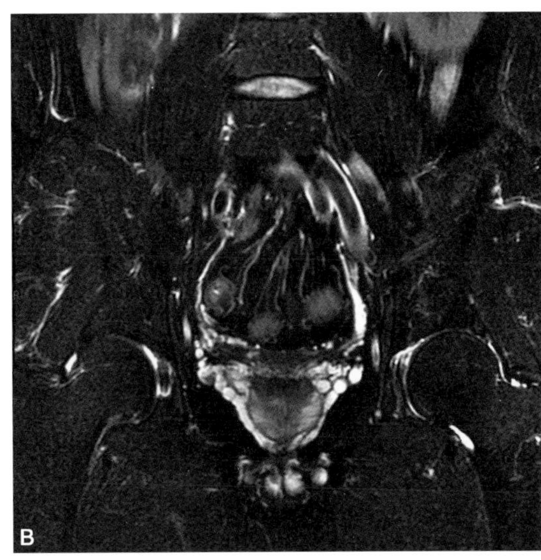


**图 17-1-6　前列腺炎**

男性,46 岁。发现 PSA 升高。A. MRI 平扫 $T_2$WI 可见双侧外周带多发线样、楔形低信号区,局部包膜轻度凹陷;B. MRI 平扫冠状位 $T_2$WI 亦可见双侧外周带的多发线样、楔形低信号区

BPH 多发生于中央腺体,与前列腺癌好发于外周带不同。根据增生结节的主要成分不同,大致可以分为:腺体型、基质型和混合型增生。腺体型增生由于液体含量较多,$T_2$WI 表现为偏高信号,增强扫描强化程度较弱;基质型增生主要为平滑肌成分,$T_2$WI 呈中低信号,增强扫描多呈平台型;混合型增生的信号特点介于前两者之间。当增生结节发生于外周带时,需要与前列腺癌鉴别,增生结节一般边界较为清晰,虽然 $T_2$WI 信号比正常外周带低,但内部信号多不均匀,类似于腺瘤样结构(图 17-1-7)。

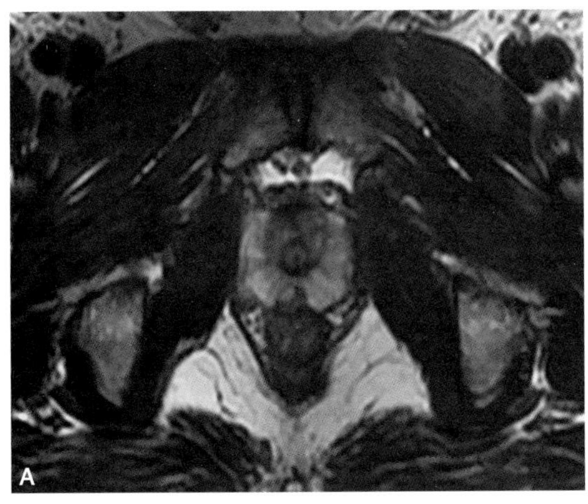


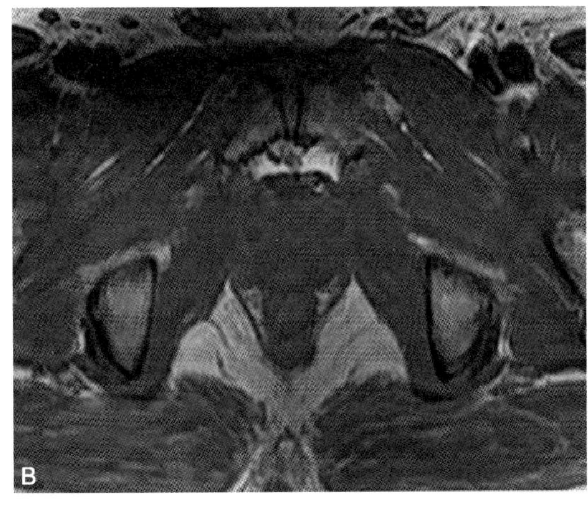


**图 17-1-7　前列腺外周带增生结节**

男性,49 岁。体检发现前列腺结节。A. MRI 平扫 $T_2$WI 可见外周带偏右侧 $T_2$ 低信号结节,其内信号不均匀,有少量高信号区域;B. MRI 平扫 $T_1$WI 结节信号和正常前列腺外周带近似

## 五、研究进展及存在问题

目前的多数研究提示 MR 功能成像方法，如 MRS、DWI、DCE-MRI 与常规 MRI 联合应用能够提高前列腺癌检出的敏感性和特异性。但各种方法都有着自身的优缺点，占用扫描时长不同，在前列腺癌诊断中的价值和意义也不尽相同，另外在实际应用中也缺乏参考界值。目前没有公认的最佳的 MR 检查序列的标准，对最优的灌注参数亦缺乏一致的意见。PI-RADS 是将多参数 MR 联合在一起用于前列腺癌定性诊断的方法，但仍缺乏大样本量的验证，ESUR 在提出这一方法的同时也承认在以后的应用中很可能对评分标准进行不断的修正和调整。这些都是今后需要解决的问题。

新的扫描序列不断应用于临床，如 GE 公司的高分辨力扩散加权成像中的小视野扩散加权成像、Siemens 公司的分段读出扩散加权成像、体素内不相干运动扩散加权成像、动脉自旋标记等。这些最新的影像检查技术在 PCa 诊断中的报道甚少，在 PCa 诊断中的应用价值值得进一步研究和探讨。

此外，分子影像学应用影像技术在生物体内进行细胞和分子水平上的研究，为 PCa 的早期诊断、治疗和疗效监测提供了新的思路和技术路径。超极化碳-13 磁共振波谱诊断前列腺癌的首个临床实验已经完成，快速发展的 MRI/PET 可能为转移性前列腺癌的靶向治疗做出贡献。

（李飞宇　高波）

## 参 考 文 献

1. Barentsz JO, Richenberg J, Clements R, et al. ESUR prostate MR guidelines 2012. Eur Radiol, 2012, 22(4): 746-757.

2. Baur AD, Maxeiner A, Franiel T, et al. Evaluation of the prostate imaging reporting and data system for the detection of prostate cancer by the results of targeted biopsy of the prostate. Invest Radiol, 2014, 49(6): 411-420.

3. Bonekamp D, Jacobs MA, El-Khouli R, et al. Advancements in MR imaging of the prostate: from diagnosis to interventions. Radiographics, 2011, 31(3): 677-703.

4. Boonsirikamchai P, Choi S, Frank SJ, et al. MR imaging of prostate cancer in radiation oncology: what radiologists need to know. Radiographics, 2013, 33(3): 741-761.

5. Hamoen EH, de Rooij M, Witjes JA, et al. Use of the Prostate Imaging Reporting and Data System (PI-RADS) for Prostate Cancer Detection with Multiparametric Magnetic Resonance Imaging: A Diagnostic Meta-analysis. Eur Urol, 2015, 67(6): 1112-1121.

6. Puech P, Villers A, Ouzzane A, et al. Prostate cancer: diagnosis, parametric imaging and standardized report. Diagn Interv Imaging, 2014, 95(7-8): 743-752.

7. Renard-Penna R, Mozer P, Cornud F, et al. Prostate Imaging Reporting and Data System and Likert Scoring System: Multiparametric MR Imaging Validation Study to Screen Patients for Initial Biopsy. Radiology, 2015, 275(2): 458-468.

8. Roethke MC, Kuru TH, Schultze S, et al. Evaluation of the ESUR PI-RADS scoring system for multiparametric MRI of the prostate with targeted MR/TRUS fusion-guided biopsy at 3.0 Tesla. Eur Radiol, 2014, 24(2): 344-352.

9. Rubin R. Researchers look to MRI and biomarkers to help improve detection of aggressive prostate cancers.

JAMA,2015,313(7):654-656.

10. Sato C,Naganawa S,Nakamura T,et al. Differentiation of noncancerous tissue and cancer lesions by apparent diffusion coefficient values in transition and peripheral zones of the prostate. J Magn Reson Imaging,2005,21(3):258-262.
11. Schimmöller L,Quentin M,Arsov C,et al. MR-sequences for prostate cancer diagnostics: validation based on the PI-RADS scoring system and targeted MR-guided in-bore biopsy. Eur Radiol,2014,24(10):2582-2589.
12. Schimmöller L,Quentin M,Arsov C,et al. Inter-reader agreement of the ESUR score for prostate MRI using in-bore MRI-guided biopsies as the reference standard. Eur Radiol,2013,23(11):3185-3190.
13. 程悦,张晓东,季倩,等. 黄色肉芽肿性前列腺炎的 MRI 特征分析. 中华泌尿外科杂志,2014,35(5):399-400.
14. 范兵,王霄英. 动态对比增强 MRI 对前列腺癌的诊断价值. 国际医学放射学杂志,2011,34(4):345-348.
15. 李亮,冯朝燕,Jinxiang Yu,等. 2012 年北美放射学年会前列腺影像学最新研究进展. 磁共振成像,2013,4(3):166-171.
16. 王良. 前列腺癌磁共振诊断的优越性和局限性. 放射学实践,2014,29(5):466-468.
17. 中华放射学杂志前列腺疾病诊疗工作组,中华放射学杂志编辑委员会. 前列腺癌 MR 检查和诊断共识. 中华放射学杂志,2014,48(7):531-534.

## 第二节 前列腺及精囊腺囊性病变

### 一、前 言

男性和女性胚胎最初都拥有两套生殖管道:中肾管(wolffian duct)和旁中肾管(müllerian duct)。中肾管的衍生分化和旁中肾管的衍生进化导致男性生殖道的形成,但中肾管和旁中肾管残迹有时在成年男性永久存在。

精囊腺左、右各一,为前后扁平的梭形迂曲管状结构,位于膀胱底的后方,前列腺的后上方,起分泌精囊液和储存精液的作用。内侧通过射精管与尿道精阜相通,另一端通过输精管(vas deferens,VD)与附睾相通。在 $T_1$WI 上,由于囊内液体和囊壁均为等至稍低信号,精囊腺显示为一均匀中等/稍低信号结构,$T_2$WI 上囊内液体为高信号,囊壁表现为相对低信号,所以精囊腺病变的诊断以 $T_2$WI 为主(图 17-2-1)。

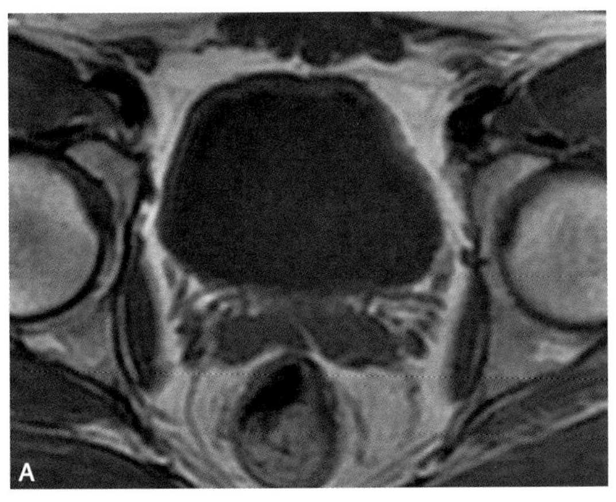


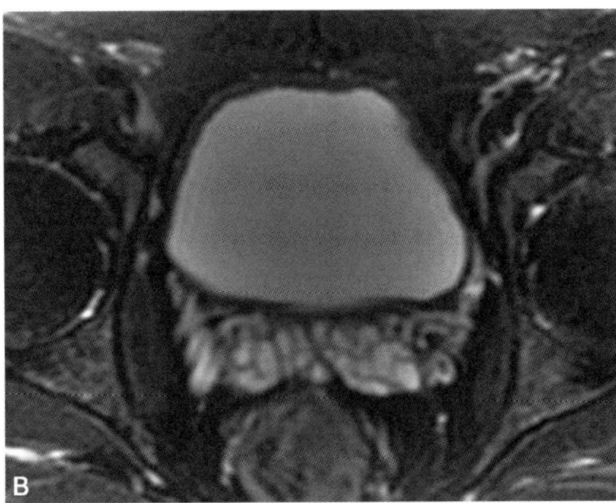

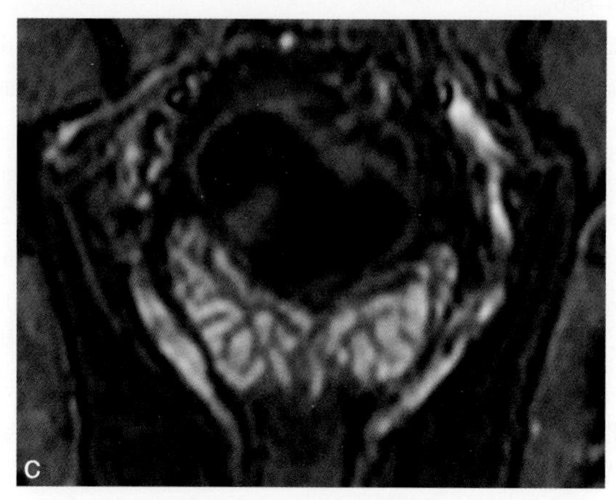

**图 17-2-1　正常精囊腺**

男性,28 岁。A. MRI 平扫 $T_1WI$ 精囊腺左右对称,呈均匀中等/稍低信号结构;B、C. MRI 平扫 $T_2WI$ 精囊腺呈迂曲管状结构,囊内液体呈高信号,囊壁为相对低信号

## 二、相关疾病分类

男性下泌尿生殖道囊性病变按照位置可分为前列腺内囊肿、前列腺外囊肿及其类似囊性病变(表 17-2-1)。原发于精囊腺的实性病变,如肿瘤等非常少见。精囊腺区域由于腺管结构众多,囊性病变在实际工作中更为常见。根据其病因可以分为先天性和后天性两种,多数情况下不会引起临床症状,就诊者多以血精、无精症/弱精症等为主诉。

**表 17-2-1　男性下泌尿生殖道囊性病变分类**

| 分类 | 位置 | 疾病 |
|---|---|---|
| 前列腺内囊肿 | 中线囊肿 | 前列腺真性囊肿,苗勒管囊肿 |
| | 旁正中囊肿 | 射精管囊肿 |
| | 外侧囊肿 | 前列腺潴留囊肿,良性前列腺增生囊性变性,肿瘤相关囊肿,前列腺脓肿 |
| 前列腺外囊肿 | | 精囊腺囊肿,输精管囊肿,Cowper 管囊肿 |
| 酷似前列腺及前列腺外囊肿 | | 尿道囊肿,TURP 后缺损,膀胱憩室,输尿管积水及输尿管异位开口 |

精囊腺发育不全(agenesis)或发育不良(hypoplasia):胚胎第 7 周之前遭受损伤往往造成单侧精囊(seminal vesicle,SV)发育不全,这时输尿管芽起源于中肾管;常合并同侧肾发育不全(占 79%)或其他肾脏畸形。与 SV 及 VD 畸形有关的肾及其他泌尿生殖畸形总结如表 17-2-2。双侧 SV 发育不全与囊性纤维化跨膜传导调节基因突变(占 64% ~73%)有关,也常伴有双侧 VD 发育不全的发生,通常肾脏发育正常。

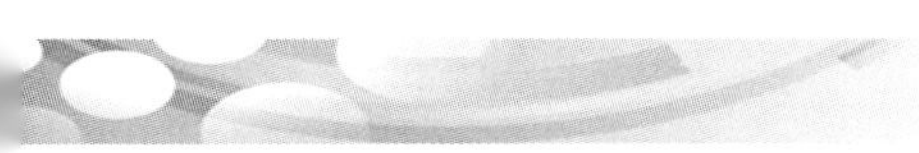



表 17-2-2　与 SV、VD 发育异常有关的肾、泌尿生殖系统畸形

| SV 或 VD 畸形 | 部位 | 相关疾病 |
|---|---|---|
| SV 畸形 | 单侧 | 同侧肾发育不全(79%),其他同侧肾畸形(12%),正常肾(9%) |
| | 双侧 | 通常为正常肾,囊性纤维化基因突变(64% ~73%),常合并双侧 VD 发育不全 |
| SV 囊肿 | 单侧 | 同侧肾发育不全或不发育(67%),异位输尿管入口,VD 发育不全 |
| | 双侧 | 见于 44% ~60% 的常染色体显性多囊性肾病(ADPKD)患者 |
| VD 发育不全 | 单侧 | 同侧肾发育不全(26%),同侧肾畸形,同侧(86%)和双侧(20%)SV 发育不全 |
| | 双侧 | 单侧肾发育不全(11%),一侧肾旋转异常并另一侧交叉异位(2%),单侧或双侧(45%)SV 发育不全,合并囊性纤维化基因突变(67%),见于 99% 囊性纤维化男性患者 |

## 三、影像诊断流程

精囊腺区域囊性病变的鉴别主要根据其部位、形态和与前列腺的关系进行,如下表所示(表 17-2-3)。

表 17-2-3　精囊腺区囊性病变的鉴别

| 鉴别点 | 真性前列腺囊肿 | 苗勒氏管囊肿 | 射精管囊肿 | 精囊腺囊肿 |
|---|---|---|---|---|
| 部位 | 正中线 | 正中线 | 中线旁 | 外侧 |
| 形态 | 卵圆形,体积较小,较局限 | 长圆形或倒水滴状,水滴尖端指向精阜,体积常较真性囊肿大 | 圆形或卵圆形,单房,有时可见膨大增粗的射精管形态 | 精囊腺腺管明显扩张或失去正常形态呈单房或多房囊状 |
| 与前列腺的关系 | 位置较低,向上多不超过前列腺底部 | 位置较高,向上可以超过前列腺底部 | 沿射精管走行区域分布 | 前列腺底部上方精囊腺区 |
| 逆行性精囊造影 | 可强化 | 多不强化 | 可强化 | 可强化 |

## 四、相关疾病影像学表现

**1. 精囊腺囊肿(seminal vesicle cyst)**　少见,1872 年 Smith 首次报道本病。以 20 ~40 岁居多,提示多见于男性性活动旺盛期。病因包括先天性和后天性两种,先天性囊肿与精囊腺本身和中肾管发育异常相关,后天性因素包括炎症、结石、丝虫病等。精囊腺囊肿位于前列腺基底部上方精囊腺区域偏外侧,呈长 $T_1$、长 $T_2$信号的薄壁囊状结构,如伴有出血则 $T_1$WI 上为高信号(图 17-2-2);有时内部可见到结石。

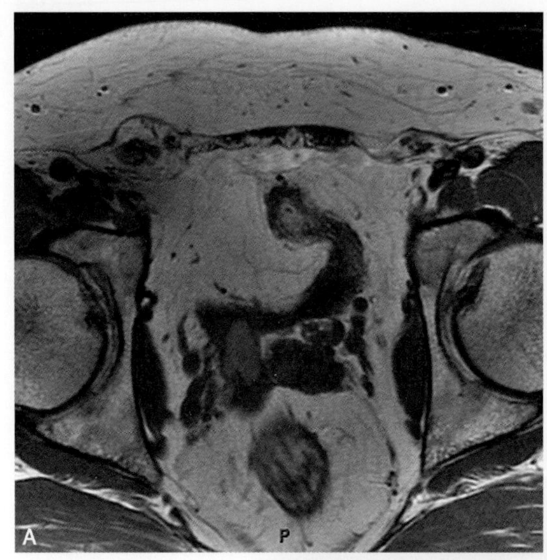


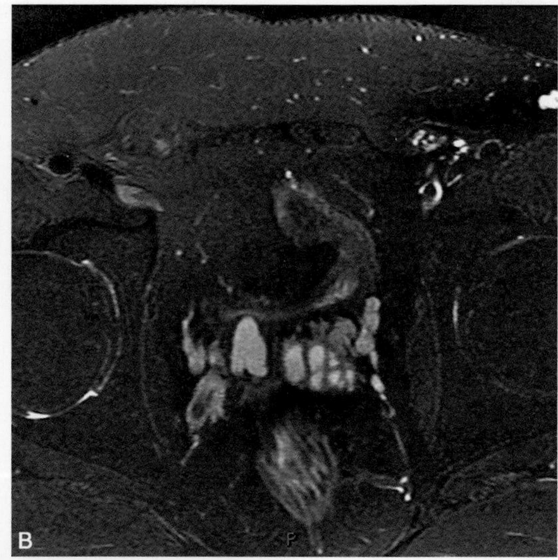


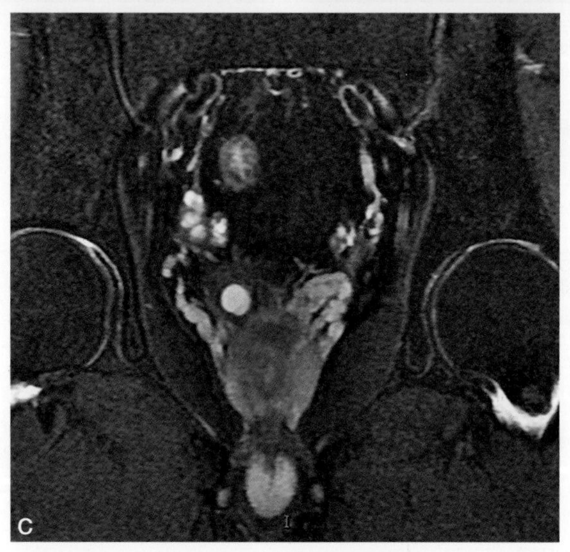


**图 17-2-2　精囊腺囊肿**

男性,24 岁。血精。A. MRI 平扫 $T_1$WI 可见右侧精囊腺呈不规则单房囊状结构,其内为稍高信号,提示有出血;B、C. MRI 平扫 $T_2$WI 右侧精囊腺腺管结构消失,呈不规则单房囊状结构,左侧精囊腺的正常腺管状结构存在

**2. 苗勒管囊肿(mullerian duct cyst)**　属于先天性囊肿,为男性苗勒管退化不全所致。轴位图像显示精阜平面以上前列腺中线处贴近尿道后方囊状占位,矢状断面显示囊肿呈倒水滴状,下尖上圆,尖端指向精阜,上方可以超过前列腺基底部(图 17-2-3)。囊肿多不和前列腺部尿道相通,其内的液体成分中无精子,逆行精路造影中不显影。

**3. 前列腺真性囊肿(prostatic utricular cyst)**　属于先天性囊肿,为来源于尿道生殖窦的前列腺囊的囊肿。绝大多数无症状,偶然发现,很少情况下伴有两性畸形、隐睾症、尿道下裂等。囊肿通常和前列腺部尿道相通,逆行精路造影中可显影。MRI 上表现为前列腺精阜后方中线处囊性灶,卵圆形,体积较小,较局限,向上一般不超出前列腺基底部(图 17-2-4)。

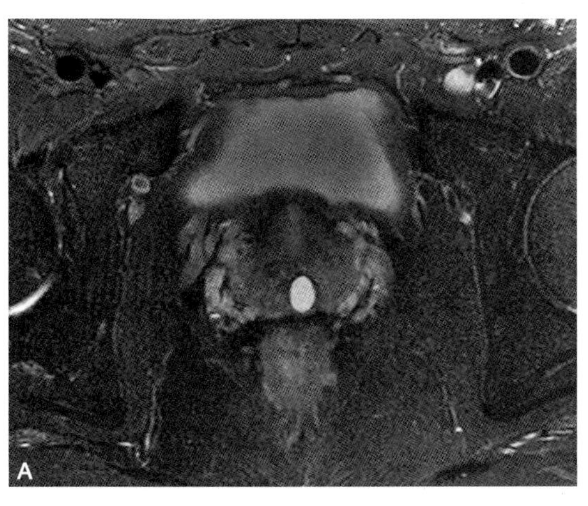

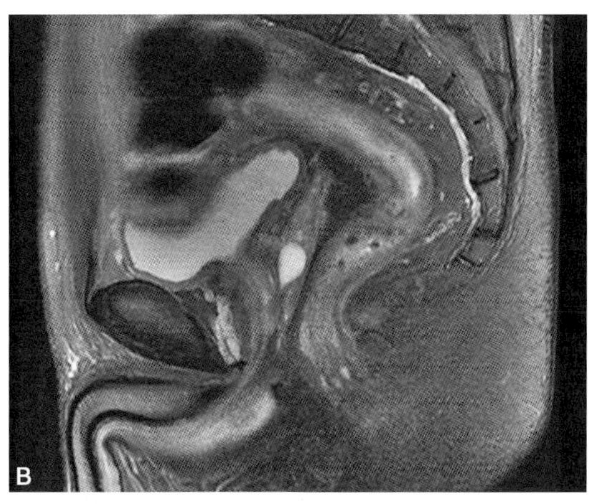


**图 17-2-3　苗勒管囊肿**

男性,49 岁。A. MRI 平扫 $T_2WI$ 前列腺后部中线处囊状长 $T_2$ 信号,边界清晰;B. MRI 平扫矢状位 $T_2WI$ 囊状呈倒水滴状,下尖上圆,上缘达前列腺基底部

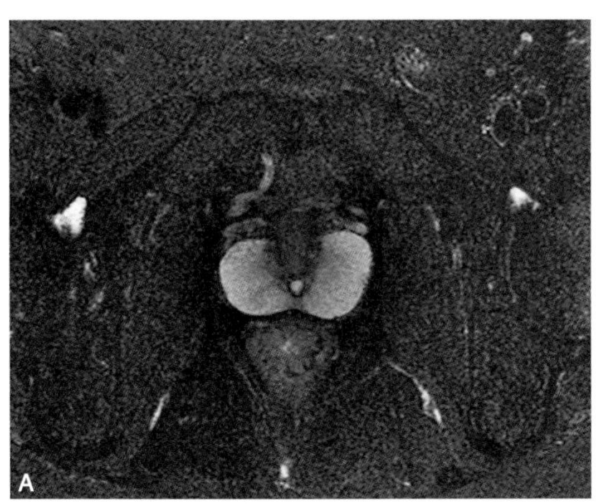

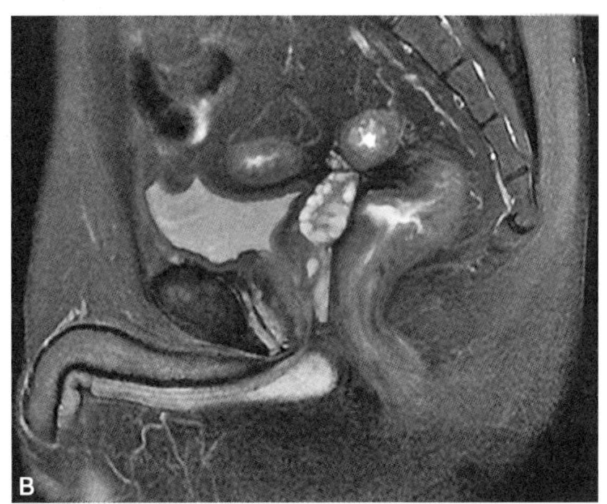


**图 17-2-4　前列腺真性囊肿**

男性,32 岁。A. MRI 平扫 $T_2WI$ 前列腺后部中线处囊状长 $T_2$ 信号,边界清晰,形态较小;B. MRI 平扫矢状位 $T_2WI$ 囊状位置较低

**4. 射精管囊肿(ejaculatory duct cyst,EDC)**　属于后天性囊肿,是由于精路梗阻引起射精管扩张、膨大所致,其内可以合并结石和出血。影像学表现为沿射精管走行区分布的囊状结构,从中线处向外上方延续,较大者可以达精囊腺区(图 17-2-5)。

## 五、研究进展及存在问题

各种类型的囊肿可影响男性下泌尿生殖道并可引起各种并发症。尽管少见,但熟悉这些囊性病变的模式、关联及并发症具有重要意义。MRI 及 TRUS 是指导正确诊断及治疗的首选影像学方法。

近些年有报道认为部分精囊腺区域的囊性病变与基因异常有联系,如先天性精囊腺囊肿与常染色体显性遗传的成人多囊肾病(APKD)相关,目前研究多集中于基因学、病理学和影像学的对照性研究。

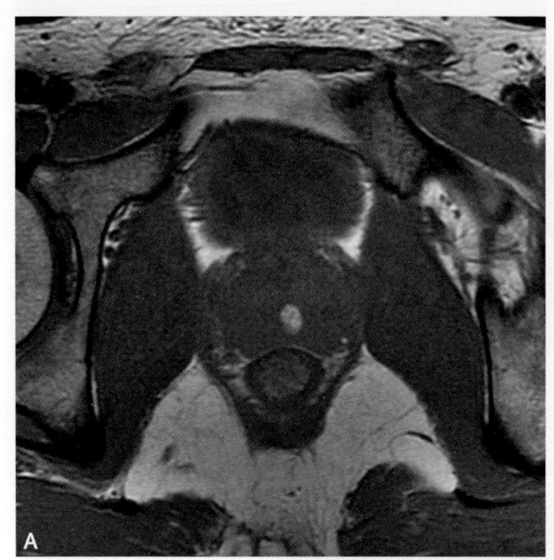


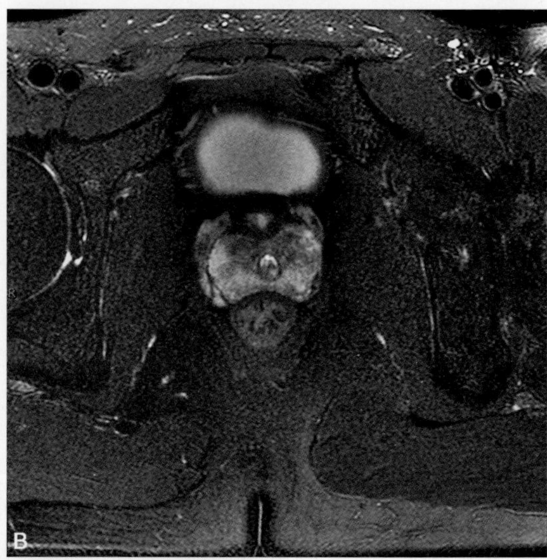


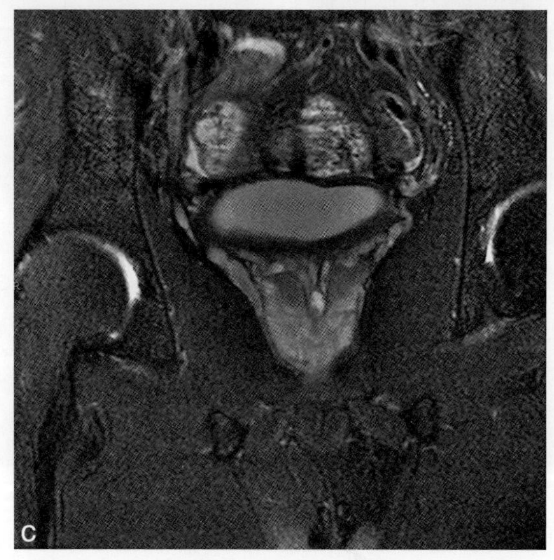


**图 17-2-5 精囊腺囊肿**

男性,24 岁。血精。A. MRI 平扫 $T_1$WI 可见前列腺后部偏左侧射精管走行区囊状高信号,提示囊内有出血;B. MRI 平扫 $T_2$WI 左侧射精管呈囊状改变,内有低信号结石;C. MRI 平扫冠状位 $T_2$WI 中线偏左侧的输精管走行区囊状病灶,伴低信号结石

(李飞宇　高波)

## 参 考 文 献


1. Kim B, Kawashima A, Ryu JA, et al. Imaging of the seminal vesicle and vas deferens. Radiographics, 2009, 29(4): 1105-1121.
2. Shebel HM, Farg HM, Kolokythas O, et al. Cysts of the lower male genitourinary tract: embryologic and anatomic considerations and differential diagnosis. Radiographics, 2013, 33(4): 1125-1143.

3. 郭丽,生守鹏,李飞宇,等. 精囊腺囊肿合并同侧肾脏缺如一例. 中华医学杂志,2011,91(17):1177.
4. 贾文秀,朱强,冀鸿涛,等. 苗勒氏管囊肿与射精管囊肿经直肠超声检查的表现及鉴别诊断. 中国超声医学杂志,2008,24(4):346-349.
5. 姜宏,姜进军,于洪娜,等. 苗勒管囊肿与射精管囊肿的超声表现. 中华医学超声杂志(电子版),2006;3(2):95-100.
6. 赵滨,闫喆. 儿童真性前列腺囊肿2例. 实用放射学杂志,2012;28(12):1987-1988.

# 第三节　基于临床的鉴别诊断:血精

## 一、前　　言

血精(hematospermia)是指精液中混有血液。血精各年龄段均可发生,多见于性旺盛时期,血精可自愈或给予敏感抗生素治愈,平时清淡饮食,少食辛辣刺激食物和烟酒,适度规律性生活,均可有效预防血精的发生。少数患者血精反复发作而成为顽固性血精,多见于壮年。精囊(seminal vesicle,SV)的主要功能是分泌精囊液,精囊黏膜有丰富的微小血管层,因此极易损伤出血。性高潮射精时,平滑肌猛烈收缩,小血管易破裂出血导致血精。血精与精囊过度充血挤压和炎症感染有关,精囊损伤如纵欲过度或长时间不排精致使精囊充盈肿胀,精囊炎症可使精囊黏膜充血、水肿,射精时均可出现血精。

精道造影作为诊断血精症的方法之一在血精症的病因诊断中具有重要意义,但其为侵入性检查,可引起继发性梗阻,目前已经很少应用。MRI 具有无创伤、可进行三维任意切面成像、软组织对比度好、对液体性质可作出一定判断等优点,可清楚显示精囊、输精管、前列腺、尿道、膀胱等组织结构,而 CT 在观察精囊腺及前列腺内部的细微结构方面远不及超声及 MRI。MRI 能全面反映血精性精囊炎的病理过程,为血精症的诊断及鉴别诊断提供了一种较有价值的非创伤性的影像学诊断方法,MRI 多种序列的联合应用,特别是 $T_1$WI 脂肪抑制序列能够明确显示精囊和前列腺的出血,有利于提高诊断准确性。因此有学者认为 MRI 是男性性腺、附属性腺及其导管影像学检查的金标准。

## 二、常见病因分类

血精最常见的病因是精囊和前列腺的炎症和微生物感染。血精症其他少见的原因包括射精管梗阻或囊肿、精囊结石或前列腺肿瘤、精囊结核、精囊憩室、精道损伤和医源性因素如经直肠前列腺穿刺活检等。除此之外,良性前列腺增生、睾丸肿瘤以及一些全身性疾病如出血性疾病、肝功能异常、严重高血压等也可引起血精(表17-3-1)。

表17-3-1　血精的病因

| 分类 | 相关疾病 |
|---|---|
| 性传播疾病 | 单纯疱疹病毒,大肠杆菌,解脲支原体,沙眼衣原体 |
| 创伤 | 医源性(前列腺穿刺活检后),会阴部钝器伤,直肠痔注射治疗或浅部治疗 |
| 前列腺疾病 | 急性/慢性化脓性前列腺炎,良性前列腺增生,前列腺结石,前列腺尿道血管畸形 |

续表

| 分类 | 相关疾病 |
|---|---|
| 系统性疾病 | 严重高血压，出血性疾病，淀粉样变性 |
| 睾丸或附睾疾病 | 睾丸炎，附睾炎，睾丸外伤 |
| 精囊腺异常 | 不对称性扩张、囊肿或结石 |
| 慢性感染 | 结核或血吸虫病 |
| 射精管异常 | 囊肿，结石或苗勒氏管囊肿 |
| 恶性肿瘤 | 前列腺癌，睾丸/附睾肿瘤，精囊腺癌，尿道肿瘤 |

实际上，血精主要与精囊腺、前列腺及尿道这三个器官有关，基于这三个相关器官的血精病因见下表（表 17-3-2）。

**表 17-3-2　基于相关器官的血精病因**

| 器官 | 相关疾病 |
|---|---|
| 精囊腺（SV） | 伴/不伴结石的 SV 或射精管囊肿，精囊炎，淀粉样变，SV 肿瘤（多为恶性） |
| 前列腺 | 结石，苗勒管中线囊肿，前列腺炎，淀粉样变，良性前列腺增生，前列腺癌，穿刺，经尿道切除，照射 |
| 尿道 | 尿道炎或附睾-睾丸炎，尿道狭窄或支架，尿道息肉 |

SV 的原发肿瘤非常少见（表 17-3-3）。报道的良性肿瘤包括囊腺瘤、乳头状腺瘤、平滑肌瘤、畸胎瘤、神经鞘瘤及表皮间质性肿瘤。这些良性肿瘤影像学上类似于 SV 囊肿，需注意鉴别。

**表 17-3-3　SV、VD 肿瘤**

| 肿瘤类型 | SV | VD |
|---|---|---|
| 良性 | 囊腺瘤，乳头状腺瘤，平滑肌瘤，畸胎瘤，神经鞘瘤，表皮间质性肿瘤 | 平滑肌瘤，纤维瘤 |
| 恶性 | | |
| 常见 | 继发性肿瘤包括膀胱癌、前列腺癌或直肠癌及淋巴瘤 | 来自前列腺、膀胱或直肠的继发肿瘤 |
| 不常见 | 腺癌，平滑肌肉瘤，横纹肌肉瘤，血管肉瘤，苗勒氏管腺肉瘤样肿瘤，类癌，叶状囊肉瘤，精原细胞瘤 | 肉瘤，炎性恶性纤维组织细胞瘤，淋巴瘤 |
| 非肿瘤性病变 | 淀粉样变，水泡囊 | 淀粉样变 |

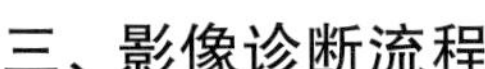

## 三、影像诊断流程

对于顽固性血精症患者，经直肠超声（transrectal ultrasound，TRUS）应作为首选影像学检查，它可初步明确血精的原因及血精发生的部位。TRUS 异常者应行前列腺精囊 MRI 或 CT 检查，以了解血精反复发作的原因，如有无精囊或射精管扩张、精囊结石或囊肿出血以及有无合并其他解剖异常如副性腺和中肾管囊肿等。对于 40 岁以上的顽固性血精，特别是有前列腺癌家族史的患者，应常规检测 PSA，以排除前列腺肿瘤引起血精的可能（图 17-3-1）。

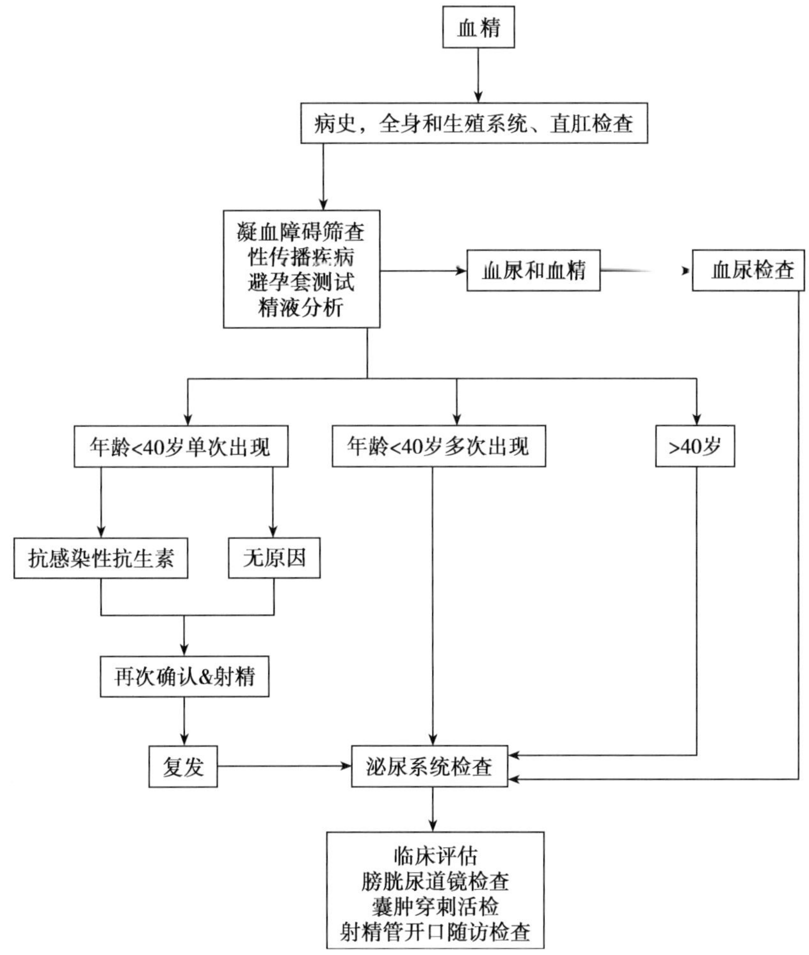


**图 17-3-1　血精的临床处理流程**

（引自本节参考文献 1）

在精液输送的各个途径和部位、组织等发生病变均有可能会引起血精的发生。其中精囊，尿道以及前列腺是三个导致血精发生的主要病变部位。

## 四、常见疾病影像学表现

**1. 精囊炎（seminal vesiculitis）**　炎症过程为黏膜充血、水肿、脱屑，精囊的管腔阻塞，继而出现炎性血精，故 MRI 上表现为两侧精囊体积增大，管状腺体管腔增宽，间隔模糊，增强扫描能更好地显示增厚、模糊的管壁，并除外其他病变。常有发热与寒战等全身症状，局部症状可有下腹疼痛，并可延及腹股沟及会阴，常因后尿道受累而出现尿频、尿急、尿痛等症状。直肠指检前列腺附近有触痛。

正常时由于精囊内含的精囊液弛豫时间较尿液短，所以在 $T_1$WI 上呈中等至稍低信号，在 $T_2$WI 上呈高信号。精囊在炎症过程中，可见体积增大且有出血，$T_1$WI 呈高信号，脂肪抑制序列更加明显；$T_2$WI 信号表现不一，可呈稍低或稍高信号（图 17-3-2）。虽然精囊体积增大，管状腺体管腔增宽、信号异常，但整体结构无异常，仍呈迂曲管状结构聚集成团。US、CT 或 MRI 均可显示弥漫性 SV 壁增厚，后两者还可显示 SV 壁及分隔的弥漫性强化（图 17-3-3）。

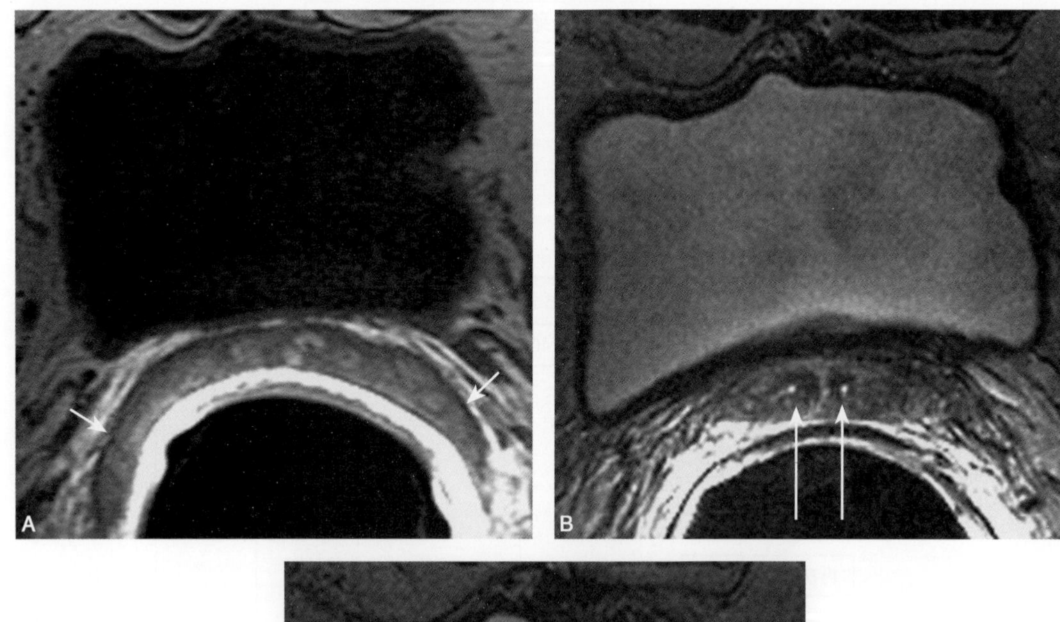


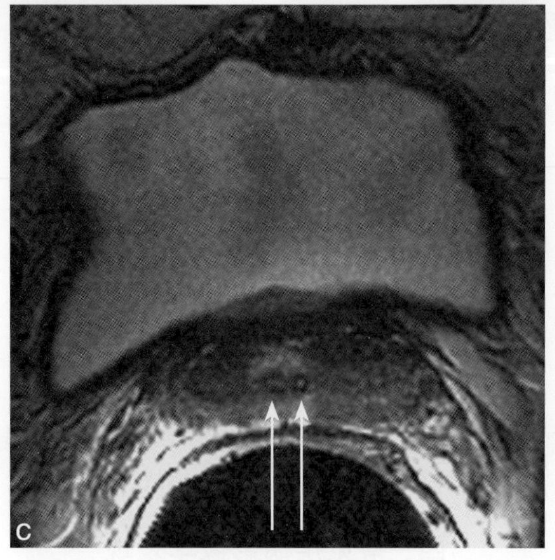


**图 17-3-2　精囊炎**

男，43 岁。血精，既往有 von Willebrand 病史。A. 横断位 $T_1$WI 直肠内图像显示 SV 高信号，符合蛋白样或出血样液体（白箭）；B、C. $T_2$WI 显示射精管正常大小及信号表现（白长箭）

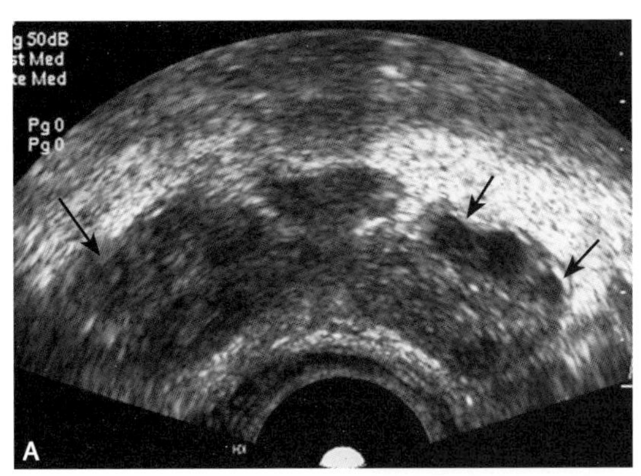


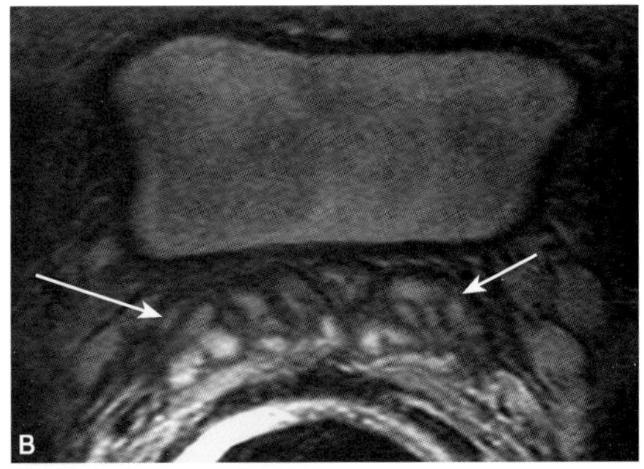


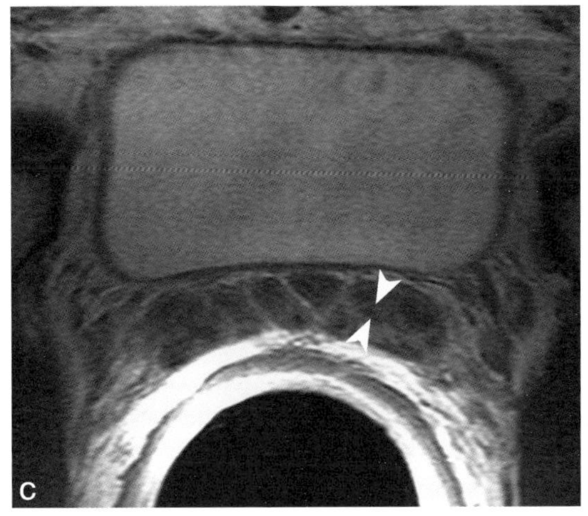


图 17-3-3　精囊炎

男,34 岁。血精。A、B. 横断位 $T_1$WI、$T_2$WI 显示 SV 弥漫性管壁增厚(箭);C. 增强 $T_1$WI 显示 SV 管壁增厚更加清晰

急性精囊炎患者除有血精及前述影像学表现外,结合临床表现和影像学特点,可将精囊炎与由精囊囊肿、结核、淀粉样变、肿瘤等疾患所致的血精症相鉴别。精囊囊肿多为单发,偏一侧,与其他部位囊肿相似,一般表现为局灶性类圆形、薄壁长 $T_1$WI、长 $T_2$WI 信号,边缘光整,无强化(图 17-3-4)。精囊结核多无明显症状,大多与泌尿系结核同时存在;MRI 表现为精囊不规则增大或缩小,信号不均,其边缘与周围脂肪组织的界限模糊,$T_1$WI 呈低信号,$T_2$WI 呈高信号,若有纤维化则 $T_2$WI 见不规则低信号,增强扫描时病灶区可见不规则异常强化(图 17-3-5)。SV 淀粉样物质相对常见,尤其是老年人,76 岁以上男性发病率可高达 21%;也常见于前列腺癌、膀胱癌患者。局限性淀粉样物质沉积侵犯 SV 多于全身性。MRI 显示 SV 弥漫性腺管壁增厚及 $T_2$WI 低信号(图 17-3-6),可合并出血,在 $T_1$WI 表现为高信号,因此与前列腺癌侵犯表现类似。

**2. 精囊肿瘤(seminal tumor)**　大多为前列腺、膀胱及直肠肿瘤累及所致,其中以前列腺癌侵犯精囊多见。早期前列腺癌常无症状,当肿瘤增大压迫阻塞尿路时,出现与前列腺增生相似的症状,一般无血精出现;前列腺癌常在外周带见 $T_2$WI 低信号灶,精囊受侵时可见精囊不对称性增大,腺管失去正常结构,双侧精囊信号不对称,受侵侧出现局灶性低信号区(图 17-3-7);若双侧精囊在 $T_2$WI 中皆呈低信号,提示双侧精囊广泛受侵(图 17-3-8)。

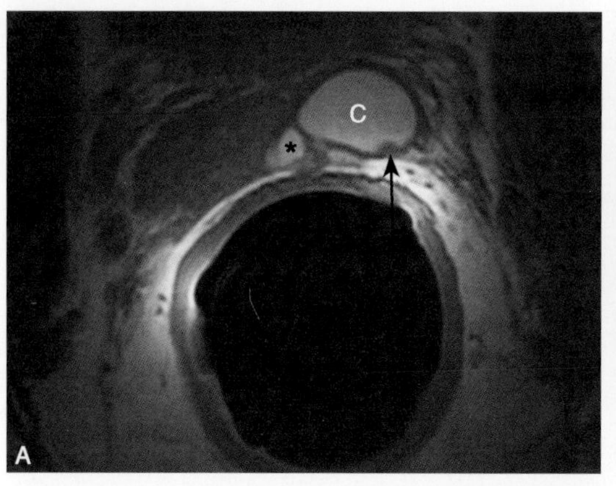


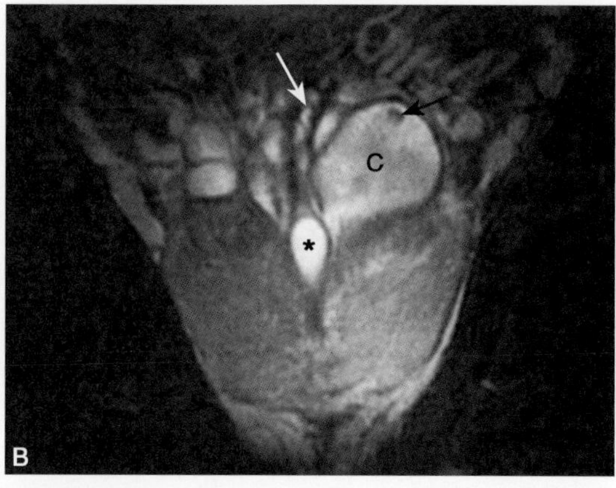


**图 17-3-4　精囊腺囊肿**

男，45 岁。血精。A、B. 横断位 $T_1$WI、冠状位 $T_2$WI 显示一真性囊肿（＊）及左侧 SV 囊肿（C）含有出血成分，在 $T_1$WI 呈明显高信号；SV 囊肿的底部见一小结石呈低信号

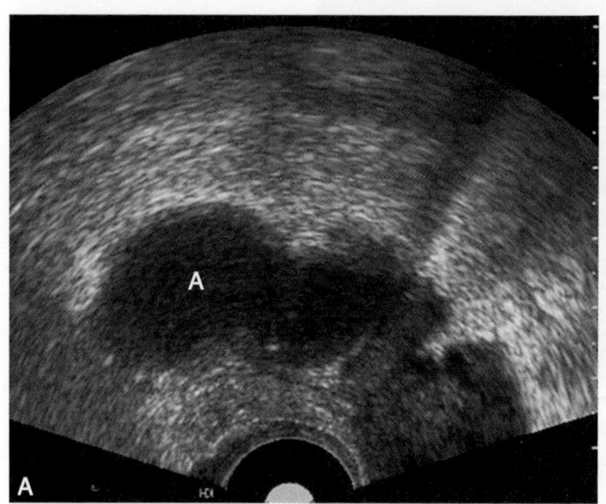


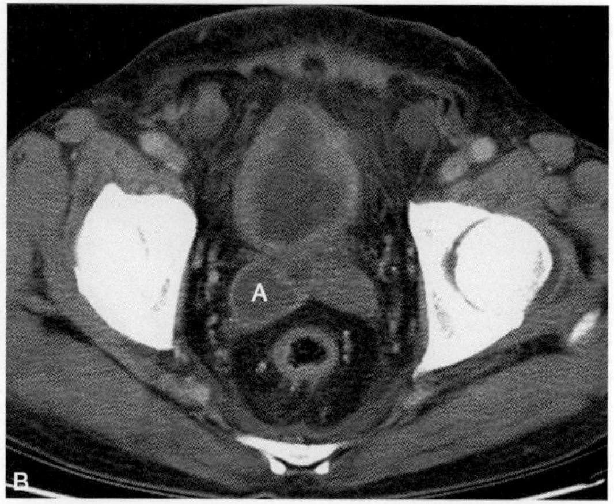


**图 17-3-5　精囊腺脓肿**

男，63 岁。发热。经直肠超声斜位（A）及增强 CT（B）显示右侧 SV 一厚壁囊性病变，符合脓肿表现；前列腺内亦见多灶性脓肿

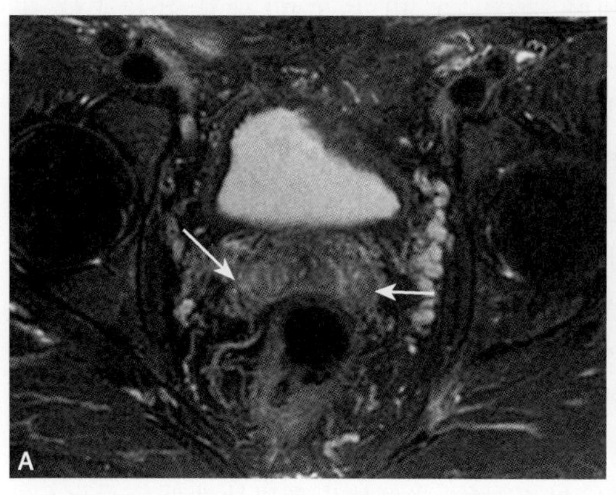


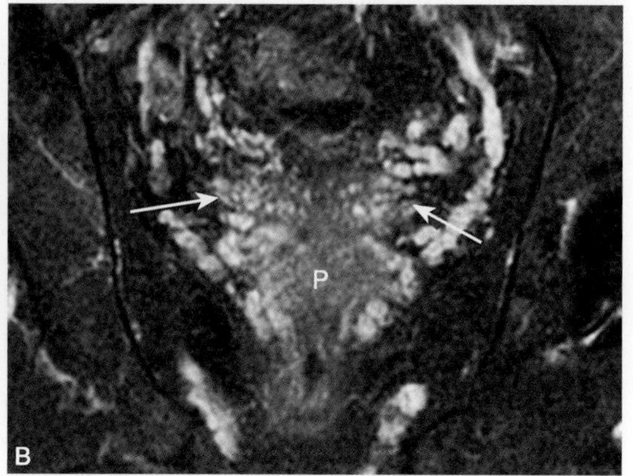


**图 17-3-6　精囊淀粉样变**

男，57 岁。A、B. 横断位、冠状位 $T_2$WI 显示 SV 内小腔及弥漫性管壁增厚，穿刺证实淀粉样物质沉积

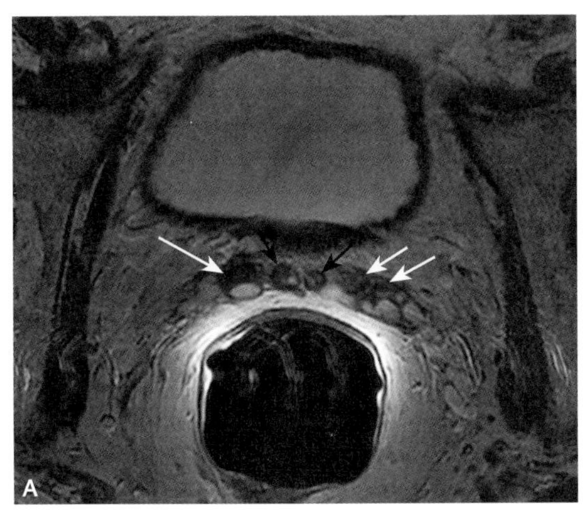
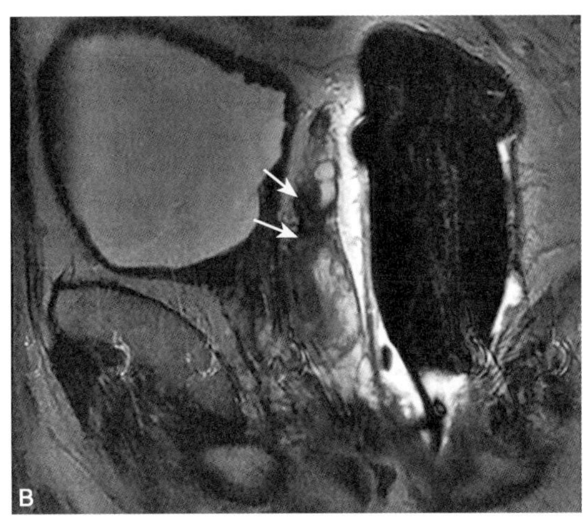

**图 17-3-7　前列腺癌侵犯精囊**

男,74 岁。前列腺癌病史。A、B. 横断位、冠状位 $T_2$WI 显示低信号肿瘤侵犯 SV 远侧(白箭)、输精管(A 中黑箭)

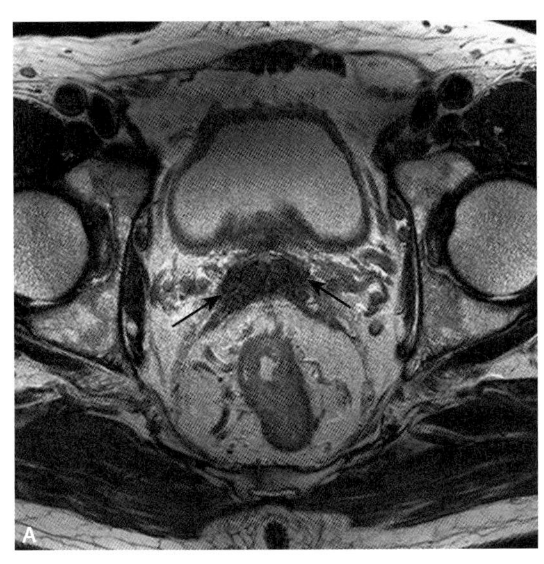
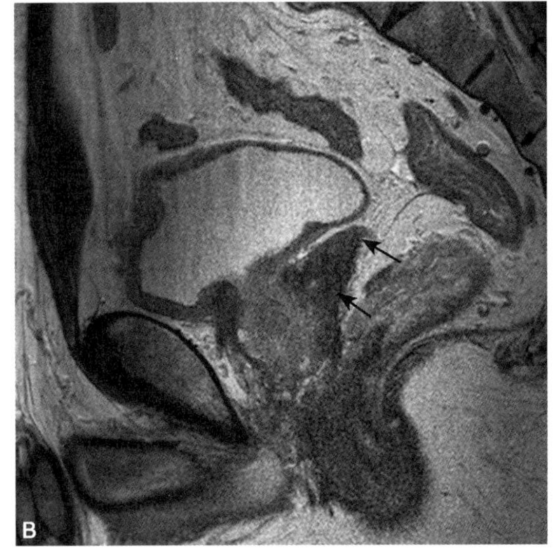

**图 17-3-8　前列腺癌侵犯精囊**

男,69 岁。前列腺癌患者。A、B. 横断位、冠状位 $T_2$WI 显示低信号肿瘤几乎累及整个 SV(黑箭)

## 五、研究进展及存在问题

血精可导致明显的心理及临床并发症。对于低危因素的年轻患者,多数病因为特发性、良性,但对于 40 岁以上尤其是具有高危因素的患者,必须仔细检查血精的病因。血精的循证评价不仅有利于做出确诊,也减少了不必要的住院费用。

(高波　李飞宇)

## 参 考 文 献

1. Akhter W, Khan F, Chinegwundoh F. Should every patient with hematospermia be investigated? A critical review. Cent European J Urol,2013,66(1):79-82.

2. Arora SS,Breiman RS,Webb EM,et al. CT and MRI of congenital anomalies of the seminal vesicles. AJR Am J Roentgenol,2007,189(1):130-135.

3. Curran S,Akin O,Agildere AM,et al. Endorectal MRI of prostatic and periprostatic cystic lesions and their mimics. AJR Am J Roentgenol,2007,188(5):1373-1379.

4. Kim B,Kawashima A,Ryu JA,et al. Imaging of the seminal vesicle and vas deferens. Radiographics,2009,29(4):1105-1121.

5. Maeda E,Katsura M,Gonoi W,et al. Abnormal signal intensities of the seminal vesicles in a screening population. J Magn Reson Imaging,2014,39(6):1426-1430.

6. Shebel HM,Farg HM,Kolokythas O,et al. Cysts of the lower male genitourinary tract: embryologic and anatomic considerations and differential diagnosis. Radiographics,2013,33(4):1125-1143.

7. Torigian DA,Ramchandani P. Hematospermia: imaging findings. Abdom Imaging,2007,32(1):29-49.

8. 雷益,李顶夫,邱德正,等. 血精性精囊炎的 MR 诊断. 中国医学影像技术,2004,20(5):766-767.

9. 肖恒军,刘小彭,张炎,等. 顽固性血精症原因分析和治疗对策. 中华腔镜泌尿外科杂志(电子版),2012,6(5):49-52.

10. 杨烁慧,陆方,杨敏洁,等. RSNA2014 泌尿生殖系统影像学. 放射学实践,2015,30(4):302-305.

11. 叶利洪,蒋小强,李雨林,等. 精囊镜技术在血精诊治中的应用价值. 中华泌尿外科杂志,2011,32(8):558-560.

# 第十八章　睾丸、阴囊及阴茎

## 第一节　睾丸肿块

### 一、前　　言

睾丸原发肿瘤虽然少见，国内外文献报道也不多，但却是 15～34 岁男性最常见的恶性肿瘤。其中生殖细胞肿瘤占所有睾丸肿瘤的 95%，其 MRI 表现可以反映内在的病理学特征。睾丸原发肿瘤也可以起源于性索（sertoli 细胞）和间质（leydig 细胞）。尽管 90% 肿瘤是良性的，但无可靠方式将其与恶性肿瘤区分，若能进行有效鉴别，部分良性肿瘤则能避免不必要的睾丸切除术。

睾丸肿瘤较小时，临床症状不明显，经常是以偶然发现的阴囊内结节前来就诊，肿瘤逐渐增大后，阴囊会有坠胀或钝痛感。睾丸肿瘤的诊断主要依靠触诊、影像学检查及血清肿瘤标志物等，确诊需根据术后标本病理。超声是睾丸肿瘤的首选影像学检查，腹盆部 CT、MRI 的检查目的是对睾丸肿瘤进行分期，以帮助选择治疗方法和评价预后。尽管睾丸原发肿瘤比较少见，但是部分肿瘤具有特征性的 MRI 表现，可为疾病正确诊断提供帮助。

### 二、相关疾病分类

大多数睾丸内实性肿块为恶性肿瘤，这与睾丸外肿块几乎都为良性正好相反。睾丸内肿瘤包括生殖细胞肿瘤、性索-间质肿瘤及转移瘤，良性肿瘤、具有恶性倾向肿瘤及假性肿瘤也可见于睾丸内（表 18-1-1）。

**表 18-1-1　睾丸肿块分类**

| 分类 | 病变 |
|---|---|
| 良性 | Leydig 细胞增生，表皮样囊肿，脂肪瘤，单纯囊肿 |
| 恶性倾向 | Leydig 细胞瘤，Sertoli 细胞瘤 |
| 恶性 | 精原细胞瘤，非精原细胞生殖细胞性肿瘤：卵黄囊瘤、胚胎细胞癌、畸胎癌、绒癌，淋巴瘤，转移瘤 |
| 假性肿瘤 | 血肿，脓肿，节段性梗死，睾丸网扩张 |

睾丸肿瘤分为良性和恶性两大类，以恶性肿瘤为多。良性肿瘤包括 Leydig 细胞瘤、支持细胞瘤、脂肪瘤、肾上腺残基瘤、畸胎瘤等。恶性肿瘤分为原发性和继发性两类，大部分为原

发性。原发性恶性肿瘤又可以分为生殖细胞瘤和非生殖细胞瘤，其中生殖细胞肿瘤占睾丸肿瘤的80%～90%，而精原细胞瘤又占生殖细胞肿瘤的80%～90%。生殖细胞瘤是青年男性最常见的恶性肿瘤，发病高峰在20～40岁。

Tsili等通过对33例睾丸肿瘤的回顾性分析，发现MRI对鉴别睾丸肿瘤良、恶性的敏感性和特异性分别为100%（95% CI，87.9%～100%）和87.5%（95% CI，52.9%～97.7%）；在睾丸肿瘤分期方面MRI与组织病理学的符合率为92.8%（26/28）。作者总结了睾丸良、恶性肿瘤的MRI鉴别诊断要点（表18-1-2）。

**表18-1-2　睾丸良、恶性肿瘤的MRI鉴别诊断**

| 恶性肿瘤 | 良性肿瘤 |
|---|---|
| 病变信号强度：$T_1$WI等信号，$T_2$WI低信号且不均匀 | 睾丸网小梁状扩张：$T_1$WI低信号，$T_2$WI高信号 |
| 出血 | 纤维化：$T_1$WI低信号，$T_2$WI极低信号 |
| 坏死 | 出血性坏死：$T_1$WI高信号，$T_2$WI极低信号 |
| 对比增强：强化不均匀，分隔强化 | 无强化 |
| 邻近结构侵犯：累及或侵犯睾丸被膜、附睾或精索 | 无邻近结构侵犯 |

注：相对于正常睾丸实质的信号强度

## 三、影像诊断流程

睾丸恶性肿瘤分期系统常采用美国癌症联合会（AJCC）及国际生殖细胞瘤共识会议分类法。AJCC分期基于TNMS（T肿瘤，N淋巴结，M转移，S血清标志物）分类法，肿瘤进展可以通过检测特异性血清标志物（AFP、HCG及LDH）（表18-1-3）。

**表18-1-3　睾丸肿瘤分期AJCC第七版（2011）**

| 肿瘤 | 淋巴结 | 转移 | 血清标志物 |
|---|---|---|---|
| pTx：原发肿瘤不能评价<br>pT0：无原发肿瘤证据<br>pTis：原位癌<br>pT1：肿瘤局限于睾丸和附睾，无血管和淋巴管浸润；肿瘤可侵及白膜但未侵及睾丸鞘膜<br>pT2：肿瘤局限于睾丸和附睾，合并血管和淋巴管浸润，或肿瘤侵及白膜并侵及睾丸鞘膜<br>pT3：肿瘤侵及精索，有或无血管和淋巴管浸润<br>pT4：肿瘤侵及阴囊，有或无血管和淋巴管浸润 | Nx：淋巴结不能评价<br>N0：无淋巴结转移<br>N1：淋巴结转移最大直径≤2cm；多个淋巴结，最大直径≤2cm<br>N2：淋巴结转移最大直径>2cm，但≤5cm<br>N3：淋巴结转移最大直径>5cm | M0：无远处转移<br>M1：远处转移<br>M1a：区域外淋巴结转移或肺转移<br>M1b：区域外淋巴结和肺以外其他部位远处转移 | Sx：未测<br>S0：正常<br>S1：LDH<1.5倍正常值且HCG<5000mIU/ml且AFP<1000g/ml<br>S2：LDH 1.5～10倍正常值或HCG 5000～50 000mIU/ml或AFP 1000～10 000g/ml<br>S3：LDH>10倍正常值或HCG>50 000mIU/ml或AFP>10 000g/ml |

根据睾丸癌治疗的高成功率，国际生殖细胞瘤共识会议建立了一套预测患者预后的分类法（表18-1-4）。这一系统基于原发肿瘤组织学、位置、是否有非肺脏转移及血清肿瘤标志

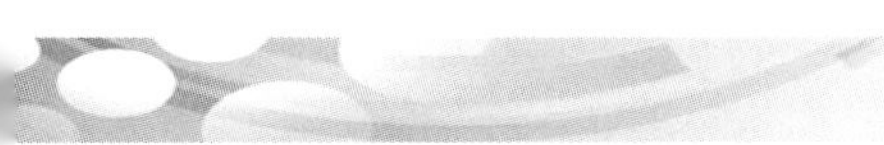


物，这一危险度分级标准在精原细胞瘤与非精原细胞瘤之间差别甚微，纯精原细胞瘤绝不会分类为差危险度。

表 18-1-4　国际生殖细胞瘤共识会议危险度分级

| 危险度 | 非精原细胞瘤性生殖细胞瘤 | 精原细胞瘤 |
|---|---|---|
| 好 | 下列所有：AFP<1000ng/ml 且 HCG<5000IU/L（1000ng/ml）且 LDH1.5 倍正常值上限；无纵隔原发肿瘤；无非肺脏转移 | 下列所有：任何原发位置；AFP 或 HCG 或 LDH 正常；无非肺脏转移 |
| 中 | 下列所有：AFP1000～10000ng/ml 或 HCG5000～50000IU/L（1000ng/ml）或 LDH1.5～10 倍正常值；无纵隔原发肿瘤；无非肺脏转移 | 出现非肺脏转移 |
| 差 | 下列任一：AFP>10000ng/ml 或 HCG>50000IU/L（1000ng/ml）或 LDH>10 倍正常值；纵隔原发位置；非肺脏转移 | 无此分类 |

## 四、相关疾病影像学表现

**1. 精原细胞瘤(seminoma)**　典型的精原细胞瘤由大小一致的瘤细胞构成，弥漫性片状分布，纤维性间隔将肿瘤细胞分隔成巢状或不规则腺腔状，肿瘤间质呈线状排列或分布均匀，间质中含丰富的血管和淋巴细胞。

彩色多普勒超声在绝大多数肿块内可以检测到丰富的血流信号，其血管增粗，走行不规则，多呈分支状；睾丸肿瘤内不规则血管走行及分布对睾丸肿瘤的诊断及鉴别诊断有帮助，尤其对诊断回声表现为正常的睾丸肿瘤非常重要(图 18-1-1)。CT 主要用于寻找肿瘤的远处转移，对于局部病灶的分期主要依据 MRI。精原细胞瘤位于睾丸内，呈类圆形或不规则形，在 MRI 上信号多较均匀，$T_1$WI 为等信号，$T_2$WI 上相对正常睾丸为低信号，其内可见 $T_1$WI、

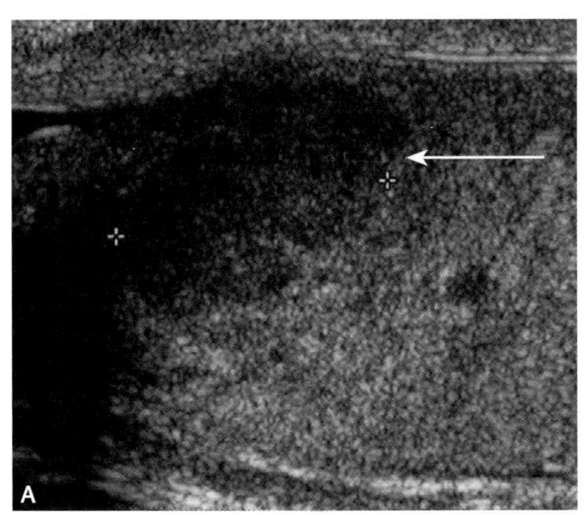

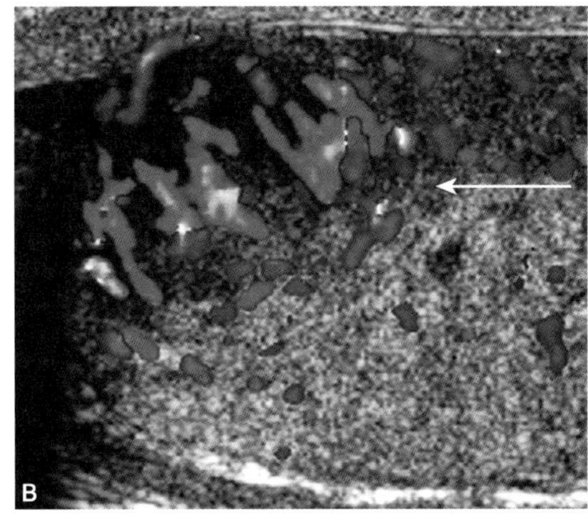


图 18-1-1　睾丸精原细胞瘤

男，34 岁。A. 超声矢状切面显示右侧睾丸内均匀低回声肿块(白箭)；B. 彩色多普勒超声显示肿块内明显血管形成(白箭)

$T_2WI$ 均为低信号的纤维分隔(图 18-1-2)。Johnson 等通过肿瘤病理组织学与 MRI 检查对照分析认为,精原细胞瘤 $T_2WI$ 均质低信号特点是区分精原细胞瘤与非精原细胞瘤的关键;增强扫描分隔的强化程度超过肿瘤实体,肿瘤实体强化较弱,非精原细胞生殖细胞瘤信号多不均匀,其内可见坏死和出血(图 18-1-3,图 18-1-4)。

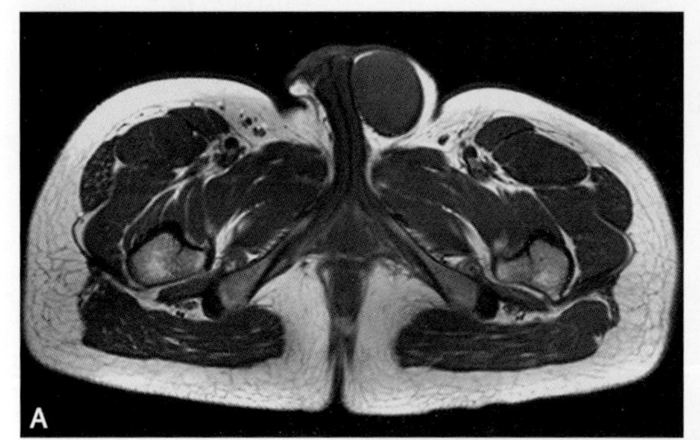


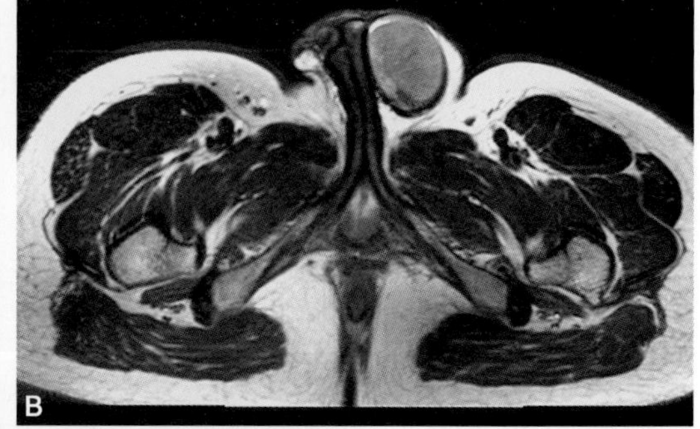


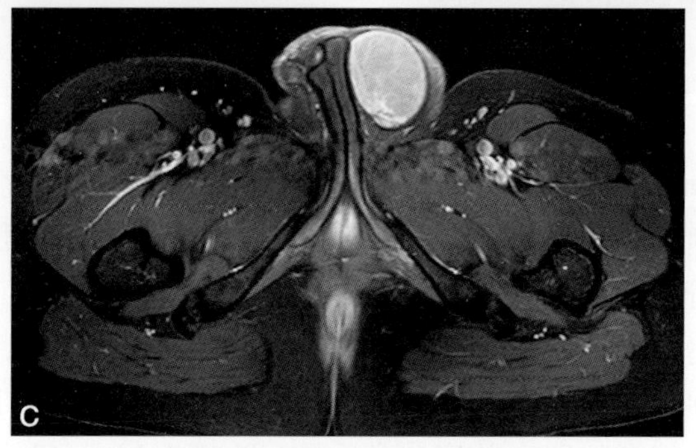


**图 18-1-2　睾丸精原细胞瘤**

男性,30 岁。左侧睾丸坠胀感。A. MRI 平扫 $T_1WI$ 可见右侧睾丸内 $T_1WI$ 低信号肿块,边界清晰;B. MRI 平扫 $T_2WI$ 肿块呈不均匀高信号,其内可见分隔样稍低信号;C. MRI 增强扫描 $T_1WI$ 肿瘤强化明显,其内的分隔样结构强化程度较肿瘤实体明显,白膜尚光滑连续

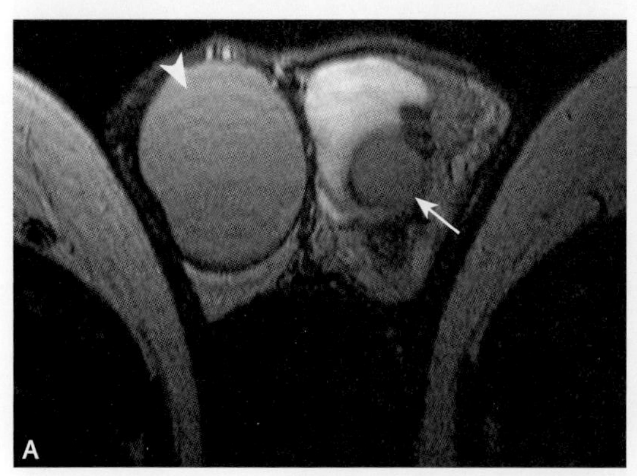


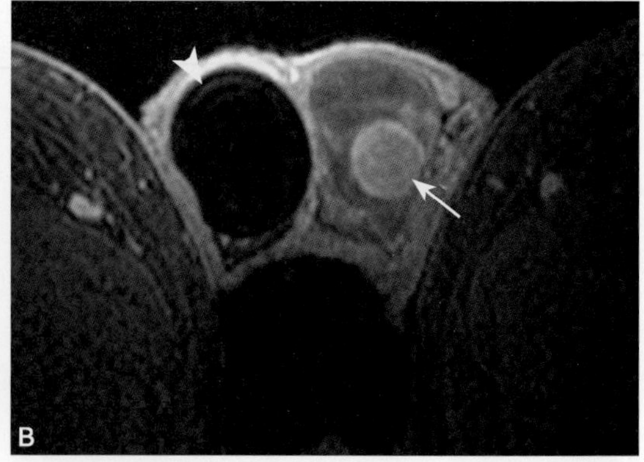


**图 18-1-3　睾丸假体及对侧精原细胞瘤**

男,31 岁。A. 横断位 $T_2WI$ 显示左侧睾丸内肿块(白箭),与左侧睾丸比较呈均匀性低信号,右侧睾丸假体(白箭头);B. 横断位对比增强脂肪抑制 3D FSPGR $T_1WI$ 图像显示左侧睾丸肿块明显均匀性强化(白箭)及右侧假体内信号缺失(白箭头)

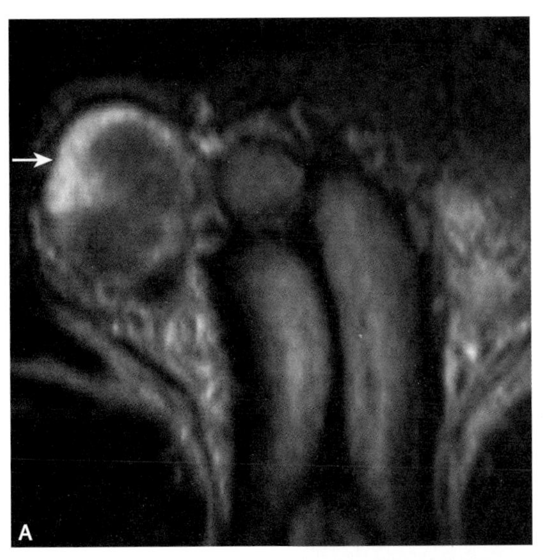


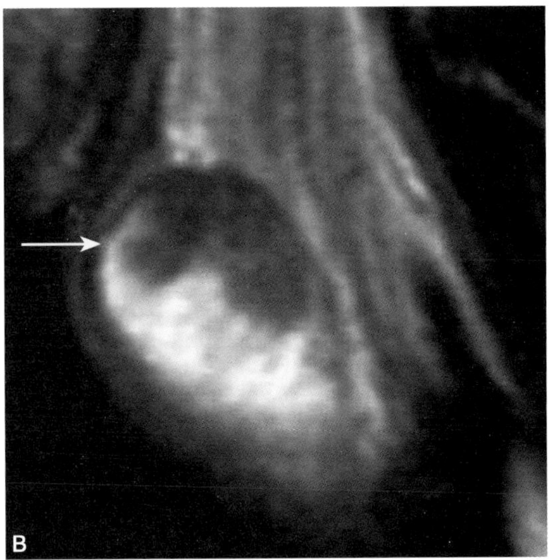


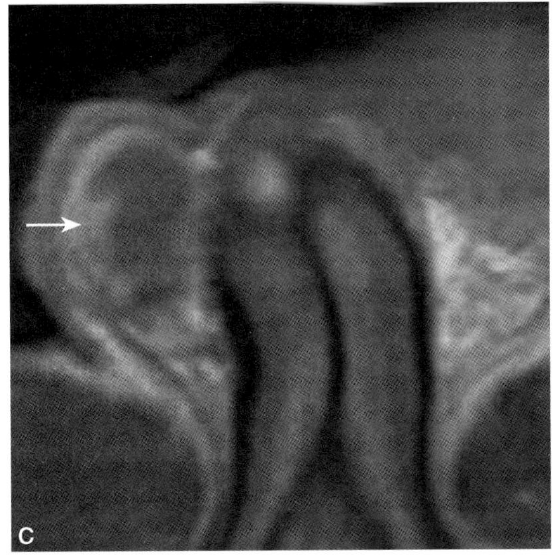


**图 18-1-4　睾丸精原细胞瘤**

男,47 岁。左侧睾丸肿块侵及同侧精索及右侧睾丸纤维化。A、B. 横断位、冠状位 $T_2$WI 显示睾丸右上极病变(白箭)呈明显低信号,提示纤维组织存在;C. 横断位对比增强 $T_1$WI 显示病变无强化(白箭),提示良性病变

睾丸精原细胞瘤需要与胚胎性癌、睾丸原发淋巴瘤等恶性肿瘤鉴别。睾丸胚胎性癌发生年龄较其他肿瘤大,多发生于老年男性,病变多边界不清,增强检查呈明显强化,多伴有周围结构侵犯及淋巴结肿大。睾丸胚胎性癌表现为 $T_1$WI 等信号,$T_2$WI 呈等或稍低信号,增强检查呈明显强化,其内信号欠均匀,睾丸包膜可有破坏,并伴周围淋巴结转移(图 18-1-5)。睾丸原发性恶性淋巴瘤罕见,但其恶性程度较高,预后差,总体中位生存期 13 个月,无病生存率 12% ~35%。其 MRI 影像学特点是 $T_2$WI 为均匀低信号(与正常睾丸信号比较),$T_1$WI 等信号或略低信号,增强后轻度均匀强化可能为睾丸淋巴瘤 MRI 的主要特征表现(图 18-1-6)。当睾丸肿瘤转移到其他位置后,原发睾丸位置肿瘤自发消退,残留具有典型组织学表现的瘢痕灶(图 18-1-7)。

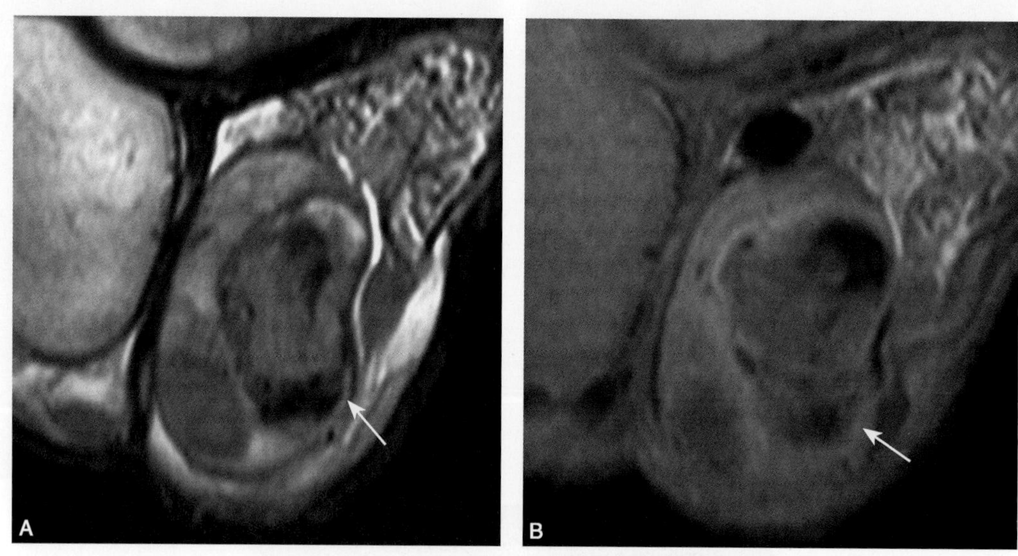

**图 18-1-5　非精原细胞瘤性生殖细胞瘤**

男,37 岁。超声显示左侧睾丸内不均匀性低回声肿块,边界不清伴内部血流。A. 冠状位 $T_2WI$ 显示睾丸内肿块(白箭)包含囊性及实性成分几乎取代了左侧睾丸;B. 冠状位对比增强 $T_1WI$ 显示肿块不均匀性强化

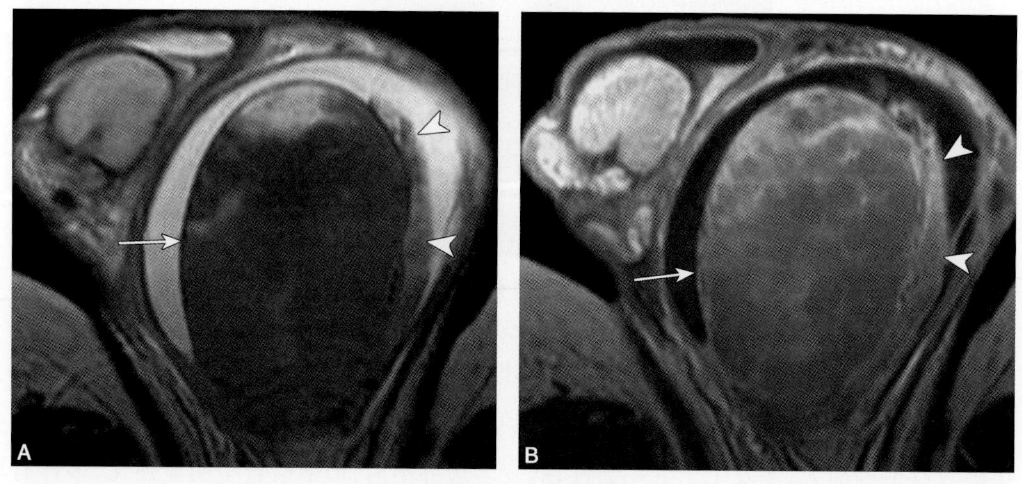

**图 18-1-6　睾丸淋巴瘤**

男,62 岁。A. MRI 平扫显示左侧睾丸肿大及浸润性生长肿块(白箭)呈 $T_2WI$ 明显低信号;B. 增强扫描显示肿块强化低于正常睾丸组织。$T_2WI$ 显示附睾(白箭头)与对侧比较呈不均匀性低信号,手术切除病理证实受到淋巴瘤组织浸润

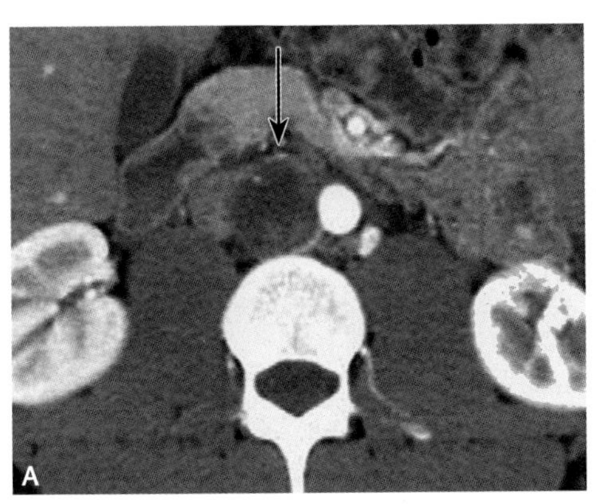


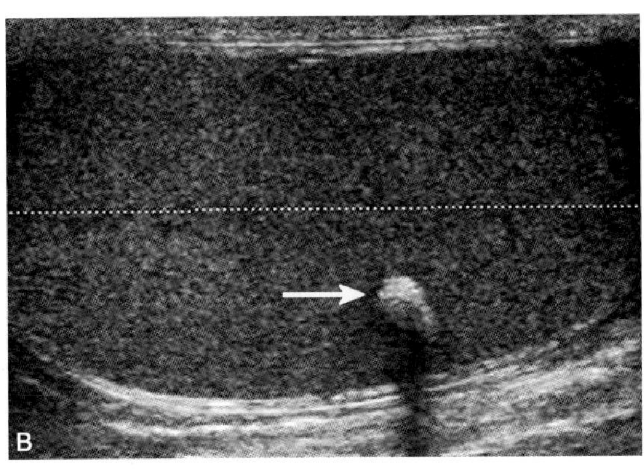


**图 18-1-7　睾丸肿瘤自发消退**

男，22 岁。A. CT 扫描显示腹膜后淋巴结肿大（黑箭）及多发肺转移瘤（未示），腹膜后淋巴结穿刺证实为绒癌；B. 右侧睾丸超声显示一异常回声伴声影提示钙化性自发消退性原发睾丸绒癌，发生转移但退缩（白箭），睾丸切除标本未见到活性肿瘤，符合睾丸肿瘤自发消退

**2. 睾丸表皮样囊肿（epidermoid cyst of testis）**　极少见的睾丸良性肿瘤，迄今为止报道了 300 余例，以 20 岁左右最多见。其可发生于睾丸的任何部位，一般为单侧单发，单侧多发及双侧发生者少见。鉴于 95% 以上的睾丸占位病变为恶性睾丸肿瘤，因此术前极易将睾丸表皮样囊肿误诊为睾丸恶性肿瘤并导致不必要的睾丸切除。此外，由于睾丸肿瘤恶性度高，术前活检或术中冰冻切片探查有可能导致恶性肿瘤扩散，同时还可能产生抗精子抗体，因此术前影像学检查明确诊断对选择术式尤为重要。

超声检查是睾丸肿物的常规检查方法，但特异性较低。描述洋葱皮样结构将其作为睾丸表皮样囊肿的特征之一，这种独特的同心圆环状层状声像图表现由囊壁鳞状上皮细胞的逐渐发育成熟并角质化，坏死脱落层状排列而形成（图 18-1-8）。但当睾丸表皮样囊肿仅表现为囊内斑片状或点状均匀回声而非分层状表现时，超声就不能明确诊断。部分睾丸表皮样囊肿的典型 MRI 表现为“牛眼征”或者“靶征”，靶心是由稠密的角化碎屑残骸及钙化组成，外周环绕线样低信号的纤维包囊（图 18-1-9）。由于钙化的成分可多样，所以在 $T_1WI$ 上信号多变，可以呈高信号、等信号或低信号。睾丸表皮样囊肿 MRI 信号的多样性表现反映了病变组织发育成熟度、角蛋白含量、内部成分排列方式的复杂性，并与病程长短不一有关。表皮样囊肿无血供，所以增强扫描后病灶无强化，这是表皮样囊肿与其他恶性睾丸病变最重要的鉴别点。

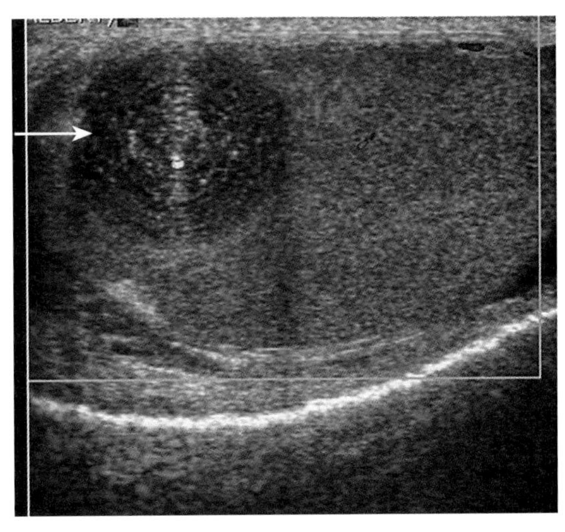

**图 18-1-8　睾丸表皮样囊肿**

男，42 岁。超声矢状切面显示边界清晰低回声睾丸内肿块（白箭），伴交错性低回声和高回声环（洋葱样表现），彩色多普勒显示无明显内部血流

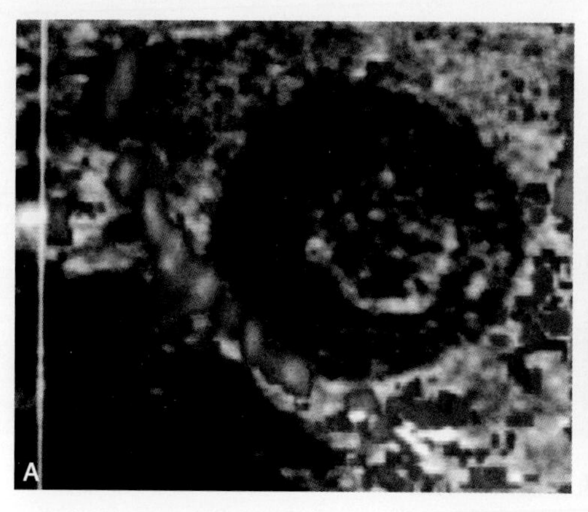


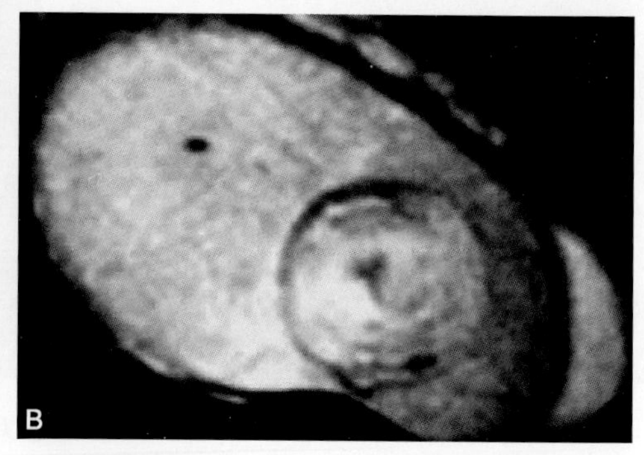


**图 18-1-9 睾丸表皮样囊肿**

男,26 岁。左侧睾丸扪及肿块 2 年,复查无变化。A. 超声矢状切面显示睾丸病变伴高、低回声交替的向心性环,无血流;B. 矢状位 $T_2$WI 显示病灶呈类似表现,伴交替出现的高、低信号带

当睾丸肿物表现为混杂信号实性肿物时,需要与精原细胞瘤、睾丸淋巴瘤鉴别。精原细胞瘤大多呈类圆形或结节状实性肿块,大部分肿块边界清楚,肿瘤在 $T_2$WI 呈均匀低信号或以低信号为主的混杂信号,且可见低信号纤维间隔,增强扫描后肿瘤轻度强化,纤维间隔强化高于肿瘤组织。睾丸淋巴瘤常见于 60 岁以上老年男性,其 MRI 表现的特点是 $T_2$WI 呈均匀低信号,部分病灶呈略高信号(与正常睾丸比较),增强扫描后轻度均匀或不均匀强化。

**3. 睾丸间质细胞瘤(Leydig cell tumor,LCT)** 睾丸性索/性腺间质肿瘤中的一种单一组织类型的肿瘤,来源于正常发育和演化的成分间质细胞。多数为良性病变,恶性肿瘤约占 10%。睾丸 LCT 多发生于隐睾、睾丸萎缩和不育症患者,有两个发病高峰年龄。20% 发生于 5~10 岁的儿童:从不发生于 2 岁以下的儿童;80% 发生于 20~60 岁的成人;睾丸 LCT 通常临床表现为良性,大概 10% 的睾丸 LCT 临床表现为恶性,而病理检查却不容易鉴别良恶性。无痛性睾丸肿大或触及无痛性肿块是最常见的临床症状,可伴疼痛、阴囊沉重感,触诊大多质地坚硬。在儿童,由于肿瘤组织产生雄性激素,约 20% 的患儿表现为同性假早熟;成人一般检测不到雄性激素的增高。30% 成人男性患者可有乳腺发育。

有关睾丸 LCT 在 CT、MRI 表现的报道极少,均以涉及临床及病理为主。睾丸 LCT 的超声检查亦没有一定的特征性,不能作出明确的诊断。睾丸 LCT 细胞瘤 CT/MRI 表现有一定的特点,其多发生于睾丸的外周部位,边界清晰,肿瘤周围有正常的睾丸组织,血供丰富,强化显著(图 18-1-10,图 18-1-11)。当肿块位于睾丸实质内,触诊肿块质地坚硬,边缘清晰,密度/信号可均匀或不均匀,肿块周围存在正常的睾丸组织,增强后显著持续强化,同时伴有异常激素分泌症状时应首先考虑睾丸 LCT 的诊断。当患者年龄>60 岁、肿瘤体积直径>5cm、呈浸润性生长,伴有出血、坏死、鞘膜积液及远处转移时应考虑恶性睾丸 LCT 的诊断。CT 或 MRI 检查有利于其良恶性的鉴别,确诊依赖病理及免疫组化的检测。

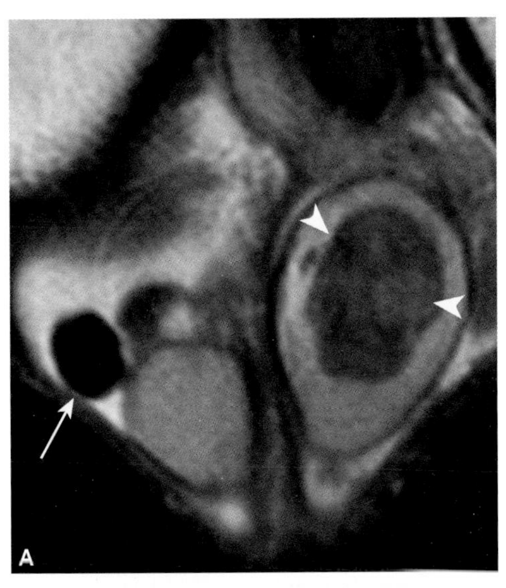


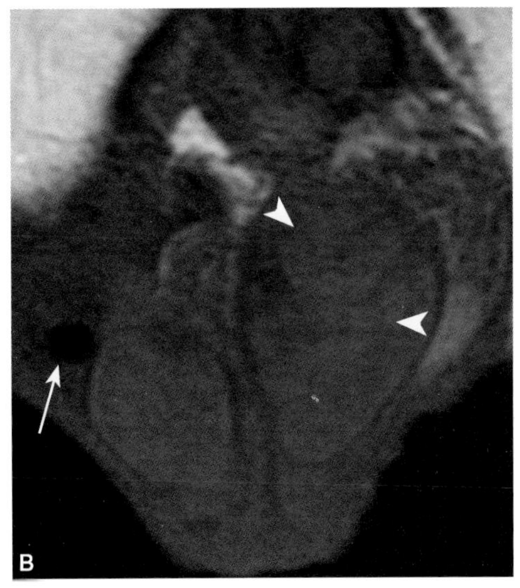


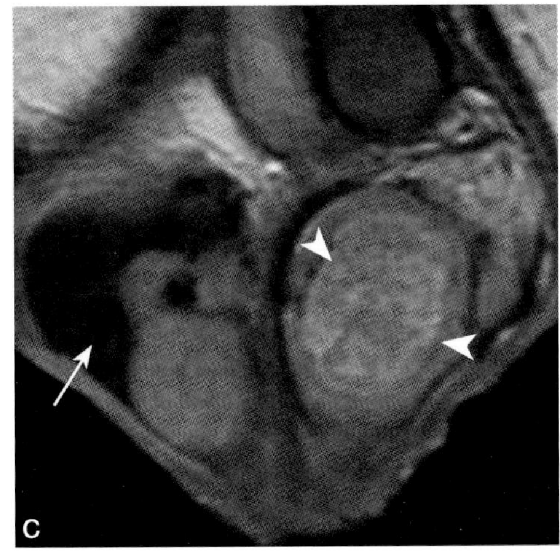


**图 18-1-10　睾丸间质细胞瘤**

男,65 岁。左侧睾丸超声显示一非特异性低回声肿块。A～C. 冠状位显示左侧睾丸内肿块(白箭头)呈等 $T_1$、短 $T_2$ 信号,增强后较正常睾丸明显强化;偶然发现右侧睾丸外阴囊珍珠粒(白箭),$T_1$WI 呈外周中等信号(纤维组织)、中央低信号(对应钙化巢),$T_2$WI 呈均匀性低信号,无明显强化

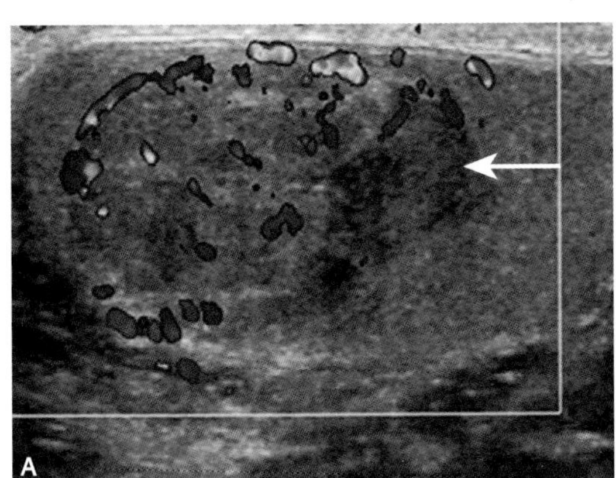


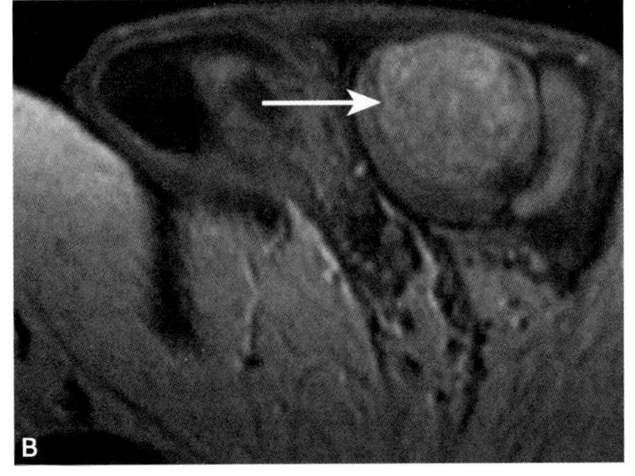


**图 18-1-11　睾丸间质细胞瘤**

男,51 岁。A. 左侧睾丸超声显示低回声肿块(白箭)伴彩色多普勒血流增加;B. 横断位增强 $T_1$WI 呈均匀性明显强化(白箭)

**4. 睾丸脓肿(abscess of testis)** 通常是化脓性附睾-睾丸炎的并发症,偶而见于外伤后、梗死及腮腺炎。超声一般表现为睾丸内低回声伴边界模糊粗糙壁及内部回声减低,周围睾丸实质血流丰富。MRI 上脓肿呈典型的 $T_1$WI 低信号、$T_2$WI 高信号符合液体内容物及低信号环,增强扫描病灶不强化,周围实质明显强化(图 18-1-12);DWI 内容物呈明显弥散增加,高信号表现具有特征性。

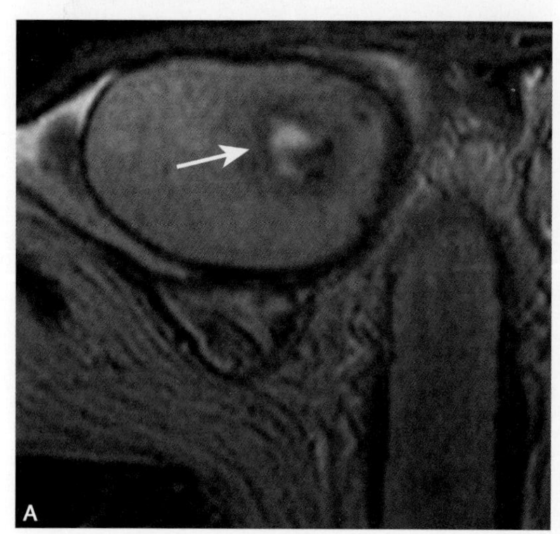


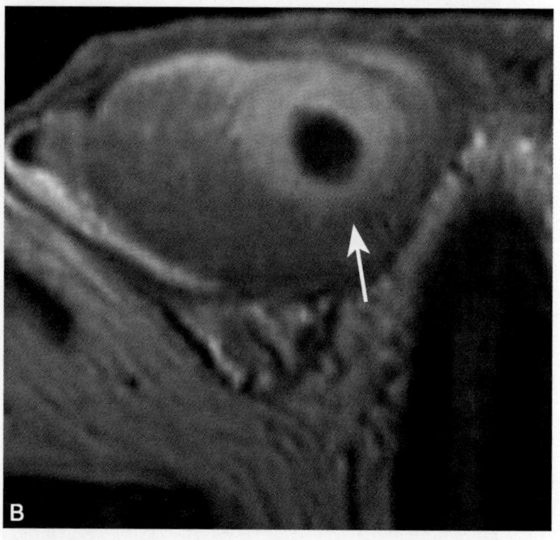


**图 18-1-12 睾丸脓肿**

男,46 岁。有近期右侧附睾睾丸炎病史。A. MRI 显示睾丸内肿块,$T_1$WI 呈低信号,$T_2$WI 呈高信号伴边缘低信号;B. 横断位增强压脂 3D FSPGR $T_1$WI 显示病灶无强化,周围实质明显强化

**5. 睾丸血管瘤(hemangioma of testis)** 血管瘤是由增生的血管内皮细胞为特点的大量毛细血管和小静脉组成的病变,好发于婴儿和儿童,多见于头面部、躯干和四肢。发生于内脏者以肝脏居多,发生于睾丸附睾者极为罕见。睾丸血管瘤 MRI 图像上平扫肿瘤在 $T_1$WI、$T_2$WI 呈混杂高信号,其内可见斑点状高信号区,增强检查动脉早期呈结节状明显强化,具有特征性表现为其渐进性的强化方式。

## 五、研究进展及存在问题

影像学检查对睾丸癌的诊断及治疗具有至关重要意义。超声是首选手段,CT 是肿瘤分期的标准,MRI 在某些情况下具有与 CT 同等重要的诊断效能。PET 在肿瘤定性方面作用有限,但随着新型示踪剂的出现,PET 对评价治疗反应及复发应用越来越广泛。

(高波 李飞宇)

## 参 考 文 献

1. Cooper DE, L'Esperance JO, Christman MS, et al. Testis cancer: a 20-year epidemiological review of the experience at a regional military medical facility. J Urol, 2008, 180(2):577-582.

2. Edge SB, Byrd DR, Compton CC, et al. American Joint Committee on Cancer (AJCC) staging handbook, 7th ed. New York, NY: Springer, 2010.

3. International Germ Cell Cancer Collaborative Group. International Germ Cell Consensus Classification: a prognostic factor-based staging system for metastatic germ cell cancers. J Clin Oncol, 1997, 15: 594-603

4. Kreydin EI, Barrisford GW, Feldman AS, et al. Testicular cancer: what the radiologist needs to know. AJR Am J Roentgenol, 2013, 200(6): 1215-1225.

5. Krohmer SJ, McNulty NJ, Schned AR. Best cases from the AFIP: testicular seminoma with lymph node metastases. Radiographics, 2009, 29(7): 2177-2183.

6. Mohrs OK, Thoms H, Egner T, et al. MRI of patients with suspected scrotal or testicular lesions: diagnostic value in daily practice. AJR Am J Roentgenol, 2012, 199(3): 609-615.

7. Sohaib SA, Koh DM, Husband JE. The role of imaging in the diagnosis, staging, and management of testicular cancer. AJR Am J Roentgenol, 2008, 191(2): 387-395.

8. Tsili AC, Argyropoulou MI, Giannakis D, et al. MRI in the characterization and local staging of testicular neoplasms. AJR Am J Roentgenol, 2010, 194(3): 682-689.

9. Tsili AC, Tsampoulas C, Giannakopoulos X, et al. MRI in the histologic characterization of testicular neoplasms. AJR Am J Roentgenol, 2007, 189(6): W331-337.

10. 蔡林，邵光军，何群，等. 成人睾丸间质细胞瘤：单中心17例报告. 中华泌尿外科杂志，2014，35(2)：111-114.

11. 龙德云，谭细凤，张艳，等. 睾丸间质细胞瘤的CT/MRI表现及文献复习. 中国临床医学影像杂志，2014，25(2)：136-138.

12. 潘小舟，刘明山，张应和，等. 睾丸动脉起源变异的MSCTA表现. 放射学实践，2014，10：1198-1200.

13. 苏峻，蒋涛，刘小娟，等. 睾丸表皮样囊肿的磁共振表现及鉴别诊断. 中华医学杂志，2014，94(27)：2139-2142.

14. 王夕富，张贵祥，李康安，等. 睾丸精原细胞瘤的CT、MRI诊断(附6例分析). 中国医学计算机成像杂志，2011，17(1)：46-48.

15. 郑克文，李汉忠，张学斌，等. 睾丸表皮样囊肿7例报告并文献复习. 现代泌尿外科杂志，2014，19(3)：161-163.

## 第二节　基于临床的鉴别诊断：急性发作性阴囊痛

### 一、前　　言

阴囊由外向内分别为皮肤、肉膜、提睾筋膜、提睾肌、睾丸精索鞘膜及睾丸固有鞘膜(分为壁脏两层，之间为鞘膜腔，其内侧为包绕睾丸表面的白膜及血管膜)。阴囊急症是临床常见病。睾丸扭转、外伤及各种阴囊急性炎症都需要尽早进行治疗，这就要求临床医生必须做出快速、准确的诊断。但即使有经验的泌尿外科医生亦难很快做出明确的鉴别诊断。彩色超声既能清晰显示阴囊内各部结构，又可提供患者阴囊内血流改变信息，而且不需要特殊的检查前准备，因此彩色超声能快速准确为临床提供丰富、有价值的诊断信息(图18-2-1)。

MRI上正常睾丸呈$T_1$WI中等、$T_2$WI均质高信号，白膜在$T_1$WI、$T_2$WI均为线样低信号，厚度<1mm；附睾紧贴睾丸的上端和后缘而略扁，外上膨大部分为附睾头，中部为附睾体，下端狭细部分为附睾尾，MRI平扫$T_1$WI、$T_2$WI信号略低于睾丸(图18-2-2)。

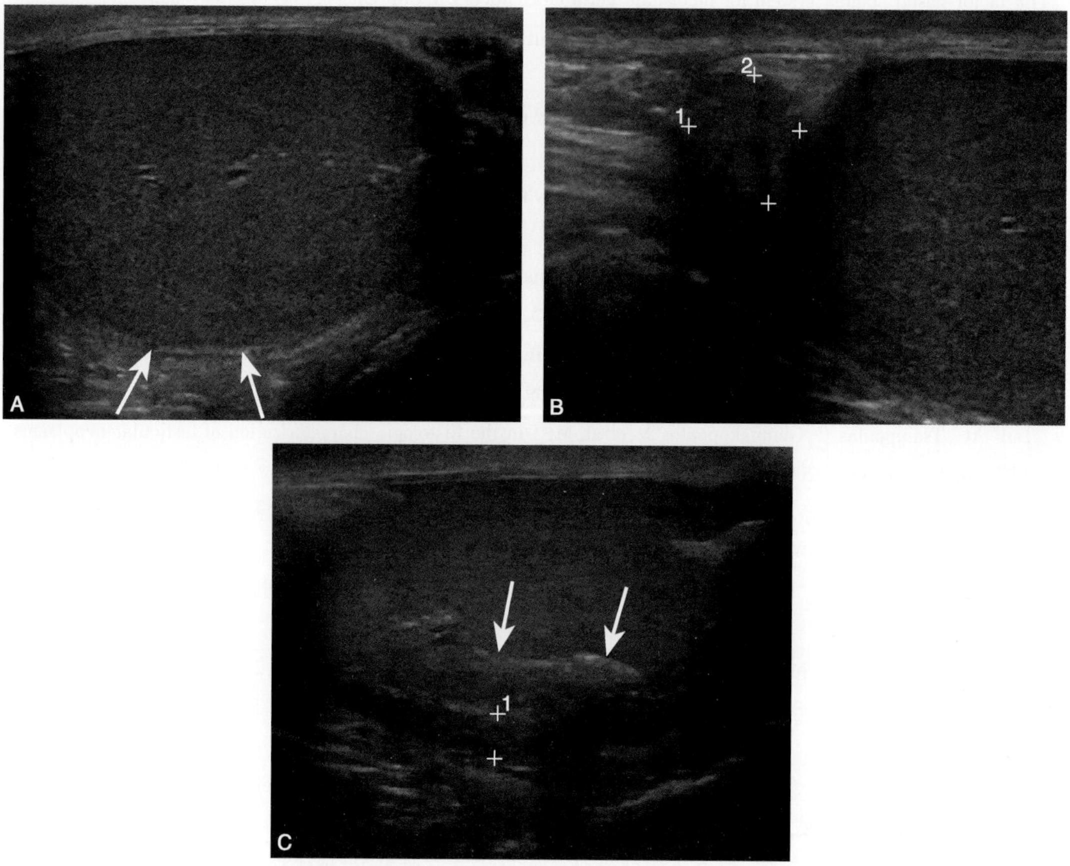

**图 18-2-1　睾丸及附睾正常解剖**

A. 超声矢状切面白膜(白箭)呈细线状高回声,包绕中等均匀回声的睾丸;B. 超声矢状切面睾丸上方的附睾头;C. 阴囊的超声矢状切面睾丸纵隔呈水平强回声带,纵向走行穿过睾丸,附睾体位于睾丸后方

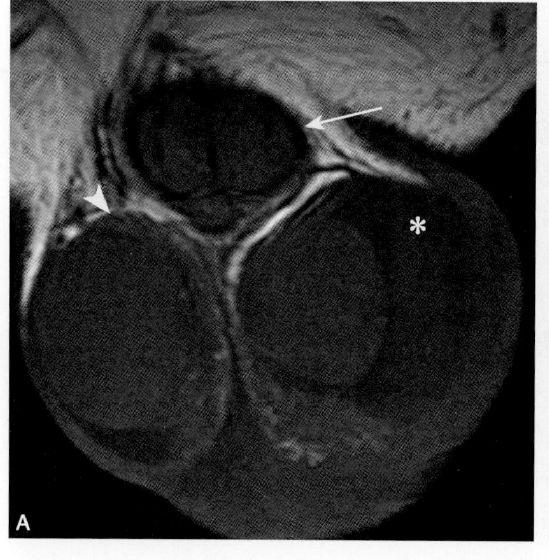


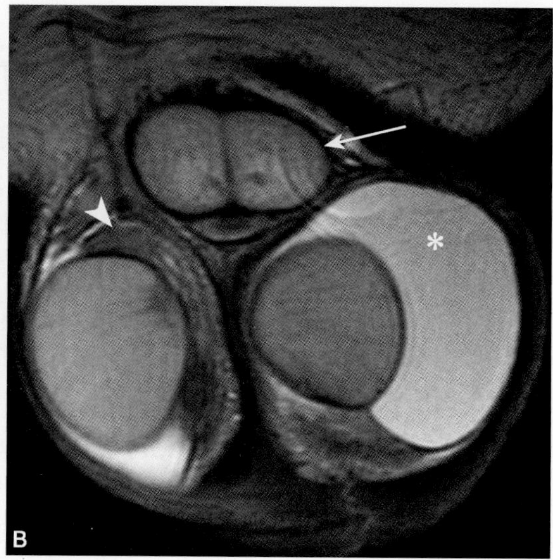

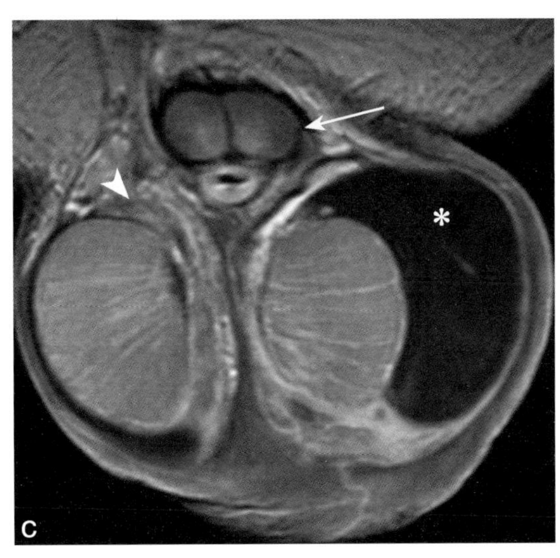


图 18-2-2　阴囊正常解剖

A～C. 冠状位 MRI 显示正常睾丸为 $T_1$WI 中等信号、$T_2$WI 高信号，强化均匀；白膜环绕睾丸呈 $T_1$WI、$T_2$WI 低信号，附睾（白箭头）在 $T_1$WI 呈轻度不均匀性等信号，$T_2$WI 呈低信号，轻微强化；右侧睾丸周围液体量正常，左侧小囊肿；对面为阴茎海绵体（白箭）

CT 检查简单快速无创，螺旋 CT 能多层面扫描后重建，能准确评价损伤程度，更适用于急性期的检查，为制定治疗方法提供依据。在临床疑诊阴囊损伤患者，进一步的 MRI 检查有助于发现小的阴囊损伤。MRI 多方位、多序列成像对白膜的观察最具优势，是目前评价阴囊损伤最精确的影像学检查手段，尤其适用于该病的重复检查和疗效观察。Mohrs 等报道 MRI 对阴囊各类病变的诊断准确率、敏感性、特异性、阳性和阴性预测值分别为 95%、92%、97%、91%、97%。

## 二、常见疾病分类

阴囊急症常见的为急性附睾炎、睾丸炎、睾丸扭转及外伤。睾丸感染包括附睾炎、睾丸炎、睾丸脓肿、积脓囊肿及 Fournier 坏疽，缺血性损伤可见于睾丸扭转，这时阴茎的缺血可发生在阴茎持续勃起或静脉血栓患者，生殖器的创伤性损伤很多，包括钝伤、穿刺伤及去包皮损伤。很多这些急症需要紧急手术治疗，及时治疗对保留生育、激素活性剂勃起功能都具有至关重要的作用。由于时间因素，及时进行影像学检查并快速作出诊断对正确治疗是必需的。

睾丸外肿块可以分为良性肿瘤、恶性肿瘤及假性肿瘤，大多数（97%）睾丸外肿块为良性（表 18-2-1）。

表 18-2-1　睾丸外肿块分类

| 分类 | 病变 |
|---|---|
| 良性肿瘤 | 腺瘤样肿瘤，脂肪瘤 |
| 恶性肿瘤 | 精索肉瘤，转移瘤 |
| 假性肿瘤 | 纤维性假瘤，多睾畸形，生殖肉芽肿，阴囊珠，精索血肿，硬化性脂肪肉芽肿，结节病 |

睾丸外假瘤根据其位置或起源可以分类(表 18-2-2):

表 18-2-2　睾丸外假瘤

| 部位 | 病变 |
| --- | --- |
| 附睾 | 局限性附睾炎,血肿,生殖肉芽肿,结节病 |
| 精索 | 血肿 |
| 鞘膜 | 纤维性假瘤,阴囊珠 |
| 睾丸旁区 | 疝,多睾畸形,脾性腺融合 |

## 三、影像诊断流程

附睾炎是泌尿生殖系统最常见的疾病,但声像图上变化较为复杂,只要熟练掌握各种声像图的演变过程。并从血流动力学角度来鉴别就可为临床诊断提供丰富的资料。此外,CDFI 亦是临床上佐证和观察急性炎症治疗和转归简便有效的方法。高频超声作为非侵入性影像诊断是临床诊断与鉴别诊断附睾炎简便有效的方法。而以上这几种疾病部分病例灰阶上并无很大的特异性,鉴别诊断关键在于彩色超声观察其内部血流的改变情况。

尽管超声仍旧是影像检查的主流方法,MRI 可以为大约 80% 的超声无法定性的病例提供更多的有价值信息。与超声相比,MRI 更能确定某些病变,如脂肪瘤和其他含脂病变、血肿、纤维性假瘤及局灶性睾丸梗死,MRI 也可以帮助定位病灶是睾丸内或睾丸外,并清晰识别未降落睾丸;MRI 增强扫描可显示睾丸灌注缺失或减低区(如节段性睾丸梗死),强化模式也可帮助定性(如睾丸脓肿的环状强化),还可以帮助鉴别良性囊性病变与囊性肿瘤。一般来说,恶性病变强化明显,良性病变无明显强化;恶性病变在 $T_1WI$、$T_2WI$ 上均呈明显低信号或混杂信号,病灶 $T_1WI$、$T_2WI$ 信号均匀的为良性。Tsili 等将 DWI 技术应用到阴囊病变诊断中,初步研究发现常规 MRI、单独 DWI 及这二者联合使用对阴囊病变的定性准确率分别为 91%、87% 及 100%,作者认为 DWI 包括 ADC 值对阴囊病变的诊断及定性提供了更有价值信息。

## 四、相关疾病影像学表现

**1. 阴囊闭合性损伤(scrotal closed injury)**　由于阴囊创伤后,囊壁水肿,阴囊疼痛肿胀明显,部分患者出现恶心、呕吐,甚至晕厥、休克。体检阴囊触痛明显,多可扪及肿块但睾丸多触诊不清。超声对睾丸白膜显示能力较差,也难以客观评价睾丸的挫裂伤等。尽管睾丸活动度大且有精索内外筋膜及提睾肌上提作用,在严重创伤时也可脱位或回缩至腹股沟、此时阴囊空虚,需要紧急手术处理;阴囊损伤轻者可保守治疗,重者要及时转为手术治疗,以防睾丸内压明显增高引起坏死。

创伤后阴囊皮肤下平滑肌水肿致皮肤增厚、阴囊肿胀,CT 表现为阴囊壁增厚,密度增高,MRI 呈 $T_1WI$ 稍低信号、$T_2WI$ 高信号改变;睾丸鞘膜黏液分泌过多引起鞘膜积液,阴囊增大,鞘膜积液表现为水样密度或信号;睾丸挫伤出血与其他部位一样,不同时期具有不同的 CT 与 MRI 表现,其中以亚急性期及慢性早期的 MRI 上 $T_1WI$、$T_2WI$ 高信号特征最为明显;白膜以 $T_2WI$ 显示最好,其连续性中断代表睾丸破裂(图 18-2-3,图 18-2-4,图 18-2-5)。

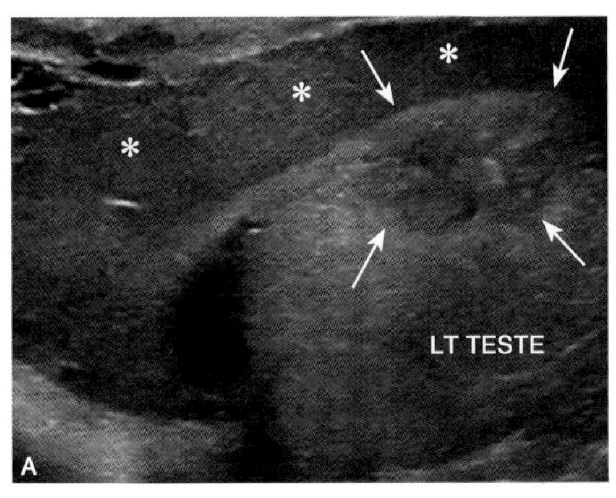

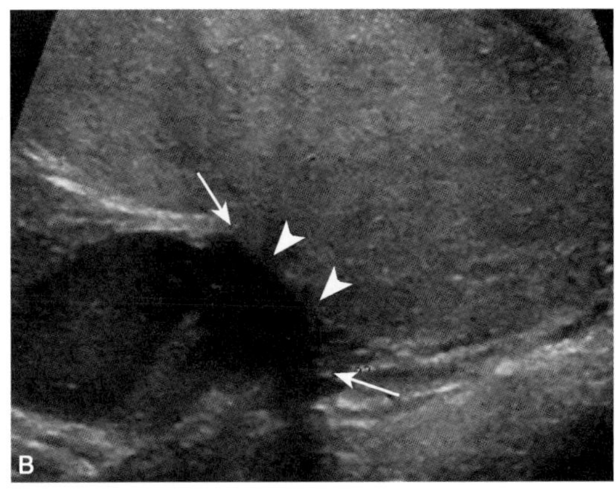


图 18-2-3　睾丸断裂

男，24 岁。腹股沟钝伤。A. 超声矢状切面显示左侧睾丸（白箭）不均匀性回声伴局灶性低回声，符合挫伤表现，阴囊内见中等回声液体（＊），符合阴囊血肿表现；B. 另一位置超声矢状切面显示睾丸（白箭）周围低回声线不连续，提示白膜裂开，血液及睾丸实质由缺损处疝出（白箭头）。手术证实这些发现，遂行白膜修补术

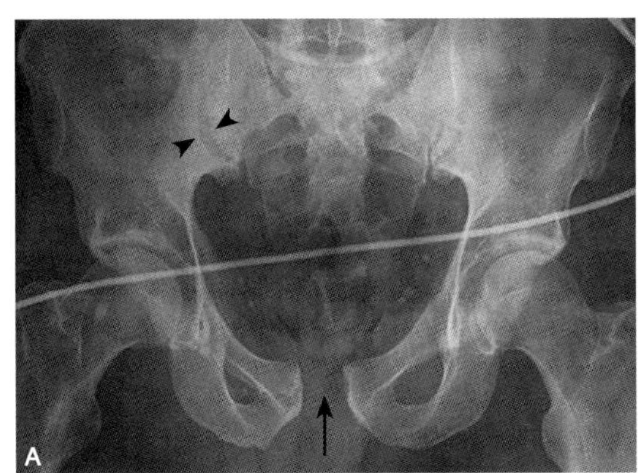

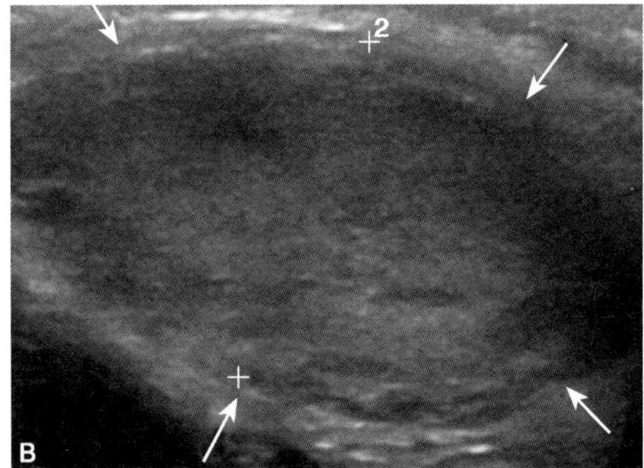

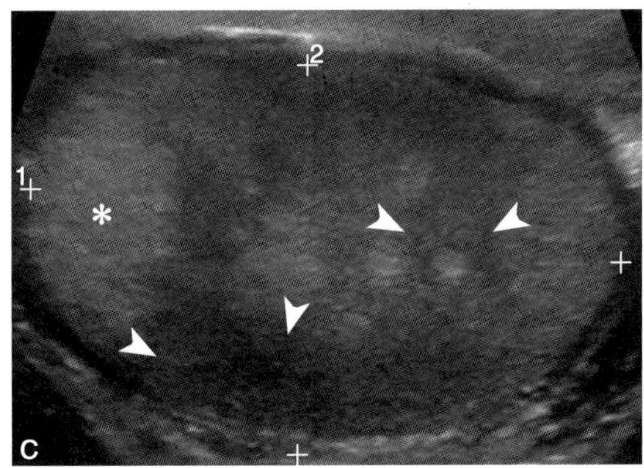


图 18-2-4　睾丸血肿

男，52 岁。从摩托车摔下伤及腹股沟。A. 盆腔平片显示耻骨联合（黑箭）及右侧骶髂关节（黑箭头）增宽，符合前后压缩性骨折；B. 右侧睾丸超声矢状切面显示睾丸轮廓不清（白箭），白膜低信号线消失，符合睾丸破裂及白膜完全撕裂；C. 超声矢状切面显示左侧睾丸回声不均匀、低回声区边界不清（白箭头），符合挫伤表现，上极睾丸组织（＊）表现正常，手术探查发现右侧白膜完全撕裂，曲细精管外渗；遂行右侧睾丸切除，左侧睾丸可见挫伤但仍有活性

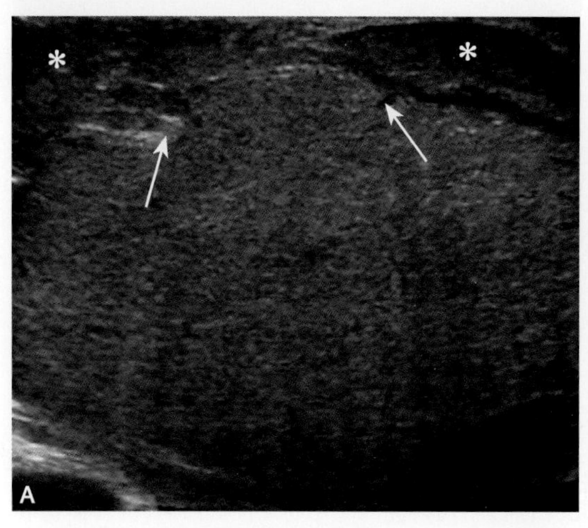


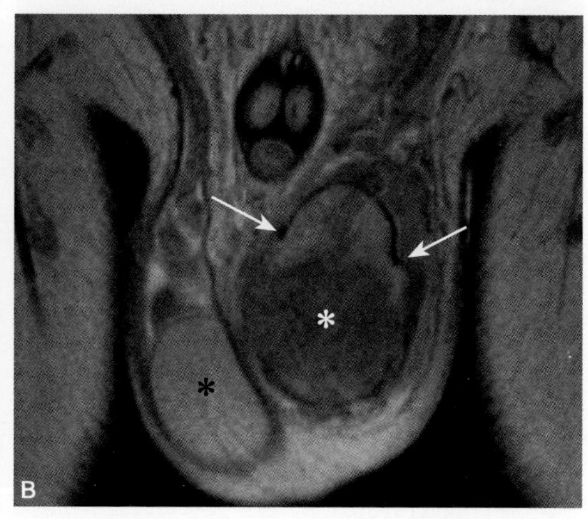


**图 18-2-5 睾丸血肿**

男,31 岁。空手道训练时伤及腹股沟。A. 左侧睾丸超声矢状切面显示睾丸轻度回声不均匀,前部局灶性轮廓异常(白箭)及血肿(*),患者拒绝紧急手术探查;B. 2 小时后阴囊冠状位 $T_2$WI 显示右侧睾丸正常(黑*),左侧白膜退缩(白箭)呈低信号,左侧曲细精管膨出进入阴囊下部(白*),撕裂及出血的进展归因于 MRI 检查的延误

**2. 急性附睾炎(acute epididymitis)** 附睾炎是阴囊内最常见的一种炎症,由于致病菌容易从后尿道沿输精管逆行到附睾,因此输精管及附睾尾部较头部和体部先受累。此后尾部的炎症可经附睾间质向附睾头体部蔓延,致使整个附睾肿大。附睾炎分急、慢性两种,一般由革兰阴性杆菌和阳性球菌致病。多见于中青年及儿童,感染以输精管逆行传播多见,血行传播少见,部分前列腺切除的患者常可见并发急性附睾炎。急性附睾炎发病急,全身症状明显,疲惫乏力,可伴有高热、寒战,患侧阴囊明显肿胀、发热、红肿,精索增粗,有明显触痛,同时也可引起尿急、尿频等症状。

所有附睾炎(急性、慢性、脓肿形成)虽然附睾体积增大,形态不规则,回声不均匀,但附睾与阴囊壁界限回声均较清;即使慢性炎症病变时,附睾与阴囊壁有粘连现象,但仔细观察仍有一定界限,肿大的附睾与睾丸之间无关系(图 18-2-6,图 18-2-7)。大多数伴有睾丸鞘膜积液,精索静脉曲张,左侧多于右侧。附睾急性炎症一旦发生,附睾内组织充血、血管扩张,彩色血流丰富呈“蜂窝”“火山状”,并可测到低速高阻型动脉频谱,阻力指数一般为 0.7 ~ 0.8;若合并睾丸炎,睾丸内血流也丰富。阴囊壁也看见血管围绕,随着炎症控制、病情好转,彩色血流逐渐减少(图 18-2-8 ~ 图 18-2-10)。附睾炎需要与睾丸扭转、附睾结核、急性淋病性附睾炎相鉴别。睾丸扭转睾丸肿大,内部回声减低不均匀,如出现坏死可见片状不规则蜂窝状液性暗区,CDFI 睾丸内无血流信号或较对侧明显减少,这是睾丸扭转的重要特征(图 18-2-11,图 18-2-12)。

**3. 腺瘤样肿瘤(adenomatoid tumor)** 特发于男女生殖系统的一种少见良性肿瘤,男性多见,好发年龄为 20 ~ 40 岁,青春期罕见。80% 位于附睾及其附近,其余见于精索及睾丸。临床病理常易误诊。MRI 表现为边界清晰锐利的圆形结节,平扫 $T_1$WI 多呈均匀等信号,$T_2$WI 呈均匀低信号,增强检查呈明显强化,其内信号均匀(图 18-2-13,图 18-2-14)。

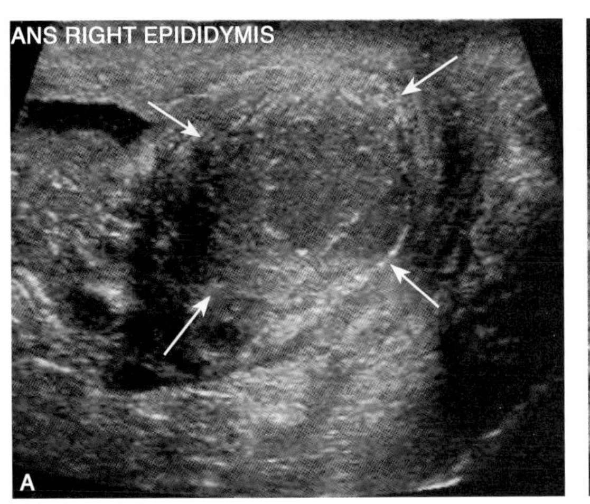

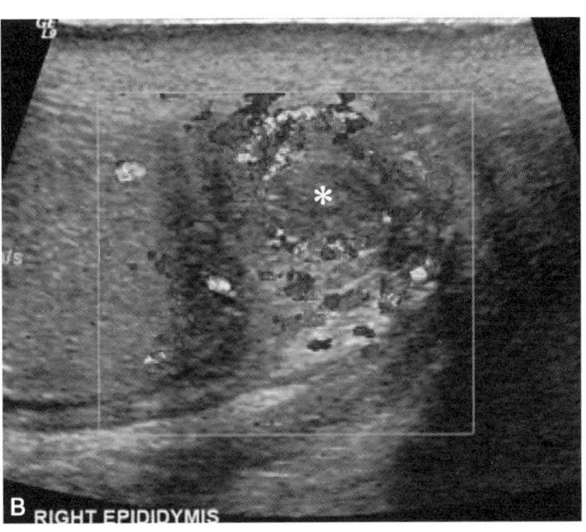


图 18-2-6　附睾脓肿

男,73 岁。右侧阴茎疼痛,大肠杆菌泌尿道感染,灰阶超声睾丸、附睾头正常。A. 超声示附睾尾部(白箭)增大并回声不均匀;B. 彩色多普勒超声显示附睾尾部血流增加,而中央区(＊)无血流,符合脓肿表现

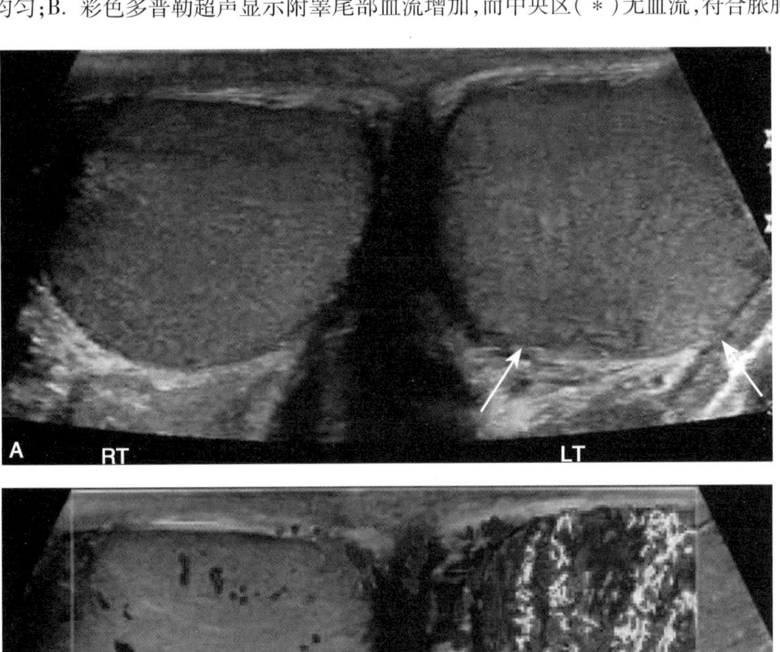

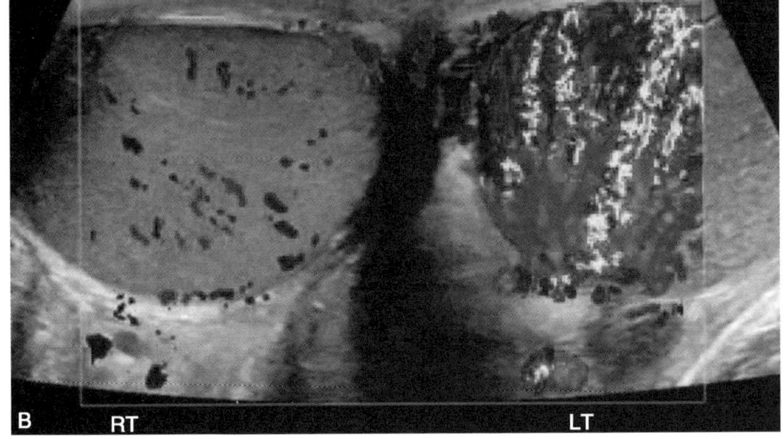

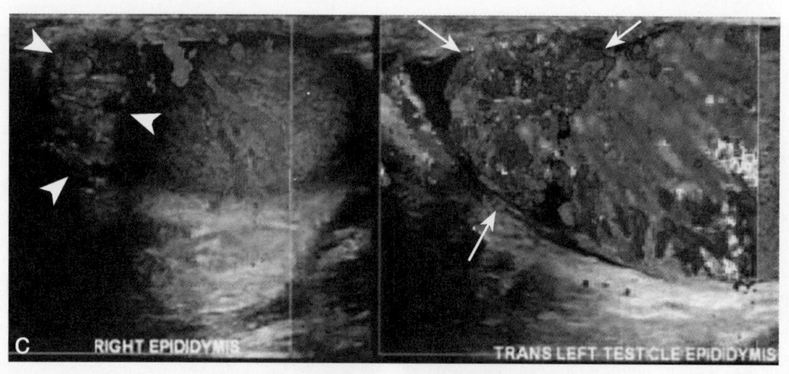


**图 18-2-7　附睾-睾丸炎**

男,31 岁。阴囊疼痛 3 天。A. 横断超声显示左侧睾丸轻度增大并回声不均匀(白箭);B. 横断彩色多普勒超声显示左侧睾丸血流明显增加;C. 彩色多普勒超声显示左侧附睾(白箭)与右侧(白箭头)相比血流明显增加,左侧附睾头增大

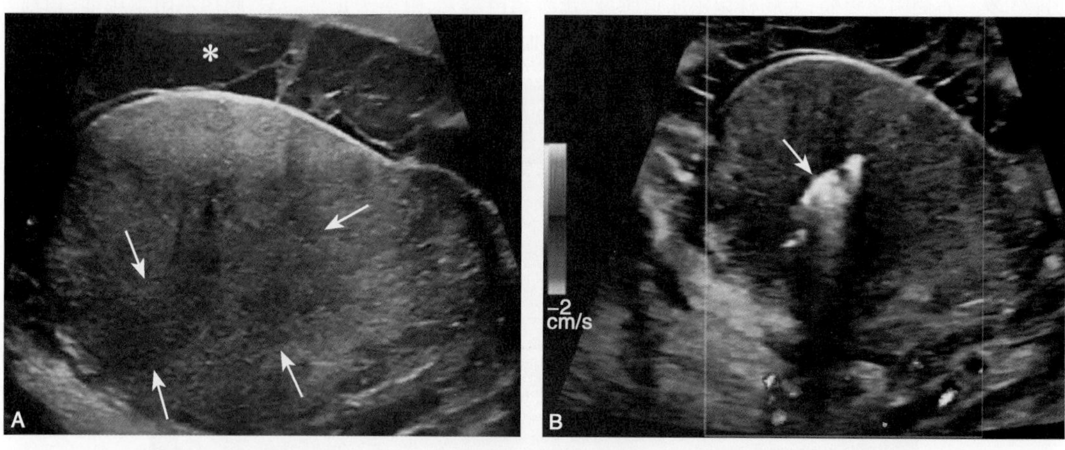


**图 18-2-8　附睾-睾丸炎**

男,64 岁。阴囊疼痛 2 周。A. 矢状超声显示右侧睾丸回声不均匀(白箭),考虑缺血及低回声混合性积脓囊肿(＊)及分隔;B. 斜位彩色多普勒超声显示右侧睾丸无血流符合缺血,睾丸内积气表现为“污染阴影”低回声(白箭)

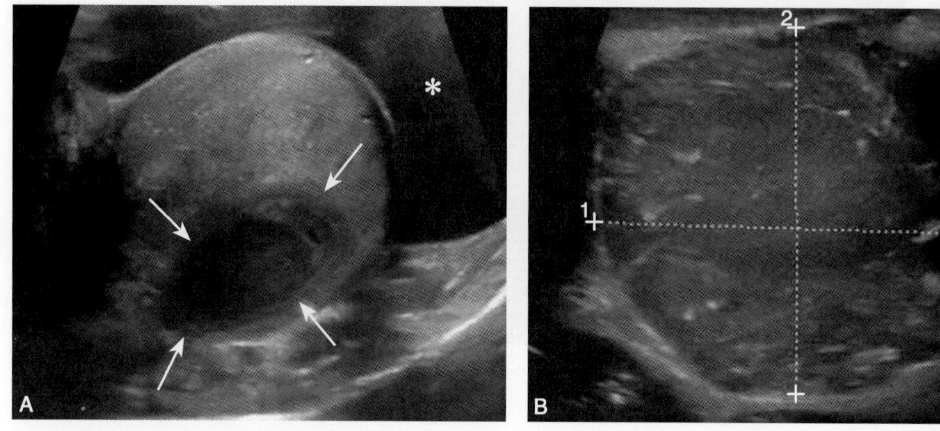

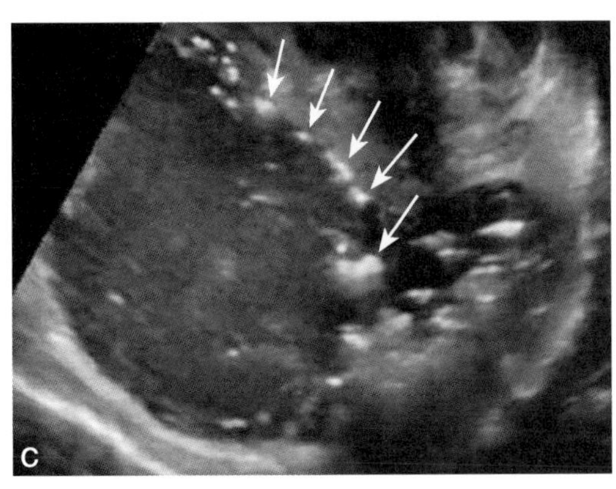
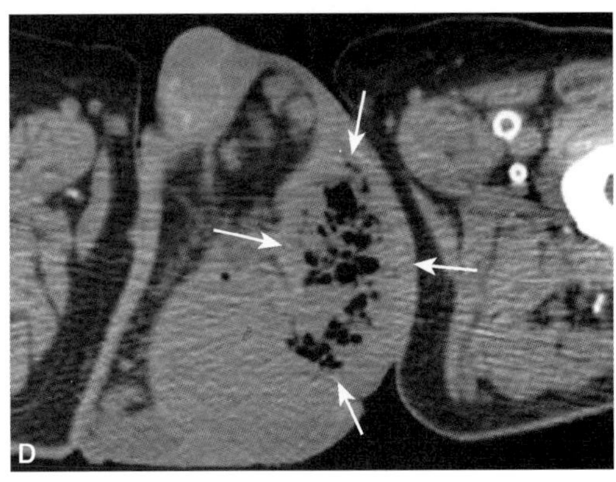

**图 18-2-9　附睾-睾丸炎**

男,65 岁。糖尿病患者。A. 横断超声显示左侧睾丸实质内边界清楚的低回声区(白箭),内部回声减低伴左侧阴囊囊肿(＊),诊断睾丸脓肿,采用抗生素保守治疗;B. 1 个月后斜位超声显示左侧阴囊混杂回声物质,睾丸分辨不清,患者早已停用抗生素治疗;C. 横断超声显示多发低回声区(白箭)提示气体;D. 随后平扫 CT 检查显示左侧阴囊内多发气体密度位于左侧睾丸实质(白箭)中央。遂行左侧睾丸切除,大体观察睾丸呈垒球大小,病理学检查显示内部坏死及化脓性物质

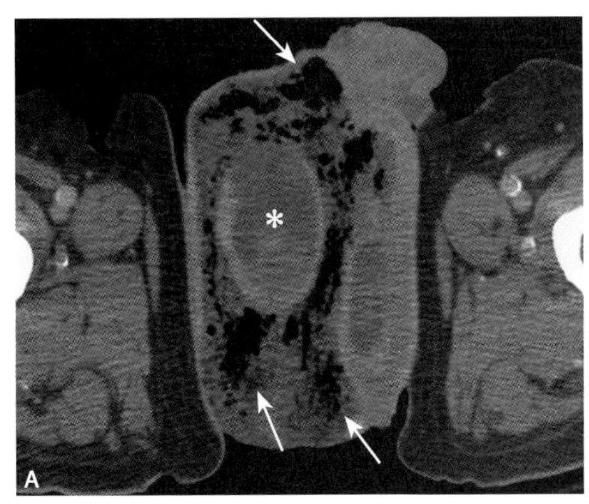
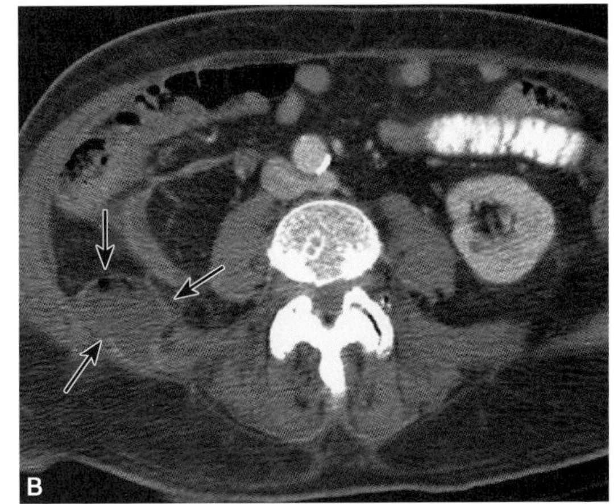

**图 18-2-10　Fournier 坏疽**

男,87 岁。阴茎肿胀、红斑及捻发音。A. CT 提示阴囊内气体(白箭)环绕于右侧睾丸周围(＊),提示 Fournier 坏疽;B. 右下腹层面显示腹膜后憩室脓肿(黑箭)为阴囊感染来源,微生物学检验符合由肠道菌属导致的多种微生物感染

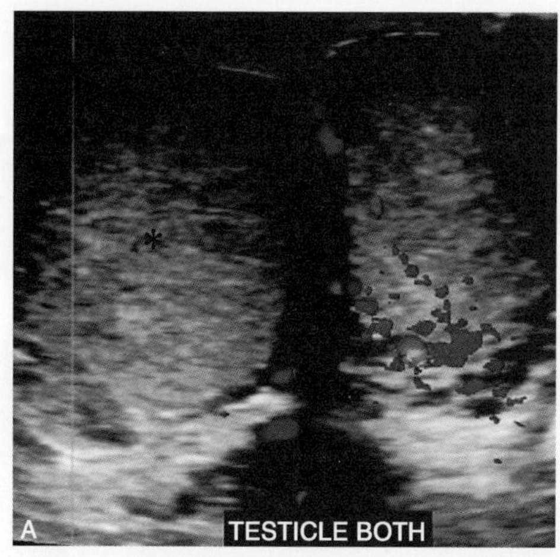

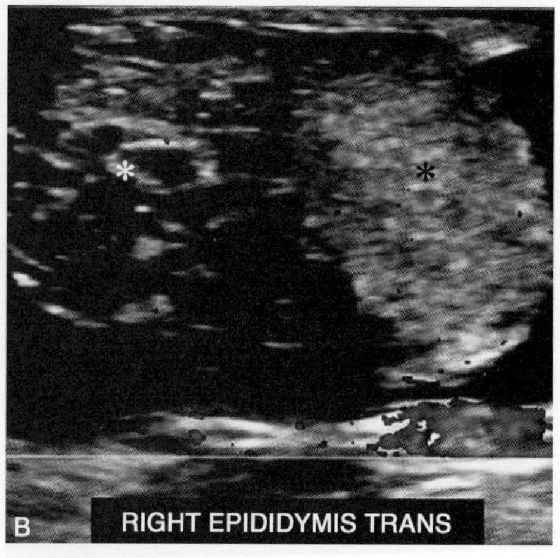


**图 18-2-11　睾丸扭转**

男,12 岁。右侧阴囊突发疼痛 2 小时。A. 横断彩色多普勒超声显示右侧睾丸无血流( * ),符合睾丸扭转,双侧睾丸回声对称提示早期扭转;B. 能量多普勒超声显示右侧睾丸(黑 * )下极及附睾尾部(白 * )无血流,附睾尾水肿或静脉淤血;立即手法变直成功、症状缓解,手术探查发现存活睾丸及双侧 Bell-Clapper 畸形,遂行双侧睾丸切除

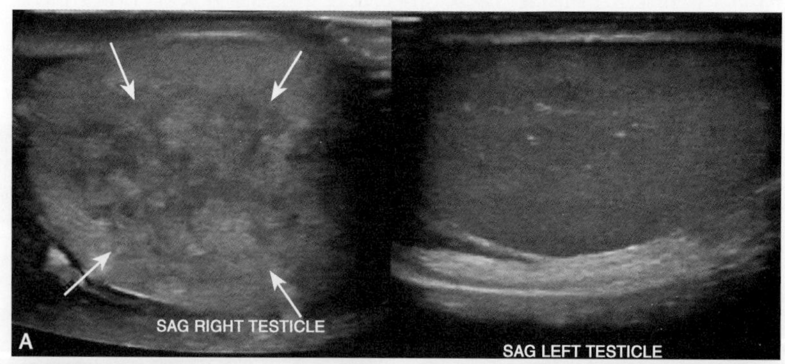

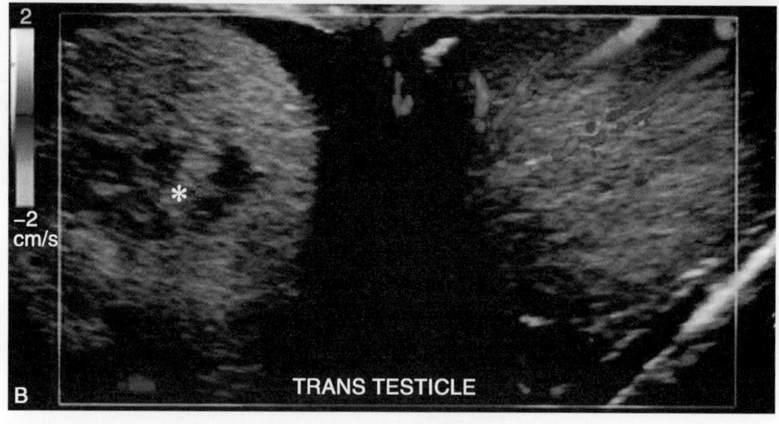


**图 18-2-12　睾丸扭转**

男,10 岁。右侧阴囊疼痛、肿胀 15 小时。A. 矢状切面超声显示右侧睾丸(白箭)增大并中央回声不均匀,左侧睾丸回声正常;B. 横断彩色多普勒超声显示右侧睾丸( * )无血流,急诊手术探查发现坏死睾丸及 360°扭转,睾丸切除修补对侧 Bell-Clapper 畸形

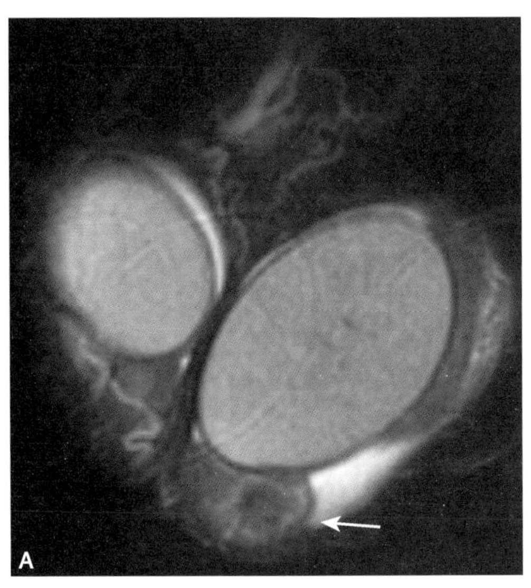


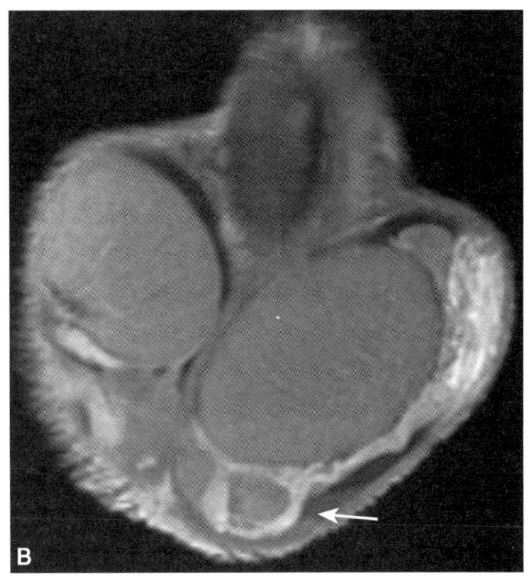


**图 18-2-13　睾丸腺瘤样肿瘤**

男,53 岁。左侧阴囊触及包块。超声显示左侧附睾尾部边界清晰、回声均匀肿块,回声类似于睾丸。A. MRI 冠状位显示左侧附睾尾部肿块(白箭),$T_1$WI 呈等信号,$T_2$WI 呈低信号;B. 对比增强 $T_1$WI 显示肿块类似正常睾丸的强化程度

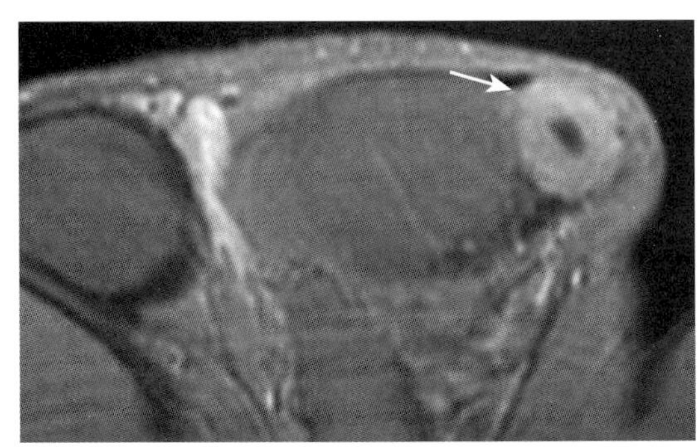

**图 18-2-14　睾丸腺瘤样肿瘤**

男,34 岁。横断位对比增强 $T_1$WI 显示左侧附睾肿块(白箭),肿块强化程度类似于睾丸。最终病理诊断提示腺瘤样肿瘤

**4. 精索肉瘤(sarcoma of spermatic cord)**　原发精索的肿瘤多为良性,恶性肿瘤较为罕见,在恶性肿瘤中脂肪肉瘤多见。肿瘤起源于腹膜后浆膜下及与远端相连的脂肪组织,约 87% 精索肿瘤发生在阴囊内精索部,与睾丸、附睾分界清晰,其主要成分为脂肪组织,30% 为软组织,老年人多见,临床通常表现为无痛性结节及球形肿物,短期内进行性增大,透光试验阳性。精索平滑肌肉瘤是非常少见的肿瘤,泌尿生殖系统恶性肿瘤大约占全身恶性肿瘤的 5% 和泌尿系肿瘤的 2%,其中精索是最常涉及的部位,大约在所有泌尿系恶性肿瘤中占 30%。

MRI 检查可以清楚显示精索脂肪肉瘤的 MRI 特点及强化特征,有利于提高影像诊断,对显示病灶的大小、范围、周围组织结构的关系、邻近组织受累情况等有明显的优势,对临床手术范围、手术方式有很大的帮助。MRI 表现为腹股沟一边界清晰软组织肿块,脂肪成分呈短 $T_1$、长 $T_2$ 信号,抑脂序列脂肪成分呈低信号,软组织成分呈等 $T_1$、稍长 $T_2$ 信号,有时病灶内见长 $T_2$ 信号为软组织内含黏液成分,增强扫描可见呈不均匀强化(图 18-2-15,图 18-2-16)。需与腹股沟疝、精索囊肿、鞘膜积液、睾丸下降不全及睾丸肿瘤鉴别(图 18-2-17,图 18-2-18)。

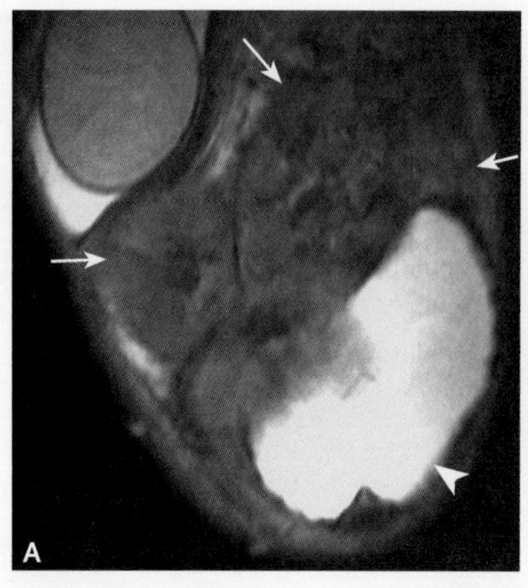
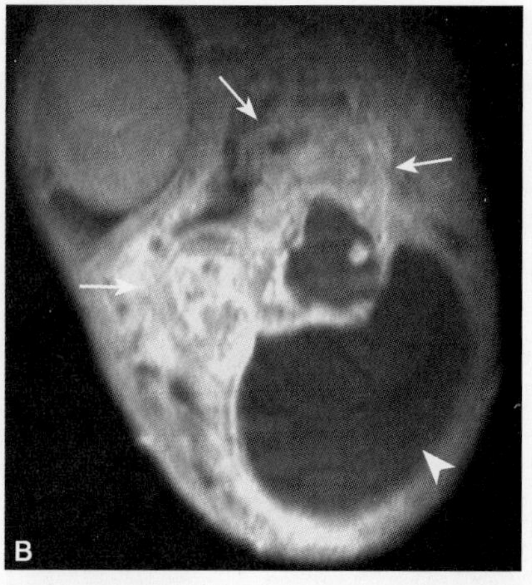

图 18-2-15　精索平滑肌肉瘤

男,62 岁。矢状超声显示一大的睾丸外、回声不均匀肿块,彩色多普勒显示内部血流,睾丸正常。A、B. MRI 矢状位 $T_2$WI 和对比增强压脂 $T_1$WI FSPGR 序列显示一巨大浸润性不均匀睾丸外肿块(白箭)明显强化,同侧睾丸正常,合并隔室鞘膜积液(白箭头)

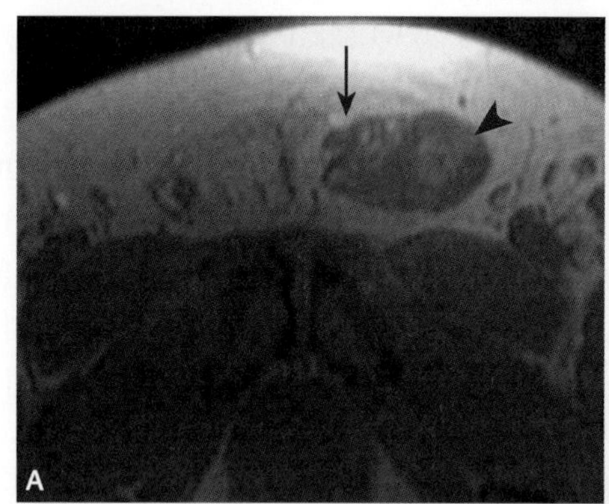
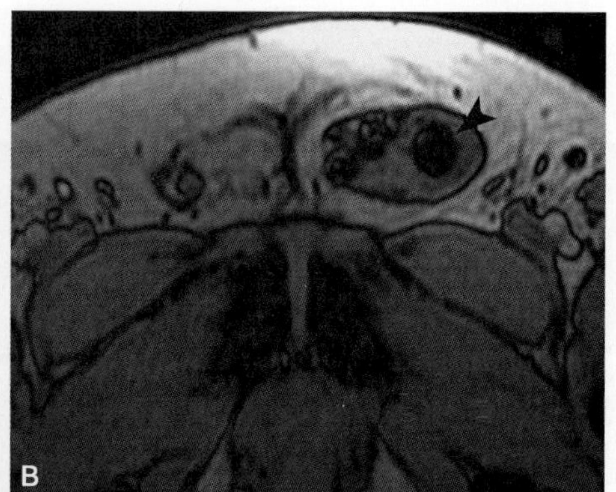
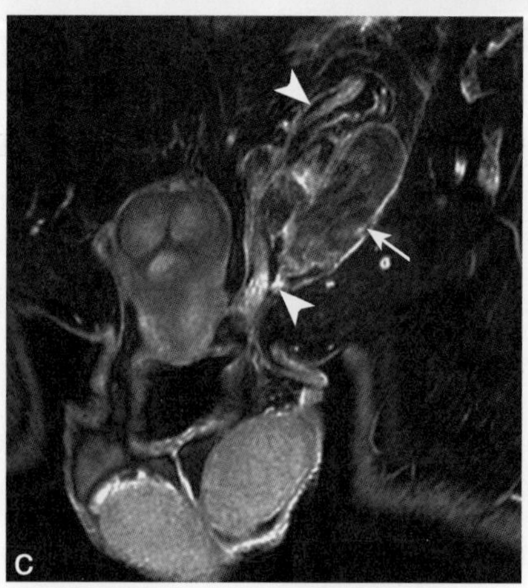

图 18-2-16　精索脂肪肉瘤

男,67 岁。A. 横断位 $T_1$WI 同相位显示肿块不均匀信号强化,部分高信号(黑箭头),肿块位于精索外侧(黑箭);B. 横断位 $T_1$WI 反相位显示病灶内信号减低(黑箭头)提示体素内水-脂混合;C. 冠状位对比增强压脂 $T_1$WI FSPGR 序列显示不均匀强化肿块(白箭),与精索(白箭头)关系密切

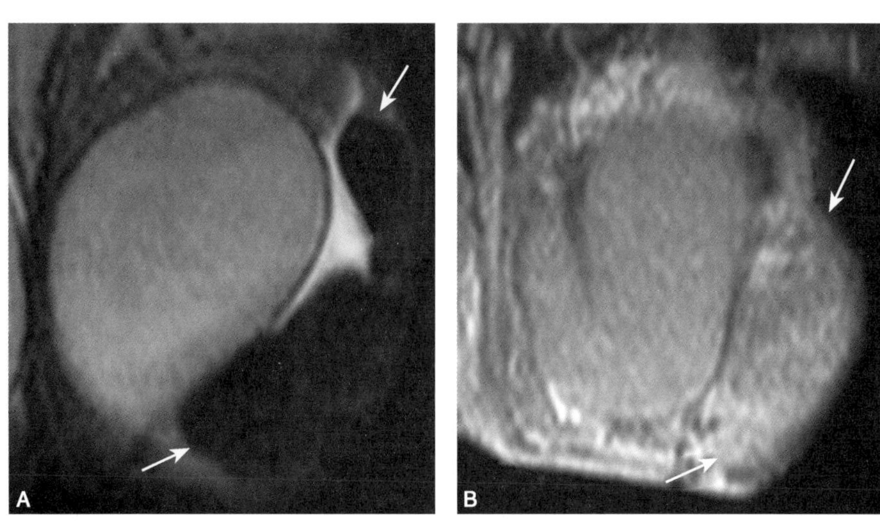

图 18-2-17　纤维性假瘤

男,45 岁。A. 冠状位 MRI 显示多发边界清晰的睾丸外肿块(白箭),$T_1$WI 呈轻度低信号,$T_2$WI 呈明显低信号;B. 横断位同相位 $T_1$WI 反相位显示病灶内信号减低(白箭头)提示体素内水-脂混合;C. 冠状位对比增强压脂 $T_1$WI FSPGR 序列显示肿块明显强化(白箭)

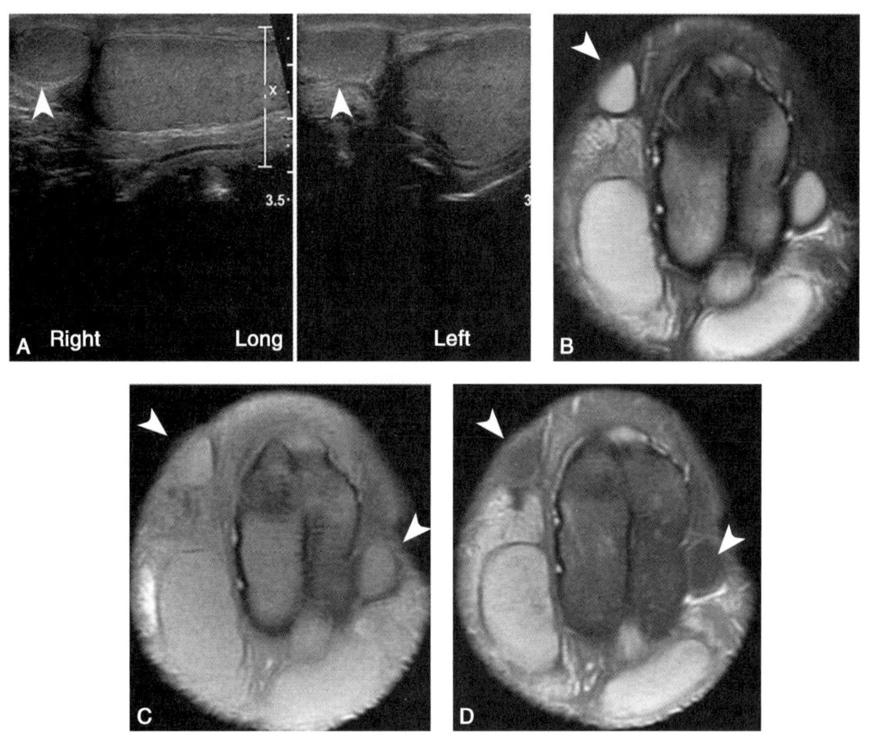


图 18-2-18　多睾畸形

男,55 岁。A. 矢状超声显示两个睾丸外肿块(白箭头),与正常睾丸相比呈等信号;B、C. 冠状位 MRI 显示肿块(白箭头)在 $T_1$WI、$T_2$WI 均呈等信号;D. 对比增强压脂 $T_1$WI FSPGR 序列显示附睾(白箭头)强化减低,提示附睾缺血,可能是由原先扭转造成的

## 五、研究进展及存在问题

MRI 是评价阴囊肿块的重要影像学技术，是超声检查的有利补充手段。尽管超声应用普遍、成本低廉及敏感性高，被认为是检测睾丸及睾丸周围疾病的首选方法，但有时难以作出最终诊断，这时 MRI 提供了更丰富信息，能够给予准确诊断并指导治疗。

（高波　李飞宇）

## 参考文献


1. Aganovic L, Cassidy F. Imaging of the scrotum. Radiol Clin North Am, 2012, 50(6): 1145-1165.
2. Avery LL, Scheinfeld MH. Imaging of penile and scrotal emergencies. Radiographics, 2013, 33(3): 721-740.
3. Baldisserotto M. Scrotal emergencies. Pediatr Radiol, 2009, 39(5): 516-521.
4. Basta AM, Courtier J, Phelps A, et al. Scrotal swelling in the neonate. J Ultrasound Med, 2015, 34(3): 495-505.
5. Cassidy FH, Ishioka KM, McMahon CJ, et al. MR imaging of scrotal tumors and pseudotumors. Radiographics, 2010, 30(3): 665-683.
6. Kim W, Rosen MA, Langer JE, et al. US MR imaging correlation in pathologic conditions of the scrotum. Radiographics, 2007, 27(5): 1239-1253.
7. Lubner MG, Simard ML, Peterson CM, et al. Emergent and nonemergent nonbowel torsion: spectrum of imaging and clinical findings. Radiographics, 2013, 33(1): 155-173.
8. Mirochnik B, Bhargava P, Dighe MK, et al. Ultrasound evaluation of scrotal pathology. Radiol Clin North Am, 2012, 50(2): 317-332.
9. Mohrs OK, Thoms H, Egner T, et al. MRI of patients with suspected scrotal or testicular lesions: diagnostic value in daily practice. AJR Am J Roentgenol, 2012, 199(3): 609-615.
10. Philips S, Nagar A, Dighe M, et al. Benign non-cystic scrotal tumors and pseudotumors. Acta Radiol, 2012, 53(1): 102-111.
11. Tsili AC, Argyropoulou MI, Giannakis D, et al. MRI in the characterization and local staging of testicular neoplasms. AJR Am J Roentgenol, 2010, 194(3): 682-689.
12. Tsili AC, Argyropoulou MI, Giannakis D, et al. Diffusion-weighted MR imaging of normal and abnormal scrotum: preliminary results. Asian J Androl, 2012, 14(4): 649-654.
13. Tsili AC, Giannakis D, Sylakos A, et al. MR imaging of scrotum. Magn Reson Imaging Clin N Am, 2014, 22(2): 217-238.


# 第三节　阴茎病变

## 一、前　　言

阴茎由浅到深分为 4 个层次，即皮肤、阴茎浅筋膜（Colles 筋膜）、阴茎筋膜（Buck 筋膜）及白膜（图 18-3-1）。阴茎由三个海绵体构成，即背侧左右对称的 2 个阴茎海绵体和腹侧正中的一个尿道海绵体。

MRI 信号与海绵体内血窦的血流速度有关，一般表现为 $T_1$WI 中等信号、$T_2$WI 高信号，各海绵体信号强度基本一致；注入对比剂后，尿道海绵体立即强化，阴茎海绵体表现为由中

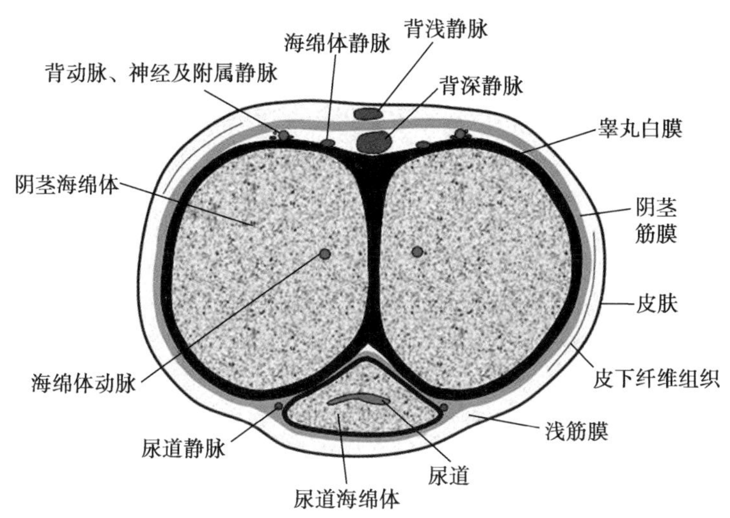


**图 18-3-1 阴茎横断面解剖线条图(引自本节参考文献 7)**

心向周围、由近段向远段逐渐强化,这主要是因为海绵体动脉位于阴茎海绵体中央的缘故。由于白膜及阴茎筋膜均由成熟的纤维组织形成,MRI 表现为包绕海绵体的 $T_1$WI、$T_2$WI 低信号而难以鉴别两者。尿道由前、后尿道构成,后尿道由前列腺部与膜部构成,前尿道始于尿生殖膈,贯穿尿道海绵体全长。如无扩张,MRI 难以显示前尿道,重 $T_2$WI 上其肌壁与尿道海绵体相比表现为低信号(图 18-3-2,图 18-3-3,图 18-3-4)。

体格检查、血管造影及超声在阴茎疾病的检查中处于主导地位。虽然体检简便易行,但难以了解病变全貌,如在阴茎癌时不能准确地进行术前分期评估。血管造影常用于血管源性阳痿的诊治,至今仍是阴茎动脉检查的金标准,但属于有创性检查方法。超声作为无创性的检查方法可以获得血流动力学参数,在阴茎检查中居重要地位,但其影像对比差,且结果与操作者的技术水平有很大关系。MRI 具有较好的软组织分辨力,在阴茎检查中有望发挥重要作用,对于超声检查不能解决的问题可用 MRI 来解决。

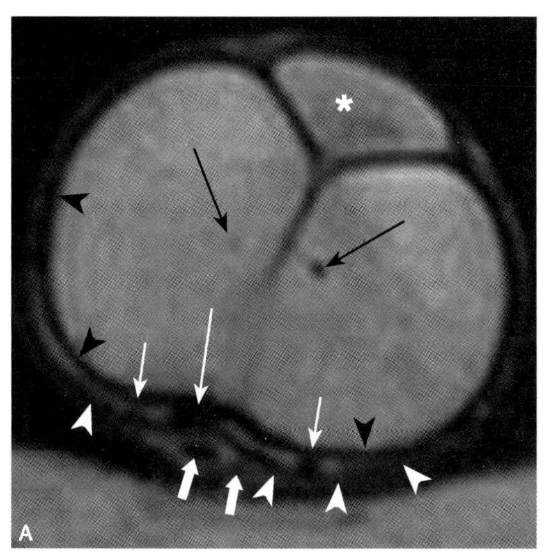


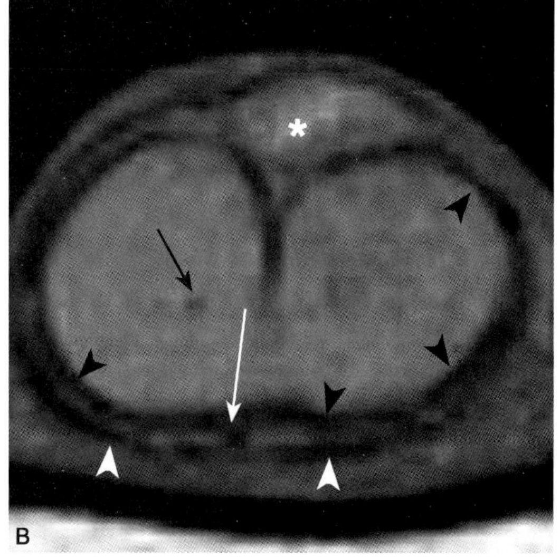

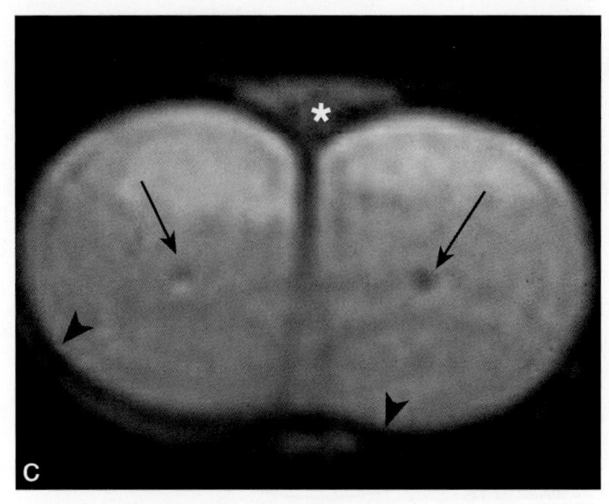


**图 18-3-2　阴茎横断位 MRI 解剖**

A～C. 3 位不同患者通过海绵体内注射前列腺素 $E_1$，阴茎中部横断位 $T_2$WI、$T_1$WI 显示白膜（黑箭头）和筋膜（A、B 中白箭头）。A 图中粗白箭指示背侧浅静脉，A、B 图中细白箭指示背侧深血管，黑箭指示海绵体动脉，＊指示尿道

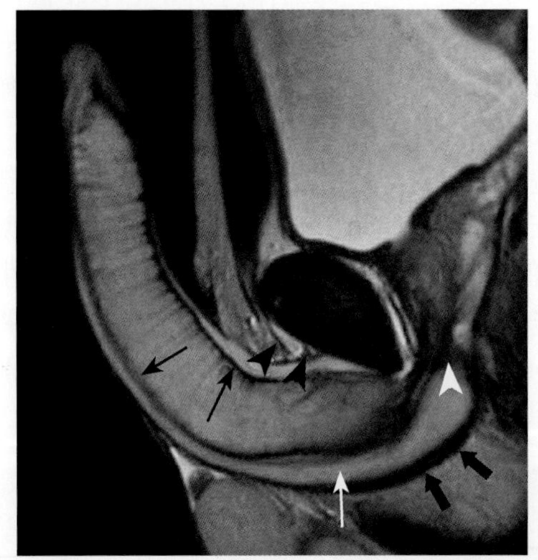

**图 18-3-3　阴茎矢状位 MRI 解剖**

注射前列腺素 $E_1$ 的近中线矢状位 $T_2$WI 显示白膜（细黑箭）、海绵体（白箭）、悬韧带（黑箭头）及球海绵体肌（粗黑箭），白箭头指示尿道汇入球部位置

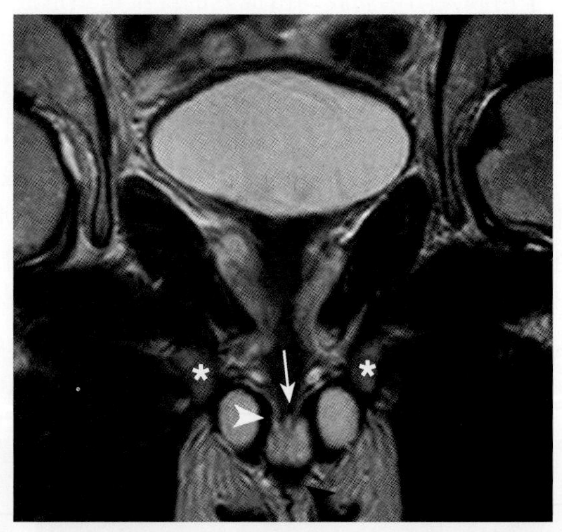


**图 18-3-4　阴茎冠状位 MRI 解剖**

注射前列腺素 $E_1$ 通过阴茎基底的冠状位 $T_2$WI 显示坐骨海绵体（白箭头）和球海绵体（黑箭头），尿道正好汇入球部位置（白箭），并见到耻骨下支（＊）

## 二、相关疾病分类

阴茎急症包括阴茎异常勃起、Mondor 病和阴茎骨折。阴茎静脉血流的长期梗阻引起持续性高静脉压，导致不可逆性缺血性改变及永久性勃起功能障碍；低血流异常勃起是一种真正的急症。阴茎 Mondor 病一般表现为阴茎背侧的背侧静脉条索样病灶，典型的见于性生活频繁的青年男性，很多患者感觉疼痛或不适，尤其当阴茎勃起时；超声显示阴茎背侧静脉无

血流及不可压迫性提示血栓形成。阴茎损伤来自穿刺伤或钝伤,多数钝伤是由于勃起阴茎急性侧方弯折,当一个或两个海绵体断裂时称为阴茎骨折,临床表现为突发消肿、疼痛、肿胀及血肿形成,阴茎尿道部并发损伤见于10%～20%患者。

很多不同病因、临床特点、治疗及预后的良性和恶性疾病可以表现为痛性阴茎勃起(painful penile induration,PPI),最常见状态如活动性Peyronie病、炎症、创伤、静脉或海绵体栓塞。对于有PPI的患者,初步鉴别诊断是基于患者病史及实验室检查结果、阴茎检查及触摸。影像学往往用于确定临床诊断、评估疾病范围及决定治疗方案,多普勒超声检查是临床上评估PPI患者的首选影像学方法,可以清晰显示大多数相关状态下的正常阴茎解剖及其对应改变,MRI可用于肿瘤分期。

## 三、影像诊断流程

阴茎异常勃起是指无精神、视觉或触觉性刺激时的阴茎持续性勃起,可分为高流量性异常勃起、低流量性异常勃起及部分异常勃起。高流量性异常勃起为阴茎动脉血流量增加所致,为不全性无痛性勃起;低流量性异常勃起为静脉流出受阻,表现为完全性痛性勃起。MRI或MRA在诊断高流量性异常勃起和低流量性异常勃起中的作用有限,仅可提示导致其发生的部分原因,如海绵体损伤、血肿或假性动脉瘤等。

阴茎癌是一种罕见的恶性疾病,发病率为0.1～7.9/10万人。原发性肿瘤的部位:阴茎体和包皮、冠状沟、阴茎根部。在确诊为阴茎癌的患者中58%伴有可触及的腹股沟淋巴结,其中有17%～45%的患者确诊有淋巴结转移。为了建立阴茎癌的合理诊断方法,在一开始和以后随访中均应考虑到原发病灶、区域淋巴结和远处转移病变,对可疑阴茎病灶者应对原发肿瘤及腹股沟区作详细体检,以确定有无可扪及的淋巴结(表18-3-1)。应详细记录肿瘤的大小、部位、数目形态、色泽、边界、活动或固定度,原发肿瘤或可扪及淋巴结的细胞学或组织学诊断对治疗的决策绝对必要。影像学检查有助于明确肿瘤的浸润深度、尤其是阴茎海绵体的浸润情况;阴茎超声检查有时对显微浸润难以判别,超声检查不能明确时可选用MRI检查,对于证实有阳性淋巴结转移的患者还应进一步检查远处转移情况。

**表18-3-1　阴茎癌TNM分期**

| 原发肿瘤 | 区域淋巴结 | 远处转移 |
|---|---|---|
| Tx:原发肿瘤未能检出 | Nx:淋巴结未能检出 | Mx:远处转移未能检出 |
| T0:无原发肿瘤证据 | N0:无淋巴转移证据 | M0:无远处转移依据 |
| Tis:原位癌 | N1:转移至单个腹股沟淋巴结 | M1:远处转移 |
| Ta:非浸润性疣状癌 | N2:转移至多个或双侧表浅淋巴结 | |
| T1:肿瘤侵及上皮下结缔组织 | N3:转移至股深部或单、双侧腹股沟淋巴结 | |
| T2:肿瘤侵及阴茎海绵体或尿道海绵体 | | |
| T3:肿瘤侵犯尿道或前列腺 | | |
| T4:肿瘤侵犯其他邻近结构 | | |

## 四、相关疾病影像学表现

**1. 阴茎损伤(injury of penis)**　MRI可证实阴茎折断与白膜撕裂。阴茎折断指的是阴茎海绵体与白膜破裂，常为阴茎勃起时受到钝性损伤，多为强有力的性交所致。$T_1$WI、$T_2$WI表现为低信号的白膜不连续，可伴有散在高信号的血肿。MRI的作用在于明确白膜、尿道海绵体及尿道是否完整及白膜撕裂的位置及程度，指导外科采取相应的治疗方案，如白膜撕裂或尿道损伤需要行外科修补术，而无白膜撕裂的单纯阴茎海绵体的血肿可选择保守治疗。20%的阴茎折断可出现尿道与尿道海绵体损伤，外渗的尿液在$T_2$WI为高信号，而损伤后尿道周围及海绵体纤维化则在$T_1$WI、$T_2$WI均为低信号（图18-3-5，图18-3-6，图18-3-7）。

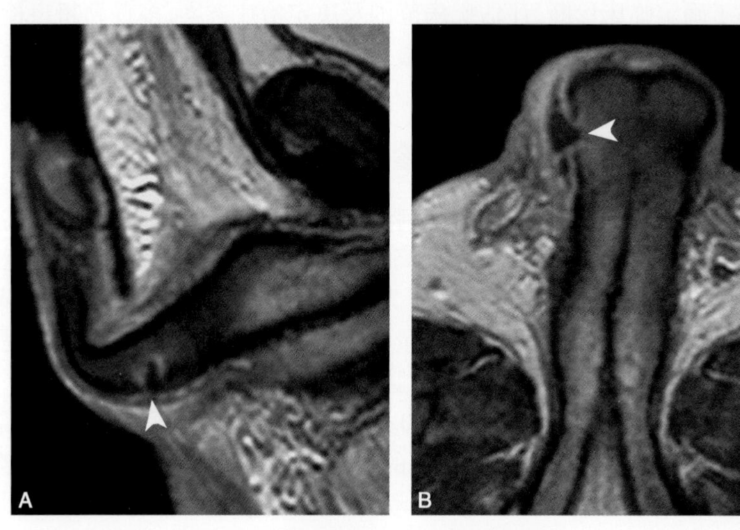

**图18-3-5　急性阴茎断裂**

男，30岁。A、B. 矢状位$T_2$WI和增强$T_1$WI显示白膜一处缺损（白箭头），邻近海绵体及皮下组织均出现信号异常

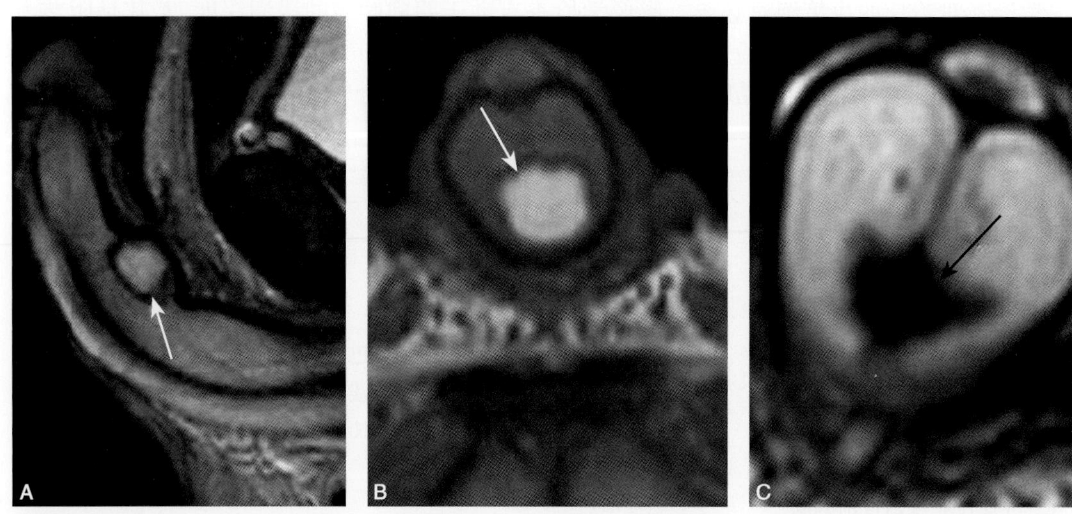

**图18-3-6　海绵体内血肿**

男，20岁。最近有外伤史，阴茎背侧扪及隆起。A. 矢状位$T_2$WI显示高信号病灶（白箭），白膜完整，阴茎无断裂；B. 横断位增强$T_1$WI病灶仍呈高信号，无明显强化（白箭）；C. 5个月后海绵体内注射前列腺素$E_1$，病灶部分吸收呈均匀性低信号

MRI 还可检测单纯钝性阴茎血管损伤。弯曲力可损伤背深静脉、背浅静脉及背动脉而不伤及白膜。背动脉与背深静脉位于白膜与阴茎筋膜之间，其损伤表现为两层之间的局限性血肿；表浅背静脉位于阴茎筋膜与会阴浅筋膜之间，其损伤表现为可突入阴囊或腹壁的表浅血肿（图 18-3-8）。

MRI 还可以准确显示盆部挤压伤后的解剖改变，提供关于前列腺尖移位的方向、程度、伴随尿道破裂的长度、骨折及阴茎海绵体撕脱等信息，还可用于评价后尿道及阴茎损伤者勃起功能障碍的长期预后，如阴茎体与耻骨支撕脱、阴茎海绵体分离、前列腺泌尿系向外上移位均可引起阳痿，当这三种情况均出现时，患永久性阳痿的可能性为 95%，相反的情况下预后良好的几率为 83%。

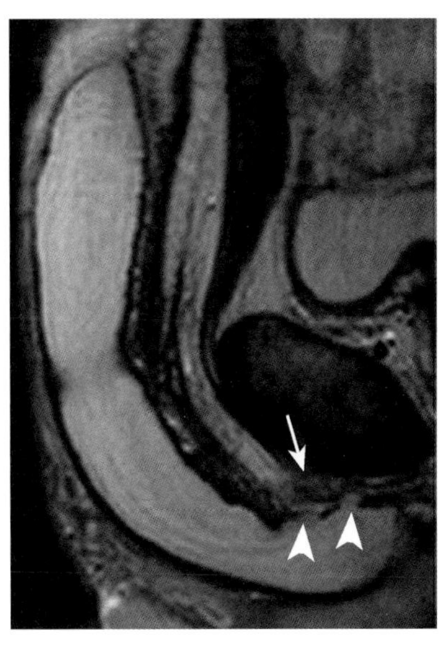

**图 18-3-7　悬韧带外伤撕裂**

男，53 岁。海绵体内注射前列腺素 $E_1$ 后，矢状位 $T_2WI$ 显示耻骨下支（白箭）下方不均匀信号区域，注意邻近白膜不规整（白箭头）

**2. 阴茎异常勃起（priapism）**　阴茎部分异常勃起指仅限于阴茎近段的异常勃起，主要原因为边界清晰的膜或节段性血栓分离了近段勃起组织与远段松软部。血管性阳痿是勃起功能障碍的常见原因。影像学检查的目的是评价阴茎动脉的血流与解剖结构，MRI 可证实这一膜性结构或血栓。血栓的 MR 信号特征与栓子形成的时间有关，一般 $T_1WI$ 为高信号，$T_2WI$ 为低信号（图 18-3-9，图 18-3-10，图 18-3-11）。Doppler 超声和传统的血管造影是目前最常用的方法。MRA 尚难以评价小的阴茎动脉或远段阴部动脉，但可以可靠地证实髂内动脉和近段阴部动脉及盆腔异常。

**3. 阴茎硬结症（painful penile induration）**　又称佩罗尼病（Peyronie disease），1742 年由 Peyronie 首先描述。初期为白膜下血管炎，继之为局灶性白膜纤维增厚，并可侵入阴茎海绵体间甚至海绵体血窦。临床表现可有痛性勃起、阴茎偏移及病变远段勃起质量差，甚至不能进行性交。50% 的病人无需治疗症状可自发改善，1/3 保持病情稳定，1/6 则进展为纤维性斑块。

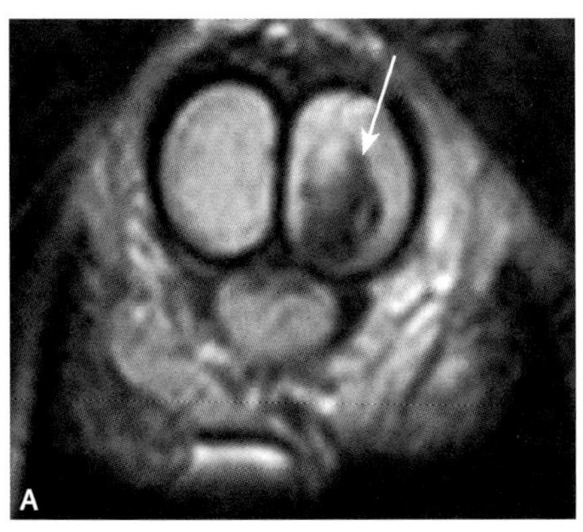


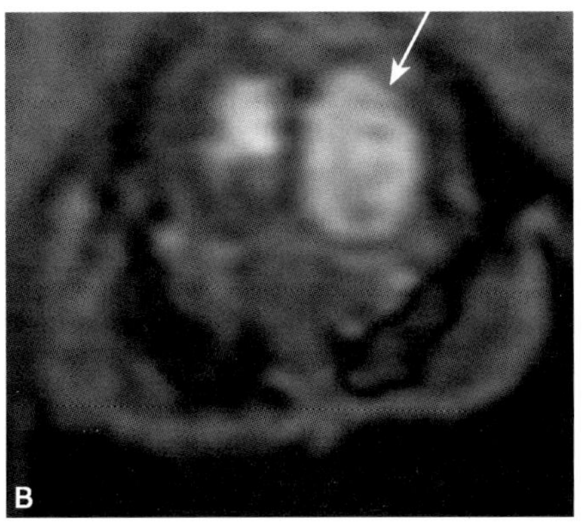

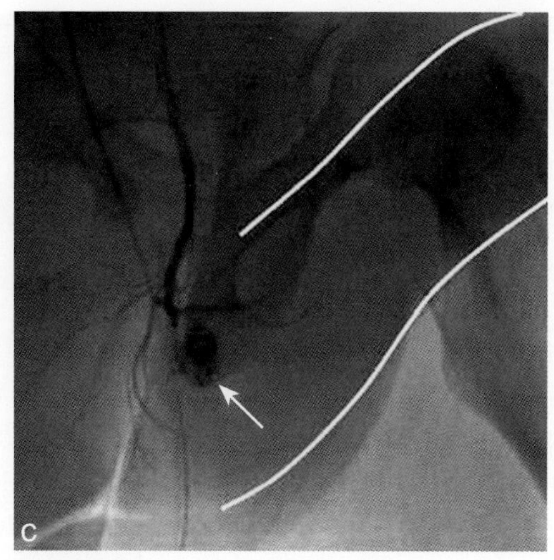

**图 18-3-8　阴茎动静脉瘘**

男,18 岁。外伤后高血流阴茎勃起。A. 冠状位 $T_2$WI 显示左侧海绵体不均匀性信号；B. 冠状位 FSPGR $T_1$WI 序列显示左侧海绵体早期强化(白箭)；C. 左侧阴部动脉选择性血管造影显示同一区域的早期血管湖(白箭),符合动静脉瘘的诊断,白线勾勒出阴茎

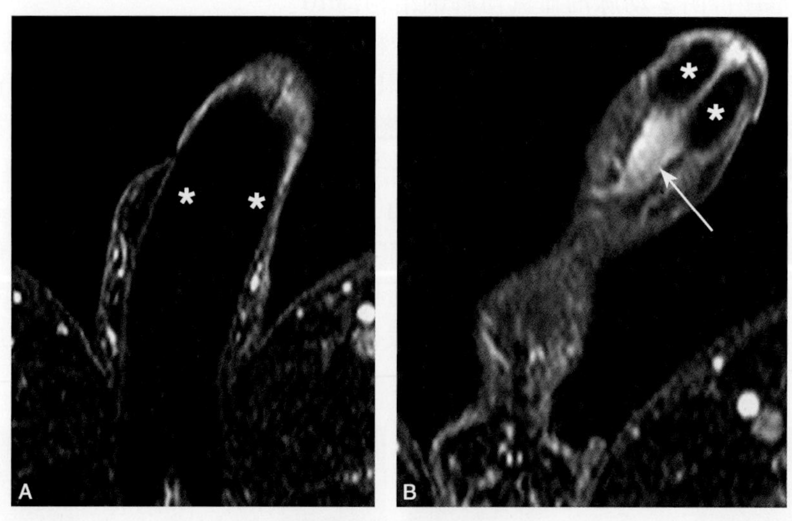

**图 18-3-9　阴茎勃起**

男,35 岁。镰状细胞病患者,表现低血流阴茎勃起。减影后的横断对比增强 FSPGR $T_1$WI 序列显示阴茎海绵体完全无强化(＊),但尿道海绵体明显强化(白箭)

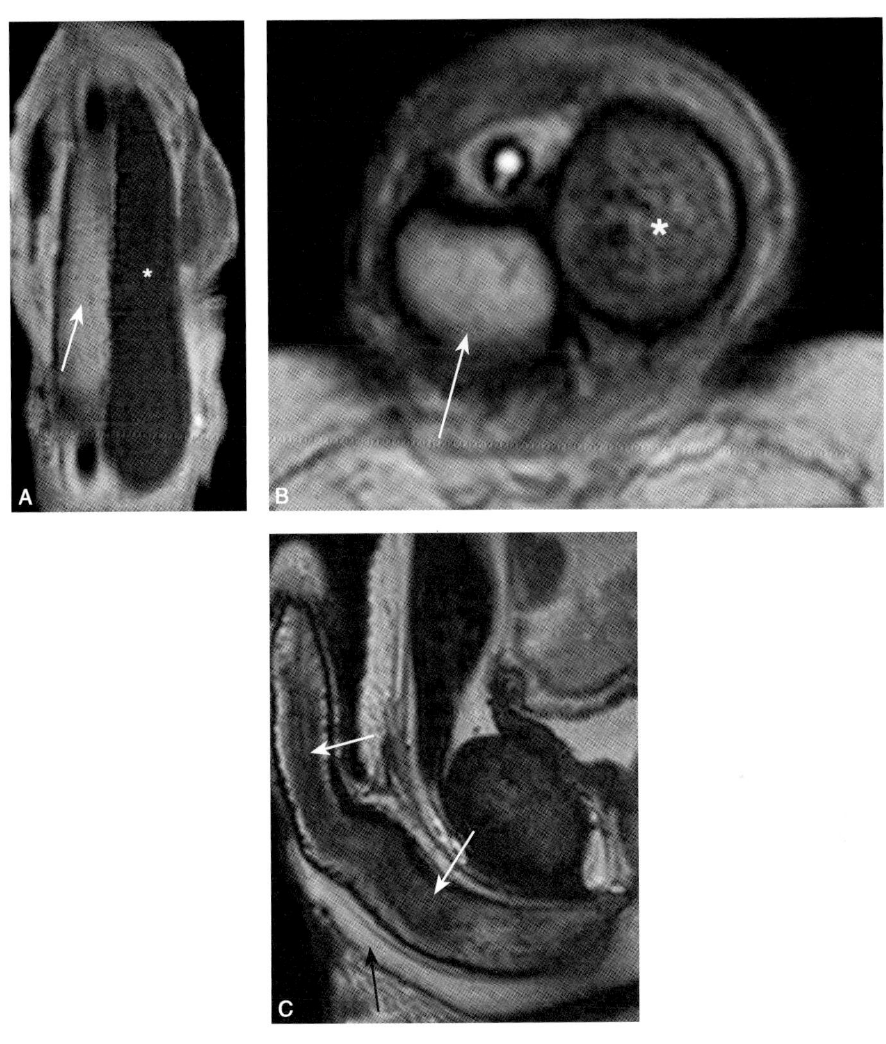


**图 18-3-10　阴茎勃起**

男,40 岁。阴茎低流量型异常勃起。A、B. 冠状位 $T_1WI$ 和横断位 $T_2WI$ 显示在双侧低血流勃起引流后右侧手术成功,但阴茎海绵体(白箭)正常强化;左侧手术不成功,但阴茎海绵体开始梗死,表现为不均匀肿胀而且无强化,尿道内置管;C. 矢状位 $T_2WI$ 显示另一例有长期高血流勃起患者出现纤维化,阴茎海绵体内低信号(白箭)与尿道海绵体内的正常高信号(黑箭)形成对比

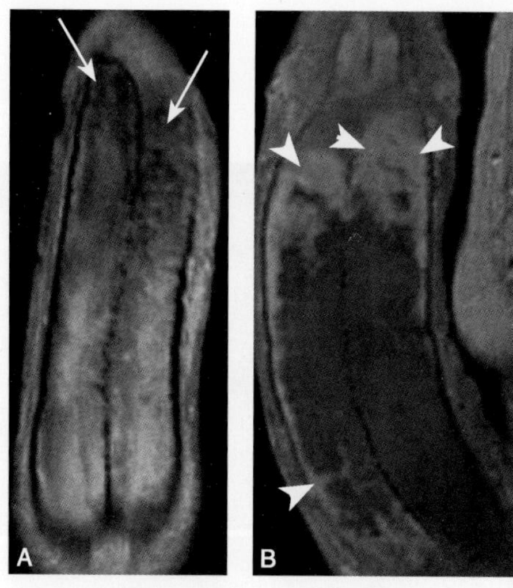


**图 18-3-11　阴茎勃起**

A. 男，38 岁。阴茎低流量型异常勃起。对比增强 $T_1$WI 显示阴茎海绵体尖部强化减低，符合纤维化表现代表着常见模式。如果超过 50% 的阴茎海绵体显示强化，患者不需要立即阴茎移植；B. 男，59 岁。对比增强 $T_1$WI 显示不常见强化模式，表现为不规则、周围强化，在阴茎海绵体尖部更明显（白箭头）提示分流，可能为副肿瘤性或肿瘤浸润，穿刺活检组织学检查证实所见（肾癌转移）

平扫 MRI 可显示纤维性斑块的数目、大小及程度。$T_1$WI、$T_2$WI 表现为白膜内及其周围不规则增厚的低信号区，侵入阴茎海绵体或阴茎海绵体间隔则表现为该处的不规则低信号区。MRI 强化表现有三种，反映了纤维性斑块内有无活动性炎症：① 无强化的、厚而不规则的低信号区，代表慢性纤维斑块期；② 低信号的纤维斑块内和其周围出现局灶性强化，代表有活动性斑块形成；③ 白膜、邻近阴茎海绵体及海绵体间隔内局灶性强化但无可见的斑块，代表斑块形成前的早期炎性疾病（图 18-3-12，图 18-3-13）。

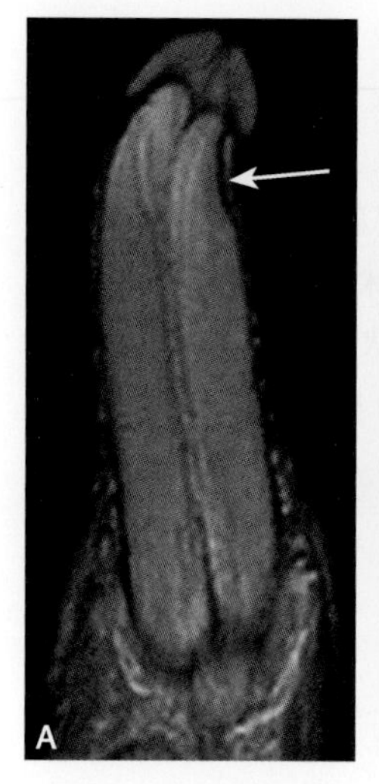


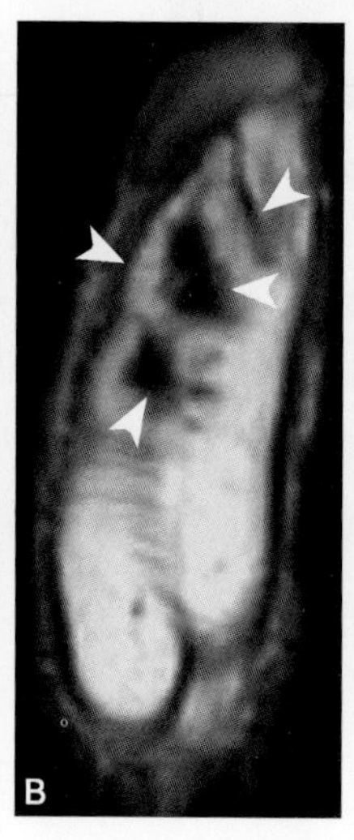


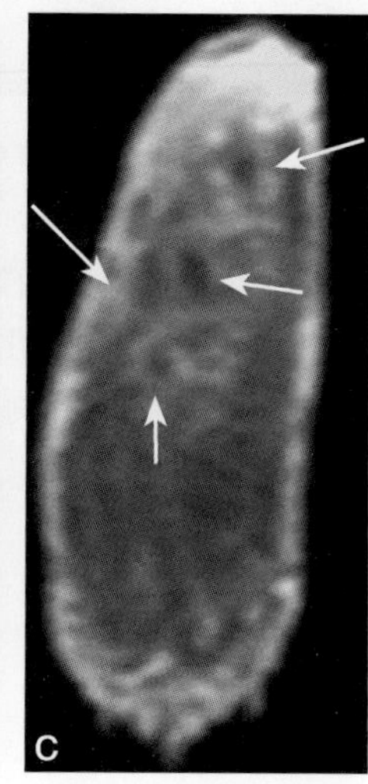


**图 18-3-12　Peyronie 病**

A. 男，33 岁。通过海绵体内注射前列腺素 $E_1$ 后的冠状位 $T_2$WI 显示左侧阴茎海绵体远端周边斑块（白箭）引起变形，无明显强化；B、C. 男，32 岁。Peyronie 病。通过海绵体内注射前列腺素 $E_1$ 后的冠状位 $T_2$WI 显示阴茎海绵体远端周边斑块（白箭头），增强梯度回波序列显示斑片状、轻度周边强化（白箭），左侧图像周围斑块最明显

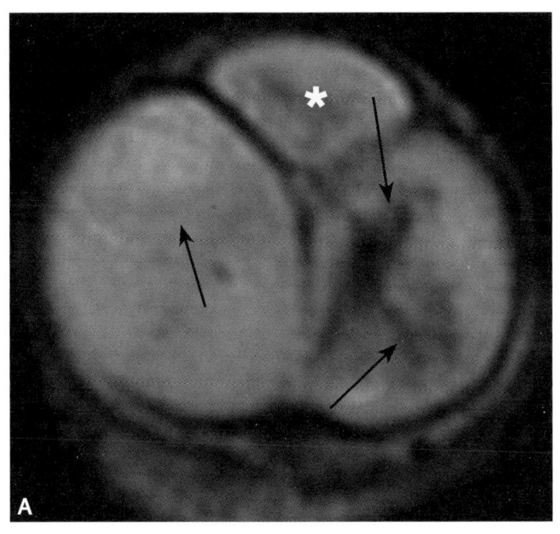


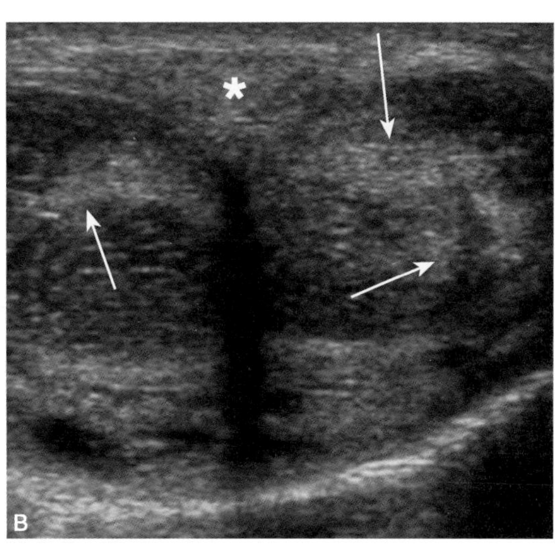


**图 18-3-13 阴茎外伤后纤维化**

男,38 岁。A. 海绵体内注射前列腺素 $E_1$ 后横断位 $T_2WI$ 显示阴茎海绵体(黑箭)内低信号区,左侧明显;B. 超声显示强回声纤维化(白箭)对应 MRI 显示的低信号,* 指示尿道

**4. 阴茎假体(penile prosthesis)** 阴茎假体移植后最常见的并发症是感染和机械变形。假体移植后,其周围可形成一假性纤维包囊,移植处浅表的感染仅用抗生素治疗即可,但若在假囊与假体之间形成感染必须取出假体,因此必须正确区分两者。阴茎假体周围感染 MRI 表现为 $T_1WI$ 低信号、$T_2WI$ 高信号(图 18-3-14)。MRI 还有助于证实假体机械变形所致的并发症,如置入可充胀式假体后出现慢性阴茎疼痛者其假体出现弯曲变形。

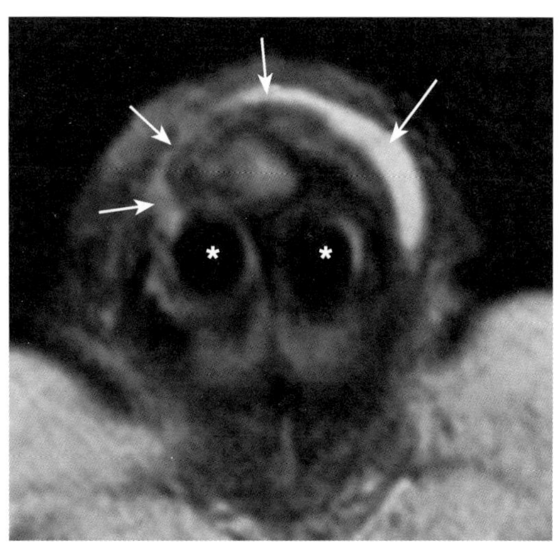

**图 18-3-14 假体感染**

男,40 岁。横断位 $T_2WI$ 显示一可伸长阴茎假体感染,阴茎海绵体(*)内两个植入物呈低信号并环绕以高信号区,皮下组织内见液体集聚于筋膜内

阴茎假体移植的主要适应证为药物治疗无效的勃起功能障碍病人。目前有两类假体,即杆状假体和可充胀式假体。后者由三部分构成:置于后腹直肌下腹膜外间隙内的贮袋、置于阴囊右侧皮下袋的充吸泵及置于两个阴茎海绵体内的中空硅胶圆柱体,贮袋与圆柱体之间均有导管和泵连接,泵可手动控制,启动时贮袋内的液体向圆柱体充盈,即可随意控制勃起。半硬假体硅酮圆柱体 $T_1WI$、$T_2WI$ 表现为阴茎海绵体内的无信号区,可充胀式假体表现为中央水样信号区及周边的低信号区(图 18-3-15)。

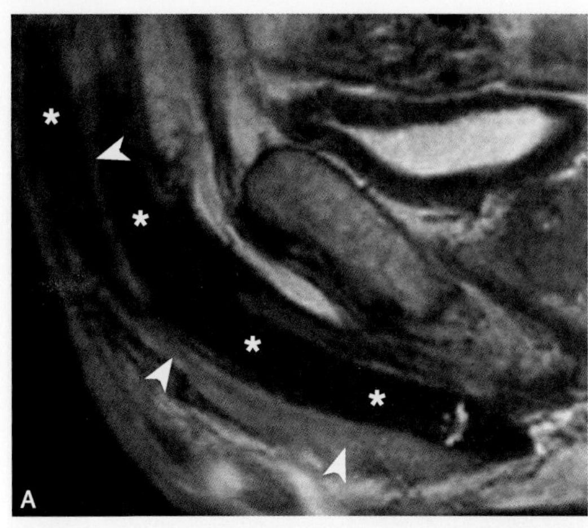

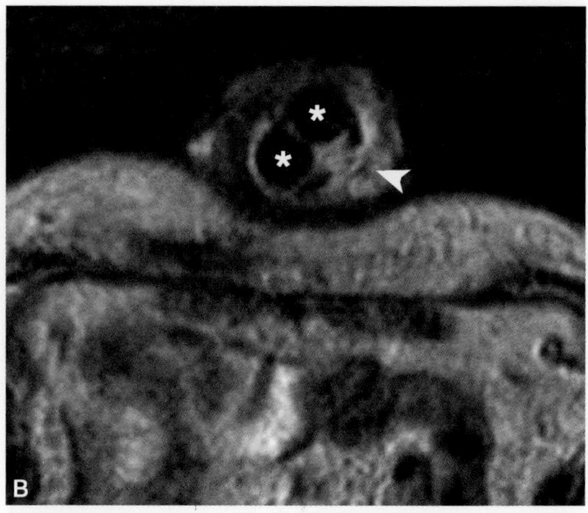


**图 18-3-15　阴茎假体**

男,58 岁。矢状位、横断位 $T_2$WI 显示可伸长阴茎假体( * )内低信号,假体扭曲,但其内容物仍在阴茎海绵体(白箭头)内

**5. 阴茎癌(penile carcinoma)**　95%的阴茎癌为鳞状细胞癌,常发生于 50～70 岁,以阴茎头、包皮及阴茎体常见。常用 Jackson 法进行分期:Ⅰ期病变局限于阴茎头或包皮;Ⅱ期病变累及阴茎体;Ⅲ期扩散到腹股沟淋巴结;Ⅳ期累及盆部深淋巴结或有远处转移。鳞状细胞癌最常见的转移方式是经淋巴转移。原发癌的位置决定了其转移路径,阴茎体的淋巴注入腹股沟浅淋巴结;阴茎体和头的淋巴注入腹股沟深淋巴结;阴茎头的淋巴注入髂外淋巴结;尿道的淋巴注入髂内淋巴结;由于双侧淋巴沟通,单侧病变可致双侧淋巴结转移。

MRI 平扫 $T_1$WI、$T_2$WI 表现为相对于海绵体的低信号,增强后病变有强化但低于正常海绵体的强化(图 18-3-16)。MRI 还可确定肿瘤侵犯的深度及淋巴结转移,有助于病变的分期评估,这比病变的定性诊断更重要(图 18-3-17)。

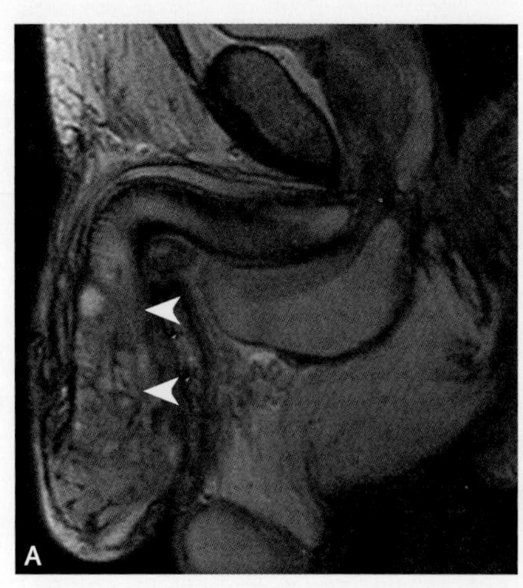

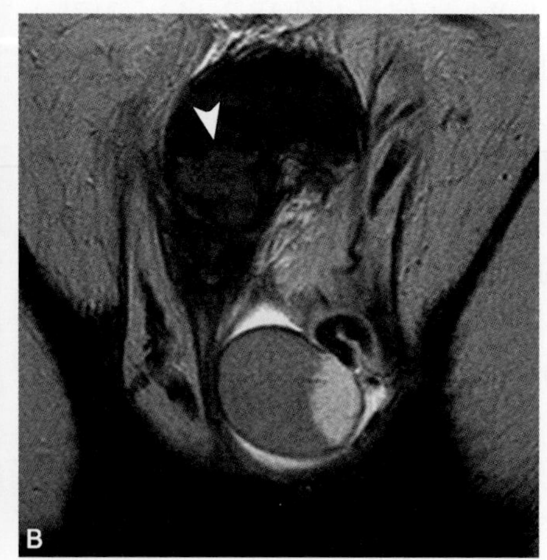


**图 18-3-16　阴茎肿瘤**

A. 阴茎疣状癌。矢状位 $T_2$WI 显示不均匀性信号肿块(白箭头)累及龟头及阴茎海绵体;B. 阴茎鳞状细胞癌。冠状位 $T_2$WI 显示不均匀性信号肿块(白箭头)累及阴茎海绵体,合并鞘膜积液

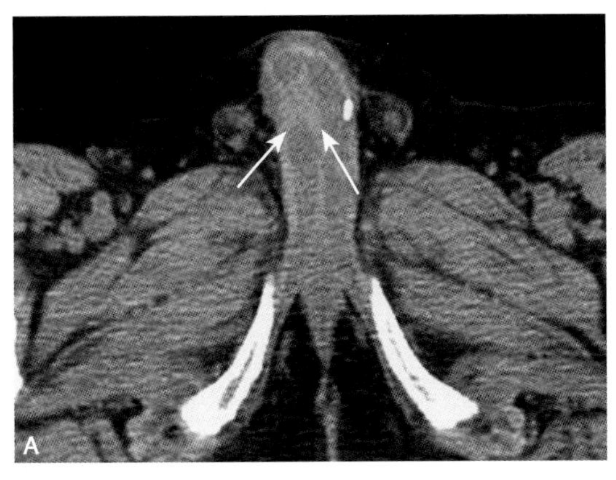


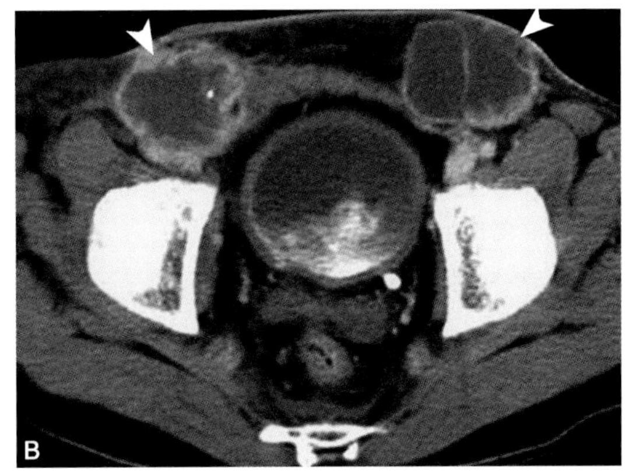


**图 18-3-17　阴茎癌**

阴茎鳞状细胞癌。A. 横断位 CT 增强扫描显示右侧阴茎海绵体（白箭）局灶性强化肿块；B. 阴茎癌淋巴结转移。对比增强 CT 扫描显示双侧腹股沟、右侧髂总淋巴结肿大

**6. 尿道球管扩张（dilatation of urethra）**　为尿道球腺主导管的囊性扩张，病人可有尿频、尿流减弱或血尿，根据导管开口是否通畅分为开放性和闭合性。MRI 表现为泌尿生殖膈以远、尿道球腹侧异常管样 $T_2$WI 高信号区以及周围组织的炎性改变。手术切除闭塞的导管可治愈。

**7. 前尿道癌（anterior urethral carcinoma）**　常发生于尿道球部及膜部，次为舟状窝，以鳞状细胞癌、移行细胞癌及腺癌多见。$T_1$WI、$T_2$WI 表现为相对于海绵体的低信号，以及肿瘤挤压邻近结构引起的近段尿道扩张。阴茎原发黑色素瘤与其他部位的黑色素瘤表现相似，即局部皮肤 $T_1$WI、$T_2$WI 均为高信号，有明显强化，其诊断不难，但预后极差。阴茎原发性肉瘤发生率不到阴茎恶性肿瘤的 5%，其 MRI 表现无特异性。上皮型肉瘤的 MRI 表现相对于阴茎海绵体而言，$T_1$WI 呈等信号、$T_2$WI 呈低信号，增强后不如正常海绵体强化明显，易与鳞状细胞癌和阴茎硬结症混淆，鉴别点在于鳞状细胞癌和阴茎硬结症不会出现阴茎内卫星结节，且后者的斑块常与白膜相连，不会全部位于海绵体内。横纹肌肉瘤为 10～20 岁期间下泌尿生殖道最常见的恶性肿瘤，$T_1$WI 上与骨骼肌呈等信号，$T_2$WI 呈高信号，注入对比剂后呈不均一强化，诊断主要基于病人的年龄及病变的侵袭性。虽然 MRI 表现无特异性，但其主要作用在于证实肿瘤的界限，从而有助于确定肿瘤的切除范围。

## 五、研究进展及存在问题

阴茎延长术是生殖器整形的重要手术，阴茎深悬韧带是阴茎整形术中涉及的重要结构。国内李世荣等基于 MRI 对阴茎深悬韧带进行了三维重建，实现了对患者阴茎深悬韧带动态、立体多角度观察，重建后图像为阴茎延长术前判断阴茎海绵体延长长度、阴茎深悬韧带切除深度提供一定理论依据。但是，目前 MRI 三维重建对于阴茎深悬韧带纤维的走行、分层分束等尚不能精确描述，而且 MRI 图像的清晰度有待提高，再加上手工分割效率较低，下一步研究的重点将放在结构对于功能状态的影响上，尤其是对于阴茎勃起时稳定性的影响。

（高波　李万湖）

# 参 考 文 献


1. 吴晓. MRI 对阴囊闭合性损伤的诊断价值. 放射学实践,2004,19(9):652-653.
2. 朱振祥,吴利忠,姜永生. 阴囊闭合性损伤的 CT 诊断价值. 中华放射学杂志,2000,34(8):538.
3. Choi MH,Kim B,Ryu JA,et al. MR imaging of acute penile fracture. Radiographics,2000,20(5):1397-1405.
4. Gupta S,Rajesh A. Magnetic resonance imaging of penile cancer. Magn Reson Imaging Clin N Am,2014,22(2):191-199.
5. Hricak H,Marotti M,Gilbert TJ,et al. Normal penile anatomy and abnormal penile conditions: evaluation with MR imaging. Radiology,1988,169(3):683-690.
6. Kirkham A. MRI of the penis. Br J Radiol,2012,85 Spec No 1:S86-93.
7. Kirkham AP,Illing RO,Minhas S,et al. MR imaging of nonmalignant penile lesions. Radiographics,2008,28(3):837-853.
8. Pretorius ES,Siegelman ES,Ramchandani P,et al. MR imaging of the penis. Radiographics,2001,21 Spec No: S283-298;discussion S298-299.
9. Shenoy-Bhangle A,Perez-Johnston R,Singh A. Penile imaging. Radiol Clin North Am,2012,50(6):1167-1181.
10. Singh AK,Saokar A,Hahn PF,et al. Imaging of penile neoplasms. Radiographics,2005,25(6):1629-1638.
11. 《泌尿外科杂志(电子版)》编辑部.《阴茎癌诊断治疗指南》解读. 泌尿外科杂志(电子版),2011,3(2):52-53.
12. 李建生,李康印,陈虎义,等. 螺旋 CT 阴茎动脉造影诊断动脉性阳痿的初步研究. 中国医学影像技术,2001,17(11):1099-1100.
13. 李志铭,刘克,黄勇,等. 磁共振成像在阴茎假体植入术治疗 ED 后的应用. 中国 CT 和 MRI 杂志,2005,3(3):54-55.
14. 刘彦龙,季渝军,王洪一,等. 基于 MRI 的阴茎深悬韧带及毗邻结构的三维重建. 中华整形外科杂志,2012,28(6):436-439.
15. 陆笑非,兰永树. 血管性阴茎勃起功能障碍血流动力学检查运用及研究进展. 医学影像学杂志,2014,10:1842-1844.
16. 王睿恒,曹川,梅文铭,等. 阴茎及其毗邻组织三维虚拟模型的建立. 中华整形外科杂志,2012,28(4):274-277.
17. 叶定伟,朱耀. 优化阴茎癌的诊治策略. 中华泌尿外科杂志,2011,32(12):797-798.
18. 张龙江,祁吉. 阴茎的 MRI 检查及应用. 国外医学(临床放射学分册),2005,28(3): 167-169.

# 第十九章　子宫及附件

## 第一节　子宫占位性病变

### 一、前　　言

子宫占位性病变是女性常见的疾病，相对而言子宫占位性病变的种类较少，但这并未降低术前诊断的难度。多种子宫占位性病变的临床表现相似，如阴道流血、月经失调、疼痛等，缺乏特异性表现，故仅依靠临床表现很难做出诊断。

用于子宫占位性病变的影像学检查方法包括 US、CT、MRI、PET 等。超声包括经阴道超声和彩色多普勒血流显像，用于子宫肿瘤的诊断经验丰富，是子宫占位性病变的筛查和首选检查方法。CT 由于软组织分辨率相对较低，对于子宫占位性病变的诊断和鉴别诊断价值有限，但用于发现病变子宫外侵犯或转移的敏感性和特异性较高，常用于对子宫恶性肿瘤的临床分期。MRI 具有较高的软组织分辨率，对正常子宫各层结构显示清晰，对子宫占位性病变的显示率高，反映病变侵犯深度的准确性较高，对病变的鉴别诊断也有相当高的价值。由于子宫是与外界相通的器官，所以经阴道活检是常用的诊断方法，但即使是分段诊刮也有可能遗留部分子宫内膜病变，并且对内膜下各层病变无能为力，因此影像检查是子宫占位性病变术前诊断的重要方法。

### 二、相关疾病分类

子宫占位性病变种类相对较少，包括内膜病变、肌层病变、内膜异位病变以及滋养细胞肿瘤（表 19-1-1）。

**表 19-1-1　子宫占位性病变按生物学行为特征分类**

| 类型 | 常见疾病 |
|---|---|
| 非肿瘤性占位 | 子宫腺肌病，葡萄胎 |
| 良性肿瘤 | 子宫平滑肌瘤 |
| 恶性肿瘤 | 子宫内膜癌，子宫肉瘤，侵袭性葡萄胎，绒毛膜癌 |

子宫占位性病变按形态可分为弥漫性和局灶性两类，上述子宫的各种占位性病变均可以表现为这两种形态。

## 三、影像诊断流程

子宫占位性病变是女性的常见疾病，不同年龄段好发疾病不同（图 19-1-1）。首先应该根据患者的临床症状判断引起症状的病因是否来自子宫，尤其是注意血清 HCG 水平的检查（图 19-1-2）。对于大部分患者可以首先进行妇科超声筛查，而 MRI 目前已被大部分医疗机构及医生认为是诊断子宫占位性病变和判断子宫壁侵犯深度的敏感方法，MRI、CT 都可用于恶性肿瘤的分期。综合分析患者年龄、临床症状、实验室检查及影像学表现，有利于作出正确诊断及鉴别诊断（图 19-1-3）。

功能磁共振的发展为提高子宫占位性病变术前诊断的准确性提供了更多的可能性，近年很多学者应用 DCE MRI 对子宫占位性病变良恶性的鉴别、侵犯子宫壁深度的判断进行研究，主要是对子宫内膜癌的研究。Sala 等报道在 0 ~ 1 分钟的动脉期早期，内膜癌的强化程度高于正常的子宫内膜组织，有利于区分Ⅰa 和Ⅰb（1988，FIGO 分期）的肿瘤，子宫内膜癌与肌层最大对比信噪比在增强后 2 分钟的平衡期，有利于区分Ⅰb 和Ⅰc 的肿瘤。董冰等研究认为 3.0T 磁共振 3D LAVA 动态增强检查对Ⅰ、Ⅱ期子宫内膜癌的分期有较高的价值，子宫内膜癌呈轻度渐进性强化，信号强度始终低于明显强化的正常子宫肌层，于 180 秒时与正常

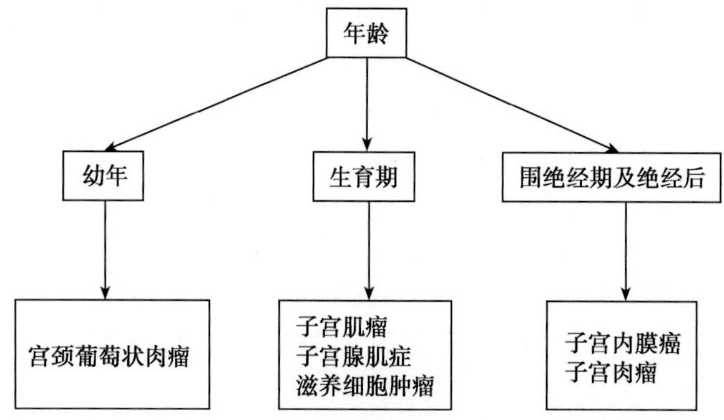


**图 19-1-1　子宫占位性病变的发病年龄特征**

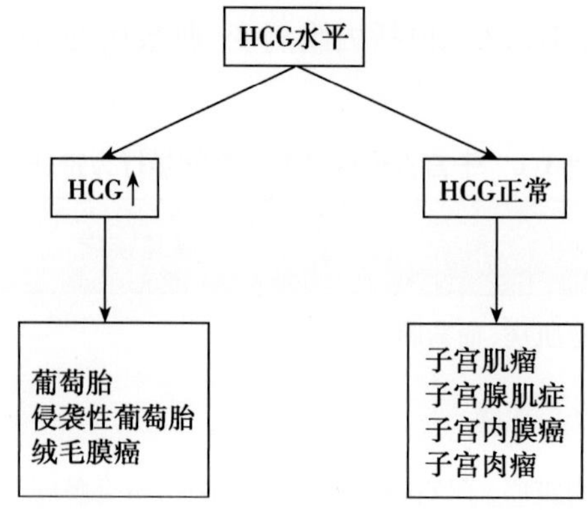


**图 19-1-2　子宫占位性病变的 HCG 水平特征**

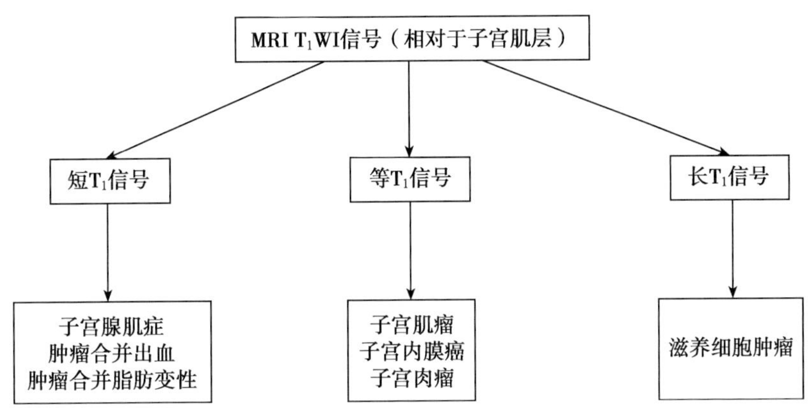


**图 19-1-3　子宫占位性病变的 MRI 平扫 $T_1$WI 信号特征**

子宫肌层对比最为显著。也有研究认为与常规 $T_2$WI 相比，DCE-MRI 并不能显著地改善子宫内膜癌宫颈受累的诊断。Seki 等的研究发现，尽管 $T_2$WI、DCE-MRI 和增强 $T_1$WI 在判断子宫内膜癌宫颈受累的准确度上差异无统计学意义（85%、95% 和 90%），但是在 $T_2$WI 上出现的假阳性可以在 DCE-MRI 中得到很好的鉴别。

DWI 是功能磁共振在子宫内膜癌研究和诊断中的另一项常用方法。目前一般认为 b 值的最大值选择在 500～1000s/mm$^2$ 较为适合女性盆腔病变的评价，较高 b 值（如 800s/mm$^2$、1000s/mm$^2$）降低了 $T_2$余辉效应对 DWI 的影响。Inada 等的研究发现，子宫内膜癌的 ADC 值明显低于正常子宫内膜、子宫肌层、子宫肌瘤及子宫腺肌病，因此 DWI 是一种诊断子宫内膜癌准确率较高的方法，且优于常规的 $T_2$WI。Wang 通过对癌灶局限于子宫内膜的子宫内膜癌患者（FIGO，1988 年 Ia 期）与病理证实子宫内膜正常的其他子宫良恶性疾病患者进行的回顾性对比研究发现，测量 ADC 值可以定量地区分子宫内膜癌、子宫内膜良性病变及正常子宫内膜，因此建议 DWI 应作为子宫病变的常规辅助扫描序列。Lin 等在 3.0T MRI 对子宫内膜癌的研究中发现与单纯 DCE-MRI 或 $T_2$Wl 联合 DCE-MRI 图像相比，DWI（b＝1000s/mm$^2$）与 $T_2$WI 的融合图像能提高浅肌层侵犯的发现率；而对于深肌层侵犯的探测，几种方法差异不明显。Reichichi 等认为 DWI 与常规 $T_2$WI 联合扫描能够对子宫内膜癌进行准确的术前分期。而 Shen 等则认为由于 DWI 相对较低的空间分辨力，对于浅肌层侵犯的评估仍然是个挑战。董冰等研究认为 3.0T MRI 测量 ADC 值对鉴别不同病理级别内膜癌有潜在价值，级别越高，ADC 值越低，G1、G2、G3 级内膜癌平均 ADC 值分别为（$0.78\pm0.14$）$\times10^{-3}$mm$^2$/s、（$0.64\pm0.06$）$\times10^{-3}$mm$^2$/s、（$0.40\pm0.09$）$\times10^{-3}$mm$^2$/s。Lin 等认为通过 ADC 值的测量可以有效鉴别侵犯宫颈的子宫内膜癌及侵犯宫体的宫颈腺癌，子宫内膜癌的 ADC 值（平均 $0.766\times10^{-3}$mm$^2$/s）明显低于宫颈癌（$0.969\times10^{-3}$mm$^2$/s）（b＝1000s/mm$^2$），当阈值设为 $0.7\times10^{-3}$mm$^2$/s 时，诊断宫颈癌的敏感度、特异度及符合率分别为 100%、11.5% 及 79.3%。

磁共振波谱分析（MRS）能够无创性提供活体组织代谢的生化信息，目前国内外对子宫病变尤其是子宫内膜癌的 MRS 研究相对较少，还没有统一认可的标准。Celik 研究 3 例子宫内膜癌，发现肿瘤内均可探测到高耸胆碱（Cho）峰和脂质（Lip）峰，没有出现肌酸峰和乳酸峰。

Ettore 等对比宫腔镜、经阴道超声、MRI 的术前诊断，认为宫腔镜具有最高的敏感性，而

MRI 具有最高的特异性和阳性似然比，建议将宫腔镜和 MRI 共同用于宫颈癌的术前诊断和制定治疗计划。

## 四、相关疾病影像学表现

**1. 子宫平滑肌瘤(leiomyoma of uterus)** 女性生殖系统最常见的良性肿瘤，由平滑肌和结缔组织组成，关于子宫平滑肌瘤的发病机制目前较普遍接受的是肌瘤的发生与长期、过度的卵巢雌激素刺激有关。子宫肌瘤根据其部位不同可分为四种类型：① 肌壁间肌瘤(intramural leiomyoma)：最为常见，约占所有子宫肌瘤的 60% ~70%，肿瘤位于子宫肌壁内；② 黏膜下肌瘤(leiomyoma submucosum)：约占 10% 左右，肿瘤向宫腔内生长并向宫腔内突出；③ 浆膜下肌瘤(leiomyoma subserosum)：约占 20%，肌瘤向浆膜发展并突出于子宫表面；④ 宫颈肌瘤(cervical leiomyoma)：少见，肌瘤位于子宫颈部位(将于子宫颈占位性病变中详述)。

子宫肌瘤的临床表现主要和肌瘤的生长部位有关，常见的临床表现包括子宫出血、腹部肿块、下腹部肿物及压迫症状，另外一些少见的临床表现包括疼痛、白带增多、不育、继发性贫血等。

USG：子宫肌瘤的声像图一般表现为圆形或椭圆形的实性低回声团块，边界清晰，团块内回声不均质，可见漩涡状或编织状的纹理以及衰减的条状暗带，较大或多发的子宫肌瘤使子宫体积增大，形态不规则，表面凹凸不平，子宫内膜线可因肌瘤的挤压发生偏移或消失。也有少数肌瘤表现为实性偏高回声，均质或不均质。CDFI 示肌瘤内部有稀疏或较丰富的星点状血流信号，其周边有半环状或条点状血流信号(图 19-1-4)。子宫肌瘤变性时其内部回声杂乱，边界可不清晰，囊性变或红色样变时表现为类囊性或不规则暗区，钙化时表现为肌瘤内部单个或多个强光斑。

CT 检查：子宫肌瘤可为单发或多发，单发子宫肌瘤或多发子宫肌瘤的单个病变表现为子宫肌壁内、黏膜下或浆膜下基底部与子宫相连的外凸性类圆形软组织肿块影；病变与正常子宫肌层密度相近，多数密度均匀，病变内出现出血、坏死、变性时密度不均匀；约 10% 肌瘤可见钙化。子宫肌瘤较大时或多发子宫肌瘤时，子宫呈局灶性或弥漫性增大，形态不规则，宫腔受肿瘤压迫可变形移位，呈新月形或线形，少数宫腔可扩大、内可见液性密度影。多数子宫肌瘤强化较明显，但低于正常子宫肌层，强化程度多较均匀，边缘清楚，可见假包膜(图 19-1-5)；大的子宫肌瘤则因内部出现坏死、变性等强化不均匀，可见强化区及无强化区混杂存在，有时可见漩涡状或层状结构(图 19-1-6)。浆膜下肌瘤在腹腔内可发生扭转，多为慢性，有时瘤蒂断裂，肌瘤附着于大网膜或邻近组织并建立新的血供途径，成为“游走性”或“寄生性”肌瘤，此类肌瘤由于经历血供障碍，多有坏死变性，表现为密度不均匀和强化不均匀。有蒂的黏膜下肌瘤可受重力及子宫收缩影响被推出子宫口或阴道口。较大子宫肌瘤可引起周围肠道及膀胱受压变形。

MRI 检查：$T_1$WI 表现为类似于子宫肌层的等信号，或略低于肌层，与肌层分界欠清，少数病变可因脂肪变性呈略高信号；$T_2$WI 典型肌瘤呈明显低信号，边界清楚，与周围子宫肌信号形成鲜明对比(图 19-1-7，图 19-1-8)。肌瘤出现继发变性后表现不一，可表现为稍高或高信号，有时可见高信号环影，代表扩张的淋巴管、静脉或水肿；增强后多数肌瘤均匀强化，变性部分或坏死部分表现无强化或轻度不均匀强化。

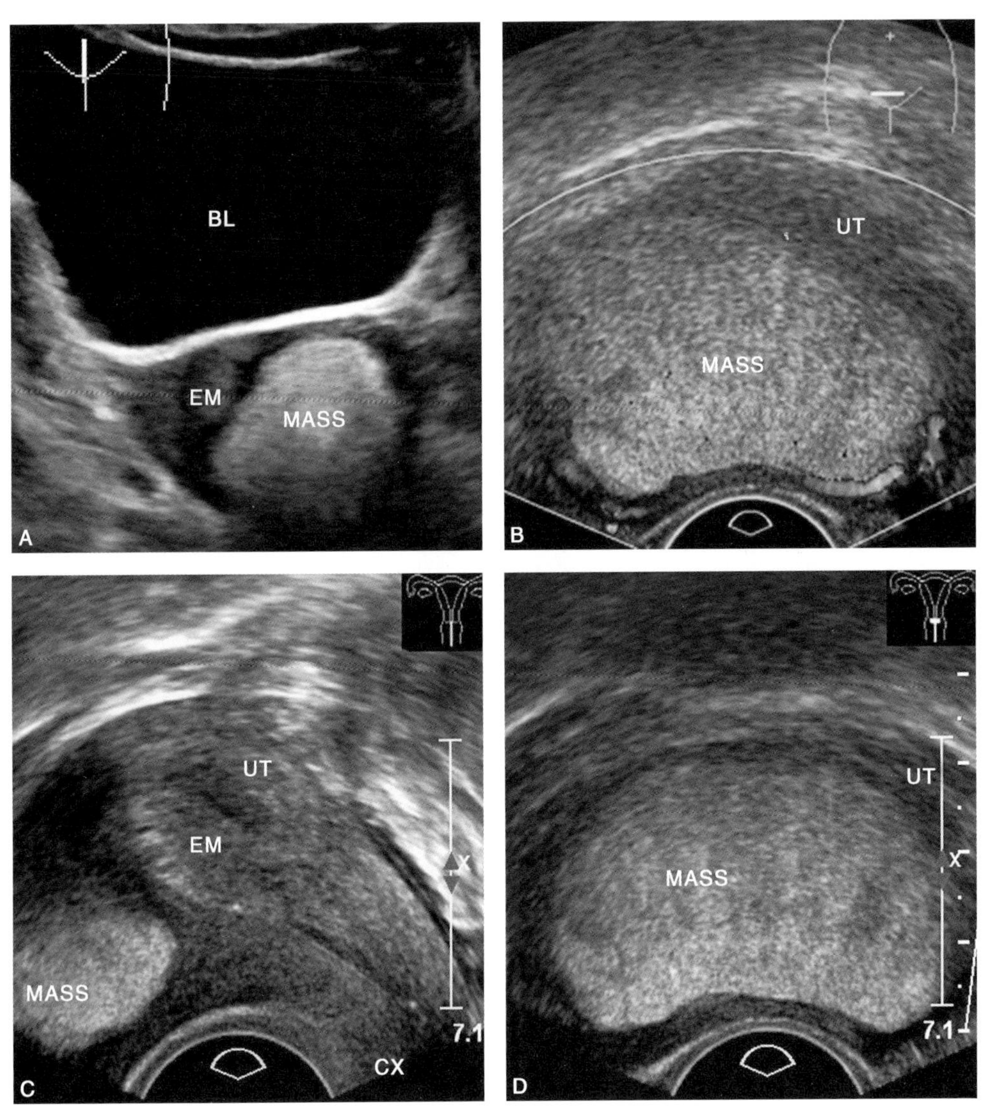


**图 19-1-4　子宫肌瘤**

女，38岁。月经量增多。A. TAS纵切示子宫后壁肌瘤为椭圆形实性高回声光团，边界清晰，内回声较均质；B. TVS横切（冠状面）彩色多普勒示该肌瘤边缘有条状血流信号；C. TVS纵切示该肌瘤声像图；D. TVS横切（冠状面）示该肌瘤边界清晰，内回声较均质。（TAS：经腹部超声检查；TVS：经阴道超声检查；BL：膀胱；UT：子宫体；CX：子宫颈；EM：子宫内膜；MASS：子宫肌瘤）

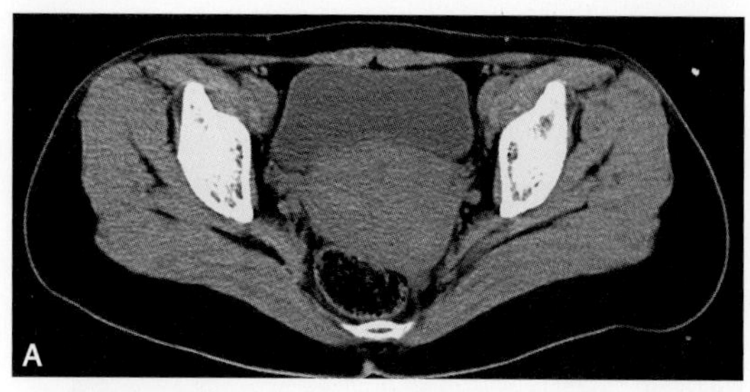
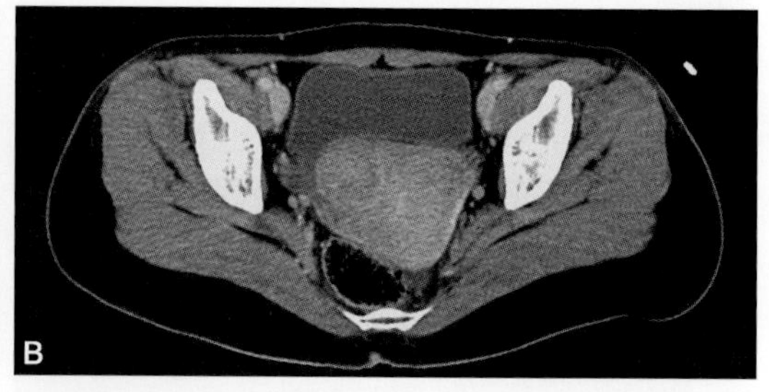

图 19-1-5　子宫平滑肌瘤

女,35 岁。查体发现子宫肌瘤。A. CT 平扫显示子宫右部等密度结节影,边界欠清晰;B. CT 增强扫描显示子宫右部明显强化结节,边界清晰,但强化程度低于子宫肌层

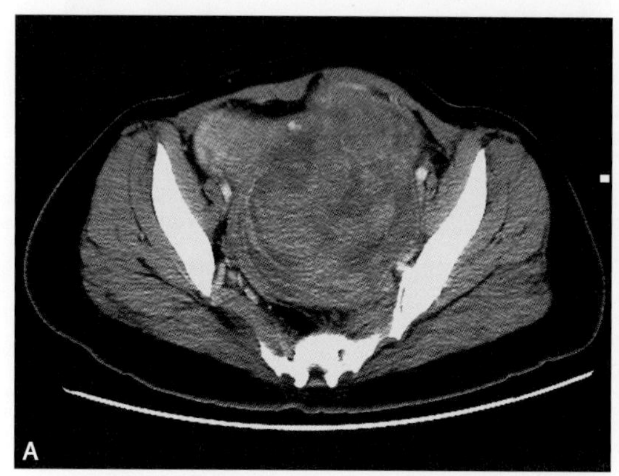
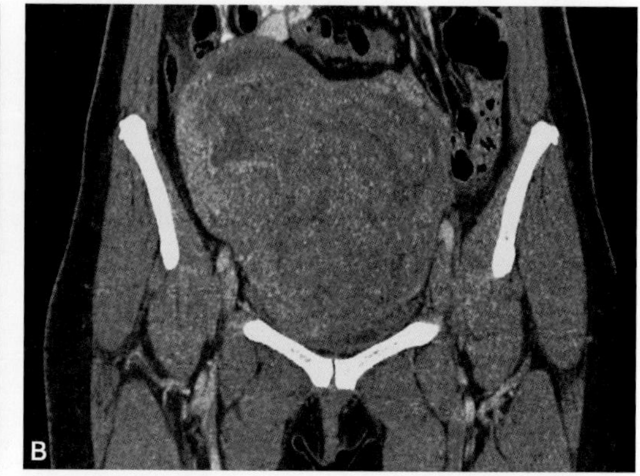

图 19-1-6　子宫平滑肌瘤伴黏液变性

女,48 岁。腹部触及包块伴腹痛半年。A、B. 轴位及冠状位 CT 增强扫描显示子宫左侧壁不均匀强化肿块,明显强化区与条索样、弧形无强化区交错构成漩涡状结构

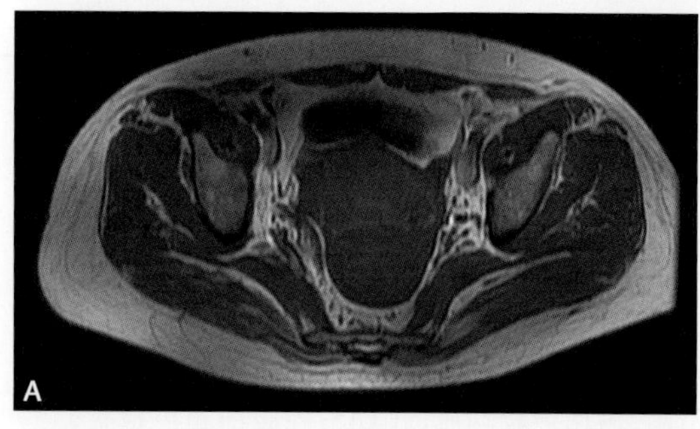
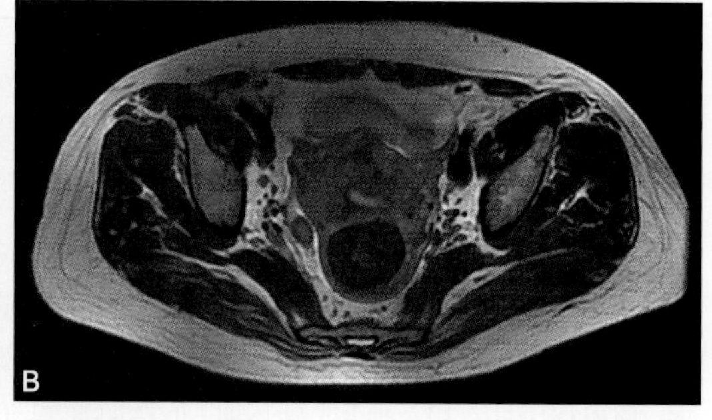

图 19-1-7　子宫肌瘤

女,39 岁。髋关节扫描时偶然发现子宫肌瘤。A、B. MRI 平扫 $T_1$WI 子宫前壁浆膜下见类圆形等信号结节影,$T_2$WI 显示结节呈以低信号为主的混杂信号

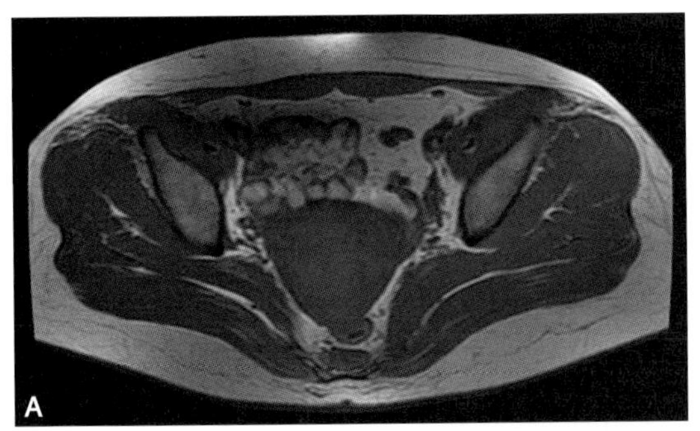


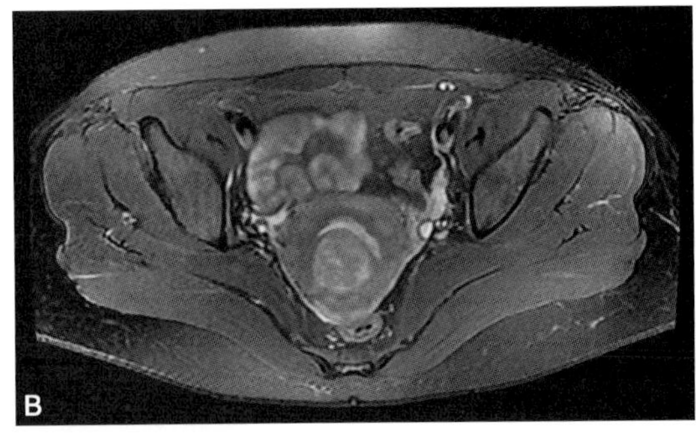


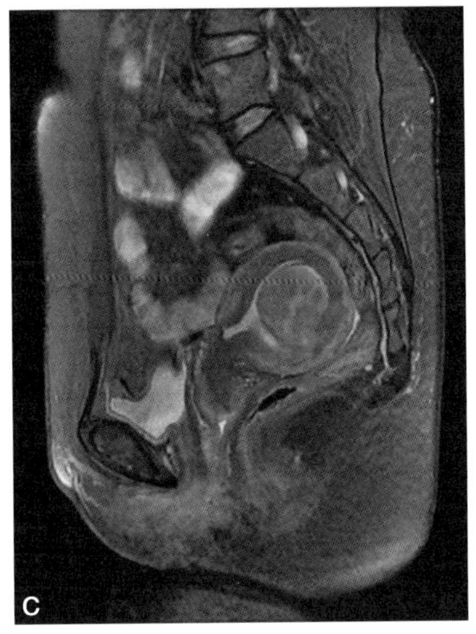


**图 19-1-8　子宫平滑肌瘤**

女,49 岁。月经量增多。A ~ C. MRI 平扫 $T_1$WI 显示子宫黏膜下等信号肿块,轴位及矢状位 $T_2$WI 显示子宫黏膜下肿块呈混杂信号,子宫宫腔扩大,内见液体信号

WHO 于 2003 年制订的子宫平滑肌瘤分类,除了经典(普通)的平滑肌瘤,还有多种组织学的亚型及生长方式的亚型,其中子宫平滑肌瘤的生长方式亚型包括:弥漫性平滑肌瘤病(diffuse leiomyomatosis)、分割状平滑肌瘤病(dissecting leiomyomatosis)、静脉内平滑肌瘤病(intravenous leiomyomatosis,IVL)和良性转移性平滑肌瘤(benign metastasizing leiomyoma)。弥漫性平滑肌瘤病表现为子宫弥漫性增大,分布大量小平滑肌瘤,多数<1cm,临床表现主要为阴道出血。分割状平滑肌瘤病表现为子宫肌瘤形态不规则,边界不清晰,呈触手状伸入肌层或阔韧带。

静脉内平滑肌瘤病组织学上表现为良性肿瘤,但生长于子宫肌层静脉或宫旁静脉内,也可通过卵巢静脉或宫旁静脉延伸到下腔静脉、甚至心脏(10%),也可发生肺、脑等转移性肿瘤,另外淋巴管也可受累,故也称脉管内平滑肌瘤,临床表现不典型,主要表现为盆腔包块,当延续至髂静脉或下腔静脉时可引起静脉梗阻症状,如下肢水肿、腹胀、腹痛、腹水、胸闷、呼吸困难及心衰等。患者常伴有子宫肌瘤或有子宫肌瘤切除病史。

CT 平扫及增强扫描、CTA 及后处理(多平面重建、最大密度投影)可以直接显示肿瘤以及肿瘤在静脉中完整蔓延途径。静脉平滑肌瘤病的 CT 表现包括:盆腔不规则肿块,增强扫描明显强化,强化多不均匀,常可发现肿块侵犯阔韧带、卵巢静脉或邻近盆腔静脉,静脉受累

多较广泛，卵巢静脉、盆腔静脉见充盈缺损，充盈缺损可延续至髂静脉、下腔静脉甚至右心房，静脉或心房内肿物并不侵犯静脉壁或心肌，且静脉或心房内的肿物可能没有明显强化。

良性转移性平滑肌瘤最早由 Steiner 报道，是形态学良性但可发生转移的平滑肌瘤，最常见的转移部位是肺部，也可在淋巴结、腹膜、软组织或骨等内出现转移灶。转移瘤的病理与子宫肌瘤相同，良性转移性平滑肌瘤常与静脉内平滑肌瘤病伴发。临床上表现为子宫肌瘤术后数年发现肺部结节，多数患者没有明显的临床表现，常在健康查体时被发现。发生在肺部的良性转移性平滑肌瘤多数表现为多发类圆形软组织密度结节影，边缘光滑，强化均匀；也可表现为单个的肺部结节，或弥漫分布的粟粒样结节，或形态不规则的较大的肿块影。

**2. 子宫内膜癌（endometrial carcinoma）** 指具有浸润肌层和远处扩散潜能的、原发于子宫内膜的上皮性肿瘤。子宫内膜癌是女性生殖器官最常见的恶性肿瘤之一，占女性生殖道恶性肿瘤的 20% ~30%。子宫内膜癌与雌激素的持续作用密切相关，目前循证医学认为子宫内膜癌的主要危险因素包括肥胖、未孕或不孕、晚绝经、糖尿病、高血压、多囊卵巢综合征、卵巢肿瘤、外源性雌激素、他莫昔芬、遗传性非息肉病性结直肠癌。按照肿瘤生长方式，可分为局限型和弥漫型。局限型子宫内膜癌较早形成斑块、息肉或结节，有时多发，多位于宫底或宫角附近，后壁较多见。弥漫型较多见，肿瘤累及部分或全部子宫内膜，呈多发息肉状或绒毛状，充填宫腔，可浸润肌层或向下蔓延累及宫颈，甚至突出于宫颈外口。按照组织学特征，子宫内膜癌可以分为子宫内膜腺样腺癌、黏液性腺癌、浆液性腺癌、透明细胞腺癌、混合细胞腺癌、鳞状细胞癌、移行细胞癌、小细胞癌、未分化癌及其他。子宫内膜癌虽可发生于任何年龄，但基本上是一种老年妇女的肿瘤，其主要临床表现是子宫出血（特别是绝经后出血），阴道异常分泌物（常为瘤体渗出或继发感染，可表现为血性液体或浆液性分泌物）和疼痛（并不多见）。

子宫内膜癌常常在进行影像学检查之前，已经通过子宫内膜检查（活检或刮宫）确诊。B 超特别是经阴道超声，可以准确地了解宫腔内情况，尤其是子宫内膜厚度。影像学检查 CT、MRI 主要应用于对子宫内膜癌的临床分期，评价对于肌层浸润的发生和程度、有无宫外转移及程度及对手术治疗和非手术治疗患者的疗效评价、随访观察（表 19-1-2）。

**表 19-1-2 子宫内膜癌手术-病理 FIGO 分期（2009 年）**

| 期别 | 肿瘤范围 |
|---|---|
| Ⅰ期 | 病变局限于宫体 |
| Ⅰa | 肿瘤浸润深度<1/2 肌层 |
| Ⅰb | 肿瘤浸润深度≥1/2 肌层 |
| Ⅱ期 | 肿瘤侵犯宫颈间质但无宫体外蔓延 |
| Ⅲ期 | 肿瘤局部和（或）区域的扩散 |
| Ⅲa | 肿瘤侵犯浆膜层和（或）附件 |
| Ⅲb | 阴道和（或）宫旁受累 |
| Ⅲc | 盆腔和（或）腹主动脉旁淋巴结转移 |
| c1 | 盆腔淋巴结阳性 |
| c2 | 腹主动脉旁淋巴结阳性和（或）盆腔淋巴结阳性 |
| Ⅳ期 | 肿瘤累及膀胱和（或）直肠黏膜，和（或）有远处转移 |
| Ⅳa | 肿瘤累及膀胱和（或）直肠黏膜 |
| Ⅳb | 远处转移，包括腹腔内淋巴结转移，和（或）腹股沟淋巴结转移 |

USG：早期声像图无特殊表现，仅见内膜轻度增厚，或局部内膜回声偏低、偏高、不均质，CDFI 亦无特殊异常。中、晚期子宫内膜癌超声可见子宫不同程度增大，子宫内膜非均匀性增厚或失去内膜的固有形态，宫腔内见回声高低不均的实性团块，多数以低回声为主，内可有不规则暗区。内膜癌浸润肌层时，与肌层分界不清，受累肌层回声偏低。宫腔内有积液（积血）、积脓时，可见内膜边缘呈虫蚀状，不规则的无回声或低弱回声区，内充满点状或絮状物。CDFI 示子宫内膜癌周边或内部血流较丰富，可见斑点状、条状血流信号，动脉频谱呈高速低阻型（RI<0.4）或高、低阻血流共存（图 19-1-9）。

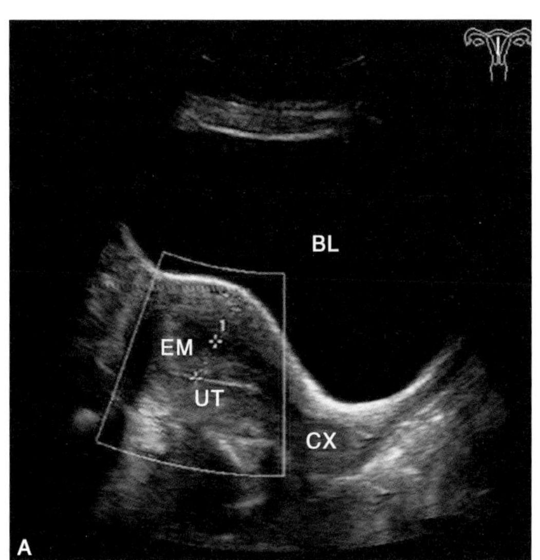


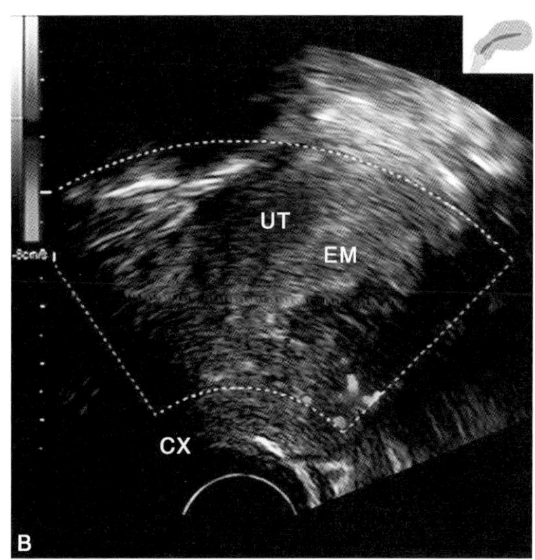


**图 19-1-9　子宫内膜癌**

女，58 岁。阴道不规则流血半年。A. TAS 纵切示子宫内膜增厚，回声弥漫性偏高，失去正常的结构层次，内无明显血流信号；B. TVS 纵切示内膜回声弥漫性偏高，边缘不规整，边缘有稀疏血流信号。（TAS：经腹部超声检查；TVS：经阴道超声检查；BL：膀胱；UT：子宫体；CX：子宫颈；EM：子宫内膜）

CT：平扫时不易发现病变，或见子宫增大、宫腔积液，肿瘤较大时可见宫腔内软组织密度影，密度略低于正常子宫肌层，肿块呈结节状、菜花状或斑片状，边界多不清楚，大的肿块可填充整个宫腔，形态不规则。增强扫描显示肿块多呈不均匀强化，强化程度低于邻近正常肌层。肿块侵犯邻近肌层，受累子宫肌层变薄，宫壁厚薄不一（图 19-1-10）。CT 的价值主要是判断子宫内膜癌有无宫外浸润和术前分期，Ⅱ期以上肿瘤可见宫颈、卵巢、阴道及盆腔邻近组织器官受侵，或淋巴结及远处脏器转移。

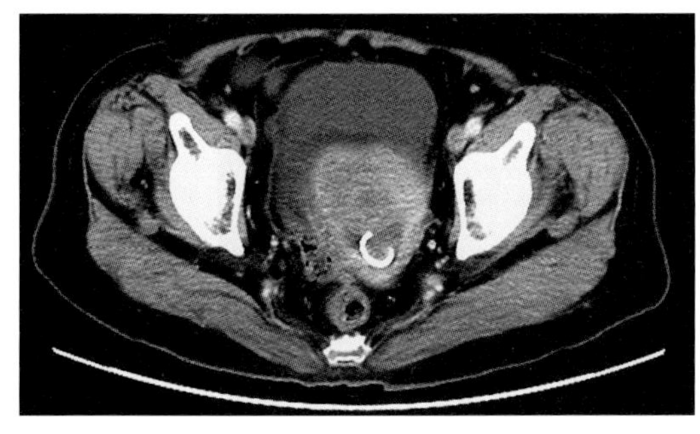

**图 19-1-10　子宫透明细胞癌伴中分化子宫内膜腺样腺癌**

女，62 岁。阴道不规则流血 2 年。CT 增强扫描显示子宫前部明显强化软组织肿块影，强化程度低于子宫肌层，子宫宫腔扩大并移位

MRI：子宫内膜癌表现为内膜弥漫性或局限性增厚，宫腔内可见息肉样或肿块样的肿瘤，肿瘤较大时可见子宫增大变形；$T_1$WI 呈等或略低信号，$T_2$WI 信号低于子宫内膜、高于子宫肌层，常边界不清、信号不均匀；增强后肿瘤呈不均匀轻度强化，强化程度低于正常子宫肌层。可见宫腔受压变形并出现积液或积血。肿瘤侵犯浅肌层时 $T_2$WI 显示结合带内相对高信号，边界不清，结合带中断或消失，增强扫描显示子宫内膜与肌层的强化带部分或完全中断（图 19-1-11）。MRI 有助于子宫内膜癌的分期，若结合带中断或被肿瘤跨越并在肌层内出现异常信号，提示肿瘤已侵犯肌层，属于Ⅰa 和Ⅰb 期；肿瘤侵犯宫颈，但未超越子宫属于Ⅱ期；肿瘤侵犯浆膜及（或）阴道、附件属于Ⅲ期；肿瘤侵犯膀胱及（或）肠管黏膜或远处转移属于Ⅳ期。目前一般认为 $T_2$WI、增强 $T_1$WI 对判断子宫内膜肌层浸润的作用尤为重要。此外，MRI 扫描序列的选择也需充分考虑到患者的绝经情况，绝经前患者以 $T_2$WI 为佳，绝经后患者以增强 $T_1$WI 更为准确。MRI 在判断子宫内膜癌的子宫肌层浸润深度、宫颈浸润方面具有较高的准确度和灵敏度，但是也存在一定的误诊率，如年龄大、分娩次数

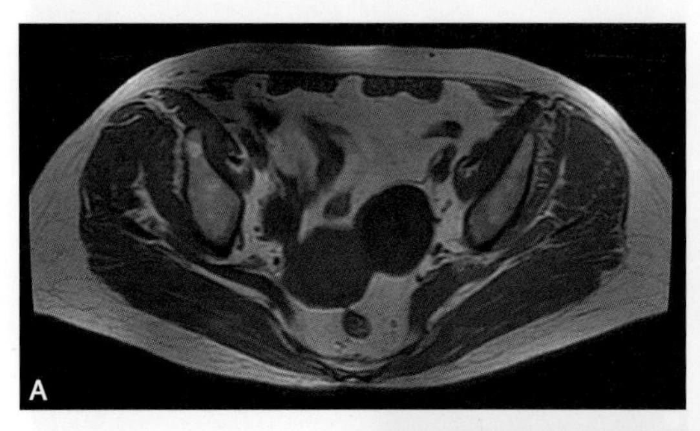


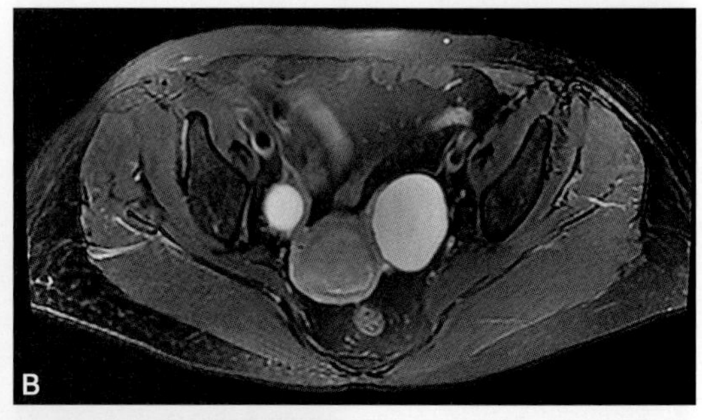


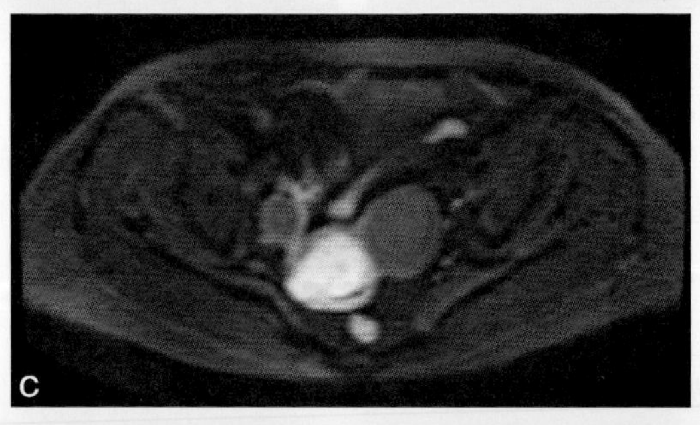


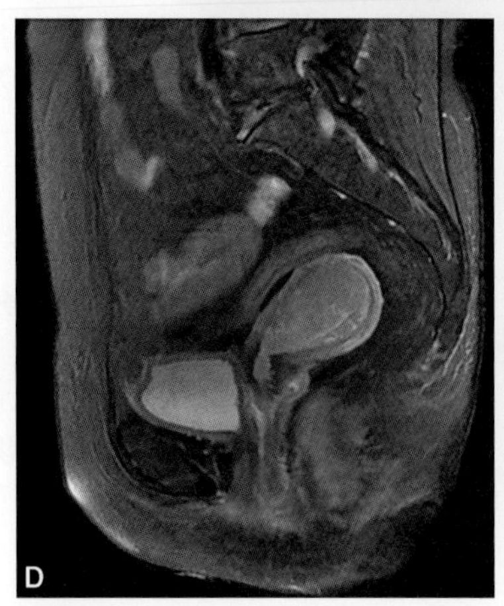


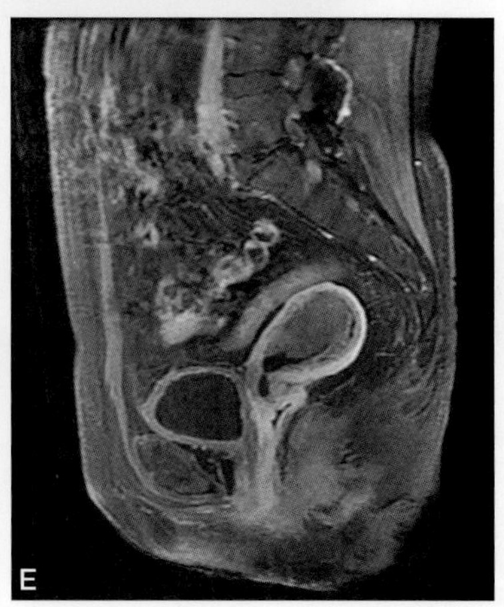

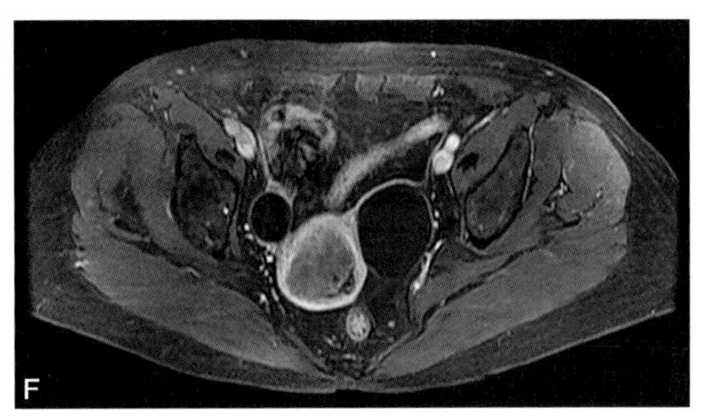

图 19-1-11　子宫内膜腺癌

女,56 岁。停经后阴道流血半年。A ~ D. MRI 平扫 $T_1$WI 子宫宫腔内椭圆形等信号肿块,FS $T_2$WI 肿块呈低信号(相对于子宫内膜),结合带部分中断,DWI 肿块呈明显高信号,矢状位 FS $T_2$WI 示肿块呈低信号(相对于子宫内膜),结合带低信号于宫底前部中断;E、F. MRI 增强扫描肿块强化程度低于子宫肌层

多、子宫内膜息肉、子宫肌瘤、子宫腺肌病、结合带不明显等常会影响子宫内膜癌肌层浸润的准确判断。

单纯利用 MRI 表现判断有无淋巴结转移时需慎重综合考虑。目前大多数学者认为应将转移性淋巴结的阈值定为短径>1cm。Lin 等研究认为应将淋巴结直径与 ADC 值相结合来判断淋巴结的良恶性,他们认为转移性淋巴结应符合短径≥5mm、长径≥11mm 或短轴/长轴≥0.6,淋巴结与肿瘤的 ADC 差异值设为$\pm 0.1\times 10^{-3}mm^2/s$ 时,判断转移性淋巴结的灵敏度和特异度分别为 83% 和 99%。

**3. 子宫肉瘤(sarcoma of uterus)**　较少见,仅占子宫恶性肿瘤的 3% 左右。子宫肉瘤包括起源于子宫平滑肌的子宫平滑肌肉瘤、起源于子宫内膜间质的子宫内膜间质肉瘤以及起源于子宫上皮和非上皮组织的混合性肉瘤,另外淋巴瘤和白血病可累及子宫,其他少见的肉瘤包括横纹肌肉瘤、软骨肉瘤、骨肉瘤和脂肪肉瘤。子宫肉瘤最常见的临床表现是不正常阴道流血,文献报道 60% 以上患者主诉月经过多、不规则出现或绝经期阴道出血,其他临床表现包括腹部包块、腹痛、阴道分泌物增多等。查体可见子宫明显增大,呈多结节状,质软。子宫肉瘤好发年龄为 50 岁左右,而宫颈葡萄状肉瘤多见于幼女。子宫肉瘤可见于子宫各个部位,发生于宫体部远大于宫颈部,与子宫肌层无明显界限,肿瘤容易出现转移。文献报道超声和 CT 对子宫肉瘤的术前诊断率都不高。

USG:子宫肉瘤较小时,其声像图表现为宫壁或宫腔的单发(少数为多发)实性包块,边界不清,内回声高低不均,可有少量的低弱回声或无回声。子宫肉瘤较大时其声像图特征为形态不规则或分叶状的实性或囊实性包块,与周围肌壁分界不清晰,内回声高低不均,可伴有液化或呈疏松的蜂窝状、网格状改变。CDFI 示包块内部及周边有丰富的血流信号,血流方向紊乱,形态不规则,并且具有特征性的镶嵌样彩色血流。包块内的动脉为高速低阻型血流频谱,阻力指数(RI)约 0.45 ~0.5(图 19-1-12)。

CT 表现:平扫显示子宫局限性或普遍增大,子宫肌壁内或宫腔内出现类圆形或不规则形软组织密度肿块影,界限不清,早期病变密度较均匀,伴出血、坏死后肿块呈混杂密度,出血表现为高密度,囊变坏死区呈低密度,增强扫描病变呈早期明显不均匀强化,延迟扫描可

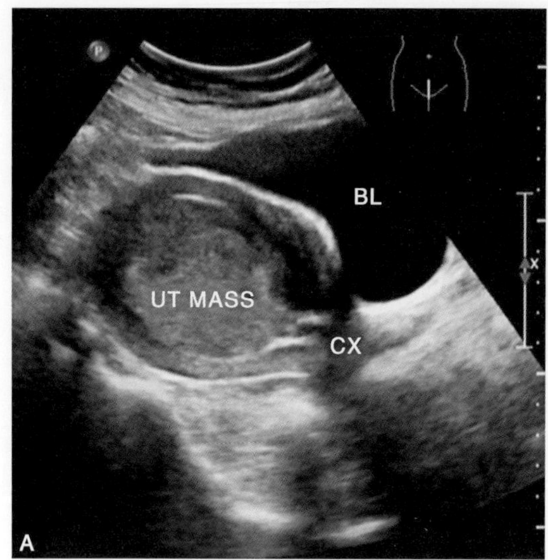


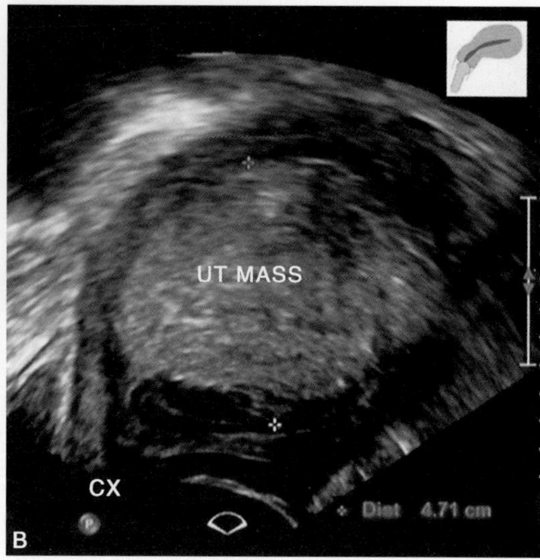


**图 19-1-12　子宫肉瘤**

女,54 岁。阴道不规则流血。A. TAS 纵切示宫体中央较大的实性高回声包块,局部与正常宫壁分界不清晰,子宫内膜显像不清;B. TVS 纵切示包块内大部分为高回声的实性光团,边缘小部分为低回声,子宫内膜显像不清(BL:膀胱;UT:子宫;CX:子宫颈;MASS:包块)

见持续强化(图 19-1-13,图 19-1-14)。

MRI 表现:平滑肌肉瘤信号多不均匀,实性部分在 $T_1$WI 显示病变为中等或略低信号,$T_2$WI 为中等或略高信号,病变内易出现囊变坏死或出血致信号不均匀;Gd-DTPA 增强后病变呈不均匀强化,肿块的实性部分显示明显强化。

**4. 妊娠滋养细胞疾病(gestational trophoblastic disease,GTD)**　妊娠滋养细胞肿瘤是源于胎盘滋养细胞异常增殖的疾病,其中葡萄胎(hydatidiform mole,HM)属良性病变,侵蚀性葡萄胎(invasive mole)、绒毛膜癌(choriocarcinoma)、胎盘部位滋养细胞肿瘤(placenta-site trophoblastic tumor,PSTT)和上皮样滋养细胞肿瘤(epithelioid trophoblastic tumor,ETT)属于恶

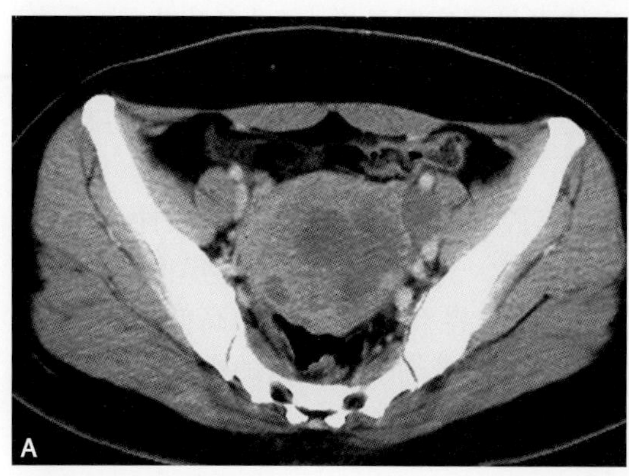


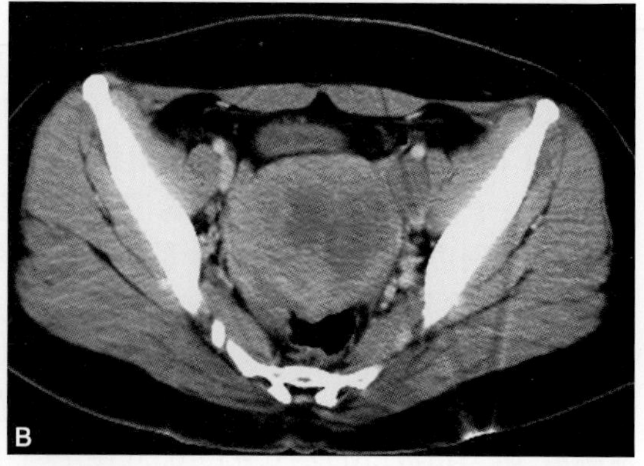


**图 19-1-13　子宫肉瘤**

女,62 岁。绝经后阴道流血。A、B. 增强 CT 显示子宫肌壁内及宫腔内不规则形软组织密度肿块影,呈不均匀强化,界限不清,邻近左侧盆壁见肿大淋巴结

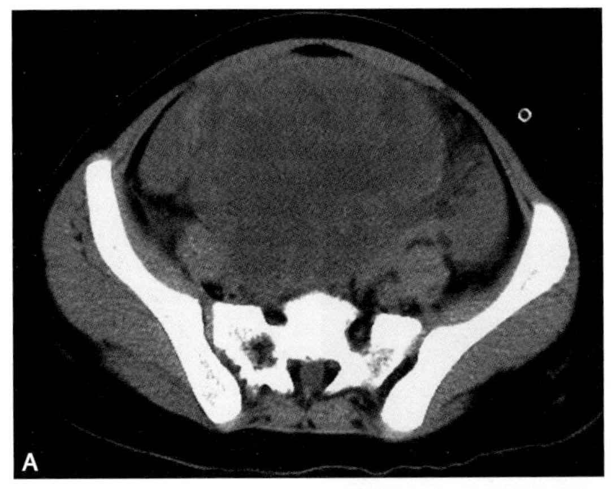


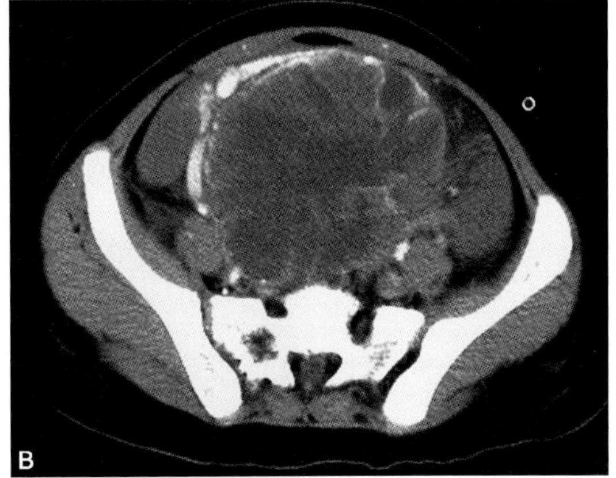


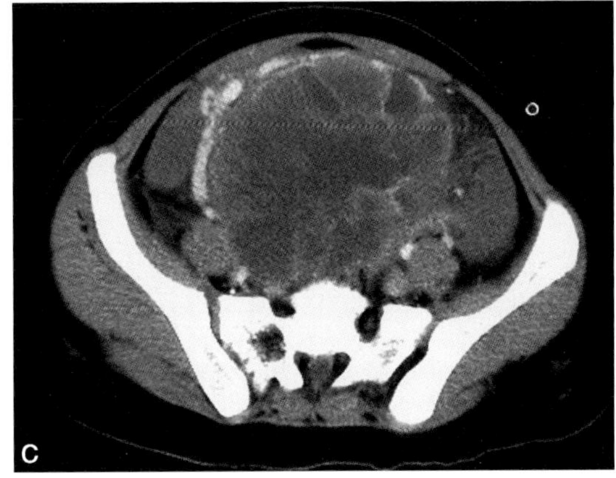


**图 19-1-14　子宫未分化肉瘤**

女,7 岁。腹痛 2 个月。A. CT 平扫轴位图像显示盆腔巨大软组织密度肿块,密度不均匀,内部见大片低密度区;B、C. CT 增强扫描动脉期图像显示肿块边缘部分明显强化,内低密度部分无强化,肿块周围见明显粗大的供血动脉,静脉期肿块的强化方式与动脉期相似

性肿瘤。

(1) 葡萄胎(hydatidiform mole):葡萄胎继发于妊娠,原因迄今不明,一般认为与营养障碍(尤其是叶酸缺乏)、感染(尤其是病毒感染)、遗传和免疫功能障碍等因素有关。妊娠后胎盘绒毛滋养细胞增生,间质水肿,而形成大小不一的水疱,水疱间借蒂相连成串,形如葡萄而名之,也称水疱样胎块。葡萄胎可发生于生育期任何年龄,多数发生在 21～40 岁,多为断续性少量出血,子宫大于相应的停经月份的妊娠子宫。由于子宫迅速增大或宫内出血,刺激子宫收缩而引起腹痛。部分患者出现较正常妊娠早且严重的妊娠呕吐,也可出现高血压、水肿、蛋白尿等先兆子痫症状。实验室检查可发现血 HCG 显著升高。葡萄胎偶尔见于围绝经期患者,由于月经周期的紊乱,葡萄胎的临床症状易被忽视,且症状多不典型。葡萄胎分为完全性葡萄胎和不完全性葡萄胎。

超声表现:① 子宫增大,多大于停经月份。② 普通型葡萄胎:宫腔内充满低到中等强度、大小不等的光点,其间夹杂很多小暗区,似“蜂窝”状,直径 2～10mm。这是葡萄胎主要的超声所见,也是诊断葡萄胎主要的影像依据(图 19-1-15)。③ 退化性葡萄胎(不典型葡萄

胎)：宫内充满不均质的密集光点、并见因宫腔出血形成的片状或不规则边缘模糊的无回声暗区。深压探头在暗区外可见少许类似“蜂窝”状的小圆形液暗区，放松探头(轻压)小圆形暗区消失。④ 部分型葡萄胎合并妊娠：宫腔内大部分充满较密集光点，其内间夹不规则小液暗区。异常胎盘与正常结构胎盘所占比例不定，但有一定分界，并显示胎儿肢体及羊膜腔，胎儿可为活胎或死胎。

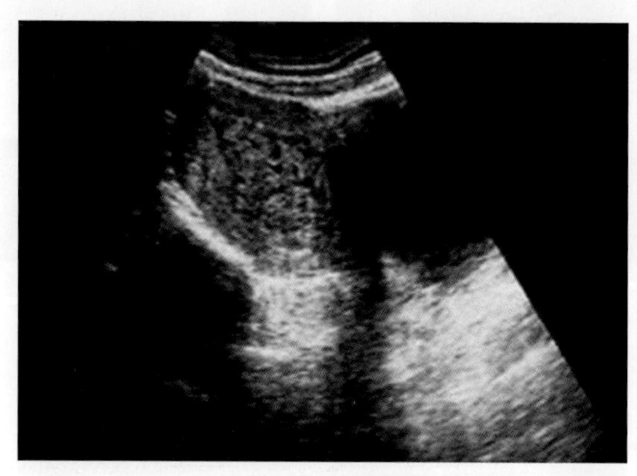

**图 19-1-15　葡萄胎**

女，25 岁。流产后阴道持续不规则流血 3 个月余。经腹部超声显示葡萄胎呈“蜂窝”状

CT 表现：子宫增大，子宫腔扩大，宫腔内充盈多数囊泡，并聚集成团状，子宫壁厚薄不均，增强扫描分隔强化。

MRI 表现：子宫体积增大，子宫腔扩大，其内见多数长 $T_1$、长 $T_2$ 信号小囊样病变及较均匀分隔，呈典型“蜂窝状”或“葡萄状”，病变包膜完整，子宫内膜信号连续，肌层受压变薄；DWI 显示肿块内“蜂窝状”或“葡萄状”结构扩散不受限；增强扫描可见分隔均匀强化、囊性部分不强化(图 19-1-16)。

(2) 侵蚀性葡萄胎(invasive hydatidiform mole)和绒毛膜癌(choriocarcinoma)　均属滋养细胞肿瘤，均能侵犯子宫肌层产生破坏行为或有转移，两者临床表现、诊断方法、处理措施以及影像表现基本相同。侵蚀性葡萄胎患者基本有良性葡萄胎的病史，继发于葡萄胎一年以内的妊娠滋养细胞肿瘤大多为侵蚀性葡萄胎，表现为葡萄胎清宫后持续阴道不规则流血。绒毛膜癌简称绒癌，是一种高度恶性的滋养细胞肿瘤，绝大多数绒癌继发于正常或不正常的妊娠之后或葡萄胎一年以上，出现阴道不规则流血。下腹部不适与长期阴道流血、子宫不规律收缩、少量血液刺激腹膜有关。侵袭性葡萄胎和绒毛膜癌侵入子宫肌层，可穿破子宫引起腹腔大出血，发生剧烈疼痛，绒癌较侵蚀性葡萄胎更易引起腹腔内出血。病灶明显增大时可出现腹痛、腹部包块。侵袭性葡萄胎和绒毛膜癌可侵犯宫旁、阴道。二者均有较高的转移率，侵蚀性葡萄胎的转移率为 60.6%，绒癌的转移率为 71.4%，多转移至肺，发生肺转移时出现咳嗽、气喘、咯血、痰中带血等。脑、肝、脾亦可见转移，出现相应症状，脑转移的症状较明显，可头痛、呕吐、抽搐、偏瘫以致昏迷死亡。人绒毛膜促性腺激素(human chorionic gonadotropin，HCG)是最有效的肿瘤标志物，表现为各种妊娠后持续不降，或阴性后又转阳性，呈现高滴度。侵蚀性葡萄胎和绒毛膜癌均很少出现盆腔及腹股沟淋巴结转移，此为与子宫内

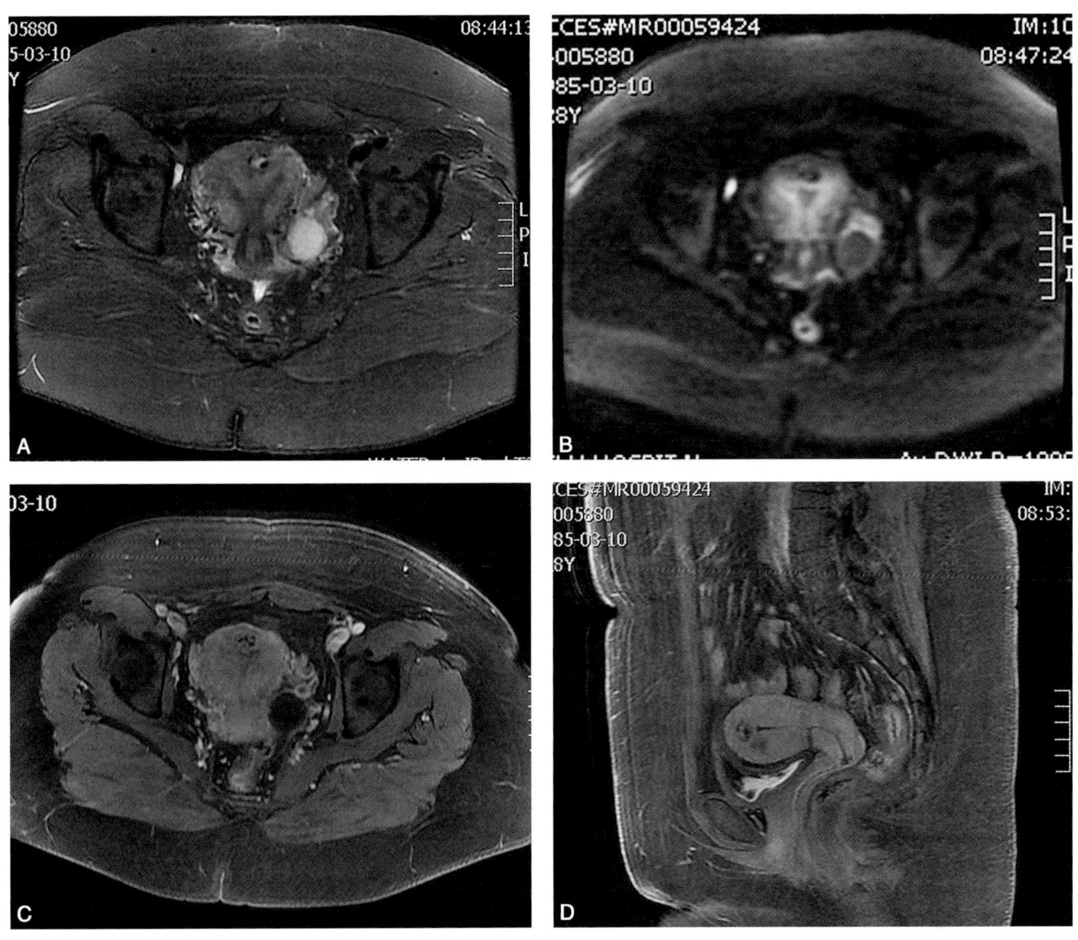

图 19-1-16　部分性葡萄胎

女,35 岁。停经 5 个月,少量阴道间断流血。A. MRI 平扫 FS $T_2$WI 图像示子宫底部多发小囊样高信号;B. DWI 图像示病变呈低信号;C、D. MRI 增强扫描轴位和矢状位图像显示囊状结构见分隔强化,囊性部分不强化

其他恶性肿瘤鉴别点之一。

CT 表现:子宫增大,宫腔内见多发大小不等的低密度囊泡影,其间见厚薄不均的分隔及等密度软组织影。子宫肌层不规则增厚且厚薄不均,其内亦可见低密度囊泡影。增强扫描囊泡间隔及等密度软组织影明显强化,间隔上可见向囊泡内突出的强化的小结节影,囊泡内液性低密度区无强化。CT 还被用于肺、脑等远处转移的发现。

MRI 表现:子宫增大,见团块状或葡萄状软组织肿块,病灶内见大量杂乱的等 $T_1$、等 $T_2$ 信号的分隔及大小不一致的长 $T_1$、长 $T_2$ 信号小囊状影;子宫内膜信号不连续,病变侵犯子宫肌层,与子宫肌层分界不清;病变周围子宫腔内、肌层及子宫周围见大量增粗、迂曲的血管流空信号,宫腔及肌层内可见斑点状、条片状高信号出血灶,DWI 显示病变扩散受限,增强扫描可见分隔及实性部分强化(图 19-1-17)。

**5. 子宫腺肌症(adenomyosis)**　指子宫内膜侵入子宫肌层生长,可呈弥散性或局限性生长,由于子宫腺肌症在病理上与子宫内膜异位症相似,故以往有人称之为内在性内膜异位

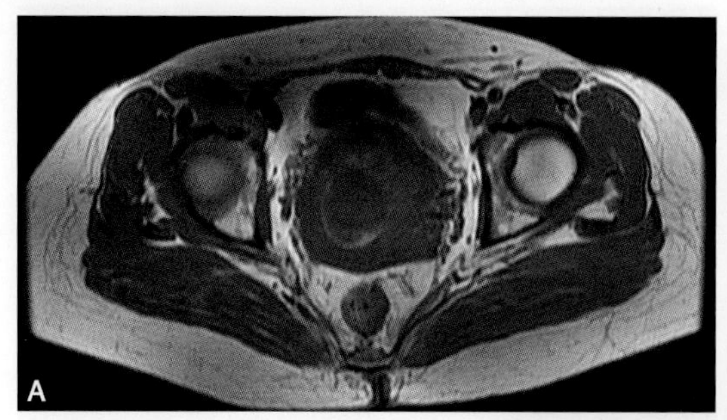


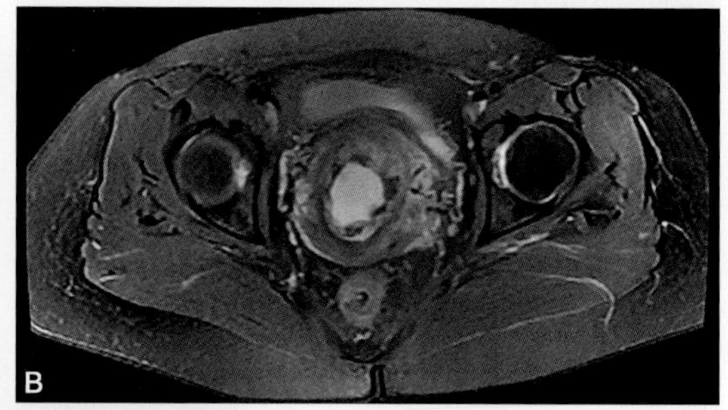


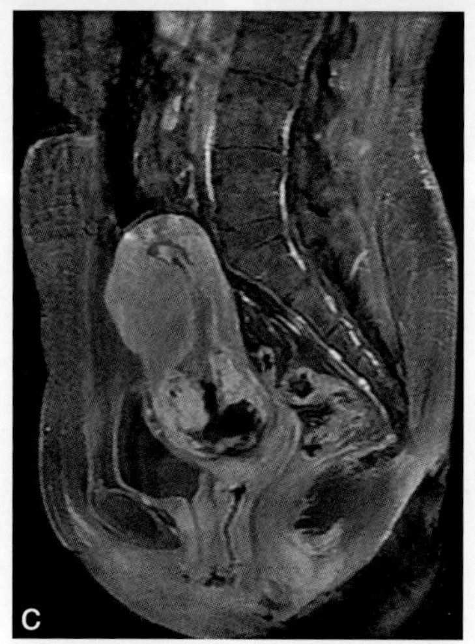


**图 19-1-17　滋养细胞肿瘤**

女,32 岁。葡萄胎刮宫术后 4 个月,阴道不规则流血。A. MRI 平扫 $T_1$WI 轴位图像显示子宫低信号团块;B. FS $T_2$WI 轴位图像显示子宫宫腔及肌层内不均匀高信号,邻近子宫肌层及子宫周围见迂曲血管流空信号;C. MRI 增强扫描显示病变明显不均匀强化

症。有时子宫内膜腺肌症可合并子宫肌瘤或子宫颈、盆腔子宫内膜异位症。子宫腺肌病多发生于 40 岁以上的经产妇,近年来呈逐渐年轻化趋势。病因至今不明,可能原因是由于子宫缺乏黏膜下层,子宫内膜的基底层细胞增生、侵袭到子宫肌层,并伴以周围的肌层细胞代偿性肥大增生而形成病变。子宫腺肌病的症状包括月经失调,主要表现为经期延长、月经量增多,严重的患者可以导致贫血,痛经也是常见的临床表现,呈进行性加重的痛经,经期结束后缓解。

USG:子宫体积增大,形态饱满,病变处回声较正常肌层回声略偏高,但两者是逐渐过渡,无明显分界,也有部分患者病变处肌层内散在单个或多个小的低回声或无回声区(积血小囊)。若子宫内膜组织扩散至全部肌层,表现为宫体弥漫性增大呈球形,回声略偏低,宫颈回声尚正常。内膜组织也可只侵及子宫前壁或后壁肌层,以后壁居多。当局部肌层受到子宫内膜成分集中侵入时,表现为局限于某部位的不均质略偏低回声,局部膨隆饱满,与周围正常肌层分界欠清晰(图 19-1-18)。CDFI:子宫腺肌病的病变处肌层血供可正常或较丰富,表现为点、条状彩色血流信号,周边无明显环状、半环状血流包绕,其动脉频谱 RI>0. 5。

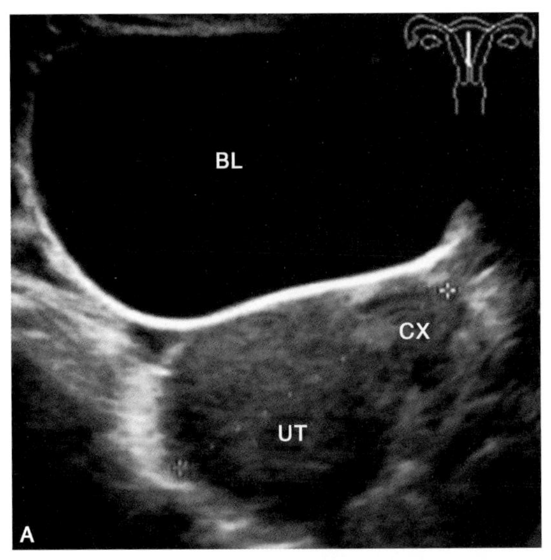


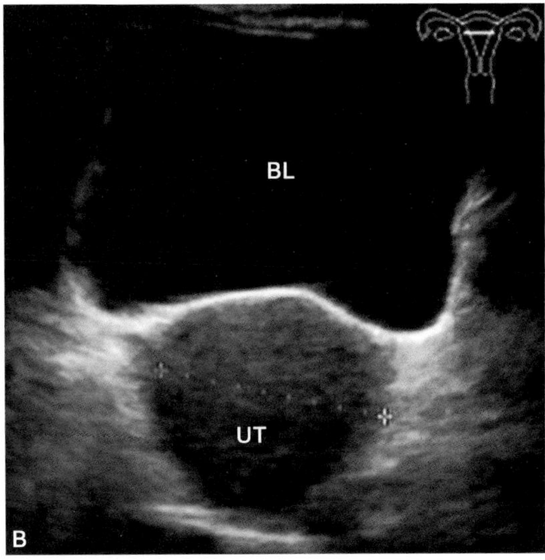


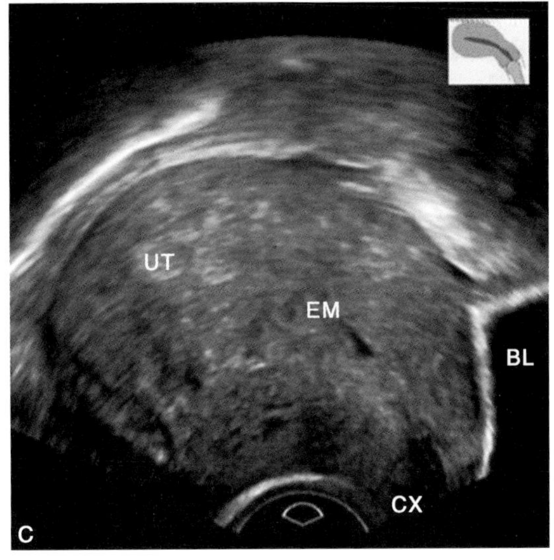


**图 19-1-18 子宫腺肌病(弥漫型)**

女,35 岁。痛经 10 余年,逐渐加重。A、B. TAS 横切及纵切示子宫壁弥漫性增厚,回声偏低不均质,与正常宫颈有明显分界,与内膜分界不清晰;C. TVS 纵切示子宫内膜显像不清,与宫壁无明显分界(TAS:经腹部超声检查;TVS:经阴道超声检查;BL:膀胱;UT:子宫体;CX:子宫颈;EM:子宫内膜)

CT 表现:弥漫性子宫腺肌症表现为子宫体弥漫性增大,子宫壁增厚,密度稍低,增强后呈不均匀性强化(图 19-1-19)。局灶性子宫腺肌病表现为局限性略低密度影,边界模糊。

MRI 表现:弥漫性子宫腺肌病表现为子宫体积弥漫性增大,宫壁弥漫性增厚,子宫内膜带状结构扭曲、变形,结合带均匀或不均匀增厚,增厚的结合带与内膜和外层肌之间界限不清。局灶性子宫腺肌病表现为子宫壁局限性增厚,后壁多见。子宫腺肌症病变内可见多个边缘呈 $T_1$WI 等或略低信号、$T_2$WI 低信号的小椭圆形病灶,此病灶中心呈短 $T_1$、长 $T_2$高信号影,称为“飘雪征”,增强扫描时病灶边缘强化程度与结合带相近、低于外肌层(图 19-1-20,图 19-1-21)。与病理对照研究认为,$T_2$WI 中心高信号为异位内膜岛,仅在 $T_2$WI 表现高信号的

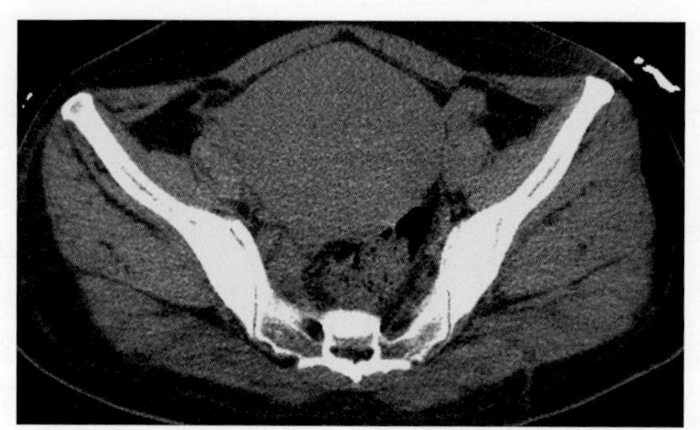

**图 19-1-19　子宫腺肌症**

女,35 岁。贫血。CT 平扫显示子宫弥漫性增大

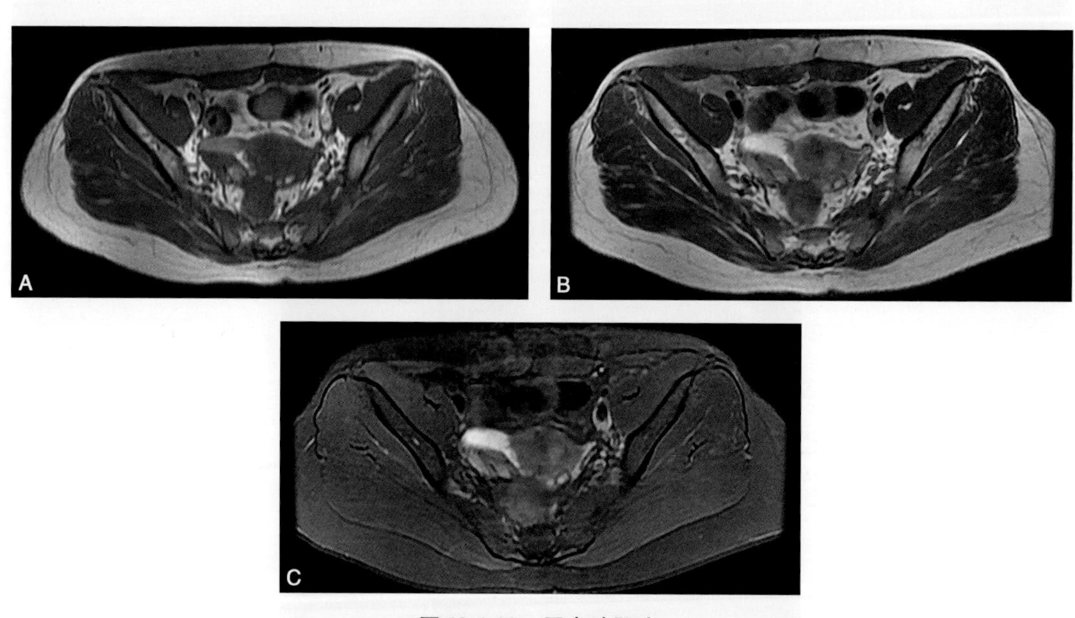

**图 19-1-20　子宫腺肌症**

女,33 岁。月经量多,经期疼痛 5 年余。A. MRI 平扫 $T_1$WI 显示子宫后壁增厚,内见多个小椭圆形中心高信号、周围等信号病灶;B、C. $T_2$WI 及 FS $T_2$WI 显示病灶呈中心高信号周边低信号

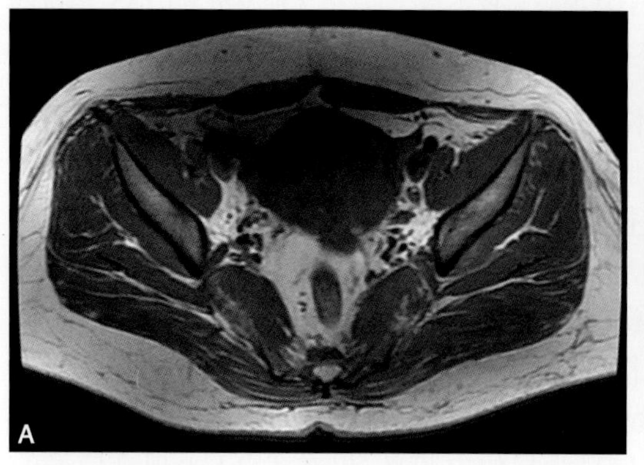

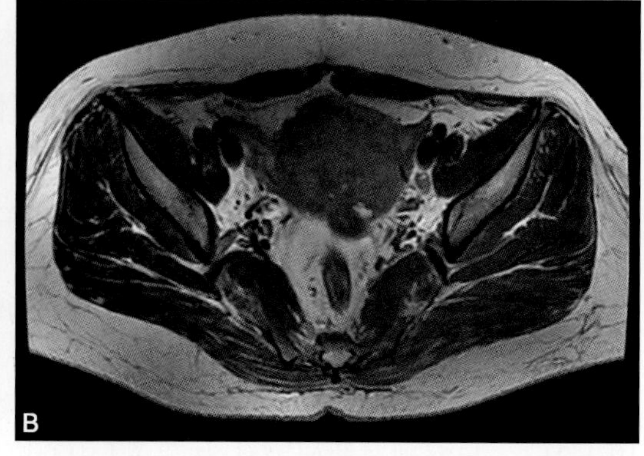

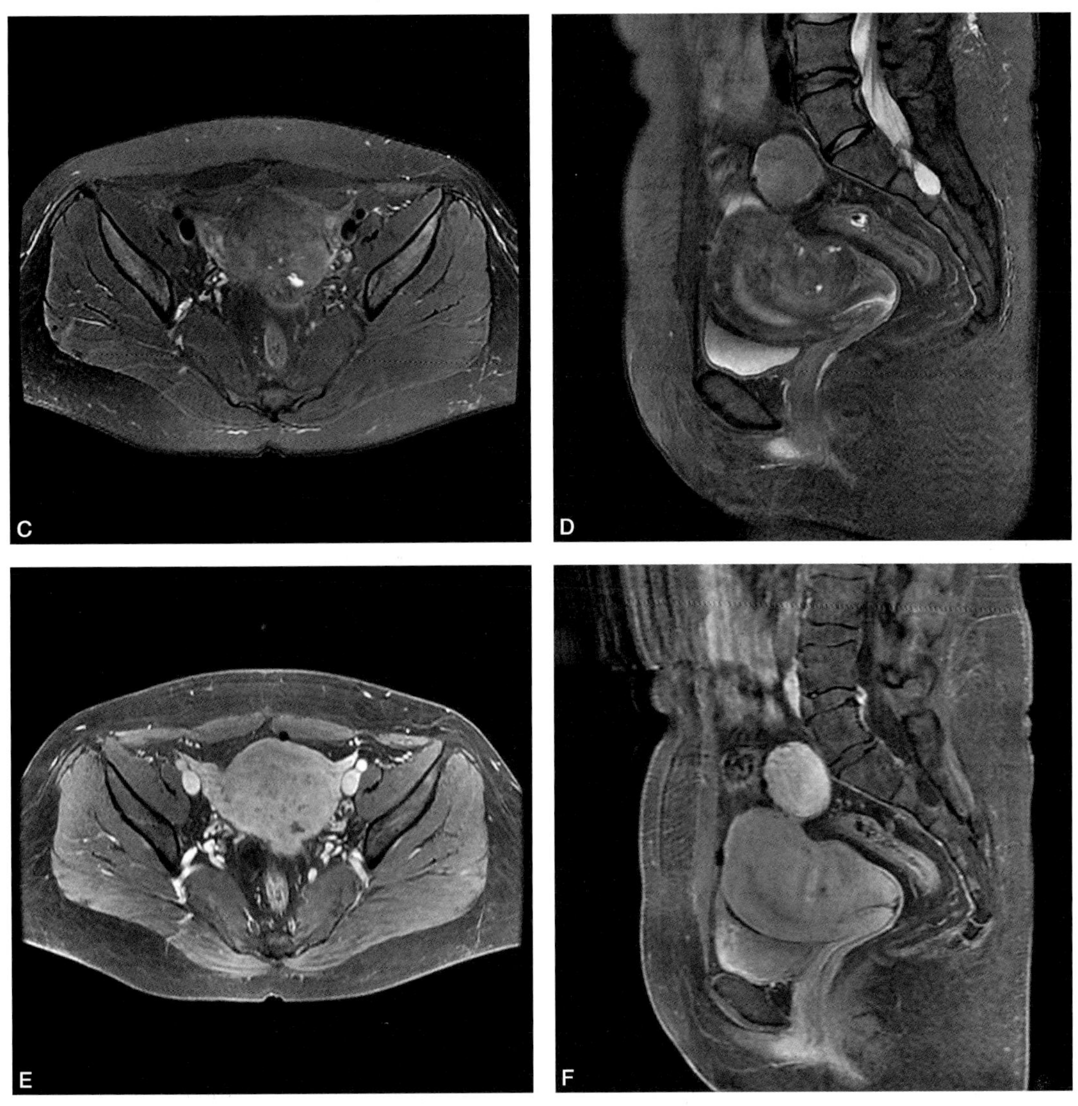


**图 19-1-21　子宫腺肌症**

女，37 岁。痛经 10 余年。A、B. MRI 平扫 $T_1$WI 轴位图像示子宫后壁增厚，见不规则形等 $T_1$ 为主的异常信号，边界不清，内见多发斑点状高信号；C、D. $T_2$WI 轴位图像、FS $T_2$WI 轴位图像及矢状位图像示病变呈略高信号，内见多发斑点状高信号；E、F. MRI 增强扫描病变不均匀强化

为未出血的内膜岛，在 $T_1$WI、$T_2$WI 均为高信号的为出血的内膜岛，边缘局限性低信号为异位内膜岛周围增生肥大的平滑肌。

## 五、研究进展及存在问题

在子宫占位性病变诊断和治疗中，影像学检查的作用非常主要，目前子宫占位性病变术前诊断的准确性不是很高，与子宫占位性病变临床症状的相似和不典型及子宫在不同生理周期的形态和代谢变化有关。另外，子宫多种占位性病变常同时伴发，给诊断的准确性带来挑战。

（杨辉　王青）

# 参考文献


1. Celik O, Hascalik S, Sarac K, et a1. MRS of premalignant and malignant endometrial disorders-a feasibility of in vivo study. Eur J Obstet Gynecol Reprod Biol, 2005, 118(2): 241-245.
2. Christine E, Stetan W, Tord H. The microenvironment of Cervical Carcinoma Xenografts: Associations with Lymph Node Metastasis and Its Assessment by DCE-MRI. Transl Oncol. 2013, 6(5): 607-617.
3. Corwin MT, Gerscovich EO, Lamba R, et al. Differentiation of ovarian endometriomas from hemorrhagic cysts at MR imaging: utility of the T2 dark spot sign. Radiology, 2014, 271(1): 126-132.
4. Elsayes KM, Narra VR, Dillman JR, et al. Vaginal masses: magnetic resonance imaging features with pathologic correlation. Acta Radiol, 2007, 48(8): 921-933.
5. Ettore C, Marco M, Bruno B, et al. Reliability of diagnostic fluid hysteroscopy in the assessment of cervical invasion by endometrial carcinoma carcinomal: A comparative study with transvaginal sonography and MRI. Gynecol Oncol. 2008, 111(1): 55-61.
6. Inada Y, Matsuki M, Nakai G, et al. Body diffusion-weighted MR imaging of uterine endometrial cancer: is it helpful in the detection ofcancer in nonenhanced MR imaging. Eur J Radiol, 2009, 70(1): 122-127.
7. Kerstin AB, Celine DA, Gerhard G, et al. Magnetic resonance imaging of cervical carcinoma using an endorectal surface coil. Eur J Radiol, 2014, 83(7): 1030-1035.
8. Lin G, Ho KC, Wang JJ, et al. Detection of lymph node metastasis in cervical and uterine cancers by diffusion-weighted magnetic resonance imaging at 3T. J Magn Reson Imaging, 2008, 28(1): 128-135.
9. Lin G, Ng KK, Chang CJ, et al. Myometrial invasion in endometrial Cancer: diagnostic accuracy of diffusion-weighted 3. 0T MR imaging-initial experience. Radiology, 2009, 250(3): 784-792.
10. Lin YC, Lin G, Chen YR, et al. Role of magnetic resonance imaging and apparent diffusion coefficient at 3T in distinguishing between adenocarcinoma of the uterine cervix and endometrium. Chang Gung Med J, 2011, 34(1): 93-100.
11. Shen SH, Chiou YY, Wang JH, et al. Diffusion-weighted singleshot echo-planar imaging with parallel technique in assessment of endometrial cancer. AJR, 2008, 190(2): 481-488.
12. Torricelli P, Caruso L A, Boselli F, et al. Sclerosing Stromal Tumor of the ovary: US, CT and MRI Findings. Abdominal imaging, 2002, 27(5): 588-591.
13. Valentini AL, Gui B, Miccò M, et al. Benign and Suspicious Ovarian Masses-MR Imaging Criteria for Characterization: Pictorial Review. J Oncol, 2012, 2012: 481806.
14. Wang J, Yu T, Bai R, et al. The value of the apparent diffusion coefficient in differentiating stage I A endometrial carcinoma from normal endometrium and benign diseases of the endometrium: initial study at 3-T magnetic resonance scanner. J Comput Assist Tomogr, 2010, 34(3): 332-337.
15. Woodward PJ, Hosseinzadeh K, Saenger JS. From the archives of the AFIP: radiologic staging of ovarian carcinoma with pathologic correlation. Radiographics, 2004, 24(1): 225-246.
16. Yitta S, Hecht EM, Mausner EV, et al. Normal or abnormal? Demystifying uterine and cervical contrast enhancement at multidetector CT. Radiographics, 2011, 31(3): 647-661.
17. 董冰,白人驹. MRI 三维动态增强与扩散加权成像在子宫内膜癌分期及分级中的应用. 中国医学影像学杂志,2012,20(6):431-434,436.
18. 侯金文,程华,李传福. 子宫腺肌症的 MRI 表现及其病理学对照研究. 中华放射学杂志,2002,36(1):67-71.
19. 刘颖,白人驹. DWI 在宫颈癌诊断中的应用价值及其与病理相关性. 临床放射学杂志,2009,28(2):225-229.

# 第二节　子宫颈占位性病变

## 一、前　　言

宫颈占位性病变是女性的常见疾病，对于大部分患者可以通过临床表现、妇科检查以及妇科超声发现病灶。子宫颈直接与外界相通，故子宫颈病变的发现或活组织检查相对容易。

## 二、相关疾病分类

根据子宫颈占位性病变的生物学行为可分为良性及恶性（表 19-2-1）。

**表 19-2-1　子宫颈占位性病变分类**

| 类型 | 相关疾病 |
|---|---|
| 良性 | 宫颈囊肿、宫颈肌瘤 |
| 恶性 | 宫颈癌、宫颈黑色素瘤、宫颈肉瘤、宫颈转移癌 |

## 三、影像诊断流程

宫颈的占位性病变种类不多，良恶性病变的疾病诊断不是很困难。影像学检查尤其是 MRI 主要用于判断子宫颈占位性病变的浸润深度、发现盆腔及盆腔外转移，为术前评估及疗效评价的有效手段。

## 四、相关疾病影像学表现

**1. 宫颈囊肿**　慢性宫颈炎的一种，为良性潴留性囊肿，是由于新生的鳞状上皮堵塞了分泌黏液的宫颈管腺体所致。单纯宫颈囊肿一般无明显症状，无须特殊处理。

USG 表现：宫颈单发或多发圆形囊性无回声结构，边界清晰，囊壁薄而光整，囊内透声好或显示密集的光点，后方回声增强；CDFI：宫颈内部或囊肿周边血流信号正常（图 19-2-1）。CT：宫颈单发或多发类圆形低密度病变，边界清楚，增强扫描无强化（图 19-2-2）。MRI：宫颈囊肿表现为宫颈单发或多发类圆形病变，边界清楚，$T_1$WI 信号多变，$T_2$WI 呈高信号，增强扫描无强化（图 19-2-3）。

**2. 子宫颈肌瘤**　发生于子宫颈的平滑肌瘤，多数生长于宫颈后唇，常为单个，可向盆腔内生长或突出于阴道。CT、MRI 表现与发生于子宫体的子宫平滑肌瘤相同。

USG 表现：宫颈肥大，形态失常，内可见低回声、等回声或中高回声结节，边界清晰，肌瘤较大时内也可呈现编织状或漩涡状回声高低相间的纹理，宫颈管可因肌瘤压迫变形，移位或显示不清。CDFI：结节内可见星点状血流信号，结节周边可见星条状血流信号（图 19-2-4）。

CT 检查：病变与正常子宫肌层密度相近或略低，多数密度均匀，病变内出现出血、坏死、变性时密度不均匀。增强扫描时明显强化，但低于正常子宫肌层，强化程度多较均匀，边缘清楚，可见假包膜。

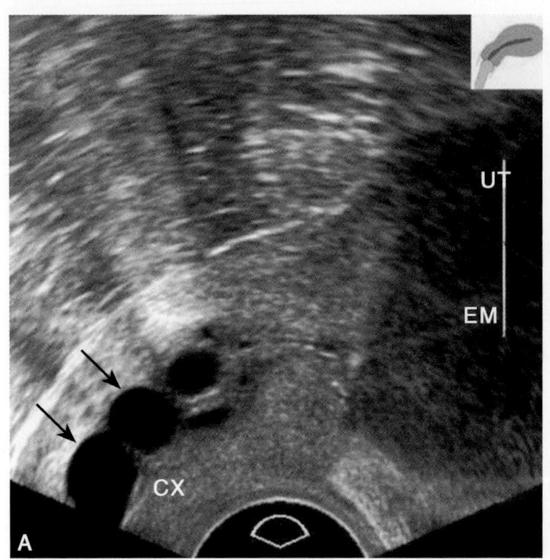


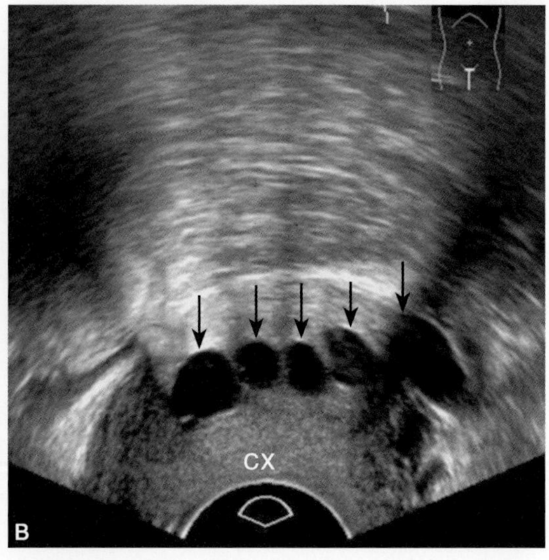


**图 19-2-1　宫颈囊肿**

女,35 岁。查体。A. TVS 纵切示宫颈多发囊肿(黑箭),囊壁光整,内透声好;B. TVS 横切示宫颈多发囊肿(箭)(TVS:经阴道超声检查;UT:子宫体;CX:子宫颈;EM:子宫内膜)

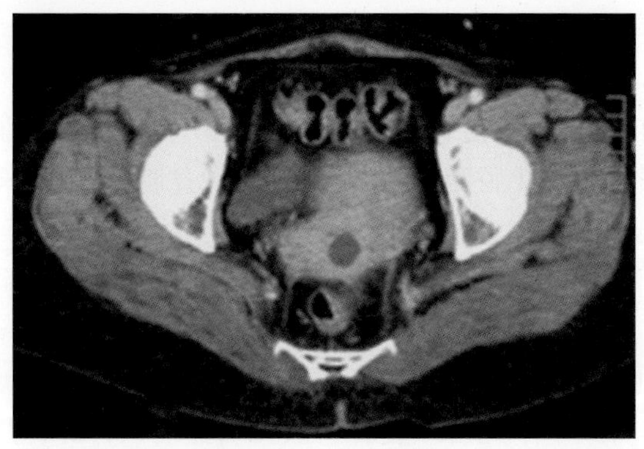

**图 19-2-2　宫颈囊肿**

女,40 岁。偶然发现。CT 增强扫描显示宫颈小圆形低密度灶,边界清楚,无强化

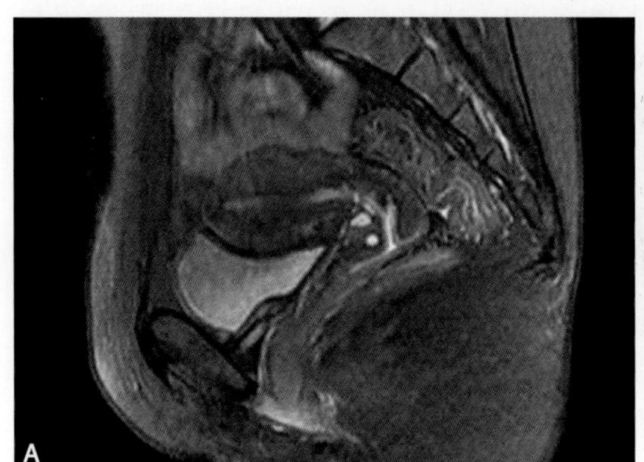


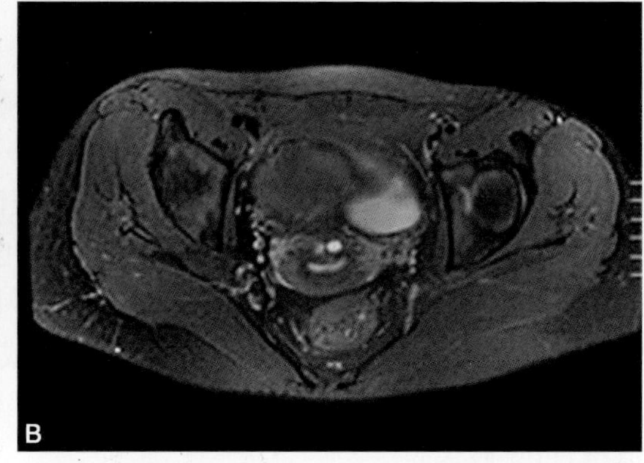

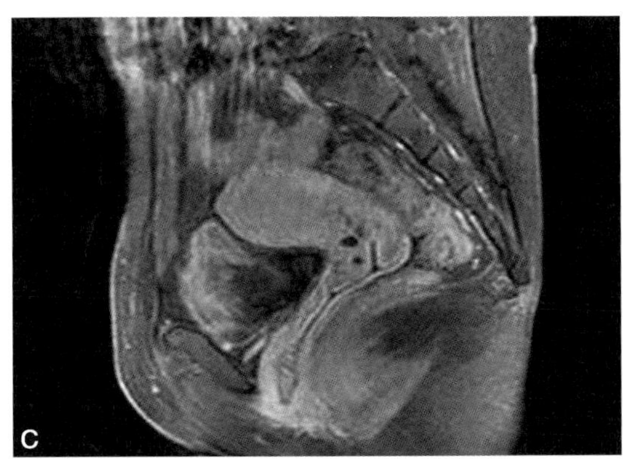


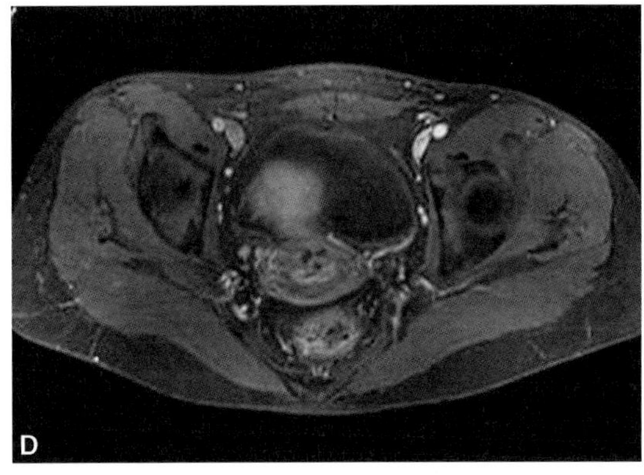


图 19-2-3　宫颈囊肿

女,43 岁。查体偶然发现。A、B. MRI 平扫 FS $T_2$WI 矢状位及轴位显示多发小圆形长 $T_2$信号影,边界清楚;C、D. MRI 增强 $T_1$WI 显示病灶边界清楚,无强化

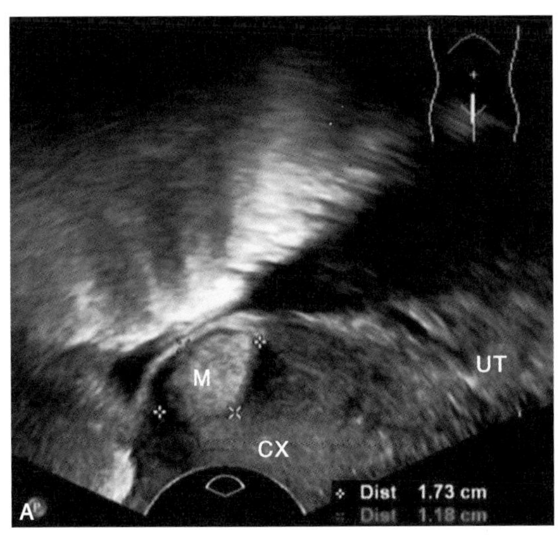


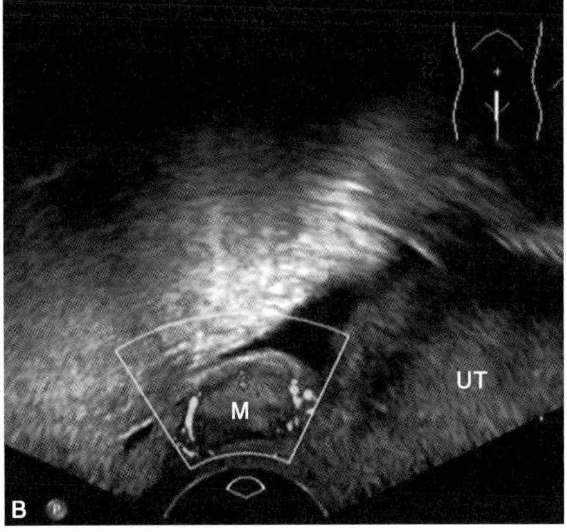


图 19-2-4　宫颈肌瘤

女,38 岁。查体。A. TVS 纵切示宫颈部一强回声肿块(M),边界清晰;B. 彩色多普勒显示宫颈部包块内血流少许(TVS:经阴道超声检查;UT:子宫体;M:宫颈部包块)

MRI 检查:$T_1$WI 表现为类似于子宫肌层的等信号,或略低于肌层,与肌层分界欠清,少数病变可因脂肪变性呈略高信号;$T_2$WI 典型肌瘤呈明显低信号,边界清楚,与周围子宫肌信号形成鲜明对比。肌瘤出现继发变性后表现不一,发生囊性变呈长 $T_1$、长 $T_2$信号,发生脂肪变性出现短 $T_1$、长 $T_2$信号,发生红色变性出现短长 $T_1$、短长 $T_2$混杂信号,发生钙化出现长 $T_1$、短 $T_2$信号。增强后多数肌瘤均匀强化,出现透明样变性则表现无强化或轻度不均匀强化,坏死囊变部分不强化(图 19-2-5)。

**3. 子宫颈癌(carcinoma of uterine cervix)**　全球妇女中仅次于乳腺癌的第二个最常见的恶性肿瘤,是发生于宫颈的上皮性恶性肿瘤。目前已经明确高危型人乳头瘤病毒(HPV)感染是子宫颈癌发生的必要因素。子宫颈癌中鳞癌占宫颈癌的 70%,腺癌占 20%,腺鳞癌占 8% ~10%,其他罕见癌包括小细胞癌、腺样基底细胞癌、腺样囊性癌等。子宫颈癌的发病

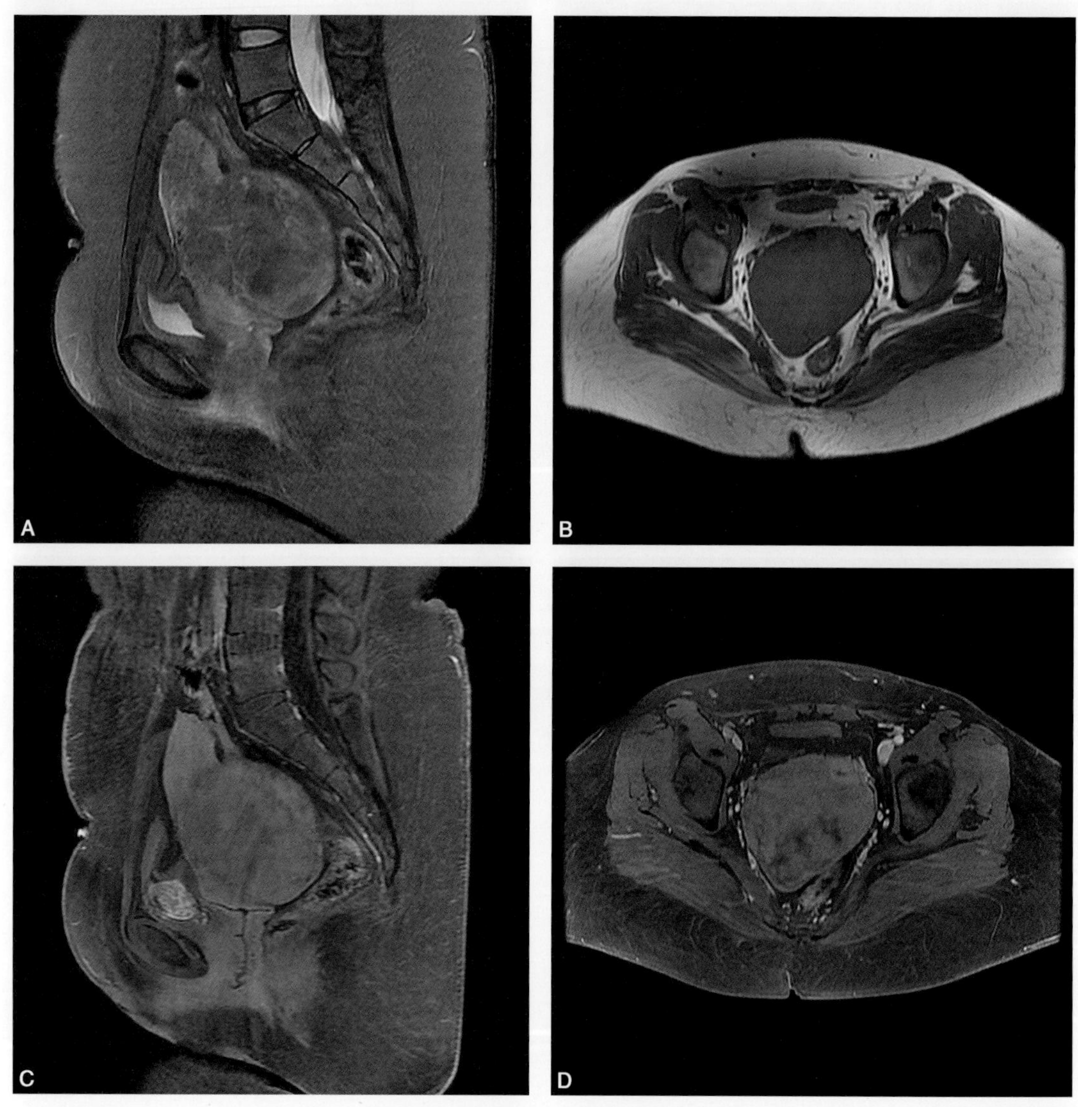

**图 19-2-5　子宫颈平滑肌瘤**

女,47 岁。超声查体发现子宫颈部占位。A、B. MRI 平扫 FS $T_2$WI 矢状位显示宫颈后壁一类圆形中等信号肿块,边界清楚,$T_1$WI 呈等信号;C、D. MRI 增强 $T_1$WI 显示肿块边界清楚,明显不均匀强化

年龄跨度较大,高峰年龄 40～60 岁。临床表现常为阴道出血及阴道分泌物增多,阴道出血可表现为接触性出血、绝经后出血或不规则阴道出血。一些早期癌患者可无症状,只是在普查时才发现。子宫颈癌的扩散方式可向宫颈旁侧延伸,导致盆壁组织受累、输尿管受侵、淋巴系统受侵、膀胱及直肠受侵;可通过血液及淋巴远处转移。

USG 表现:子宫颈癌早期声像图无明显异常。中期可见宫颈管或宫颈外口周围回声偏低,边界不清晰,内血流信号正常或较丰富。晚期宫颈癌表现为宫颈增大,外形不规则,失去正常的结构层次,宫颈内见不规则实性不均质包块,边界不清晰,内以低回声为主,可有光斑,后方回声衰减。宫颈阻塞时,可出现宫腔积液积脓。包块可向上侵及宫壁,向外侵及宫旁组织。CDFI:宫颈肿瘤内可见星点状血流信号(图 19-2-6)。

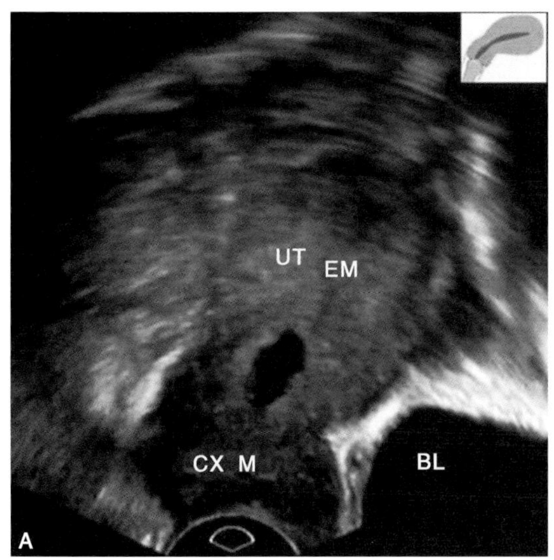


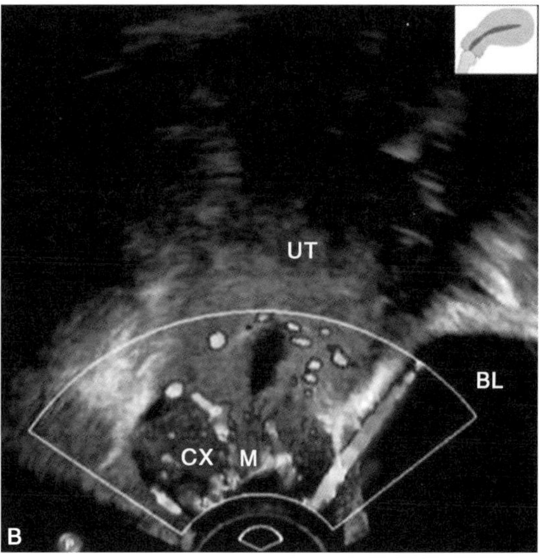


**图 19-2-6　宫颈癌**

女,43 岁。接触性阴道流血 2 个月余。A. TVS 纵切示子宫颈失去正常的结构层次,宫颈部显示不均质低回声团块,其上方宫腔内有少量积液;B. TVS 纵切彩色多普勒显示宫颈部包块内血流较丰富。(TVS:经阴道超声检查;UT:子宫体;CX M:宫颈部包块;EM:子宫内膜;BL:膀胱)

CT 表现:早期病变宫颈大小正常,可呈等密度,CT 无法对宫颈癌达到早期诊断目的。病变进展可见宫颈增大,并出现软组织肿块,呈等或低密度,边缘不清,可发生坏死。如肌瘤引起宫颈管阻塞时可见宫腔积液,增强扫描肿块多呈不规则强化(图 19-2-7)。宫颈可侵犯子宫、宫旁组织及阴道,并可累及膀胱、输尿管和直肠,向两侧可扩散至盆腔壁。阴道侵犯表现为前后穹窿消失,阴道壁增厚。宫旁侵犯表现为宫颈边缘模糊,宫旁脂肪层密度增高、消失,并出现软组织肿块,侵及盆壁表现为梨状肌和闭孔内肌增大,见软组织肿块,髂血管被包裹、变窄,侵犯盆壁可见骨质破坏。膀胱和直肠侵犯表现为二者与宫颈间脂肪层消失,膀胱或直肠壁增厚,宫颈与膀胱、直肠间内瘘形成可见子宫腔内出现气体影。盆腔内可出现淋巴结转移,转移淋巴结多位于髂血管旁,腹膜后也可出现淋巴结转移,多位于腹主动脉旁,转移

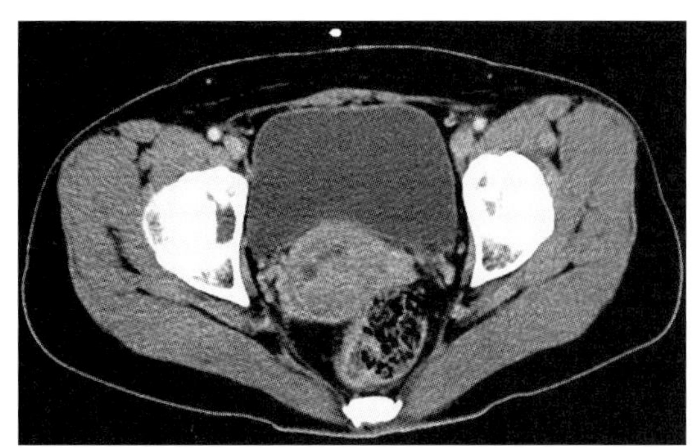

**图 19-2-7　子宫颈癌**

女,48 岁。接触性出血 1 个月。CT 增强扫描显示宫颈增大,见不规则低密度灶,边界不清,不均匀强化

的淋巴结除增大外，还可表现为中心低密度、环状强化。由于 CT 的软组织分辨力有限，对< Ⅰb1 期的宫颈癌价值不大，CT 扫描及增强扫描对Ⅱa 期以上的子宫颈癌分期的准确性较高。

MRI 表现：宫颈癌表现为宫颈增大，可见类圆形或不规则形的肿块，$T_1$WI 呈稍低或等信号，$T_2$WI 呈高信号，与宫颈基质低信号及子宫内膜、宫旁脂肪高信号有良好对比，增强扫描呈不规则轻度强化（图 19-2-8）。病变侵及宫旁或盆腔内脏器时，表现为局部脏器壁增厚，脂肪界面消失，并见不规则肿块影。MRI 判断宫颈癌是否侵犯子宫内口的准确度相当高。MRI 检查能对宫颈占位性病变进行客观、准确的诊断和分期，尤其在宫颈癌放射治疗后区分肿瘤的残存、炎症和纤维化方面具有超声和 CT 不能比拟的优越性。MRI 各序列均有优势及局限性，$T_1$WI 大多能显示肿瘤在宫旁脂肪组织中的侵犯情况，但无法显示肿瘤在宫颈内的浸润深度，SPIR-$T_2$WI 序列可抑制脂肪信号，有助于内膜、黏液、脂肪间的鉴别，减少了脂肪信号对肿瘤分析的干扰，对邻近器官早期侵犯的显示有所提高。Gd-DTPA 增强 MRI 扫描对观察肿瘤的血供程度、坏死、出血、囊变等有所帮助，但会使癌体与宫颈基质、宫旁组织的信号差异缩小。

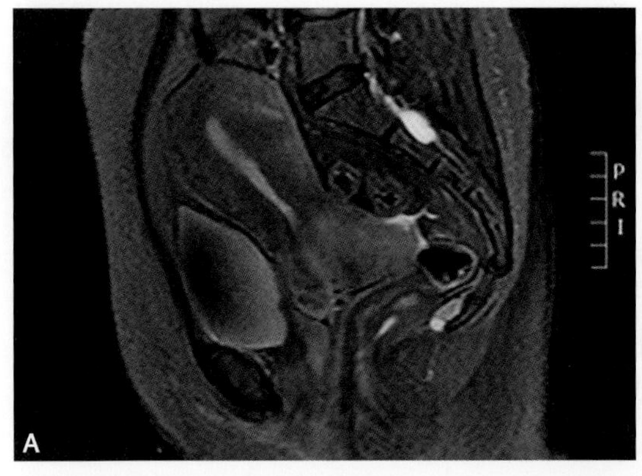


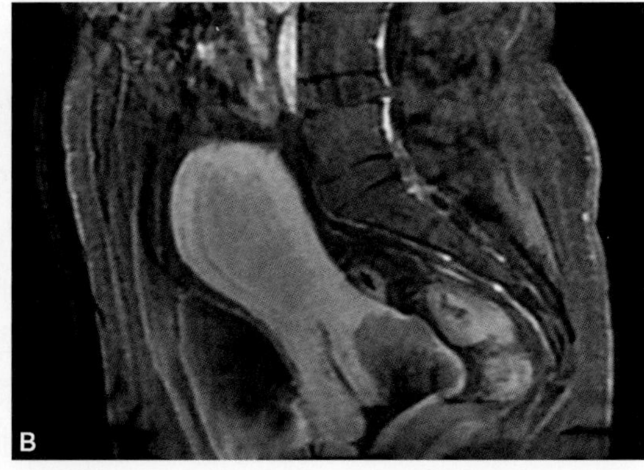


**图 19-2-8　子宫颈癌**

女，58 岁。阴道不规则流血半年。A. MRI 矢状 $T_2$WI 压脂图像显示宫颈增大，见不规则略高信号软组织肿块，边界不清；B. MRI 增强 $T_1$WI 轴位显示肿块不均匀强化，强化程度低于子宫肌层

## 五、研究进展及存在问题

DWI 是目前唯一能在活体观察组织水分子微观运动的无创性影像学方法，有学者报道宫颈癌的 ADC 值明显低于正常宫颈，与肿瘤病理级别及细胞密度均呈负相关，接受放疗后肿瘤的 ADC 值升高但仍低于正常子宫颈。Christine 等对肿瘤动物模型研究认为 DEC-MRI 有助于评价宫颈癌的微环境，及推测转移潜能和对放疗的敏感性。Souza 报道使用阴道内相控线圈进行 MRI 检查对临床Ⅰ期宫颈癌的细节显示与病理高度相符，并尝试对宫颈癌的病理类型进行推断。也有学者将直肠内线圈用于宫颈癌，认为它有助于观察宫颈癌的宫旁侵犯，但其对于宫颈癌分期与常规盆腔 MRI 相比并无优越性。

背景信号抑制 MR 扩散成像技术（diffusion weighted whole body imaging with background body signal suppression，DWI-BS）也称“类 PET 技术”，三维 DWIBS 技术对全身的肿瘤转移灶敏感，对于发现较小的转移灶也有帮助，易自生等应用 DWIBS（背景抑制扩散加权成像）于

宫颈癌术前诊断与分期，认为 MRI 常规序列结合 DWIBS 对宫颈癌术前分期的符合率为 97.4%（38/39），高于单独应用 MRI 常规序列（87.2%）。

（杨辉　王青）

## 参考文献


1. Christine E, Stetan W, Tord H. The microenvironment of Cervical Carcinoma Xenografts: Associations with Lymph Node Metastasis and Its Assessment by DCE-MRI. Transl Oncol. 2013,6(5):607-617.
2. Christine E, Tord H, Kanthi G. DCE-MRI of the hypoxic fraction, radioresponsiveness, and metastatic propensity of cervical carcinoma xenografts. Radiother Oncol. 2014,110(2):335-341.
3. Elsayes KM, Narra VR, Dillman JR, et al. Vaginal masses: magnetic resonance imaging features with pathologic correlation. Acta Radiol, 2007, 48(8):921-933.
4. Ettore C, Marco M, Bruno B, et al. Reliability of diagnostic fluid hysteroscopy in the assessment of cervical invasion by endometrial carcinoma carcinomal: A comparative study with transvaginal sonography and MRI. Gynecol Oncol. 2008, 111(1):55-61.
5. Kerstin AB, Celine DA, Gerhard G, et al. Magnetic resonance imaging of cervical carcinoma using an endorectal surface coil. Eur J Radiol. 2014, 83(7):1030-1035.
6. Lee S, Kim DK, Narm KS, et al. Pulmonary artery embolization of intravenous leiomyomatosis extending into the right atrium. Korean J Thorac Cardiovasc Surg, 2011, (44):243-246.
7. Lin G, Ho KC, Wang JJ, et al. Detection of lymph node metastasis in cervical and uterine cancers by diffusion-weighted magnetic resonance imaging at 3T. J Magn Reson Imaging, 2008, 28(1):128-135.
8. Lin YC, Lin G, Chen YR, et al. Role of magnetic resonance imaging and apparent diffusion coefficient at 3T in distinguishing between adenocarcinoma of the uterine cervix and endometrium. Chang Gung Med J, 2011, 34(1):93-100.
9. Namimoto T, Awai K, Nakaura T, et al. Role of diffusion-weightedimaging in the diagnosis of gynecological diseases. Eur Radiol, 2009, 19(3):745-760.
10. Walker DK, Salibian RA, Salibian AD, et al. Overlooked diseases of the vagina: a directed anatomic-pathologic approach for imaging assessment. Radiographics, 2011, 31(6):1583-1598.
11. Yitta S, Hecht EM, Mausner EV, et al. Normal or abnormal? Demystifying uterine and cervical contrast enhancement at multidetector CT. Radiographics, 2011, 31(3):647-661.
12. 刘颖，白人驹. DWI 在宫颈癌诊断中的应用价值及其与病理相关性. 临床放射学杂志，2009，28(2)：225-229.
13. 杨洁，郎景和，朱兰. 先天性子宫颈发育异常及其手术治疗新进展. 中华妇产科杂志，2012，47(10)：793-796.
14. 凌人男，林琪，胡芷洋，等. RSNA2014 产科影像学研究进展. 放射学实践，2015，30(2)：116-118.


# 第三节　附件区占位性病变

## 一、前　　言

卵巢在胚胎发生方面有特殊性，其组织结构与细胞成分复杂，发生肿瘤的种类繁多，对于卵巢肿瘤领域的妇科、放射科、病理科和放化疗科工作者是巨大考验。卵巢恶性肿瘤的发病率在女性常见肿瘤中占2.4%～5.6%，与宫颈癌和宫体癌的首先局部浸润不同，卵巢恶性肿瘤常常很早就出现盆腔或腹腔内播散种植，因而是女性生殖道恶性肿瘤死亡比例最高的一种恶性肿瘤，5年生存率在30%左右。

国际妇产科联盟FIGO于1986年制定了统一的卵巢恶性肿瘤分期法（表19-3-1），WHO于2003年增添了“不能评估”的肿瘤（$T_X$）、淋巴结（$N_X$）及远处转移（$M_X$）。

**表19-3-1　卵巢癌分期（FIGO，1986年）**

| 期别 | 肿瘤范围 |
|---|---|
| Ⅰ期 | 病变局限于卵巢 |
| ⅠA | 病变局限于一侧卵巢，包膜完整，表面无肿瘤、腹水或腹腔冲洗液内无瘤细胞 |
| ⅠB | 病变局限于两侧卵巢，包膜完整，表面无肿瘤、腹水或腹腔冲洗液内无瘤细胞 |
| ⅠC | ⅠA或ⅠB期病变已穿出卵巢表面；或包膜破裂；或在腹水或腹腔冲洗液中找到恶性细胞 |
| Ⅱ期 | 病变累及一侧或双侧卵巢，伴盆腔转移 |
| ⅡA | 病变扩展或转移至子宫或输卵管，腹水或腹腔冲洗液内无瘤细胞 |
| ⅡB | 病变扩展至其他盆腔组织，腹水或腹腔冲洗液内无瘤细胞 |
| ⅡC | ⅡA或ⅡB期病变，肿瘤已穿出卵巢表面；或包膜破裂；或在腹水或腹腔冲洗液中找到恶性细胞 |
| Ⅲ期 | 病变累及一侧或双侧卵巢，伴盆腔以外种植或腹膜后淋巴结或腹股沟淋巴结转移，肝浅表转移属于Ⅲ期 |
| ⅢA | 病变大体所见局限于盆腔，淋巴结阴性，但腹腔腹膜面有镜下种植 |
| ⅢB | 腹腔腹膜种植瘤直径<2cm，淋巴结阴性 |
| ⅢC | 腹腔腹膜种植瘤直径>2cm，或伴有腹膜后或腹股沟淋巴结转移 |
| Ⅳ期 | 远处转移，胸水存在时找到恶性细胞；肝转移需累及肝实质 |

影像学检查是发现病变和病情检测的常用和有效手段。CT、MRI广泛应用于卵巢癌的病情检测，其中MRI更常用于局部病灶和盆腔浸润转移的检查，而CT检查范围更广泛，对于腹膜后淋巴结转移、腹部包块、肝及脾脏转移均敏感，也可发现网膜、肠系膜和腹膜的种植转移或肠管的浸润。Prayer等进行了前瞻性试验，研究临床检测（包括CA-125）、CT、MRI对检测卵巢癌复发的准确性，结果显示临床检查（包括CA-125）的敏感性为100%，CT的敏感性为66.6%，MRI为77.7%。

## 二、相关疾病分类

2003年WHO对卵巢肿瘤分类修订后，分为表面上皮-间质肿瘤，性索间质肿瘤，生殖细胞肿瘤，生殖细胞性索间质肿瘤，卵巢网肿瘤，其他各种肿瘤（包括小细胞癌，大细胞神经内分泌癌，Wilms肿瘤，妊娠绒癌，副神经节瘤等），瘤样病变，淋巴及造血系统肿瘤（表19-3-2）。

表 19-3-2　卵巢肿瘤的病理组织学分类

| 分类 | 疾病 |
| --- | --- |
| 表面上皮-间质肿瘤 | 浆液性肿瘤、黏液性肿瘤、子宫内膜样肿瘤、透明细胞瘤、移行细胞瘤、鳞状上皮细胞肿瘤、混合上皮细胞肿瘤、未分化及未分类肿瘤 |
| 性索间质肿瘤 | 颗粒-间质细胞肿瘤、支持-间质细胞肿瘤、混合型或未分类的性索-间质肿瘤、类固醇细胞瘤 |
| 生殖细胞肿瘤 | 原始生殖细胞肿瘤、两胚层或三胚层畸胎瘤、单胚层畸胎瘤及与皮样囊肿有关的体细胞瘤 |
| 生殖细胞性索间质肿瘤 | 性腺母细胞瘤、生殖细胞-性索-间质混合瘤 |
| 卵巢网肿瘤 | 腺癌、腺瘤、囊腺瘤、囊腺纤维瘤 |
| 其他各种肿瘤 | 小细胞癌(高钙型)、小细胞癌(肺型)、大细胞神经内分泌癌、肝细胞样癌、原发卵巢间皮瘤、Wilms 肿瘤、卵巢绒癌、葡萄胎等 |
| 瘤样病变 | 妊娠黄体瘤、间质泡膜细胞增生症、卵巢间质增生、纤维瘤样增生、卵巢广泛水肿 |
| 淋巴及造血系统肿瘤 | 恶性淋巴瘤、白血病、浆细胞瘤 |
| 继发肿瘤 | |

## 三、影像诊断流程

卵巢肿瘤的分类繁多，且多数影像表现不具有特异性，因此影像诊断难度高，术前误诊率高。一些肿瘤标记物对卵巢恶性肿瘤的存在有提示作用，并在一定程度可用于已治疗卵巢恶性肿瘤的检测，如卵巢上皮癌患者出现 CA-125 水平升高，卵黄囊瘤(内胚窦瘤)可产生大量甲胎球蛋白(AFP)，无性细胞瘤及未成熟畸胎瘤可产生神经细胞特异性烯醇化酶(NSE)，但需注意虽然这些肿瘤标记物的针对性较强，也可存在于其他肿瘤中(图 19-3-1)。

部分卵巢肿瘤有一定的好发年龄：卵巢上皮肿瘤在青年女性和老年女性的卵巢肿瘤中均为常见类型，生殖细胞肿瘤和性索间质肿瘤在青年女性中更常见，其中生殖细胞瘤的好发年龄为 15～25 岁，10 岁以下幼女卵巢肿瘤中绝大多数为生殖细胞瘤，幼年型颗粒细胞瘤的好发年龄为 20 岁之前，卵巢支持细胞间质肿瘤的发病高峰为 15 岁。20 岁以前偶然发现的黏液囊腺瘤多数为良性，30 岁以前卵巢转移瘤罕见(Krukenberg 除外)。常见的妊娠期合并卵巢肿瘤有卵巢成熟畸胎瘤、巧克力囊肿和黄体囊肿，妊娠合并卵巢肿瘤扭转发生率较高(11.1%)，发生扭转的卵巢肿瘤半数为畸胎瘤(表 19-3-3)。

一般认为卵巢良性肿瘤病程长，逐渐长大，多单侧发生，活动度好，囊性居多，表面光滑，多无腹水，患者一般情况良好。而恶性肿瘤病程较短，迅速长大，多为双侧，呈实性或囊实性，表面结节状，多伴有血性腹水，可查到癌细胞，逐渐出现恶病质(表 19-3-4)。

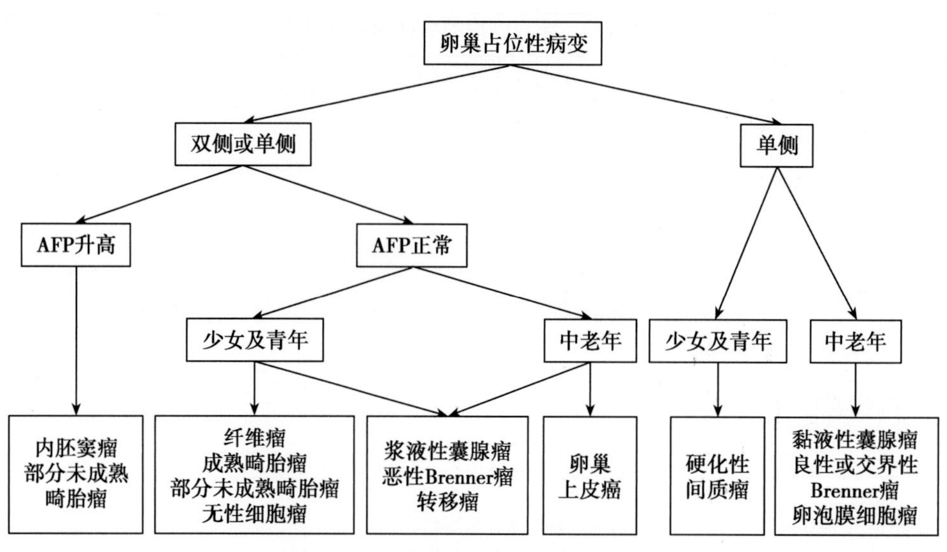


图 19-3-1　卵巢占位性病变诊断流程

表 19-3-3　部分卵巢肿瘤的影像学及临床特点

| 肿瘤 | 发病年龄 | 影像特点 | 临床特点 |
|---|---|---|---|
| 浆液性囊腺瘤 | 育龄期 | 单侧或双侧<br>单房或多房囊实性肿块 | |
| 黏液性囊腺瘤 | 育龄期 | 单侧<br>多房囊实性肿块 | |
| 卵巢上皮癌 | 中老年 | 单侧或双侧<br>实性、囊实性、囊性肿块 | CA-125 升高 |
| Brenner 瘤 | 广泛 | 良性与交界性为单侧，恶性单侧或双侧<br>实性、囊实性肿块，钙化常见 | |
| 泡膜细胞瘤 | 广泛 | 单侧 | 分泌雌激素 |
| 纤维瘤 | 中老年 | 单侧或双侧 | |
| 硬化性间质瘤 | 青年 | 单侧<br>肿瘤边缘及内部乳头、分隔明显强化及延迟强化 | |
| 成熟畸胎瘤 | 广泛 | 单侧或双侧<br>脂肪、钙化密度和信号 | |
| 内胚窦瘤 | 儿童和青年 | 单侧 | AFP 升高 |
| 无性细胞瘤 | 青春期、生育期 | 单侧或双侧 | |
| 转移瘤 | | 双侧或单侧 | |

表 19-3-4　卵巢良性和恶性肿瘤的影像学特点

| 特点 | 良性肿瘤 | 恶性肿瘤 |
| --- | --- | --- |
| 边缘 | 光滑规整 | 不规则分叶状，边缘可有小结节状突起，边界模糊 |
| 密度 | 均匀或不均匀 | 多不均匀，出血、坏死常见 |
| 囊壁及间隔 | 均一薄壁，多房者为细条状间隔 | 囊壁或间隔厚薄不均，有不规则厚壁 |
| 钙化 | 团块状钙化 | 无定形、散在钙化 |
| 增强 | 轻中度强化（硬化性间质瘤除外） | 非坏死区域明显强化 |
| 转移 | 无转移<br>少数良性肿瘤可有腹盆腔生长及种植，出现"恶性"结局 | 腹盆腔腹膜转移常见，大量腹水 |

女性盆腔表现为 $T_2$WI 高信号的多数实性肿块为恶性肿瘤，相反，女性盆腔实性肿块如果表现为 $T_2$WI 低信号可能为良性。熟悉女性盆腔 $T_2$WI 低信号肿块的临床特点和影像学表现有助于迅速、准确做出诊断（表 19-3-5）。

表 19-3-5　女性盆腔 $T_2$WI 低信号肿块分类

| 原发累及器官 | 疾　　病 |
| --- | --- |
| 子宫 | 平滑肌瘤，腺肌瘤病，肌层局限性挛缩 |
| 输卵管 | 异位妊娠，子宫内膜异位症 |
| 卵巢 | 子宫内膜异位症，纤维卵泡膜瘤，纤维瘤病，Brenner 瘤，腺癌，转移瘤，成熟性囊性畸胎瘤，卵巢肿大 |
| 阴道及会阴 | 黑色素瘤，子宫内膜异位症 |
| 盆腔 | 血肿，阔韧带平滑肌瘤，炎性假瘤，实性纤维瘤，子宫内膜异位症 |

## 四、相关疾病影像学表现

**1．附件囊肿（adnexa cyst）**

（1）卵泡囊肿（follicular cyst）：为卵泡成熟后不破裂或发生闭锁，卵泡腔内液体潴留而形成，呈水疱样突出于卵巢表面，囊壁菲薄，内壁光滑，囊内液清亮透明，直径一般不超过 4cm。一般无任何症状和体征，多数在 4～6 周内逐渐吸收或自行破裂。USG 表现为附件区囊性肿物，壁薄，内为无回声。CT、MRI 均表现为附件区囊性肿物，壁薄，内见液体密度/信号，密度/信号均匀（图 19-3-2）。较小囊肿一侧可见半月形卵巢结构，较大囊肿可能仅见囊性病变而难以显示正常卵巢；可以在 2～3 月后复查，多数病例囊肿会消失。

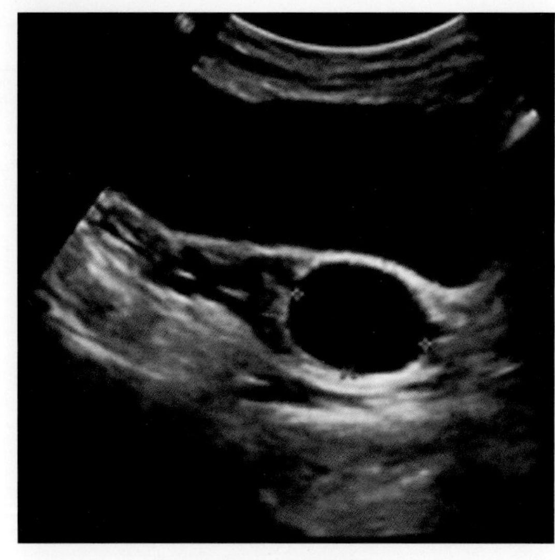

**图 19-3-2　卵巢囊肿**

女，26 岁。孕前查体。附件区囊性肿物，壁薄，内为无回声，卵泡囊肿旁可见正常卵巢结构

（2）卵巢冠囊肿（parovarian cyst）和输卵管系膜囊肿（mesosalpinx cys）：都是在胚胎发育过程中残留下来的中肾管或副中肾上皮细胞分裂而形成的囊肿，卵巢冠囊肿位于卵巢门处，输卵管系膜囊肿位于输卵管伞端。以 30～40 岁多发，分为有蒂及无蒂两种，常无临床症状。USG 表现为子宫和卵巢的上方椭圆形囊性病变，正常卵巢结构常位于囊肿一侧，有明确分界，绝大多数为单房性，边界清晰，内壁光滑。CT、MRI 显示囊性病变位于卵巢及子宫同侧区域，正常卵巢结构常紧贴囊肿一侧，两者有明确分界，可呈单房性或多房性，椭圆形囊性病变，形态规则，边界清晰，内壁光滑（图 19-3-3）。

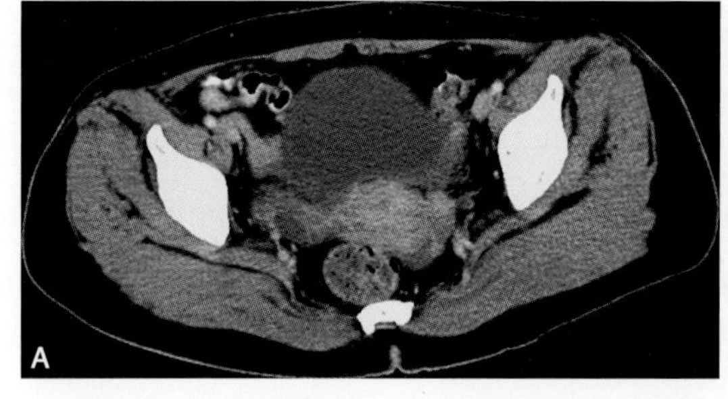

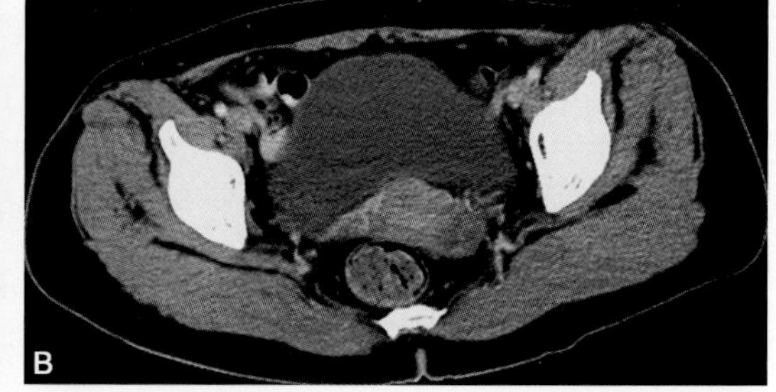

**图 19-3-3　双侧输卵管副中肾管囊肿**

女，54 岁。子宫内膜病变检查时偶然发现。A、B. CT 平扫示双侧附件区多囊性病变，囊壁薄，囊壁显示强化

（3）黄体囊肿（Corpus luteum cyst）和黄体血肿（luteum hematoma）：成熟滤泡在排卵后形成黄体，如黄体持续存在，直径>2.5cm 则称黄体囊肿，发生在月经中、后期和妊娠期。排卵后卵泡膜层破裂出血，血液潴留在黄体腔内即形成黄体血肿。较大的黄体囊肿或血肿破裂可出现腹腔内出血，腹痛，腹膜刺激征和阴道流血，不易与宫外孕鉴别（图 19-3-4）。单纯黄体囊肿的 CT、MRI 表现与卵泡囊肿相同。黄体血肿的 CT 表现为椭圆形混杂密度影，边界较清晰，壁略厚；MRI 信号不均匀，其中短 $T_1$、长 $T_2$ 信号代表陈旧出血。

**2. 卵巢巧克力囊肿（chocolate cyst of ovary）**　卵巢是子宫内膜异位症的常见发病部位（约占 80%），发生于卵巢的子宫内膜异位症称为卵巢巧克力囊肿，好发年龄为 30～45 岁。有功能的子宫内膜组织出现在卵巢，在激素的作用下异位的子宫内膜周期性变化，在其中形成不同时期的出血，形似巧克力液体，称为巧克力囊肿。卵巢内的异位灶可单发或多发，大小不一，因囊内出血张力大，囊内液常外漏引起局部炎性反应和组织纤维化，导致卵巢和囊肿与周围组织粘连。主要临床症状为经期下腹或腰骶部疼痛，经期延长；合并感染破裂时突发腹部剧痛，伴腹膜刺激症状；如病灶较大，双合诊可在盆腔内触及囊性包块，较固定。

USG 表现：囊肿内回声根据月经周期、病程长短不同而有一定特征性的改变。单纯囊肿型呈圆形液性暗区，边界较清晰，壁稍厚，囊内可见少许光点。多囊型有大有小，呈多个圆形液性暗区，内见粗细不等的分隔，囊壁较厚，内壁欠规整。囊内均匀光点型呈液性暗区，其内充满均匀细小光点，囊壁增厚，部分表现为囊内底部光点堆积，上方为明显的无回声，呈“分层征”。囊内团块型：呈圆形液性暗区，内有散在光点和高回声光团，部分后方伴弱声影。混合型：肿块为囊实性相间的杂乱回声，后壁模糊不规则。彩色多普勒超声于囊壁上可见到少许血流信号，可记录到中等阻力、低速血流频谱，囊内均无血流信号（图 19-3-5，图 19-3-6，图 19-3-7）。

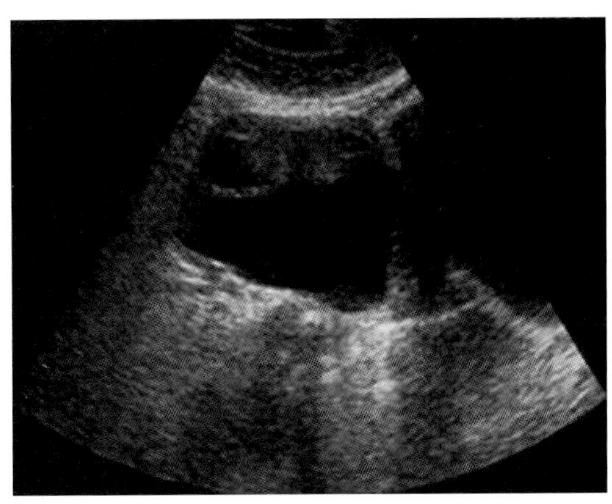

**图 19-3-4　右侧卵巢黄体囊肿**

女，34 岁。下腹部疼痛 2 周。右附件区见一囊性包块，囊内大部分透声好，部分呈絮状回声，囊内未见血流信号，部分周边可见环形血流

CT 表现：根据影像学表现，卵巢巧克力囊肿可分为实质型、囊性型、囊实性混合型。实性型：病变呈片状、结节状、菜花状或不规则形，密度多不均匀，边界不清，增强后明显强化，强化可均匀或不均匀。囊性型：病变呈囊性，由于病变内反复出血使其 CT 值较水样液体密度高，也可为等、低混杂密度，在月经期囊内出血时可表现为局灶性高密度灶，反复出血及包裹，可形成大囊伴小的“卫星囊”的征象，增强后囊壁及分隔呈轻、中度强化。囊实

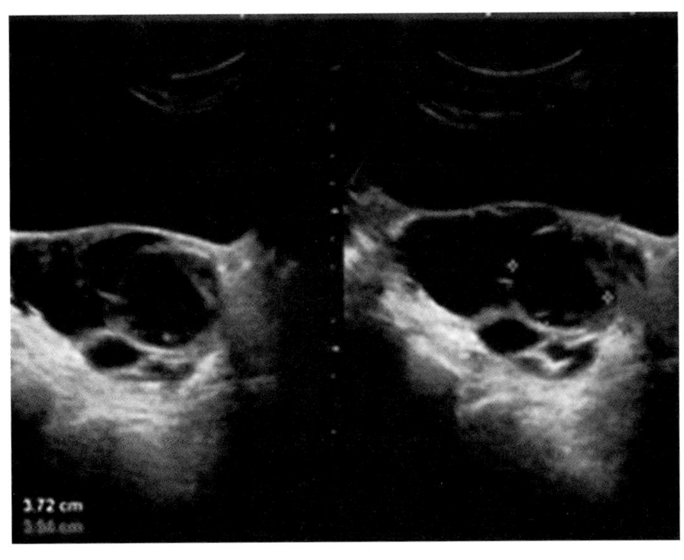

**图 19-3-5　卵巢巧克力囊肿**

女，33 岁。经期下腹部疼痛 10 余年。卵巢见一囊性包块，内见多个分隔，大部分囊内透声可，部分透声欠佳，未见明显血流信号

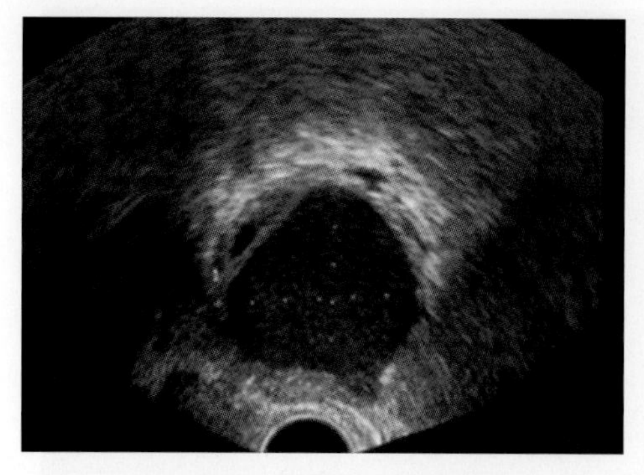

**图 19-3-6　卵巢巧克力囊肿**

女,34 岁。下腹部疼痛。卵巢内见一囊性包块,边界清,囊内呈密集弱光点,未见血流信号

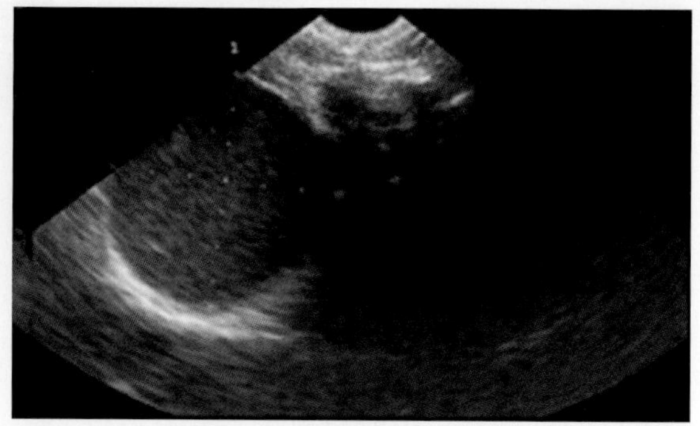

**图 19-3-7　卵巢巧克力囊肿**

女,28 岁。下腹部疼痛。卵巢内见一囊性包块,边界清,囊内呈密集弱光点,未见血流信号

性混合型:病变呈囊实性,密度不均匀,形态常不规则,边界不清,增强后实性部分及边缘强化。

MRI 表现:也可分为实性型、囊性型、囊实性混合型,病变常信号不均匀,新旧出血病灶混合存在,可表现为 $T_1$WI、$T_2$WI 均为高或低信号,或 $T_1$WI 呈高信号、$T_2$WI 呈低信号,有时可见上下层信号不一致的液-液平面,增强后囊壁可呈环形强化(图 19-3-8,图 19-3-9)。MRI 在子宫内膜异位症诊断中有较高价值,其信号特征典型,是重要的鉴别诊断技术之一。

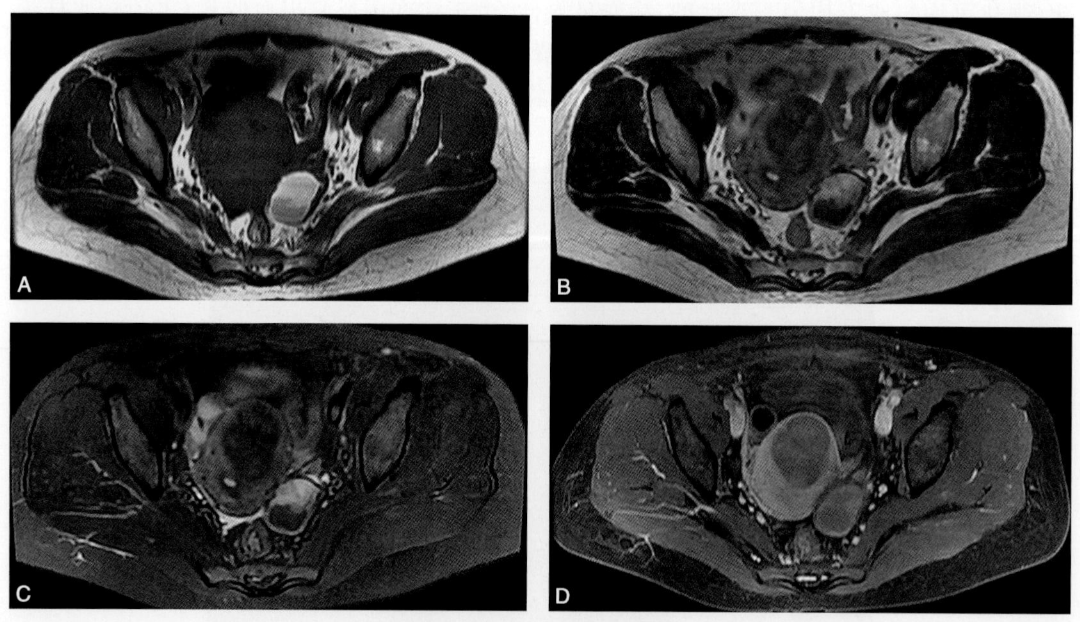

**图 19-3-8　卵巢巧克力囊肿**

女,41 岁。查体发现卵巢囊肿 5 年,子宫肌瘤 2 年。A～C. MRI 平扫 $T_1$WI 示左侧附件区椭圆形不均匀高信号影,前部信号更高,边界清晰;$T_2$WI、FS $T_2$WI 显示病变呈混杂信号,前部高信号、后部低信号;D. MRI 增强扫描显示病变边缘强化。另见子宫体部等 $T_1$、短 $T_2$信号椭圆形影,增强扫描强化程度明显低于子宫肌层,病理示子宫肌瘤

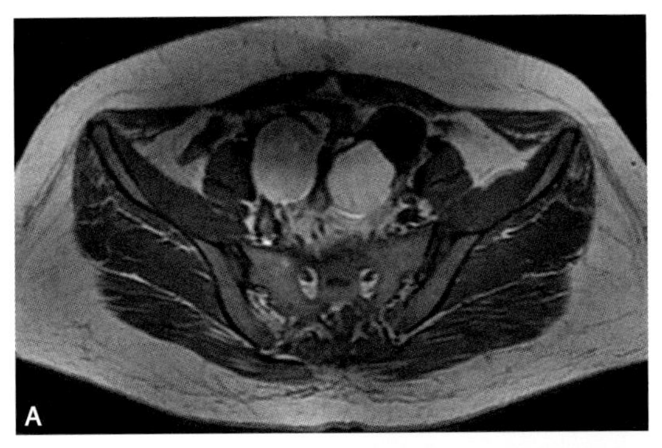


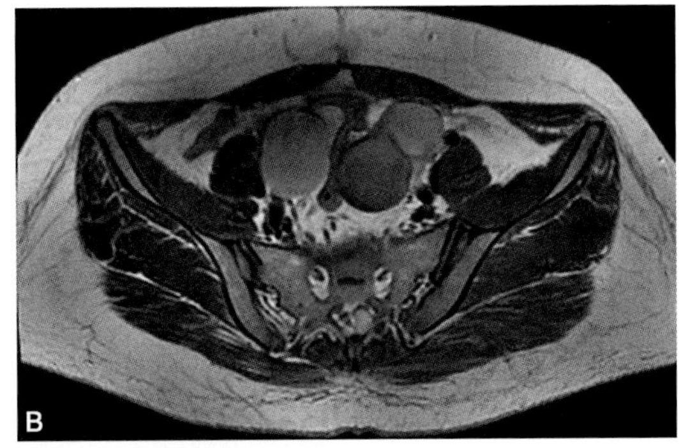


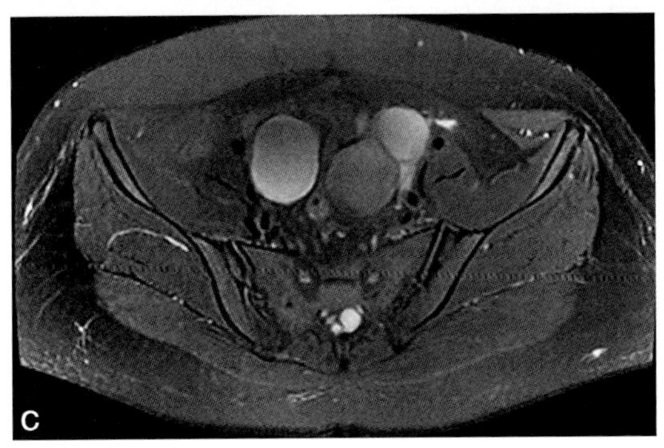


**图 19-3-9　双侧卵巢多发巧克力囊肿**

女,33 岁。痛经 10 余年。A ~ C. 轴位 $T_1WI$、$T_2WI$ 及 FS $T_2WI$ 显示双侧附件区多发囊性病变,边界清晰,呈短或长 $T_1$ 信号、长或短 $T_2$ 信号

**3. 卵巢表面上皮-间质肿瘤(ovarian epithelial-stromal tumor)**

(1)卵巢囊腺瘤(ovarian cystadenoma):卵巢肿瘤中最多见的肿瘤,主要发生于生育年龄。卵巢囊腺瘤是良性上皮瘤,多来自覆盖卵巢表面的生发上皮,具有多能性,向输卵管上皮化生形成浆液性肿瘤,向宫颈柱状上皮化生形成黏液性肿瘤。

浆液性囊腺瘤呈椭圆形,大小不一,表面光滑,双侧发病占 15%。浆液性囊腺瘤可分为单纯性浆液性囊腺瘤和乳头状囊腺瘤。

单纯性浆液性囊腺瘤多呈中等大小,一般 5 ~ 10cm,亦有极大充满腹腔者。超声表现肿瘤轮廓清晰,呈圆形或椭圆形无回声,囊壁薄,光滑完整,囊肿后壁及后方回声增强,多房性囊肿内有纤细光带回声(图 19-3-10)。CT、MRI 呈边缘清晰光滑的单房或多房囊性病变,壁薄,内为均匀液体密度/信号。

浆液性乳头状囊腺瘤多呈球形,多房性,可见乳头状突起,有的乳头充满整个囊腔形成近似实性的肿瘤。超声表现为肿瘤呈圆形或椭圆形,可有多房或单房,囊壁尚光滑,但囊壁内有大小不一乳头状突起突向囊内,但轮廓光滑,乳头状突起之间常有砂样钙化小体,呈明显强回声(图 19-3-11)。CT 呈软组织密度,MRI 呈等长 $T_1$、长 $T_2$信号。乳头状突起可穿透囊壁易位于囊外或发生于浆液性肿瘤表面,产生腹水,引起“浆液性乳头状瘤病”,临床上可为恶性结局。

黏液性囊腺瘤绝大部分为单侧,呈椭圆形或表面见大小不等的球形、半球形突起,表面光滑,常为多房性,囊腔大小不一,间隔较厚。超声表现肿瘤呈圆形或椭圆形无回声,边

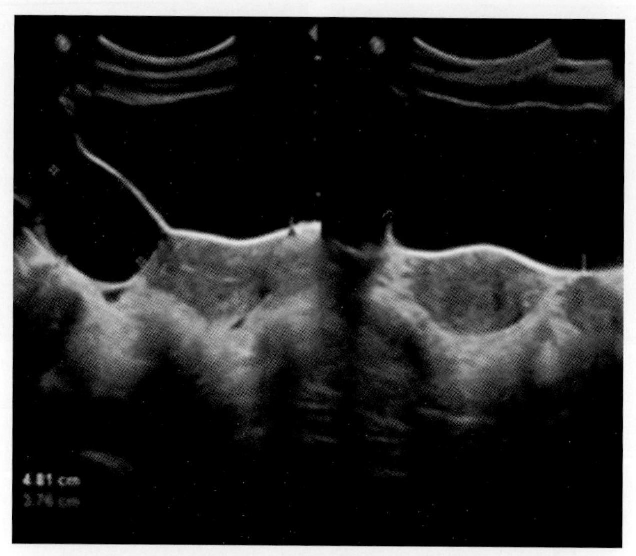


**图 19-3-10　卵巢浆液性囊腺瘤**

女,32 岁。查体。右附件区见一囊性包块,囊壁较薄,内透声好

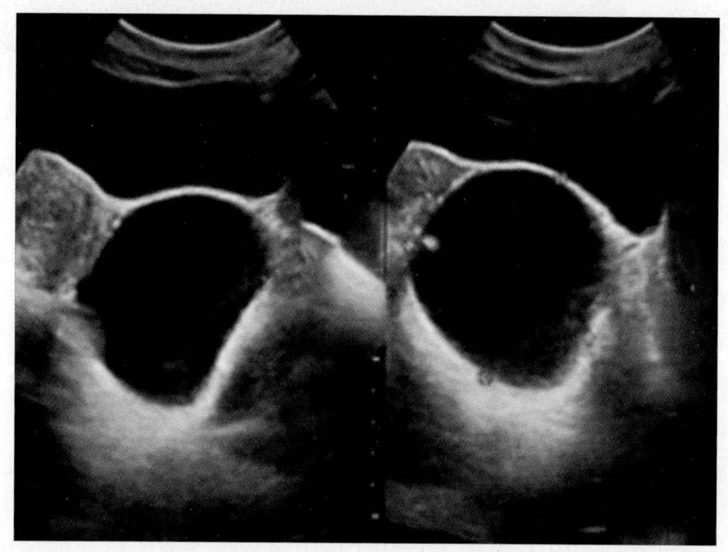

**图 19-3-11　卵巢浆液性乳头状囊腺瘤**

女,33 岁。下腹部隐痛。右附件区见一囊性包块,大部分囊内透声可,部分囊壁可见较小的略强回声凸起,可见星点状血流

缘光滑,轮廓清晰,囊壁呈均匀厚壁型(>5mm),囊腔内多呈多房结构,房腔大小不一,无回声部分可见散在光点,少数囊腔内无明显分隔,囊内充满密集光点(图 19-3-12);少数肿瘤囊壁可见乳头状突起,肿瘤体积较大,直径多在 10cm 以上,甚至巨大占满腹部,CDFI 显示肿瘤内无回声或低回声的囊性部分内无血流信号,囊壁、囊内间隔以及乳头上可见细条状血流,可记录到低速中等阻力动脉频谱,最大血流速度常在 15cm/s 左右,RI 值 0.40 左右,当分隔较多,血流较丰富时,血流频谱与恶性卵巢肿瘤频谱相似,需注意交界性囊腺瘤

可能。黏液性囊腺瘤的 CT、MRI 表现为圆形或椭圆形多房性液体密度/信号影，肿瘤体积较大，直径多在 10cm 以上，内可见粗细不同的间隔，各房腔大小不一、密度/信号可不一致，囊壁较厚，囊内结节较大（图 19-3-13）。2% ~ 5% 卵巢黏液性囊腺瘤腹水内容物溢入腹腔，导致肿瘤的腹膜种植，称为腹膜黏液瘤（图 19-3-14）；产生大量黏液，一般不发生脏器实质浸润，手术不易完全切除，术后甚易复发，5 年存活率仅 45%，肿瘤上皮高度分化，对放疗或化疗不敏感。

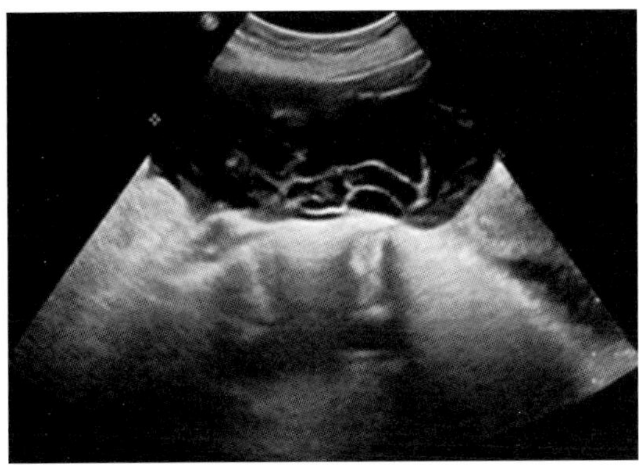

**图 19-3-12　卵巢黏液性乳头状囊腺瘤**

女，40 岁。自觉下腹部包块 1 周。左附件区见多房囊性包块，内见线样分隔，部分囊内见光点样回声

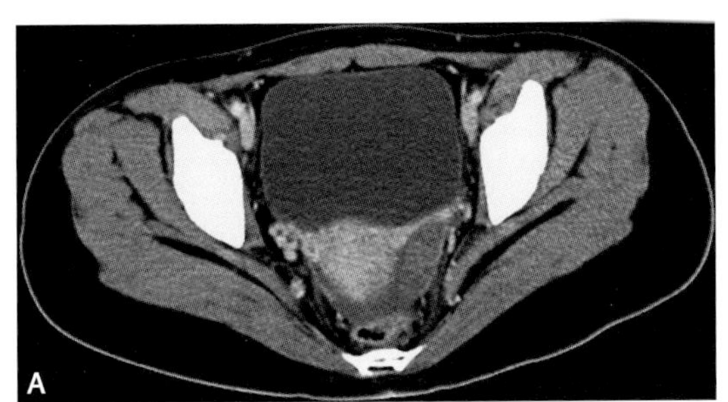


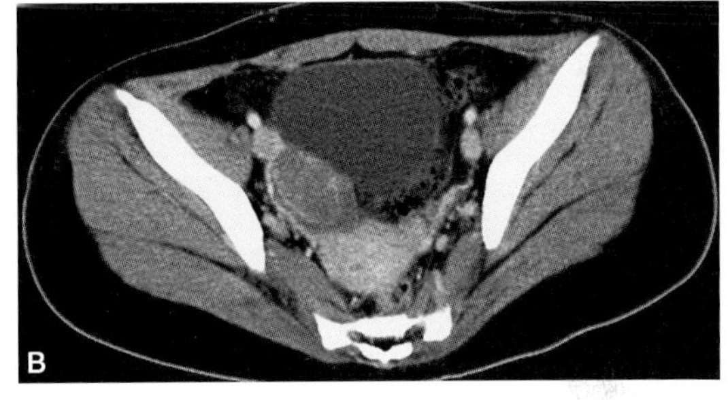


**图 19-3-13　双侧卵巢浆液性囊腺瘤**

女，25 岁。查体发现卵巢肿瘤。A、B. CT 增强扫描显示双侧附件区囊性病变，边界清晰，内见分隔及细小结节，间隔及结节显示明显强化

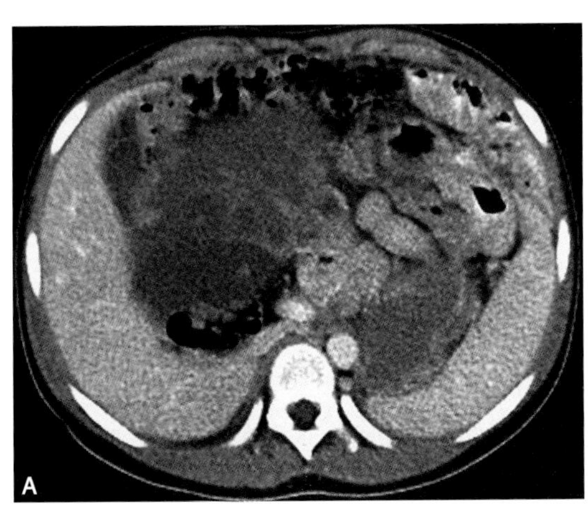


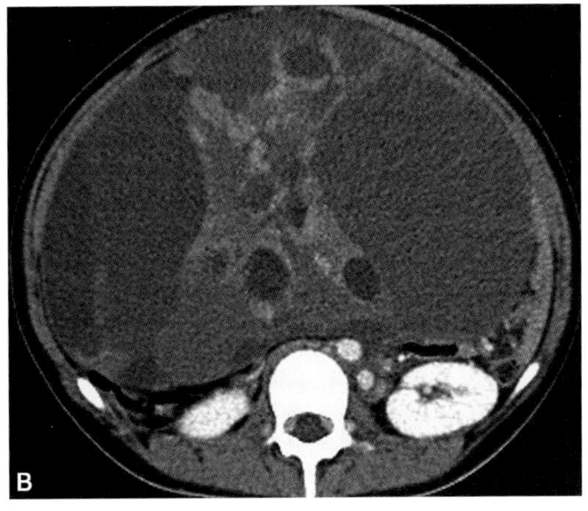


**图 19-3-14　左卵巢黏液性囊腺瘤**

女，13 岁。腹部包块。A、B. CT 增强扫描显示腹盆腔巨大囊实性占位性病变，上缘达门静脉上方；囊壁较薄，局部增厚，内见分房，间隔厚薄不均并见结节影，各房内囊性密度不同，分隔及结节显示明显强化

(2) 卵巢上皮癌(ovarian epithelial carcinoma):卵巢上皮癌是妇科恶性肿瘤中发病率第三位、死亡率第一位的肿瘤,常见的病理类型主要包括浆液性癌、黏液性癌、子宫内膜样癌、透明细胞腺癌、移行细胞癌、混合型上皮癌等。好发于中老年妇女,腹部包块和腹水是最常见的症状体征,阴道不规则出血或月经不调是偶见症状。

浆液性囊腺癌超声表现:多数呈囊实性、多房,内见厚壁内衬、乳头性突起、高回声出血斑块(图 19-3-15)。按内部回声表现分为四型:① 囊内隔增厚型:液性为主,肿块内有厚薄不均的分隔或呈不规则的增厚,厚的分隔中可测到低阻力血流;② 乳头状实质性肿块型:囊内壁或囊内厚薄不均的分隔中突出乳头状等回声或高回声实质性结构,一般向囊腔内突起,基底部较宽,常可在此测及低阻血流;③ 厚壁内衬型:液性为主,肿块内壁出现一层较厚的或厚度不均匀的实质性回声;④ 高回声斑块型:伴出血坏死时可在囊实性肿块内出现形态不规则的高回声斑块。以上类型可单独或合并在同一瘤体中出现。

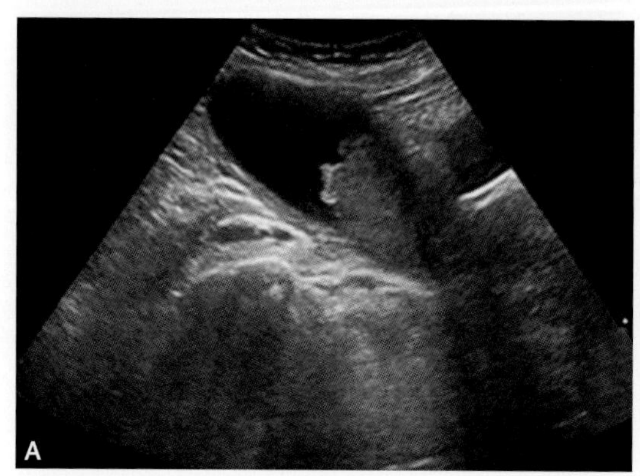


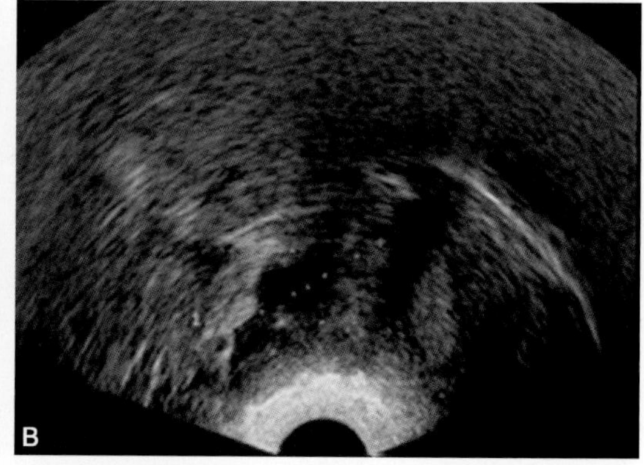


**图 19-3-15 卵巢浆液性囊腺癌**

女,43 岁。腹痛腹胀。卵巢见一囊实性包块,部分呈囊性,部分为实性低回声,实性部分可见明显血流信号

黏液性囊腺癌超声表现:多由黏液性囊腺瘤恶变而来,大体形态与黏液性囊腺瘤相似,但囊腔增多,间隔增厚,可有乳头状突起,超声表现为呈椭圆形或分叶状无回声,壁明显增厚且不规则,囊腔内较多分隔,且厚薄不均,并有散在光点及光团,肿瘤向周围浸润,可伴有腹水,CDFI 表现肿块边缘、间隔上和中央实性区丰富血流信号,可记录到低或极低阻力频谱,RI≤0.40,边缘则有较高速血流,最大流速常>30cm/s。

CT、MRI 可见发生于盆腔或腹盆腔的分叶状、类圆形或不规则形肿块影,常为双侧性肿瘤,肿块较大时常难以分辨其起源。肿瘤可呈实性、囊实性或囊性,以囊实性肿块居多,囊内可见分隔及壁结节,增强扫描见实性部分、囊壁、分隔明显强化(图 19-3-16)。常伴有大网膜转移,表现为大网膜增厚,多发结节影或广泛增厚呈饼状,常伴有腹水,也可见盆腔、腹膜后淋巴结转移及其他脏器转移(其中肝转移最常见)(图 19-3-17,图 19-3-18)。

(3) Brenner 瘤:属于卵巢表面上皮-间质肿瘤中的移行细胞瘤,少见,约占卵巢肿瘤的 2%,包括恶性、交界性、良性 Brenner 瘤。良性 Brenner 瘤多数体积较小,为单侧灰白或灰黄色、实性结节,可有钙化,显微镜下以显著增生的纤维性间质中散在分布的移行细胞巢为特点;有的体积较大或合并其他肿瘤(最常见的黏液性囊腺瘤);也有的以囊性为主。交界性 Brenner 瘤均为单侧,体积较大,囊实性,囊性部分可见乳头样突起,显微镜下可见良性 Brenner 瘤伴显著增生、不同程度的细胞非典型性,而无间质浸润。恶性 Brenner 瘤很少见,

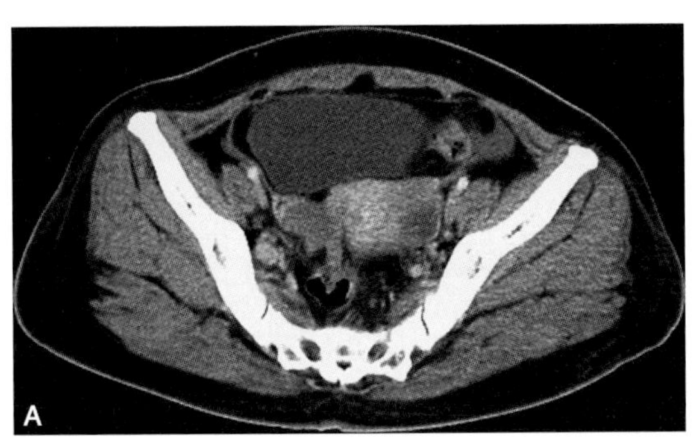


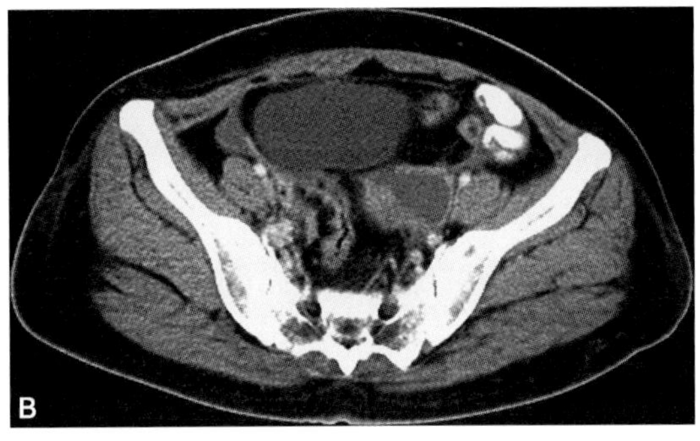


**图 19-3-16　双侧卵巢囊腺癌**

女,62 岁。查体发现双侧卵巢占位性病变。A、B. CT 增强扫描显示右侧卵巢实性病变,轻度强化;左侧卵巢囊实性病变,实性部分明显强化

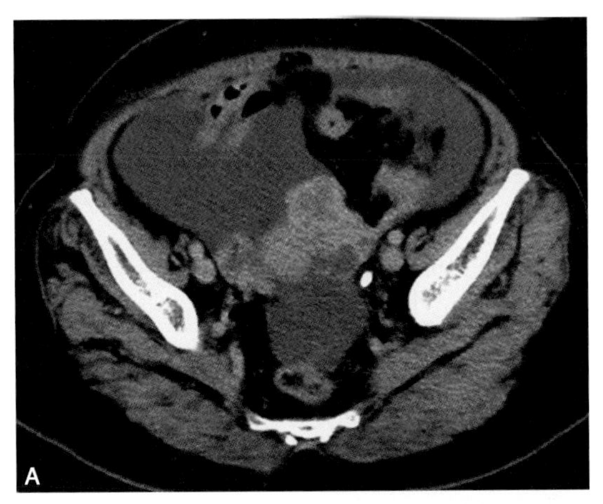


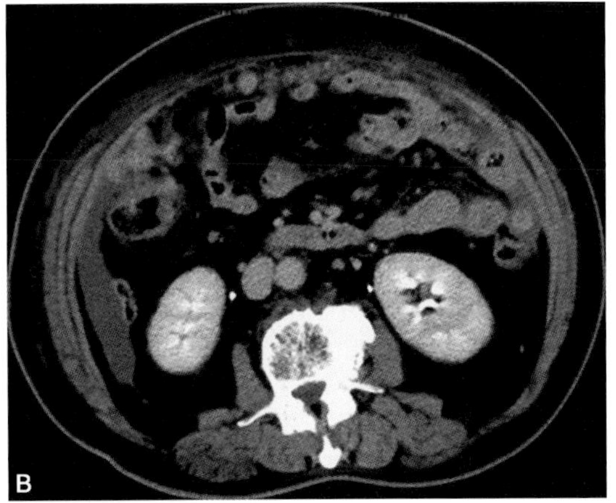


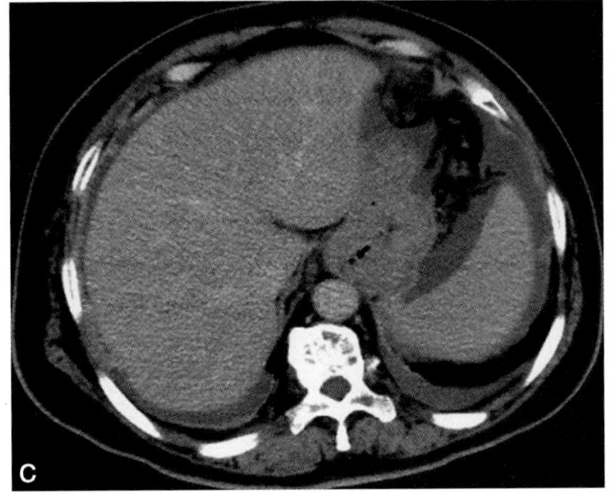


**图 19-3-17　左侧卵巢透明细胞腺癌**

女,68 岁。腹胀。A. CT 增强扫描显示附件区实性肿块(难以区分左侧或右侧卵巢起源),不均匀强化,内见低密度坏死区;B、C. CT 增强扫描显示大网膜、腹膜增厚,见多发结节影及饼状改变,腹盆腔见液体

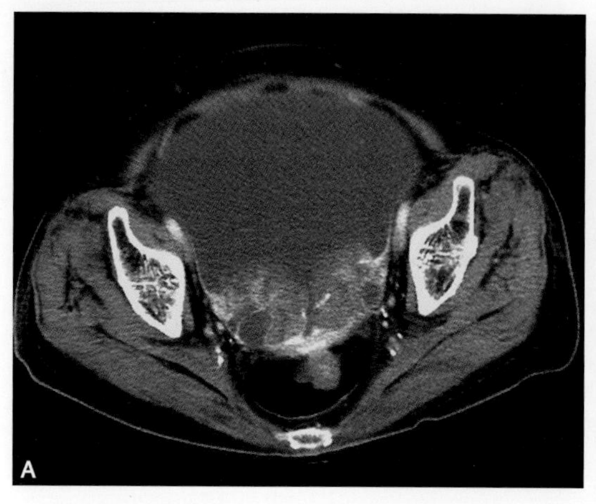
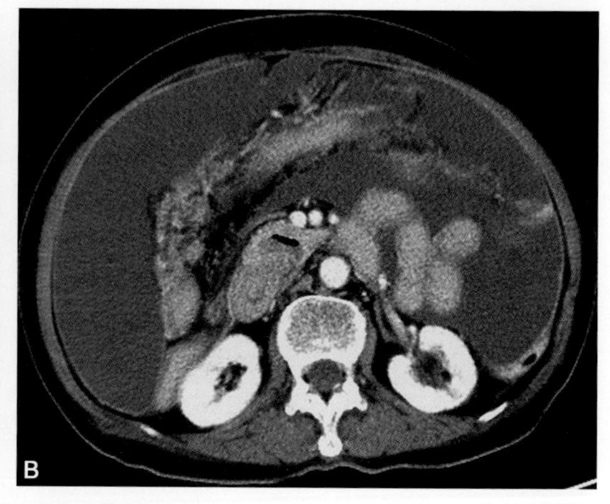

图 19-3-18　双侧卵巢透明细胞腺癌

女,72 岁。腹胀腹痛。A. CT 增强扫描图像显示双侧附件区囊实性病变,实性部分明显强化;B. CT 增强扫描图像显示大网膜增厚、多发结节,腹盆腔见大量液体

常为单侧,少数为双侧性,多为囊实性肿物,体积较大,常有钙化,显微镜下见良性、交界性 Brenner 成分伴明显间质浸润,浸润性成分常为移行细胞癌或鳞癌。

CT 表现:Brenner 瘤可表现为实性或囊实性肿块,少数囊性,密度均匀或不均匀,多数实性,边界不清,部分肿瘤瘤体内见斑片、斑点钙化影,恶性 Brenner 瘤可见不规则囊壁增厚及囊内壁结节(图 19-3-19)。在强化形式上,良性 Brenner 呈轻度强化,恶性和交界性 Brenner 呈中高度强化。部分良性 Brenner 瘤可见小的囊外壁结节,部分卵巢良性 Brenner 瘤可合并胸腹水,是 Meigs 综合征[卵巢良性肿瘤伴胸水和(或)腹水]的常见肿瘤。

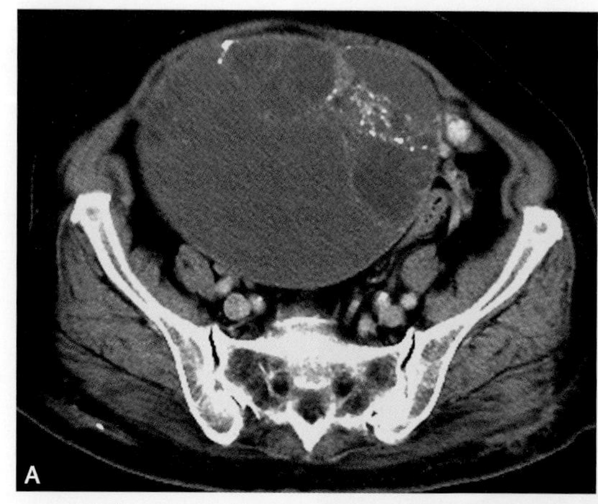
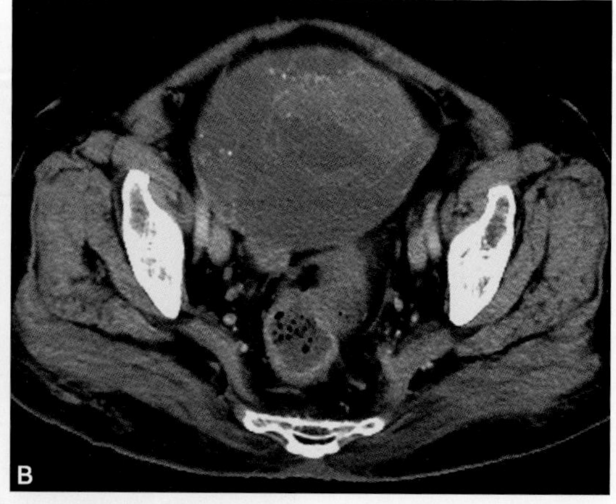

图 19-3-19　左卵巢 Brenner 瘤

女,78 岁。腹胀,发现盆腔包块 2 年余。A、B. 下腹部及盆腔囊实性病变,囊壁厚薄不均匀,囊内见厚薄不均的分隔及实性部分,增强扫描囊壁、分隔及实性部分明显强化,病变内见多发斑点、斑片状钙化

**4. 卵巢性索间质肿瘤(ovarian sex cord stromal tumor)**

(1)颗粒细胞瘤(granulosa cell tumor):属于卵巢性索间质肿瘤中的颗粒-间质细胞肿

瘤，根据发病年龄和镜下特点，颗粒细胞瘤分为成人型和幼年型两种，以成人型颗粒细胞瘤多见。成人型约1/3发生在育龄期妇女，其余发生在绝经后，另有约5%发生在月经初潮前。镜下见大量卡-埃小体（cell-Exner boby）为成人型颗粒细胞瘤特征；幼年型颗粒细胞瘤细胞均匀一致，几乎无卡-埃小体，核分裂象多见。成人型颗粒细胞瘤发生于生殖年龄或绝经后妇女，绝大多数为单侧性，大小差别很大，瘤体呈圆形或椭圆形，实性或囊实性，表面光滑，可有灶性出血或坏死。颗粒细胞瘤能分泌性激素，包括大量的雌激素和少量孕激素、雄性激素，常合并子宫体积增大和内膜增厚。其临床表现由非特异性卵巢肿瘤症状和与内分泌功能有关的特异性症状组成，临床表现包括腹痛、腹胀等肿瘤压迫症状，以及绝经后阴道出血症状或月经紊乱。幼年型颗粒细胞瘤半数发生于10岁以下的婴幼儿和儿童，临床可见同性假性性早熟；半数发生于10～20岁女孩，另有约3%发生于20～30岁女性。所有颗粒细胞瘤均应看作潜在恶性，因为颗粒细胞瘤复发率高而且复发时间间隔可以很长。

超声表现：颗粒细胞瘤可为实性、囊实混合性或囊性，其声像图表现多种多样。多表现为单侧附件区边界清晰的圆形、卵圆形分叶状肿块，可以呈囊实性、实性及囊性，以实性肿块内多发囊变即囊实性最为常见，囊性及实性较少见。大部分包膜完整，形态规则，与周边组织分界较清楚，内部回声多为囊实性，囊性部分有较多分隔，分隔较厚，肿瘤壁光滑锐利，少数为单一的较大囊性肿瘤。CDFI显示囊实混合性肿瘤的实性部分和分隔上检出较丰富的血流信号，而实性肿瘤内血流信号也较丰富，囊性肿瘤则无明显血流信号（图19-3-20）。

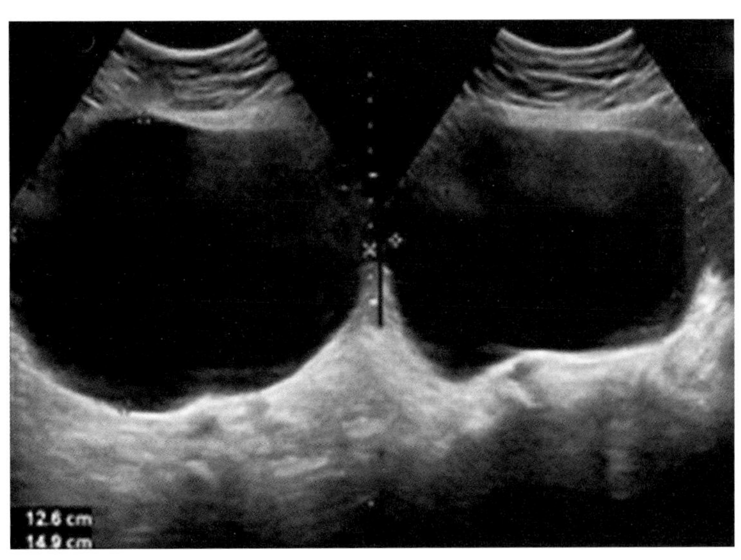


**图19-3-20　颗粒细胞瘤**

女，35岁。下腹部触及包块。超声显示左卵巢见一囊性包块，透声可，内见分隔，隔上见稀疏血流信号

CT表现：肿瘤边界清楚，形态规则，表现为囊实性多房肿物和实性肿物伴低密度区常见，也可表现为实性肿物或厚壁囊性肿物，也有薄壁单房肿物的报道，增强扫描肿瘤的实性部分轻度强化。

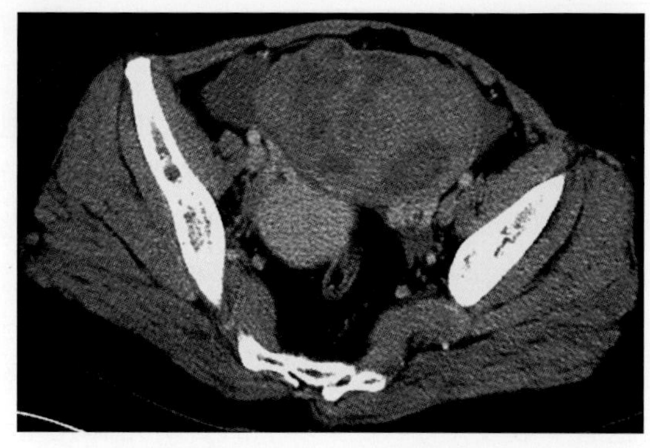

**图 19-3-21　颗粒细胞瘤**

女，52 岁。腹痛、腹胀半个月，发现盆腔包块 1 天。CT 增强扫描示左侧附件区实性肿块，边界清楚，不均匀强化，内见多发无强化低密度区

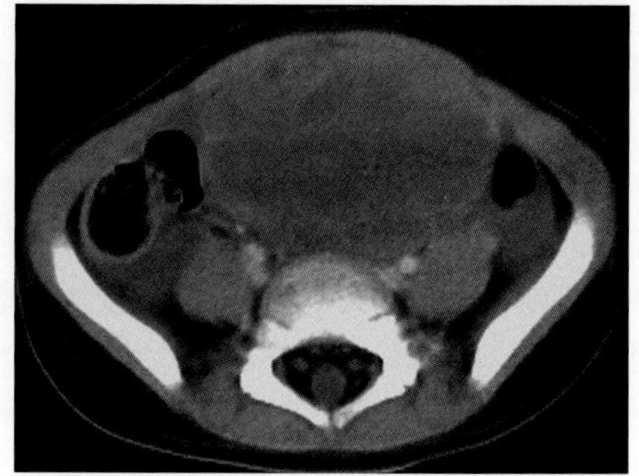

**图 19-3-22　卵巢幼年型颗粒细胞瘤**

女，4 岁。发热 4 天。CT 增强扫描示盆腔实性肿块，边界清晰，肿块不均匀强化，内见大片无强化低密度区

MRI 表现：肿瘤表面光滑，边界清晰，$T_1WI$、FS $T_1WI$ 呈等低混杂信号，$T_2WI$、FS $T_2WI$ 呈等高混杂信号，囊性部分多发且大小不等，囊壁厚薄不一，无结节状结构，囊性部分合并出血出现液-液平面；增强扫描 MRI 与病理对照认为肿瘤纤维性成分无明显强化，富含颗粒细胞的间质部分中等程度强化。

（2）卵巢纤维瘤（ovarian fibroma）、泡膜细胞瘤（thecoma）和泡膜纤维瘤（theca fibroma）：卵巢纤维瘤发生率占所有卵巢肿瘤的 2% ~3%，为卵巢良性肿瘤，发生于性索间质，由梭形成纤维细胞及纤维细胞组成。卵巢纤维瘤多发生于中老年妇女，主要卵巢症状是腹痛、腹部包块及腹盆腔脏器的压迫症状，可伴有胸腹水（Meigs 综合征）。卵巢纤维瘤常为单侧，约有 10% 为双侧，大小不等，小者仅为卵巢表面一小结节；大者几乎充满腹腔，由于压迫邻近器官及蒂长易发生扭转而有明显症状，但具有预后良好的特点。卵巢纤维瘤可发生恶变。

卵巢纤维瘤超声表现：卵巢纤维瘤可分为胶原型和细胞型。胶原型纤维瘤胶原含量丰富的组织表现出较高的声衰减，使肿瘤呈低回声；瘤体较大者常有透明变性、间质水肿，纤维细胞和水肿的间质之间形成了大量的微小界面，其回波就形成了局部的强回声团，形成不均质回声。而细胞型卵巢纤维瘤因其内胶原纤维含量少，肿瘤本身对声波的衰减较低，如果合并水肿，则均匀分布的大量微小界面在声像图上就会显示为均质强回声团。少数卵巢纤维瘤可发生变性坏死，形成厚壁、多房分隔的囊实性肿块，部分肿块内还可见钙化，声像图上，这类肿块呈混合性回声，其内可探及有声影的强回声团（图 19-3-23）。

卵巢纯的泡膜细胞瘤较少见，常与纤维瘤混合存在称为泡膜纤维瘤。泡膜细胞瘤发病年龄广泛，半数以上发生于围绝经期及绝经后，几乎不发生在月经初潮之前，因其可分泌雌激素，出现月经不正常、闭经或绝经后出血，另有少量患者出现男性化表现。绝大多数的泡膜细胞瘤为单侧性，发现时体积常较大，边界清楚，内可见大囊和小囊。

CT 表现：肿块呈等密度，边缘清晰，部分肿瘤内见低密度坏死或囊变区，增强扫描不均匀强化（图 19-3-24 ~ 图 19-3-27）。MRI 表现：$T_1WI$、$T_2WI$ 均呈低信号，$T_2WI$ 显示内散在结节状、斑片状高信号，增强扫描呈不均匀明显强化。

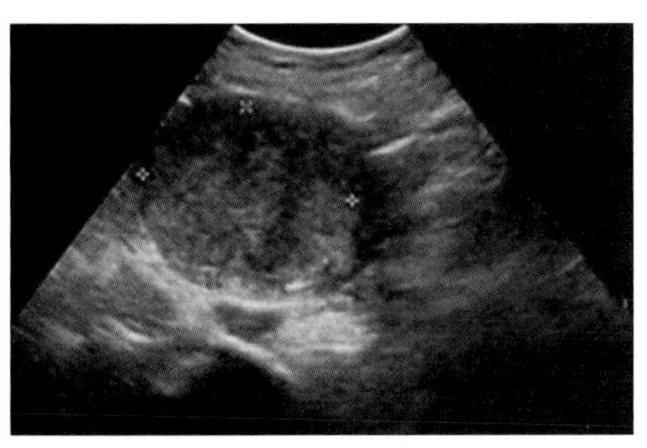

**图 19-3-23 卵巢纤维瘤**

女,55 岁。下腹部包块。左卵巢见一实性低回声包块,边界清,内回声尚均匀,未见明显血流信号

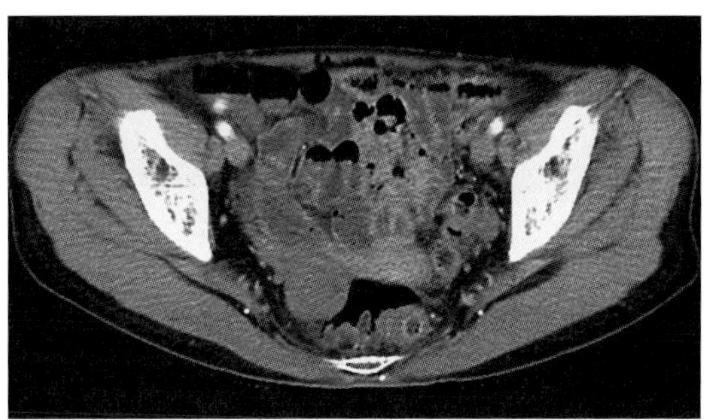

**图 19-3-24 右卵巢卵泡膜细胞瘤**

女,59 岁。查体发现卵巢肿瘤。CT 增强扫描示盆腔右侧椭圆形软组织影,边界清晰,轻度强化

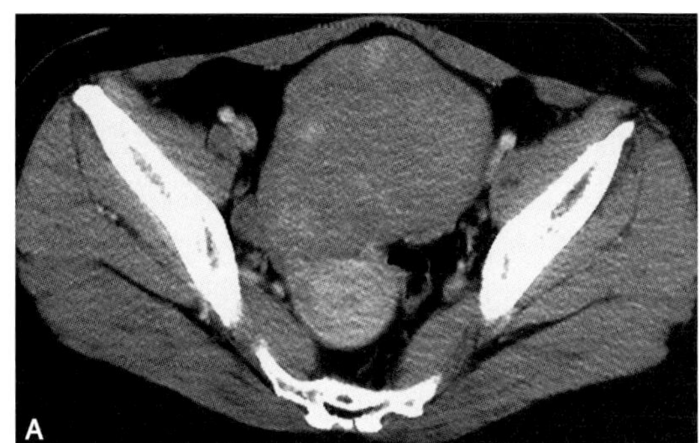


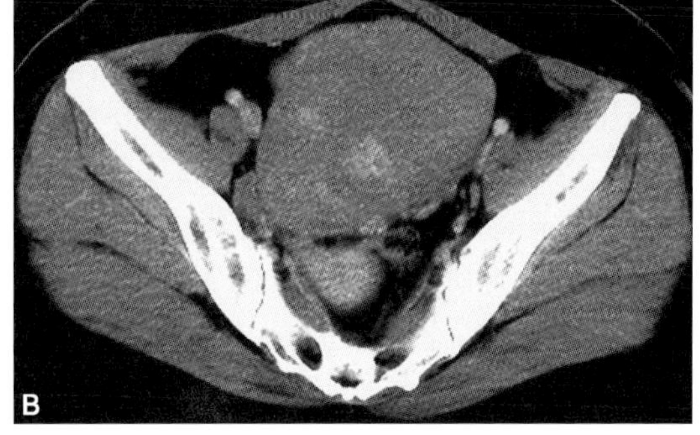


**图 19-3-25 左卵巢纤维瘤**

女,41 岁。查体发现下腹部包块。A、B. CT 增强扫描显示盆腔较大的软组织肿块,不均匀强化,内见斑片状明显强化区域;右卵巢可见位于肿块右侧

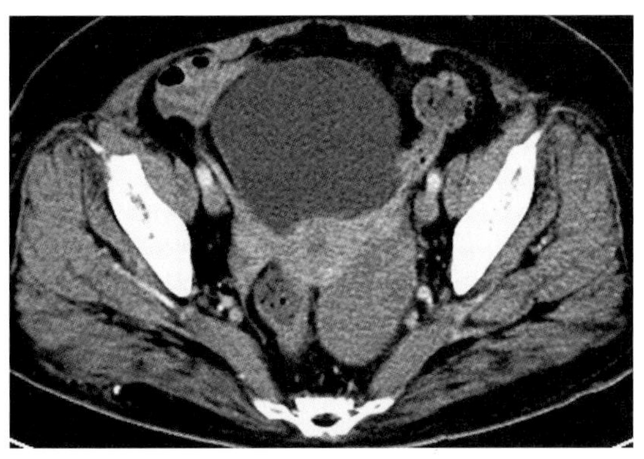

**图 19-3-26 左卵巢泡膜纤维瘤**

女,67 岁。下腹痛 1 周,发现盆腔包块 3 天。CT 增强扫描示盆腔左侧椭圆形软组织影,边界清晰,轻度强化

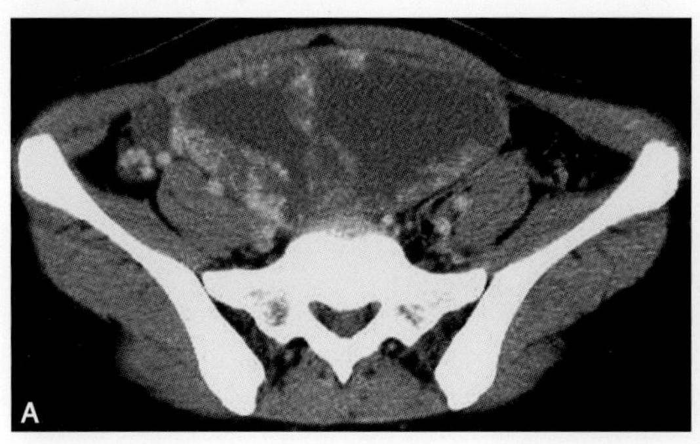


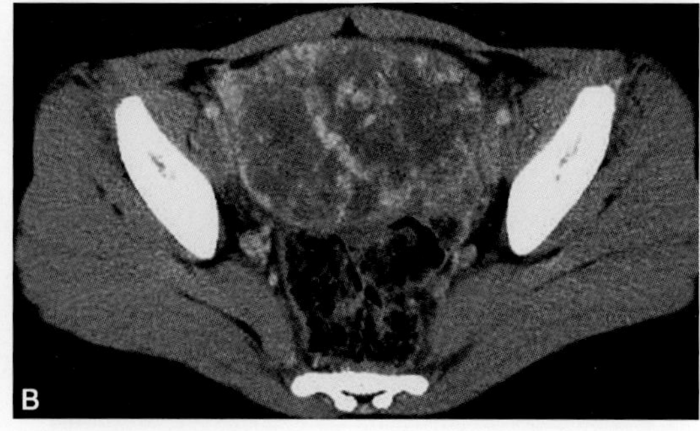


**图 19-3-27　右卵巢硬化性间质瘤**

女,27 岁。腹部包块。A、B. CT 增强扫描图像显示盆腔较大的肿块,明显不均匀强化,边缘明显强化,内部见分隔样明显强化

(3) 硬化间质瘤(sclerosing stromal tumor,SST):在 1973 年首次被报道,少见,来自卵巢性索间质,能分泌雌激素和雄激素,临床主要症状是月经不调。SST 的发病年龄大多为 20 ~ 30 岁,Hall 等曾报道 1 例 7 个月患儿。一般发生于单侧,双侧发生罕见。

CT:密度不均匀的肿块,形态不规则,增强扫描表现为肿瘤边缘及内部乳头状或粗大条索状明显强化,为富细胞区形成的包膜内侧面及结节或假小叶结构;结节或假小叶间有弱强化的水肿区,形成强弱相间的梳样强化,具有一定特征性。CT 动态增强扫描表现肿瘤边缘部分动脉早期明显强化,逐渐向心性强化,延迟持续显著强化,与肝脏海绵状血管瘤强化相似。

Mikami 等研究认为 SST 的 MRI 有一定特点,且与其组织病理学表现一致:$T_2$WI 肿瘤呈不规则形等低混杂信号,由富有细胞区、致密纤维组织区及疏松水肿区混合分布,其中的结节样低信号区组织病理显示为岛屿状的纤维组织为主的区域,边缘较厚的边界模糊的环状低信号区组织病理学显示为肿瘤边缘的结缔组织增生、富含胶原纤维;增强扫描肿瘤内 $T_2$WI 低信号区域和环状包膜的内壁于动脉早期明显强化,组织病理显示相应区域血管生成丰富。

**5. 生殖细胞肿瘤(germ cell tumor)**

(1) 成熟畸胎瘤(mature teratoma):为良性肿瘤,是卵巢肿瘤中最常见类型之一(25%),占卵巢畸胎瘤的 95%,起源于具有全能分化功能的生殖细胞,其成分包含有外胚层、中胚层及内胚层结构。可分为实性成熟畸胎瘤及囊性成熟畸胎瘤,前者十分罕见,呈实性,瘤内含成熟的脂肪、软骨和骨样组织,瘤体表面光滑,切面呈实性,可有蜂窝状小囊存在,瘤内三胚层衍化组织均分化成熟;后者为卵巢最常见的良性肿瘤,又称良性囊性畸胎瘤或皮样囊肿。

成熟畸胎瘤可发生于任何年龄,但发病的高峰年龄在 30 ~ 40 岁,少数可发生在绝经以后。肿瘤多为单侧性,左、右侧发生率相近,约 10% ~ 20% 患者可发生双侧卵巢或单侧卵巢多发性畸胎瘤。无扭转或感染等并发症发生时常无特殊症状;肿瘤体积较大时,则引起腹胀感、轻度腹痛及压迫症状。成熟性畸胎瘤恶变发生在年龄较大妇女,恶变成分为癌或肉瘤组织。

超声表现:卵巢畸胎瘤多数含有来源于外胚层的脂类物质,还可有毛发、牙齿、骨骼等,这种特殊的病理形态特征是形成其声像图特征的基础,可有下列典型征象。囊内面团征:囊内出现强光团,多为圆形,可粘贴于内壁(图 19-3-28)。类囊型:多为圆形或椭圆形,囊壁较厚,多为单房,内为密集强光点,有时内壁处可见一薄层液性区(图 19-3-29)。用探头于腹壁上加压,超声下观察瘤体有明显变形,所以并非为病理上的实性肿物,故称为类囊型或假实性型。囊内发团征:囊内可见一圆形光团,其上方呈月牙形反光强的回声,其后方衰减并伴

明显声影。囊内脂液分层征:上层为脂类物,呈密集强光点回声,下层为清亮液性暗区,或液性暗区内漂浮少量光点,两层之间为脂液分层平面,亦有部分上方为清亮液暗区,下方为细密强光点回声。复杂型囊内结构复杂,可有上述类型的两种或多种。

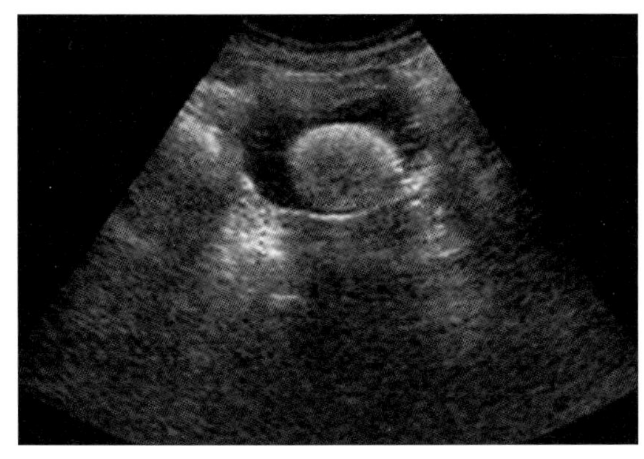

**图 19-3-28　卵巢畸胎瘤**

女,22 岁。下腹部包块。卵巢内见一囊性混合回声包块,部分透声可,部分呈团块样强回声,未见血流信号

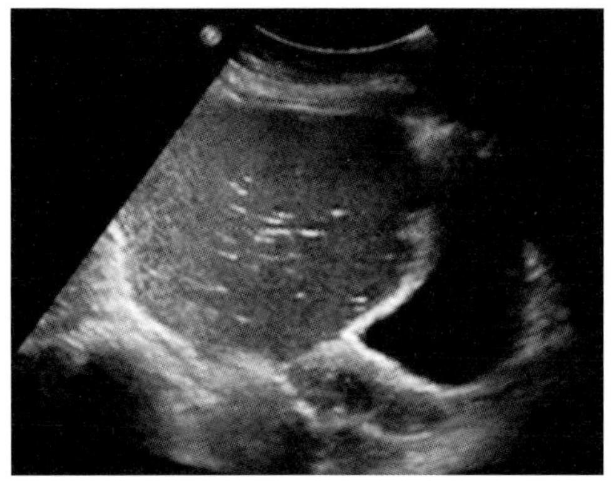

**图 19-3-29　卵巢畸胎瘤**

女,16 岁。下腹部包块。卵巢见一囊性包块,内透声差,大部分呈密集光点样,部分呈点样或短线样强回声,未见血流信号

成熟畸胎瘤的 CT、MRI 表现有一定特异性。囊性成熟畸胎瘤大小不一,边界清晰,CT 可显示肿瘤内含有脂肪密度、钙化或骨样密度,有时可见牙齿影;部分肿瘤可见向囊内突起的结节(图 19-3-30,图 19-3-31,图 19-3-32);实性成熟畸胎瘤有时很难发现脂肪成分,造成诊

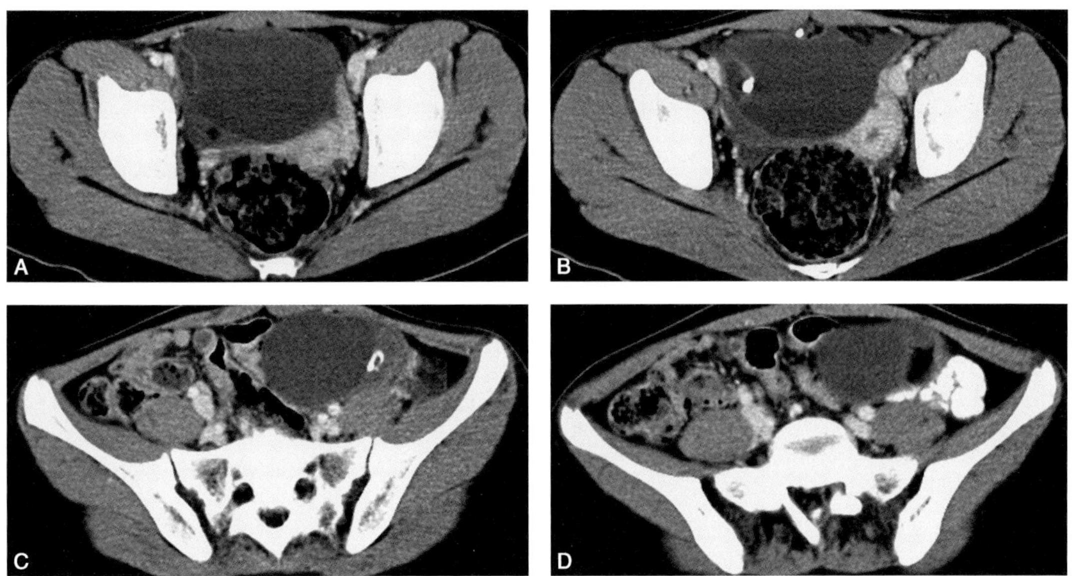


**图 19-3-30　双侧卵巢成熟畸胎瘤**

女,12 岁。5 天前自觉下腹部包块,无压痛,活动,不伴发热、腹痛。A ~ D. CT 增强扫描显示左右侧附件区占位性病变,边界清晰,内可见脂肪密度、钙化密度和囊性成分,左侧附件区病变囊性成分有分隔、密度存在差别,实性部分轻度强化

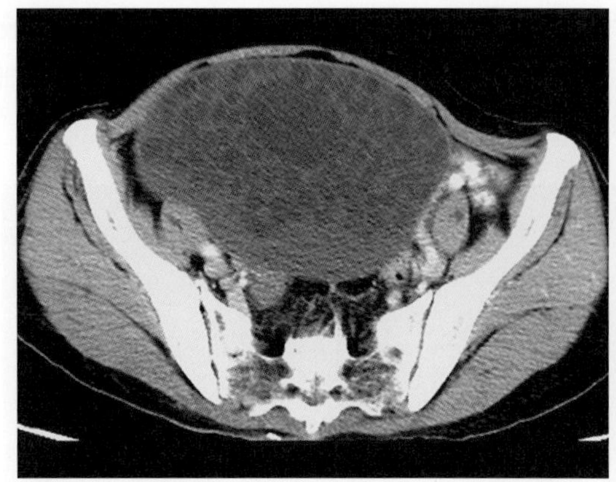

**图 19-3-31　左卵巢成熟畸胎瘤**

女,69 岁。腹泻检查时发现盆腔包块。CT 增强扫描显示盆腔较大的囊性肿块,边界清晰,内散在大小不等的类圆形脂肪密度团块

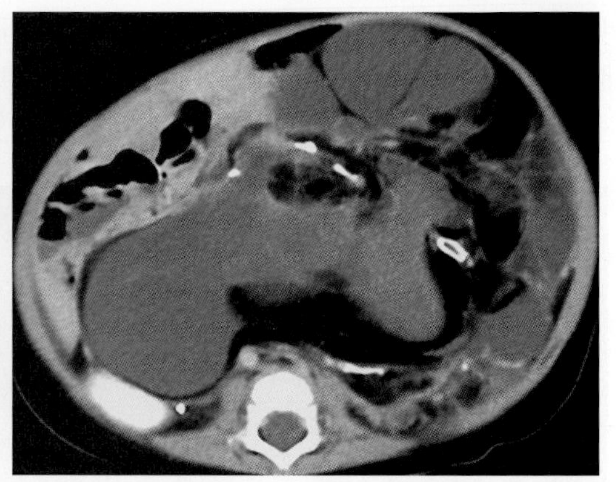

**图 19-3-32　卵巢成熟畸胎瘤**

女,5 岁。腹盆腔巨大肿块,周围脏器受压,肿块以液体和脂肪混杂密度为主,内见多发骨样结构,左侧骨样结构呈现皮质和松质的分化

断困难。MRI 检查显示肿瘤信号不均匀;肿瘤内脂肪成分呈短 $T_1$、长 $T_2$ 信号,脂肪抑制序列呈低信号;钙化或骨样成分呈长 $T_1$、短 $T_2$ 信号;囊性成分呈长 $T_1$、长 $T_2$ 液体信号;多数肿瘤可见等信号的囊壁结节;增强扫描肿瘤实性成分无明显强化或轻度强化(图 19-3-33)。部分成

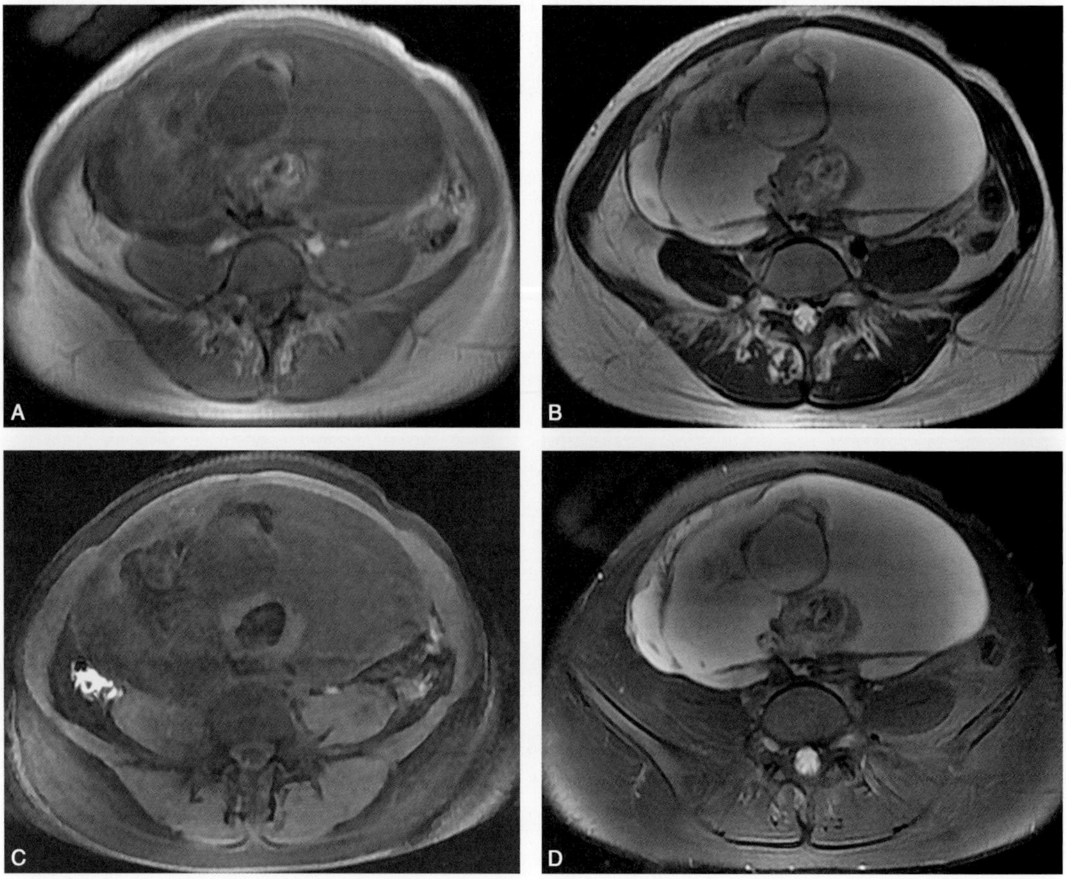

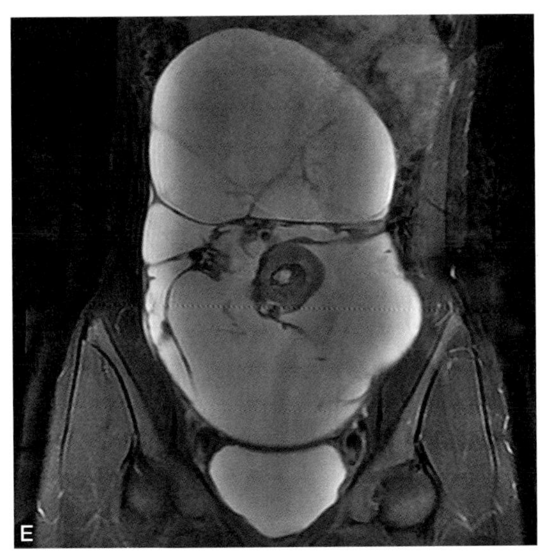


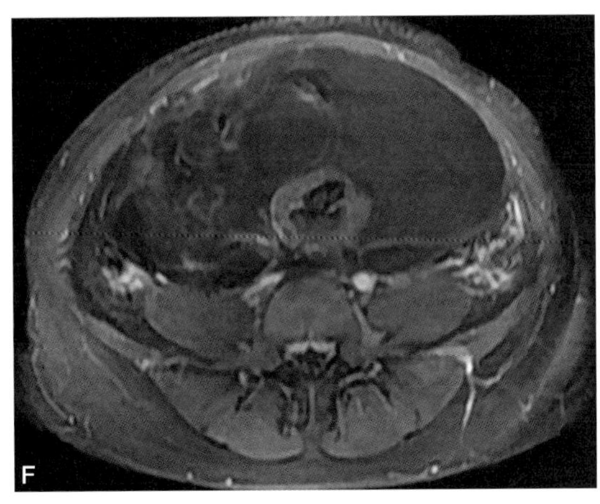


**图 19-3-33　左卵巢成熟畸胎瘤**

女,16 岁。腹盆部包块。A、B. MRI 平扫 $T_1$WI、$T_2$WI 轴位图像显示腹盆腔混杂信号肿块,大部分呈长 $T_1$、长 $T_2$信号,内见多发斑片状短 $T_1$、长 $T_2$信号;C、D. FS $T_1$WI、FS $T_2$WI 轴位图像显示常规 $T_1$WI、$T_2$WI 序列扫描时所示的短 $T_1$、长 $T_2$信号区域均呈低信号;E. FS $T_2$WI 显示肿块体积巨大,以长 $T_2$成分为主,内见等信号及低信号;F. MRI 增强扫描 $T_1$WI 显示部分区域轻度强化

熟畸胎瘤表现为薄壁囊性肿块,内为单纯液体密度/信号。

(2)未成熟畸胎瘤(immature teratoma):多发于青少年,发生率约为畸胎瘤的 1% 左右,占卵巢恶性肿瘤的 5% ~15%。其病理最大特点是含有不成熟的神经组织,由来自三胚层的成熟和未成熟胚胎性组织构成,可表现为有一个胚层分化未成熟或分化不完全,亦可表现为(2 ~3 个胚层分化未成熟),成熟与未成熟组织常混杂,恶性度极高,易穿破肿瘤包膜而粘连于四周组织,常发生大网膜及腹膜种植外。部分未成熟畸胎瘤具有自恶性向良性逆向转化的生物学特点。临床上有 AFP 升高的表现。常见症状为腹部包块、腹痛等;因腹腔种植发生率高,60% 有腹水。

超声表现为体积较大的肿瘤,外形不规则,内部回声杂乱,不但可以找到良性囊性畸胎瘤的一些声像图特征,还可见分隔及实性中等回声或衰减的团块,彩色多普勒超声显示瘤体内有明显的血流,且所有恶性畸胎瘤内的血流均 RI<0. 4、PI<0. 6(图 19-3-34)。CT、MRI 显示肿块呈囊实性或实性,内可见钙化和脂肪密度/信号,肿块部分呈明显强化,可见腹水征象(图 19-3-35)。

(3)内胚窦瘤(endodermal sinus tumor):又名卵黄囊瘤、Feilum 瘤,是小儿生殖细胞来源的具有高度恶性性细胞瘤,是来源于生殖细胞具有胚体外卵黄囊分化特点的肿瘤,约占卵巢恶性肿瘤的 1%。一般发病年龄较低,好发于儿童及年轻女性。内胚窦瘤生长迅速、易坏死、出血、破裂及腹腔内种植,常见症状腹胀、腹痛、腹水,及坏死引发热,发生破裂的肿瘤以急腹症就诊。实验室检查多有 AFP 显著升高。内胚窦瘤几乎均为单侧,肿瘤通常体积较大,呈类圆形、椭圆形或分叶状,表面光滑,有包膜,有时与周围组织粘连。组织学认为内胚窦瘤起源于未分化或潜在的胚胎性癌,病理组织结构为疏松的网状结构和内胚窦样结构,含胶状囊液,伴明显出血坏死。

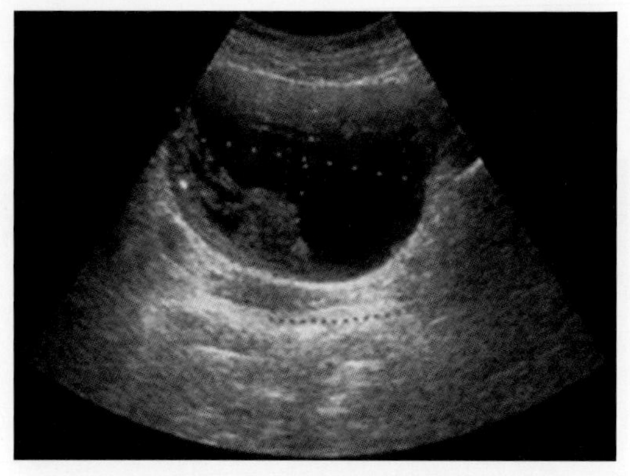

图 19-3-34　未成熟畸胎瘤

女,16 岁。发现下腹部包块。卵巢见一囊性混合回声包块,部分透声可,部分呈团块样低回声,可见少量血流信号

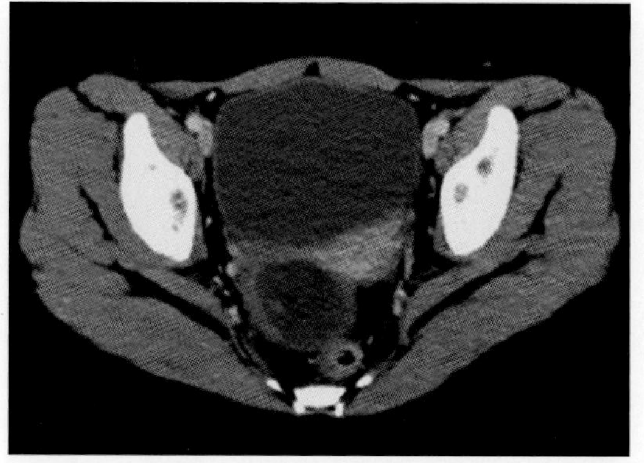

图 19-3-35　未成熟畸胎瘤

女,22 岁。腹泻,检查时偶然发现。CT 增强扫描显示盆腔内囊实性肿块,囊壁不均匀增厚,囊内见不规则实性结节

超声表现:肿瘤体积多巨大,边界多较清晰、规则,部分因侵犯周围器官而边界显示不清,内部回声虽呈多样性改变,大部分以实性肿块为主,内部可因肿瘤出血坏死等而呈蜂窝状改变,部分肿瘤呈囊实混合性或可见絮状物声像图,呈杂乱回声,但无明显乳头状改变。还可表现为单房囊型、多房囊型、蜂窝型。CDFI 显示实质型及蜂窝型血流信号丰富,部分多房囊型囊壁可见丰富血流信号,单房型者血流信号不明显(图 19-3-36)。

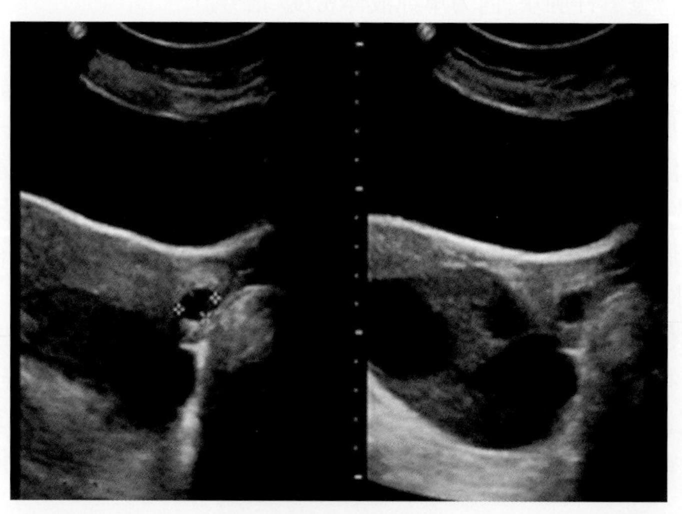

图 19-3-36　内胚窦瘤

女,12 岁。下腹部疼痛。附件区可见一囊实性包块,部分呈不规则暗区,部分为不规则实性低回声,实性部分可见血流信号

CT 表现:肿瘤发现时体积多较大,边界较清晰、规则,部分因侵犯周围器官而边界显示不清。肿块可呈实质性、囊实性或囊性为主,内见分隔。肿块内常见大范围坏死呈低密度,有时坏死区内含有较多黏液成分或合并出血而呈近似软组织密度。肿瘤内出血呈略高密度。残存的实性部分呈岛屿状分布、形态不定,增强扫描实性部分明显强化(图 19-3-37)。

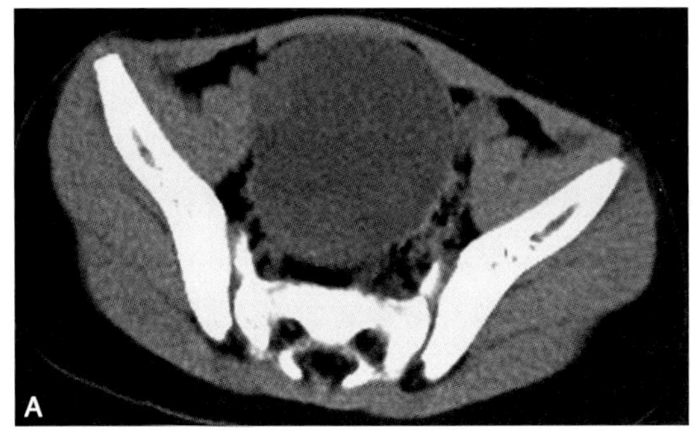


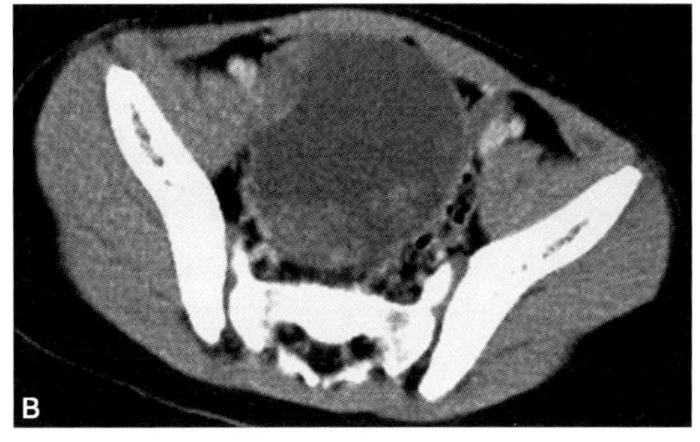


**图 19-3-37 内胚窦瘤**

女,5 岁。下腹部疼痛,排尿后减轻。A. CT 轴位图像显示盆腔椭圆形低密度为主的病变,密度不均匀,边缘部分呈软组织密度,边界清晰;B. CT 增强扫描轴位图像显示病变不均匀强化,边缘部分明显强化

肿瘤内一般无钙化。

MRI 表现:肿块为实性或囊实性,常以等长 $T_1$、等长 $T_2$混杂信号为主,信号不均匀,部分肿瘤合并出血则伴有短 $T_1$信号;增强扫描肿瘤实性成分明显强化,肿瘤内及周边可因多发血管断面出现"亮点征"。常并发腹水和肾盂积水。15% 的内胚窦瘤伴发畸胎瘤,这类肿瘤中不规则的钙化和脂肪组织与内胚窦瘤中多血供的结构形成对比。

(4)无性细胞瘤(dysgerminoma):为中度恶性的卵巢生殖细胞肿瘤,占卵巢恶性肿瘤的 2% ~4%。好发于青春期及生育期妇女,75% 的无性细胞瘤发生于 10 ~ 30 岁。无性细胞瘤常为单侧性,10% ~17% 为双侧性,这与未成熟畸胎瘤及卵黄囊瘤均为单侧性不同,肿瘤常较大,长径 10 ~ 20cm。肿瘤为实性,表面光滑,呈分叶状,包膜一般完整,常有坏死及出血区。肿瘤可粘连邻近结构,有时可见血性腹水。该肿瘤对化疗和放疗均极敏感,治疗原则以手术后辅以化疗为主,因患者多较年轻,需保留生育功能者居多,故放疗仅用于部分晚期和复发患者。

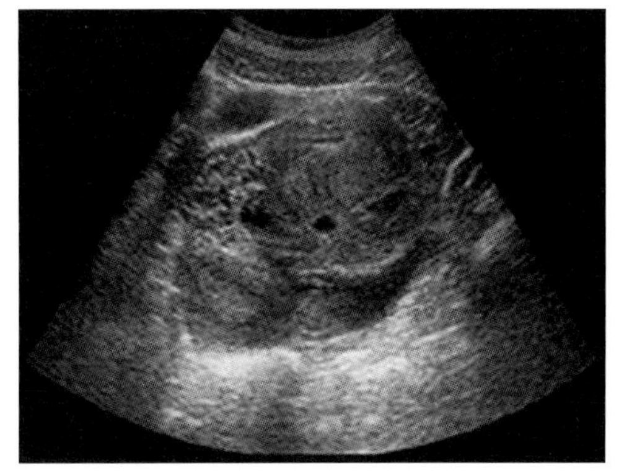

**图 19-3-38 无性细胞瘤**

女,38 岁。触及下腹部包块。附件区见一囊实性包块,以实性为主,另可见多个不规则分隔,实性部分及隔上均可见明显血流信号

超声表现:肿瘤形状较规则,边界较清晰,内为实质性不均质稍低回声,无声衰减,瘤体中部可见树枝状稍高回声分隔,将实性肿瘤组织分隔成小叶状低回声区,CDFI 显示瘤内血管主要分布于稍高同声的分隔上,血流频谱呈高速低阻力型(图 19-3-38)。

CT、MRI 表现:肿瘤通常体积较大,可呈分叶状,边界较清晰,密度及信号多不均匀,肿瘤中可见坏死和出血的密度/信号,增强扫描肿瘤实性部分明显强化。肿瘤内见纤维间隔,在 MRI 平扫 $T_2$WI 上呈低信号,通常肿瘤间隔内含有丰富血管;CT、MRI 对比增强扫描均显示明显强化,少数病例可有散在钙化。

**6. 卵巢转移性肿瘤(ovarian metastatic tumor)** 占卵巢恶性肿瘤的 5% ~10%,80% 累及双侧卵巢,病灶表现为多发性结节,镜下可见原发肿瘤的形态特征。常见的卵巢转移癌

为 Krukenberg 瘤，原发于胃肠道，为含印戒细胞成分的黏液性腺癌。原发部位还有乳腺、肺、泌尿系及生殖器官等，淋巴瘤也可累及双侧卵巢。CT、MRI 表现：常见双侧卵巢均受累，肿块以实性为主或呈囊实性，多伴有腹水（图 19-3-39）。

**7. 输卵管癌（fallopian tube carcinoma，FTC）** 原发于输卵管的恶性肿瘤称原发性输卵管癌（primary fallopian tube carcinoma，PFTC），较罕见。半数以上发生于绝经后妇女，可能与慢性输卵管炎有关。输卵管癌早期无症状或症状不典型，随着病变的发展，典型者可出现“三联症”（triad of tube carcinoma），即阴道排液与出血、腹痛、盆腔肿块。PFTC 在组织学上绝大多数是浆液性腺癌，偶尔也可出现子宫内膜样癌、透明细胞癌、鳞癌、移行细胞癌以及腺鳞癌、绒毛膜上皮癌等。可通过血行转移、种植和淋巴结转移，晚期可以出现血性腹水。

超声表现：常双侧卵巢受累，肿块回声以实性为主或兼有囊性和实性成分，内部回声衰减或成为无回声区，无明显包膜反射，但边界清晰，呈肾形或保持卵巢原状，彩超显示瘤内血流丰富，肿块内血流频谱以中等阻力（RI>0.40）为主，很少记录到低阻力血流，此点与原发于卵巢的恶性肿瘤不同。常在盆腹腔其他部位扫查到边界不清、有相似回声的肿块，或合并腹水。

CT 表现：原发性输卵管癌表现为盆腔附件区实质性或囊实性肿块，可呈团块影，也可为管壁内的结节状突起。当肿瘤沿输卵管浸润生长，引起输卵管壁增厚，伴有明显迂曲和积水时，其管状形态不易辨认，常表现为附件区椭圆形或形态不规则的囊实性混合包块。边界常不清楚。输卵管癌向外侵犯突破浆膜层后可累及卵巢和阔韧带。增强扫描实性肿块、管壁上的结节一般为轻度至中度强化（图 19-3-40）。MRI 表现：输卵管癌实性或囊实性肿块信号无特异性，$T_1$WI 肿瘤呈低信号，$T_2$WI 多数呈相对高信号，信号可均匀或不均匀，囊性部分呈明显长 $T_2$ 信号；增强扫描肿瘤实质部分强化。

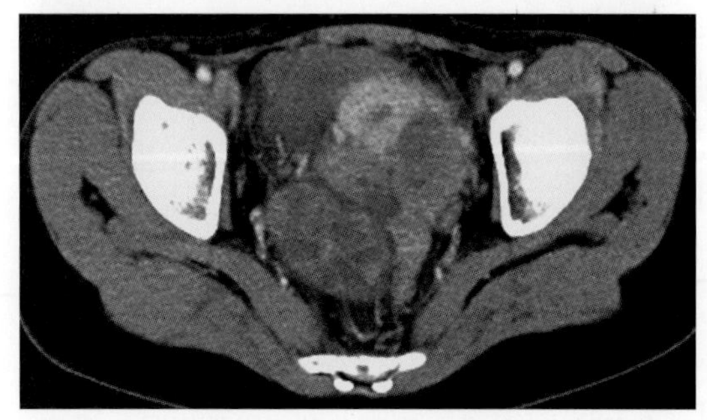

**图 19-3-39 卵巢转移癌**

女，22 岁。胃低分化腺癌。CT 增强扫描显示双侧附件区不均匀强化肿块影

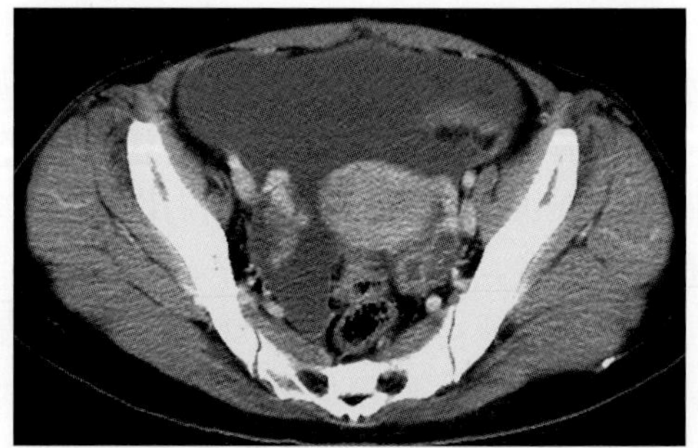

**图 19-3-40 双侧卵巢、输卵管浆液性乳头状囊腺癌**

女，43 岁。腹胀 1 个月。CT 增强扫描示双侧附件区囊实性肿块，囊壁及分隔明显强化

## 五、研究进展及存在问题

卵巢恶性肿瘤发病隐蔽、早期转移和治疗后复发转移常见，是严重威胁女性生命的疾病，对肿瘤的正确分期、对治疗后肿瘤准确监控至关重要，影像学在其中起到重要作用。单军等研究卵巢肿瘤的早期增强方式，认为良性肿瘤早期强化率低，强化峰值时间长，曲线斜

率低，恶性肿瘤则相反。除了常规的 CT/MRI 检查外，PET/CT 也是一种重要的诊断、临床治疗评估方法。

（杨辉　王青）

## 参考文献


1. Chang YW, Hong SS, Jeen YM, et al. Bilateral sclerosing stromal tumor of the ovary in a premenarchal girl. Pediatr Raiol, 2009, 39: 731-734.
2. Corwin MT, Gerscovich EO, Lamba R, et al. Differentiation of ovarian endometriomas from hemorrhagic cysts at MR imaging: utility of the T2 dark spot sign. Radiology, 2014, 271(1): 126-132.
3. Funt SA, Hricak H, Abu-Rustum N, et al. Role of CT in the management of recurrent ovarian cancer. AJR Am J Roentgenol, 2004, 182(2): 393-398.
4. Hall OR, Pascasio JM, Morrissette JJ, et al. Study of an onarian sclerosing stromal tumor presenting as vaginal bleeding in a 7-month-old. Pediatr Develop Pathol, 2008, 11: 300-304.
5. Imaoka I, Wada A, Kaji Y, et al. Developing an MR imaging strategy for diagnosis of ovarian masses. Radiographics, 2006, 26(5): 1431-1448.
6. Khashper A, Addley HC, Abourokbah N, et al. T2-hypointense adnexal lesions: an imaging algorithm. Radiographics, 2012, 32(4): 1047-1064.
7. Lee NK, Kim S, Kim HS, et al. Spectrum of mucin-producing neoplastic conditions of the abdomen and pelvis: cross-sectional imaging evaluation. World J Gastroenterol, 2011, 17(43): 4757-4771.
8. Mehmet RO, Bengu CS, Ahmet K. Sclerosing stromal tumor of the ovary: ultrsound elastography and MRI findings on preoperative diagnosis. Journal of Medical Ultrasonics, 2011, 38(4): 217-220.
9. Michal Y, Valerie LW, Emily AB, et al. Ultrasound in the diagnosis of polycystic ovary syndrome in adolescents. Fertility and sterility, 2014, 102(5): 1432-1438.
10. Mohaghegh P, Rockall AG. Imaging strategy for early ovarian cancer: characterization of adnexal masses with conventional and advanced imaging techniques. Radiographics, 2012, 32(6): 1751-1773.
11. Nougaret S, Addley HC, Colombo PE, et al. Ovarian carcinomatosis: how the radiologist can help plan the surgical approach. Radiographics, 2012, 32(6): 1775-1800; discussion 1800-1803.
12. Oh SN, Rha SE, Jung SE, et al. Transitional cell tumor of the ovary: computed tomographic and magnetic resonance imaging features with pathological correlation. J Comput Assist Tomogr, 2009, 33: 106-112.
13. Richard YY, Claude BS, Michael G, et al. Ovarian imaging by magnetic resonance in obese adolescent girls with polycystic ovary syndrome: a pilot study. Fertility and sterility, 2005, 84(4): 985-995.
14. Shadinger LL, Andreotti RF, Kurian RL. Preoperative sonographic and clinical characteristics as predictors of ovarian torsion. J Ultrasound Med, 2008, 7(1): 7-13.
15. Valentini AL, Gui B, Miccò M, et al. Benign and Suspicious Ovarian Masses-MR Imaging Criteria for Characterization: Pictorial Review. J Oncol, 2012, 2012: 481806.
16. Woodward PJ, Hosseinzadeh K, Saenger JS. From the archives of the AFIP: radiologic staging of ovarian carcinoma with pathologic correlation. Radiographics, 2004, 24(1): 225-246.
17. 单军，徐坚民，龚静山，等. 早期增强 MRI 对良恶性卵巢肿瘤的鉴别诊断价值. 中华放射学杂志，2003，37(11)：1001-1006.

# 第四节　基于临床的鉴别诊断：育龄期急性盆腔痛

## 一、前　　言

急性腹痛是常见的临床症状，在内外妇儿等科的许多疾病中均可发生。多种妇产科疾病可出现突然发作的腹痛，如不及时诊断和处理，可致患者休克或更严重后果。

## 二、相关疾病分类

引起育龄期急性盆腔痛的疾病中相当多的涉及妇产科疾病，此外还包括阑尾炎、腹膜炎、肠扭转和梗阻、泌尿系结石和炎症等其他疾病（表 19-4-1）。

**表 19-4-1　引起育龄期急性盆腔痛的妇产科疾病**

| 分类 | 相关疾病 |
|---|---|
| 发育异常 | 处女膜闭锁、阴道横隔、斜隔、阴道闭锁、残角子宫、双子宫及双角子宫<br>后天性疾病：宫腔或宫颈术后粘连 |
| 肿瘤蒂扭转 | 卵巢肿瘤蒂扭转、子宫浆膜下肌瘤扭转、输卵管扭转、卵巢扭转 |
| 器官破裂 | 异位妊娠破裂<br>卵巢卵泡或黄体破裂、卵巢囊肿破裂、内膜异位囊肿、卵巢肿瘤<br>输卵管破裂<br>子宫破裂、子宫内节育器穿孔 |
| 炎症 | 急性子宫内膜肌炎、急性附件炎、急性盆腔炎 |
| 异位妊娠 | |
| 痉挛 | 原发性或继发性痛经、输卵管痉挛、流产 |
| 其他 | 子宫内膜异位症 |

## 三、影像诊断流程

妇科急腹症发病急、进展快，对病情需要作出紧急正确的诊断和处理，否则可能难以阻止休克或进一步的严重后果。通常根据病史、临床检查，部分腹痛可初步推测病因（表 19-4-2）。询问病史时要特别注意以下几点：① 腹痛发生时间及其诱因、疼痛部位、性质、有无放射性疼痛或伴随症状；② 是否妊娠；③ 阴道出血或排液情况；④ 既往史及手术史。

便捷而有效的临床检查包括以下内容：① 阴道及宫颈分泌物通过肉眼观察、涂片及培养明确感染性质；② 子宫直肠陷凹膨隆提示腹腔内有积血、脓液、或破裂的囊液；③ 双合诊了解宫颈举痛、子宫及附件情况，三合诊有利于肿块及压痛区定位；④ 血 β-HCG 诊断早孕的敏感性和特异性约 100% 和 96%；当 β-HCG>200IU/L 而未发现宫内妊娠时，应考虑宫外孕可能。

另外需要与非妇科急腹症鉴别，包括：① 急性阑尾炎，急性阑尾炎引起的疼痛主要位于脐周和剑突下，逐渐加剧，经历 4～6 小时后局限于右下腹，伴发热，有时厌食、呕吐；② 肠梗阻,肠梗阻可致腹痛、腹胀及呕吐,疼痛的特征是阵发性腹痛、全腹压痛、高亢肠鸣音、气过水声,直立位透视肠腔内有多个气液平面;③ 腹膜炎,由腹腔内异常液体刺激引起,其疼痛特点为急性腹痛,恶心呕吐完全不能进食,体温升高,但脓毒血症时可呈低体温,弥漫性腹膜炎都有麻痹性肠梗阻,肠鸣音消失;④ 泌尿道急性感染,疼痛特点为盆腔烧灼痛,呈间歇性,多伴发热,但阴道分泌物,双合诊检查无异常。

表 19-4-2　急性盆腔痛的临床特征与可能疾病

| 临床特征 | 可能疾病 |
| --- | --- |
| 起病缓急 | 缓慢逐渐加重——炎症、肿瘤<br>急骤起病——扭转或破裂<br>反复隐痛后出现撕裂样疼痛——输卵管妊娠破裂或流产 |
| 疼痛部位 | 下腹正中痛——子宫病变<br>一侧下腹痛——相应侧附件病变(右侧要考虑阑尾炎)<br>双侧下腹痛——子宫、附件炎症<br>全腹痛——器官破裂、炎症 |
| 疼痛性质 | 持续性钝痛——炎症、腹腔内积液<br>顽固性疼痛——晚期肿瘤<br>阵发性绞痛——器官痉挛<br>撕裂样锐痛——脏器破裂、异位妊娠<br>持续性坠痛——盆腔积血或积脓 |
| 疼痛伴随症状 | 有停经史——妊娠有关的疾病<br>伴恶性呕吐——脏器或肿瘤扭转<br>畏寒发热——炎症<br>休克——腹腔内出血<br>肛门坠胀——子宫直肠陷凹积液<br>恶病质——肿瘤晚期 |

## 四、相关疾病影像表现

**1. 生殖道发育异常(reproductive tract dysplasia)**　女性生殖道发育异常包括:处女膜闭锁、阴道纵隔、阴道横隔、阴道斜隔、阴道闭锁、残角子宫及双子宫等。

处女膜闭锁(imperforate hymen)系发育过程中,阴道末端泌尿生殖窦组织未进行腔化所致,一般于青春期出现症状,表现为原发性闭经、周期性下腹痛。由于经血积存于子宫,多次月经来潮后致宫腔、输卵管积血,出现盆腔痉挛性疼痛。如果积血经输卵管逆流至盆腔,腹膜受刺激会发生剧烈腹痛。一般结合临床表现、经妇科检查和超声检查后可确诊。

阴道纵隔(longitudinal vaginal septum)分为阴道完全纵隔及不完全纵隔。① 完全性纵隔:患者多无症状,性生活、生育和阴道分娩均无影响,往往在妇科检查时发现阴道被纵形黏膜分割成两条纵形通道,上达宫颈,下至阴道外口(图 19-4-1)。本症可发生于发育完全正常的子宫,或与双子宫、双宫颈或子宫纵隔同时存在。② 不完全性纵隔:患者可有性生活困难或不适,妇科检查时发现阴道纵形黏膜未达阴道外口,分娩时胎头可能受阻。

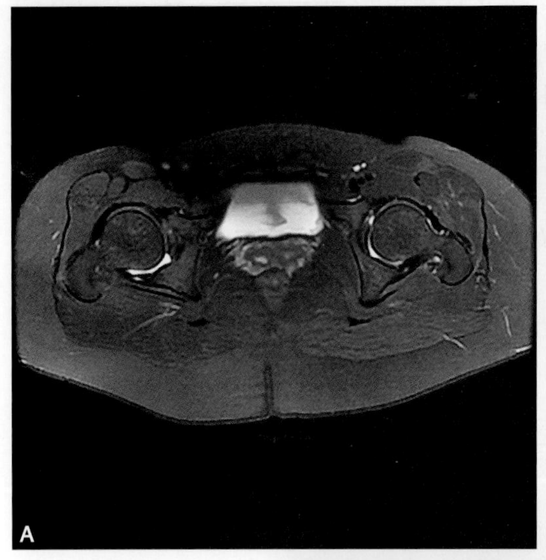


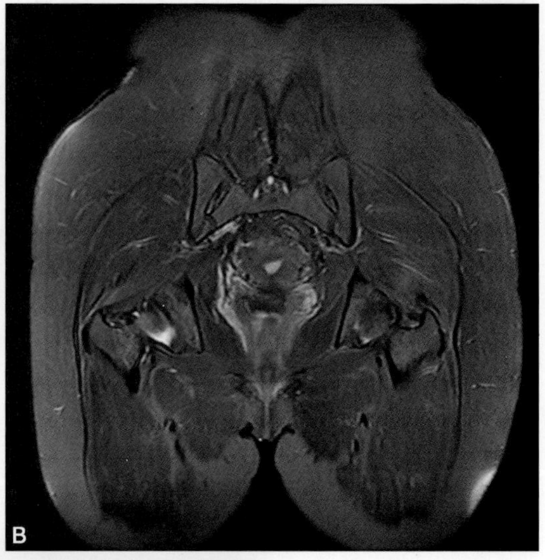


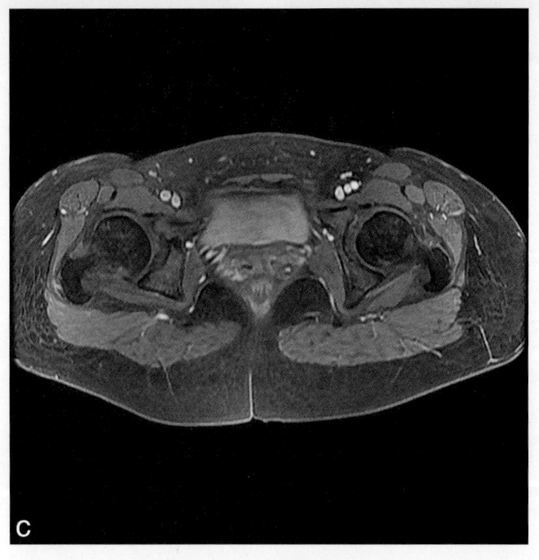


**图 19-4-1　阴道纵隔**

女,31 岁。痛经史,婚后性生活困难,流产时发现阴道纵隔。A、B. MRI 平扫 FS $T_2$WI 轴位显示宫颈内条形低信号,与肌层信号一致,将管腔分为两半,FS $T_2$WI 冠状位图像显示阴道内的条形分隔;C. MRI 增强扫描 $T_1$WI 轴位图像显示上述条形影强化程度与肌层一致,表面有线状明显强化,与两侧管腔黏膜强化一致并相延续

阴道横隔(transverse vaginal septum)为两侧副中肾管汇合后尾端与尿生殖膈相接处未贯通或部分贯通所致,横隔发生在阴道的中上部多见,可为完全性或不完全性(图 19-4-2)。完全性阴道横隔临床表现为青春期原发性闭经,周期性持续加重的下腹痛,可伴有子宫内膜异位症。不完全性阴道横隔可因影响经血排出而出现痛经、经期延长。

阴道斜隔(oblique vaginal septum)可能是由于一侧副中肾管未向下延伸至尿生殖膈,常伴有同侧泌尿系发育异常,多为双宫体、双宫颈和斜隔侧肾缺如。主要表现为痛经和下腹痛。分为三型:无孔斜隔、有孔斜隔、无孔斜隔合并宫颈瘘管。无孔斜隔型痛经最明显,有孔斜隔型和无孔斜隔合并宫颈瘘管型初发时痛经程度轻、渐进性加重,合并感染则疼痛加重。

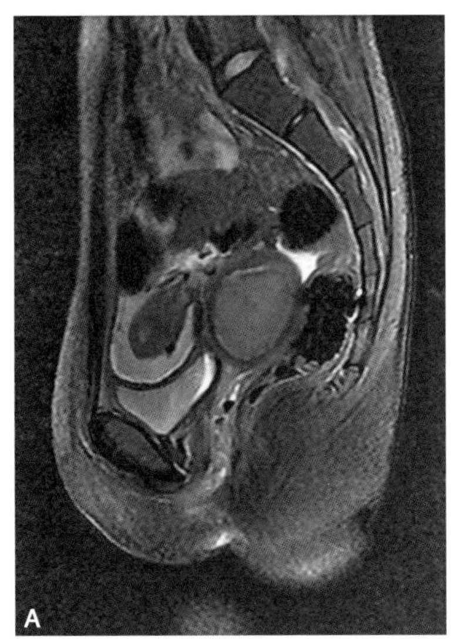
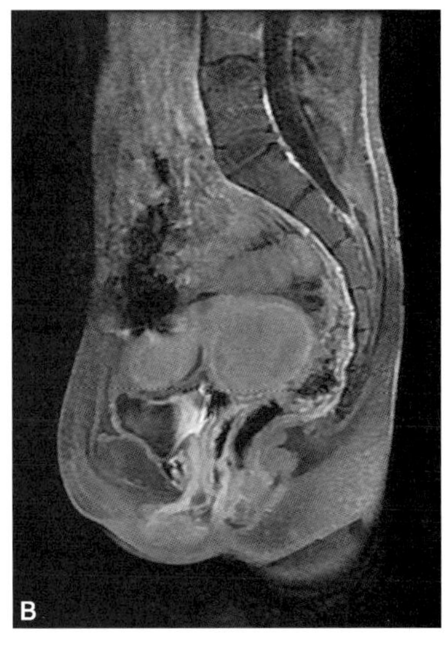

**图 19-4-2　阴道横隔**

女,18 岁。自幼无月经来潮,1 年前出现 1 月一次的下腹痛,无阴道流血,伴双乳房胀痛。A. MRI 平扫 FS $T_2WI$ 矢状位图像显示宫颈明显扩张,内见略高信号;B. 增强扫描 $T_1WI$ 矢状位图像显示阴道黏膜及肌层强化正常,与上方扩张的宫颈不相通

阴道闭锁(colpatresia)为泌尿生殖膈未形成阴道下段,可分为两型:Ⅰ型:阴道下段闭锁,阴道上段及宫体、宫颈正常(图 19-4-3);Ⅱ型:阴道完全闭锁,多合并宫颈和宫体发育不良,子宫畸形。临床表现为原发性闭经,逐渐加重的周期性下腹痛及盆腔包块。

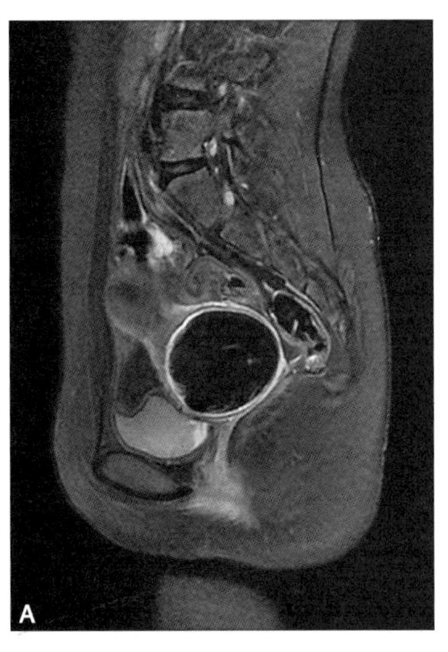
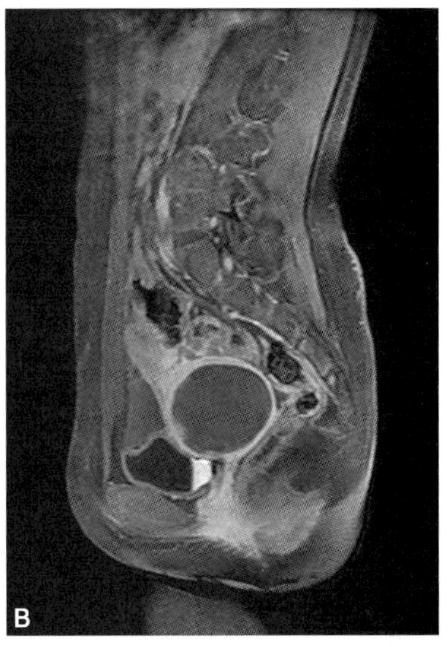

**图 19-4-3　阴道闭锁**

女,13 岁。自幼无月经来潮,2 个月前出现周期性下腹胀痛。A、B. MRI 平扫矢状位 $T_2WI$ 显示阴道及宫颈明显扩张,内呈低信号,其下方阴道呈实性;$T_1WI$ 图像显示阴道呈均匀强化,未显示黏膜及管腔

残角子宫(rudimentary uterine horn)为一侧副中肾管中下段发育缺陷形成，正常发育侧副中肾管形成单角子宫。可分为三型：Ⅰ型残角子宫无宫颈有宫腔，与单角子宫相通，一般无症状或伴有痛经，妊娠时因残角子宫壁薄可发生破裂，引起突发剧烈腹痛，伴恶心、呕吐甚至休克(图 19-4-4)；Ⅱ型无宫颈有宫腔，与单角子宫不相通，临床表现为周期性一侧下腹痛，易并发子宫内膜异位症；Ⅲ型为实体性残角子宫，仅以纤维带与单角子宫相连，一般无明显症状。

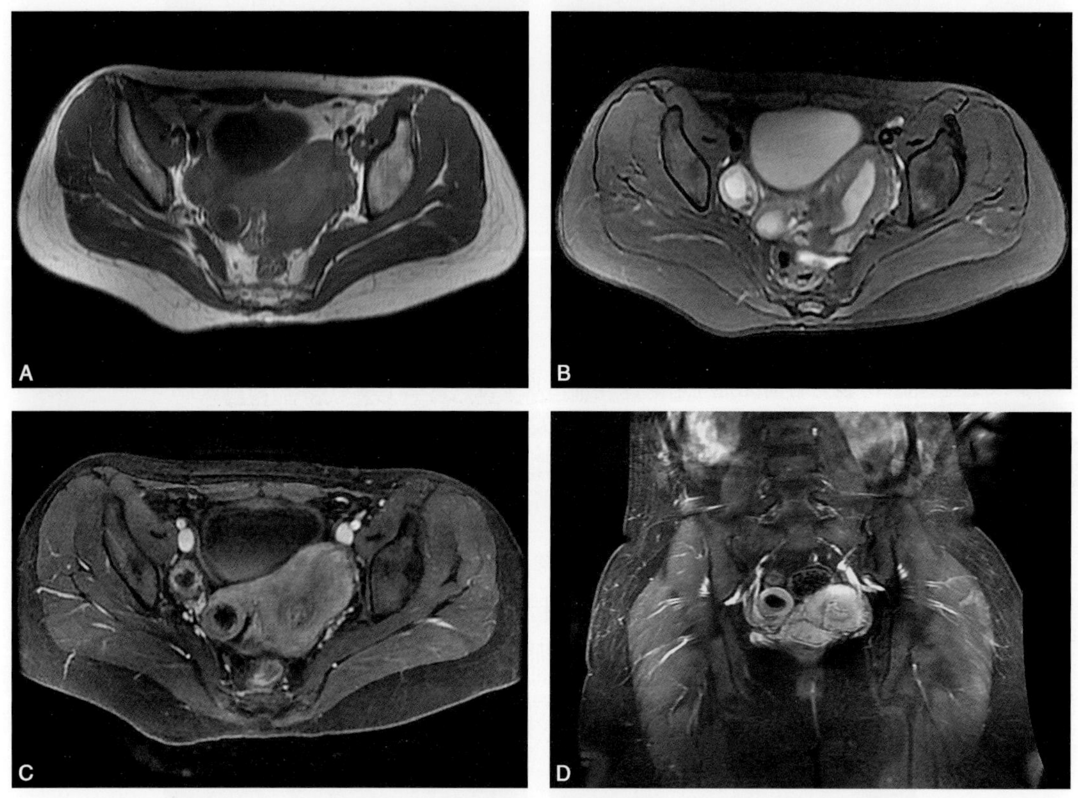


**图 19-4-4　残角子宫**

女，28 岁。腰酸不适。A、B. MRI 平扫 $T_1WI$、$T_2WI$ 周围图像显示盆腔左侧部子宫与宫颈相通，右侧部类圆形影，由中心向外各层与子宫腔、内膜、肌层信号一致；C、D. MRI 增强 CE-$T_1WI$ 轴位及冠状位图像显示上述类圆形影与子宫强化一致

双子宫(uterus duplex)为双侧副中肾管完全未融合，各自发育形成两个子宫和宫颈。双角子宫为双侧副中肾管融合不良所致。由于畸形子宫平滑肌结构异常，收缩不协调，可出现短暂疼痛(图 19-4-5)。

**2. 卵巢囊肿或黄体破裂(ovarian cyst or corpus luteum rupture)**　卵巢成熟卵泡或黄体可由于某种原因引起泡壁破损、出血，出现下腹部突发剧痛，起病急骤，先为一侧下腹痛，继而波及全腹，出血少时有肛门坠胀感，出血较多可有恶心、呕吐、头晕及休克症状。已婚和未婚妇女均可发生，以生育年龄多见。患者无停经史，滤泡破裂出血多发生于月经期，黄体破裂出血多发生于月经前期。妇科检查有宫颈举痛，后穹窿饱满，附件区触痛明显。尿妊娠试验阴性，血 HCG 在正常范围。US 见附件区卵巢周围囊实性不均质包块，边界不清。盆腔内或后穹窿有液性游离暗区。后穹窿穿刺抽出不凝血或血性液体有助于诊断。

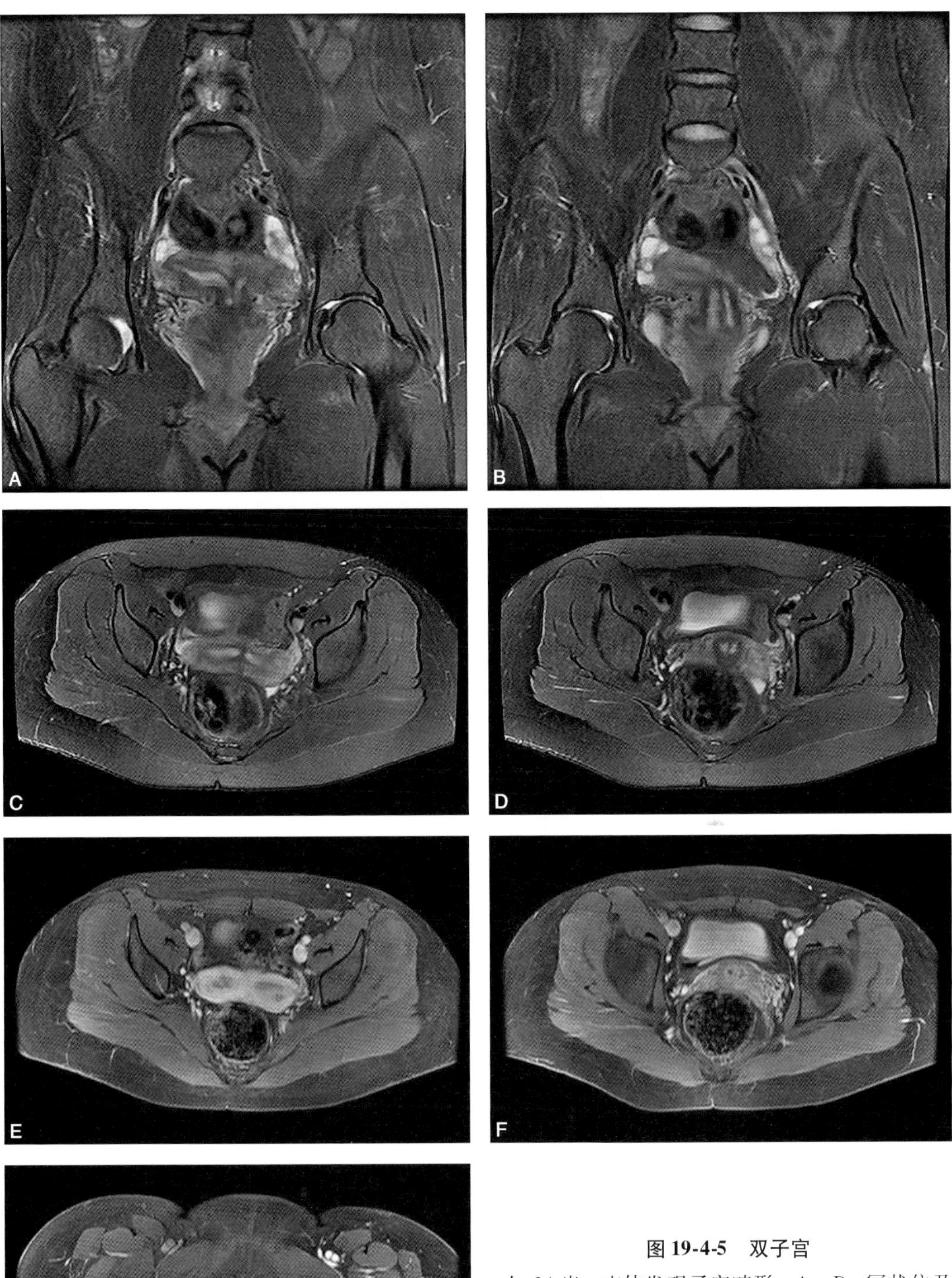


**图 19-4-5　双子宫**

女，24 岁。查体发现子宫畸形。A ~ D. 冠状位及轴位 $T_2$WI 显示子宫左右两部分分别具有单独宫腔和宫颈，宫腔、内膜及肌层信号正常；E、F. CE-$T_1$WI 显示子宫的两部分强化均正常；G. CE-$T_1$WI 显示两侧子宫具有独立的阴道卵巢囊肿破裂超声表现:原卵巢囊肿变形,呈皱缩状或花边状;囊壁轮廓不完整、凹陷、中断,不规则;破裂处囊内无回声与囊周无回声相通。破口小者,可保留原卵巢囊肿的特征性表现,但囊肿张力较低。破口大者,肿块边界模糊,囊腔内壁可有不规则突起,少数肿块消失。

黄体囊肿破裂超声表现分为三型:① 附件区包块型:一侧附件区见混合回声包块,内可见小片状的液性暗区,边界不清,形态不规则,无包膜,CDFI 其内未见明显血流信号;患侧卵巢可清晰显示或显示不清;腹盆腔内有不同程度的积液,内可见细密光点(图 19-4-6)。② 卵巢囊肿型:一侧卵巢体积增大,内可见囊性包块,边界欠清,部分可见囊壁连续性中断,囊内可透声好或者见细密光点或网格样回声;CDFI 部分内可见血流信号。盆腔内有不同程度的积液,内可见细密光点(图 19-4-7)。③ 积液型:子宫及卵巢均未见明显异常,仅于腹盆腔内见不同程度的积液,内可见细密光点。

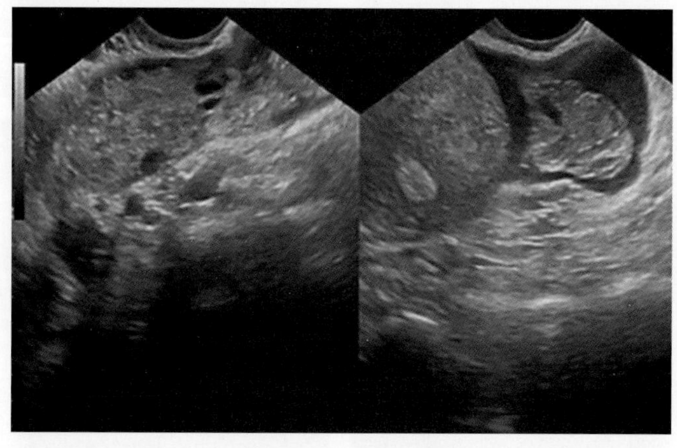

**图 19-4-6　黄体破裂**

女,33 岁。痛经 10 余年,突发剧烈腹痛 3 小时。左侧附件区见混合回声包块,内可见小片状的液性暗区,边界尚清,形态不规则;患侧卵巢可清晰显示;盆腔内有少量液性暗区,内可见细密光点

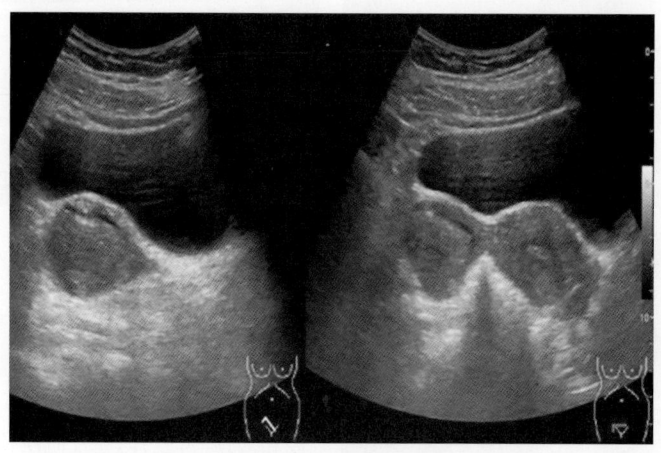

**图 19-4-7　黄体破裂**

女,37 岁。下腹部剧烈疼痛 2 小时。右侧卵巢体积增大,内可见囊性包块,边界欠清,囊内透声差,内可见网格样回声

卵巢巧克力囊肿破裂:患者多数有痛经史,发病多在月经前或月经周期后半期;声像图特点卵巢增大,囊壁厚,内壁毛糙,内部分布不均匀,液性部分呈细密云雾光点回声,有的呈分隔状,肿块与子宫分界不清。

**3. 卵巢肿瘤蒂扭转(torsion of ovarian tumor)**　妇科常见急腹症之一。扭转的蒂由骨盆漏斗韧带、卵巢固有韧带、输卵管及卵巢输卵管系膜组成,其中包括子宫动脉、静脉、附件及卵巢分支,导致动脉、静脉、淋巴回流受阻,卵巢肿瘤水肿出血及坏死。发生瘤蒂扭转的肿瘤常瘤蒂长、中等大小、活动度好,重心偏于一侧(如畸胎瘤),肿瘤与周围组织无粘连。妊娠期肿瘤受增大的子宫推挤更容易发生扭转。疼痛发生于一侧腹部,疼痛剧烈,伴恶性、呕吐。妇科检查可触及盆腔肿物,影像学检查可见盆腔肿物。

超声表现:卵巢囊肿蒂扭转的超声表现可因扭转的时间及程度不同,表现也不尽相同。子宫大小正常;患侧卵巢增大或于附件区见囊性或囊实性包块,囊壁厚、水肿,部分呈双边;囊性回声内可见细密光点或不规则光团;囊性包块多中等大小,位置偏高,多位于腹正中线及子宫前方;扭转的蒂部回声杂乱,呈实质性肿块回声,可呈漩涡状、靶环样、蜗牛壳样改变,边界不清,与原来囊肿声像图表现为一囊一实双肿块图像(图 19-4-8);囊肿根部彩色血流减少或消失;可有不同程度的血管扩张;患侧探头触痛试验阳性;腹、盆腔内有时可见液性暗区;经阴道超声可以发现卵巢增大,其内血流完全消失或明显减少,是早期诊断卵巢囊肿蒂扭转的特异性表现;对卵巢囊肿扭转检出率明显高于经腹部超声。特别是 CDFI 对动静脉血流的显示,对判断卵巢功能是否可复有较大价值。

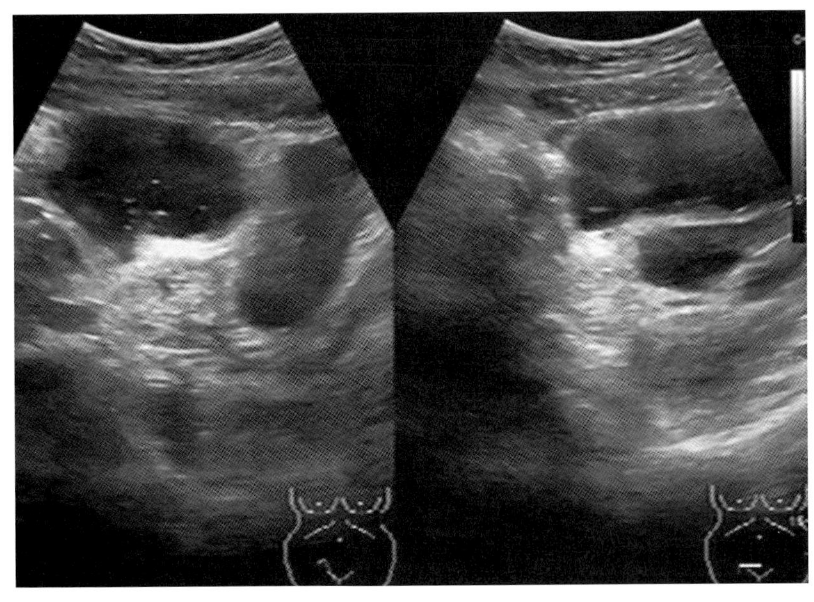

**图 19-4-8　卵巢囊肿扭转**

女,29 岁。下腹部剧烈疼痛伴呕吐 6 小时。子宫右方见囊实性包块,囊性部分内稀疏光点,实性部分回声不均,边界不清,构成一囊一实双肿块图像

CT、MRI 可见卵巢中等大小的肿瘤,密度或信号不均匀,内可见多发片状坏死或出血信号,其一侧可见含有血管的瘤蒂扭曲(图 19-4-9)。

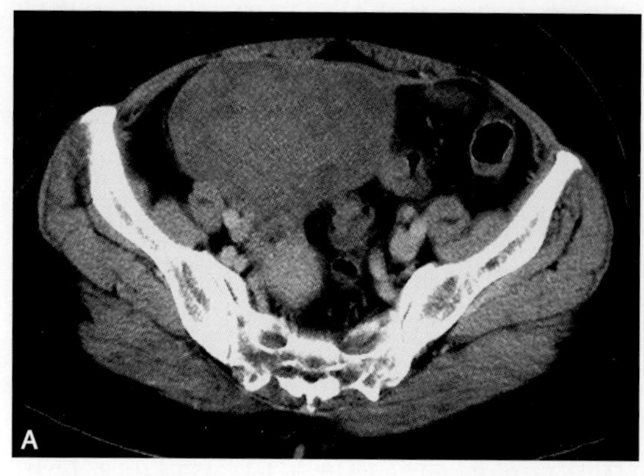


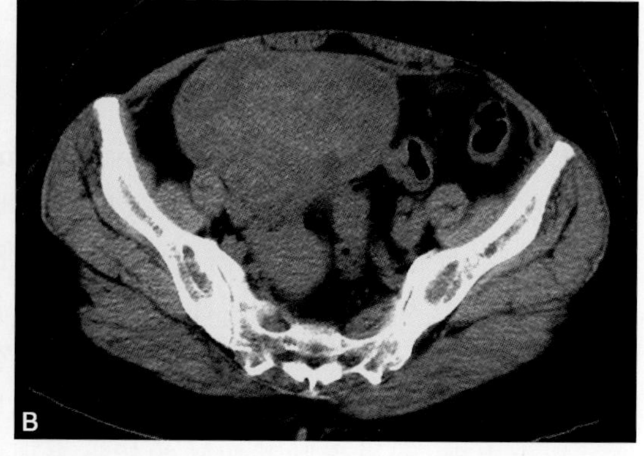


**图 19-4-9　右卵巢及肿瘤扭转**

女,58 岁。下腹痛 3 天,发热 1 天。A、B. CT 平扫及增强扫描图像显示盆腔体积较大的肿块,密度不均匀,呈低密度及略高密度混杂,强化不明显,其后部见窄蒂;手术考虑为卵巢甲状腺肿并内分泌肿瘤

**4. 盆腔炎(pelvic inflammation)**　女性上生殖道及其周围组织的一组感染性疾病,主要包括子宫内膜炎,输卵管炎、输卵管积脓、输卵管卵巢脓肿、盆腔腹膜炎。

超声表现:① 子宫内膜炎、子宫肌炎:子宫体积略增大,轮廓模糊,肌层回声减低、不均匀;子宫内膜增厚,回声减低;严重时宫腔内见无回声区,内可见点状及不规则小片状低回声,为宫腔积脓,有时可见脓液碎屑形成的液-平分层征;CDFI 显示炎症区血流较丰富(图 19-4-10)。② 输卵管、卵巢炎、输卵管积脓、输卵管卵巢脓肿:炎症较轻时,一侧或双侧附件区见条索样迂曲的中低回声区,边界模糊;卵巢轻度增大,实质回声减低;炎症加重后,输卵管管腔积脓或附件区见不规则混合回声包块,其内可见稀疏或稠密或分层的细点样等、弱回声,管壁不均匀增厚,边界模糊不清,呈纺锤样、腊肠样、不规则节段样改变(图 19-4-11)。炎症累及卵巢,有输卵管卵巢囊肿形成时,附件区可见中低回声包块,内可见无回声区,边界不清,输卵管及卵巢分辨不清。③ 盆腔腹膜炎:除上述声像图特征外,腹盆腔内见较多的液性暗区,多集中在盆腔内。可包绕子宫周围,形成无回声或低回声带;盆腔脓肿形成时,子宫直肠陷凹内见点状或条带状回声。

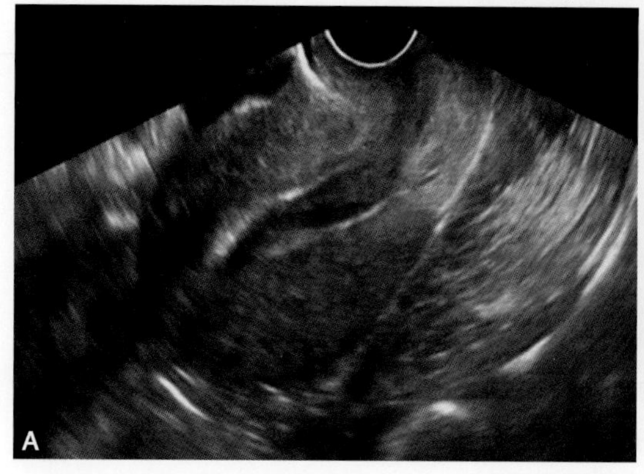


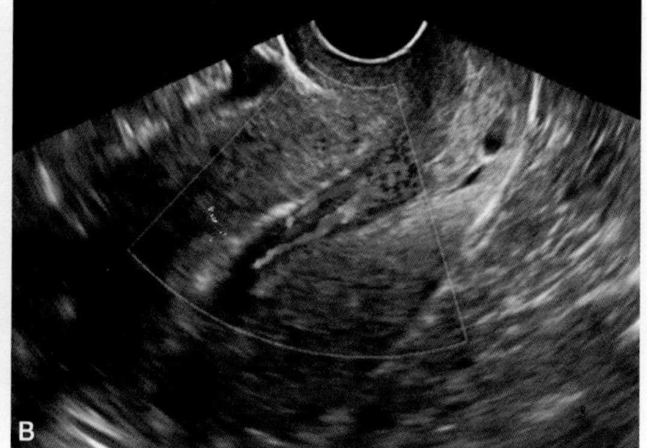


**图 19-4-10　子宫内膜炎**

女,44 岁。下腹部明显疼痛 3 天。A. 子宫大小、形态正常,子宫内膜增厚,回声减低;B. CDFI 示子宫内膜血流信号丰富

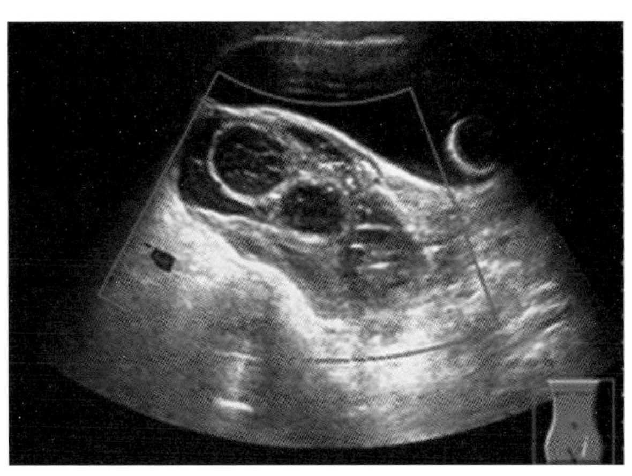

**图 19-4-11 输卵管积脓**

女,35 岁。腹痛伴发热 3 天。左侧附件区见不规则混合回声包块,其内可见稀疏点样回声,管壁不均匀增厚,边界模糊不清

CT 表现:子宫内膜炎及子宫肌炎显示子宫体积略增大,轮廓模糊,邻近脂肪间隙密度增高、模糊,宫腔扩大,见液体密度或高于水密度的脓液,有时子宫肌层内见边界模糊的低密度脓肿,增强扫描无明显强化或边缘强化。输卵管、卵巢炎、输卵管积脓、输卵管卵巢脓肿可见一侧或双侧附件区增大,见边缘模糊的略低或近似软组织密度影,周围脂肪间隙密度增高、模糊,增强扫描显示不均匀强化,或可见边缘强化的小脓肿,有时炎症的卵巢及输卵管形似肿块(图 19-4-12)。合并盆腔脓肿或积液时可见盆腔液体密度或高于液体密度的脓液,增强扫描显示局部不均匀强化或环状强化,盆腔腹膜增厚及异常强化(图 19-4-13)。MRI 表现与 CT 相似,显示子宫肌层小脓肿更清晰。

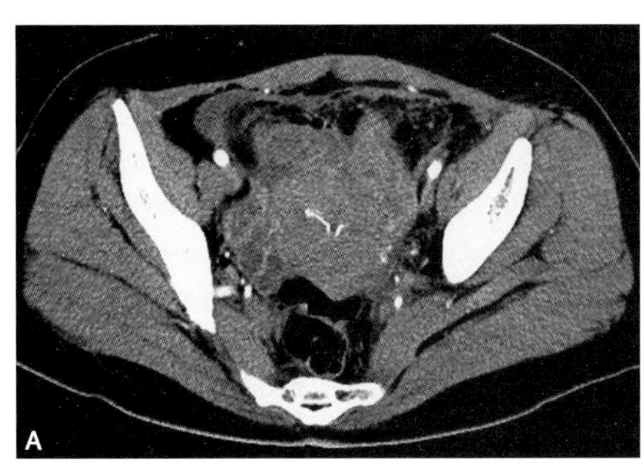


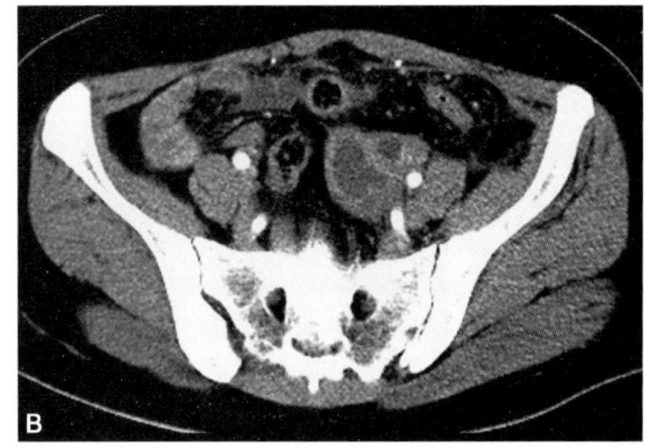


**图 19-4-12 双侧输卵管急慢性炎**

女,40 岁。腹痛 10 余天,疼痛剧烈。A、B. CT 增强扫描轴位图像显示双侧附件区不规则形团块影,不均匀强化,内见多个椭圆形更低密度影,边缘强化

**5. 异位妊娠(ectopic fetation)** 宫外孕又称异位妊娠,是受精卵着床于宫腔以外的器官或组织中所致。根据着床部位分为输卵管妊娠、腹腔妊娠、卵巢妊娠、宫颈妊娠及子宫残角妊娠等,其中输卵管妊娠最常见约占 95% ~98%。超声表现:声像图随着着床部位、有无流产、破裂、出血及发病时间长短的不同而异。

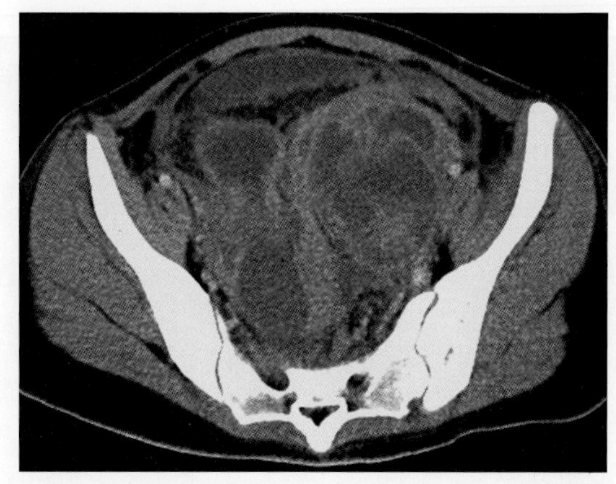

**图 19-4-13　双侧附件区脓肿**

女,20 岁。发热、腹痛 1 个月余。CT 增强扫描显示盆腔内双侧附件区多发病变,中心无强化,边缘及内部分隔明显强化

(1) 输卵管妊娠(tubal pregnancy,TP):子宫正常大小或稍大,子宫内膜线部分回声增强、增宽、增粗,宫内未见孕囊回声,部分患者可见梭形无回声,呈“假孕囊”征,位于宫腔中央,单环状。未流产破裂型附件区可见均匀的低回声,厚壁囊性或混合回声,边界较清晰;典型的厚壁囊性包块呈“面包圈征”,其内见胚芽和原始胎心搏动,是诊断宫外孕可靠依据;流产破裂型,肿块呈高回声或混合回声,回声分布杂乱,形态不规则,边界模糊(图 19-4-14);同侧卵巢可以显示或包块内可见卵巢或卵巢显示不清;陈旧性,肿块回声强弱不一,边界不清,形态不规则,无包膜,与子宫及其周围组织分界不清。彩色多普勒(CDFI)在附件区包块内及周边可检测到较丰富的滋养动脉血流信号;脉冲多普勒频谱呈单相或双相、形态增宽的高速低阻动脉血流频谱,RI<0.40。正常宫内早孕滋养动脉 RI 为 0.40～0.50;RI>0.50,常在早孕流产时出现;RI<0.40,临床表现常为输卵管妊娠破裂或将要发生破裂。部分盆腔或腹腔内有液性暗区,当腹、盆腔内有大量积液时,可见漂动的肠管回声。

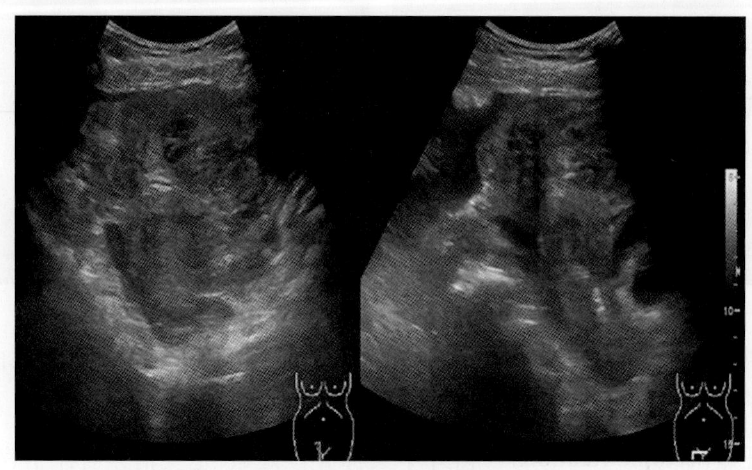

**图 19-4-14　宫外孕**

女,22 岁。停经 8 周,腹痛 2 天。宫体上方不均质低回声包块,边界不清,形态不规则,无包膜,与子宫分界不清,包块周围见不规则液性暗区

（2）子宫颈妊娠（cervical pregnancy）：指受精卵种植在子宫颈管内，较少见，发生率约为0.1%。子宫体积略大，宫腔内未见孕囊回声；子宫颈膨大如球，与子宫体相连呈“葫芦状”；子宫颈管内可见变形的妊娠囊；子宫颈内口关闭，胎物不超过内口（图 19-4-15）；CDFI 示妊娠囊滋养层血供丰富，局部呈环状、束状或条束状的彩色血流信号，动脉频谱为低阻血流频谱。

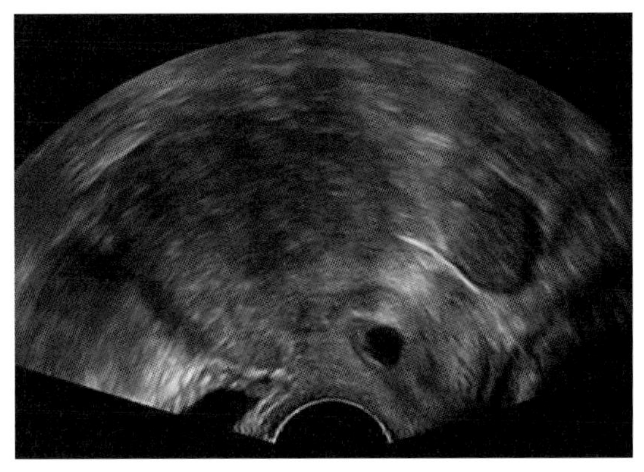

**图 19-4-15　宫颈妊娠**

女，33 岁。停经 9 周。宫颈管膨大，内见妊娠囊回声，宫腔内未见妊娠囊，宫颈内口未开

（3）腹腔妊娠（abdominal gestation）：腹腔妊娠是指位于输卵管、卵巢及阔韧带以外的腹腔内妊娠，十分罕见，其发生率约为 1/15000。孕产妇死亡率为 5%，故早期诊断腹腔妊娠极为重要。腹腔妊娠分为原发型和继发型两种，以继发型多见。多见于输卵管妊娠流产或破裂，孕囊落入腹腔，种植于腹膜、腹腔脏器的表面或肠系膜，着床后继续发育成为腹腔妊娠。

超声特征：子宫大小正常，宫腔内未见妊娠囊回声；腹腔内见胎儿的各种结构、羊水暗区及胎盘图像；胎儿结构与母体腹壁较接近；胎儿位置偏向一侧或姿势不正常；胎儿结构与膀胱之间无子宫结构（图 19-4-16）。

（4）卵巢妊娠（ovarian pregnancy）：卵巢妊娠是指受精卵在卵巢内着床和发育，可分为原发性和继发性两种，临床上较少见，其发病率占异位妊娠的 0.5% ~3.0%。超声特征：附件区或边缘均可探及增大卵巢样回声，边缘清楚，其中有孕囊样回声。

（5）残角子宫妊娠（rudimentary horn pregnancy）：残角子宫是生殖器官发育畸形，残角子宫妊娠极其少见，占异位妊娠发病率的 1/10 万。超声特点：残角子宫多数不与另一侧发育较好的子宫腔相通，未破裂型残角子宫妊娠的妊娠物外包以薄而完整的肌层，与正常子宫腔不相通；妊娠物外包以薄而完整的肌层且不与宫颈相连。

CT 表现：最常见的异位妊娠部位是输卵管，于附件区发现囊实性肿块，密度不均匀，与周围组织分界清晰或不清晰，增强扫描囊壁强化或局部明显强化，而内部无强化。宫颈妊娠见子宫颈增大及其内的不均匀密度及强化包块。妊娠囊破裂可见盆腔内见血液密度。MRI 表现：异位的妊娠囊呈类圆形或椭圆形，$T_1$WI 呈类圆形稍低信号内见更低信号，$T_2$WI 呈高信号（图 19-4-17）；增强扫描病变部分明显强化。发生破裂时局部或盆腔内见 $T_1$WI、$T_2$WI 上高信号。

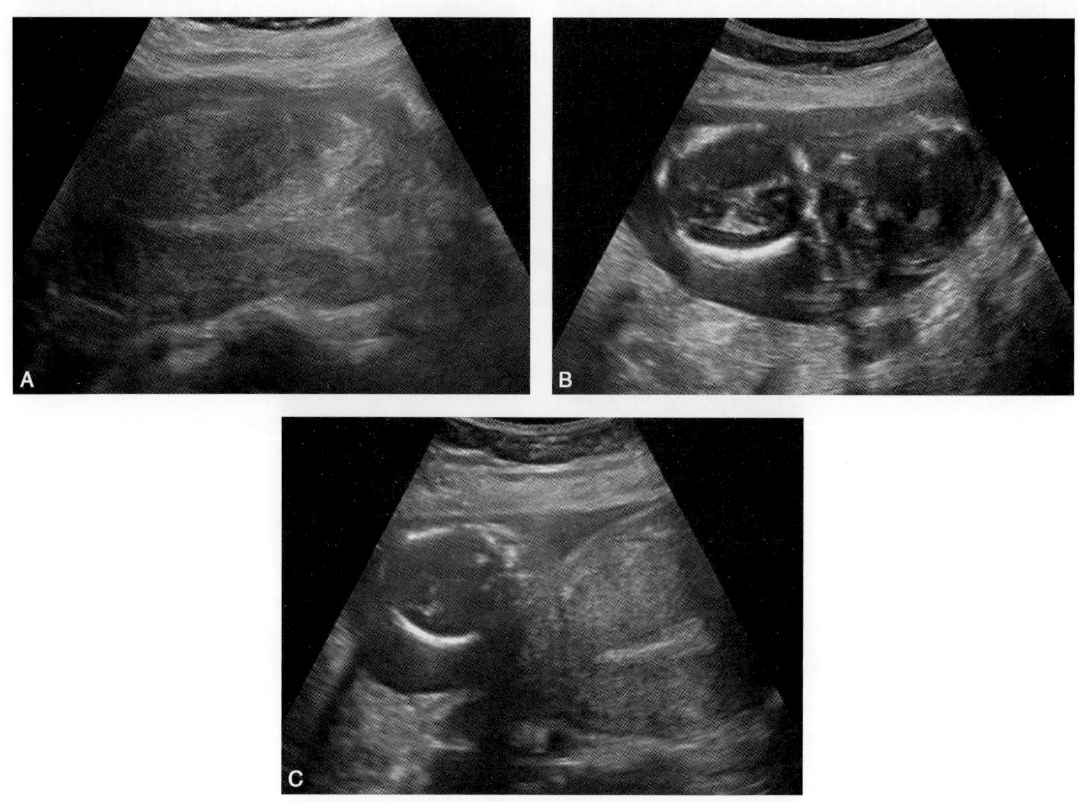

图 19-4-16　腹腔妊娠

女,28 岁。停经 14 周,腹痛逐渐加重。A. 宫腔内未见妊娠囊回声,于子宫峡部前壁见内膜样回声,呈楔形切入;B. 腹腔内见胎儿颅骨结构、胎儿腹腔结构显示不清、胎儿周围见羊水暗区;C. 胎儿位于子宫外侧,与母体腹壁较接近

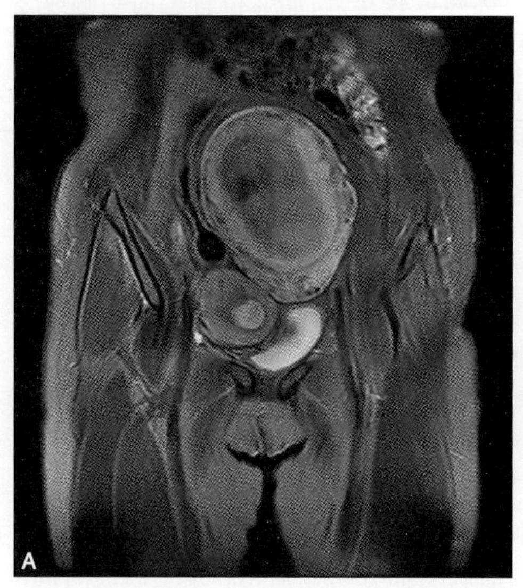

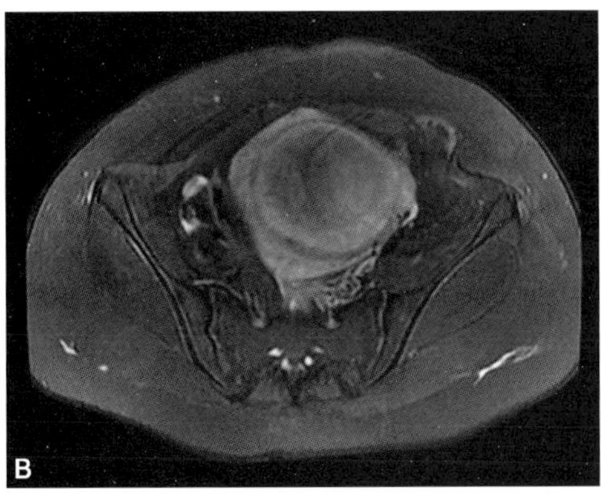


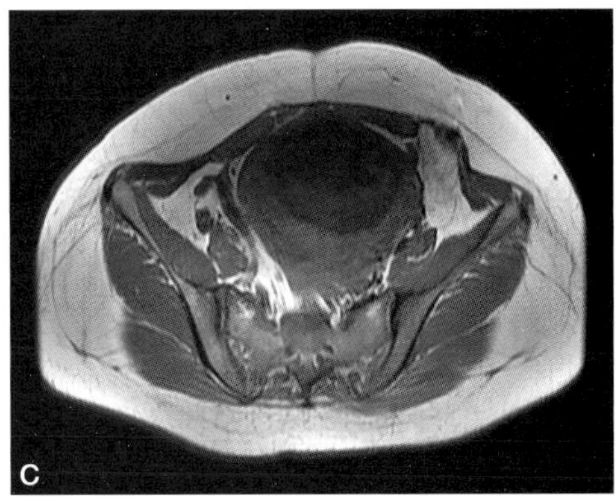


**图 19-4-17　残角子宫妊娠**

女，31 岁。停经 14 周。A、B. MRI 平扫 FS $T_2$WI 图像显示盆腔左侧残角子宫内妊娠囊，囊胚壁呈高信号，囊内呈低信号，残角子宫肌层见多发流空血管影；C. $T_1$WI 显示囊胚壁呈低信号，内容物呈低信号

## 五、研究进展及存在问题

育龄期急性盆腔痛仍是一个诊断挑战，US、CT、MRI 技术对于正确诊断发挥了整合作用。评价的第一步首先通过测定血清 β-HCG 水平判断妊娠状态，选择正确的影像学检查方法取决于仔细的临床评估以缩小鉴别诊断范围。是否高度怀疑是妇科、产科、胃肠道、泌尿或其他病因，这将决定了哪种影像学方法是最合理、最准确的诊断方法。

（杨辉　王青　吕翠）

## 参考文献


1. Celik O, Hascalik S, Sarac K, et al. MRS of premalignant and malignant endometrial disorders-a feasibility of in vivo study. Eur J Obstet Gynecol Reprod Biol, 2005, 118(2): 241-245.
2. Corwin MT, Gerscovich EO, Lamba R, et al. Differentiation of ovarian endometriomas from hemorrhagic cysts at MR imaging: utility of the T2 dark spot sign. Radiology, 2014, 271(1): 126-132.
3. Houk CP, Lee PA. Update on disorders of sex development. Curr Opin Endocrinol Diabetes Obes, 2012, 19(1): 28-32.
4. Kerstin AB, Celine DA, Gerhard G, et al. Magnetic resonance imaging of cervical carcinoma using an endorectal surface coil. Eur J Radiol. 2014, 83(7): 1030-1035.
5. Mehmet RO, Bengu CS, Ahmet K. Sclerosing stromal tumor of the ovary: ultrsound elastography and MRI findings on preoperative diagnosis. Journal of Medical Ultrasonics, 2011, 38(4): 217-220.
6. Nougaret S, Addley HC, Colombo PE, et al. Ovarian carcinomatosis: how the radiologist can help plan the surgical approach. Radiographics, 2012, 32(6): 1775-1800; discussion 1800-1803.
7. Öçal G. Current concepts in disorders of sexual development. J Clin Res Pediatr Endocrinol, 2011, 3(3): 105-114.
8. Rizzo S, Calareso G, De Maria F, et al. Gynecologic tumors: how to communicate imaging results to the surgeon. Cancer Imaging, 2013, 13(4): 611-625.
9. Shen SH, Chiou YY, Wang JH, et al. Diffusion-weighted singleshot echo-planar imaging with parallel technique in assessment of endometrial cancer. AJR, 2008, 190(2): 481-488.
10. Thurmond AS. Imaging of female infertility. Radiol Clin North Am, 2003, 41(4): 757-767.

11. Vijayaraghavan SB. Sonographic whirlpool sign in ovarian torsion. J Ultrasound Med. 2004,23(12):1643-1649.
12. Walker DK,Salibian RA,Salibian AD,et al. Overlooked diseases of the vagina:a directed anatomic-pathologic approach for imaging assessment. Radiographics,2011,31(6):1583-1598.
13. 王美豪,朱姬莹,闻彩云,等. 磁共振子宫输卵管成像在不孕症诊断中的应用. 放射学实践,2010,25(3):332-334.
14. 中华医学会妇产科学分会. 关于女性生殖器官畸形统一命名和定义的中国专家共识. 中华妇产科杂志,2015,50(9):648-651.

# 第五节 基于临床的鉴别诊断:阴道异常出血

## 一、前　　言

阴道异常出血是女性妇产科疾病的常见表现。阴道异常出血包括月经量多、月经频发、月经周期不规则、月经过少、月经间期出血、妊娠期间出血、无规律性间断或持续出血、围绝经期出血、接触性阴道出血。大部分阴道流血与排卵异常、雌孕激素水平、下丘脑及精神因素有关,通过临床表现、实验室检查可初步诊断,但需要影像学检查排除器质性病变,另外的阴道异常出血则存在女性生殖系统器质性病变。

## 二、相关疾病分类

月经过多可引起患者情绪低落且常有明显不适感以及腹痛等症状,引起贫血常伴有头晕乏力症状。常见的病因有子宫良性肌瘤、子宫内膜息肉、宫内节育器、子宫内膜炎以及全身性疾病(甲低、血液病等)。月经过多、频发、过少及月经不规律除了与内分泌因素有关,还可见于性传播性疾病、口服避孕药、宫颈息肉及宫颈炎。少数月经过多可见于子宫内膜癌,多见于40岁以上女性(表19-5-1)。

表19-5-1　阴道异常出血按病因分类

| 分类 | 相关疾病 |
|---|---|
| 与内分泌有关 | 排卵期出血、口服避孕药、雌激素或孕激素治疗中、功能失调性子宫出血 |
| 与妊娠有关出血 | 流产、先兆流产、异位妊娠、葡萄胎、产后阴道流血 |
| 与炎症有关出血 | 慢性宫颈炎、结核性子宫内膜炎、慢性盆腔炎 |
| 与肿瘤有关出血 | 子宫内膜癌、宫颈癌、卵巢颗粒细胞瘤和卵泡膜细胞瘤、子宫肌瘤、绒毛膜癌 |
| 与全身疾病有关的出血 | 肝脏疾病、再生障碍性贫血、血小板减少性紫癜、白血病、弥散性血管内凝血 |

约30%的女性妊娠期会出现不同程度的阴道出血,一般双胎出血的几率高于单胎。有些孕妇在妊娠开始的2周出血,且血量微少,这种微量出血往往是由于胚胎种植入子宫内膜时期而产生的,一般可自行消失无需治疗,但需要密切观察。少数妊娠女性发生流产、胚胎停育、宫外孕、胎盘异常引起孕期异常出血。围绝经期月经周期、间隔期以及出血量都变得不规律,一般可持续一年或几年不等;但需要警惕子宫内膜病变。而接触性阴道出血见于阴道外伤、感染炎症、更年期雌性激素水平过低、宫颈息肉宫颈癌等(表19-5-2)。

表 19-5-2　阴道异常出血按临床表现分类

| 分类 | 相关疾病 |
|---|---|
| 周期性阴道流血 | 经量增多:子宫肌瘤、子宫腺肌病、宫内节育器、功能失调性子宫出血、凝血机制障碍<br>月经间期出血:排卵期出血<br>经前或经后少量出血:排卵性功能失调性子宫出血、宫内节育器不良反应、子宫内膜异位症 |
| 不规律阴道流血 | 无排卵性功能失调性子宫出血、子宫内膜癌、宫颈癌 |
| 接触性出血 | 宫颈炎、宫颈息肉、早期宫颈癌、黏膜下子宫肌瘤 |
| 停经后阴道流血 | 育龄妇女:流产、异位妊娠、滋养细胞疾病<br>无性生活情况:无排卵性功能失调性子宫出血<br>围绝经期:生殖道恶性肿瘤 |
| 阴道流血伴白带增多 | 宫颈癌、子宫内膜癌、黏膜下肌瘤伴感染、宫颈息肉 |
| 绝经后阴道流血 | 子宫内膜癌、老年性阴道炎、宫颈息肉、子宫内膜炎、其他生殖道恶性肿瘤 |
| 外伤后阴道流血 | 骑跨伤或性交后阴道裂伤 |

## 三、影像诊断流程

多数阴道异常出血的病因并非存在器质性病变(图 19-5-1,图 19-5-2),超声或影像学检查排除器质性病变,以及发现器质性病变后的术前诊断及判断侵犯范围。

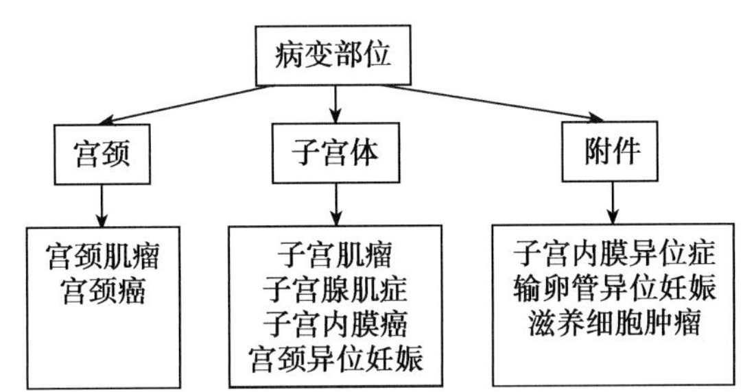


图 19-5-1　可能引起阴道出血的不同部位器质性病变

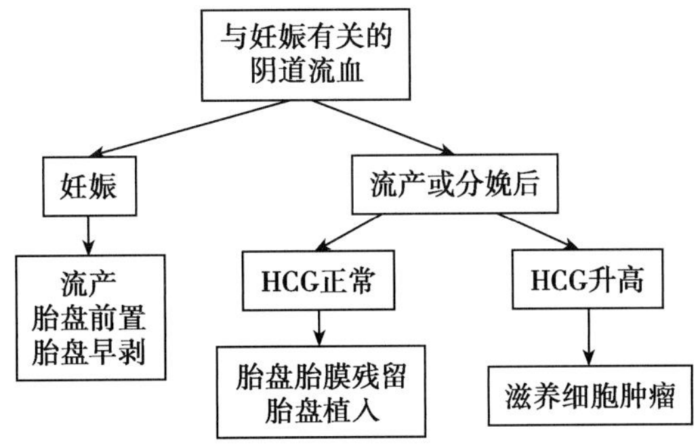


图 19-5-2　与妊娠有关的阴道流血

## 四、相关疾病影像学表现

**1. 节育器嵌顿或节育器穿孔** 节育器嵌顿指节育器部分或全部包埋于子宫肌壁内。超声图像显示节育器上缘与宫底之间的距离<10mm 或者节育器至子宫前后壁外缘的距离不一致。CT 显示节育器的一部分进入子宫肌层内。

节育器穿孔指节育器部分或全部穿透子宫壁。超声显示节育器部分或全部突破子宫浆膜层；完全穿孔时，宫腔内无节育器回声，可于腹腔、盆腔内见强回声节育器（图 19-5-3，图 19-5-4）；CT 显示节育器一部分穿过子宫肌层位于子宫外（图 19-5-5，图 19-5-6）。

**2. 胎盘残留和胎盘植入** 流产后或分娩后部分胎盘小叶、副胎盘或部分胎膜残留于宫腔内，影响子宫收缩会引起出血。超声、CT 及 MRI 于子宫内显示胎盘（图 19-5-7）。

**3. 与阴道异常流血有关的器质性病变** 异位妊娠、葡萄胎、子宫内膜癌、宫颈癌、卵巢颗粒细胞瘤和卵泡膜细胞瘤、子宫肌瘤、绒毛膜癌的影像学表现详见本章前四节。

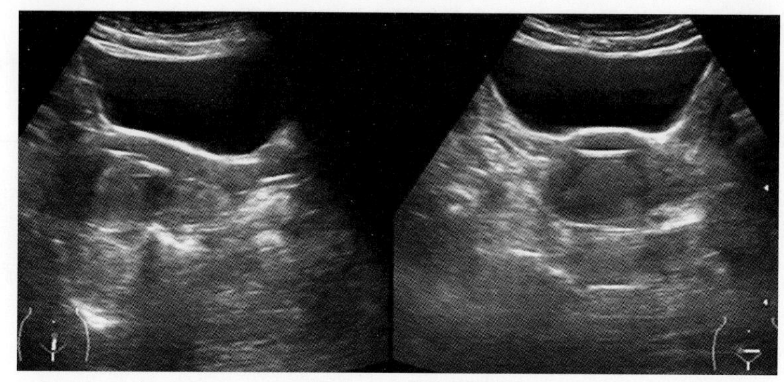

**图 19-5-3 节育器嵌顿**

女，46 岁。下腹部疼痛，伴阴道流血 2 周。节育器上缘与子宫内膜成角，部分嵌顿入子宫前壁肌层内

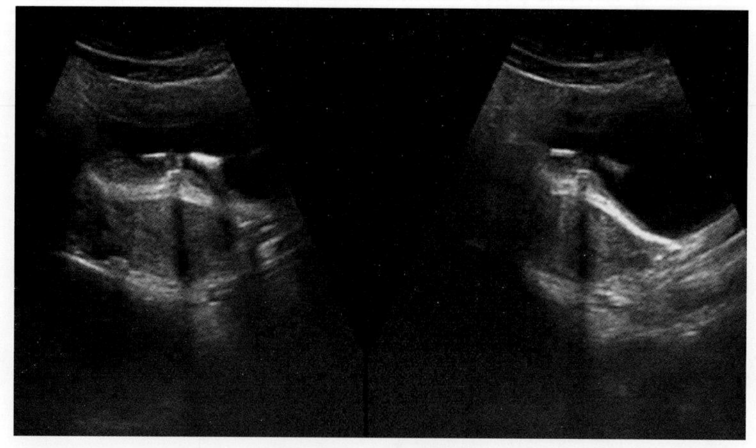

**图 19-5-4 节育器嵌顿**

女，47 岁。阴道流血 1 个月余。子宫前壁浆膜层不连续，节育器部分突破浆膜层进入膀胱内

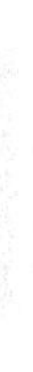

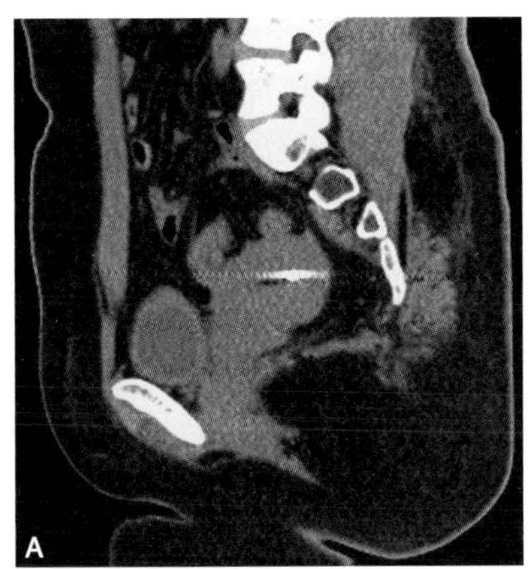
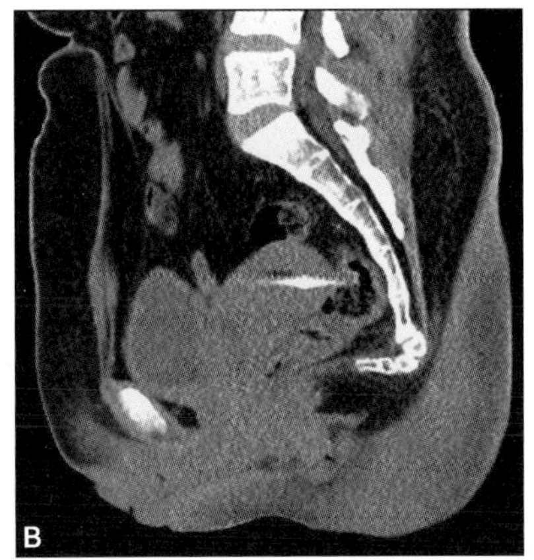

图 19-5-5　节育器嵌顿

女,25 岁。阴道流血 2 个月余。A、B. CT 矢状位图像显示节育器两臂进入子宫后壁肌层

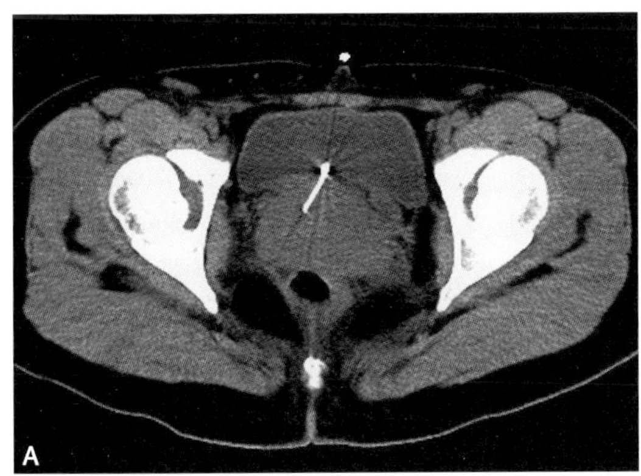
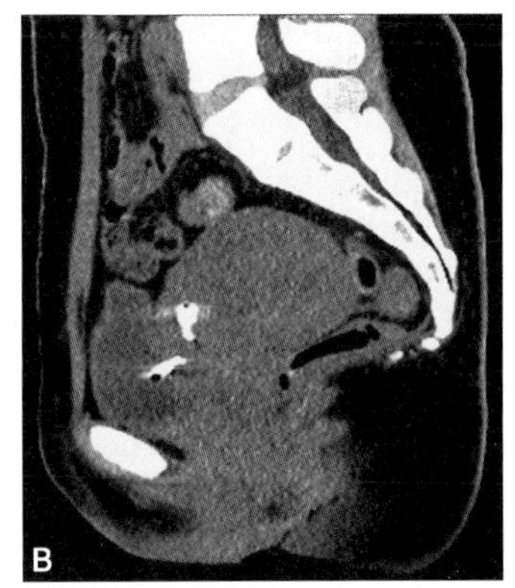

图 19-5-6　节育器穿孔

女,33 岁。阴道不规则流血 20 余天。A、B. CT 轴位图像及矢状位图像显示节育器一壁穿过子宫前壁及膀胱后壁进入膀胱

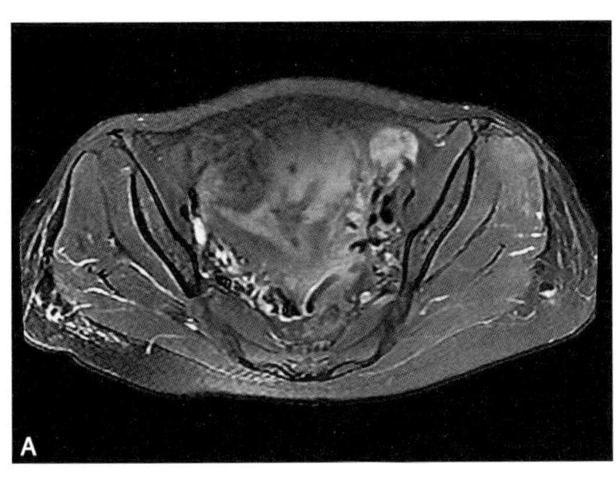
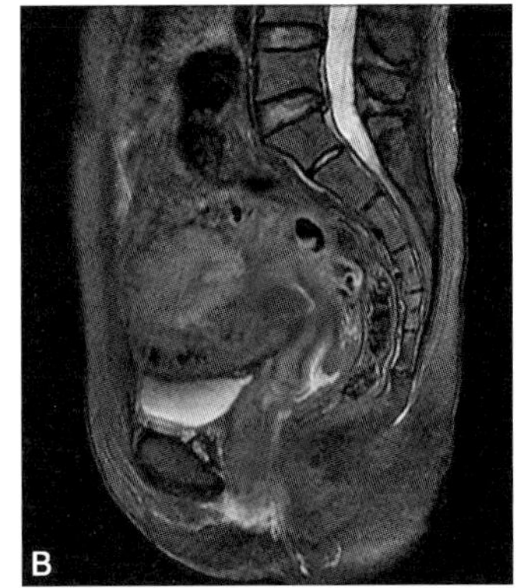

图 19-5-7　胎盘残留

女,34 岁。流产后阴道流血、下腹痛。A、B. FS $T_2$WI 轴位及矢状位图像显示子宫腔底部团块状高信号,与子宫肌层分界不清,局部子宫肌层变薄

### 五、研究进展及存在问题

影像学检查不能代替最终组织学诊断,组织采样可能是评价阴道异常出血的最合理首选方法。但影像学对筛查、组织异常定性及指导治疗具有重要作用。

(杨辉　王青　吕翠)

### 参考文献


1. Grube W, Ammon T, Killen MD. The role of ultrasound imaging in detecting endometrial cancer in postmenopausal women with vaginal bleeding. J Obstet Gynecol Neonatal Nurs, 2011, 40(5): 632-637.
2. Lane BF, Wong-You-Cheong JJ, Javitt MC, et al. American College of Radiology. ACR appropriateness Criteria® first trimester bleeding. Ultrasound Q, 2013, 29(2): 91-96.
3. Mazzariol FS, Roberts J, Oh SK, et al. Pearls and pitfalls in first-trimester obstetric sonography. Clin Imaging, 2015, 39(2): 176-185.
4. Nella AA, Kaplowitz PB, Ramnitz MS, Nandagopal R. Benign vaginal bleeding in 24 prepubertal patients: clinical, biochemical and imaging features. J Pediatr Endocrinol Metab, 2014, 27(9-10): 821-825.
5. Podrasky AE, Javitt MC, Glanc P, et al. ACR appropriateness Criteria® second and third trimester bleeding. Ultrasound Q, 2013, 29(4): 293-301.
6. Thurmond A, Mendelson E, Böhm-Vélez M, et al. Role of imaging in abnormal vaginal bleeding. American College of Radiology. ACR Appropriateness Criteria. Radiology, 2000, 215 Suppl: 873-877.
7. Valentin L. Imaging techniques in the management of abnormal vaginal bleeding in non-pregnant women before and after menopause. Best Pract Res Clin Obstet Gynaecol, 2014, 28(5): 637-654.


## 第六节　基于临床的鉴别诊断:女性不孕不育

### 一、前　言

不孕不育是影响男女双方身心健康的世界性问题。《中国国际不孕不育高峰论坛》2009年的调查数据显示,我国不孕不育患者目前已经占到育龄人口的12.5%,其中女性人数较男性多,并呈现出快速增长的趋势。

输卵管性不孕是引起女性不育症最常见病因,占女性不孕症的40%左右。目前传统X线输卵管成像(hysterosalpingography, HSG)和超声是用来检查输卵管通畅情况的常用检查方法。传统的X线HSG可对宫腔形态及输卵管开放情况进行评价,既能了解子宫发育和形态,又能对输卵管的形态、通畅性和阻塞部位作出准确诊断、且有一定的治疗作用,因而成为女性不孕症病因检查的首选和常用方法。但是,传统的X线HSG有以下缺点:检查在X线透视下进行,并要进行拍片,患者的性腺易受X线电离辐射损伤,检查后不宜近期内受孕,且不适合多次检查;检查使用的含碘对比剂有过敏的危险;不能观察子宫、附件本身的病变。子宫输卵管超声造影操作方便,具有价廉、操作简便、无需特殊设备、患者无痛苦、无放射线损伤等特点,可为临床不孕症患者诊断提供可靠依据。但是超声输卵管造影具有以下缺点:难以观察到输卵管伞端对比剂液体流出情况,输卵管伞端观察不满意;当输卵管痉挛时近段输卵管不充盈;诊断结果依赖于操作者的主观能动性,可重复性差。

MRI 具有多方位扫描、三维成像、软组织分辨力高、成像参数多、能准确分辨子宫内膜与肌层信号、对盆腔的解剖结构显示清晰及无电离辐射等优点,在诊断子宫畸形、肿瘤、内膜异位症及卵巢病变方面比传统的子宫输卵管造影有着明显的优势。在 MRI 检查磁体内通过双腔球囊导管向宫腔内注射生理盐水,充盈宫腔及输卵管后进行连续冠状面成像,多次动态扫描观察宫腔、输卵管形态以及盆腔内液体外渗情况,并可根据需要给予矢状面及其他斜面成像,可以立体观察宫腔及输卵管腔情况。

## 二、相关疾病分类

女性不孕的原因十分复杂,主要有炎症性因素(附件炎、盆腔炎、子宫内膜炎等)、排卵障碍(主要是多囊卵巢综合征和高泌乳素血症)和其他原因(阴道子宫先天性畸形、子宫内膜异位症、子宫内膜息肉、子宫肌瘤、免疫性不孕和不明原因等)有关,并可能有多个因素同时并存。其中影像学有价值的包括输卵管因素、多囊卵巢综合征、子宫内膜异位症、子宫内膜粘连、生殖道发育畸形、炎症及占位性病变(表 19-6-1)。

表 19-6-1 与女性不孕不育相关的子宫附件疾病

| 类型 | 常见疾病 |
|---|---|
| 输卵管 | 输卵管梗阻、输卵管周围炎症 |
| 子宫 | 子宫内膜粘连、子宫息肉、子宫肌瘤、子宫内膜异位症、子宫发育异常 |
| 卵巢 | 多囊卵巢综合征、子宫内膜异位症、卵巢无功能、卵巢早衰 |
| 宫颈 | 宫颈狭窄 |

## 三、影像诊断流程

女性不孕的临床病因诊断主要根据常规查体、询问病史及实验室检查等(图 19-6-1)。

但是,由于女性不孕的原因多样,病变部位可位于输卵管、腹膜、内膜、子宫、宫颈及卵巢,因此影像学检查对女性不孕的诊断流程及治疗计划具有重要作用。常用的影像学检查技术包括子宫输卵管造影、妇科超声和盆腔 MRI。大多数情况下,影像学检查首选 HSG 来评价输卵管闭塞,尽管 HSG 也可以显示子宫充盈缺损及轮廓异常,但往往还需要盆腔 US 或 MRI 进一步明确诊断。子宫造影超声(hysterography US)可帮助鉴别子宫粘连、内膜息肉及黏膜下平滑肌瘤。盆腔 US、MRI 有助于鉴别子宫平滑肌瘤、腺肌症及各种苗勒管发育异常,以 MRI 显示子宫内膜异位最为敏感。宫颈病变可根据 HSG 时宫颈插管大体判断,卵巢异常多通过 US 发现。合理选择影像学检查技术及准确定性女性不孕的各种盆腔病因对帮助制定治疗方案具有重要意义(图 19-6-2)。

## 四、相关疾病影像学表现

**1. 输卵管异常(fallopian tube abnormalities)** 引起女性不孕不育的最常见原因,包括输卵管闭塞、输卵管不规则狭窄、输卵管周围炎,以及罕见的发育性输卵管缺如。输卵管起到运送精子、摄取卵子及把受精卵运送到子宫腔的重要作用,输卵管堵塞阻碍精子与受精卵

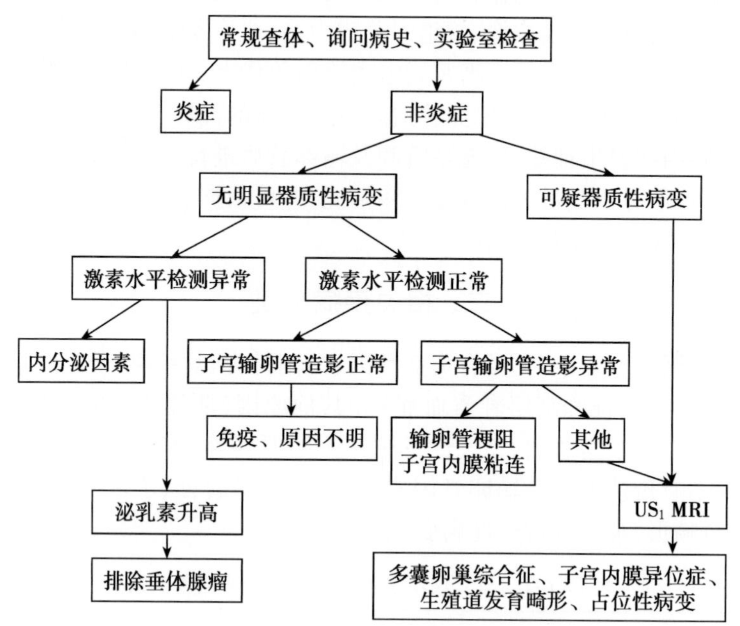


图 19-6-1　女性不孕的临床诊断流程

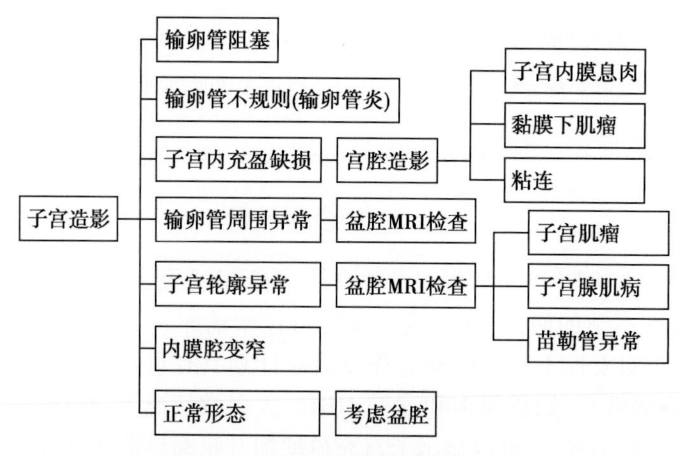


图 19-6-2　女性不孕的影像诊断流程

（引自参考文献 47）

的通行。导致不孕的输卵管疾病多数继发于感染，尤其是盆腔炎症性疾病，其他可能原因包括阑尾穿孔、流产后感染或手术后并发症。临床表现除不孕不育外，还可伴有下腹疼痛、腰痛、分泌物增多、性交痛等。

子宫输卵管造影术对输卵管闭塞和粘连的敏感性高，但疼痛引起的输卵管痉挛可以造成假阳性。输卵管完全阻塞表现为输卵管的梗阻近端显影形态正常，远端不显影，无造影剂弥散入盆腔（图 19-6-3）。输卵管不全阻塞即通而不畅，表现为梗阻近端显影形态正常，远端有部分造影剂通过弥散入盆腔（图 19-6-4）。输卵管不规则狭窄表现为输卵管走行扭曲、管形不规则、边缘毛糙、小龛影、管腔狭窄。输卵管积水表现为输卵管局部扩张呈囊样、腊肠状(图 19-6-5)。输卵管周围的盆腔粘连可造成对比剂在输卵管伞周围聚集成团。

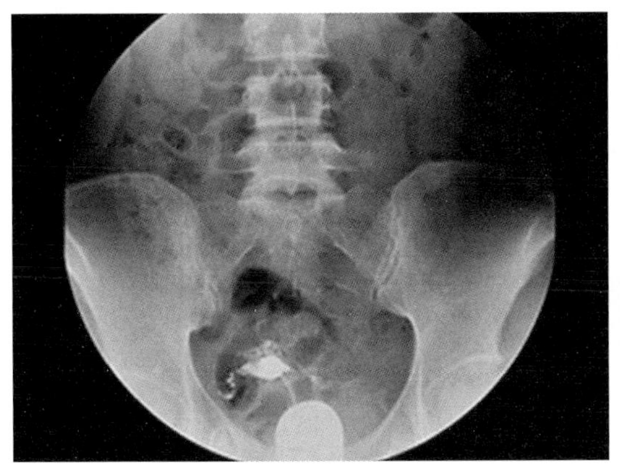

**图 19-6-3　输卵管阻塞**

女,33 岁。不孕。子宫输卵管造影显示双侧输卵管显影一段后不再显影,注入对比剂达一定剂量时阻力加大,盆腔内无对比剂弥散

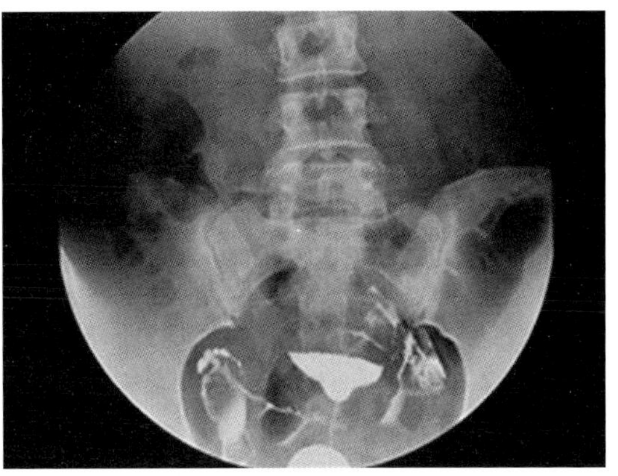

**图 19-6-4　输卵管不全阻塞**

女,32 岁。不孕。子宫输卵管造影显示输卵管显影,管腔狭细、不规则。造影剂缓慢进入腹腔,积聚在输卵管伞端周围

常规 MRI 结合 MR-HSG 不仅能清楚地显示盆腔、子宫、卵巢等结构及其病变,还能直接显示积水扩张的输卵管,并且可以通过盆腔内液体渗透情况间接判断输卵管的通畅性,能够对不孕患者的盆腔病变进行全面判断,有助于不孕症的诊断。

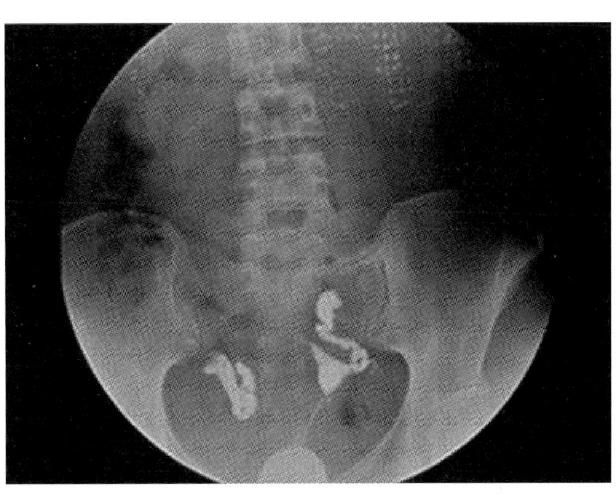

**图 19-6-5　输卵管积水**

女,30 岁。不孕。子宫输卵管造影显示造影剂积聚在输卵管内,输卵管异常扩张呈囊状或腊肠状,以远端明显,伴有输卵管伞端阻塞

**2. 子宫内膜异位症(endometriosis)** 指具有生长功能的正常子宫内膜出现在子宫腔以外的其他部位,据资料统计在女性不孕症中合并子宫内膜异位症者占 30% ~ 58%,而患子宫内膜异位症的女性中不孕症的发病率为 30% ~ 50%。多数学者认为,子宫内膜异位症导致不孕是多因素多途径综合作用的结果,包括子宫内膜异位症导致的输卵管结构异常、卵巢功能改变、子宫内膜异常、自身免疫因素的改变。子宫内膜异位症的影像学表现见本章第一节和第三节。

**3. 子宫病变**　子宫发育异常包括子宫发育不良和不发育、单角子宫、双子宫、双角子宫、纵隔子宫、鞍形子宫,子宫输卵管造影检查显示子宫形态异常,妇科超声和 MRI 可现实生殖道壁的结构形态(详见本章第四节)。

可能引起不孕症的子宫其他病变包括子宫粘连、子宫内膜息肉、子宫肌瘤(主要为黏膜下肌瘤)。子宫输卵管造影检查显示子宫粘连为宫腔形态不规则、局限性狭窄与扩张并存,显示子宫内膜息肉和子宫肌瘤为宫腔内或大或小的充盈缺损。妇科超声和盆腔 MRI 可以进

一步明确诊断(详见本章第一节)。

**4. 宫颈狭窄(cervical stenosis)** 可能为先天性狭窄,或继发于感染或创伤。宫颈狭窄使精子难以到达上生殖道,导致不孕,同时伴有无月经或痛经。子宫输卵管造影检查显示阴道狭窄(正常值为0.5~3.0cm)或阴道口闭锁。超声和MRI可以显示继发的宫腔内积血,MRI表现为宫腔内短$T_1$信号,$T_2$WI信号不定,常可见液-液平面。

**5. 卵巢异常(ovarian anormaly)** 包括无功能卵巢、卵巢功能早衰、卵巢缺如、多囊卵巢综合征、子宫内膜异位症、卵巢肿瘤。本节主要阐述多囊卵巢综合征(polycystic ovary syndrome,POCS)。

多囊卵巢综合征又称Stein-Leventhal综合征,是影响育龄妇女内分泌系统的常见疾病之一,它以体内激素(尤其是性激素)紊乱为病理基础,其病因可能与下丘脑-垂体-卵巢轴的调节功能紊乱有关,是卵巢持续无排卵的最终结局。临床上以不孕、月经紊乱、过少、闭经及月经不规则、多毛和痤疮为主要表现。超声表现:双侧卵巢偏大,体积>10ml和(或)单个平面内的卵泡多于10个,在卵巢表面见一强回声厚膜包绕,在其内面见多个直径<0.8cm的卵泡,沿卵巢包膜下呈车轮状排列,卵巢中央为回声增强的间质组织(图19-6-6);CDFI显示在卵巢实质部见较细的动脉血管,频谱特征为收缩期上升、波峰较尖锐的波型。MRI表现为双侧卵巢偏大,卵泡数量增多。CT/MRI:卵巢体积增大,实质内多发小卵泡样结构MRI显示清晰,$T_1$WI呈低信号,$T_2$WI呈高信号;部分文献报道POCS的卵巢中央部分在$T_1$WI、$T_2$WI均呈现低信号,可能与丰富的细胞基质有关;CT可见卵巢增大,呈多囊低密度区。

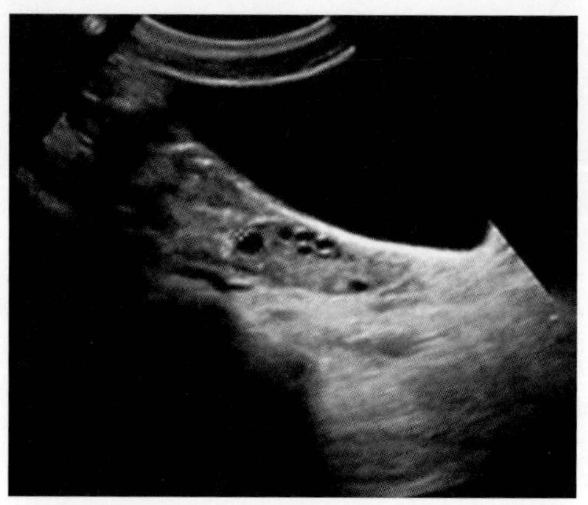

**图19-6-6 多囊卵巢综合征**

女,32岁。不孕。超声显示卵巢皮质层多个小卵泡

## 五、研究进展及存在问题

MR-HSG是近年来磁共振成像研究的重大进展之一,具有无创、无辐射的特点,主要利用$T_2$WI来检测体内静态或缓慢流动的液体。在MR-HSG图像上,人体内含液结构显示为高信号,而周围组织结构信号受到抑制表现为黑色背景,所得图像犹如直接应用对比剂的X线造影。水成像技术是应用SS-FSE序列、厚层投射直接成像技术,具有对含水较少的周围组织的背景信号抑制更好;成像时间很短。每帧图像仅需屏气2秒,无呼吸伪影产生;直接成像,不需重建;单体素直接成像,在任意平面上均有相同的空间分辨力等优点。目前MR-HSG主要根据盆腔内液体渗入情况,间接推断输卵管的通畅性,但未能直接显示正常输卵管。目前MRI对间质部狭窄的判断有待于进一步解决。目前已有作者采用宫腔内注射磁共振特异性对比剂进行3D MR-HSG研究,取得较好效果,不仅可以排除盆腔积液的干扰,还可以直观显示通畅的输卵管。

(杨辉 王青 吕翠)

## 参考文献

1. Celik O, Hascalik S, Sarac K, et al. MRS of premalignant and malignant endometrial disorders-a feasibility of in vivo study. Eur J Obstet Gynecol Reprod Biol, 2005, 118(2):241-245.
2. Imaoka I, Wada A, Matsuo M, et al. MR imaging of disorders associated with female infertility: use in diagnosis, treatment, and management. Radiographics, 2003, 23(6):1401-1421.
3. Namimoto T, Awai K, Nakaura T, et al. Role of diffusion-weightedimaging in the diagnosis of gynecological diseases. Eur Radiol, 2009, 19(3):745-760.
4. Richard YY, Claude BS, Michael G, et al. Ovarian imaging by magnetic resonance in obese adolescent girls with polycystic ovary syndrome: a pilot study. Fertility and sterility, 2005, 84(4):985-995.
5. Seow KM, Hang LW, Lin YH, et al. Cesarean scar pregnancy: issues in management. Ultrasound Obstet Gynecol, 2004, 23(3):247-253.
6. Stein MW, Ricci ZJ, Novak L. Sonographic comparison of the tubal ring of ectopic pregnancy with the corpus luteum. J Ultrasound Med, 2004, 23(1):57-62.
7. Steinkeler JA, Woodfield CA, Lazarus E, et al. Female infertility: a systematic approach to radiologic imaging and diagnosis. Radiographics, 2009, 29(5):1353-1370.
8. Thurmond AS. Imaging of female infertility. Radiol Clin North Am, 2003, 41(4):757-767.
9. Vijayaraghavan SB. Sonographic whirlpool sign in ovarian torsion. J Ultrasound Med, 2004, 23(12):1643-1649.
10. Walker DK, Salibian RA, Salibian AD, et al. Overlooked diseases of the vagina: a directed anatomic-pathologic approach for imaging assessment. Radiographics, 2011, 31(6):1583-1598.
11. Yitta S, Hecht EM, Mausner EV, et al. Normal or abnormal? Demystifying uterine and cervical contrast enhancement at multidetector CT. Radiographics, 2011, 31(3):647-661.
12. 王美豪,朱姬莹,闻彩云,等.磁共振子宫输卵管成像在不孕症诊断中的应用.放射学实践,2010,25(3):332-334.

# 第七节 性发育异常

## 一、前 言

人类生物性别是指男女性之间表现的性状差别,可分为遗传性别、性腺性别和表型性别(即物理查体呈现的表观),正常情况下,遗传性别控制着性腺性别分化,性腺性别又支配着表型性别分化。如果遗传性别、性腺性别和表型性别三者任一出现内在性状或外在性状异常,即称为性腺发育异常(disorders of sex development, DSD),又称之为性分化异常(disorders of sex defferentiation, DSD)。DSD 是性决定和性分化异常的一组异质性遗传病,染色体畸变或单基因突变导致性发育遗传和内分泌途径的改变。

性发育异常的患者,其生殖系统特别是外生殖器同时具有某些男女两性特征,个别患者表现性腺性别与染色体性别不相符合,影响性别的确定。活产婴儿 DSD 的发病率约 1% ~ 2%,其中仅 0.1% ~0.2% 的患儿需要矫正手术。

## 二、相关疾病分类

DSD 具有表现度的显著差异性及高度遗传异质性。2006 年欧洲儿科内分泌协会(European Society for Pediatric Endocrinology，ESPE）和 Lawson Wilkins 儿科内分泌协会（the Lawson Wilkins Pediatric Endocrine Society，LWPES）联合召开会议提出按照染色体核型分析结果给性发育异常 DSD 分类，并提出 DSD 代替真假两性畸形等术语。以遗传背景来源为主的染色体分类，将 DSD 分为 46，XY DSD（主要与睾丸分化发育异常及雄激素合成、利用障碍有关）、46，XX DSD（主要与 SRY 基因易位、雄激素过量有关）和性染色体异常（主要与性染色体核型异常有关）的性发育异常三大类，其中每一类中根据病因不同又分为若干小类，此新分类法囊括了目前已发现的 DSD 病例，是目前较为合理的分类方法。

由于导致性发育异常的病因复杂多样，对性腺和内生殖管道的存在与否、大小形态、结构的完整性的判断，有助于性早熟、性发育延迟、先天性生殖管发育缺陷、真假两性畸形及性腺肿瘤的诊断和鉴别诊断。

## 三、影像诊断流程

具体流程包括染色体核型分析、性激素检测、血电解质检测、影像学检查等。其中影像学检查包括泌尿生殖道造影、超声、CT 及 MRI 等，通过影像学检查定位性腺，确定内生殖器官结构，并探测内外生殖管道的互通。

高分辨二维彩超配备高分辨力的高频超声体表探头及腔内探头，可获得人体内生殖管道（如子宫、阴道）及性腺（如卵巢、睾丸）的形态、结构及位置的清晰图像，目前超声成像技术已成为临床辅助诊断性发育异常疾病的常用影像手段之一。在膀胱适度充盈的条件下，经下腹壁超声扫查，联合会阴部扫查，绝大部分受检者可清晰显示出子宫体、子宫颈、阴道、双侧卵巢、双侧睾丸的声像，少数受检者在上述扫查方式不能获得诊断所需的清晰图像时，可排空膀胱经直肠做腔内扫查实现检查目的，上述器官的位置、大小、形态、结构完整性、宫体与宫颈的比例在不同年龄段可呈现不同声像特点，超声检查可为临床鉴别诊断各类性发育异常疾病提供形态学依据，并对治疗效果作影像监测和评价。泌尿生殖道 X 线造影等措施对某些女性生殖器畸形可以有独特的影像表现。MRI 同样可识别苗勒氏管衍生结构，在软组织检查中有其特别的优势，缺点为费用较高，对复杂、超声诊断不明确的病例，MRI 为更准确的影像学诊断方法（图 19-7-1）。

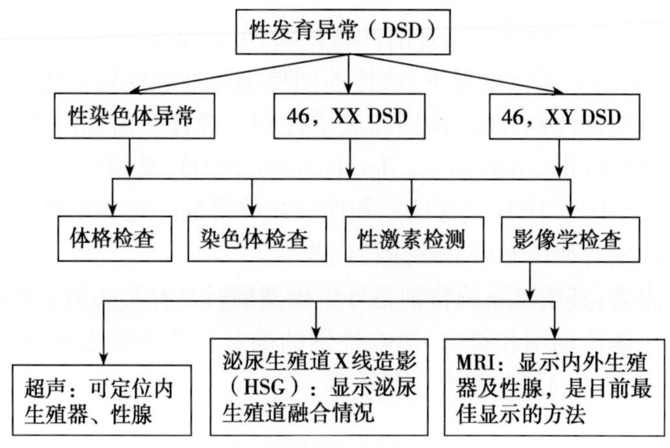


图 19-7-1　性发育异常影像诊断流程

## 四、相关疾病影像学表现

### (一) 性染色体异常

性染色体异常包括性染色体数目异常和结构异常，主要包括一些比较常见的染色体病。

**1. 先天性卵巢发育不全综合征(ovarian agenesis-dysgenesis syndrome)** 又称卵巢性侏儒或 Turner 综合征，1938 年 Turner 首先报道，是一种最为常见的性发育异常。典型的细胞核型为 45,X，缺少一个 X 染色体，约占 60%；也包括与 46,XX 核型的各种嵌合(46,XX/45,X)，约占 25%；或一个 X 染色体结构异常，如(46,Xdel(Xp)或 46,Xdel(Xq))。临床表现为女性表型，性腺发育不全，子宫小或缺失，卵巢不能生长和发育而呈条索状纤维组织，无卵泡，乳头间距大，乳房及乳头均不发育，躯体异常特征为身矮、蹼颈、肘外翻。但由于缺乏完整的两条 X 染色体，卵巢滤泡在胎儿娩出前即开始退化，卵巢组织大部分纤维化，几乎无生殖细胞或滤泡，基本上不产生或只产生少量性激素，表现为雌激素低，低浓度的性腺激素减弱甚至解除垂体促性腺激素的负反馈抑制作用，导致促性腺激素如促卵泡生成素(FSH)和促黄体生成素(LH)高于正常女性(图 19-7-2，图 19-7-3)。

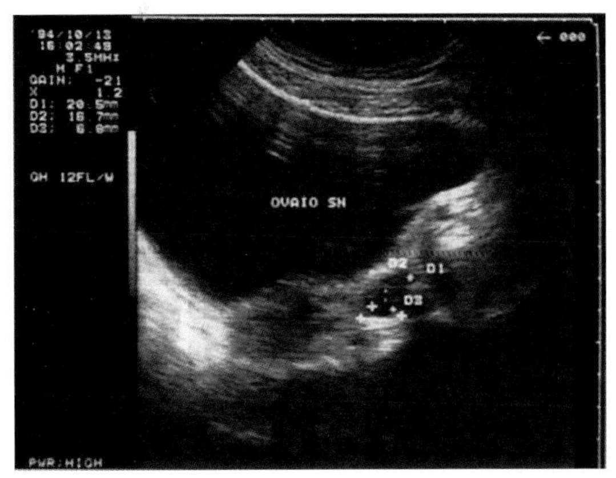


**图 19-7-2 45,X/46,XX 性发育异常**

13.5 岁，生长激素治疗过程中。盆腔超声示左侧卵巢长轴 D1 2.05cm，前后径 D2 1.67cm，并可见一直径 D3 0.68cm 的卵泡

**2. 生精小管发育不全** 又称克氏综合征(Klinefelter syndrome)，典型的核型为 47,XXY，亦可有嵌合，部分染色体核型为 48,XXXY 或 49,XXXXY。由于多余的 X 染色体可能削弱了 Y 染色体对男性的决定作用的影响，导致生精细胞发育障碍，精子生成障碍，表现为睾丸发育不良。其在男婴中的发生率为 1∶85000～1∶400，其中 47,XXY 为 1∶400，49,XXXXY 仅为 1∶85000。47,XXY 患者身材瘦高，有男性分化的外生殖器：睾丸小而硬，阴茎正常或短小。49,XXXXY 患者身材矮，骨龄延迟，下颌骨前突，指(趾)弯曲，25% 患者隐睾，多数为严重性发育不全。

**3. XO/XY 性腺发育不全** 又称为混合性腺发育不全(mixed gonadal dysgenesis，MGD)，指一侧为发育不良的睾丸或正常睾丸，另一侧为未分化生殖腺或双侧为发育全的睾丸或卵巢、生殖腺呈索状痕迹或生殖腺缺如。常见外生殖器有不同程度的男性化，包括不同程度的尿生殖窦唇样融合、尿道下裂、阴蒂增大。表型为男性者一个睾丸常位于腹腔，睾丸 Leydig 细胞无异常，但无生精细胞，性腺发生肿瘤和恶变率较高。不少病例仅有一种性腺，因此称之混合性腺发育不全不如 XO/XY 性腺发育不全确切。染色体核型为 45,X 与另含有一个 Y 的嵌型，以 45,X0/46,Y 多见，其他如 45,X0/47,XYY 和 45,X0/46,XY/47,XXY(图 19-7-4，图 19-7-5，图 19-7-6，图 19-7-7)。

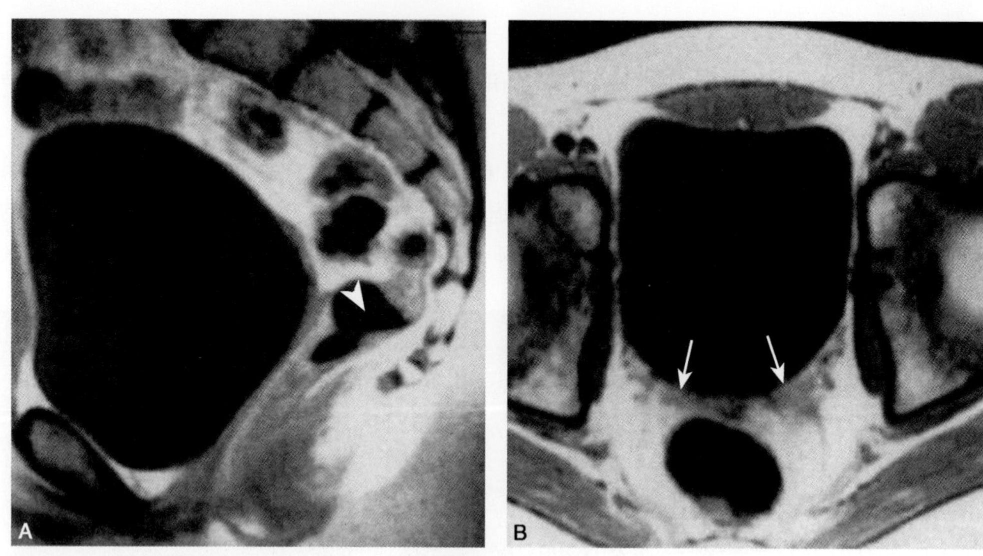

图 19-7-3　45,X Turner 综合征

患者,16 岁女孩。伴有子宫发育不全、条索状卵巢和女性外阴。A、B. MRI 平扫矢状和轴向图显示双侧条索状卵巢(白箭头)伴子宫残迹和宫颈(白箭)

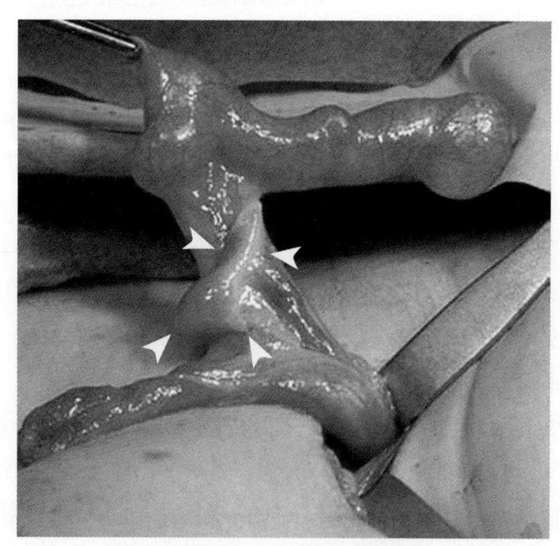

图 19-7-4　条索状性腺

术中照片显示小的白色性腺(白箭头)附着于输卵管(血管钳夹持),由于其较小,条索状性腺通常不能被影像学检查发现

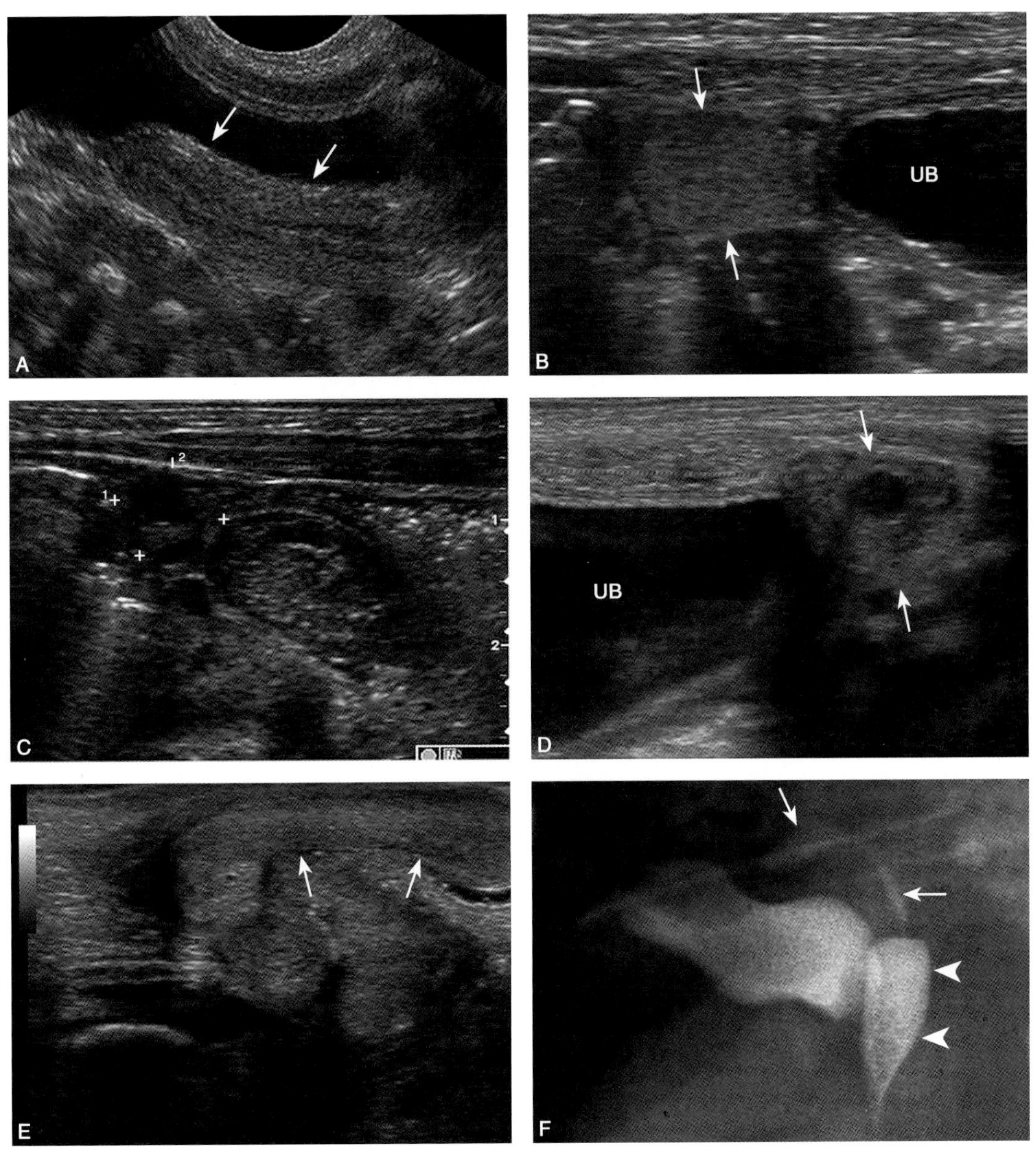


**图 19-7-5　45,X0/46,XY 性发育异常**

儿童患者表现为外阴性别模糊、会阴型尿道下裂和阴唇融合。A. 超声示正常的幼稚型子宫(白箭);B. 超声示膀胱前外侧的右侧睾丸(白箭);C. 带有囊性区的左侧卵巢("+");D. 超声示膀胱前外侧的左侧带有中心囊性区的性腺组织(白箭);E. 超声示埋于皮下的阴茎(白箭);F. 泌尿生殖道造影示正常的阴道(白箭头)及其上方的子宫(白箭)。右侧性腺活检为睾丸组织,左侧卵巢样性腺组织示输卵管及附睾而无任何卵巢组织,膀胱前外侧的左侧性腺组织为伴有初级性索成分的退化的性腺组织

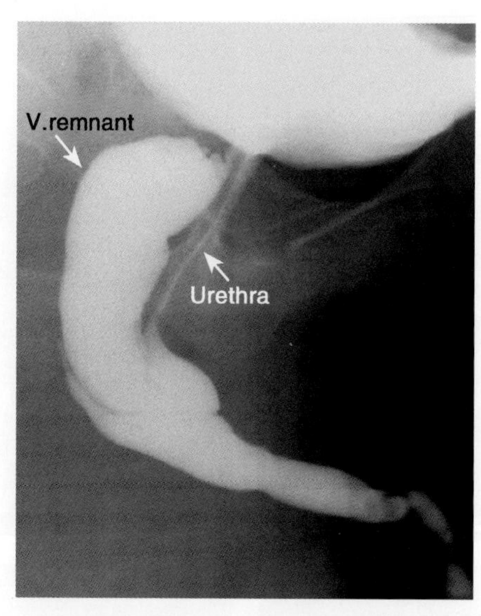


**图 19-7-6 混合性腺发育不全**

作为男性抚养的混合性腺发育不全患者逆行尿道造影示扩张的阴道残端

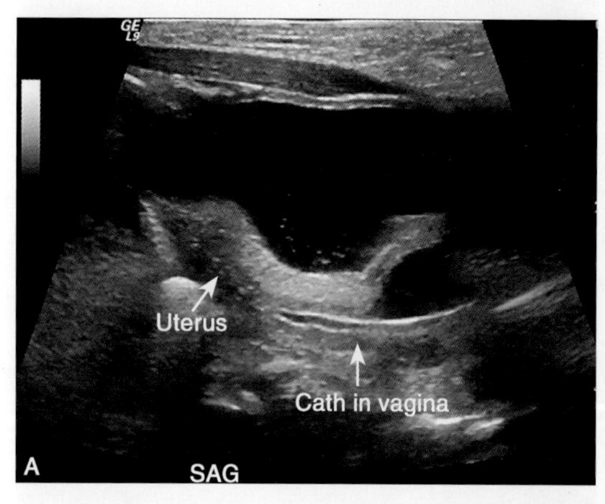


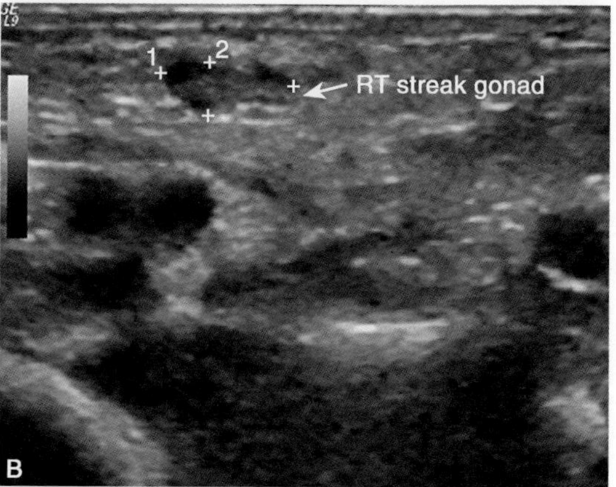


**图 19-7-7 混合性腺发育不全**

A. 盆腔超声示膀胱、内有留置导尿管的阴道和子宫；B. 右侧腹股沟区超声提示条索状性腺

**4. 46,XX/46,XY 嵌合型** 多数患者性腺属真两性畸形，体内睾丸和卵巢两种性腺并存。子宫的形成要经过两侧副中肾管的发育、合并、腔化、中隔的融合吸收等一系列复杂的步骤。在胚胎发育的过程中，若受到某些内在或外来因素的干扰，副中肾管停止发育或其融合发生障碍，则可导致子宫发育异常，形成不同类型的子宫畸形。生殖器的发育与同侧性腺有关。睾酮与副中肾管抑制物质（MIS）对生殖道的作用都是局部单侧的。若性腺为卵睾，副中肾管多数不被抑制。一般均有子宫，发育的程度不一，发育良好的子宫成年后能来月经，但也有双角或发育不良的子宫。

解剖结构上，正常穿行腹股沟管的结构有男性的精索与女性的圆韧带。在组织器官的发生中，一个睾丸或卵巢可能处于睾丸正常下降的途中，但卵巢绝大多数在其正常位置不变，偶有子宫疝出，但必须有睾丸成分的牵引如卵睾。因此，常将这一特点作为鉴别诊断腹股沟睾丸(或卵睾)与卵巢的一个重要特征。两性畸形者性腺具备卵巢及睾丸两种组织,超声声像表现多样:可在盆腔显示双侧或单侧卵巢,同时在会阴部或腹股沟管内显示单侧或双侧睾丸声像;亦可在盆腔一侧或双侧显示卵睾声像,即卵巢和睾丸居于同一性腺的两极;还可在盆腔显示一侧或双侧的混合性腺声像,混合性腺超声表现为附件区的实性结构,常常难以与苗勒管残迹及性腺肿瘤鉴别,在混合性性腺的声像特征不明显的情况下,需借助 MRI、染色体检查及基因检测、血清学相关检查,甚至介入性活组织病理检查才能明确诊断。

**(二) 46,XX 性腺发育异常**

**1. 46,XX 卵睾性发育异常(ovotesticular DSD)**　卵睾型 DSD 为既往所称之真两性畸形(true hermaphroditism,TH),是一种非常少见性发育异常,发生概率约 1/20000,大多数患者(约 80%)的核型是 46,XX,另有 10% 分别为 46,XY 和嵌合体。46,XX 卵睾性发育异常部分呈家族性,以常染色体隐性遗传方式遗传。其临床特征是在同一个个体中有两种性腺组织(睾丸和卵巢),其中卵巢在个体中起到近 2/3 作用。出生后外生殖器畸形体内睾丸和卵巢并存,由于性腺是两性的,故外生殖器、生殖道和第二性征也是两性的。卵巢和睾丸一般同时分化、均有功能,睾丸仅影响同侧生殖器的分化。若性腺为卵睾,副中肾管多不被抑制。卵巢在正常解剖位置,而睾丸大多数下降不全,表现为无阴囊或有阴囊但无睾丸,或有阴道伴一侧或双侧阴道有性腺、一侧或双侧腹股沟有肿块,多数有发育不全的子宫,仅 10% 的子宫正常,阴道多为婴儿型,部分有阴道缺失,近 50% 有前列腺存在。

根据两种性腺位置的不同,卵睾型 DSD 患者的性腺分为三型:① 双侧型(bilateral):两侧均为卵巢-睾丸混合性腺,占 20%;② 单侧型(unilateral):一侧为卵睾体,对侧为睾丸或卵巢,占 40%;③ 分侧型(lateral):一侧是卵巢,对侧是睾丸,约占 40%。患者同侧生殖道按该侧性别分化,有卵巢和发育良好的输卵管、子宫,另一侧有睾丸和发育不良的输精管。

男性表现为会阴型或阴茎阴囊型尿道下裂,伴或不伴隐睾,女性有阴蒂肥大,外阴畸形。青春期,乳房发育,女性化和月经可能出现,作用于个人导致不能生育,但可能排卵或者是受精。在性染色体异常导致的性发育异常疾病中,因其临床表型多样,有较高发生性腺肿瘤的风险,应定期进行性腺超声检查(图 19-7-8)。

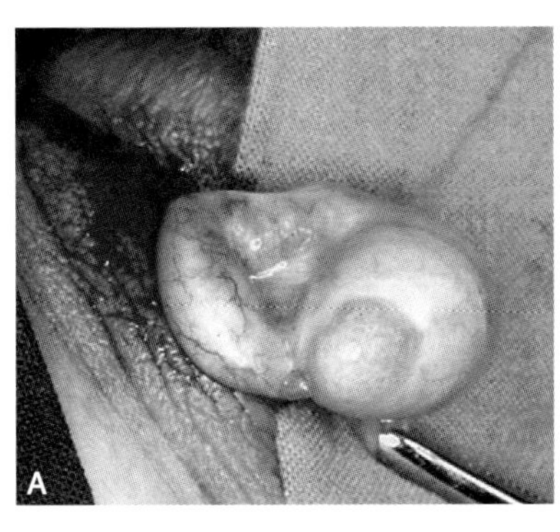


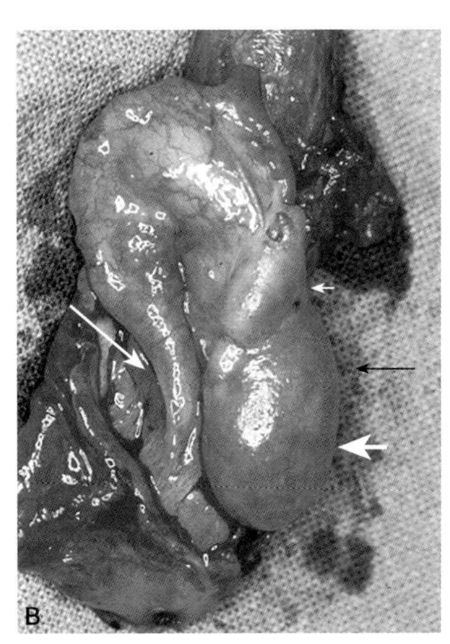

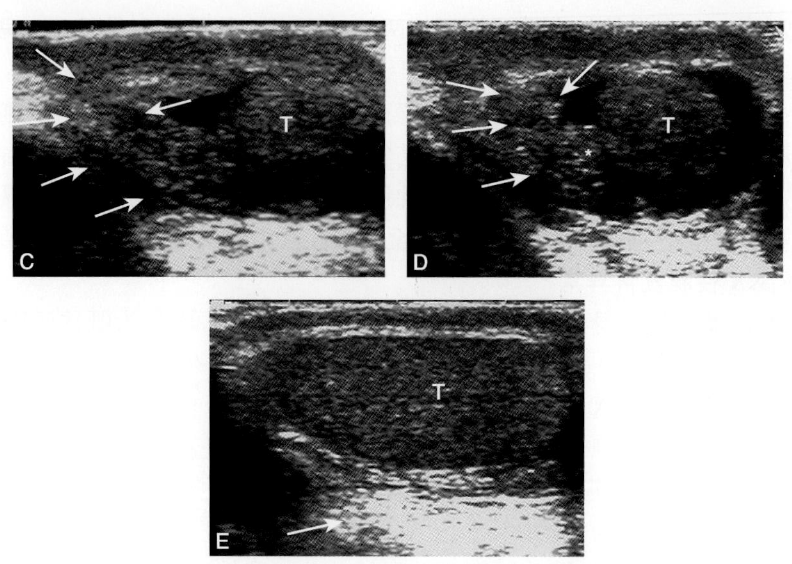


**图 19-7-8 46,XX 卵睾型**

患者 10 岁,表型为男孩隐睾。于左侧腹股沟区触及睾丸,右侧睾丸正常位于阴囊内。A. 左侧睾丸上极一直径约 2mm 大小黄色不规则突起,较睾丸组织硬,病理学提示卵巢组织;B. 右侧阴囊内组织:白粗箭示卵睾组织,尾端为睾丸部分(黑箭),头端为卵巢部分(白细箭),白箭头示输卵管组织;C、D. 右侧阴囊纵向和斜面阴囊扫描图,右侧睾丸(T)为一个小的圆形结构伴轻微非均匀回声,接近性腺上极,逐渐变细的伸展而弯曲的实性结构为输卵管;E. 位于输卵管(箭)和睾丸(T)之间稍强回声的小而圆的结构为卵巢组织

**2. 46,XX 睾丸发育异常(46,XX testicular DSD)** 染色体核型是 46,XX,但为男性内外生殖器官,性腺为睾丸,又称 46,XX 男性反转,发病率约 1/30000 ~ 1/20000。近 80% 的 46,XX 睾丸发育异常个体阴茎大小正常,睾丸小,男子女性型乳房,无精子症,20% 患病个体出生时生殖器模棱两可。超声或 MRI:无副中肾管迹象,可有盆腔隐睾。

**3. 46,XX 单纯性性腺发育不全(pure gonadal dysgenesis,PGD)** 指女性生殖系统存在正常副中肾管结构和条索状性腺,具有正常身高,但不具备 Turner 综合征的躯体症状的性腺发育不全。临床表现为体格发育无异常,女性表型,但乳房及第二性征不发育,内外生殖器发育不良,有输卵管、子宫、阴道,但卵巢呈条索状无功能的实体,子宫发育不良。

**4. 46,XX 雄激素过多型性发育异常** 既往又称之为女性假两性畸形(female pseudohermaphroditism,FPD),染色体核型为 46,XX,有正常的卵巢发育和副中肾管发育。由于无睾丸,外生殖器分化遗传表现为女性型,但因高雄激素的影响有不同程度的男性化。

先天性肾上腺皮质增生(congenital adrenal hyperplasia,CAH)是最常见的 46,XX,属常单基因染色体隐性遗传病。XX 雄激素过多型 DSD,占 86.5%。基本病变为肾上腺皮质酶系统缺陷,皮质酮甲基氧化酶缺陷、21-羟化酶,11-β 羟化酶等酶类缺乏所致肾上腺合成过多雄激素,出现女性男性化,出现畸形的生殖器。患者内生殖器有输卵管和子宫,但外生殖器可有不同程度的男性化,表现为:① 阴道下段发育异常:阴道口狭窄或合并阴道下段狭窄僵硬;② 外生殖器呈不同程度的男性化,表现为大阴唇不同程度的融合、小阴唇发育不良、阴蒂肥大和大阴唇阴囊化等(图 19-7-9,图 19-7-10,图 19-7-11)。

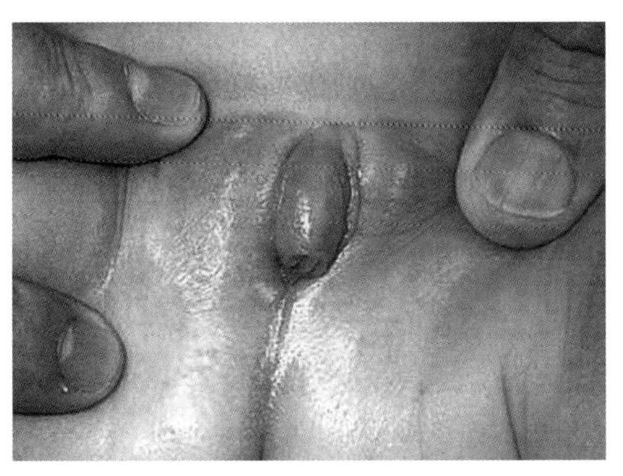

图 19-7-9　先天性肾上腺皮质增生

两性外观外阴图

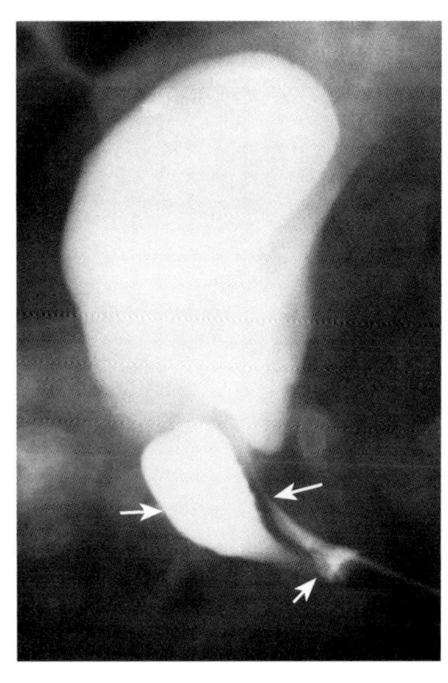

图 19-7-10　先天性肾上腺皮质增生

逆行泌尿生殖窦造影示泌尿生殖窦下段融合

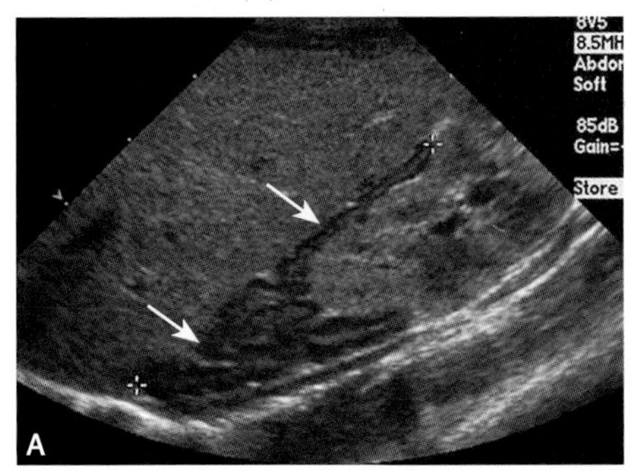


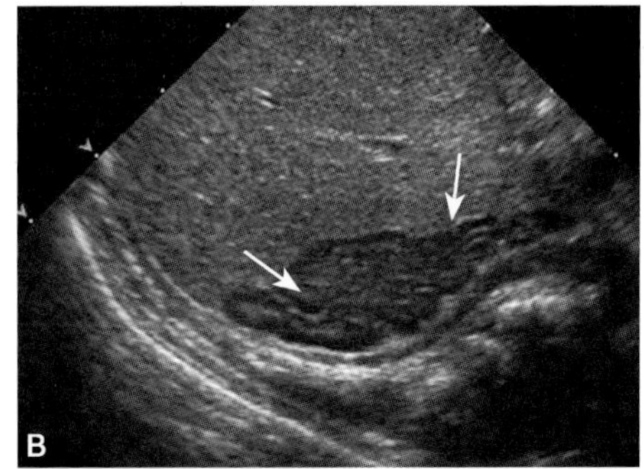


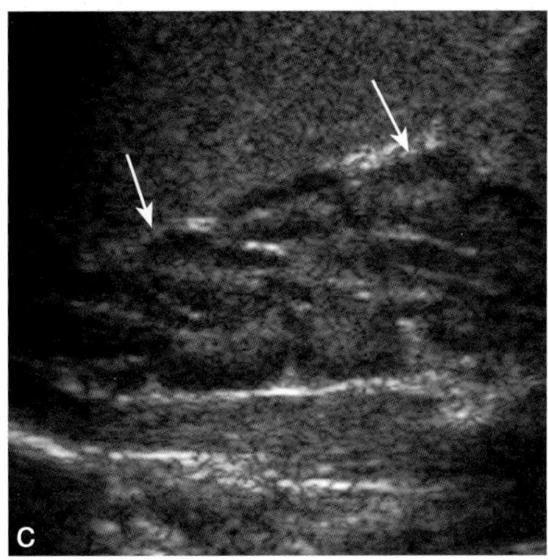


图 19-7-11　先天性肾上腺皮质增生

患者新生表型,17-羟孕酮升高,提示 21-羟化酶缺陷。外生殖器性别模糊,盆腔内发现正常的子宫和卵巢。A、B. 纵向和横向超声图示增大的肾上腺(白箭);C. 超声示增大的左侧肾上腺,如右侧一样显示“脑回样”表现缺陷(CAH 特异表现)

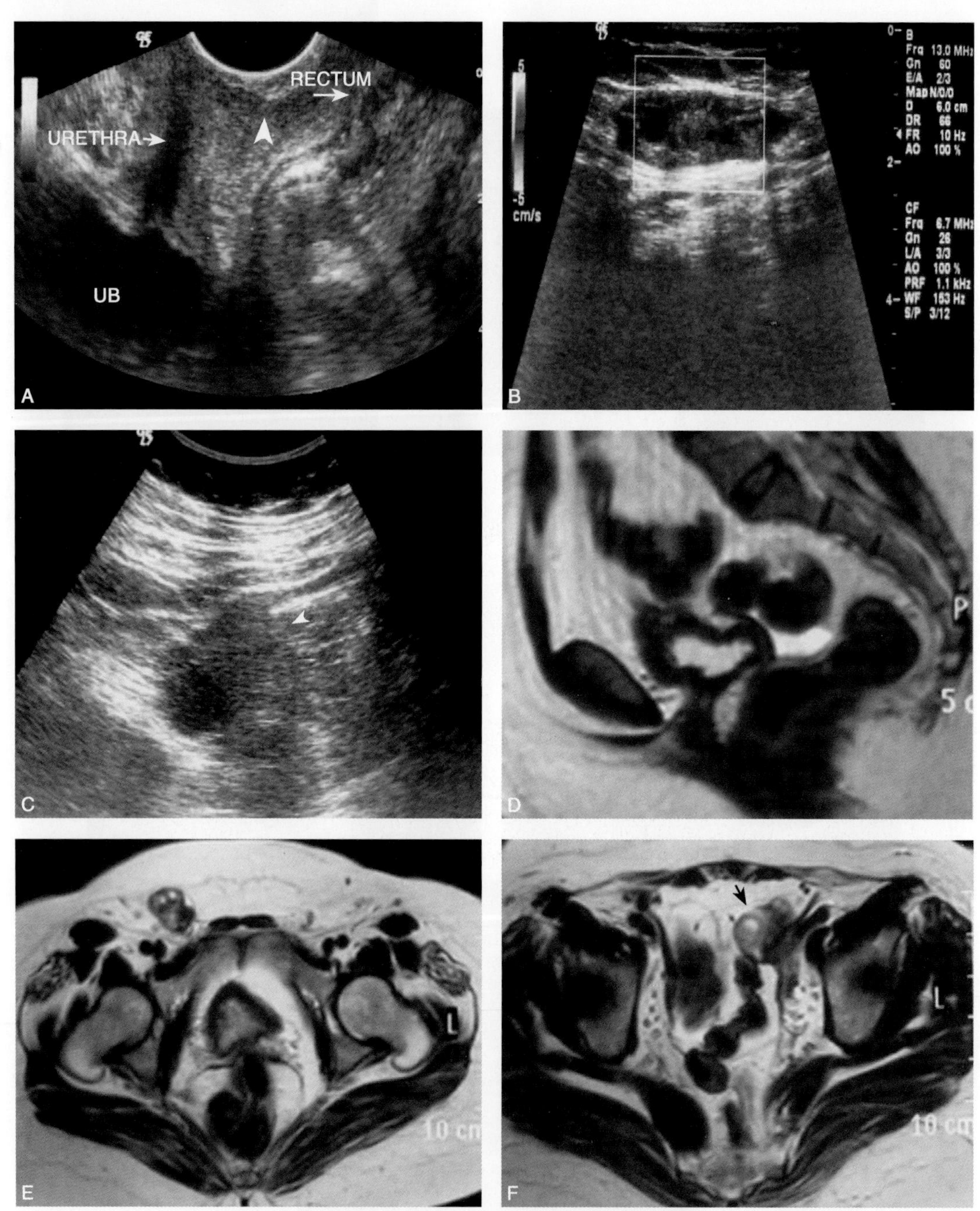


**图 19-7-12　46,XY DSD 卵睾型**

患者 20 岁,女性表型。以不能性交而就诊。A. 会阴超声示位于尿道和直肠之间的假定阴道位置为浅凹回声(白箭头);B. 超声提示的右侧腹股沟区的性腺,后被证实为卵睾;C. 腹部超声伴单纯囊肿的盆腔内卵巢;D. MRI 平扫 $T_2$WI 矢状位类似于图 A 无子宫或阴道影像;E、F. $T_2$WI 横断位示性腺位于右侧腹股沟和左侧附件区

### （三）46,XY 性腺发育异常

**1. 46,XY 卵睾型性发育异常(ovotesticular DSD)** 同46,XX 卵睾性 DSD,患者体内同时存在睾丸和卵巢两种性腺,既往统称之真两性畸形(true hermaphroditism,TH)。两者在临床表现上无明显区别,由于 Y 染色体阳性,患者外生殖器呈男性,阴茎有尿道下裂,阴囊中无睾丸,阴毛呈女性分布(图 19-7-12,图 19-7-13)。

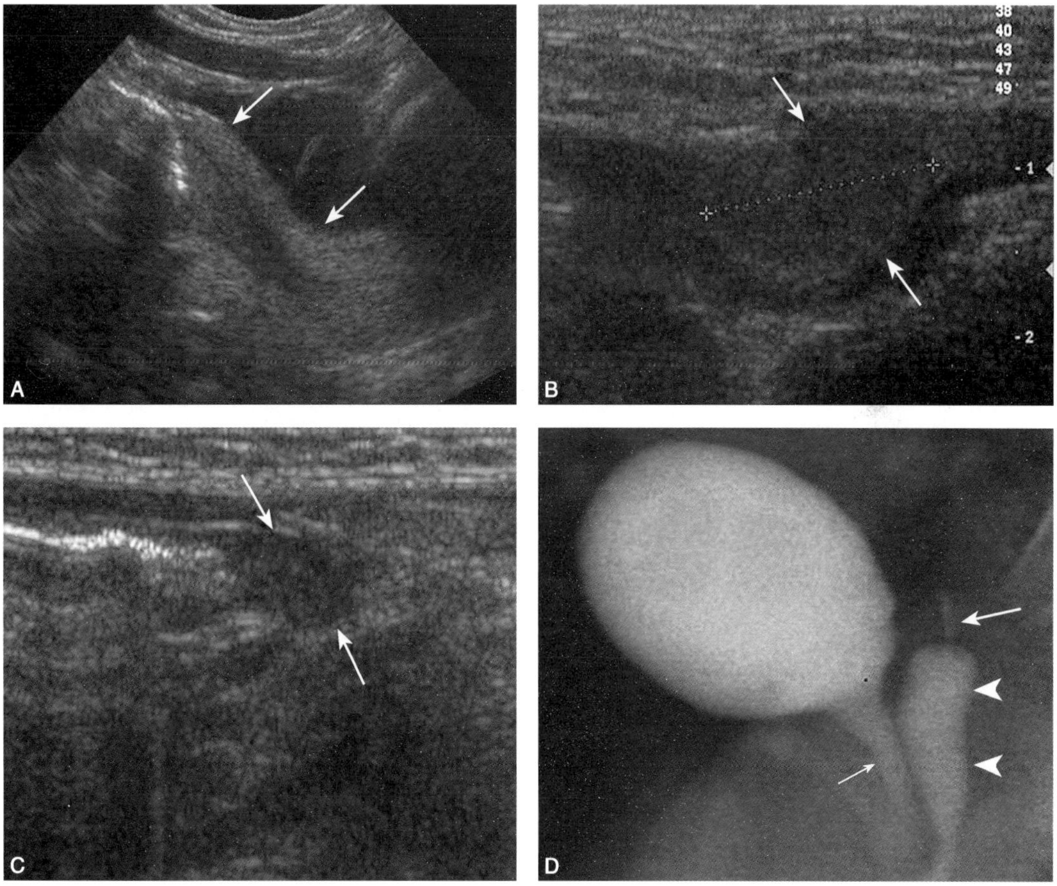

**图 19-7-13 46,XY DSD 卵睾型**

患者外阴性别不清。A. 超声示盆底正常的子宫(白箭);B. 右腹股沟管内性腺组织(白箭和光标);C. 示左髂窝内性腺组织(白箭);D. 泌尿生殖道 X 线造影示正常阴道(白箭头)及返流入造影剂的宫颈(白大箭),尿道(白小箭)显影提示非正常女性型或严重尿道下裂,左右侧性腺组织活检提示分别为卵睾组织和不成熟睾丸组织

**2. 46,XY 卵巢型性发育异常** 又称为46,XY 完全性(或单纯性)性腺发育不全或Swyer 综合征,在性腺发育异常中最常见,发生率为1/100000。其在胚胎早期睾丸不发育,未分泌睾酮和 MIS,因此中肾管缺乏睾酮刺激,未能向男性发育,副中肾管未被 MIS 抑制而发育为输卵管、子宫与阴道上段,外生殖器不受雄激素影响而发育为女性外阴。其临床特点为正常的女性内外生殖器官,双侧条索状性腺,但具体表现为:外生殖器表现为幼稚妇女性,有正常的阴道和子宫颈,但子宫多为幼稚型或始基状,无乳房发育或乳房发育极差(图 19-7-14)。

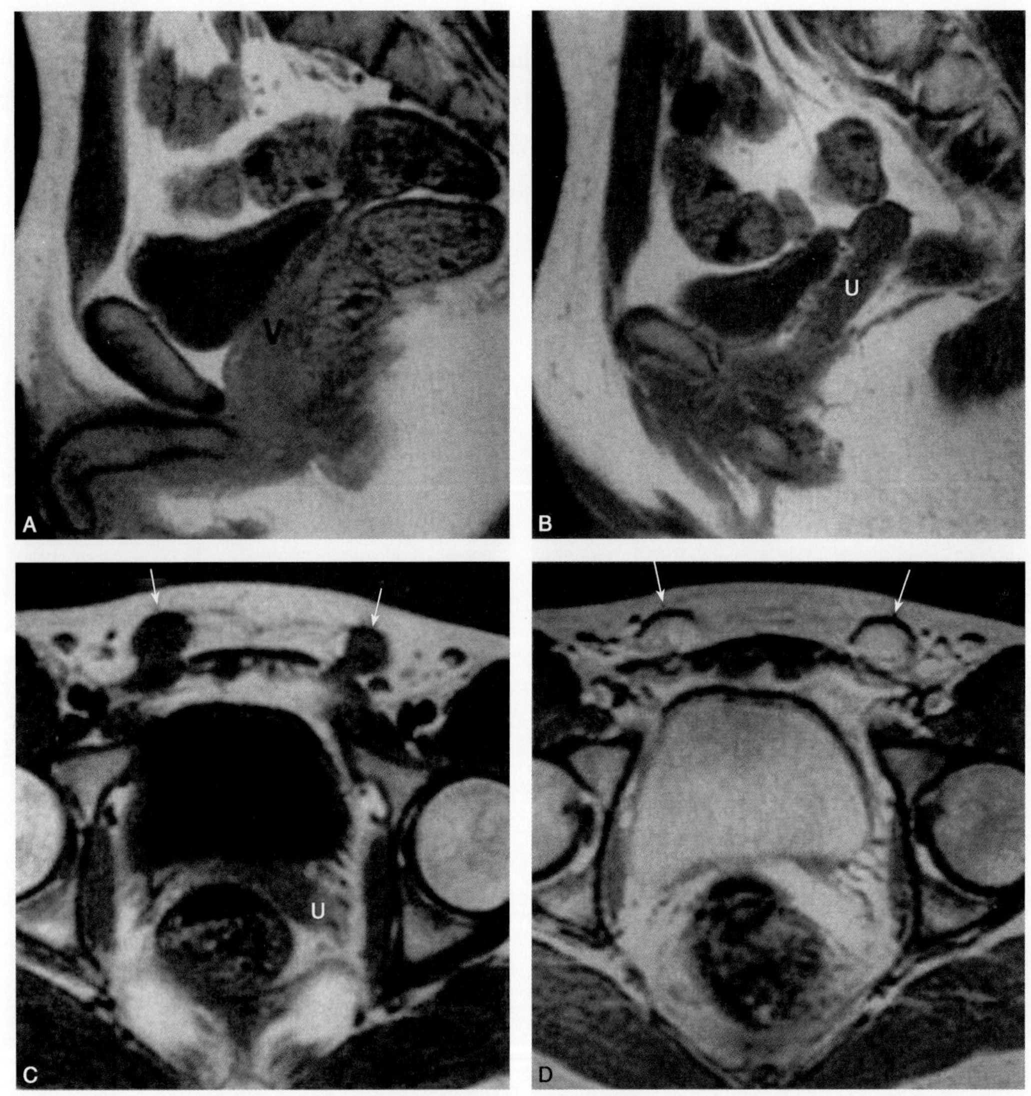


**图 19-7-14　46,XY DSD 性腺发育不全**

17 岁,患者双侧腹股沟区睾丸退化,女性内生殖器发育。患者出生时具有部分男性化外阴,被作为女性抚养,12 岁时阴茎增大。A、B. MRI 平扫正中矢状面和旁矢状面 $T_1$WI 示阴茎、阴道(V)和单角子宫(U);C、D. 示双侧腹股沟区睾丸(白箭)和子宫(U),子宫缺乏正常肌层和内膜线,提示缺少雌激素和孕激素

**3. 睾丸退化(testis regression)综合征**　又称之为 46,XY 不完全型性腺发育不全,可家族性或散发性发病。临床表现因睾丸退化时间不同而分为三型:① Ⅰ型:睾丸退化发生在胚胎 8 周以前,外生殖器完全女性型,有子宫和输卵管,青春期无性发育;② Ⅱ型:睾丸退化发生胚胎 8 ~ 12 周,外生殖器可表现为女性型或两性畸形,子宫、输卵管或附睾、输精管可缺失或发育不全,或两套生殖导管的衍化器官同时存在;③ Ⅲ型:睾丸退化发生胚胎 12 周后甚或 14 周后,即睾丸功能消失在性别分化关键阶段后,外生殖器已受一定程度睾酮的影响而为男性型,小阴茎伴会阴型尿道下裂。

性染色体为46,XY,此类睾丸早期曾有发育中途退化。临床表现外生殖器曾受睾酮影响,如阴蒂稍增大,会阴体部分融合。因睾丸退化,出生外生殖器不再发育。睾丸退化患者社会性别均为女性,多数因外生殖器性别模糊或青春期后原发闭经而就诊。

**4. 雄激素功能异常型性发育异常**　雄激素不敏感综合征(androgen insensitivity syndrome,AIS)是一种临床较为常见的单基因性发育异常,系X染色体性连锁遗传病,占46,XY DSD的50%~70%,分为完全(CAIS)和不完全型(PAIS),患者核型为46,XY,性腺为睾丸,睾酮分泌正常或升高。AIS中由于雄激素的正常效应全部或部分丧失而导致多种临床表现,可从完全的女性表型(完全型)到仅有男性化不足或不育的男性表型(不完全型)。

完全型雄激素不敏感综合征(complete androgen insensitivity syndrome,CAIS)患者外生殖器呈女性型,盲管状阴道,两侧睾丸正常大小,仍按正常轨迹下降,但可能停滞于腹腔内、腹股沟或大阴唇内。不完全雄激素不敏感综合征(incomplete androgen insensitivity syndrome,IAIS)又称部分型雄激素不敏感综合征(partial androgen insensitivity syndrome,PAIS),社会性别多为男性。外阴多呈两性畸形,表现为隐睾、阴蒂肥大或短小阴茎、尿道下裂,或阴唇部分融合、阴道极短(盲袋阴道)或仅有浅凹陷(图19-7-15,图19-7-16)。

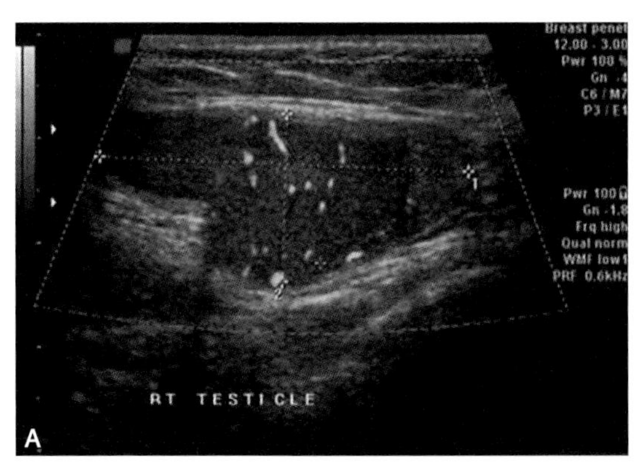


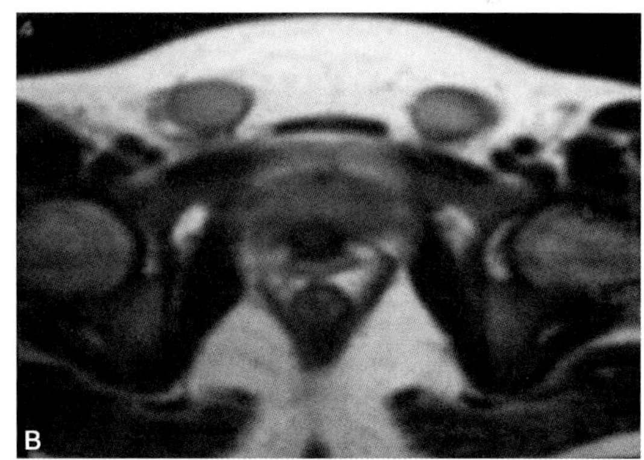


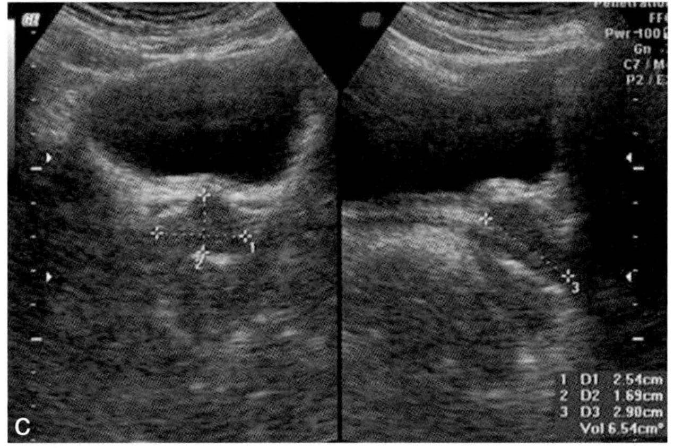


**图19-7-15　46,XY雄激素不敏感综合征**

A. 腹股沟区超声示发育良好的睾丸位于腹股沟管内,并显示正常的彩色血流信号;B. 盆腔超声的轴向和纵向图示小的前列腺和条索状精囊腺;C. MRI平扫横断位$T_2$WI示两侧腹股沟管内睾丸

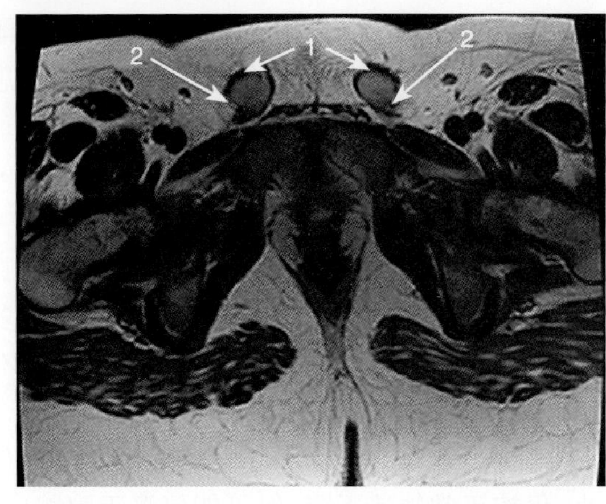


**图 19-7-16　46,XY 雄激素不敏感综合征**
患者 15 岁,女性表型。MRI 平扫横断位 $T_2$WI 示腹股沟管内稍强信号包块(箭 1 示睾丸,箭 2 示萎缩的附睾)

## 五、研究进展及存在问题

性发育异常患者发生率较低,其诊治涉及儿科、影像科、妇产科、心理学科、遗传学科等多学科,具有较大的挑战性。

(陈勇华　高波)

## 参 考 文 献


1. Amy CR, Rita MJ. Understanding Disorders of sexual development. J Pediatr Nurs. 2014, 29(5): e23-e34.
2. Azidah A, Nik Hazlina N, Aishah M. Swyer syndrome in a woman with pure 46, XY gonadal dysgenesis and a hypoplastic uterus. Malays Fam Physician, 2013, 31; 8(2): 58-61.
3. Barbaro M, Wedell A, Nordenström A. Disorders of sex development. Semin **Fetal Neonatal Med**. 2011, 16(2): 119-127 .
4. Chavhan GB, Parra DA, Oudjhane K, et al. Imaging of ambiguous genitalia: classification and diagnostic approach. Radiographics, 2008, 28(7): 1891-1904.
5. Hiort O. Diagnostic pathways in disorders of sex development. Clin Biochem, 2011, 44(7): 509.
6. Hughes IA. Disorders of sex development: a new definition and classification. Best Pract Res Clin Endocrinol Metab, 2008, 22(1): 119-134.
7. Karimian N, Ghadakzadeh S, Eshraghi M. Swyer syndrome in a woman with pure 46, XY gonadal dysgenesis and a hypoplastic uterus: a rare presentation. Fertil Steril, 2010, 93(1): 267. e13-14.
8. Khan S, Mannel L, Koopman CL, et al. The use of MRI in the pre-surgical evaluation of patients with androgen insensitivity syndrome. J Pediatr Adolesc Gynecol, 2014, 27(1): e17-20.
9. Lapointe SP, Wei DC, Hricak H, et al. Magnetic resonance imaging in the evaluation of congenital anomalies of the external genitalia. Urology, 2001, 58(3): 452-456.
10. Lina Michala, Sarah M, Creighton. The XY female. Best Practice & Research Clinical Obstetrics & Gynaecology, 2010, 24(2): 139-148
11. Mansour SM, Hamed ST, Adel L, et al. Does MRI add to ultrasound in the assessment of disorders of sex development? Eur J Radiol, 2012, 81(9): 2403-2410.
12. Nunes E, Rodrigues C, Geraldes F, et al. Differentiating Swyer syndrome and complete androgen insensitivity syndrome: a diagnostic dilemma. J Pediatr Adolesc Gynecol, 2014, 27(3): e67-68.
13. Radtke AC, Sauder C, Rehm JL, et al. Complexity in the diagnosis and management of 45, X Turner Syndrome mosaicism. Urology, 2014, 84(4): 919-921.

14. Sampaolo P, Calcaterra V, Klersy C, et al. Pelvic ultrasound evaluation in patients with Turner syndrome during treatment with growth hormone. Ultrasound Obstet Gynecol, 2003, 22(2): 172-177.

15. Tank J, Knoll A, Gilet A, et al. Imaging characteristics of androgen insensitivity syndrome. Clin Imaging, 2015, 39(4): 707-710.

16. Varras M, Vasilakaki T, Skafida E, et al. Clinical, ultrasonographic, computed tomography and histopathological manifestations of ovarian steroid cell tumour, not otherwise specified: our experience of a rare case with female virilisation and review of the literature. Gynecol Endocrinol, 2011, 27(6): 412-418.

17. Venkataram A, Shivaswamy S, Babu R, et al. Hernia uteri inguinalis in a case of ovotesticular disorder of sexual differentiation. J Pediatr Adolesc Gynecol, 2013, 26(1): e17-19.

18. 巩纯秀，秦淼，武翔靓. 儿科内分泌医生对性发育异常患儿的评估和管理. 中国循证儿科杂志，2014，9(2)：140-149.

19. 李德秀，马红英，韦华，等. 性发育异常及其常见疾病类型特征. 中国优生与遗传杂志，2011，19(8)：128-130.

20. 王先令，窦京涛. 性发育异常研究领域新进展. 中华内分泌代谢杂志，2014，30(2)：93-95.

# 第八节　女性盆底功能障碍

## 一、前　　言

盆底功能障碍性疾病（pelvic floor dysfunction，PFD）是指由于盆底结构和功能异常所引起的一系列疾病的总称，主要表现为压力性尿失禁（stress urinary incontinence，SUI）和盆腔器官脱垂（pelvic organ prolapse，POP），盆底支托组织的松弛或断裂是主要发病基础之一。随着盆底支持和缺陷的基础研究的深入，学者们先后提出"整体理论""阴道三个水平支持"理论及进一步发展的"三腔系统"理论，目前国际上关于盆底功能障碍性疾病和盆底重建外科出现的许多新理论、新观念，对临床影像学诊断提供了重要理论依据，并为基于现有影像学技术开拓新的诊断思路提供了方向。SUI 的手术治疗近年有许多新的进展，以经阴道无张力尿道中段悬吊术（tension-free vaginal tape，TVT）、经阴道悬带成形术（intravaginal slingplasty，IVS）、经闭孔无张力尿道中段悬吊术（tension-free vaginal tape obturalor，TVT-O）为主要方法。

## 二、相关疾病分类

女性生殖器官在正常位置的维持需要盆底多层肌肉、筋膜及韧带解剖结构和功能的正常，这些肌肉、筋膜及韧带维持着排尿、排便、性功能等多项生理功能。当这些盆底组织退化、损伤、发育不良或其他疾病引起其张力减低等均可引起支持功能减弱，从而出现盆底功能障碍。女性盆底功能障碍主要包括盆腔器官脱垂和压力性尿失禁，前者又包括子宫脱垂（子宫切除后的穹窿脱垂）、阴道前壁脱垂（或膨出）、阴道后壁脱垂（或膨出）。

## 三、影像诊断流程

目前，盆底结构的影像学检查方法主要有超声、CT 及 MRI 等。超声成像技术具有无辐射、操作简单、价格便宜、使用方便、能提供高时空分辨率等优点。超声主要包括经腹、经会阴、经直肠、经阴道等不同的检查方法，它可显示静息状态下女性尿道、阴道、膀胱、膀胱颈、直肠等与耻骨联合下缘的关系、膀胱尿道的角度，又可在 Valsalva 动作和盆底肌肉收缩时动态观察上述结构的变化，了解膀胱颈活动度、尿道旋转的程度及 POP 情况，是评估 SUI 与 POP 的重要指标之一。

由于女性盆底是一个三维立体结构，二维超声难以显示盆底的完整形态及盆底器官与周围组织的关系。三维超声可以同时显示互相垂直的矢、横、冠三个断面，从而获得普通二维超声无法观察到的完整的盆膈裂孔的声像图。同时，盆底三维超声能直观地观察盆底筋膜、耻骨直肠肌的产伤，了解盆底肌肉损伤的程度，为 PFD 的诊断提供影像学依据，指导临床实践。由于目前使用的网片植入材料在 MRI 及放射线检查中显像性不强，而盆底超声则可能显示植入材料。三维超声成像既可对盆底的植入材料进行全程定位，又可对术前及术后手术成功的可能性进行评估，从而有效地提高了手术的治疗效果，真正实现了从解剖结构的复位到盆底功能上的恢复。

螺旋 CT 扫描能同时动态观察到人体各层次的解剖结构、病灶，而且图像清晰，敏感度高，操作简便。螺旋 CT 检查的缺点主要有软组织分辨率较低，存在电离辐射损害以及碘过敏风险。而 MRI 具有无辐射、软组织成像好、能够多平面、多参数成像等优点，可以对盆底肌肉、韧带等解剖结构缺陷进行辨识、定性和定量评估研究。同时盆腔 MRI 的三维有限元力学模型可以高度逼真模拟组织器官几何结构，提供了精准可靠的几何模型基础，因此基于 MRI 的三维有限元模型分析可以更直观地给出应力应变的分布情况，更精确地模拟不同应力下器官的运动和变形情况，并有可能定量分析、精确定位缺损位置及种类，制定个体化手术方案，提高手术成功率，目前基于上述影像学数据所构建的有限元模型已逐步应用于妇科泌尿学的研究。

综上所述，盆底疾病不同于其他疾患，不仅是结构形态学改变，更是力学功能的改变，目前不同影像学对盆底疾病的诊断各有所长，应用不同的影像学检查方法，从不同角度显现不同疾病的静态和动态特征影像表现，将较好地评估盆底功能障碍节点，从而为临床诊疗提供充分的信息（图 19-8-1）。

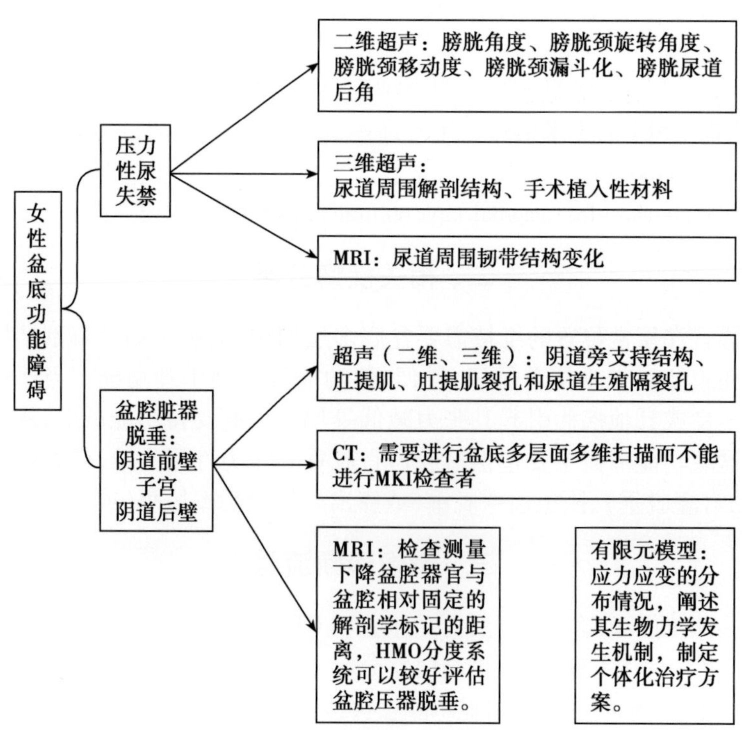


图 19-8-1　盆底功能障碍性疾病诊断流程

## 四、相关疾病影像学表现

### （一）压力性尿失禁（stress urinary incontinence，SUI）

**1. 二维超声**　以测量脏器的形态学参数为主，主要反映静止期及张力期尿道和膀胱颈在盆腔内的位置及活动度。

（1）检查测量方法：以耻骨联合下缘作为原点，沿耻骨联合线45°分别建立 $x$ 和 $y$ 轴组成直角坐标系，于安静状态和 Valsalva 动作时测量膀胱颈与耻骨下缘的距离以及膀胱颈所对应的坐标值，计算两种状态下的膀胱角度、膀胱颈旋转角度及深吸气时膀胱颈移动的距离等，$y$ 的正、负值分别指示盆腔外、内（图 19-8-2，图 19-8-3）。

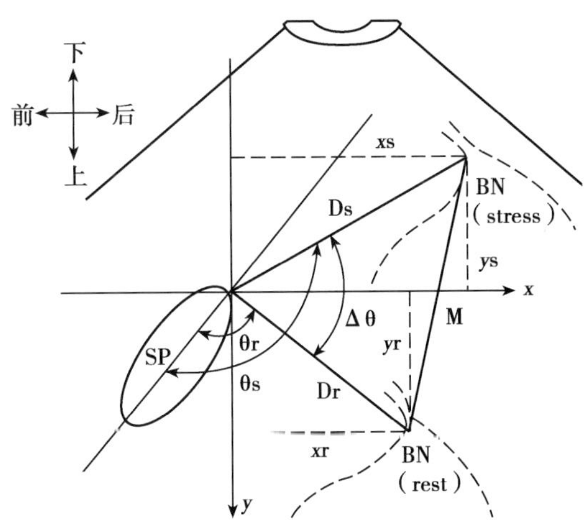


**图 19-8-2　压力性尿失禁的膀胱颈活动示意图**

SP：耻骨联合；BN：膀胱颈；rest：静息状态；stress：深吸气时

（2）测量指标

1）膀胱角度、膀胱颈旋转角度：以耻骨作为参照点，耻骨下缘至膀胱颈连线与耻骨联合中线的夹角，即为膀胱角度（正常<95°）（图 19-8-4）。分别于安静状态下和 Valsalva 动作时测量膀胱角度，两者的差值为膀胱颈旋转角度（正常<20°）。按以下标准诊断 SUI：①安静状态下膀胱角度≥95°；②膀胱颈旋转角度≥20°；③膀胱颈至耻骨联合下缘距离≥2.3cm，符合上述三项中的两项即可诊断 SUI。

AT REST

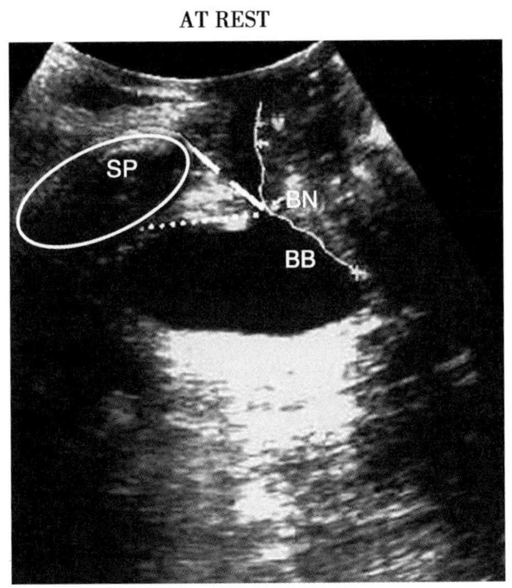


DURING STRESS

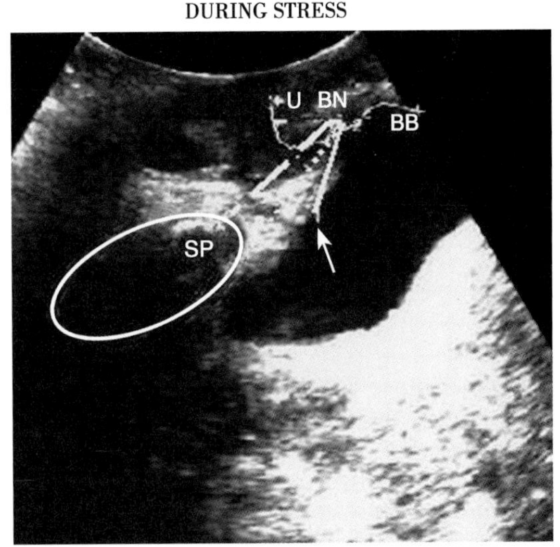


**图 19-8-3　经会阴超声测量膀胱颈活动度**

SP：耻骨联合；U：尿道；BN：膀胱颈；BB：膀胱底；大箭标识：静息状态膀胱颈位置；——：距离 A（膀胱颈至耻骨联合最低点距离）；……：距离 B（膀胱颈至耻骨联合后壁中点的距离）；—：MU（卡尺法测量的膀胱颈移动度）；rest：静息状态；stress：深吸气时

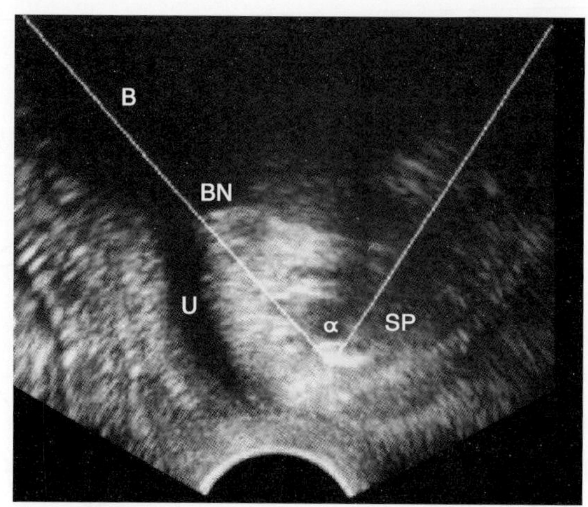


**图 19-8-4　经会阴超声下的膀胱角 α 图**

BN：膀胱颈；SP：耻骨联合；U：尿道；B：膀胱

2）膀胱颈移动度：被检者作 Valsalva 动作时，膀胱颈位置与安静状态下的距离即为膀胱颈移动度（图 19-8-5，图 19-8-6）。SUI 患者存在膀胱尿道压传递障碍，膀胱颈移动度和压力传导比之间存在负相关。有文献报道膀胱颈移动度≥10mm 诊断膀胱颈高活动度的敏感度为 77.8%，特异度为 66.7%，阳性预测值为 87.5%。

3）膀胱颈漏斗化：在贮尿期，正常女性的膀胱颈呈关闭状态，而 SUI 患者的膀胱颈可开放呈漏斗状，称膀胱颈漏斗化（图 19-8-7）。该征象反映静止期尿道内口已松弛，与尿道内括约肌功能障碍及盆底支持结构缺陷有关。有研究发现 SUI 患者膀胱颈漏斗化及尿道活动度明显增高，与尿道高活动性相比，膀胱颈漏斗化诊断 SUI 的特异度更高。Grandos 等认为如果膀胱颈和尿道形成的漏斗长度>13mm 即可诊断 SUI。

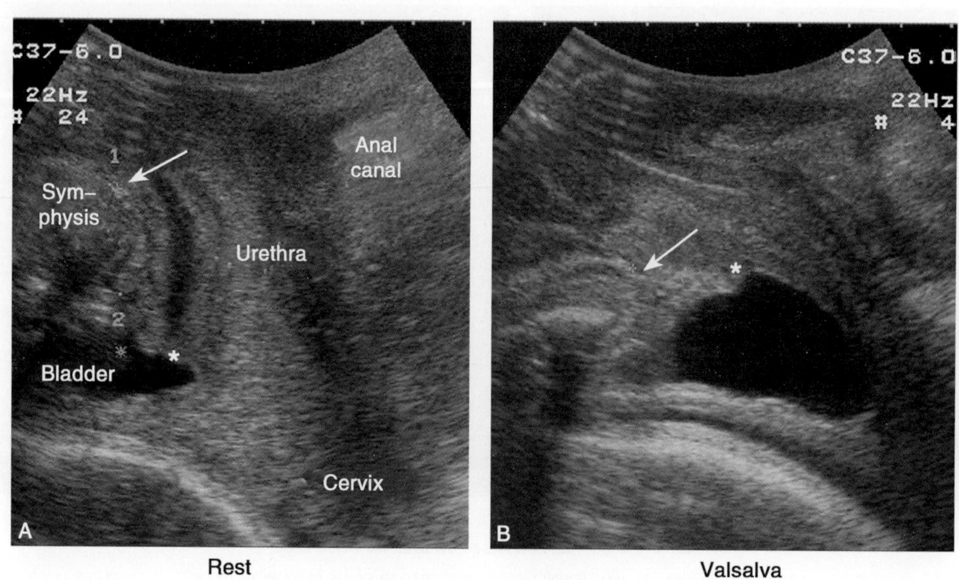


**图 19-8-5　膀胱颈移动度定位**

图 A 为静息状态，图 B 为作 Valsalva 动作状态。白箭示耻骨联合下界，* 示膀胱颈位置

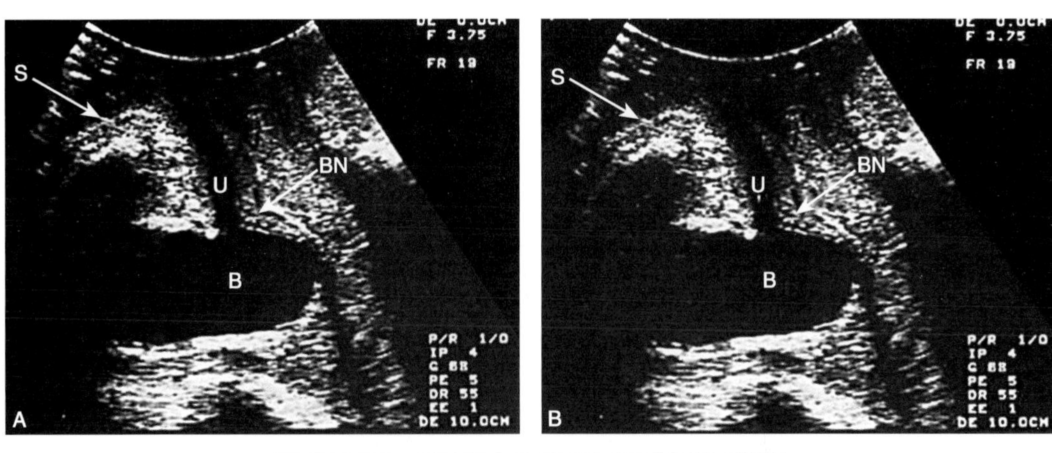


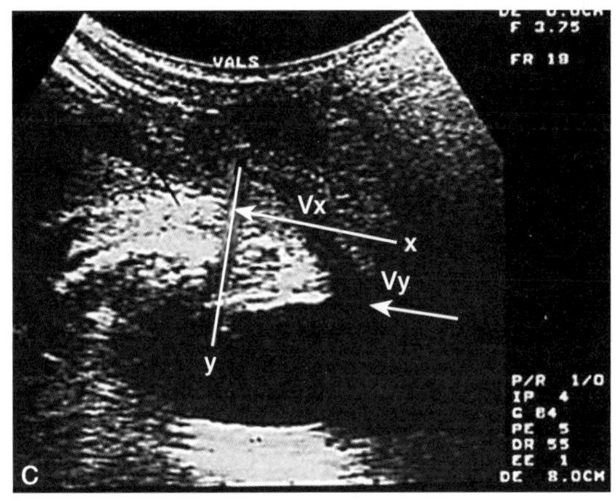


**图 19-8-6　膀胱颈活动度测量**

A. 膀胱颈测量的会阴超声图像。S：耻骨，U：尿道，B：膀胱，BN：膀胱颈。B、C. 应用坐标系测量膀胱颈活动度。Rx 和 Ry 为膀胱颈静息状态时沿 $x$ 和 $y$ 轴时的距离。$Vx$ 和 $Vy$ 为 Valsalva 动作时膀胱颈沿 $x$ 和 $y$ 轴时的距离，膀胱颈移动度 $V=\sqrt{\{(Vx-Rx)^2+(Ry-Vy)^2\}}$，膀胱颈旋转角度 $=\mathrm{Cot}\ Ry/Rx-\mathrm{Cot}\ Vy/Vx$

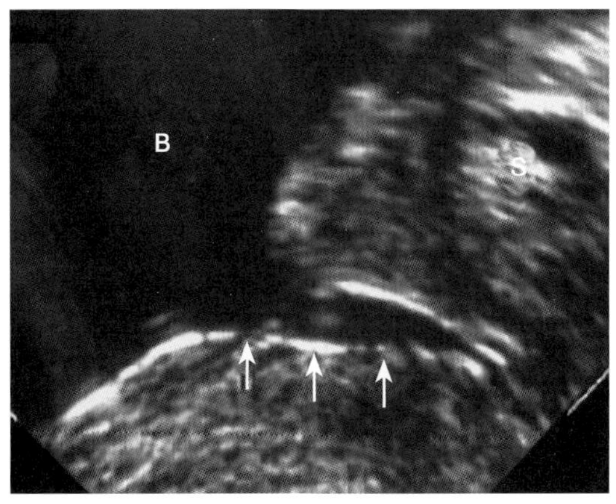


**图 19-8-7　膀胱颈漏斗化**

阴道前庭超声示膀胱颈漏斗

4）膀胱尿道后角：近端尿道与膀胱后缘在矢状面形成的角度即为膀胱尿道后角（图19-8-8）。膀胱尿道后角及膀胱颈移动度反映了膀胱及尿道周围支持结构的功能状态，尿道内径的增宽可能与尿道固有括约肌的缺陷有关。SUI患者的膀胱尿道后角在静止期或压力期均大于正常妇女，膀胱尿道后角≥120°～140°可作为诊断SUI的界值。目前国内外学者大多认为，膀胱颈移动度、压力期膀胱尿道后角是诊断SUI最有价值的客观指标。

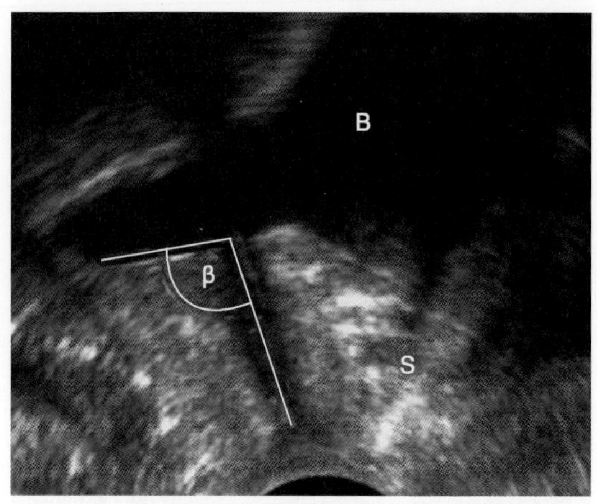

**图19-8-8　膀胱尿道后角**

膀胱尿道后角β超声图

**2. 三维超声**

（1）尿道周围解剖结构监测：三维超声在尿道成像研究中的应用主要集中于尿道外括约肌成像。尿道结构在超声中的成像特点很大程度上取决于超声束发射方向。经会阴超声检查时，由于尿道内的黏膜层和平滑肌层纤维走行与超声束平行，呈稍低回声区，而尿道外括约肌（横纹肌层）呈稍高回声区。经直肠和经阴道三维超声检查，横断面上尿道括约肌成像为"靶型"，中央为高回声的尿道黏膜和平滑肌层，周围环绕着两侧厚背侧薄的低回声外括约肌肌层（图19-8-9）。

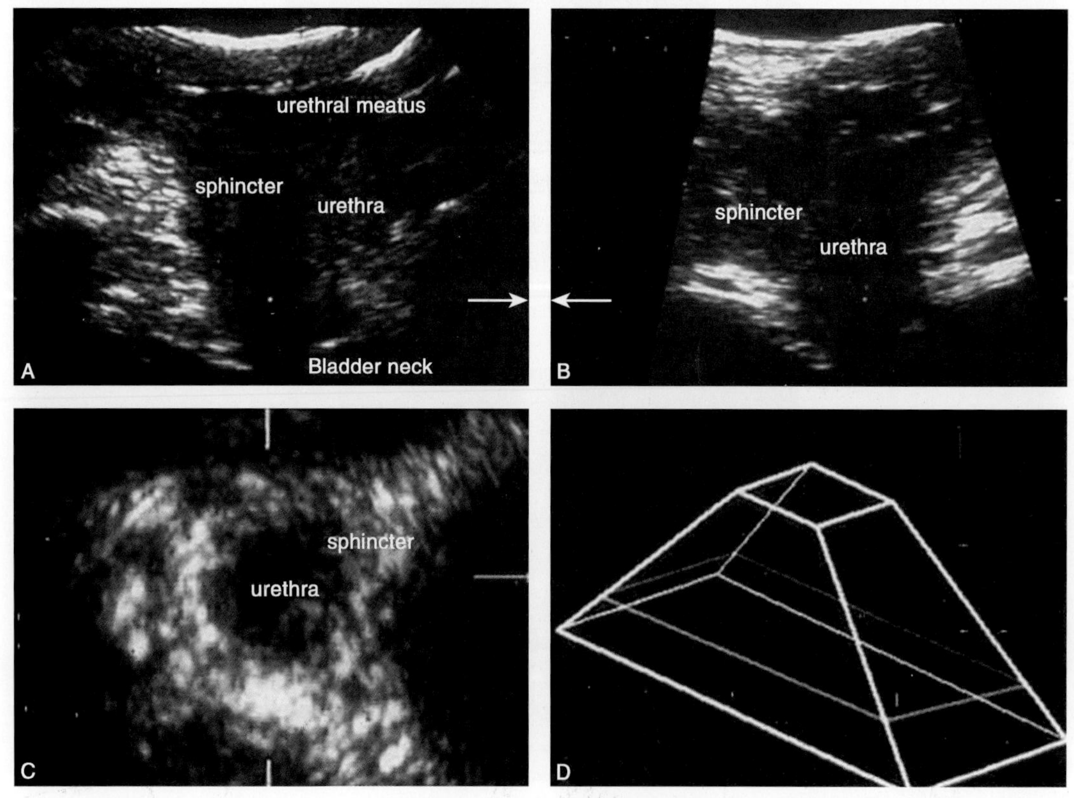

**图19-8-9　尿道三维超声扫描图**

纵形平滑肌和腔道为低回声，而环行括约肌为高环声，呈椭圆结构目前，尿道括约肌的超声成像测量参数主要包括尿道括约肌的厚度、长度、容积，这些参数一定程度上反映了尿道括约肌的功能状态，且和尿道测压和漏尿点等尿动力学参数存在一定相关性。三维超声的尿道容积测量主要是通过获取的三维容积数据，在横断面上逐层描绘代表外括约肌回声区，最后通过计算机容积重建而成。通过测量盆底肌静息和收缩状态下的尿道形态变化量，一定程度上反映尿道的功能状态。尿失禁患者横纹肌收缩引起的尿道长度变化量以及横断面上横纹肌层内缘到探头缘距离变化量显著低于正常女性，并与尿失禁严重程度存在相关性。

（2）手术后植入性材料监测：三维超声在无张力尿道悬吊术（tension-free vaginal tape，TVT）吊带成像研究和临床诊疗中有着重要的评估价值。大多数植入性材料在超声成像中呈强回声，不仅在静息状态观察吊带的基本形态，还可在腹压增高的情况下观察吊带对尿道的动态支持作用，研究吊带的位置和松紧度对尿控机制的影响。超声观察无张力尿道悬吊带在尿道下的位置，表明在静息位尿道下吊带不改变尿道的位置形态，在增高腹压的动作时，尿道下吊带可显著降低尿道的活动度，并可显著减轻近端尿道的漏斗状的形成。经超声检测认为尿道的放置位置不是手术成败的关键因素，在一定程度上还取决于尿道旁周组织的弹性、尿道的活动度、尿道的固有括约肌功能等因素。二维超声只能初步定位吊带在尿道下的位置，而三维超声的横断面三维成像可显示吊带的整体走向和形态，可对不同尿道下悬吊术的吊带形态及走行进行对比研究，另外可显示吊带存在的不对称、弯曲、折叠等问题（图 19-8-10，图 19-8-11）。

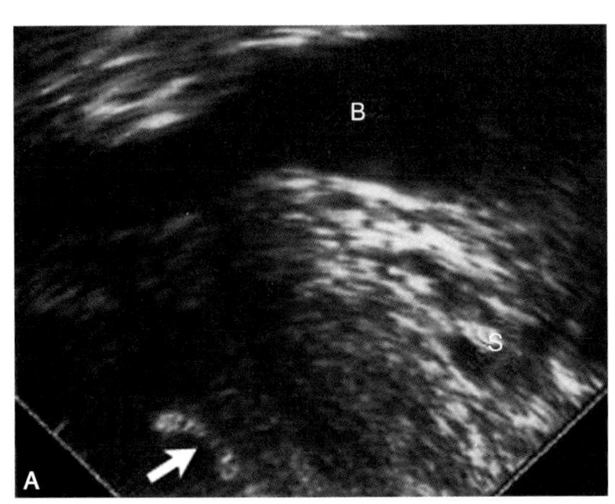


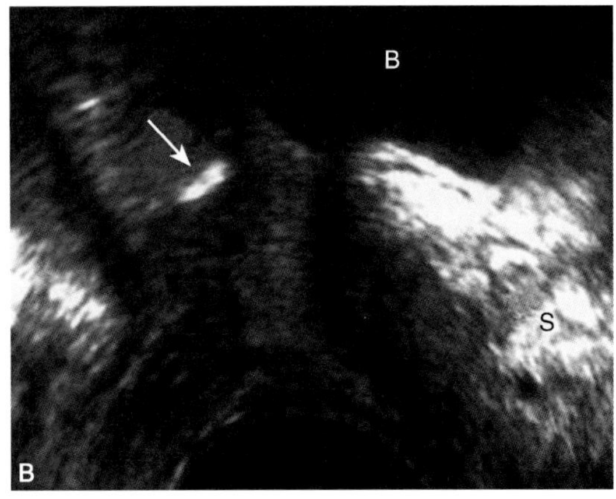


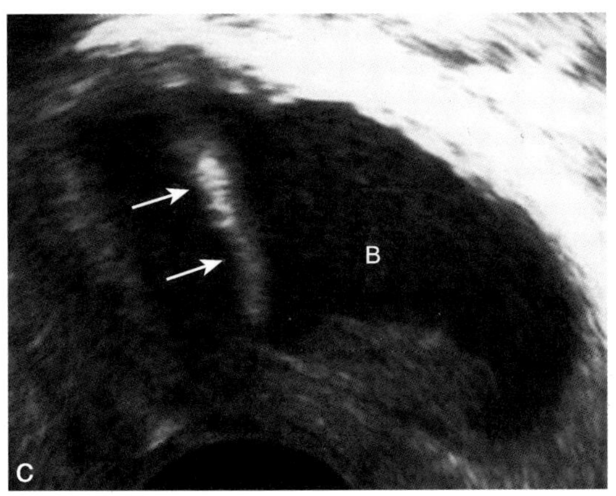


**图 19-8-10 TVT 术后吊带位置**

经阴道前庭（A、B）和经阴道超声（C）的矢状面图。A. 吊带位于合适的位置：尿道中段下水平；B. 吊带位于膀胱颈水平，此患者术后伴有持续性压力性尿失禁和尿急症状；C. 吊带位于膀胱内，此患者术后出现反复泌尿系感染、血尿和排尿困难。B：膀胱，S：耻骨联合

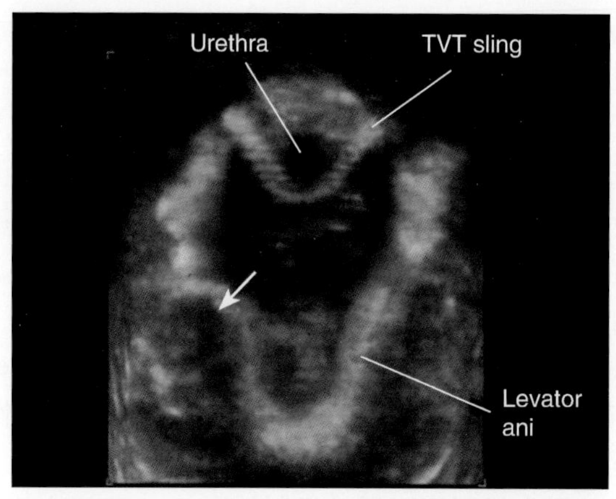


**图 19-8-11　TVT 植入后的三维超声图**

TVT 吊带清晰可见，患者右侧肛提肌局部异常（白箭）

**3. MRI**　压力性尿失禁的 MRI 检查大体围绕两个方向：静态、动态 MRI 采用 $T_2$WI，无需造影剂，借助盆腔脂肪和膀胱内尿液的衬托即可清楚分辨盆底的肌肉、筋膜，甚至细小的韧带。在 $T_1$WI、$T_2$WI 上所有韧带均表现为偏低信号（与中等信号的肌肉相比），以横断面 $T_2$WI 显示最为清晰。尿道周围韧带位于尿道前方，横断面呈弧形细条状，紧贴尿道前壁，其两端与两侧的耻骨直肠肌内缘相连。SUI 患者尿道支持韧带有不同程度的形态学改变，主要表现为松弛或断裂：在 $T_2$WI 横断面上尿道周围韧带呈“波浪状”，尿道旁韧带表现为双侧不对称、一侧延长，$T_2$WI 矢状面上近侧耻骨尿道韧带呈“飘带状”。韧带断裂表现为：$T_2$WI 横断面上尿道周围韧带附着点与耻骨直肠肌分离，一侧尿道旁韧带短缩、远端与尿道周围韧带分离，近侧耻骨尿道韧带近端与尿道周围韧带的腹侧及尿道分离，尿道下韧带附着点与盆侧壁的盆筋膜腱弓分离（图 19-8-12）。

**（二）盆腔器官脱垂（pelvic organ prolapse，POP）**

**1. 超声**　在二维声像图上，阴道生殖膈缺损在正中矢状面上表现为 Valsalva 运动下肛门直肠前方肌层不连续。目前三维超声在横断面上可以定性、定量评估阴道旁支持结构、肛提肌、肛提肌裂孔和尿道生殖膈裂孔；还可同时观察肛管内、外括约肌复合体的形态。肛提

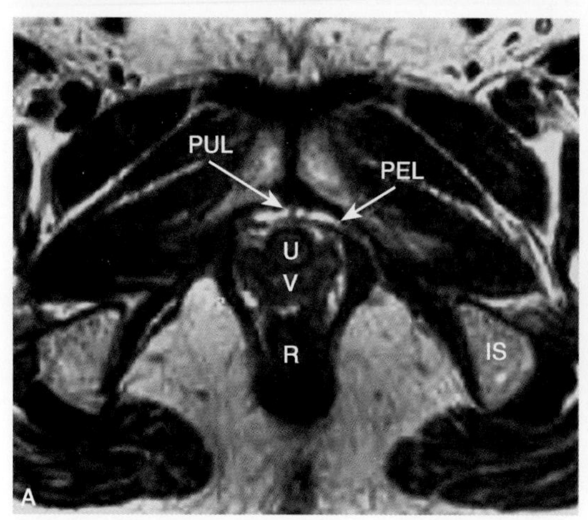


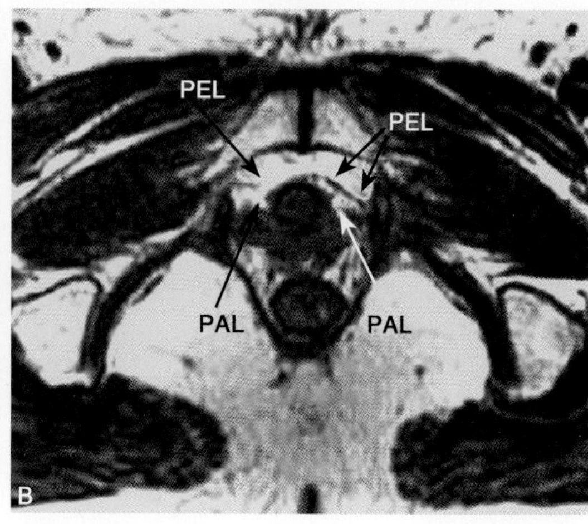

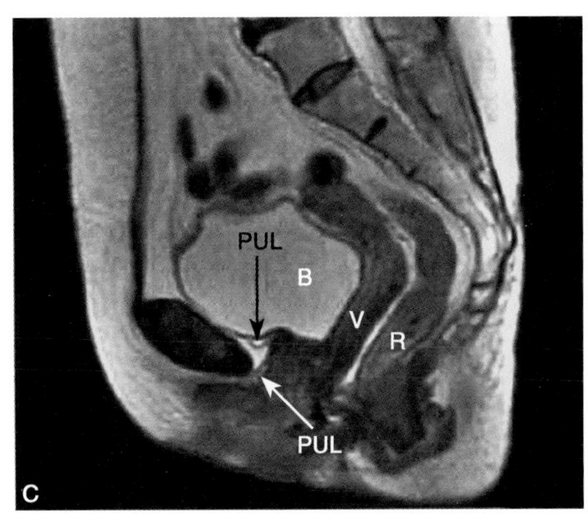


**图 19-8-12　压力性尿失禁的 MRI 检查**

A. 正常女性盆底 MRI 横断面 $T_2WI$:尿道周围韧带(PEL)位于尿道腹侧(白短箭),两端与耻骨直肠肌内侧相连,耻骨尿道韧带(PUL)(白长箭)自耻骨后发出向后与尿道周围韧带(PEL)(白短箭)腹侧相连,略向左侧偏斜,双侧耻骨直肠肌(PR)不对称,右侧薄于左侧;B. SUI 患者盆底 MRI 尿道中段层面 $T_2WI$:尿道周围韧带(PEL)右侧部分(黑短箭)松弛呈波浪状,右侧尿道旁韧带(PAL)(黑长箭)断裂、短缩,左侧尿道旁韧带(PAL)(白箭)及尿道周围韧带(PEL)(黑箭)形态正常;C. SUI 患者矢状面图 $T_2WI$:近侧耻骨尿道韧带(PUL)(黑箭)呈"飘带"状,且韧带附着端与耻骨后缘分离,中部(白箭)及远侧耻骨尿道韧带形态、走行正常(引自本节参考文献 12)

肌裂孔是女性盆底的重要支持结构,尿道、阴道、直肠由此穿行,因此也是盆腔脏器脱垂的潜在路径。肛提肌复合体的损伤、盆底结构的先天畸形或功能不良可导致女性在老年发展为 POP。

三维超声对未育女性盆膈裂孔的形态学观察:静息期完整的盆膈裂孔呈菱形,由前方呈八字形强回声的耻骨支和后方呈 V 字形、高回声、走行连续的耻骨直肠肌构成。盆膈裂孔内部结构紧凑,由腹侧到背侧依次排列着尿道、阴道和直肠。器官之间以及器官与耻骨直肠肌、耻骨支之间充填着呈中等回声的结缔组织(图 19-8-13)。

在静息期、张力期和缩肛期观察盆膈裂孔的断面结构,并对不同状态下耻骨直肠肌和盆膈裂孔进行了测量及评价,结果显示张力期和缩肛期盆膈裂孔的形态以及内部解剖结构与静息期相比无明显变化,而裂孔大小以及耻骨直肠肌厚度和角度发生较明显改变;张力期耻骨直肠肌变薄,后角变大,盆膈裂孔径线及面积变大,缩肛期耻骨直肠肌变厚,后角变大,盆膈裂孔径线及面积变小。

轻度子宫脱垂患者三维盆底超声表现为:在耻骨联合与肛直角连线水平获取中段阴道水平声像图可见"蝶形"阴道回声消失,代之以扁椭圆形的宫颈回声。有尿失禁症状且左后方阴道周围支持结构损伤的晚孕女性三维盆底超声表现为在中段阴道水平可见"蝶形"阴道的左后角消失,阴道直肠隔呈"蜂窝状"(图 19-8-14)。

**2. CT**　目前 CT 在女性盆底功能障碍中应用相对较少,但利用其成像特点,在某些方面尤其需要进行盆底多层面多维扫描而不能进行 MRI 检查(如身体内有金属植入物、患有"幽闭恐惧症")时有所应用。

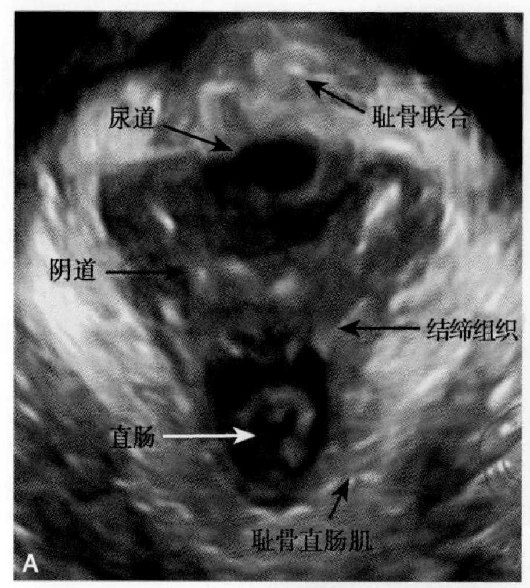


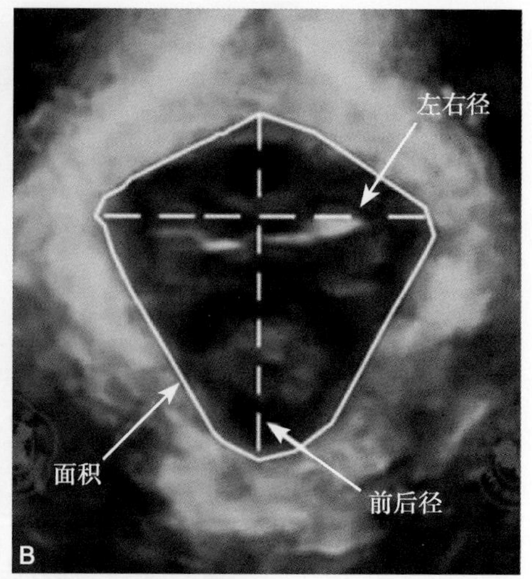


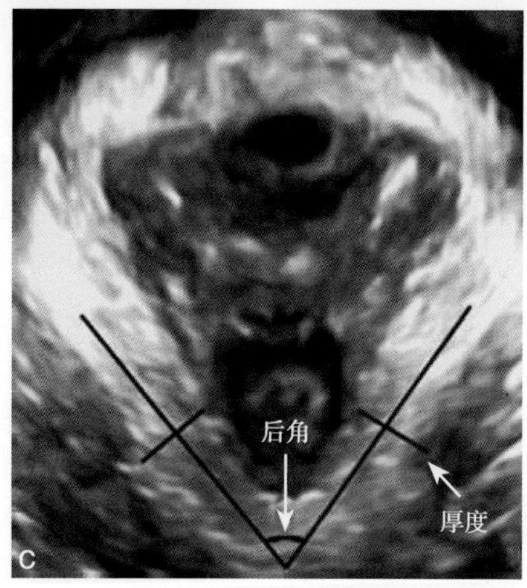


**图 19-8-13　盆膈裂孔**

A. 未育女性盆膈裂孔超声声像图；B. 盆膈裂孔测量示意图；C. 耻骨直肠肌测量示意图

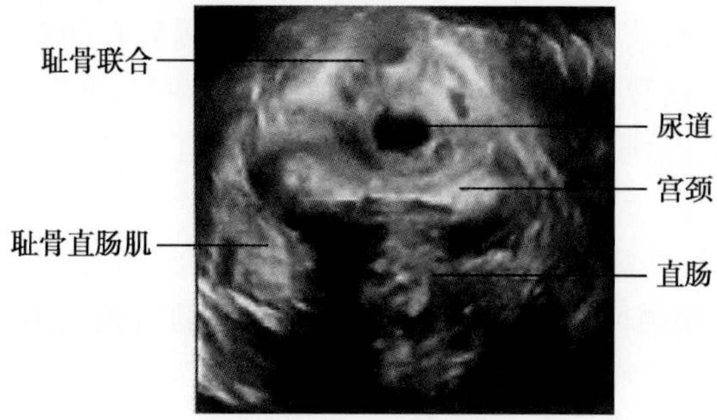


**图 19-8-14　子宫脱垂**

耻骨联合与肛直角边线水平的中段阴道水平三维声像图："蝶形"阴道回声消失，代之以扁椭圆形的宫颈回声，提示该患者子宫脱垂

CT 经耻骨联合中份的横断层面是显示耻骨直肠肌的主要断面，能够显示包绕尿道、阴道和肛管外侧的耻骨直肠肌的“U”字形结构，位于耻骨尾骨肌的下方，起自耻骨两侧的内面并向内向后与对侧会合。耻骨联合的正后方由前至后依次排列着尿道、阴道和肛管的断面。耻骨直肠肌呈条带状夹于上述三个脏器的两侧（图 19-8-15）。

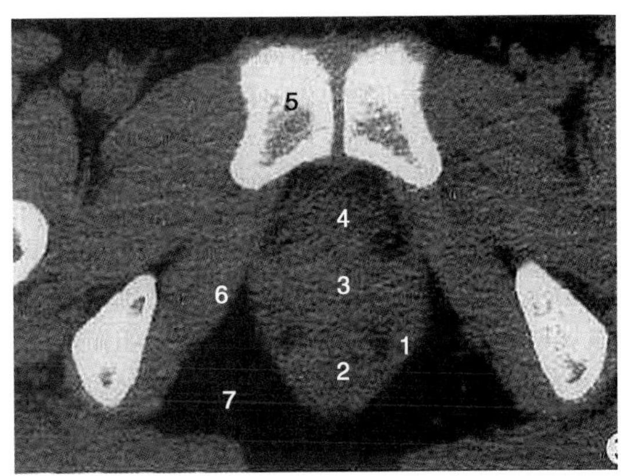


**图 19-8-15　经耻骨联合中份 CT 横断面图像**

1. 耻骨尾骨肌；2. 直肠；3. 阴道；4. 膀胱；5. 耻骨；6. 闭孔内肌；7. 坐骨直肠窝脂肪组织

早期子宫脱垂 CT 主要表现为子宫局限性增厚，不同分期的表现可各不相同，主要表现为子宫内偏心性分叶状肿块。子宫颈呈梭形或喇叭口样分开（图 19-8-16）。

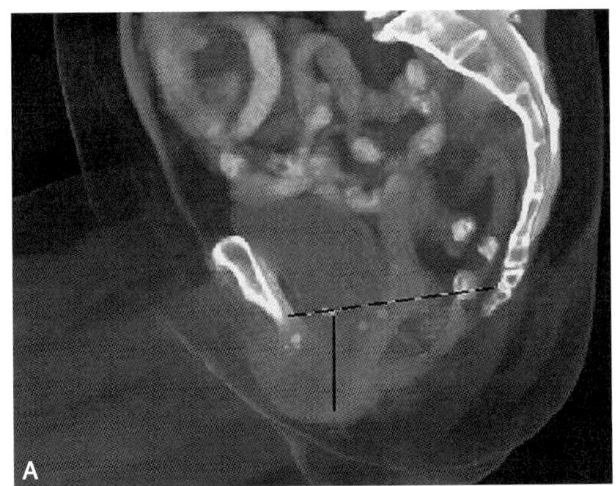


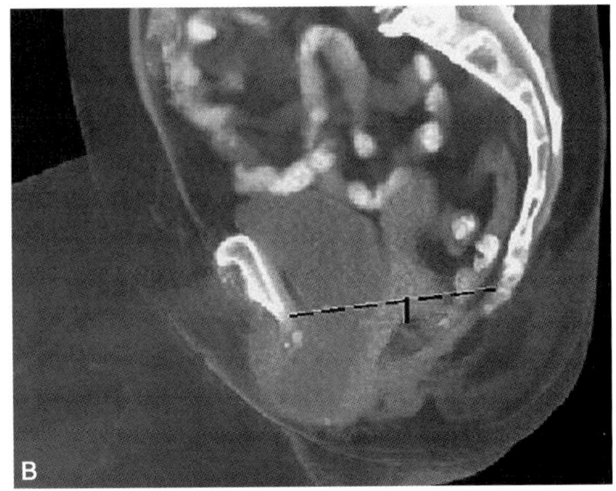


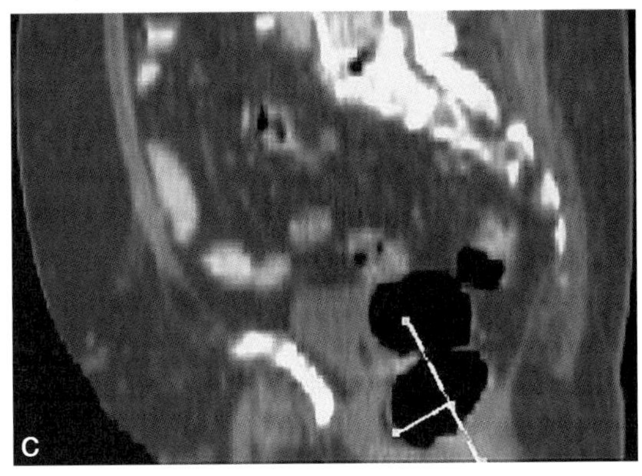


**图 19-8-16　盆腔脏器脱垂**

A、B. 盆底容积渲染矢状图。耻骨尾骨线（虚线）为耻骨下端至末节尾骨关节连线。膀胱下降（A 中实线）和宫颈下降（B 中实线）为两者最低点距耻尾线的距离；C. 盆底矢状面重建图：虚线为肛管前壁向上的延伸线，直肠脱垂程度为直肠前壁距此线的距离（实线）

多层螺旋 CT 具有良好的空间与密度分辨率，特别是多层螺旋 CT 通过工作站进行多平面重组（MPR）、容积再现（VR）、最大密度投影（MIP）等后处理，通过螺旋 CT 三维重建能直观地显示脏器空间关系，对病变进行各个角度的观察，能够较好地显示盆腔脏器脱垂部位、形态、程度等各种信息，并能显示植入性材料网片（带有放射显像）在压力状态下的工作情境，为临床医师提供清晰、直观的图像（图 19-8-17，图 19-8-18，图 19-8-19）。

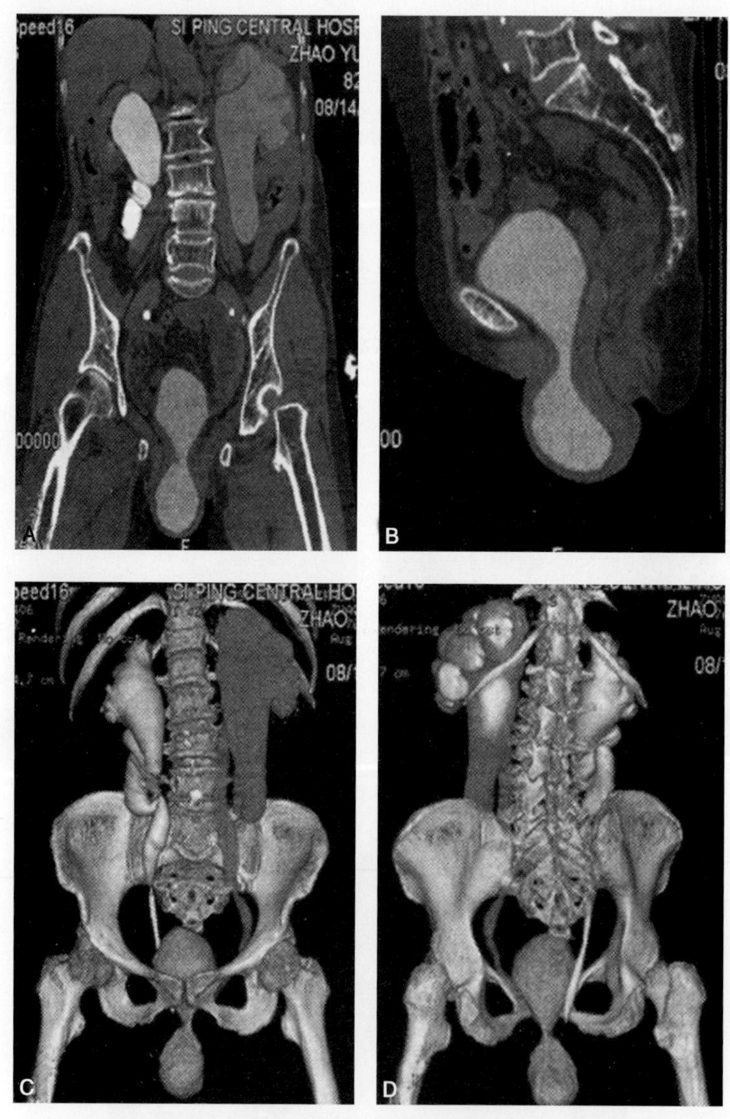

**图 19-8-17　膀胱脱垂**

CT 影像显示膀胱下部经尿道向下突出呈葫芦状，两侧输尿管盆段于尿道处受挤压，其上方输尿管及肾盂梗阻性扩张积水，MPR（A、B）、VR（C、D）清楚显示充盈造影剂的膀胱向下脱垂，低于尿道口水平，诊断膀胱Ⅲ度脱垂，后经手术证实

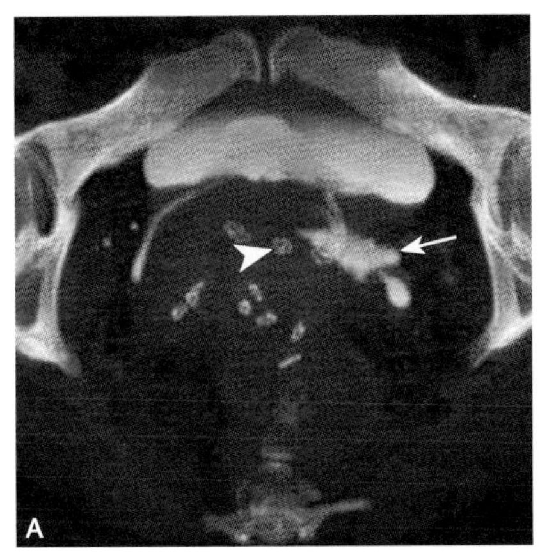
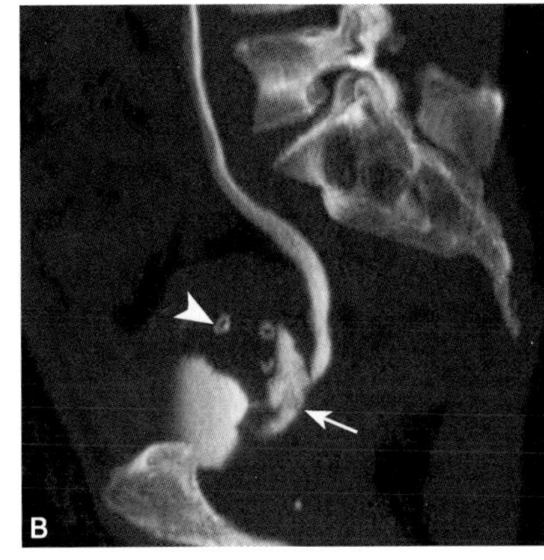
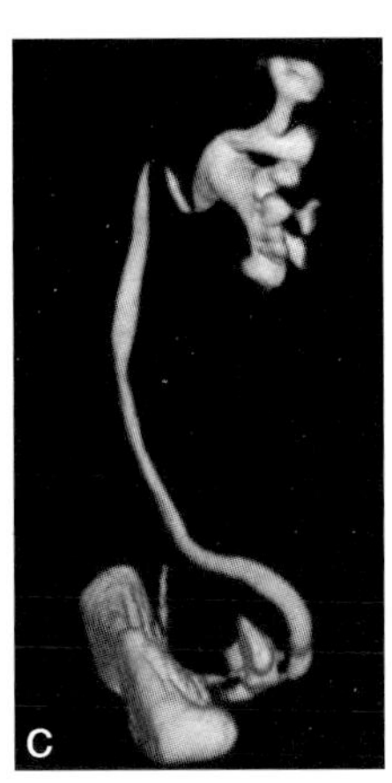

**图 19-8-18　输尿管囊肿**

女性,54 岁。行经腹腔镜阴道骶骨固定术后 4 天出现输尿管囊肿。A～C. CT 增强 MIP、VR 重建图像显示左侧输尿管损伤出现囊肿(白箭),白箭头指示为吊带

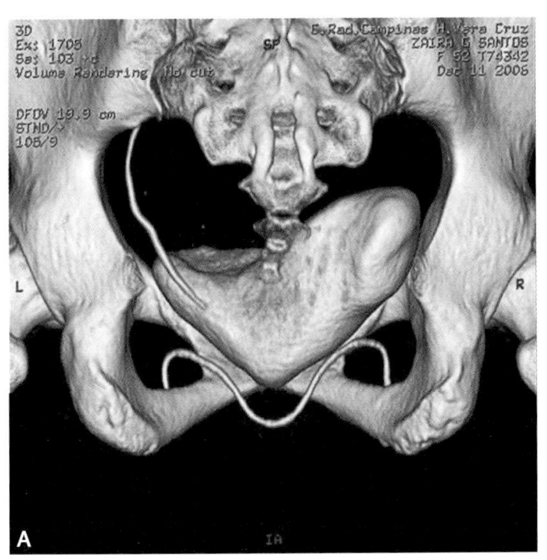

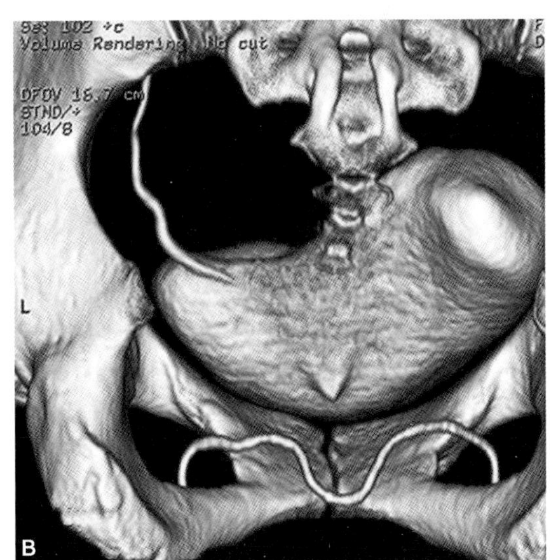


**图 19-8-19　经闭孔吊带后视图**

螺旋 CT 三维重建图。A. TOT 吊带于静息状态位于闭孔边界中点;B. 当压力增加时,膀胱颈移向耻骨后方,拉伸吊带产生反向支持以避免漏尿

**3. MRI 检查**　随着 MRI 及图像后处理技术和三维重建技术的发展,可以对在体盆底肌肉、韧带等解剖结构缺陷进行辨识、定性和定量评估检测。解剖学上,盆底即盆膈,是由一对肛提肌、一对尾骨肌、盆膈上筋膜和盆膈下筋膜构成的肌筋膜膈。两侧肛提肌前内侧缘之间的裂隙为盆膈裂孔或泌尿生殖裂孔;直肠、尿道和女性阴道穿越盆膈裂孔开口于会阴,盆膈裂孔由尿生殖膈封闭。而 MRI 可以较清晰的将其显示出来(图 19-8-20,图 19-8-21)。

类似于盆腔器官脱垂疾病妇科检查中通过定位盆腔脱垂器官与处女膜的位置对盆腔器官脱垂严重程度进行分度,动态 MRI 影像检查测量下降盆腔器官与盆腔相对固定的解剖学标记的距离,可为临床诊断盆腔器官脱垂和了解盆腔器官脱垂的严重程度提供客观影像学

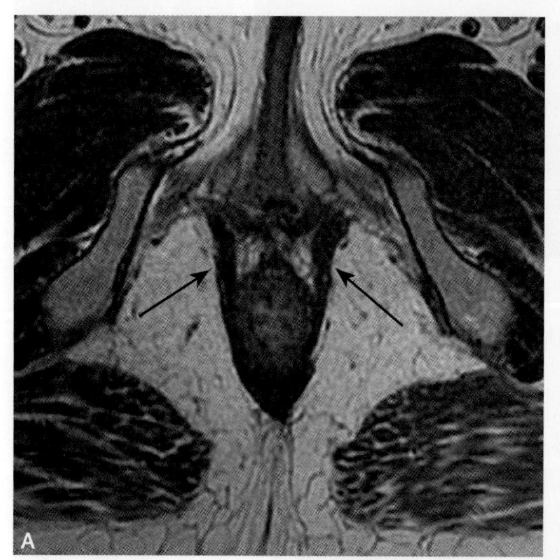


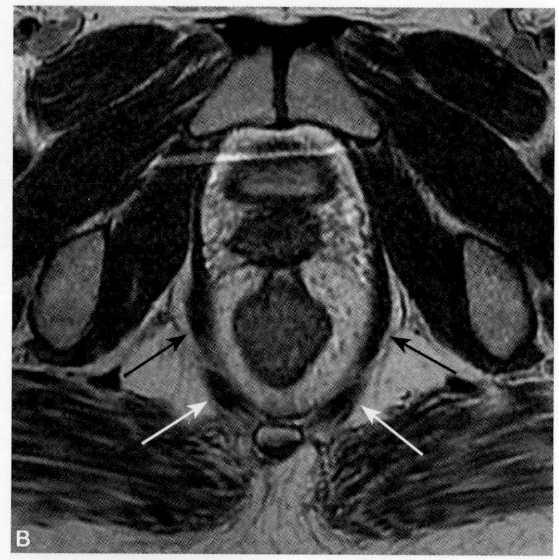


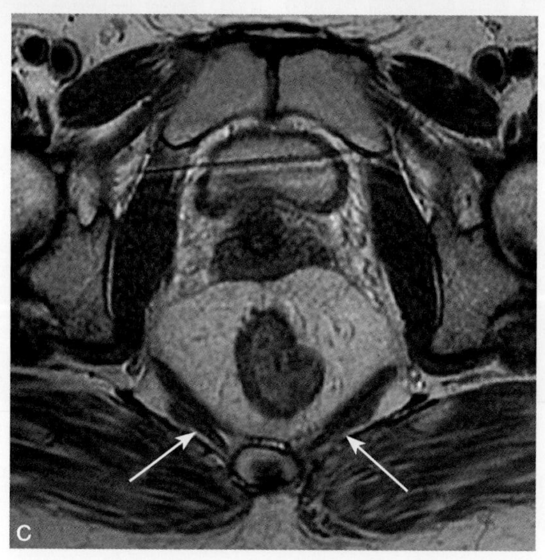


**图 19-8-20　正常盆膈 MRI 解剖**

正常盆膈 FSE $T_2$WI 轴面图，盆膈由耻骨直肠肌（A 中黑箭）、耻尾肌（B 中黑箭）、髂尾肌（B 中白箭）、坐尾肌（C 中白箭）组成

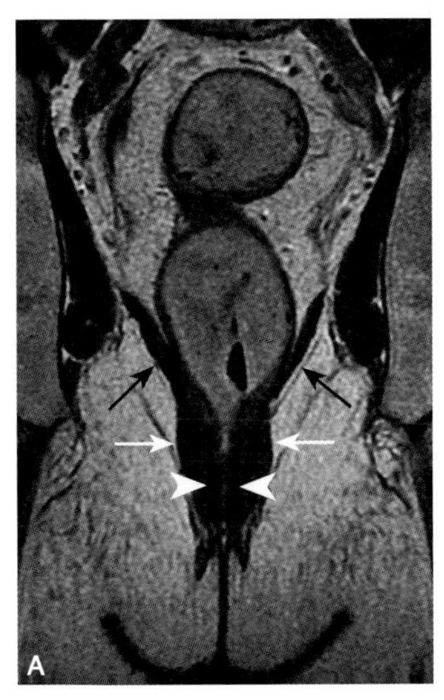


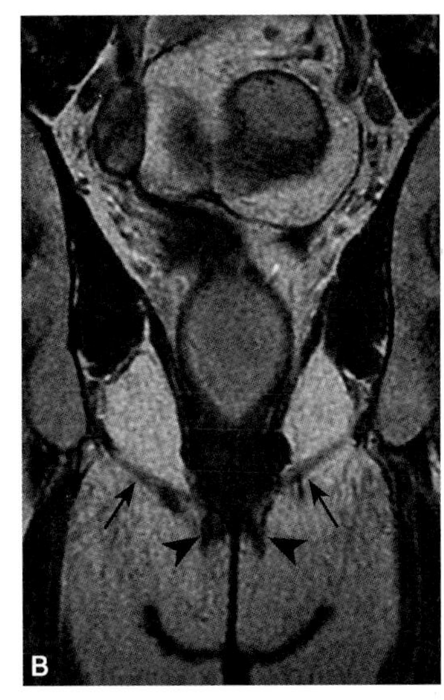


**图 19-8-21　正常盆底 MRI 解剖**

正常盆底的 FSE $T_2$WI 冠状面图。A. 正常的肛提肌（黑箭）、耻骨直肠肌（白箭）、肛门内括约肌（白箭头）；B. 尿生殖膈（黑箭）扩展至肛门外括约肌（黑箭头）

数据。目前利用 MRI 应用 HMO 分度系统可以较好评估盆腔脏器脱垂，即在最大 Valsalva 动作时采用快速半傅立叶 $T_2$WI 正中矢状面上测量 H 线、M 线和器官脱垂距离 H 线的距离。测量方法为在正中矢状切面图像中确立耻骨下缘为 A 点，耻骨直肠肌后缘最前凸部位为 B 点，第一和第二尾骨连接处为 C 点，连接 AC 点为耻骨尾骨线（pubococcygealline，PCL）（固定的解剖学参考线），连接 AB 点为 H 线（耻骨直肠线：即泌尿生殖裂孔前后缘的直线距离）。由 B 点向 PCL 线所做的垂线为 M 线（肛提肌板较 PCL 线的下降距离，是盆底下降程度的量化值）。HMO 系统中的“O”特指在 ValSalva 动作时膨出器官最远端至“H”线的最短距离。盆腔器官最远端低于 H 线水平即诊断为盆腔器官脱垂。PCL 与肛提肌板的平面相近，为目前最常用的 MRI 参考线，Singh 等首次提出耻骨中线（midpubic line，MPL），即沿耻骨联合长轴至尾端的延长线，其与妇科检查时所用的处女膜缘水平相一致，亦可作为 MRI 参考线（图 19-8-22，图 19-8-23，图 19-8-24，图 19-8-25）。

脱垂器官最远端距离 H 线的距离为评价盆腔器官脱垂提供了影像学方面的客观量化依据，可同时了解盆腔多组织器官的状况，其已成为目前盆腔脏器脱垂疾病的最有效的影像学诊断方法。PFD 患者行动态 MRI 检查不但可以了解盆腔脏器病变，为手术方案的制定提供影像学依据，而且可以了解前中后盆腔内器官脱垂的状况及相互关系，辅助临床检查未发现或不易诊断的肠病、腹膜脱垂或轻度的无症状直肠膨出。同时，手术前、后的 MRI 影像学对比可以为患者手术治疗效果的评价提供客观影像学依据。

**4. 女性盆底有限元模型的建立及在体仿真生物力学研究**　盆腔脏器脱垂是一种缘于盆底支持组织生物力学性能进行性减退的疾病。基于 MRI 的三维有限元模型分析可以更直观地给出应力应变的分布情况，有限元模型分析可以更直观地给出应力应变的分布情况，更精确地模拟不同载荷下器官的运动和变形情况，已逐步应用于妇科泌尿学的研究。

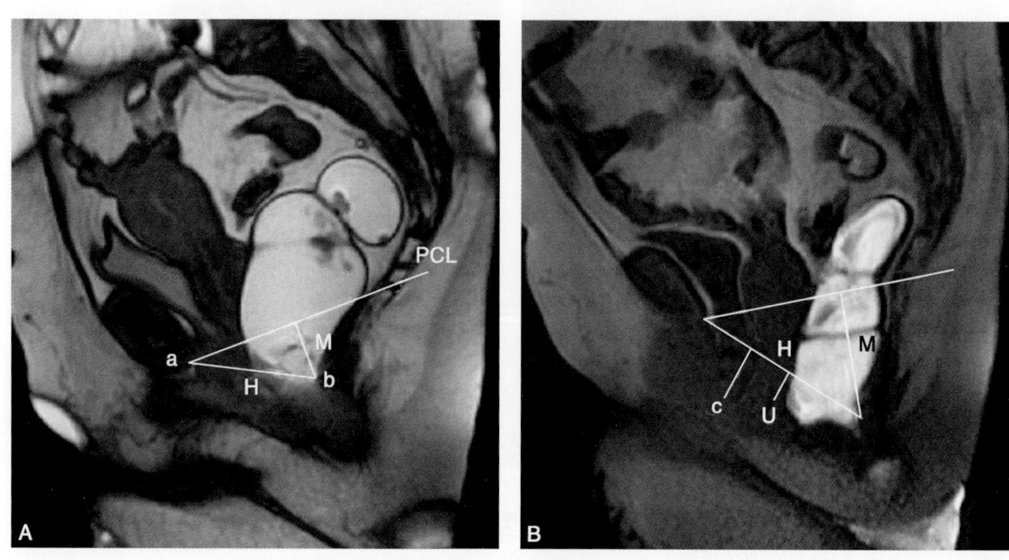


**图 19-8-22　会阴脱垂**

患有会阴脱垂症状的 57 岁患者 MRI HMO 图。A. 静息状态 $T_2$WI 稳态自由进动图示的 HMO 系统图。a:耻骨联合下,b:直肠肛直肠连接水平后壁,H 线代表了会阴裂孔前后宽度(从 a 至 b);B. 排泄状态下根据 HMO 系统测量器官下降的 $T_1$WI 多相梯度回波图。C:膀胱,U:脱垂子宫

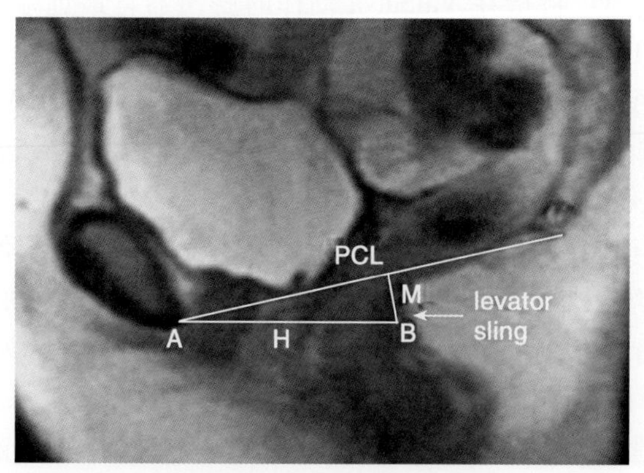


**图 19-8-23　子宫切除术后**

既往行子宫切除手术患者。正中矢状位 $T_2$WI HMO 示意图

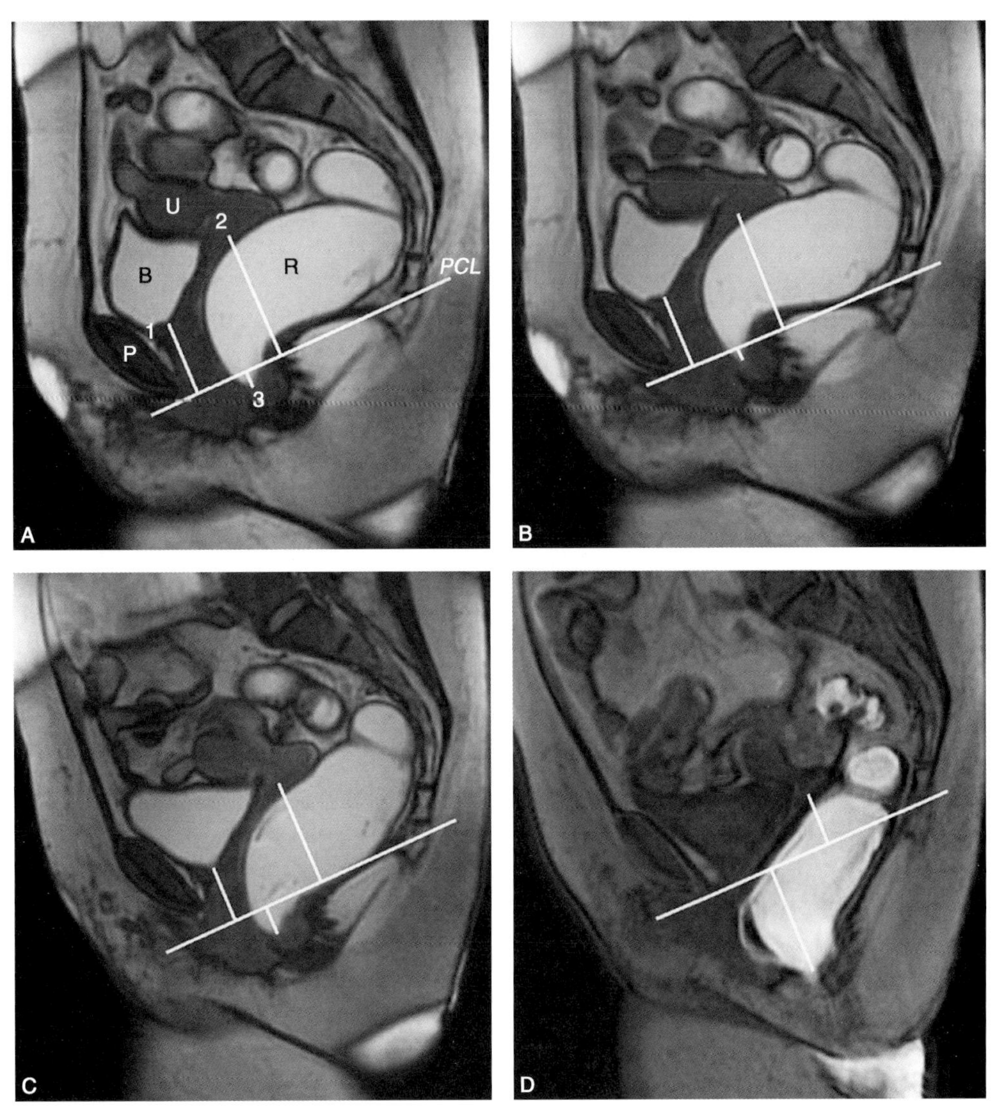


**图 19-8-24　慢性出口梗阻**

静息(A)、收缩腹压(B)、用力屏气(C)和排泄(D)时的慢性出口梗阻患者的 MRI 正中矢状面图(A~C. $T_2$WI 稳态自由进动图,D. $T_1$WI 梯度序列)。膀胱底(1,前腔室),阴道穹窿(2,中腔室),肛直肠连接部(3,后腔室)垂直于 PCL 线间的距离测量。P:耻骨联合,B:膀胱,U:子宫,R:直肠,PCL:耻尾线

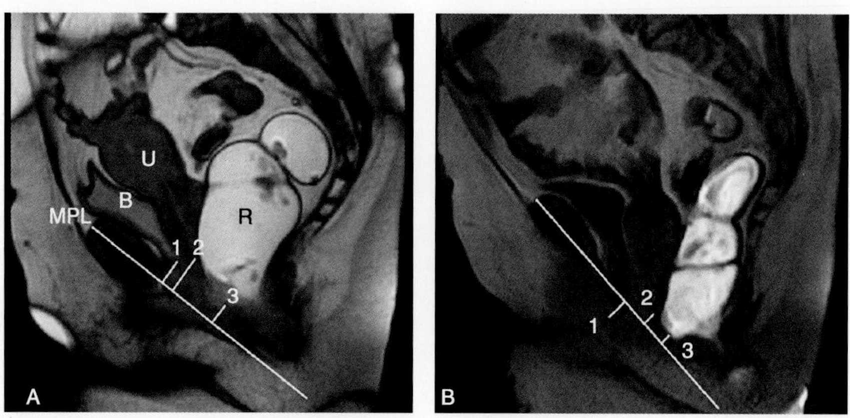


**图 19-8-25　盆底最大下降程度测量**

A、B. 静息状态（正中矢状位均衡稳态自由进动 $T_2WI$）和排泄状态下（梯度回波序列 $T_1WI$）三盆腔盆底最大下降程度测量（1：前腔室；2：中腔室；3：后腔室），MPL 为参照线；B：膀胱，U：子宫，R：直肠

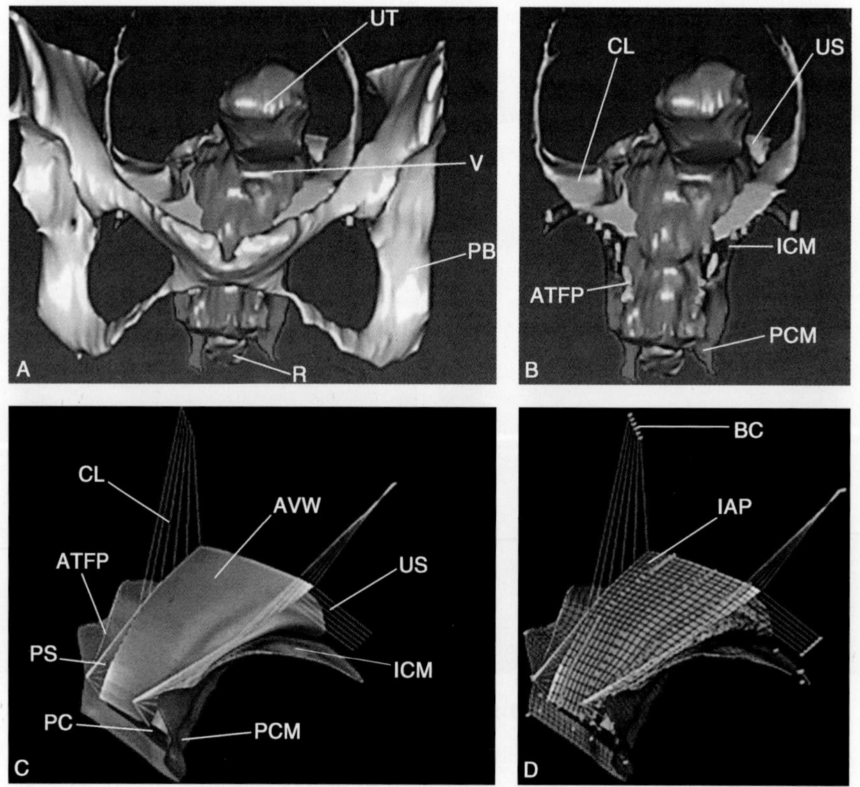


**图 19-8-26　阴道前壁及其支持组织 3D 有限元模型**

A. 包括耻骨的阴道前壁支持系统的 3D 体积渲染模型；B. 无耻骨的 3D 体积渲染模型；C. 几何简化的表面模型；D. 具有网片、边界条件（橙色代表韧带、肌肉起点固定于耻骨和盆侧壁）和腹压负荷下的 3D 有限元模型。PB：耻骨；UT：子宫；V：阴道；R：直肠；CL：主韧带；US：宫骶韧带；ATFP：盆筋膜腱弓；ICM：髂骨尾骨肌；PCM：耻骨尾骨肌；AVW：阴道前壁；PC：后腔室；PS：阴道旁支持；IAP：腹压

(1) 有限元模型在女性膀胱膨出机制中的应用：Chen 等基于一名健康未育妇女的磁共振几何图形，建立了阴道前壁及其支持组织 3D 模型，它包括简化了的阴道前壁、提肌、主骶韧带、盆筋膜腱弓、肛提肌、阴道旁连接组织和后盆腔，发现膀胱膨出的进展包括肛提肌损伤、腹压增加、阴道顶端和阴道旁的缺陷[图 19-8-26(见文末彩图)，图 19-8-27～图 19-8-29，图 19-8-30(见文末彩图)]。

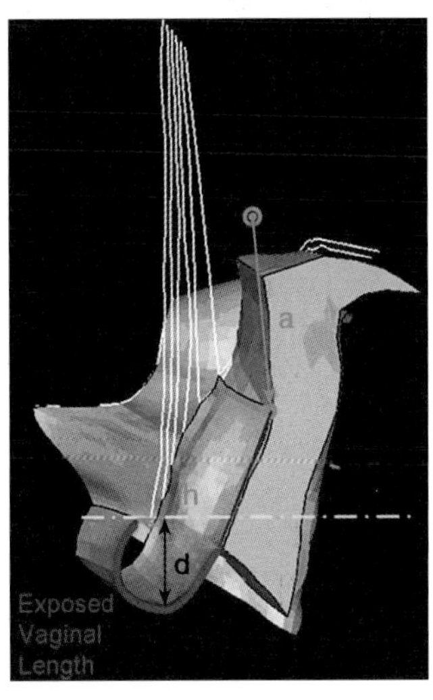


**图 19-8-27　有限元模型的半侧面视图**

在最大腹压下的四个测量点：a：顶端下降，h：裂孔大小，d：阴道前壁和阴道脱出长度

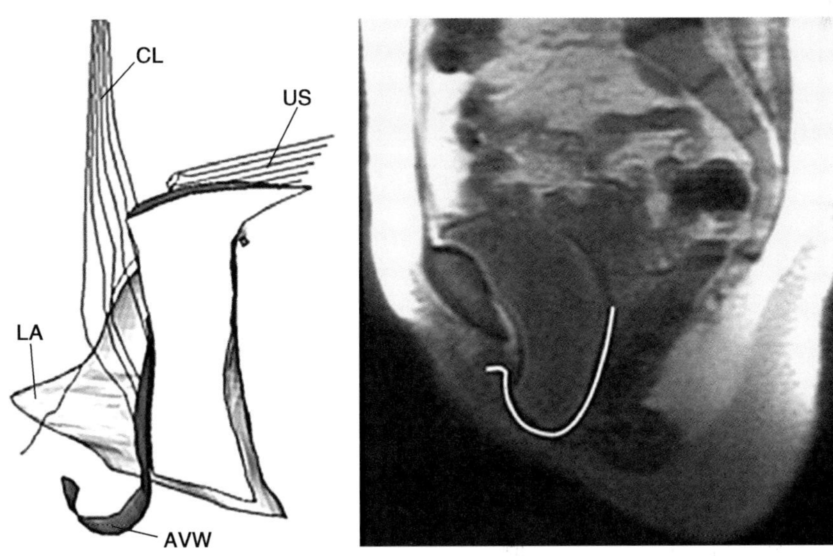


**图 19-8-28　膀胱膨出**

左图示膀胱膨出形成模型，与右图动态 MRI 所示的临床上膀胱膨出形成方式一致

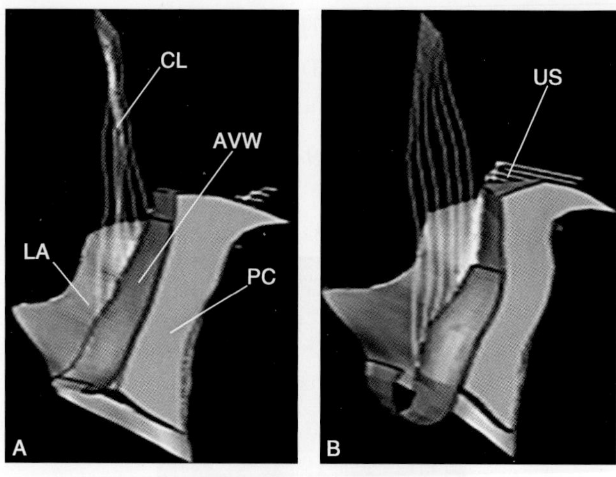


**图 19-8-29　膀胱膨出的 3D 有限元模型**

施压 100cm$H_2O$ 后膀胱膨出的 3D 有限元模型的左侧面视图。A. 所有支持元件(肛提肌、主韧带、骶韧带和阴道旁组织)具有正常功能,有轻微膀胱膨出;B. 肛提肌丧失 60% 而主骶韧带及阴道旁支持组织丧失 50% 的功能后,模拟出典型的膀胱膨出

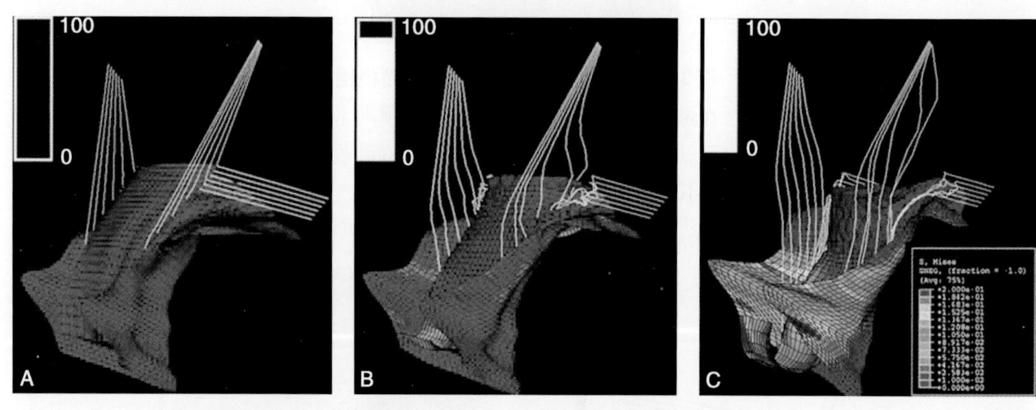


**图 19-8-30　膀胱膨出的 3D 有限元模型**

A ~ C. 逐渐增压过程中模拟典型膀胱膨出发展的有限元模型的左前侧面视图。在此模拟过程中,肛提肌有 60% 的功能损失,顶部和阴道旁支持组织设定为 50% 的功能损失;彩图显示不同区域的压力分布:蓝色提示低压力而高红色提示高压力区,左上角的方框显示压力从 0 至 100cm$H_2O$

(2) 盆底有限元模型在盆底肌群筋膜方面的应用:Lee 等应用 MRI 数据提取的肛提肌参数建立有限元模型,在模型上模拟动力学变化,分析其厚度、应变分布及作用于肛提肌表面的力学特点,发现其应变分布与临床发现一致。Venugopala 等基于既往解剖学文献及 MRI 数据,建立了一个包括膀胱、阴道、直肠和韧带的完整盆底系统的 3D 有限元模型,研究发现,压力增加时,除了直肠上部,膀胱、阴道和直肠下移,最大应变曲线分布于阴道和直肠边界,最大应变似乎发生于阴道前壁上部(图 19-8-31,见文末彩图)。这与临床上最常见的脏器脱垂及术后复发为阴道前壁膀胱脱垂现象相符,这一模型为进一步了解盆底功能障碍及诊断提供了平台。

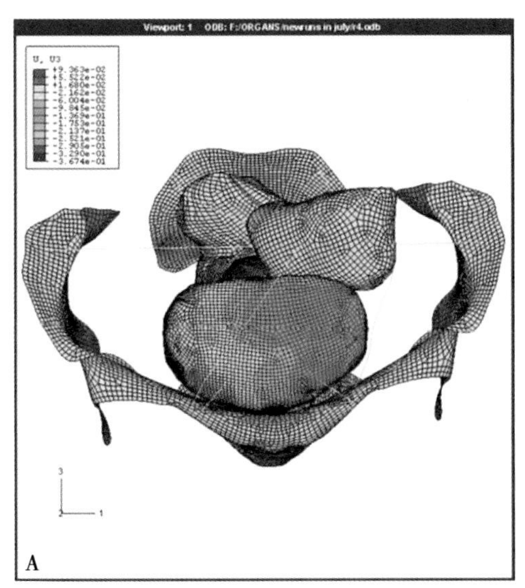
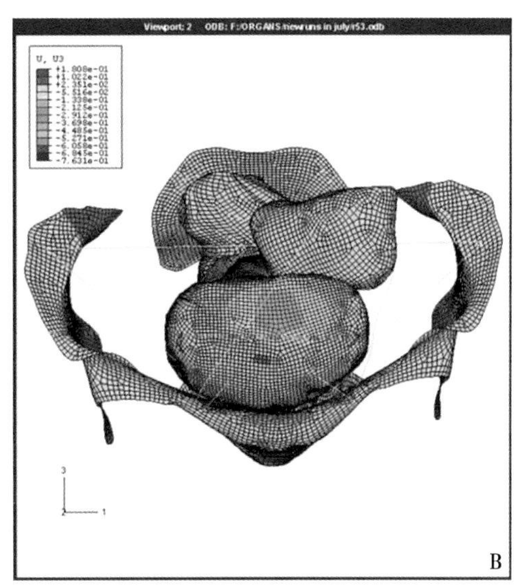

**图 19-8-31　完整盆底系统的 3D 有限元模型**

A、B. 包括膀胱、阴道、直肠和韧带的完整盆底系统的 3D 有限元模型压力分布图，提示最大应变曲线分布于阴道和直肠边界

## 五、研究进展及存在问题

超声成像时间短，可以实时监测盆底肌收缩，并可多次采集图像，而目前兴起的盆底超声能够更清楚地显示盆膈裂孔及耻骨直肠肌，其在观察女性盆底结构方面的价值已得到肯定。CT 能同时动态观察到人体各层次的解剖结构、病灶及动态操作过程等，而且图像清晰，敏感度高，操作简便。螺旋 CT 检查的缺点主要有软组织分辨率较低，存在电离辐射损害以及碘过敏风险。与 CT 相比，MRI 具有无辐射、软组织成像好以及多种参数成像等优点，且研究盆底起步早，为评估盆底及盆底肌肉的主要影像学检查方法。在临床实践中可根据患者情况制定个体化影像学诊疗方案。

盆底功能障碍疾病治疗是最大的挑战之一，尤其对于外科手术后失败者非常重要。脱垂的复发考虑与不恰当的外科技术、软组织的病理学及生物力学缺陷有关，应用有限元模型有助于设计和开展更多可控和可靠的外科手术。有实验发现盆腔器官脱垂患者盆底组织成纤维细胞对应力的反应性降低，阴道壁组织的生物力学性能明显低于非脱垂患者，认为盆底支持组织力学性能的降低或许是导致盆腔器官脱垂的原因。肌肉和顶端支持的单一损伤大多都可以由另外一部分代偿，而二者联合损伤才导致脱垂的发生，因此对整个盆底器官组织之间的力学关系进行分析和评估，才能设计出完善的治疗方案。基于影像学数据，通过构建盆底软组织的有限元模型对其进行有限元分析从而阐述其生物力学发生机制，将对盆底手术由解剖复位到功能复位提供更多的指导信息。但有限元模型对在体组织的更真实的力学模拟尚许多问题亟待解决。

（陈勇华　高波）

# 参 考 文 献


1. Chen L, Ashton-Miller JA, DeLancey JO. A 3D finite element model of anterior vaginal wall support to evaluate mechanisms underlying cystocele formation. J Biomech, 2009, 42(10): 1371-1377.
2. Dietz HP. Ultrasound imaging of the pelvic floor. Part I: three-dimensional or volume imaging. Ultrasound Obstet Gynecol, 2004, 23(6): 615-625.
3. Dietz HP. Ultrasound imaging of the pelvic floor. Part I: two-dimensional . Ultrasound Obstet Gynecol, 2004, 23(1): 80-92.
4. Digesu GA, Robinson D, Cardozo L, et al. Three-dimensional ultrasound of the urethral sphincter predicts continence surgery outcome. Ultrasound imaging of the pelvic floor. Neurourol Urodyn, 2009, 28(1): 90-94.
5. Lee SL, Tan E, Khullar V, et al. Physical-based statistical shape modeling of the levator ani. IEEE Trans Med Imaging, 2009, 28(6): 926-936.
6. Mouritsen L, Rasmussen A. Bladder neck mobility evaluated by vaginal ultrasonography. Br J Urol, 1993, 71(2): 166-171.
7. Reiner CS, Weishaupt D. Dynamic pelvic floor imaging: MRI techniques and imaging parameters. Abdom Imaging, 2013, 38(5): 903-911.
8. Rousset P, Deval B, Chaillot PF, et al. MRI and CT of sacrocolpopexy. AJR Am J Roentgenol, 2013, 200(4): W383-394.
9. Unger CA, Weinstein MM, Pretorius DH. Pelvic floor imaging. Obstet Gynecol Clin North Am, 2011, 38(1): 23-43.
10. van der Weiden RM, Rociu E, Mannaerts GH, et al. Dynamic magnetic resonance imaging before and 6 months after laparoscopic sacrocolpopexy. Int Urogynecol J, 2014, 25(4): 507-515.
11. Venugopala Rao G, Rubod C, Brieu M, et al. Experiments and finite element modelling for the study of prolapse in the pelvic floor system. Comput Methods Biomech Biomed Engin, 2010, 13(3): 349-357.
12. 白玫,方平,刘晓强,等. MRI 检查在女性压力性尿失禁临床诊断中的应用价值. 中华泌尿外科杂志, 2012, 33(3): 223-227.
13. 陈瑞云,宋岩峰. 压力性尿失禁和盆底器官脱垂的三维超声应用研究进展. 医学综述, 2010, 16(16): 2510-2512.
14. 王文艳,朱兰. 动态 MRI 用于盆底功能障碍性疾病的研究进展. 现代妇产科进展, 2010, 19(8): 626-629.
15. 谢佳佳,朱才义,林小影. 经会阴三维超声在女性盆底疾病诊断中的应用进展. 临床超声医学杂志, 2014, 16(1): 45-48.
16. 熊坤林,龚水根,张绍祥,等. 正常女性盆底可视化与 CT、MRI 对比研究. 中国医学影像技术, 2004, 20(9): 1406-1409.

# 第二十章 腹膜和肠系膜

## 第一节 肠系膜或大网膜实性肿块

### 一、前 言

腹腔表面被覆着薄而光滑的浆膜即腹膜，覆盖在腹壁的部分称为壁腹膜，覆盖在腹腔脏器的部分称为脏腹膜。腹壁与脏器之间的腹膜或者脏器间的腹膜称为韧带；与胃大、小弯连接的腹膜称为网膜；由腹壁至肠管的双层腹膜皱襞称为肠系膜。网膜和肠系膜内含有众多的血管、淋巴管、淋巴结、神经、脂肪及结缔组织，这些组织均可以发生肿瘤。

### 二、相关疾病分类

网膜及肠系膜实性肿块一般原发性较少，而继发性多见，肿瘤性病变多于非肿瘤性病变。肿瘤性病变中来源于间叶组织的最常见，其次是神经源性肿瘤；文献报道良、恶性肿瘤（淋巴瘤除外）的比例大致相同（表 20-1-1）。各种病变的影像学表现较为复杂，但是仍然有些病变存在较为特异性的影像学表现（图 20-1-1，图 20-1-2），通过影像学检查即可作出准确的诊断。

**表 20-1-1 肠系膜或大网膜实性肿块分类**

| 分类 | 肿瘤性 | 非肿瘤性 |
|---|---|---|
| 常见 | 淋巴瘤、淋巴结转移、淋巴管瘤 | 感染性淋巴结增生、肠系膜血肿、硬化性肠系膜炎 |
| 不常见 | 硬纤维瘤、间皮瘤、平滑肌瘤 | 网膜血肿、脾种植、结核性腹膜炎 |
| 罕见 | 肠系膜浆液性乳头状癌、肠系膜肉瘤<br>孤立性纤维瘤、炎性假瘤 | 复发性结节性非化脓性脂膜炎 |

### 三、影像诊断流程

网膜及肠系膜实性肿块的影像诊断应针对临床的需要，做出定位诊断、定性诊断和定量诊断。对于恶性肿瘤还应尽可能做出影像分期。

定位诊断：首先要确定病变的位置，病变起源于肠系膜/网膜，还是起源于肠系膜/网膜的腹壁、腹膜后或邻近网膜/肠系膜的肠管等结构。腹壁肿瘤可见病变与腹壁相连、分界不清，

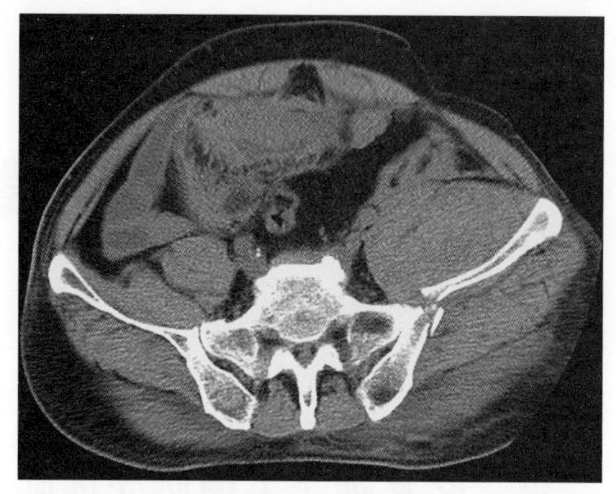

**图 20-1-1　网膜血肿**

CT 平扫显示下腹部网膜增厚，密度明显增厚，边界不清，左侧髂腰肌体积增大，密度不均匀，同侧髂骨骨折

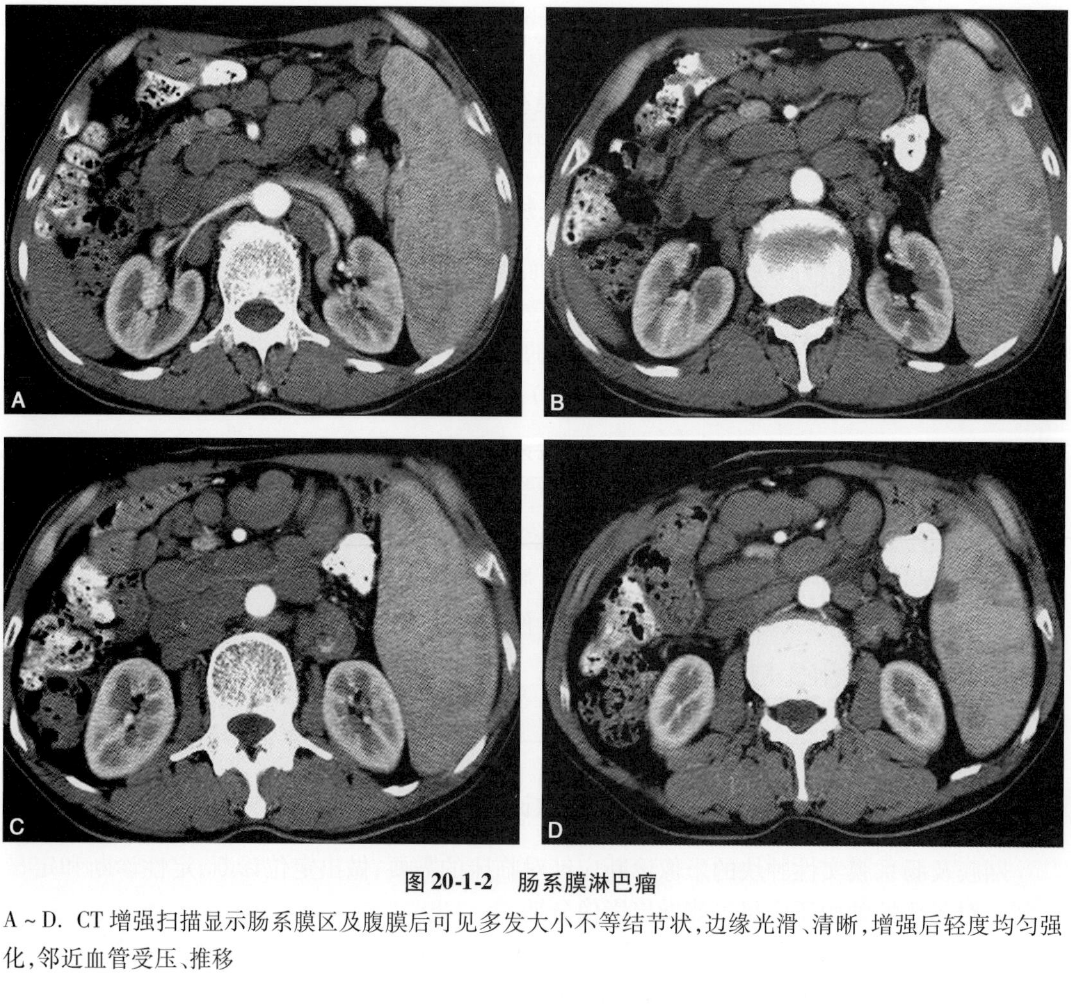

**图 20-1-2　肠系膜淋巴瘤**

A～D. CT 增强扫描显示肠系膜区及腹膜后可见多发大小不等结节状，边缘光滑、清晰，增强后轻度均匀强化，邻近血管受压、推移

肠系膜及肠管向内移位；肠系膜肿瘤多与腹壁之间有明确的脂肪组织间隔，病变周围肠管向四周移位。肠系膜肿瘤与腹膜后肿瘤的鉴别有时存在困难，腹膜后肿瘤多与腹膜后结构（肾脏、输尿管、胰腺、肾前静脉、腹主动脉及肠系膜血管等）关系密切、分界不清，若此类结构出现受压向前移位时则考虑病变起源于腹膜后。

定性诊断：要判断是肿瘤性病变或非肿瘤性病变，是良性还是恶性。非肿瘤性病变常见的有肠系膜淋巴结结核、肠系膜脂膜炎等；肿瘤性病变较多，区分原发性肿瘤或继发性肿瘤是首要的，继发性肿瘤多见于直接侵犯、腹腔种植及血行与淋巴道转移，其中直接侵犯主要来源于肠道肿瘤，血行转移通常来源于腹部肿瘤或是全身系统系统性病变的局部表现。

## 四、相关疾病影像学表现

**1. 孤立性纤维瘤（solitary fibrous tumor，SFT）**　又称局限性间皮瘤、局限性纤维性间皮瘤、纤维性间皮瘤等，是一种来源于梭形细胞的良性软组织肿瘤。好发于40～70岁的青壮年及老年人，男女发病率相似。孤立性纤维瘤多表现为生长缓慢的无痛性肿块，大小不等，早期多无明显的临床症状，常因偶然发现腹部肿块就诊。当肿瘤达到一定体积、压迫周围器官时可产生相应的症状。

CT平扫肿瘤多呈圆形或类圆形，少数可呈椭圆形、梭形或不规则形，边缘光滑，有时见分叶，多见假包膜，包膜多完整，故界限清楚；如果肿瘤呈侵袭性生长，突破包膜侵及周围组织，则分界不清。肿瘤密度与胶原纤维含量密切相关，细胞稀疏区因含大量胶原纤维而密度增高，细胞丰富区因胶原纤维相对较少而密度较低（图20-1-3）。当肿瘤较小时，密度多较均匀，相似或略高于肌肉密度。当肿瘤较大时，因黏液样变性、出血、坏死或囊变致使密度多不均匀，以等密度为主，其内夹杂有不规则或小片状的低密度液化坏死区；钙化少见，可呈点状，亦可为蛋壳样或团块样。

CT增强扫描后表现多样，可轻度至显著强化，大多数表现为中等程度以上的强化，呈“快进慢出”模式，肿瘤周边有时可见迂曲的供血动脉。多数肿瘤动脉期呈不均匀的中度或明显强化（图20-1-4）；静脉期肿瘤强化程度进一步增加，有时可见迂曲的血管影，强化范围进一步扩大；延迟期肿瘤强化程度减低，可见片状或圆形无强化区，或强化趋于均匀。少部分肿瘤动脉期无强化或轻度强化，静脉期及延迟期仍为较均匀的轻度强化。肿瘤增强早期明显强化，表明肿瘤血供丰富，肿瘤组织较致密，细胞较丰富；若增强早期肿瘤强化不明显，延迟期轻中度强化，表明肿瘤内有较多的黏液样变，肿瘤细胞较少。

MRI平扫$T_1$WI信号多较均匀，呈等或稍低信号，少数肿瘤亦可呈稍高信号。肿瘤较大时易发生黏液样变性、出血、坏死、囊变，$T_1$WI信号多不均匀，以等或稍低信号为主，伴有小片状的低信号。$T_2$WI肿瘤信号多不均匀，以稍高信号为主，肿瘤细胞较密集区呈低信号，肿瘤细胞稀疏的区域呈略高信号。部分肿瘤因黏液样变性、坏死或囊变，$T_2$WI可见片状或结节状更高信号。有时外周可见低信号的包膜，肿瘤的供血动脉位于周边，呈迂曲的流空血管。

MRI增强扫描后肿瘤多呈不均匀强化，可呈轻度至显著强化。多数肿瘤动脉期即可呈明显的不均匀强化，内部或外周可见不规则的强化血管，包膜无强化呈线样低信号。静脉期肿瘤持续性强化，强化程度与动脉期相似或增加，强化范围进一步扩大，囊变、坏死区无强化，包膜呈线样低信号。延迟期肿瘤强化程度有所降低，强化区域均匀，包膜无强化呈低信号或强化后与肿瘤分界不清（图20-1-5，图20-1-6）。部分肿瘤动脉期强化不明显，静脉期及

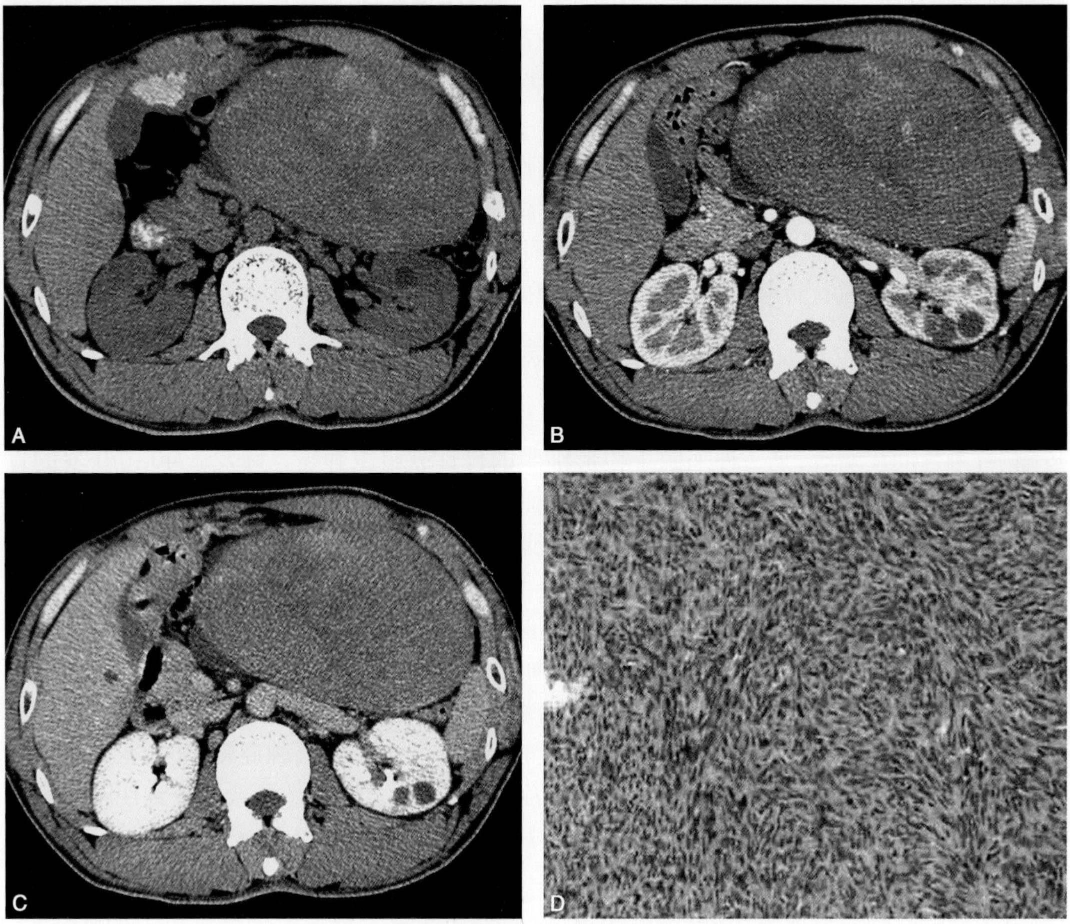

**图 20-1-3　孤立性纤维瘤**

A～C. 上腹部 CT 检查偏左侧腹腔内可见一大小约 90mm×158mm×125mm 椭圆形巨大团块，边缘光滑，界限清晰，邻近结构受压移位；肿瘤密度不均匀，以等密度为主，平扫 CT 值约 38HU，可见有条片状稍高密度影及不规则的稍低密度区；增强扫描动脉期病变呈不均匀的轻度强化，以等密度区强化为主，CT 值约 52HU；静脉期病变仍呈不均匀的持续性的缓慢强化，CT 值约 61HU；D. 镜下（HE 染色，×100）可见梭形细胞，呈丛状排列，可见增生的小血管

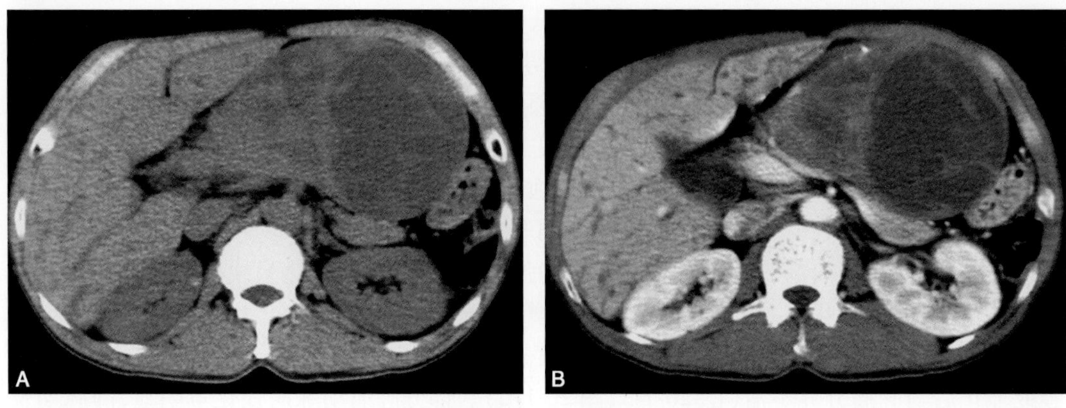

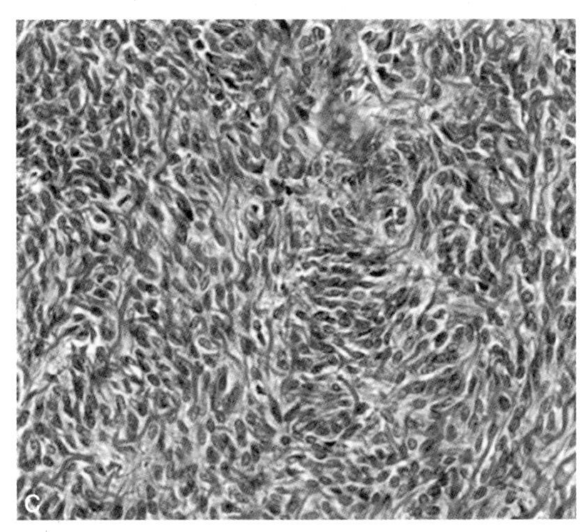

**图 20-1-4　孤立性纤维瘤**

A. CT 平扫腹腔内胰腺前方可见一 220mm×120mm×50mm 椭圆形软组织团块，部分边缘光滑、界限清晰，与胃分界不清，胃受压向右前移位；肿瘤密度不均匀，可见有片状等低混合密度影；B. CT 增强扫描静脉期肿瘤呈中等程度的不均匀强化，低密度区内可见条带状强化影，肿瘤边缘有点条状强化；C. 镜下（HE 染色，×100）可见丰富的梭形肿瘤细胞，免疫组化检查 CD34、CD99 阳性

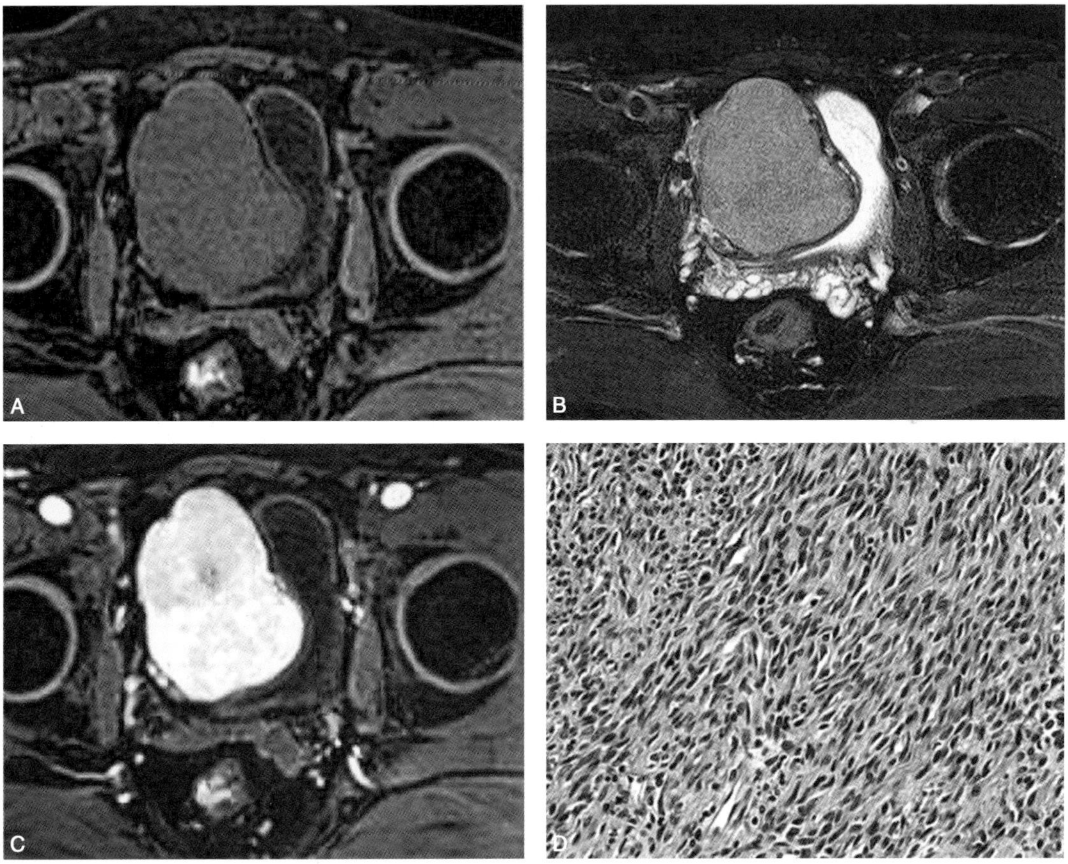

**图 20-1-5　孤立性纤维瘤**

A～C. MRI 平扫盆腔内膀胱右前上方可见一大小约 95mm×63mm×51mm 椭圆形软组织团块，边缘可见分叶，界限清晰，邻近膀胱受压变形；脂肪抑制 $T_1$WI 肿瘤呈较均匀的等信号，局部可见不规则的小片状稍低信号灶；脂肪抑制 $T_2$WI 肿瘤信号欠均匀，以稍高信号为主，可见小片状的低信号；脂肪抑制 $T_1$WI 增强肿瘤强化较明显，信号不均匀，以稍高及高信号为主，内有小片状低信号灶；D. 镜下可见肿瘤呈梭形，周围有丰富的胶原纤维包绕，免疫组化检查 CD34 阳性（HE 染色，×100）

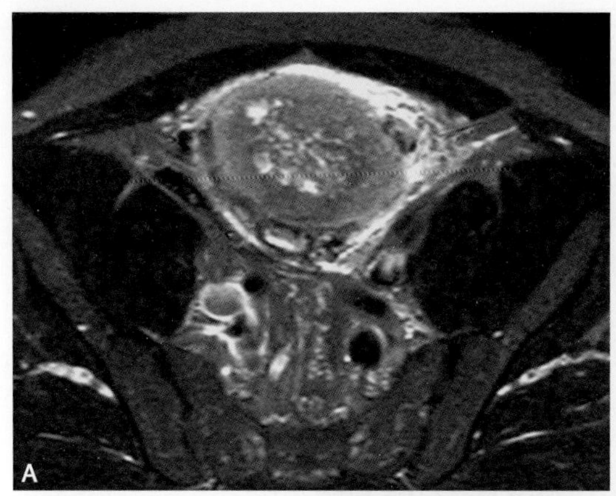


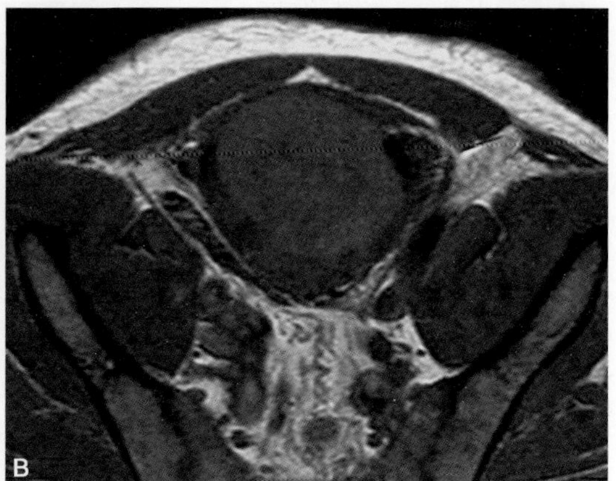


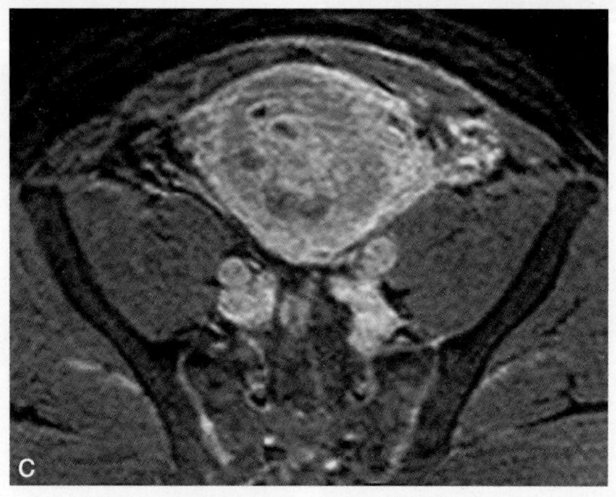


**图 20-1-6　孤立性纤维瘤**

A. MRI 平扫盆腔内膀胱上方可见一类圆形软组织团块，边缘光滑，界限清晰；$T_2$WI 肿瘤信号不均匀，以稍高信号为主，内伴有小圆形或片状高信号及条状稍低信号，周围可见迂曲流空血管；B. $T_1$WI 肿瘤信号不均匀，以等信号为主，内有条片状稍低信号；C. $T_1$WI 增强扫描肿瘤强化不均匀，大部轻度强化，内伴有小片状及圆形的无强化区

延迟期呈缓慢的持续性的不均匀强化。

**2. 硬纤维瘤（desmoid tumor，DT）**　亦称侵袭性纤维瘤病（aggressive fibromatosis，AF）、纤维瘤病（fibromatosis）、韧带样纤维瘤、肌肉腱膜纤维瘤病或瘤样纤维组织增生等。是一种来源于纤维结缔组织的较少见的介于纤维瘤与纤维肉瘤之间的交界性软组织肿瘤，由增生的成纤维细胞、成肌纤维细胞及胶原纤维组成。可发生于任何年龄，多发生于 10～40 岁，女性多于男性，男女之比为 1∶3。临床表现多样，无特异性，症状与肿瘤所在部位及大小有关，早期多无明显症状。

CT 平扫主要表现圆形或类圆形肿块，边界清晰；若以浸润性生长时则呈不规则形或爪形，边界不清晰，可累及周围结构（图 20-1-7）。肿瘤的密度与其内成纤维细胞和胶原纤维的比例有关，与肌肉相比，平扫多呈较均匀的等或略低密度，亦可呈不均匀的等及稍低的混合密度，无坏死、钙化及脂肪成分。增强扫描后可持续性或渐进性的强化，强化多不均匀，周边或内部有时可见粗大的条状血管影及无强化区；亦可较均匀强化。强化程度多变，可轻度强化，亦可中度或明显强化，主要与肿瘤内的成分有关。动态增强扫描，部分肿瘤动脉期呈轻度/中度强化、静脉期持续强化、延迟期强化更加明显；部分肿瘤动脉期即明显强化、静脉期及延迟期强化下降。

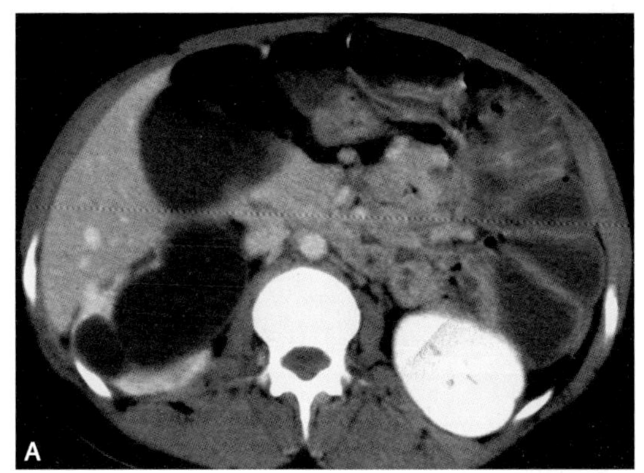


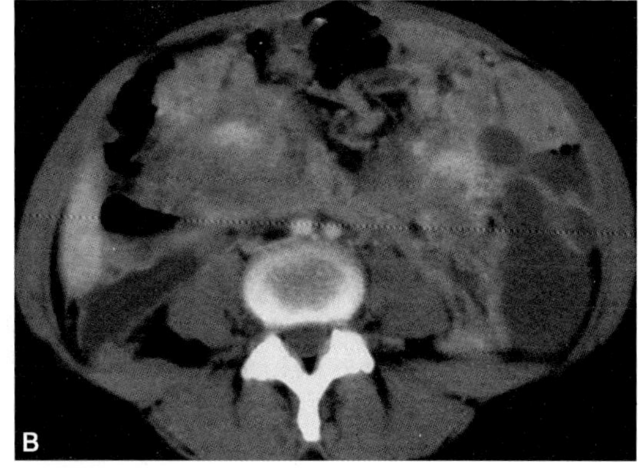


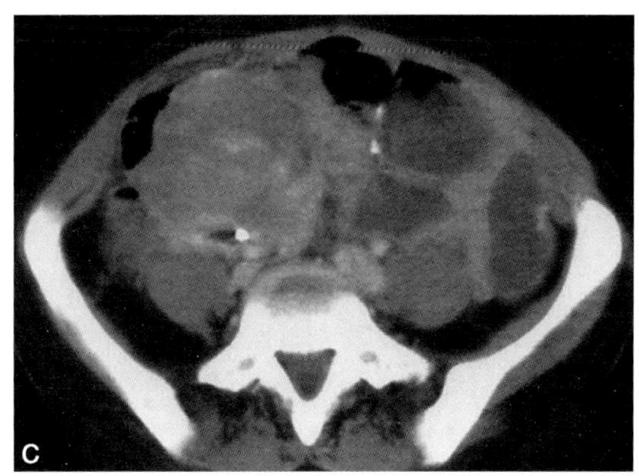


**图 20-1-7　硬纤维瘤**

A～C. CT 增强扫描肠系膜区及右侧髂窝可见形态不规则软组织团块，呈不均匀的轻中度强化，邻近肠管受压移位，与病变界限不清

MRI 平扫多呈不规则形、爪形、圆形或类圆形。肿瘤呈膨胀性生长时，有假包膜，边缘光滑，分界清晰；肿瘤呈浸润性生长时，边界不清。病变的信号与病灶内成纤维细胞和胶原纤维比例有关，内部坏死、囊变、钙化及周围水肿较为少见（图 20-1-8，图 20-1-9）。纤维细胞形态狭长、胞质少，而成纤维细胞呈类圆形、胞质多，含水量较纤维细胞丰富。以成纤维细胞为主而胶原成分少的病灶，与肌肉相比，$T_1$WI 呈等或稍低信号；$T_2$WI 肿瘤信号多不均匀，以稍高信号为主，夹杂有不规则的低信号（瘢痕性胶原纤维）及高信号（黏液变区），或肿瘤呈较均匀的稍高信号。以胶原成分为主而成纤维细胞成分少的病灶，$T_1$WI、$T_2$WI 均呈略低信号。浸润性生长或复发的病灶因细胞成分多于胶原成分，$T_1$WI 呈等或略低信号，$T_2$WI 多表现为不均匀略高信号，脂肪抑制 $T_2$WI 序列信号明显增高。增强后，肿瘤内 $T_2$WI 高及稍高信号区动脉期可轻度或中度强化，周边或内部偶见明显强化的血管影，静脉期、延迟期上述区域持续强化，强化程度增加；肿瘤内 $T_2$WI 高及稍高信号区动脉期亦可明显强化，静脉期、延迟期上述区域持续强化，但强化程度减低。肿瘤内 $T_2$WI 低信号区动脉期、静脉期无强化，延迟期仍未强化或轻度强化。

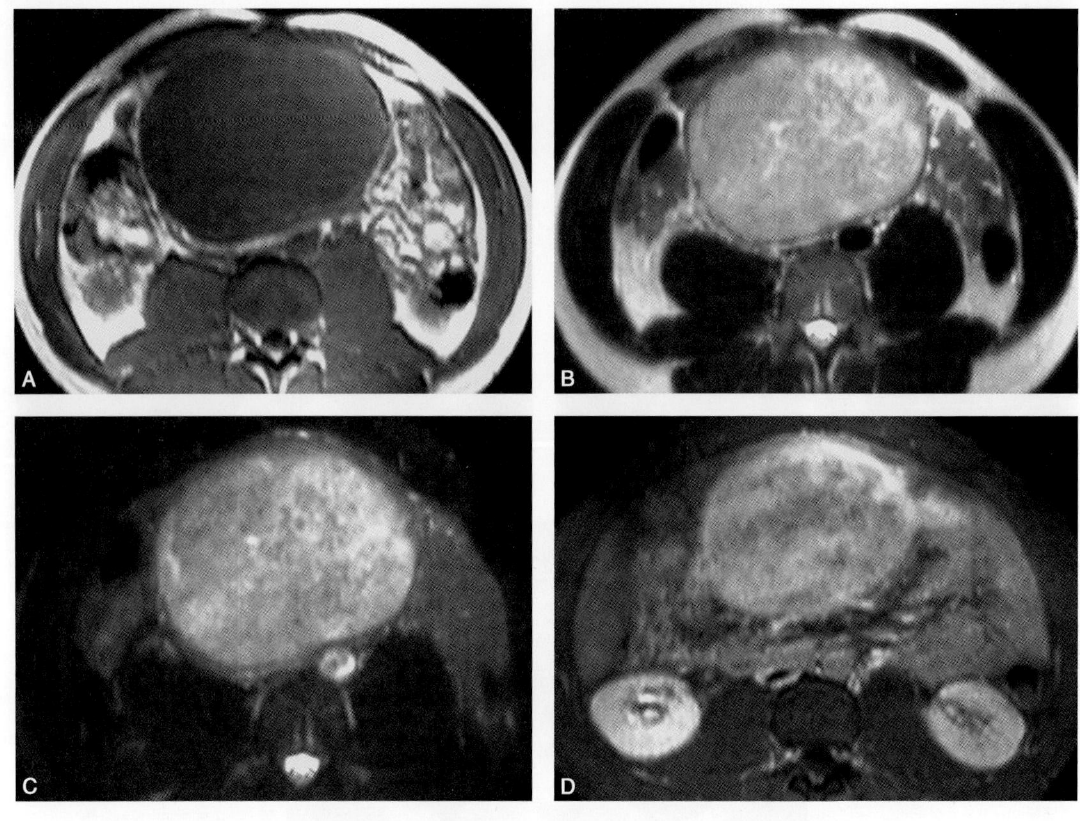


**图 20-1-8　硬纤维瘤**

A～C. MRI 平扫腹腔内可见一椭圆形软组织团块，边缘光滑，界限清晰，邻近小肠受压移位；$T_1$WI 肿瘤信号均匀，呈稍低信号，$T_2$WI 肿瘤信号不均匀，以稍高信号为主，可见小片状的低及高信号，边缘可见线样低信号包膜，脂肪抑制 $T_2$WI 肿瘤信号较 $T_2$WI 无变化；D. MRI 增强脂肪抑制 $T_1$WI 显示肿瘤强化较明显，信号不均匀，以稍高及高信号为主，内有小片状低信号灶

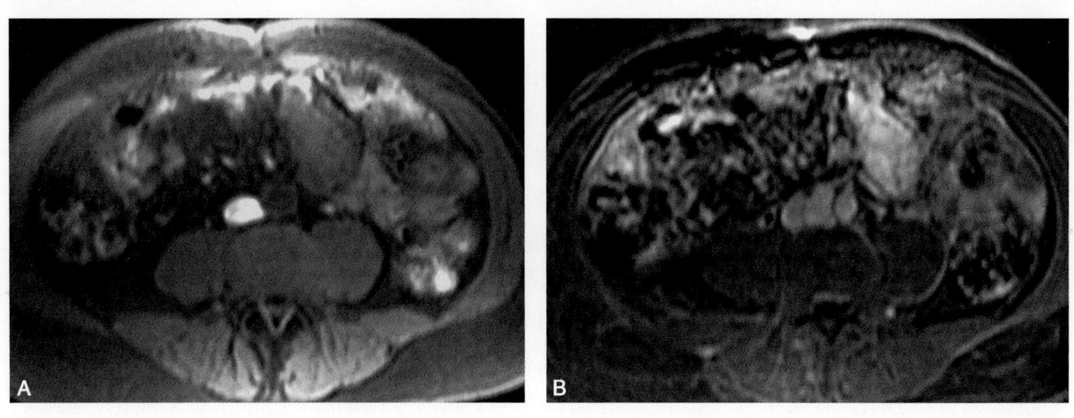

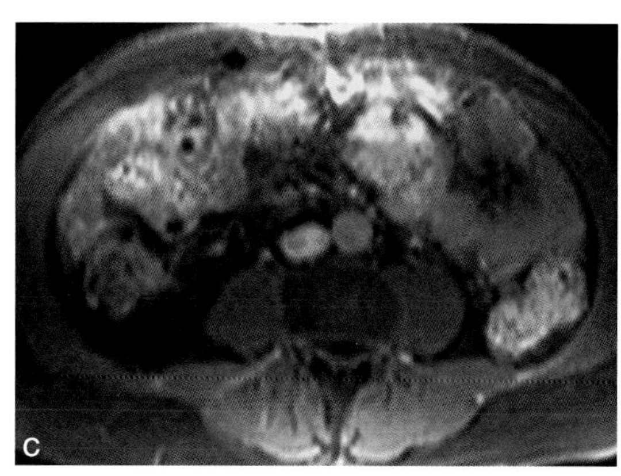

图 20-1-9　硬纤维瘤

A、B. MRI 平扫脂肪抑制 $T_1WI$ 左侧腰大肌内前方可见形态不规则软组织团块，边缘可见分叶，界限清晰，信号不均匀，以等信号为主，伴有条状低信号；脂肪抑制 $T_2WI$ 肿瘤信号不均匀，以稍高信号为主，伴有条状低信号；C. MRI 增强脂肪抑制 $T_1WI$ 显示肿瘤中等程度强化，内有点条状无强化灶

**3. 炎性成肌纤维细胞瘤（inflammatory myofibroblastic tumor，IMT）**　一种由分化的成肌纤维细胞性梭形细胞组成，常伴大量浆细胞和（或）淋巴细胞的间叶性肿瘤。可以发生于任何年龄，好发于儿童及青少年，也可见于成年人，无性别倾向。大部分患者起病隐匿，为偶然发现。部分患者可表现为腹痛、发热、倦怠、盗汗、体重减轻、贫血等症状。肿瘤挤压周围脏器而出现相应的症状和体征。

CT 平扫肿瘤多表现为腹膜后单发的结节状或不规则的软组织团块，边界清楚、有分叶，或与周围结构粘连而界限不清，周围脂肪组织内可见不规则的等密度条索。肿瘤可呈较均匀的低密度；亦可密度不均匀，以低密度为主，混杂有不规则的等密度。增强扫描后，肿瘤可均匀性强化，亦可不均匀强化；强化程度可轻度强化，亦可呈中度或明显的渐进性强化。动脉期肿瘤多呈轻度的不均匀强化，CT 值约 32～54HU；静脉期持续性不均匀的强化，强化程度较前增加，外周较中心明显，CT 值约 61～83HU，强化范围较前增加，中心不规则的囊变、坏死区无强化；延迟期肿瘤仍持续强化，强化趋于均匀，强化程度较前增加或与前相仿，中心囊变、坏死区仍无强化。部分肿瘤动脉期无强化，静脉期、延迟期呈不均匀的缓慢的轻度或中度强化（图 20-1-10，图 20-1-11）。

MRI 平扫 $T_1WI$ 肿瘤信号可均匀，呈等信号或稍低信号，稍高信号少见；肿瘤信号亦可不均匀，主要以等或低信号为主，混杂有高信号的出血灶或不规则的低信号坏死灶。$T_2WI$ 肿瘤信号多不均匀，有时边缘可见细线样的低信号包膜，肿瘤内多以稍高信号或等信号为主，内伴有不规则的高信号及低信号灶，高信号可能与肿瘤的黏液样变性、出血、坏死有关，等或低信号可能与肿瘤细胞密集或纤维、胶原成分较多有关；部分肿瘤 $T_2WI$ 亦可表现为明显的高信号或稍低信号。增强扫描早期即可轻度强化，静脉期、延迟期肿瘤持续性强化，强化程度较前增加，因有囊变、坏死而强化不均匀（图 20-1-12）；部分肿瘤增强动脉期无强化，静脉期、延迟期持续性强化；亦有少数肿瘤动脉期即明显的不均匀强化，静脉期、延迟期肿瘤仍为较明显强化，周围可见不规则的强化血管。

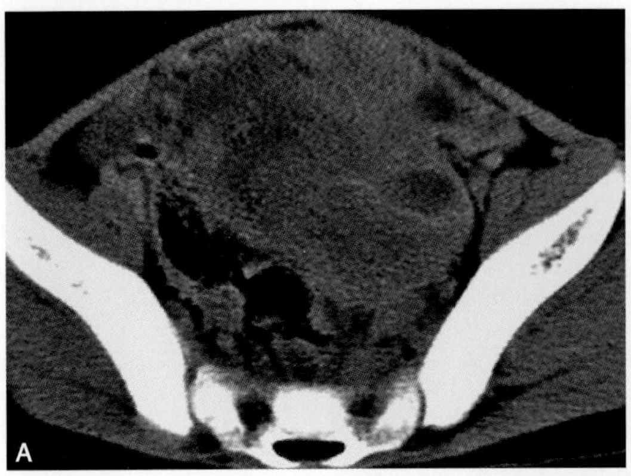


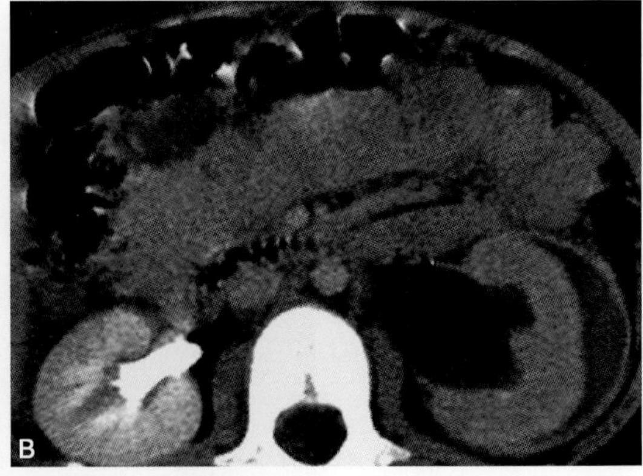


**图 20-1-10　炎性成肌纤维细胞瘤**

A、B. CT 增强扫描延迟期盆腔内可见形态不规则软组织密度影，边界不清，密度不均匀；左侧肾盂、肾盏明显扩张，肾包膜下可见新月形液体密度影

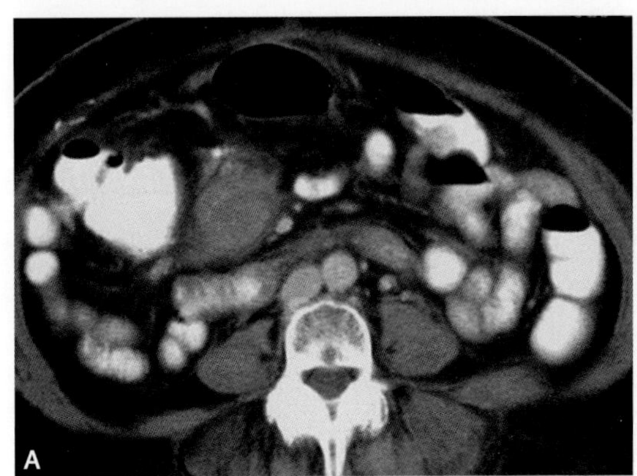


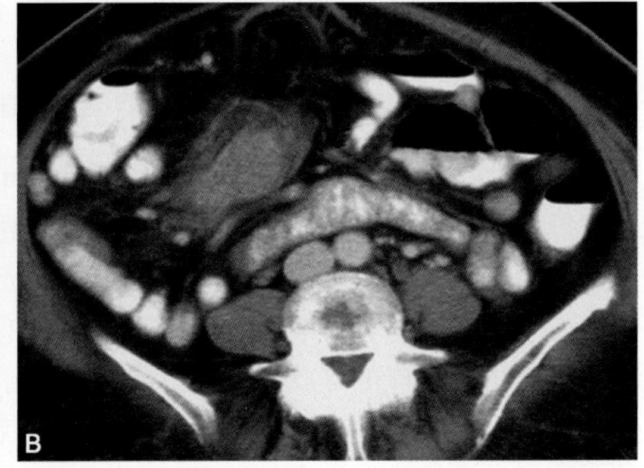


**图 20-1-11　炎性成肌纤维细胞瘤**

A、B. CT 增强扫描右侧肠系膜区可见一形态不规则软组织团块，密度较均匀，呈均匀中等强化，周围脂肪密度增高

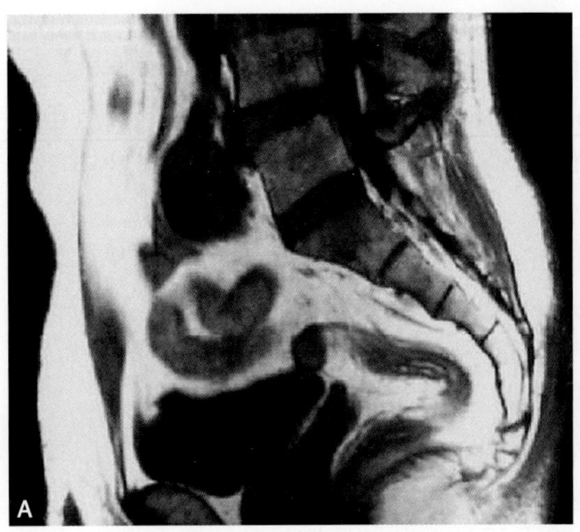


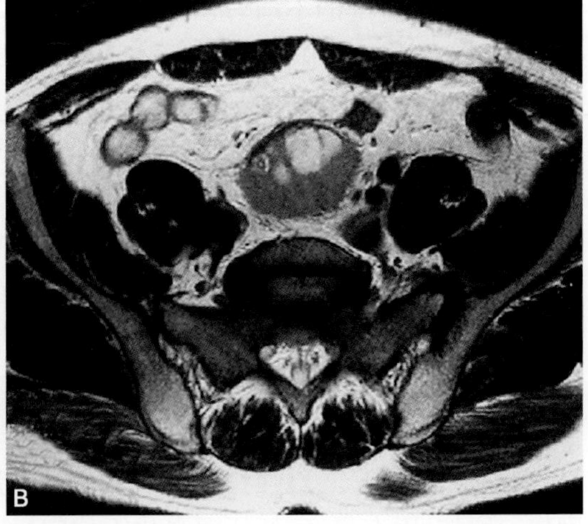


**图 20-1-12　炎性成肌纤维细胞瘤**

A、B. MRI 平扫腰$_5$椎体前方可见一类圆形软组织团块，边缘光滑，界限清晰，$T_1$WI 呈较均匀的等信号，$T_2$WI 以稍高信号为主，内伴有圆形高信号区

**4. 肠系膜淋巴结结核(tuberculosis of mesenteric lymph nodes)**　又称结核性肠系膜淋巴结炎(tuberculous mesenteric lymphadenitis)多是腹腔结核或胸部结核的一部分,有些主要以肠系膜淋巴结受累为主,可因结核杆菌经小肠黏膜淋巴管进入淋巴结引起,或继发于肠结核。多见于儿童和青少年,分为原发性和继发性,原发性常因饮用受结核分枝杆菌污染的牛奶或乳制品而发病;继发性较原发性多见,多继发于肺结核或肠结核。

腹部淋巴结结核的影像学表现与病理学改变相关。结核性肉芽肿性淋巴结炎主要表现(图 20-1-13)为平扫密度均匀,无液化坏死,增强后轻中度强化(与淋巴结纤维化程度有关)。干酪样坏死及脓肿形成期淋巴结中心为低密度,若淋巴结直径<10mm,CT 平扫时常呈等密度,不易区分中心与周边的密度差,增强后表现为环形强化,环壁规整,由于淋巴结极易相互粘连,融合成团块状,数个融合成团淋巴结呈现多房环形强化或蜂窝状强化,这种中心低密度的环形强化是淋巴结结核比较特征性的表现,是其最常见的强化方式。干酪性病灶大多须经钙化才能愈合,淋巴结钙化系结核后遗,表现为点片状不规则高密度,边界清晰。

结核性腹膜炎表现为肠系膜、腹膜、网膜普遍增厚,部分有斑片状及结节状病灶,肠管粘连聚集,肠间距增宽,腹腔局限性较高密度积液,以少量腹水多见。

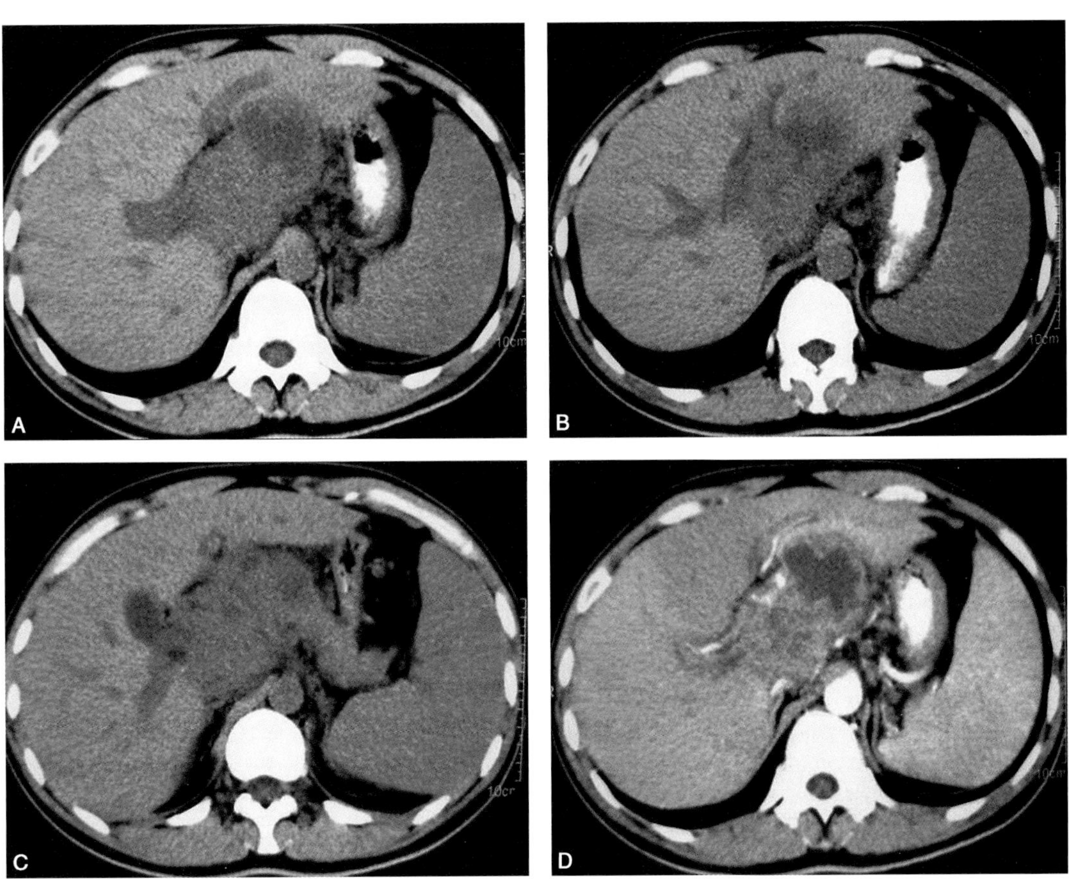

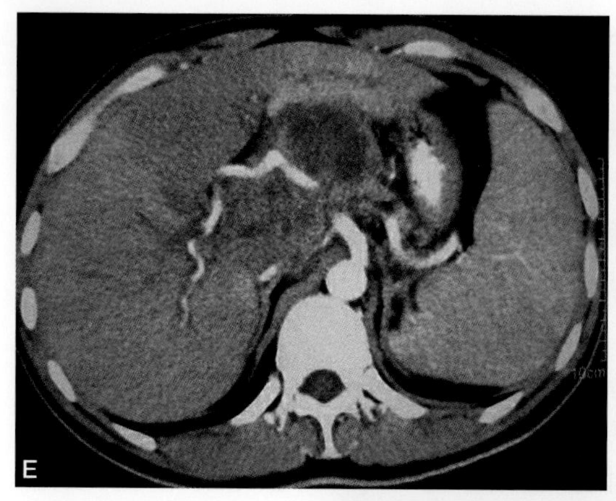
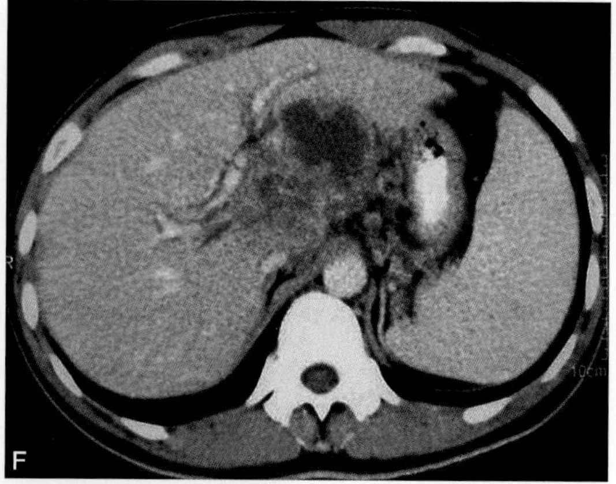
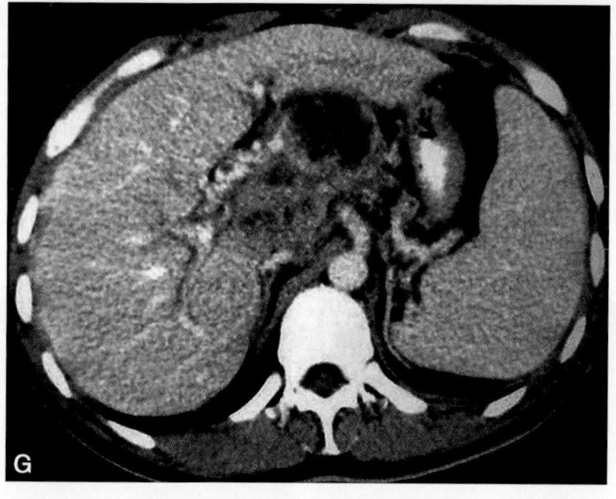

**图 20-1-13 腹腔淋巴结结核**

A ~ C. CT 平扫示胰头周围及肝门区形态不规则等低混合密度影，边缘不清；D ~ G. CT 增强扫描病变呈中等程度不均匀强化

## 五、研究进展及存在问题

各种大网膜、肠系膜病变的影像学表现较为复杂，但是仍然有些病变存在较为特异性的影像学表现，通过影像学检查即可作出准确的诊断。熟练掌握腹膜的解剖结构对判断肿瘤的起源及性质具有重要价值。

（张　梅）

## 参 考 文 献


1. Balisk CR, Temple WJ, Arthur K, et al. Desmoid tumors: a novel approach for local contro1. J Surg Oncol, 2002, 80:96-99.
2. Cohen S, Ad-EI D, Benjamin O, et al. Post-traumatic soft tissue tumor: case report and review of the literature a propose posttraumatic paraspinal desmoid tumor. World J Surg Oncol, 2008, 6:477-480.
3. Francis IR, Dorovini-Zis K, Glazer GM, et al. The Fibromatosis: CT-pathologic Correlation. AJR Am J Roentgenol, 1986, 147(5):1063-1066.

4. Malik A,Saxena Nc. Ultrasound in Abdominal Tuberculosis. Abdom Imaging,2003,28(4):574-579.
5. Sinan T,Sheikh M,Ramadan S,el al. CT Features in Abdominal Tuberculosis:20 Years Experience. BMC Med Imaging,2002,2(1):3-9.
6. Vallat Decouvelaere AV,Dry SM,Fletcher CD. Atypical and malignant solitary fibrous tumors in extrathoracic locations:evidence of their comparability to intra-tharacic tumors. Am J Surg Pathol,1998,22(12):1501-1511.
7. 陈世勇,郭天德,赖清泉,等. 侵袭性纤维瘤病的 CT 与 MRI 表现. 中华放射学杂志,2002,36(5):439-441.
8. 钱民,陈晓东,郭元星,等. 胸膜外孤立性纤维瘤 CT 和 MRI 表现. 临床放射学杂志,2008,27(7):936-939.
9. 苏金亮,周利民,纪建松,等. 腹部侵袭性纤维瘤病的 CT 及 MRI 特征. 放射学实践,2011,26(5):497-500.
10. 张旻,周诚,杨正汉,等. 胸部孤立性纤维性肿瘤的 CT 表现. 临床放射学杂志,2008,27(3):394-397.

# 第二节　肠系膜或大网膜囊性病变

## 一、前　言

肠系膜或大网膜囊性病变可以真正起源于此处,如肠系膜囊肿、皮样囊肿等。亦可因腹腔其他病变造成腹膜粘连,形成包裹性积液,如小网膜囊积液类似腹膜的囊肿肿块,此类病变有胰腺炎、穿孔性胃溃疡、腹膜炎、恶性肿瘤腹膜转移等。原发囊性肿瘤,如卵巢囊腺癌等的腹膜转移灶可以表现为囊性肿块。胰腺假囊肿也是较常见的腹部囊性病变。

## 二、相关疾病分类

肠系膜或大网膜囊性病变发病率较低,以良性病变多见,较常见的有腹腔包裹性积液、腹腔脓肿和胰腺假囊肿,肠系膜囊肿、囊性淋巴管瘤、皮样囊肿和假性黏液瘤等较少见。

## 三、影像诊断流程

肠系膜或大网膜囊性病变,首先要辨别病变的位置,如网膜、腹膜腔等,有助于缩小病变诊断与鉴别诊断的范围。然后密切结合临床病史,进一步区分病变是否属于炎性病变,如腹膜炎性包裹性积液、腹腔脓肿、胰腺假囊肿等,一般腹腔炎性病变均有较为明确而严重的临床病史,如发热、腹痛等病史;否则需要考虑腹膜转移,任何腹膜恶性肿瘤均可能导致包裹性腹水,以胃肠道、子宫或卵巢来源的肿瘤腹膜转移灶尤为常见。最后,需要考虑一些少见的病变,如腹膜假性黏液瘤、肠系膜囊肿等(图 20-2-1,图 20-2-2,图 20-2-3)。

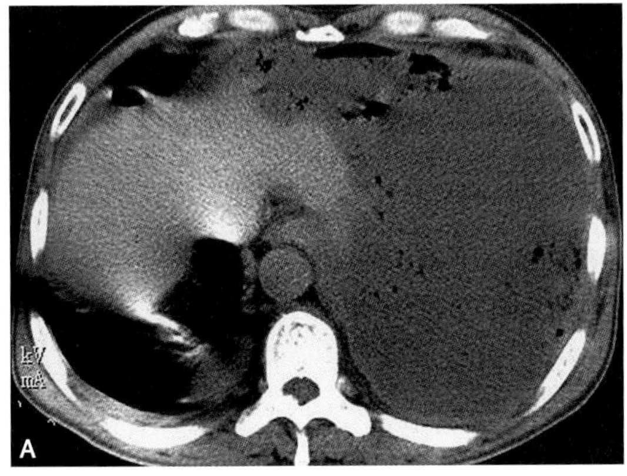


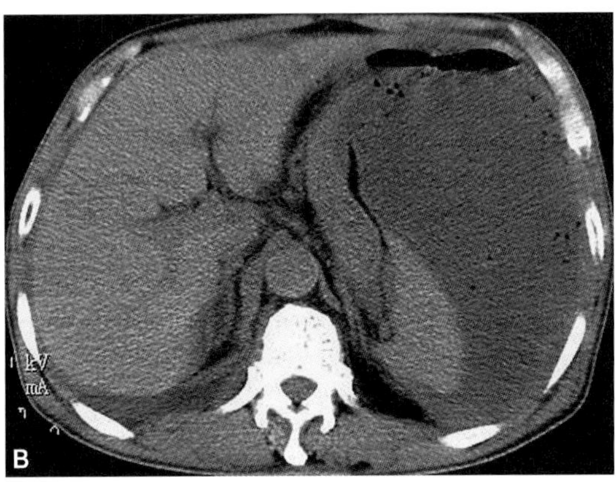

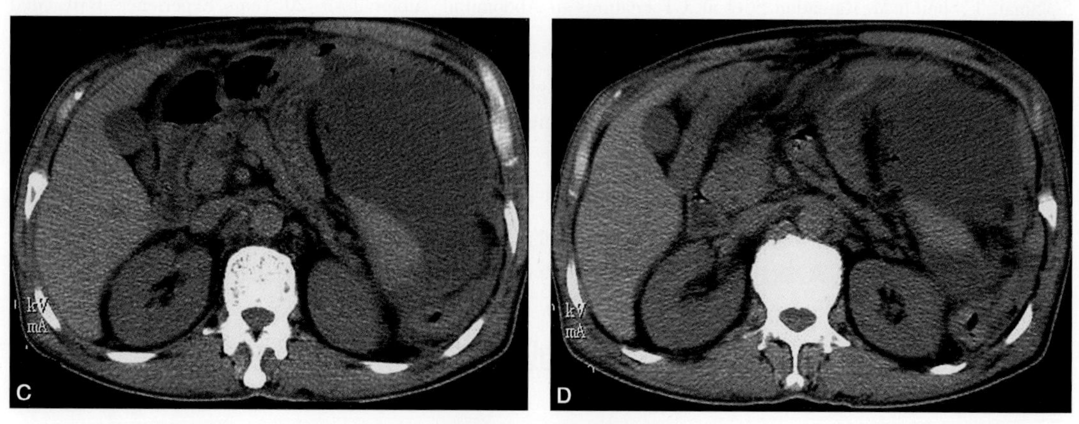

**图 20-2-1　腹腔脓肿**

A～D. CT 平扫腹腔内可见多个相对孤立的液体聚集区，局部可见气体密度影及增厚腹膜，邻近肠管受压

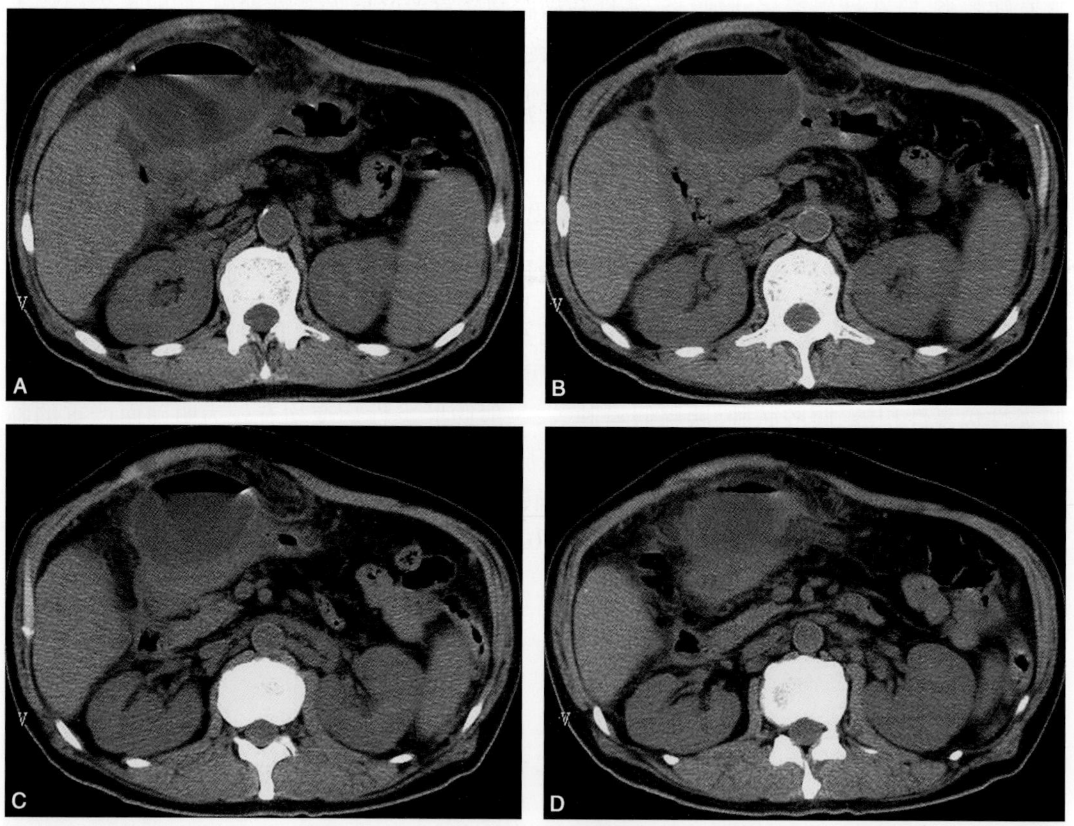

**图 20-2-2　腹腔脓肿**

A～D. CT 平扫腹腔内胃前方可见囊状低密度影，其内可见气-液平面，周围脂肪密度增高

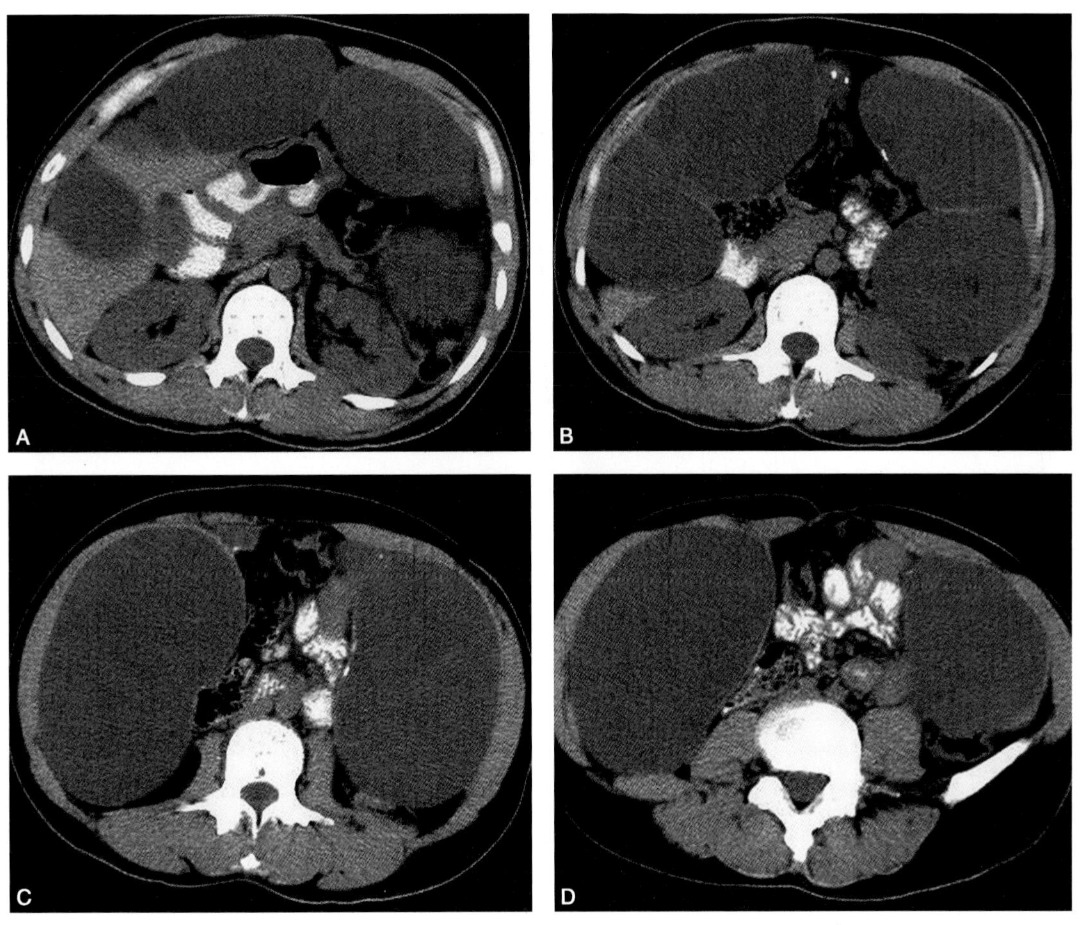

图 20-2-3　腹腔皮样囊肿

A ~ D. CT 平扫腹腔内可见多发囊状低密度影，囊腔内密度均匀，囊壁较薄、局部可见点状钙化灶，邻近肠管受压移位

## 四、相关疾病影像学表现

**1. 肠系膜囊肿（mesenteric cyst）**　病因不明，可能是肠系膜淋巴系统先天发育畸形，残留淋巴组织增殖，聚积一定液体形成囊状外观。也有学者认为其病因是原发性淋巴管发育畸形，输出端不通畅或梗阻，导致近端扩张，炎症或出血使其迅速增大，进一步加重输出管梗阻。主要发生在空、回肠系膜间和肠袢的系膜缘，少数可发生盲肠、乙状结肠和横结肠的肠系膜。

CT 表现为腹腔内肠外圆形或类圆形囊性低密度影，单发多见，囊内呈均匀的水样密度，囊壁菲薄、光整、均匀，无壁结节，增强后囊壁及囊腔无强化（图 20-2-4）。病变体积较大可推移、压迫周围肠管，也可引起肠梗阻。肠系膜囊肿伴感染时，囊腔内含蛋白及细胞成分而使囊内密度升高，囊壁也因炎性渗出，间质充血、水肿而增厚，病灶周围可见片状、云絮状渗出，并与周围组织粘连，增强后囊壁强化。肠系膜囊肿伴出血时，囊内密度因含未凝血及蛋白成分而使密度进一步升高。

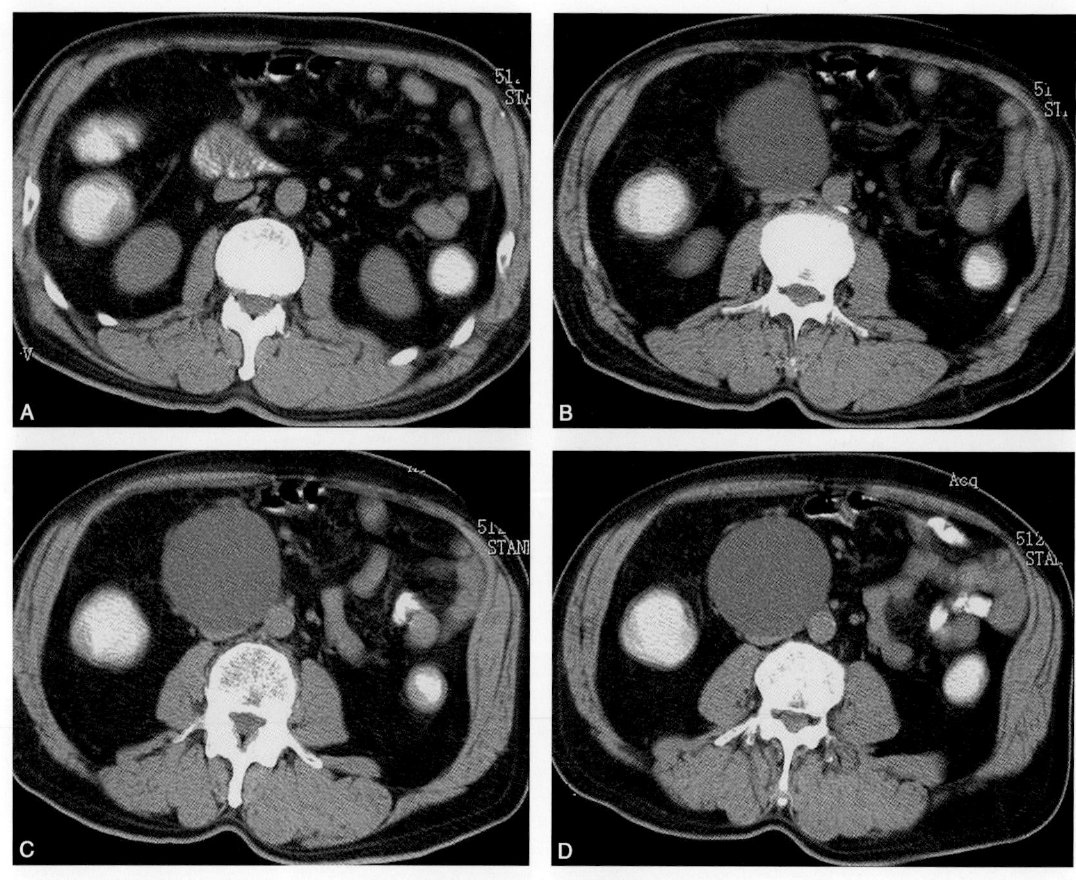

图 20-2-4　肠系膜囊肿

A～D. CT 平扫十二指肠水平段下方可见囊状低密度影，密度均匀，边缘清晰、光滑

**2. 胰腺假性囊肿(pancreatic pseudocyst)**　胰腺假性囊肿可位于腹腔任何部分，短期随访体积可以变化，患者一般均有酗酒、胆囊结石或创伤等病史。在胰体尾部周围较常见，主要是胰腺外伤或胰腺炎后，因胰管或胰腺破裂导致胰液溢出，刺激四周腹膜，致使纤维组织不断增生，逐步生成无上皮细胞覆盖的囊壁将渗液包裹，因此称为假性囊肿。CT 表现为位于小网膜囊或左肾周前隙、胰腺内、右肾周前隙内的囊性病变，形态不规则，界线不清，胰腺多数有增粗、胰周脂肪浑浊、局部存在钙斑，囊肿短期内可缩小。

**3. 腹膜假性黏液瘤(peritonei pseudomyxoma，PMP)**　腹膜假黏液瘤主要来源于阑尾、卵巢、胃肠道，属于低度恶性病变。CT 特征性表现为黏液样腹水，在肝、脾边缘形成的扇面形压迹，轮廓清楚，并且囊液密度高于水密度；增强扫描见囊壁强化，囊内分隔明显，囊液不强化。

## 五、研究进展及存在问题

肠系膜或大网膜囊性病变，首先要辨别病变的位置，有助于缩小病变诊断与鉴别诊断的范围。然后密切结合临床病史，进一步区分病变是否属于炎性病变或恶性病变。

（刘红光）

## 参 考 文 献

1. Levy AD, Vito C, Markku M. Abdominal lymphangiomas: imaging features with pathologic correlation. AJR Am J Roentgenol, 2004, 182(6): 1485-1491.
2. 刘善平. 肠系膜囊肿并出血的 CT 诊断(附 4 例报告). 实用放射学杂志, 2003, 19(8): 764-765.
3. 姚红法, 毛新峰, 宋鹏涛. 肠系膜囊肿的 CT 表现与病理对照分析. 医学影像杂志, 2013, 23(3): 427-429.

# 第三节 腹腔含脂肪病变

## 一、前 言

脂肪组织/成分在影像学检查,特别是 MRI 上可以准确辨别,有助于病变的诊断。病变内脂肪可分为细胞外脂肪和细胞内脂肪,细胞外脂肪 MSCT 上表现为负值密度,CT 值-10HU 以下,CT 对其检测极其敏感;MRI 上 $T_1$WI 呈明显高信号,$T_2$WI 呈中等程度高信号,脂肪抑制序列病变信号明显减低,因此 MRI 对于脂肪组织的检测十分敏感、特异性高。细胞内脂肪肉眼不可见,CT 值为正值,因此常难以正确判断其存在。而病变内脂质成分在 MRI 同相位像上呈等或稍高信号,在反相位像上信号明显衰减,判断病变内是否存在脂质成分的敏感性和特异性较高。

病变中出现脂肪组织/成分的原因主要包括:① 自身即含有成熟脂肪细胞,如脂肪瘤、脂肪肉瘤、胎瘤等;② 网膜成分,包括肝脏包膜假脂瘤、肝胆术后网膜充填、先天变异、病变脂肪变性或脂肪浸润。

## 二、相关疾病分类

腹腔内含脂肪性病变较少见,主要包括硬化性肠系膜炎、网膜梗死、肠脂垂炎、肠系膜纤维脂肪增生、肠套叠和皮样囊肿等。胃肠道脂肪瘤、回盲瓣脂肪瘤浸润及恶性畸胎瘤转移等较罕见。

## 三、影像诊断流程

腹腔内含脂肪性病变亦应首先定位,确定病变是否单纯起源于肠系膜/网膜,进而确定与邻近肠管或实质脏器有无关联?若病变位于肠腔内,可能诊断有肠套叠、肠道脂肪瘤;当出现在回盲部肠腔内时还需要考虑回盲瓣脂肪瘤浸润的可能性。若病变位于肠系膜,较常见的病变是硬化性肠系膜炎,其常包绕肠系膜血管,有时伴有肠系膜淋巴结肿大。如果病变位于结肠旁,并且病变较为单一、局限,则需要考虑网膜梗死、肠脂垂炎等,前者常发生于升结肠周围,病变范围较大;后者常邻近降结肠或乙状结肠,多呈卵圆形,病变较小,边缘有高密度的薄壁、中心有斑点状血管影。

## 四、相关疾病影像学表现

**1. 急性原发性肠脂垂炎(acute primary epiploic appendagitis)** 肠脂垂为沿结肠带两侧分布的许多大小不等、形状不定的脂肪小突起,由肠壁浆膜下的脂肪组织集聚而成。一般成人有 100~150 个肠脂垂,数量、直径等与个人胖瘦有关。盲肠、升结肠近端、降结肠远端和乙状结肠有大量较大的肠脂垂,肠脂垂旋转和扭绞更易使动脉阻塞和静脉闭塞导致局部缺血,发生急性原发性肠脂垂炎。

CT 检查表现为结肠旁见卵圆形或戒指样或火焰样低密度团块影，境界模糊，呈脂性密度，中心密度较低，CT 值为-101 ~ -34HU，边缘密度较高，呈“环征”，为栓塞坏死脂肪组织（图 20-3-1），增强扫描病灶常呈环状强化。周围脂肪间隙模糊，密度增高，与脂肪组织充血，随之发生继发性炎症性变化有关。

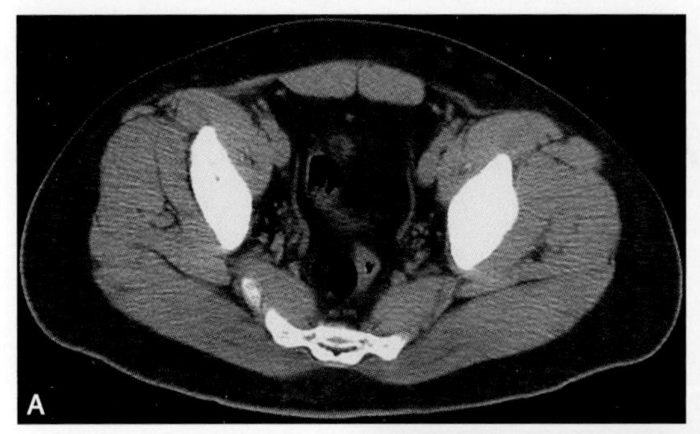
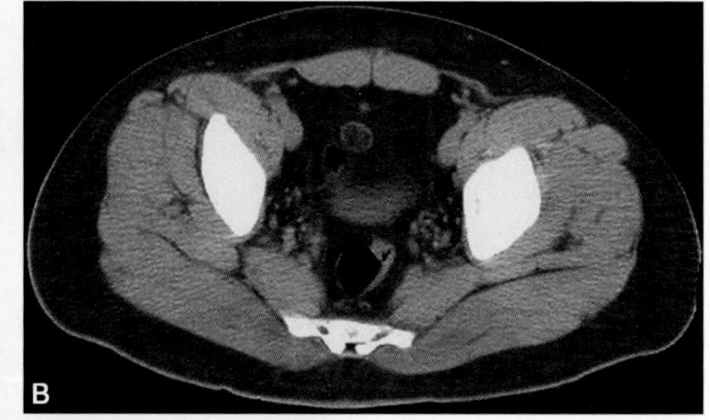
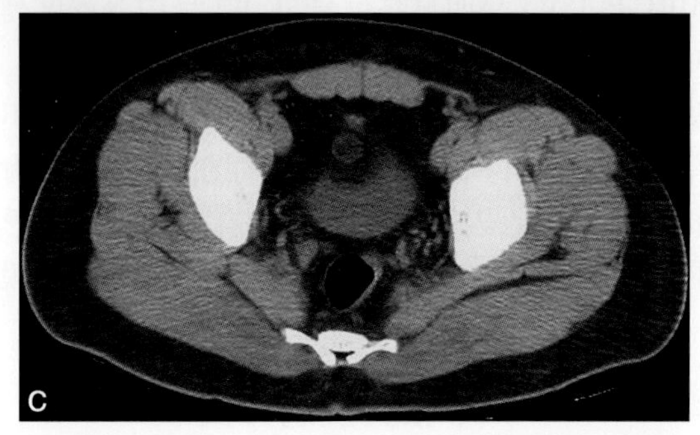

**图 20-3-1　急性原发性肠脂垂炎**

A ~ C. CT 平扫乙状结肠旁可见一直径约 23mm 脂肪样密度影，边缘见等密度线包绕，界限清晰

**2. 特发性节段性大网膜梗死（idiopathic segmental omental infarction）**　指不存在能够引起继发性网膜梗死的情况（如创伤、心血管疾病、腹内病变及网膜扭转等）下，出现的大网膜急性血循环障碍，由网膜静脉内皮损伤血栓形成引起，极为少见。可能为某种诱因腹内压骤增，肥厚的大网膜本身因重力牵拉，造成大网膜静脉损伤，和（或）大网膜静脉解剖异常使血流障碍，致血栓形成等；又由于大网膜右下部分处于游离状态并富含脂肪，故以该处发病多见。梗死后血液由淤血的毛细血管漏出，且病灶周围血管扩张，并有白细胞和巨噬细胞渗出。若继发细菌感染，则可形成化脓性炎症或散在的局限性脓肿。CT 显示为腹直肌后与横结肠前的边界清楚的不规则软组织肿块影，呈脂肪与非脂肪性组织的混合密度，多数于前腹壁形成粘连，局部有积液。

## 五、研究进展及存在问题

腹腔内含脂肪性病变较少见，临床症状隐袭，临床工作中易于误诊或漏诊。多排螺旋 CT 检查具有很高的空间和密度分辨力，加上多平面重建，对腹腔脂肪密度团块与结肠壁分辨力很高。MRI 对于脂肪组织检测的敏感性、特异性高。

（马　民）

## 参 考 文 献


1. de Brito P, Gomez MA, Besson M, et al. Frequency and epidemiology of primary epiploic appendagitis on CT in adults with abdominal pain. J Radiol, 2008, 89(2): 235-243.
2. Gurses B, Ekci B, Akansel S, et al. Primary epiploic appendagitis: the role of computed tomography in diagnosis. Australas Radiol, 2007, 51 Spec No: B155-157.
3. Ozdemir S, Gulpinar K, Leventoglu S, et al. Torsion of the primary epiploic appendagitis: a case series and review of the literature. Am J Surg, 2010, 199(4): 453-458
4. 王礼同，蔡玉建，李澄. 急性原发性肠脂垂炎多排螺旋 CT 检查特征及临床价值. 中华消化外科杂志，2015，14(1)：78-81.
5. 赵金坤，白人驹. 腹部脂肪坏死的临床和 CT 表现. 国际医学放射学杂志，2013，36(6)：538-540.


# 第四节　腹 腔 积 血

## 一、前　　言

腹膜腔是由脏腹膜与壁腹膜互相延续、移行，共同围成不规则的潜在性腔隙，男性的腹膜腔不与外界相通；女性腹膜腔可经输卵管、子宫腔和阴道与外界相通，故女性容易引起腹膜腔感染。腹膜中血管丰富，具有吸收和渗出的功能，上腹部腹膜对于腹腔内液体和毒素的吸收能力最强，盆腔较差。腹腔积血主要是腹腔的脏器或血管破裂，导致血液进入腹膜腔形成，最常见的原因是外伤。

CT 影像中，血液通常比其他体液，如尿液、乳糜液的 CT 值高，但是它的密度随出血的时间不同而不断变化：血管外不凝血因蛋白含量较高，CT 值通常较高，约 5 ~ 45HU；凝结的血块 CT 值更高一些，约 45 ~ 70HU。腹腔积血的特点对损伤的存在、部位、程度等有极其重要的提示作用。腹腔内出血的多少常与内脏损伤严重性和临床治疗的功效密切相关。腹腔积血首先位于出血源附近，并沿腹腔内通路引流至腹腔最低位。由于自体凝血机制，常于出血源周围形成血凝块而呈高密度，CT 值较高，平均约 60HU。因其最靠近出血源的位置，故亦称之为“哨兵血块征”，该征象是提示附近存在脏器损伤或在多发脏器损伤中邻近区域损伤最严重，且具有较高的敏感性和特异性，尤其是对肠和肠系膜损伤。未能凝集的血液可与腹膜刺激产生的渗出液相混合，流至腹腔较低位，表现为远离出血点的较低密度的液体影，常滞留在道格拉斯窝和肝肾隐窝处。

## 二、相关疾病分类

腹腔积血常见于腹部创伤（脾、肝脏、肠道及肠系膜等创伤）、手术并发症、凝血功能异常、卵巢囊肿破裂、异位妊娠破裂或动脉瘤破裂等；亦可见于肝腺瘤、肝细胞肝癌等肿瘤性出血或单核细胞增多等引起的脾破裂。

## 三、影像诊断流程

影像检查中发现腹腔出血时，首先要了解病史，询问是否近期有外伤史、手术史、进行抗凝治疗或妊娠等。因为这些病史可能引导我们迅速找到腹腔出血的原因、缩小出血点的范围。

腹部外伤所致的腹腔出血，重点寻找损伤的腹腔脏器，脾破裂、肝破裂是最常见的腹腔积血的原因。若腹部碾压伤或钝性创伤可造成肠道和肠系膜损伤。进一步寻找出血点，“哨兵血块征”是一个十分有价值的征象，增强后持续性的造影剂外漏是出血点较为直接的证据。在肠道损伤中十二指肠和空肠近段是常见的损伤部位，肠壁增厚、肠系膜反折处的三角形积血常提示肠道或肠系膜来源的出血。

非创伤性腹腔积血可以是自发性的，也可以是医源性的。自发性腹腔积血可以来源于肿瘤相关性出血、卵巢囊肿破裂出血、异位妊娠破裂出血及动脉瘤破裂出血等。肿瘤相关性破裂出血较少见，主要是肝细胞肝癌或肝腺瘤破裂出血，前者常发生于肝硬化或乙肝的病人，增强后病变有较典型的“快进快出”的表现；后者多发生于有口服避孕药史的女性。肿瘤平扫密度/信号近似于肝实质，增强后动脉期较明显、均匀强化，静脉期近似于肝实质。卵巢囊肿破裂出血较少见，多为育龄期妇女，常出现下腹部疼痛，出血主要围绕在子宫、附件周围。异位妊娠常发生于育龄期妇女，常有停经史、HCG 水平明显升高。医源性腹腔积血常有较为明确的病史，如手术史、抗凝治疗史。凡是通过腹腔的手术均可以引起腹腔积血，包括 Whipple 手术、脏器或肿瘤切除手术等，即使经皮穿刺或血管腔内介入术有时也会引起腹腔积血。抗凝治疗，如使用肝素、法华林等容易发生出血，但是进入腹腔的较少。

## 四、相关疾病影像学表现

**1. 腹腔脏器损伤并腹腔积血（abdominal visceral injury with hemoperitoneum）** 外伤性腹腔脏器损伤合并腹腔积血最常见于肝、脾损伤。CT 表现有许多共同点，如脏器破裂、包膜下或包膜外血肿、器官内血肿、腹腔积血等。由于 CT 检查速度快、检查时间短，能直接显示脏器损伤的部位、程度、范围及相邻器官的损伤情况，相对于其他检查手段，如 B 超、MRI 或腹腔穿刺等在临床中更常使用。

CT 表现主要包括脏器实质挫裂伤、包膜下血肿和器官周围、腹腔内及腹膜后积血或血肿。实质挫裂伤：表现为实质性脏器内呈裂隙样、星芒状、片块状低密度带，其内见散在分布点片状、大片状高密度灶，边界不清（图 20-4-1）。实质内血肿形成早期表现为圆形或卵圆形高密度灶，随着时间推移血肿表现为等密度至低密度。部分肝脏损伤可出现门静脉周围低密度带，即“轨迹征”。胰腺挫伤表现为胰腺体积增大，实质密度不均匀，轮廓模糊，胰周脂肪间隙消失，网膜囊内可有积液（血）或血肿形成。包膜下血肿：表现为器官变形增大，轮廓改变，周围见条片状、新月形或半月形高密度至等密度影，器官轮廓清楚或模糊。腹腔积血或血肿表现为腹腔内斑片状高密度或稍高密度带，积血主要位于肝周、脾周、双侧结肠旁沟及肠曲间，游离于腹腔或局限于腹腔某一区域。

肠和肠系膜损伤较少见，以十二指肠、空肠近段为多见，因该段肠管相对较固定，缺少缓冲，易于损伤。一般肠管的系膜侧易受损发生出血，表现为肠系膜局灶性血肿或积液，而肠管的非肠系膜侧损伤易发生肠穿孔，表现为肠壁及黏膜皱襞增厚及肠腔外局限性或广泛性的积液与积气，后者为肠穿孔的可靠征象。肠管或肠系膜的损伤性出血常流入肠袢间隙，肠系膜包绕肠管及流入的液体，使该处液体呈特征性三角形。

**2. 异位妊娠（ectopic pregnancy）** 又称宫外孕（extrauterine pregnancy），是指在子宫腔以外部位的妊娠，发生率约 0.3% ~1%，95% 为输卵管妊娠。孕囊影是宫外孕的常见直接征

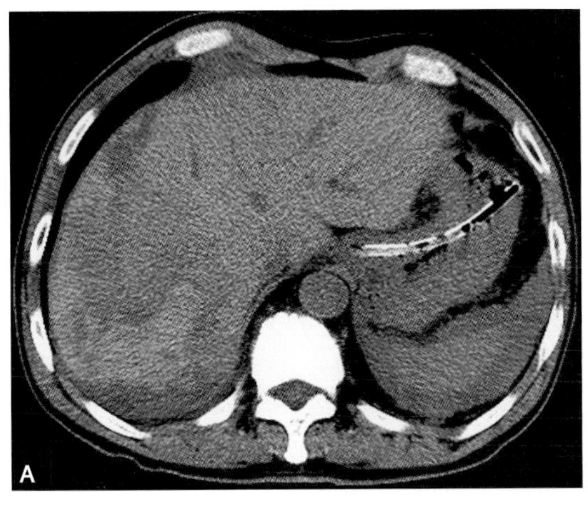


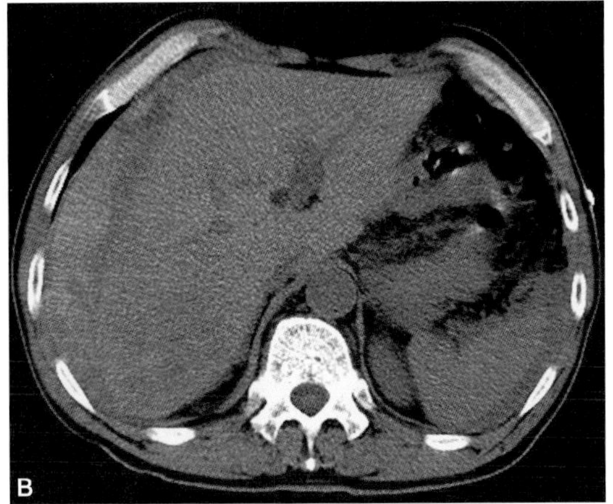


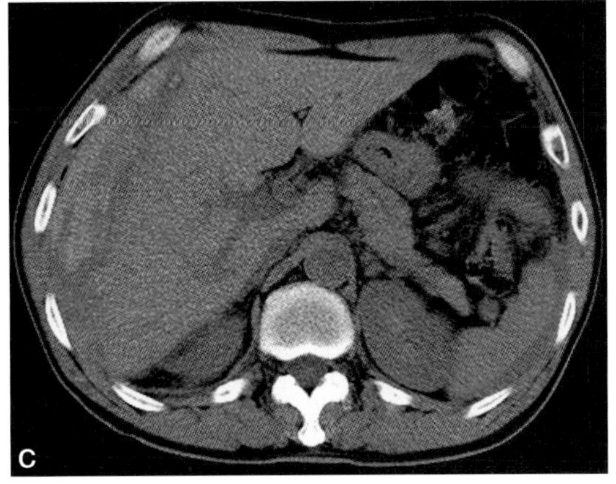


**图 20-4-1　肝破裂并腹腔积血**

A～C. CT 平扫肝右叶密度不均匀，可见片状高密度影，向右后外侧延伸出肝轮廓之外，肝周间隙可见稍高及低密度影，脾脏周围有低密度影包绕

象。CT 表现为软组织块影中小圆形或类圆形水样低密度灶，壁薄而内壁光滑。也常表现附件区或下腹区混杂密度包块，这是宫外孕的胚胎结构，由于破裂使得周围见漩涡样血块相伴，形成面包圈或"火环征"样改变。其病理基础为宫外孕包块是由结缔组织孕囊及滋养细胞组成，内含丰富的血管，宫外孕破裂后形成血肿；反复出血，随出血时间的改变，血肿内红细胞裂解，血红蛋白被吞噬细胞吞噬，孕囊内羊水破裂游离，腹膜炎性增生等改变共同参与形成。宫外孕破裂必然造成孕囊周围出血，出血较多时积血弥漫到整个腹膜腔及肠间隙，因为腹膜腔内纤溶酶的作用，腹膜积血难以形成血块。

## 五、研究进展及存在问题

腹腔积血的特点对损伤的存在、部位、程度等有极其重要的提示作用。腹腔内出血的多少常与内脏损伤严重性和临床治疗的功效密切相关。详细询问病史对迅速找到腹腔出血原因、缩小寻找出血点范围具有重要价值。

（黄城辉）

## 参考文献

1. Coulier B, Malbecq S, Brinon PE, et al. MDCT diagnosis of ruptured tubal pregnancy with massive hemoperitoneum. Emerg Radiol, 2008, 15(3):179-182.
2. 文峰,顾强,赵振国,等. 宫外孕破裂的 CT 诊断价值. 实用放射学杂志,2010,26(10):1477-1480.
3. 张世科,付根,谢光辉. 宫外孕的 CT 诊断. 临床放射学杂志,2006,25(5):443-445.

# 第五节　肠系膜浸润

## 一、前　　言

肠系膜为腹腔内的重要结构之一,由壁层与脏腹膜组成,主要有小肠系膜和结肠系膜,此外还有阑尾系膜和卵巢系膜、输卵管系膜等。除含脂肪组织外,还含血管、神经、淋巴等组织,可发生多种原发性和继发性病变。由于肠系膜含脂肪组织多,CT 图像所见正常肠系膜脂肪和皮下脂肪及腹膜后脂肪密度相同。病理状态下,肠系膜密度增高,形成一种特定的 CT 征象,有学者称之为"云雾状肠系膜征"或"浸润性肠系膜征"。此征象是腹部疾病的一种早期表现,对于其早期诊断及预后评价具有重要的意义。

## 二、相关疾病分类

云雾状肠系膜征的疾病很多(表 20-5-1),包括各种腹腔炎症、发生于腹膜的各种肿瘤、肠系膜区域的血管性病变以及外伤。

表 20-5-1　肠系膜浸润的分类

| 分类 | 肿瘤性 | 非肿瘤性 |
|---|---|---|
| 常见 | 淋巴瘤、类癌综合征 | 门静脉高压、绞窄性肠梗阻、肾衰竭、急性胰腺炎、心力衰竭、腹膜炎、肠系膜脂膜炎、术后肠系膜渗出 |
| 不常见 | 腹膜转移、间皮瘤、白血病腹膜浸润 | 门静脉血栓、小肠血管炎、放射性肠炎、肠系膜创伤 |

## 三、影像诊断流程

云雾状肠系膜征仅是一种影像表现,当在影像检查中发现该征象时应进一步追查引起的原因。首先要区分是否为肿瘤性病变,肠系膜原发肿瘤、腹腔脏器肿瘤侵犯肠系膜或转移性肿瘤均可引起云雾状肠系膜征。原发恶性间皮瘤常呈不规则浸润,多数肿瘤沿腹膜表面生长,并有大量纤维增生,使系膜增厚,卷曲成块状,肠系膜血管僵硬,呈星状放射排列。肠系膜转移瘤,多为胃癌、肝癌和卵巢癌腹腔内种植而累及小肠系膜、横结肠系膜和乙状结肠系膜或网膜;CT 表现为肠系膜、网膜上孤立或多发软组织结节,可有不同程度融合形成肿块,邻近脂肪不同程度密度增高,称为"网膜饼征"或"污垢征"。若云雾状肠系膜征为非肿瘤性病变引起,则需要仔细寻找原发病因,是炎症、血管性病变,还是全身性疾病的一种腹部表现。

炎症引起的云雾状肠系膜征可呈节段性改变,也可呈弥漫性改变,各种腹腔感染均可导致。肠系膜的炎症常继发于腹腔脏器的感染,如急性胰腺炎、坏疽性胆囊炎、阑尾炎、肠炎、憩室炎及胃十二指肠穿孔等。在胰腺炎患者,外溢消化酶沿小网膜囊、肾前间隙蔓延至小肠系膜和横结肠系膜,可呈弥漫性改变。结核性腹膜炎 CT 表现为不同程度的肠系膜浸润,肠系膜轻度受累时表现为线状的软组织条影,或肠系膜脂肪密度轻度增高;较严重时表现为软组织密度肿块,淋巴结增多、增大,并有肠粘连和高密度腹水的表现。局灶性炎症如肠炎、憩室炎、阑尾炎常累及局部肠系膜。

血管病变,如门静脉栓塞、肠系膜上动静脉栓塞及脉管炎、巴德-吉亚利综合征、下腔静脉阻塞、绞窄性肠梗阻等,所引起的云雾状肠系膜征常呈局限性,CT 见肠系膜密度增高,与其内血管边界显示不清;CT 增强扫描示肠系膜血管密度减低、充盈不佳或血管腔变细时,可做出肠系膜血管血栓或栓塞的诊断。

全身性疾病,如血清蛋白减少症、肝硬化、肾病、心衰等引起的云雾状肠系膜征,其朦胧状态由基部向根部蔓延,直至肠系膜上动静脉的起始部,并且常伴皮下组织水肿和腹水。其中肝硬化引起者最常见,机体内水钠潴留、呈高水容量状态是肠系膜水肿的主要原因。肠系膜水肿表现多种多样,可为弥漫浸润性,也可为边界清楚的节段性水肿,还有的呈肿块状,是肝硬化重要间接征象。

## 四、相关疾病影像学表现

**1．肠系膜脂膜炎(mesenteric panniculitis)**　一种以慢性炎性细胞浸润、脂肪坏死和纤维组织形成假肿瘤结节为特征的少见病,既往又称为硬化性肠系膜炎、缩窄性肠系膜炎、肠系膜脂肪营养不良、硬化性肠系膜脂肪肉芽肿病以及原发性肠系膜脂肪硬化、腹膜下多灶性硬化等。常见于小肠系膜,尤其是小肠系膜根部,偶尔发生在结肠系膜、胰腺周围以及网膜囊、腹膜后及盆腔内。

CT 主要表现:肠系膜根部云雾状密度增高影,包绕系膜大血管、无推压改变,其内可见脂肪密度和低密度囊变区。大血管和肿块内残留脂肪影包绕血管,即"脂肪晕环征";增强扫描肿块轻度强化,肿块周围见不完整包膜。少数病例病灶中见斑点状钙化影及脂肪坏死囊变区;肠系膜根部及腹膜后小淋巴结肿大(图 20-5-1,图 20-5-2)。

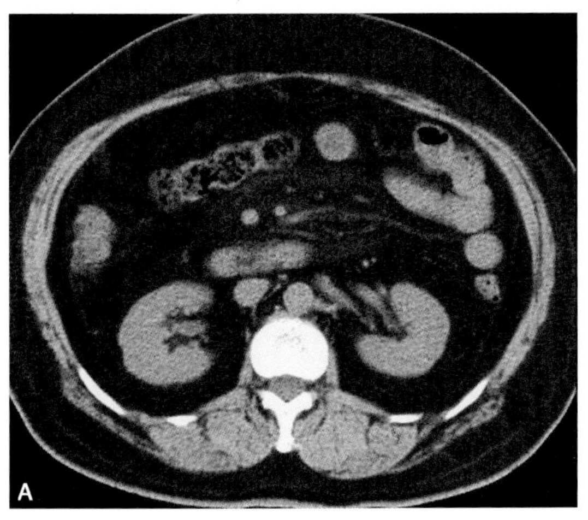


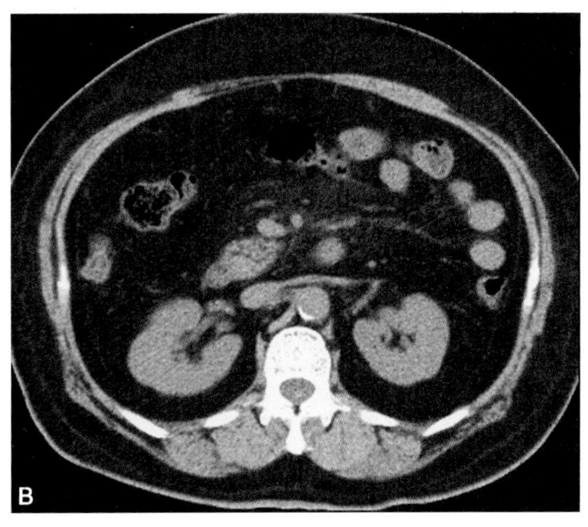

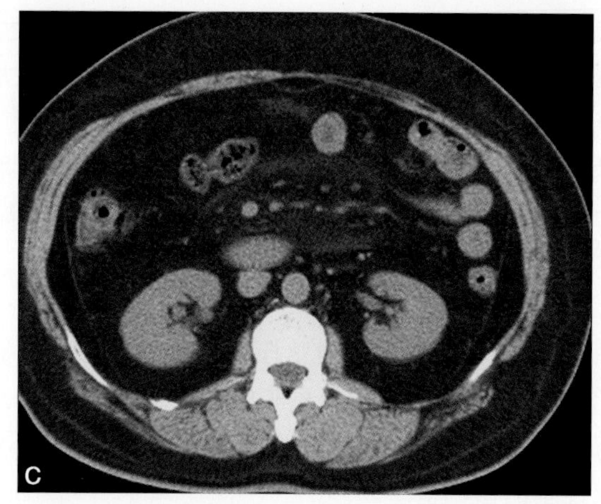


**图 20-5-1　肠系膜脂膜炎**

A～C. CT 平扫肠系膜密度增高，呈云絮状，边缘不清，其内可见肠系膜血管分布

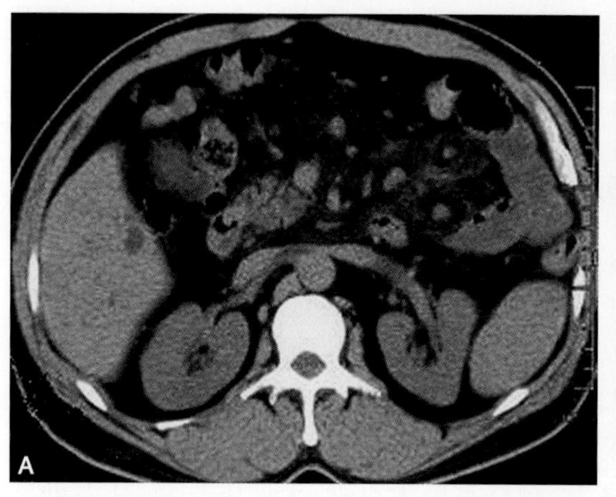


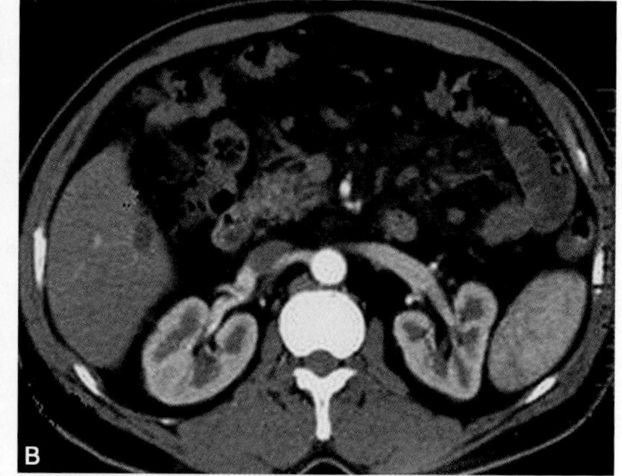


**图 20-5-2　肠系膜脂膜炎**

A. CT 平扫左上腹小肠系膜脂肪密度增加，内见索条状影；B. CT 增强后轻度强化，肠系膜血管周围可见脂肪环征

**2. 肠系膜静脉回流受阻所致云雾状肠系膜征**　肠系膜静脉回流受阻可见于门静脉高压、肠系膜上静脉血栓等，由于静脉循环受阻，肠系膜静脉充血、增粗扩张，肠系膜水肿导致肠系膜脂肪呈云雾状密度增高，增强扫描可以更加清晰显示肠系膜静脉系统的异常改变。

## 五、研究进展及存在问题

云雾状肠系膜或浸润性肠系膜是腹部疾病的一种早期征象，正确识别对于疾病的早期诊断及预后评价具有重要的临床意义。在影像检查中发现该征象时应进一步追查其原因。

（易　和）

## 参 考 文 献

1. Brody JM, Leighton DB, Murphy BI, et al. CT of blunt trauma bowel and mesenteric injury: typical findings and

pitfalls in diagnosis. Radiographics,2000,20(6):1525-1536.
2. Hamrick-Turner JE,Chiechi MV,Abbitt PL,et al. Neoplastic and inflammatory processes of the peritoneum,omentum,and mesentery:diagnosis with CT. Radiographics,1992,12(6):1051-1068.
3. Horton KM,Lawler LP,Fishman EK. CT findings in sclerosing mesenteritis(panniculitis):spectrum of disease. Radiographics,2003,23(6):1561-1567.
4. Khan I,Bew D,Elias DA,et al. Mechanisms of injury and CT findings in bowel and mesenteric trauma. Clin Radiol,2014,69(6):639-647.
5. Patel ND,Levy AD,Mehrotra AK,et al. Brunner's gland hyperplasia and hamartoma:imaging features with clinicopathologic correlation. AJR Am J Roentgenol,2006,187(3):715-722.
6. 李文华,曹庆选,杨世锋,等. 绞窄性肠梗阻肠系膜及其血管改变的 CT 研究. 中华放射学杂志,2006,40(1):81-85.
7. 杨世锋,李文华,夏宝枢. 云雾状肠系膜征 CT 分类及其病理. 中国中西医结合影像学杂志,2008,6(6):448-450.

# 第六节　腹　　水

## 一、前　　言

正常情况下,人体腹腔内有少量液体,对肠道蠕动起润滑作用。任何病理状态下导致的腹腔内液体量增加,超过 200ml 时即称为腹水。腹水常在腹腔内较低位置集聚。当人体处于直立位时,由于受重力的影响,腹水特别容易流向人体立位时腹膜腔的最低洼处,即子宫膀胱直肠间隙。仰卧位时,腹水常积存在结肠旁沟,肝和脾的后缘周围。腹水优先积聚于右侧,因右侧结肠旁沟比左侧深、宽,以利于积液在右肝间隙和右髂窝之间通过右侧结肠旁沟流动。中等量腹水可进入肝膈间隙或脾膈间隙;大量腹水时腹腔游离肠管会向中央聚拢,一般为小肠肠管,腹水位于肠管周边,同时小网膜囊内充满液体。CT 可以对腹水的多少进行粗略的评估:微量、少量腹水的定义是总量<50ml,微量为占 1 个间隙,厚度<1cm;少量为占 1～2 个间隙,厚度 1～2cm;中量为总量 50～300ml,占 3～4 个间隙,厚度 2～4cm;大量腹水的定义是总量>300ml,占 4 个以上间隙,厚度>4cm。

## 二、相关疾病分类

多种疾病均可引起腹水,根据其性状特点通常分为漏出性、渗出性和血性三大类(表 20-6-1,图 20-6-1,图 20-6-2)。

表 20-6-1　腹水的常见分类

| 分类 | 原因 |
|---|---|
| 漏出性腹水 | 肝源性,心源性,静脉阻塞性,肾源性,营养缺乏性,乳糜性等 |
| 渗出性腹水 | 自发性细菌性腹膜炎,继发性腹膜炎(包括癌性腹水),结核性腹膜炎,胰源性、胆汁性、乳糜性真菌性腹膜炎等 |
| 血性腹水 | 急性门静脉血栓形成,肝细胞肝癌结节破裂,急性亚大块肝坏死,肝外伤性破裂、肝动脉瘤破裂,宫外孕等 |

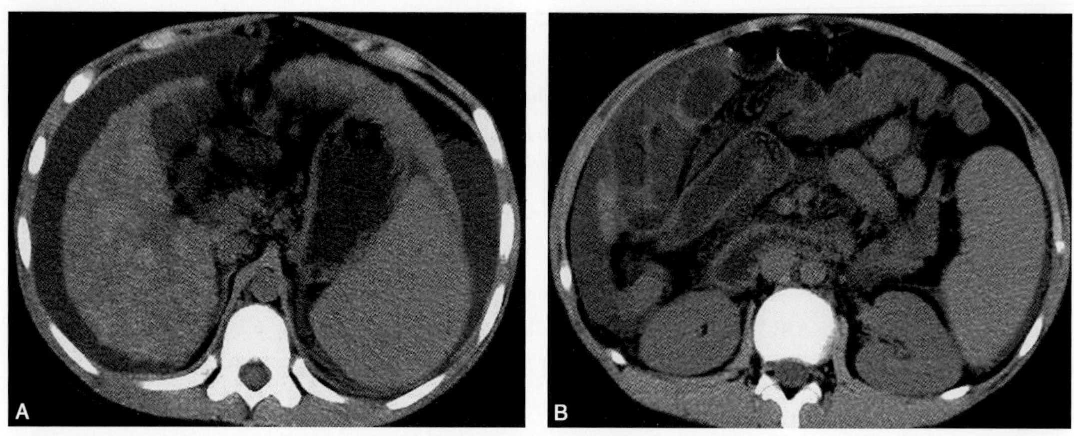

图 20-6-1　肝硬化性腹水

A、B. 肝脏体积变小，肝内密度不均见弥漫分布高密度结节影，脾脏增大明显，肝脾边缘及肠管间见液性密度影

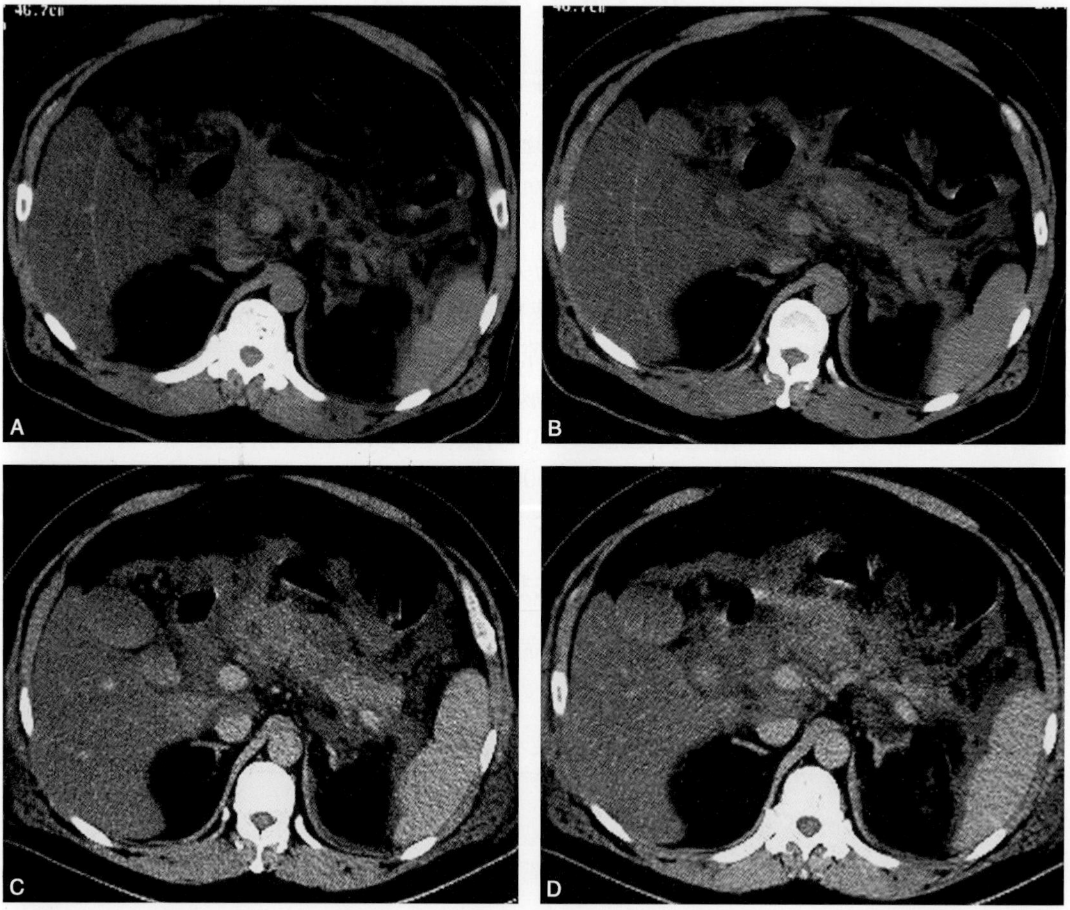

图 20-6-2　胰腺炎并腹水

A、B. CT 平扫胰腺密度不均性减低，边缘模糊不清，胰管未见明显扩张；C、D. CT 增强见胰腺实质明显强化，胰腺边缘稍低密度影未见强化，胰周、脾周、脾胃间隙、肠管间见条片状液性密度影；双侧肾前筋膜增厚，肾周脂肪间隙稍模糊

## 三、影像诊断流程

腹水的影像诊断一般较容易，<500ml 的腹水超声即可检出，对于少量腹水的检查 CT 的灵敏度不及超声。但是，对于腹水性状及腹水原因的进一步辨别，超声的价值不及 CT、MRI 等，对于血性腹水的诊断 CT、MRI 较为敏感，对于漏出性或渗出性腹水，有时难以辨别。当影像检查发现腹水时，首先要判断是否为血性的，因为血性腹水常提示临床病情较为紧急、危重，尤其要排除大血管、脏器等破裂出血。其次，要观察腹膜的情况，是否存在腹膜增厚的情况，是局限性增厚，还是广泛性增厚。化脓性腹膜炎和结核性腹膜炎是最常见的腹膜增厚的原因，CT 表现为广泛的腹膜增厚。腹膜原发性肿瘤，例如腹膜间皮瘤常可见结节样或肿块样腹膜增厚；腹腔转移瘤也可见到腹膜种植性肿块。最后，观察腹腔其他部位是否存在异常表现，如淋巴结增大、门静脉增宽等。肝硬化低蛋白血症、肾病综合征低蛋白血症、肿瘤性高消耗性低蛋白血症、门静脉高压性静脉回流障碍、巴德-吉亚利综合征或肝脏肿瘤引起的下腔静脉狭窄或闭塞、肾功能不全或右心功能不全造成的体循环体液潴留，均可引起腹腔液体漏出；腹腔内空腔或实质器官肿瘤、炎性反应、缺血等均可造成腹腔液体渗出。排除肝硬化、门静脉高压、低蛋白血症、心脏、肾功能不全等引起的腹水原因后，肿瘤是最常见引起腹水的原因，寻找原发肿瘤有助于明确腹水的原因。

## 四、相关疾病的影像学表现

**1. 结核性腹膜炎（tuberculous peritonitis）**　可发生于任何年龄，是由结核杆菌引起的慢性、弥漫性腹腔感染，是较常见的肺外结核，主要原发于肠系膜结核、肠结核、输卵管结核等，通过淋巴或血行播散至腹膜。结核性腹膜炎 CT 表现与病理类型相关。渗出型多表现为大量浆液性腹腔积液及腹膜增厚，因为渗出液内含有蛋白、纤维素及丰富的细胞成分，故 CT 值较高。粘连型多表现为少到中量高密度腹水，表现为团块样、结节状及污迹样改变，增强扫描呈不均匀强化。大网膜增厚，常见表现为腹腔脂肪絮状改变，多发结核性肉芽肿融合形成“网膜饼征”，CT 增强扫描可见强化，是结核性肉芽肿增大融合所致。干酪型表现为腹腔内多房肿块和腹腔淋巴结脓肿，增强扫描多呈边缘性环形强化，坏死成分不强化，这是诊断结核的特征性表现（图 20-6-3，图 20-6-4，图 20-6-5）。

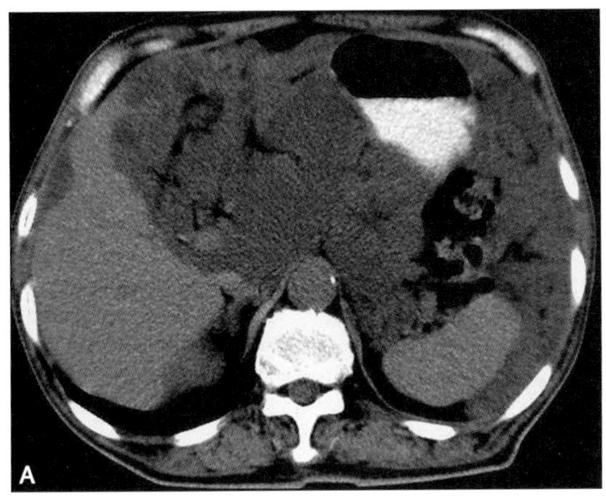


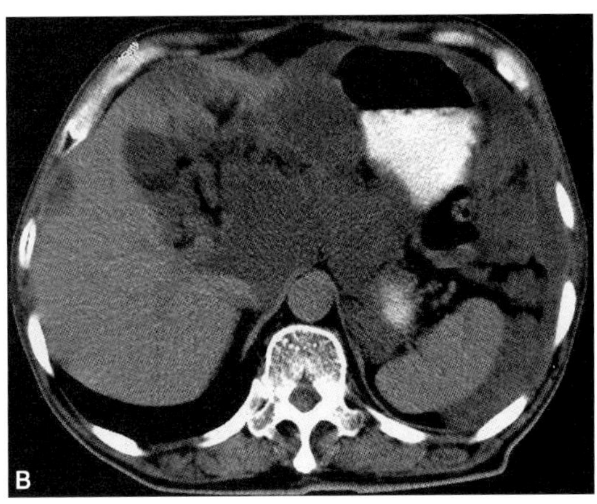

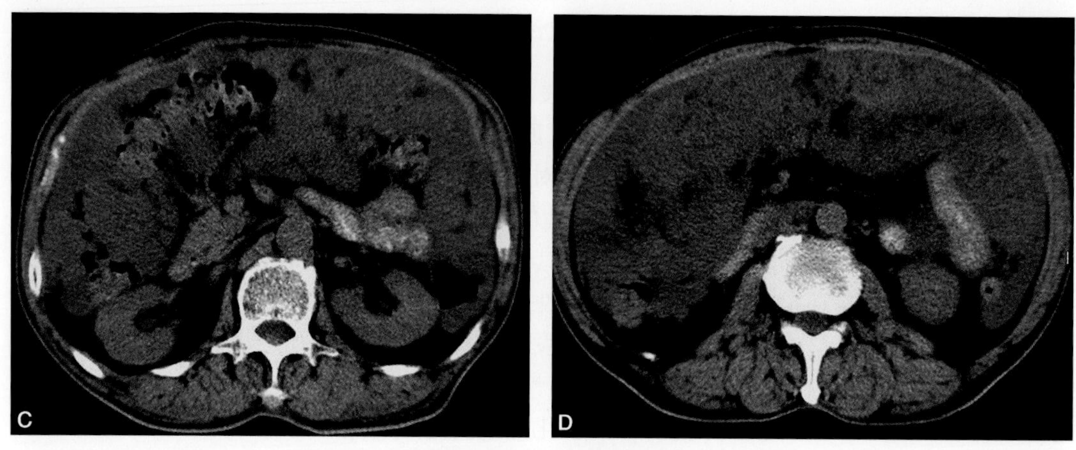

图 20-6-3 结核性腹膜炎

A～D. CT平扫肝脾周围、胃网膜囊区及大网膜可见大片的稍低密度影，大网膜显示增厚的程度较重，呈网膜饼样改变，肝脏表面呈扇贝样压迹

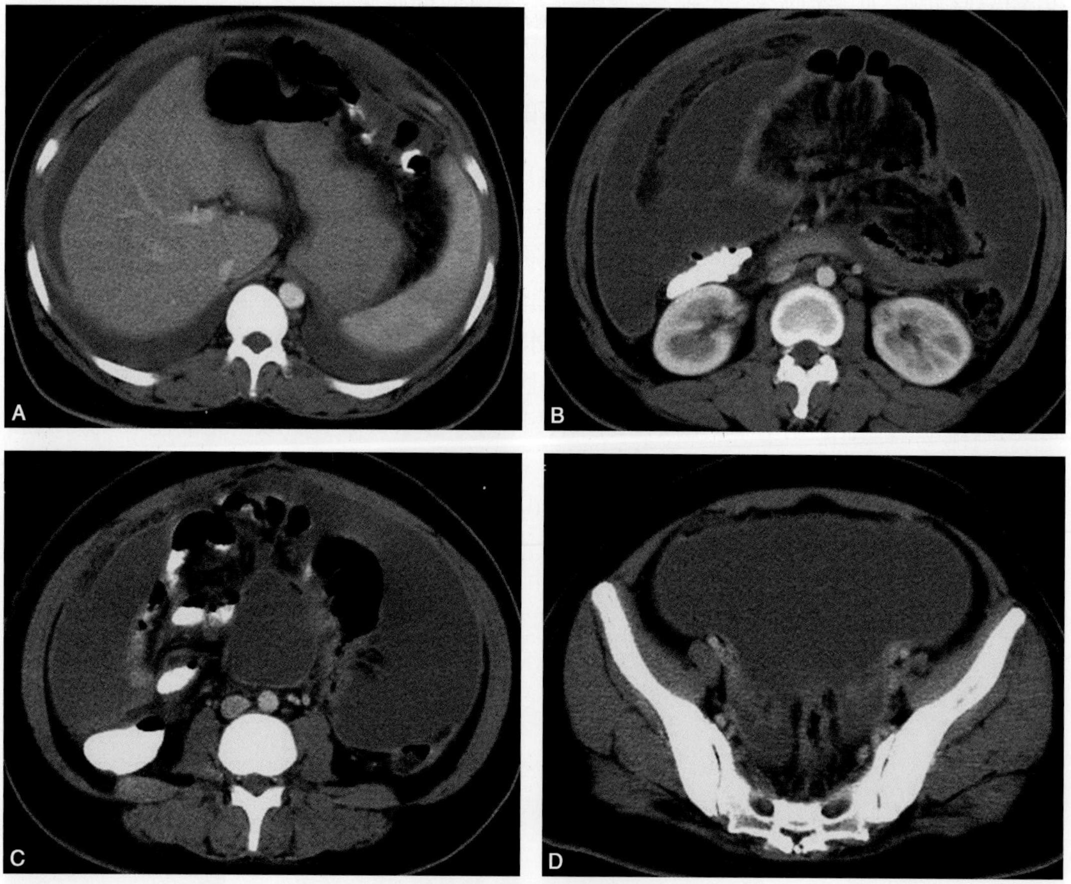

图 20-6-4 结核性腹膜炎

A～D. CT增强扫描腹腔内可见大量液体密度影，腹膜广泛增厚，腹膜多发细小结节灶、范围不等的腹膜呈絮状改变。网膜呈块状增厚，边界清楚，表面多较光整，并均有不同程度强化

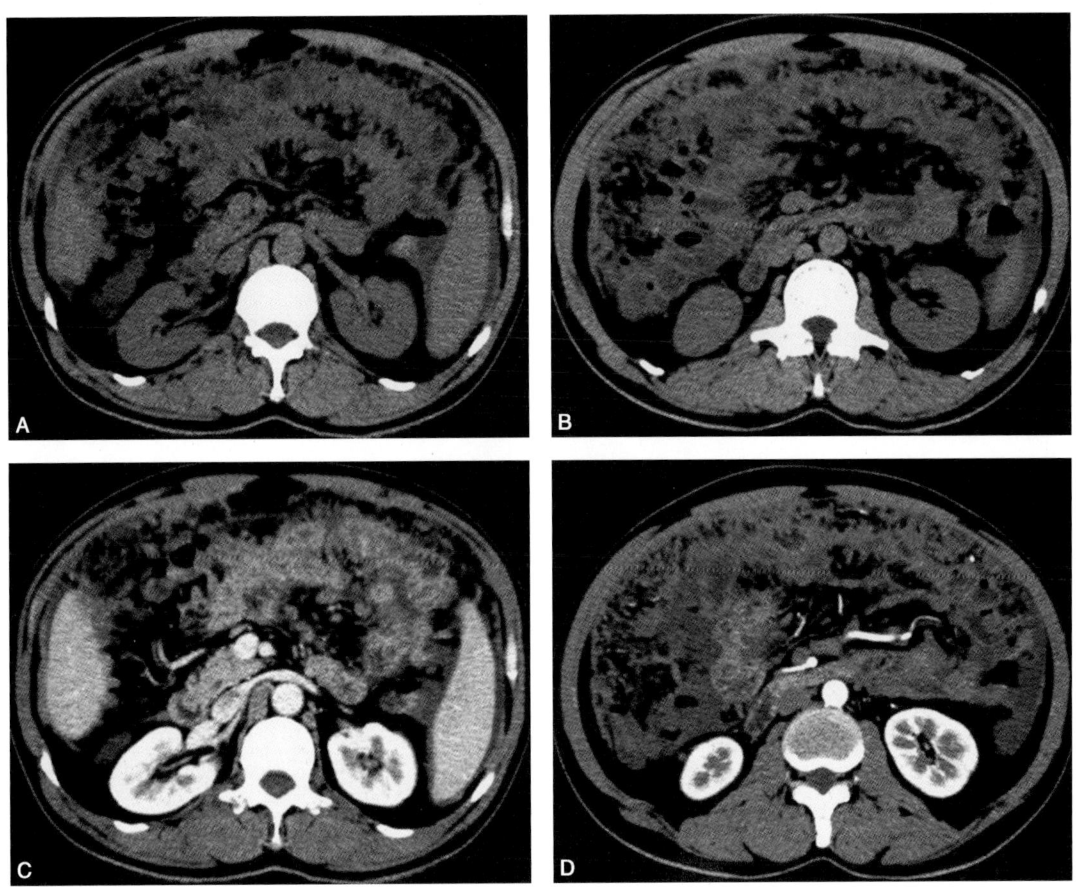


**图 20-6-5　结核性腹膜炎**

A～D. CT 增强扫描腹膜、肠系膜广泛性增厚，部分呈饼状，增强后中度强化，肠系膜根部见肿大淋巴结影，少量腹水

**2. 肿瘤性腹水(tumorous ascites)**　肿瘤性腹腔积液多见于 40 岁以上中老年人，女性患者应注意生殖系统肿瘤。一般病程较短，临床表现较重，常以腹痛腹胀为主。积液原因是由于恶性肿瘤细胞侵犯淋巴管引起阻塞致淋巴吸收减少，而恶性肿瘤细胞产生一些生物活性肽，如血管内皮生长因子和碱性纤维细胞生长因子等作用于腹腔毛细血管使之扩张渗透性增高，从而渗入到腹膜腔的蛋白质增多，腹膜腔胶体渗透压升高，导致腹腔液体产生增多，液体聚积形成腹腔积液。

肿瘤性腹腔积液量多较大，密度<20HU，腹膜呈不规则和结节状增厚，无或轻度强化。肠系膜、大网膜呈饼状增厚，粘连程度严重(图 20-6-6，图 20-6-7)。腹膜囊性病灶，无囊壁且伴肝脾外压性改变。

## 五、研究进展及存在问题

当影像检查发现腹水时，首先要判断腹水的性质，其次要观察腹膜是否有增厚及增厚范围，最后观察腹腔其他部位是否存在异常表现。

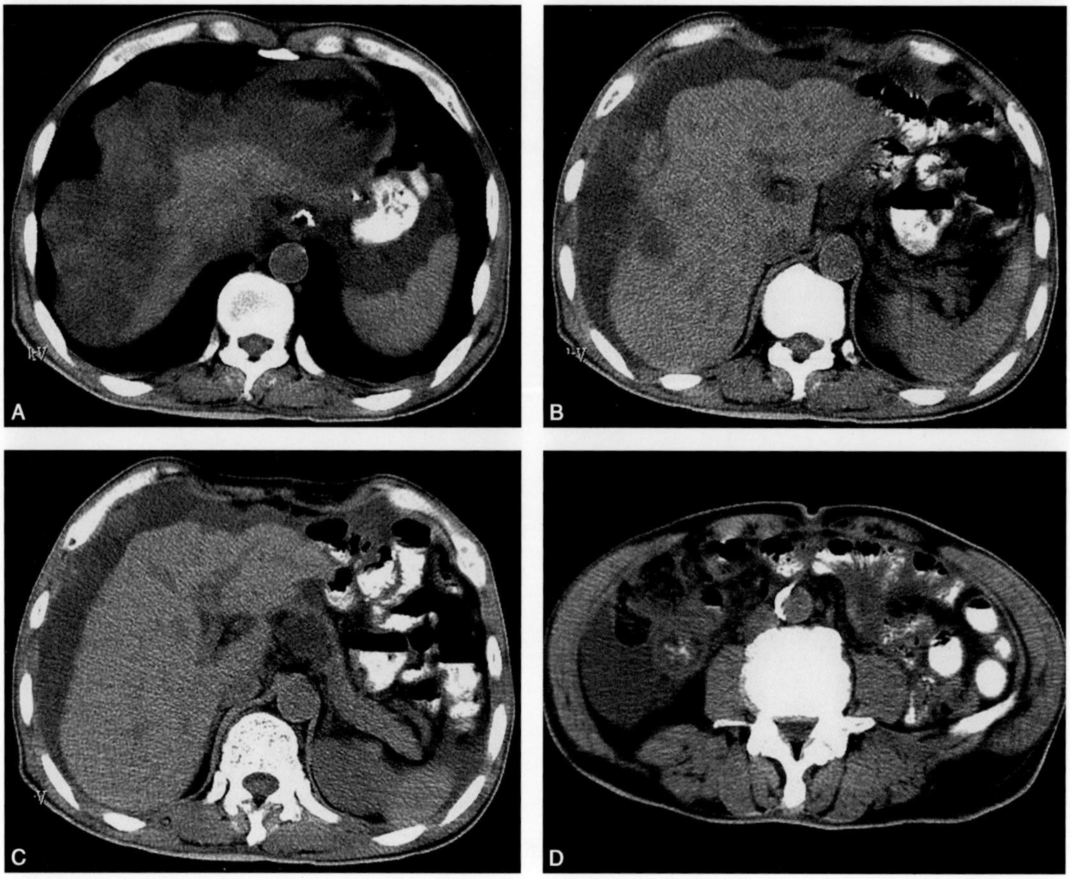

图 20-6-6　胃癌腹膜转移、腹水

A～D. CT 平扫肝周腹膜明显增厚，局部呈结节状，邻近肝脏明显受压，呈“贝壳状”改变，腹腔内可见有液体密度影

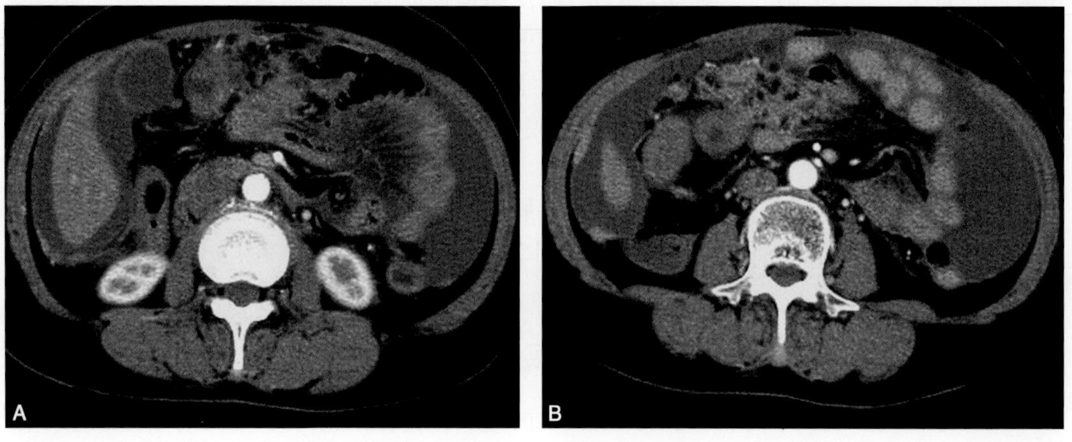

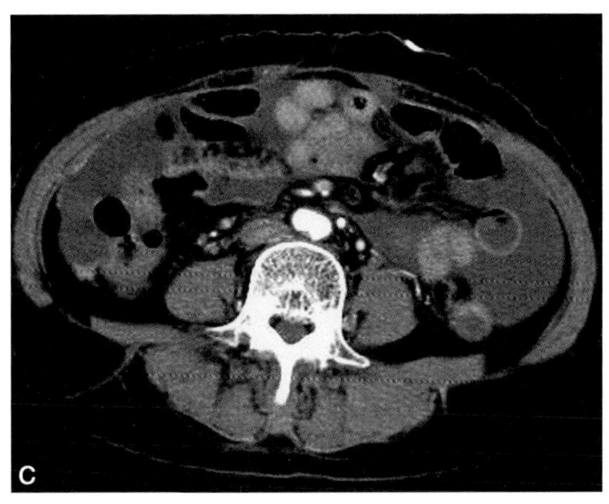

**图 20-6-7　肺癌腹膜转移、腹水**

A～C. CT 增强扫描右侧腹膜可见结节状增厚，增强后强度强化，腹腔内可见大量液体密度影，小肠管漂浮其中

（崔二峰）

## 参考文献


1. Keraliya AR, Rosenthal MH, Krajewski KM, et al. Imaging of Fluid in Cancer Patients Treated With Systemic Therapy: Chemotherapy, Molecular Targeted Therapy, and Hematopoietic Stem Cell Transplantation. AJR Am J Roentgenol, 2015, 205(4): 709-719.
2. Nakajima T, Sano K, Sato K, et al. Fluorescence-lifetime molecular imaging can detect invisible peritoneal ovarian tumors in bloody ascites. Cancer Sci, 2014, 105(3): 308-314.
3. 彭通略，徐铭，文明. 结核性与肿瘤性腹腔积液的 CT 鉴别. 医学影像杂志，2014，24(6): 987-990.
4. 王之，王康，赵泽华，等. 不同性质腹腔积液 CT 表现的分析探讨. 放射学实践，2008，23(11): 1249-1252.

# 第二十一章　腹膜后间隙

## 第一节　腹膜后肿瘤的定位及诊断思维

### 一、腹膜后肿瘤的定位诊断

腹膜后肿瘤的定位对于诊断具有重要意义，其定位征象有两方面：沿腹膜后解剖结构生长或推压邻近器官。

**1. 沿腹膜解剖结构生长**　发生于腹膜或腹膜后的肿瘤，多表现为扇形或大块融合生长（图21-1-1），推压周围的肠管，使其向周边或一侧聚集，有时能观察到肿瘤对相邻肠系膜血管的推压。

**2. 腹膜后器官或血管移位**　发生于腹膜或腹膜后的肿瘤较大时，对周围器官及结构有明显推压，甚至变形或移位（图21-1-1 ~ 图21-1-3），形成明显的器官移位征或血管移位征。器官移位征中常见的示踪器官有升结肠、降结肠、肾、输尿管、肾上腺、胰腺、直肠、十二指肠水平段及升段；血管移位征中常见的肿瘤示踪血管主要有腹主动脉、腹腔干、下腔静脉、肠系膜上动、静脉。诊断中注意观察上述器官或血管的移位方向，有助于肿瘤的准确定位。位于肾旁前间隙的肿瘤可向前推压胰头及十二指肠降段（图21-1-4）；位于肾周间隙的肿瘤推压肾上腺（图21-1-5）或肾脏（图21-1-6），使肾脏受压旋转、向上或下方移位；位于骶前间隙的肿瘤向前推压子宫（图21-1-7）；位于膀胱周围间隙的肿瘤推压膀胱，使其变形或移位（图21-1-2）；位于直肠周围间隙的肿瘤推压直肠，使其移位；盆腔内腹膜外间隙的肿瘤，如来源于卵巢的囊腺瘤等，由于体积巨大，可将腹膜明显的向上推移，但是腹膜较薄，在影像学检查中的

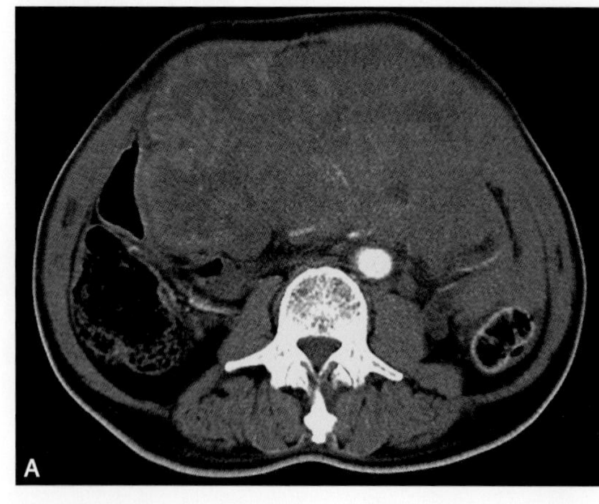


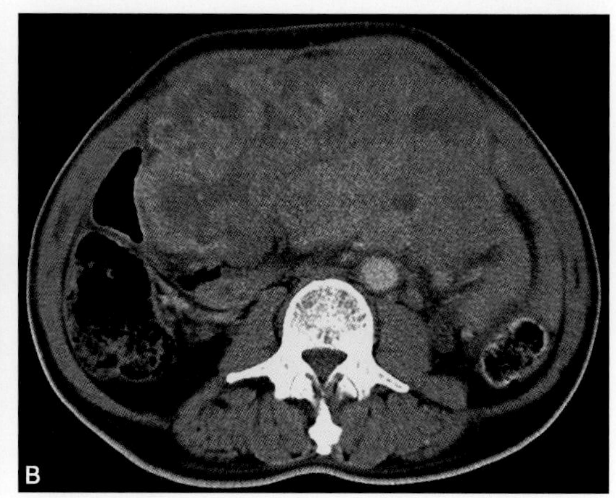

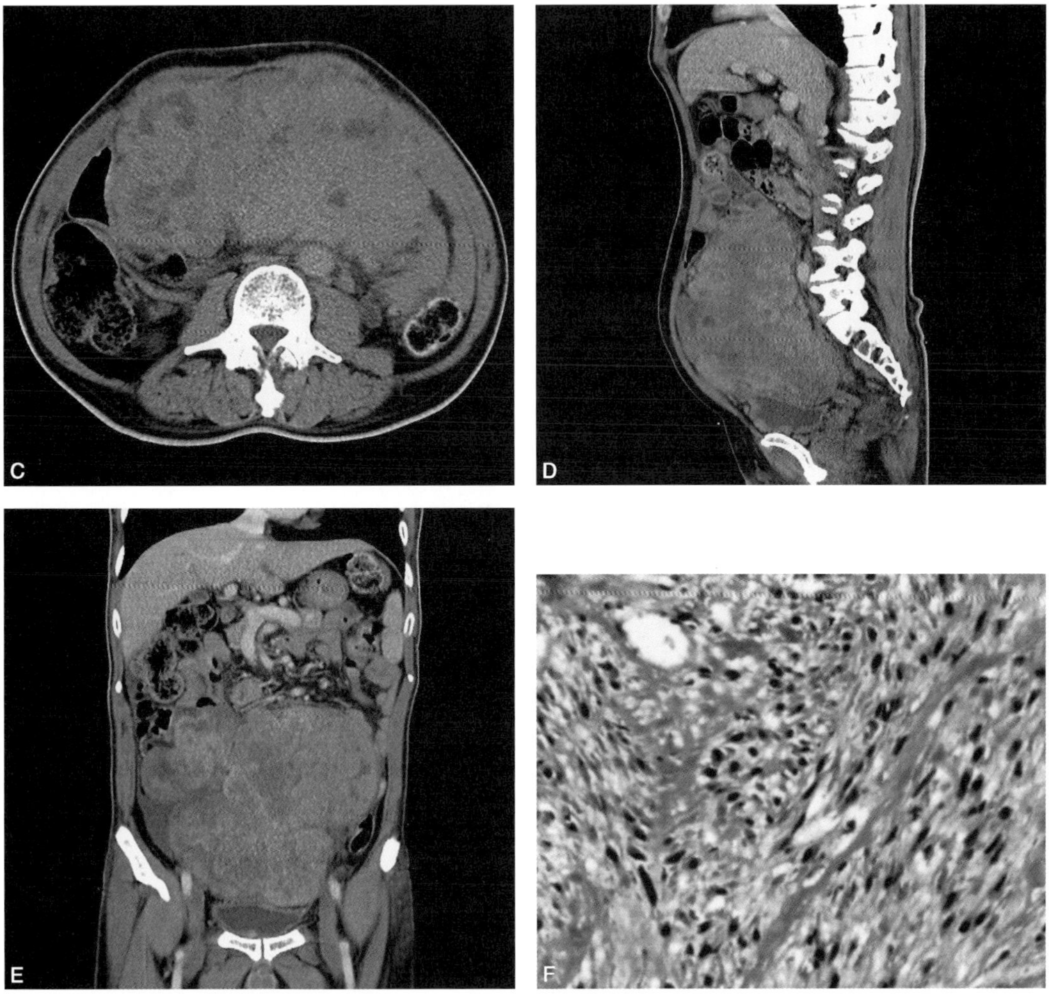

图 21-1-1　平滑肌肉瘤

A ~ E. CT 增强扫描动脉期、门静脉期及延迟期显示腹腔内巨大不规则形肿块呈渐进性中等强化，内见散在多发未强化低密度区；矢状面、重组图像显示病变呈扇形生长，并有融合趋势；F. 病理（HE 染色，×100）见平滑肌细胞丰富，细胞有异型，可见坏死及病理性核分裂。病理诊断：平滑肌肉瘤

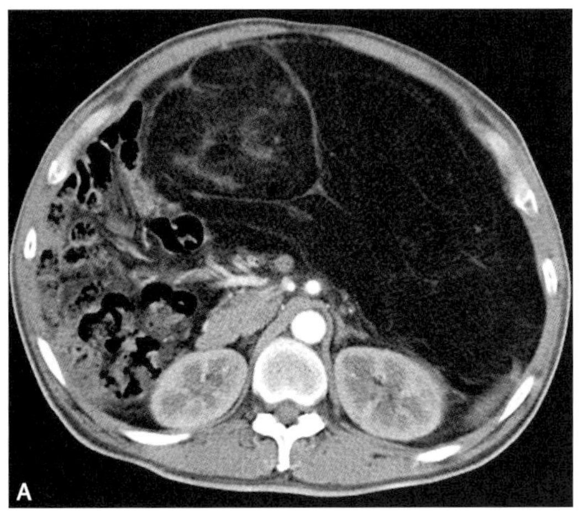


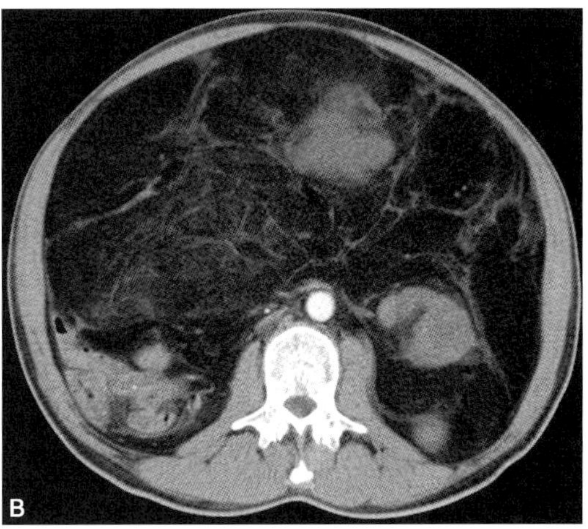

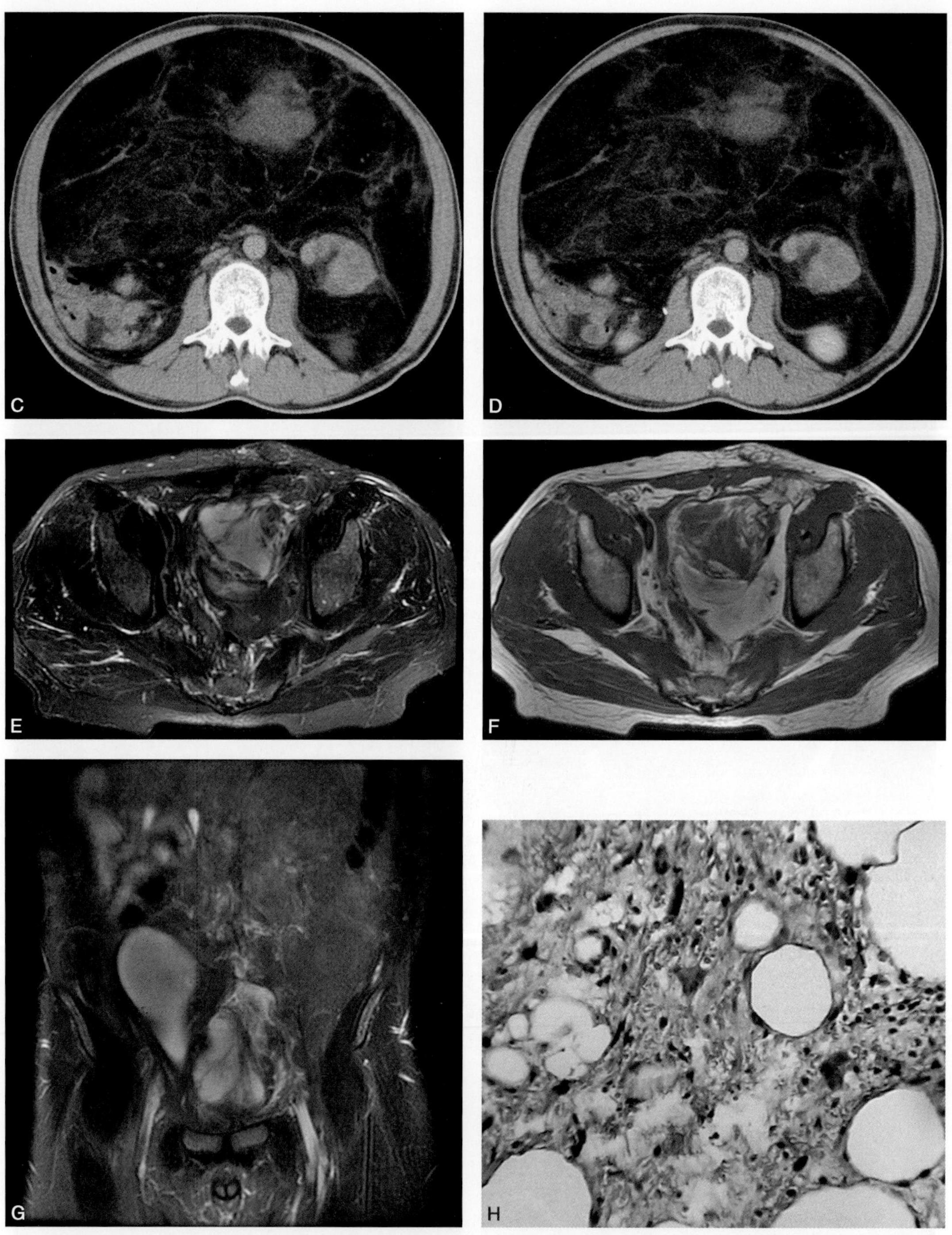


**图 21-1-2 去分化性脂肪肉瘤**

A ~ D. CT 增强扫描示腹腔内巨大以脂肪密度为主的肿块，其内见实性成分，CT 值分别为 28HU、41HU、46HU，肿块推压小肠肠管至腹腔右部；E ~ G. MRI 复查显示肿块复发，$T_1$WI 肿块为不均匀信号，其内脂肪成分呈高信号，实性成分呈等信号，脂肪抑制 $T_2$WI 肿块为不均匀信号，其内脂肪成分呈低信号实性成分呈高信号；脂肪抑制 $T_2$WI 冠状位图像可见病变推压膀胱至盆腔右部；H. 病理（HE 染色，×100）可见增生小血管，肿瘤细胞多形，可见成熟的脂肪细胞及脂肪母细胞。病理诊断：去分化性脂肪肉瘤

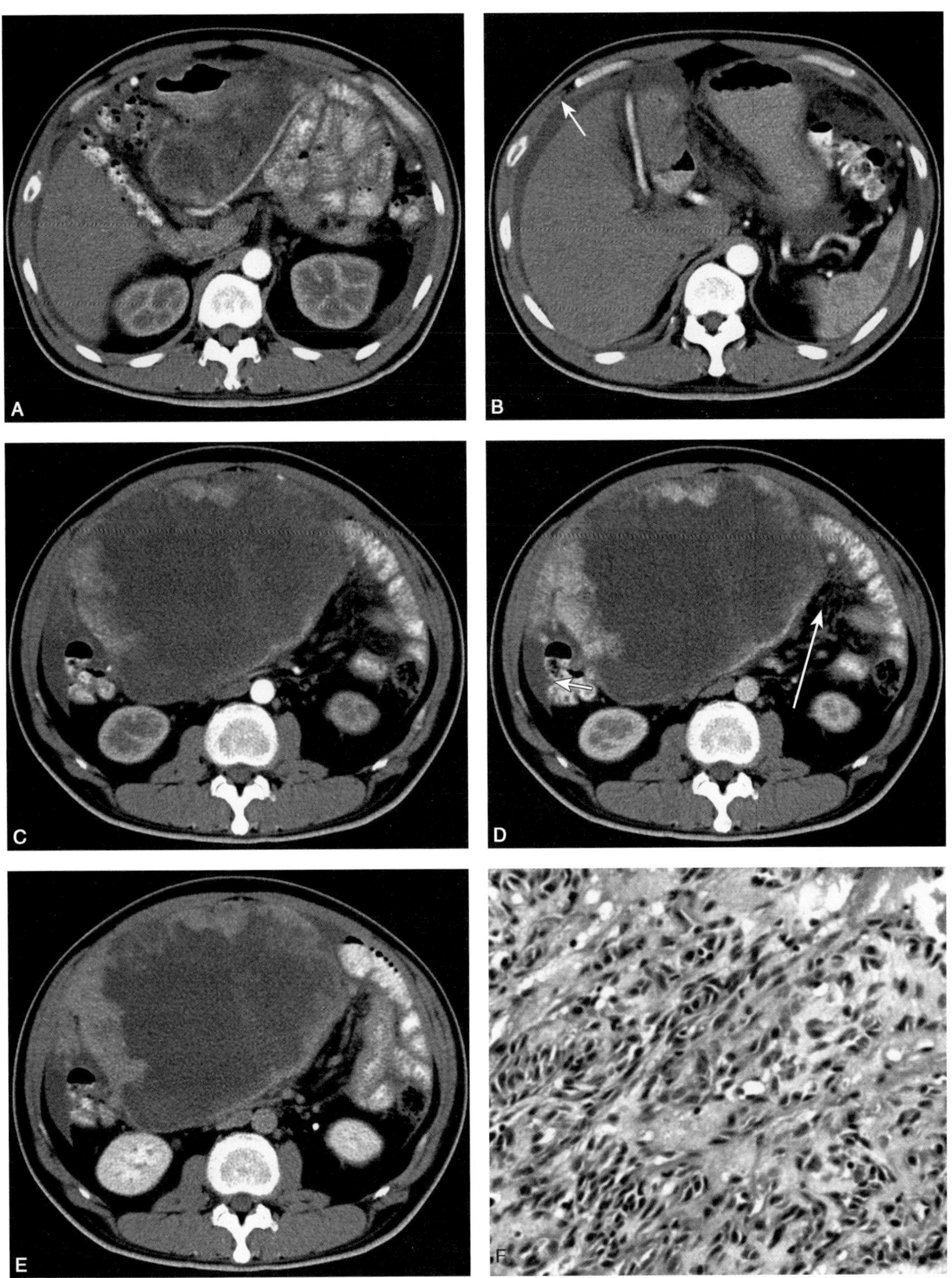


**图 21-1-3　血管肉瘤**

A～E. 同一层面 CT 增强扫描显示腹腔内巨大肿块，病变周边不规则，实性部分于动脉期轻度强化，门静脉期及平衡期强化程度逐渐显著，并见小肠受压向左后侧推移（白长箭）及少量腹水征象（白短箭），肿块推压胃右动脉、胃网膜右动脉；F. 病理（HE 染色，×100）见不规则的血管腔，内皮细胞显著增生，细胞异型，有核分裂象

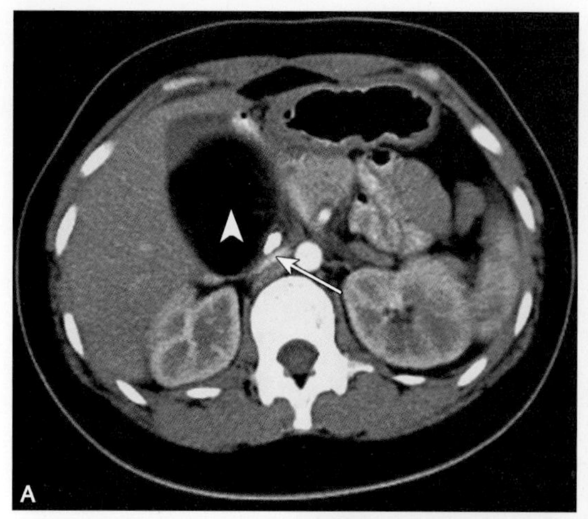
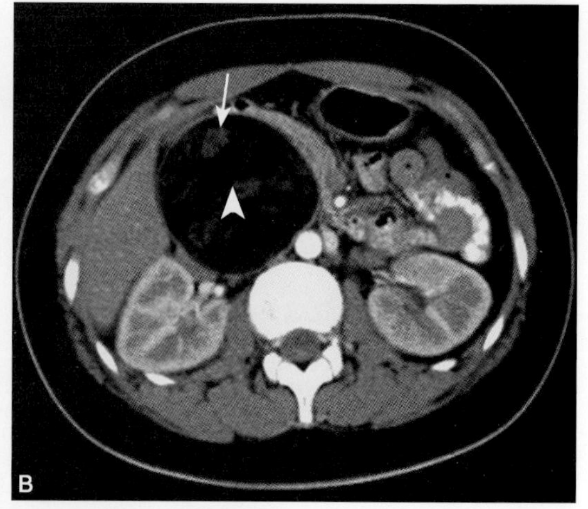
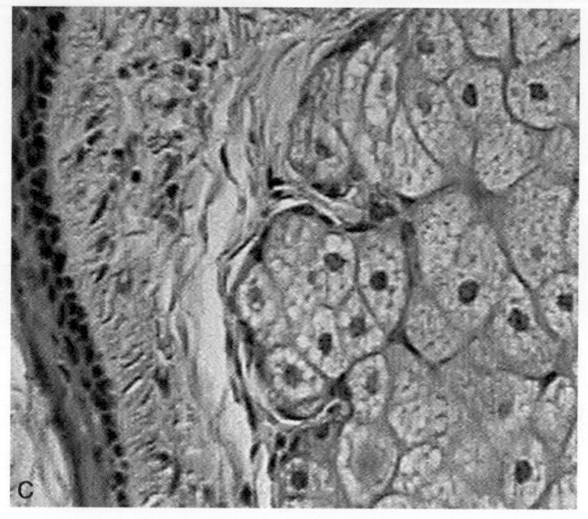

图 21-1-4 畸胎瘤

A、B. CT 平扫右侧腹腔内肿瘤呈类圆形、轮廓清楚，胰头及十二指肠降段部受推压向前移位（白短箭），其内见脂肪密度（白箭头）、实性成分（白箭）；肿瘤边缘钙化密度（白箭），CT 值约 623HU，内部脂肪密度（白箭头），CT 值约-95HU；C. 病理（HE 染色，×100）见纤维性囊壁，内面被覆鳞状上皮，囊壁内可见皮脂腺组织及毛发。病理诊断：囊性成熟性畸胎瘤

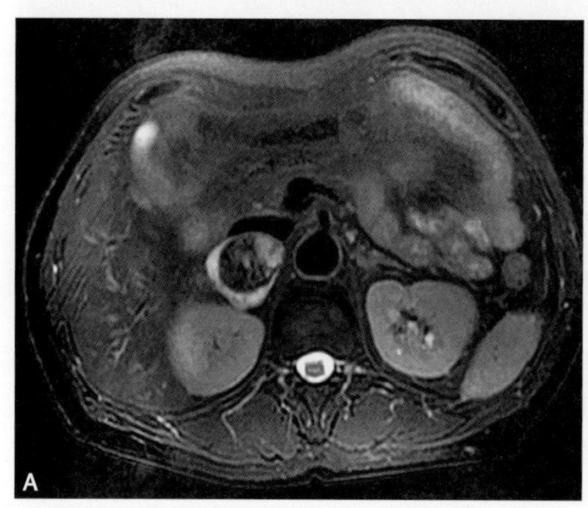
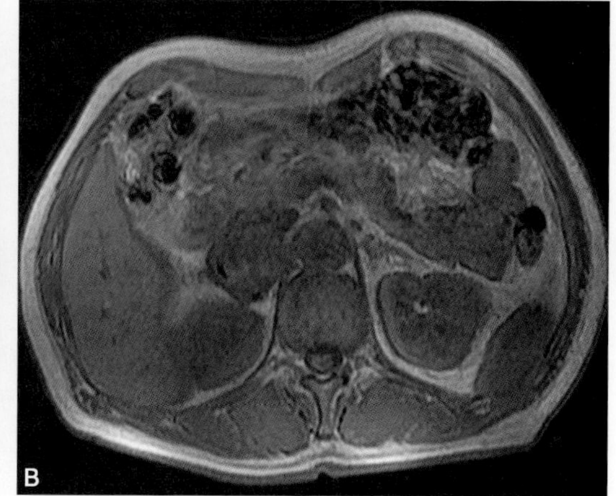

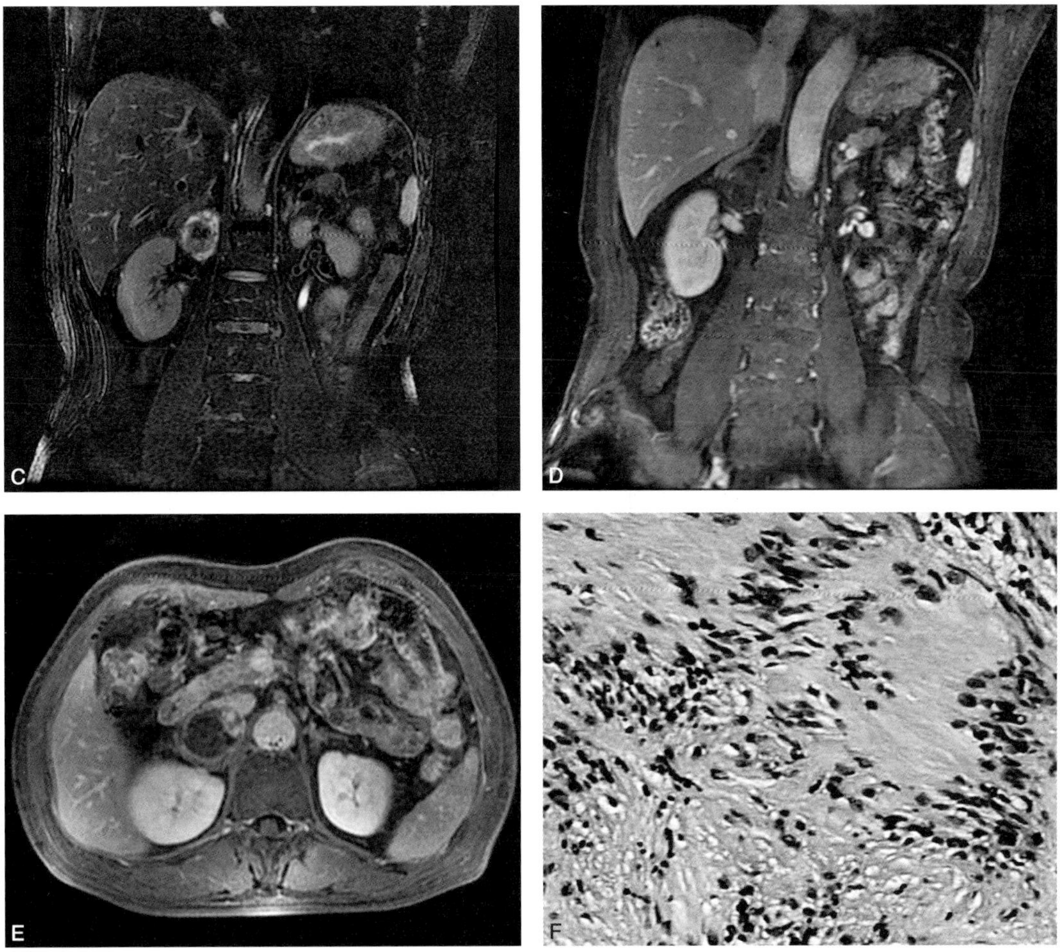

图 21-1-5　神经鞘瘤

A ~ C. 脂肪抑脂 $T_2$WI 横断位示肿块周边及左前方实性部分呈稍高信号，肿块大部呈不均匀低信号；$T_1$WI 肿块呈不均匀等信号，似见略高信号；由其 MRI 平扫征象推断病变内出血可能，后病理证实；脂肪抑制 $T_2$WI冠状位可见肿块呈低信号，并见右侧肾上腺受压向右外侧移位；D、E. MRI 增强扫描示肿块周边及左前部实性部分明显强化，并见被推压移位的右侧肾上腺显示清楚，平扫 $T_2$WI 低信号区未见明显强化；F. 病理镜下（HE 染色，×100）见神经纤维细胞增生，有明显的有核区及无核区

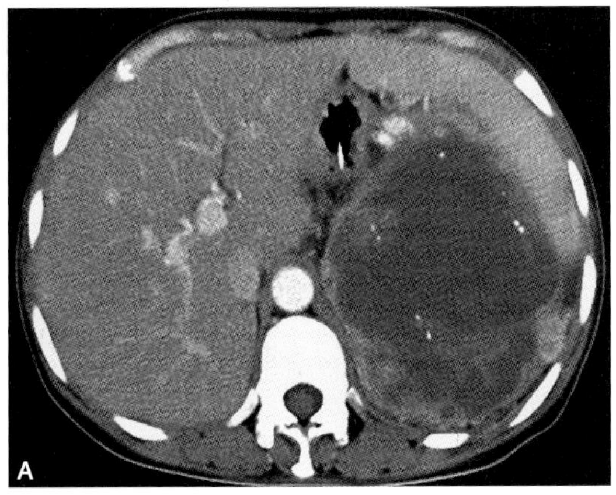

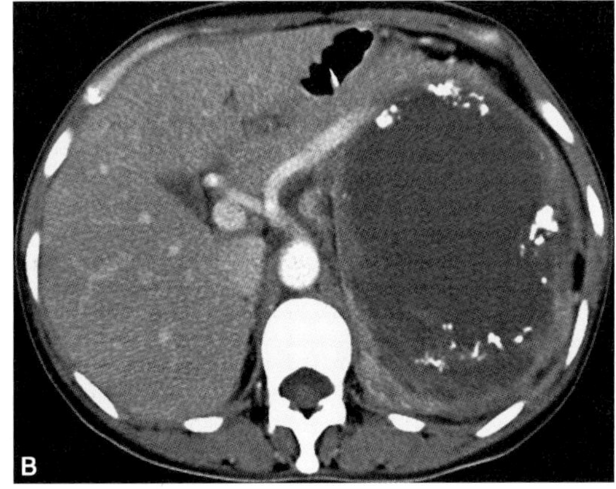

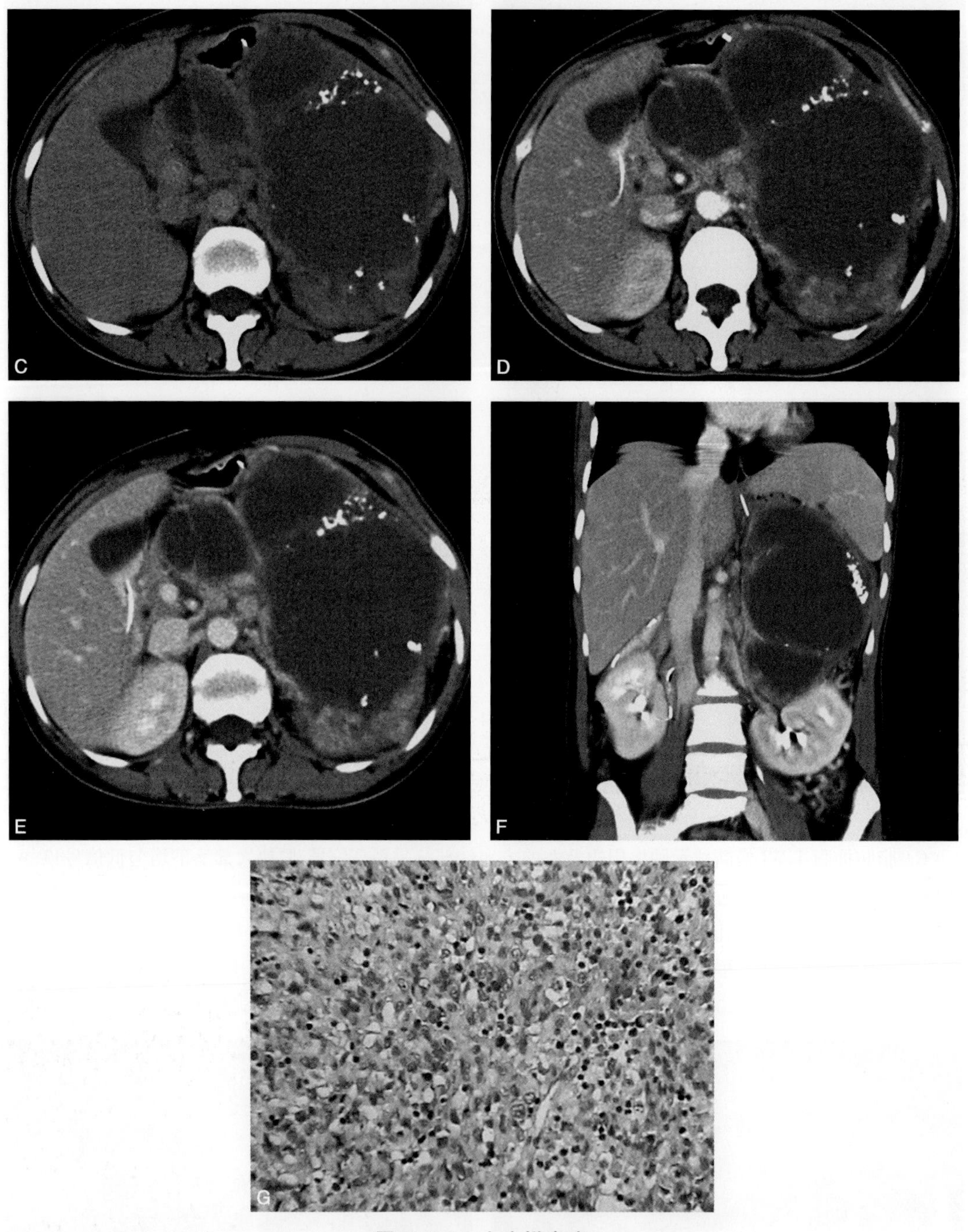


**图 21-1-6　上皮样肉瘤**

A～F. CT 平扫、增强扫描显示病变后部边缘实性部分，CT 值分别为 55HU、79HU、79HU，即病变动脉期明显强化、静脉期对比剂无明显退出，冠状位显示肿块对脾、左肾及胃的推压；G. 病理（HE 染色，×100）见肿瘤细胞呈弥漫状排列，血管丰富，肿瘤细胞大小不一，胞质丰富，核仁明显；病理诊断：上皮样肉瘤

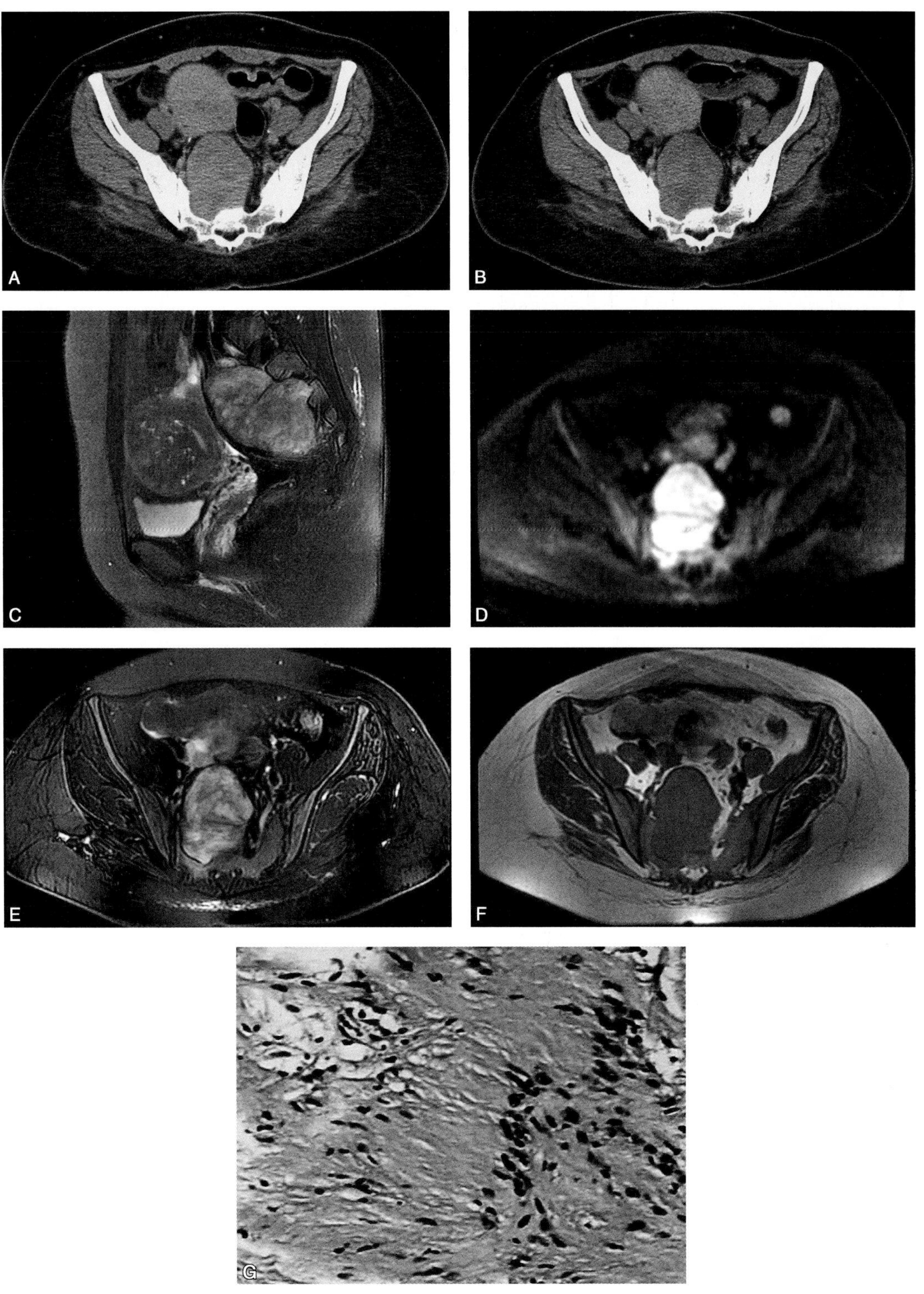

**图 21-1-7　骶前神经鞘瘤**

A、B. CT 增强扫描动脉期肿块轻度强化，静脉期强化程度无减低；C～F. MRI 平扫 $T_1$WI 病变呈等信号，脂肪抑制 $T_2$WI 病变呈不均匀高信号，病变延伸至骶$_2$右侧骶前孔内并致其增大，DWI 图像病变呈略高信号；G. 病理（HE 染色，×100）见神经纤维细胞增生，有明显的有核区及无核区显示率较低，而腹腔内的小肠明显受压、上移、脱离盆腔是其间接征象。

**3. 肿瘤界面征** 肿瘤的界面主要指肿瘤与邻近器官或结构之间的界限，当二者间的界限消失或模糊时，即称之为界面征阳性，反之为界面征阴性或无界面征。腹膜后肿瘤界面征阳性主要表现为肿瘤与后腹壁、腰大肌或盆腔内肌肉间脂肪间隙不清或消失，肿瘤与腹膜后器官或血管之间的脂肪组织消失或不清。此外，肿瘤与腹膜内位器官的脂肪间隙清晰及腹膜腔内器官受压移位等征象亦有助于间接提示肿瘤位于腹膜后间隙。

**4. 起源于腹膜后器官肿瘤的影像学征象**

1）鸟嘴征（beak sign）：当肿瘤与邻近器官界面消失，界面区的器官边缘呈鸟嘴状翘起，即"鸟嘴征"。鸟嘴征提示肿瘤可能起源于此器官；反之，界面区的器官边缘呈浅弧形或钝性边缘，提示肿瘤起源于器官之外，仅对其相邻的器官推移、压迫（图 21-1-8）。鸟嘴征有时在横断面图像上无法显示，需要采用多平面重组技术，MPR 冠状位、矢状位观察，提高对该征象的显示率。

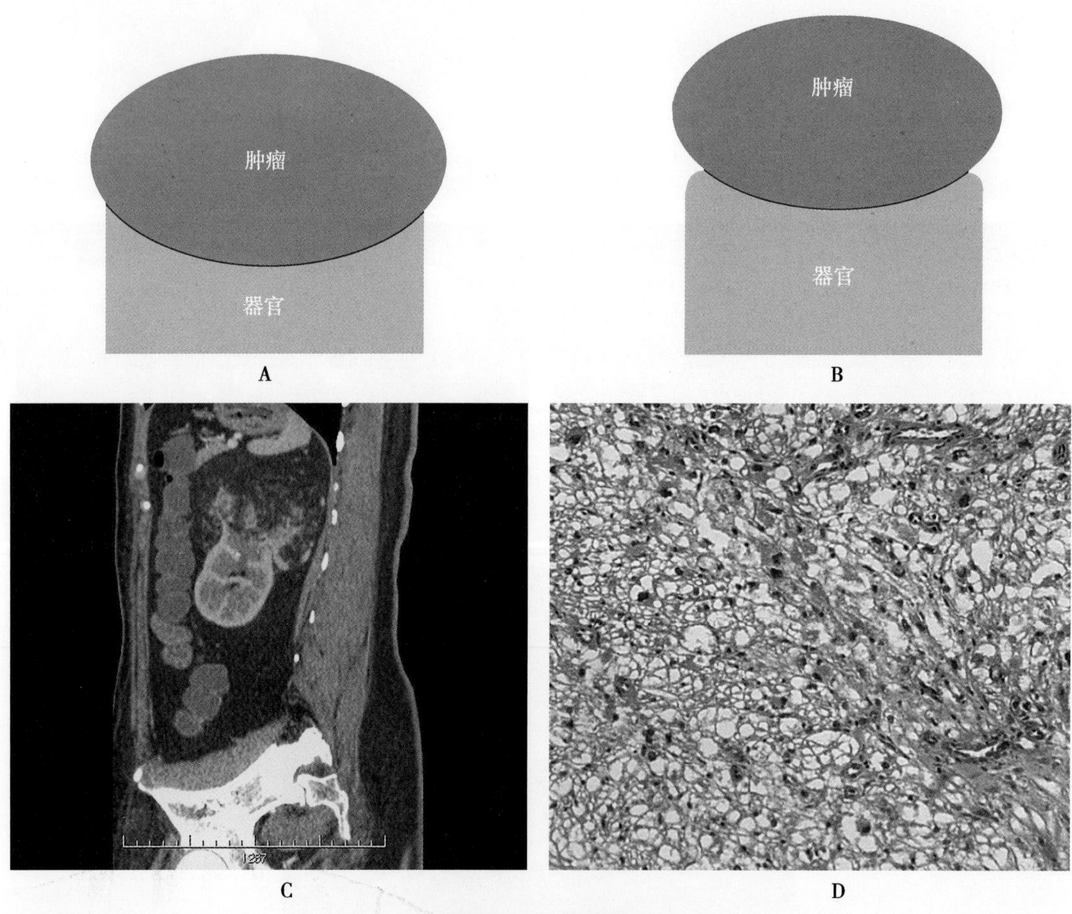


**图 21-1-8 鸟嘴征**

A. 肿瘤与邻近器官界面消失，界面区的器官边缘呈鸟嘴状，即鸟嘴征阳性；B. 界面区的器官边缘呈浅弧形或钝性边缘，即鸟嘴征阴性；C. 左肾上腺区可见不规则团块，内以脂肪密度为主，夹杂有片状等密度影，肾上极与肿瘤接触面的边缘可见变尖、翘起的正常肾实质，形如鸟嘴，即鸟嘴征阳性；D. 病理（HE 染色，×100）见脂肪细胞及大量的平滑肌细胞，平滑肌细胞肥胖，胞质颗粒状，有厚壁血管。病理证实为肾血管平滑肌脂肪瘤

2）器官消失征(invisible organ sign)：当肿瘤区域内本应存在的器官不能显示，即为器官消失征。器官消失征常提示肿瘤来源于该器官，但是存在一定的假阳性，如巨大的腹膜后肉瘤侵犯肾上腺。

3）器官包埋征(embedded organ sign)：器官（如胃肠道、下腔静脉等有一定弹性的器官）局部、大部被肿瘤包埋，肿块与邻近的器官紧密接触，接触面由于结缔组织生成反应而出现硬化，甚至出现溃疡，即"器官包埋征"。"器官包埋征"阳性常提示病变起源于被侵犯的器官之外，但有时也有一定的假阳性(图 21-1-9)。

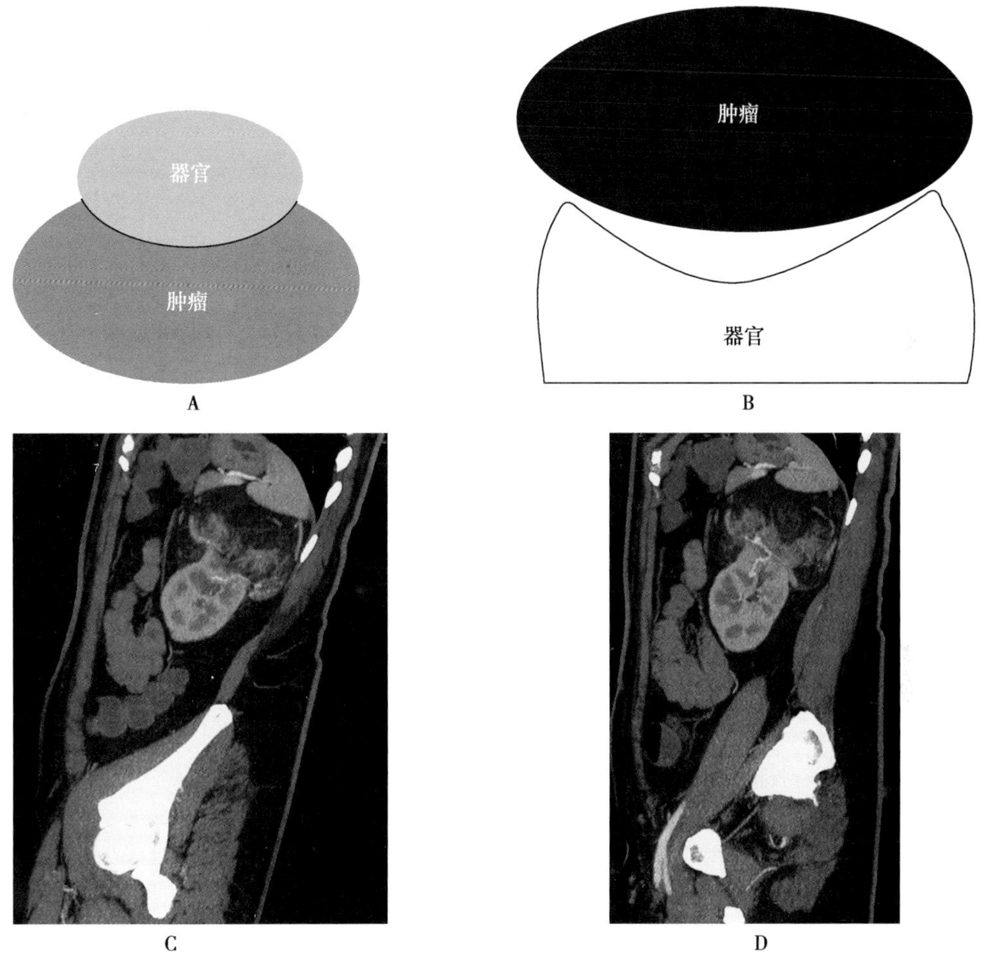


**图 21-1-9　器官包埋征**

与图 3-2-8 为同一病例。A. 器官局部或大部被肿瘤包埋，肿块与邻近的器官紧密接触，脂肪层消失，界限不清，即器官包埋征阳性；B. 肿瘤与邻近的器官接触，二者之间脂肪层存在，界限清晰，即器官包埋征阴性；C、D. 左肾上腺区可见不规则团块，内以脂肪密度为主，夹杂有片状等密度影，与肾上极紧密接触，脂肪界限消失，部分肾脏组织位于肿瘤之内，并可见一迂曲的动脉影穿肾实质进入肿瘤内

4）肿瘤中心位置：肿瘤的中心或主体位于邻近器官之外，常提示肿瘤并非起源于该器官，但是有一定的假阳性，如外生性的肾血管平滑肌脂肪瘤(图 21-1-9)、胰腺囊腺瘤、胰腺囊实性乳头状瘤或胃肠道间质瘤等；肿瘤的中心或主体位于邻近器官之内，提示肿瘤起源于该器官。

5）肿瘤供血动脉：CT/MRI 增强扫描可以显示肿瘤的供血动脉，可为判断肿瘤的起源提供重要的线索，如外生性的肾血管平滑肌脂肪瘤在 CT/MRI 增强检查中常发现一些穿肾实质走行的供血动脉（图 21-1-9）。

## 二、腹膜后肿瘤定性诊断

**1. 腹膜后肿瘤良恶性的判断** 判断腹膜后肿瘤的良恶性是临床医师选择影像检查最基本的目的之一，但是仅凭术前的影像学检查有时难以作出准确判断。由于腹膜后肿瘤发现时往往体积巨大，单纯依靠肿瘤的大小和外形难以鉴别其良恶性，需要根据肿瘤的边界、密度/信号/回声、与邻近结构的关系及转移等信息综合考虑。良性肿瘤一般轮廓光整，包膜完整，密度/信号均匀，推移周围结构，但二者间的脂肪间隙存在。恶性肿瘤一般形态不规则，分叶多见，密度/信号/回声不均匀，侵犯周围结构致使肿瘤与周围结构界限不清，出现淋巴结及远隔器官的转移。

**2. 特殊的生长类型** 一些腹膜后肿瘤常在正常的器官间呈嵌入方式生长、扩散，有见缝就钻的趋势，病变的占位效应与自身的体积不成比例，此种生长方式主要见于淋巴管瘤（图 21-1-10）和节细胞神经纤维瘤，熟悉这些特点有助于缩小鉴别诊断的范围。“血管漂浮征”主要是病变围绕血管周围生长、融合，将血管包埋其中，但是血管壁及管腔保持正常，增强扫描血管明显强化而周围病变强化程度相对较低，好似血管漂浮于其内，为淋巴瘤较为特异的征象之一（图 21-1-11），腹膜后纤维化有时也可以出现该征象。若出现于肠系膜血管周围又称“三明治征”、“夹心面包征”或“夹心饼征”，肠系膜脂肪和血管为“夹心”，其上下面的“面包”则由密度/信号均匀的病变所构成，形似三明治状。

**3. 特殊的生长位置、发病年龄及临床表现** 腹膜后间隙较为广泛，肿瘤的组织学类型繁多。但是一些肿瘤有相对恒定的生长位置，主要与其发病的解剖学基础或胚胎发育过程有关，了解此类特点有助于对其诊断与鉴别诊断。神经源性肿瘤，如神经鞘瘤、神经节细胞瘤、神经母细胞瘤及副神经节细胞瘤，来源于神经的鞘膜细胞、交感神经链或副神经节等，这些结构主要位于脊柱两侧，因此，此类肿瘤也多发生于脊柱两侧。生殖腺肿瘤或尿生殖嵴残留肿瘤多位于中线部位或略偏离中线部位，主要是在组织胚胎发育过程中，尿生殖嵴沿中线部位演变。因此在移动过程中，其残留成分可保留在身体背侧中线任何部位，进而演化为性腺外内胚窦瘤、精原细胞瘤或中肾管囊肿、苗勒管囊肿等。淋巴管瘤的好发部位与胚胎期 5 个淋巴囊即双侧颈囊、腹膜后囊及双侧后囊分布有关，典型者沿血管轴分布。

腹膜后肿瘤由于位置深在、隐蔽，临床上少有特征性的表现，但是功能性副神经节瘤较为特殊，患者常因分泌过多的儿茶酚胺类物质而引起阵发性或持续性高血压、头晕、头痛、心悸、多汗等症状，实验室检查血、尿中儿茶酚胺类物质含量升高。

某些腹膜后肿瘤，常有特殊的临床病史，如平滑肌瘤几乎仅见于女性，常伴有子宫平滑肌瘤或有因子宫肌瘤而行子宫切除的手术史。某些腹膜后肿瘤有好发的年龄段，如神经母细胞瘤、脂肪母细胞瘤等多见于 10 岁以下的小儿。

**4. 肿瘤内特征性的成分** CT、MRI 可以准确判断肿瘤内的某些成分，以此为诊断提供有力线索，有助于缩小鉴别诊断的范围，如脂肪成分、黏液基质、肌纤维、钙化/骨化、出血、坏死及囊变等。

1）脂肪成分：脂肪成分在 CT、MRI 上表现有特异性，CT 上呈明显的低密度，CT 值 –120 ~ –40 HU；MRI 上呈明显的短 $T_1$、稍长 $T_2$ 信号，脂肪抑制序列信号明显减低。腹膜后含脂肪成分的肿瘤主要有脂肪瘤、脂肪母细胞瘤、脂肪肉瘤（图 21-1-2）、畸胎瘤、腹膜后血管平滑肌脂肪瘤等。

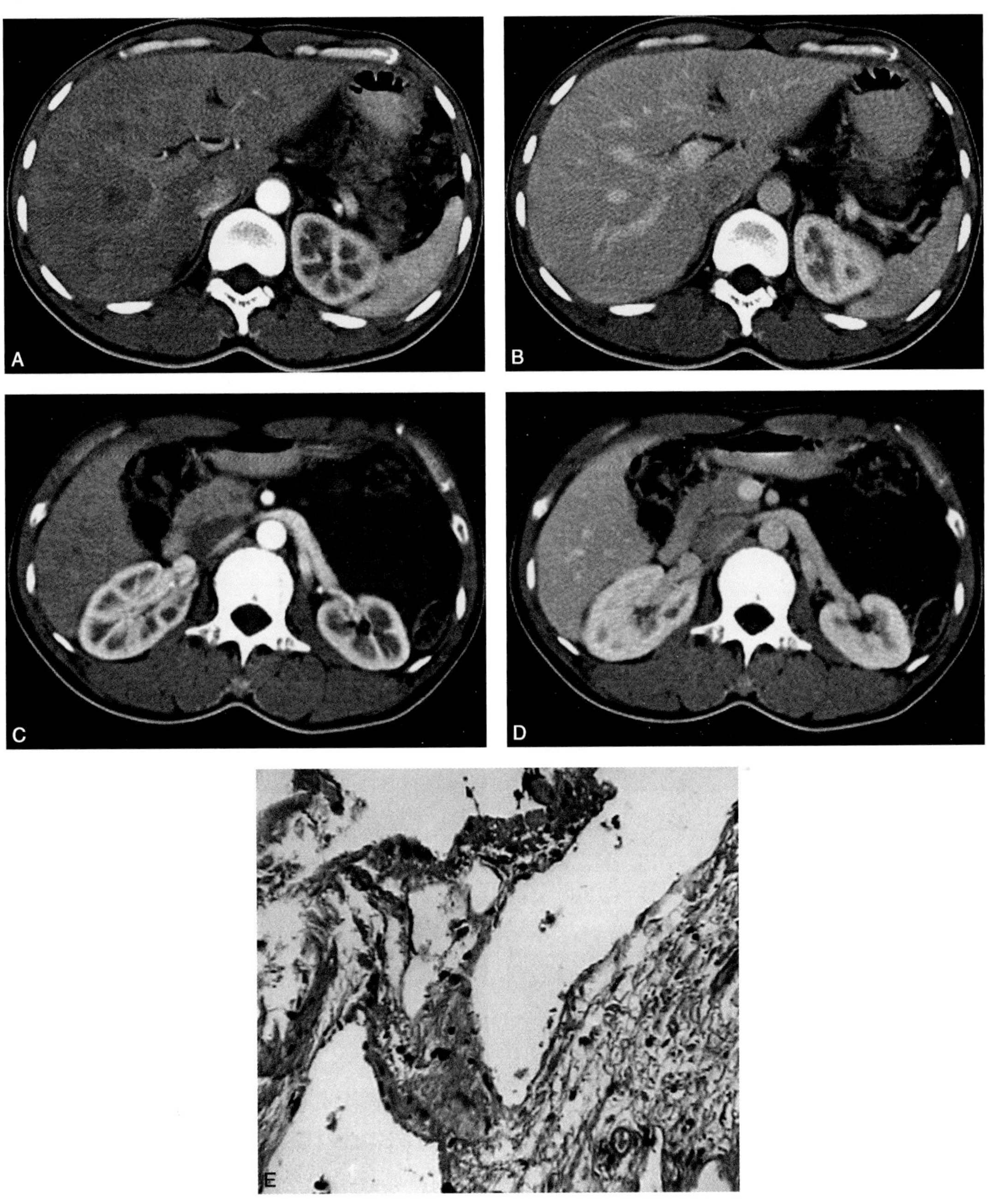


**图 21-1-10　囊性淋巴管瘤**

A～D. CT 增强扫描动脉期、静脉期肿块均未见明显强化，CT 值为 6HU，肿块累及肝胃韧带；E. 病理（HE 染色，×100）见纤维性囊壁，无被覆上皮，囊壁内有少量平滑肌。病理诊断：囊性淋巴管瘤

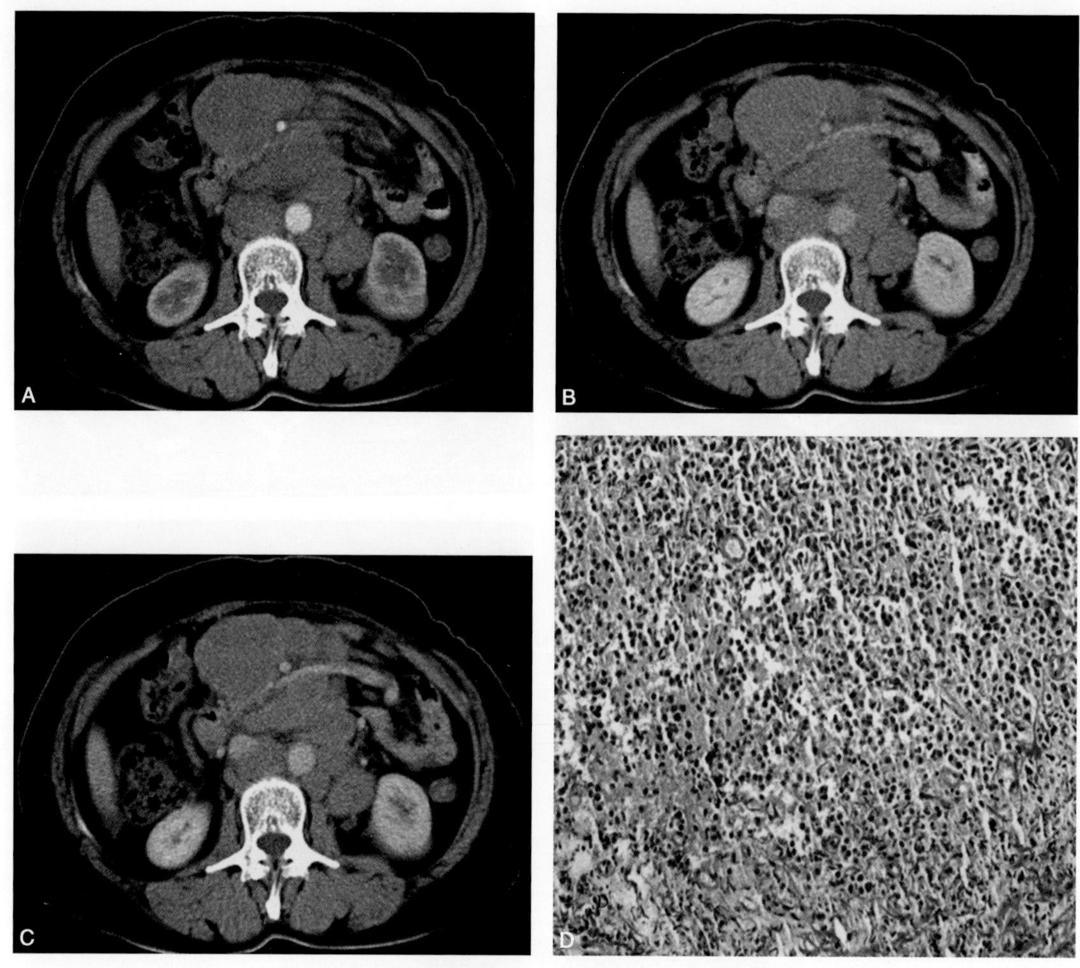

**图 21-1-11　非霍奇金淋巴瘤**

A～C. CT 增强扫描动脉期、静脉期及延迟期可见肿块呈轻度强化，结节状融合生长，下腔静脉、肠系膜上动脉、肠系膜上静脉及十二指肠水平段受推压移位；D. 病理（HE 染色，×100）见淋巴结结构消失，淋巴细胞弥漫单一

2）黏液基质：黏液基质 CT 上为低密度，MRI 平扫呈长 $T_1$、长 $T_2$ 信号，增强扫描延迟强化。含黏液基质的腹膜后肿瘤包括神经源性肿瘤、黏液型脂肪肉瘤和黏液型恶性纤维组织细胞瘤等。

3）纤维/小圆细胞成分：纤维、小圆细胞成分 CT 上表现为均匀的稍低密度或等密度，MRI 平扫 $T_1$WI 呈较均匀的低信号、$T_2$WI 呈低或等信号；增强扫描轻度强化，有时为进行性的延迟性强化。CT 上易与黏液基质混淆，但是 MRI 上二者信号明显不同，有助于二者的鉴别。腹膜后含纤维成分的肿瘤主要包括平滑肌肉瘤、平滑肌瘤、孤立性纤维瘤、硬纤维瘤、横纹肌肉瘤和恶性间质瘤等；小圆细胞肿瘤中以淋巴瘤最常见。

4）钙化/骨化：CT 可以清晰、准确地显示钙化/骨化的大小、形态及分布等信息；而 MRI 检查，钙化/骨化信号较复杂、多样，典型的呈长 $T_1$ 短 $T_2$ 信号，钙化灶较小时不易显示。腹膜后含钙化/骨化成分的良性肿瘤/肿瘤样病变主要包括畸胎瘤、血管瘤、巨大淋巴结增殖症、良性肿瘤样病变（如囊肿、血肿或脓肿），恶性肿瘤主要有恶性纤维组织细胞瘤、神经母细胞瘤、血管肉瘤、脂肪肉瘤、纤维肉瘤、副神经节瘤、异位骨肉瘤、滑膜肉瘤、异位软骨肉瘤等。钙化的形态在诊断与鉴别诊断中亦有较高的价值，如分支样钙化常见于腹膜后巨大淋巴结增殖，蛋壳样的钙化常提示良性病变（如囊肿、血肿或脓肿），类圆形钙化（静脉石）常见于血管瘤（图 21-1-12），巨大不规则的钙化常见于畸胎瘤、脂肪肉瘤等，棉絮状钙化多见于异位骨肉瘤，半环状或弧形钙化常见于异位软骨肉瘤。在显示钙化/骨化方面，CT 优于 MRI，但是二者均无法判断钙化/骨化来源于肿瘤自身，还是因为肿瘤的侵袭性生长将腹膜后间隙内原本存在的钙化包埋于肿瘤之中。

5）坏死：坏死成分在 CT 上表现为低密度，MRI 平扫 $T_1WI$ 呈低信号、$T_2WI$ 呈高信号，增强扫描无强化。坏死在良性肿瘤、恶性肿瘤中均可见到，后者更常见一些，对于肿瘤良恶性的鉴别没有特异性。良性肿瘤中副神经节瘤、神经鞘瘤较易出现坏死；恶性肿瘤均较易出现坏死，如平滑肌肉瘤、恶性纤维组织细胞瘤、横纹肌肉瘤、滑膜肉瘤等。

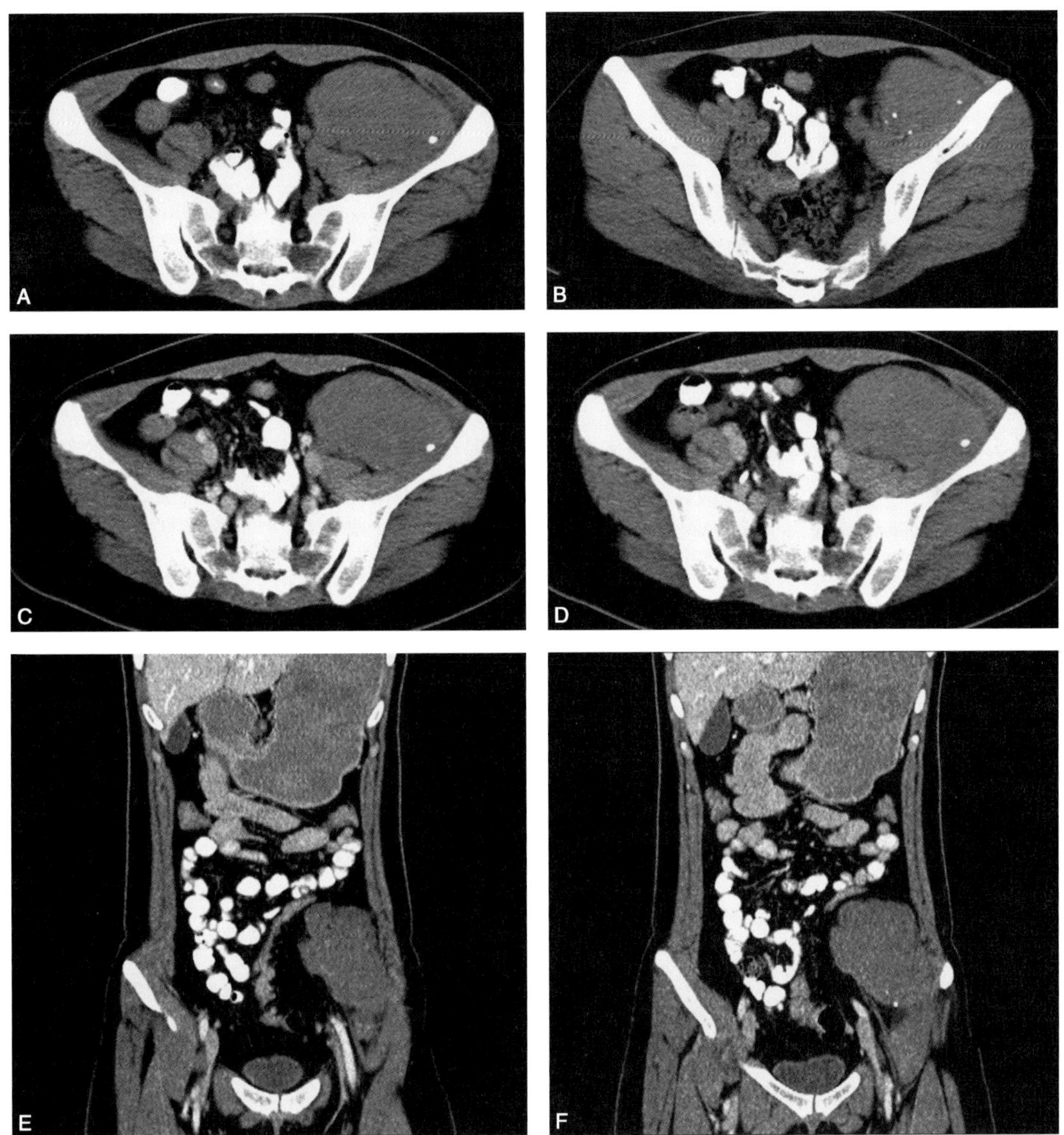

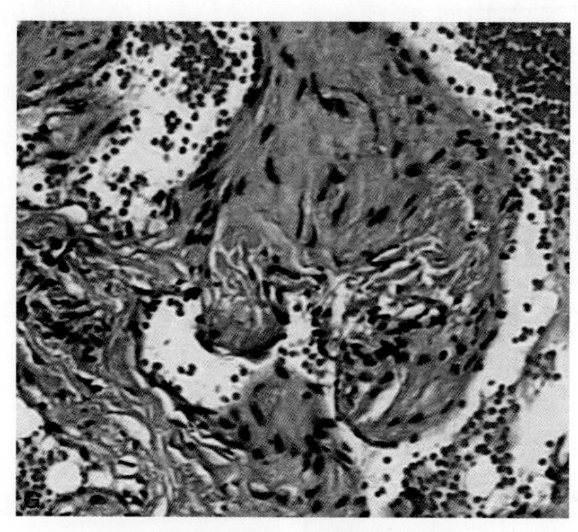

图 21-1-12　血管瘤

A、B. CT 平扫可见左髂窝处一等密度肿块，其内见多发高密度静脉石影；C～F. CT 增强扫描肿块未见明显强化，CT 值约 51HU，冠状位显示降结肠受压向内侧移位；G. 病理（HE 染色，×100）见相互沟通血管，血管内有红细胞

6）囊变：囊变 CT 表现为均匀的低密度，近似于水，有时边缘清晰。MRI 上为均匀的长 $T_1$、长 $T_2$信号，近似于脑脊液信号；增强扫描无强化。腹膜后表现为完全囊性的肿瘤或肿瘤样病变主要包括淋巴管瘤、囊性黏液瘤、先天性的囊肿（表皮样囊肿、支气管源性囊肿、肠源性囊肿、中肾管囊肿等）或假囊肿；表现为囊实性团块的肿瘤以神经鞘瘤、副神经节瘤、黏液性囊腺瘤等多见。

**5. 肿瘤动态增强特点**　动态增强表现在一定程度上反映了肿瘤内部血管生成的情况，有助于腹膜后肿瘤的诊断与鉴别诊断。高度富血管的腹膜后肿瘤/肿瘤样病变主要包括嗜铬细胞瘤、副神经节瘤、血管上皮细胞瘤和巨大淋巴结增殖，中度的富血管肿瘤包括恶性纤维组织细胞瘤、平滑肌肉瘤、平滑肌瘤及其他肉瘤等；乏血管肿瘤包括高分化脂肪肉瘤、淋巴瘤和脂肪瘤等。

## 三、腹膜后肿瘤的影像学诊断思维

原发性腹膜后肿瘤较少见。近年来随着 CT、MRI 技术的普及，腹膜后肿瘤的检出率不断提高。不同类型肿瘤的临床特点及治疗措施各不相同，因而无创性影像检查诊断越来越重要。但因各种病变的影像表现互有重叠，且影像征象纷繁复杂，影像诊断的难度仍很大。准确的影像诊断不仅需要掌握疾病的特有征象，还需要结合临床病史，以下简述影像诊断与分析思路。

**1. 病变定位诊断**　原发性腹膜后肿瘤影像诊断首先要解决的问题是定位，病变是否位于腹膜后间隙、位于腹膜后的哪个间隙，不但对于病变的诊断有指导作用，对于病变的临床处理及预后也有着重要意义。腹膜后病变的种类较多，除腹膜后肿瘤或非肿瘤病变，还包括腹膜后器官、间位器官的病变及大血管的病变，如病变未累及某一器官，且不符合大血管病变，则考虑其来源于腹膜后间隙。影像诊断医生可通过病变的形态及其与邻近结构的关系对病变进行定位并判断其来源。如前所述，位于腹膜后间隙不同位置的肿瘤会推压邻近相应部位的组织结构。此外，肿瘤的生长方式亦有助于诊断，发生于腹膜的肿瘤常呈扇形或大块融合性生长（图 21-1-1），淋巴瘤呈结节性融合并包绕血管（图 21-1-10），神经鞘瘤常向邻近的椎间孔延伸（图 21-1-7）。

对于腹膜后肿瘤的准确定位，可以缩小鉴别诊断范围，提高影像诊断的准确性。如左肾前间隙常见胰尾肿瘤、脂肪肉瘤等；右肾前间隙常见胰头肿瘤、肝肿瘤、胃肠道间质瘤等；肾周间隙常见脂肪肉瘤、平滑肌肉瘤、肾肿瘤、肾上腺肿瘤、肝外生性肿瘤等；肾后间隙常见神经源性肿瘤、恶性纤维组织细胞瘤、平滑肌肉瘤、纤维肉瘤、畸胎瘤、淋巴瘤等。

**2. CT、MRI 平扫影像征象分析**　通过观察病变的形态学特点，分析病变的密度/信号及强化等影像征象，推断病变的结构成分或血供特点，结合患者的发病年龄、性别、临床表现及病变的主要部位，进而对腹膜后病变做出提示性诊断。此外，仔细分析肿瘤与周围器官、血管等结构的关系，观察检查范围内是否存在可疑的转移灶，对肿瘤进行初步的影像学分期。但是，单纯的依靠一次影像检查或一种影像检查方法对肿瘤进行准确的影像学分期存在诸多的困难，需要多种影像检查方法相互配合、相互印证、取长补短。

超声检查能区分钙化、囊变，并能清晰地显示病变内部的血流情况、判断血流类型。CT 可区分钙化、脂肪、骨、液性及软组织等成分，如腹膜后肿块内发现钙化和脂肪成分，则强烈提示畸胎瘤或脂肪肉瘤等可能（图 21-1-4）。还可通过对病变 CT 征象的进一步分析，如单中心还是多中心受累、单个结节还是多结节融合、囊性还是实性成分为主；实性成分所占比例多少、单囊还是多囊、伴有或不伴有钙化等，进一步缩小鉴别诊断的范围。如囊性淋巴管瘤呈分叶状低密度区，CT 值呈水样密度，增强扫描无明显强化（图 21-1-11）；囊性间皮瘤则表现为多发葡萄状结构，多发囊性结构内见纤维间隔，发生于腹膜的间皮瘤常表现为扇形或大块融合的软组织肿块，多伴有腹水及腹膜增厚；腹膜原发性乳头状浆液细胞癌常表现为腹膜多中心受累，且常发生网膜的钙化。

MRI 有着良好的软组织对比，在病变成分的判断方面能够提供更多的信息，如 MRI 对黏液基质及胶原纤维的显示：黏液基质 $T_1$WI 呈低信号、$T_2$WI 呈明显高信号，增强扫描时其强化程度取决于黏液基质内的血管网分布的密集程度；胶原纤维 $T_1$WI、$T_2$WI 均呈低信号，增强扫描时胶原蛋白密集区呈延迟强化。脂肪的 MRI 表现为 $T_1$WI 高信号、$T_2$WI 中等高信号，脂肪抑制 $T_2$WI 序列呈低信号。肿瘤的实性部分常表现为 $T_1$WI 等信号、$T_2$WI 及脂肪抑制 $T_2$WI 序列呈稍高信号（图 21-1-2）。如果病变内发生出血、坏死也会有相应的 MRI 表现（图 21-1-5）。对影像征象的分析建立在对不同疾病影像特点熟练掌握的基础之上。

**3. CT、MRI 动态增强扫描征象分析**　在了解病变的定位及形态特点之后，动态增强扫描常作为影像医师进一步了解病变特点的有效手段。动态增强扫描时病变的强化形式会随肿瘤血供类型的不同而各异。无强化多见于良性病变（图 21-1-11，图 21-1-13），早期强化、迅速退出多见于良性病变，早期强化、缓慢退出（或不退出）多见于恶性肿瘤（图 21-1-2，图 21-1-14），亦可见于少数良性肿瘤；延迟强化多见于恶性肿瘤（图 21-1-1，图 21-1-3，图 21-1-6），亦可见于神经源性的肿瘤。

**4. 结合临床病史综合判断**　上述分析步骤可使影像学医师了解病变的影像特点，还有重要的一步则是结合临床病史及相关实验室检查结果。临床病史有时会为疾病的诊断提供重要的线索，如神经纤维瘤病Ⅰ型患者发现较大的腹膜肿瘤，则恶性神经鞘瘤或胃肠间质肿瘤的可能性较大；而有腹膜后手术史的患者，发现腹膜后较大肿块，其内见斑片状钙化，则应考虑到纱布瘤的可能性（图 21-1-15）。此外，非霍奇金淋巴瘤、白血病、髓外浆细胞瘤等疾病均可引起肠系膜淋巴结肿大，结合基础病变不难做出诊断。

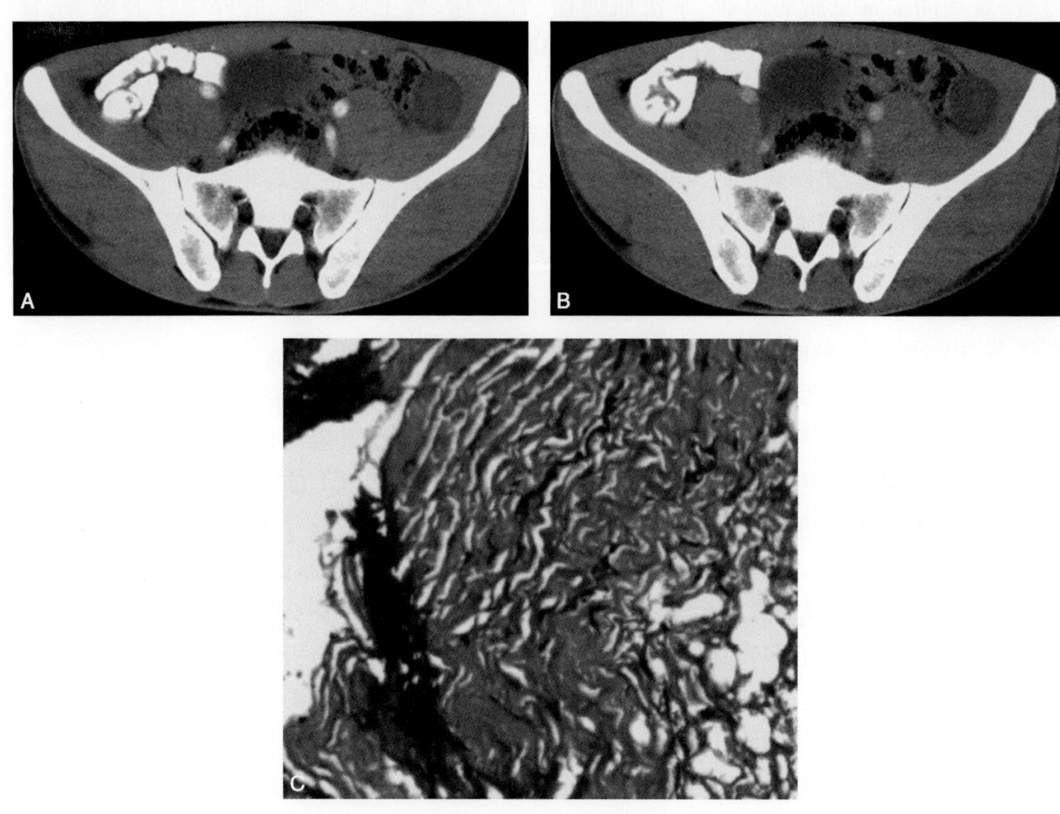

**图 21-1-13　神经纤维瘤**

A、B. 右侧髂窝内见一类圆形低密度影，边缘光滑清晰，CT 增强扫描病变无明显强化；C. 病理（HE 染色，×100）可见肿瘤细胞呈梭形，核呈波浪状

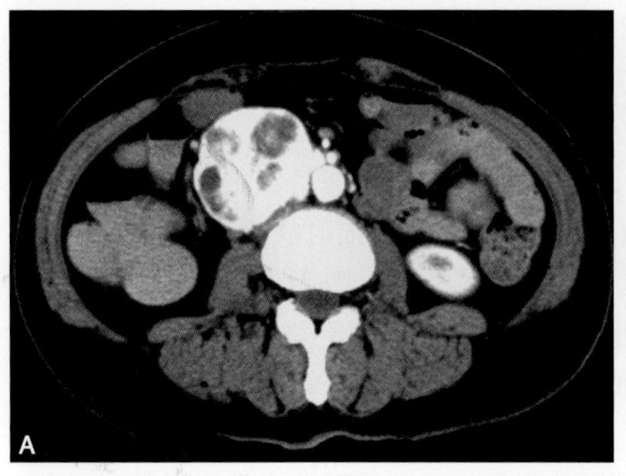

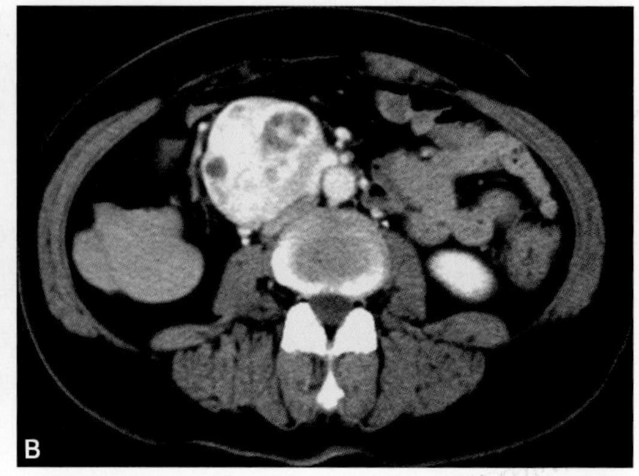

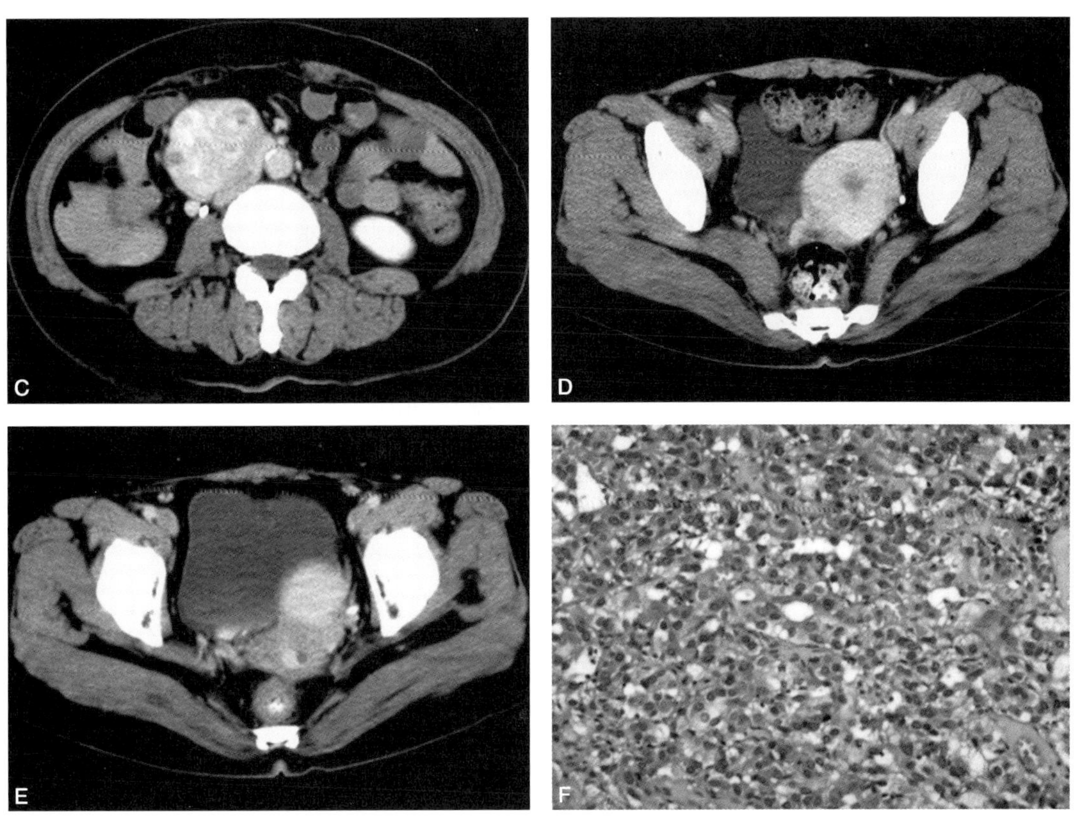


**图 21-1-14　副神经节瘤**

A～C. CT 增强扫描右侧腹膜后大血管旁见一类圆形明显不均匀异常强化灶，动脉期明显强化，静脉期、延迟期见对比剂缓慢退出；D、E. 显示位于盆腔内具有相同强化表现的另两处病灶；F. 病理（HE 染色，×100）见肿瘤细胞呈巢状及器官样排列，胞质丰富、嗜碱性。病理诊断：副神经节瘤

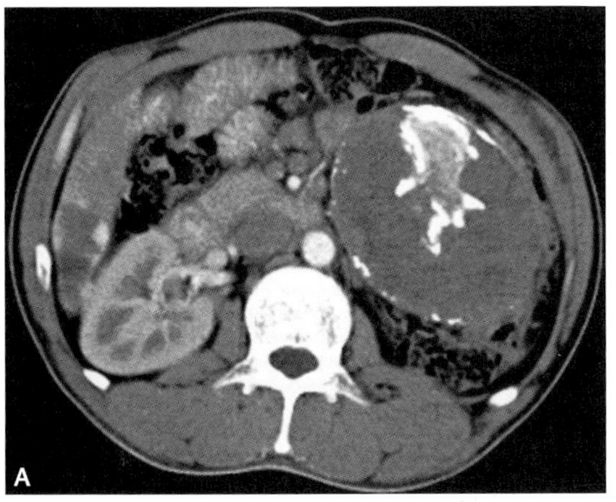


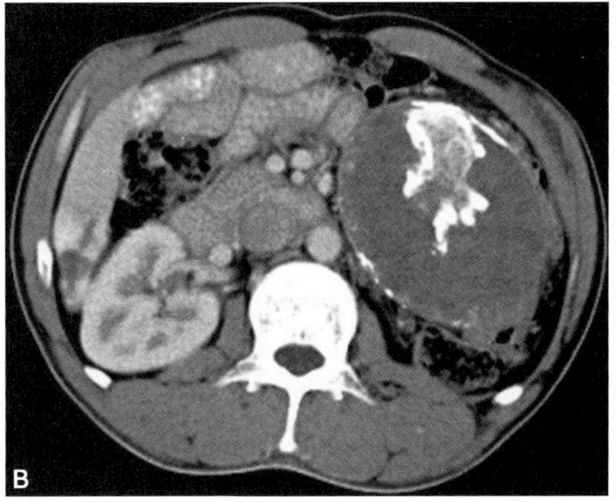

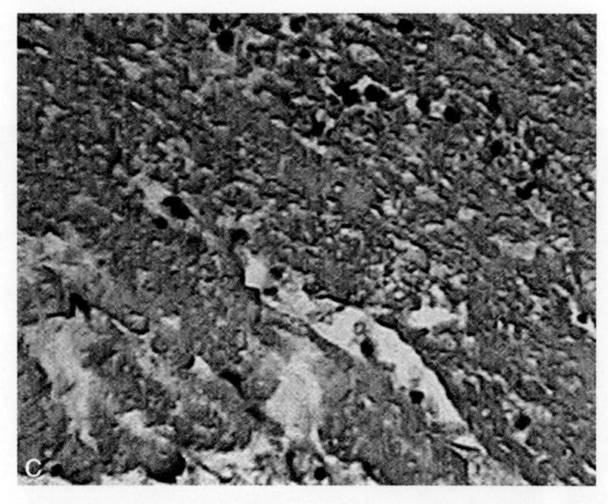


**图 21-1-15　纱布瘤**

A、B. 左肾切除术后：相应部位见巨大类圆形异常密度灶，病灶中央见不规则斑片状高密度影，周边见多发壳状钙化（残留纱布钙化），CT 增强扫描病灶无明显强化；肝右叶病灶为血管瘤；C. 病理（HE 染色，×100）见纤维性囊壁组织，无上皮组织，可见异物巨细胞

## 四、研究进展及存在问题

腹膜后囊性病变种类繁多，具有特异性影像学表现的病变较少。在腹膜后囊性病变的诊断中，我们要尽可能的分辨病变是肿瘤性还是非肿瘤性，若是前者则要判断良性或偏良性的还是恶性的。对于进一步的定性诊断，有时单纯依靠影像学检查即可准确诊断十分困难，最终需要病理学证据。

（王其军）

## 参 考 文 献


1. Elsayes KM, Staveteig PT, Narra VR, et al. Retroperitoneal masses: magnetic resonance imaging findings with pathologic correlation. Curr Probl Diagn Radiol, 2007, 36(3): 97-106.
2. Gupta AK, Cohan RH, Francis IR, et al. CT of recurrent retro-peritoneal sarcomas. AJR, 2000, 174(4): 1025-1030.
3. Nishimura H, Zhang Y, Ohkuma K, et al. MR imaging of soft-tissue masses of the extraperitoneal spaces. Radiographics, 2001, 21(5): 1141-1154.
4. Nishino M, Hayakawa K, Minami M, et al. Primary retroperitoneal neoplasms: CT and MR imaging findings with anatomic and pathologic diagnostic clues. RadioGraphics, 2003, 23(1): 45-57.
5. Shanbhogue AK, Fasih N, Macdonald DB, et al. Uncommon primary pelvic retroperitoneal masses in adults: a pattern-based imaging approach. Radiographics, 2012, 32(3): 795-817.
6. 戴景蕊，石木兰. 原发腹膜后区肿瘤的 CT 诊断. 放射学实践，2003，18(1)：63-67.
7. 刘彤华，主编. 腹膜、网膜、肠系膜及腹膜后诊断病理学（第 2 版）. 北京：人民卫生出版社，2006：324-334.
8. 杨立，叶慧义，郭晓东，等. 原发腹膜后肿瘤累及邻近脏器的 CT、MRI 表现及其临床意义. 中国医学影像学杂志，2001，9(6)：134-138.


# 第二节　腹膜后囊性病变

## 一、前　　言

腹膜后是一个较为宽泛的解剖概念，包括腹膜后脏器结构及间位器官，如肝、十二指肠、胰、脾、肾、肾上腺、输尿管、骨骼等，同时还包括腹膜后非脏器结构之外的潜在腔隙。因此，起源于腹膜后上述脏器、组织结构及间位器官的囊性病变在临床中较为常见。而起源于腹膜后间隙内且在该区域主要脏器之外的腹膜后囊性病变却十分少见，但是随着 CT、MRI 等高端影像检查设备在临床实践中的广泛应用，腹膜后囊性病变的检出率得到了很大的提高。

## 二、相关疾病分类

腹膜后囊性病变种类繁多，可分为肿瘤性与非肿瘤性囊性病变，根据其部位的不同又可分为腹膜后脏器来源的和腹膜后间隙的囊性病变（表 21-2-1）。很多疾病谱具有特征性临床和影像学表现，从而能够作出确切诊断。

**表 21-2-1　腹膜后囊性病变分类**

| 分类 | 肿瘤性 | | 非肿瘤性 | |
|---|---|---|---|---|
| 起源 | 腹膜后脏器 | 腹膜后间隙 | 腹膜后脏器 | 腹膜后间隙 |
| 常见 | 囊性肾癌<br>胰腺囊腺肿瘤 | 囊状淋巴管瘤<br>囊性畸胎瘤 | 肾囊肿<br>胰腺假囊肿 | |
| 不常见 | 多房囊性肾癌 | 副节瘤囊变<br>神经鞘瘤囊变 | 肾上腺囊肿 | 苗勒管囊肿<br>表皮样囊肿<br>腹膜后脓肿 |
| 罕见 | 肾上腺嗜铬细胞瘤囊变 | 黏液性囊腺瘤<br>囊性间皮瘤<br>假性黏液瘤 | 尿性囊肿 | 支气管源性囊肿<br>肠源性囊肿<br>尾肠囊肿 |

## 三、相关疾病影像学表现

腹膜后囊性病变较多，对于来源于腹膜后脏器的囊性病变在相关章节已经详述，本节仅介绍腹膜后间隙原发的囊性病变的影像表现特点。

**1. 支气管源性囊肿（bronchogenic cyst）**　腹膜后一种罕见的良性先天性异常，起源于发育过程中的气管支气管树的异常分支，该分支与正常气道相分离。支气管源性囊肿常见于纵隔、肺内及支气管树的任何部位，胸腔外罕见，膈下常见于胃后的腹膜后三角区，即胃后部体中线、脾静脉及膈肌围成的范围内，最常见于邻近肾上腺的区域，其次为胰腺周围区域。

腹膜后支气管源性囊肿可发生于任何年龄，以中青年多见，女性略多于男性。左侧较右侧多见，可能与胚胎发生中尾侧原始前肠和中肠行自左向右的逆时针转位有关，而脱落的胚芽因其游离并未随之转移而残留于左侧。支气管源性囊肿一般无症状，仅在查体或因其他原因检查时偶然发现，但当囊内黏液积聚引起囊肿增大，挤压周围器官组织或继发感染时，可出现上腹部疼痛、恶心、呕吐，或产生腰痛、发热、尿路感染等症状。

CT 平扫多表现为圆形或椭圆形的单房性的囊性病灶，有时亦可呈多房样改变，边缘光滑，界限清晰，有时可见分叶（图 21-2-1）。囊肿的囊壁一般均匀菲薄、分辨不清，有时可见钙化，如发生感染时可增厚。囊内密度均匀，CT 值 0～20HU。如囊内合并感染、出血或蛋白质含量较高时，病灶密度升高，CT 值可达 120HU（图 21-2-2）；囊内含“钙乳”，可以导致囊内容物密度不均；或由于囊内成分不同，可出现液-液平面。增强扫描后囊内及囊壁多无强化，部分病变囊壁可有轻度强化；当囊肿合并感染时，囊壁可出现较为明显强化。

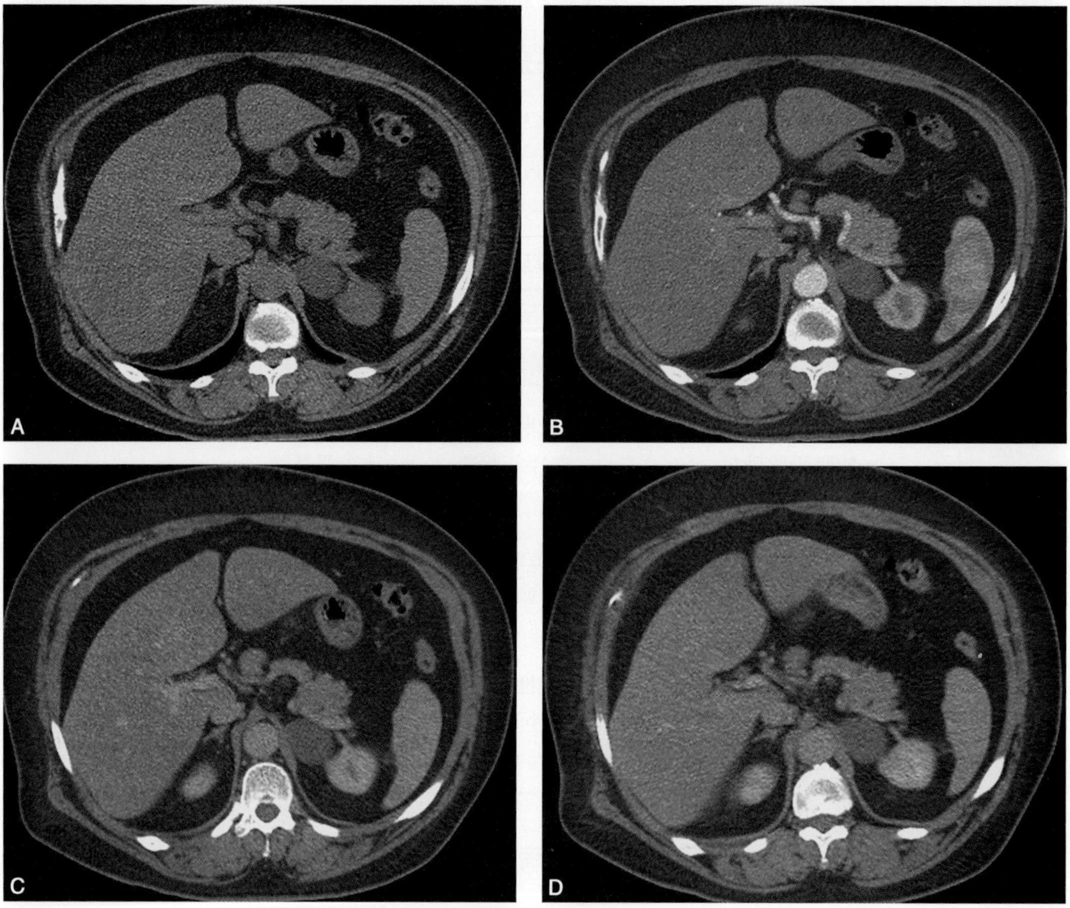

**图 21-2-1　支气管源性囊肿**

A. CT 平扫左侧肾上腺区可见一大小 31mm×49mm×40mm 椭圆形低密度灶，边缘光滑，界限清晰，密度均匀，CT 值约 3HU，同侧肾上腺位置向内下方移位；B～D. CT 增强扫描后病灶无强化

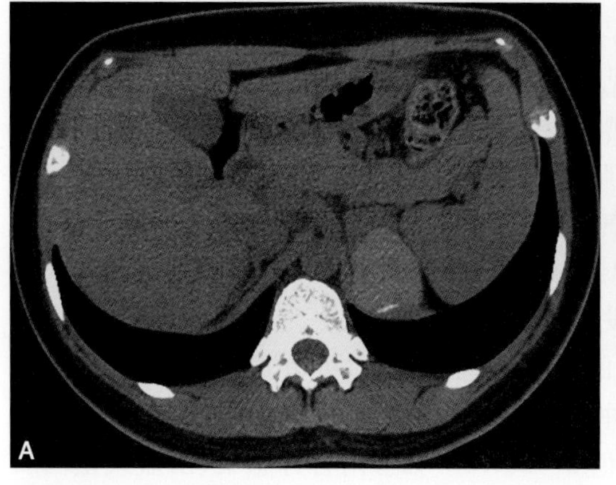

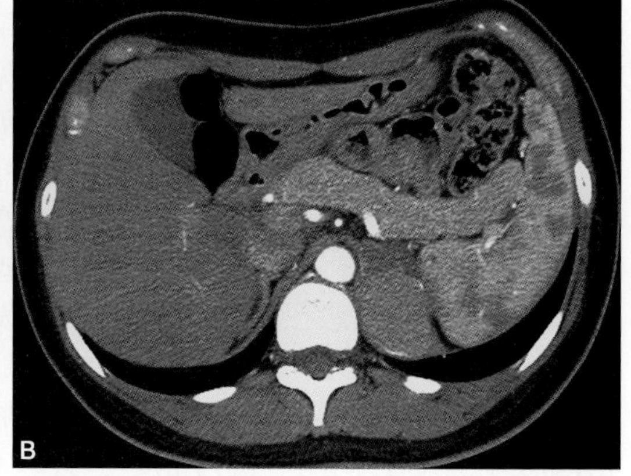

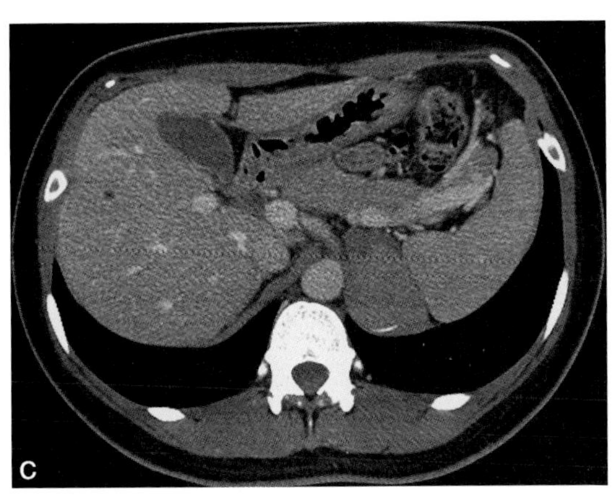


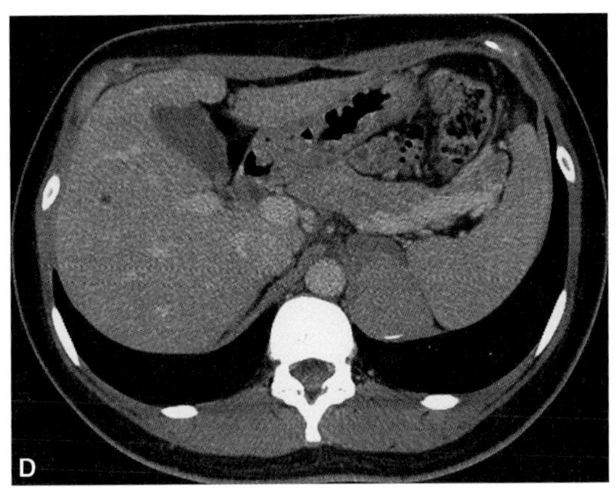


**图 21-2-2　支气管源性囊肿**

A. CT 平扫左肾上腺区可见一大小约 28mm×57mm×60mm 类圆形团块，界限清晰，前下 1/3 呈片状均匀的等密度区，CT 值约 52HU，后上 2/3 呈均匀高密度，CT 值约 77HU，后缘可见条状钙化灶，二者分界清晰；B ~ D. CT 增强扫描后病灶无强化

MRI 平扫一般表现为腹膜后的圆形或椭圆形囊状病灶，边缘光滑，界限清晰。MRI 信号多变，多较均匀，亦可信号不均，多由囊内成分决定。$T_1$WI 囊肿一般为较均匀的低信号；若囊内含高蛋白质或其他的顺磁性物质，信号则会升高，呈等信号或高信号；当囊内存在两种以上不同性质的成分时，可出现液-液平面。$T_2$WI 囊肿内一般呈较均匀的高信号，化学位移成像或脂肪抑制序列上，病变信号无明显反转（图 21-2-3）；有时可见液-液平面。囊壁为均匀菲薄的低信号环，$T_2$WI 较 $T_1$WI 显示清晰。部分病变在 $T_2$WI 可有不规则的低信号间隔。DWI 囊肿可呈低信号，亦可呈较明显的高信号，主要与囊液的成分及黏稠度有关。增强扫描后囊内及囊壁多无强化，部分病变囊壁可有轻度强化；当囊肿合并感染时，囊壁强化较为明显。

**2. 腹膜后黏液性囊性肿瘤（retroperitoneal mucinous cystadenoma）**　一种罕见的腹膜后囊性肿瘤性病变，可分为良性、交界性和恶性三型，腹膜后良性黏液性囊腺瘤最常见。可见于各个年龄段，女性多见。临床表现无特异性，主要是肿瘤引起的压迫症状，如腹部不适、腹胀、腰痛。查体可扪及腹部包块。

腹膜后良性黏液性囊腺瘤 CT 常表现为圆形或椭圆形的单房囊状病变，边缘光滑，界限清晰，密度均匀、呈水样低密度，邻近结肠、肾脏或输尿管受压移位。增强扫描后囊壁及囊腔内均无强化（图 21-2-4）。交界性黏液性囊腺瘤多表现为椭圆形的囊性病变，边缘光滑，界限清晰，内多见线样间隔，囊壁光滑、无结节。增强扫描后囊壁及间隔无强化，亦可轻度强化（图 21-2-5）。恶性黏液性囊腺瘤可表现为腹膜后界限清晰的多房囊状低密度影，分隔及囊壁可厚薄不均，有时见等密度附壁结节。部分肿瘤亦可表现为腹膜后界限清晰的单房囊状低密度影，囊壁上可见大小不等的乳头状附壁结节；增强扫描后间隔、囊壁及附壁结节可轻中度强化。

MRI 平扫腹膜后黏液性囊腺瘤表现为囊状长 $T_1$、长 $T_2$ 信号，信号均匀，边缘光滑，界限清晰，囊壁薄而均一，囊内间隔罕见；增强扫描后囊壁及囊腔内均无强化。交界性黏液性囊

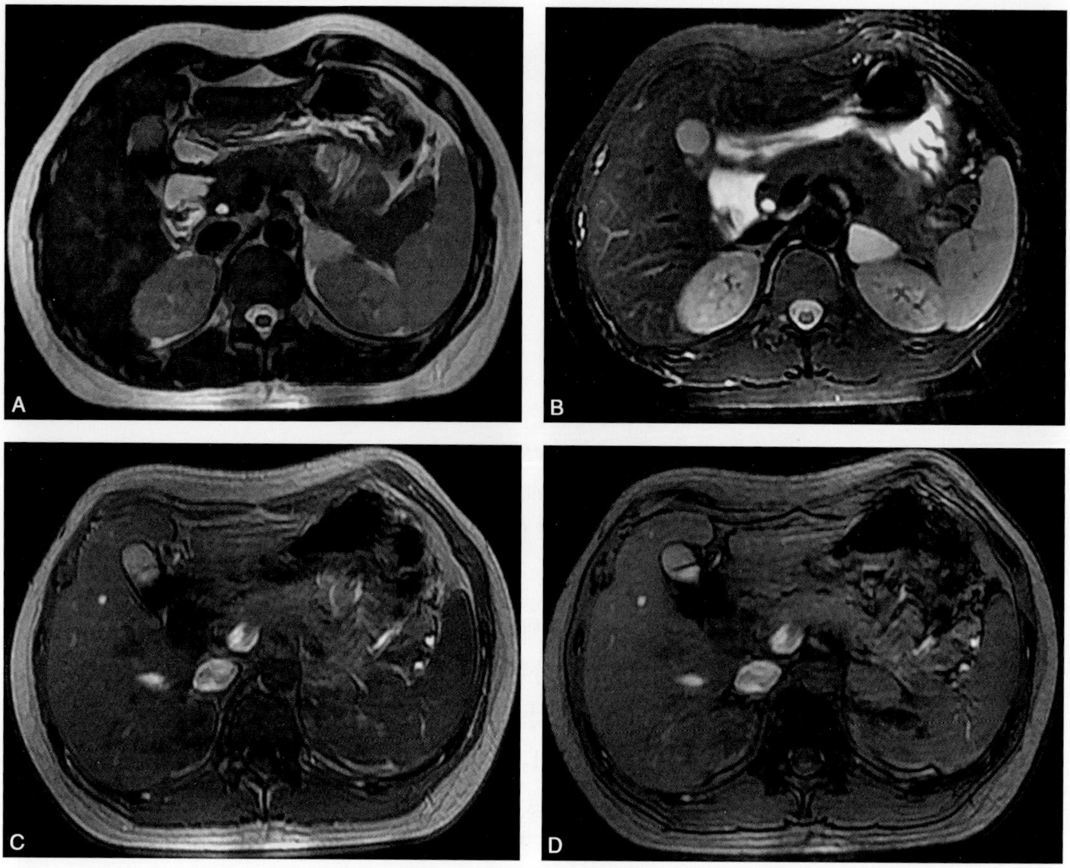

**图 21-2-3　支气管源性囊肿**

A、B. MRI 平扫左侧肾上腺区肾脏前方可见一 24mm×51mm 椭圆形的异常信号，边缘光滑，界限清晰；$T_2$WI 病变呈均匀的高信号，脂肪抑制 $T_2$WI 病变信号未见减低，仍呈均匀的高信号；C、D. 化学位移成像 $T_1$WI in-phase 病变呈均匀的稍低信号，$T_1$WI out-phase 病变信号未见减低，仍呈均匀的稍低信号

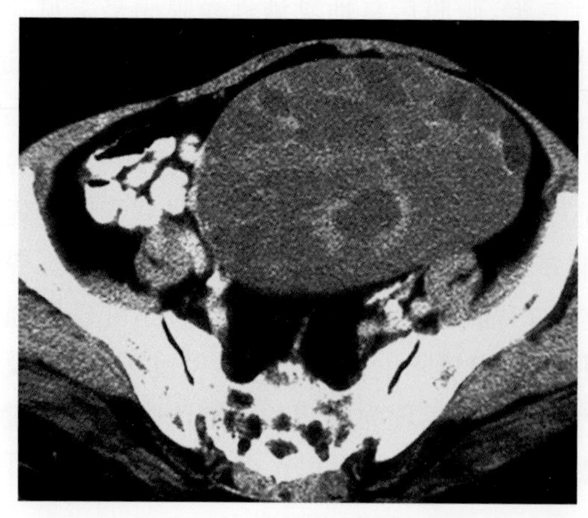

**图 21-2-4　良性黏液性囊腺瘤**

CT 平扫盆腔内可见一椭圆形团块，边缘光滑，界限清晰，密度不均匀，以低密度为主，内见不规则的间隔

腺瘤多呈椭圆形囊性病变，边缘光滑，界限清晰。囊壁薄而均一，囊内可见线样间隔，有时间隔亦可不规则。房腔内信号均匀，多呈长 $T_1$ 长 $T_2$ 信号。增强扫描后，囊壁及间隔无强化，亦可轻度强化。黏液性囊腺瘤常为多房样囊性病变，房腔内信号均匀，多呈长 $T_1$ 长 $T_2$ 信号。间隔及囊壁可厚薄不均，亦可较均一，有时可见乳头状实性结节，多呈稍长 $T_1$ 稍长 $T_2$ 信号。增强扫描后，间隔、囊壁及附壁结节可轻中度强化，有时附壁结节亦可较明显强化（图21-2-6，图21-2-7）。

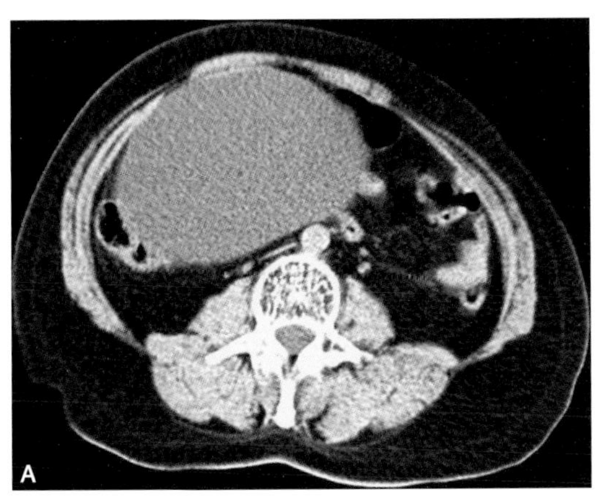
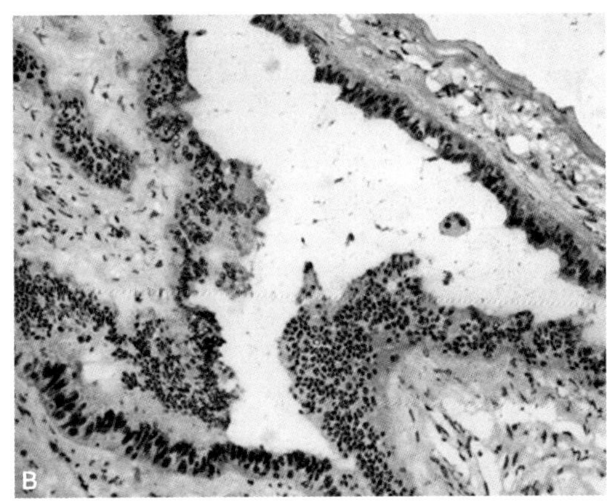

图 21-2-5　交界性黏液性囊腺瘤

A. CT 平扫右下腹部可见一椭圆形囊性病变，囊壁局部稍厚，囊内为均匀的低密度，边缘光滑，界限清晰，升结肠受压向后外移位；B. 病理见纤维性囊壁，内面被覆柱状上皮，部分区域细胞复层

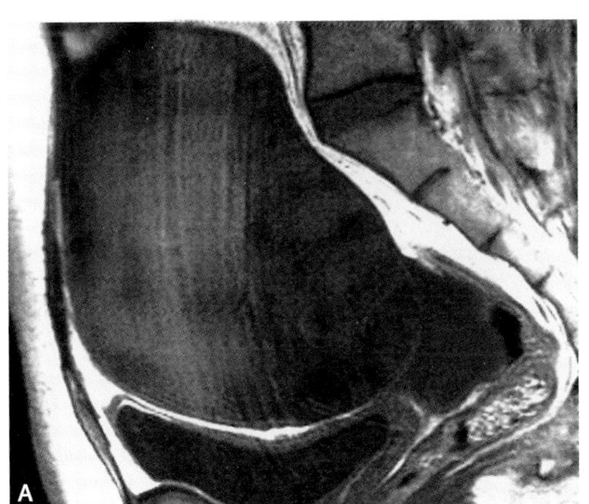
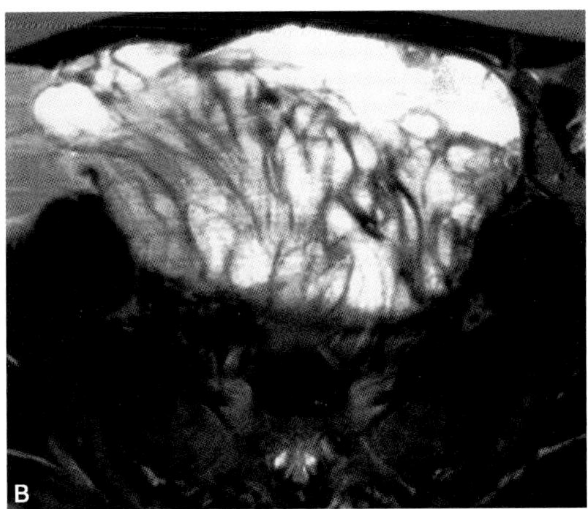
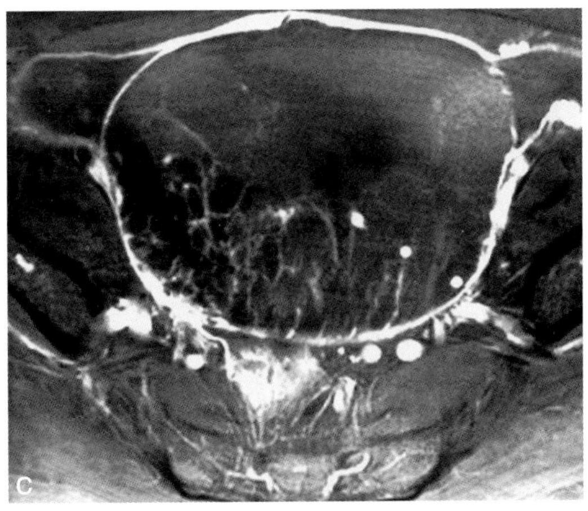

图 21-2-6　黏液性囊腺癌

A、B. MRI 平扫 $T_1$WI 盆腔内可见一巨大的形态不规则的团块，边缘可见分叶，界限清晰，病变信号不均匀，以低信号为主，内有蜂窝状的稍高信号；$T_2$WI 病变信号不均匀，以高信号为主，内伴有不规则的线条状等信号间隔，交错分布呈蜂窝状改变；C. MRI 增强脂肪抑制 $T_1$WI 病变囊壁及间隔呈明显强化，余部无强化

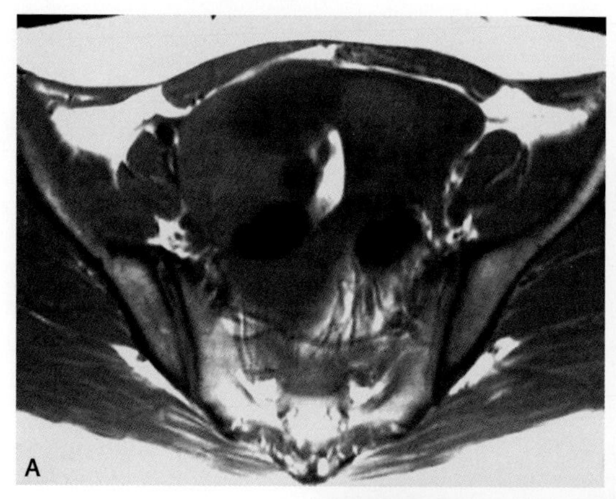


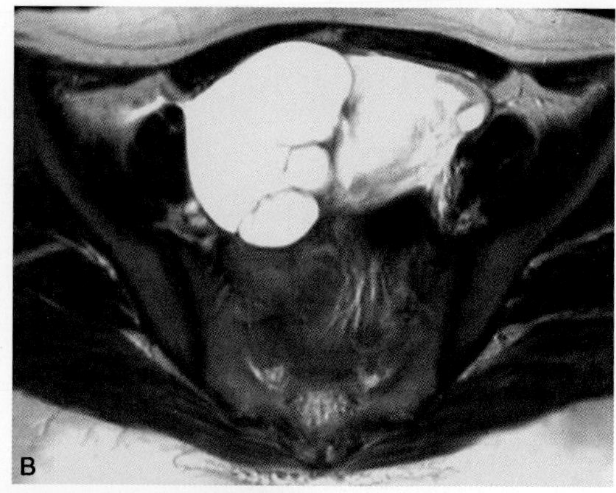


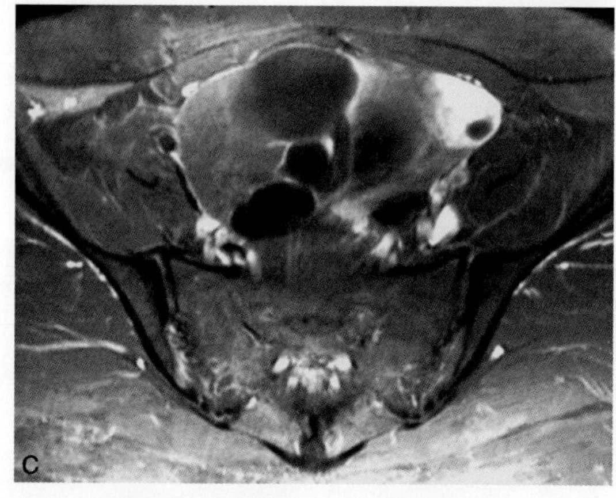


**图 21-2-7　黏液性囊腺癌并畸胎瘤**

A. MRI 平扫 $T_1$WI 盆腔内可见一巨大的形态不规则的团块，边缘可见分叶，界限清晰，病变信号不均匀，以等低信号为主，内有条状高信号；B. MRI 平扫 $T_2$WI 病变信号不均匀，以高信号为主，内伴有不规则的线条状等信号间隔；C. MRI 增强脂肪抑制 $T_1$WI 病变囊壁及间隔呈明显强化，余部无强化

**3. 囊性畸胎瘤（cystic teratoma）**　以外胚层、中胚层组织（皮肤及附属器、脂肪、软骨、骨、平滑肌、淋巴组织等）为主，内胚层组织（消化道上皮、呼吸道上皮等）少见，故统称为成熟畸胎瘤（mature teratoma）；因肿瘤往往呈囊性，又称成熟囊性畸胎瘤。大部分发生于儿童，女性多见。发生于成人者恶变几率增高，约为 14% ~26%，而儿童恶变几率仅为 6% 左右。腹膜后原发性畸胎瘤往往没有症状，部分可因体积增大表现出一些非特异性症状：压迫膀胱、尿道可出现尿频、尿急或尿潴留；压迫直肠可出现大便困难、大便变形，甚至可见低位肠梗阻。成熟畸胎瘤患者血 AFP 一般在正常范围，而不成熟畸胎瘤患者可出现 AFP 增高。

CT 扫描成熟性畸胎瘤形态多不规则，边缘光滑，界限清晰，邻近结构明显受压、移位。密度不均匀，多呈低、等、高混杂密度。肿瘤内脂肪样区域密度最低，CT 值约 -120 ~ -25HU，有时含有水样密度成分，可出现脂肪-液体平面。肿瘤的囊性区域由液体成分组成，呈均匀的水样低密度。有时囊液内含有数量不等的圆形的脂样小球，漂浮于囊腔之中，可随体位变动而移位，称之为浮球征，脂样小球由脂肪聚集于小片碎屑、鳞屑或细毛发团周围而形成。囊壁可见点条状钙化，有时囊内有不规则的间隔。骨骼、牙齿、钙化等呈明显高密度，CT 值约 180 ~890HU；实性成分较少，表现为从囊壁伸出的圆形团块穿过囊肿，或囊壁节段性增厚，CT 值约 17 ~35HU；增强扫描成熟性畸胎瘤囊性区域无强化，或仅有囊壁轻度强化；实性区域呈轻度或中度的强化(图 21-2-8、图 21-2-9)。

MRI 扫描肿瘤多表现为圆形、椭圆形或不规则形的团块,可呈囊性或囊实性,界限清晰,部分肿瘤界限亦可不清楚。成熟性畸胎瘤实性成分较少或无实性成分,脂肪成分 $T_1$WI、$T_2$WI均呈高信号,脂肪抑制序列上呈低信号。钙化或骨化 $T_1$WI、$T_2$WI 均呈极低信号;脱落毛发及碎屑沉积物呈稍长 $T_1$稍长 $T_2$信号;囊性区域可呈长 $T_1$、长 $T_2$水样信号。内部含有脂性成分时,可出现液-液平面;实性成分多呈稍长 $T_1$稍长 $T_2$信号。有时可见 Rokitansky 结节或头结节,表现为从内壁突向腔内的类圆形隆起,内部见极低、低、中和高混杂信号。增强扫描多无强化,或囊壁及实性区域呈轻度的强化(图 21-2-10)。

**4. 表皮样囊肿(epidermoid cyst)**　由于皮肤表皮细胞碎片异位所生成的囊肿,可恶变为鳞状细胞癌,恶变率低于 1%。可发生于任何年龄,以 20～40 岁多见,无明显性别差异。临床多无症状,病变较大者可有轻微疼痛不适。病变压迫邻近结构引起相应的症状:若病变位于骶前可出现骶尾部酸疼,压迫直肠引起排便不适、大便变形。

CT 平扫:表皮样囊肿多表现为腹膜后圆形或椭圆形的囊性团块,边缘光滑,有时可见分叶,界限清晰。囊内密度多较均匀,可见不规则的线样间隔;囊壁较薄而均匀,呈线样。增强扫描后囊腔多无强化,囊壁或间隔可见轻度强化(图 21-2-11);当囊肿出现明显的不规则强化时多提示恶变或有肉芽组织形成。

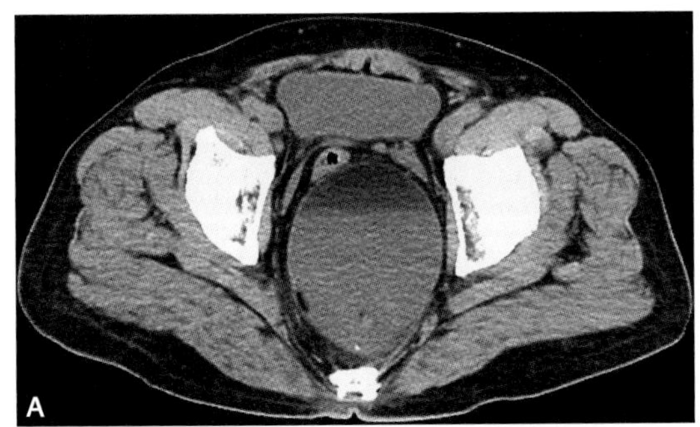


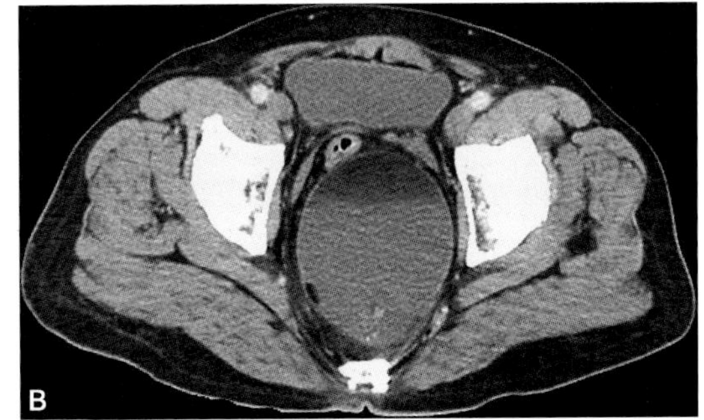


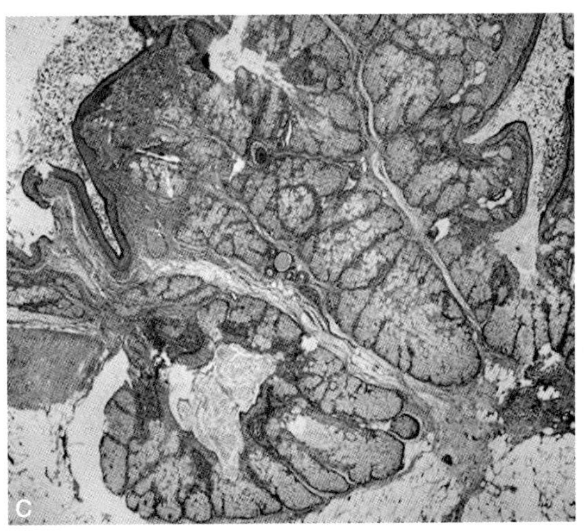


**图 21-2-8　成熟性畸胎瘤**

A. CT 平扫盆腔内骶骨前方可见一椭圆形囊性病变,边缘光滑,界限清晰,病变可见较薄而均一的线样囊壁,囊内密度不均匀,可有液-液平面及不规则的脂肪样密度灶,邻近结肠受压向前移位;B. CT 增强扫描病变未见强化;C. 病理可见纤维性囊壁,内壁被覆鳞状上皮,囊内可见皮肤附件

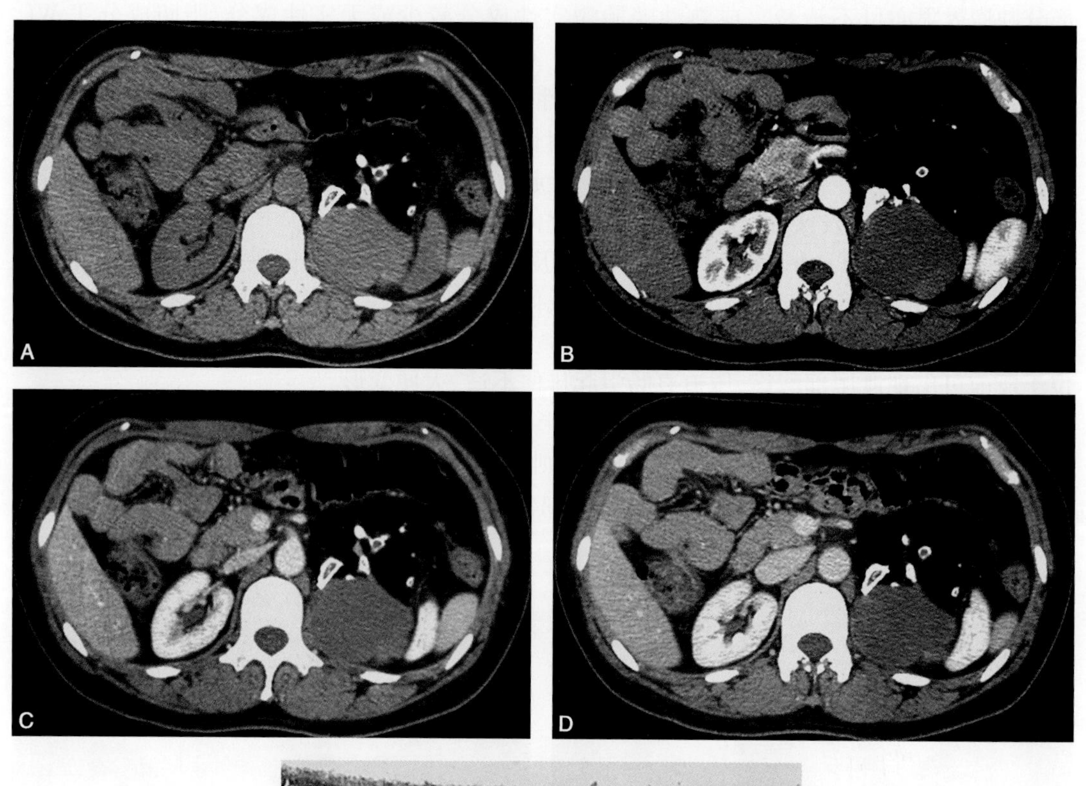


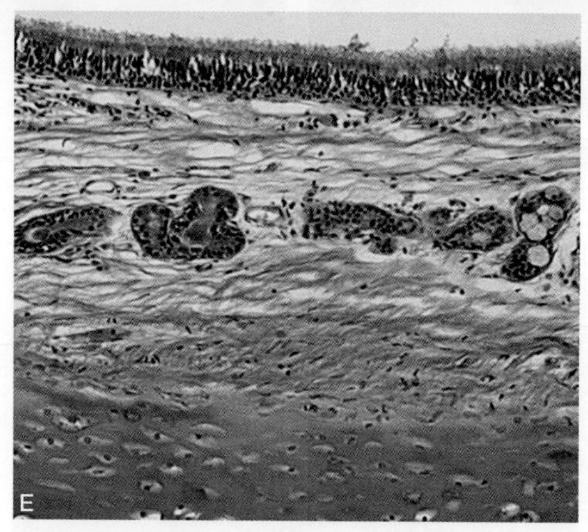


**图 21-2-9　成熟性畸胎瘤**

A. CT 平扫左肾内前上方可见一形态不规则团块，大小约 68mm×93mm×105mm，边缘清晰，可见有线样包膜，左肾受压向外移位；病灶内脂肪样密度（-130 ~ -112HU），形态不规则的骨化区及囊样密度区（CT 值约 42HU），三者界限清晰；B ~ D. CT 增强扫描病灶无强化；E. 病理可见纤维性囊壁，囊内壁被覆纤毛柱状上皮，囊壁内可见软骨及黏液腺

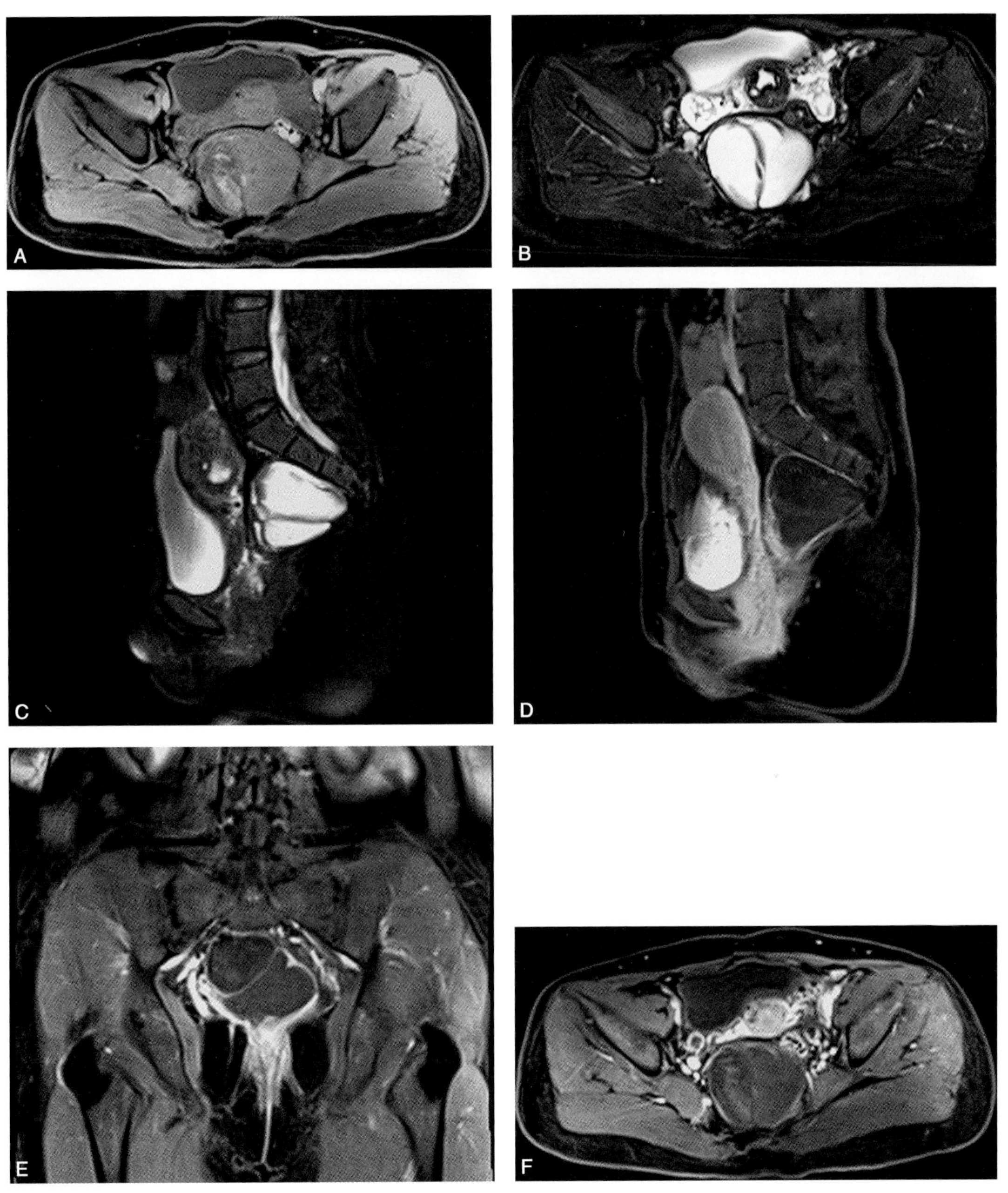

**图 21-2-10　成熟性畸胎瘤**

A～C. MRI 脂肪抑制 $T_1$WI 平扫盆腔内骶前间隙内可见类圆形团块，边缘光滑，界限清晰，邻近子宫及直肠受压明显移位；病变信号不均匀，内部以等信号为主，伴有片状稍高信号及条片状低信号；脂肪抑制 $T_2$WI 病变内可见条状间隔，右半部呈明显均匀的高信号，左半部呈均匀的稍高信号；D～F. MRI 增强脂肪抑制 $T_1$WI 病变边缘及中间间隔可见强化，其余未见强化

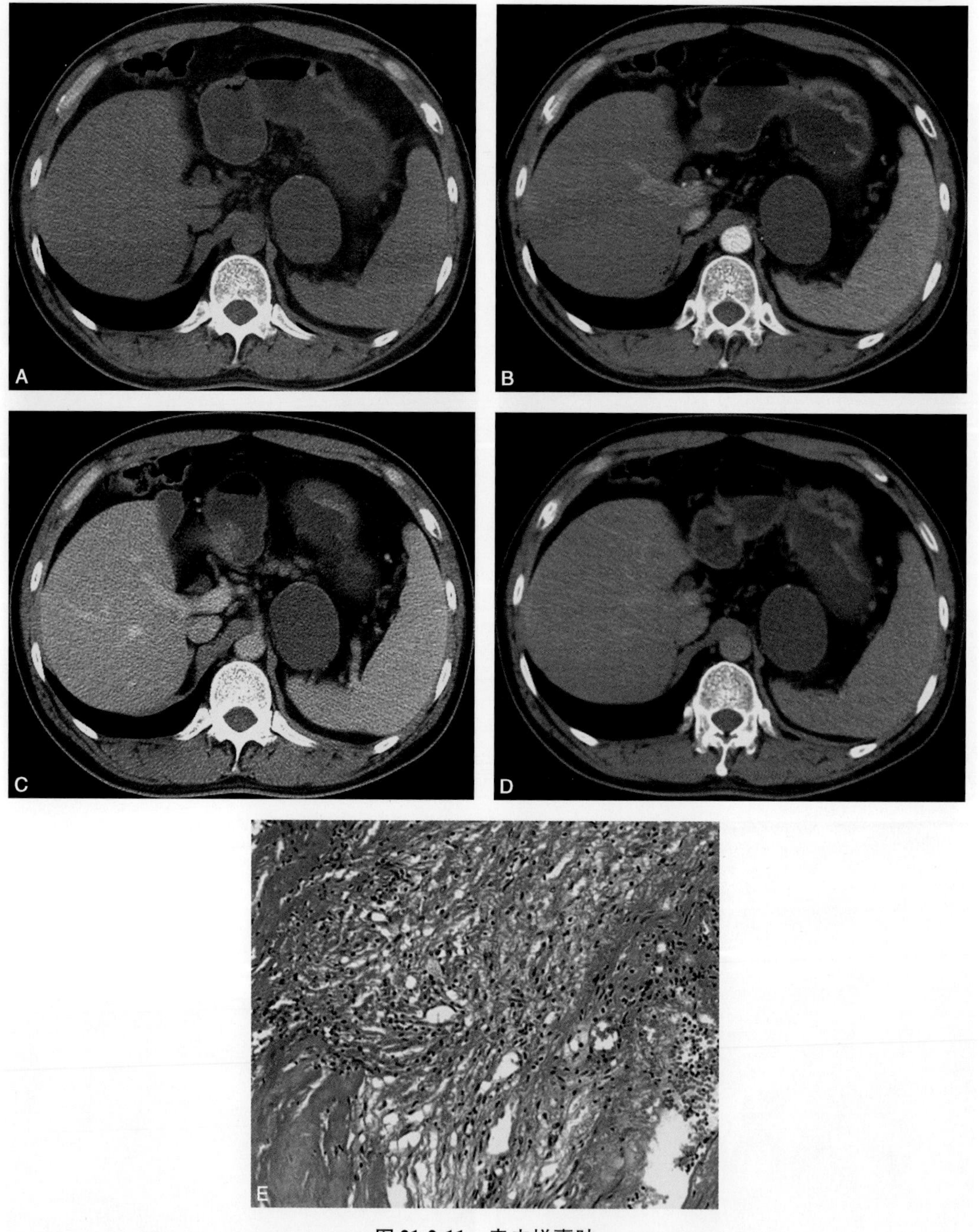


**图 21-2-11 表皮样囊肿**

A. CT 平扫腹膜后间隙胰腺体部后上方可见一 46mm×62mm×50mm 椭圆形囊性病变，边缘光滑，界限清晰，囊内呈均匀的低密度，CT 值约 13HU，囊壁薄而均一呈线样，局部可见点条状钙化；B～D. CT 增强扫描囊内无强化，CT 值约 15HU，囊壁呈轻度的线样强化；E. 病理（HE 染色，×100）可见纤维性囊壁，内面被覆鳞状上皮、有角化。病理诊断：表皮样囊肿

MRI 平扫表皮样囊肿多呈圆形或椭圆形，边缘光滑，界限清晰。$T_1$WI 呈略高于脑脊液的均匀低信号，其内布满细小颗粒样物质。$T_2$WI 多呈均匀高信号，随 TE 时间的延长信号渐高，有时 $T_2$WI 上信号亦可不均匀。囊内若伴有钙盐沉着、陈旧出血时，信号则极其复杂。因

囊内含角质碎屑、固态胆固醇结晶及其他类脂质等角化鳞状上皮细胞不断脱落和崩解的产物，DWI 常呈高信号，对表皮样囊肿的诊断与鉴别诊断有一定的价值（图 21-2-12）。增强扫描后囊腔内多无强化，囊壁或间隔可见轻度强化，亦可无强化。当有肉芽肿形成、周围组织胶样变性及囊肿恶变时，可出现不同程度的强化。

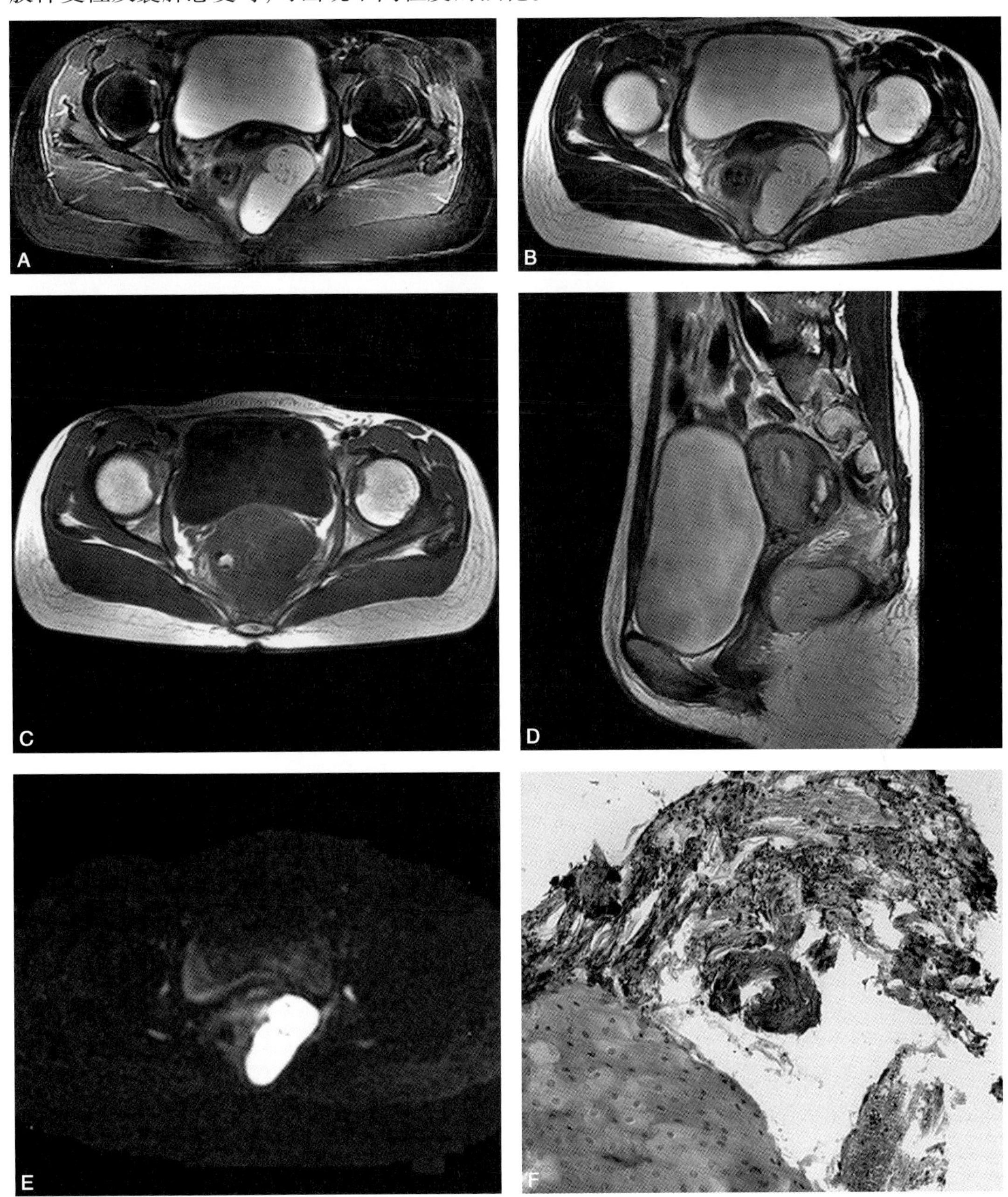

**图 21-2-12　表皮样囊肿**

A～E. MRI 平扫盆腔内直肠右侧、子宫后方可见一 28mm×63mm×40mm 囊性异常信号，囊壁厚薄均一、呈线样，边缘光滑，局部可见分叶，界限清晰，子宫及直肠受压移位；$T_2$WI 囊腔内以高信号为主，其内仍可见点条状低信号影，脂肪抑制 $T_2$WI 病灶信号无改变；$T_1$WI 病灶以等信号为主，其内散布点条状低信号；DWI 病变呈明显高信号，内部散布多发低信号区；F. 病理（HE 染色，×100）可见纤维性囊壁，内面被覆鳞状上皮、有角化。病理诊断：表皮样囊肿

**5. 苗勒管囊肿(mullerian duct cyst)** 一种非常少见的腹膜后良性病变,被认为是泌尿生殖系统囊肿的一个亚型。好发于20~40岁,多位于肾脏附近,亦可见于膀胱及前列腺后面区域。囊肿较小者可无明显症状,体积较大者可出现腰酸、腹胀等症状,压迫膀胱或尿道可出现排尿困难、尿频、尿潴留等症状或体征。

CT平扫苗勒管囊肿表现为单房或多房样囊肿,单发多见,亦可多发,边缘光滑,界限较清晰。病变多呈较均匀的水样低密度灶,有时密度亦可不均匀,呈以低密度为主的混杂密度灶。囊壁薄而均一,部分囊壁可见钙化影。增强扫描后囊腔内及囊壁多无明显强化(图21-2-13),部分病变囊壁有轻度强化。

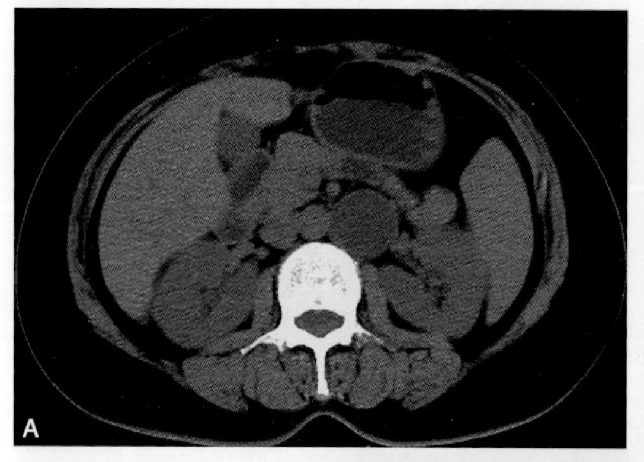


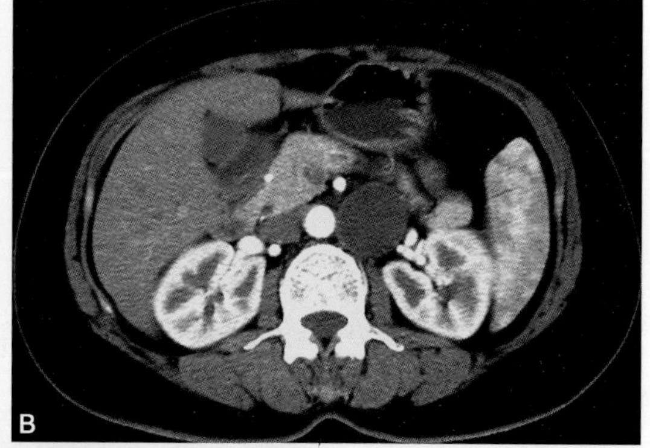


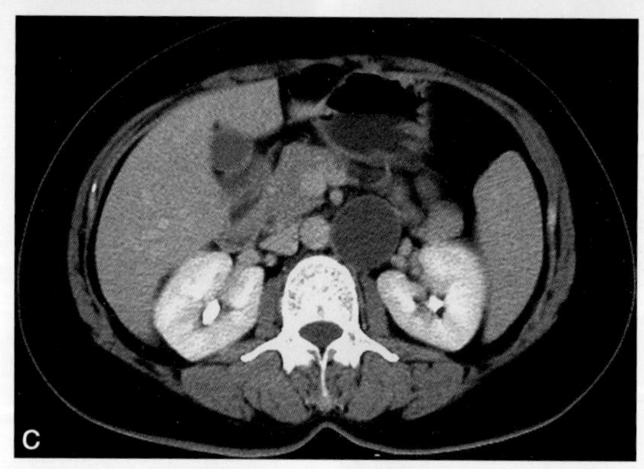


**图21-2-13 苗勒管囊肿**

A. CT平扫左肾门水平可见一圆形囊状密度灶,边缘光滑,界限清晰;囊内密度均匀,呈近似于水的低密度,CT值约2HU;囊壁薄而均匀;B、C. CT增强扫描动脉期病灶无强化,静脉期囊壁轻度强化,呈线样稍高密度,囊内无强化区为均匀低密度

MRI平扫苗勒管囊肿多表现为腹膜后圆形或椭圆形团块,有时形态不规则,分界清晰。囊内信号均匀,多呈水样的长$T_1$、长$T_2$信号。囊壁较薄而均匀,有时可见不规则的线样间隔,囊壁及间隔均呈等$T_1$等$T_2$信号。DWI上病变多呈低信号,囊液内蛋白成分较多时信号亦可较高。增强扫描后囊腔内及囊壁多无明显强化,部分病变囊壁有轻度强化(图21-2-14)。

**6. 肠源性囊肿(neurenteric cyst)** 一种极为少见的先天性发育畸形,既往又称为肠重复畸形、胃肠道巨大憩室。可发生于消化道任何部位,回肠多见,多位于肠系膜附近或肠壁肌层内,位于腹膜后的孤立性肠源性囊肿罕见。肠源性囊肿可以恶变,多为恶性程度较低的腺癌或鳞癌,其中以鳞癌多见。腹膜后肠源性囊肿发病率低,起病隐匿,早期可无任何症状。临床症状取决于囊肿大小、所在部位和对周围器官的压迫,多为腹痛、腹胀、腰痛等症状。

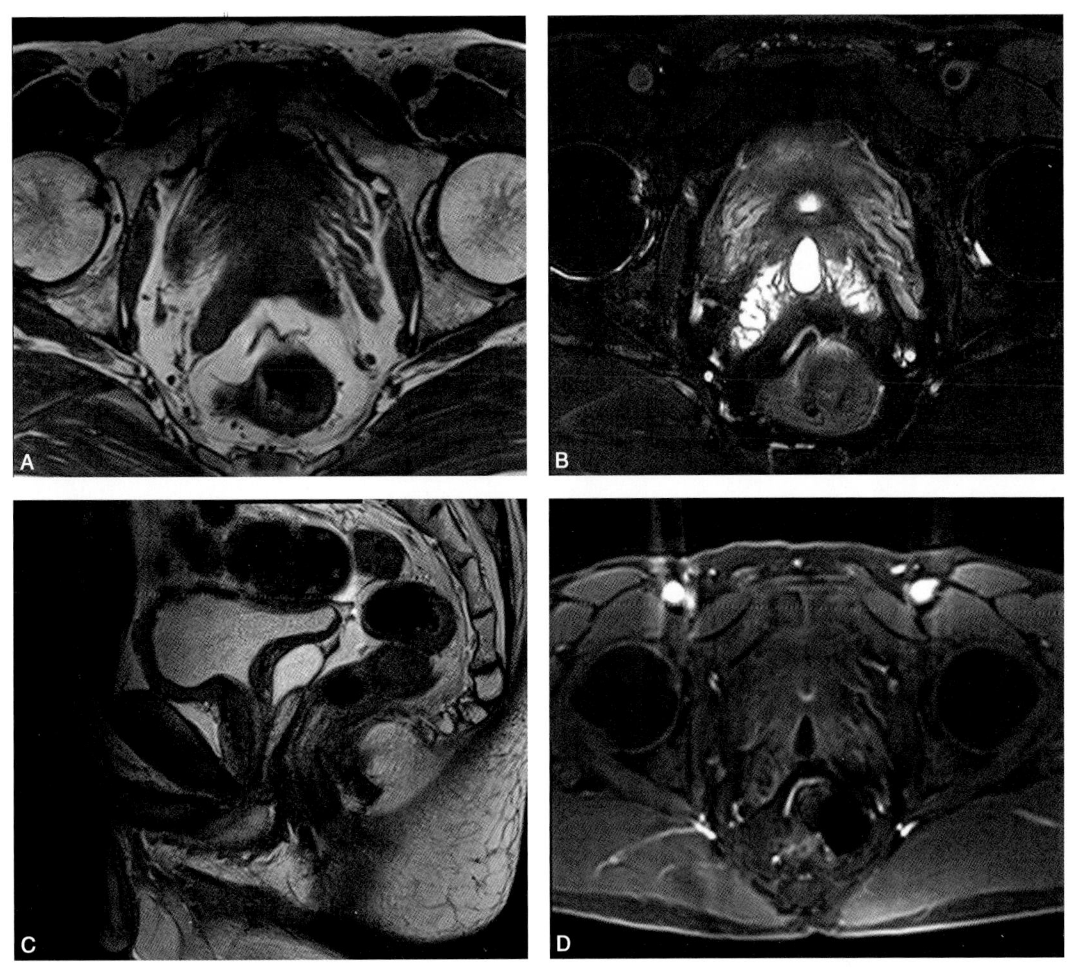


**图 21-2-14　苗勒管囊肿**

A～C. MRI 平扫前列腺后上部及膀胱后方可见囊状长 $T_1$、长 $T_2$ 信号影，囊壁光滑、薄而均一，膀胱后壁轻度受压，二者间界限清晰，脂肪抑制 $T_2$WI 病变呈均匀的高信号，矢状位 $T_2$WI 病变呈水滴样；D. MRI 增强脂肪抑制 $T_1$WI 囊内无强化呈均匀的低信号，囊壁轻度强化呈线样稍高信号

CT 平扫肠源性囊肿表现为腹膜后类圆形、管状或哑铃状囊性低密度肿块，边缘光滑，界限清晰。囊肿多呈较均匀的低密度，密度不均者少见。少数囊肿内部含有较多蛋白质时，密度可较高，近似于或稍低于肌肉密度。囊壁多较薄而均匀，有时局部可见点线状钙化；部分囊壁较厚，内壁光滑。囊肿较大时，邻近结构可受压移位。增强扫描后囊腔及囊壁多无强化，少数囊肿的囊壁可轻度强化（图 21-2-15）。当囊壁有局限性不规则的增厚或息肉样的结节，并且增强扫描后强化时，多提示囊肿恶变。

MRI 平扫囊肿多表现为类圆形、管状或椭圆形（图 21-2-16），边缘光滑，界限较清楚。$T_1$WI 呈均匀的低信号，$T_2$WI 呈均匀高信号，近似于液体，部分信号可不均匀；少数囊肿内部蛋白质含量较多时，$T_1$WI 上可呈等信号或高信号；囊壁光滑、薄而均匀。增强扫描后囊腔及囊壁多无强化，少数囊肿的囊壁可呈轻度的环状强化。当囊壁有局限性不规则的增厚或息肉样的结节时，增强扫描后强化，多提示发生恶变。

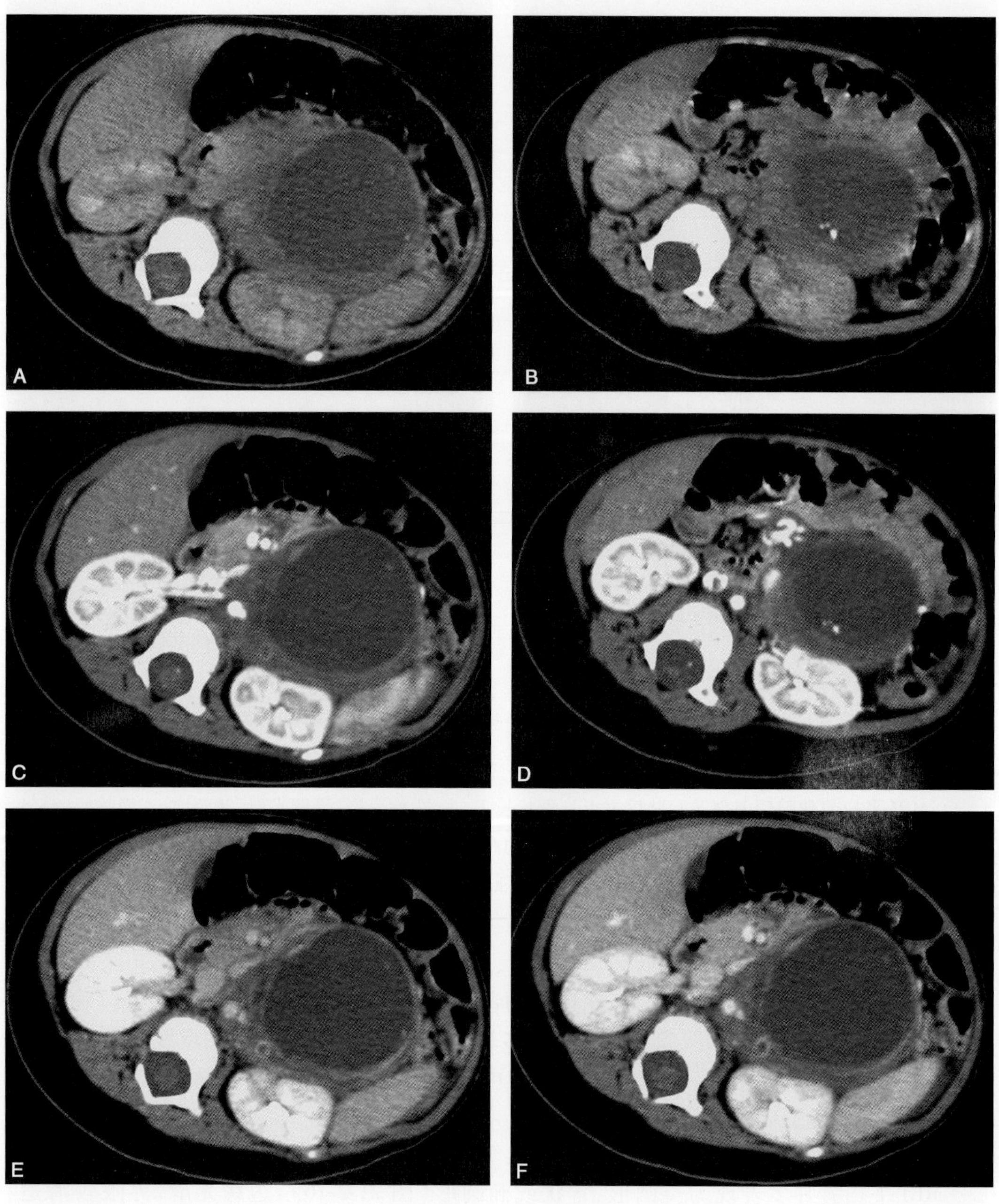
A
B
C
D
E
F

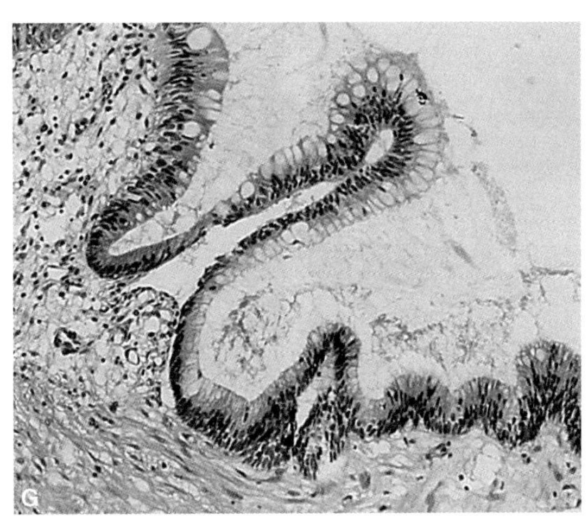

**图 21-2-15　肠源性囊肿**

A、B. 左肾前方可见一 54mm×60mm×65mm 囊性病变，边缘光滑，界限清晰，胰腺受压向前上移位；CT 平扫囊壁较厚，且不均匀，囊内壁光滑，右后壁较厚，约 11mm，左前壁较薄，厚约 3mm，CT 值约 38HU；囊内密度较均匀，CT 值约 10HU，可见多发点状钙化；C～F. CT 增强扫描动脉期囊腔内无强化，囊壁呈分层样强化，内层及外层薄、呈线样轻度强化，中间层厚、局部见环状轻度强化影；静脉期囊腔内无强化，内层及外层持续性强化，中间层内的强化环密度进一步增高，余部无强化；G. 病理（HE 染色，×100）见纤维性囊壁，内面被覆柱状上皮、可见杯状细胞。病理诊断：肠源性囊肿

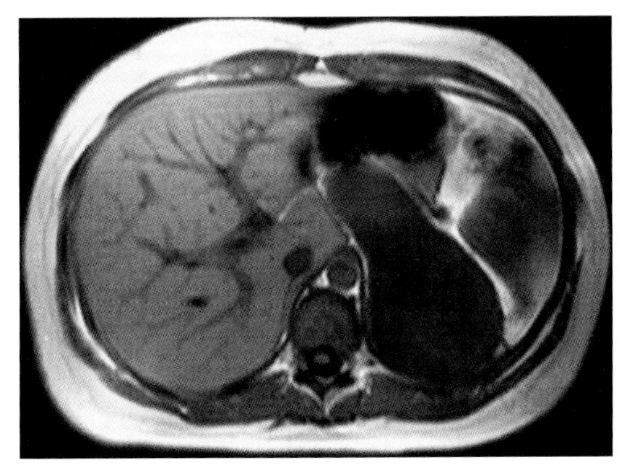

**图 21-2-16　肠源性囊肿**

MRI 平扫左肾上腺区可见一近似“茄子”形状的囊性病变，边缘光滑，界限清晰，$T_1$WI 呈均匀的低信号，胰腺受压向前下移位、脾脏向前外侧移位、肾脏向下移位

**7. 淋巴管瘤（lymphangioma）**　一种少见的良性淋巴管源性肿瘤样病变，可发生于肾周、肾旁或盆腔腹膜外间隙的任何地方，也可跨越腹膜后多个间隙。以囊性淋巴管瘤多见，常沿筋膜间隙生长，可能与该区域淋巴网络比较丰富相关，且这些部位组织结构相对疏松，有利于淋巴管不断扩大伸展。海绵状或脉管型淋巴管瘤相对少见。多发生于儿童和青少年，成年人较少见，临床常无明显症状，或因肿瘤压迫周围组织器官而引起相应的症状。淋巴管瘤出血并不少见，出血时可突然增大，囊内压力增高，此时临床可出现疼痛或压迫症状。

CT 平扫淋巴管瘤多沿腹膜后间隙生长，形态不规则，边界清晰。囊状淋巴管瘤的囊腔较大，多腔常见，亦可为单腔。囊腔内密度多较均匀，有时可见液-液平面，囊壁及间隔较薄而均一。海绵状淋巴管瘤常为多房样，单房罕见。囊腔大小不一，亦可呈蜂窝状排列。囊壁及间隔较厚而不规则，有时可见小乳头状结节。囊腔内密度多较均匀，呈水样低密度，液-液平面少见。增强扫描后，囊壁及分隔多不强化，有时可见不连续的轻度线样强化（图21-2-17）。海绵状淋巴管瘤的囊壁及间隔轻度强化多见，有时间隔及乳头突起可明显强化。

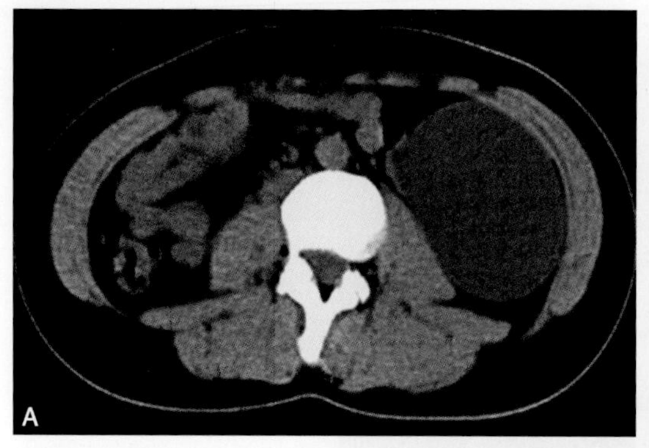


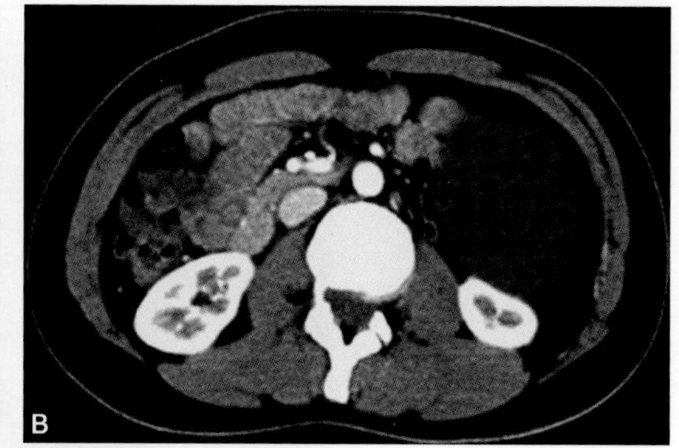


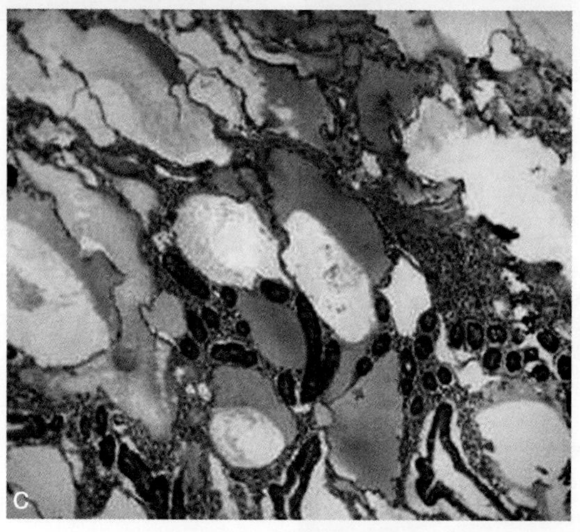


**图 21-2-17 淋巴管瘤**

A. CT 平扫左肾前方可见一大小约 58mm×118mm 薄壁囊状低密度影，密度均匀，CT 值约 4HU，边缘光滑，界限清晰；B. CT 增强扫描病变无强化，同侧肾脏前缘轻度受压、变平，邻近肠管受压向前内移位；C. 病理（HE 染色，×100）见扩张的淋巴管组织，内见淋巴液

MRI 平扫病变内的信号与囊液的分成有关（图 21-2-18）。$T_1$WI 囊腔内可呈均匀的稍高于肌肉的信号，亦可呈等或低信号；合并有出血、感染或蛋白成分较多时可呈高低混杂信号，有时可见液-液平面。$T_2$WI 囊内为明显高信号，可均匀或不均匀，出血或囊内成分不同时可见液-液平面。囊壁或间隔有时显示不清，或可见薄而均匀/粗细不均的线样信号影。海绵状淋巴管瘤有时囊壁或间隔可见小乳头状突起，$T_2$WI 呈稍低信号。增强扫描后囊腔内无强化，囊壁及间隔强化情况因病理类型有所不同。囊状淋巴管瘤增强扫描后囊壁及分隔多无强化，有时可见不连续的轻度的线样强化。海绵状淋巴管瘤增强扫描后囊壁及间隔可见强化，强化程度较轻，有时间隔及乳头状小结节可明显强化。

**8. 神经鞘瘤（neurilemmoma）** 又称施万细胞瘤（Schwannoma），是一种起源于胚胎期原始神经嵴的施万细胞或神经膜细胞的良性肿瘤。原发于腹膜后的较少，约占腹膜后肿瘤的 0.5% ～1.2%，常位于腹膜后神经干走行区域，以脊柱旁或肾脏内侧相对多见，与腰大肌关系密切，肿瘤较大可引起周围组织的推压移位。

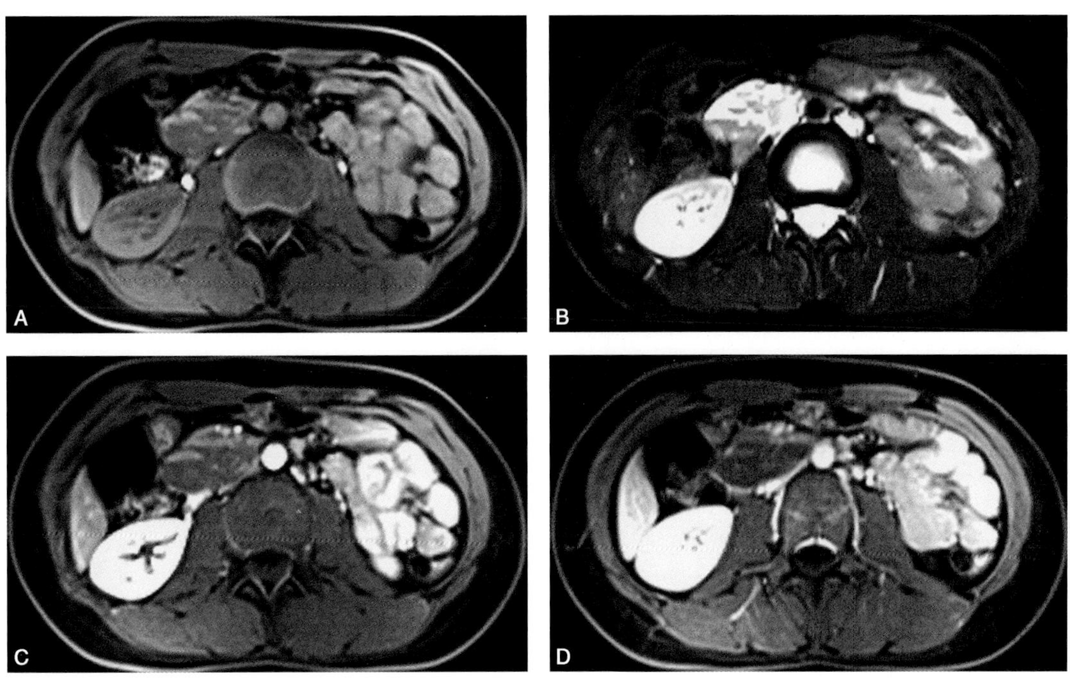


**图 21-2-18　淋巴管瘤**

A、B. MRI 平扫右侧腹膜后胰头下方可见一形态不规则的多房囊样团块，边缘清晰，可见分叶，$T_1$WI 囊内以等信号为主，并可见少量片状高信号，二者形成多发大小不等的液-液平面，$T_2$WI 囊内由稍高信号及明显的高信号（$T_1$WI 呈高信号）组成，二者形成多个大小不等的液-液平面，较 $T_1$WI 明显、数目增多；C、D. MRI 增强 $T_1$WI 病变动脉期、静脉期均无强化

囊实型神经鞘瘤：CT 平扫多表现为密度低于肌肉的不均匀团块，外周或中心可见圆形或不规则的单一的或多发的更低密度区。增强扫描：动脉期肿瘤实性区多呈轻度强化，局部可见有点条状血管强化影；静脉期实性区域持续性强化，强化程度增加，强化范围无扩大；延迟期实性区域仍继续强化，强化程度不断增加、达到中等或明显的强化程度，强化范围无改变；囊变、坏死区无强化的低密度区，形态不规则，可随机分布于肿瘤之内，亦可偏向于中心或仅分布于外周（图 21-2-19，图 21-2-20）。

MRI 平扫 $T_1$WI 肿瘤呈较均匀的低信号，或外周呈环状等信号、内部为较均匀的低信号，$T_2$WI 肿瘤的外周呈环状的稍高信号，内部呈明显的高信号，信号强度近似于脑脊液；部分肿瘤以稍高信号为主，内散布大小不等的更高信号。肿瘤动脉期实性成分轻度强化，坏死、囊变区无强化；静脉期及延迟期，实性成分持续性强化，强化程度缓慢增加可达明显强化，强化范围无变化，坏死、囊变区无强化。

完全囊变型神经鞘瘤：CT 平扫肿瘤表现为厚壁的囊肿样团块，囊壁厚而均匀，囊内外壁光整，囊腔内为混杂等、低密度影或均匀低密度影。增强扫描后肿瘤外周呈较厚的强化环，囊内外壁光滑，囊内无强化。囊壁动脉期可呈轻度或中度均匀强化；静脉期、延迟期囊壁持

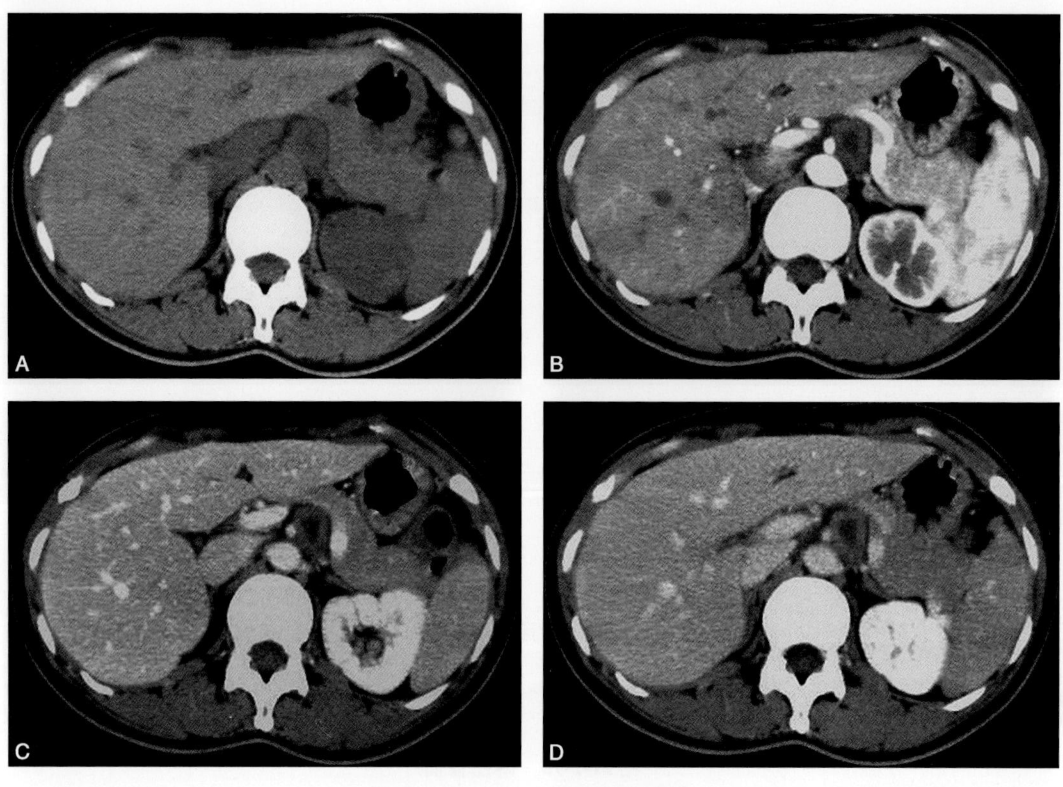

图 21-2-19　神经鞘瘤(囊实性型)

A. CT 平扫腹膜后间隙降主动脉左前方可见一 20mm×36mm 椭圆形肿块,边缘光滑,分界清晰,胰腺体部受压向前移位,病变外周密度与肾脏相近,中心为不规则的较低密度灶;B～D. CT 增强扫描动脉期病灶外周呈环状轻度强化,中心无强化;静脉期病灶外周持续性强化,强化程度较前增加,强化范围无扩大,中心无强化;延迟期病灶外周仍继续强化,强化程度较前增加,强化范围无扩大,中心无强化

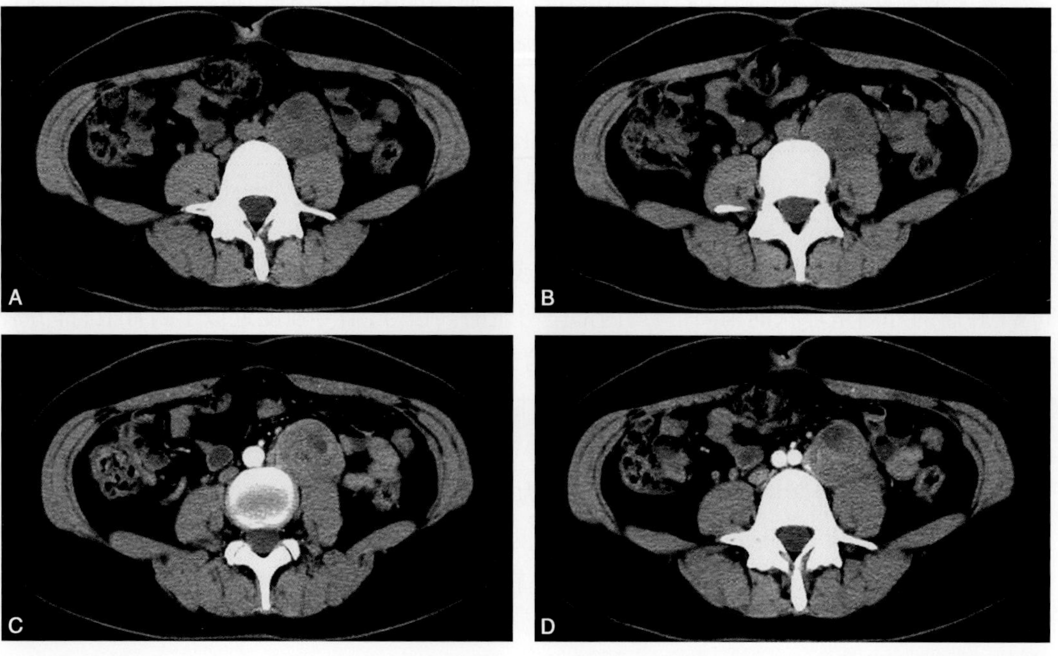

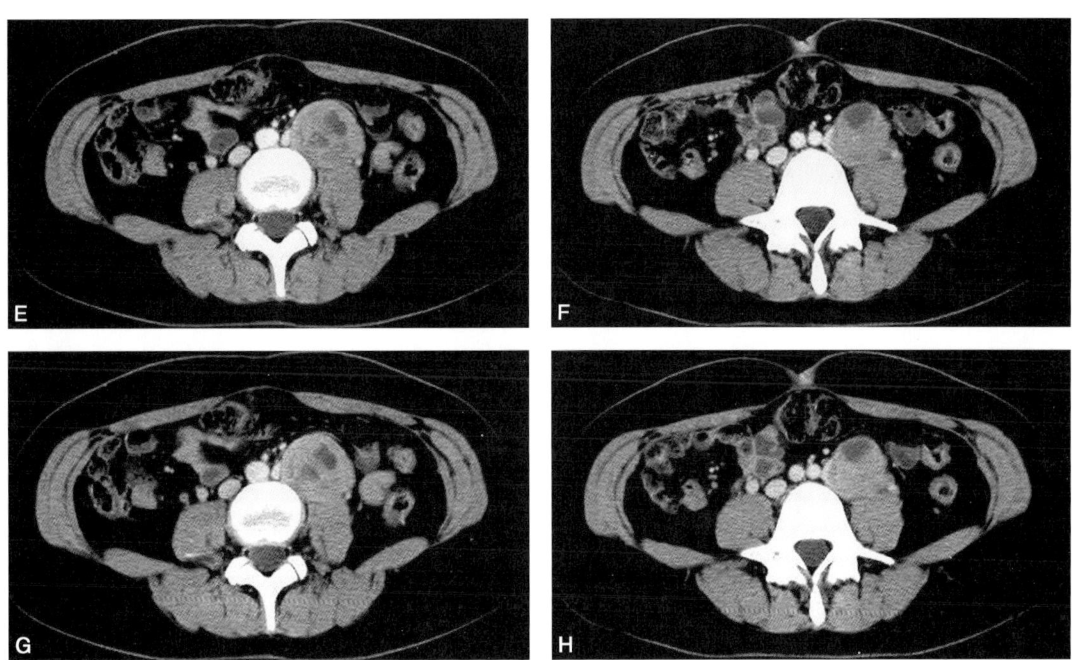

图 21-2-20　神经鞘瘤(囊实性型)

A、B. CT 平扫腹膜后间隙降主动脉左侧及左侧腰大肌前方可见一直径约 48mm 的圆形肿块,边缘光滑,大部分界限清晰,左侧腰大肌前缘受压变平或呈反弓形;病变大部呈略低密度,其内散布多个形态不规则的低密度灶,边缘不清;C～H. CT 增强扫描动脉期,病灶实性区域轻度强化,局部可见点条状强化的血管影,囊变、坏死区无强化呈低密度;静脉期病灶实性区域持续性强化,强化程度较前增加,强化范围无变化,囊变、坏死区仍呈低密度;延迟期病灶实性区域持续性强化,强化程度较前增加,强化范围无变化,囊变、坏死区仍呈低密度

续性强化,强化程度可较前增加,但是囊壁厚度无变化(图 21-2-21)。MRI 平扫 $T_1$WI 囊壁信号稍低于肌肉,较厚而均匀;中心呈较均匀的更低信号,$T_2$WI 囊壁呈稍高信号,囊内信号更高,如合并出血、坏死信号多变且不均匀,有时可见液-液平面;增强动脉期囊壁轻度强化或无强化,囊内无强化,静脉期及延迟期囊壁持续性的强化,强化程度缓慢增加可达明显强化,强化范围无变化,囊内壁光滑,囊腔内无强化(图 21-2-22)。

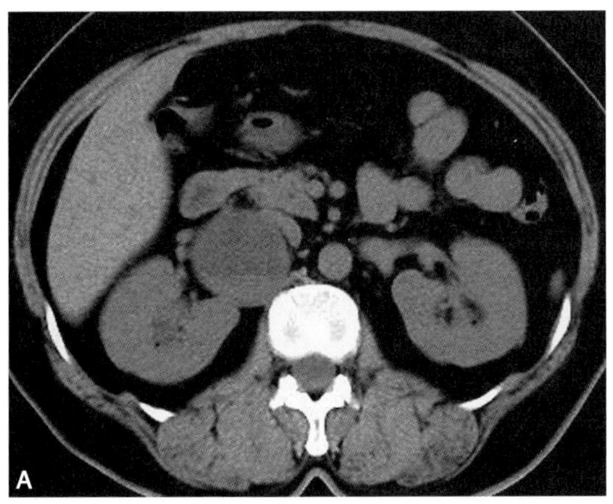

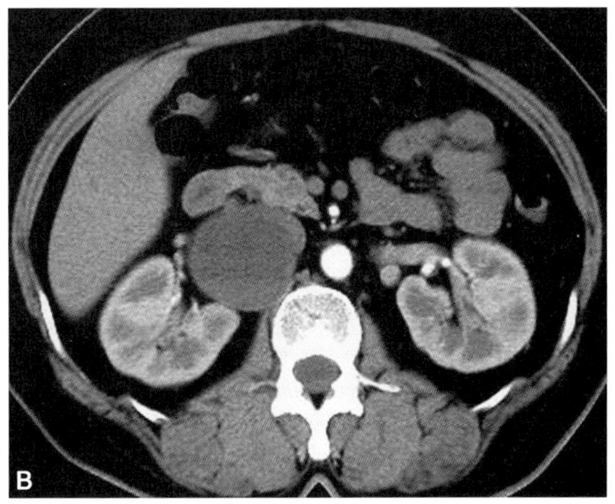

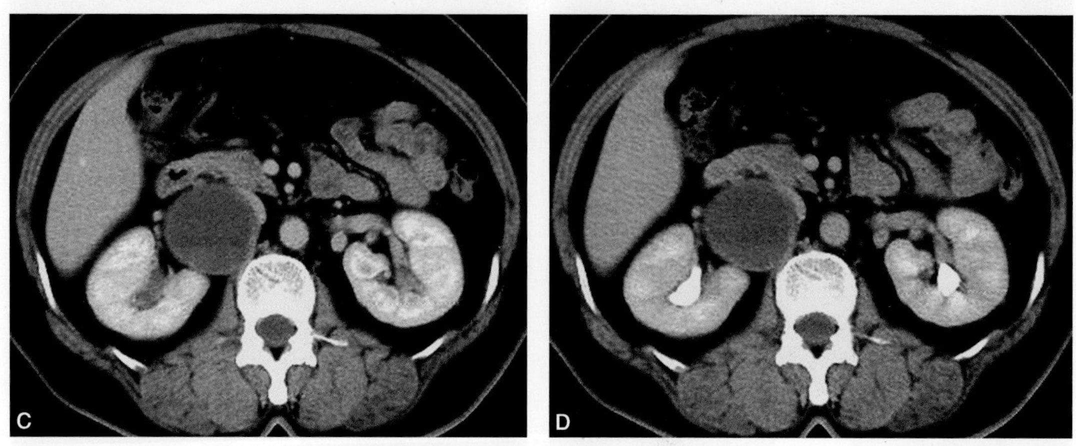


**图 21-2-21 神经鞘瘤(完全囊型)**

A. CT 平扫腹膜后间隙右侧肾门的内前方可见一直径约 50mm 圆形囊性团块,边缘光滑,界线清晰,右肾血管受压向内上方移位,下腔静脉受压向内前方移位;囊壁较厚而均一,呈等密度,囊内密度不均,以低密度为主,背侧可见有高低密度的液-液平面;B ~ D. CT 增强扫描动脉期囊内及囊壁均未见强化,静脉期囊壁较厚而均匀、轻度强化,囊壁内缘光滑,囊腔内无强化,延迟期囊壁持续性强化,强化程度较前增加,强化范围无变化,囊腔内无强化

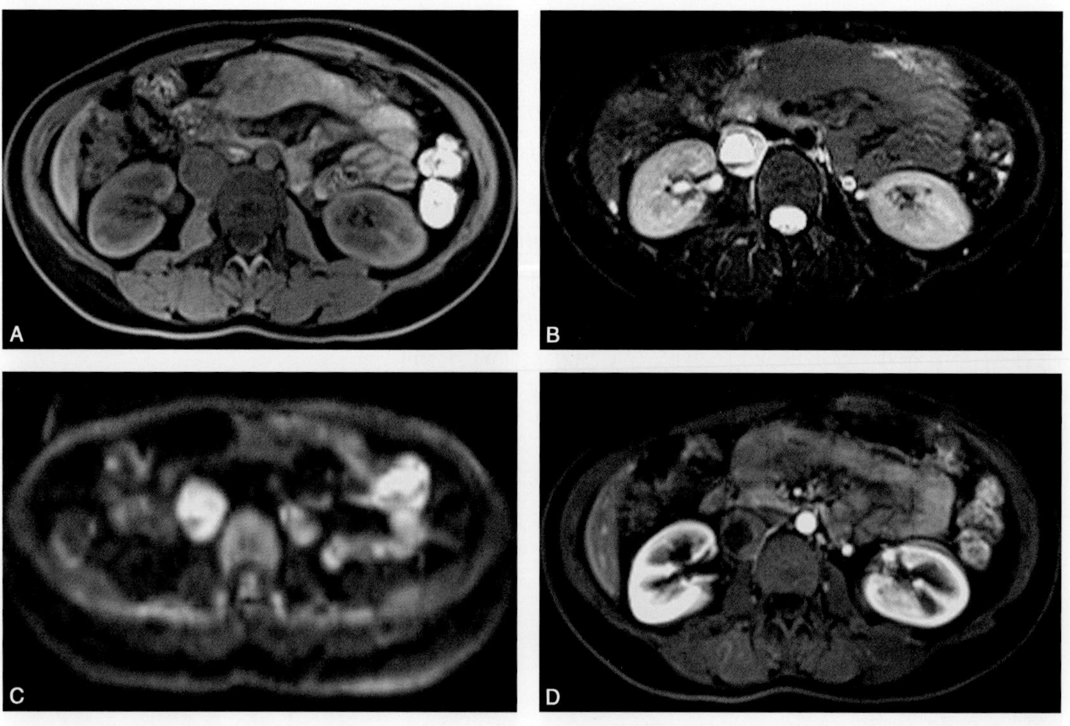

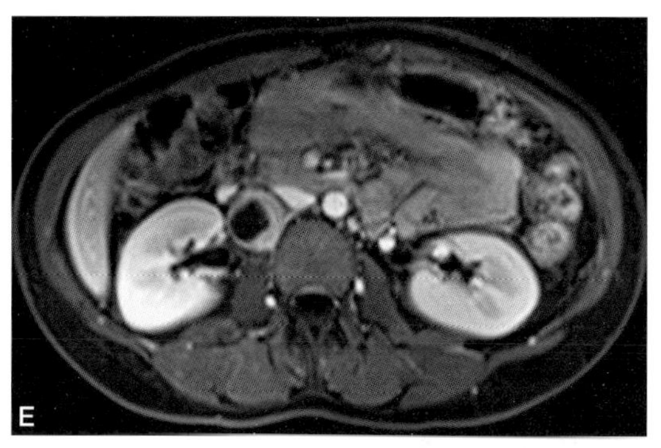

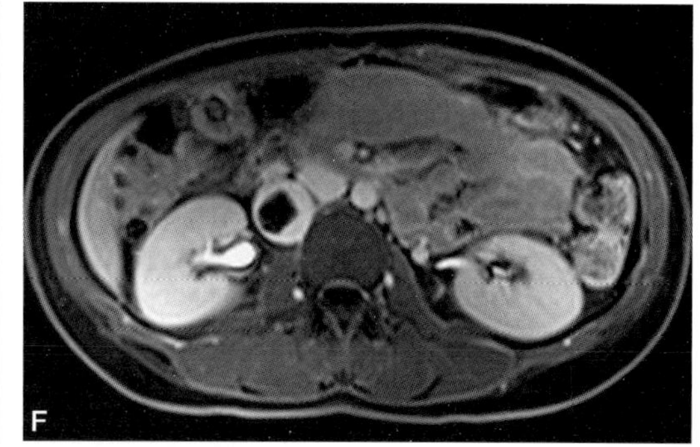

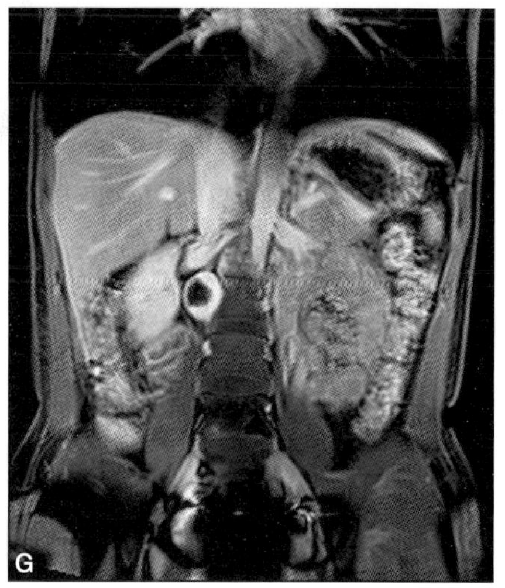

**图 21-2-22　神经鞘瘤（完全囊变型）**

A～C. MRI 平扫脂肪抑制 $T_1$WI 腹膜后间隙右肾门水平可见一直径约 30mm 圆形肿块，边缘光滑，界线清晰，邻近下腔静脉受压变形、轻度向内移位，病变外缘可见环状等信号，内部呈较均匀的低信号；脂肪抑制 $T_2$WI 病变周边呈环状的稍高信号，中心信号更高，近似脑脊液信号，背侧有小的液-液平面；DWI 病变大部呈高信号；D～G. 脂肪抑制 $T_1$WI 增强扫描动脉期病灶周围呈轻度的环状强化，中心囊变区无强化；静脉期囊壁持续性的强化，强化程度较前增加，中心无强化；延迟期，囊壁持续性的强化，强化程度较前增加，呈明显强化，中心无强化

## 四、研究进展及存在问题

由于腹膜后囊性病变发生的原因、部位及周围邻近结构的不同，其临床表现及治疗方法也各不相同，故对其进行准确的临床诊断十分重要。虽然多数腹膜后囊性病变可以在影像检查中显示出来其特有的、对于鉴别诊断十分有价值的影像征象，但是，仍有一些腹膜后囊性病变缺乏特点，需要与其他一系列不同疾病进行鉴别。

（修建军）

## 参 考 文 献

1. Foerster HM, Sengupta EE, Montag AG, et al. Retroperitoneal bronehogenic cyst presenting as an adrenal mass. Arch Pathol, 1991, 115(10): 1057-1059.
2. Govaerts K, Eyken PV, Verswijvel G, et al. A bronchogenic cyst presenting as a retroperitoneal cystic mass. Rare

Tumors, 2012, 4: e13-20.
3. Hisatomi E, Miyajima K, Yasumori K, et al. Retroperitoneal bronchogenic cyst: a rare case showing the characteristic imaging feature of milk of calcium. Abdom Imaging, 2003, 28(5): 716-720.
4. Kim NR, Kim HH, Suh YL. Cutaneous bronchogenic cyst of the abdominal wall. Pathol Int, 2001, 51: 970-973.
5. Macpherson RI. Gastrointestinal tract duplications: clinical, pathologic, etiologic, and radiographic considerations. Radiographics, 1993, 13: 1063-1080.
6. Sington JD, Warren BF, Manek S. Reduplication cyst of appendix with mucinous carcinoma and Mullerian metaplasia: a case report. J Clin Pathol, 2002, 55(7): 551-553.
7. Sumiyoshi K, Shimizu S, Enjoji M, et al. Bronchogenic cyst in the abdomen. Virchows Arch, 1985, 408(1): 93-98.
8. 陈雨强. 腹膜后疾病. 石美鑫主编. 实用外科学(上册). 2 版. 北京. 人民卫生出版社, 2002; 744-746.
9. 杜顺达, 李汉忠, 刘广华, 等. 腹膜后支气管源性囊肿 3 例临床分析. 中华外科杂志, 2005, 43(22): 1476-1477.
10. 莫茵, 田伟. 腹膜后表皮样囊肿 1 例. 中国医学影像技术, 2008, 24(8): 1308.
11. 张久权, 黄学全, 蔡萍, 等. 腹膜后支气管源性囊肿的 CT 表现(附 2 例报告并文献复习). 实用放射学杂志, 2010, 26(2): 288-290.

# 第三节　腹膜后实性肿块

## 一、前　　言

腹膜后实性肿块可以起源于腹膜后脏器结构及间位器官如肝、十二指肠、胰、脾、肾、肾上腺、输尿管等，亦可起源于腹膜后间隙内且在该区域主要脏器之外，本节中主要讨论来源于后者的病变。

## 二、相关疾病分类

腹膜后实性病变种类繁多，可分为肿瘤性与非肿瘤性囊性病变(表 21-3-1)。腹膜后实性肿块，大多数为恶性病变，以淋巴瘤最为多见，其次为转移瘤及原发性肉瘤。很多疾病具有特征性临床和影像学表现：淋巴瘤常多发，密度较为均匀，单个或融合的肿块对称地环绕

**表 21-3-1　腹膜后实性肿块的分类**

| 分类 | 肿瘤性 | 非肿瘤性 |
|---|---|---|
| 常见 | 淋巴瘤、转移瘤、肉瘤、畸胎瘤 | 巨大淋巴结增生<br>侧支血管 |
| 不常见 | 神经鞘瘤<br>副节瘤<br>恶性纤维组织细胞瘤<br>血管外皮瘤<br>神经母细胞瘤 | 副脾<br>腹膜后纤维化<br>感染性或炎性淋巴结 |
| 罕见 | 淋巴管平滑肌瘤<br>胃肠道外间质瘤<br>精原细胞瘤 | 髓外造血 |

在主动脉及(或)下腔静脉周围,相应血管结构正常,管腔通畅。转移瘤常有原发肿瘤史,非对称性分布,病变密度可不均匀。炎性淋巴结,如淋巴结结核,最常累及肠系膜、小网膜以及腹主动脉周围上部的淋巴结,而累及腹主动脉周围下部淋巴结相对较少;结核性淋巴结肿可孤立存在,亦可相邻多个淋巴结融合呈团块,边界多不清楚,密度较均匀,局部可见钙化;增强扫描,结核性淋巴结肿无延迟强化的特点,常呈不规则强化或边缘强化,中心干酪样坏死区无强化。

## 三、相关疾病影像学表现

**1. 巨大淋巴结增生症(Castleman disease)**　又称 Castleman 病、巨大淋巴结增生、血管淋巴性滤泡组织增生、淋巴错构瘤、滤泡性淋巴组织细胞瘤、良性巨淋巴瘤、淋巴组织瘤样增生或巨大出血性淋巴结等,是一种少见的慢性淋巴组织增生性疾病,以原因不明的淋巴结肿大为主要表现。临床上根据病变累及范围,分为局灶型(local)和多中心型(multicentric)。局灶型巨大淋巴结增生症多见于青年及少年,30 岁左右为高发年龄,其中 90% 以上为透明血管型。临床常无典型症状,患者主要以邻近结构和器官的压迫症状或触及肿块就诊,或体检时偶然发现。治疗以手术切除为主,少有复发者。多中心型巨大淋巴结增生症老年人多见,50～60 岁为高发年龄,以浆细胞型为主,可有体重减轻、发热、贫血、高球蛋白症及肾功能不全等全身症状,亦可有腹痛、腰酸不适、不规则腹泻等表现。

CT 平扫局灶型巨大淋巴结增生症常沿腹部的淋巴管分布,大多为孤立性单发软组织结节或团块,伴或不伴卫星结节(肿大的淋巴结)。病变多呈圆形、类圆形,边缘多光滑,局部可见分叶,界限清楚,肿瘤密度多均匀。较大病灶(>5cm)中心可见星形低密度灶,可能由于血管内皮细胞过度增生而使血管腔闭塞,形成纤维瘢痕所致(图 21-3-1);坏死、囊变罕见。约 5%～30% 的可见斑点状、分枝状、弧形、星形钙化,星形或分支样钙化最具特征性,可能是由于肿块内血管透明变性,管壁增厚、管腔闭塞,进而闭塞的血管机化、钙盐沉着,直至完全钙化。病变周围可见迂曲的条状等密度影环绕,为增粗的血管。部分病灶尚可合并有血管畸形,如动静脉瘘等(图 21-3-2);少数病变周围脂肪密度增高。周围血管及器官可受压、推移,无受累征象。多中心型影像学表现无明显特异性,主要表现为一组或多组肿大淋巴结影,密度较均匀。腹部尚可见肝脾增大、腹水等表现。CT 动态增强表现与病理分型有关:透明型因血供丰富,动脉期明显强化(图 21-3-3),强化程度接近动脉强化水平;门脉期和平衡期持续强化,强化程度逐渐减低,与同层面主动脉变化一致。体积较小的肿瘤强化较均匀,较大的肿块动脉期中心可见不规则的星芒状或裂隙状低密度影,门脉期和平衡期范围逐渐缩小或最终完全消失,呈现由外周向中心渐进性强化、逐步填充的增强特点。肿瘤内部及周边可见点条状血管,增强早期较肿瘤其他部分强化明显,呈现所谓的"镶边征"。浆细胞型病理上以大滤泡和滤泡间浆细胞浸润为主,而血管增生较少,动脉期病变一般无强化,静脉期及延迟期病变多呈较均匀的轻中度的缓慢强化。

MRI 平扫病变大多数呈圆形、类圆形,边界清晰,部分可有浅分叶,有时可见线样的包膜;$T_1$WI 病变信号多较均匀,呈等信号或稍低信号,部分病变因有瘢痕或钙化而信号不均匀,在等信号或稍低信号内可见不规则的更低信号灶;$T_2$WI 病变信号多较均匀,呈等或稍高信号,部分病变局部可见由于瘢痕或钙化形成的星形低信号,病灶内有时可见扭曲、扩张的流空小血管。增强扫描早期即可见较明显的强化,病变内及周边可见迂曲的强化血管;有时因钙化或瘢痕,强化可不均匀。静脉期、延迟期病变仍持续性强化,强化程度较前减低,有时可见较薄而完整的包膜。少数病变动脉期可无强化,静脉期及延迟期病变轻度或中度缓慢强化。

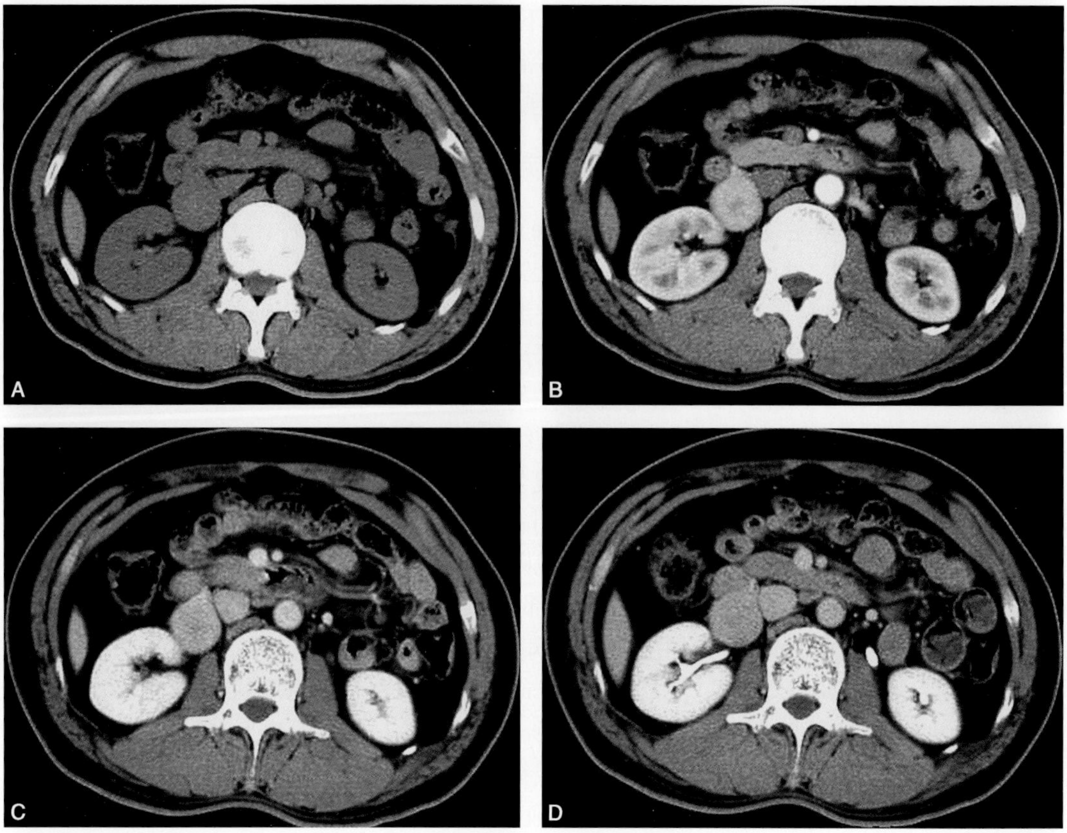

图 21-3-1　透明血管型巨大淋巴结增生症

A. CT 平扫腹膜后右肾门前内侧见一直径约 35mm 圆形团块，密度均匀，CT 值约 32HU，边缘光滑，界限清晰，下腔静脉受压向内轻度移位；B ~ D. CT 增强扫描动脉期病变大部分明显强化，中央见星芒状低密度影，病灶前方可见多发的点条状强化血管灶；门脉期、平衡期病变持续性均匀强化，强化程度较前减低

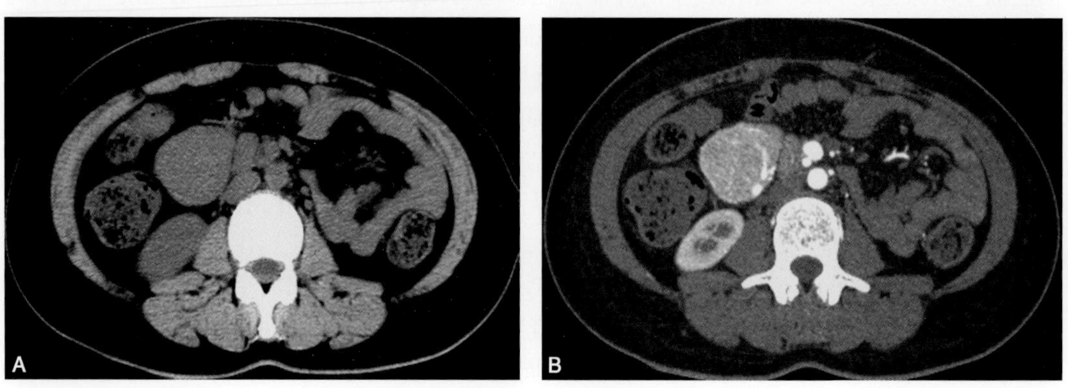

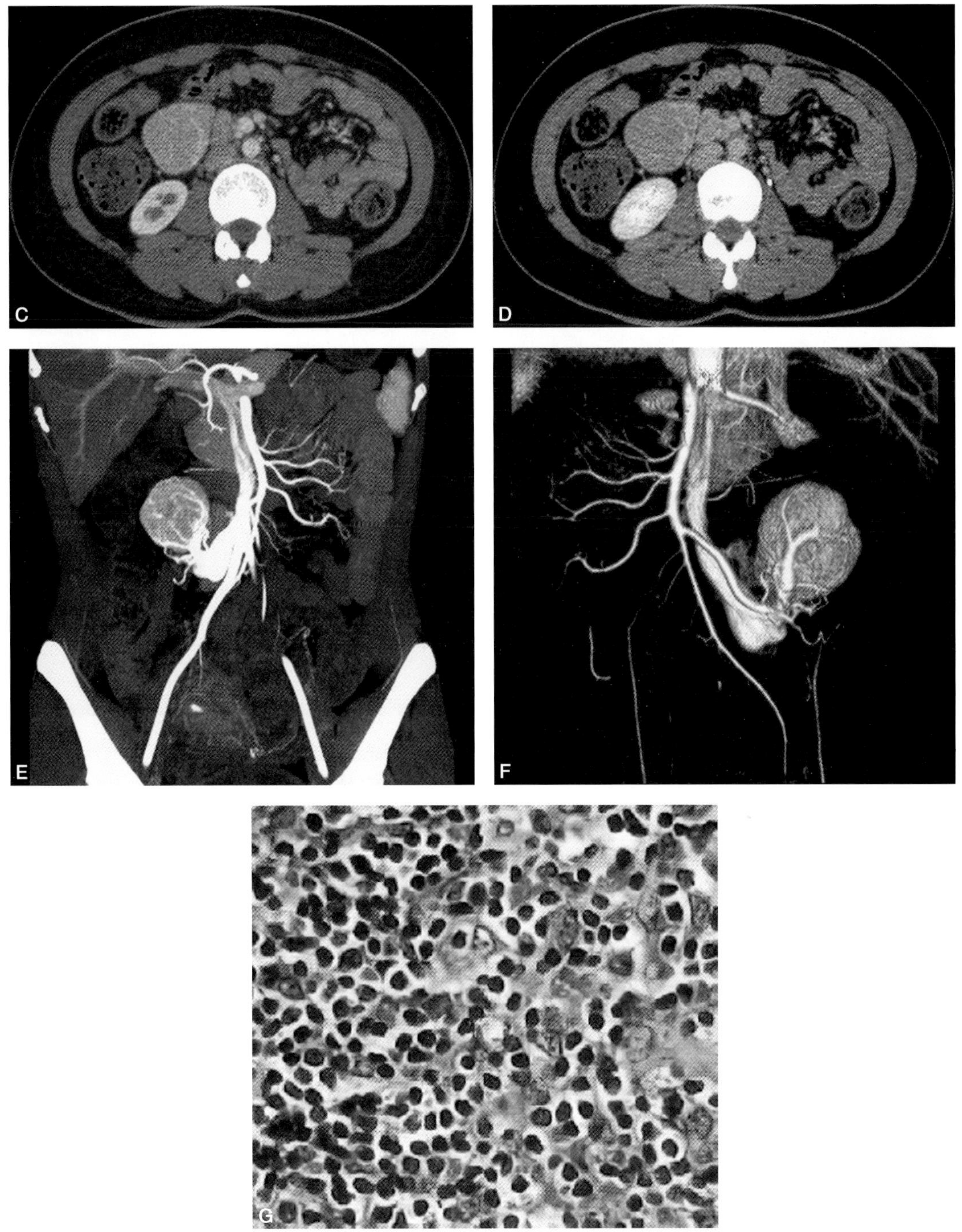


图 21-3-2　透明血管型巨大淋巴结增生症合并肠系膜动静脉瘘

A. CT 平扫腹膜后可见一 20mm×24mm 椭圆形等密度影，密度均匀，CT 值越 38HU，边缘光滑，界限清晰，周围可见数个等密度结节；B～F. CT 增强扫描动脉期病灶明显强化，CT 值约 86HU，病灶周围及内部可见点条状强化血管影，肠系膜上静脉增粗、明显强化，静脉期及延迟期病灶强化趋于均匀，强化程度逐渐减低；MPR、VR 像病变周边可见迂曲动脉及增粗的引流静脉；G. 病理（HE 染色，×100）见淋巴组织增生，可见透明变性的血管

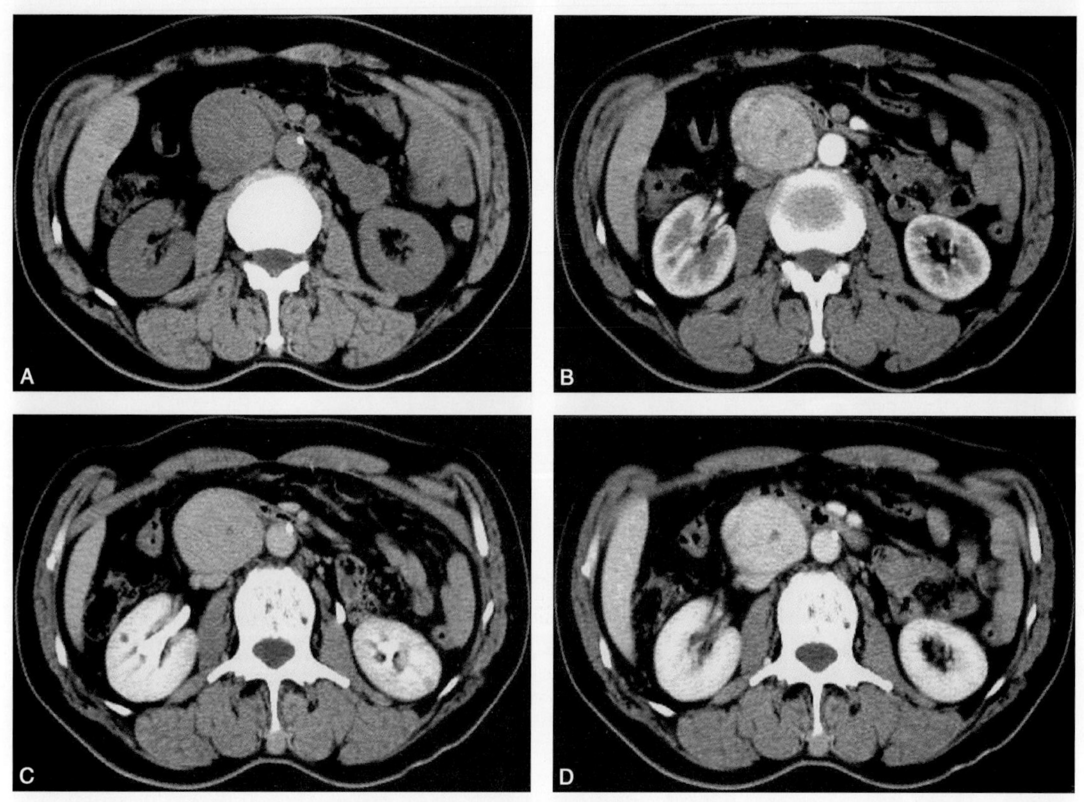


**图 21-3-3　透明血管型巨大淋巴结增生症**

A. CT 平扫腹膜后右肾门水平下腔静脉与十二指肠之间可见一直径约 65mm 团块,边缘光滑,界限清晰,密度较均匀,中心见点状低密度影;B ~ D. CT 增强扫描动脉期病变明显强化,内部及周边可见多发点状高密度影,中心可见一“逗号”样低密度影;门脉期和平衡期肿瘤持续强化,强化程度逐渐降低,中心“逗号”样低密度影范围明显缩小,肿瘤强化趋于均匀,下腔静脉受压变扁,十二指肠受压向前明显移位

**2. 淋巴瘤(lymphoma)**　为淋巴网状系统的系统性恶性增生性疾病,分为霍奇金淋巴瘤和非霍奇金淋巴瘤两大类,二者均可累及淋巴结及淋巴结外组织,但淋巴结外组织受累更多见于非霍奇金淋巴瘤。非霍奇金淋巴瘤多在 50 岁以上发病;霍奇金淋巴瘤好发于 15 ~35 岁,50 岁以后为第二个发病高峰。腹膜后淋巴瘤常有腹部不适、腹痛、腹部包块等腹部症状,若为非单纯性腹膜后淋巴瘤,则可有淋巴瘤的全身症状,如发热、盗汗或体重减轻等。肿瘤早期因瘤体较小,常无临床症状。瘤体增大到一定程度和范围时压迫邻近组织、器官时出现相应的临床症状及体征。

CT 平扫多表现为腹膜后沿大血管分布的界限清晰的单发肿大淋巴结,或多发肿大淋巴结,伴或不伴局部融合(图 21-3-4)。密度均匀,出血、坏死、钙化少见;仅少数大块融合的淋巴结内可有低密度坏死灶。肿瘤区域的血管常被推移或包绕,血管周围脂肪间隙消失,即所谓血管包埋征、淹没征或血管漂浮征,被包绕或推移的血管无管腔狭窄或管壁不规则增厚等征象(图 21-3-5)。增强扫描,动脉期无强化或轻度均匀强化,静脉期病变轻度或中度的持续强化,延迟期病变仍可均匀的持续性的强化,部分病变强化程度稍减低。由多个淋巴结融合成团块的病灶,增强扫描内部仍可有不规则的线样强化的残留包膜或包膜完全消失。少数中央坏死的淋巴结,表现为环形强化(图 21-3-6、图 21-3-7)

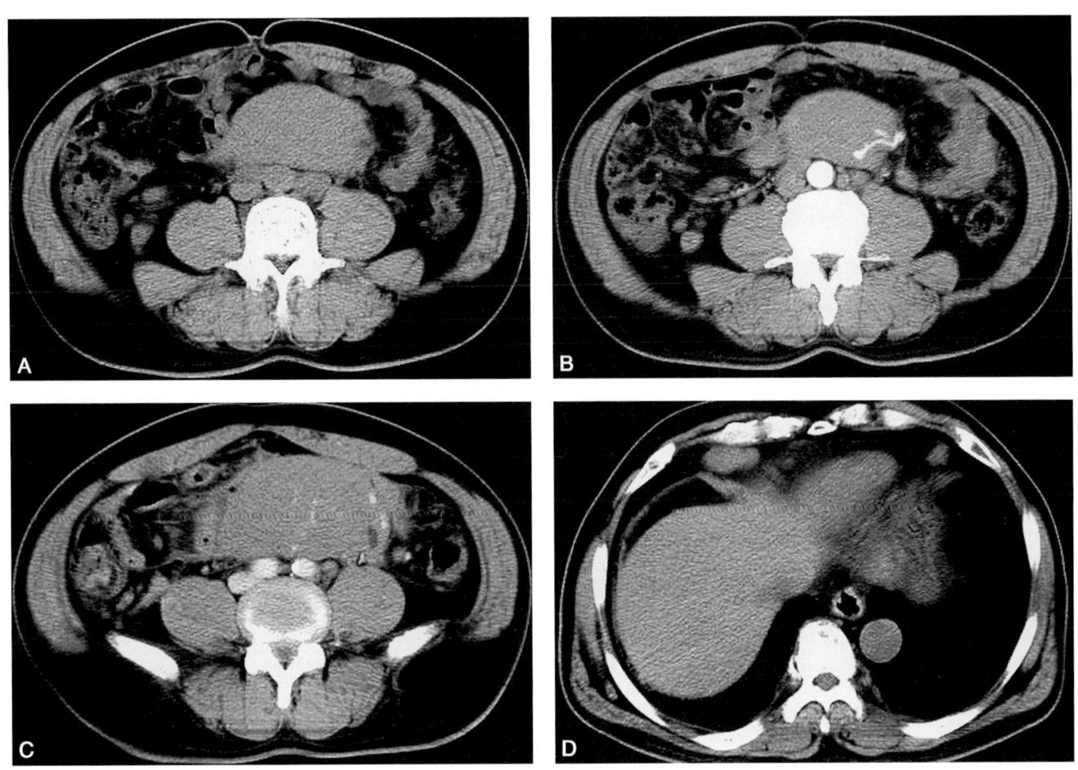

图 21-3-4　套细胞淋巴瘤

A. CT 平扫腹主动脉和髂血管前方可见一形态不规则的软组织团块，呈均匀的等密度，边界清晰；B. CT 增强扫描动脉期血管包绕征，肠系膜下动脉穿过肿瘤，肿瘤轻度强化，强化密度均匀，肠系膜区多发结节影；C. 静脉期髂动脉旁、肠系膜区多发结节影及团块，密度较均匀，局部可见强化的血管影；D. CT 平扫示右侧心膈角区明显肿大淋巴结

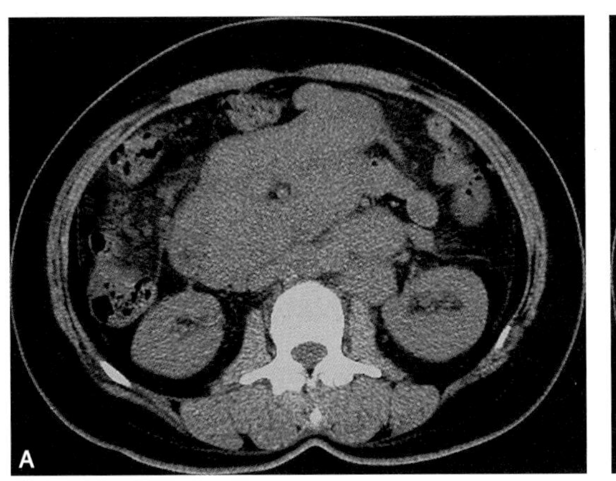

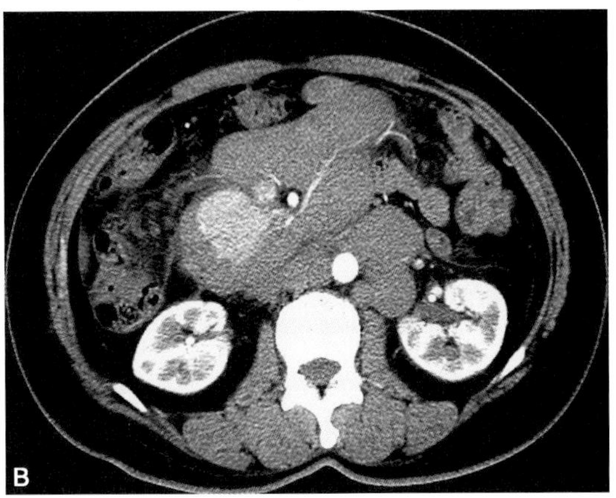

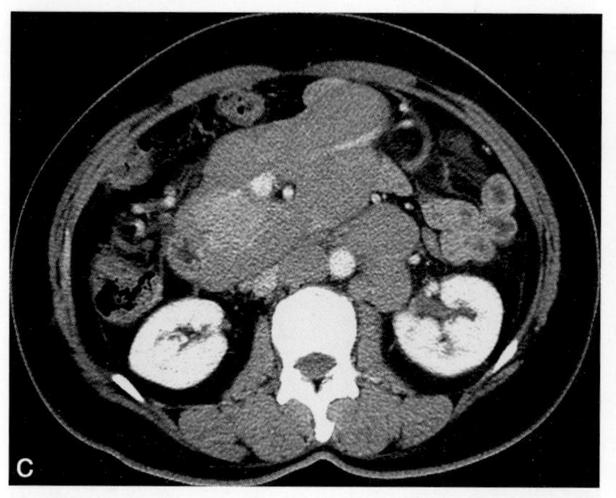
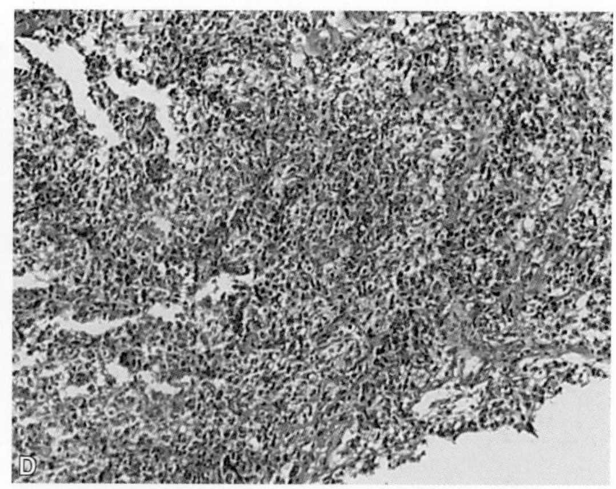

图 21-3-5　滤泡性淋巴瘤

A. CT 平扫门腔间隙、降主动脉旁及肠系膜血管周围可见大小不等结节及团块，边缘清晰，密度均匀，CT 值约 40HU；B、C. CT 增强扫描动脉期病灶均匀轻度强化，CT 值约 54HU；静脉期病变持续性缓慢强化，CT 值约 68HU，左侧肾动静脉及肠系膜上动静脉包埋于病灶内，血管壁光滑、血管腔未见明显狭窄；D. 病理（HE 染色，×100）见淋巴滤泡增生，细胞单一

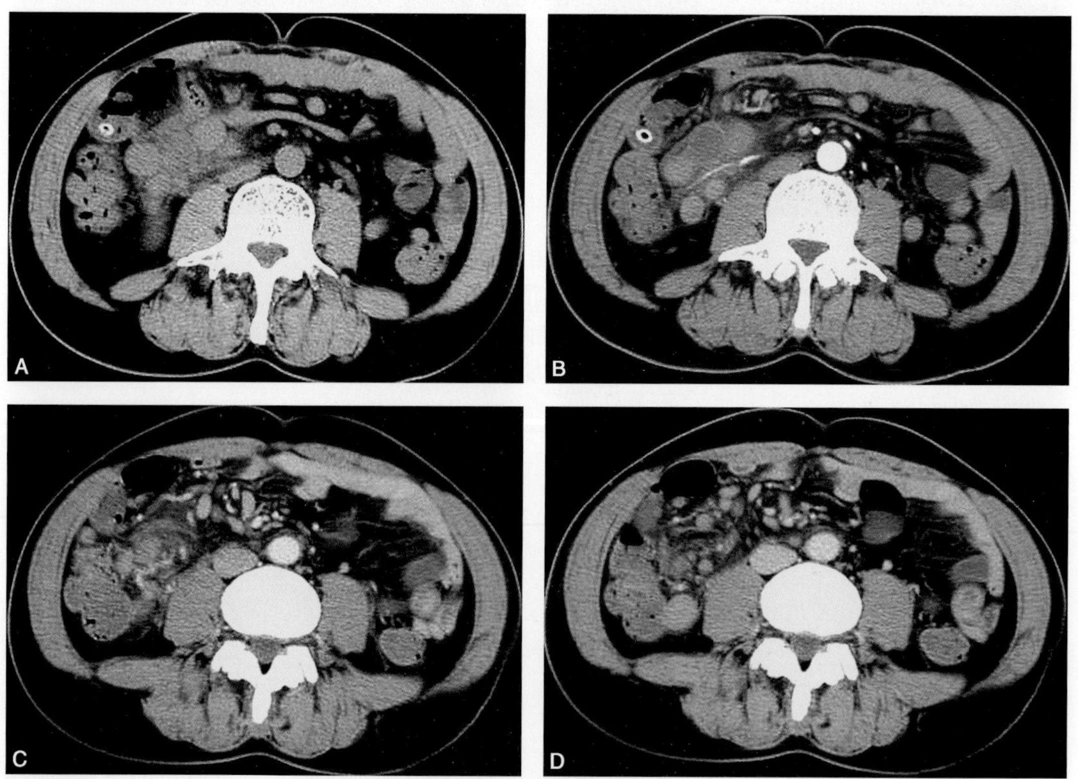

图 21-3-6　套细胞淋巴瘤

A. CT 平扫肠系膜区可见多发的大小不一的结节灶，部分界限不清、融合呈团块，病变呈均匀的等密度，界限不清，周围脂肪密度增高；B ~ D. CT 增强扫描动脉期病变轻度强化，局部可见一环状强化的结节灶，病变内可见包埋于其中的强化血管，血管周围脂肪间隙消失，肠系膜区多发散在大小不等的结节影，边界清晰，强化均匀

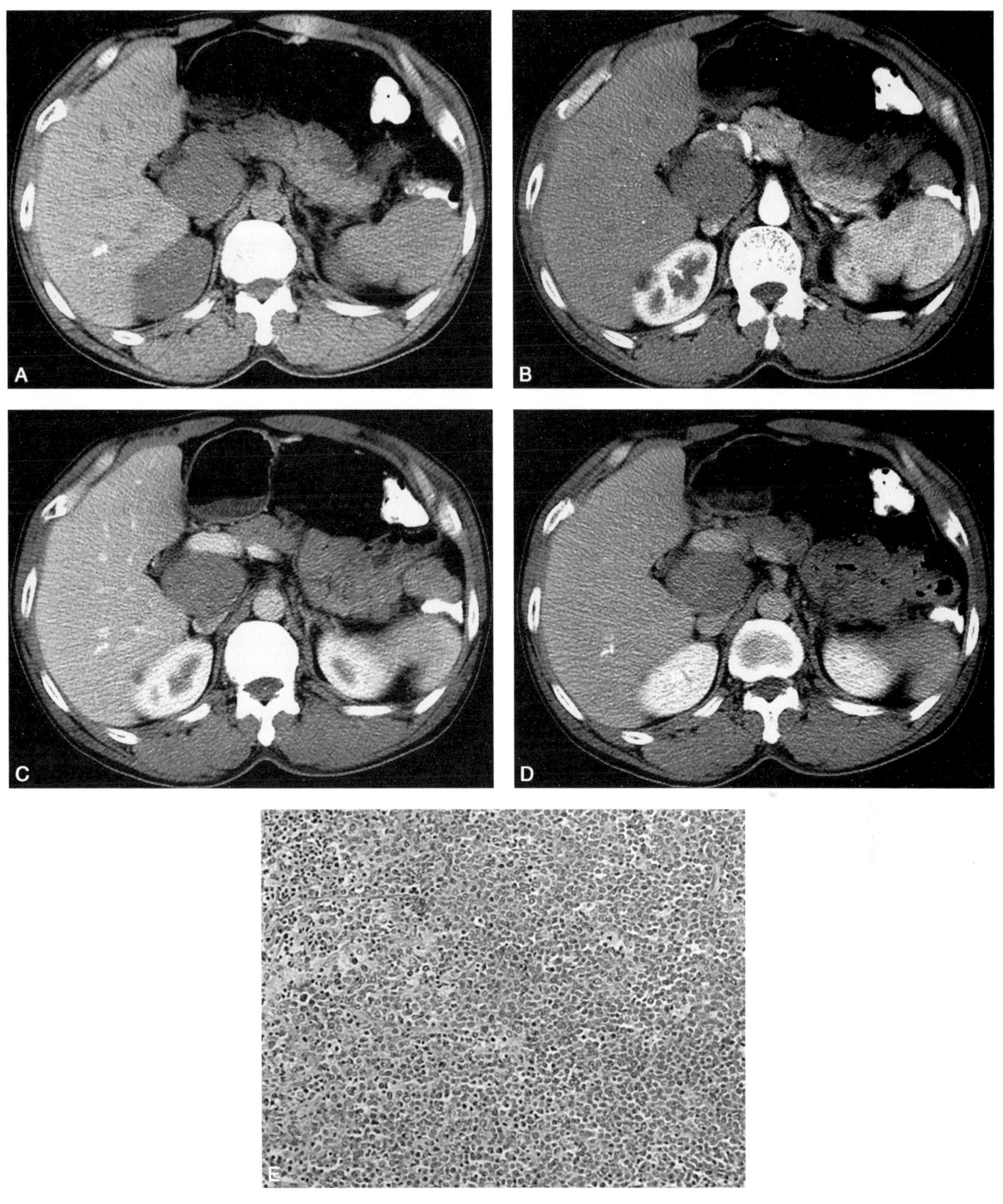

图 21-3-7　淋巴瘤（弥漫性大 B 细胞型）

A. CT 平扫门腔间隙可见一 48mm×56mm 椭圆形稍低密度团块，密度均匀，CT 值约 38HU，边缘光滑，界限清晰；B ~ D. CT 增强扫描动脉期病灶轻度均匀强化，CT 值约 52HU；静脉期及延迟期病变持续性的中等程度强化，CT 值约 64HU，门静脉受压向前移位，血管内壁光滑，管腔无狭窄，下腔静脉受压变形；E. 病理（HE 染色，×100）见淋巴结结构消失，淋巴细胞弥漫单一

MRI 平扫多表现为腹膜后孤立的或多发的结节灶或团块，多发者局部可融合成团块。部分病变信号均匀，$T_1$WI 呈稍低信号或等信号，$T_2$WI 呈较明显的高信号，部分病变信号可不均匀，$T_1$WI 呈等、低混合信号，$T_2$WI 呈较明显的高及等信号混杂。少数病变信号不均匀，$T_1$WI、$T_2$WI 均呈高、低混合信号，但是病变内同一区域的信号在 $T_1$WI、$T_2$WI 上无变化。未经治疗的淋巴瘤钙化或坏死少见。病变内或周围可见被包埋或推移的血管流空信号。增强扫描动脉期无强化或轻度均匀强化，静脉期及延迟期病变呈缓慢的持续强化，强化程度可为轻度或中度，有坏死时强化可不均匀（图 21-3-8）。

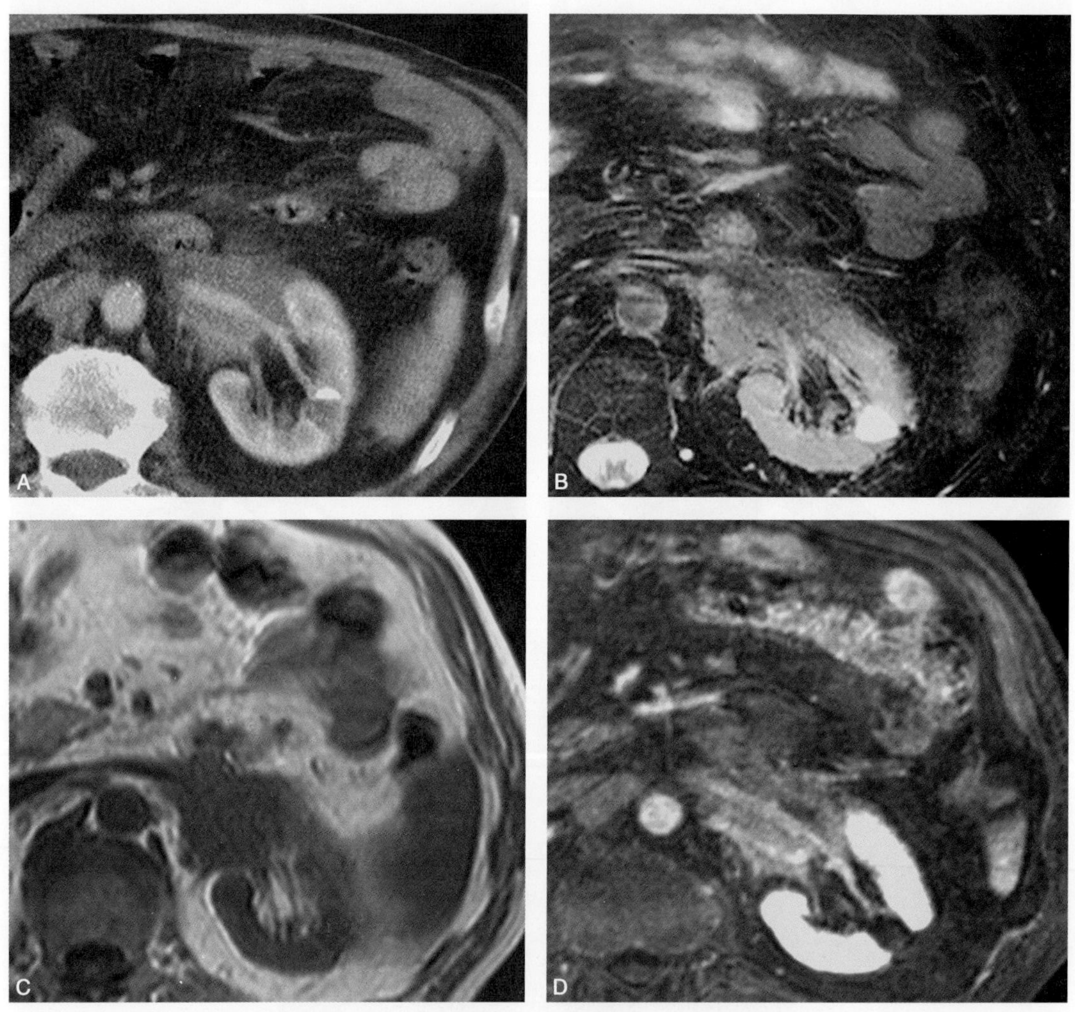


**图 21-3-8　淋巴瘤**

A. CT 增强扫描左侧肾门可见形态不规则软组织团块，增强扫描后轻度强化，肾血管包埋其中，管腔无狭窄，内壁光滑，肾脏内可见类圆形低密度区；B、C. MRI 平扫脂肪抑制 $T_2$WI 病变呈不均匀的稍高信号，与肾脏界限不清，肾内可见均匀的高信号，边缘清晰；$T_1$WI 病变呈较均匀的稍低信号，肾内可见圆形低信号；D. 脂肪抑制 $T_1$WI 增强肾门病变呈不均匀的轻度强化，其内可见强化的血管影，肾内病变无强化

**3. 神经鞘瘤（neurilemmoma）**　又称施万细胞瘤（Schwannoma）或神经膜细胞瘤，是一种起源于胚胎期原始神经嵴的施万细胞或神经膜细胞的良性肿瘤，沿神经膜缓慢生长，挤压

神经轴。可发生在全身任何部位的周围神经鞘膜组织上,原发于腹膜后的较少,约占腹膜后肿瘤的0.5% ~1.2%,常位于腹膜后神经干走行区域,以脊柱旁或肾脏内侧相对多见,与腰大肌关系密切,肿瘤较大可引起周围组织的推压移位。多见于20~50岁,无性别差异。临床表现缺乏特异性,肿瘤较小时,一般无明显临床症状;但肿瘤较大时累及或压迫邻近组织时可出现相应的临床表现:肿瘤位于盆腔可表现为盆腔内的质硬的团块,有时伴有下腹部的隐痛;压迫直肠出现排便次数增多,大便变形,甚至排便困难;压迫坐骨神经出现下肢阵发性疼痛;压迫输尿管出现肾盂积水现象;压迫静脉及淋巴管可引起下肢水肿。

神经鞘瘤的影像学表现与肿瘤内富细胞区和细胞稀疏区分布、比例有关,富细胞区位于肿瘤中央而细胞稀疏区位于边缘时,形成"靶征"。根据影像学表现的不同,可将神经鞘瘤分为实质型、囊实型和完全囊变型。完全实性型神经鞘瘤CT平扫多密度不均匀,中心密度稍高、外周密度稍低,或中心密度稍低、外周密度稍高,或高低密度交叉分布、无明显优势区域,高低密度区无明确分界;增强扫描动脉期多数肿瘤平扫时的稍高密度区多轻度、中度的不均匀强化,明显强化者少见,局部可见点条状强化的血管影;平扫时的稍低密度区强化不明显;二者分界不明确。静脉期,平扫时的稍高密度区持续性增强,多为中度或明显强化,强化范围较前扩大,仍可见点条状强化的血管影;平扫时的低密度区仍无强化,或稍微强化;二者分界模糊或清晰。延迟期,平扫时的稍高密度区强化趋于均匀,强化程度与前相似或继续增加;平扫时的低密度区仍无强化,或稍微强化;二者分界较清晰。少数完全实性的肿瘤可呈较均匀的低密度,增强扫描后多为不均匀的持续性强化,均匀强化者少见;动脉期肿瘤无强化,或强化不均、见片絮状轻度强化;静脉期肿瘤呈不均匀的轻度至中度强化,强化范围有所扩大,强化程度较前增加;延迟期肿瘤仍呈不均匀持续性强化(图21-3-9)。MRI平扫$T_1$WI肿瘤呈均匀的低信号,$T_2$WI肿瘤信号可呈均匀的高信号,或信号不均匀呈等及高混合信号;增强扫描后肿瘤可呈轻度至中度的进行性延迟强化,动脉期肿瘤局部可见线条状或片状较明显强化,静脉期或延迟期趋于均匀强化(图21-3-10)。

**4. 神经母细胞瘤(neuroblastoma,NB)** 起源于交感神经链和肾上腺的神经嵴细胞,1/3发生于腹腔和盆腔脊柱旁交感神经丛或骶前区。肿瘤形态不规则,可呈哑铃状跨神经孔生长,沿硬膜外间隙播散。多发生在10岁以下,成人罕见,80%发生于5岁前,35%发生于2岁前,男性略多。临床表现复杂多样,多表现为贫血、易出汗、发热、腿疼、腹痛、腹胀等。

CT平扫肿瘤形态多不规则,边缘可见分叶,少部呈类圆形,大部分界限不清、跨中线生长。肿瘤密度多不均匀,常有坏死、出血和钙化;少数肿瘤密度均匀。钙化多见,呈斑点样或条索状,散在或弥漫性分布(图21-3-11)。肿瘤可压迫、包绕邻近血管等结构。增强扫描后呈不均匀的轻中度强化,坏死、液化区无强化。动脉期肿瘤实性区域可轻度强化或无强化;静脉期肿瘤实性区域持续性强化,强化程度较前增加,坏死区无强化(图21-3-12)。

MRI平扫肿瘤多呈类圆形或不规则的分叶状,界限多不清晰,有时可显示完整或不完整的包膜。因坏死、钙化、出血,肿瘤信号多不均匀,$T_1$WI以低信号为主,有时可见不规则的更低信号的钙化灶,$T_2$WI肿瘤呈等、高混合信号,有时可见不规则的低信号。肿瘤多推压及完全包绕邻近血管等结构,MRI可清晰显示肿瘤侵犯椎体、破坏椎弓根、压迫脊髓及椎管内沿硬膜外间隙播散等改变。增强扫描动脉期肿瘤实性区域可轻度或较明显强化,坏死、钙化、出血区无强化,静脉期肿瘤实性区域持续性强化,强化程度较前增加(图21-3-13)。

**5. 胃肠道外间质瘤(extra-gastrointestinal stromal tumor,EGIST)** 指组织形态、免疫表型等与胃肠道间质瘤相似但起源于腹膜后软组织的且与肠壁或内脏浆膜面无关的一类肿

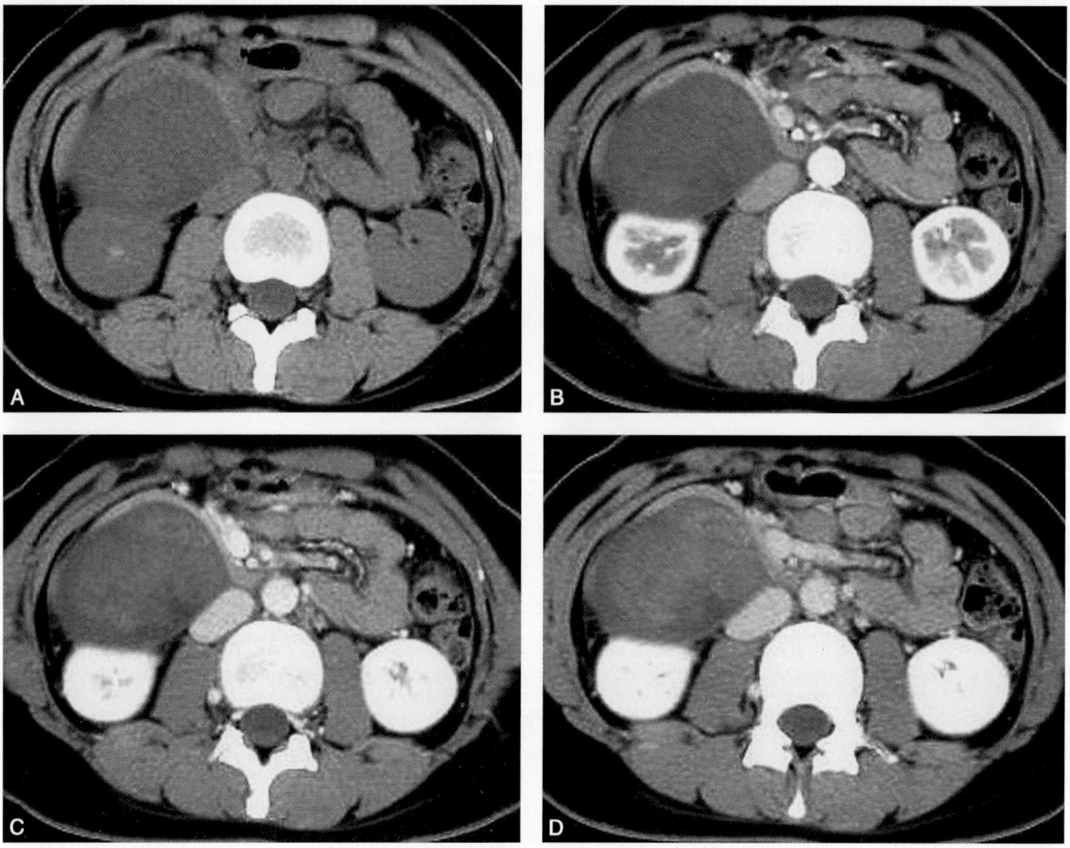

**图 21-3-9　神经鞘瘤(完全实性型)**

A. CT 平扫腹膜后间隙右肾前方可见一 51mm×72mm 椭圆形团块,边缘光滑,分界清晰,近十二指肠受压向前及内侧移位,病变中心可见云絮状边缘不清的等密度影,周围密度较低;B ~ D. CT 增强扫描动脉期病变中心云絮状等密度影轻度强化,外周强化不明显;静脉期病变中心云絮状等密度影持续性强化,强化程度较前明显,CT 值 48 ~ 68HU,外周强化不明显;延迟期病变中心云絮状等密度影持续性强化,强化程度较静脉期明显,CT 值 58 ~ 81HU,外周强化不明显

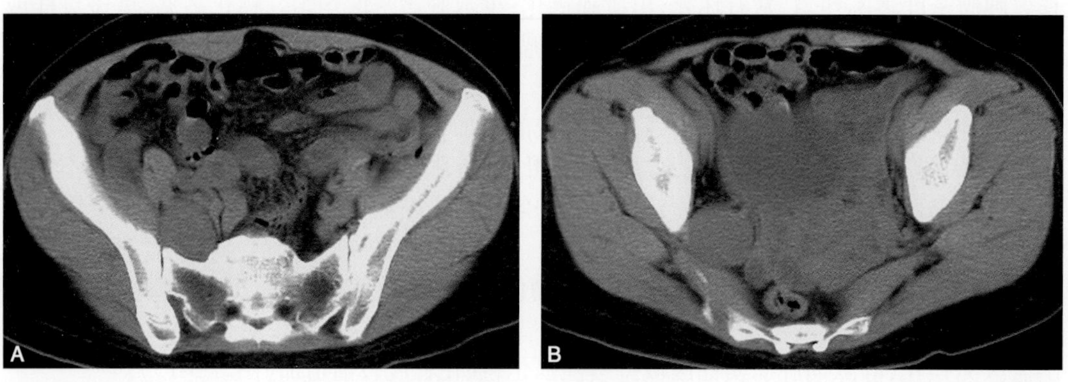

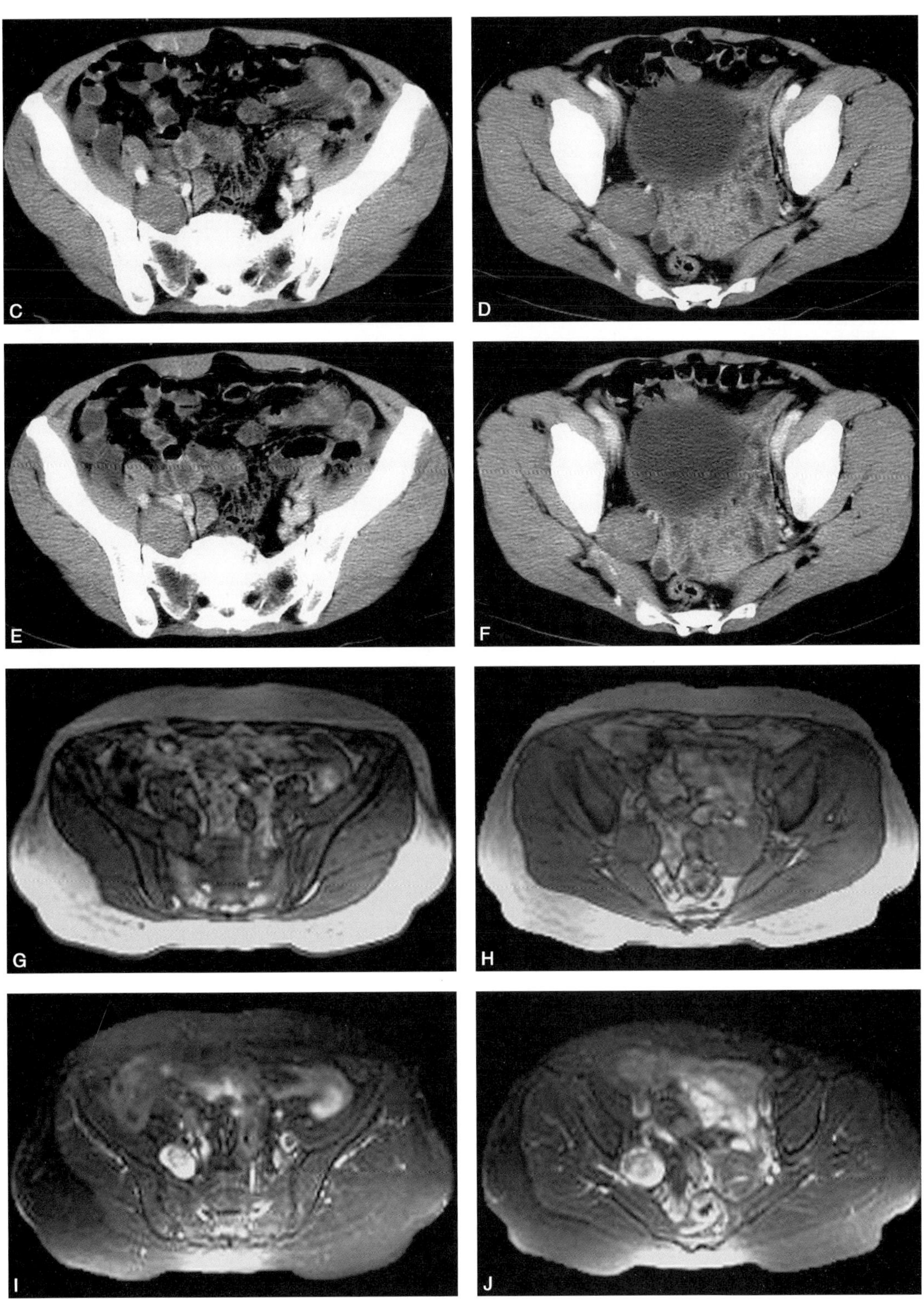
C
D
E
F
G
H
I
J

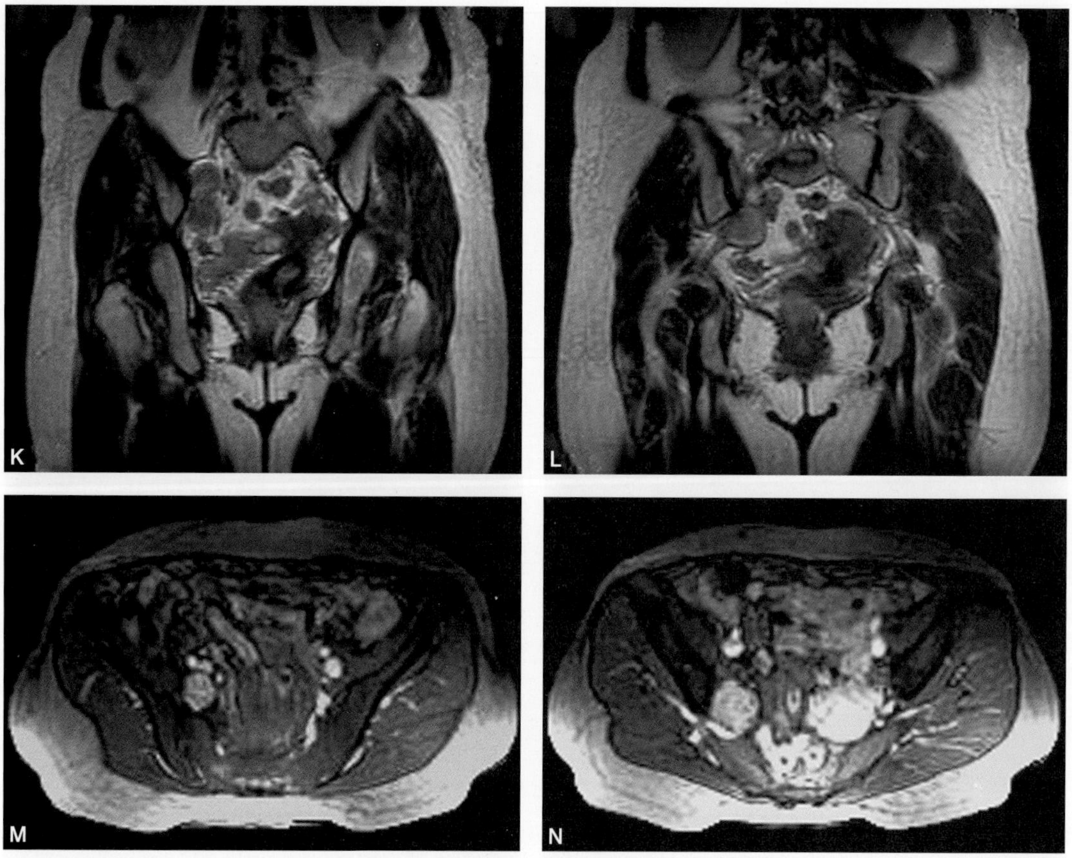

图 21-3-10　神经鞘瘤（完全实性型）

A、B. CT 平扫右侧髂骨及坐骨切迹内侧坐骨神经走行区见一 36mm×32mm×52mm 大小的哑铃形的软组织团块，边缘光滑，界限清晰，髂骨未见明显骨质吸收及破坏征象，髂血管轻度受压推移；病变密度均匀，CT 值约 33HU；C～F. CT 增强扫描动脉期病变不均匀的轻度强化，中心可见斑片状或环状的轻度强化区，强化程度较外周明显；静脉期病变强化不均匀，中心可见斑片状、环状强化区，强化程度进一步增加，外周强化不明显；G～N. MRI 平扫 $T_1$WI 病变信号不均匀，外周信号稍高于中心的信号，$T_2$WI 病变呈不均匀的混杂信号，外周为环状高信号，中心为不规则的等信号，MRI 增强扫描病灶呈不均匀明显强化

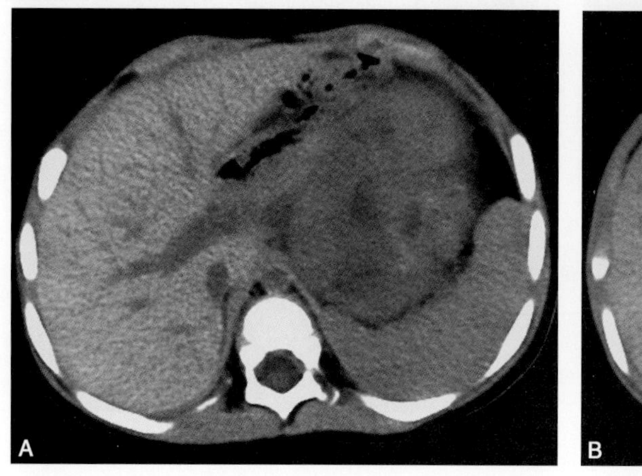


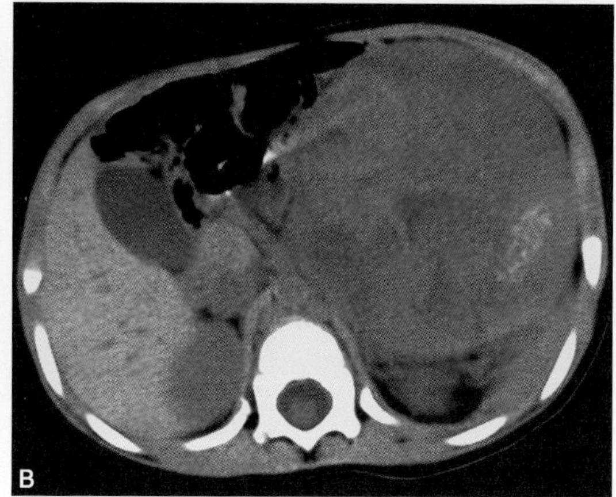

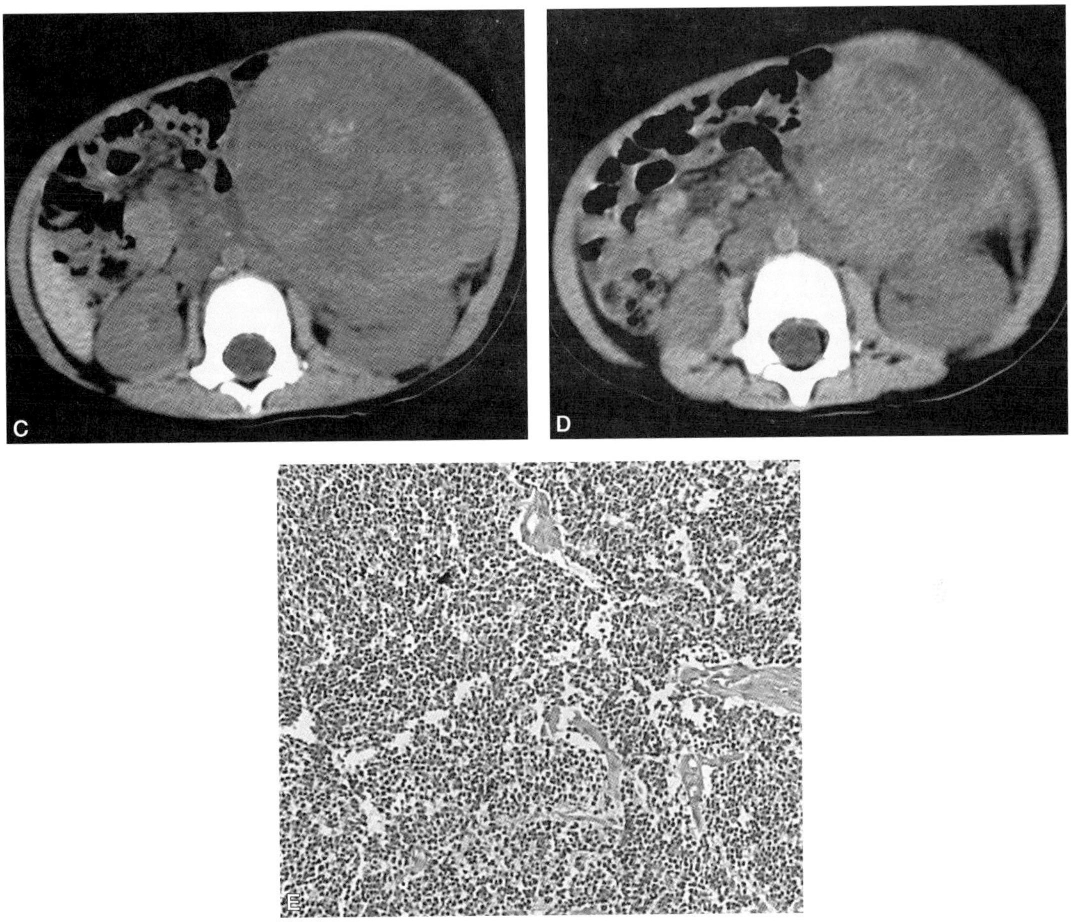

**图 21-3-11　神经母细胞瘤**

A ~ D. CT 平扫右侧腹腔内可见一直径约 80mm 巨大类圆形团块，边缘光滑，界限清晰，密度不均匀，CT 值 20 ~ 50HU，其内可见点片状钙化及不规则的低密度坏死区，CT 值约 20HU；E. 病理（HE 染色，×100）见小圆细胞弥漫状排列，有纤维间隔，可见菊形团

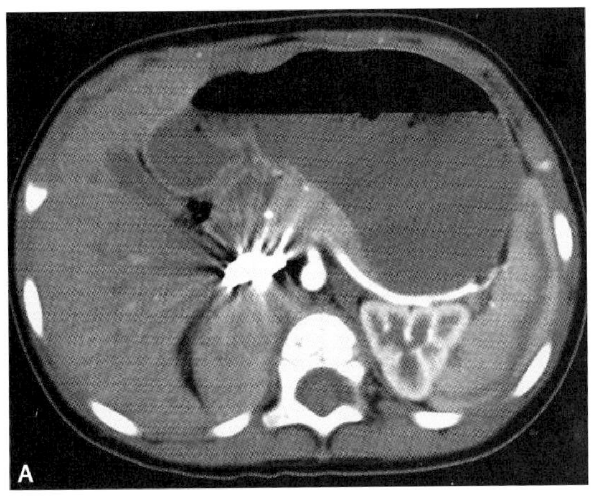


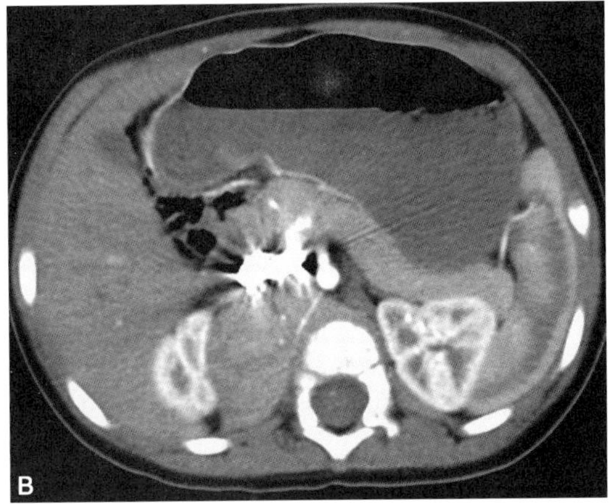

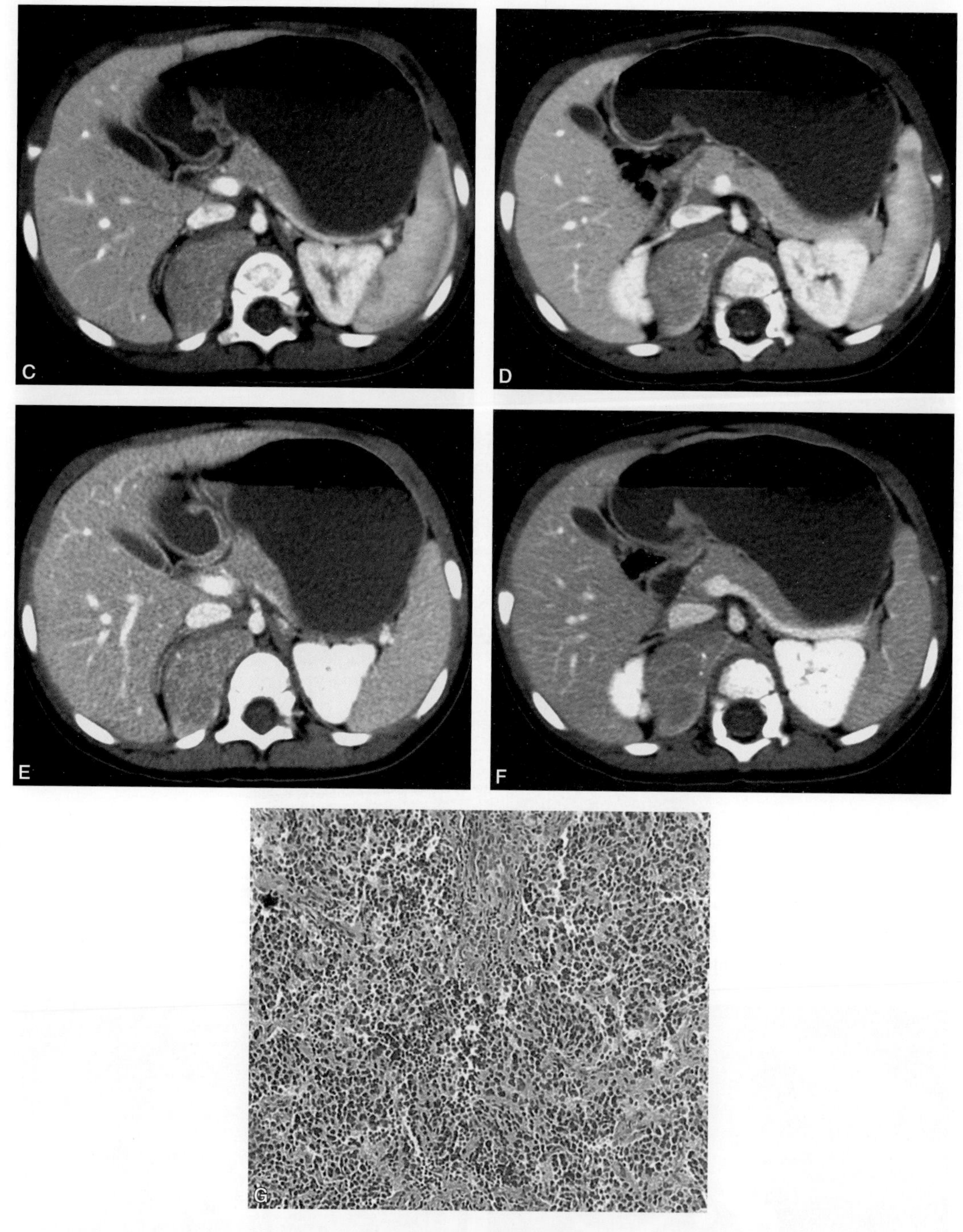


**图 21-3-12　神经母细胞瘤**

A～F. CT 增强扫描腹膜后脊柱右侧可见一不规则软组织团块，边缘光滑，界限清晰，邻近肾脏及肾上腺受压、向外侧移位；动脉期肿瘤呈明显较均匀强化，CT 值约 103HU，其内有点状钙化灶；静脉期肿瘤仍持续的明显强化，CT 值约 161HU；延迟期肿瘤强化程度较前减低，CT 值约 142HU；G. 病理（HE 染色，×100）见小圆细胞弥漫状排列，部分呈片状，可见菊形细胞团

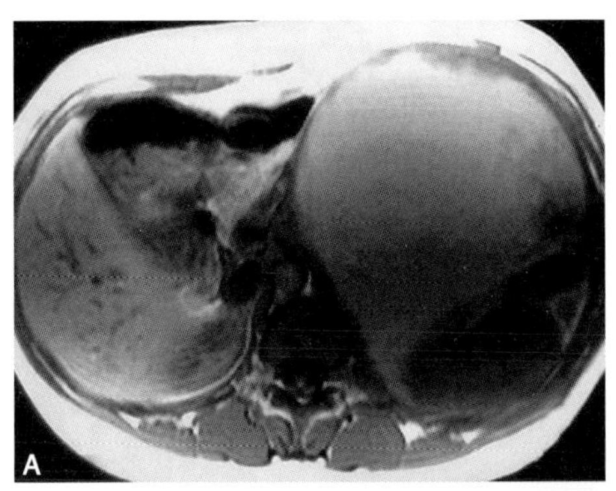


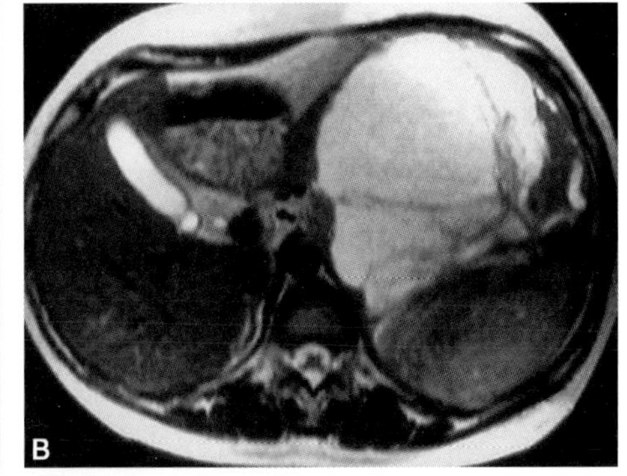


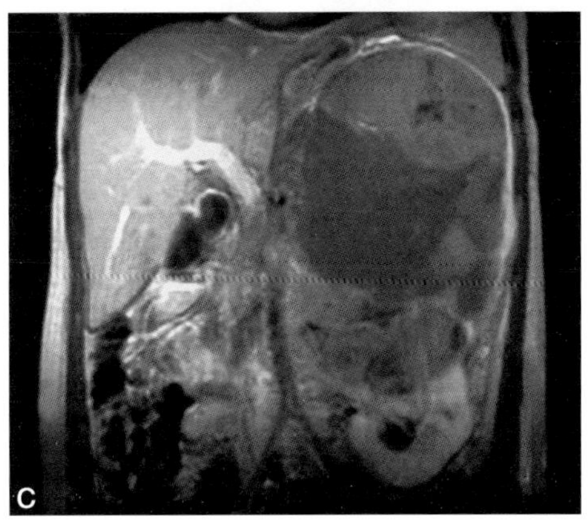


**图 21-3-13　神经母细胞瘤**

A、B. MRI 平扫 $T_1$WI 左侧腹膜后可见一巨大团块，边缘光滑，界限清晰，信号不均匀，前部呈不均匀的稍高信号（出血、坏死），后部信号较低，$T_2$WI 肿瘤信号不均匀，前部呈明显高信号，内伴有飘带样稍高信号，后部信号稍低；C. MRI 增强扫描 $T_1$WI 冠状位肿瘤呈不均匀中等程度强化，中心及边缘可见不规则的无强化区，同侧肾脏明显受压、向下移位

瘤。发生于胃肠道外的间质瘤比较少见，占腹部软组织肿瘤的 4% ~7%。可发生于任何年龄，40 岁以上中老年人多见，无明显性别差异。肿瘤体积较小时，通常不引发临床症状，一般肿块巨大时才产生明显临床症状，主要症状与体征表现为腹部肿块、腹痛和腹胀、消瘦、腰背痛等，很少出现胃肠道间质瘤常伴发的消化道出血和梗阻症状，系因胃肠道外间质瘤起源于腹腔或腹膜后腔的软组织，病变与肠壁或内脏浆膜面不直接相连之故。

CT 平扫多表现为腹膜后体积较大的软组织团块，呈球形或分叶状，界限多清晰。肿瘤密度多不均匀，以等/低密度为主，伴有多发的类圆形或形态不规则的低密度的囊变、坏死区，钙化少见。肿瘤多以肝脏和腹膜转移为主，一般不伴腹腔及腹膜后淋巴结转移，腹水少见。增强扫描后表现复杂多样：部分肿瘤动脉期即可呈不均匀的明显强化，内有迂曲的肿瘤血管；静脉期肿瘤实性区域持续性强化，液化、坏死区无强化。部分肿瘤动脉期呈不均匀的轻度或中度强化；静脉期肿瘤持续性强化，强化程度较前明显（图 21-3-14）。少数肿瘤强化程度较低，动脉期及静脉期均呈不均匀的轻度强化；肿瘤体积较小时，增强扫描后可呈均匀的中度或明显强化。

MRI 平扫多呈圆形或椭圆形，界限清晰，边缘有时可见包膜，呈线样长 $T_1$ 稍短 $T_2$ 信号。肿瘤内部信号不均匀，$T_1$WI 以等或稍低信号为主，伴有圆形或不规则的低信号，有出血时可为高信号；$T_2$WI 以稍高信号为主，内部囊变、坏死可呈更高信号。肿瘤多压迫周围肠管及组织结构致其移位，较少侵犯周围组织，很少发生周围淋巴结转移。增强后动脉期呈不均匀的

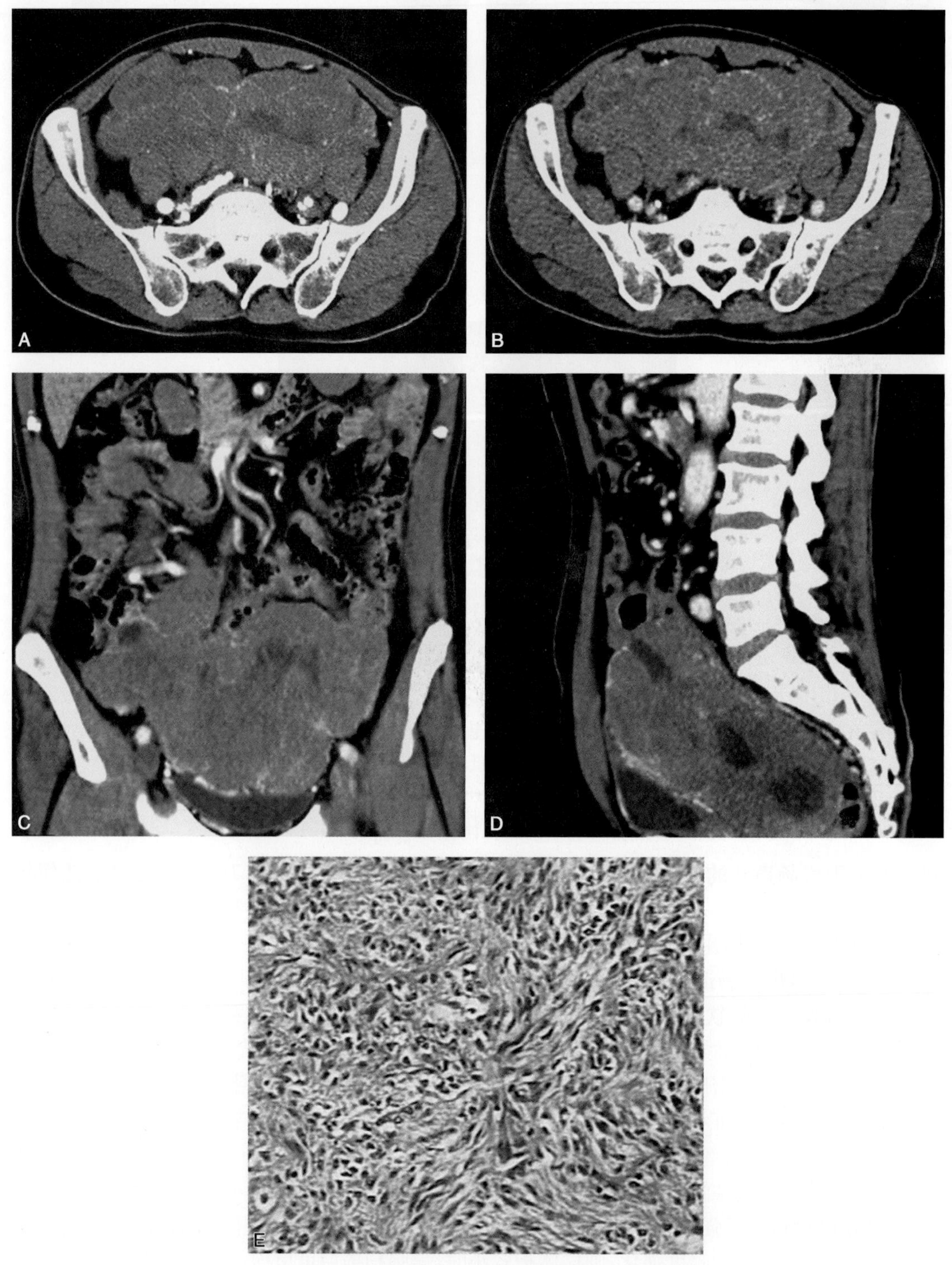


**图 21-3-14 腹膜后间质瘤**

A～D. CT 增强扫描盆腔内可见形态不规则软组织团块，边缘可见分叶，动脉期病变轻度不均匀强化，内有片状不规则的无强化区及迂曲强化血管影；静脉期病变持续性强化，强化程度较前增加；E. 病理可见肿瘤细胞呈梭形，核染色深，有异型，免疫组化染色 CD117(+)

轻度或中度强化,静脉期较动脉期强化稍显著,坏死、囊变区无强化(图 21-3-15,图 21-3-16)。部分肿瘤动脉期即呈不均匀的明显强化,内有迂曲的肿瘤血管;静脉期肿瘤实性区域持续性强化,液化、坏死区无强化。少数肿瘤强化程度较低,动脉期及静脉期均呈不均匀的轻度强化。肿瘤体积较小时,增强扫描后可呈均匀的中度或明显强化。

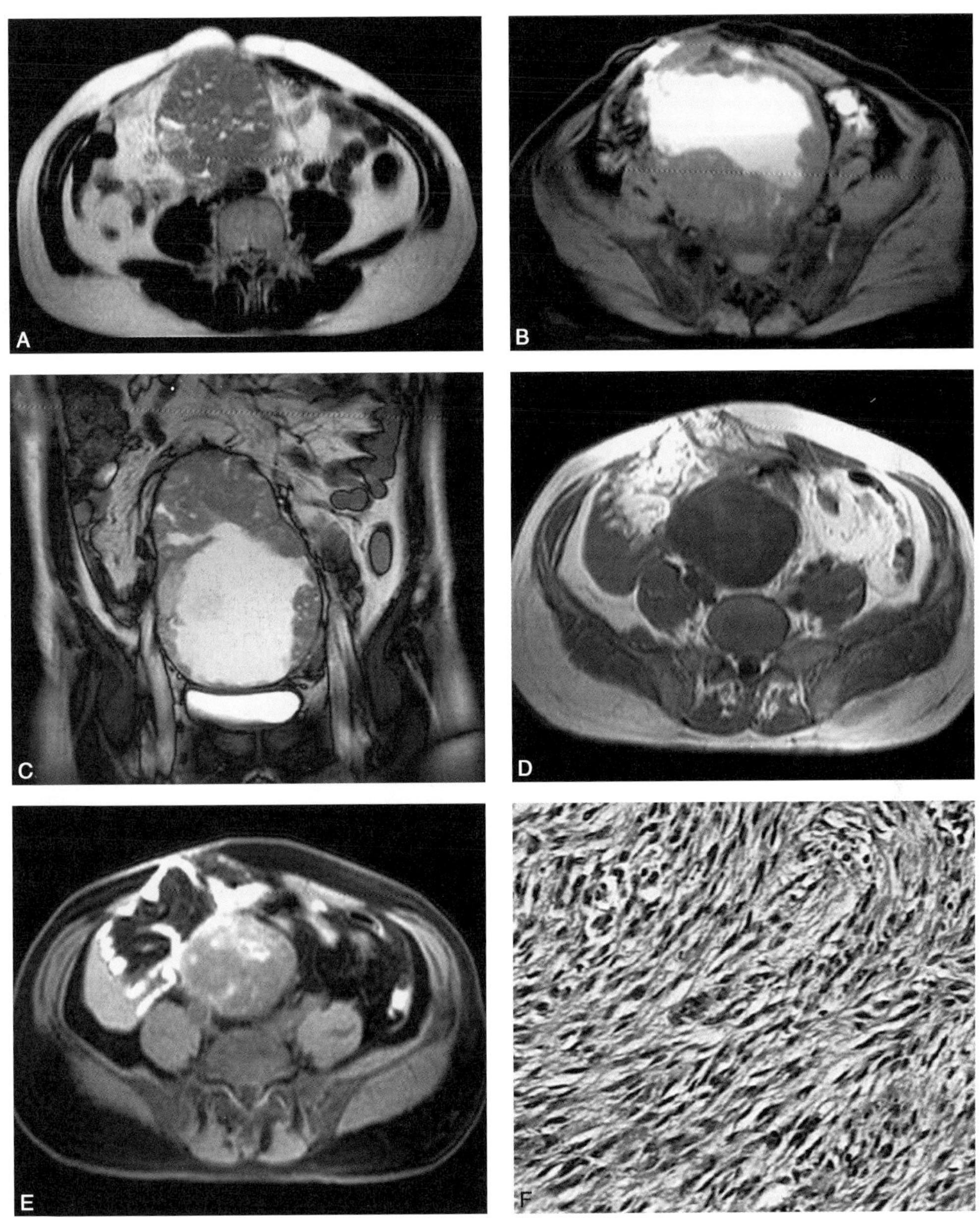


**图 21-3-15　腹膜后间质瘤**

A ~ E. MRI 平扫盆腔内可见一类圆形软组织团块,边缘光滑,界限清晰,邻近结构受压移位,$T_2$WI 病变以等信号为主,内夹杂有小圆形及大片状高信号区,$T_1$WI 呈等及稍低的混合信号,脂肪抑制 $T_1$WI 病变信号较 $T_1$WI 无降低;F. 病理(HE 染色,×100)可见肿瘤细胞呈梭形,核染色深,有异型,免疫组化染色 CD117(+)

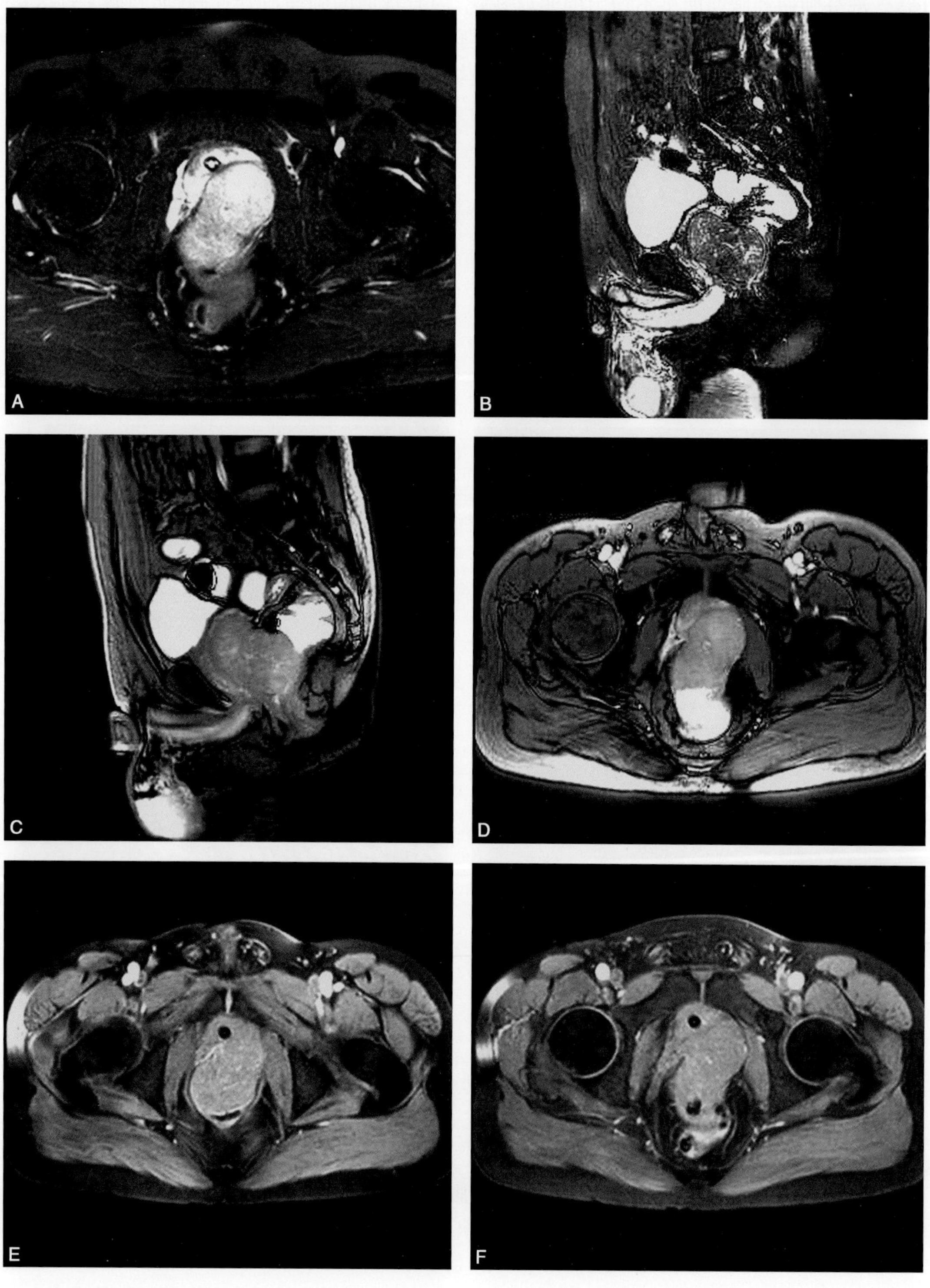
A
B
C
D
E
F

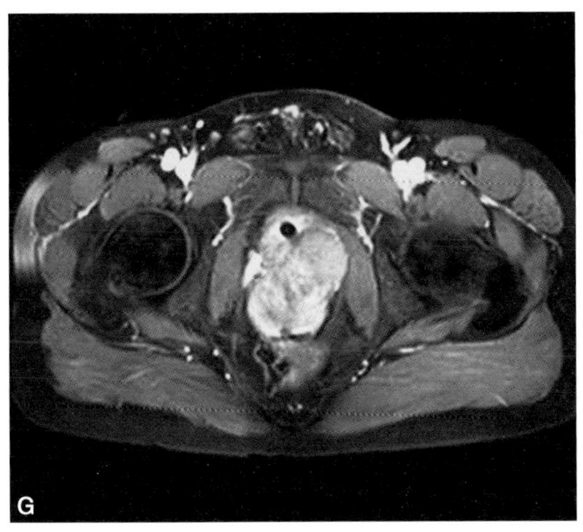


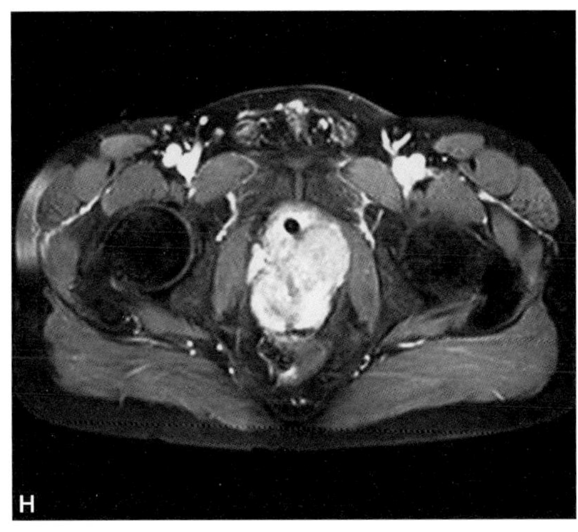


**图 21-3-16　腹膜后间质瘤**

A～D. MRI 平扫示盆腔内直肠与膀胱之间椭圆形软组织团块，边缘光滑，界限清晰，邻近结构受压移位；病灶信号不均匀，以稍高信号为主，内见约数毫米多发圆形或类圆形或小片状高信号囊变区；E～H. 脂肪抑制 $T_1$WI 增强扫描动脉期病变轻度强化，边缘及内部可见迂曲血管影，静脉期、延迟期病变持续性强化，强化程度较前增加

（王其军）

## 参 考 文 献


1. Bucher P，Chassot G，Zufferey G，et al. Surgical management of abdominal and retroperitoneal Castleman's disease. World J Surg Oncol，2005，3：33.
2. Molina I，Seamon LG，Copeland LJ，et al. Reclassification of leiomyosarcoma as an extragastrointestinal stromal tumors of the gynecologic tract. Int J Gynecol Pathol，2009，28（3）：458-463.
3. Nishino M，Hayakawa K，minami M，et al. Primary Retroperitoneal Neoplasms：CT and MR Imaging Findings with Anatomic and Pathologic Diagnostic Clues. RadioGraphics，2003，23（1）：45-57.
4. Park SS，Min BW，Kim WB，et al. Malignant extragastrointestinal stromal tumors of retroperitoneum. Acta Oncol. 2005，44（5）：497-499.
5. Poole PS，Chang EY，Santillan CS. Case 172：retroperitoneal castleman disease（Hyalin Cascular Type）. Radiology，2011. 260（2）：601-605.
6. Rosenkrantz AB，Spieler B，Seuss CR，et al. Utility of MRI features for differentiation of retroperitoneal fibrosis and lymphoma. AJR Am J Roentgenol，2012. 99（1）：118-126.
7. Wang LY，Jiang TA，Teng XD，et al. Multicentric hyaline-vascular Castleman's disease in the retroperitoneum. Hepatobiliary and Pancreatic Diseases International，2009. 8：554-559.
8. Zheng X，Pan K，Cheng J，et al. Localized Castleman disease in retroperitoneum：newly discovered features by multi-detector helical CT. Abdom Imaging，2008，33（4）：489-492.
9. 邵刚炯，张建丰，姚伟根，等. 非霍奇金淋巴瘤深部淋巴结及大血管受累的多层螺旋 CT 特征. 医学影像学杂志，2011，21（9）：1341-1344.
10. 肖俊，陈凌武，郑伏甫，等. 腹膜后局限性 Castleman 病误诊嗜铬细胞瘤 4 例并文献复习. 现代泌尿生殖肿瘤杂志,2012,4(1):10-12.
11. 杨生佑,唐雷,袁燕. 胃肠道外间质瘤的影像诊断及鉴别诊断. 中国临床医学影像杂志,2010,21(8):588-590.
12. 张晖,俞清,杜红,等. Castleman 病的影像学诊断. 中华超声影像学杂志,2005,14(6):441-444.
13. 张仪,李甘地,刘卫平. Casleman 病的病因和发病机制研究进展. 中华病理学杂志,2005,34(12):812-815
14. 周立强,孙燕,谭文勇,等. 非霍奇金淋巴瘤 1125 例临床病理分析. 癌症进展,2006,4:391-397.
15. 周智,刑伟,俞胜男,等. 胃肠道外间质瘤的临床病理特点和 CT 表现. 放射学实践,2006,21(11):1148-1151.

# 第四节　腹膜后含脂肪肿块

## 一、前　　言

腹膜后含脂肪性肿块的诊断,重点是对脂肪成分的探测,CT 值校准后并除外部分容积效应情况下,当病灶内出现 CT 值低于−20HU 的区域即可以确定有脂肪存在,CT 值低于−10HU 可疑脂肪成分的存在。MRI 图像中,脂肪成分在 $T_1$WI、$T_2$WI 均为高信号,脂肪信号抑制序列信号被抑制,反相位 $T_1$WI 较同相位 $T_1$WI 信号减低。

## 二、腹膜后含脂肪性肿块的分类

腹膜后含脂肪性肿块种类较少,根据来源主要包括腹膜后脏器来源的,如肾上腺腺瘤、肾血管平滑肌脂肪瘤等;腹膜后间隙原发性肿瘤性病变,如脂肪肉瘤、脂肪瘤等(表 21-4-1)。影像学上较具有特征,较容易诊断。

**表 21-4-1　腹膜后实性肿块的分类**

| 分类 | 肿瘤性 | 非肿瘤性 |
|---|---|---|
| 常见 | 脂肪肉瘤<br>肾血管平滑肌脂肪瘤<br>肾上腺髓样脂肪瘤 | |
| 不常见 | 脂肪瘤<br>畸胎瘤<br>肾上腺腺瘤 | 盆腔脂肪沉积症<br>AIDS 脂肪营养障碍<br>黄色肉芽肿性肾盂肾炎 |
| 罕见 | 转移瘤 | |

## 三、相关疾病的影像学表现

**1. 腹膜后脂肪瘤(retroperitoneal lipoma)**　来源于腹膜后的原始脂肪细胞,并非起源于成熟脂肪细胞。腹膜后巨大脂肪瘤(直径至少 10cm 或重量不少于 1kg)是真正的脂肪瘤还是高分化脂肪肉瘤,目前尚存在争议。可发生于任何年龄,多发年龄为 40~60 岁。肿瘤较小时，一般无明显症状；肿瘤体积较大时可引起腹胀、腹痛、恶心、呕吐、腰背部疼痛不适等，有时可伴有呼吸困难。

CT平扫表现为腹膜后类圆形、分叶状或不规则的均匀低密度灶，CT值约-120～-40HU，边缘清晰，钙化少见。肿瘤内存在纤维间隔或平滑肌等成分时，CT可表现为均匀的脂肪样低密度区内散布条索状、条片状或网格状稍高密度影（图21-4-1、图21-4-2）；肿瘤内出现脂肪坏死或黏液基质时，CT可表现为脂肪样低密度区有无定形、云絮状、片状或囊状密度影。增强扫描后，多无强化，有时可见纤细的强化血管影。不典型的脂肪瘤增强扫描后边缘可见不规则强化；若肿瘤内平滑肌等成分较多，相应区域静脉期或延迟期可有轻中度强化。

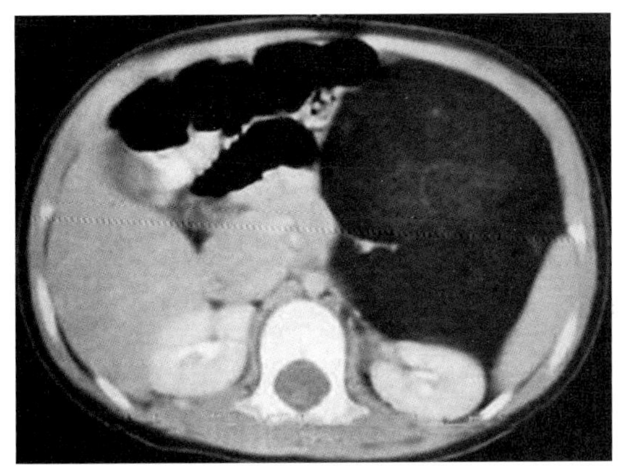

**图21-4-1　腹膜后脂肪瘤**

CT增强扫描左肾前方可见一巨大形态不规则脂肪样密度灶，边缘清晰，内有线样间隔，增强扫描后无强化，同侧肾脏受压后移并轻度变形

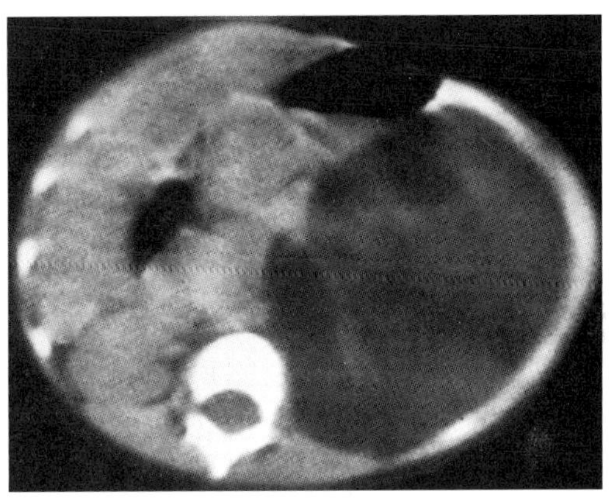

**图21-4-2　腹膜后脂肪瘤**

CT平扫左上腹部可见形态不规则的脂肪样密度灶，密度较均匀，内有线样间隔，边缘清晰，邻近结构受压移位

MRI平扫表现$T_1$WI肿瘤信号较均匀，呈与皮下脂肪相近的高信号，边界清晰，$T_2$WI肿瘤表现为较均匀的中等偏高信号，脂肪抑制序列肿瘤信号明显减低。根据肿瘤的体积不同，邻近结构无或明显受压、移位（图21-4-3）。

腹膜后脂肪瘤的少见影像学征象：肿瘤内若存在纤维间隔或平滑肌等成分时，$T_1$WI、$T_2$WI表现为均匀的高信号区内的网格状或条片状稍低信号影；肿瘤内出现脂肪坏死或黏液基质时，$T_1$WI、$T_2$WI表现为均匀的高信号区内的无定形、云絮状或线条状异常信号影，或表现为边缘较清晰的囊变区或肿块样异常信号病灶，脂肪抑制$T_2$WI呈不规则的较高信号。典型脂肪瘤增强扫描后多无强化，若肿瘤内有脂肪坏死区，增强扫描后相应区域无强化或边缘不规则强化，若肿瘤内平滑肌等成分较多，可见有片状或形态不规则的轻中度强化灶（图21-4-4）。

**2. 脂肪肉瘤（liposarcoma）**　腹膜后间隙最常见的原发性恶性肿瘤，由分化、异型程度不等的脂肪细胞组成。多见于40岁以上成人，50～60岁为高发年龄段，约占成人腹膜后原发性恶性肿瘤的35%。由于肿瘤位置深，患者临床表现缺乏特异性，早期常无症状；当肿瘤生长到一定程度，推压或侵犯周围脏器时，才会出现相应临床表现：位于肾周间隙的脂肪肉瘤可出现患侧腰部隐痛不适、胀痛或间歇性血尿；若肿瘤巨大可出现腹痛、腹胀及腹部包块等；若肿瘤位于盆腔，压迫、刺激膀胱，可出现尿频、尿急等临床表现。

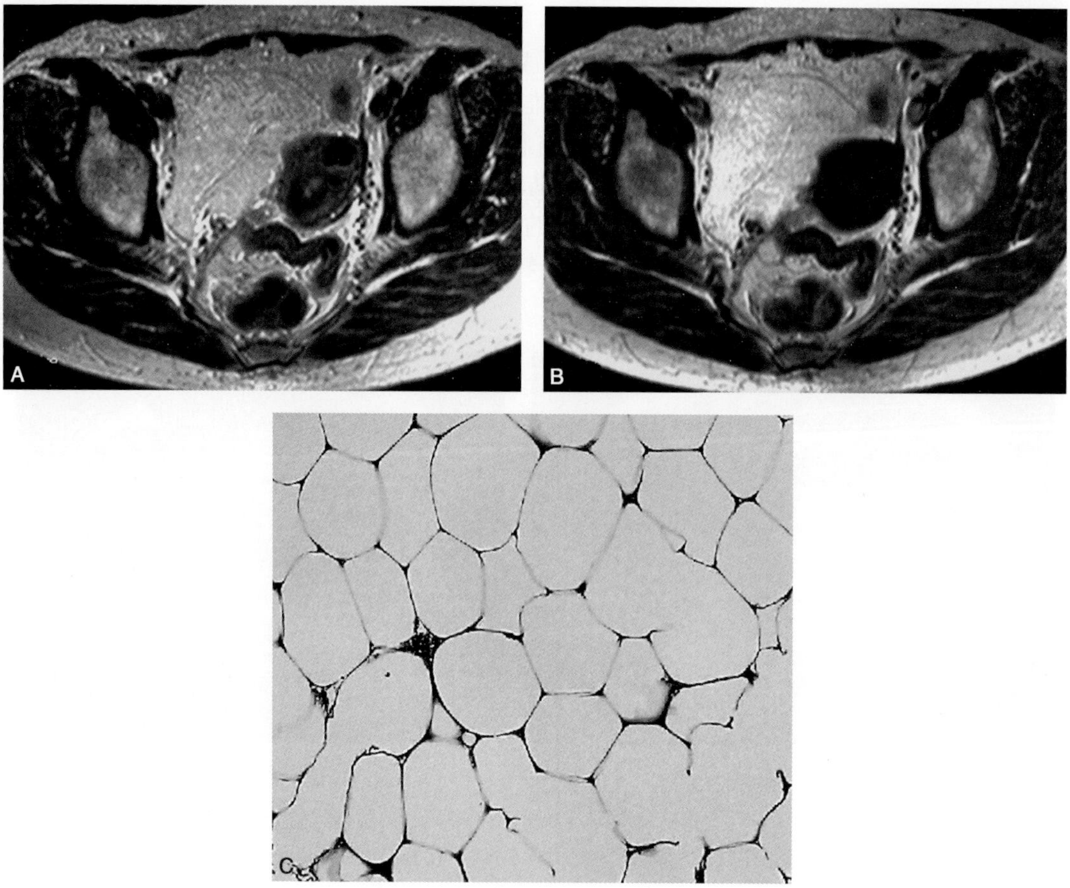

图 21-4-3　腹膜后脂肪瘤

A、B. MRI 平扫盆腔内膀胱右上方可见一形态不规则团块，界限较清晰，$T_1$WI 同相位病变呈明显的较均匀的高信号，局部可见线样包膜，反相位病变信号减低；C. 病理（HE 染色，×100）见成熟脂肪细胞，内有细小毛细血管

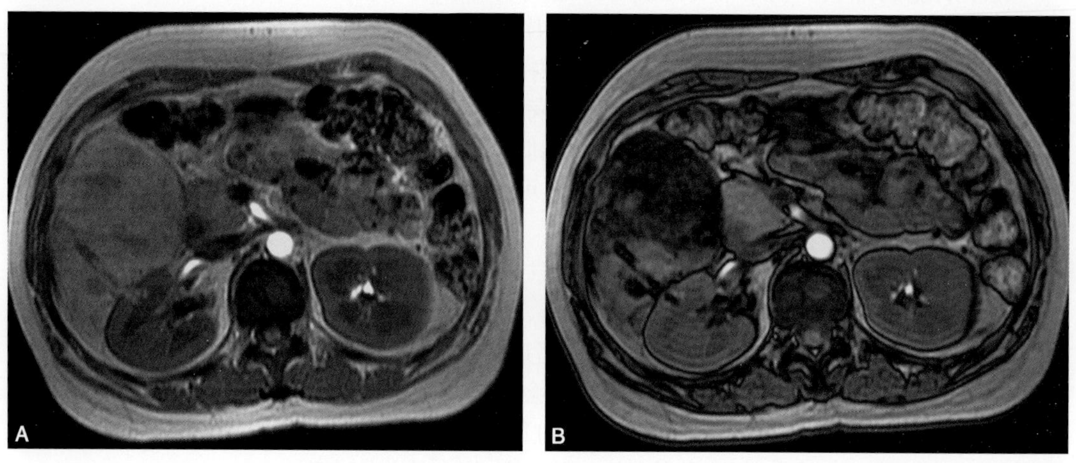

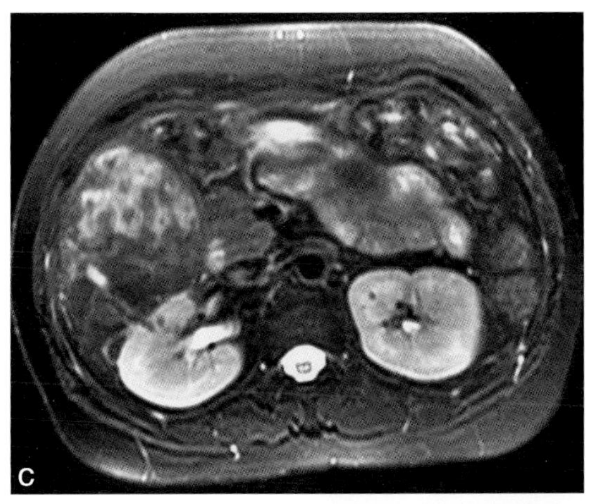


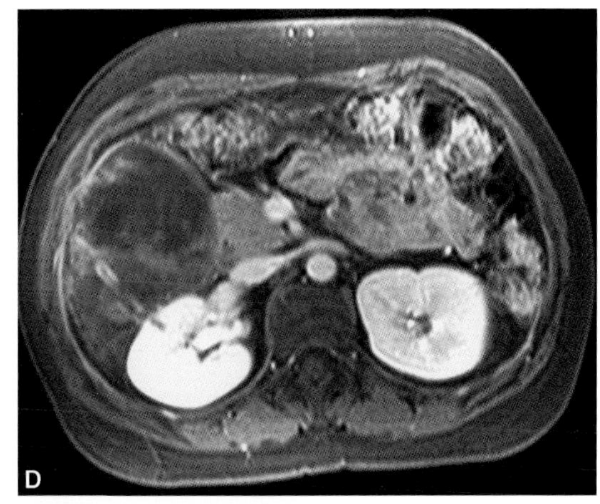


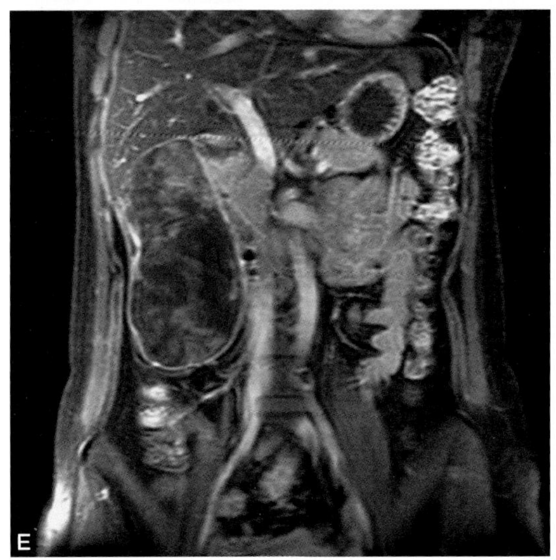


**图 21-4-4　腹膜后脂肪瘤**

A ~ C. MRI 平扫右肾前方可见一椭圆形团块，边缘光滑，界限清晰，可见有线样包膜，邻近结肠受压、向前移位；$T_1$WI 同相位病变呈不均匀的高低混合，反相位病变信号减低呈不均匀的等低混合信号，脂肪抑制 $T_2$WI 病变信号不均匀，以高信号为主，内混杂有不规则低信号；D、E. MRI 增强扫描 $T_1$WI 脂肪抑制序列病变内可见条片状强化灶

腹膜后原发性脂肪肉瘤包括高分化型、黏液型、圆形细胞型、多形性型及去分化型，影像学表现及强化特点与肿瘤病理类型有关。多数肿瘤内的实性成分增强动脉期轻度强化，门脉期中度强化，肿瘤内成熟脂肪、钙化、坏死、囊变区无强化。在同一肿瘤的不同区域，由于细胞分化程度、脂肪及纤维组织含量不同，以及钙化、坏死的存在，肿瘤不均匀片状强化多见；强化程度差异较大，从轻微强化到中等程度强化甚至显著强化。高分化型脂肪肉瘤主要由脂肪瘤样和硬化性成分组成，脂肪瘤样成分的 CT 密度、MRI 信号与脂肪成分相似（图 21-4-5）；而硬化性成分与肌肉的密度和信号相似。黏液性脂肪肉瘤 CT 平扫密度和 MRI 信号同水相似，CT 增强扫描表现为网状延迟强化。圆形细胞性和多形性脂肪肉瘤表现为无明显脂肪但有灶性坏死的软组织肿块。去分化脂肪肉瘤表现为分化良好的脂肪瘤样成分与明显强化的软组织肿块成分，二者分界清楚（图 21-4-6，图 21-4-7）。

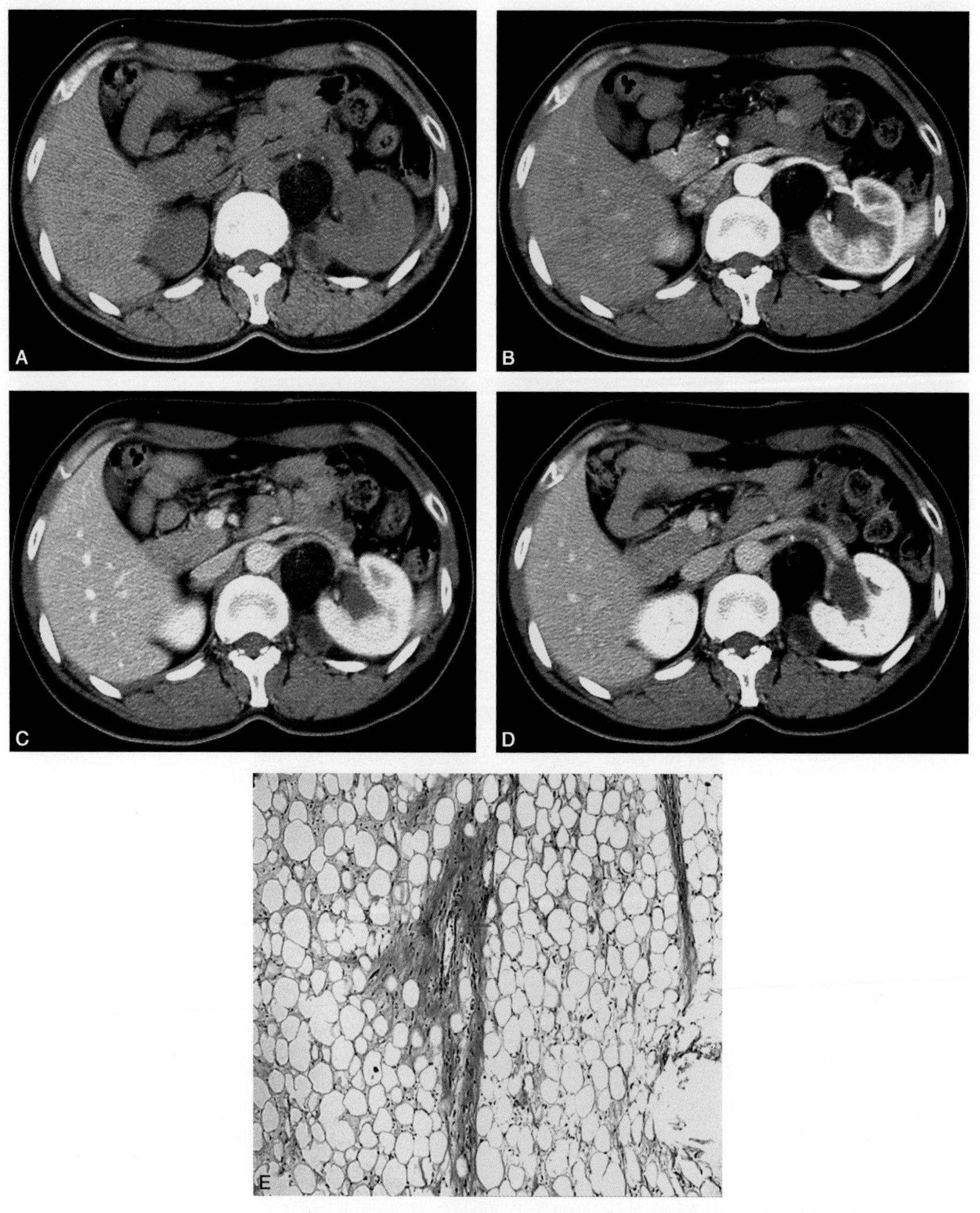


**图 21-4-5　脂肪瘤样脂肪肉瘤**

A. CT 平扫左侧肾门水平可见一 40mm×55mm×75mm 团块，边缘光滑，可见厚薄均一的线条状不完整包膜，CT 平扫病变大部分为脂肪样密度区，内伴有点条状钙化灶，后部可见椭圆形的不均匀软组织密度影，CT 值 -3～24HU；B～D. CT 增强扫描后病变未见明显强化，同侧肾脏受压轻度向外移位，肾盂增大，肾动静脉受压向前上移位，管壁光滑、无被包绕征象；E. 病理（HE 染色，×100）见成熟的脂肪细胞及脂肪母细胞

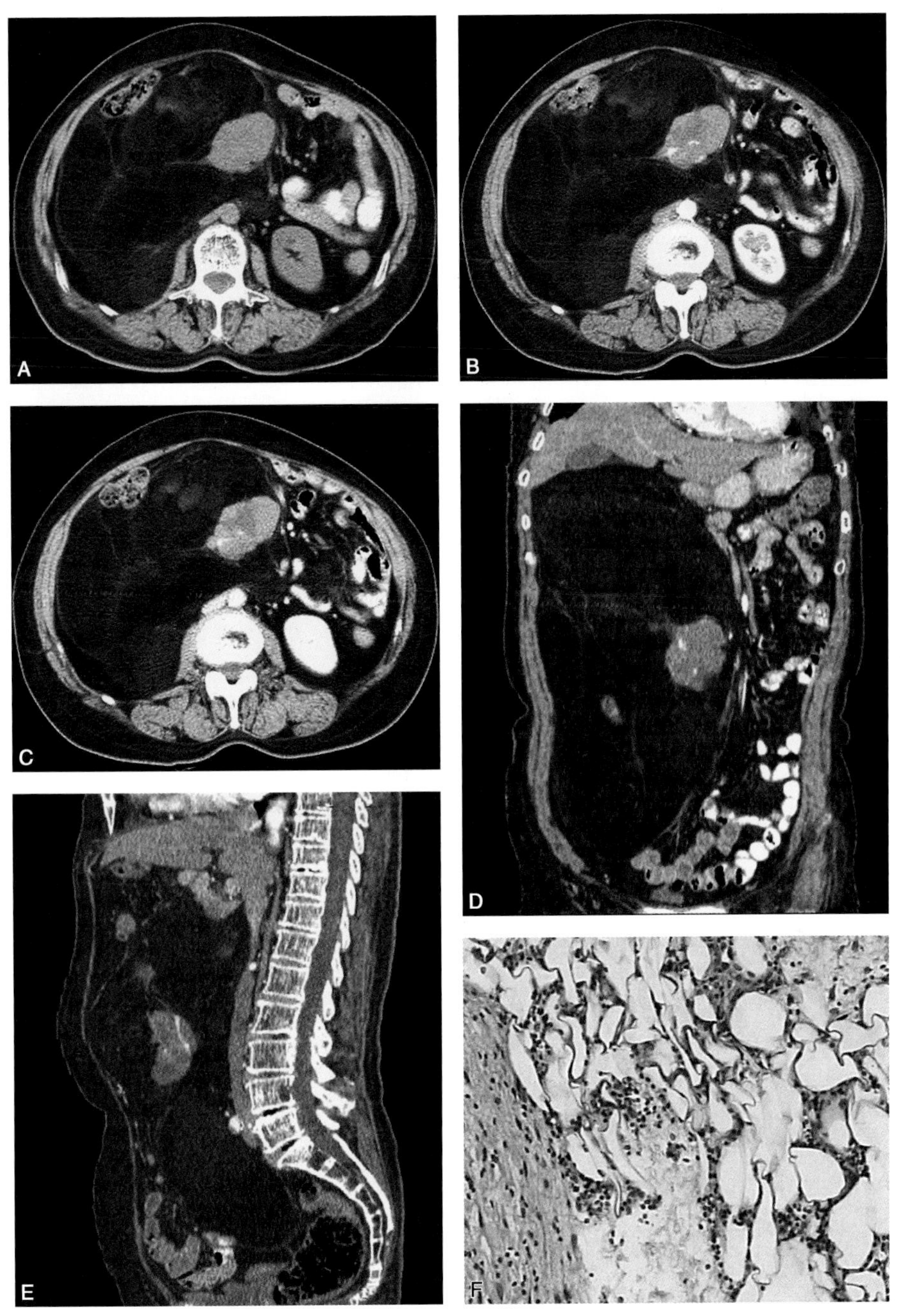


**图 21-4-6　去分化性脂肪肉瘤**

A. CT 平扫显示右肾前方一 180mm×90mm×340mm 巨大不规则团块，平扫病变大部分呈脂肪样密度，CT 值约-110～-91HU，其内可见点状钙化灶及散布的条片状、云絮状、结节状及团块状等密度影，CT 值约 35HU；范围上自肝脏脏面、下达耻骨联合上缘，边缘可见不完整的线条状等密度的包膜，大部分边界较清晰，升结肠受压明显向前内移位，胰头、肠系膜上动静脉、十二指肠球部、降段及胃窦部受压向左侧明显移位跨过中线，右侧腰大肌前内侧受压呈杯口样改变；B～E. CT 增强扫描病变实性明显强化，CT 值约 82HU，局部可见迂曲供血动脉影；脂肪样低密度区无明显强化，邻近受压结构与肿瘤交界区未见异常强化；F. 病理（HE 染色，×100）见脂肪组织及梭形细胞组成的肿瘤组织

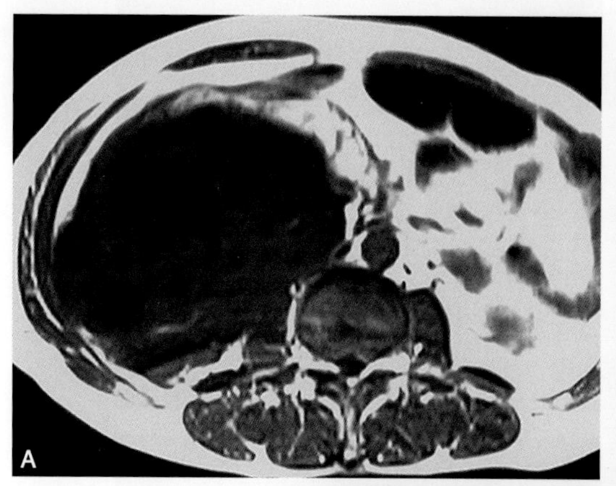


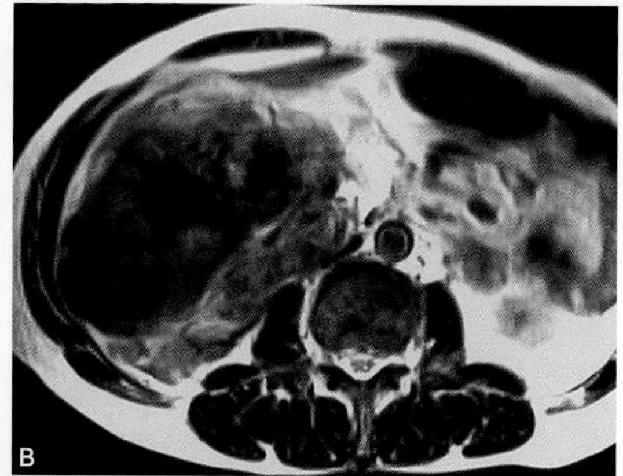


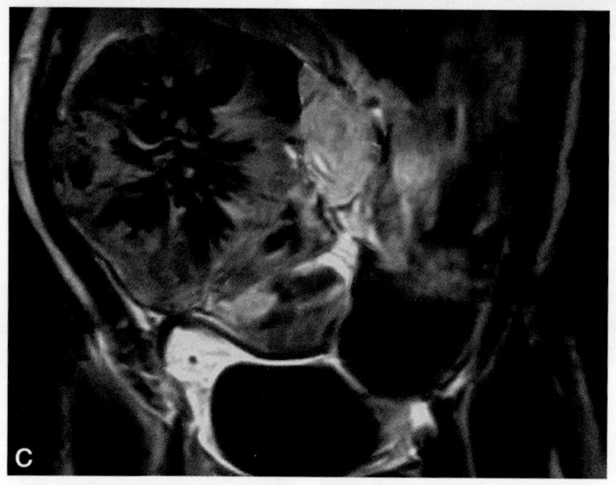


**图 21-4-7 去分化性脂肪肉瘤**

A. MRI 平扫 $T_1$WI 示右侧腹膜后区形态不规则的软组织团块，边界尚清晰，信号不均匀，外周可见条片状的近似于皮下脂肪的高信号，中心可见大片状的低信号区；B. $T_2$WI 显示病变信号不均匀，外周呈不均匀的等及稍高信号，中心呈大片状低信号；C. 脂肪抑制 $T_1$WI 病变呈不均匀分区样强化，明显强化区相对较为集中

（韩志江）

## 参 考 文 献


1. Bancroft LW, Kransdorf MJ, Peterson JJ, et al. Imaging characteristic of spindle cell lipoma. AJR Am J Roentgenol, 2003, 181: 1251-1254.
2. Chander B, Krishna M, Thakur S, et al. Extremely rare giant retroperitoneal fibrolipoma: a case report. J Cancer Res Ther, 2012, 8(2): 314-316.
3. Rosai J. Tumors of Adipose Tissue. In: Rosai, Ackerman's, editors. Surgical Pathology. Philadelphia: Mosby, 2004, 2275-2285.
4. Singh G, Bharadwaj RN, Purandare SN, et al. Giant Retroperitoneal lipoma presenting as inguinal hernia. Indian J Surg, 2011, 73(3): 187-189.
5. Tateishi U, Hasegawa T, Bep pu Y, et al. Prognostic significance of MRI findings in patients with myxoid round cell liposarcoma. AJR, 2004, 182(3): 725-731.
6. Terada T. Giant fibrolipoma of the spermatic cord. Pathol Int, 2010, 60: 330-332.

7. 陈本宝,徐勇飞,王善军,等. 卵巢卵泡膜细胞瘤的 CT 表现与病理对照分析. 医学影像学杂志,2010,20(12):1864-1867.
8. 宋亭,沈君,丁忠祥,等. 腹膜后脂肪肉瘤的 MRI 表现及病理学分析. 中山大学学报(医学科学版),2007,28(1):83-87.
9. 肖文波,王照明,许顺良. 腹膜后脂肪肉瘤的影像学和病理学分析. 中华肿瘤学杂志,2005,27(4):235-237.
10. 张帆,张雪林,梁洁,等. 腹膜后原发性脂肪肉瘤的 CT 表现与病理学对照. 实用放射学杂志,2007,23(3):351-354.

# 第五节 腹膜后出血

## 一、前　　言

腹膜后血肿大多是由交通事故、工地创伤所引起。因为交通事故、工地创伤时,腰背部、侧腹部、髋部等腹膜后间隙器官、肌肉、血管损伤出血,继发腹膜后间隙积血而致血肿。亦可见于腹部手术的术后并发症,主要是由术中血管结扎不牢固、术中手术野出血清除不彻底或患者术后出现凝血障碍引起。自发性腹膜后出血多有肾脏或肾外组织器官的病理性改变。肾脏出血的主要病因依次为肾肿瘤、肾血管疾病(以结节性动脉炎、动脉梗死及静脉栓塞为主)、炎症及凝血机制障碍等。腹膜后出血肾外病变主要是原发性腹膜外肿瘤,多为肾上腺嗜铬细胞瘤、腹膜后平滑肌瘤、平滑肌肉瘤、神经鞘瘤、淋巴细胞肉瘤等。CT 对于腹膜后血肿诊断正确率为 100%,可清晰显示血肿所在位置、大小、初步计算其出血量。临床医师可以根据血肿位置及大小决定是否剖腹探查,史陈让等提出中区腹膜后血肿要积极探查,肾区腹膜后血肿要选择性探查,骨盆区腹膜后血肿应避免探查,穿透伤及大血管伴腹膜后血肿多需探查。

## 二、腹膜后血肿疾病的分类

引起腹膜后血肿的疾病较多,主要可以分为外伤性和非外伤性两大类,后者进一步可以分为凝血障碍性出血和基础病变性出血(表 21-5-1)

**表 21-5-1　腹膜后实性肿块的分类**

| 分类 | 外伤性 | 非外伤性 |
|---|---|---|
| 常见 | 肾损伤<br>骨盆骨折<br>腰椎骨折 | 凝血障碍性腹膜后出血<br>腹主动脉瘤破裂出血 |
| 不常见 | 肝损伤<br>肾上腺损伤<br>胰腺损伤 | 肾细胞癌出血<br>肾血管平滑肌脂肪瘤出血<br>肾上腺癌出血 |
| 罕见 | 腹膜后小血管损伤<br>手术后出血 | 腹膜后异位妊娠 |

## 三、相关疾病影像学表现

**1. 腹主动脉瘤破裂出血(abdominal aortic aneurysm rupture/bleeding)** 动脉瘤可发生于动脉的任一节段,但多数好发于肾动脉以下的腹主动脉。主动脉直径≥3cm 时可定义为腹主动脉瘤。与动脉粥样硬化、囊性中层坏死或退行性变、创伤、细菌或真菌感染、梅毒等因素有关。

腹主动脉瘤破裂出血影像学表现较为典型,主要显示为主动脉瘤周围的腹膜后区域出现形态不规则的血肿样密度或信号,向外延伸至肾周间隙,可以是即时或迟发征象,增强后可见造影剂外渗(图 21-5-1)。

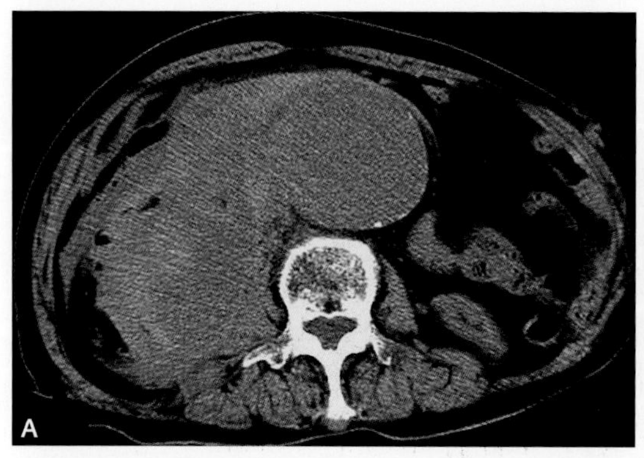


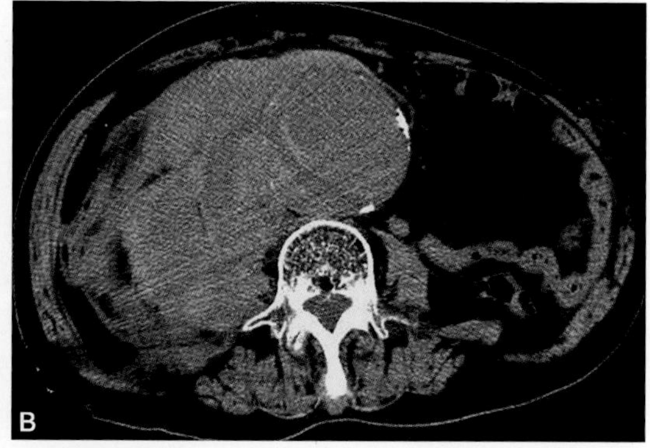


**图 21-5-1　腹主动脉瘤破裂出血**

A、B. CT 平扫腹主动脉明显扩张、增大,直径约 87mm,其内密度均匀;病变右侧腹膜后区域可见形态不规则的等、高密度团块,CT 值约 46～61HU,部分界限不清

**2. 肾上腺血肿(adrenal hematoma)** 肾上腺为腹膜后器官,体积小,位置较深,包在肾周 Gerota 筋膜内,周围有脂肪包绕,一般不易受伤,因此肾上腺血肿较为少见。95% 肾上腺损伤合并同侧胸腔和腹腔内脏或后腹膜损伤,外伤所致肾上腺出血常见于右侧,左侧及双侧出血少见,主要由于外伤压迫下腔静脉,产生一种压力波,由肾上腺静脉直接传导至肾上腺所致。

肾上腺血肿主要表现为肾上腺区边缘清晰的肿块,急性出血 CT 平扫密度>50HU,陈旧性出血呈不均质肿块,增强扫描后无强化(图 21-5-2,图 21-5-3)。

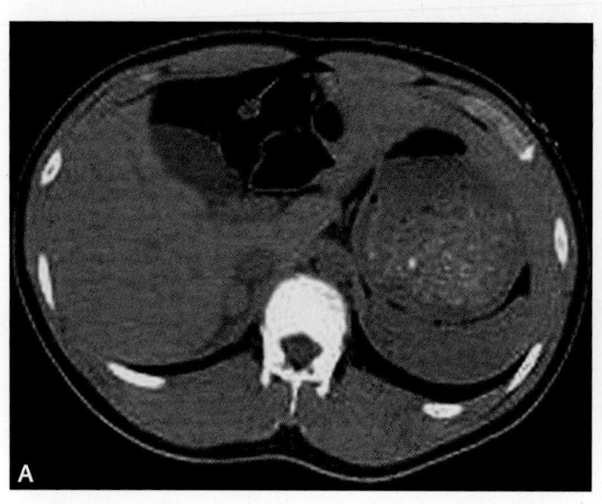


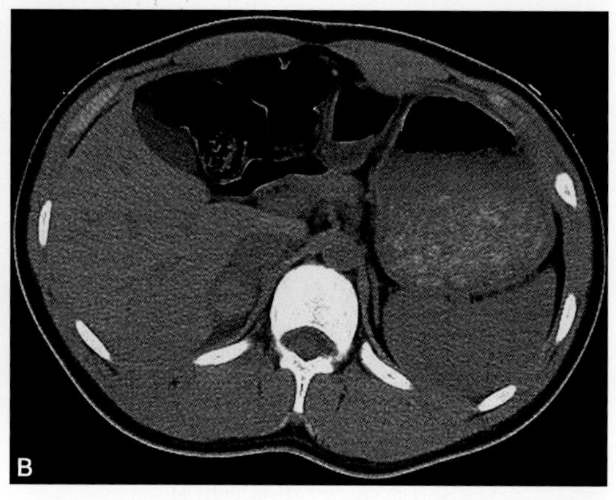

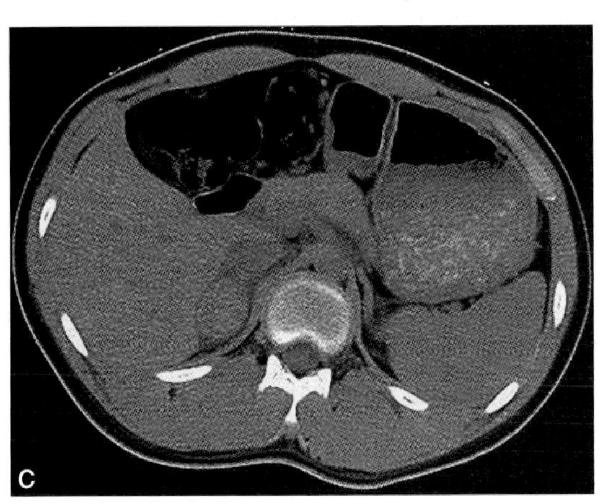
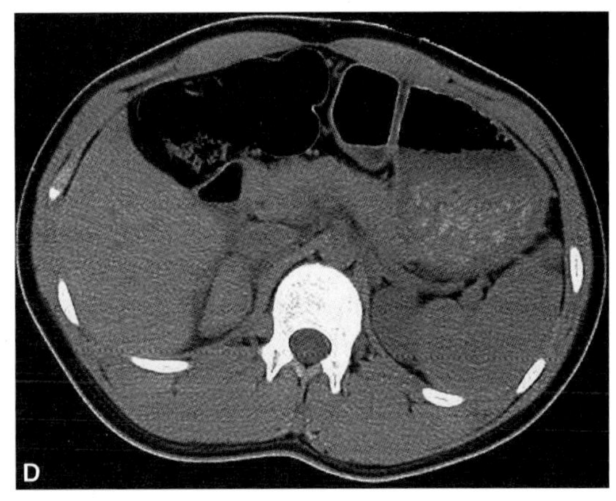

图 21-5-2　右侧肾上腺血肿

A～D. CT 平扫示右侧肾上腺区卵圆形稍高密度影，密度均匀，边缘清晰，周围脂肪间隙内见索条影

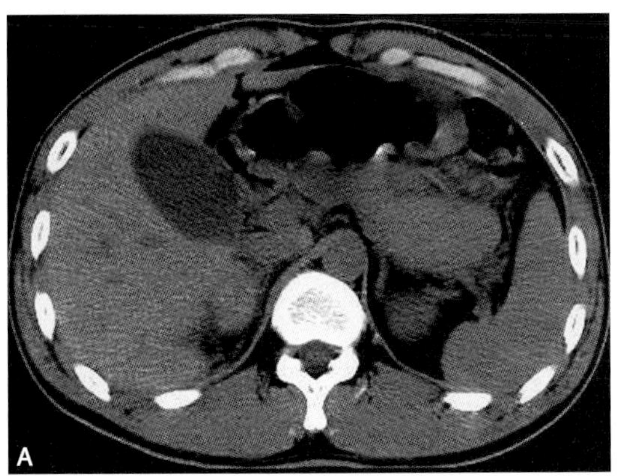
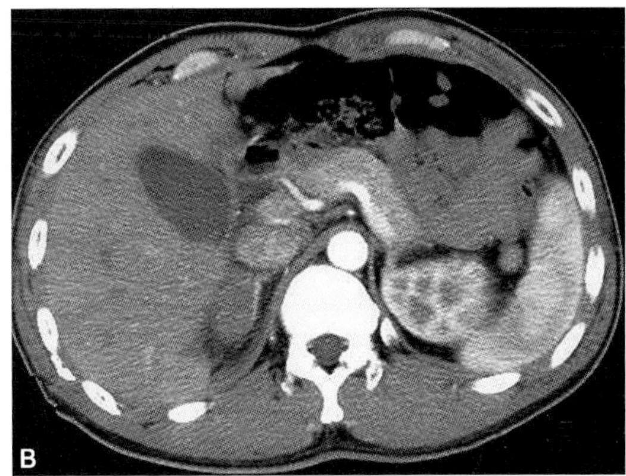
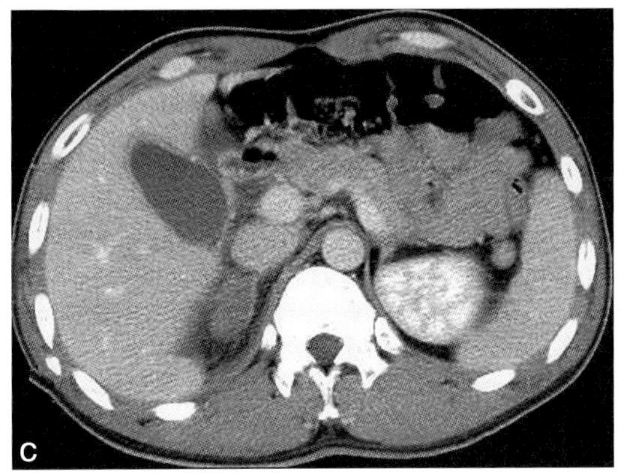

图 21-5-3　右侧肾上腺血肿

A. CT 平扫右侧肾上腺区卵圆形稍高密度影，密度均匀，CT 值约 51HU，边缘清晰，大小约 19mm×51mm；B、C. CT 增强后未见强化

**3. 肾损伤引起的腹膜后血肿（retroperitoneal hematoma from kidney trauma）**　急性肾损伤是外伤后较为常见的一种腹部脏器损伤，发生率约为腹部外伤的 8%～10%。合并有

腹膜后血肿的较少见，常为肾全层裂伤，病情一般较重，多有并发症、休克，有些甚至在伤后短期内死亡。

肾全层裂伤包括肾实质全层裂伤、累及集合系统肾碎裂伤。肾实质全层裂伤 CT 平扫肾影明显增大，内见条状低或等或高密度影，肾盂、肾脏内可见积血征，因累及集合系统出现尿外渗，增强延迟扫描或 IVP 后可见对比剂外溢充填，其 CT 值常常高于肾内及肾周血肿，并且蔓延至肾周间隙。肾碎裂 CT 平扫显示肾多处撕裂或呈碎片状并与肾分离，肾周及腹膜后大血肿形成（图 21-5-4）。

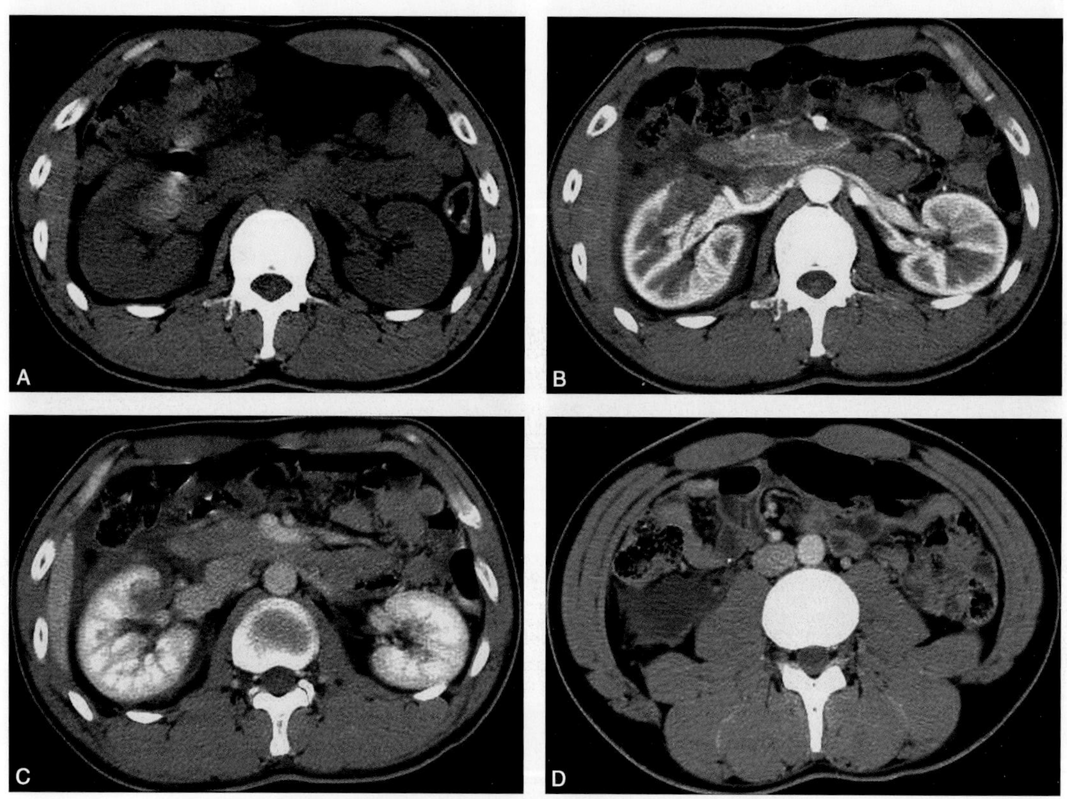

**图 21-5-4 右肾挫裂伤并肾周血肿**

A. CT 平扫右肾中前部可见片状高密度影，密度均匀，边缘清晰，邻近肾前间隙及肾下间隙可见条片状高密度影；B ~ D. CT 增强右肾中前部及肾周高密度影增强后未见强化

**4. 肾血管平滑肌脂肪瘤破裂（renal angiomyolipomas rupture）** 一种由平滑肌、脂肪、畸形血管以一定比例所组成的肾实质良性肿瘤，由于瘤内血管组织丰富，血管壁发育不良，缺乏弹力层、较薄且脆弱，容易破裂。此外，肿瘤体积大时可压迫周围肾组织，引起正常肾组织萎缩，甚至局灶性缺血坏死，轻微外力即可导致瘤体破裂出血。Oesterding 等认为肿瘤直径>4.0cm 时自发性出血的可能性要大得多，严重者甚至在短时间内因失血过多出现休克。

肾血管平滑肌脂肪瘤 CT 表现为肾实质内含有脂肪成分的混合密度肿块，边界较清，增强后可见迂曲的肿瘤血管及轻度强化区；发生破裂时在瘤内、瘤周、肾包膜下、肾周围、腹膜后甚至腹腔内可见高密度的出血征象。当肿瘤脂肪含量较少，出血掩盖低密度脂肪影时，可能影像上难以做出准确的诊断。

**5. 外伤后腹膜后血肿（traumatic retroperitoneal hematoma）** 单纯外伤后腹膜后血肿

比较少见,急性期 CT 表现为高密度,边缘可以清晰,亦可不清晰;随时间延长,血肿密度可以呈等密度或低密度(图 21-5-5,图 21-5-6,图 21-5-7)。MRI 血肿信号因机器场强不同及出血

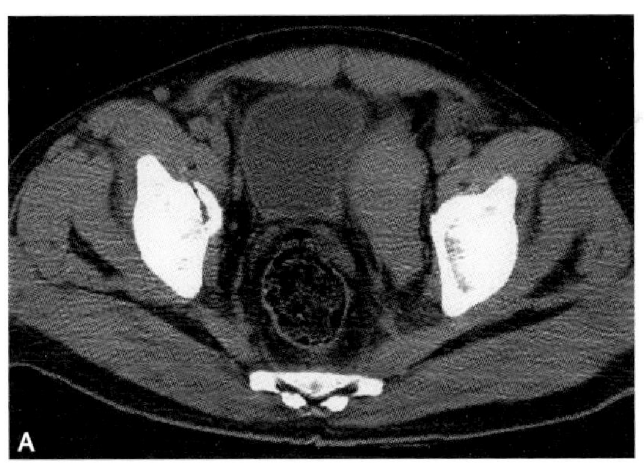
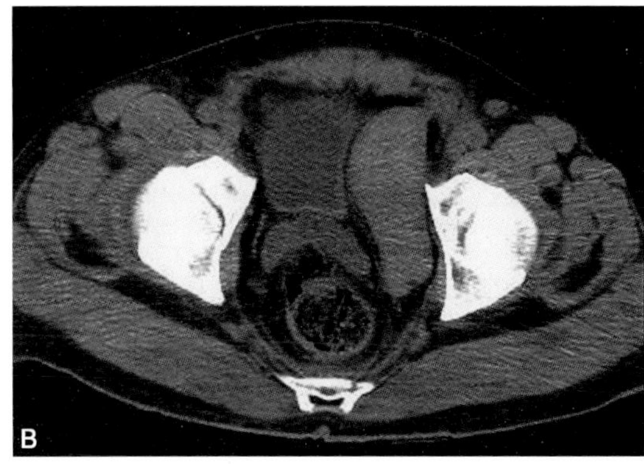

图 21-5-5　盆腔血肿

A、B. CT 平扫盆腔左侧、膀胱左后外侧可见团块状高密度影,密度均匀,CT 值约 65HU,边缘清晰、光滑,大小约 40mm×92mm

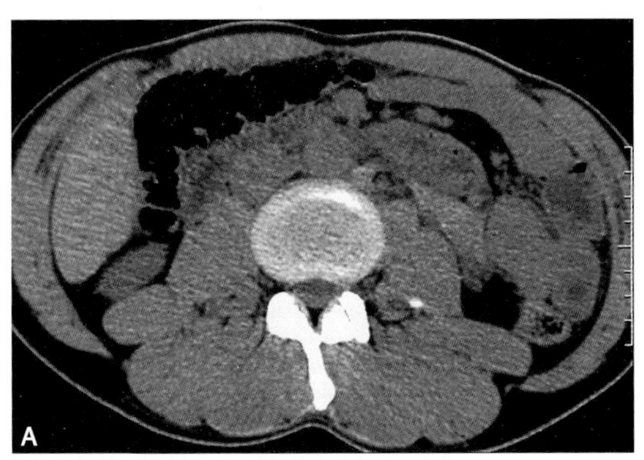
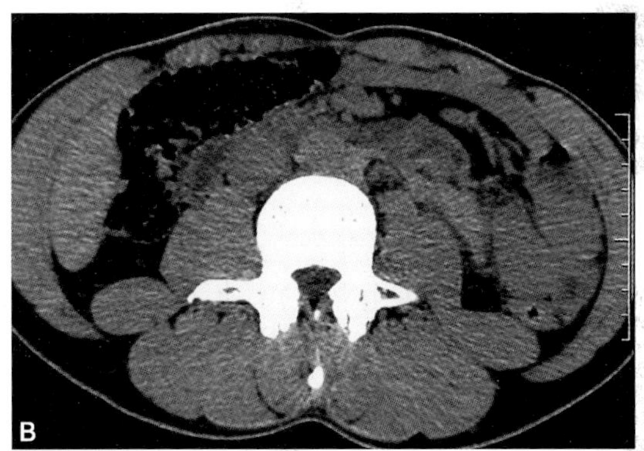

图 21-5-6　腹膜后血肿

A、B. CT 平扫腹主动脉左侧、左肾前下方可见条带状高密度影,边缘清晰,密度均匀,CT 值约 54HU

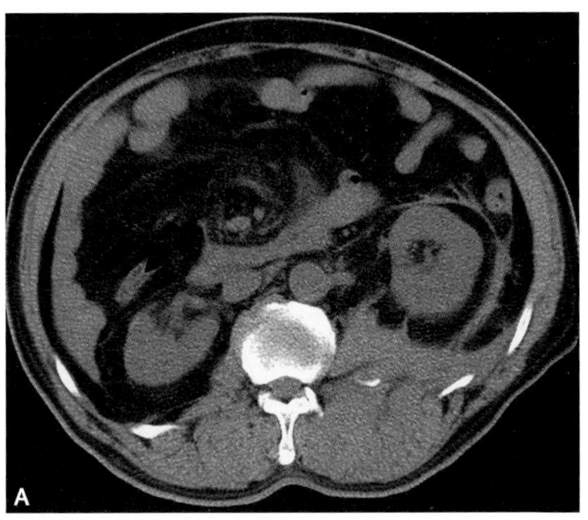
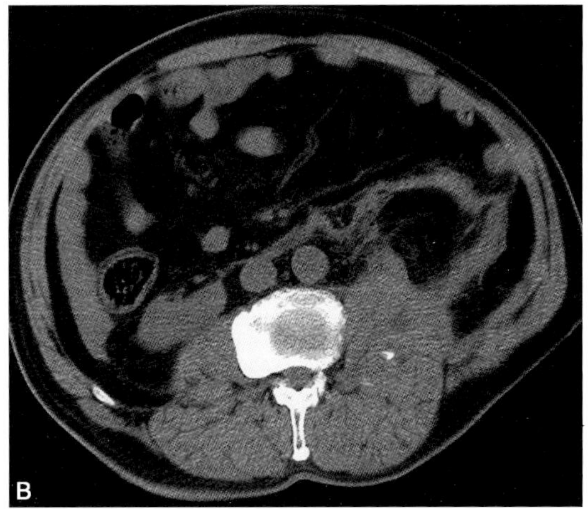

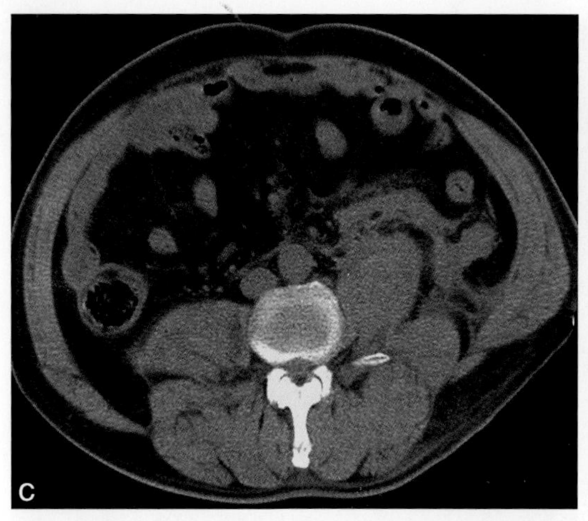


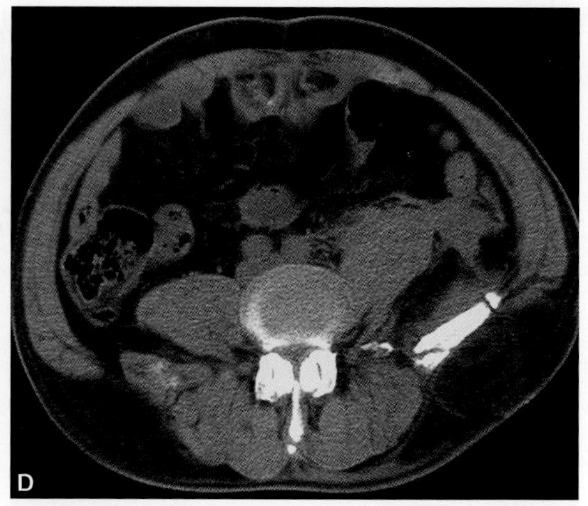


**图 21-5-7 腹膜后血肿**

A ~ D. CT 平扫后腹膜、左肾前下间隙可见形态不规则高密度影，密度不均匀，相邻肾周筋膜增厚，左侧腰大肌体积增大，密度不均匀性增高，边缘不清

时间不同而不同。急性血肿在 $T_1$WI 呈略低或等信号，$T_2$WI 为明显的低信号；亚急性期，血肿外围在 $T_1$WI、$T_2$WI 均呈高信号，中心信号在 $T_1$WI 多呈稍低信号、$T_2$WI 呈等高信号。

（马 民）

## 参考文献


1. Brofman N, Atri M, Hanson JM, et al. Evaluation of bowel and mesenteric blunt trauma with multidetector CT. Radiographics, 2006, 26(4): 1119-1131.
2. Oesterding JE, Fishman EK, Goldman ST, et al. The management of renal angiomyoilpoma. J Urol, 1986, 135: 1121-1124.
3. Schmidlin F. Renal trauma treatment Strategies and indications for surgical exploration, J Uro1, 2005, 44(8): 863-869.
4. 史陈让. 创伤性腹膜后血肿的诊治. 中国实用外科杂志, 1995, 15: 651-652.

# 第二十二章　腹壁

## 第一节　腹 壁 肿 块

### 一、前　　言

腹壁由浅至深共有六层结构,即:皮肤、浅筋膜、肌肉、腹横筋膜、腹膜上筋膜及腹膜壁层。腹壁的皮肤薄而富有弹性,除腹股沟区皮肤外均移动性较大。浅筋膜层主要由疏松结缔组织和脂肪组织构成,其中包含有腹壁浅层的血管、淋巴管和神经。肌肉层主要由腹直肌、腹外斜肌、腹内斜肌和腹横肌组成。腹横筋膜是腹内筋膜的一部分,是腹内筋膜衬覆于腹前外侧壁内面的部分。腹横筋膜在腹股沟区最为发达,并形成腹环等结构。腹壁肿块是指发生于腹壁上述结构的团块性病变,可以为先天发育异常、炎性病变、血管性病变或肿瘤性病变,因为病变位置表浅,常易早期发现。

### 二、疾 病 分 类

腹壁肿块包括腹壁深层软组织、骨骼来源的肿瘤性病变和炎性病变、腹壁血管性病变,以及腹腔内结构经腹壁薄弱环节形成的疝囊等。病变种类繁多,但是良性病变居多(表 22-1-1)。腹壁肿瘤多来源于腹直肌、腹外斜肌、腹内斜肌或腹横肌的肌鞘或腱膜,向肌肉内呈浸润性生长。腹壁良性肿瘤有硬纤维瘤、纤维瘤、神经纤维瘤、血管瘤、乳头状瘤、皮样囊肿等(图 22-1-1 ~ 图 22-1-4)。恶性肿瘤有纤维肉瘤、隆突性皮肤纤维肉瘤、黑色素瘤、皮肤癌和转移癌等。

**表 22-1-1　腹壁肿块分类**

| 分类 | 肿瘤性 | 非肿瘤性 |
|---|---|---|
| 常见 | 脂肪瘤 | 腹股沟疝、腹壁疝、脐疝、腰疝、腹壁脓肿、血肿、皮脂腺囊肿、脐周静脉迂曲扩张 |
| 不常见 | 转移瘤、淋巴瘤、白血病、硬纤维瘤、肉瘤 | 子宫内膜异位症、钙质沉着综合征、横纹肌溶解症 |

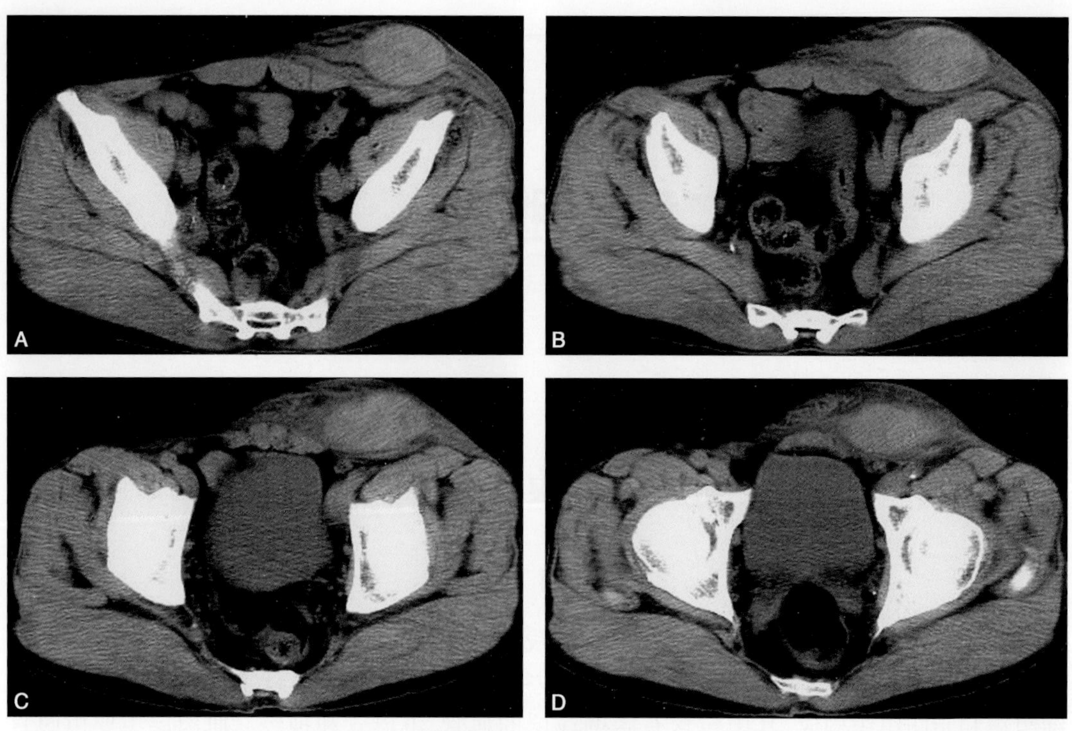

图 22-1-1　腹壁血肿

A～D. CT 平扫左侧前腹壁可见一大小 40mm×61mm 椭圆形高密度影，密度均匀，CT 值约 66HU，边缘清晰、光滑，周围脂肪可见条絮状密度增高影

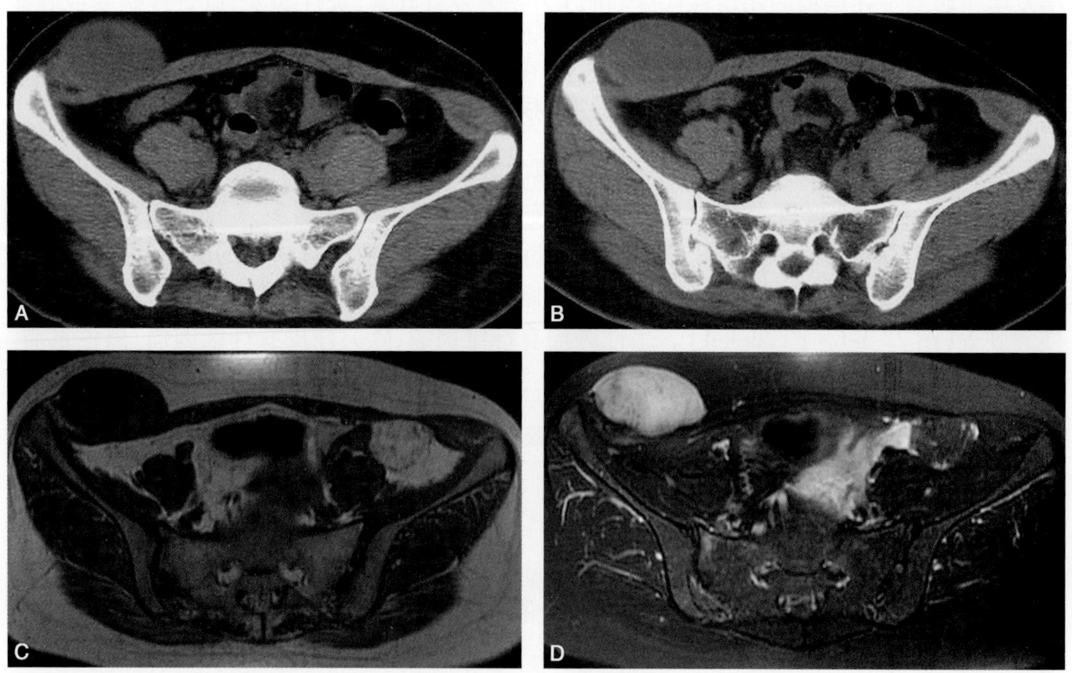

图 22-1-2　腹壁炎性假瘤

A、B. CT 平扫右腹壁前方可见一卵圆形稍低密度影，密度均匀，大部边缘清晰、光滑，右后壁与周围结构界线不清；C、D. MRI 平扫 $T_1$WI 示均匀低信号，边缘光滑、清晰，$T_2$WI 压脂序列病变呈明显高信号

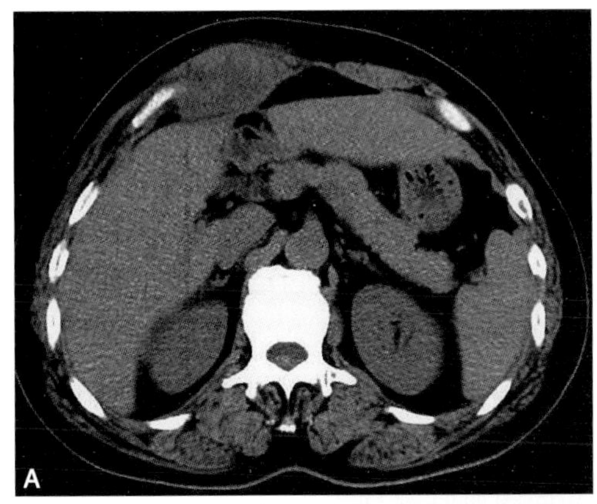
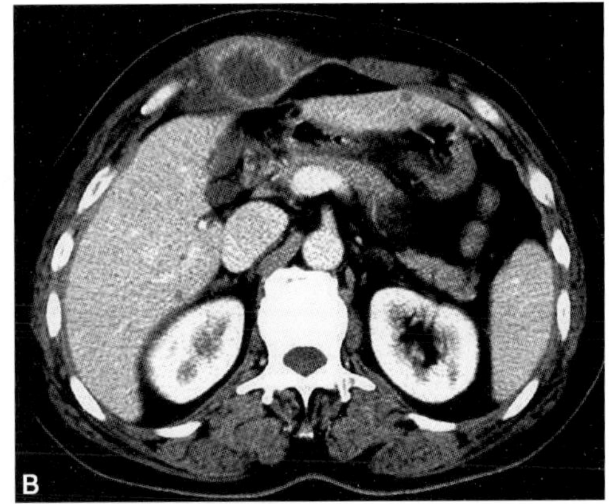
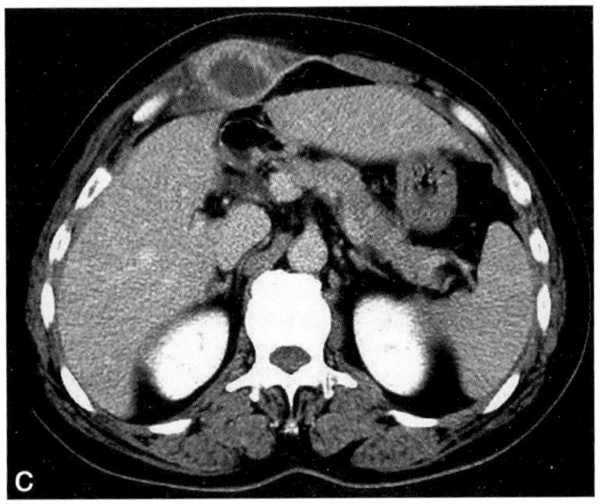

图 22-1-3　腹壁结核性脓肿

A. CT 平扫右侧腹壁可见一类圆形稍低密度影，密度不均匀，中央密度低，周围密度略高；B、C. CT 增强扫描动脉期、门脉期均可见病灶周边有强化，内部无明显强化

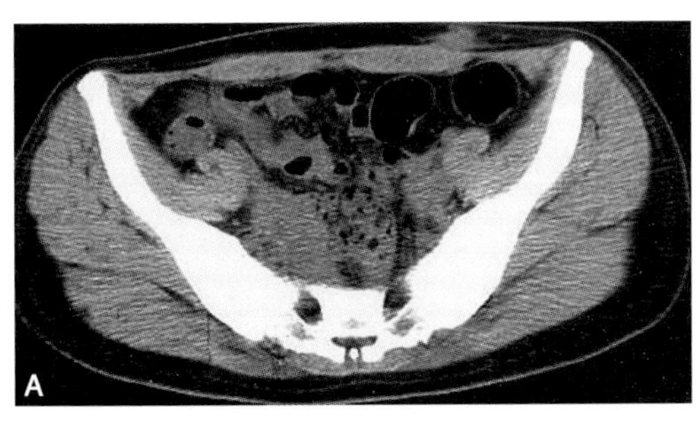
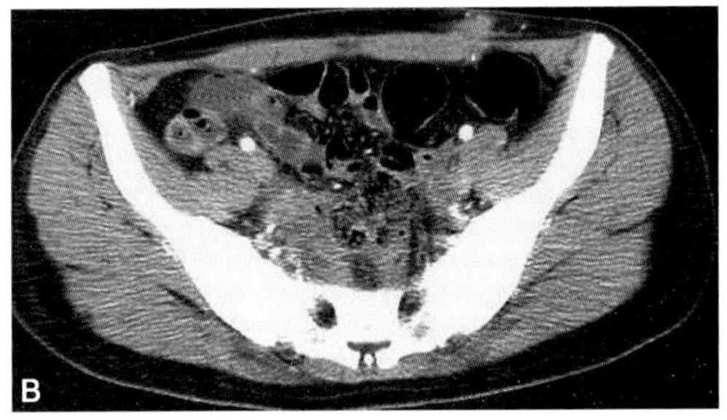
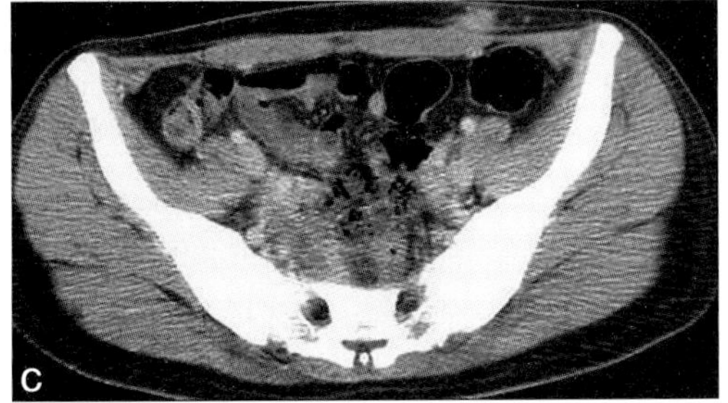

图 22-1-4　腹壁子宫内膜异位症

A. CT 平扫左侧腹直肌前外侧脂肪组织内可见形态不规则结节灶，边缘不清，密度不均匀；B、C. CT 增强后不均匀中度强化，局部可见血管影

## 三、影像诊断流程

腹壁肿块位置浅表,临床易于早期发现。超声学检查在该类病变的诊断中具有较为重要的价值,一般作为首选的影像学检查方法。能够明确病变是否位于腹壁、是否与腹腔相通及病变界线和血供,便于临床进一步的处置。CT、MRI 平扫和增强扫描可以作为超声检查的补充检查手段。CT 检查对病变的发生部位、形态、边界以及性质的评价有一定的指导作用,并因其能进行冠状位、矢状位重建,能对病灶进行较为准确的定位及测量。MRI 有较高的软组织分辨率和空间分辨率,并能进行多方位、多层面成像以及通过三维成像对病变进行较为准确的定位,且无放射线损失等优势。MRI 对病变的浸润程度、范围以及病变性质的评估更为准确,并且能够了解病变周围血管及神经的分布情况,对腹壁肿块诊断具有重要价值。

## 四、相关疾病影像学表现

**1. 腹壁疝(ventral hernia)** 可以由腹壁发育异常引起,亦可是腹部手术的并发症。后者主要是指腹腔组织或腹内脏器在腹壁切口突出的疝,切口愈合不良、切口感染、营养不良、术中处理不当、术后腹压升高等诸多因素均是诱发因素。影像学主要表现为手术切口位置可见腹腔结构,如肠管、网膜等结构,经切口疝至腹壁皮下(图 22-1-5)。

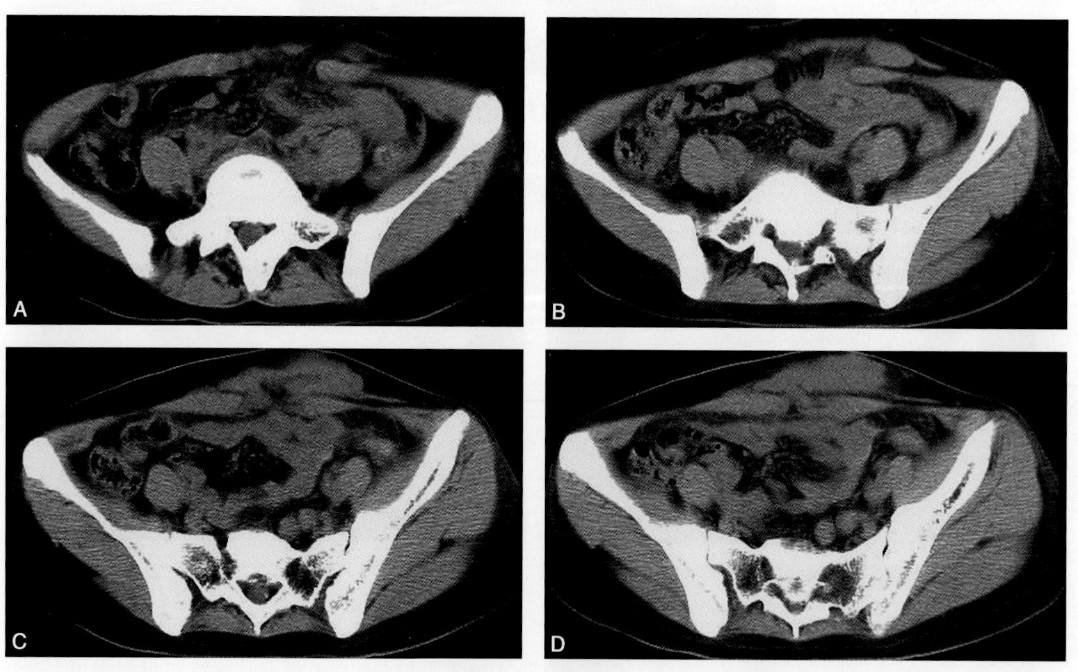


**图 22-1-5 腹壁疝**

A～D. CT 平扫显示左侧腹直肌组织部分缺损,邻近腹壁下可见经缺损区疝出的肠管结构

**2. 腰疝(lumbar hernia)** 临床上较少见,是腹腔内组织脏器或腹膜外组织经后外侧腹壁薄弱处向体表突出形成。上腰三角(Grynfeltt-Lessh 三角)和下腰三角(Petit 三角)是腰背

部解剖上的薄弱区域，95%的腰疝发生于这两个部位。上腰三角是由第十二肋、竖脊肌、腹内斜肌构成，其底面为腹横肌腱膜，顶部由背阔肌覆盖。下腰三角由背阔肌、腹外斜肌、髂嵴构成，其底面为腹内斜肌。超声、CT或MRI检查对腰疝的临床诊断有很大的参考价值，不仅能显示出腰背肌缺损的大小及部位，还可能提示疝内容物的性质，如有肠腔征象，多能明确诊断。

**3. 腹壁血管瘤（hemangioma）** 血管瘤是软组织中最常见的良性肿瘤，约占软组织肿瘤的7%～8%。它是由胚胎期的成血管细胞发展而来的，其中还有多种非血管成分，如脂肪、纤维等。病程较长，一般无临床症状；肿瘤较大侵及邻近组织结构时，会产生压迫症状。在病理上分为两型：毛细血管瘤和海绵状血管瘤，尤以海绵状血管瘤居多。

X线平片是最基本的影像诊断方法，但对本病诊断不具有特异性，只有当血管内有血栓形成，并发生钙化形成静脉石时，对本病诊断才有帮助。

血管造影是诊断血管性疾病最有效的方法，呈囊状不规则扩张的血窦或粗细不均、迂曲扩张的血管样结构，对比剂通过缓慢，有时可见动静脉瘘，但不能很好地显示病变与周围组织的相互关系及病变的范围。

CT平扫显示软组织血管瘤呈不规则形态、团块状软组织占位，其内密度不均，边缘可见斑点状或斑块状高密度钙化灶；增强后软组织团块多为混杂密度强化，边界较清，可以看到瘤血管堆积而成的团块状或管状增强的血管影，甚至见到粗大、迂曲的血管影，此征象对诊断具有明确意义（图22-1-6，图22-1-7）。

MRI可以多方位成像，对血管瘤的定位优于CT。血管瘤与周围正常组织的对比以$T_2$WI显示最好。在$T_1$WI可见稍高于肌肉组织信号的软组织团块，其内信号不均，可见弯曲血管流空区；$T_2$WI上软组织团块呈中等或高信号区；病变边界清楚，其间有低信号的纤维、脂肪分隔；其中长$T_2$信号为良性血管瘤的特征性MRI表现，其信号强度高于脂肪，随$T_2$权重的增加，病变信号越来越高，范围和边界越清楚；静脉石及钙化则呈低信号；亚急性及慢性反复出血分别表现为不规则点、片状短$T_1$、长$T_2$信号及含铁血黄素沉着引起的短$T_2$低信号环。

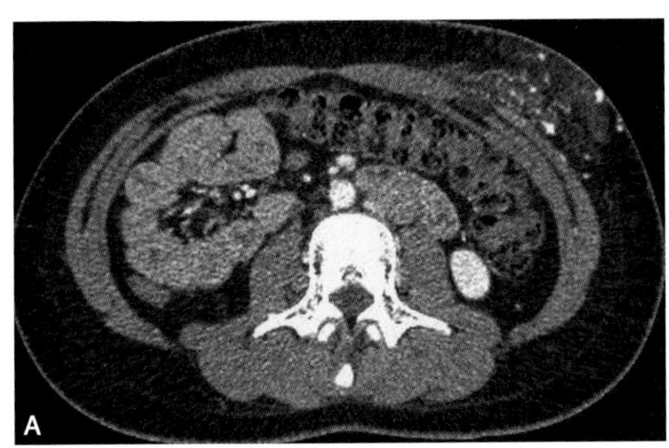


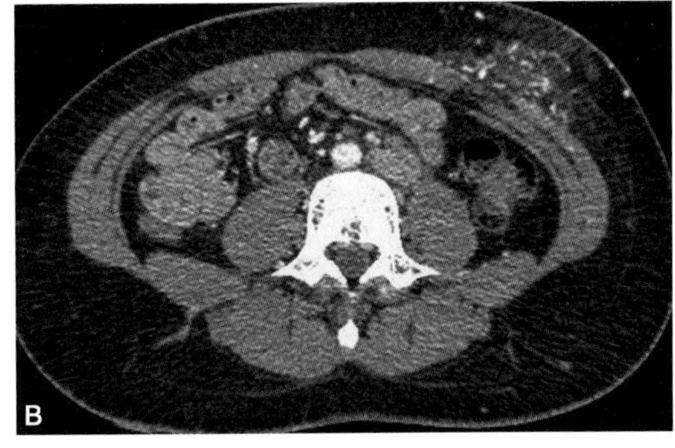


**图22-1-6 腹壁血管瘤**

A、B. CT增强扫描示左侧腹外斜肌前方脂肪层内可见条状密度增高影，增强后明显强化，周围脂肪密度增高

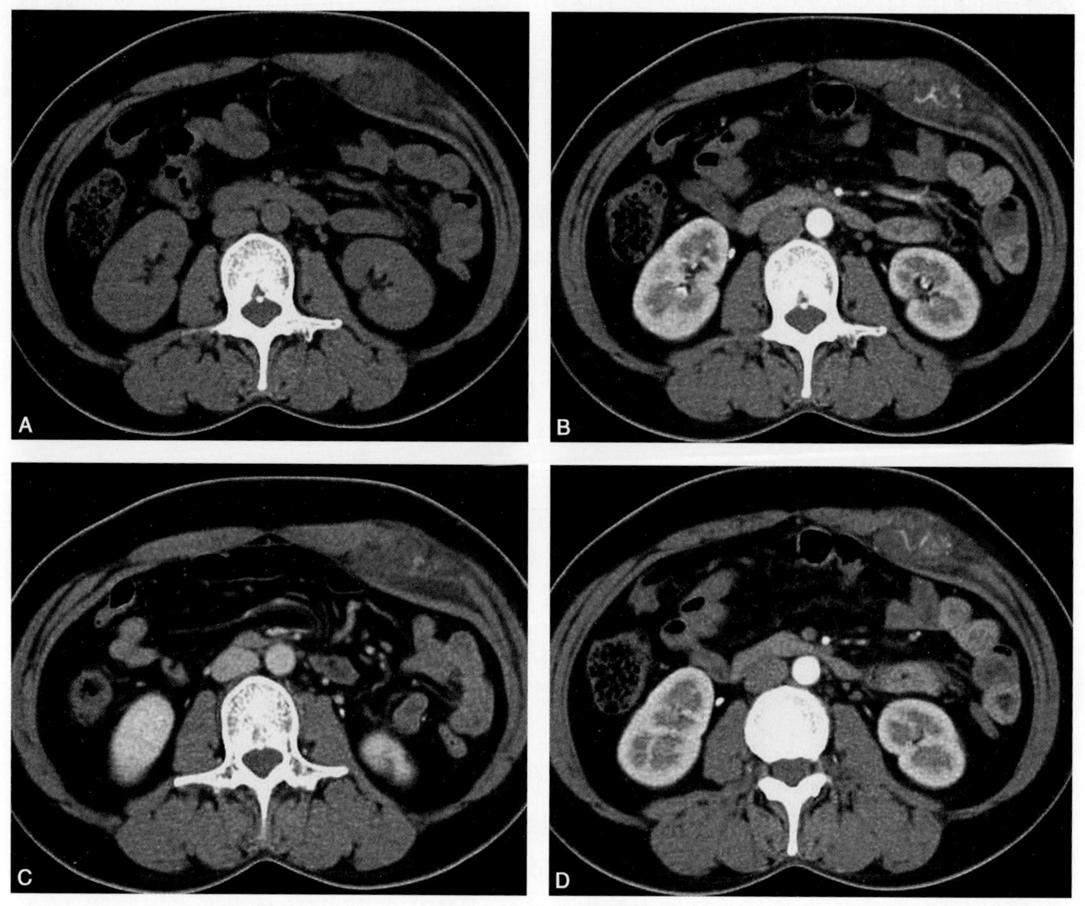

图 22-1-7　腹壁血管瘤

A、B. CT 平扫见左侧腹壁内、腹直肌后下腹外后方可见形态不规则稍低密度影，边缘不清，密度不均匀；C、D. CT 增强扫描病变轻度不均匀强化，其内可见明显强化的迂曲血管影

**4. 腹壁脂肪瘤（lipoma）**　脂肪瘤是一种由成熟脂肪细胞构成的良性肿瘤，为最常见的间叶组织肿瘤，可发生于含有脂肪组织的全身任何部位。脂肪瘤常有一薄层纤维包膜，质软，边缘清楚。镜下见成熟的脂肪细胞堆积，其间有不规则纤维组织分隔。脂肪瘤内可含有其他间叶成分，如纤维结缔组织、黏液、软骨和平滑肌组织等，分别称为纤维脂肪瘤、黏液脂肪瘤、软骨脂肪瘤和肌肉脂肪瘤，其中以纤维脂肪瘤最常见。脂肪瘤多为单发，偶可多发。本病好发于 50～70 岁，多见于肥胖人群，无明显性别差异。临床表现与发病部位、肿瘤形态有关，典型表现为缓慢生长的无痛性肿块，但可产生压迫症状。

CT 表现典型，肿瘤呈单发或多发边缘光整的低密度区，CT 值－120～－80HU，密度均匀，多呈分叶状，有包膜，内部可有分隔，周围组织受压，肿瘤的密度与周围正常脂肪组织难以区分（图 22-1-8）；增强扫描无明显强化。

MRI 上脂肪瘤信号具有特征性，呈短 $T_1$、中长 $T_2$ 信号，边缘清楚，在所有序列中均与皮下脂肪组织信号相同，可含有等信号的纤维间隔，在脂肪抑制序列上其短 $T_1$、中长 $T_2$ 信号可被抑制，呈低信号。

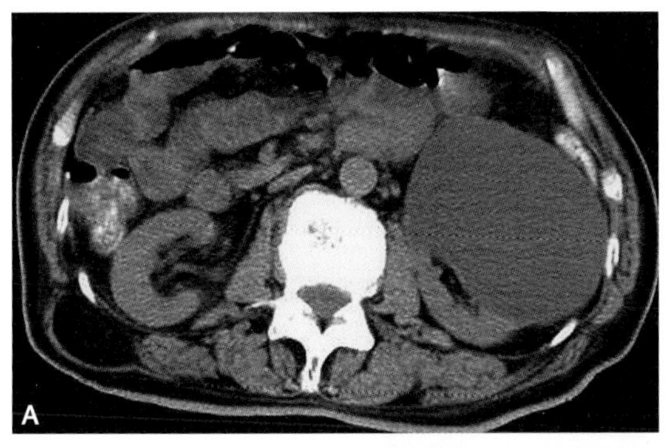


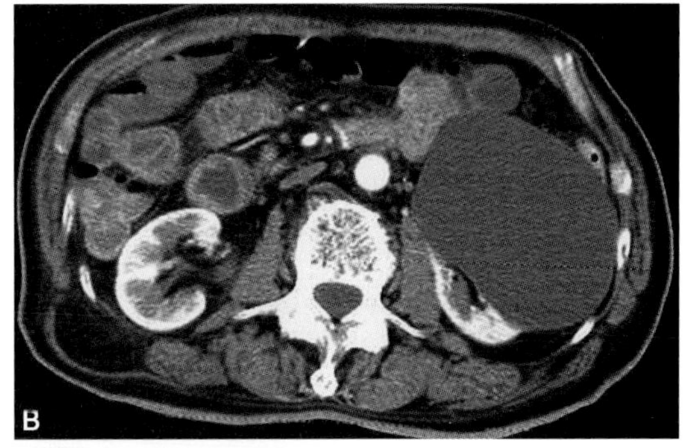


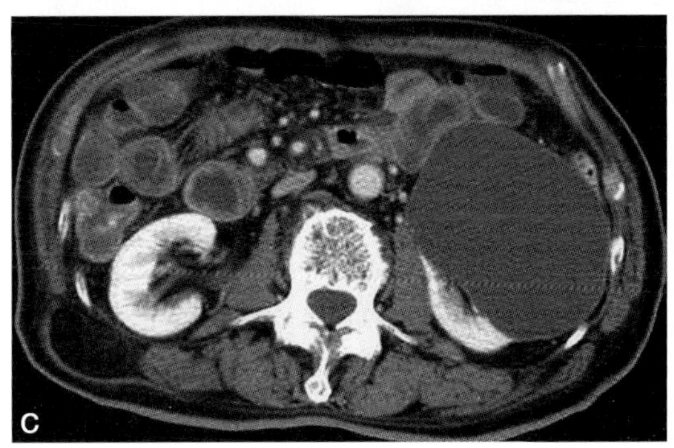


**图 22-1-8　腹壁脂肪瘤**

A. CT 平扫右侧腹壁内可见半圆形脂肪样密度影，密度均匀，边缘清晰；B、C. CT 增强扫描病变未见明显强化

**5. 腹壁软组织肉瘤（soft tissue sarcoma，STS）**　一类起源于间叶组织的恶性肿瘤，约占成人恶性肿瘤的 1%。STS 可发生于全身各处，发生在腹壁的占所有 STS 的 1% ~5%。原发性腹壁恶性肿瘤以 STS 为主，最多见的组织类型是恶性纤维组织细胞瘤，其次是脂肪肉瘤、滑膜肉瘤和平滑肌肉瘤等。

恶性纤维组织细胞瘤 CT 表现为软组织内实质性肿块，增强后呈明显不均匀强化。MRI 表现为 $T_1$WI 等或稍低混杂信号肿块，$T_2$WI 呈多结节高信号团块，信号明显不均匀，可合并出血坏死及液化，肿瘤内外可见血管流空信号，增强后肿瘤呈不均匀明显强化。

CT 表现：分化良好的脂肪肉瘤以脂肪成分为主，表现为边界清楚的低密度灶，与脂肪瘤表现类似，但 CT 值多高于脂肪瘤；而恶性程度较高的脂肪肉瘤，所含脂肪成分较少，表现为圆形或不规则形软组织密度肿块，呈浸润生长，边界多不清。肿瘤内通常无钙化；增强扫描肿瘤非脂肪性的实性部分呈不均匀强化（图 22-1-9）。MRI 见肿瘤呈大小不一、形态不整、边界不清、信号强度不均的软组织肿块。根据肿瘤成分不同，其 MRI 信号不同。圆细胞型含脂肪量少，多为等 $T_1$ 等 $T_2$ 信号；黏液型以含液体囊性成分为主，多表现为长 $T_1$ 长 $T_2$ 信号，此型最常见；分化良好、含脂肪成分较多的脂肪肉瘤则表现为不均匀的短 $T_1$、中长 $T_2$ 信号，瘤内纤维间隔呈低信号。

**6. 腹壁韧带样型纤维瘤病（desmoid-type fibromatosis，DF）**　又名深部侵袭性纤维瘤病（aggressive fibromatosis）、硬纤维瘤，是一类罕见的来源于成纤维细胞的具有局部侵袭潜能且易复发的软组织肿瘤。起源于肌肉腱膜组织，沿肌纤维生长，主要由形态比较一致的梭形

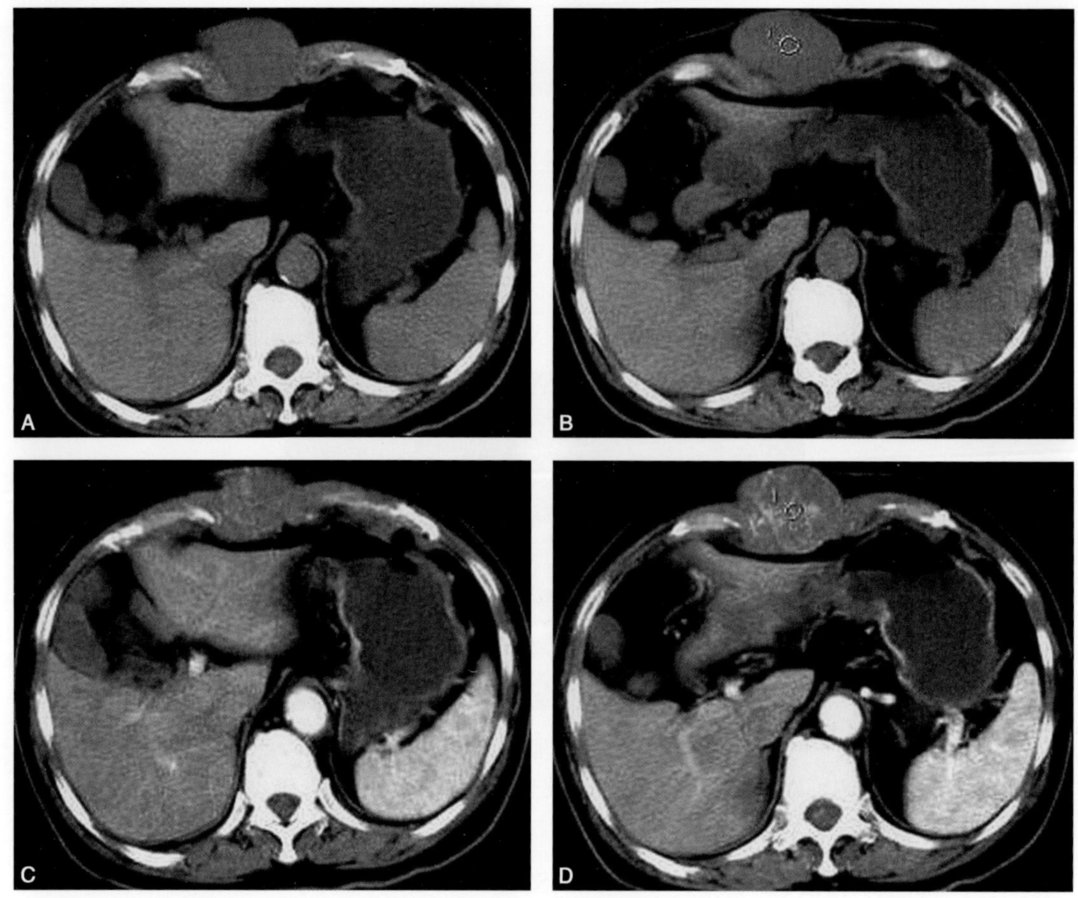

**图 22-1-9　腹壁纤维肉瘤**

A、B. CT 平扫于中腹部腹壁略偏右侧、腹直肌区可见一类圆形软组织肿块，边界清楚，密度均匀，并突入皮下，周围脂肪组织正常；C、D. CT 增强后整个病变无明显强化，病灶内可见多发条索状和小片状强化

细胞和数量不等的胶原纤维构成，年发病率大约 3～4/100 万。该病可能的发生原因包括外伤、手术、激素和遗传。本病可发生于全身各处，习惯上将其分为腹内型、腹壁型、和腹部外三类。腹内型主要累及肠系膜、腹膜后和盆腔，腹壁型主要累及腹壁肌肉，腹部外主要累及颈、肩、四肢等骨骼系统。多发生于 30～50 岁，以女性多见。也可见于青少年。临床表现为深在性界限不清的质硬肿物，不易发觉，微痛或无痛。

CT 表现为等或稍低密度的形态不规则的软组织影，密度均匀，边界较清楚，液化坏死较少见，边缘可见分叶或结节状凸起，增强后呈中度均匀或不均匀强化。MRI 平扫 $T_1$WI 上多表现为等或稍低信号，少部分可表现为略高信号，$T_2$WI 变化多样，分别表现为高、略高和低信号，通常表现为不均匀略高信号，压脂序列表现为混杂高信号（图 22-1-10）。在各序列图像中，多数病灶内可见致密胶原纤维形成的低信号区；增强后可呈明显或轻度强化，强化不均匀，致密胶原纤维无明显强化，多无坏死。偶尔瘤内可见流空血管，增强后呈持续强化或进行性延迟强化，持续时间长。MRI 对 DF 诊断具有重要帮助，尤其是 $T_2$WI 和压脂序列能明确显示病灶范围。$T_2$WI 呈略高信号和肿瘤在各序列中存在低信号致密胶原纤维成分具有十分重要的鉴别诊断价值，有利于缩小诊断和鉴别诊断范围，因为绝大多数恶性肿瘤$T_2$WI 为高信号。

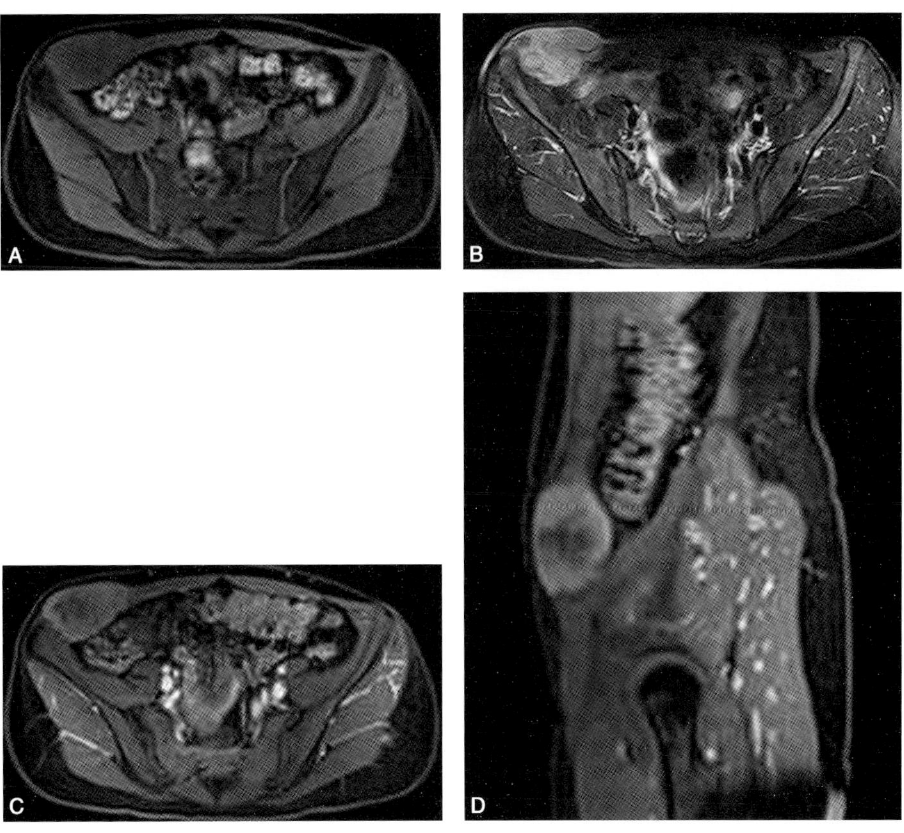

**图 22-1-10　韧带样型纤维瘤病**

A、B. CT 平扫左侧腹壁外侧可见一形态不规则团块影，信号不均，$T_1$WI 上以等、低信号为主，$T_2$WI 上以高信号为主，边缘清晰；C、D. CT 增强后病变外周明显强化，中心强化不明显

（刘红光）

## 参考文献

1. DiSantis DJ, Siegel MJ, Katz ME. Simplified approach to umbilical remnant abnormalities. Radiographics, 1991, 11(1):59-66.
2. Ferenc T, Sygut J, Kopczynski J, et al. Aggressive fibromatosis(desmoids tumors): definition, occurrence, pathology, diagnostic problems, clinical behavior, genetic background. Pol J Pathol, 2006, 57(1):5-15.
3. Fletcher C D. The evolving classification soft tissue tumors: anupdate based on the new WHO classification. Histopathology, 2006, 48(1):3-12.
4. Hawnaur JM, Whitehouse RW, Jenkins JPR, et al. Musculoskeletal hemangiomas: comparison of MRI with CT. Skeletal Radiol, 1990, 19(4):251-258.
5. Khati NJ, Enquist EG, Javitt MC. Imaging of the umbilicus and periumbilical region. Radiographics, 1998, 18(2):413-431.

6. Lee JC, Thomas JM, Philips S, et al. Aggressive fibromatosis: MRI features with pathologic correlation. AJR, 2006, 186(1): 247-254.

7. Matsuhashi N, Chikaishi T, Saji S. A rare type of incarcerated lumbar hernja: CT and enema demonstration. Int J colorectal. 2006, 21(1): 94-95.

8. Piza-Katzer H, Rhomberg M. Extra-abdominal fibromarosis-extraabdminal desmoids review and personal experiences. Chirurg, 2000, 71(8): 904-911.

9. 葛湛,潘恒,谢长浓. 软组织韧带样纤维瘤病的临床病理与影像表现. 临床放射学杂志,2011,30(4): 548-551.

10. 刘庆余,陈建宇,梁碧玲,等. 软组织韧带样纤维瘤病的影像表现及其病理特征. 癌症,2008,27(12): 1287-1292.

# 第二节　髂腰部病变

## 一、前　　言

髂腰部主要是指髂腰肌行经的区域,髂腰肌位于腰椎两侧和髂窝内,由腰大肌、髂肌组成。腰大肌起自第12胸椎和第1～5腰椎体侧面和横突,髂肌起自髂窝,向下汇合成髂腰肌,经腹股沟韧带深面入股部,止于股骨小转子。以上的解剖特点决定了髂腰肌体积大、走行长及筋膜隔离性能较薄弱,与许多重要组织器官毗邻。髂腰部疾病包括髂腰肌的病变,还包括髂腰肌周围解剖结构的病变。

## 二、疾 病 分 类

髂腰部疾病常见有髂腰肌血肿/损伤、腹膜后纤维化、椎旁脓肿,不常见的病变包括感染性病变、原发性或继发性肿瘤性病变(表22-2-1)。

**表22-2-1　髂腰部病变分类**

| 分类 | 肿瘤性 | 非肿瘤性 |
|---|---|---|
| 常见 | | 髂腰肌损伤、髂腰肌血肿、髂腰部血肿、腹膜后纤维化、椎旁脓肿 |
| 不常见 | 原发肿瘤(脂肪肉瘤、纤维肉瘤)、转移性肿瘤、丛状神经纤维瘤 | 原发性感染(肌肉注射感染、特发性感染)、子宫内膜异位症浸润 |

## 三、影像诊断流程

髂腰部疾病的发病率相对较少,原发性疾病更少。髂腰部疾病的影像诊断首先要准确判断病变与髂腰肌的关系,源于髂腰肌的病变较少,常见的是髂腰肌血肿,多数伴有外伤史或凝血障碍性疾病等;肿瘤性病变罕见,包括硬纤维瘤、滑膜肉瘤等。若病变源于髂腰肌外、髂腰肌仅受累或正常,则要进一步观察髂腰肌周围解剖结构的情况,包括腰椎、髂骨、大血管等，判断病变起源于上述结构或是腹膜后间隙。通过增强检查，进一步了解病变的特点，初步判断病变是否为肿瘤性病变或非肿瘤性病变；若为肿瘤性病变，则进一步区分良恶性，是否为转移瘤等；若为非肿瘤性病变，则首先要确定病变是否为感染性病变，排除之后再进一步考虑其他病变。

## 四、相关疾病影像学表现

**1. 腹膜后纤维化（retroperitoneal fibrosis，RPF）** 又称为 Ormond 病，是一种少见的腹膜后广泛进行性非特异性、非化脓性的炎症，主要包绕压迫腹膜后组织器官，常引起不同程度肾积水并最终导致肾功能不全。多发于 30～60 岁成年人，男性多于女性，既往文献报道特发性腹膜后纤维化男女比例 2～3∶1，继发性腹膜后纤维化男、女发病率相近。

CT 平扫病变范围较广，常位于腰$_4$～骶$_1$椎体水平（图 22-2-1），可对称或不对称地连续性分布于脊柱前方的大血管周围，形态不规则（图 22-2-2），无结节融合或分叶状表现。包绕腹主动脉、髂动脉，动脉本身无明显受压移位，动脉与椎体间距无变化。病变向两侧面

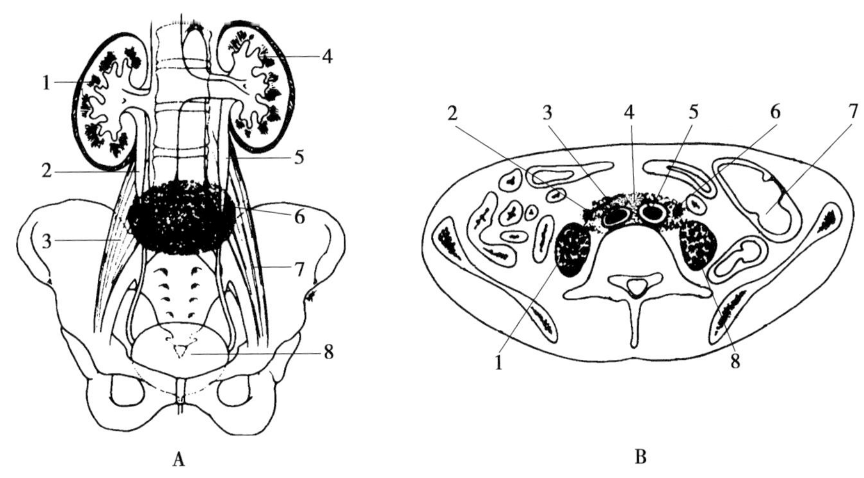


**图 22-2-1　腹膜后纤维化图示**

A. 冠状位：1. 右肾；2. 右输尿管；3. 右腰大肌；4. 左肾；5. 左输尿管；6. 腹膜后纤维化区；7. 左腰大肌；8. 膀胱；B. 横断位：1. 右腰大肌；2. 右输尿管；3. 右侧髂总动脉；4. 腹膜后纤维化区；5. 左侧髂总动脉；6. 左输尿管；7. 结肠；8. 左腰大肌

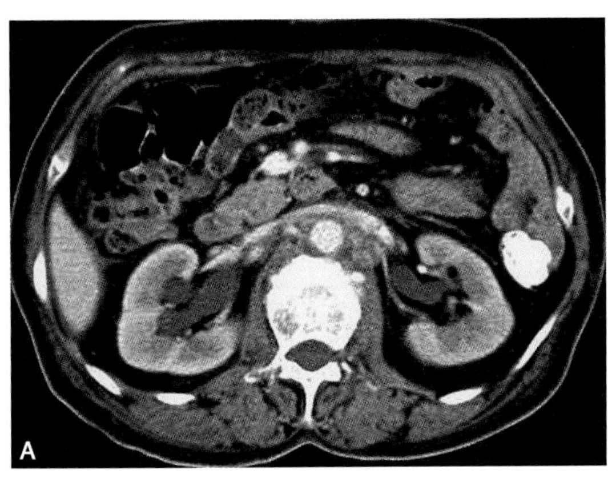


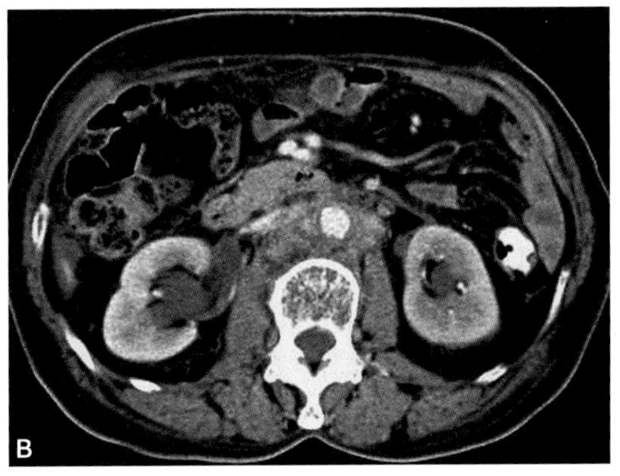

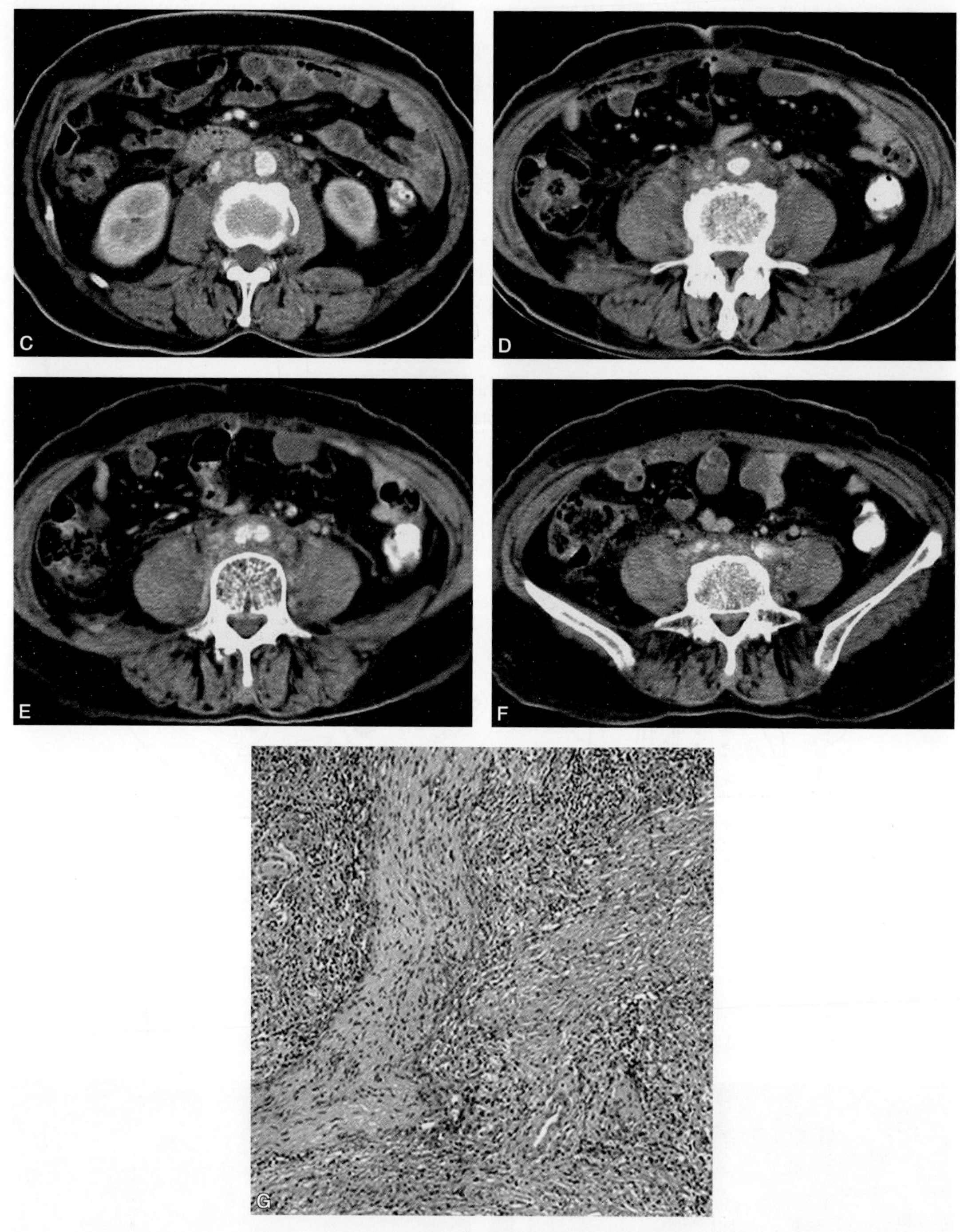

图 22-2-2　腹膜后纤维化

A～F. 腹部 CT 增强扫描示腹膜后肾门水平至髂动脉分叉以下腹主动脉旁可见非对称性的软组织密度影，形态不规则，界限不清，增强扫描后不均匀的中等程度强化；腹主动脉、髂动脉受包绕，无明显受压移位，动脉与椎体间距不变化；动脉壁增厚、管腔侧可见不规则的低密度充盈缺损（动脉粥样硬化斑块）；双侧输尿管外缘毛糙，腰$_4$水平输尿管向中心牵拉移位、管腔不规则，其上输尿管及肾盂扩张；G. 病理（HE 染色，×100）可见纤维组织增生，间质见炎性细胞浸润发展，累及下腔静脉、腰大肌，使主动脉与左腰大肌、下腔静脉与右腰大肌之间角度改变；累及输尿管使其向中心牵拉移位，输尿管梗阻、狭窄，近段扩张、肾盂输尿管积水（图 22-2-3，图 22-2-4）。

腹膜后纤维化的 CT 增强表现与其病理阶段相关。病变早期以炎性细胞浸润和水肿为主，毛细血管较丰富，胶原纤维较少，动脉期病变即可中度强化，轻度强化或明显强化少见。病变静脉期及延迟期持续性强化，强化程度较前增大，可达明显强化。随着病程的延长，纤维结缔组织比例增加而细胞成分及含水量逐渐下降，动脉期病变强化不明显，静脉期即延迟期病变呈持续性缓慢的中等程度强化，强化多不均匀。病变晚期，主要为致密硬化的纤维组

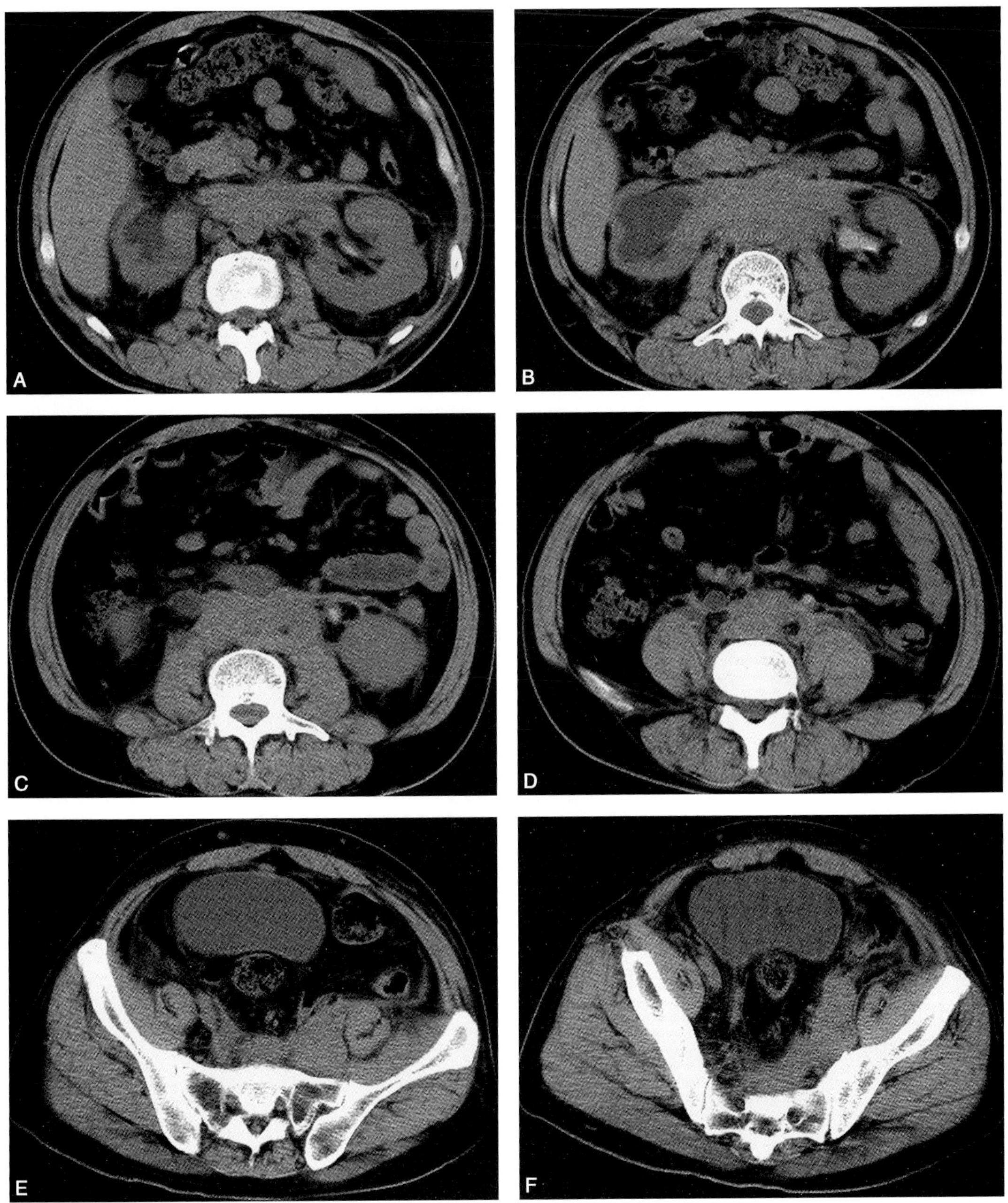

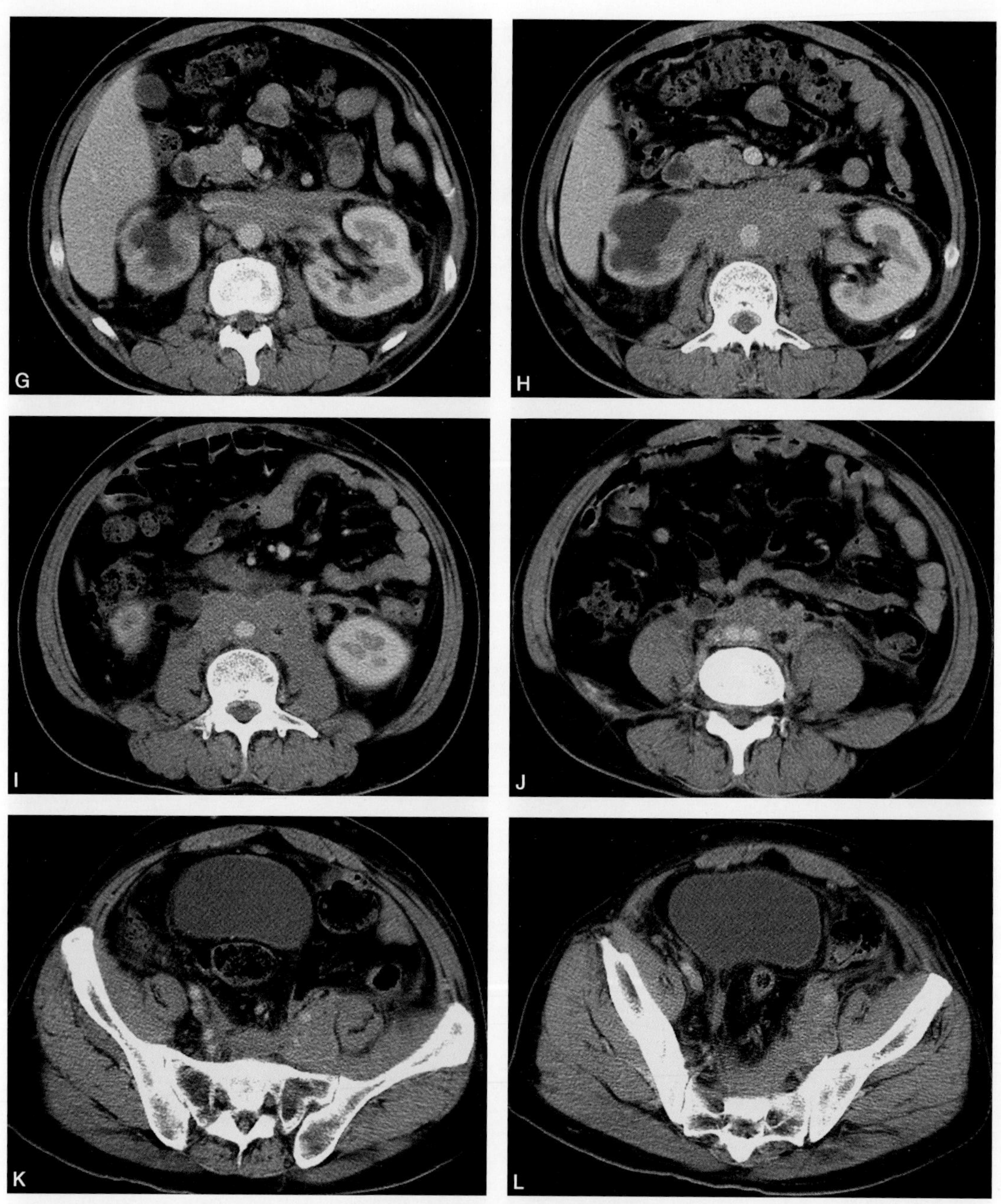


**图 22-2-3　腹膜后纤维化**

A～F. CT 平扫腹膜后肾门水平至髂外动脉以下可见非对称性的软组织密度影，病变密度较均匀，形态不规则，界限不清，腹主动脉、髂总动脉髂内外动脉及肾动静脉、下腔静脉受包绕，无明显受压移位，动脉与椎体间距无明显增大；G～L. CT 增强扫描病变呈较均匀的中等程度强化，动脉壁增厚，管腔变窄、内壁光滑，双侧输尿管向中心牵拉移位、包埋于病变之中，管腔不规则，其上输尿管及肾盂扩张

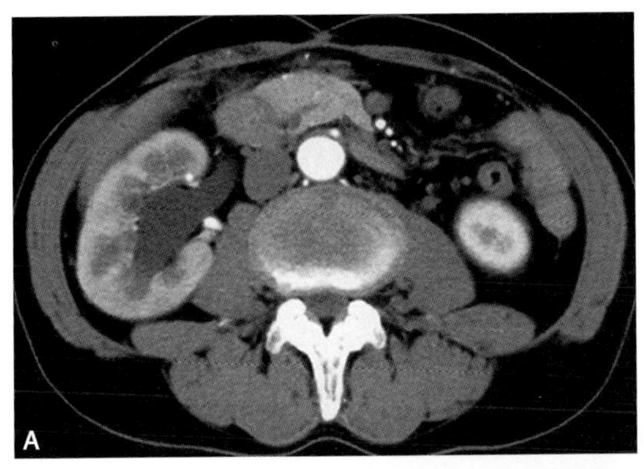

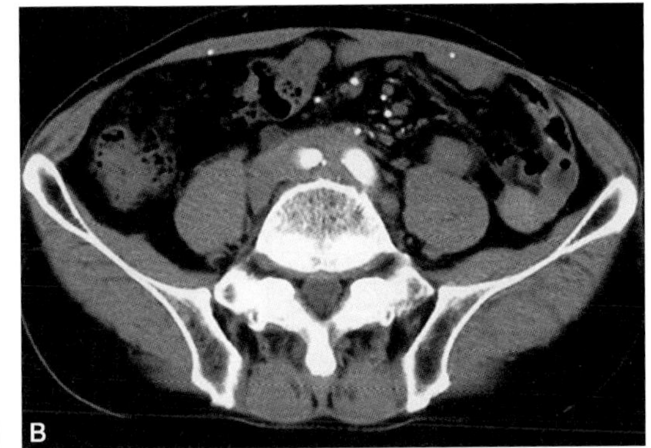

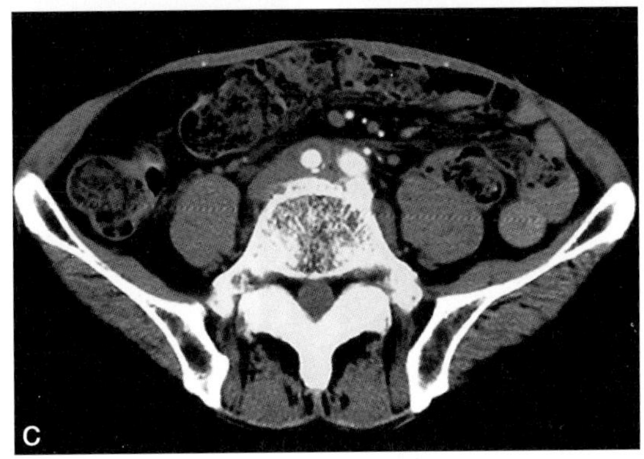

**图 22-2-4　腹膜后纤维化**

A、B. CT 增强显示右肾体积增大，肾盂、肾盏扩张，腹膜后髂血管分叉处可见形态不规则软组织团块，双侧髂总动脉包埋于其中；C. 激素治疗 12 周后 CT 增强复查，病变体积较前明显缩小

织，病变动脉期及静脉期强化不明显，延迟 1～3 分钟后可轻度强化或仍无强化。由于腹膜后纤维化可存在不同时相阶段的组织成分，因此，病变增强扫描后多呈不均匀的强化，均匀性强化较少见。

MRI 平扫表现为主动脉和(或)下腔静脉周围的类圆形或不规则软组织肿块，包绕主动脉和下腔静脉，分界不清。早期，病变仅“填充”腹膜后间隙，包裹大血管、神经等组织，邻近组织器官受压移位现象不明显。中晚期，病变范围较大时压迫邻近组织器官使其移位。病变的 MRI 信号与疾病发展的不同阶段相关(图 22-2-5，图 22-2-6)。早期，病灶含水量较丰富，MRI 呈边缘不清的长 $T_1$、长 $T_2$ 信号。中晚期，病变内肉芽肿形成并机化，毛细血管、炎性细胞及水分逐渐减少，$T_1$WI 仍呈低信号，但是 $T_2$WI 上信号逐渐减低，呈等信号或低信号。中早期，由于病灶内含水分较多且以胶原纤维为主，水分子扩散受到一定的限制，DWI 上呈高/稍高信号，可清晰的勾勒出病灶的范围。

MRI 增强扫描的表现与疾病发展的不同阶段相关。病变早期，由于病变内的炎症反应以及新生血管通透性较高，对比剂易经毛细血管渗透至组织间隙，动脉期病变即呈中度-明显强化，随时间的延长强化逐渐显著。中晚期，病变内肉芽肿形成并机化，毛细血管、炎性细胞逐渐减少，增强早期病变强化不明显，延迟后可有持续性的轻度强化，病灶中心强化程度多低于周边，可能与病变中心纤维组织较周边更成熟、毛细血管含量更少有关；同时，由于毛细血管的内皮细胞已逐渐发育完善、通透性减低，对比剂经毛细血管渗透到周围组织间隙以及从组织间隙重吸收入血管的时间较长，因此病变强化较慢且持续时间较长。

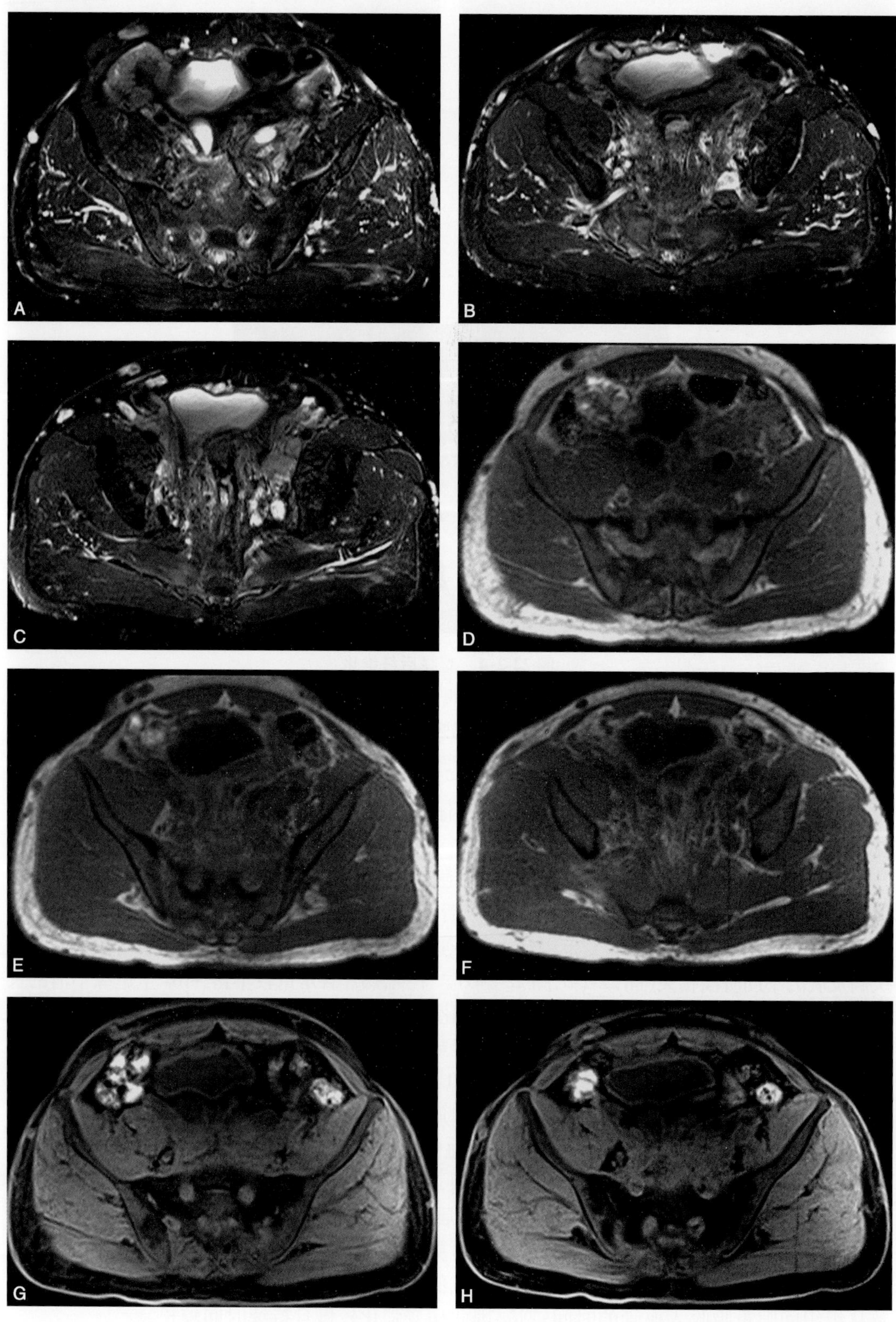
A
B
C
D
E
F
G
H

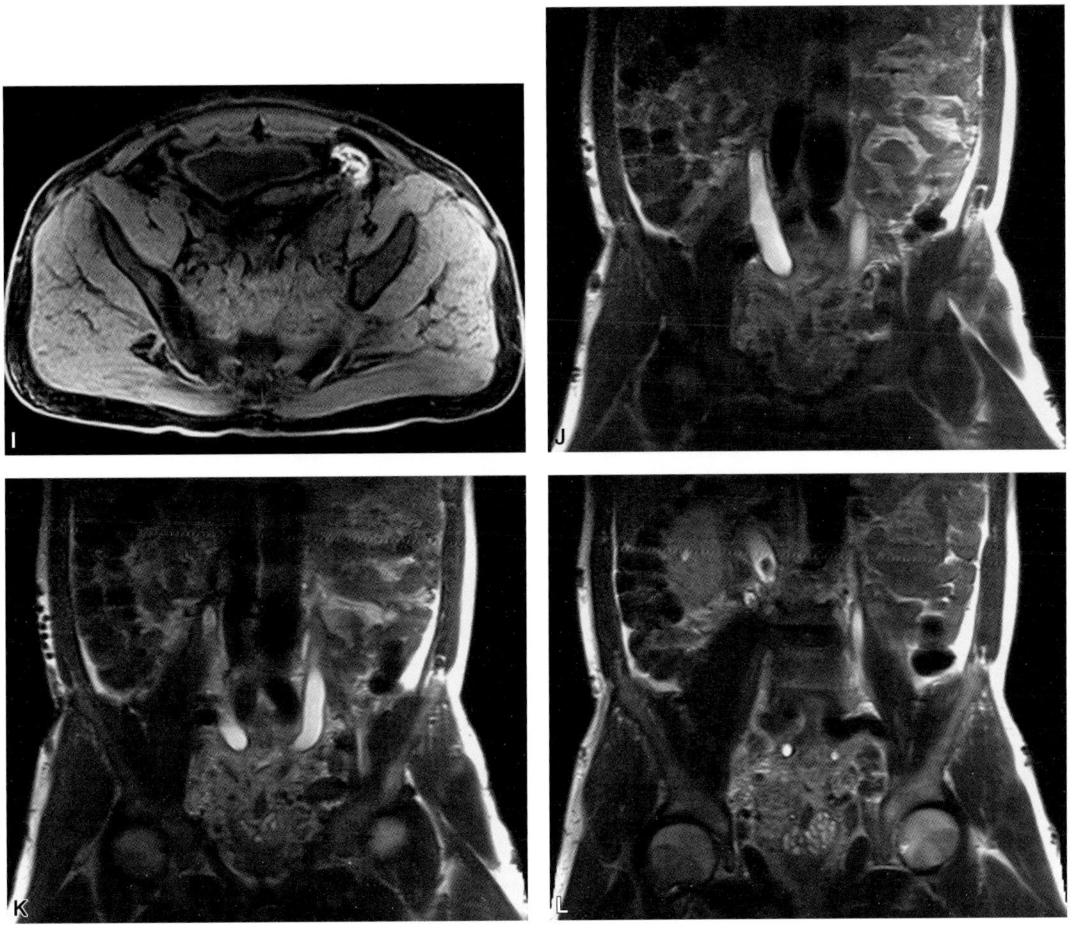

图 22-2-5　腹膜后纤维化

A～C. MRI 平扫横断位 $T_2$WI 压脂像显示腹膜后髂血管分叉水平及以下可见形态不规则软组织团块，界限不清，信号不均匀，呈稍高及条状高信号；D～F. $T_1$WI 病变呈较均匀的稍低信号；G～I. 脂肪抑制 $T_1$WI 病变信号无明显减低；J～L. 冠状位 $T_2$WI 显示相应水平双侧输尿管变窄，其上输尿管明显扩张、增粗

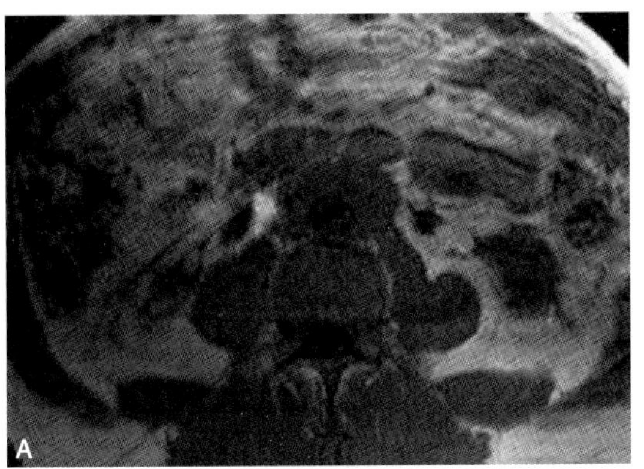

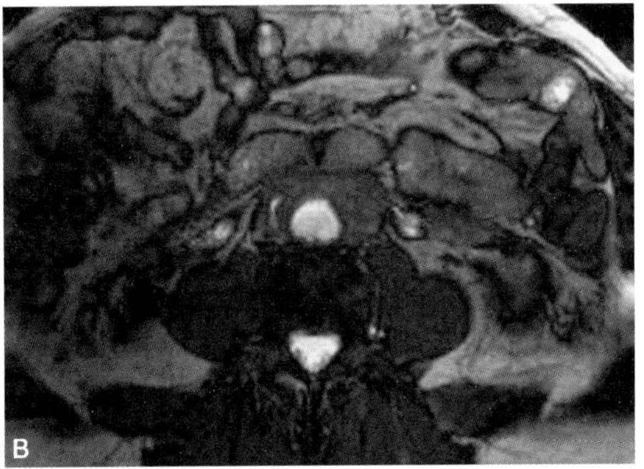

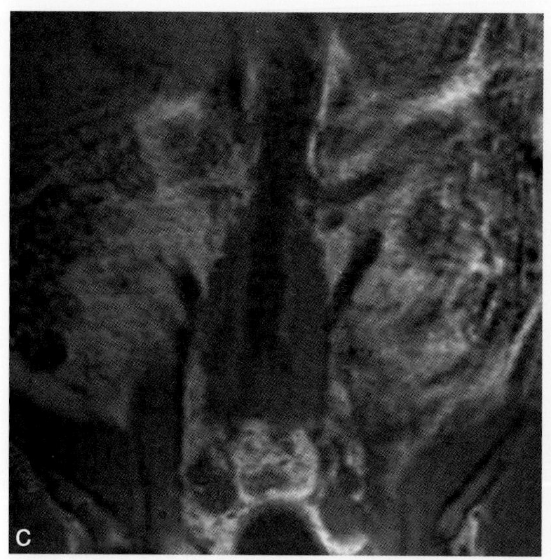


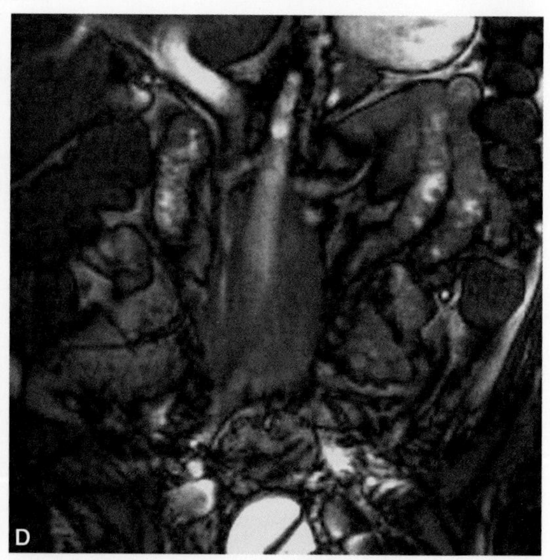


**图 22-2-6 腹膜后纤维化**

A、B. 横断位腹膜后腰$_4$～骶$_1$水平降主动脉旁可见不规则软组织团块，呈较均匀的等信号，降主动脉包埋于其中，双侧输尿管向中线聚集，管腔扩张；C、D. 冠状位 $T_2$WI 病变呈较均匀的等信号，降主动脉包埋于其中，双侧输尿管向中线聚集，管腔扩张

**2. 髂腰肌血肿/出血（iliopsoas muscle hematoma/bleeding）** 发生率很低，但可以威胁生命，极易导致残疾，与髂腰肌的解剖特点有关。一旦出血，可能引起需要输血的贫血、股神经压迫、股四头肌麻痹、脊柱侧弯、高血压，假瘤形成及急性肾衰竭等。髂腰肌血肿/出血可能由外伤引起，也可能与凝血系统疾病、血管炎或抗凝剂使用过久、肿瘤及炎症等有关。典型的髂腰肌出血/血肿的临床表现为髋关节周围疼痛、患侧髋关节屈曲挛缩、腹股沟或腹部肿块、股神经分布区域运动与感觉异常等。

CT、MRI 具有良好的组织分辨率，不但可以明确是否是髂腰肌出血，而且可以明确髂腰肌血肿的具体大小、位置、与周围组织的关系及血肿形成时间。通过测量血肿大小，可以大致判断出血量，指导临床输血及预后判断。髂腰肌血肿/出血常表现为肌肉内边界较清楚的椭圆形肿块，常伴有肌肉体积增大，增强扫描血肿不强化，这是血肿最为典型的 CT 征象。血肿的 CT 密度与出血后至检查时的间隔有关（图 22-2-7～图 22-2-9），CT 图像上的等密度其实包含血凝块、新旧出血等多种成分。血肿内条带状稍高密度区，CT 值达 5OHU 以上的可能为新鲜血液成分。肌内血肿的密度往往低于颅内同期血肿的密度，可能因为肌内血肿由于肌肉的活动而加快了新鲜血块的溶解导致 CT 值减低；或肌肉 CT 值往往高于脑组织（特别是脑白质），相比之下血肿呈相对等密度；也可能因为二者显示窗宽不同。

MRI 血肿信号符合血肿的演化规律，急性血肿 $T_1$WI 常呈等信号，$T_2$WI 呈低信号，这一信号特点与细胞内去氧血红蛋白有关；也有报道认为急性期血肿 $T_1$WI 呈低信号，$T_2$WI 呈高信号，这与血肿的液体性质有关。亚急性肌内血肿 $T_1$WI 以高信号为主，慢性肌内血肿信号则呈稍低或低信号，边缘见稍高信号环，而在 $T_2$WI、STIR 均呈较高信号，这与高铁血红蛋白的沉积有关。慢性期血肿边缘呈环形低信号影是由于含铁血黄素的沉积形成。

**3. 椎旁脓肿（paravertebral abscess）** 多继发于邻近椎体的感染性病变，以结核多见，又称椎旁冷脓肿；亦可见于布氏杆菌等引起的感染。

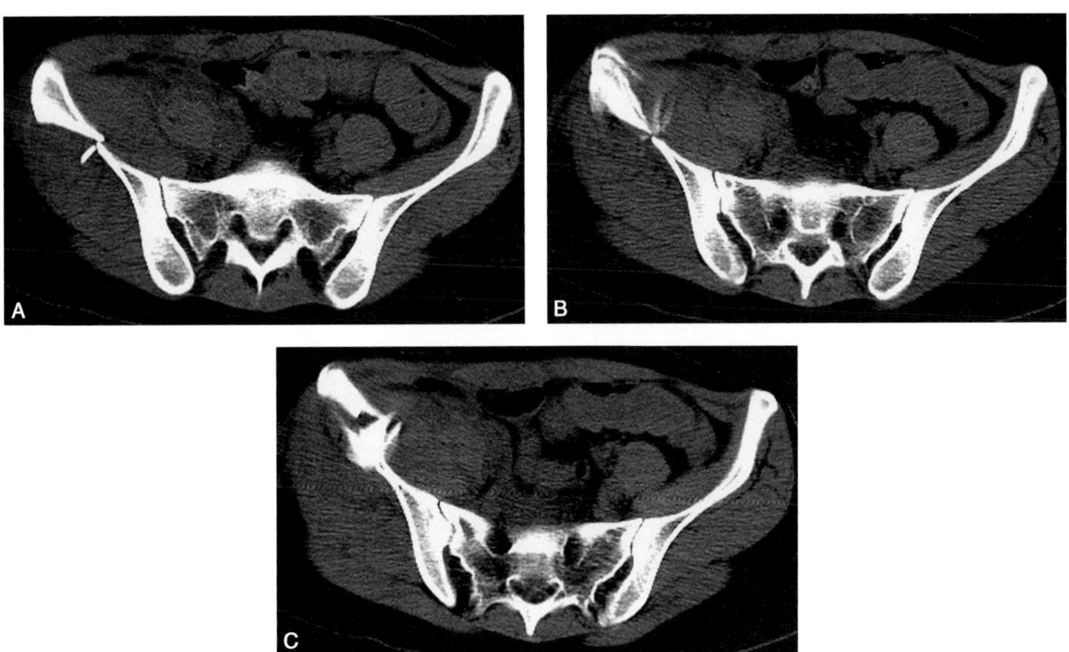


**图 22-2-7　右髂腰肌损伤、出血**

A～C. 盆腔 CT 平扫右侧髂腰肌体积明显增大，密度不均，界限不清晰，邻近髂骨骨折

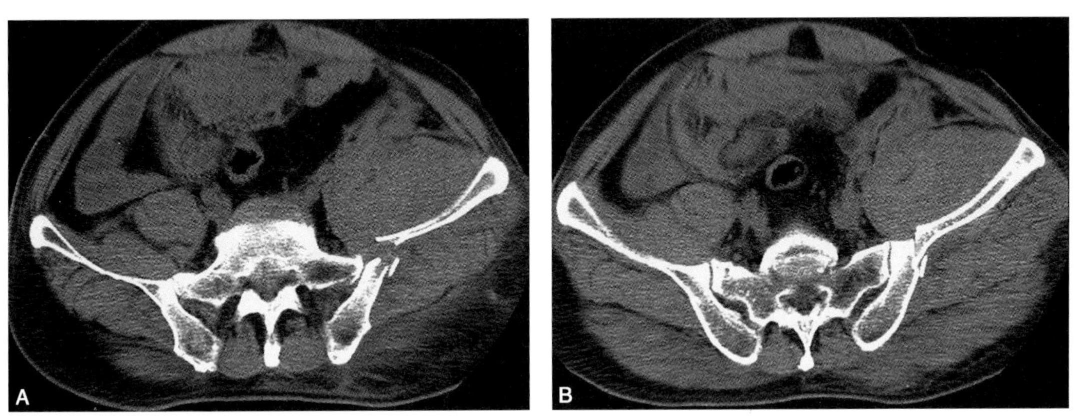


**图 22-2-8　左侧髂腰肌损伤、血肿**

A、B. 盆腔 CT 平扫左侧髂腰肌体积增大，密度不均匀，同侧髂骨骨折；下腹部网膜增厚，密度明显增厚，边界不清

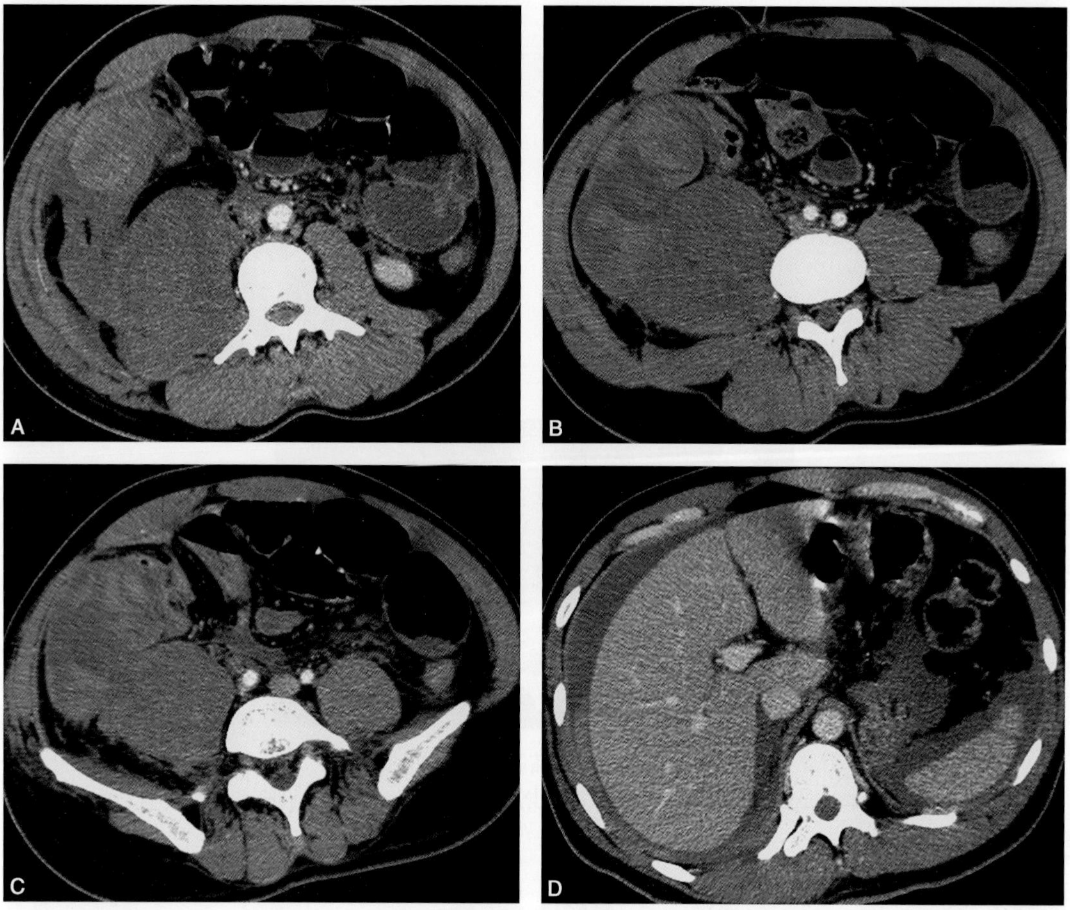

**图 22-2-9　血友病并腰大肌血肿、腹膜后及腹腔血肿**

A～D. 腹部 CT 增强扫描显示右侧腰大肌明显增粗，密度减低，邻近腹膜后可见形态不规则高低混合密度影；肝周及脾周可见液体密度影

椎旁脓肿位于椎体两侧或前后，多不对称，与椎体破坏区相连，推压及累及相近的腰大肌；病变呈长条状或梭形，较大者形状不规则；CT 示脓肿密度均匀或不均匀，比肌肉密度稍低，部分可见小死骨或钙化（图 22-2-10，图 22-2-11）；MRI 上呈长 $T_1$、长 $T_2$ 信号，信号可均匀或不均匀，脓肿周围包绕纤维包膜和肉芽组织，$T_2$WI 呈略高的混杂信号。

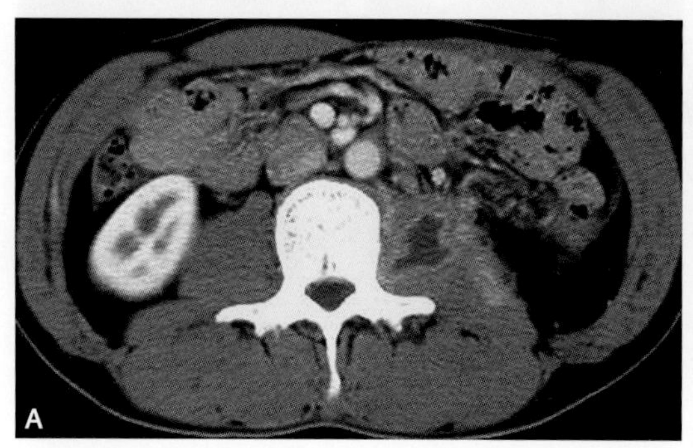


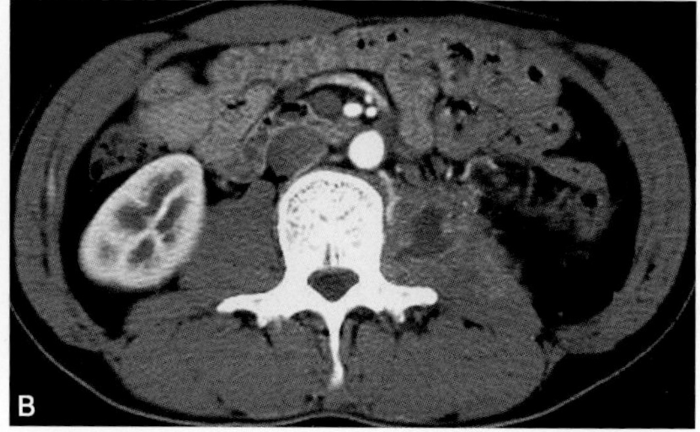

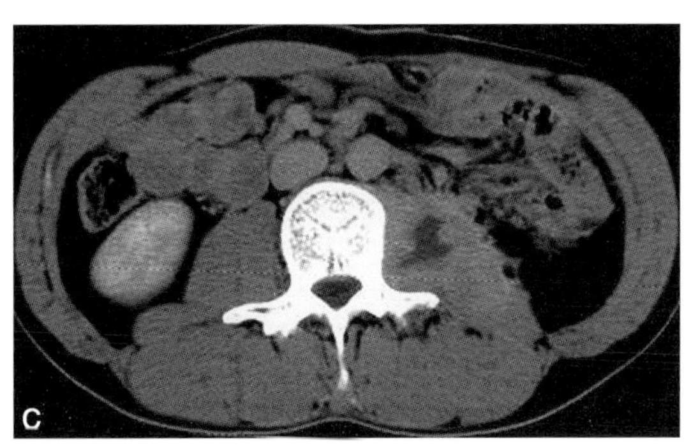

图 22-2-10　椎旁脓肿

A～C. CT 增强扫描见左侧腰大肌明显增粗，边界模糊，密度不均匀，增强后其内可见形态不规则低密度无强化区，边缘线样强化

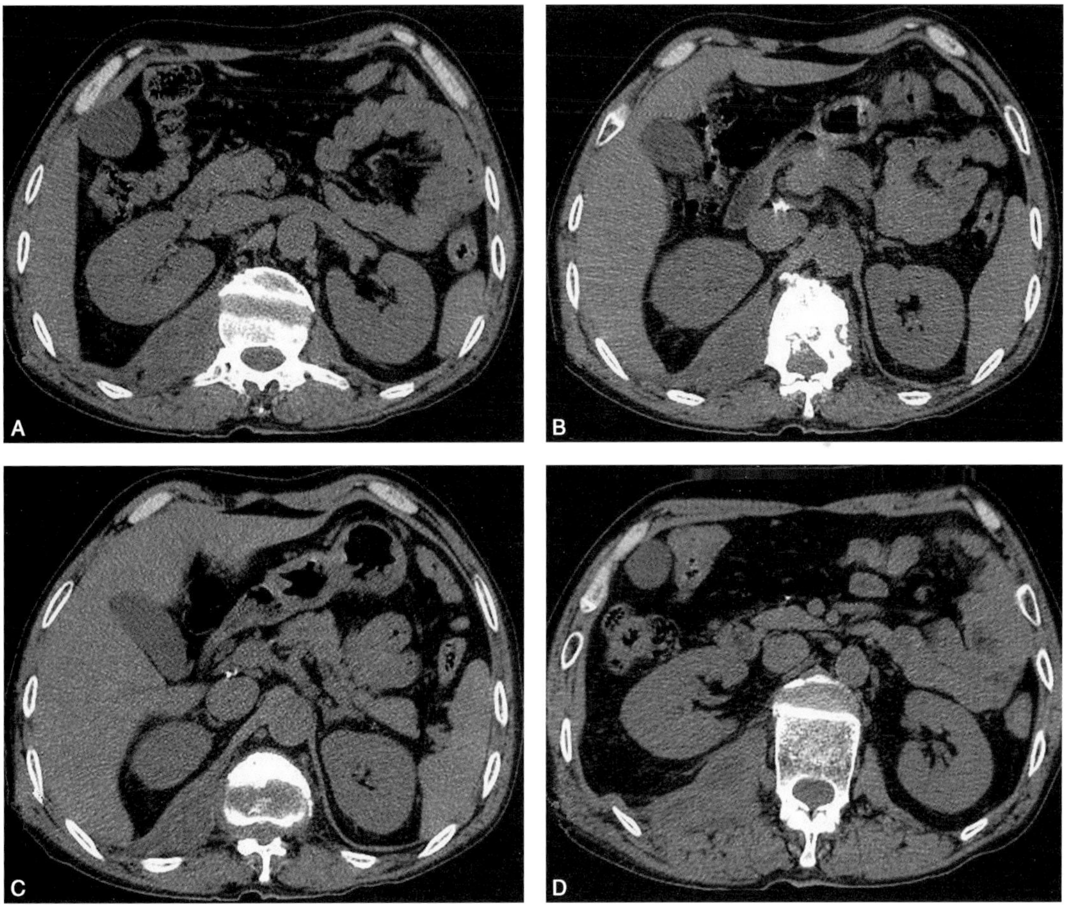

图 22-2-11　椎旁脓肿

A～D. CT 平扫胸$_{11}$椎体可见穿凿样骨质破坏，边缘硬化，其内局部可见点状死骨；右侧腰大肌明显增厚，密度不均

**4. 髂腰肌滑膜肉瘤(iliopsoas synovial sarcoma)**　临床罕见，多发生于 20～50 岁成年人。临床上无特异性表现。影像学没有特异性征象，CT 可以较准确显示肿瘤内的钙化及分

布范围，MRI 分辨肿瘤的出血、坏死或囊变优于 CT 和超声检查，能够较准确评价肿瘤与邻近结构的关系。

CT 平扫显示髂腰肌内形态不规则肿块，边界不清，密度多不均匀，与肌肉相比，常呈稍低密度或等密度，内伴有不规则的低密度区或钙化灶。部分肿瘤可因坏死、囊变显著而呈囊实性表现，囊腔内有时可见液-液平面。增强扫描后，可因瘤内出血、坏死或囊变而多呈不均匀强化。肿瘤的强化方式亦可多种多样：部分肿瘤动脉期可明显强化，静脉期及延迟期仍持续强化，但是强化程度较前减低；部分肿瘤动脉期肿瘤轻度强化，静脉期及延迟期仍持续强化，但是强化程度较前增加。

MRI 平扫表现为体积较大的分叶状软组织肿块，界限欠清晰。$T_1$WI 信号明显不均匀，以等于或略高于肌肉的信号为主，伴有不规则的较低信号灶。$T_2$WI 信号明显不均匀，呈以高信号为主的高低混合信号团。肿瘤内可见出血灶，液-液平面的出现率约 10% ~25%。当大的囊变区或明显的出血灶混合在一起时，$T_2$WI 可表现为信号明显不均匀、多分叶的混合信号团。增强扫描后多为不均匀强化，不均匀强化主要由于肿瘤内无强化的出血、坏死或囊变区和强化的实性肿瘤成分混合。肿瘤的实性成分信号可在增强扫描后快速上升，而后迅速下降或维持在相对平稳状态，亦可表现为逐步的持续性的缓慢强化。

（石智红）

## 参考文献

1. Balkan C, Kavakli K, Karapinar D. Iliopsoas haemorrhage in patients with haemophilia: results from one centre. Haemophilia, 2005, 11(5): 463-467.
2. Fernandez-Palazzi F, Hernandez SR, De Bosch NB, et al. Hematomas within the iliopsoas muscles in hemophilic patients: the latin american experience. Clin Orthop Relat Res, 1996, 328: 19-24.
3. Lee JE, Han SH, Kimet DK, et al. Idiopathic retroperitoneal fibrosis associated with Hashimoto's thyroiditis in an old-aged Man. Yonsei Med J, 2008, 49: 1032-1035.
4. Meier P, Gilabert C, Burnier M, et al. Retroperitoneal fibrosis, an unrecognized inflammatory disease. Clinical observations and review of the literature. Nephrologie, 2003, 24(4): 173-180.
5. Scheel PJ Jr, Feeley N. Retropefitoneal fibrosis the clinical, laboratory, and radiographic presentation. Medicine, 2009, 88(4): 202-207.
6. 毕东滨，连庆峰，李善军，等. 腹膜后纤维化的影像学诊断. 医学影像学杂志，2006，16(8)：827-829.
7. 李治群，夏黎明. 特发性腹膜后纤维化的 MRI 诊断. 放射学实践，2011，26(3)：339-342.
8. 潘卫东，赵荣国. 腹膜后纤维化的临床影像学表现. 中华放射学杂志，2005，39(9)：974-977.
9. 谭莉平，黄迪开，陆建常. 亚急性和慢性自发性肌内血肿的 CT 及 MRI 表现. 广西医科大学学报，2012，29(6)：930-932.
10. 杨勇，李虹. 泌尿外科学. 北京：人民卫生出版社，2008，637-652.

# 第三节　腹股沟区病变

## 一、前　　言

腹股沟是指人体腹部连接腿部交界处的凹沟及其附近区域。腹股沟区位于髂前上棘水平线与腹直肌外缘和腹股沟韧带之间。该区部分局部呈水平位，负重增大；肌层纤维方向趋于一致,屏蔽能力减弱;且又有器官贯穿腹壁,出现裂隙即形成腹股沟管。集诸多因素,该局部为腹前外侧壁最薄弱局部,而生理性通道则与之关系最大。腹股沟部有深、浅的淋巴结群,为下肢、腹壁下部浅层及外生殖器等的淋巴管所汇集和经过的地方,因此上述各部分有炎症时,常波及这些淋巴结群。由腹后壁到下肢的主要血管、神经等都通过此处。

## 二、病 变 分 类

腹股沟区病变包括发生于该区域所有结构上的病变,如源于血管的动脉瘤、假性动脉瘤或静脉曲张,源于淋巴结的淋巴瘤或转移瘤;源于肌肉的脓肿、血肿;源于腹股沟管的腹股沟疝等。其中,常见病变主要为腹股沟疝、股疝、腹壁血肿、腹股沟假性动脉瘤、腹股沟淋巴结病变、精索静脉曲张和髂腰肌囊扩张;不常见包括隐睾、腹股沟区动脉瘤、骨肿瘤和腹壁脓肿等。

## 三、影像诊断流程

大部分腹股沟病变经临床查体较容易诊断,不典型或不常见的病变需要超声、CT 或 MRI 进一步检查确诊。血管及生殖系统病变,如隐睾、精索静脉曲张,检查首选超声;CT、MRI 对骨骼肌肉病变的检查较敏感。在引导腹股沟区脓肿穿刺抽吸及肿瘤性病变穿刺活检中,超声具有一定的临床价值。

腹股沟区病变首先要明确病变与腹腔的关系,与腹腔结构是否相连续;然后进一步明确病变与腹股沟区血管的关系,判断病变是否起源于血管;最后通过增强检查了解病变的强化特点,尽可能确定病变的性质。

## 四、相关疾病影像学表现

**1. 髂腰肌囊扩张(enlarged iliopsoas bursa)** 髂腰肌囊又称髂耻囊、腰大肌囊,是髋关节周围最大、最恒定的滑囊,约 98% 的成人出现此囊,一般来说均为双侧。长可达 3 ~7cm,宽可达 2 ~4cm,高达 15% 人群的髂腰肌囊与髋关节相交通。多种髋关节疾病及滑囊滑膜炎可致髂腰肌囊扩张。发生机制可能与创伤、感染及长期反复压迫、过分摩擦等机械刺激导致的髂腰肌囊滑膜充血水肿、分泌增多或渗出使囊腔充盈扩张有关。多种髋关节病变使关节腔积液,关节囊内压升高,髂腰肌囊和髋关节囊间的纤维隔膜发生破裂,关节囊内积聚的液体经破裂口流入并充盈滑囊使其扩张。滑膜内皮细胞随年龄增大而发生绒毛增殖,引起滑液过多分泌亦是病因之一。少数与关节囊相通的髂腰肌囊也可直接由关节内增多的滑液或渗出液充盈而扩张。

扩张的髂腰肌囊起于关节囊,位于髂外或股动静脉的外后方,可向上或向下延伸达髂腰肌起止部。CT 示扩张髂腰肌囊为大小不等的圆形、卵圆形、倒水滴状或伴有分隔的多个囊腔状低密度影,囊壁薄而显示不清,等于或略高于肌肉密度。因髂腰肌囊的扩张,其外(前)侧的髂腰肌可见深浅不一的与该囊相对应的弧形压迹,但部分仍有脂肪间隔存在。MRI 横断位病变形态与 CT 类似,呈长 $T_1$、长 $T_2$ 水样信号影,STIR 压脂为高信号,FLAIR 为低信号,与膀胱信号相仿,边缘清晰锐利,冠状位呈“梭形”或“腊肠”样外观;CT、MRI 增强扫描囊壁呈轻到中度细线样强化,合并感染时囊壁增厚,强化明显(图 22-3-1)。

**2. 腹股沟疝(inguinal hernia)** 发病率约为 1‰ ~5‰,是指发生在腹股沟区的腹外疝,即腹腔内的器官或组织连同腹膜壁层形成的疝囊通过腹股沟管内口或腹股沟三角进入腹股沟管或阴囊。典型的腹股沟疝由疝颈、疝囊、疝内容及疝被盖四部分构成。根据疝环与腹壁下动脉的关系,腹股沟疝分为腹股沟斜疝和腹股沟直疝两种。

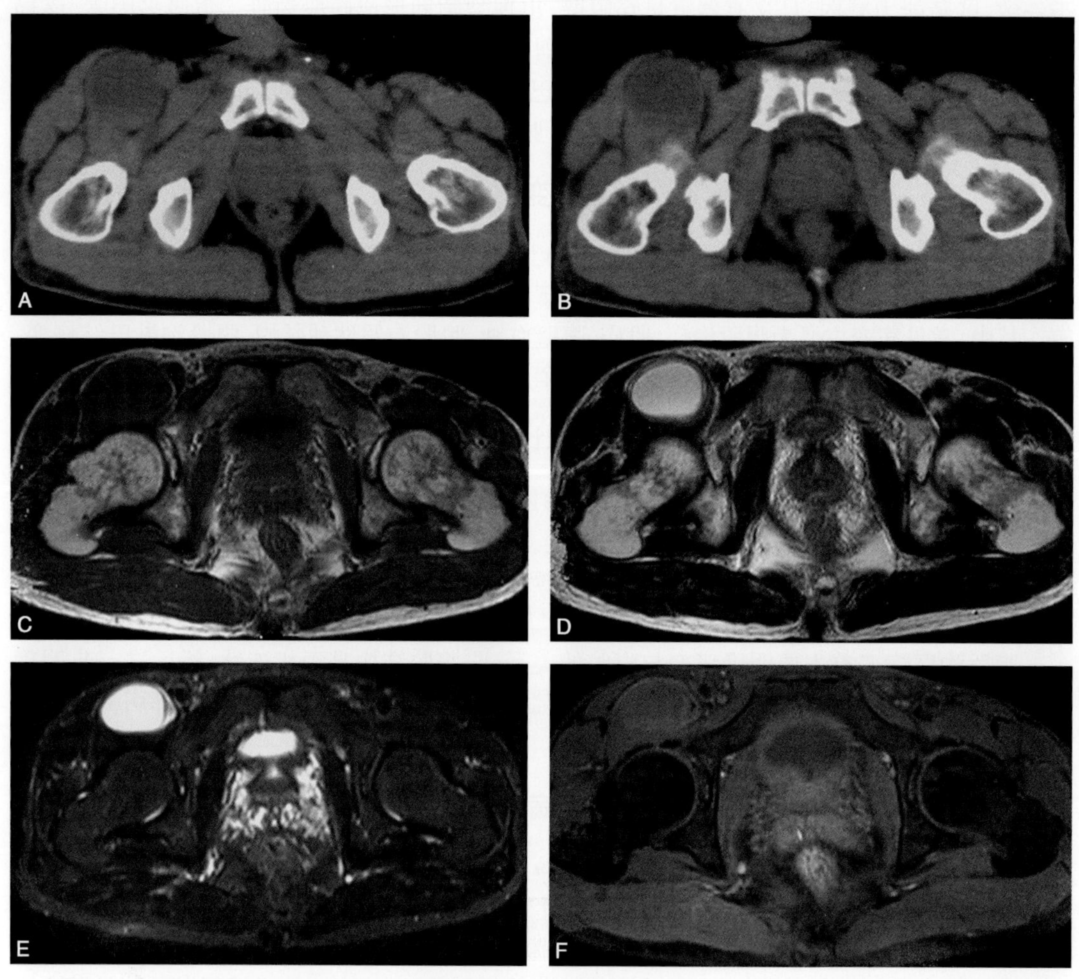


**图 22-3-1 髂腰肌囊扩张**

A、B. 盆腔 CT 平扫显示右侧腹股沟区类圆形低密度，病灶内可见一液平面；C ~ E. MRI 平扫表现为长 $T_1$、长 $T_2$ 信号，DWI 为高信号；F. MRI 增强后病灶囊壁强化，其内未见强化

腹股沟斜疝 CT 表现为腹股沟管区圆形或椭圆形肿块影，呈囊实性或混杂密度，疝囊位于腹壁下动脉外侧、精索或圆韧带前侧，疝囊可停留在腹股沟管内或向下延续至阴囊内或大阴唇，向上借疝囊颈与腹腔相交通。疝囊内容物为小肠肠袢和(或)大网膜及肠系膜，若为小肠肠袢 CT 表现为小肠肠袢经腹股沟深环向外疝入腹股沟管进入阴囊内，扭曲肠袢无肿胀增厚，腔内可见少量积气积液，出现嵌顿时，疝囊内小肠肠壁肿胀增厚、疝囊壁明显增厚；若为大网膜及肠系膜，CT 表现为腹股沟区脂肪密度肿块(图 22-3-2，图 22-3-3)，夹杂网格、索条点状影，向上与腹腔相通，向下疝入阴囊内或大阴唇。腹股沟直疝表现为腹股沟区管状囊袋或半圆形软组织密度影，疝囊位于耻骨结节外上方，疝囊颈位于腹壁下动脉和精索或子宫圆韧带的内侧，疝囊内容物均为肠管及肠系膜样结构，疝囊内容物不进入阴囊内或大阴唇。

**3. 腹股沟假性动脉瘤(inguinal pseudoaneurysm)** 指发生于股动脉及其分支的假性动脉瘤，为多种原因引起的血管壁破裂后的并发症，在血管周围形成局限和纤维包裹性血肿，

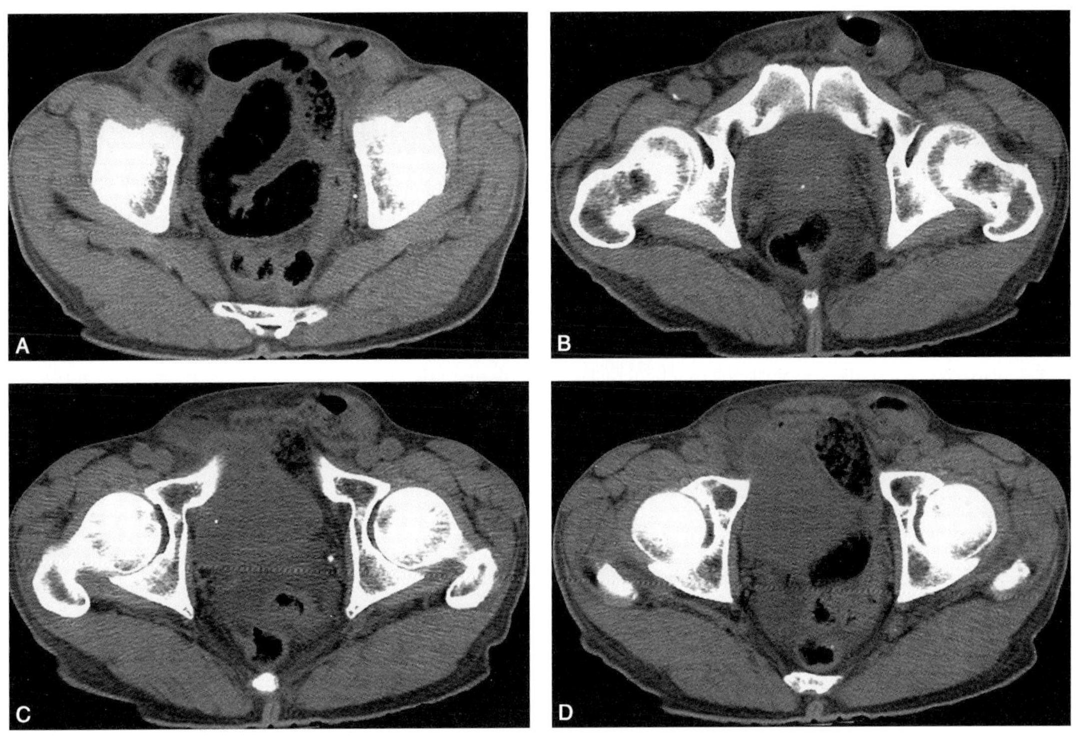


图 22-3-2　腹股沟疝

A～D. 盆腔 CT 平扫显示左侧腹股沟区囊状低密度影，内可见液平面，边缘清晰，向内与腹腔肠管延续

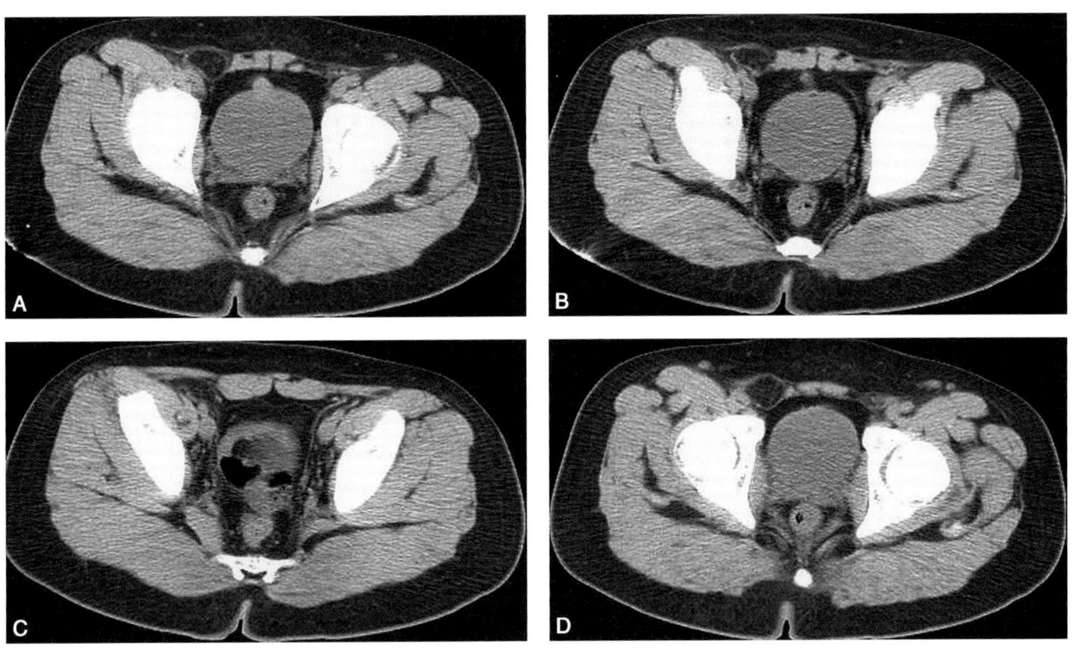


图 22-3-3　腹股沟疝

A～D. 右侧腹股沟区可见一脂肪性密度灶，其内可见点状等密度影，向内上与腹腔脂肪相延续

且与受损的血管相沟通。本病病因包括外伤、术后并发症（包括血管重建术、心脏手术以及经穿刺血管扩张成形术）、感染、动脉粥样硬化等。临床表现为假性动脉瘤处局部出现搏动性肿块，闻及血管收缩期杂音，伴有或不伴震颤，局部有瘀斑和疼痛感。

彩色多普勒超声显示股动脉旁的囊性肿物，在囊腔与动脉间的通道内探及往复征频谱，多普勒超声可探及囊腔内呈湍流或涡流的彩色血流信号。CT 平扫瘤体中心区域为等密度或稍低密度，增强后显示对比剂经股动脉进入瘤腔中，瘤体中心区域部分呈现高密度影，瘤壁不强化，瘤外周血肿未见强化（图 22-3-4）。MRI 显示股动脉旁囊性结构，$T_1$WI、$T_2$WI 上呈混杂信号而以高信号为主的肿块，其间可见流空信号，瘤腔内附壁血栓多均呈高信号，有时亦可呈低信号。DSA 表现为动脉破损和对比剂外溢进入瘤腔。CT、MRI 及 DSA 可对假性动脉瘤的部位、大小、形态、瘤腔情况和周围血管改变进行准确的评价，对临床正确选择治疗方案和治疗方法具有重要的指导意义。

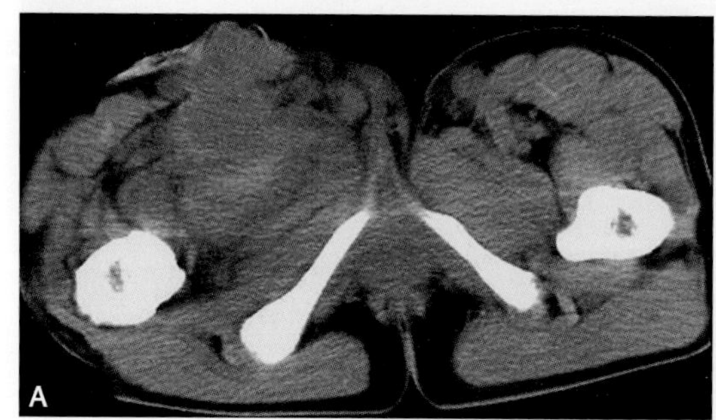


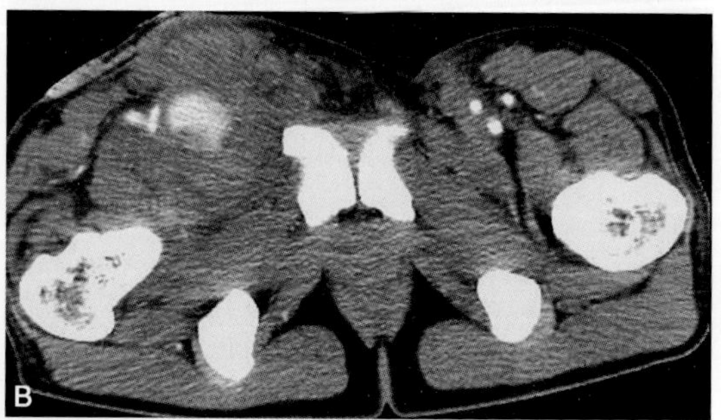


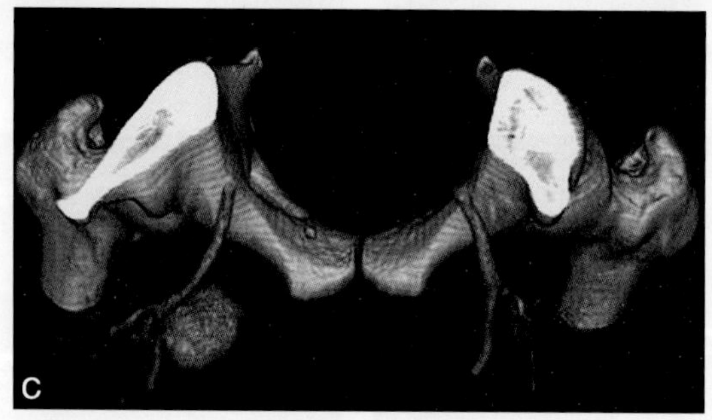


**图 22-3-4 右侧腹股沟假性动脉瘤**

A. CT 平扫右侧腹股沟区可见形态不规则等及稍高密度影，边缘不清；B、C. CT 增强后可见对比剂经股动脉进入病变内，呈球形高密度充盈区，病变外周未见强化

（王其军）

## 参考文献


1. Van de Perre S, Vanwambeke K, Vanhoenacker FM, et al. Posttraumatic iliopsoas bursitis. JBR-BTR, 2005, 88(3):154-155.
2. Wunderbaldinger P, Bremer C, Schellenberger E, et al. Imaging features of iliopsoas bursitis. Eur Radiol, 2002, 12(2):409-415.
3. Yamamoto T, Iwasaki Y, Kurosaka M. Tuberculosis of thegreater trochanteric bursa occurring 51 years after tuberculous nephritis. Clin Rheumatol, 2002, 21(5):397-400.
4. 程敬亮，祁吉，史大鹏. 肌肉骨骼系统磁共振成像. 4 版. 郑州：郑州大学出版社，2004：238-245.

5. 张龙江,吴新生,郑玲,等. 双源 CT 血管成像在股动脉假性动脉瘤诊断中的价值. 中国临床医学影像杂志,2011,22(7):513-515.

# 第四节 单侧膈肌膨隆及变形

## 一、前 言

膈肌是一向上膨隆呈穹窿形的扁薄阔肌,位于胸腹腔之间,是胸腔的底和腹腔的顶。膈的肌束起自胸廓下口周缘和腰椎的前面,分为三部:胸骨部起自剑突后面;肋部起自下 6 对肋骨和软肋骨;腰部以左右两个膈脚起自第 2 至 3 节腰椎,各部肌束均止于中央的中心腱。但是在膈的起始处,胸骨部与肋部之间以及肋部与腰部之间,往往留有三角形的空隙,没有肌束,仅有一些疏松结缔组织和膈肌筋膜,成为膈的薄弱区,即胸肋三角和腰肋三角,易发生疝。

## 二、病 因 分 类

膈肌膨隆也称膈肌膨出、膈肌膨升,是指由于各种原因导致横膈部分或完全上移,可造成严重的通气功能障碍以及消化系统症状,左侧明显高于右侧。常见原因有膈肌麻痹、膈膨升症、食管裂孔疝、胸骨旁裂孔疝、腰肋三角区裂孔疝、创伤性膈疝,膈下病变(膈下脓肿、肝大、脾大等)等,有时发生于肺底的胸腔积液亦可显示假性膈肌膨隆。

## 三、影像诊断流程

单侧膈肌膨隆影像学上主要表现为单侧膈面上移,同侧胸腔缩小,有时合并纵隔向对侧偏移。通过普通 X 线检查即可作出正确的诊断,但是其仅仅是单纯的膈肌膨升症,还是肺底的胸腔积液形成的假性膈肌膨隆,或是其他原因引起的则难以鉴别。CT 检查特别是 MPR 图像可以清晰显示膈肌膨升,并可以确定继发性膈肌膨升的原因。MRI 检查可以作为 CT 检查的补充方法。

## 四、相关疾病影像学表现

**1. 膈肌膨升症** 指由于各种原因导致膈肌部分或完全上移,引起一系列的临床症状,是一种少见疾病,其发病率约为万分之一,左侧明显高于右侧,男性多发于女性。根据病因可分为先天性膈肌膨升和后天性膈肌膨升症。先天性膈肌膨升发病原因目前主要认为是胚胎发育早期膈内肌肉组织发育异常,膈肌肌层和粗大胶原纤维层缺如,而仅剩两层菲薄的浆膜;或是先天性膈神经不发育,使膈肌营养障碍,而发育不全或萎缩。由于胸腹腔的压力差,使发育异常的膈肌不断抬高,常合并其他先天性畸形,如同侧肺发育不全、胃逆转、异位肾等。后天性膈肌膨升可由颈部或胸部的炎症、肿瘤、手术、创伤、自身免疫性疾病、代谢性疾病等多种因素导致膈肌或膈神经损伤,从而引起膈肌麻痹。

影像学上表现为患侧膈肌明显升高,膈顶呈弓形,左侧膈肌膨升可见膈下充气扩张的胃底及结肠脾曲,右侧膈肌膨升可见膈下充气的间位结肠;纵隔、心脏向健侧移位,在吸气时更明显(图 22-4-1)。

**2. 创伤性膈疝** 急性创伤性膈疝是指受伤到伤后 14 天内所出现的膈疝,为一种较常见的急症。以复合性损伤居多,常合并多发肋骨骨折及液气胸。钝挫伤造成膈肌的撕裂 70% ~90% 发生在左侧,与右侧受到肝脏保护有关,而穿通伤造成的膈肌损伤可发生于任

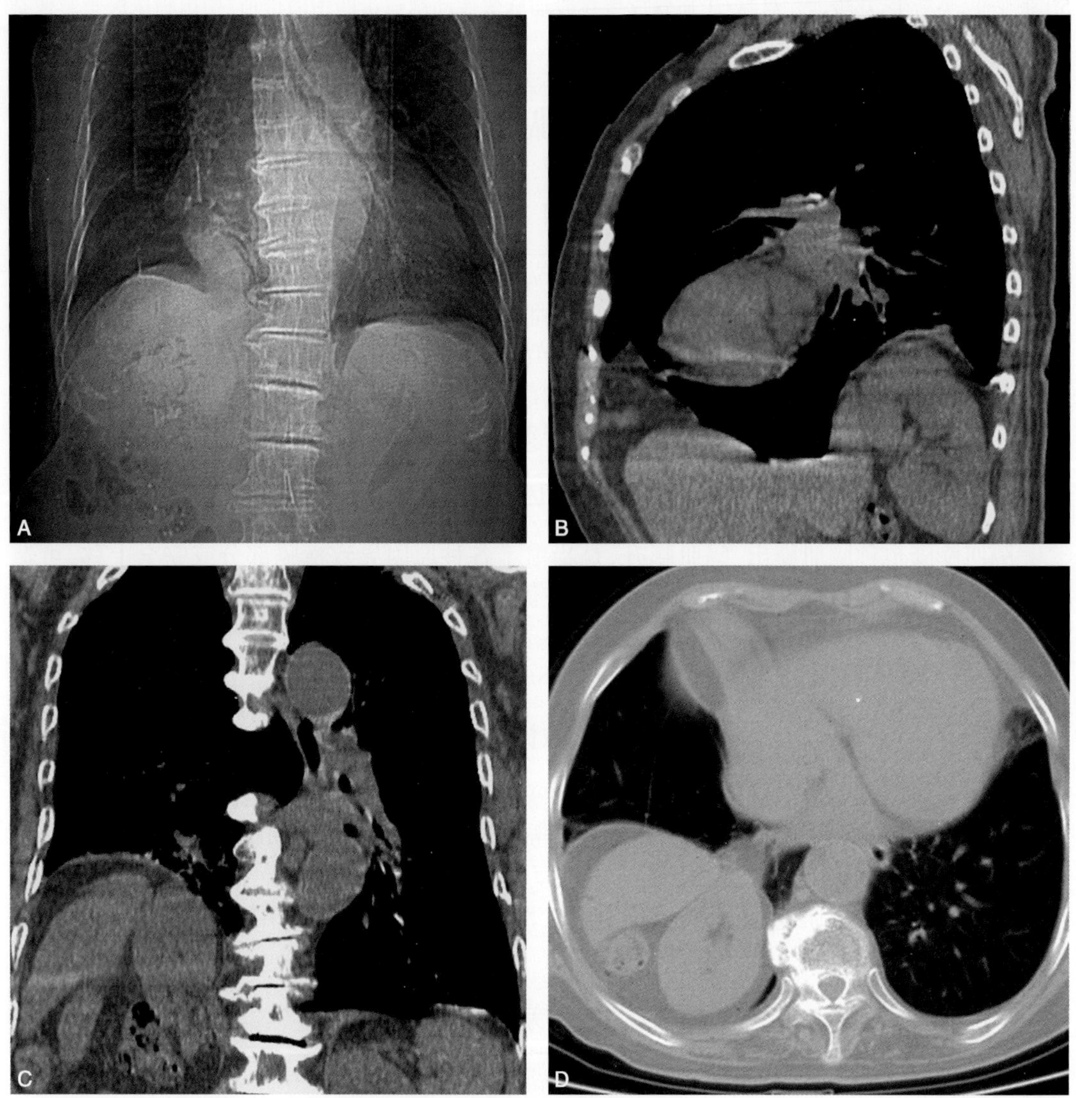

图 22-4-1 右侧膈肌膨升

A. X 线平片右肺下野密度呈磨玻璃样增高,膈肌位置尚可;B ~ D. CT 平扫不同方位重建显示右侧膈肌明显抬高,邻近肾脏及局部肝组织明显上移

何部位。

创伤性膈疝的影像学表现与膈肌破裂的程度,疝入的脏器及有无嵌顿有关。影像学主要表现为:① 单发液气囊型:X 线表现为一侧肺野中下部巨大的包裹性液气囊,卧位有时可延续至膈下,称之为胸腹连续症,以左侧多见;CT 表现:胸腔内巨大液气囊,边缘光滑、清晰,其内可见混有气体,密度不均的食物残渣。此种征象多为充有食物的部分胃腔疝入胸腔所致。② 多囊多气液平型:X 线表现为一侧肺野中下部多个囊状透光区,其内可见 2 ~ 3 个重叠气液平,透光区内无纹理;CT 表现:肠管突入胸腔呈弹簧样、铅管样阴影,结肠可清晰显示结肠袋形,腔内有气液平。③ 膈上肿块型:X 线表现为膈上类圆形或丘状影,边缘清晰,可有或无分叶征象,密度均匀,其下部与膈面关系密切;CT 表现:肺底部突入肺野的实性团块影,

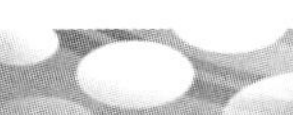



CT 值多为 32～58HU，密度均匀，边缘清晰，周围可见一环状脂肪性密度环，最外周为肺组织或液体密度影，称之为“靶环征”，靶心团块影与肝脏、脾脏相延续，但当疝入物为网膜结构时，CT 显示为脂肪性密度块。④ 膈肌升高或局限性膈膨升型：X 线表现为一侧膈面明显或局限性膨升，膈面模糊，膈下密度不均匀，可见多个小气液平。

（马　民）

## 参 考 文 献


1. Mouroux J, Venissac N, Leo F, et al. Surgical treatment of diaphragmatic eventration using video-assisted thoracic surgery: a prospective study. Ann Thorac Surg, 2005, 79(1): 308-312.
2. 王其军，马民，卢明花，等. 急性创伤性膈疝影像学诊断. 实用医学影像杂志，2001，2(3)：152-153.
3. 张志庸. 协和胸外科学. 北京：科学出版社，2010：939.

# 第二十三章　血管性疾病

## 第一节　非外伤性主动脉疾病

### 一、前　　言

主动脉疾病临床发病率并不少见，并呈逐年增多趋势。这主要与人口老龄化、近年来影像学技术进步及临床医师对本病认识提高有关。主动脉疾病的病理生理特征和临床表现差异较大。部分急性主动脉疾病发病较急，病情凶险，早期死亡率较高。例如未经治疗的A型主动脉夹层最初24～48小时内，每小时死亡率为1%～2%。另外，一些主动脉疾病临床上可症状很轻或无症状。因此，影像学对于主动脉疾病正确诊断极为重要，这直接关系到患者的治疗方案选择、疗效和预后评估。

### 二、相关疾病分类

急性主动脉疾病（或称急性主动脉综合征）包括：主动脉瘤（abdominal aortic aneurysm，AAA）、主动脉夹层（aortic dissection，AD）、主动脉壁间血肿（intramural hematoma，IMH）和穿透性动脉粥样硬化溃疡（penetrating atherosclerotic ulcers，PAU）。

### 三、影像诊断流程

在主动脉疾病或可疑主动脉疾病检查中，影像学检查是极为重要的。目前，无创性影像检查如CT、MRI和经食管超声（TEE）基本代替了数字减影血管造影（DSA）用于心血管疾病的诊断、随访及预后评估。

主动脉壁病变可发展为主动脉夹层和动脉瘤而危及生命，所以日常工作中要引起足够的重视。常规CT平扫加增强扫描结合斜矢状面及冠状面图像重组多可对其作出正确诊断；常规MRI横轴面、斜矢状面及冠状面扫描也大多可以明确诊断，结合MRI增强扫描诊断可靠性更高；CE-MRA及DSA检查可帮助诊断壁内血肿，在鉴别诊断方面具有重要价值。对于可疑病例暂时难以确诊的，建议随访复查以观察其发生、发展及其转归。

### 四、相关疾病影像学表现

**1. 腹主动脉瘤（abdominal aortic aneurysm，AAA）**　指腹主动脉某一段的异常扩张或局限性膨胀，最终使得管壁无法承受血流的冲击而破裂的一种高危性疾病。目前在我国腹主动脉瘤的发生率亦不断上升，中老年人多见，65 岁以上人群发病率达 8.8%，肾下型占总数的 90%。按病因可分为动脉粥样硬化性、感染性、创伤性、先天性、大动脉炎性、梅毒性、马方综合征和白塞病等，以动脉粥样硬化性最常见。

CT 能明确腹主动脉瘤大小、范围、腔内血栓、钙化等及瘤体与周围组织关系（图23-1-1）。影像学可提供下列信息：① 动脉瘤形态和特征：真性或假性，囊状、梭形或梭囊状；② 动脉瘤大小、数量和范围：单发或多发，局限性或弥漫性，直径；③ 动脉瘤腔、瘤壁和瘤周情况：瘤腔内有无血栓，瘤壁有无破裂、夹层、增厚或钙化等，瘤周有无出血、血肿及周围组织结构压迫等；④ 动脉瘤部位和主要分支血管关系：如与肾动脉关系；⑤ 并发症：如左心功能不全、主动脉瓣关闭不全、破裂出血等；⑥ 病因：临床表现和影像学特征结合可能得到病因学诊断；⑦ 术后评价（图 23-1-2）。

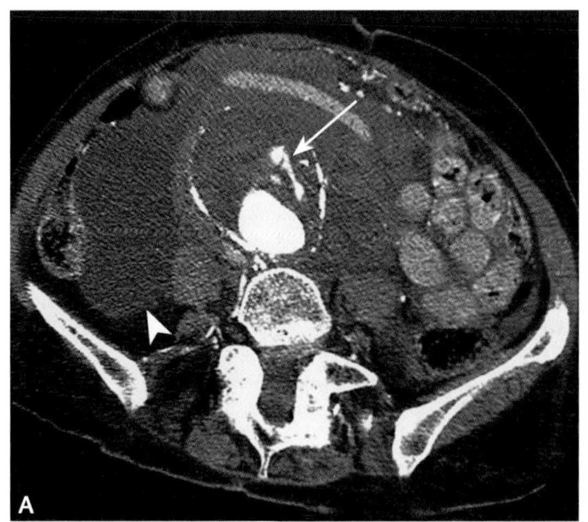


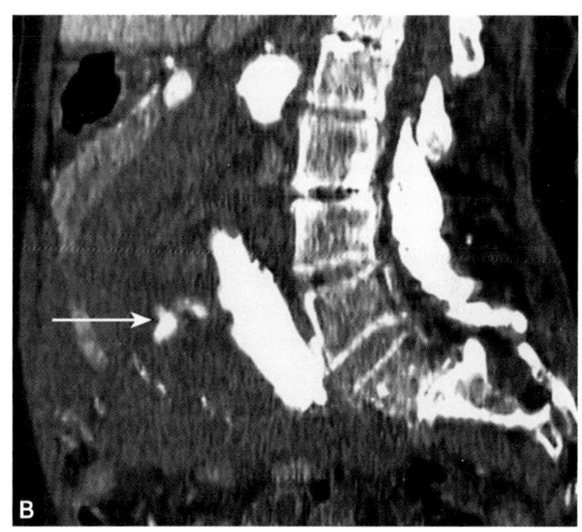


**图 23-1-1 腹主动脉瘤破裂**

男，80 岁。腹痛、低血压。A、B. CT 增强横断位及矢状位重建显示活动性对比剂外渗（白箭）至腹主动脉瘤栓塞部分内，腹膜后广泛出血（白箭头）

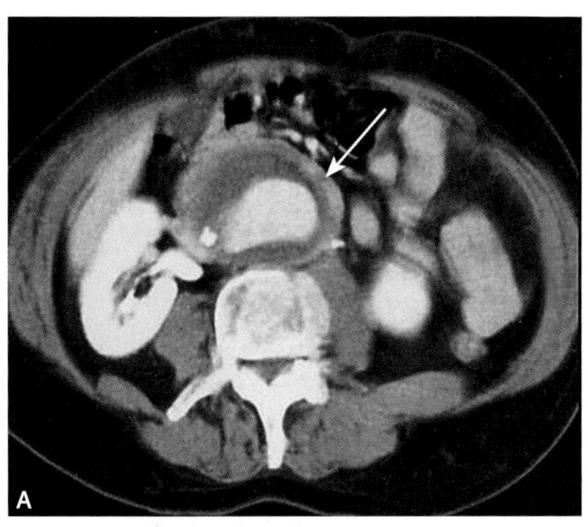


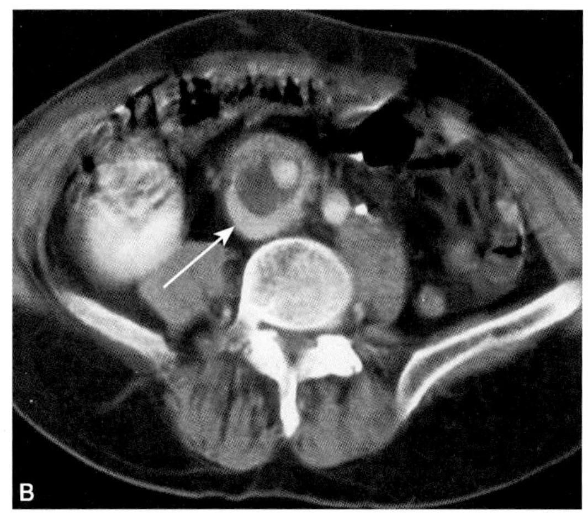


**图 23-1-2 感染性腹主动脉瘤**

男，50 岁。既往有腹主动脉瘤病史，出现腹痛、血沉增快。A、B. 腹部增强 CT 显示一巨大腹主动脉瘤，瘤周纤维化及炎性反应环绕（白箭）

CT 还能清晰显示腹主动脉瘤先兆破裂的影像学细节表现，为临床治疗提供可靠依据，对及时挽救患者生命至关重要。真性腹主动脉瘤先兆破裂的 CT 征象：① 动脉瘤体最大直径的增加：真性动脉瘤破裂的危险性与其瘤体最大直径密切相关，直径>6cm 或每年扩张>5mm动脉瘤均有破裂的风险，应积极治疗；②“主动脉斗篷征”：当主动脉的后壁与邻近的结构分界不清或者紧接邻近的椎体时可见到该征象，提示瘤内破裂（图 23-1-3）；③ 主动脉壁连续性中断：在不稳定性或先兆破裂的真性动脉瘤中，较为常见的是环状钙化的主动脉管壁出现局部连续性中断，可见钙斑切线征（图 23-1-4）；④ 血栓和“高密度新月征”：动脉瘤瘤体内血栓破裂后可见高密度新月征，它代表了外周血栓或主动脉瘤壁的夹层血肿形成。CT 平扫图像能较好地显示这一征象，表现为腹主动脉瘤的血栓内出现边界清楚的新月形密度增高影，它是动脉瘤急性或先兆破裂过程中最早也最具特征性的影像学表现之一（图23-1-5，图 23-1-6）。

**2. 主动脉假性动脉瘤（aortic pseudoaneurysm）** 非常少见，假性动脉瘤为多种原因导致血管壁缓慢撕裂，多见于外伤、动脉硬化和感染，在血管周围形成局限性血肿，其瘤壁仅由纤维结缔组织构成，而不具有正常的动脉壁结构，瘤内血流通过破裂口与母血管相通，中央部分在高压血流冲击下逐渐腔化，发展成破口小，瘤腔大的囊性肿块。

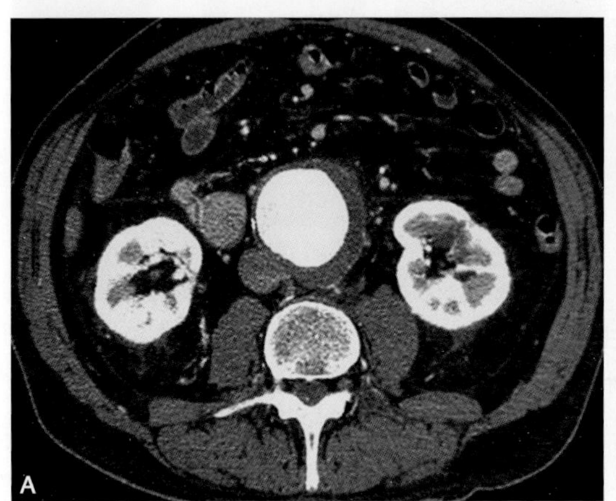

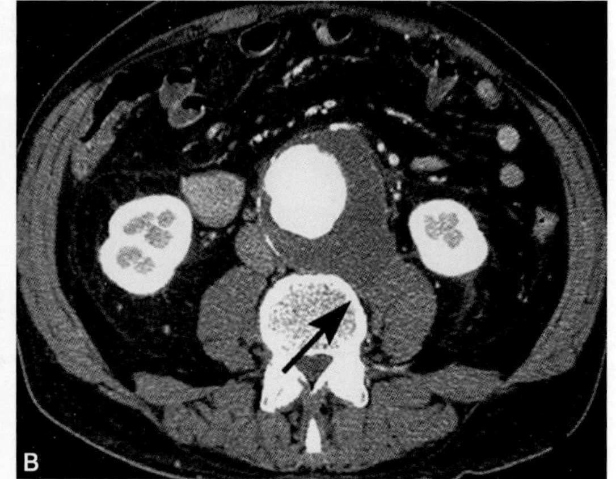


**图 23-1-3 主动脉斗篷征**

男，55 岁。腹主动脉瘤病史，最近隐约后背痛。A、B. CT 血管图像显示一直径 8cm 腹主动脉瘤，其后壁环绕椎体轮廓呈斗篷状表现，提示内部破裂

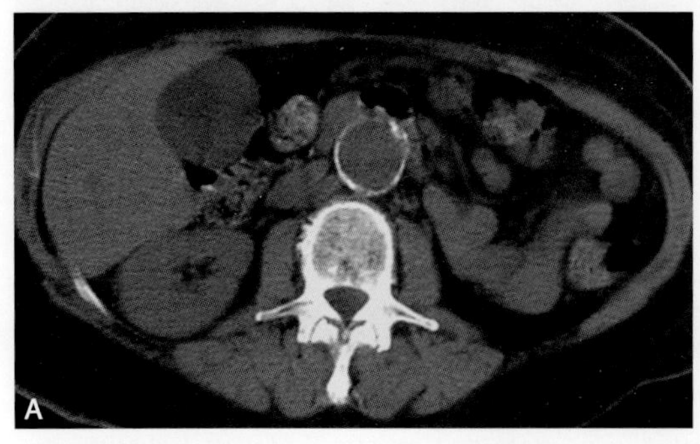

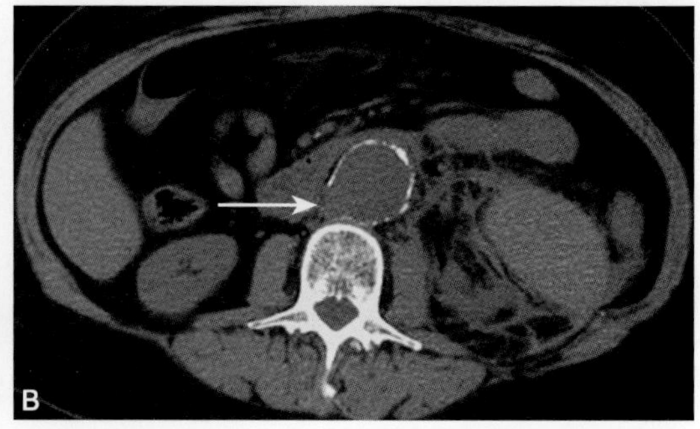


**图 23-1-4 主动脉壁钙化连续性中断**

女，60 岁。A. 两年前 CT 平扫见腹主动脉壁钙化光滑、连续；B. 本次 CT 平扫显示腹主动脉壁连续性中断、后壁呈斗篷状

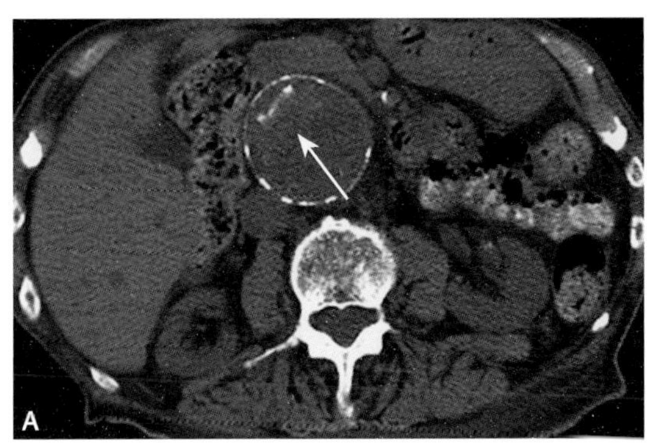


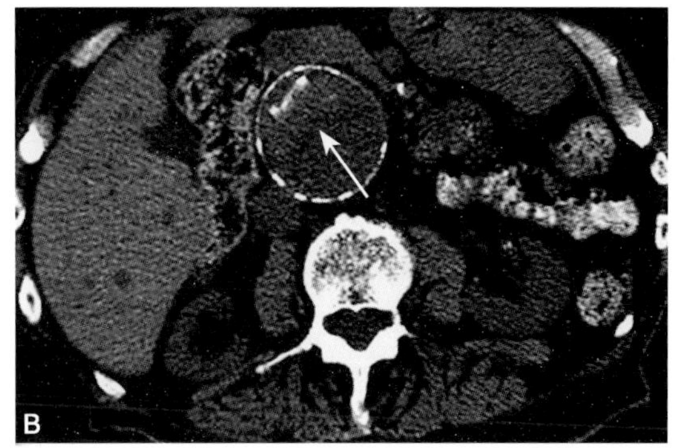


**图 23-1-5　高密度新月征**

男,66 岁。患者因后背痛怀疑肾绞痛行影像学检查。A、B. 平扫 CT 显示腹主动脉瘤伴高密度新月征(白箭),提示动脉瘤壁内急性血肿即先兆破裂

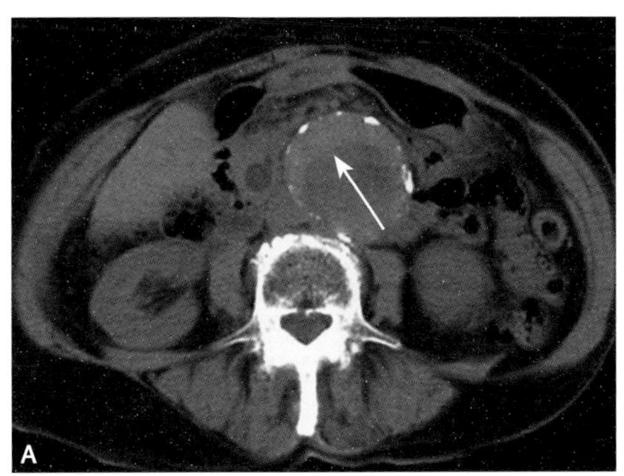


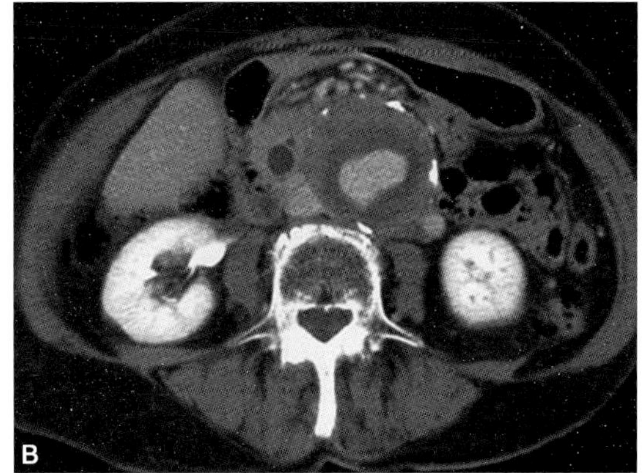


**图 23-1-6　高密度新月征**

男,57 岁。有腹主动脉瘤病史,腹痛加重。A、B. 平扫及增强 CT 显示腹主动脉瘤伴高密度新月征(白箭),提示动脉瘤壁内急性血肿即先兆破裂

假性动脉瘤临床表现无特异性,诊断主要依据影像学检查,关键是假性动脉瘤的定位和显示主动脉壁破裂口(图 23-1-7)。超声、CT、MRI 及 DSA 均能较客观地反映假性动脉瘤的位置、形状及毗邻关系,明显提高本病的发现率和诊断正确率。典型的主动脉假性动脉瘤诊断多不难,对于疑难者应与动脉瘤或夹层动脉瘤鉴别。动脉瘤多沿动脉纵向分布,呈梭形扩张、无破裂口;而夹层动脉瘤可见内膜片内移、但无动脉旁肿块,而且后者多有主动脉旁肿块和破裂口。

**3. 主动脉夹层(aortic dissection,AD)**　典型的 AD 始发于主动脉内膜和中层撕裂,主动脉腔内血液在脉压的驱动下,经内膜撕裂口直接穿透病变中层,将中层分离形成夹层。由于管腔压力不断推动,分离沿主动脉壁推进不同的长度,广泛者可自升主动脉直至腹主动脉分叉部或累及髂动脉。典型的夹层为顺向分离,即在近端内膜撕裂处向主动脉远端扩展,有时也会从内膜撕裂口逆向进展。主动脉壁分离层之间被血液充盈形成一个假腔,即所谓的“双腔主动脉”。剪切力可能导致内膜片(分离的主动脉壁内层部分)进一步撕裂,形成内膜

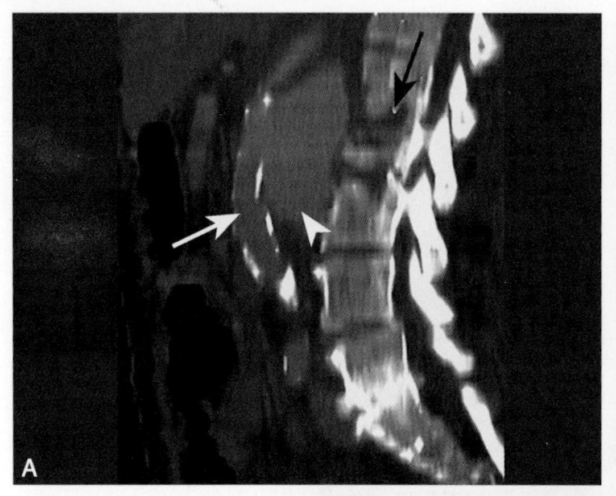


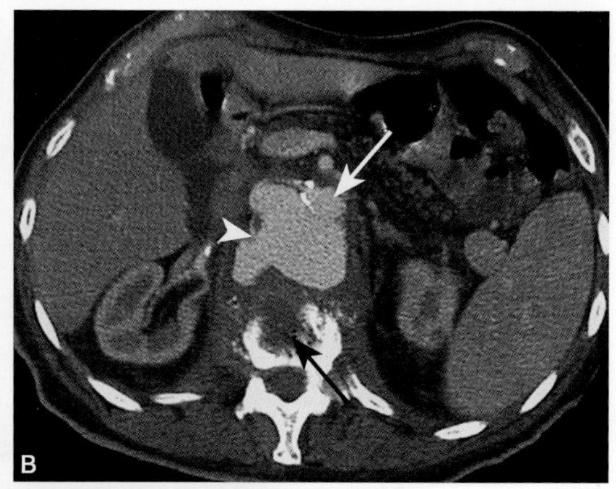


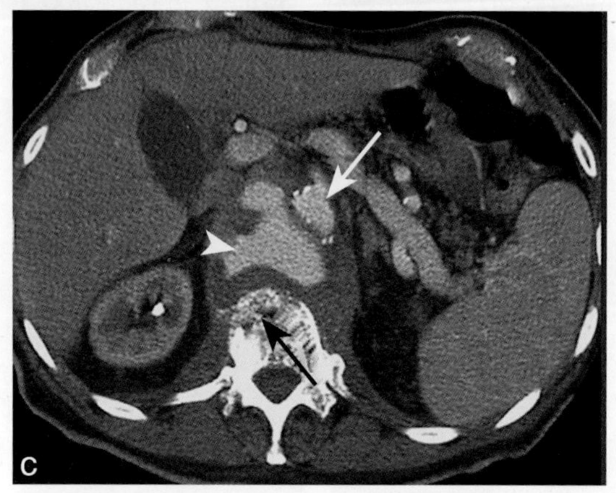


**图 23-1-7 主动脉假性动脉瘤**

男,45 岁。腹痛、后背痛伴发热、白细胞计数增高。A ~ C. 腹部增强 CT 横断位及矢状位重建显示一巨大假性动脉瘤(白箭头)与主动脉相通(白箭),邻近椎体骨质破坏(黑箭)

再破口或出口。假腔可能由于血液的充盈而进一步扩张,引起内膜片突入真腔内,使主动脉真腔受压变窄或塌陷。

根据病变起始部位和范围,AD 主要有两种分类方法:① DeBakey 分型,即Ⅰ型:内膜撕裂口位于升主动脉,夹层由此向主动脉弓或远端扩展;Ⅱ型:内膜破口位置同Ⅰ型,但病变范围仅局限于升主动脉;Ⅲ型:内膜破口位于降主动脉近端,并沿主动脉向远端扩展,少数情况逆行扩展至主动脉弓和升主动脉。② Stanford 分型:A 型是无论起源部位,所有累及升主动脉的夹层;B 型是仅累及降主动脉的夹层。两种分型均在国内外普遍应用,并可作为影像学诊断分型的依据。

典型 AD 影像学表现:① 内膜片是 AD 的直接征象,即横行于主动脉腔内线状结构,通常延主动脉长轴纵向延伸。② 真腔和假腔:即“双腔主动脉”是直接征象,假腔持续扩大和真腔受压变窄是主动脉夹层最基本病理生理改变,假腔在升主动脉通常位于右侧(真腔外侧),于降主动脉通常在左侧(真腔外侧),在主动脉弓部位于前上部,但在部分病例或呈螺旋撕裂病例假腔可位于真腔任何方位,假腔通常明显大于真腔,根据内膜片在主动脉周径撕裂范围,真、假腔可呈各种形态(图 23-1-8)。③ 内膜破口和再破口:为内膜连续性中断。MRI 可见破口处血流往返或假腔侧的信号血流喷射征象,内膜破口或再破口一般为数个。④ 主要分支血管受累:夹层可累及冠状动脉和其他重要分支血管,影像学直接征象是内膜片延伸至血管内,引起血管狭窄或闭塞;间接征象为脏器缺血、梗死或灌注减低。⑤ 并发症:主动脉瓣关闭不全、左心功能不全、心包积液、胸腔积液、主动脉破裂或假性动脉瘤形成和假腔内血栓形成等。

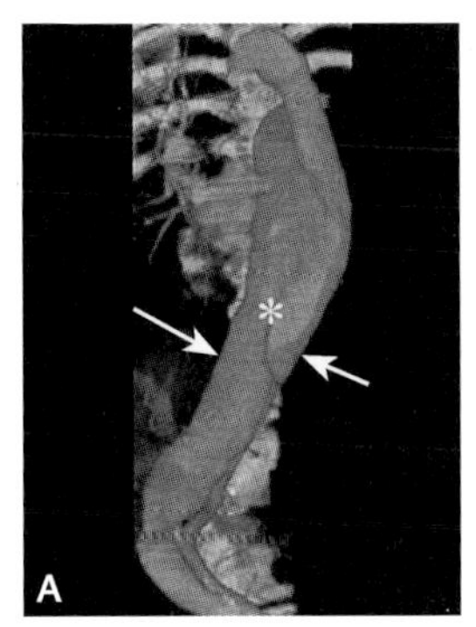

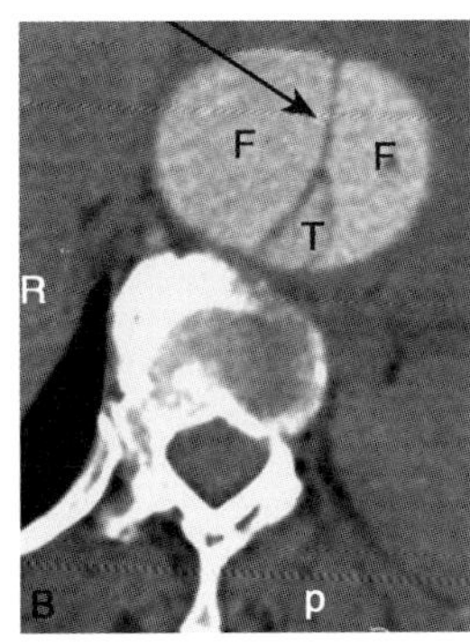

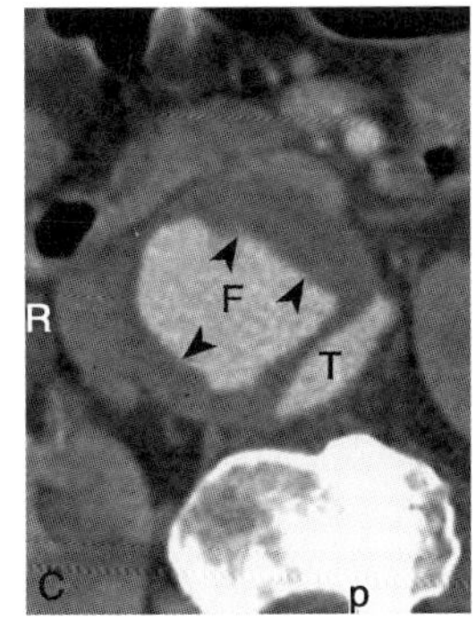

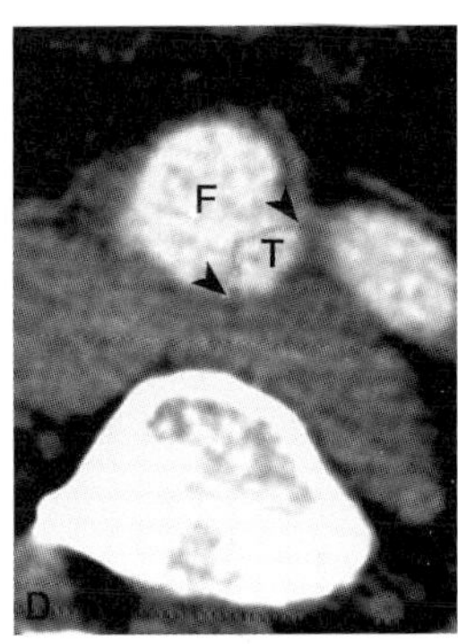


**图 23-1-8　B 型主动脉夹层**

女,54 岁。急性突发性胸腹痛。A. VR 图像显示真、假腔(白箭),但看不到整个内膜片(＊);B ~ D. 增强 CT 动脉期横断位原始图像连续层面显示分辨真腔(T)、假腔(F)的特征性征象

影像学检查首先要明确有无 AD,其次是明确病变范围、程度、类型和是否伴有其他并发症,这些对于给予患者适宜和及时的治疗是非常重要的。CT/MRI 提供的信息包括:① 主动脉腔是否有内膜片或呈“双腔主动脉”,即明确 AD 诊断;② 夹层累及范围或是否累及升主动脉,即明确分型;③ 内膜破口或再破口的位置和数量;④ 真腔和假腔的大小、形态,真/假腔比值,假腔内是否有血栓或部分血栓形成;⑤ 主要分支血管受累情况,包括头臂动脉、腹腔动脉、肠系膜上动脉、肾动脉和四肢动脉;⑥ 主动脉瓣关闭不全与否及程度;⑦ 左心功能情况;⑧ 冠状动脉是否受累;⑨ 其他并发症,如心包积液、胸腔积液、主动脉破裂和动脉瘤等(图 23-1-9)。

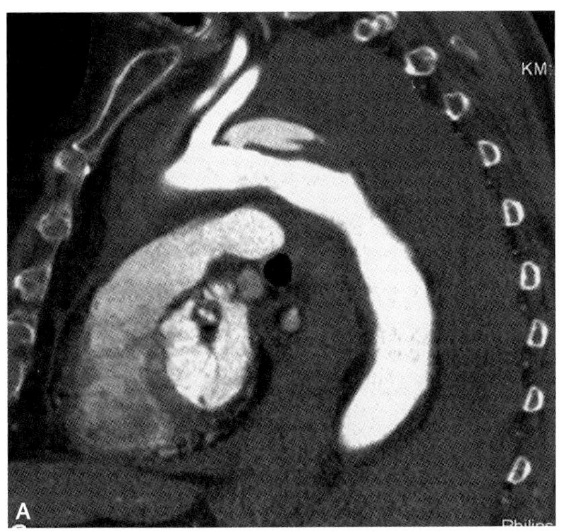

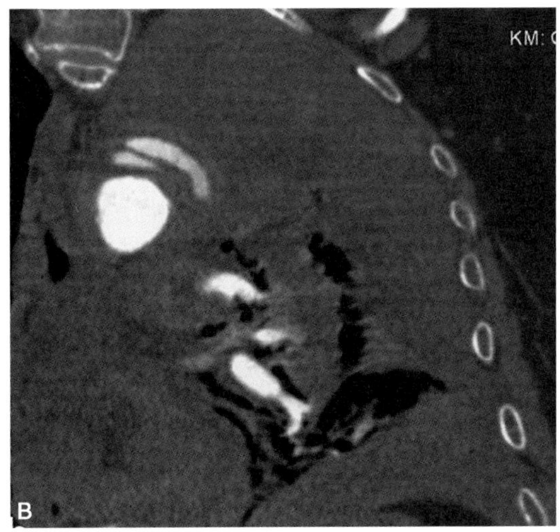

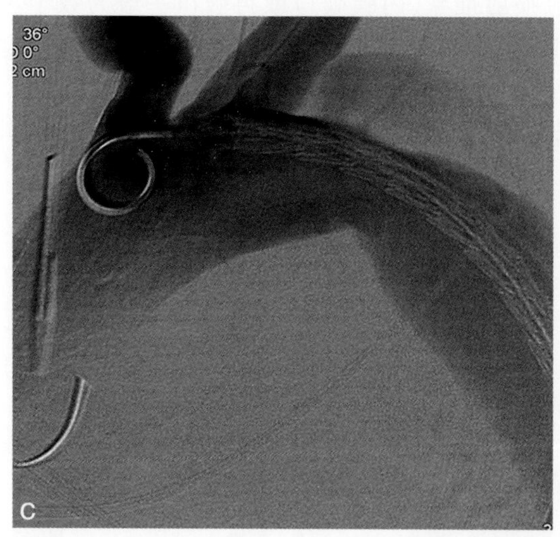


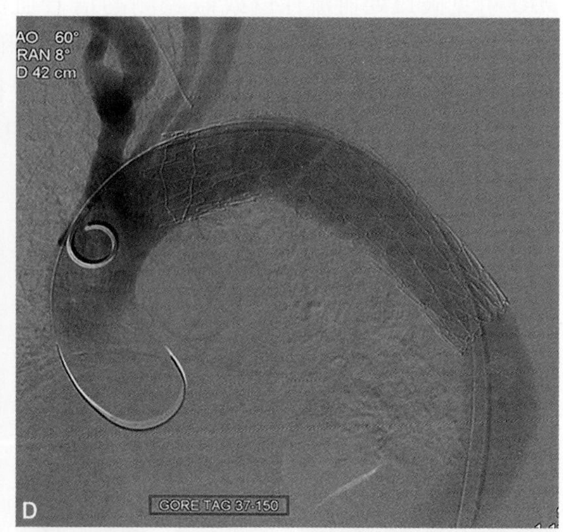


**图 23-1-9 B 型主动脉夹层**

男,83 岁。A、B. 旁正中矢状位 CT 增强重建显示内膜撕裂及血胸;C、D. 支架植入术后血管造影表现

**4. 主动脉壁内血肿(aortic intramural hematoma,IMH)** 是主动脉滋养血管破裂,血液进入血管壁内所形成的血肿,血液不破入管腔内。临床表现为胸痛或腹痛,甚至撕裂样疼痛,与常见的交通性主动脉夹层的临床表现相似。主动脉壁内血肿较为少见,虽然有学者称其内"不典型主动脉夹层";但由于其病理并不相同,转归也不尽相同,部分壁内血肿可自行吸收,部分可发展为主动脉夹层,部分发展为动脉瘤。由于病变位于主动脉的缘故,无法通过活检来诊断及鉴别诊断,影像学检查是能够诊断主动脉壁内血肿的唯一有效方法。

影像学诊断依据为主动脉壁环形或新月形增厚>5mm,也可为混合形或不规则增厚,增厚的血管壁内无对比剂进入(图 23-1-10)。在实际工作当中偶可遇到主动脉血管壁轻度增厚,管壁厚度 3~5mm,未达到壁内血肿的诊断标准,可将其列为主动脉壁内血肿可疑。由于主动脉壁轻度增厚的患者其临床症状和体征不明显,建议定期复查观察血管壁是否发生变化。管壁轻度增厚的原因较多,可能的原因有:① 壁内血肿血管壁内出血量较少;② 动脉粥样硬化;③ 血管壁炎性水肿;④ 胶原性疾病累及血管壁;⑤ 其他原因。

鉴别诊断:壁内血肿常常需要与交通性主动脉夹层及动脉瘤相鉴别(表 23-1-1)。壁内血肿还需与附壁血栓、动脉粥样硬化及大动脉炎相鉴别。附壁血栓形态多不规则,可见血管外壁规整而内侧形态不规则,导致开放的管腔形态不规则,DSA 和 CE-MRA 检查提示血管腔失去正常形态而表现为各种不规则形状。动脉粥样硬化所致的主动脉血管壁增厚多为轻度增厚,增厚的血管内壁不规则,而壁内血肿管壁内外多很光整。多发性大动脉炎可见血管壁增厚,$T_1$WI、$T_2$WI 可见血管壁分为三层,内膜和外膜信号较高,中膜信号较低;而壁内血肿大多信号均匀,无明显分层;多发性动脉炎的血管壁多毛糙不规则,累及管腔绝大多数表现为管腔狭窄,其范围较广,可累及肾动脉及主动脉弓等主要大血管;增强扫描壁内血肿无强化,而多发性大动脉炎血管壁可强化。

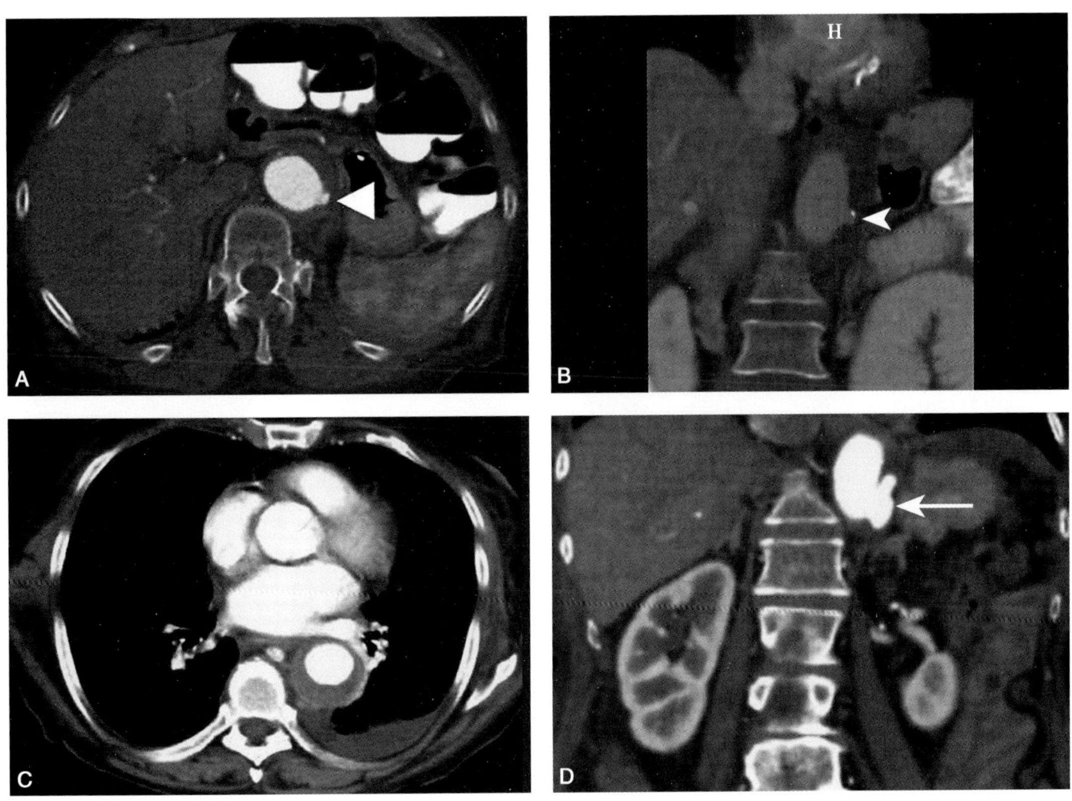


图 23-1-10　主动脉壁内血肿

女,79 岁。胸痛。A、B. 初次 CTA 及冠状位重建显示降主动脉壁内血肿、左侧壁一小的溃疡状结构(白箭头);C、D. 1 周后 CTA 复查显示溃疡扩大(白箭)

表 23-1-1　主动脉壁内血肿与主动脉夹层和主动脉瘤鉴别

| 征象 | 主动脉壁内血肿 | 主动脉夹层 | 主动脉瘤 |
|---|---|---|---|
| 内膜片 | 无 | 有 | 无 |
| 真假两腔 | 无 | 有 | 无 |
| 血管腔形态 | 多呈圆形或椭圆形 | 多呈 D 形或反 D 形 | 瘤样或梭形扩张 |
| 强化管腔数目 | 1 个 | 2 个 | 1 个 |
| 其他 | 增厚管壁呈环形或新月形 | 部分见内膜片钙化 | 附壁血栓常见 |

**5. 穿透性动脉粥样硬化溃疡(penetrating atherosclerotic ulcers,PAU)** 1984 年 Stanson 等首先在其著作上将 PAU 定义为是在主动脉粥样硬化基础上形成的溃疡。PAU 特征性病理改变是粥样硬化斑块破裂形成溃疡,溃疡穿透内弹力层并在动脉壁中层内形成血肿,血肿往往是局限的或者只延伸数厘米,但不形成假腔。25% 的病例中溃疡穿透中膜达外膜形成囊状或梭形假性动脉瘤,8% 的病例溃疡穿透外膜导致透壁性主动脉破裂。PAU 主要发生在胸降主动脉、腹主动脉,少数发生于升主动脉、主动脉弓。PAU 常为多发,直径常为2 ~ 25mm,深度为 4 ~ 30mm。壁间血肿和 PAU 在炎症和中膜凋亡退化上有部分相同之处,尽管目前并不清楚两者发病机制以及相互关系,但此两种疾病的确存在一定程度的相互关联和重叠。主动脉壁间血肿可以是无内膜片的自发性夹层,也可以继发于 PAU。

经食管超声心动图诊断升主动脉夹层和壁间血肿的准确性为100%，但对诊断PAU的研究则较少，目前尚不清楚经食管超声心动图是否可作为诊断PAU的合适检查方法。CT已经成为可疑PAU患者的首选检查方法，典型的无并发症PAU在CT血管成像上表现为局限性、"火山口样"主动脉腔外的溃疡龛影（图23-1-11）。使用心电门控技术可增加CT血管成像的诊断准确性，可通过消除升主动脉运动伪影而检测出更为细小的病变。对于血流动力学稳定的患者，心电门控多排CT血管成像检查应作为可疑PAU的首选检查方法。就诊断PAU而言，MRA与CTA相比并无明显优势。

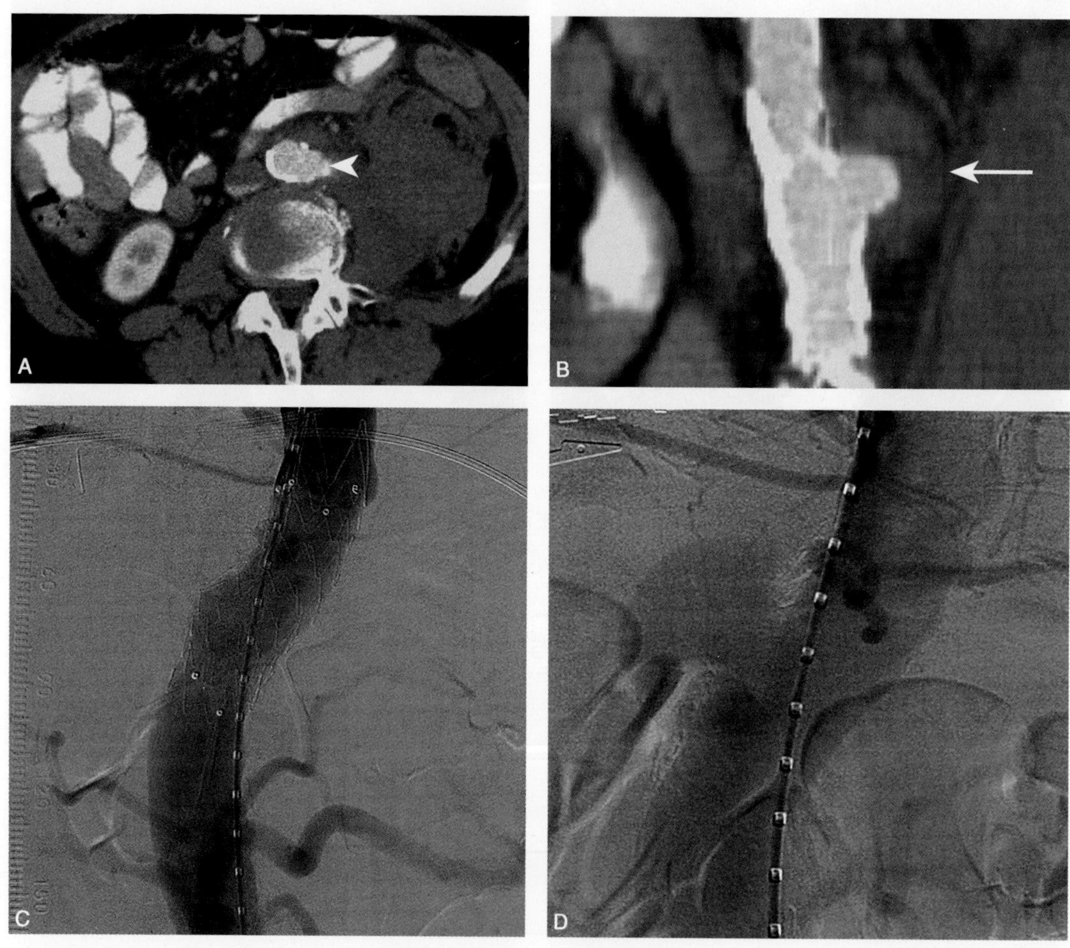


**图23-1-11　主动脉穿透性溃疡**

男，57岁。慢性肾衰竭准备血液透析，患者表现为低血压及腹痛。A、B. CT增强显示巨大腹膜后血肿及凸出左侧壁的溃疡（白箭头）呈"蘑菇状"表现；C、D. 患者行单侧髂动脉支架植入术，后又行胸主动脉支架植入

**6. 大动脉炎（Takayasu arteritis）**　一种非特异性炎性动脉疾病，以节段性侵犯主动脉及其主要分支和肺动脉为特征。大动脉炎早期缺乏特异的临床表现，因此早期诊断有一定难度。绝大多数患者为女性，起病和确诊的平均年龄<35岁。大动脉炎的病因目前仍不清楚，多数学者认为本病与螺旋体病、结核杆菌或链球菌等感染有关。目前该病的诊断主要基于其临床表现和受累血管的影像特征，影像学检查在大动脉炎的诊断中具有重要地位。1990年美国风湿病学会制定了大动脉炎的诊断标准：① 发病年龄≤40岁；② 患肢间歇性运动乏力；③ 一侧或

双侧肱动脉搏动减弱；④ 双上肢收缩压差>10mmHg；⑤ 锁骨下动脉或主动脉杂音；⑥ 主动脉及一级分支或上下肢近端的大动脉狭窄或闭塞，病变常为局灶或节段性，且不是由动脉粥样硬化、纤维肌性发育不良或其他原因引起。符合上述6项中的3项者可诊断为本病。

大动脉炎的主要CT征象包括：① 血管壁增厚：是CT诊断大动脉炎的重要征象，可明确显示受累血管管壁增厚，管壁增厚一般呈同心性，增厚较均匀，多累及血管全周；② 血管腔狭窄与闭塞：是大动脉炎的常见表现，管腔狭窄多为向心性，多为短段局限性狭窄，可合并狭窄后扩张表现；③ 动脉管腔扩张和动脉瘤表现：为大动脉炎的少见征象，多为阻塞性病变后轻度扩张和局部的小囊状膨凸，少数可见病变血管明显扩张、动脉瘤形成，有时呈串珠样表现；④ 钙化：发病晚期动脉管壁可出现钙化；⑤ 侧支循环：随着动脉管腔狭窄程度的不断加重、血栓形成甚至局部管腔闭塞，侧支循环逐渐形成（图23-1-12，图23-1-13）。

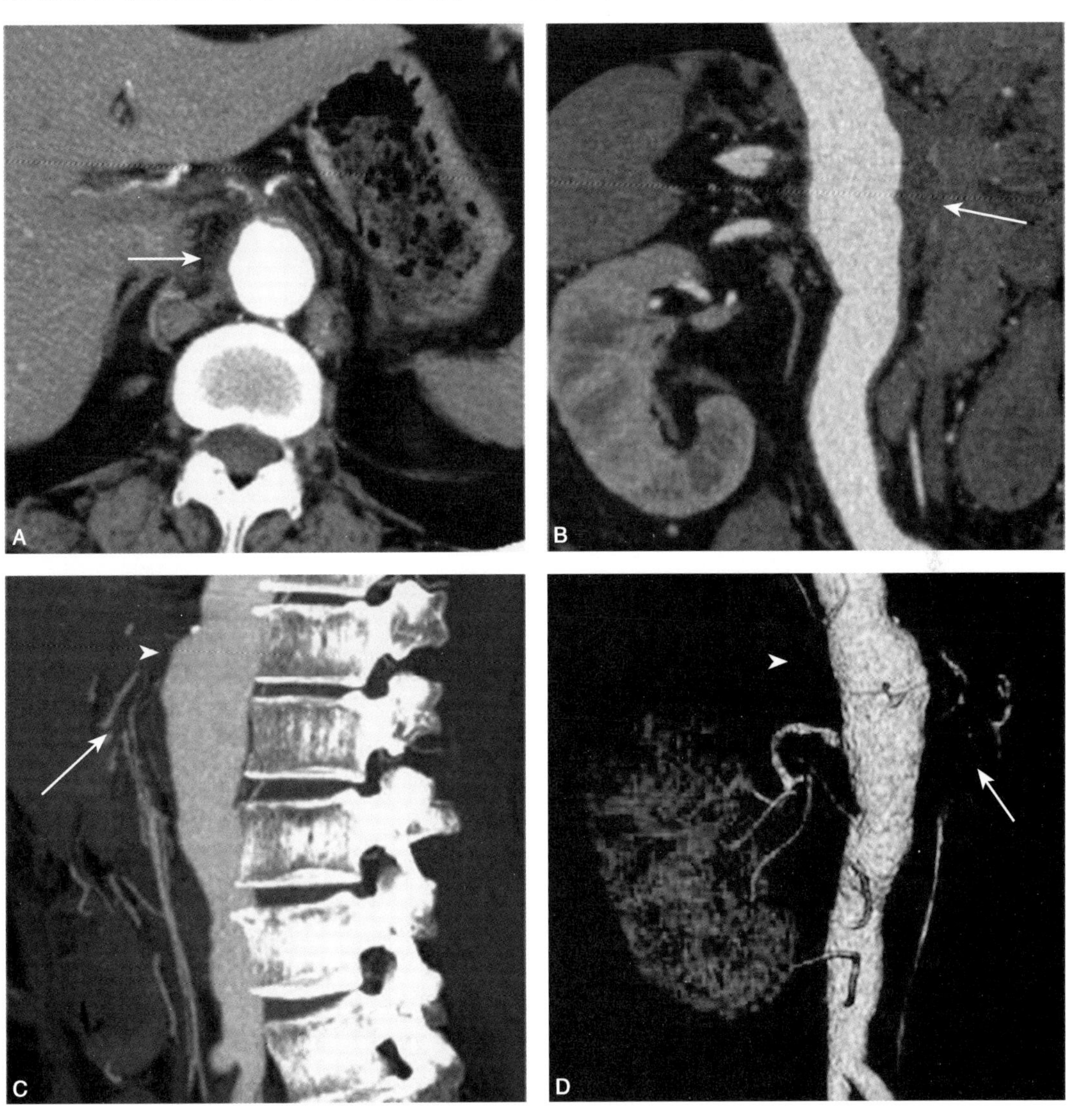


**图23-1-12　大动脉炎**

女，60岁。胃痛。A、B. CT横断位、曲面重建显示腹主动脉壁内血肿、动脉瘤形成；C、D. MIP、VR重建图像显示肠系膜上动脉起始段重度狭窄

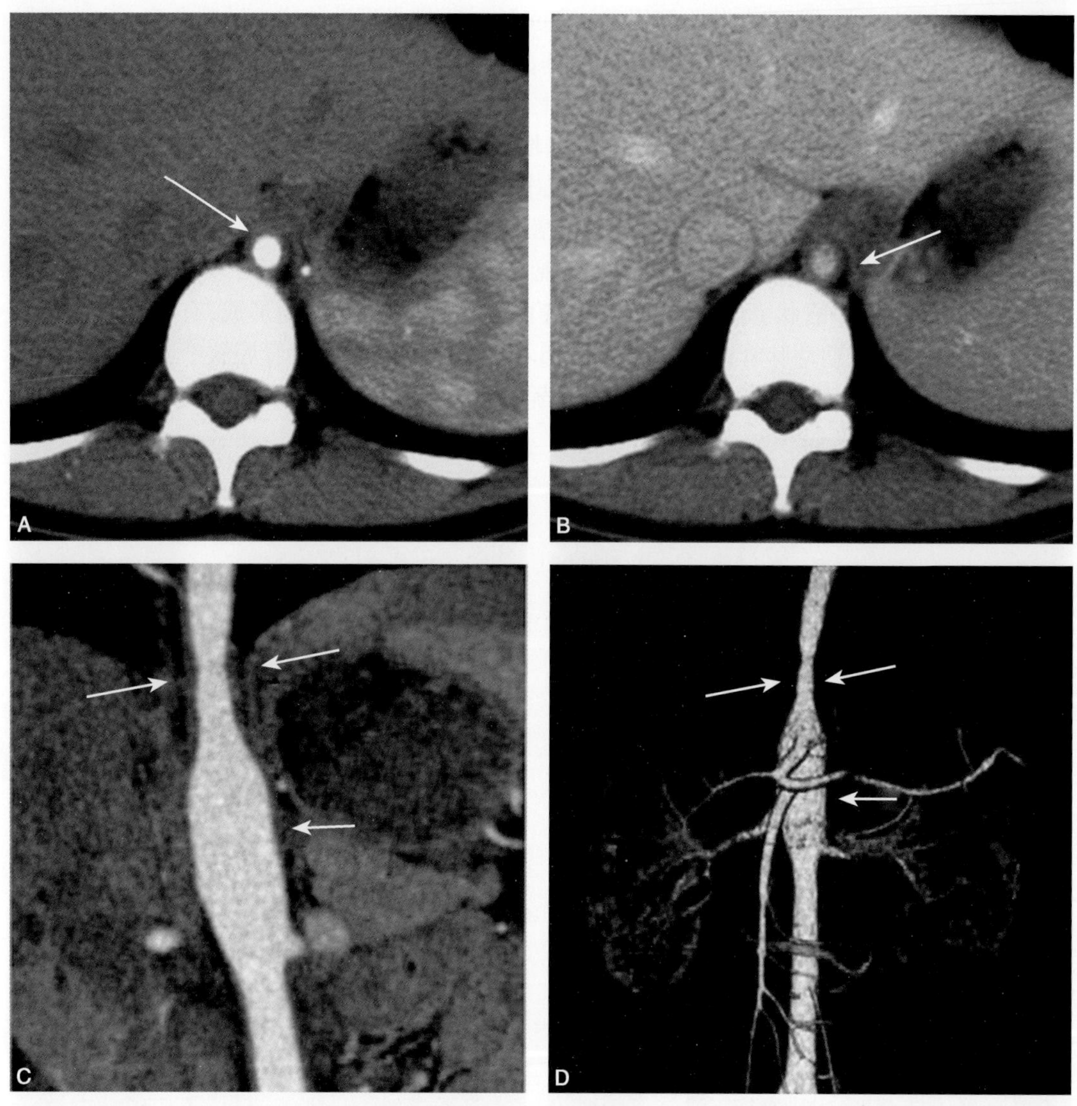

图 23-1-13　大动脉炎

女,28 岁。A、B. 横断位 CT 增强图像显示降主动脉膈肌裂孔处向心性变窄;C、D. 曲面重建及 VR 图像显示狭窄段远段节段性轻度扩张

大动脉炎需与动脉粥样硬化、主动脉壁间血肿、主动脉缩窄、血栓闭塞性脉管炎、结节性多动脉炎、慢性肺动脉栓塞等进行鉴别。动脉粥样硬化发病年龄较大,多在 50 岁以后出现较多,管腔不规则增厚,局部可形成溃疡,多伴钙化,年龄较大的大动脉炎患者可伴发动脉粥样硬化,较难鉴别。壁间血肿为主动脉壁间充满血栓或出血导致动脉壁成新月形增厚,CT 平扫上常表现为密度较高,慢性血肿亦可呈低密度改变。主动脉缩窄为先天性,多见于男性,胸主动脉峡部狭窄,全身无炎症活动改变。血栓性闭塞性脉管炎多有吸烟史,好发于年轻男性,为周围慢性血管闭塞性炎症。结节性动脉炎发病率较低,多发生于内脏中小动脉,表现为多发瘤样扩张呈串珠样,较易鉴别。慢性肺动脉血栓一般呈附壁改变,而大动脉炎一般呈环形管壁增厚。

**7. 腹主动脉消化道瘘(aortoenteric fistula,AEF)**　可分为原发性和继发性两类,原发性腹主动脉消化道瘘(PAEF)少见但严重。PAEF 的可能形成机制为腹主动脉壁慢性溃疡穿透后周围先形成假性动脉瘤,而后通过动脉搏动产生的机械性或炎性机制侵及肠壁,最终发生致命的消化道大出血,病死率高达 100%。其病因主要为腹主动脉瘤,此外还有感染(真菌、梅毒、结核等)、腹盆腔肿瘤、放疗以及异物等因病变部位。约 80% 发生在十二指肠(以第 3、4 段为主),10% ~15% 在空、回肠,发生在胃及结肠的不足 5%。典型症状为腹痛、腹部波动性包块和消化道出血。

下列 CT 征象可提示诊断:① 肠道(尤其是十二指肠)周围主动脉壁失去连续性、主动脉内或后腹膜出现气体;② 紧邻主动脉壁出现气体、失去正常脂肪间隔;③ 特别是主动脉周围见造影剂外溢。除此之外,间接 CT 表现如后腹膜的纤维化、感染性腹主动脉炎等也可为诊断提供一定依据(图 23-1-14,图 23-1-15)。

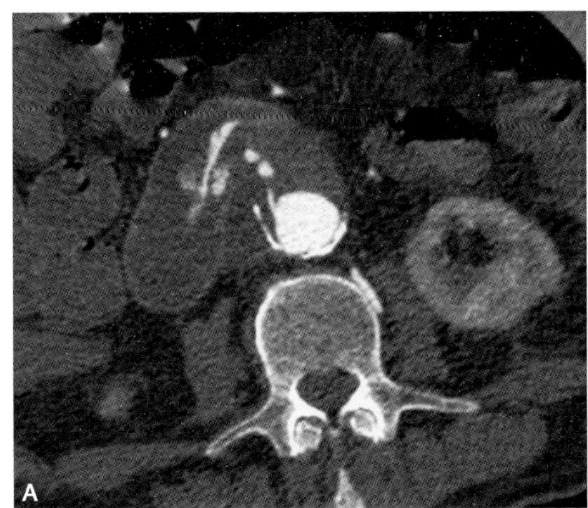


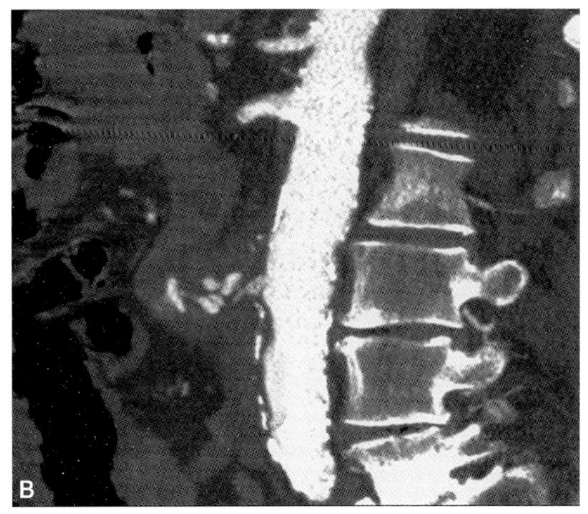


**图 23-1-14　主动脉-十二指肠瘘**

男,75 岁。患者出现黑粪及呕血,10 年前行主动脉修补术及置管。A、B. CTA 显示肾下水平主动脉内对比剂外渗出到邻近十二指肠内。CT 扫描后准备行支架植入时患者死亡

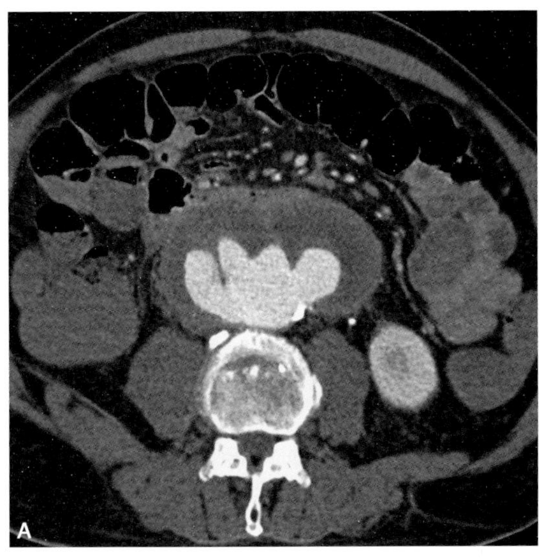


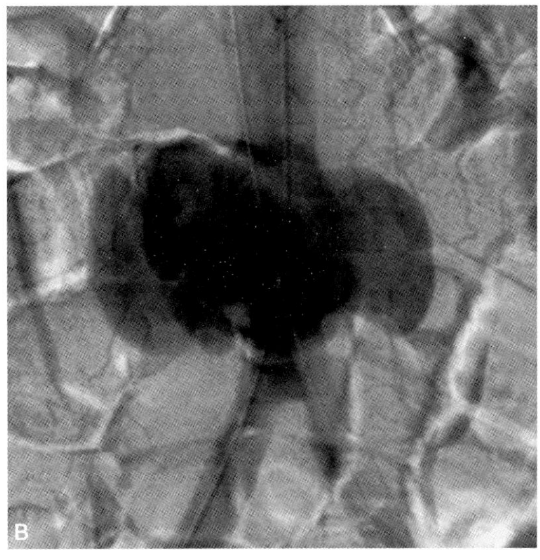

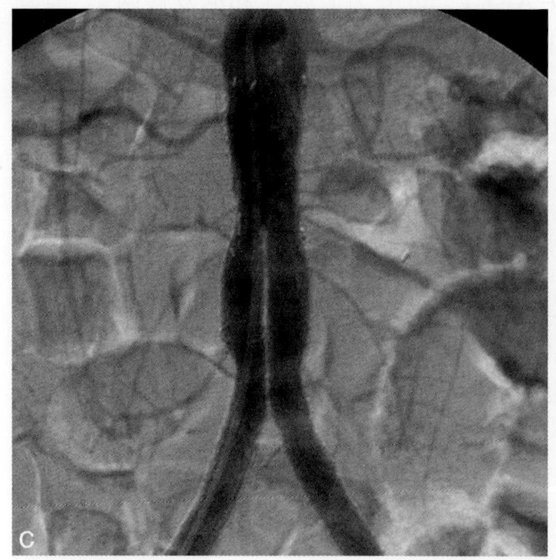


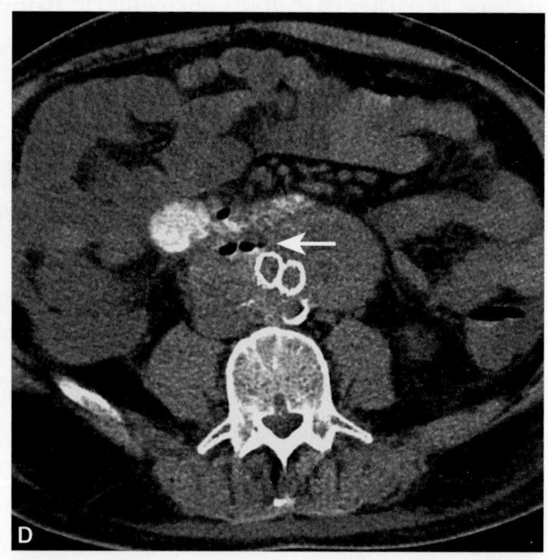


**图 23-1-15 主动脉-十二指肠瘘**

男,63 岁。严重呕血,US 发现诊断主动脉瘤;15 年前行主动脉修补术,当时曾有 3 个月的间断性呕血。A、B. CTA、DSA 显示动脉瘤远段吻合口与十二指肠近端关系密切;C. 植入分叉支架;D. 第二天 CT 复查(口服对比剂)清晰显示主动脉-十二指肠瘘(白箭)

(高波　谢海柱)

## 参 考 文 献


1. Baliga RR, Nienaber CA, Bossone E, et al. The role of imaging in aortic dissection and related syndromes. JACC Cardiovasc Imaging, 2014, 7(4): 406-424.
2. Bryce Y, Rogoff P, Romanelli D, et al. Endovascular repair of abdominal aortic aneurysms: vascular anatomy, device selection, procedure, and procedure-specific complications. Radiographics, 2015, 35(2): 593-615
3. Chao CP, Walker TG, Kalva SP. Natural history and CT appearances of aortic intramural hematoma. Radiographics, 2009, 29(3): 791-804.
4. Evangelista A, Czerny M, Nienaber C, et al. Interdisciplinary expert consensus on management of type B intramural haematoma and penetrating aortic ulcer. Eur J Cardiothorac Surg, 2015, 47(2): 209-217.
5. Frauenfelder T, Wildermuth S, Marincek B, et al. Nontraumatic emergent abdominal vascular conditions: advantages of multi-detector row CT and three-dimensional imaging. Radiographics, 2004, 24(2): 481-496.
6. Hallinan JT, Anil G. Multi-detector computed tomography in the diagnosis and management of acute aortic syndromes. World J Radiol, 2014, 6(6): 355-365.
7. Hartlage GR, Palios J, Barron BJ, et al. Multimodality imaging of aortitis. JACC Cardiovasc Imaging, 2014, 7(6): 605-619.
8. Kruse MJ, Johnson PT, Fishman EK, et al. Aortic intramural hematoma: review of high-risk imaging features. J Cardiovasc Comput Tomogr, 2013, 7(4): 267-272.
9. Lemos AA, Pezzullo JC, Fasani P, et al. Can the unenhanced phase be eliminated from dual-phase CT angiography for chest pain? Implications for diagnostic accuracy in acute aortic intramural hematoma. AJR Am J Roentgenol, 2014, 203(6): 1171-1180.

10. Levy JR, Heiken JP, Gutierrez FR. Imaging of penetrating atherosclerotic ulcers of the aorta. AJR Am J Roentgenol, 1999, 173(1): 151-154.

11. Lovy AJ, Rosenblum JK, Levsky JM, et al. Acute aortic syndromes: a second look at dual-phase CT. AJR Am J Roentgenol, 2013, 200(4): 805-811.

12. Macura KJ, Corl FM, Fishman EK, et al. Pathogenesis in acute aortic syndromes: aortic dissection, intramural hematoma, and penetrating atherosclerotic aortic ulcer. AJR Am J Roentgenol, 2003, 181(2): 309-316.

13. Nienaber CA. The role of imaging in acute aortic syndromes. Eur Heart J Cardiovasc Imaging, 2013, 14(1): 15-23.

14. Song JK. Update in acute aortic syndrome: intramural hematoma and incomplete dissection as new disease entities. J Cardiol, 2014, 64(3): 153-161.

15. Voitle E, Hofmann W, Cejna M. Aortic emergencies-diagnosis and treatment: a pictorial review. Insights Imaging, 2015, 6(1): 17-32.

16. Wadgaonkar AD, Black JH 3rd, Weihe EK, et al. Abdominal aortic aneurysms revisited: MDCT with multiplanar reconstructions for identifying indicators of instability in the pre- and postoperative patient. Radiographics, 2015, 35(1): 254-268.

17. Zhu FP, Luo S, Wang ZJ, et al. Takayasu arteritis: imaging spectrum at multidetector CT angiography. Br J Radiol, 2012, 85(1020): e1282-1292.

18. Zimmerman SL. Imaging findings in aortic intramural hematoma. JACC Cardiovasc Imaging, 2014, 7(12): 1287-1288.

19. 范占明. 主动脉疾病影像学临床应用和研究进展. 中国医药,2011,6(z2):15-16.

20. 韩利坤,唐波,刘冰. 原发性腹主动脉消化道瘘的诊治进展. 医学综述,2013,19(18):3347-3349.

21. 林少波. 腹主动脉瘤先兆破裂及破裂的CT征象(附10例分析). 中国CT和MRI杂志,2010,8(6):54-56.

22. 刘玉清. 主动脉夹层、壁间血肿和穿透性粥样硬化性溃疡:影像学和发病机制探讨. 中国介入影像与治疗学,2004,1(1):3-6.

23. 罗松,张龙江,周长圣,等. CTA在大动脉炎诊断中的应用价值. 放射学实践,2012,27(8):816-819.

24. 宋金松,刘玉清,凌坚. 大动脉炎及其血管造影综合分析. 中国医学影像学杂志,2000,8(2):118-120.

25. 孙清荣,邹利光,陈垦,等. 主动脉假性动脉瘤的影像诊断. 放射学实践,2003,18(11):814-815.

26. 杨晓辉. 主动脉壁内血肿的影像学诊断及鉴别诊断. 放射学实践,2011,26(3):317-320.

27. 叶红,范占明. 腹主动脉瘤破裂的危险因素及影像学研究进展. 中国介入影像与治疗学,2009,6(4):367-370.

28. 张淑倩,刘连祥. 主动脉溃疡样病变的影像学特点和自然病程. 放射学实践,2001,16(6):430-431.

29. 赵梦华,石建平. 主动脉穿透性动脉粥样硬化溃疡的研究现状. 中国心血管病研究,2013,11(10):810-812.

# 第二节　慢性腹痛

## 一、前　　言

据统计,腹痛症状可以出现在1.5%的门诊患者和5%的急诊患者中,大约10%的急诊患者和少量的门诊患者病情严重,甚至可能危及生命,还有一部分需要紧急手术处理。针对急性腹痛的诊断和评估至关重要,已经建立了一整套从病史体检到实验室和影像学检查的方法。而对于慢性腹痛的诊治,目前尚未见系统研究。

慢性腹部疼痛长久以来一直是让消化内科和普通外科医生在临床工作中颇感棘手的问题，原因是它的病因学诊断困难，因而不能得到有效的治疗，对慢性腹痛的诊治多采用经验治疗或开腹探查术。近年随着医学检验技术和影像学检查的进步，慢性腹痛的诊断也得到了一定的发展，但其诊治困难的局面仍没有得到彻底改观。

## 二、相关疾病分类

慢性腹痛的病因繁多。腹腔粘连、慢性阑尾炎和子宫内膜异位症是三大主要病因，除此之外还包括盆腔炎、小肠憩室、腹膜结核及腹腔内肿瘤等。

## 三、影像诊断流程

腹痛病因隐蔽，病症涉及多科室，病情变化多，正确的临床思维对各类腹痛的诊断是非常重要的。医生在给腹痛患者诊断时，首先需要询问患者腹痛的部位，因为腹痛部位及其所放射的区域与腹腔内组织器官的定位有一定关系，从而选择相应的影像学检查方法（表 23-2-1）。根据患者主诉的腹痛部位，结合体检时该区发现的阳性体征，可快速准确地推测腹腔内病变的组织和器官。内脏性痛的部位一般特别不清晰，判断定位也比较混乱，接近腹中线。当病变接近体表腹膜壁层时，疼痛尖锐，会在相应脊髓节段所支配的皮区得到反映。腹痛的病程应包括腹痛发生的时间、发病的缓急、疼痛是持续还是间歇等情况。结合患者的周身状况、生命体征等特点，对判断病情的轻重缓急有很大帮助。

**表 23-2-1　基于腹痛定位的影像学检查方法选择**

| 疼痛定位 | 影像学检查方法 |
|---|---|
| 右上腹 | US |
| 左上腹 | CT |
| 右下腹 | 增强 CT |
| 左下腹 | 口服对比剂的增强 CT |
| 耻骨弓上 | US |

## 四、相关疾病影像学表现

**1. 慢性肠系膜缺血（chronic mesenteric ischemia，CMI）**　又称“腹绞痛（abdominal angina，AA）”或“肠绞痛”。在临床上较为少见，约占肠系膜缺血性疾病的 5%，95% 以上的 CMI 由动脉粥样硬化性血管狭窄引起，其他不常见原因包括闭塞性血栓血管炎（Buerger 病）、结节性多动脉炎、Takayasu 病、Cogan 综合征（角膜间质炎）、白塞病、肌纤维发育不良、主动脉瘤以及先天性肠系膜动脉缺陷、膈肌中脚压迫综合征等。CMI 的经典三联症是：饭后腹痛、恐食症和晚期消瘦。在无症状的老年患者中肠系膜血管动脉粥样硬化较常见。在 65 岁以上的无症状人群中，>50% 的肠系膜动脉狭窄的发生率高达 18%。尸检研究结果显示，肠系膜动脉粥样硬化的发病率为 35% ~70%。由于腹腔干（celiac artery，CA）、肠系膜上动脉（superior mesenteric artery，SMA）及肠系膜下动脉（inferior mesenteric artery，IMA）之间存在丰富交通支,单一的肠系膜动脉狭窄多不会引起临床症状,至少有两支血管狭窄程度>50%,侧支循环不能满足肠道生理需要时,才会逐渐出现肠道缺血症状。近86%的无症状肠系膜动脉狭窄(>50%)患者最终发展为症状性狭窄,病死率高达40%。介入治疗CMI是一种安全有效的方法。

非增强CT可发现CMI硬化斑块等。MSCTA能够显示主动脉、肠系膜动脉粥样斑块及其引起的肠系膜动脉狭窄和梗阻、侧支循环形成情况,肠系膜上、下动脉之间出现粗大的侧支——Riolan动脉为CMI的特征性表现,沟通腹腔干及肠系膜上动脉的胰-十二指肠动脉弓代偿粗大对本病亦具有提示作用(图23-2-1~图23-2-4)。与急性肠系膜缺血不同,CMI患者小肠壁多表现正常,除非合并急性血栓形成。DSA被公认为诊断肠系膜动脉狭窄或闭塞的金标准。三维CE-MRA(contrast-enhanced MRA)在诊断所有的腹腔动脉狭窄的病变中敏感度为100%,特异度为87%,是诊断CMI的重要方法。功能MR作为无创的检查方法,可通过检测进餐前、后肠道血流及氧合作用,了解肠道血流储备能力,进而评价其生理功能状态,在诊断及鉴别诊断CMI方面具有独特的价值。

**2. 正中弓状韧带综合征(median arcuate ligament syndrome,MALS)**　正中弓状韧带(median areuate ligament,MAL)是连接两侧膈肌纤维脚的纤维韧带,构成主动脉裂孔的前

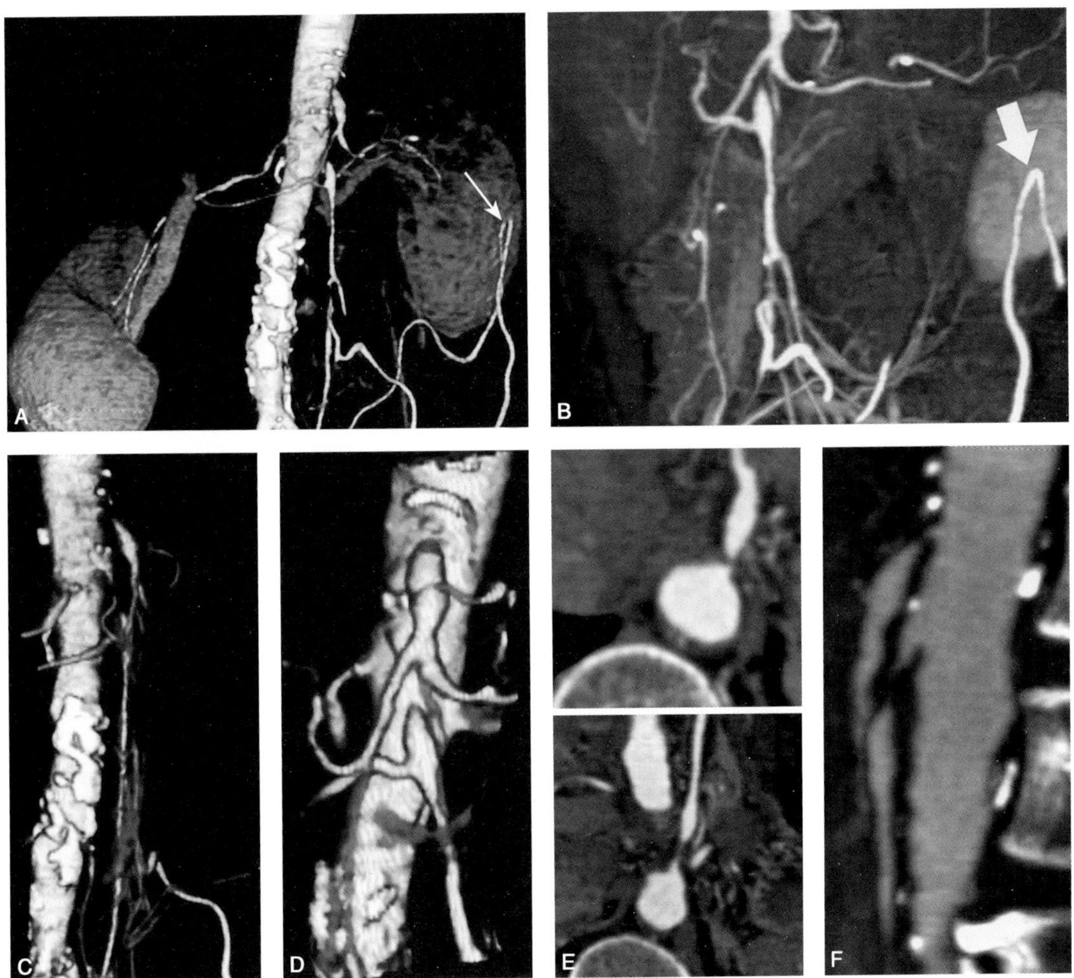

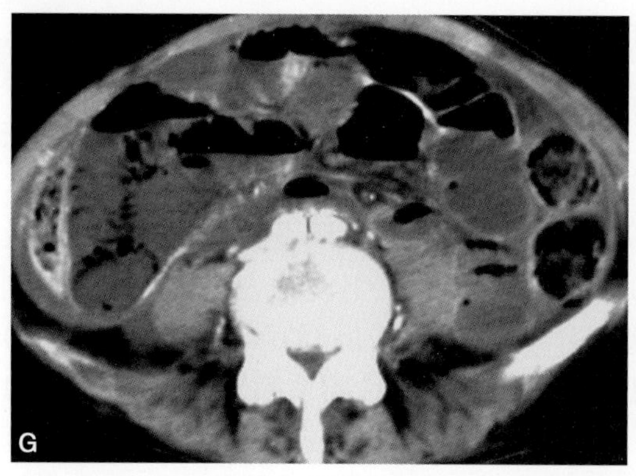


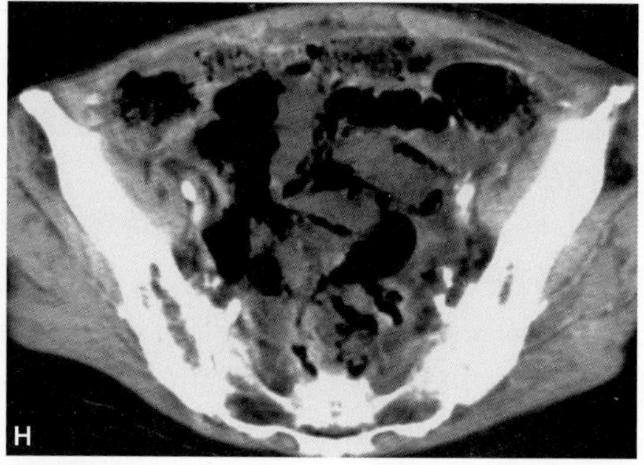


**图 23-2-1　腹绞痛**

女，64 岁。体重下降 12kg 并表现为典型的餐后压缩性腹痛。A、B. 全景 3D VR、MIP 图像显示腹腔干、肠系膜上动脉（SMA）起始处重度狭窄，小肠侧支灌注由肠系膜下动脉（IMA）通过增生的 Riolan 弓供血；C ~ F. 放大视野更加清晰显示狭窄处，几天后患者出现进行性腹痛及血清乳酸脱氢酶升高；G、H. 腹部 CT 显示肠缺血征象，小肠袢扩张、肠壁增厚。手术证实整段小肠坏死，术后患者死亡

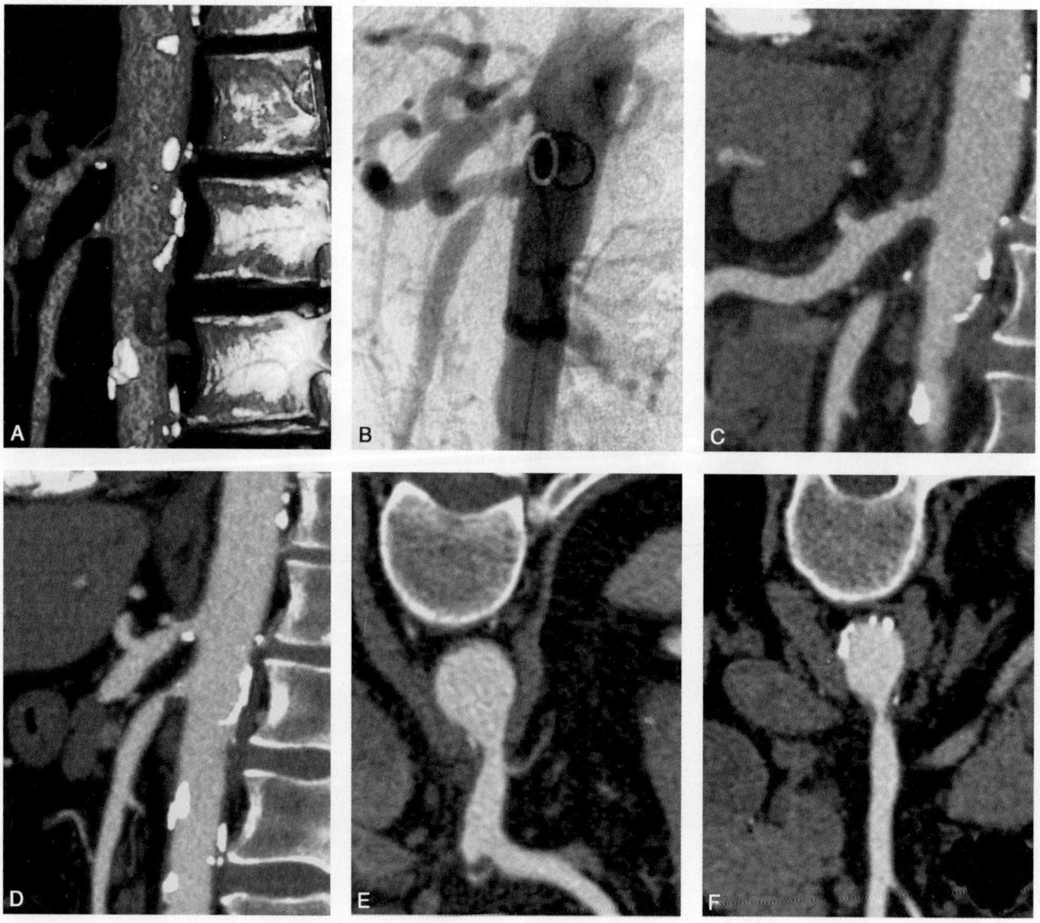

**图 23-2-2　腹绞痛**

男，49 岁。患者表现为典型的餐后压缩性腹痛。A. CTA 显示腹腔干轻度狭窄、SMA 重度狭窄，IMA 未显示；B. DSA 进一步证实了 CT 所见；C ~ F. 沿腹腔干、SMA 的曲面 MPR 重建图像清晰显示狭窄范围

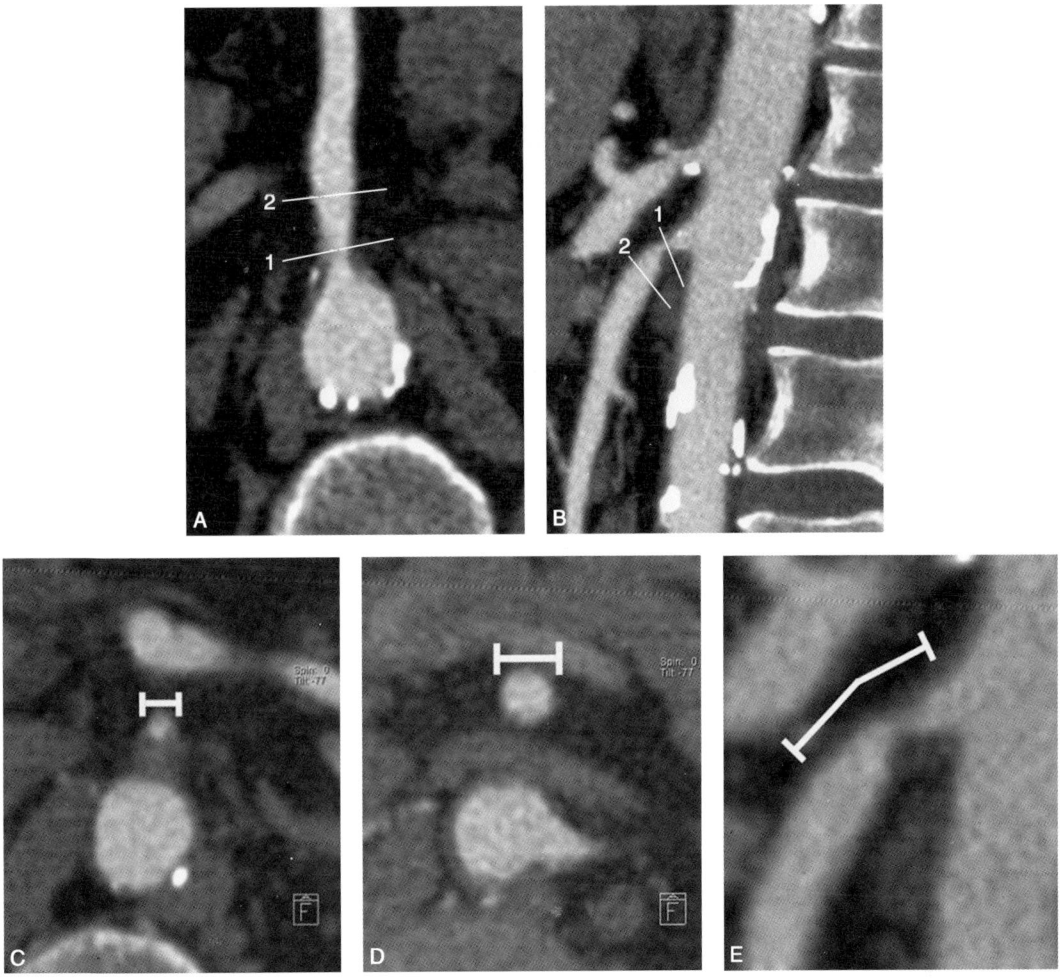

图 23-2-3　腹绞痛

与图 23-2-2 同一患者。A、B. 旁横断位及旁矢状位曲面 MPR 图像可以评价 SMA 狭窄处(线 1)及远段(线 2)的血管直径；C ~ E. 狭窄段近端、远段断面直径测量及狭窄段长度测量

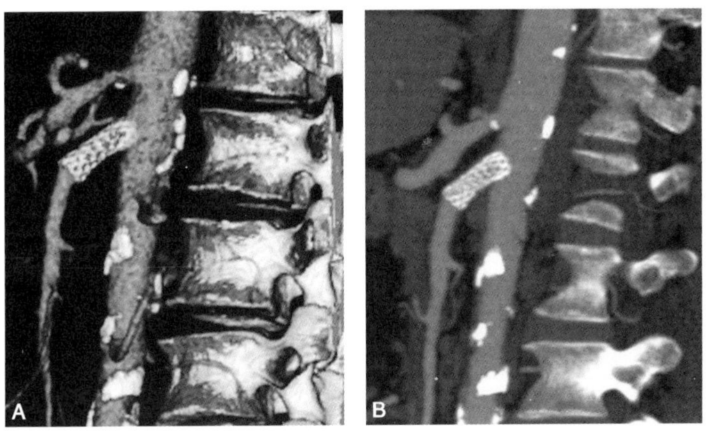

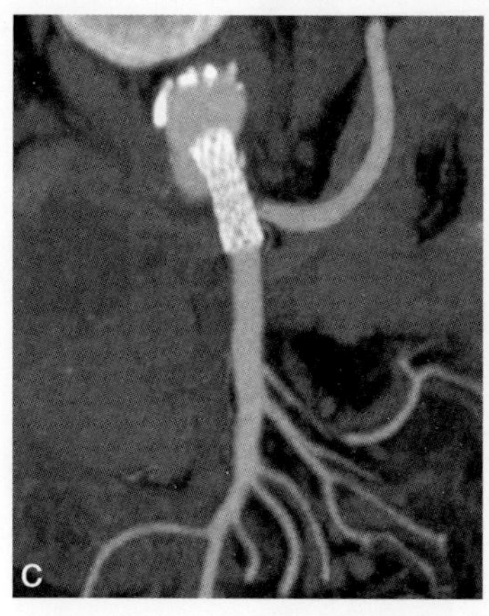
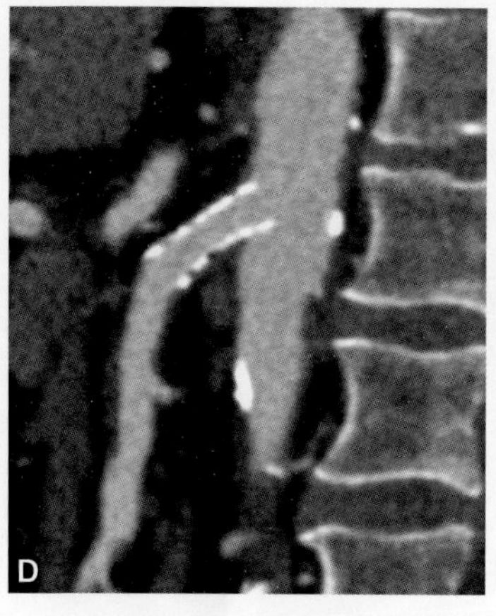
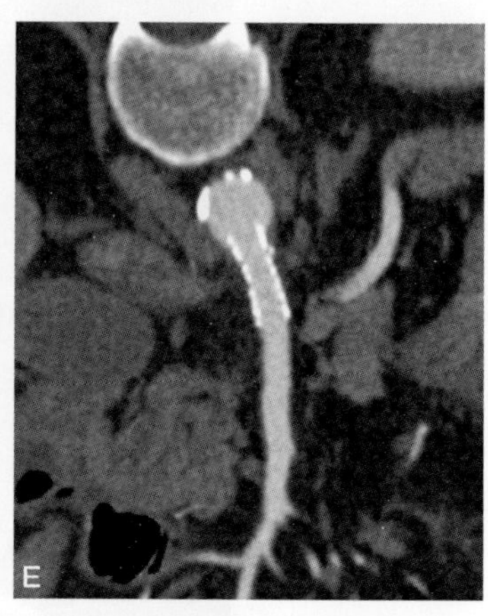

**图 23-2-4　腹绞痛**

与图 23-2-3 同一患者。A～E. 支架植入术后 6 个月多层 CT 随访显示支架在位合适，未见支架内再狭窄

缘。通常 MAL 位于腹腔干上方，约 10%～24%，该韧带可位于腹腔干前上方，少数情况下压迫腹腔干，严重的可引起临床症状，称为正中弓状韧带综合征（median arcuate ligament syndrome，MALS）。MAL 压迫腹腔干的原因主要有：① 解剖因素：在发生上腹腔干位于第 11 胸椎上 1/3 与第 12 胸椎上 1/3 之间，从腹主动脉发出，女性腹腔干开口更偏头侧，受 MAL 压迫发生率高，如果腹腔干在腹主动脉上发出位置过高或膈肌脚附着点过低均可能导致腹腔干受压，一般认为前者是腹腔干近端受压的主要影响因素；② 呼吸因素：呼吸过程可以明显影响 MAL 对腹腔干近端的压迫程度，研究表明呼气时主动脉及其分支向头侧移位，易产生 MAL 对腹腔干的压迫；吸气时腹主动脉及其分支向尾侧移动，使腹腔干近端与 MAL 距离增大，不发生压迫或减轻压迫（图 23-2-5）。一般认为，MAL 压迫腹腔干确诊为 MALS 应该同时具备以下条件：① 患者常常出现餐后腹痛，并且确认腹痛不是由于其他疾病引起的；② 患者体重在短时期快速下降；③ 听诊发现患者腹部具有血管杂音，呼气末杂音增强；④ 应该充分结合与参考典型影像学表现。

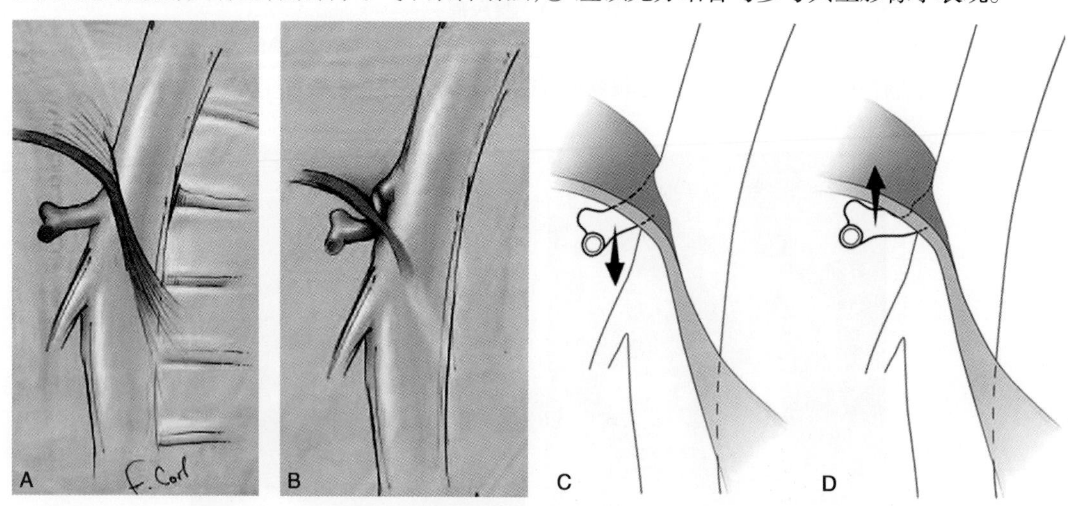

**图 23-2-5　正中弓状韧带**

A. 矢状位线条图显示正中弓状韧带典型解剖：自主动脉前方、腹腔干起始处上方跨过；B. 另一矢状位显示其正常变异：正中弓状韧带跨越腹腔干近端导致凹陷；C、D. 显示腹腔干在吸气、呼气状态下的位置

由于MAL与腹腔动脉近端的解剖关系，决定了其CTA、MRA都具有较特征性表现。CTA诊断标准：① 腹腔干近端管壁上缘锐利的“V”型凹陷或程度较重时表现为“钩状“结构，手术见MAL下缘纤维组织增生堆积压迫，加上狭窄远段管腔扩张是“钩状”结构形成的基础；② 在适当窗宽、窗位较薄层MIP图像上，可显示腹腔干前上软组织带状结构——膈肌脚纤维压迫腹腔干的直接征象；③ 呼吸变化对狭窄程度的影响：吸气末狭窄程度轻而呼气末狭窄程度重（图23-2-6，图23-2-7）。这些典型的外压征象具有特征性，容易与其他病因引

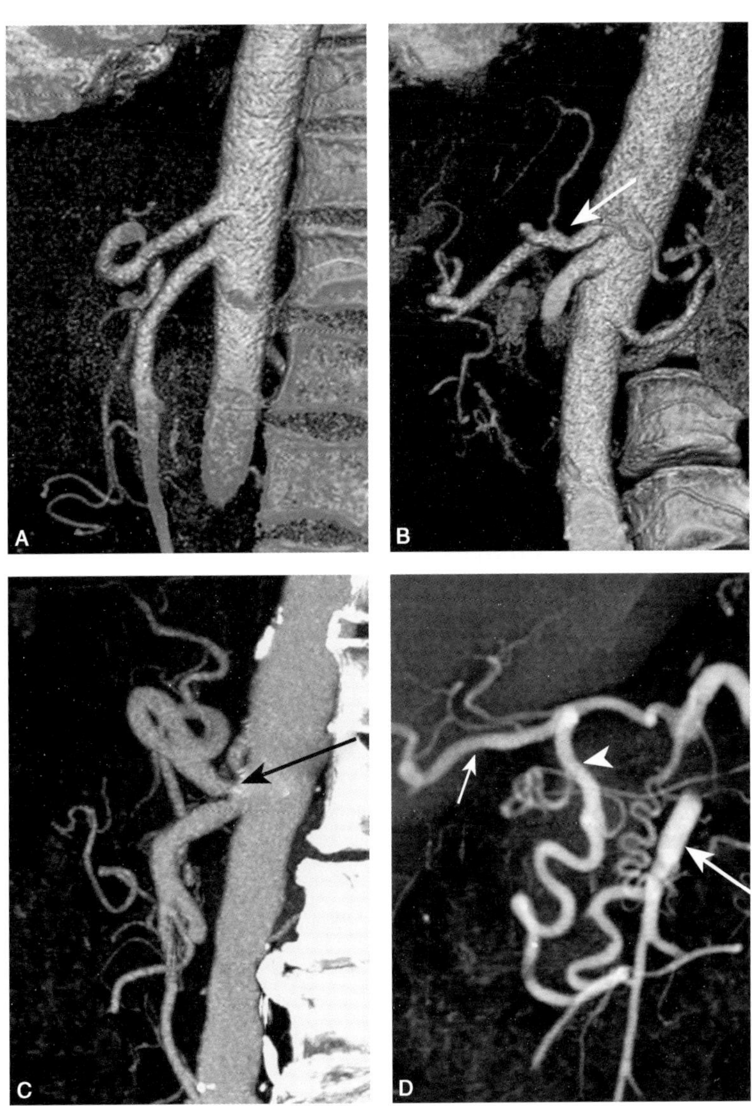

**图23-2-6　正中弓状韧带综合征**

A. 矢状位3D VR图像显示正常腹腔干、SMA；B. 3D VR矢状位图像显示腹腔干近端上缘轻度受压可能与正中弓状韧带有关；C. 一患者胃周区疼痛，矢状位3D MIP图像显示腹腔干近端呈锐角受压变窄伴狭窄后扩张，这种“钩状”表现是正中弓状韧带综合征的特征；D. 同一患者CTA冠状斜位MIP显示胃-十二指肠动脉（白箭头）明显侧支血管并扩张

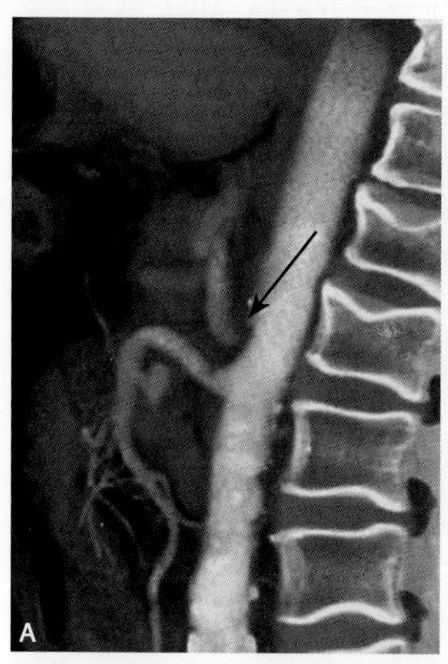
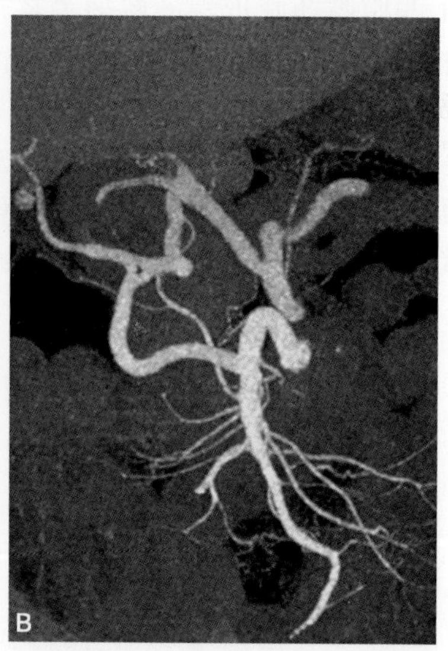

**图 23-2-7　正中弓状韧带综合征**

A. 一腹痛患者 CTA 矢状位 VR 图像显示腹腔干近端特征性钩状表现；B. C6TA 冠状位 MIP 显示明显胃-十二指肠动脉供应肝总动脉，与腹腔干建立了侧支循环

起的腹腔干狭窄鉴别[如动脉硬化性狭窄年龄常较大；腹腔干根部偏心性或向心性狭窄，常伴有钙化，壁内常可见斑块样结构(图 23-2-8)；大动脉炎狭窄多为向心性狭窄，并可见多根动脉受累等]，诊断困难时可采用呼吸变化扫描法判断对狭窄程度的影响。

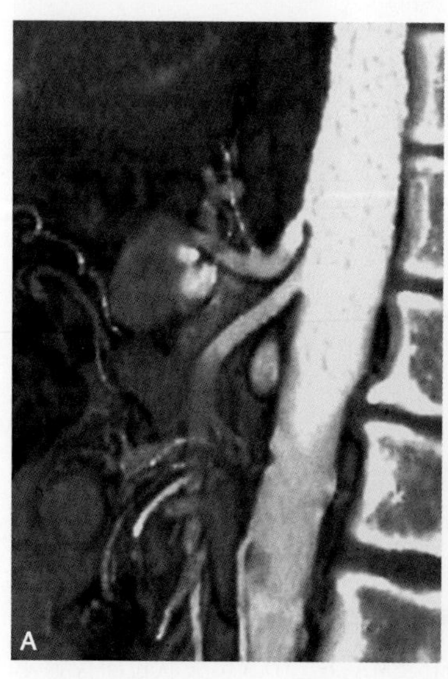
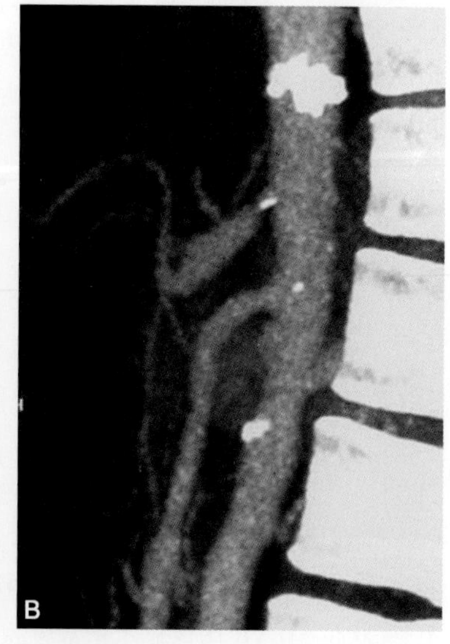

**图 23-2-8　动脉粥样硬化性狭窄**

A. 一腹痛患者 CTA 矢状位 VR 图像显示动脉粥样硬化导致腹腔干近端狭窄，这与正中弓状韧带综合征明显不同；B. 一反复腹痛患者 CTA 矢状位 MIP 显示局限性钙化性斑块引起腹腔干近端狭窄及狭窄后轻度扩张

## 五、研究进展及存在问题

自腹腔镜技术问世以来，它独具的微创、直观、兼具治疗手段的优点给慢性腹痛的诊治带来了新的曙光。尤其是近些年随着技术的进步、器械的改进，腹腔镜的优势更加明显，已成为一种快速、安全、有效的技术，被广大患者所接受。在对慢性腹痛的诊治方面，国外大量的研究显示腹腔镜技术可以提高诊断的准确率，避免不必要的开腹探查术，同时可以进行腹腔镜手术治疗，其疗效优于开腹手术。

（高波 刘奉立）

## 参 考 文 献


1. Baskan O, Kaya E, Gungoren FZ, et al. Compression of the Celiac Artery by the Median Arcuate Ligament: Multidetector Computed Tomography Findings and Characteristics. Can Assoc Radiol J, 2015, 66(3): 272-276.
2. Cademartiri F, Raaijmakers RH, Kuiper JW, et al. Multi-detector row CT angiography in patients with abdominal angina. Radiographics, 2004, 24(4): 969-984.
3. Duffy AJ, Panait L, Eisenberg D, et al. Management of median arcuate ligament syndrome: a new paradigm. Ann Vasc Surg, 2009, 23(6): 778-784.
4. Geffroy Y, Boulay-Coletta I, Jullès MC, et al. Increased unenhanced bowel-wall attenuation at multidetector CT is highly specific of ischemia complicating small-bowel obstruction. Radiology, 2014, 270(1): 159-167.
5. Horton KM, Talamini MA, Fishman EK. Median arcuate ligament syndrome: evaluation with CT angiography. Radiographics, 2005, 25(5): 1177-1182.
6. Laméris W, van Randen A, van Es HW, et al. Imaging strategies for detection of urgent conditions in patients with acute abdominal pain: diagnostic accuracy study. BMJ, 2009, 338: b2431.
7. Matz S, Connell M, Sinha M, et al. Clinical outcomes of pediatric patients with acute abdominal pain and incidental findings of free intraperitoneal fluid on diagnostic imaging. J Ultrasound Med, 2013, 32(9): 1547-1553.
8. Millet I, Taourel P, Ruyer A, et al. Value of CT findings to predict surgical ischemia in small bowel obstruction: A systematic review and meta-analysis. Eur Radiol, 2015, 25(6): 1823-1835.
9. Oliva IB, Davarpanah AH, Rybicki FJ, et al. ACR Appropriateness Criteria® imaging of mesenteric ischemia. Abdom Imaging, 2013, 38(4): 714-719.
10. Sheedy SP, Earnest F 4th, Fletcher JG, et al. CT of small-bowel ischemia associated with obstruction in emergency department patients: diagnostic performance evaluation. Radiology, 2006, 241(3): 729-736.
11. Stoker J, van Randen A, Laméris W, et al. Imaging patients with acute abdominal pain. Radiology, 2009, 253(1): 31-46.
12. White RD, Weir-McCall JR, Sullivan CM, et al. The Celiac Axis Revisited: Anatomic Variants, Pathologic Features, and Implications for Modern Endovascular Management. Radiographics, 2015, 35(3): 879-898.
13. 陈杰，胡春洪，邢伟，等. 对比剂外逸在急腹痛及腹部闭合性创伤 CT 诊断中的价值. 临床放射学杂志，2010，29(9)：1208-1210.
14. 陈新，王鹏，黄卫平，等. 正中弓状韧带压迫腹腔干 CTA 表现. 中国临床医学影像杂志，2011，22(12)：895-897.
15. 仇毓东. 成人急性腹痛的评估. 国际外科学杂志，2011，38(10)：659-664.
16. 熊伟，袁桂珠，张年邱，等. 正中弓状韧带压迫腹腔干 CTA 表现. 中国医药指南，2013，11(21)：114-115.
17. 张靖博，刘振生，李澄. 慢性肠系膜缺血的影像学诊断及介入治疗. 放射学实践，2008，23(9)：1052-1054.

18. 张森,王屹,杜湘珂.原发性孤立肠系膜上动脉夹层 MSCT 血管造影特点及其与腹痛的关系.第三军医大学学报,2011,33(16):1768-1770.
19. 周理余,饶海英,姜敏霞,等.多层螺旋 CT 小肠造影在不明原因腹痛患者中的诊断价值.医学影像学杂志,2014,24(9):1525-1527.

# 第三节　下腔静脉病变

## 一、前　　言

下腔静脉(inferior vena cava,IVC)位于腹膜后,为人体最大的静脉回流通道。IVC 一般分为肝下段、肝段和肝上段,收聚下肢、盆腔脏器、盆腔壁、腹壁回流的静脉血。其中下肢及腹前壁回流的静脉血汇入髂外静脉;盆腔脏器及盆壁回流的静脉血汇入髂内静脉;腹腔成对的脏器(睾丸、卵巢、肾、肾上腺)及腹后壁静脉(腰静脉、膈下静脉)血直接或间接进入下腔静脉;腹腔不成对脏器回流的静脉(脾静脉、肠系膜上下静脉、胃左右静脉、胆囊静脉、附脐静脉)血经门脉入肝,再经肝静脉进入下腔静脉。

肝静脉回流途径有二:一是肝左、中、右静脉经第二肝门进入下腔静脉,肝右静脉单独汇入下腔静脉,中、左静脉合并后汇入下腔静脉;三支单独汇入下腔静脉占 4% ~16%;二是肝内一些小静脉,包括引流肝尾叶的静脉经第三肝门汇入下腔静脉,一般称为副肝静脉或肝短静脉,其中右下肝静脉较粗大,引流范围包括第 6、7 肝段,开口于肝右静脉和肾静脉连线中点附近的下腔静脉右侧壁。

各腰静脉汇合成一条纵行的静脉-腰升静脉,该静脉下端连接同侧的髂总静脉(向上移行为下腔静脉)和髂腰静脉,右侧移行为奇静脉,左侧移行为半奇静脉(该静脉在 $T_{8/9}$高度向右弯曲,横过脊柱前方,汇入奇静脉),奇静脉在 $T_{4/5}$高度绕右肺门上方向前,汇入上腔静脉。所以,奇静脉构成了上、下腔静脉系间的最大吻合支。左侧睾丸静脉或卵巢静脉以直角汇入左肾静脉后进入下腔静脉,右侧睾丸静脉或卵巢静脉以锐角直接进入下腔静脉。

检查技术:注入对比剂前应先作普通 CT 平扫,大致了解下腔静脉走行及邻近脏器有无明显病变,依其结果决定下腔静脉 CT 造影(CT phlebography,CTP)后是否延迟扫描,以进一步观察靶血管和靶器官病变情况,避免后续重复 CT 增强检查。一般在注射对比剂后 70 ~90 秒时整个 IVC 内强化比较均匀。下腔静脉本身形态多样,后方紧邻脊柱,邻近动静脉血管丰富,部分位于肝实质内,加之病变阻塞、边流现象(可能与静脉内压力低和血流速度慢有关)、下腔静脉瓣允许的单向流动,充盈效果没有动脉系统明显,所以观察和重建图像以 MPR 和 MIP 效果较好,但在显示侧支血管的整体观方面,以 SSD 或 VR 重建效果为佳。

## 二、相关疾病分类

下腔静脉病变较少见,最常见的原因是肝、肾肿瘤的侵犯,其次为炎症、血栓形成、先天性发育异常,原发性肿瘤十分罕见。

## 三、影像诊断流程

肝癌、肾癌合并的下腔静脉癌栓采用螺旋 CT 平扫加三期增强扫描即可完整显示,必要时选择 CTP 和重建技术,可以较好地显示侧支血管。对其他下腔静脉阻塞性病变,应用 CTP 和重建技术，辅以病变段延迟 CT 增强扫描，可以明确下腔静脉病变的范围、性质以及侧支血管情况；能准确显示邻近脏器和组织有无病变，是目前诊断下腔静脉病变最理想的检查方法。

## 四、相关疾病影像学表现

**1. 下腔静脉变异(inferior vena cava anomaly)**　下腔静脉胚胎发育过程复杂，主要由胚胎期的后主静脉、下主静脉、上主静脉三对静脉血管相继发育和退化而成，此外与卵巢静脉、脐静脉也密切相关。发育过程中任一环节的异常，均可导致下腔静脉畸形。下腔静脉畸形一般分为 6 类：① 下腔静脉异位(左位下腔静脉)；② 双下腔静脉畸形；③ 下腔静脉肝段缺如，奇静脉和(或)半奇静脉代偿引流至上腔静脉；④ 环主动脉左肾静脉；⑤ 下腔静脉后输尿管；⑥ 主动脉后左肾静脉。尽管多数下腔静脉畸形无症状，认识并重视先天性下腔静脉畸形不仅可以解释种种影像学异常表现，避免不必要的诊疗措施，同时还对胸腹部手术具有重要指导意义，有效减少术中并发症的发生。

左位下腔静脉是在右侧上主静脉退化时，左侧上主静脉未退化而残留所致，发生率约为 0.1%。CT 增强表现为肾静脉水平以下腹主动脉左侧与之相伴行的静脉血管影，多于 $L_5$ 平面由左右髂总静脉汇合而成，平行走行腹主动脉左侧，向上汇入左肾静脉，并横跨腹主动脉与右侧肾旁下腔静脉汇合，肾静脉水平以下腹主动脉右侧无正常下腔静脉(图23-3-1)。

胚胎期如果左主静脉肾下段未曾退化，而与右主静脉一起发育则演变成双下腔静脉畸形，发生率约为 0.3%。CT 增强表现为腹主动脉两侧各有一血管结构，右侧为正常下腔静脉，左侧多起自左侧髂总静脉，向上汇入左肾静脉，部分患者左下腔静脉在上升至肾静脉水平时延续为一横行血管结构绕过腹主动脉前方或后方汇入右侧下腔静脉。双侧下腔静脉管径可以等大，也可一侧大于另一侧，但多右大于左。CT 诊断双下腔静脉畸形时注意左侧下腔静脉与腹膜后肿大淋巴结及扩大的左侧生殖腺静脉相鉴别，应仔细观察血管的连续走行(图 23-3-1)。

下腔静脉缺如表现为下腔静脉肝段或肝下段缺如伴奇静脉连接和(或)半奇静脉连接。在引流不畅病例，腹腔、腹壁可出现复杂侧支血管(包括椎旁静脉丛、肋间静脉等)，在外科手术操作中，尤其是视野受限的腹腔镜手术，涉及腹膜后的操作时，要格外注意，以免出现副损伤而造成灾难性后果。另外，静脉回流受阻还可引起下肢水肿、静脉曲张、静脉血栓形成等，从而引起临床症状(图 23-3-1)。

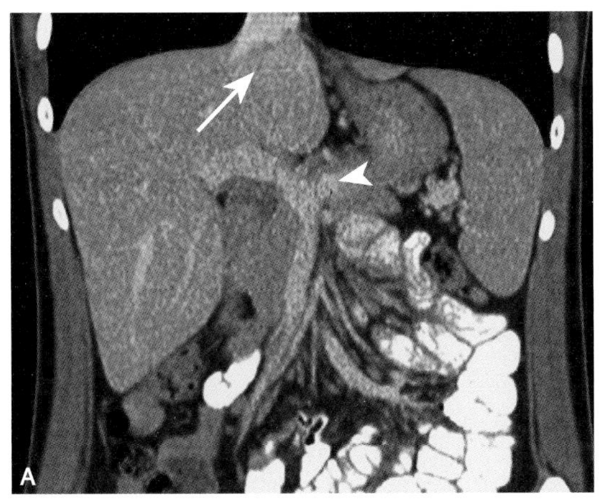


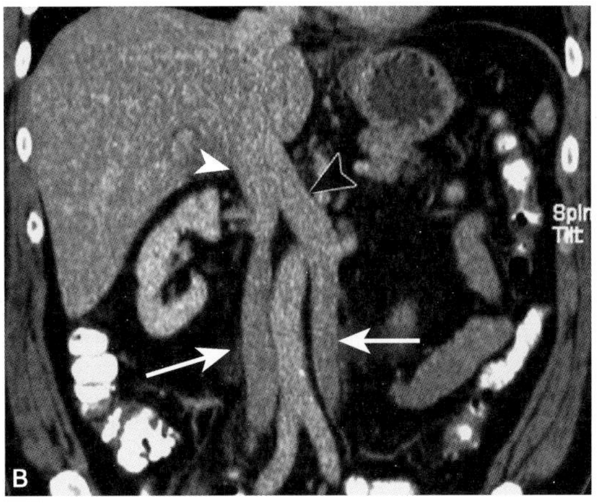

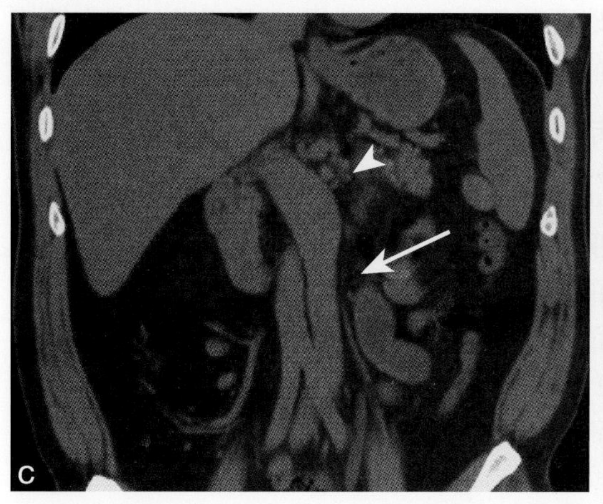


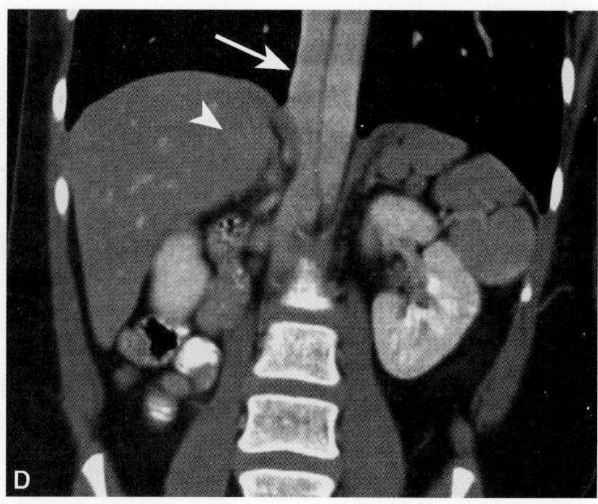


**图 23-3-1　下腔静脉先天变异**

A. IVC 肝内段缺如：肠系膜上静脉及门静脉汇合处正常（白箭头），但 IVC 缺如（白箭）；B. 双 IVC：左侧 IVC 引流到左肾静脉（黑箭头）与右侧 IVC 延续（白箭头）；C. 左侧 IVC（白箭）在肾静脉水平以下与左肾静脉汇合（白箭头）延续为 IVC 肝内段；D. IVC 的奇静脉延续：明显奇静脉（白箭）与主动脉平行、IVC 肝内段缺如（白箭头）

下腔静脉后输尿管表现为右侧输尿管绕行下腔静脉后方，因输尿管受压，引流不畅造成右肾积水，可伴发肾结石，从而产生症状而就诊。明确梗阻部位及有无并发症对手术指征及手术方案具有重要意义（图 23-3-2）。

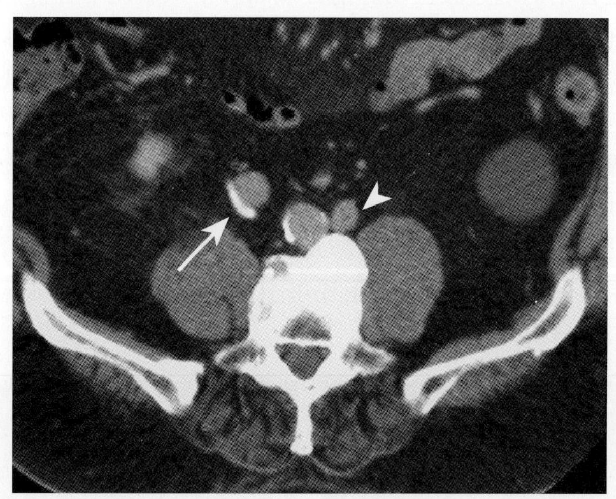

**图 23-3-2　下腔静脉后输尿管**

CTU 横断位显示右侧输尿管走行于 IVC 后方（白箭），IVC 重复畸形（白箭头），提示 IVC 发育异常的各种组合

**2. 巴德-吉亚利综合征（Budd-Chiari syndrome，BCS）**　指肝后段下腔静脉和（或）肝静脉狭窄或完全闭塞性病变，呈膜状或管状狭窄或闭塞。大致分为三型：① 下腔静脉局限狭窄或阻塞型：此型最常见，病变主要在下腔静脉近心端；② 下腔静脉弥漫性狭窄或阻塞型：大多由于广泛血栓形成所致。以上两型侧支循环主要位于肝外；③ 肝静脉狭窄或阻塞型：

病变仅限于肝静脉，下腔静脉通畅，本型主要表现为肝内侧支血管开放。巴德-吉亚利综合征病因仍不十分清楚，主要为先天性因素所致下腔静脉近心端或肝静脉下腔静脉入口处形成完全性或不完全性隔膜，其他因素为血液高凝致血栓形成，如：血小板增多症、白塞病、长期口服避孕药及产后、腹膜后肿物压迫、静脉腔内皮细胞瘤、平滑肌肉瘤、癌栓等。

下腔静脉造影被认为是诊断本病的金标准，但其具有一定创伤性且仅能显示血管内病变、不易确定病变的长度。MSCT 结合 CTA 技术可直观显示下腔静脉的病变部位、范围和程度以及肝内外的侧支循环情况，对显示腔内血栓、下腔静脉钙化、近心段下腔静脉结构和右心房的空间关系亦具优势，动态增强扫描还可准确反映 BCS 患者的肝脏血流动力学变化，这对 BCS 的诊断、治疗方案的选择具有十分重要的指导意义。CT 主要表现为下腔静脉肝上段膜性狭窄，狭窄远端静脉扩张，肝脾肿大，肝脏不均匀斑片状强化，广泛侧支循环开放。CTP 的重建图像显示隔膜较差，对节段性狭窄及侧支循环显示良好，特别是 MIP 和 VR 显示更佳（图 23-3-3，图 23-3-4）。

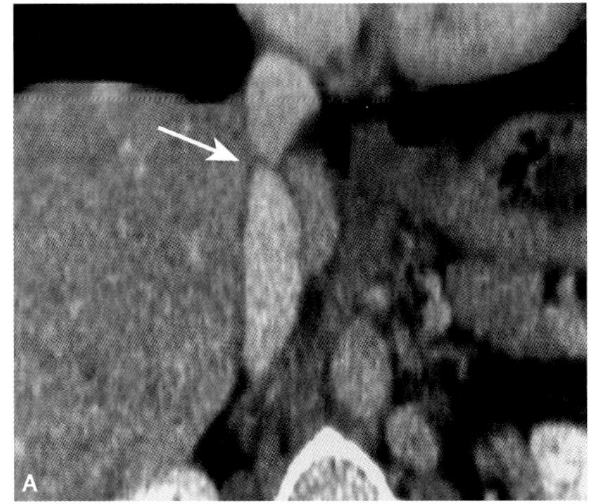


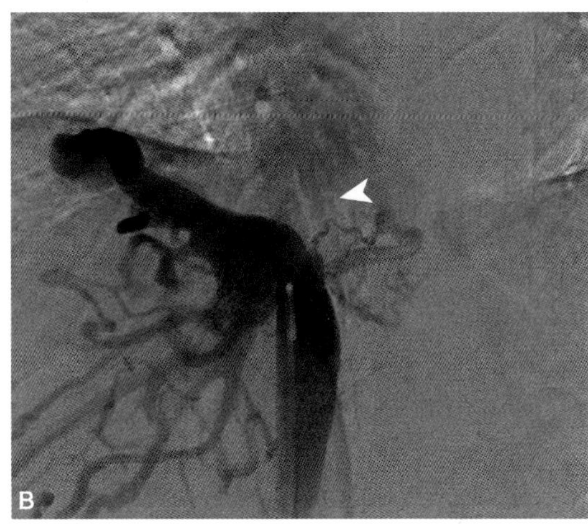


**图 23-3-3　巴德-吉亚利综合征**

A. 冠状位 CTA 显示 IVC 肝内段狭窄及狭窄处软组织膜（白箭）；B. 血管造影静脉期显示完全梗阻（白箭头）

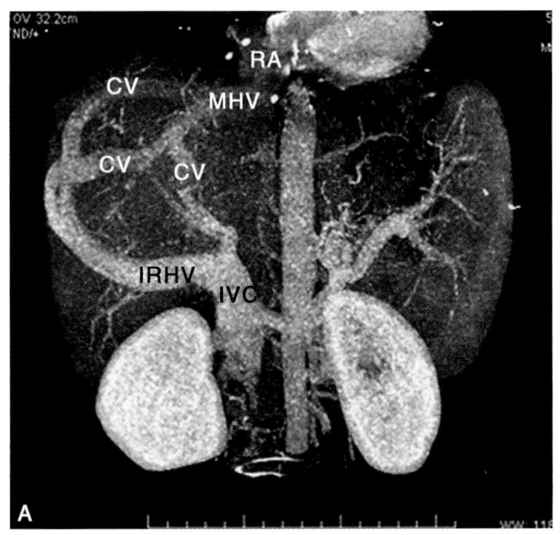


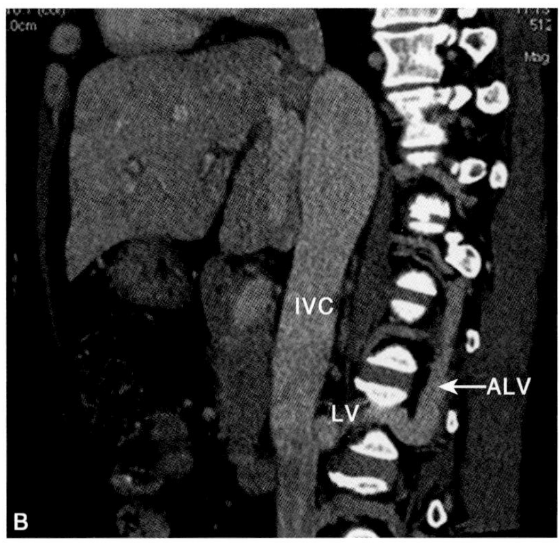

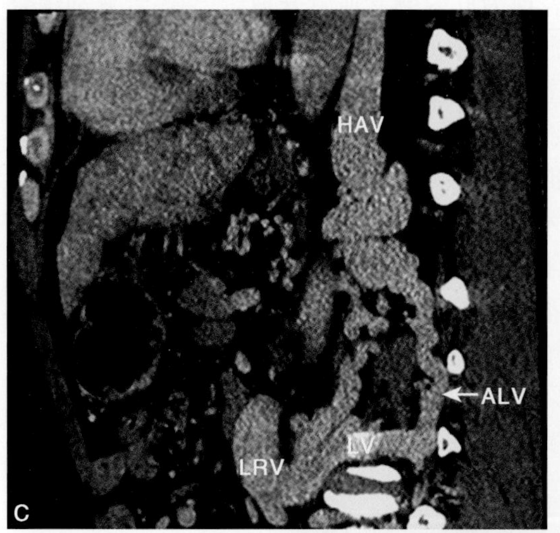


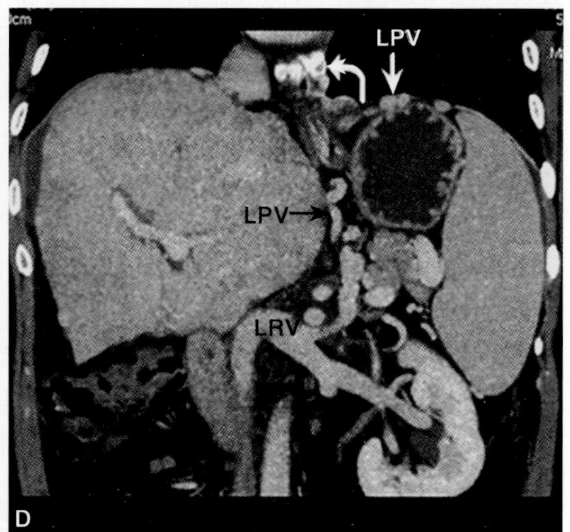


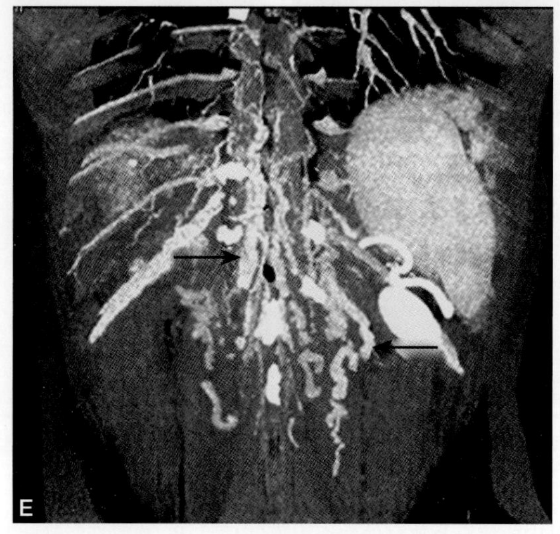


**图 23-3-4　巴德-吉亚利综合征**

巴德-吉亚利综合征侧支循环。A. 下腔静脉-肝静脉/副肝静脉-肝静脉-右心房侧支循环。CTA 显示下腔静脉(IVC)节段性闭塞,IVC 内血流反向流入下肝右经脉(IRHV)并通过交通静脉与肝中静脉(MHV)延续,然后流入右心房(RA);B. 下腔静脉-腰静脉-腰升静脉-奇静脉/半奇静脉侧支循环。CTA 显示 IVC 膜性闭塞,IVC 内血流反向逆流到 LV,然后进入腰升静脉(ALV),与奇静脉/半奇静脉(HAV)系统吻合;C. 下腔静脉-左肾静脉-腰升静脉-半奇静脉侧支循环。CTA 显示扩张的左肾静脉与明显扩张、迂曲的 HAV 通过腰静脉(LV)、ALV 连接;D. 下腔静脉-左肾静脉-左膈下静脉循环。CTA 显示扩张的左肾静脉与左膈下静脉(LPV)沟通,心膈角区亦见迂曲血管(白弯箭);E. 表浅腹壁静脉侧支循环。CTA 显示扩张的表浅腹壁静脉(黑箭)

**3. 下腔静脉肿瘤(inferior vena cava tumor)**　一般指右心房与下腔静脉的平滑肌瘤,静脉内平滑肌瘤病、静脉内平滑肌肉瘤十分少见。平滑肌瘤病和平滑肌肉瘤一般局限于下腔静脉和右心房,男、女均可发病,CT 增强可见不均匀强化,平滑肌肉瘤坏死灶常见。静脉内平滑肌瘤病原发于子宫或子宫及盆腔的静脉壁,早期表现为多发性或累及盆腔的子宫肌瘤,后期经髂静脉或卵巢静脉延伸、扩展至下腔静脉和右心房,甚至肺动脉;增强后强化较明显，可见广泛的侧支血管开放（图 23-3-5）。下腔静脉平滑肌肉瘤发生于血管壁，沿腔内生长，病理表现为菜花样或结节样，由于静脉壁较薄弱，肿瘤可以扩展出血管外膜并浸润相邻结构；增强后不均匀强化，可见坏死（图 23-3-6）。

**4. 下腔静脉癌栓（inferior vena cava tumor thrombus）** 一般来自后腹膜、肾脏、肾上腺和肝脏的肿瘤，以肝癌和肾癌多见。肝癌合并的下腔静脉癌栓系肝静脉癌栓的延伸，可以是主肝静脉，也可以是副肝静脉（主要为右下肝静脉），视病变部位而定。

文献报道约 4% ~10% 肾癌侵入肾静脉和下腔静脉，其中 50% 位于肝下段，40% 到达肝段，10% 侵入右心房；肾癌癌栓一般不强化，可见肾包膜静脉开放及肾上腺静脉增粗（图 23-3-7）。肝癌癌栓可见轻度强化，有时可见第三肝门开放和膈下静脉扩张。肾癌合并的下腔静脉癌栓系肾静脉癌栓的延续，沿血流方向向上生长（图 23-3-8）。下腔静脉癌栓段管腔呈不完全闭塞，边缘见血流通过，可能与其生长方式和血流冲刷有关。虽然下腔静脉癌栓可影响血液回流而导致下腔静脉高压，但在未完全堵塞血管腔或已有侧支循环建立

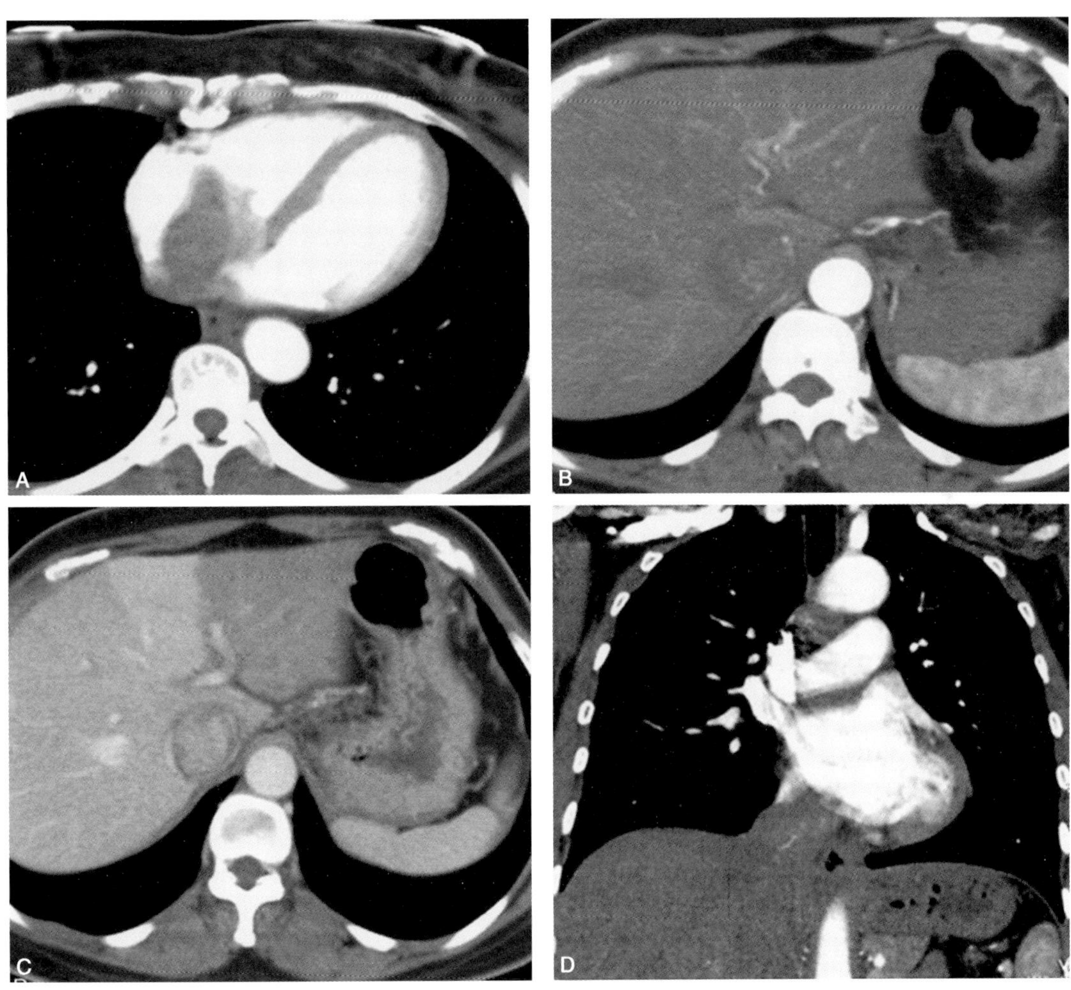


**图 23-3-5　下腔静脉平滑肌瘤**

女，42 岁。下肢无力伴胸闷、气短 7 天。A、B. 增强 CT 扫描动脉期显示右心房、下腔静脉内软组织肿块；C、D. 静脉期显示肿块强化欠均匀，与下腔静脉壁之间有间隙，冠状位 MPR 重建显示肿瘤全貌

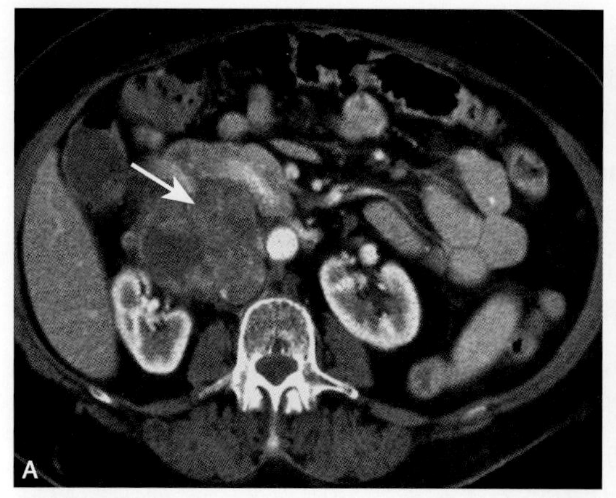

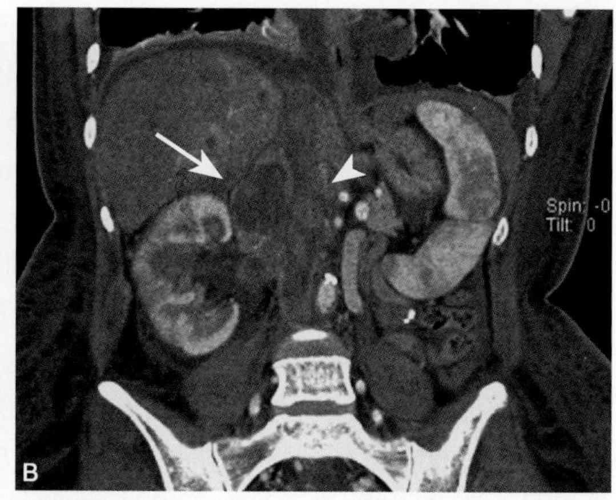


**图 23-3-6　下腔静脉平滑肌肉瘤**

A. 腹部 CT 增强动脉期显示 IVC 腔内不均匀性强化肿块伴部分坏死(白箭);B. 另一例冠状位 CT 重建图像 IVC 腔内肿瘤(白箭头)并向腔外累及(白箭)

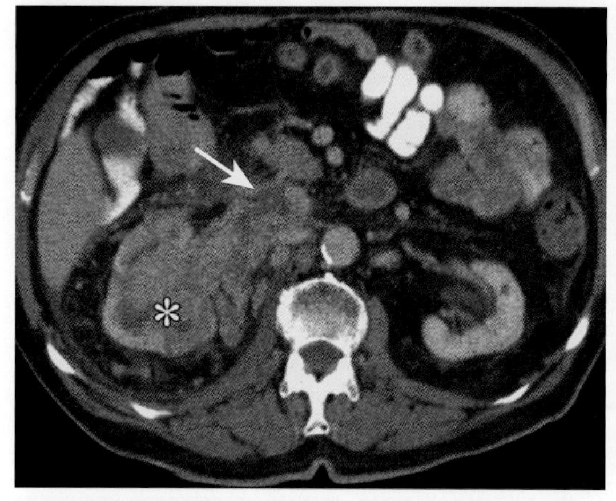

**图 23-3-7　肾细胞癌侵犯下腔静脉**

腹部 CT 增强显示不均匀性强化肿块(*)累及右肾,并沿肾静脉延伸至 IVC 内(白箭)

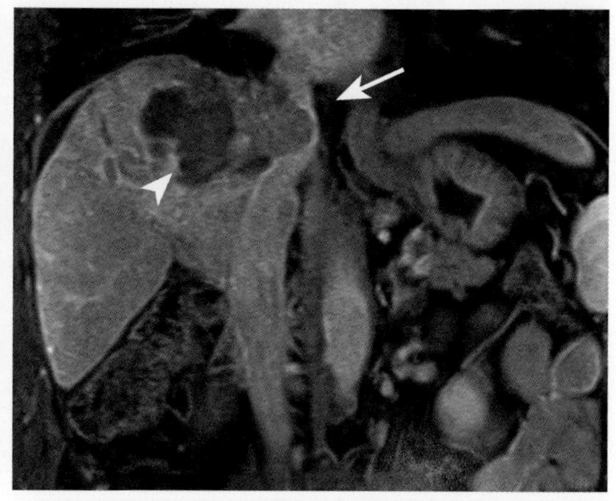

**图 23-3-8　肝细胞肝癌侵犯下腔静脉**

腹部增强 $T_1$WI 显示肝细胞肝癌(白箭头)直接侵犯至 IVC 肝内段(白箭)

的情况下,往往并不引起明显的下腔静脉阻塞症状和体征,但癌栓脱落形成的栓子可造成肺栓塞而致患者突然死亡,或延伸至右心房导致心力衰竭。大部分强化不明显,未见明显侧支血管。

**5. 下腔静脉血栓(inferior vena cava thrombus)**　一般和静脉炎有关,大部分患者伴有下肢静脉炎症。血管腔内血液发生凝固或血液中的某些有形成分互相粘集,形成的固体质块称为血栓。血栓大致分为四类:① 白色血栓:多发生于动脉和心腔,主要成分为血小板小梁及其网眼内的少量红细胞和表面的白细胞;② 红色血栓:发生在血流缓慢或血栓增大阻塞血流的管腔,主要成分是血小板纤维素网眼中充盈的血细胞;③ 混合性血栓:是静脉的延续性血栓的主要部分(体部),其形成过程是以血小板小梁为主的血栓不断增长以致其下游血流形成漩涡,从而再生成另一个以血小板为主的血栓,在两者之间的血液乃发生凝固,成为以红细胞为主的血栓;④ 透明血栓:发生于微循环小血管内。下腔静脉血栓多为混合性血栓。

急性血栓一般紧贴管壁,血管轮廓无异常,CT 扫描密度稍高。急性血栓治疗后部分软化、溶解、吸收,部分被肉芽组织取代而发生机化,长久的血栓既不被溶解又不被充分机化时,钙盐沉着而显示钙化,所以静脉内慢性血栓表现为管腔狭窄或闭塞,呈节段性,壁不光整,可见条状或斑点状钙化,CTP 后延迟扫描病变段无强化,依其病变部位、程度和范围,显示出不同的侧支循环血管(图 23-3-9)。

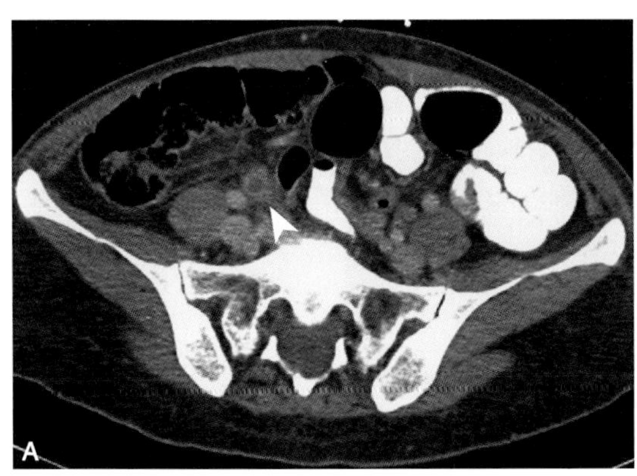


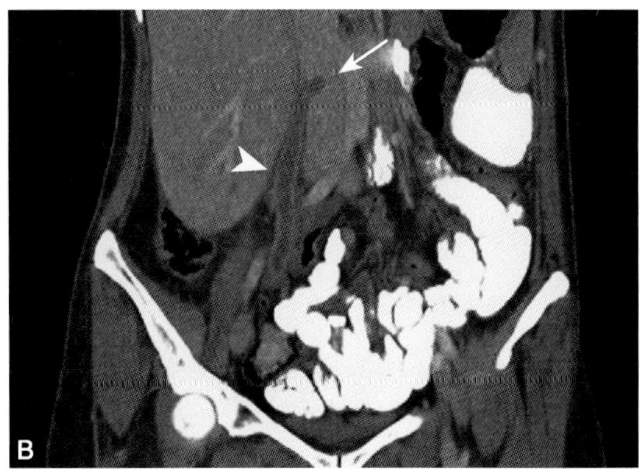


**图 23-3-9　下腔静脉血栓形成**

产后患者,右侧性腺静脉血栓性静脉炎。A、B. 横断位、冠状位 CT 增强显示右侧腹膜后一边界清晰的管状结构,周围性强化伴中央低密度充盈缺损(白箭头),符合右侧卵巢静脉栓子并炎症,静脉直接引流至 IVC(白箭)

肺动脉栓塞(pulmonary embolism,PE)的栓子 75% ~90% 来源于下肢深静脉和盆腔静脉丛内的血栓。下腔静脉滤器(inferior vena cava filter,IVCF)预防致命性 PE 迄今已得到医学界的广泛认同。然而滤器置入率的急剧增长导致滤器相关并发症的发生率也随之增加。随着影像学检查方法的发展,滤器相关并发症的检出率也不断提高。目前公认的 IVCF 相关并发症包括滤器的变形、倾斜、断裂、移位,下腔静脉的穿孔、血栓形成、闭塞、再发肺栓塞、下肢深静脉血栓(deep venous thrombosis,DVT)的复发及血栓形成后综合征(post-thrombosis syndrome,PTS)等(图 23-3-10)。IVC 血栓形成是 IVCF 置入后公认的、潜在的并发症。meta 分析显示 IVCF 置入后 IVC 血栓形成或闭塞的发生率达 4.1%,其中有症状的占 0.8%。IVC 血栓形成会阻碍下肢静脉的回流,急性者可造成双下肢肿胀、股青肿、甚至股白肿;慢性者由于侧支循环的建立可不出现急性下肢肿胀,但是长期慢性的回流障碍会增加 PTS 的发生率。

## 五、研究进展及存在问题

作为下腔静脉检查金标准的常规血管造影目前逐渐被超声、CT 及 MRI 等非侵入性影像检查替代。随着 CT 技术的快速发展,特别是 MSCT 各向同性数据采集的优越性使空间分辨率得到了明显提高,从而提高了对下腔静脉及其分支的显示能力。MRI 可以清楚显示下腔静脉的形态和走行,且无需静脉注射碘造影剂,是目前诊断下腔静脉病变最好的无创性检查。

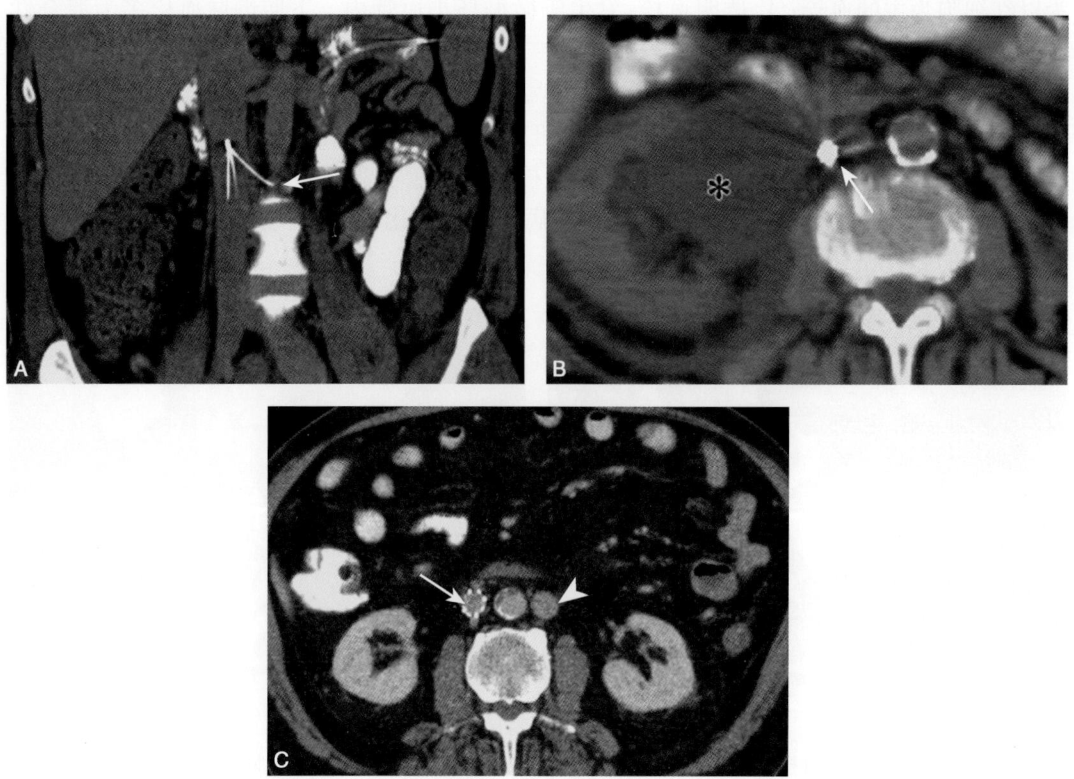

图 23-3-10　下腔静脉滤器

A. 冠状位 CT 显示 IVC 滤器的金属叉至 IVC 腔外；B. 横断位 CT 显示移位的滤器（白箭）引起右侧输尿管梗阻及肾积水（＊）；C. 横断位 CT 见右侧 IVC 内滤器（白箭），同时伴双 IVC（白箭头），如果不实行保护可能会导致肺栓塞

（高波　刘奉立）

## 参 考 文 献


1. Cai SF, Gai YH, Liu QW. Computed tomography angiography manifestations of collateral circulations in Budd-Chiari syndrome. Exp Ther Med, 2015, 9(2): 399-404.
2. Cuevas C, Raske M, Bush WH, et al. Imaging primary and secondary tumor thrombus of the inferior vena cava: multi-detector computed tomography and magnetic resonance imaging. Curr Probl Diagn Radiol, 2006, 35(3): 90-101.
3. Lin J, Zhou KR, Chen ZW, et al. Vena cava 3D contrast-enhanced MR venography: a pictorial review. Cardiovasc Intervent Radiol, 2005, 28(6): 795-805.
4. Smillie RP, Shetty M, Boyer AC, et al. Imaging evaluation of the inferior vena cava. Radiographics, 2015, 35(2): 578-592.
5. Spentzouris G, Zandian A, Cesmebasi A, et al. The clinical anatomy of the inferior vena cava: a review of common congenital anomalies and considerations for clinicians. Clin Anat, 2014, 27(8): 1234-1243.
6. Zhou P, Ren J, Han X, et al. Initial imaging analysis of Budd-Chiari syndrome in Henan province of China: most cases have combined inferior vena cava and hepatic veins involvement. PLoS One, 2014, 9(1): e85135.

7. 董印,冯吉贞,黄召勤,等. 下腔静脉发育异常的多层螺旋 CT 诊断. 实用放射学杂志,2012,28(9):1482-1483.
8. 何超,蒋立明,刘晓冰,等. 下腔静脉后输尿管的影像学诊断进展. 中国医学影像学杂志,2013,6:478-482.
9. 李绪斌,王芳,杜湘珂. 下腔静脉病变的多层螺旋 CT 诊断. 实用放射学杂志,2009,25(2):255-258.
10. 刘冰妍,韩新巍. Budd-Chiari 综合征:下腔静脉阻塞合并血栓的影像学诊断现状与进展. 临床放射学杂志,2008,27(7):988-991.
11. 刘文华,彭卫斌,王冬青,等. 下腔静脉先天变异的影像诊断. 实用放射学杂志,2011,27(12):1848-1850,1864.
12. 牡丹,麦筱莉,王冬梅,等. 下腔静脉平滑肌肉瘤的影像学表现. 医学影像学杂志,2015,2:274-277.
13. 张荣萍,游箭,胡鸿,等. Budd-Chiari 综合征合并下腔静脉瘤的影像学表现. 西部医学,2012,24(4):681-683.
14. 张伟,韩新巍. 主动脉-下腔静脉瘘的临床及影像学研究. 临床放射学杂志,2007,26(5):512-515.
15. 郑金龙,史河水,韩萍,等. 下腔静脉内平滑肌瘤病影像表现的四例资料分析. 中华放射学杂志,2008,42(4):434-436.
16. 中华医学会放射学分会介入学组. 下腔静脉滤器置入术和取出术规范的专家知识. 介入放射学杂志,2011,20(5):340-344.

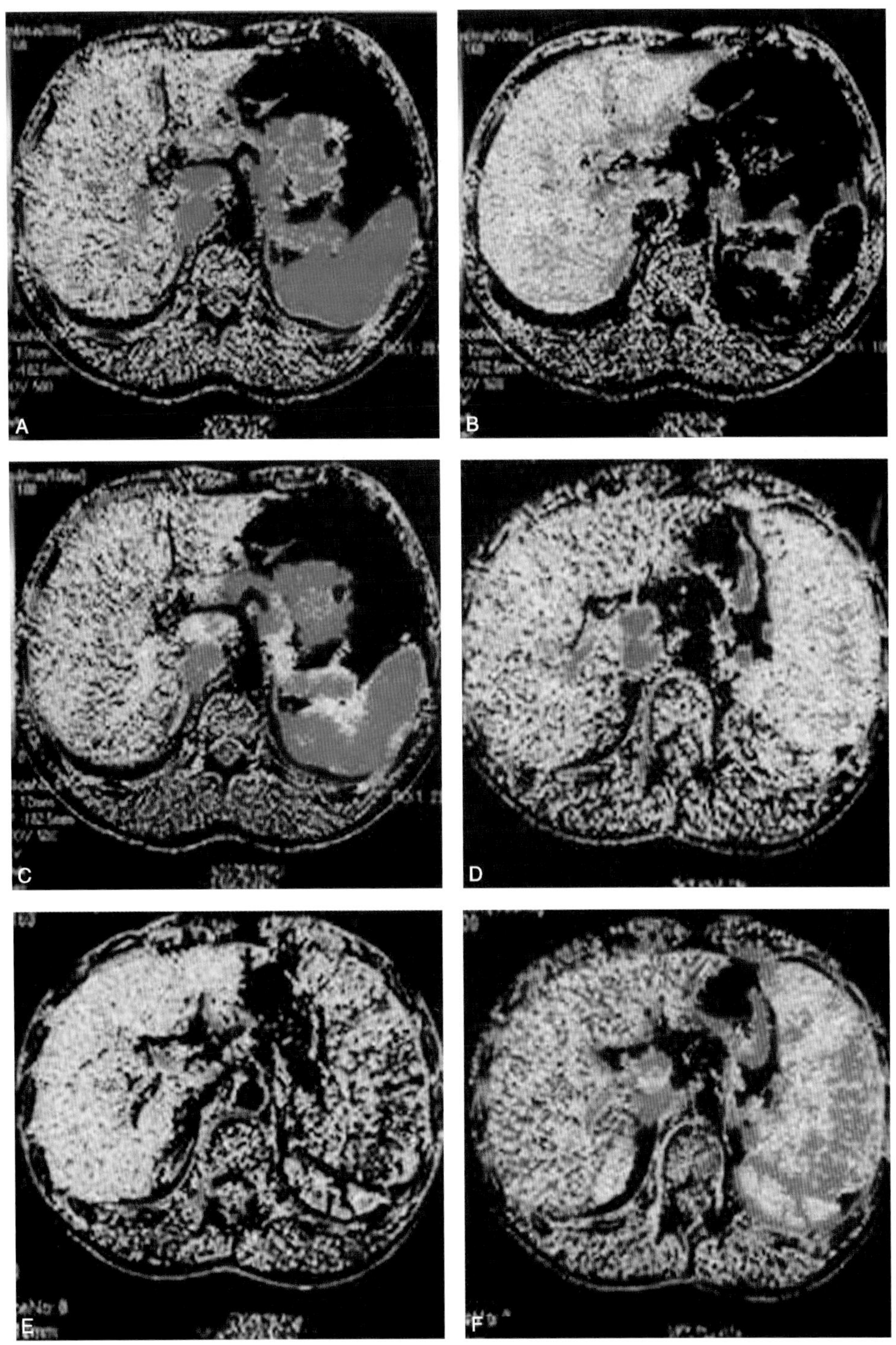


**图 2-3-3 正常肝脏及肝硬化肝脏灌注成像**

A～C. 分别为对照组的肝动脉灌注（hepatic artery perfusion，HAP）、门静脉灌注（portal vein perfusion，PVP）及肝灌注指数（hepatic perfusion index，HPI）灌注图；D～F. 分别为肝硬化组的 HAP、PVP、HPI 灌注图，肝硬化组的 HAP、PVP、HPI 灌注较正常肝脏明显降低［中国医师杂志，2009，11（5）：606-608］

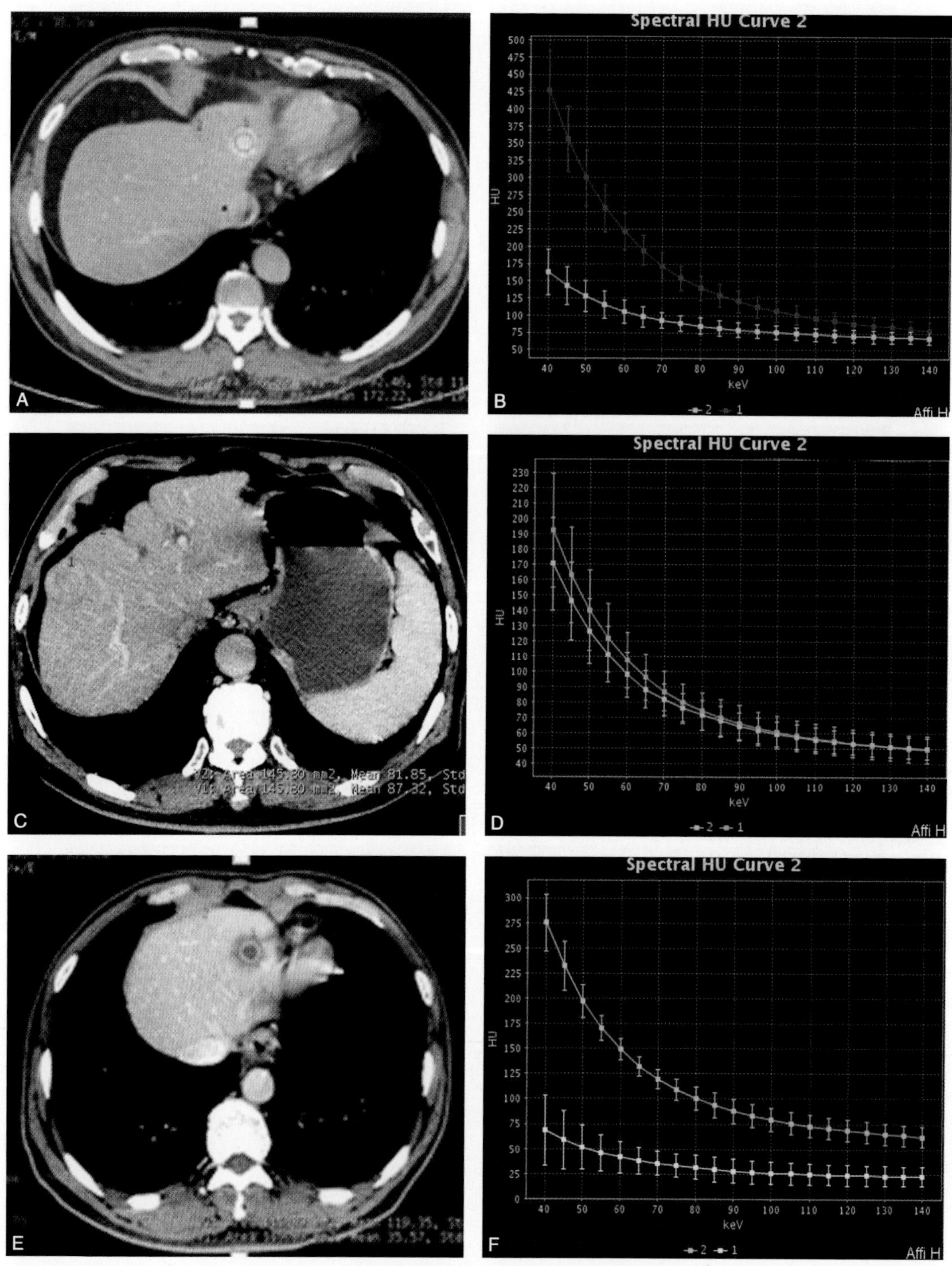


**图 2-3-5 三种肝脏病灶与正常肝实质能谱曲线对比**

图 A、B. 男，56 岁。肝血管瘤。肝小血管瘤（红色）与正常肝实质（蓝色）的能谱曲线对比；图 C、D. 男，67 岁。肝右叶肝癌。小肝癌（绿色）与正常肝实质（蓝色）的能谱曲线对比；图 E、F. 男，62 岁。胃癌肝转移。肝小转移瘤（黄色）与正常肝实质（蓝色）的能谱曲线对比

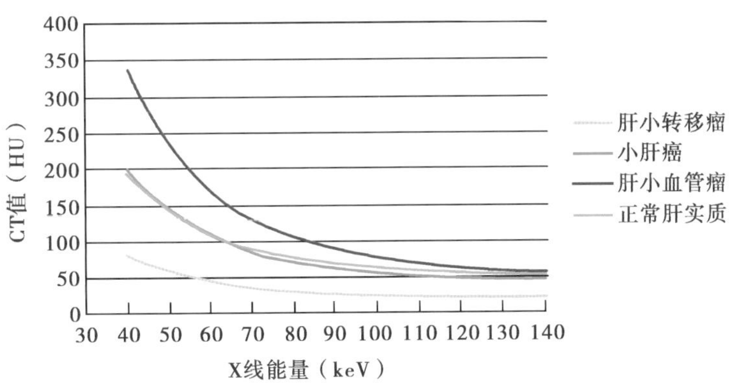


图 2-3-6　三种肝脏病灶在不同 keV 下的平均衰减曲线

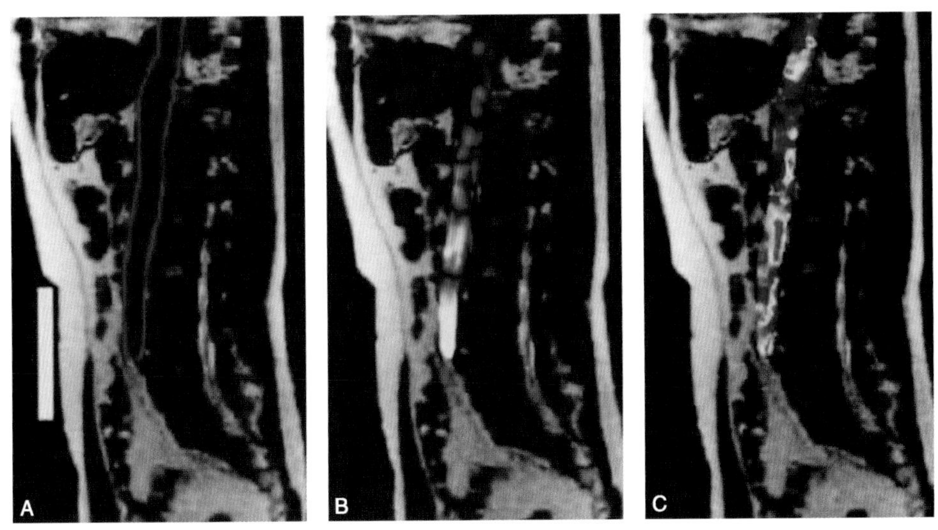


图 2-4-6　采用 MRE 获得的健康志愿者的腹主动脉波形图

A. 矢状位 $T_2$WI 显示腹主动脉（红色描绘的轮廓）以及震动装置放置的位置（黄色框）；B. 将获得的波形图叠加在 $T_2$WI 上，频率 60Hz，机械波沿着长轴在腹主动脉内传播，肠系膜上动脉及腹腔干开口以上机械波明显衰减，显示欠佳；C. 停止外部震动时，主动脉内无机械波传播显示

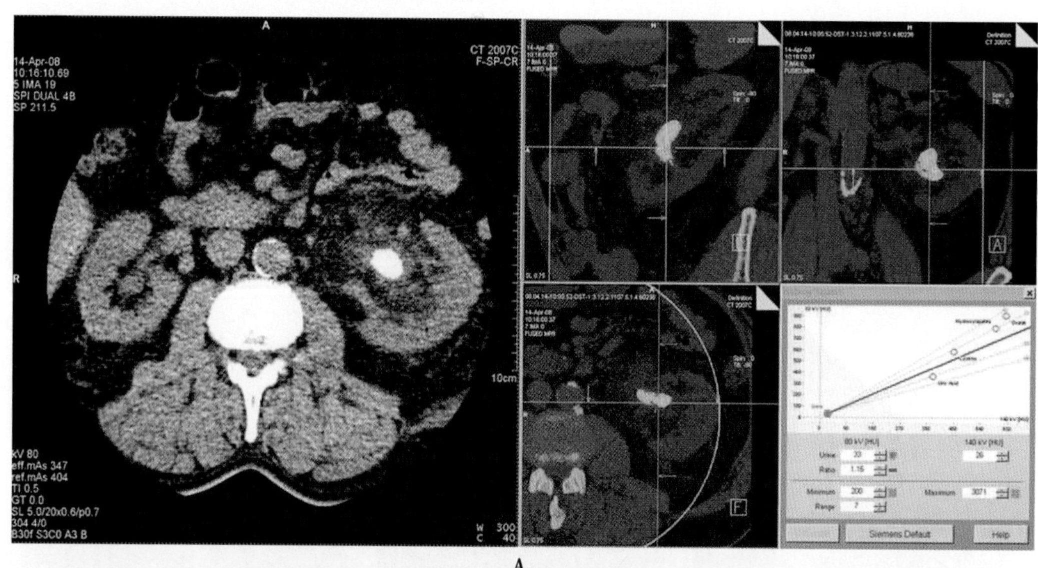


A

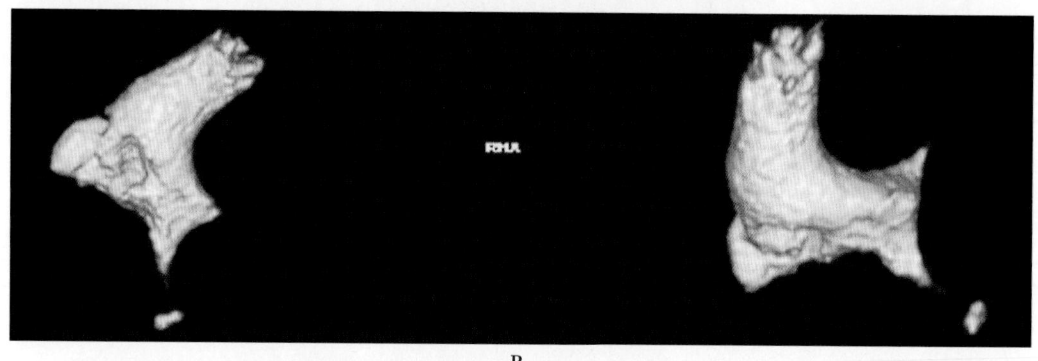

B

**图 14-7-4 肾结石**

男,68 岁。双能 CT 准确显示单发混合性结石(尿酸和磷酸)。A. 左图 CT 平扫显示横断图像,右图展示肾结石软件不同方位显示结石彩图及双能量图,齿状结石(直径 3 ~ 4cm,平均 CT 值 530HU)均含尿酸盐几乎为红色;B. 3D 图像显示结石不规则形状及粗糙表面,经皮肾镜取石成功

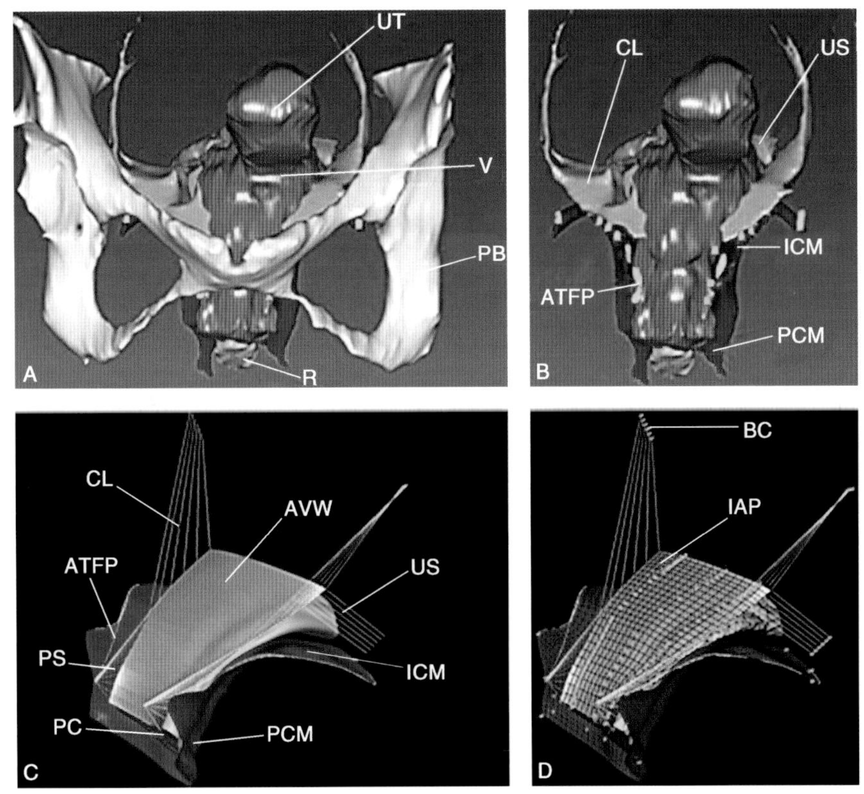


**图 19-8-26　阴道前壁及其支持组织 3D 有限元模型**

A. 包括耻骨的阴道前壁支持系统的 3D 体积渲染模型；B. 无耻骨的 3D 体积渲染模型；C. 几何简化的表面模型；D. 具有网片、边界条件(橙色代表韧带、肌肉起点固定于耻骨和盆侧壁)和腹压负荷下的 3D 有限元模型。PB：耻骨；UT：子宫；V：阴道；R：直肠；CL：主韧带；US：宫骶韧带；ATFP：盆筋膜腱弓；ICM：髂骨尾骨肌；PCM：耻骨尾骨肌；AVW：阴道前壁；PC：后腔室；PS：阴道旁支持；IAP：腹压

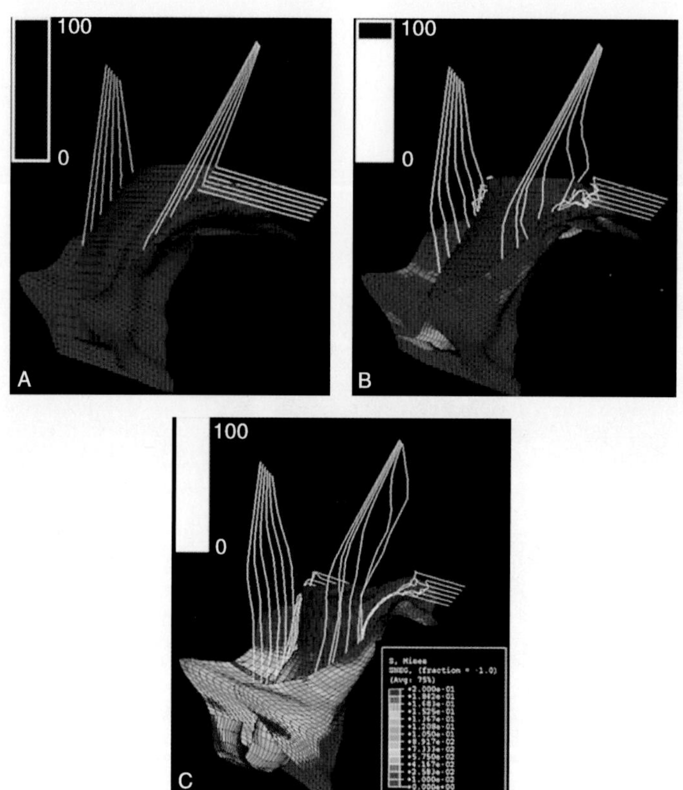


**图 19-8-30　膀胱膨出的 3D 有限元模型**

A～C. 逐渐增压过程中模拟典型膀胱膨出发展的有限元模型的左前侧面视图。在此模拟过程中，肛提肌有 60% 的功能损失，顶部和阴道旁支持组织设定为 50% 的功能损失；彩图显示不同区域的压力分布：蓝色提示低压力而高红色提示高压力区，左上角的方框显示压力从 0 至 100cm$H_2O$

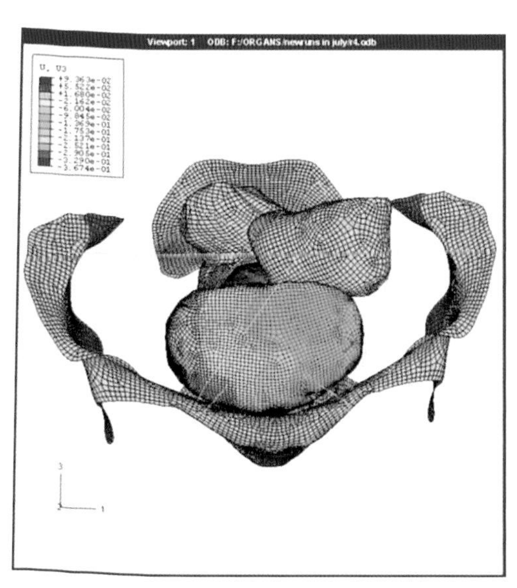

A

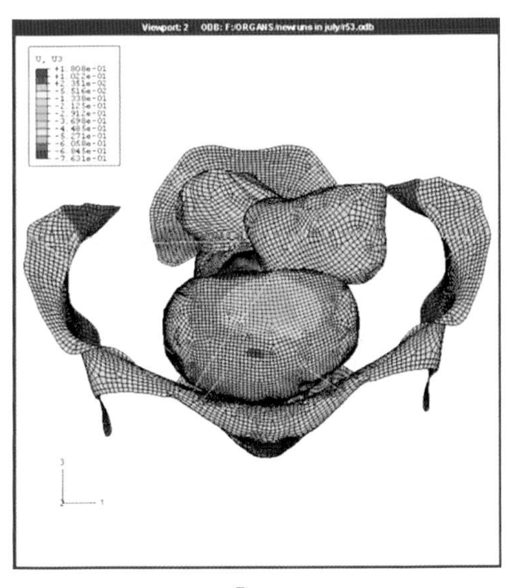

B

**图 19-8-31　完整盆底系统的 3D 有限元模型**

A、B. 包括膀胱、阴道、直肠和韧带的完整盆底系统的 3D 有限元模型压力分布图，提示最大应变曲线分布于阴道和直肠边界